Rudolf Virchow, August Hirsch

Jahresbericht über die Leistungen und Fortschritte in der gesammten Medizin

Rudolf Virchow, August Hirsch

Jahresbericht über die Leistungen und Fortschritte in der gesammten Medizin

ISBN/EAN: 9783741171079

Hergestellt in Europa, USA, Kanada, Australien, Japan

Cover: Foto ©Lupo / pixelio.de

Manufactured and distributed by brebook publishing software
(www.brebook.com)

Rudolf Virchow, August Hirsch

Jahresbericht über die Leistungen und Fortschritte in der gesammten Medizin

JAHRESBERICHT

ÜBER DIE

LEISTUNGEN UND FORTSCHRITTE

IN DER

GESAMMTEN MEDICIN.

UNTER MITWIRKUNG ZAHLREICHER GELEHRTEN

HERAUSGEGEBEN

VON

RUD. VIRCHOW UND AUG. HIRSCH.

UNTER SPECIAL-REDACTION

VON

AUG. HIRSCH.

VII. JAHRGANG.

BERICHT FÜR DAS JAHR 1872.

ERSTER BAND.

BERLIN, 1873.

VERLAG VON AUGUST HIRSCHWALD,

UNTER DEN LINDEN No. 68.

Inhalt des ersten Bandes.

Anatomie und Physiologie.

Allgemeine Medicin.

Arzneimittellehre, öffentliche Medicin.

Seite

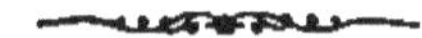

ERSTE ABTHEILUNG.

Anatomie und Physiologie.

Descriptive Anatomie

bearbeitet von

Prof. Dr. HERMANN MEYER in Zürich.

I. Lehrbücher und Kupferwerke.

1) Hyrtl, Lehrbuch der Anatomie des Menschen. XII. Aufl. Wien. — 2) Henle, Handbuch der systematischen Anatomie des Menschen. I. Bd. II. Abth. Bänderlehre. Mit 159 Holzschnitten. II. Aufl. Braunschweig. — 3) Schmidt, O., Handbuch der vergleichenden Anatomie. VI. Aufl. Jena. — 4) Gray, Anatomy, descriptive and surgical. London. — 5) Hyrtl, Handbuch der topographischen Anatomie. VI. Aufl. 2 Bände. Wien. — 6) Braune, Topographisch-anatomischer Atlas. Leipzig. — 7) Braune, Der männliche und weibliche Körper im Sagittalschnitte. Leipzig. — 8) Masse, Atlante di anatomia descrittiva del corpo umano. Napoli. — 9) Rüdinger, Atlas des peripherischen Nervensystems des menschlichen Körpers. II. Aufl. Stuttgart. — 10) Flower, Diagrams of the nerves of the human body. London. — 11) Luys, Iconographie photographique des centres nerveux. 1. und 2. Lieferung. Paris.

II. Technik.

12) Bocquet, De l'embaumement chez les anciens et chez les modernes, et des conservations pour l'étude de l'anatomie. Paris. — 13) Stieda, Ueber die von Vetter'sche Methode zur Herstellung anatomischer Präparate. Reichert und Dubois' Archiv. S. 663—667. — 14) Howse, H. G., On embalming. Guy's Hospital Reports. XVII. p. 463—471. — 15) Crocq et Thiry, Les résultats de l'expérience faite par M. le professeur Guillery pour la conservation des cadavres. Bulletin de l'académie de médecine de Belgique. No. 2. S. 75—78. — 16) Jensen, Der stereoskopisch-geometrische Zeichenapparat. Mit einer Tafel. Archiv für Anthropologie. IV. S. 283—288.

Stieda (13) empfiehlt sehr dringend die von Vetter'sche Methode der Herstellung anatomischer Präparate (vgl. Jahresbericht für 1867, S. 1). — Etwas abweichend von der ursprünglichen Vorschrift bereitet er die Mischung aus:

6 Gewichtstheilen Glycerin,
1 „ braunen Zuckers,
¼ „ Salpeter

specifisches Gewicht des Glycerins soll sein: 1,230—1,250 (12,30—11,257 Ref.) oder 28—30° Beaumé. — Die Mischung wird tüchtig umgerührt und dann einige Stunden stehen gelassen. — Die vollständig rein und fertig gearbeiteten Präparate müssen in dieser Flüssigkeit einige Wochen liegen (3—6 Wochen). — Aus der Flüssigkeit herausgenommen sind sie steif; in einer Wärme von 12—14° R. werden sie nach 8—14 Tagen wieder weich, in 2—6 Monaten, während welcher Zeit sie frei hängen müssen, sind sie verwendbar. — Den Vernis de Tyck appellée Saak konnte er nicht auftreiben; er findet auch das Firnissen des Präparates unnöthig.

Howse (14) hat Versuche angestellt über Leichenconservirung für die Zwecke anatomischer Anstalten durch Glycerin. Er findet, dass Glycerin für sich, auch von der besten Art, in so fern nicht ganz entsprechend ist, als es Einnistung von Maden und Schimmelbildung nicht verhindert. — Er will deshalb dieses Mittel in Verbindung mit Arsenik angewendet wissen. Er giebt zwar eine Methode an, durch welche Arsenik in Glycerin gelöst werden soll, scheint aber selbst aus verschiedenen Gründen mit diesem Präparat nicht zufrieden zu sein. — Er findet folgende Methode der Anwendung am Zweckdienlichsten: Man verwendet bestes Glycerin von einem specifischen Gewicht von 1,270; die Injection desselben geschieht nicht durch die Spritze, sondern durch Einströmen mit Hülfe des Schwerdruckes. In die Art. femoralis wird ein Tubulus eingebunden, welcher nach beiden Seiten hin in das Gefässlumen sich öffnet; an demselben befindet sich ein langer Kautschukschlauch, welcher mit seinem anderen Ende in eine etwa 6 Fuss über der Leiche stehendes Gefäss mit Glycerin gehängt wird und somit als Zugheber wirkt. Dieser Schlauch wird, nachdem der Tubulus eingebunden ist, mit einer wässerigen Lösung von arsenigsaurem Kali gefüllt und dann erst mit seinem oberen Ende in das Glycerin gebracht. Dieses Verfahren entspricht dem doppelten Zwecke, das Ansaugen zu erleichtern und die Arseniklösung dem Glycerin vorauszuschicken. — 2 Gallonen (c. 9 Liter) Glycerin sind die für einen Körper genügende mittlere Menge. Diese Menge wird aber am Besten in zwei Zeiten eingeführt. Zuerst lässt man eine Gallone (c. $4\frac{1}{2}$ Liter) einfliessen; der Körper wird dann ödematös aufgetrieben und die Epidermis hebt sich in Blasen. Durch Aufstechen dieser Blasen kann man viel wässerige Flüssigkeit abfliessen lassen. Nach 2–3 Tagen soll dann die zweite Gallone nachgeschickt werden. Sollte sich Mumificirung der Finger und Zehen einstellen, so ist es zweckmässig noch einmal etwas Glycerin nachzuschicken. — Oft ist es angemessen, die Injection auch noch von der zweiten Art. femoralis aus vorzunehmen. – Schimmelbildung wird verhindert durch Einschlagen in Tücher, welche mit carbolisirtem Glycerin getränkt sind. – Nach der angegebenen Behandlung ist gefärbte Injection der Arterien noch leicht möglich; – sehr empfohlen wird dafür paint (Leimfarbe? Oelfarbe? Ref.), weil diese ein Erwärmen des Körpers nicht nöthig mache.

Bei Gelegenheit der Nothwendigkeit, auf den Schlachtfeldern von 1870 einerseits möglichst schnelle Desinficirung und andrerseits möglichst lange Conservirung der Leichen zu erzielen, kam GUILLERY (15) auf den Gedanken, eine Conservirung nur durch Einschlagen der Leiche in Tücher zu versuchen, welche mit einer Phenylsäurelösung getränkt waren. – Er erreichte damit sehr befriedigende Ergebnisse. — Genauere Angaben finden sich in dem folgenden Versuche: Eine Leiche wurde am dritten Tage nach dem Tode (20 Octbr.) in eine Bettdecke eingeschlagen, welche mit 5 Liter Wasser, welchem 100 Gramm Phenylsäure (c. 1 Unze auf 15 Liter Wasser) zugesetzt waren, begossen worden war. Die Leiche lag frei auf einem Tische, und je nach 7, 8 oder 10 Tagen wurde wieder 1 Liter oben bezeichneter Lösung auf die Decke gegossen. Nach 4 Monaten war nur wenig grünliche Färbung und geringe Auftreibung des Bauches wahrzunehmen; Fäulnissgeruch war nicht vorhanden; dagegen zeigte sich beginnende Mumificirung. – Mit Recht macht GUILLERY darauf aufmerksam, dass diese Art der Conservirung für forensische Zwecke von entschiedenem Werth sein dürfte.

JENSEN (16) hat den guten Gedanken gehabt, LUCAE's orthoskopischen Zeichnungsapparat dahin zu modificiren, dass er mit Hülfe desselben stereoskopische Bilder gewinnt. – Für diesen Zweck besitzt der Tisch ausser der horizontal gelegenen Glastafel noch eine solche, welche unter einem Winkel von 7° geneigt ist, mit deren Hülfe man eine zweite Zeichnung macht, welche mit der auf der horizontalen Platte gewonnenen, zu einem stereoskopischen Bilde vereinigt werden kann. – Der Gedanke ist besser, als er sich in der Ausführung erweist, namentlich wenn etwa die so gewonnenen Bilder durch Stich oder Lithographie sollen vervielfältigt werden. – Einerseits kann nämlich dieser Apparat auch bei sorgfältigster Behandlung niemals Bilder von solcher Genauigkeit liefern, wie es für stereoskopische Benutzung verlangt werden muss, und andererseits kommen durch den Zeichner, welcher die Bilder auf den Stein überträgt, nothwendiger Weise kleine Ungenauigkeiten, welche an sich unbedeutend und unwichtig, doch die Entstehung eines brauchbaren stereoskopischen Bildes stören müssen. – Die Bilder, welche JENSEN seiner Abhandlung beifügt, sind deshalb auch durchaus nicht befriedigend. – In ähnlicher Weise und aus demselben Grunde ist auch ein früherer mit sehr vieler Sorgfalt durchgeführter Versuch von A. FICK, stereoskopische Bilder des Gehörorganes lithographiren zu lassen (Lehrbuch der Anatomie und Physiologie der Sinnesorgane. Lahr. 1864), keineswegs als gelungen zu bezeichnen, obgleich die Originalaufnahmen hier photographisch genommen waren.

Gelegentlich sei bemerkt, dass GUDDEN (Archiv für Psychiatrie, Bd. II. S. 12) es vorzieht, die Glastafel des LUCAE'schen Zeichnungstisches mit einer dünnen Schichte von Hühnereiweiss (statt mit Gelatine) zu überziehen, weil dieses durchsichtiger ist.

III. Allgemeines.

17) His, Ueber die Aufgaben und Zielpunkte der wissenschaftlichen Anatomie. Leipzig. — 18) Luschka, Ueber Maass- und Zahlenverhältnisse des menschlichen Körpers. Tübingen. 1871. — 19) Lucae, Die Robbe und die Otter in ihrem Knochen- und Muskelskelet. 1 Abtheilung. Mit 11 Tafeln. Abhandlungen der Senkenberg. Naturf. Gesellschaft. Bd. VIII. — 20) Macalister, The myology of the Cheiroptera. Mit 2 Tafeln. Philosophical Transactions. p. 125—171. — 21) Humphry, On the disposition of muscles in vertebrate animals. Journal of anatomy and physiology. May. S. 293—376. — 22) Derselbe, Lectures on human myology. British medical Journal. June 21 — July 27. — 23) Henke, Beiträge zur Anatomie des Menschen. Erstes Heft. Leipzig. Mit 8 Tafeln. — 24) Remy, De l'existence de nègres brachycéphales sur la côte occidentale d'Afrique. — Comptes rendus. LXXIV. No 6. S. 379—381. — 25) Wyman, Perforation of the humerus and flattening of the tibia. Boston medical and surgical Journal. March. S. 173—175.

His (17) tritt in beredter Sprache der traditionellen Phrase entgegen, durch welche die Anatomie als ein längst abgeschlossenes Fach bezeichnet wird, – und führt dagegen aus, eine wie grosse Arbeit dem anatomischen Studium noch gegeben sei in der Hinwirkung auf das physiologische Verständniss der Formen, so wie in der Forschung nach der Ursache der Genese der Formen und in der Untersuchung ihrer gegenseitigen Abhängigkeit. – Mit Recht schliesst er seine Rede mit der Bemerkung, dass nur „unverdrossene Arbeit" im Stande sei, uns dem fernen Ziele, welches die Anatomie in's Auge zu fassen habe, auch nur etwas zu nähern.

LUSCHKA (18) glaubt in der Drittel-Länge der beweglichen Wirbelsäule das Urmaass des menschlichen Körpers („organischen Modulus" desselben) gefunden zu haben. Er giebt jedoch nicht an, wie man diese Grösse an dem Körper finden kann, und ebenso wenig ob die ganze Länge der Wirbelsäule im Liegen oder im Stehen dafür massgebend wird. — Zuletzt findet er, dass die Zahlen 5 und 7 im menschlichen Körper und dessen Entwickelung eine grosse Rolle spielen.

Es ist hier wohl die geeignetste Stelle zu erwähnen, dass das Berichtsjahr zwei grössere Arbeiten gebracht hat, welche zwar nicht direct in die menschliche Anatomie gehören und deswegen eine ausführlichere Besprechung an diesem Orte nicht finden können, welche aber darum nicht minder für die anatomische Wissenschaft von dem entschiedensten Werthe sind. Es sind die beiden Arbeiten von LUCÄ (19) und von MACALISTER (20). Beide Arbeiten sind zootomische, aber sie sind wichtige Ergänzungen und Hülfsmittel für eine Erforschung der menschlichen Anatomie, welche nicht ihre Aufgabe gelöst zu haben glaubt, wenn sie die Formen beschrieben und etwa ein Paar Winke für die Praxis beigefügt hat, — welche dagegen aber eine an den interessantesten Fragen überreiche Aufgabe darin erblickt, die Formen verstehen zu lernen. Abgesehen von der Embryologie, welche die Entwickelung der Formen aus den einfachsten Anfängen erkennen lehrt, ist es einerseits die physiologische Auffassungsweise des menschlichen Baues und andererseits das vergleichende Studium des Baues der Vertebraten, welche diese Aufgabe lösen helfen. Die physiologische Auffassung lässt uns die Bedeutung der Formen für die Function der Theile und somit für das Leben des Organismus erkennen und macht die Formen auf diese Weise verständlich. Die zootomische Vergleichung, indem sie die verschiedenen Modificationen derselben Theile und den Wechsel der Gestalten unter verschiedenen äusseren Bedingungen uns vorführt, erleichtert uns das Auffassen des Wesentlichen in den einzelnen Bildungen und lehrt uns durch Uebersicht in der Mannichfaltigkeit die Stellung der einzelnen Gestalt richtiger verstehen, — und in erhöhtem Maasse wird die zootomische Forschung an dem Ausbau der menschlichen Anatomie mitwirken, wenn sie in ihren Untersuchungen zugleich den oben bezeichneten physiologischen Standpunkt festhält. In diesem Sinne ist das Werk von LUCÄ für die Anatomie von ausgezeichnetem Werthe. Der Anfang einer grösseren Arbeit, ist es nicht nur eine Beschreibung der Skelettheile der beiden in dem Titel genannten Thiere; es ist zugleich eine Analyse der interessanten mechanischen Verhältnisse derselben und erstreckt sich weiter auf eine Vergleichung mit anderen Mammalien und mit dem Menschen; mit besonderer Ausführung und Gründlichkeit sind dabei namentlich auch nach ganz neuen Gesichtspunkten die Gesetze des Aufbaues des Schädels besprochen. — MACALISTER's Arbeit ist zwar nicht in diesem Sinne durchgeführt, aber bringt doch höchst werthvolles Material in der gründlichen Durchführung der Untersuchung der Muskeln einer durch ihre Eigenthümlichkeiten so interessanten Abtheilung der Mammalien. — Arbeiten dieser Art werden es mit der Zeit erlauben, die Stellung des menschlichen Knochengerüstes und seiner bewegenden Elemente, der Muskeln, richtig zu erfassen und ein allgemeines typisches Bild zunächst des Mammalienleibes in seinem Aufbau und seinem Mechanismus zu erfassen. Es wird aber noch manche Arbeit nothwendig sein, bis nur einmal dieses Ziel erreicht ist. Jetzt schon ein solches Bild zu entwerfen, würde zu voreilig sein. Leider muss dieser Vorwurf den beiden Arbeiten HUMPHRY's (21, 22), eines sonst höchst verdienstvollen Forschers, gemacht werden; indem derselbe sich bemüht, einen Grundtypus für die Gesammtmusculatur aller Vertebraten aufzustellen. Trotz mancher geistreichen Auffassung und fleissigster Durcharbeitung eines massenhaften zootomischen Materiales, lässt die Arbeit doch unbefriedigt, weil die Vorarbeiten für ein solches Unternehmen noch nicht reif genug sind.

HENKE (23) erkennt in den Häufungen von losrem Zellgewebe passive Beförderungsmittel der Bewegung und sucht nach dem Vorgange von KÖNIG dessen Vertheilung durch Infiltration zu bestimmen. Er infiltrirte Wasser und untersuchte sodann dessen Vertheilung im Zellgewebe an dem gefrorenen Körper. Zahlreiche Abbildungen erläutern seine Befunde. — In demselben Hefte giebt er componirte Zeichnungen von dem Herzen während der Kammer- und während der Vorkammerfüllung in situ, — und von dem Schlund-Kopfe beim Sprechen, beim Schlucken und beim Athmen.

HAMY (24) berichtet über das Vorkommen brachykephaler Neger an der Westküste von Afrika. — Man hatte bis jetzt nur solche Negerschädel gekannt, bei welchen der Index (d. h. die grösste Breite gegenüber der grössten Länge, letztere zu 100 gesetzt) höchstens 77 war. Neuerdings sind nun aber von der Westküste von Afrika, namentlich aus dem Gebiete des Flusses Fernand-Vaz Schädel bis zu einem Index von 84,24 zur Beobachtung gekommen.

In (25) wird in Uebereinstimmung mit früheren Beobachtungen darauf aufmerksam gemacht, dass eine Durchbohrung des Humerus über der Trochlea bei den Nord-Amerikanischen Eingeborenen und bei den Negern sehr viel häufiger vorkamen, als bei den weissen Rassen.

Desgleichen soll an der Tibia aus alten Grabdenkmälern und an derjenigen verschiedener farbiger Rassen eine Flachdrückung von beiden Seiten her und eine Krümmung beobachtet werden, wie sie bei Affen vorkomme.

Der Verfasser findet darin eine vereinzelte Affen-Aehnlichkeit, wie auch bei gewissen Völkerstämmen in grösserer Länge des Unterarmes und bei anderen in der Lage des Foramen occipitale magnum eine solche vorkomme. Man müsse, ehe man den Vergleich des menschlichen Baues mit demjenigen des Affen durchführen könne, erst noch genauere Zusammenstellung solcher vereinzelten Thatsachen haben.

IV. Osteologie.

a) Osteologia.

26) Engel J., Die Schien- und Pfeilnaht; ihre Verhältnisse zur Schädelform. Wiener med. Wochenschrift. No. 35, 37, 38. —

27) Hasse C., Die Entwicklung des Atlas und Epistropheus des Menschen und der Säugethiere. Mit 1 Tafel. In Hasse, anatomische Studien, S. 542–560. — 28) Beswick-Perrin, Comments of the epicondyloid and epitrochlear foramina in the human subject and the persistence of these foramina in the [illegible]. Medical Times and Gazette. January. p. 87–89. Mit Holzschnitten. — 29) Gruber, W., Ueber einen neuen Fall des Vorkommens von einem Knochenstücke in der Handwurzel des Menschen durch ursprüngliches Zerfallen des Naviculare in zwei Navicularia secundaria. Mit Holzschnitten. Bulletin de l'acad. de St. Pétersbourg. Mélanges biologiques. Tome VIII. p. 695–712. — 30) Derselbe, Nachträge zu den supernumerären Handwurzelknochen des Menschen. Bulletin de l'acad. de St. Pétersbourg. Mélanges biologiques Tome VIII. p. 478–482. 31) Gillette, Des os sésamoïdes chez l'homme. Journal de l'anatomie et de la physiologie. No 5. p. 506–536 (Mit 1 Tafel).

Engel (26) giebt vergleichende Messungen der einzelnen Theile von Rundschädeln und Langschädeln — da schon bei dem Neugeborenen der Unterschied zwischen diesen beiden Grundformen erkennbar ist, sucht er die Ursache für deren Entstehungsweise in der Zeit der embryonalen Entwickelung und glaubt sie in der Art, wie die primären drei Hirnblasen sich gegen einander abknicken, finden zu dürfen. Findet die Abknickung zu einer gleichmässigeren Rundung statt, so entsteht der Brachykephalus, — bleibt die vordere Blase in gestreckterer Lage gegen die mittlere, so entsteht der Klinokephalus, — bleibt dagegen die hintere Blase in gestreckterer Lage gegen die mittlere, so entsteht der Skaphokephalus. — Die angeborene Verschiedenheit weiter verfolgend, will er auch die durch zu frühzeitige Nahtsynostosen entstandenen brachykephalen und dolichokephalen Formen nicht von den Nahtverwachsungen hergeleitet wissen, sondern erklärt diese Gestalten als das Primäre und die Nahtsynostosen als das Secundäre. — Man weiss deswegen auch nicht, ob seine Maasse an Schädeln von unverwachsenen oder mit verwachsenen Nähten genommen sind. — Der Langschädel sei durchschnittlich kleiner (14,20 K. cm.) als der Rundschädel (15,35 K. cm.); und die Substanz des Langschädels sei auch poröser, indem sie 24 Stunden in Wasser liegend 13 pCt. an Gewichte zunahmen, während Rundschädel unter der gleichen Bedingung nur 9 pCt. schwerer werden.

Hasse (27) weist in überzeugender Weise an der Hand genauerer Untersuchungen über die Entwickelung der betreffenden Theile nach, dass in Wirklichkeit der Zahnfortsatz des Epistropheus der „chordale Wirbelköper“ des Atlas ist und dass der Atlas der vollendeten Ausbildung sowie das Ligamentum transversum und die Ligamenta alaria majora sich aus der „skeletogenen Belegschichte“ entwickeln. Das Ligamentum suspensorium Dentis ist nach Anordnung und Entstehung das Intervertebralband zwischen dem Atlaskörper (Zahn des Epistropheus) und dem Hinterhaupte. – Durch diese Entwickelung wird die frühere Auffassung von Koster (Jahresbericht für 1867, S. 6) verständlicher gemacht, welche den Körper des Atlas in drei Theile zerlegt, von welchen der mittlere der Zahn des Epistropheus ist und die beiden seitlichen Theile nehmen an der Bildung der Massa lateralis des Atlas. Koster's mittlerer Theil ist der „chordale Wirbelkörper“, und seine seitlichen Theile, die aus der „skeletogenen Belegschichte“ hervorgehenden Wirbelkörpertheile.

Beswick-Perrin (28) fand bei einem 95jährigen Weibe an einem Humerus neben einander bestehend, ein Foramen epitrochleare (Perforation der Fovea cubitalis) und ein Foramen epicondyloideum (Processus epicondyloideus) in Gemeinschaft mit einem fortsetzenden fibrösen Strang ein Loche umgreifend. Für die letztere Bildung findet er eine interessante Erklärung in der Beobachtung an dem Arme eines 19jährigen Mädchens, an welchem der M. pronator teres einen accessorischen Ursprung von einem über dem Condylus internus liegende Sehnenbogen erhielt; durch diesen Sehnenbogen ging der N. medianus und die Art. ulnaris (es war hohe Theilung vorhanden); bei jenem halb knöchernen, halb fibrösen Bogen der 95jährigen entsprang eine Portion des M. pronator teres ebenfalls von demselben, und unter ihm hindurch ging der N. medianus und die Art. radialis (auch hier war hohe Theilung). – B.-P. versichert, dass in den Oberarmbeinen aus alten Gräbern und bei inferioren Menschenrassen das foramen epitrochleare häufiger vorkomme. – Er giebt ferner eine umfassende Uebersicht darüber, bei welchen Thieren dasselbe als Regel vorkommt, und erblickt in dem Vorkommen desselben bei den höheren Affen einen Atavismus (accidental tracings of a bygone condition). – Desgleichen giebt er eine Uebersicht über das Vorkommen des Foramen epicondyloideum in der Thierreihe; sein Vorkommen bei dem Menschen erklärt er nur als etwas abnormes. (Its presence in the human subject is strange.)

Wenzel Gruber (29. 30) beschreibt mehrere Fälle von Vermehrung der Handwurzelknochen und schickt dabei in 30 eine Uebersicht aller von ihm bisher beobachteten Varietäten dieser Art voraus. In 29 beschreibt er eine Abspaltung des dem Os lunatum zugewendeten Theiles des Os naviculare; beide Theilstücke des Os naviculare sind durch Synchondrose unter einander verbunden und die Gelenkflächen des Radius und des Capitulum Ossis capitati zeigen entsprechende Modificationen. – In 30 beschreibt er 1) einen neuen Fall von Ossiculum intermedium carpi, d. h. eines dorsal gelegenen Knöchelchens, welches zwischen Os naviculare, Os capitatum und Os multangulum minus eingeschaltet ist und mit diesen dreien articulirt, und 2) einen neuen Fall von Auftreten des Processus styloides Ossis metacarpi III in Gestalt eines getrennten Knöchelchens.

Gillette (31) trennt die an der Bildung von Articulationen Theil nehmenden sogen. Sesambeine als os sésamoïdes péri-articulaires von den Sehnenknochen, welche er os sésamoïdes intra-tendineux nennt. – Die ächten Sesambeine (os péri-articulaires) gehören als integrirende Bestandtheile der konkaven Gelenkfläche zu dem Gelenkapparat und sind in der Anlage des Knochengerüstes in knorpeliger Vorbildung vorhanden, wenn sie auch verhältnissmässig spät verknöchern. Die Sehnenknochen sind dagegen accidentelle Bildungen.

Sandewall, Om Grönländarnes Kranier. Upsala läkareförenings Förh. Bd. X. S. 311.

Verf. giebt die genaue Beschreibung mit Messungen von 6 Kranien, von denen die 5 in Grönland auf der Insel Disco in alten Gräbern nebst beinernem und steinernem Werkzeuge gefunden wurden; der Fundort des 6. ist nicht angegeben. Des Vergleichs wegen theilt Verf. 8 schwedische und 5 Kranien aus Lappland mit. Die Details müssen in der Originalabhandlung nachgesehen werden.

Ch. Fenger (Kopenhagen).

---

b) Mechanik.

32) Schatz, Die Druckverhältnisse im Unterleib. [illegible] Leipzig. — 33) Bouland, Recherches anatomiques sur les courbures normales du rachis chez l'homme et chez les animaux. Journal de l'anatomie et de la physiologie. No. 5. p. 539–592. — 34) Ransome. On the action of the intercostal muscles. British medical Journal. October. p. 441–[illegible]. — 35) Martins, De la position normale et originelle de la main chez l'homme et dans la série des Vertébrés. Comptes rendus LXXIV. No. 5. p. 307–309.

In einer sowohl in ihren unmittelbaren Ergebnissen als auch in ihren Folgerungen wichtigen und interessanten Arbeit über den intra-abdominalen Druck (32. S. 1–90) bespricht Schatz (32) auch S. 21–33 und S. 63-71 die Haltung der Wirbelsäule. – Er analysirt in sehr gründlicher Weise den Antheil, welcher hierbei den Muskeln anerkannt werden muss und führt in Verfolgung dieser Untersuchung den Vergleich mit einem durch Taue gehaltenen Schiffsmast durch. – Verf. befindet sich übrigens sehr im Irrthum, wenn er glaubt durch diese Entwickelung sich in Widerspruch mit dem Referenten zu setzen. Ref. hat die Mitwirkung der Muskeln an den Haltungen niemals geläugnet, an verschiedensten Orten sogar ausdrücklich anerkannt, und war nur bemüht, die neben diesen als bekannt vorausgesetzten Factoren die anderen mitwirkenden Factoren kennen zu lernen, wobei es natürlicher Weise darauf ankam zu ermitteln, wie viel diese letzteren für sich allein leisten können. Ref. hat deshalb sich die Aufgabe gestellt, die beiden extremen Haltungen der Wirbelsäule kennen zu lernen, in welchen die Mitwirkung der Muskeln auf das kleinste Maass zurückgeführt ist, wenn nicht gar, wie bei der „militairischen" Haltung als verschwindend anzusehen ist. — Verf. ist deswegen keineswegs im Widerspruch mit dem Ref., sondern er ergänzt nur in willkommener Weise die Untersuchungen des letzteren, indem er den Antheil der Muskeln in den Mittelstellungen, welche zwischen den beiden von dem Ref. aufgestellten extremen Haltungen gelegen sind, untersucht. – Im Verfolge seiner Untersuchungen macht Verf. (S. 31) mit Recht auf den Antheil aufmerksam, welchen die Wirbelsäulenbeuger (M. rectus abdominis und M. sterno-mastoideus) durch ihren Seitendruck auf das Sternum für Erzeugung der Brustkrümmung der Wirbelsäule gewinnen müssen.

Bouland's (33) Mittheilungen geben für Deutschland nichts Neues. Er kennt keine späteren Arbeiten als diejenigen der Brüder Weber, und macht seine Untersuchungen nach deren Methode mit Eingiessen der von den Weichtheilen (mit Ausnahme der Bänder) befreiten Wirbelsäule in Gyps. – Er glaubt sich auf Grund seiner Untersuchungen berechtigt, den Satz aufzustellen, dass die Hals- und Brustkrümmung der menschlichen Wirbelsäule in dem Organisationsplane derselben liegen und nur die Lendenkrümmung durch die Haltung bedingt wird.

Ransome (34) bespricht die Thätigkeit der Intercostalmuskeln, ohne indessen zu einem genauer begründeten Ergebnisse zu kommen. – Die Ansicht, welche er schliesslich ausspricht, geht dahin: „Wenn die oberen Rippen festgestellt sind, dann wirken beide Schichten als Rippenheber; wenn aber die oberen Rippen nicht festgestellt sind, und dagegen die unteren Rippen durch die Bauchmuskeln hinabgezogen und fixirt sind, dann können beide Schichten der Intercostalmuskeln die Rippen hinabziehen, und gleichzeitig drängen beide die Rippen nach einwärts und verengern damit den Brustkorb. – Beide Schichten können aber auch einzeln wirken; alsdann wirken die Mm. intercostales externi und vordere (zwischen den Rippenknorpeln gelegene) Abtheilung der M. intercostales interni hebend, die M. intercostales interni dagegen (die obengenannte vordere Abtheilung abgerechnet) herabziehend und verengernd.

Martins (35) gewinnt auf einem grossen Umwege den Satz, dass die mittlere Stellung des Unterarmes wirklich diejenige ist, welche die Mitte hält zwischen Pronation und Supination. – Er vergleicht für diesen Zweck die Haltung des Vorderarms bei den Thieren mit Zuziehung der Fossilien. – Nach seiner Zusammenstellung ist bei gewissen Thieren der Unterarm festgestellt und zwar in Pronation (Pachydermen, Ruminantien, Landamphibien) oder in Mittelstellung (demi-supination) (Cetaceen, Robben, Vögel); – bei gewissen anderen Thieren (Känguruh, gewissen Nagern, Katze, Bär, Tardigraden) ist Bewegung zwischen Pronation und Mittelstellung möglich; – die Bewegung zwischen Mittelstellung und Supination findet sich nur bei dem Menschen und den Affen, in der Ruhe aber befindet sich bei diesen der Arm in der Mittelstellung zwischen Pronation und Supination.

V. Myologie.

36) Macalister, A descriptive catalogue of muscular anomalies in human anatomy. Mit 1 Tafeln. Transactions of the royal Irish academy. Vol. XXV. 134 Seiten (Separatabdruck: Dublin. 1872). — 37) Bradley, Notes of myological peculiarities. Journal of anatomy and physiology. May. p. 420–421. — 38) Perrin-[illegible], Record of irregular muscles. Medical Times and Gazette. November. p. [illegible] und 649—650. — 39) Gruber, W., Ein Musculus obliquus abdominis internus als [illegible] Bulletin de l'acad. de St. Pétersbourg. Mélanges biologiques. Tome VIII. p. 703-714. — 40) Derselbe, Ueber einige supernumeräre [illegible] des Menschen. Bulletin

de l'acad. de St. Pétersbourg. Mélanges biologiques Tome VIII. p. 718–724. — 41) Derselbe, Ueber einen Musculus cleido-hyoideus auf der einen Seite und einen Musculus supra-clavicularis [illegible] auf der anderen, beim Menschen. Ebenda, p. 721–7[illegible]. — 42) Derselbe, Ueber einen Musculus sterno-fascialis beim Menschen. Ebenda. p. 343–345. — 43) Derselbe, Ueber einen Musculus costo-coracoideus supernumerarius beim Menschen. Mit Holzschnitt. Ebenda. p. 435–4[illegible]. — 44) Derselbe, Ueber den Musculus und die neue Bursa mucosa ilio-costo-[illegible] am Tuberculum der ersten Rippe und über einige [illegible] Bursae mucosae am Rücken. Mit Abbildung. Reichert u. Dubois' Archiv 1871. p. 6[illegible]–6[illegible]. — 45) Berwick-Perrin, On the attachment and variations of the subclavius and Omo-hyoid muscles. Medical Times and Gazette. April. p. 4[illegible]. — 46) Gruber, W., Ueber einen Musculus biceps brachii mit einem Caput coracoideum und einem Caput humerale accessorium statt des [illegible] Caput glenoideum. Mit Holzschnitt. Bulletin de l'acad. de St. Pétersbourg. Mélanges biologiques Tome VIII. pag. 45[illegible]–458. — 47) Derselbe, Nachträge zu den Varietäten des Musculus radialis internus brevis. Mit Holzschnitt. Ebendas. p. 459–47[illegible]. — 48) Erb, Ein [illegible] Palmaris longus mit doppelter Endsehne. Wiener medicinische Wochenschrift. No. 4[illegible]. [illegible] 1872. — 49) Gruber, W., Nachträge zu den Varietäten des Musculus palmaris longus. Bulletin de l'acad. de St. Pétersbourg. Mélanges biologiques. Tome VIII. p. 44[illegible]–4[illegible]. — 50) Derselbe, Ein den mangelnden Musculus palmaris longus durch einen supernumerären Bauch ersetzender Musculus radialis internus longus bicaudatus beim Menschen. Ebenda. p. 4[illegible]–4[illegible]. — 51) Berwick-Perrin, Psoas parvus. Medical Times and Gazette. Febr. p. [illegible]–2[illegible]. — 52) Gruber, W., Ueber einen vom Musculus [illegible] eingemengten Musculus tensor fasciae suralis. Mit Holzschnitt. Bulletin de l'acad. de St. Pétersbourg. Mélanges biologiques. Tome VIII. p. 4[illegible]–44[illegible]. — 53) Perrin, Note sur une variété fréquente (anomalie reversive) du muscle court péronier latéral chez l'homme. Mit Holzschnitt. Journal de l'anatomie et de la physiologie No. 3. p. 2[illegible]–274. — 54) Gruber, W., Ueber einen Musculus tibio-astragaleus anticus des Menschen. Mit Abbildung. Reichert und Dubois' Archiv 1871. p. 6[illegible]–6[illegible].

MACALISTER (36) hat sich die Mühe genommen, alle Muskelvarietäten, welche er in der Literatur beschrieben finden konnte, sowie die von ihm selbst beobachteten, zusammenzustellen, — eine sehr umfangreiche Arbeit (130 Quartseiten). Die Schrift bietet ein Seitenstück zu der Zusammenstellung der Nerven-Varietäten von KRAUSE und TELGMANN, — und muss einem jeden willkommen sein, der das Interesse kennt, welches sich, wenn auch nicht an alle, so doch an einzelne Muskelvarietäten knüpft.

BRADLEY (37) beschreibt eine Anzahl von Muskelvarietäten. Ausser mehreren häufig vorkommenden oder oft beschriebenen erwähnt er folgende:

1) M. depressor thyreoideae, ein Muskelbündel, welches rechts neben der Mittellinie von dem ersten Luftröhrenring mit Ueberspringung des Ringknorpels an den unteren Rand des Schildknorpels ging.

2) Ein M. cerato-cricoideus war auf derselben Seite desselben Kehlkopfes.

3) Ein zweiter vorderer Bauch des M. omohyoideus (rechterseits) setzte sich an die Spitze des grossen Zungenbeinhornes, der Zweig des R. descendens N. hypoglossi, welcher diesem supernumerären Bauche angehörte, erhielt noch eine Wurzel von dem zweiten Cervikal-Nerven.

4) Verdoppelung (2 Bäuche und 2 Sehnen) des M. extensor pollicis longus; — auf beiden Seiten.

5) Ein M. abductor Ossis metatarsi quinti; ein starkes Muskelbündel von der unteren Fläche des Calcaneus entspringend und inserirt an die Tuberositas ossis metatarsi quinti. (Auch bei anthropomorphen Affen vorkommend.)

BERWICK-PERRIN (38) giebt eine nach Individuen geordnete Zusammenstellung der von ihm in drei Wintern beobachteten Muskelvarietäten. Es kann um so weniger verlangt werden, dass das ganze umfangreiche Verzeichniss hier wiedergegeben werde, als er auch ganz gewöhnliche Befunde in das Verzeichniss aufgenommen hat, wie Fehlen des M. palmaris longus, Anwesenheit des M. psoas minor etc. Es seien deshalb nur folgende interessantere Varietäten hier angeführt:

1) Ein Muskelbündel breit und dünn auf der hinteren Fläche des M. serratus posticus superior entstanden und der vierten Ursprungsachse des M. levator anguli scapulae sich anschliessend.

2) Ansatz des dritten M. interosseus dorsalis an die einander zugewendeten Seiten des dritten und des vierten Fingers.

3) Ein M. „levator claviculae" ein Muskelbündel von den Processus transversi des zweiten und dritten Halswirbels entspringend und an die Clavicula hinter dem M. sterno-cleido-mastoideus angeheftet.

4) Ein von der Ulna kommender M. extensor proprius digiti medii.

5) Ein an der Fibula zwischen M. peronaeus brevis und M. flexor hallucis longus entspringender zweiter Kopf des M. flexor digitorum communis longus; die Sehnen beider Köpfe vereinigen sich in der Fusssohle.

6) Gemeinsamer Ansatz des M. splenius capitis und M. splenius colli an dem Proc. jugularis ossis occipitis.

7) Ein M. extensor indicis giebt eine Sehne an den Mittelfinger.

8) Ein M. pectoralis minor geht zum Theil in das lig. coraco-acromiale über, zum Theil setzt er sich an die Clavicula an.

9) Ein M. pectoralis minor überschreitet den processus coracoides und findet Anheftung an dem oberen Rande der Cavitas glenoides scapulae (2mal).

10) Ein digastrischer M. soleus, der untere Bauch ist $5\frac{1}{2}$" lang und setzt sich sehnig neben der Sehne des M. plantaris an.

11) Theilweiser Ansatz des M. pectoralis major an den Processus coracoides.

12) Ein M. extensor carpi radialis longus schickt eine Sehne zur Basis des Os metacarpi pollicis.

13) Ein M. extensor digitorum pedis longus gibt noch eine Sehne an den IV. Metatarsus-Knochen.

WENZEL GRUBER (39., 40., 41., 42., 49., 50., 52., 54., 43., 46., 47) beschreibt wieder eine Anzahl von Muskelvarietäten.

1) No. 49. An beiden Armen eines robusten Mannes fand sich ein M. palmaris longus accessorius superficialis auf der medialen Seite des normalen M. palmaris longus gelagert, dessen Sehne sich mit derjenigen des M. ulnaris internus verband und somit sich mit dieser an das Os pisiforme ansetzte.

2) No. 49. Von der medialen Seite der Sehne des M. palmaris longus geht ein Fleischbündel zu der Sehne der Kleinfingerportion des M. flexor digitorum communis superficialis.

3) No. 50. Ein M. radialis internus longus spaltete sich noch in dem Fleischbauche in zwei Theile, von welchen ein jeder in eine Sehne überging. Der laterale Theil dieses Muskels verhielt sich als normaler M. radialis internus longus; der mediale Theil dagegen ersetzte den fehlenden M. palmaris longus, indem er sich an das Lig. carpi volare proprium ansetzte.

4) No. 47. Ein Sehnenstreifen entsprang an dem freien Rande des Radius und ging, den Ansatz des M. pronator quadratus deckend an die Scheide für den M. radialis internus longus. — Den gleichen Verlauf fand

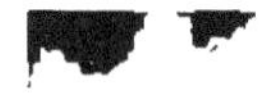

Gr. schon für kleine abnorme Muskeln, welche er radiocarpeus genannt hatte. — und er kennt daher in diesem Sehnenstreifen das Analogon eines solchen Muskels.

5) No. 47. Ein von dem freien Rande des Radius unterhalb der Insertion des M. pronator teres entspringender Muskelbauch setzte sich mit seiner Sehne an das Os multangulum majus und an die Scheide des M. radialis internus longus; — derselbe erhielt noch einen zweiten Kopf, welcher von der Unterarmaponeurose zwischen dem M. radialis internus und dem M. palmaris longus entsprang.

6) No. 47. Ein Bändelchen des M. pronator quadratus ging an das Tuberculum ossis multanguli majoris und an die Scheide des M. radialis internus longus.

7) No. 47. Der M. abductor digiti minimi erhielt einen zweiten Kopf von der Unterarmfascie, dessen Sehne mit dem N. und der Art. ulnaris in die Hohlhand ging.

8) No. 46. An einem M. biceps brachii fehlte der lange Kopf, dagegen kam mit einer dünnen Sehne an dem Humerus zwischen den Ansätzen des M. pectoralis major und des M. latissimus dorsi beginnend, ein ungewöhnlicher Kopf zu dem M. biceps brachii.

9) No. 43. Ein kleiner Muskel (costo-coracoideus supernumerarius) kam mit einem Kopfe von der fünften Rippe und mit einem zweiten von der achten Rippe; beide Bäuche vereinigten sich und setzten sich mit einer dünnen Sehne nach aussen von dem M. pectoralis minor an den processus coracoides an. (Modification des äusseren Randes des M. pectoralis minor? Ref.)

10) No. 41. Ein Muskelbündel (cleido-hyoideus) entsprang von der Clavicula hinter dem Ursprunge des M. cleido-mastoideus und setzte sich an dem unteren Rande des Zungenbeinkörpers vor dem Ansatze des M. sterno-hyoideus an.

11) No. 41. Zu dem M. cleido-mastoideus trat ein Muskelbündel, welches mit einem Kopfe vom hinteren oberen Rande der Clavicula und mit einem zweiten Kopfe von dem Sternum hinter und über dem Ursprunge des M. sterno-mastoideus entsprang. (M. supraclavicularis singularis).

12) No. 42. Von dem Manubrium sterni ging eine flache Muskelplatte aus, um sich hinter dem Platysma myoides in der Halsfascie zu verlieren (M. sterno-fascialis).

13) No. 40. Ein dünnes Muskelbündel von dem Knorpel der elften Rippe entspringend ging vor der Spina ilei anterior superior vorbei zwischen dem M. obliquus externus und dem M. obliquus internus fast senkrecht hinab, um sich über dem Arcus cruralis mit der hinteren Fläche der Aponeurose des ersteren zu vereinigen (M. obliquus externus abdominis secundus.)

14) No. 40. Ein Muskelbündel (M. protractor arcus cruralis) entspringt vom Ramus horizontalis ossis pubis hinter dem M. rectus abdominis, verlief nach aussen zwischen den Aponeurosen der beiden M. obliqui und endete mit einer schmalen Sehne an dem Arcus cruralis an dem inneren Ende von dessen äusserem Drittel.

15) No. 40. Ein Muskelbündel (M. tensor laminae posterioris vaginae musculi recti abdominis) entsprang von dem Tuberculum pubis, lief neben der Vagina M. recti hinauf und endete in dem äusseren Horne der Plica semilunaris Douglasii.

16) No. 40. Einige Muskelbündel zogen sich in dem subserösen Zellgewebe des Peritonaeums von dem Arcus cruralis aus gegen die Vagina M. recti hin, verloren sich auch theilweise in der Fascia transversa (M. tensor laminae posterioris vaginae musculi recti et fasciae transversae abdominis.)

17) No. 39. Ein M. abdominis obliquus internus nahm seinen Ursprung schon 1 Cm. hinter der Spina ilei; sein unterer Rand (dick fleischig) endete 14—14,5 Cm. über dem Tuberculum pubis, der M. transversus abdominis war normal.

18) No. 32. Ein mit einer langen Sehne von dem M. semitendinosus abgehendes Muskelbündel (M. tensor fasciae suralis) verlor sich in dem tiefen Blatte der oberflächlichen Wadenfascie.

19) No. 54. Ein mässig starker Muskel (M. tibio-astragaleus anticus) ging von der äusseren Seite der Tibia zu der äusseren Seite des Collum astragali, wo er sich mit einer längeren Sehne ansetzte. (3 Fälle.)

Beswick-Perrin (51) spricht über die kleineren Varietäten des M. psoas minor und über sein Vorkommen bei Thieren. Als eine interessante, einmal von ihm beobachtete Varietät beschreibt er eine solche, in welcher dieser Muskel ein Musculus digastricus war, indem er sich mit einem zweiten Bauche an dem Tuberculum ileo-pectineum anheftete; — bei der Robbe zeigt er dieses Verhalten regelmässig. — Nach anderer Seite hin gewährt dieser Aufsatz aber noch ein besonderes Interesse, indem er durch seine Angaben über die von dem Verfasser gefundene Häufigkeit des Vorkommens des Psoas minor einen Hinweisung giebt auf die Zuverlässigkeit voreiliger statistischer Berechnung. Ein M. psoas minor wurde nämlich gefunden

im Winter	1868–69	unter 29	Leichen	2	mal
„	1869–70	„ 29	„	15	„
„	1870–71	„ 30	„	6	„
„	1871–72	„ 12	„	6	„
in einem Examenkursus	1870	„ 6	„	1	„
„ „ „	1871	„ 6	„	2	„

Pozzi (53) will die bekannte kleine Sehne, welche der M. peronaeus secundus an die kleine Zehe schickt, als ein abnormes Verhältniss angesehen wissen. Er giebt eine Zusammenstellung des Verhaltens des M. peronaeus secundus in der Thierreihe mit Rücksicht namentlich auch auf seine Bedeutung für Streckung der kleinen Zehe. Er findet, dass die Metatarsal- und die Phalangal-Insertion seiner Sehne sich in folgenden 4 Arten gegen einander verhalten können:

1) Gleichzeitiges Vorkommen mit Vorherrschen der ersteren.

2) Gleichzeitiges Vorkommen mit Vorherrschen der letzteren.

3) Fehlen der ersteren; die letztere allein vorhanden.

4) Fehlen der letzteren; die erstere allein vorhanden.

Die vierte Art ist nach ihm der normale Typus bei dem Menschen. — In den drei anderen Typen ist der M. peronaeus secundus auch Strecker der 5ten (kleinen) Zehe; bei dem Hippopotamus giebt er sogar noch eine Strecksehne an die 4te Zehe ab (Gratiolet).

W. Gruber (44) giebt eine Zusammenstellung seiner Untersuchungen über die Zahl und Anheftungsweise der Zipfel des M. ilio-costalis einschliesslich M. cervicalis ascendens. — Unter denjenigen Zipfel dieses Muskels, welcher sich an dem Processus transversus des VII. Halswirbels ansetzt, findet er an dem Tuberculum der ersten Rippe gewöhnlich einen kleinen Schleimbeutel. Auch auf der II. und III. Rippe fand er einige Male einen Schleimbeutel unter diesem Muskel und auch unter dem M. longissimus dorsi.

Beswick-Perrin (45) benutzt mehrere von ihm beobachtete Varietäten des M. subclavius und des M. omo-hyoideus, um die enge Verwandtschaft zwischen beiden Muskeln auszusprechen. — Einerseits benutzt er hierfür das Vorkommen eines zweiten M. subclavius, welcher seine Insertion an der Scapula neben dem M. omo-hyoideus findet; — erste Andeutung dieses Verhältnisses ist eine Fortsetzung eines gewöhnlichen M. subclavius auf den Processus coracoides. — Andererseits benutzt er Verdoppelungen des M. omo-hyoideus, von welchen er eine beschreibt, in welcher neben dem Scapularursprung des M. omo-hyoideus eine Sehne entsprang, welche bald in einen Muskelbauch überging, der verbreitert sich mit dem äusseren Rande des M. sterno-thyreoideus verband. — Die wichtigste Bestätigung seiner Meinung findet er aber in einem Falle, in welchem zugleich vorhanden war 1) ein die Scapula erreichender zweiter M. subclavius, welcher an dem oberen Rande der Scapula neben dem M. omohyoideus angeheftet ist und 2) ein von der ersten Rippe entspringender Muskel, welcher bedeckt von dem vorderen Bauche des M. omo-hyoideus sich an den Schildknorpel ansetzt.

Knott (48) fand ausser dem normalen M. palmaris longus an der rechtsseitigen oberen Extremität eines Mannes einen accessorischen von folgender Anordnung: Er liegt mit seinem fleischigen Theile, welcher ungefähr 2″ lang ist, unter dem M. flexor digitorum communis superficialis, — er verläuft an dem radialen Rande dieses Muskels weiter und geht in zwei Sehnen über, von welchen die eine sich an die Sehnenscheide für den M. flexor carpi radialis anheftet, die andere aber unter dem Lig. carpi volare commune durchtretend sich in dem Zellgewebe der Hohlhand verliert.

VI. Neurologie.

55) Jensen, J., Die Furchen und Windungen der menschlichen Grosshirn-Hemisphären. Mit 1 Tafel. Aus Zeitschrift für Psychiatrie, Bd. 27. (Reproduction von Ecker's Schriftchen). — 56) Gudden, Ueber einen bisher nicht beschriebenen Nervenfaserstrang im Gehirne der Säugethiere und des Menschen. Mit einer Tafel. Archiv für Psychiatrie. Bd. II. — 57) Heubner, Zur Topographie der Ernährungsgebiete der einzelnen Hirnarterien. Centralblatt für die medicinischen Wissenschaften No. 52, p. 817—821. — 58) Rauber, Ueber den sympathischen Grenzstrang des menschlichen Kopfes. Mit 6 Tafeln. München. — 59) Jacob, Die Verbreitung des Nervus glossopharyngeus im Schlundkopfe und in der Zunge. Mit 38 Figuren auf 11 Tafeln. München 1873. — 60) Spodi, De nervo phrenico. Reichert und Dubois' Archiv. p. 271—311.

Gudden (56) erkennt als regelmässigen Bestandtheil des Gehirns einen dünnen rundlichen Nervenstrang, welchen er Tractus peduncularis transversus nennt. Derselbe entspringt an dem vorderen Rande des vorderen Paares der Vierhügel, wird dann etwas dicker und schlägt sich, den Winkel zwischen den Armen der hinteren Hügel und den inneren Kniehöckern ausfüllend, als ein plattrundlicher Strang zur unteren Fläche der Pedunculi cerebri. An der seitlichen Fläche dieser letzteren pflegt er sich unter die oberflächlichste Faserlage einzusenken; sein weiterer Verlauf ist aber darum doch als ein leichter, quer über die Faserung der Pedunculi sich erhebender Wulst zu erkennen und kann bis zu der Austrittsstelle des N. oculomotorius verfolgt werden. — G. fand diesen Strang bei dem Kaninchen, dem Hasen, der Katze, dem Hund, dem Fuchs, dem Schwein, der Ziege, dem Schaf und dem Pferd. — Bei dem Menschen ist er zart und häufig nicht deutlich zu erkennen. — Seine Bedeutung scheint dieser Strang in irgend einer Weise beim Sehapparat zu finden, denn er ist sehr schwach beim Igel und scheint beim Maulwurf und bei Spalax typhlus ganz zu fehlen.

Heubner (57) untersuchte die Vertheilungsweise der Arterien in dem Gehirne mit besonderer Beziehung auf das Vertheilungsgebiet eines jeden einzelnen Gefässstämmchens. — Er kam hierbei zu der Thatsache, dass in dem Gehirne in Bezug auf die Arterienvertheilung zu unterscheiden ist

ein Basalbezirk und ein Rindenbezirk.

Zu dem ersteren gehören die Stammganglien und die zugehörigen Theile des Mittelhirns; zu dem letzteren die gesammte Hirnrinde (mit Ausnahme der Hakenwindung) nebst der zugehörigen Markmasse.

In dem Basalbezirk vertheilen sich die Arterien ohne Anastomose so, dass jede Arterie ihr abgegränztes Gebiet hat; — in dem Rindenbezirk gehört zwar jeder Arterie auch der ihr zunächst gelegene Theil, aber die Arterien bilden ein anastomosirendes Netz, ehe sich die kleinsten Aeste in das Hirn einsenken und deshalb können sie alle gleichmässig der Versorgung des Gehirnes dienen.

In einer höchst sorgfältig durchgeführten Untersuchung (58) kommt Rauber zu einer von der geläufigen mehrfach abweichenden Auffassung von der Stellung und Bedeutung der Nervenganglien des Kopfes. — Für Wurzelganglien erklärt er das Gangl. jugulare N. glossopharyngei, das Gangl. jugulare N. vagi und das Gangl. semilunare N. trigemini, — ferner findet er auch an den 3 hohen Sinnesnerven das Wurzelganglion vertreten durch das Ganglion N. acustici (welches er auf Grund eigener Untersuchung genau beschreibt), durch die Nervenzellenschichte der Retina und durch den Bulbus olfactorius. — Den Gränzstrang setzt er von dem Ganglion cervicale supremum fort durch das Gangl. cervicale N. vagi, das Gangl. petrosum N. glossopharyngei und das Gangl. oticum bis zum Gangl. spheno-palatinum. — Als periphere Ganglien erklärt er das Ganglion submaxillare und das Gangl. ciliare. — Ueber die Stellung des Gangl. geniculum des N. facialis will er eine bestimmte Meinung noch nicht aussprechen.

Die Ergebnisse seiner sehr gründlichen Untersuchungen stellt Jacob (59) in folgenden Sätzen zusammen:

1) Aus dem vom Glossopharyngeus, Vagus und Sympathicus gebildeten Plexus pharyngeus gehen Zweige hervor, welche unter gegenseitiger Anastomose Netze mit verschieden grossen Maschen bilden und durch ihre Verbreitung in der Muskulatur und Schleimhaut der Schlundwand dem Auerbach'schen und dem Meissner'schen Plexus im Darme entsprechen.

2) Der Glossopharyngeus kann zu den Muskeln und zur Schleimhaut des Schlundes verfolgt werden.

3) Der Facialis verbindet sich häufig durch seinen

R. stylopharyngeus mit dem Glossopharyngeus und beide gehen vereint zur Zunge.

4) Die Verbindung beider Glossopharyngei in der Nähe des Foramen coecum ist so häufig, dass sie fast als regelmässig angesehen werden kann.

5) In der Ausbreitung des Glossopharyngeus in der Zunge kann man Aeste zu den Geschmacksorganen und zu den Papillae vallatae unterscheiden.

6) Der Verlauf des Glossopharyngeus in der Zunge richtet sich nach der Lage und Anordnung der Papillae vallatae.

7) Der Glossopharyngeus dringt nicht bis zur Zungenspitze.

8) Ganglien finden sich an jedem N. glossopharyngeus der untersuchten Thiere, doch ist die Menge derselben bei verschiedenen Thieren und bei verschiedenen Individuen der nämlichen Gattung verschieden. Letzteres gilt auch für den Menschen.

Spiegl (60) beschreibt eine regelmässige Verbindung des N. cervicalis quintus mit dem N. phrenicus, welche er einmal auch in der Art gefunden hat, dass der Verbindungsast sich an dem N. phrenicus in zwei Aeste zerspaltete, von welchen der eine am N. phrenicus centripetal hinauflief, der andere aber dem weiteren Verlaufe dieses Nerven sich anschloss.

---

1) Key, Axel, und Gustaf Retzius in Stockholm, Studien in der Anatomie des Nervensystems. Nord. med. Arkiv. Bd IV. No. 21. — 2) Odenius i Lund, Undersökningar öfver de sensibla muskelnerverna. Ebendas. Bd IV No. 16. 1 Tafel.

(1) Zu den Mittheilungen, welche die Verff. in einigen früheren Aufsätzen über die Häute und die serösen Räume des Gehirnes und der Sinnesorgane, den Uebergang der Flüssigkeiten in das Blutgefässsystem durch die Pacchionischen Granulationen, den Bau und die, wie es scheint grosse, physiologische Bedeutung derselben, sowie über den Uebergang der Flüssigkeiten von den serösen Räumen des centralen Nervensystemes zu den peripherischen Nerven und in dieselben hinein (s. Hirsch-Virchow's Jahresbericht f. 1870) gegeben haben, haben die Verf. jetzt eine Beschreibung der Häute und der serösen Räume des Rückenmarks und des peripherischen Nervensystems gefügt; sie haben dabei auch mehrere andere Fragen, welche damit in Zusammenhang stehen, näher behandelt. In einer versprochenen grösseren Arbeit wollen die Verff. eine ausführlichere Schilderung aller dieser Verhältnisse liefern. — In der hier vorliegenden Abhandlung geben sie erst eine Beschreibung der Häute und der serösen Räume des Rückenmarks in ihren makroskopischen Verhältnissen, welche bisher nicht näher geschildert waren, die aber für die Anatomie und Physiologie des Rückenmarks von nicht geringer Bedeutung sind. In Zusammenhang damit geben sie eine auch für die Ermittelung der Bindegewebsfrage wichtige mikroskopische Analyse dieser Häute, besonders des feineren Baus der Arachnoidea, des Subarachnoidalgewebes und der Pia mater; ferner schildern sie das Verhalten der Pia zum Rückenmark und zu den darin eindringenden Blutgefässen, das Verhalten der Arachnoidea zur Dura und den Verlauf der Injectionsflüssigkeiten in diesen Häuten und serösen Räumen des Rückenmarkes. Sie stellen ferner das Verhalten der Häute zu den Nervenwurzeln bei ihrem Gang durch die Subarachnoidalräume und nach ihrem Austritt aus dem Rückenmarkskanale dar; ferner ihr Verhalten zu den spinalen Ganglien und den Verlauf der Injectionsflüssigkeiten, welche in sie vom Subduralraum und von den Subarachnoidalräumen einfliessen, sowie auch die Lymphbahnen, welche bei Stichinjection in die Ganglien sich füllen. Die Verf. geben dann eine Schilderung vom Bau der peripherischen Nerven und zeigen dabei, dass jeder Nervenstamm äusserst von einem Bindegewebe (Epineurium) umgeben ist, welches aus mehr weniger concentrischen longitudinal fibrillären, mit dünnen Zellenhäutchen bekleideten Häutchenausbreitungen besteht, während jedes einzelne Nervenbündel des Stammes von einer Anzahl concentrischer, vorzugsweise aus „Häutchenzellen" gebildeten, mit elastischen Fasernetzen und nur in geringerem Grade mit Bindegewebsfibrillen versehenen, dünnen Häutchenlamellen (Perineurium) umgeben ist; diese Lamellen aber senden in's Innere des Nervenbündels Fortsetzungen (Endoneurium) hinein, welche sie in immer kleinere Abtheilungen trennen und endlich die einzelnen Nervenfasern mit besonderen, von Häutchenzellen bekleideten Fibrillenhäutchen umgeben. Dann zeigen die Verf., dass die Injectionsflüssigkeit sowohl beim Einfliessen vom Subduralraum und von den Subarachnoidealräumen aus als bei Stichinjection in die Nerven zwischen die perineuralen Lamellen in die endoneuralen Fortsetzungen hinein und durch dieselben endlich um die einzelnen Nervenfasern verläuft; ferner dass sie in entgegengesetzter Richtung von den endoneuralen Fortsetzungen zwischen die perineuralen Lamellen durch die spinalen Ganglien bis in die serösen Räume des centralen Nervensystemes geht, wonebem sie auch peripherisch in die feineren Nervenzweige hinausfliesst. Dann gehen die Verf. in einer Darstellung vom Bau der Nervenfasern, und besonders von dem der Schwann'schen Scheide mit ihren Einschnürungen und Kernen ein. Ferner geben sie eine Schilderung vom Bau der sympathischen Ganglien mit ihrem Epi-, Peri- und Endoneurium, sowie vom Verhalten der Lymphbahnen dieser Ganglien, in welchen, wie in den spinalen, ein reichliches, die Ganglienzellenkapseln umspülendes Lymphgefässnetz mittelst endoneuraler Gänge in die interlamellaren Räume des Perineurium ausmünden. Die Verff. verfolgen endlich die Nerven bis in ihre peripherischen Endigungen, besonders in eine Art ihrer Endorgane, nämlich die pacinischen Körper, indem sie eine Darstellung vom Bau derselben, vom Verhalten des Perineurium zu ihren Kapselhäutchen, von der Endigungsweise der Nervenfaser u. s. w. geben.

Während aller dieser Untersuchungen sind die

Verf. fast immer mit der Frage vom Bau des Bindegewebes in Berührung gekommen, und sie haben derselben anhaltende Studien gewidmet. Dabei haben sie in Zusammenhang mit den genannten Untersuchungen über das Bindegewebe des Rückenmarkes und der peripherischen Nerven auch den Bau desselben in anderen Theilen des Körpers studirt. — Da indessen die vorliegende Abhandlung, wie gesagt, ein gedrängtes Resumé einer umfassenderen Arbeit ist, lässt sich schwerlich ein eigentliches Referat derselben geben; es wird deswegen zur Originalabhandlung verwiesen, um so mehr, als dieselbe im Archiv für mikroskopische Anatomie übersetzt ist.

(2) Nachdem Verf. die Arbeiten Koelliker's und Reichert's über die sensiblen Muskelnerven besprochen hat, theilt er das Resultat seiner eigenen, theils in Würzburg bei v. Recklinghausen, theils in der Heimath vorgenommenen Untersuchungen mit. Der Hautmuskel der Brust des Frosches und der innere Bauchmuskel der Mäuse wurden durch 24 Stunden mit verdünnter Essigsäure (12 bis 16 Tropfen in 100 Gramm Wasser), danach durch andere 24 Stunden mit Chromsäurelösung (1 Cligramm—70 Gramm Wasser) behandelt und nachher in Glycerin untersucht. Verf. meint, dass Koelliker die feinsten Nervenendigungen nicht gesehen hat, und beschreibt sie folgender Weise: An der Oberfläche des Muskels sieht man hie und da, dass sich ein markhaltiger Nervenfaden von den kleinen motorischen Nervenstämmen loslöst und, indem er immer feiner wird und nach und nach die Scheide verliert, theils markhaltige, theils bleiche marklose Zweige abgiebt. Diese Zweige bilden den schon früher beschriebenen sensitiven Plexus anastomosirender Fäden. Von diesem Plexus gehen feine Fäden hervor, die sich in zwei, seltener drei Endzweige theilen. Im Theilungswinkel findet man oft einen Kern. Die Endzweige sind eigenthümlich geschlängelt und verlieren sich in's Primitivmuskelbündel, ob in oder nach innen vom Sarkolemma konnte Verf. nicht entscheiden. Die blassen Nervenfäden, welche den Plexus bilden, sind keine einfache Axencylinder sondern Bündel feinster Fäden, die wahrscheinlich, indem sie sich in einander legen, den Plexus bilden, um schliesslich je einer als ein freier geschlängelter Terminalfaden zu enden. Eine wahre Anastomose hat Verf. nie wahrnehmen können.

Ch. Fenger (Kopenhagen).

VII. Angiologie.

61) Wenzel Gruber, über die Arteria thyreoidea ima. Mit Abbildung. — Virchow's Archiv. Bd. 54 S. [illegible]. — 62) Derselbe, über die Varietäten des ungewöhnlichen Ursprunges der Arteria mammaria interna und des Truncus thyreo-cervicalis. — Mit Abbildung. — Ebendas. Bd. 54. S. [illegible]. — 63) Foltz, anomalie par dualité de l'artère humérale. — Lyon médical Nr. 3. S. [illegible]. — 64) Aeby, ein seltener Fall von Gefässanomalie. — Correspondenzblatt Schweizerischer Aerzte Nr. 6 S. [illegible]. — 65) Frank Champneys, communication between the external iliac and portal veins. Journ. of anatomy and physiology. May. S. [illegible]. — 66) Watson, Note on the termination of the thoracic duct on the right side. Journ. of anatomy and physiology. Ebendas. S. [illegible]. — 67) Ludwig und Schweigger-Seidel, die Lymphgefässe der Fascien und Sehnen. Mit 3 Tafeln. — Leipzig.

Wenzel Gruber giebt in (61) eine sehr umfassende Darstellung der Varietäten der Art. thyreoidea ima, so weit solche aus der Literatur und seiner eigenen Erfahrung ihm bekannt geworden sind; — in (62) giebt er eine gleiche Zusammenstellung für die Art. mammaria interna und den Truncus thyreocervicalis.

Foltz (63) vergleicht 41 Fälle von „hoher Theilung" der Art. brachialis, theils eigener Beobachtung, theils der Literatur entnommen. Er findet, dass die hohe Theilung unter diesen Fällen 3 mal im unteren, 13 mal im mittleren und 25 mal im oberen Drittel der Art. brachialis statt gefunden hatte. — Er stellt vier Varietäten auf:

1) Varietas humero-radialis, — die eine Arterie wird Art. radialis, die andere Art. ulnaris und Art. interossea.

2) Varietas humero-cubitalis, — die eine Arterie wird Art. ulnaris, die andere Art. radialis und Art. interossea.

3) Varietas humero-interossea, — die eine Arterie Arterie interossea, die andere Art. ulnaris und radialis.

4) Varietas humeralis aberrans, — eine Arterie giebt die drei Arterien des Unterarms, wie gewöhnlich, die andere mündet wieder in eine dieser drei Bahnen ein.

Eine Dreitheilung der Art. brachialis ist nie beobachtet worden.

Zur Erklärung der hohen Theilung findet sich nur Spielerei mit dem Begriffe der nothwendigen Zweizahl aller körperlichen Bildungen; danach sei die Zweizahl der Art. brachialis eigentlich das Normale, und die hohe Theilung sei keine Verdoppelung, sondern eine Abdoppelung (pas une duplication, mais un dédoublement).

Aeby (64) fand eine merkwürdige Abnormität in der Anordnung der Darmarterien. Ein starker Gefässbogen, der Verbindung der Art. colica media und colica sinistra in seiner Lage entsprechend war mit seinem oberen Schenkel zwischen den Nierenarterien in die Aorta eingepflanzt; — der untere Schenkel war die sonst normale Art. mesenterica inferior. Von dem Anfange des oberen Schenkels, welcher die Art. coeliaca und die art. mesenterica superior vertrat, entsprang eine Art. hepatica und ein anderer starker Stamm, welcher die Aeste für Magen, Milz und Dünndarm abgab.

Champneys (65) fand eine sehr starke Vena epigastrica inferior an der Nabelöffnung mit dem Reste einer Vena umbilicalis verbunden, welche ihrerseits in die Vena portarum einmündete, so dass dadurch eine directe Verbindung hergestellt war zwischen den Venen der Bauchwandung und der Vena portarum. — Er berücksichtigt ähnliche Fälle aus der Literatur, — führt aus, dass es ein Ueberbleibsel fötaler Bildung sei — und erwähnt dabei noch der Verbindung der Vena portarum mit den Venae phrenicae.

Watson (66) fand einen Ductus thoracicus, wel-

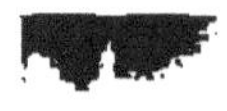

cher vor der Wirbelsäule einen geschlängelten Verlauf hatte und zuletzt in die rechte Vena subclavia einmündete; ein links einmündendes Lymphstämmchen liess sich nicht auffinden. — Der Ductus thoracicus zeigte bis zu der Intervertebralscheibe zwischen X und XI Brustwirbel nichts Besonderes, hier aber ging er auf die rechte Seite der Vena azygos; — an dem V Brustwirbel ging er dann wieder vor der Vena azygos auf die linke Seite; — an dem II Brustwirbel ging er hinter der Speiseröhre durch wieder nach rechts, um dann in einem Bogen die Art. subclavia dextra überschreitend in die Verbindungsstelle der V. jugularis und Vena subclavia dextra einzumünden. — Die Blutgefässe zeigten keine Abnormität in der Anordnung, ausser dass die Vena anonyma sinistra etwas zu hoch lag.

Ludwig und Schweigger-Seidel (67) beschreiben die Lymphräume in den Sehnen und Aponeurosen und belehren auf dem Versuchswege über deren höchst wichtige und interessante Beziehungen zu der Resorption. Die Aponeurosen gewinnen dadurch die Bedeutung von Pumpwerken zur Entfernung der Zersetzungslymphe des thätigen Muskels.

Saltmann, F., Anomale Ursprung of Art. profunda penis. Finska läk. sällsk. handl. Bd. 12. S. 41.

Verf. sah die linke Art. pudenda communis sich innerhalb des kleinen Beckens in zwei Aeste theilen. Der hintere kleinere Ast lief wie gewöhnlich in's Perineum hinaus, gab aber nur Art. transversa perinei und eine kleine Art. bulbosa, und endete als Art. scrotales posteriores. Der vordere grössere Ast verlief an dem Fundus vesicae vorbei nach vorn neben Prostata gegen die Symphyse hinauf, wo er das tiefe Blatt der Fascia perinei oberhalb und ausserhalb der Urethra passirte. An der Wurzel des linken Corpus cavernosum angekommen, theilte er sich in zwei Zweige, je für einen Corpus cavernosum penis, also die zwei Artt. profundae penis. — Die Art. pudenda communis dextra gab die beiden Artt. dorsales penis ab.

Bei der Lithotomie mittelst Lateralschnitt würde hier eine lebensgefährliche Blutung im kleinen Becken nicht zu vermeiden gewesen.

Ch. Fenger (Kopenhagen).

VIII. Splanchnologie.

68) Galton, note of an abnormality in the human dental series. Journal of anatomy and physiology. May S. 475–478. — 69) Dönitz, über die Niere des afrikanischen Elephanten. Reichert und Dubois' Archiv S. 85–95. — 70) Eduard Schiff, das Ligamentum uteri rotundum. — Oesterreich. medicin. Jahrbücher Heft 3. S. 241–251.

Galton (68) beschreibt folgende Abnormität in der Zahnbildung eines jungen Mannes von 21 Jahren. — Die Schneidezähne sind regelmässig und von normaler Gestalt. Der rechte Eckzahn ist durch den ersten zweikronigen Backzahn verdrängt und ragt gerade über demselben aus dem Zahnfleisch hervor. Der linke Eckzahn ist in richtiger Stellung. — Gleich hinter den beiden mittleren Schneidezähnen befinden sich zwei überzählige Zähne, welche an das hintere Paar kleiner Schneidezähne bei den Leporiden erinnern. — Im Unterkiefer verhalten sich die Zähne normal. — Die Weisheitszähne sind bereits durchgebrochen. — G. stellt noch einige Fälle aus der Literatur daneben.

Die Niere des Elephanten, welche Dönitz (69) untersucht hat, ist durch mehrere Punkte für das Verständniss des Baues der Niere überhaupt interessant. Für das Erste nämlich sind die einzelnen Elemente derselben (Renculi) durch fibröse Scheidewände geschieden und die Injection der Harnkanälchen und der Gefässe wies nach, dass das System der Harnkanälchen in jedem Renculus für sich abgeschlossen ist, nicht aber so das System der Blutgefässe. — Ferner ist die Injection der Harnkanälchen verhältnissmässig leicht, weil sie mit einem gemeinsamen tubus maximus in den zugehörigen Nierenkelch einmünden und verhältnissmässig weit sind. Durch die Injection ist nachgewiesen, dass die Verbreiterung der Malpigi'schen Pyramide von Vermehrung der Tubuli recti durch dichotomische Spaltung herrühren und dass auch die gewundenen Kanälchen der Rindensubstanz noch dichotomische Theilung zeigen. — Auf einen aus der Untersuchung der Elephantenniere gewonnenen Zweifel über die richtige Deutung der „Schleifen" der Harnkanälchen kann hier nur aufmerksam gemacht werden.

Schiff (70) gibt nach längerer historischer Einleitung eine Analyse der Ligamenta rotunda uteri, wobei er namentlich den starken Antheil berücksichtigt, welchen Muskelfasern an dem Aufbau derselben nehmen. — Er findet an dem ersten Drittel des Ligamentes, namentlich an dem oberen Rande desselben sehr viele organische Muskelfasern, welche Fortsetzungen sind der organischen Muskelfasern des Uterus. In den folgenden zwei Dritteln laufen an dem oberen Rande quergestreifte Muskelfasern, welche mit dem M. transversus abdominis in Verbindung stehen; dieselben reichen auch noch in Gestalt von Schlingen, welche auf dem Ligamentum rotundum liegen, bis in den Leistenkanal. Der letzte Theil besteht aus Bindegewebe und elastischen Fasern und verbindet sich theils mit den Aponeurosen der flachen Bauchmuskeln, theils löst er sich in das Zellgewebe des Mons pubis und der Labia majora auf. — An dem schwangeren Uterus findet sich ein konischer Uebergang in das um das Vierfache dicker gewordene runde Band; — und in diesem sind beide Arten von Muskelfasern beträchtlich vermehrt. Die quergestreiften Muskelfasern bilden ein abgeschlossenes Bündel von 3 Mm. Dicke.

IX. Sinnesorgane.

71) [illegible], Ueberzahl der [illegible]. Mit Abbildung. Reichert und Dubois' Archiv. S. 309–321. — Wolfring, Untersuchungen über die Drüsen der Bindehaut des Auges. — Centralblatt für die medicinischen Wissenschaften. Nr. 54. S. 852–854. — A. Verga, della chiusura del condotto nasale e dei canali lagrimali. — Annali universali di Medicina. I serie. S. 87–97.

BARTELS (71) beschreibt zwei bei einem Manne beobachtete accessorische Brustwarzen, welche in einer horizontalen Linie 8½ Cm. über dem Nabel und ungefähr 14 Cm. unter den normalen Brustwarzen lagen. Von der Medianlinie war die rechte 9 Cm. und die linke 8 Cm. entfernt. Beide waren linsengrosse abgeflächte Wärzchen mit einem kleinen Hof; um die linke herum standen auch einige krause Haare, wie um die normalen Brustwarzen.

WOLFRING (72) findet, dass die Sehne des M. levator palpebrae superioris nicht in den Tarsus selbst übergeht, sondern theils vor theils hinter ihm sich ansfasert. Die KRAUSE'schen Conjunctivaldrüsen findet er in zwei Gruppen geschieden — die eine Gruppe liegt unter der Sehne des M. levator palpebrae in der ganzen Länge der Uebergangsfalte der Conjunctiva; — die andere liegt über jener Sehne an dem äusseren Augenwinkel und durchbohren mit ihren Ausführungsgängen stellenweise die genannte Sehne. Ueber dem inneren Augenwinkel liegt in dem oberen Theile des Tarsus selbst eine bisher unbekannte Schichte ähnlicher Drüsen.

VERGA (73) hat die Ausmündung des Thränenganges in die Nasenhöhle untersucht und ist dabei zu denselben Ergebnissen gekommen, welche früher schon BOCHDALEK (s. Jahresbericht für 1866 S. 14) gewonnen hatte. BOCHDALEKS Untersuchungen scheinen ihm unbekannt geblieben zu sein, finden indessen doch durch ihn eine willkommene Ergänzung. Er findet nämlich auch die rinnenförmige Verlängerung des Thränenganges in der Nasenschleimhaut; nach ihm geht dieselbe meistens in einem Bogen nach hinten, oft aber auch senkrecht oder nach vornen; — die Länge der Rinne findet er bis zu einem Cmtr. — Wie BOCHDALEK kommt er darauf, die verschiedene Art der Einmündung des Ganges in die Nasenhöhle dadurch zu erklären, dass er ein Entstehen derselben durch Dehiscenz eines im Fötus noch blinden Thränenganges erkannt hat. — BOCHDALEK's Beobachtungen über diese Thatsache werden durch VERGA's Beobachtungen theils bestätigt, theils erweitert. Er findet nämlich noch blind endende Thränengänge selbst in vorgerückterem Alter z. B. bei einem Knaben von 8 Jahren und bei einem solchen von 13 Jahren. — Von besonderem Interesse ist ein Fall von einem Kinde, bei welchem VERGA die Dehiscenz so direct, als es möglich ist, beobachten konnte. Auf der einen Seite fand sich nämlich bei diesem an der Einmündungsstelle des Thränenganges in die Nasenhöhle eine längliche gelbliche Anschwellung; eine von oben in den Thränengang eingeführte Sonde blieb in dieser stecken und dieselbe war damit als das blinde Ende des Thränenganges bezeichnet. Auf der anderen Seite dagegen war die Mündung des Thränenganges in die Nasenhöhle offen und zwar an dem oberen Ende einer länglichen Rinne, deren Ränder angeschwollen, gelblich und unregelmässig gestaltet waren, so dass ihr Ansehen an ein Geschwür erinnerte. VERGA fasst dieses letztere Bild als den Ausdruck der kurze Zeit vor dem Tode erfolgten Dehiscenz des Thränenganges auf.

X. Topographie.

74) W. Luschka, Topographie der Harnblase des Weibes. Mit 1 Tafel. — Archiv für Gynäkologie III. Bd. 3. S. 373—382. — 75) Van Wetter, anatomie des régions périphériques du corps humain. — Besprochen von Boddaert in Bulletin de la Société de médecine de Gand Octobre S. 429–431.

LUSCHKA (74) giebt eine Abbildung der hinteren Blasenwand mit hineingelegten Umrisslinien des Uterus und der Scheide.

Histologie

bearbeitet von

Prof. Dr. WALDEYER in Strassburg*).

I. Lehrbücher, Hülfsmittel.

1) R. B. Todd, W. Bowman and L. S. Beale, the physiological anatomy and physiology of man. A new edition by the last named author. Vol. I. P. II. London [illegible]. — 2) Frey, traité d'histologie [illegible] A. [illegible]. — 3) The Lens, a quarterly Journal of Microscopy and the allied natural sciences with the transactions of the state microscopical Society of Illinois. Vol. II. No. 1. January 1873 (Dem Ref. ist nur dieses erste Heft des 2. Jahrganges der neuen mikroskopischen Zeitschrift zugegangen; in demselben finden sich keine hier zu referirenden Artikel). — 4) Kaiser, B., Leitfaden bei den mikroskopischen Untersuchungen thierischer Gewebe. Leipzig 1873. S. 94 S. — 5) Rutherford, Wm., Notes of a Course of Practical Histology for medical Students given in King's College London. Quarterly Journal of microscop. Sc. p. 1. Vol. XLV. New Series. — 6) Todd, C., Ueber die neueren Präparirmetho-

*) Für einen Theil des Berichtes über Histologie war Herr Dr. Löwe, Assistent am anatomischen Institut, mein Mitarbeiter.

— 38) Royston-Pigott, On the history, refractions, definition, and powers of immersion lenses and new refractometers. Ibid. Febr. p. 83. — 39) Bishop, L., The powers of lenses. Mr. Wenham u. Dr. Pigott. Ibid. Ap. p. 167. — 40) Ahrens, C. D., On a new form of binocular eye-piece and binocular microscope for high powers. Monthly micr. Journ. 1871. March. p. 116. (Im Original nachgesehen). — 41) Smith, H. L., Tolles' binocular eye-piece. Ibid. July p. 43. (Im Original nachgesehen). — 42) Dudgeon, R. E., On a submersion microscope. Quarterly Journ. of microscop. science 1871 July. p. 270. (Ein Mikroskop, um Objecte unter Wasser zu untersuchen). — 43) Tolles, R. B., Experiments on angular aperture. Ebendas. July. p. 37. — 44) Wenham, F. H., Mr. Tolles' Experiments on angular aperture. Ebendas. Aug. p. 94. — 45) Tolles, R. B., On the angular aperture of immersion objectives. Ebenda. Nov. p. 216. pl. CII. A. — 46) Royston-Pigott, Note on Immersion Object-Glasses for the Microscope. Quarterly Journal of microscop. Sc. New series, No. 43. p. 111. (Bemerkungen über den Oeffnungswinkel und über die Nothwendigkeit der Correction bei Immersions-Systemen). — 47) Derby, On the best form of compound Prism for the Spectrum microscope. „Nature Oct. 26th. 1871". s. a. Quarterly Journ. of microsc. Sc. New Series Vol. XLV. p. 68. (Auszug.) — 48) Woodward, C. S. H., American Micro-Photography by direct Sunlight. Ibid. p. 72. — 49) Woodward, J. J., On an improved method of photographing histological preparations by sunlight. Monthly micr.-scop. Journ. Oct. p. 165. 1871. — 50) Newton, E. T., An improved apparatus for drawing with the microscope. Quarterly Journ. of microscop. science. July p. 278. 1871. — 51) Cobill [?], G., Linear projection considered in its application to the delineation of objects under microscopic observation. Monthly microscop. Journ. Mai p. 205 [?]. — 52) Count Castracane, The magnifying power of the microscope. Ebendas. p. 173. — 53) Stodder, C., Nobert's nineteenth band and its observers. Ebendas. March. p. 136. — 54) Woodward, J. J., On the use of the Nobert's plate. Ebendas. July p. 26. — 55) Barnard, F. A. P., The examination of Nobert's nineteenth band. Ebendas. Oct. p. 194. — 56) Woodward, J. J., On the structure of the podura scale and certain other test-objects and of their representation by photo-micrography. Ebend. April p. 149. — 57) Schönemann, P., Das Mesoskop [?], Instrument zur genauen Ausmessung der Dicke eines Körpers. Poggendorff's Annalen der Physik und Chemie 144. Bd. 4. Stück 1871. No. 8. p. 613. (Ein sehr einfach construirtes, leicht zu handhabendes Instrument, kann gut zur Messung von kleinen Körpern mit geringem Durchmesser, z. B. von Haaren, Fasern etc. benutzt werden, weshalb Ref. an dieser Stelle darauf hinzuweisen sich erlaubt.) — 58) Ray Lankester, E., Observations and experiments on the red blood-corpuscle, chiefly with regard the the action of gases and vapours. Quarterly Journ. of microscop. science, Oct. p. 361. 1871. (Beschreibung einer Gaskammer nebst Bemerkungen über den feineren Bau der Blutkörperchen, bei welchen Verfasser eine zarte Membran annimmt.) — 59) Barker, J., On an open compressorium. Ibid. January p. 73. — Vergl. ferner: Histologie IV. s. 1. Isolirungsmethode für die Elemente des Bindegewebes (W. Krause). — H. IV. s. 4. Desgleichen (A. Grünhagen). — H. IV. 4. 23 und 25. Untersuchungsmethoden für Knochengewebe (Heitzmann). — H. V. 1. Polarisirtes Licht und Hämatoxylinfärbung zur Untersuchung der Kapselhaare (Fr. Merkel). — H. VI. 9 und 17. Untersuchung des Centralnervensystems mittelst Chloralhydrat und nach der Gerlach'schen Methode (v. Betz, F. Boll). — H. VI. 31. Goldchlorid und Pyrogallussäure zur Untersuchung der Hornhautnerven (C. Heyer [?]). — H. VII. 1. Untersuchung der Blutgefässe mittelst combinirter Farbemethoden (Gerlach). — H. 12, 13. Verfahren zur Injection der Brunner'schen Drüsen (Toldt). — H. XI. 4. Untersuchungsmethoden für die Sinneshärchen (F. Merkel). — H. XII. B. 13., 16., 19. Verschiedene Verfahren zur Untersuchung der Gehörschnecke (Gottstein, Hensen, Ref.). — Entwickelungsgeschichte I. 28. Glaskammern zur Beobachtung bei bestimmter Temperatur (E. Klebs).

CURTIS (7) beschreibt ein Mikrotom von bedeutender Grösse, welches von ganzen Bulbis Schnitte zu nehmen erlaubt. Der Augapfel oder andere zu bearbeitende Präparate werden mit Paraffin (Lösung von 16 oder 12 Theilen Paraffin in 1 Thl. Terpentin oder Benzin) in einem kastenähnlichen Halter eingebettet, so dass sie fest liegen. Der Halter ist von einem glatten Schneidetische überdeckt, der eine entsprechende Oeffnung hat, aus der, mittelst einer am untern Ende des Halters angebrachten Schraube das Präparat successive hervorgehoben werden kann. Das Messer kann entweder mit freier Hand geführt werden, oder, was CURTIS besser fand, es befindet sich in einer Art Rahmen, der auf dem Tische befestigt wird. (Durch einen Holzschnitt in der angezogenen Mittheilung erläutert.) Das Instrument ist (mit Rahmen) für den Preis von 30 Schillingen von HAWKINS and WALE, physical instrument makers, Stevens Institut of Technology, Hoboken, New-Yersey zu beziehen. Ohne Rahmen kostet es 20 Schilling. Passende Messer liefern A. EICKHOFF, 381 Broome Street, New-York für 3 Schilling. Doch kann man sich dieselben von jedem guten Instrumentenmacher selbst fertigen lassen.

FLEMMING (9) empfiehlt eine Lösung der gewöhnlichen Transparentseife, namentlich der rohen, noch glycerinlosen Seife in $\frac{1}{3}$ – $\frac{1}{4}$ ihres Volumens Spiritus vini (nicht Alkohol absol.). Beim Erkalten gerinnt diese Flüssigkeit leicht und es lassen sich die in derselben eingebetteten kleinen Körper in Folge der Durchsichtigkeit der Seifenmasse und ihrer guten Schnittconsistenz bequem in feinste Schnittchen zerlegen. Man muss mit trockenem Messer schneiden. Die Schnitte werden durch Aqu. dest. weggespült. Vorher mit Carmin tingirte Stücke werden leicht durch die alkalische Seife ausgelaugt und müssen nachgefärbt werden, Pikrocarmin ist für die Färbung vorzuziehen.

JULLIEN (13) mischt THIERSCH'schen Indig-Carmin mit einer concentrirten Pikrinsäure-Lösung. Das so erhaltene Pikro-Carmin-Indigo, eine schöne grüne Flüssigkeit, färbt bindegewebige Theile blau, epitheliale gelb. Doch behalten Schnitte, die in Glycerin eingelegt sind, diese Färbung nicht für die Dauer bei.

LOYS (16) empfiehlt Schnitte aus in Chromsäure gehärteten Objecten, denen man ihre ursprüngliche Färbung wiederzugeben wünscht, zwischen 2 Glasplatten geklemmt in eine gesättigte Lösung von Natron causticum zu bringen. Sowie das Präparat sich stark aufzuhellen beginnt, lege man es in destillirtes Wasser für kurze Zeit, und bringe es sodann 5 bis 15 Minuten lang in eine starke Salzsäure (1 Säure auf $\frac{1}{4}$ Wasser). So behandelte Objecte lege man für 1 – 3 Tage mit einem Gewichte belastet in Brunnenwasser und schliesse sie dann in Essigsäure und Glycerin oder Essigsäure und Zuckerlösung ein. LOYS will auf diese Weise Gehirnschnitten ihre ursprüngliche graue und weisse Färbung vollständig wiedergegeben haben.

HENLE und MERKEL (21) bedienten sich einer Blaufärbung mittelst molybdänsaurem Ammoniak und einer veränderten Karminfärbung für die microscopische Bearbeitung des Centralnervensystems. Die

Molybdänflüssigkeit wird aus einem Volumen concentrirter Lösung von molybdänsaurem Ammoniak mit 1 bis 2 Volumina Wasser und einer Messerspitze Lismura ferri bereitet. Man träufelt langsam unter stetem Umrühren so viel officinelle Salzsäure hinzu, bis eine dunkelblaue, fast schwarze Färbung entsteht. Die Anfangs beim Säurezusatz entstehende weisse, wolkige Trübung lässt sich beim Umrühren rasch wieder auf. Braune Flüssigkeiten sind unbrauchbar. Hat die Lösung die gewünschte Farbe erreicht, so lässt man sie 10 Minuten stehen und filtrirt. Die Flüssigkeit kann mit Wasser beliebig verdünnt werden. Am besten eignen sich zur Tinction Schnitte vom Rückenmark und vom verlängerten Mark. Dieselben werden in 12–15 Stunden, je nach der Concentration der Lösung, blau gefärbt. Die Präparate werden entwässert und mit Nelkenöl und Canadabalsam eingebettet. — Bringt man gut ausgewässerte Markschnitte in eine Lösung von Palladium-chlorid (1 : 300–600 Wasser) bis eine schwach-strohgelbe Färbung eingetreten ist (1–2 Minuten), wäscht dann das überflüssige Palladium gut aus und bringt den Schnitt in eine concentrirte Lösung von carminsaurem Ammoniak, so färben sich dieselben nunmehr momentan tief roth. An solchen Schnitten ist das Nervenmark gelb, die Axencylinder roth gefärbt. Sie werden in Canadabalsam eingebettet.

Zur Anfertigung feiner Schnitte des Lungengewebes empfiehlt Rindfleisch (23) folgendes Verfahren: Füllen der Lunge von dem Hauptbronchus aus behufs vollständiger Härtung mit starkem Weingeist, Zerlegung in einzelne grössere Stücke; Auswässerung des Alkohols, Imprägnation der Stücke mit einer Mischung von Glycerin und Gummi (zähe Extractconsistenz); abermalige Härtung in starkem Alkohol. Die Schnitte werden dann zur Auflösung des Gummi in Wasser geworfen und in Hämatoxylin gefärbt. Zur Verhütung des Einrollens der feinen Schnittchen werden die letzteren beim Abspülen des Hämatoxylins zwischen zwei feine Fliesspapierstreifen eingelegt. Die Schnitte werden in einer spirituösen Lösung von Sandarakharz (bezogen von G. Gaedke in Leipzig) eingebettet.

II. Elementare Gewebsbestandtheile im Allgemeinen. Zellenleben.

1) Rollet, Ueber Zellen und Gewebe. Sitz.-Ber. d. Ver. d. Aerzte in Steiermark VIII. p. 81. — 2) Mac Cormac Henry, Some remarks on [illegible] and [illegible]. Dublin, quart. Journ. of med. Sc. 1871. p. 311. No. 101. u. p. 64. vol. 102. (Allg. Bemerkungen, für welche Ref. auf das Original verweisen muss). — 3) Visconti A., La cellula [illegible] nei tessuti normali e patologici. Milano 1872. 8. 89 Taf. — 4) Heidenhain, B., Ueber die Verfettung fremder Körper in der Bauchhöhle lebender Thiere. Inauguraldissert. Breslau. 8. 33 S. — 5) Rossbach, M. J., Die rhythmischen Bewegungserscheinungen der einfachsten Organismen und ihr Verhalten gegen physik. Agentien und Arzneimittel. Verhandlungen der physik.-medicin. Gesellschaft zu Würzburg. — 6) Biesiadecki, A., Beiträge zur Kenntniss der sogenannten endogenen Zellenbildung. Wiener med. Jahrbücher red. von S. Stricker p. 158. — 7) [illegible], A., Sur les dimensions des intervalles [illegible] des [illegible]. Compt. rend. LXXV. No. 17. p. 1009. — 8) Harting, P., On the artificial production of some of the principal organic calcareous formations. Quart. Journ. of microsc. Sc. New. Ser. Vol. [illegible] p. 118. — 9) Ord, W., On molecular coalescence and on the influence exercised by colloids upon the forms of inorganic matter. Ibid. p. 219. — Vergl. ferner: Histologie VII. 1 [illegible] der Gehörhärchen; ihre Entstehung ([illegible]). — II. 12, [illegible] — II. XI. 14 [illegible] (Th. Eimer) — II. XIII. [illegible] (E. van Beneden). — II. XIII. [illegible] von Epithel und Bindegewebszellen bei [illegible] (F. E. Schulze). — II. XIII. 11. Entstehung freier Kerne in den [illegible] — [illegible] — [illegible] Protoplasma-[illegible] bei Hydra (Kleinenberg). — II. XIII. 15. [illegible] der Kalkkörper und [illegible] bei Polypen (Kölliker) — II. XIII. 19. [illegible] (Sommer, Landois auch Virchow). — Entwicklungsgeschichte II. A. 22. Kern- und Zelltheilung, Kernbildung (Götte).

Visconti (3) giebt den Amoeboiden Zellen für den Aufbau des Organismus die breiteste Grundlage. Sämmtliche Gewebe sollen aus ihnen hervorgehen, und auch in der späteren Zusammensetzung der fertigen Gewebe sind sie fast überall anzutreffen. In letzterer Beziehung geht Verfasser sehr weit. Der protoplasmatische Theil einer Fettzelle bildet nach ihm ein amöboides Körperchen; er führt aber auch die Axencylinder und die wirklich contractile Substanz der quergestreiften Muskelfasern auf amöboide Elemente zurück. Ferner beobachtete er bis lange Zeit nach dem Tode (bis 24 Stunden) Bewegungen an den amöboiden Zellen. Die weiteren Details müssen in dem umfangreichen Original eingesehen werden.

B. Heidenhain (4) zeigt in seiner Inauguraldissertation, dass um beliebige fremde Körper, welche in die Bauchhöhle von Thieren eingebracht werden, sich in den ersten 8–14 Tagen vielkernige Riesenzellen entwickeln, welche sich an die Peripherie jener Körper anlegen, und auch in dieselben, sofern es deren Beschaffenheit gestattet, eindringen. Er weist durch die Constatirung zahlreicher Uebergangsformen nach, dass diese Riesenzellen aus einfachen farblosen Blutkörperchen heranwachsen. (S. Nr. 6, Biesiadecki.) Ref., auf dessen Veranlassung vorstehende Arbeit unternommen wurde, — zunächst, um eine von Rud. Heidenhain geäusserte Meinung zu prüfen, dass die von früheren Beobachtern an eingebrachten fremden Körpern gefundene Fettdegeneration auf der Verfettung eingewanderter Zellen beruhe, welches Bernh. Heidenhain auch sicher stellen konnte — hat schon damals die Ansicht ausgesprochen, dass diese Riesenzellen resorbirende Elemente seien. Eine weitere experimentelle Prüfung dieser Auffassung musste zunächst wegen der Uebersiedelung des Ref. nach Strassburg aufgeschoben werden. Soviel kann Ref. auch jetzt schon mittheilen, dass es kein besseres Mittel giebt, Riesenzellen künstlich nach Belieben zu erzeugen als durch Einbringung eines fremden Körpers in die Bauchhöhle von Thieren, und dürfte sich auf diesem Wege die Bedeutung der Riesenzellen am besten experimentell lösen lassen. (Vergleiche die früheren Angaben von Langhans über die Ansammlung von Riesenzellen am Blutextravasate, ferner von Ponfick und Koellikeb s. diesen Bericht.)

Aus der interessanten Arbeit Rossbach's (5) können hier nur einzelne Punkte kurz hervorgehoben werden. Verf. untersuchte die Flimmerbewegung und die Bewegungen der contractilen Blasen bei Infusorien. Eine besondere Wandung der contractilen Blasen existirt nicht, dagegen bei manchen Arten eine membranartige Verdichtung der inneren Wandschicht. Bei einzelnen Species entleeren sich die Blasen durch einen Riss der Körpersubstanz, der sich dann wieder schliesst; bei anderen gehen sie in einen zum After hinziehenden Kanal über. – In den weissen Blutkörperchen konnte Verf. niemals contractile Blasen wahrnehmen; die dort vorkommenden vacuolenähnlichen Gebilde sind sämmtlich als Absterbe- und Quellungsphänomene aufzufassen. Als allgemeine Folgerung aus den zahlreichen Détailbeobachtungen zieht Verf. den Satz: dass in dem scheinbar einfachen Protoplasma der Infusorien mehrere verschiedene, sich namentlich functionell scheidende Differenzirungen angenommen werden müssen. Sämmtliche Bewegungen ohne Ausnahme können nur bei Anwesenheit von Sauerstoff ausgeführt werden, sei es, dass derselbe an die Zelle gebunden ist, oder von Aussen zugeführt wird.

Bizzozero (6) untersuchte den Eiter, welcher sich beim Hypopyon in der camera ant. oculi bildet.; Constant findet man in demselben grosse Elemente, welche kleinere Zellen enthalten, wie sie von Buhl und Böttcher beschrieben sind. Die intracellulär enthaltenen Eiterkörperchen zeigten aber keine oder nur sehr schwache Beweglichkeit und nahmen sich überhaupt wie ältere Bildungen aus. Es gelang Verf. nie, eine endogene Entstehung zu beobachten. Er nimmt daher an, dass im Eiter einzelne Zellen zu besonders grossen Individuen heranwachsen, welche eine Anzahl kleinerer Zellen so wie auch rothe Blutkörper in sich aufnehmen; Verf. hält sie für Elemente, welche besonders zur Resorption bestimmt seien. (vergl. die Angaben von Ponfick, Kölliker und dem Ref. in diesem Berichte)

Guérout (7) berechnet mit Hülfe eines einfachen Calculs, welcher sich auf die endosmotische Geschwindigkeit der Membranen stützt, den Durchmesser der Poren. Seine Angaben und der Calcul wurden experimentell an einem feinen Gitter, dessen Maschenweite bekannt war, geprüft und erwiesen sich als hinreichend brauchbar. In Millionsteilen eines Quadratmillimeters ausgedrückt, wurden erhalten z. B. für Thierblasen folgende Werthe: 290, 240, 310, 160; für Pergament: 530, 390, 340. (Der Werth solcher Untersuchungen muss sehr zweifelhaft erscheinen, wenn man bedenkt, dass es sich bei thierischen Geweben nicht um gerade, gleich weit bleibende Kanäle handelt, sondern um höchst veränderliche Kanäle und Lückensysteme. Ref.)

Harting (8) brachte mit thierischen Flüssigkeiten (Eiweiss, Leimlösung, Blut, Galle, Schleim etc.) Salze zusammen – wie z. B. essigsauren Kalk und kohlensaures Kali – aus deren wechselseitiger Zersetzung in der thierischen Flüssigkeit unlösliche Kalksalze resultiren mussten. Es gelang ihm auf diese Weise manche Formen von Concretionen, die in thierischen Organismen gefunden werden, z. B. auch Kalknadeln niederer Thiere künstlich darzustellen. Die ausführliche Mittheilung wird in den Schriften der Königl. Akad. zu Amsterdam erscheinen.

Ord (9) erinnert bei Gelegenheit des Erscheinens der Harting'schen Abhandlung (8) an die älteren, jetzt wenig mehr beachteten Experimente und Angaben von Rainey (Quart. Journal etc. 1858). Neuere Untersuchungen gaben Ord ähnliche Resultate wie Harting, namentlich fand er, dass die Beschaffenheit der Mutterlauge nicht allein, sondern auch die Anwesenheit von Colloidsubstanzen, ferner die Temperatur und der Magnetismus Einfluss auf die Formbildung von Krystallen habe. Ord erinnert in Bezug auf die Knochenbildung an die Persistenz vieler Suturen bei den Kalthblütern, während sie bei den Vögeln frühzeitig obliteriren. Bringt man in eine Eiweisslösung Lösungen von phosphorsaurem und kohlensaurem Kalk, so scheidet sich letzterer in verschieden gestalteten sphärischen Körpern aus, während das Kalkphosphat mit dem Eiweiss eine feste Masse bildet, welche gewissermassen als eine Kittsubstanz für das Kalkcarbonat dient. Ref. verweist der zahlreichen interessanten Details wegen auf das Original.

III. Epithelien.

1) Bizzozero, G., Ueber den Bau der geschichteten Pflasterepithelien. Moleschott's Untersuchungen zur Naturlehre XI. p. 30. — 2) Biesiadecki, Ueber Blasenbildung und Epithelregeneration an der Schwimmhaut des Frosches. Untersuchungen aus dem [illegible] Institut 1872. [illegible] Nach dem Referat Centralblatt f. d. med. Wiss. 1873. No. 1. — 3) [illegible], Greffes cutanées transplantées sur l'homme. Gaz. des hôp. No. 64. (Centralbl. f. die medicinisch. Wissensch. No. [illegible].) Verf. hat zweimal Stückchen von [illegible] auf Geschwürsflächen beim Menschen transplantirt. Die Läppchen heilten, [illegible] an. — 4) Debove, Sur la couche endothéliale sous-épithéliale des membranes muqueuses. Compt. rend. LXXV. No. [illegible]. — Vgl. auch: Histologie I. [illegible] Darstellungsmethode des Flimmerepithels (Moleschott und [illegible]) — II. VI. 3 und [illegible]. Epithel der Flimmerwimpel (Henle, [illegible]). — II. VIII. 2. Epidermis der [illegible] (Cartier). — II. XIII 11. [illegible] bei Hydra (Kleinenberg).

Aus der nunmehr auch in deutscher Sprache vorliegenden Arbeit Bizzozero's (1) über das geschichtete Plattenepithel ist hier nachzutragen, dass nach des Verf.'s Untersuchungen die Stacheln der Stachelzellen nicht wie die Haare zweier ineinandergesteckten Bürsten ineinandergreifen (Max Schultze), sondern Verbindungsbrücken zwischen den benachbarten Zellen herstellen, indem sie von einer Zelle direct an die andere herantreten und mit ihr verschmelzen. Die Zellen liegen aber nicht aneinander, sondern es bleiben zwischen ihnen spaltförmige Räume, die also wie Kugelschalen die einzelnen Zellen umgeben, und durch welche die Stacheln hindurchziehen. Diese Räume können zur Circulation irgend welcher Flüssigkeiten dienen.

v. Biesiadecki (2) erzeugte durch Aufträufeln von Collodium cantharidatum eine circumscripte Blasenbildung an der Schwimmhaut des Frosches. Schon nach 6—8 Stunden liegen zahlreiche weisse Blutkörperchen ausserhalb der Gefässe. Dieselben drängen sich aus der Tiefe hervor und verbreiten sich an der Oberfläche zu einer scheinbar homogenen Masse, von der man nur ausnahmsweise Contour und Kern der einzelnen Zellen unterscheiden konnte. (Man vergl. die bekannten Angaben Jul. Arnold's über Epithelregeneration, s. d. B. f. 1867.) Nach 24 Stunden ist die Epithellücke durch eine hügelige Anhäufung junger Zellen, deren obere Lage sich von der Peripherie des Substanzverlustes her abplattet, ausgefüllt. Verf. lässt auf diese Weise die jungen Epithelien von farblosen Blutkörperchen her sich bilden. Zugleich treten Pigmentzellen auf, welche theils von Pigmentzellen der angrenzenden unversehrten Epidermis kommen, theils vom Corium herzuleiten sind, theils endlich nachträglich pigmentirten weissen Blutkörperchen ihren Ursprung verdanken. Alle diese Pigmentzellen nehmen schliesslich einen epithelialen Character an.

Nach Entfernung der Epithelialschicht lässt die anscheinend nackte Oberfläche der Schleimhäute, wie Debove (4) fand, nach Silberimprägnation eine aus polygonalen Feldern bestehende Zeichnung erkennen, welche Verf. für einen Ueberzug aus endothelialen Zellen bestehend erklärt. Er giebt nicht an, dass er diese Zellen frisch, auch ohne Silber, zur Ansicht gebracht, dass er sie isolirt habe, sagt auch nichts von etwaigen Kernen. Auf der Darmschleimhaut sollen sie sich in die Membrana propria der Lieberkühn'schen Drüsen fortsetzen, welche somit für einen endothelialen Schlauch erklärt wird. Verf. hält es ausserdem für wahrscheinlich, dass diese Endothelhaut der kleinen Bronchien sich einzig und allein in die Infundibula fortsetze, während das Bronchialepithel an deren Grenze aufhöre. (vergl. die Angaben von Kuhl, s. d. Bericht) Auch von der Harnblasenschleimhaut beschreibt Verf. ein ähnliches Verhalten; hier sollen die endothelialen Zellen sehr gross, polyedrisch und rechtwinklig sein (1 Ref.).

IV. Bindesubstanzen.

A. Bindegewebe, elastisches Gewebe, Endothelien.

1) Krause, W., Die Entwicklung des Bindegewebes. Deutsche Klinik No. 20. — 2) Adickes, B., Zur Histologie des Bindegewebes. Inaugural-Dissertation. Göttingen. 1871. 8. — 3) Gerlach, J., Ueber Bindegewebe. 45. Sitzungsbericht der physik. med. Societät zu Erlangen v. [illegible] Juli. ([illegible] in [illegible] Weise gefärbt, zeigen sehr schöne Spiralfasern, die sich auch nach dem Trocknen noch erhalten). — 4) Grünhagen, A., Notiz über die Ranvier'schen Sehnenkörper. Arch. f. mikrosk. Anatomie. Bd. IX. 1873. p. 282. — 5) Bruce, Mitchell J., On the Structure of Tendon. Quart. Journal of microsc. Science. New Ser. Vol. 14. p. 113. — 6) Bizzozero, G., Ueber den Bau des Sehnengewebes. Moleschott's Untersuchungen zur Naturlehre. XI. p. [illegible]. (Vgl. d. vor. Bericht). — 7) Derselbe, Zur Bindegewebsfrage. Centralbl. für die medicin. Wissenschaften No. 51. (Prioritätsreclamation). — 8) Flemming, W., Ueber den unbrauchbaren Bindegewebe und sein Verhalten an Entzündungsheerden. Arch. f. patholog. Anat. 56 Bd. — 9) Fanfich, Bau der Sehne. Centralblatt f. die medicin. Wissensch. No. 8. — 10) Ciaccio, G. V., Nuove Ricerche sull' interna tessitura dei tendini. Memorie dell' Accad. delle scienze dell' Instituto di Bologna. Serie III. tom 2. (Nach dem Referat im Centralblatt f. d. medicin. Wissensch. 1875. No. 4. — 11) Renaut, J., Recherches sur la transformation vésiculeuse des éléments cellulaires des tendons. Archiv. de Physiol. norm. et pathol. No. 2. — 12) Idem, Note sur le tissu muqueux du cordon ombilical. Arch. de phys. normal. et pathol. p. 218 (s. d. Ber. für 1872. Abth. I. p. 19). — 13) Albert, Ed. Ueber die Structur der Synovialhäute. Stricker's Handbuch der Lehre von den Geweben. p. 1230 (s. d. Ber. für 1871). — 14) Hertwig, O., Ueber die Entwicklung und den Bau des elastischen Gewebes im Netzknorpel. Arch. f. mikrosk. Anat. IX. pag. 80. — (Vgl. auch: II. VI. 1. 1, — Bau der Froschlarven, elastischer Streifen Bolle (Tösöh). — II. VI. 1 Entwickelung des elastischen Gewebes (Ranvier). — II. VII. 3, 6, 16 Bindegewebe der Dura mater und Sklera (Pachkevies, Michael) — II. VII. 20. Bemerkungen über Endothelialien (Ryber). — II. VIII. 6. Bindegewebe der Gefässdrüsenhaut (Carlier).

Abweichend von den meisten neueren Angaben kommt W. Krause (1) zu dem Schlusse, dass eine Intercellularsubstanz im Sinne der Autoren beim Bindgewebe gar nicht existirt. Sämmtliche Formen des Bindgewebes bestehen aus Zellen mit mehr oder weniger langen Ausläufern in verschiedener Anordnung. Zwischen diesen Zellen und ihren Ausläufern findet sich lymphatische Flüssigkeit nebst einer grösseren oder geringeren Anzahl von Wanderkörperchen. Die Verschiedenheiten der einzelnen Varietäten des Bindgewebes beruhen nur auf der verschiedenen Länge, Zahl und Richtung der Zellen-Ausläufer, auf der Menge der lymphatischen Flüssigkeit und der in letzterer suspendirten Lymphkörperchen. Beim sog. netzförmigen oder areolären Bindgewebe anastomosiren die Zellausläufer nach allen Richtungen unter der Bildung eckiger Maschenräume miteinander. Auch das Bindgewebe des Froschlarvenschwanzes (Gallertgewebe) gehört hierher, denn der anscheinend gallertige Inhalt der Maschen, den man als eine eigenthümliche Intercellularsubstanz angesprochen hatte, erweist sich bei genauerer Untersuchung als eine Flüssigkeit, in der Wanderzellen circuliren. Sind die Ausläufer sehr kurz, und mannichfach verästelt, die Zellenkerne gut erhalten, und enthalten die kleinen Maschen zahlreiche Lymphkörperchen, so erscheint die Form des adenoiden oder cytogenen Bindgewebes, welches das Gerüst der lymphatischen Bildungen darstellt. Der Schwerpunkt der Krause'schen Mittheilung liegt aber in seiner Beschreibung des Sehnengewebes, wodurch dasselbe ebenfalls ungezwungen in das obige Schema eingereiht wird. Das Sehnengewebe besteht nämlich ausschliesslich aus langen, platten oder spindeligen, zellähnlich geformten Körpern, welche Kerne und eine (beim Erwachsenen) unbedeutende Menge Protoplasma führen und nach beiden Seiten in sehr zarte, bis zu centimeterlange Ausläufer übergehen; meist gehen einfache, mitunter auch getheilte Ausläufer von einer Zelle aus. Diese Ausläufer sind die Bindegewebsfibrillen der Autoren. Sie liegen in der Sehne alle parallel gelagert, anastomosiren nicht miteinander, sondern greifen mit ihren Enden zwischen einander ein. Eine sonstige eigentliche Intercellularsubstanz existirt in der Sehne nicht. Die lymphatischen Spalträume sind sehr eng und lang gestreckt, Wanderkörperchen in denselben nur in sehr geringer Anzahl vorhanden.

KRAUSE bezeichnet nunmehr die Bindegewebskörperchen mit ihren Ausläufern als Inoblasten analog den Osteoblasten, aus denen sich die Knochensubstanz bildet, und schlägt für die Knorpelzellen den Namen Chondroblasten vor. Die Grundsubstanz des Knorpels lässt KRAUSE als Intercellularsubstanz im alten Sinne noch bestehen.

Somit wäre jede Sehne nach dem Principe der damit verbundenen Muskeln gebaut; an die Stelle der langen spindelförmigen Muskelelemente treten die Inoblasten mit ihren Ausläufern. Auch auf die embryonalen Bestandtheile der Sehne, lange spindelförmige in gleicher Richtung gelagerte Zellen, kann die reife Form derselbe durch Annahme einer einfachen Metamorphose dieser Elemente ohne Weiteres zurückgeführt werden. KRAUSE isolirt die Inoblasten der Sehnen durch Maceration in MÜLLER'scher Flüssigkeit oder in molybdänsaurem Ammoniak.

ADICKES (2) hat, um die Frage zu entscheiden, ob die von RANVIER und BOLL näher studirten platten Zellen des Bindegewebes während des ganzen Lebens persistiren, die Sehnen älterer Kaninchen, Hunde, Hühner, Meerschweinche, Frösche und Menschen 1–3 Tage lang in MÜLLER'scher Flüssigkeit oder molybdänsaurem Ammoniak, nach W. KRAUSE's Vorschrift, maceriren lassen. An Zerzupfungs-Präparaten konnte er sodann die besagten Zellen leicht als helle Blättchen von rhombischen bis zu lang ausgezogenen Formen nachweisen, die auf der Kante stehend spindelförmig erscheinen. Er spricht sich mit BOLL gegen die RANVIER'schen Zellenröhren aus; den elastischen Streifen BOLL's erklärt er für den optischen Ausdruck einer Längsfaltung und hält mit LEHMANN und GERENHAUCH an der wahren Knorpelnatur des Knorpels der Achillessehne vom Frosche fest.

OCHSNACKS (4) vermochte an den platten Bindegewebskörperchen RANVIER's durch Behandlung mit salzsaurem Glycerin und sanftes Zerdrücken unter dem Deckgläschen den protoplasmahaltigen Theil dieser Körper nebst dem Kern für sich zu isoliren. Zuweilen erscheint an diesen Zellenplatten eine mehr oder weniger seitlich aufsitzende Rippe, mitunter findet man an den langen Rändern der im Allgemeinen rechteckigen Platten verschieden geformte Ansatzstücke, welche in zarte, mit vielen spitzigen Fortsätzen versehene Häutchen übergehen. Die zackigen Ausstrahlungen der Häutchen „lassen sich nicht selten in weiter Ausdehnung bis zu zarten Linien hin verfolgen, von denen es nicht lange zweifelhaft bleibt, dass sie die freien, etwas umgeschlagenen Ränder geborstener Schläuche vorstellen, welche in normalen Verhältnissen die Sehnenbündel umschliessen."

Für den Bau der Sehne stellt Verfasser nach seinen Untersuchungen Folgendes hin:

Die feinsten Bündel der Sehnenfibrillen sind von einer festeren Hülle eingescheidet, dieser Hülle liegen entweder in zusammenhängender Reihe (Ratten, Mäuse) oder unterbrochen (die meisten übrigen Wirbelthiere) membranlose Zellen auf, welche ein körnigen, sich strahlig ausbreitendes Protoplasma besitzen mit Kern und häufig auch Kernkörperchen und an ihren Fixationspunkte eine Verdichtung der unter ihnen gelegenen Sehnenscheiden hervorbringen. Kern und Protoplasma können schwinden, es bleiben dann nur die verdickten Stellen der Sehnenscheiden als Sehnenkörper übrig.

Die Silberlinien, welche nach Höllensteinbehandlung auf der Oberfläche der Sehnen auftreten, entsprechen nicht den Conturen der kernbesetzten Platten, sondern sind nach Verfasser der Ausdruck einer Zerklüftung der Sehnenbündelhüllen; sie bezeichnen die durch eine Kittsubstanz verlötheten Stellen, in welchen sich die jeder einzelnen Zelle zugehörigen Territorien der Hülle an einander fügen.

Wie man sieht, betont OCHSNACKS gegenüber den Angaben RANVIER's und BOLL's wieder mehr die Selbstständigkeit und den fortdauernden Bestand des protoplasmatischen Antheiles der Sehnenkörper.

In der unter E. KLEIN's Leitung verfassten Arbeit BRUCH's (5) bestätigt Verf. zum Theil die Angaben BOLL's, s. d. Ber. f. 1871, wendet sich aber gegen die Auffassung des „elastischen Streifens" als einer besonderen Bildung, welche er vielmehr wie ADICKES (2) u. A. auf eine Faltung zurückführt. Ausserdem kann er ebenso wie OCHSNACKS (3) nicht angeben, dass die platten Bindegewebszellen älterer Sehnen protoplasmalose Körper seien, wie er auch die Zellenscheiden um die Bindegewebsbündel nur als unvollständige Scheiden ansieht. Für die Intervertebralen Bandscheiben des Ratten- und Kaninchenschwanzes hält er das Vorkommen ächten Knorpelgewebes aufrecht.

FLEMMING (8) unterscheidet an den Bindegewebsfibrillenbündeln zwei Scheiden, eine endotheliale äussere und eine unter derselben, unmittelbar auf den Fibrillenbündeln gelegene, amorphe innere. Entferne man die endothelialen Zellen von den Fibrillenbündeln und bringe letztere durch Säuren zur Quellung, so reisse die innere Scheide zum Theil ein. Aus den Lücken quelle das Fibrillenbündel hervor, während diejenigen Stellen, an welchen die Scheide noch erhalten ist, eingeschnürt erscheinen. Dieses Verhalten hätte zur Aufstellung der umspinnenden Fasern HENLE's geführt.

Bei den Entzündungsversuchen, angestellt durch Einspritzen von Crotonöl oder durch Einbringen eines fremden Körpers in das subcutane Bindegewebe, konnte Verf. mit Ausnahme eines einzigen Falles ganz im Anschluss an COHNHEIM constatiren, dass die das Bindegewebe infiltrirenden lymphoiden Elemente ausgewanderte farblose Blutkörperchen seien, da sich die ersten Spuren der Eiterbildung nicht an Ort und Stelle des Reizes, sondern um das nächstgelegene Gefäss herum zeigten. Auch war an den fixen Zellen des Bindegewebes nur höchst selten eine Kerntheilung zu beobachten. Die von F. in seinen früheren Arbeiten abgebildeten und damals schon mit Wahrscheinlichkeit als Kunstprodukte signalisirten grossen Nebentropfen seiner Fetten in den wucherndatrophischen Fettzellen erklärt er jetzt mit Sicherheit für artificiell.

Bei ganz jungen Fröschen und Nagern stellen nach PONFICK (9) die frisch isolirten Sehnenzellen Parallelepipeda dar, die auf einem langen und schmaten Rechteck errichtet sind. Diese Zellen umkleiden die Bündel unvollständig, müssen also muldenförmig gekrümmt sein. Ihre schmale Seitenfläche ist von BOLL fälschlich als elastischer Streifen gedeutet worden. In der Achillessehne des Frosches findet PONFICK wie ADICKES ächten Knorpel.

CIACCIO (10) stellt die Resultate seiner Arbeit über die Fingersehnen des Frosches und die Schwanzsehnen kleiner Nager wörtlich, wie folgt, zusammen:

1) In allen Sehnen finden sich stets 2 streng zu scheidende Formelemente, die Bindegewebsbündel und die in Carmin sich stets intensiv roth färbenden Streifen, die in durchaus regelmässiger Weise zwischen den Bindegewebsbündeln angeordnet sind.

2) Jedes Bindegewebsbündel der Sehne besitzt eine besondere Scheide, in der feine elastische Fasern eingelagert sind.

3) Die zwischen den Bindegewebsbündeln so regelmässig verlaufenden und in Carmin so lebhaft sich imbibirenden Längsstreifen bestehen aus einer elastischen Scheide und aus stäbchenförmigen Elementen, die durch grössere resp. kleinere Interstitien von einander getrennt sind, je nachdem die Sehne stark oder wenig ausgedehnt war.

4) Jedes dieser Stäbchen erweist sich als eine rechteckige Zelle mit rundem oder ovalem Kern.

5) Der elastische Streifen BOLL's ist ein Kunstprodukt.

6) Die Zellen in dem sogenannten Knorpel der Achillessehne des Frosches sind keine Knorpelzellen, sondern gleichen vielmehr den zelligen Elementen der Sehne, wenn dieselben völlig ausgebreitet und nicht zu der Stäbchenform zusammengefaltet sind.

7) Die bekannten Querschnittsbilder der Sehne dürfen nicht im Sinne VIRCHOW's als ein Ausdruck anastomosirender Zellen gedeutet werden.

8) Die RANVIER'schen aus den zusammengerollten Zellen zusammengesetzten Kanäle existiren nicht.

RENAUT (11), der in RANVIER's Laboratorium arbeitete, schliesst sich in Bezug auf den normalen Bau der Sehne, den er an Querschnitten in Pikrinsäure entkalkter Vogelsehnen zu studiren empfiehlt, ganz an RANVIER an. Seine Arbeit behandelt vorzugsweise die knorpelartigen Verdickungen an den Beugesehnen des Vogelfusses und den ganz ebenso wie diese gebauten Knorpel aus der Achillessehne des Frosches und giebt der so vielfach ventilirten Streitfrage über diese Gebilde eine andere Wendung. Bringe man die knorpelartigen Verdickungen aus den Beugesehnen kleiner Vögel, nach RANVIER's Methode behandelt, in toto unter das Mikroskop, so sehe man die parallelen Fibrillenzüge der Sehne sich im Niveau der knorpelartigen Anschwellung pinselartig verbreitern und für die Längsreihen der Zellen grössere Zwischenräume zwischen sich lassen. Die Zellen selbst gingen unter Verwandlung ihres rechteckigen Kernes in einen sphärischen, eine eigenthümliche, bläschenförmige Metamorphose ein. Der Kern wurde wandständig, das Protoplasma verwandele sich in eine dünne, kugelige Schale, welche einen eigenthümlich perlglänzenden, in Osmiumsäure schwachbraun gefärbten flüssigen Inhalt ebenso umschliesst, wie das Protoplasma einer Fettzelle den Fetttropfen. Diese Zellen lägen in Nischen der amorphen Scheide, welche nach RANVIER auch die röhrigen Sehnenzellen umgiebt. Das die Sehne der Länge nach abtheilende gewöhnliche Bindegewebe, welches aus querverlaufenden Fibrillen mit endothelialem Belage besteht, geht auch in die Zusammensetzung der faserknorpeligen Verdickungen ein und unterliegt auch hier der bläschenförmigen Metamorphose seiner Endothelien. Durch die Vergrösserung der zelligen Elemente erleiden die Fibrillenbündel bis auf einige derbere central gelegene, eine Atrophie, so dass sie schliesslich nur noch als schmale Streifenbündel erscheinen.

In der Mitte der faserknorpeligen Elemente gehen nun die bläschenförmig metamorphosirten Zellen eine fettige Metamorphose sowohl ihres Inhaltes als ihrer Protoplasmahülle ein. Durch längeres Kochen oder Einlegen in 2 pCt. Weinsäure gelinge es bei energischem Drucke ganze Reihen derartiger Bläschen in continuo, zu isoliren, denselben Bau zeige im Wesentlichen auch die Ansatzstelle der Sehnen am Knochen. Was die Verknöcherung der Vogelsehne anbetrifft, so sei dieselbe durchaus nicht als eine ächte Verknöcherung aufzufassen.

OSCAR HERTWIG (14) (anatom. Institut zu Bonn) findet das Auftreten der elastischen Fasern im Netzknorpel gleichzeitig mit dem Auftreten einer Zwischensubstanz und zwar immer unmittelbar auf der Oberfläche des Zellprotoplasma. Es handelt sich dabei um dieselbe formative Thätigkeit des Protoplasma, wie sie bei der Entwicklung des fibrillären Bindegewebes für die Entstehung der Fibrillen von MAX SCHULTZE in Anspruch genommen wird. Das Protoplasma bildet die elastischen Fasern direct aus seiner Substanz, ebenso wie es die bindegewebigen Fibrillen bildet. (Man vergl. hier den Bericht über die Arbeit BOLL's: „Ueber die Entw. des Bindegewebes", worin MAX SCHULTZE's Ansicht nach den Worten BOLL's ausführlich mitgetheilt wird; s. d. Ber. für 1871). Die weitere Entwicklung der einmal angelegten elastischen Fasern erfolgt entweder durch Intussusception oder durch weitere Bildungsthätigkeit des Protoplasma der persistirenden Zellen. Niemals findet sich eine freie Bildung elastischer Substanz in vorher entstandener Intercellularsubstanz, wie der seit HEINRICH MUELLER fast von allen namhaften Histologen und zuletzt auch noch von RANVIER (s. dies. Bericht Nervengew. Nr. 1) angenommen worden ist.

Aus der Arbeit HERTWIG's ist ferner noch zu erwähnen, dass, entgegen den Angaben von RABL-RUECKHARD, um die Knorpelzellen besondere Höfe hyaliner Substanz in der That existiren und dass ferner die hyaline Substanz, wie zuerst HEINRICH MUELLER im Ohrknorpel des Hundes, später BUBNOFF beim hyalinen Knorpel und Andere bei niederen Thieren beobachteten, mit zahlreichen Porenkanälchen durchzogen ist. (S. auch HARTMANN, IV. C. 22 und 23.)

B. Knochen und Knorpel.

1) v. Török, A., [illegible] — 2) [illegible] — 3) [illegible] — 4) [illegible] — 5) Derselbe, [illegible] — 6) Derselbe, [illegible] — 7) [illegible] — 8) [illegible] — 9) [illegible] — 10) [illegible] — 11) [illegible] — 12) [illegible] — 13) [illegible] — 14) [illegible] — 15) [illegible] — 16) [illegible] — 17) [illegible] — 18) [illegible] — 19) [illegible] — 20) [illegible] — 21) [illegible] — 22) [illegible] — 23) Derselbe, [illegible] — 24) [illegible] — 25) [illegible] [illegible] (Gegenbaur).

v. Török (1) hält Boll's elastischen Streifen ebenso wie Anicker für den Ausdruck einer Knickung oder Faltung des Zellkörpers. An frischen Zellen sei derselbe nie nachzuweisen.

Mit Bezug auf den Bau der Achillessehne des Frosches finde sich ein Hyalinknorpel bei R. esculenta, Pipa dorsigera; bei den anderen Arten dagegen Uebergänge bis zur reinsten Sehnenstructur. Die Knorpelzellen zeigen keine Kapsel, die Grundsubstanz gibt aber deutliche Chondrinreaction. Weiter zur ächten Sehne hin treten Fibrillenbündel von verschiedener Faserrichtung in der Grundsubstanz auf, doch finden sich zwischen denselben immer noch Reste der knorpeligen Intercellularsubstanz, die auch mit feinen Fortsätzen in das Innere der Fibrillenbündel eindringt. Verf. warnt vor der Verwechslung dieser Fortsätze mit elastischen Fasern. Bezüglich der detaillirten Beschreibung der umspinnenden Fasern und Faserscheiden verweist Ref. auf das Original.

Beim Würfelbein von Neugeborenen unterscheidet Straschneider (3) auf dem Durchschnitt drei Zonen; die centrale, intermediäre und peripherische. Die intermediäre Zone erscheint milchweiss, die beiden andern hyalin; die milchweisse Beschaffenheit der intermediären Zone ist durch eine körnige („kleinfaserige, fast körnige", sagt Verf.) Trübung bedingt. Die vom Perichondrium eindringenden Knorpelkanäle gehen nur bis an die Grenze der centralen Schicht; in der Umgebung dieser Kanäle sind die Knorpelzellen besonders dicht angehäuft, was dafür zu sprechen scheint, dass sie vom Knorpelmarke abstammen. Die ersten Spuren der Verkalkung trifft man stets an der Grenze der centralen und intermediären Schicht und zwar immer an den Rändern von Knorpelkanälen. —

Lewschin (4) läugnet die netzförmige Ablagerung von Knochensubstanz auf der Brock'schen structurlosen Scheide, der sogenannten Corticalhülle der noch ganz knorpeligen Froschknochen. Vielmehr verknöchern letztere direct. In der Mitte der Diaphyse enthalten sie gehäufte, scharf contourirte Zellen ohne Fortsätze, die in vielfältig ausgebuchteten und verästelten Höhlen liegen. Etwas später bilden sich weitmaschige Gefässnetze im Periost, die zapfenförmig in den Knorpel hineinwachsen.

Durch das Zugrundegehen der gewucherten centralen Knorpelelemente entsteht zuerst eine doppelte, dann eine einfache Markhöhle mit Blutgefässen und Granulationszellen.

Auch für höhere Thiere und den Menschen läugnet Lewschin (5 und 6) unbedingt, dass die proliferirenden Zellen des Diaphysenknorpels in die Zusammensetzung des Markgewebes am Verknöcherungsrande übergehen, da nicht allein alle Zwischenformen fehlen, sondern auch die Blutgefässschlingen bis in die letzten eben erst eröffneten Knorpelhöhlen mit noch unveränderten Knorpelzellen dringen. Das Kaliber der zuführenden und der terminalen Gefässschlingen ist grösser, als das der abführenden und trägt nicht selten Fortsätze, die für das Blut noch nicht völlig permeabel sind. Die Osteoblasten entstehen aus emigrirten farblosen Blutkörperchen. Die Capillargefässe selbst sind kernlos; der Anschein der Kerne wird durch die in der Auswanderung begriffenen Zellen bedingt. (Vgl. die Angaben J. ARNOLD's über die Capillaren des Corpus vitreum. VII. 4.)

Durch Injection von ¼ pCt. Silberlösung weist RUSTIZKI (7) die endothelialen Wandungen der Kapillaren des Knochenmarks nach. Ausser den eckigen Figuren des Endothels bemerkte Verf. an den arteriellen Kapillaren und kleineren Arterien noch Kreise von 2 Mm. Durchmesser, die sich bald auf den Endothelgrenzen, bald auf dem Endothelfeld, meistens aber da zeigten, wo mehrere Endothelien zusammenstiessen. Aus fettarmem Knochenmark gelang es Mucin darzustellen.

KÖLLIKER (9–11) veröffentlicht vorläufig in mehr aphoristischer Form, der er bald eine ausführlichere, mit Abbildungen versehene Abhandlung folgen zu lassen verspricht, nachstehendes Grundgesetz für die Resorption des Knochengewebes:

Wo Knochen und Zähne normal der Resorption anheimfallen, zeigen dieselben eine feingrubige Oberfläche. In jeder Grube (Howship'sche Lacune) sitzt eine ihr entsprechende Riesenzelle; doch können einzelne Riesenzellen auch 2 Lacunen erfüllen und umgekehrt. Diese Riesenzellen, Osteoklasten, wie sie Verfasser mit Rücksicht auf ihre Function nennt, entstehen durch Umgestaltung der Osteoblasten. Sie sind die Organe, die das Knochen- und Zahngewebe unter normalen Verhältnissen zur Resorption bringen. Man findet sie theils im Innern, theils an der Oberfläche der Knochen.

Im Innern kommen sie vor:

a) dicht hinter den Ossificationsrändern der Knorpel,

b) an den Wandungen der sich entwickelnden Markräume und Knochenhöhlen.

An der äussern Oberfläche der Knochen finden sie sich:

a) an den Wänden der die Schädelhöhle, den Wirbelkanal, die Augen- und Nasenhöhle begrenzenden Knochen,

b) an den Zahnfurchen embryonaler Kiefer,

c) am vorderen Rande des Proc. coronoides und condyloides des Unterkiefers,

d) an allen die Knochen durchbohrenden Löchern und Kanälen.

Ferner finden sich Riesenzellen in den von KEHRER beschriebenen Lacunen an der Absorptionsfläche der Milchzähne.

Dagegen hat sich die Vermuthung, dass auch der Knorpel des sich entwickelnden Knochengewebes durch Osteoklasten resorbirt werde, bis jetzt nicht bestätigt. Die Osteoklasten entstehen nicht, wie BREDICHIN und RINDFLEISCH wollen, durch Umgestaltung der definitiven in den Knochenhöhlen vorhandenen Knochenzellen, denn Osteoklasten finden sich auch an Knochensplittern, die keine Zellen mehr enthalten, am Elfenbein der Zähne an der Cementfläche, an todten Elfenbeinstiften, die behufs Erzielung einer knöchernen Ankylose in pseudarthrodische Fracturstellen eingetrieben waren. Da sich zwischen Osteoklasten und Osteoblasten vielerlei Uebergangsstufen finden und überhaupt Resorptionsflächen sehr leicht in Wachsthumsflächen und umgekehrt übergehen können, so neigt sich KÖLLIKER der schon vorhin berührten Meinung zu, dass die Riesenzellen dann aus den Osteoblasten entstehen, wenn ein abnormer Reiz gesetzt wird. Da die schwindenden Knochen mikroskopisch scharfe Ränder haben, so geht der Resorption kein Zerbröckeln der Knochensubstanz vorher; auch von vorhergehender Entkalkung des Gewebes wie bei Osteomalacie ist nichts wahrzunehmen. Bemerkenswerth ist ferner, dass die Osteoklasten an ihrer dem Knochen zugewendeten Seite manchmal eine Cuticula dicht beisammenstehender möglicher Weise beweglicher Zellenausläufer zeigen. (Man vergl. die bezüglichen Angaben von KEHRER und GUTHRIE; s. KEHRER „Ueber die Vorgänge beim Zahnwechsel, Centralbl. für die med. Wissensch. Berlin 1867 Nr. 47 und diesen Bericht: Digestionsorgane Nro. 5.) Die die Resorption bedingenden Gründe sind einestheils in den Druckwirkungen zu suchen, die wachsende Organe auf die sie umschliessenden knöchernen Hüllen und Wände ausüben müssen, andrerseits mögen sie in der Dehnung und Zerrung zu finden sein, welche das Periost der Diaphyse durch das Wachsthum des Epiphysenknorpels erleidet. Gegen J. WOLFF bemerkt KÖLLIKER, dass, wenn man die energischen Resorptionserscheinungen an Knochen in Betracht ziehe, nicht die geringste Nöthigung zur Annahme eines interstitiellen Wachsthums vorhanden sei.

Um zu einer genauen Topographie der Resorptionsfläche an der Aussenseite des Knochens zu gelangen, hat KÖLLIKER das Skelett eines Kalbes Linie für Linie mikroskopisch untersucht. Die so gewonnenen Resultate, wegen deren genauerer Darstellung wir auf die 2te Publikation (Nr. 10) verweisen, wurden durch Fütterungsversuche mit Krapp verificirt. Der Krapp verbindet sich nur mit der während der Fütterungszeit neugebildeten Knochen- und Zahnbeinsubstanz, ohne die früher gebildete zu tingiren. Dagegen behält die einmal gefärbte Knochensubstanz ihre Färbung während langer Zeit. Füttert man daher Thiere nur wenige Tage mit Krapp und tödtet sie dann sogleich, so erscheinen nur diejenigen Stellen roth, an denen neue Knochensubstanz abgesetzt ist, während die indifferenten und die Resorptionsflächen weiss erscheinen. Füttert man sie dagegen mehrere Wochen mit Krapp und lässt sie dann einige Zeit bei gewöhnlichem Futter, so müssen umgekehrt die Resorptionsflächen roth und die Auswuchsflächen weiss erscheinen. Aus der mikroskopischen Untersuchung wie aus 6 Fütterungsversuchen ging nahezu übereinstimmend hervor, dass eine äussere Resorption sich an allen Flächen, die Hohlräume begrenzen, findet, sowie an allen Knochenvorsprüngen, die sich im Laufe der Entwicklung verschieben. An den mit Krapp gefütterten Thieren gelang es KOELLIKER auch, die Länge der während der Fütterungszeit neu angesetzten Knochensubstanz für jeden Knochen des Skeletts direct mikroskopisch zu messen. Indem wir in Bezug auf die näheren Angaben wiederum auf das Original selbst (3te Publikation Nro. 11) verweisen, genüge es hier die vom Verfasser aufgestellten Grundgesetze anzuführen:

1) An langen Röhrenknochen mit Epiphysen an beiden Enden wächst das ganze Diaphysenende schneller, dessen Epiphyse länger getrennt bleibt.

2) Kleine Röhrenknochen mit nur einer Epiphyse wachsen an der dieser Epiphyse zugekehrten Seite ihrer Diaphyse am stärksten.

3) Alle freien Ränder und Apophysen, sowie die Enden der Rippen zeigen ein mächtiges Wachsthum.

4) Alle Epiphysen wachsen an der Gelenkseite am stärksten.

5) Je mächtiger die Lage der ruhenden Knorpelzellen ist, um so energischer schreitet im Allgemeinen das Längswachsthum vor.

Aus den über das Längenwachsthum gewonnenen Resultaten, sowie aus der gefundenen Lage der Resorptionsflächen construirt nun KOELLIKER ein neues Schema des Knochenwachsthums für den Humerus, welches den Verschiebungen der einzelnen Theile gegen einander während der Entwickelungszeit Rechnung trägt. Schliesslich muss noch hervorgehoben werden, dass Verf. im Anschluss an OPPENBACH und STIEDA neuerdings auch den Inhalt der Knorpelkanäle und der Markräume im verknöchernden Knorpel vom Periost her ableitet.

In seiner Festschrift liefert STIEDA (12) neben einer ausführlichen historischen Darstellung der seit Hippocrates über die Knochenentwicklung herrschenden Ansichten den Nachweis, dass bei der Verknöcherung die Knorpelzellen sich nicht in die Zellen der Markräume umwandeln, sondern vollständig zu Grunde gehen. Aus der die Unterfläche des Periostes überziehenden Osteoblasten-Lage, der sogenannten osteogenen Schicht, wuchert ein mit Osteoblasten bekleideter gefässführender Periostzapfen in das Centrum eines Röhrenknochens hinein, indem er den Knorpel theils verzehrt, theils aus einander drängt. Die ersten Osteoblasten kommen also von aussen herein und entstehen nicht durch Wucherung der Knorpelzellen.

In Bezug auf das Knochenwachsthum glaubt STIEDA, dass die microskopischen Bilder nur auf Juxtapposition zu deuten seien und spricht sich wie fast alle neueren Forscher gegen die exclusive Anschauung von J. WOLFF aus. Um die in Bezug auf mathematische Expositionen bedenklichen Gemüther zu beruhigen, mag hier erwähnt werden, dass STIEDA nach der Angabe eines von ihm über diese Dinge befragten Mathematikers mittheilt, es werde auch bei der Appositionstheorie des Knochenwachsthums allen beim Knochen zur Geltung kommenden mechanischen und statischen Verhältnissen vollkommen Rechnung getragen. — Was die Art und Weise der Betheiligung der Osteoblasten an der Bildung der Knochensubstanz betrifft, so stellt sich STIEDA auf Seite des Ref.

STRELZOFF (13) empfiehlt Doppeltinktion mit Hämatoxylin und Karmin, wodurch der Knorpel blau, der Knochen roth gefärbt wird. Er unterscheidet 3 Typen der normalen Knochenentwicklung: 1) den endochondralen, 2) den perichondralen, 3) den metaplastischen. Letzterer besteht in directer Verknöcherung des Knorpels, ein Vorgang, der sich normal am Unterkiefer findet. Den endochondralen Typus schildert STRELZOFF wie STIEDA und KÖLLIKER. Die Markzellen stammen aus dem Perichondrium; die Knorpelzellen gehen vollständig zu Grunde. Resorption einmal gebildeter Knochensubstanz scheint Verf. nicht annehmen zu wollen; wie er sich dabei die Erweiterung von Knochenkanälen und Räumen vorstellt, ist Ref. aus der etwas dunklen Fassung der STRELZOFF'schen Arbeit nicht im Stande, sich klar zu machen. Oder wie soll man sich folgenden Satz, pag. 452, zurechtlegen?

„Erweiterung der persistirenden Markkanäle ist zu beobachten: a) wenn, etc. — b) Nur die central gelegenen, von allen Seiten durch Knochengewebe begrenzten, persistirenden Markkanäle erweitern sich durch zelliges und interstitielles Knorpel- und Knochenwachsthum. Die Differenzirung der Bildungszellen zu Knochengewebe bleibt aus, denn die Bildungszellen scheinen ihre Bildungskraft eingebüsst zu haben, da sie bald zu fettigen Markzellen werden." Ref. gesteht, dass es ihm nicht möglich gewesen ist, sich in diesem Satze zurecht zu finden.

(Wäre es nicht im Interesse der Sache, wenn dafür gesorgt würde, dass die gewiss sehr erwünschten Publicationen von Ausländern in deutscher Sprache in etwas klarerer Form erscheinen, als das vielfach geschieht? Es lässt sich das auch ohne sachliche Bevormundung sehr wohl bewerkstelligen, und es wäre damit sowohl den Herren, welche in unseren Laboratorien arbeiten, oder uns sonst, was wir dankbar anerkennen, ihre Publicationen zugänglich mittheilen, als auch uns besser gedient. Vielen Missverständnissen würde vorgebeugt, und manche Arbeit, die jetzt, wegen der Unmöglichkeit eines klaren Verständnisses, einfach bei Seite gelegt wird, würde besser gewürdigt werden. Was nützen die vielen vorläufigen Publicationen, wenn damit nur das erreicht wird, dass weder sie noch die späteren ausführlicheren Arbeiten mehr angesehen werden, sondern Jeder auf einen Referenten wartet, der ihm die Sache erst in eine verständliche Form bringen muss?)

Das Wesen der Rachitis bestehe darin, dass die Knorpelzellen nach ihrer Wucherung persistiren, anstatt zu Grunde zu gehen, wodurch der endochondrale Typus dem metaplastischen weichen müsse. Demnach besteht ein physiologisches Vorbild der rachitischen Ossification in der normalen metaplastischen Verknöcherungsweise des Unterkiefers.

Ponfick (17) weist auf das häufige Vorkommen Blutkörperchen haltiger Zellen in der Milz und im Knochenmarke, namentlich bei schwereren constitutionellen Erkrankungen hin. Er möchte in diesen Zellen Resorptionswerkzeuge sehen, welche unbrauchbar gewordene Elemente des Blutes an sich ziehen und wegschaffen. Lieberkühn (19) widerlegt durch Versuche mit in die Diaphyse von Röhrenknochen getriebenen Stiften, deren Entfernung dieselbe blieb, die von Wolff neuerdings vertretene Theorie des exclusiven interstitiellen Knochenwachsthums. Er zeigt dabei, wie durch die vom Periost um sich neu anlagernden Knochenschichten die freien Enden der Drähte von einander entfernt werden können, während die Distanz ihrer im alten Knochen feststeckenden andern Enden dieselbe bleibt. Zugleich theilt L. einen Versuch mit, betreffend einen in das untere Ende des Deltamuskels eines jungen Hundes eingetriebenen Silberstift. Der Stift war nach 6 Monaten 7 Millimeter von der nach oben gerückten Ansatzstelle des Muskels entfernt. Es wird hierdurch die Verschiebung der Muskelansätze documentirt, die sich als nothwendiges Correlat aus der Theorie des appositionellen Knochenwachsthums ergiebt. — Das Wachsthum der Geweihe geht nach Verf. ebensowohl per appositionem als auch interstitiell vor sich.

Ebenso wie Lieberkühn konnte auch Maas (20) bei seinen Versuchen an jungen Meerschweinchen, die zum Theile im Laboratorium des Ref. ausgeführt wurden, die Annahme Wolff's betreffend ein ausschliesslich interstitielles Wachsthum, nicht bestätigen. Zwei Elfenbeinstifte, deren Abstand genau gemessen war, änderten beim weiteren Wachsthum des Knochens ihre Entfernung nicht, wohl aber entfernten sie sich von den beiderseitigen Epiphysen. Längsringe wanderten beim Wachsthum des Knochens gegen die Markhöhle hin oder es trat eine scheinbare Verkrümmung des Knochens ein, welche aber durch periostale Auflagerung bedingt war. Krappfütterungen können nichts beweisen, da nach den Untersuchungen von Philipeaux und Vulpian sich auch alte Knochenpartieen färben (vergl. jedoch die Angaben von Kölliker 9–11 dieses Berichtes) und diese Färbungen durch das Blut wieder ausgewaschen werden. Maas glaubt demnach gegen ein ausschliesslich interstitielles Knochenwachsthum im Sinne Wolff's sich aussprechen zu müssen.

Heitzmann (22 u. 23) empfiehlt zur Darstellung des Systems der Knochenzellenausläufer frische Präparate entweder direct oder nach Färbung in Goldchlorid oder nach Entkalkung durch Milchsäure bei starken Vergrösserungen zu untersuchen. Seine Untersuchungen betreffen die Veränderungen der Knorpel- und Knochenzellen bei der Verknöcherung und bei der Applikation von Entzündungsreizen und kommen darauf hinaus a) dass sich Riesenzellen aus Knorpel- und Knochenzellen entwickeln, b) dass die Knorpelzellen (entgegen der Ansicht Kölliker's, Stieda's u. A. s. den Bericht) in die Osteoblasten übergehen, c) dass sie aber zum Theil auch ein gefäss- und blutbildendes Material liefern.

Am entzündeten Knochen erfolgt die Lösung der Kalksalze zuerst in der Nähe der Gefässe, dann aber auch unabhängig von letzteren in Territorien mitten in der Grundsubstanz. Der Zellenleib vergrössert sich unter Theilung seines Kerns. In der neu entstandenen Riesenzelle sondert sich die Substanz in eine knochenbildende feinkörnige Masse und in eine blutbildende homogene gelbglänzende. Letztere differenzirt sich durch alle Uebergänge von dunklen Klümpchen (Hämatoblasten) bis zu vollendeten rothen Blutkörperchen. Zu den Formen der beschriebenen Substanz zählt H. auch dünne, von kleinen Vacuolen durchbrochene Plättchen, wie er sie häufig in Chromsäurepräparaten sah. Bei frisch untersuchten Zellen des Hyalinknorpels konnte H. feine kurze radiäre Ausläufer entdecken, mit Goldchlorid oder Silbernitrat behandelt zeigte sich sodann die ganze Grundsubstanz von einem zarten varicösen Netzwerk durchzogen. (Man vergl. die Angaben von Hertwig, d. Ber. No. IV. s. 14.) Namentlich gross fanden sich die Ausläufer der Zellen an der Uebergangsstelle in Faserknorpel oder in das Periost, ebenso an der Grenze zwischen verkalktem Knorpel und Knochen. Bei der Verknöcherung verwandeln sich nach H. die Knorpelzellen in Gebilde, welche den bei dem Entzündungsprocesse im Knochen beschriebenen Riesenzellen analog sind, und ebenso, wie diese, aus einer hämatoblastischen centralen und einer osteoblastischen peripherischen Partie bestehen. Letztere zerfällt in die Osteoblasten, welche durch Imprägnation mit Kalksalzen die Grundsubstanz des Knochens liefern, während erstere, indem sie sich mit Spindelzellen umgeben, sich direct in die Gefässbahn eröffnen und so ein neues Anhängsel der Capillarschlingen bilden. Verletzte H. durch das Glüheisen die verknorpelte Oberfläche eines Oberschenkelcondylus ohne den Knochen mitzutreffen, so gaben sich selbst auf intensive Reize nur geringe Veränderungen im Knorpelgewebe, bestehend in Vergrösserung der Zellen und ihrer Räume, [illegible]. Eiterbildung aus Knorpelzellen konnte bis zum achten Tage der Entzündung nicht constatirt werden. Traf dagegen die Verletzung zugleich den Knochen mit, so ergab sich als erstes Resultat die schon von Redfern beschriebene Verkalkung der Grundsubstanz. Nachträglich begann der Knorpel unter Metamorphose seiner Zellen in Riesenzellen vom Knochen her einzuschmelzen. Ebenso verhielt sich der Knorpel an den Uebergangsstellen in Faserknorpel und Periost. Bemerkenswerth war noch, dass bei den Brennversuchen einzelne Kohlenpartikelchen sich in intacten Knorpelzellen, sowie innerhalb der Grundsubstanz vorfanden. Ebenso konnte in die Vena jugularis injicirter Zinnober innerhalb des Gebietes der Entzündung in Knorpelzellen wiedergefunden werden.

In seiner zweiten Abhandlung vertheidigt Verf. den Satz, dass, nachdem das im primitiven Markraume enthaltene Material im fortschreitenden Wachsthum bis auf das Blutgefässrohr zu Knochengewebe umgewandelt ist, schliesslich das Gefäss sich selbst noch in Knochen verwandelt, indem in der Wand sich Knochenzellen und Knochengrundsubstanz differenziren. Umgekehrt können bei der Entzündung die Knochenzellen wieder in Gefässe und Blutkörperchen übergehen. Letztere werden von der hämatoblastischen Substanz der vergrösserten Knochenkörperchen geliefert, während die Gefässwand durch Differenzirung des Restes der Substanz der Knochenzellen in Spindelzellen entsteht. Diese Blutschläuche entstehen sowohl im Anschluss an schon bestehende Gefässe, wodurch dann sofort Blutlauf in denselben hergestellt ist, als auch isolirt mitten in gefässlosen Bezirken des Knochens. Im normalen Knorpel geschieht dieselbe Umwandlung der Knorpelzellen in grosse Elemente mit blut- und gefässbildender Substanz sowohl im Laufe der Verknöcherung, als auch bei der Entzündung. Schliesslich kommt Verf. im Anschluss an Schwann, Rokitansky, Stricker und Klein zu dem Ausspruch, dass das Material, aus welchem die rothen Blutkörper sowohl, wie die Gefässwand hervorgehen, Protoplasma in dem als „hämatoblastisch" bezeichneten Zustande sei. (Vergleiche die Arbeit von Stricker und Carmalt über die Blutbildung in der entzündeten Hornhaut im vorjährigen Berichte.)

In der unter Aeby's Leitung gefertigten Dissertation von Wolfermann (24) sind die von Hermann Meyer angeregten Untersuchungen über die Anordnungen der Knochenbälkchen der Spongiosa auf die verschiedensten Knochen des Menschen und einer ganzen Reihe von Thieren ausgedehnt. Als allgemeines Resultat ergab sich eine Bestätigung der von Meyer und Julius Wolff entdeckten, beziehungsweise bestätigten Thatsachen, nämlich dass, wo immer die sogen. spongiöse Knochensubstanz sich vorfindet, dieselbe durch eine bestimmte Verlaufsweise ihrer einzelnen Plättchenzüge sich auszeichnet und zwar sind es entschieden die statischen und mechanischen Verhältnisse des betreffenden Knochens, welche eine so bestimmte und regelmässige Verlaufsweise der Plättchensysteme bedingen. Man kann nicht einwenden, dass sich schon beim Fötus und bei jungen, gelähmten Individuen dieselben Anordnungen vorfinden. Es handelt sich hier offenbar um physiolog. Vorgänge und um Vererbung.

Auf das einzelne Detail der Abhandlung, sowie auf die vom Ingenieur Probst in Bern beigegebene, einfache und leicht verständliche mathematische Erläuterung kann hier nicht näher eingegangen werden. Es soll nur noch bemerkt werden, dass Verf. häufig ein rechtwinklig zu den senkrechten Plättchen verlaufendes System angetroffen hat. Dieses System muss als Bindemittel der senkrechten Plättchen aufgefasst werden; nimmt man z. B. ein Drahtbündel und übt auf dasselbe einen Druck aus, so haben die einzelnen Stäbe das Bestreben, auseinander zu weichen; diesem kann nur dadurch vorgebeugt werden, dass man die einzelnen Stäbe untereinander verbindet. Gegen die ausschliessliche Annahme eines interstitiellen Knochenwachsthums (Wolff) spricht Verf. sich mit Bestimmtheit aus; es könne das durchaus nicht aus den mechanischen und statischen Verhältnissen der Knochenspongiosa gefolgert werden.

Die Grundsubstanz des Knochenmarkes besteht nach Hoyer (25) aus einem schleimigen Gewebe (s. v. Rustizky d. Ber. No. 7) mit sternförmigen, unter einander zusammenhängenden Zellen. In den Maschenräumen dieser Zellen finden sich farblose Blutkörperchen und Myeloplaxen. Bei fetthaltigem Marke liegt das Fett in den sternförmigen Zellen. In der Längsaxe des Markcanals verläuft ein Hauptarterienstamm, welcher Seitenäste zur Peripherie aussendet, die hier in ein Capillarsystem übergehen. Diese letzteren gehen plötzlich in sehr weite Venen über. Den Venen fehlt das Endothel und sie erscheinen blos aus einer Adventitia gebildet, an welche sich die sternförmigen Zellen des Markes anheften. Die Anheftungspunkte entsprechen trichterförmigen Hervorragungen der Venen. Zinnoberkörnchen in's Blut eingespritzt, fanden sich in den sternförmigen Zellen wieder; auch schienen sich diese Zellen von den Blutgefässen aus injiciren zu lassen.

Retzius, Gustaf (Stockholm), Beitrag zur Kenntniss des Knorpel[illegible]. Nord. med. Arkiv. Bd. IV. No. 14.

Verf. hat, vorzugsweise mit Goldchlorid und Ueberosmiumsäure, Untersuchungen über die Nahrungswege des Knorpels angestellt. Es hat dabei weder in den wirklich hyalinen, resp. feinkörnigen Knorpeln noch in den eigentlichen Netzknorpeln wirkliche Zellenausläufer oder andere mit den Zellen verbundenen Saftkanälchen wahrnehmen können. Dagegen gelang es ihm constant in mehreren Gelenkknorpeln des Menschen Knorpelzellen mit eigenthümlichen, schönen, kanalförmigen Ausläufern zu finden. Diese Zellen kommen in Knorpeln mit faseriger Grundsubstanz vor (z. B. in den Semilunarknorpeln des Kniegelenkes, in den Randtheilen des Knorpels der Patella, Tibia und des Femur, an einigen Stellen des Schultergelenkes, im Kiefergelenk u. s. w.

Diese Zellen kommen theils vereinzelt, theils in Haufen vor; sie haben gewöhnlich keine Kapsel. Jede Zelle hat meistens nur einen, bisweilen doch zwei bis fünf Ausläufer, welche nur von einer Seite der Zelle ausgehen. Die Ausläufer sind selten ganz gerade, haben hie und da kleine Ausbuchtungen und sind gewöhnlich dichotomisch, nicht selten wiederholt getheilt; sie sind bisweilen mit glänzenden fettähnlichen Körnern gefüllt. Die Länge der Ausläufer wechselt, ist aber bisweilen bedeutend, 20 bis 25 Mal grösser als die Zellen selbst. Dass die Ausläufer der einzelnen Zellen unter sich zusammenhängen, konnte der Verf. nie wahrnehmen. Im Allgemeinen sind diese eigenthümlichen Ausläufer am besten an Goldchloridpräparaten und mit stärkeren Vergrösserungen zu sehen.

Chr. Fenger (Kopenhagen).

C. Fettgewebe.

S. Histologie II, A. Bau der Fettzelle (Visconti).

V. Muskeln und Muskelgewebe.

1) Merkel, Fr., Der quergestreifte Muskel. Archiv f. mikroskop. Anatomie VIII. p. [illegible]. — Derselbe, Der quergestreifte Muskel. 2. Abhandlung. Das Contractionsstadium im polarisirten Licht. Ibid. IX. p. [illegible]. — 2) Engelmann, Th. W., De structuurverandering der dwars gestreepte spiervezels bij contractie. Processen-Verbaal der Koninklijke Akademie van Wetenschappen te Amsterdam Afdeeling Natuurkunde No. 7. — 3) Wagener, G., Ueber die Querstreifen der Muskeln. Sitzber. der Gesellschaft zur Beförderung der gesammten Naturwissenschaften zu Marburg, Nr 2. — 4) Derselbe, Ueber einige Erscheinungen an den Muskeln lebender Thiere. Ibid. No. 3. — 5) Derselbe, Ueber die quergestreiften Muskelfasern des Herzens. Ebendas. No. 10. — 6) Grunmach, E., Ueber die Structur der gestreiften Muskelfaser bei den Insecten. Inauguraldissertation. Berlin 1872. — 7) Dönitz, W., Beiträge zur Kenntniss der quergestreiften Muskelfasern. Arch. f. Anat. und Physiol. 1871. p. 434. — 8) Kanschel, J., Zur [illegible]

musculaires striées chez les Insectes. Compt. rend. LXXV. No. 6. — 9) Fiddo, P., Ueber die Beschaffenheit der doppeltbrechenden Substanzen der quergestreiften Muskelfasern. (Hoppe-Seyler) Medicin.-chem. Unters. Heft 4. p. 510 (s. d. Ber. für 1871. Abth. I. p. 33. — 10) Krause, W., Note zu dem Aufsatze über die Querlinien der Muskelfasern. Zeitschr. für Biologie. Bd VII. Hft. I. p. 104 (Berichtigung der Abbildung). — 11) Du Bois-Reymond, E., Ueber secundärförmige Endigungen der Muskelbündel. Berliner akad. Monatsber. Sitzung vom 18. März. p. 191. — 12) Tergast, P., Ueber das Verhältniss von Nerven und Muskeln. Arch. f. mikroskop. Anat. IX. p. 36. — 13) Dall, W. H., Striated muscular fibre in Gasteropoda. Monthly microscop. Journ. March. p. 136. (sehr feine Querstreifen in den Muskeln von Armers (Gasteropoda pulmonata)). — Vgl. auch: Histologie II. 8. contractile Substanz aus embryonalen Zellen entstehend (Fiscoatti). — II. XII. 27. Bau der glatten Muskelfasern bei Gasteropoden (Bogoslo). — II. XIII. 11. Muskelelemente von Hydra (Kleinenberg).

Die Untersuchungen über das quergestreifte Muskelgewebe sind im verflossenen Jahre wesentlich auf die Unterschiede des Verhaltens der contractilen Substanz im Zustande der Ruhe und der Contraction gerichtet gewesen und haben zu dem beachtenswerthen Resultate geführt, dass sehr wesentliche Aenderungen sowohl im Aggregatzustande, als auch in der gegenseitigen Lagerung der verschiedenen Muskelsubstanzen bei der Contraction eintreten. Namentlich haben sich Merkel, Wagener und Engelmann an dieser Forschung mit Erfolg betheiligt; ihre Deutungen weichen freilich noch von einander ab.

Merkel (1) schliesst sich in seiner Auffassung der feineren Muskelstructur, für welche er die Thoraxmuskeln der Insecten empfiehlt, an deren muskulöser Natur nach den Auseinandersetzungen Merkel's nicht mehr gezweifelt werden kann, zunächst an die Darstellungen von W. Krause an. Jede Fibrille besteht aus einer Reihe von „Muskelelementen“. Jedes Muskelelement ist ein rundlich prismatischer Körper und wird begrenzt von einer „Seitenmembran“ und 2 „Endscheiben“, sodass also im Grossen und Ganzen das von Krause sogenannte Muskelkästchen als das letzte Element der Muskelfaser angesehen werden muss. Jedes Muskelelement wird nun in der Mitte noch durch eine quere Membran oder Scheidewand, „Mittelscheibe“ in 2 Theile zerlegt. Die Muskelelemente stossen mit ihren Endscheiben dicht an einander, sodass an der Grenze nur eine einzige scharfe, dunkle Linie erscheint, welche der optische Ausdruck einer doppelten Platte ist. Im Ruhezustande des Muskels ist die contractile und zugleich anisotrope Substanz zu beiden Seiten der Mittelscheibe jedes Muskelelementes angehäuft. Sie hat nach Merkel einen mehr festen Aggregatzustand. Der übrige Raum des Muskelelementes nach den Endscheiben hin, wird im Ruhezustande durch eine mehr flüssige (isotrope) Masse ausgefüllt. Sehr merkwürdig sind nun die Angaben des Verf. über den histologischen Ausdruck des Contractionsvorganges. Es rückt nämlich hierbei nach seiner Ansicht die contractile Substanz jederseits von der Mittelscheibe ab zur Endscheibe hin, sodass nun der Muskel anstatt eines ganzen Querstreifens in der Mitte jedes Muskelelementes je einen halben Querstreifen an beiden Enden zeigt. Zwischen dem Ruhe- und Contractionszustande findet sich eine Art Zwischenstadium, in welchem die scharfe Trennung zwischen festem, contractilen und flüssigem Muskelinhalt aufgehoben ist und eine innige Mengung beider Substanzen stattfindet. Es erscheint dann der Inhalt eines Muskelelementes mehr homogen. — Verf. hat seine Angaben auch mittelst Anwendung des polarisirten Lichtes geprüft. Es eignen sich zur Prüfung nur feine abgespaltene Stücke von Muskelprimitivbündeln. Man sieht dann, dass während der Contraction sämmtliche Theile des Inhaltes eines Muskelelementes unter den gekreuzten Nicols aufleuchten, sodass offenbar die doppeltbrechende, contractile Substanz während des Contractionsvorganges durch das ganze Muskelelement vertheilt ist. Diese Angabe wird durch die Färbung mit Haematoxylin bestätigt, indem durch letzteres nur die contractile, doppeltbrechende Substanz gefärbt wird. Bei voller Contraction bestätigt das Polarisationsmicroscop die Anhäufung der contractilen Substanz um die Endscheiben. (Vergl. hierzu die Angaben von Engelmann und Wagener — s. d. Ber. — und von Flögel, — s. d. vorig. Ber. — welche in der Deutung der Erscheinungen abweichen. — Verf. benutzt ferner eine Angabe W. Krause's, um seine Theorie der Muskelcontractionserscheinungen zu stützen. Die Krause'sche Endscheibe erscheint bekanntlich ebenfalls doppeltbrechend; während aber, wie bereits Brücke angegeben hat, die Hauptmasse der contractilen Substanz durch Säuren und Alkalien zerstört wird, sodass sie ihre eigenthümliche optische Eigenschaft verliert, bleibt die Endscheibe anisotrop. Es sind also zunächst 2 doppeltbrechende Substanzen verschiedener Eigenthümlichkeit im ruhenden Muskel zu constatiren. Im contrahirten Muskel nun erscheint nach Merkel die an der Endscheibe befindliche säurebeständige doppeltbrechende Substanz unter gekreuzten Nikols glänzender und breiter, was auf eine Dichtigkeitszunahme und gleichzeitige Massenzunahme schliessen lässt. Denn, wenn man annehmen wollte, es sei die Breitenzunahme auf eine einfache Verbreiterung der Endscheibensubstanz (etwa durch Quellung) zurückzuführen, so würde damit die durch das hellere Glänzen bekundete grössere Dichtigkeit nicht vereinbar sein. Es bleibt also nur übrig, einen Zuwachs an Masse von der contractilen Substanz der Mittelscheibengegend anzunehmen, welche dann, bei der Contraction im Zustande erhöhter Dichtigkeit sich auch säurebeständiger erweisen muss, so dass darin ein Unterschied zwischen der Substanz an der Endscheibe und an der Mittelscheibe nicht gefunden werden kann.

Engelmann (2) fand, dass bei der Contraction von Insectenmuskeln die isotrope Substanz undurchscheinender und fester wurde, während die anisotrope durchscheinender und weicher blieb, sich also der im Ruhezustande vorhandene optische Unterschied beider Substanzen mehr ausglich. (Merkel's homogenes Zwischenstadium Ref.) Verfasser hält es für wahrscheinlich, dass der Wassergehalt der isotropen Substanz bei der Contraction vermindert, der der anisotropen vermehrt wird und dass kleine feste Theilchen aus der anisotropen zur Isotropenlage hinüberrücken. Doch lässt sich hieraus allein jene Veränderung nicht erklären; man muss auch noch annehmen, dass bei der Contraction in der Isotropenlage ein fester Körper (Myosin?) ausgeschieden wird, der im Verlängerungsstadium sich wieder auflöst. Eine Anhäufung der anisotropen Substanz an der Endscheibe, also eine totale (umkehrende) Dislocation derselben, wie MERKEL, nimmt ENGELMANN nicht an; er versucht, wie man sieht mehr eine Erklärung auf chemischem Wege, ohne jedoch eine Lokomotion ganz in Abrede zu stellen. (In ähnlicher Weise hat sich FLEMMING ausgesprochen; s. d. Ber. f. 1871. –)

WAGENER (3–5) findet als erste embryonale Anlage der Muskeln namentlich des Herzens, grosse, den Riesenzellen vergleichbare Protoplasmastücke. Die erste Andeutung der specifischen Muskelstructur erscheint unter der Form glasheller, gerader Fibrillen, welche sich in der Protoplasmasubstanz differenziren und anfangs noch keine Spur einer Querstreifung zeigen. Die Querstreifung erscheint erst später und beruht auf weiteren Querabtheilungen der Primitivfibrillen, indem an der contractilen Substanz der letzteren helle feine Streifen auftreten. Die Fibrillen erscheinen dann als eine Schnur aneinandergereihter Cylinder, welche letztere später mehr kuglige Formen annehmen. An den Primitivfibrillen kann man wieder eine durchsichtige Scheide und innerhalb dieser die contractile Substanz unterscheiden. – Ausser dem Hensen'schen Mittelstreifen werden von WAGENER noch 2–8 feine Nebenstreifen beschrieben, welche der anisotropen Substanz angehören. Letztere verkürzte sich bei der Contraction, sodass die ihr angehörigen Querstreifen fast bis zur Verschmelzung einander genähert werden und die beiden benachbarten isotropen Scheiben nur noch wie durch eine einfache Linie von einander getrennt erscheinen. Am lebenden Thier entsprechen den isotropen Streifen diejenigen Stellen, wo die knotenförmigen anisotropen Stücke aneinander grenzen. Von breiten isotropen Streifen ist an den Muskeln der lebenden Larve (von Corethra plumicornis, bei der Verf. hauptsächlich seine Beobachtungen anstellte) nichts wahrzunehmen. Sie werden erst breit durch die Behandlung mit Alkohol. – Als das Grundelement der Muskelfasern sieht WAGENER mit KÖLLIKER die Fibrille an, und schliesst aus den Untersuchungen der lebenden Muskelfasern, dass die Annahme von Quermembranen durch das Muskelbündel hindurch unstatthaft sei. Die Contractionsvorgänge können nach Verfasser auf zweifache Weise erklärt werden: Entweder nehmen die anisotropen Cylinder oder Kügelchen der Fibrillen Stoffe von aussen auf, welche sie anschwellen machen, oder diese Kügelchen nehmen ihre nächsten Nachbaren in der Fibrille in sich auf. (Vergl. die Angaben von W. ENGELMANN und MERKEL in d. Ber.) Die von EBERTH, SCHWEIGGER-SEIDEL u. A. angenommene Zusammensetzung der Herzmuskelfasern aus einzelnen, einkernigen, quergestreiften Muskelzellen kann Verf. nicht bestätigen, indem die Trennungslinien mitunter so unregelmässig liegen und so dicht auf einanderfolgen, dass dieselben nicht als der Ausdruck eines Zerfalles in regelmässige Muskelzellen angesehen werden können. Ausser diesen Querlinien beschreibt Verf. am Herzen noch helle, wachsartige Querstreifen, welche auch ZENKER, SCHWEIGGER-SEIDEL und Ref. erwähnt haben. Es sollen diese während ihres Ablaufes todtenstarr gewordenen Contractionswellen entsprechen. Quere Einschnürungen, welche ebenfalls häufig beobachtet werden, entsprechen jenen Einschnürungen, welche jedesmal vor der Bildung einer Contractionswelle entstehen und sich an todtenstarren Fasern erhalten haben. Die Risse, welche zur Annahme einzelner Herzmuskelzellen führten, betrachtet Verf. als Risse in bereits todtenstarr gewordener Substanz, veranlasst durch die Contraction benachbarter, noch lebendiger Muskelmasse.

Das Sarcolemma entsteht durch Umwandlung eines an der Oberfläche der einzelnen Fibrillenbündel restirenden dünnen Protoplasmamantels. Es hängt direct mit der Sehnensubstanz zusammen.

GRUNMACH (6), welcher unter BOLL's Leitung arbeitete, fasst die Resultate seiner Untersuchungen in folgenden Sätzen zusammen:

1) Das Muskelelement der quergestreiften Muskelfaser ist die Columna muscularis im Sinne KÖLLIKER's entgegen der Auffassung von KRAUSE und COHNHEIM. 2) Das Muskelsäulchen (KÖLLIKER) besteht aus einer hellen, glänzenden Grundsubstanz, in welcher in bestimmten Zwischenräumen matte prismatische, gleich breite oder abwechselnd breite und schmale Körper (sarcous elements) enthalten sind. 3) Getrennt werden die Muskelsäulchen von einander durch die „interfibrilläre“ resp. „intercolumnäre“ Substanz, in der neben Fetttröpfchen andere körnige Massen suspendirt sind. 4) Eine gewisse Anzahl von Muskelsäulchen bildet das Muskelprimitivbündel, das von einem Sarcolemma umgeben ist. 5) Die prismatischen Körper sind doppelt – die Grundsubstanz ist einfach brechend. 6) Die sogenannten gelben Insectenmuskeln sind den übrigen quergestreiften Muskeln hinzuzuzählen; der Unterschied von letzteren besteht darin, dass bei den gelben Muskeln die Begriffe „columna muscularis“ und „Fibrille“ identisch sind. (Bekanntlich ist nach der KÖLLIKER'schen Auffassung eine Columna muscularis wiederum aus einer Anzahl von Fibrillen zusammengesetzt.)

Im Gegensatze zu HENSEN, KRAUSE und MERKEL und im Anschlusse an WAGENER nimmt (7) DÖNITZ keine Quermembranen im Innern einer Muskelfibrille an, wohl aber eine äussere, einfache Röhrenmembran. Er stützt sich dabei auf Beobachtungen an Krebsmuskeln, bei welchen er den quergestreiften Muskelinhalt häufig im Fibrillenschlauche verschoben fand, so dass längere Strecken leer erschienen, ohne dass man irgend etwas von Querscheidewänden bemerken konnte. Diese Fibrillen erschienen auch niemals collabirt, sondern prall gefüllt mit hyaliner Flüssigkeit. Der festere Fibrilleninhalt zerfällt in regelmässige Abschnitte

„Muskelprismen" (Dönitz). Diese Prismen sind manchmal nur durch eine Linie, in manchen Fällen aber noch durch mehrere helle Linien (vergl. die Angaben von Wagener) in weitere Abtheilungen gebracht. Eine bestimmte Erklärung dieser Linien giebt Verf. nicht. Er fasst, wie G. Wagener die Fibrille als das eigentliche Muskelelement auf.

In derselben Abhandlung beschreibt Verf. quergestreifte, zu Bändern verbundene Zellen von den Schwimmglocken der Siphonophoren; ferner bläschenförmige Gebilde mit rothen oder gelben Pigmentflecken von derselben Localität, die man wohl als Sinnesorgane deuten darf. Interessant ist diese Thatsache deswegen, weil der Nachweis eines Nervensystems bei den Siphonophoren noch nicht gegeben ist. – Vergl. die Angaben von Salensky und Lankester über die frühzeitige Entwicklung der Sinnesorgane bei den Mollusken (s. diesen Bericht Generationslehre).

Nach den Untersuchungen Kunckel's (8) ist das primitive Muskelelement ebenfalls die Fibrille, welche er aber in einer andern Weise entstehen lässt, wie Kölliker und Wagener s. diesen Bericht. Jede Fibrille entwickelt sich nämlich durch doppelseitiges Auswachsen einer einzigen Embryonalzelle, deren Kern später schwindet, sowie die Querstreifung auftritt. Nach Bildung der Fibrillen entsteht aus dem Bindegewebe das Sarkolemma, welches jedesmal ein Bündel von Fibrillen zusammenfasst. Die Myoplasten oder Sarkoplasten der Autoren sind bindegewebige Elemente; aus ihnen geht das Perimysium internum hervor. (Nach Beobachtungen an Dipterenlarven, besonders Volucellen.)

Gegenüber der z. Z. allgemein verbreiteten Ansicht, dass die Muskelbündel abgerundet – kegelförmig zu ihre Sehnen anstossen und diese Kegel in entsprechende Grübchen der Sehnen eingelassen seien (kegelförmige Endigung), betont Du Bois-Reymond (11) das ausserordentlich häufige Vorkommen schräg abgeschnittener Facetten an den Enden der Muskelbündel, mit welchen sich dieselben der Fläche nach an die Sehnenelemente anlagern (facettenförmige Endigung, Du Bois-Reymond). Diese facettenförmige Endigung weist Verfasser besonders noch an den Gastrocnemius der Frösche am Muscul. plantaris des Kaninchens, allgemein an den Seitenrumpfmuskeln der Fische, an den Thoraxmuskeln der Libellen und der Heuschrecken und zieht die hierhergehörigen Beobachtungen Anderer, wie A. Fick's, Reichert's etc. an. Eine besondere Gestaltung haben die Muskelfasern des Triceps vom Frosch, welche ein dünnes und ein dickes facettenförmig abgeschrägtes Ende zeigen. Das dicke Ende sitzt an den Patellaspiegel, die dünnen Enden drängen sich den Sehnenstreifen der Tibialfläche entlang und an der sehnigen Masse des Muskelkopfes zusammen. Die Frage nach der Endigungsweise der Muskeln hat eine gewisse Bedeutung erlangt, seit Hensen (Arbeiten aus dem Kieler physiolog. Institute 1866), gestützt auf die Annahme einer allgemein vorkommenden kegelförmigen Endigung, das Vorhandensein eines „natürlichen Querschnittes" im Sinne von Du Bois-Reymond in Abrede gestellt hat.

Tergast (12) zählte die Nerven- und Muskelfasern, welche zu einem jeden der Augenmuskeln gehören. Es kamen auf den musc. obliquus inferior 3–4, obliqu. sup. 6–7, rectus inf. 7–8, rect. med. 8, rect. later. 10 Muskelfasern auf eine Nervenröhre. Vergleicht man damit die Verhältnisse bei anderen Muskeln, deren Function in einem weniger feinen Grade und weniger oft in Anspruch genommen ist, so ergiebt sich als allgemeines Resultat, dass die Zahl der Nervenröhren für einen Muskel im Verhältniss zur Zahl der Muskelfasern mit dessen physiolog. Leistung zunimmt.

So hat z. B. beim Hunde der Biceps das Verhältniss von 1 : 83, der Sartorius von 1 : 40–60; der Abductor digiti quinti pedis beim Frosch wie 1 : 40, während der Sartorius des Frosches, der beim Schwimmen wichtig ist, ein Verhältniss von 1 : 16½ aufweist. – Die Muskelfasern in den Augenmuskeln des Schafes zeigen in derselben Weise Theilungen und Anastomosen, wie die übrigen Muskeln, bei welchen diese Verhältnisse bekannt geworden sind.

VI. Nervengewebe und Histologie des gesammten Nervensystems.

1) Ranvier, L., Recherches sur l'histologie et la physiologie des nerfs. Archives de Physiologie normale et pathologique. p. 129 und 427. — 2) Derselbe, Des étranglements annulaires et des segments interannulaires chez les Raies et les Torpilles. Compt. rend. LXXV. 4. Novbr. (Nicht eingesehen, für den nächsten Bericht.) — 3) v. Török, Aurel, Ueber den Bau der Nervenfaser. Verhandlungen der Würzburger physik. med. Gesellschaft, 2. Band, 1. Heft. — 4) Tamamscheff, J., Ueber Nervenmark, Achsencylinder und Albuminate. Centralbl. f. d. med. Wiss. 23. — 5) Todaro, F., Sulla struttura dei plessi nervosi. Prolusione al corso di anatomia descrittiva nella R. università di Roma. Gaz. clin. di Palermo 1871 Decembr. p. 179. — 6) Henle, J., Handbuch der systematischen Anatomie des Menschen, Bd. 3. Abth. 2. Lief. 1. Braunschweig 1871. 236 S. (Nervenlehre). — 7) Stark, Ein Beitrag zu der Frage über die Structur der Ganglienkörper und über die Bedeutung der Körner in der Hirnrinde. Allgem. Zeitschrift für Psychiatrie Bd. 28. p. 168. 1871. — 8) Rindfleisch, E., Zur Kenntniss der Nervenendigung in der Hirnrinde. Archiv für mikroskop. Anatomie VIII. p. 453. — 9) Butzke, V., Studien über den feineren Bau der Grosshirnrinde. Arch. für Psychiatrie und Nervenkrankheiten. III. Hft. 3. p. 575. — 10) Gerlach (Erlangen), Ueber die Structur der grauen Substanz des menschlichen Grosshirns; Centralblatt für die medicin. Wissenschaften No. 18. — 11) Kollmann, J., Ueber den Bau der Ganglienzellen. Sitzungsberichte der bayerischen Academie Heft II. pag. 168 (Mathem. naturw. Klasse). — 12) Iljaschenko, Ueber die Beziehung der [illegible] zum Gehirn. Sitzungsberichte der russischen Naturf.-Vers. zu Kiew 1871. Zeitschr. für wissensch. Zool. XXII. p. 329. — 13) Derselbe, Ueber [illegible] im [illegible] mit den Wandungen der Gefässe des Central-Nervensystems stehende Zellen bei Wirbelthieren. 18[illegible] p. 179. — 14) Weber, Michael, Ueber die sogenannten freien Kerne in der Substanz des Rückenmarks. Sitzungsberichte der königl. bayerischen Akademie Heft II pag. 208. (Math. naturw. Klasse) — 15) Golgi, Camillo, Contribuzione alla fina anatomia degli organi centrali del sistema nervoso. Rivista clinica, Novemb. 1871. — 16) Jastrowitz, M., Studien über die Encephalitis und Myelitis des ersten Kindesalters. Archiv für Psychiatrie. Bd. II p. 389. Bd. III. p. 162. — 17) Boll, F., die Histiologie und Histiogenese der nervösen Centralorgane. Archiv für Psychiatrie und Nervenkrankheiten

IV. 1. (Nach dem vom Ref. im Centralblatt für die med. Wissensch. 1872 p. 183 gegebenen Berichte) — 18) Arndt, R., Zur Histologie des Gehirns. Ein Artikel zur Klärung und Abwehr. Archiv für Psychiatrie und Nervenkrankheiten 3 Bd., p. 457. — 19) Jastrowitz, Entgegnung. Ibid. p. 162 (Polemik). — 20) Frommann, C., Ein Fall von Wucherung und Degeneration des Rückenmarks. Archiv für pathol. Anatomie und Physiologie Bd. LIV. Heft 1, 2 p. 42. Taf. III. (Verfasser vertheidigt auf's Neue die faserige Structur der Neuroglia des Rückenmarks, gegen die Ansicht derer, welche wie Henle, Jastrowitz und Boll eine molecular-körnige Substanz annehmen). — 21) Be[illegible]kinsky, Ueber das Cellulum [illegible] et [illegible] Dr. R. Pleischl'b. Archiv für Anat. und Physiol. 1872 p. 448. (Das „Cellulum" [illegible] [illegible] für einen [illegible]. — Vergl. auch die Angabe von Boll). — 22) Benedikt, [illegible] eines [illegible] in einem in Alkohol gehärteten Rückenmarke an der Circumferenz. (Z. d. Ges. der Aerzte.) Oesterr. Zeitschr. für prakt. Heilk. XVII. 49. — 23) Mierzejewsky, J., Die Ventrikel des Gehirns. Centralblatt für die med. Wissensch. No. 48. — 24) Hagemann, G., Ueber den Bau des Conarium. Inaug. Dissert. Göttingen. 8 1872. — 25) Meyer, S., Beobachtungen und Erfahrungen über den Bau und die Verrichtungen des sympathischen Nervensystems. Wiener akad. Sitzungsber. LXVI. Bd. III. Abth. Juliheft. — 26) Langerhans, P., Ein Beitrag zur Anatomie der sympath. Ganglienzellen. Habilitationsschrift Freiburg i. B. 1871. 8. S. 16. — 27) Klein, On the peripheral distribution of non medullated nerve fibres. P. III. Quart. Journ. of microsc. Sc. New. Ser. Vol. 12. p. 123. — 28) Inzani, G., Recherches sur la terminaison des nerfs dans les [illegible] des [illegible] et [illegible], traduit de l'italien, par Louis Jullien. Lyon médical No. 10. — 29) Jullien, L., Contribution à l'étude du [illegible] des nerfs et leurs terminaisons. Ibid. No. 18. — 30) Moseley, H. N., Some remarks of the nerves of the cornea of the rabbit and frog. Quarterly Journ. of microscop. science. July. p. 261. pl. XIII. 1872. — 31) Meyer, H., Ueber die Nerven der Hornhaut. Archiv für mikroskop. Anatomie Bd. 8. pg. 1[illegible]. — 32) Kupffer, C., Das Verhältniss von Drüsennerven zu Drüsenzellen. Archiv f. mikroskop. Anat. Bd. IX. pag. 387. 1873. — 33) Palladino, G., Delle terminazione dei nervi nelle cellule glandulari e dell' [illegible] di [illegible] [illegible] descritte nella glandola e nel piano [illegible] dell' uomo e di alcuni animali. Bollettino dell' Associazione dei naturalisti e medici anno III. No. 5. Napoli. — 34) Derselbe, Sulla terminazione dei nervi [illegible] della [illegible]. Ibid. No. 10. 1872. — 35) Beale, L. S., On the relation of the nerves to the capillaries and to the pigment and other elementary cells. Monthly microsc. Journ. Jan. Febr. — 36) Pouchet, G., On the connection of nerves and chromoblasts. Monthly micr. soc. Journ. Novbr p. 243. pl. XVIII. XIX. 1872. — 37) Lardowsky, M., Die feinere Structur und die Nervenendigungen der Froschharnblase. Archiv für Anatomie und Physiol. 1872. p. 55. (Weitere Ausführung der im Bericht für 1871 referirten vorläufigen Mittheilung. Hier ist noch zu erwähnen, dass Verfasser feine, [illegible] Netze glatter Muskelfasern beschreibt, und dass die von ihm dargestellten, eigenthümlichen Nervenendkörper an die von Inzani und Jullien (s. diesen Bericht No. 28 und 29) beschriebenen Bildungen erinnern.) — 38) Tschirjew, S., Ueber die Verzweigungen der Nerven [illegible] im Herzen des Hundes. Sitzungsber. der russ. Naturf.-Vers. zu Kiew 1871. Referirt, f. wiss. Zool. XXII. p. 384. (Enthält nach Hofmann's [illegible] der vorliegenden [illegible] [illegible] Ref.). — 39) Elmer, Th., Ueber die Nervenendigungen in der Haut der Schnauze. Archiv für mikrosk. Anatomie VIII., p. 648 — 40) Derselbe, Vorläufige Mittheilungen über die Nerven von Dorsé. Ibid. p. 687. — 41) Schoebl, Ueber die Bedeutung und Kernvertheilung der [illegible] Organe. Centralblatt für die med. Wissensch. No. 61. — 42) Owsjannikow, P., Histolog. Studien über das Nervensystem der Mollusken. Mélanges biologiques tirés du bulletin de l'acad. de St. Pétersbourg 24 [illegible]. 8 [illegible]. 1870. (Nicht eingesehen.) — 43) Lacaze-Duthiers, H., Du système nerveux des mollusques gastéropodes pulmonés aquatiques et d'un nouvel organe d'innervation. Archives de la zoologie expérimentale et générale, p. 437 seqq. (Weitere Ausführung der in ihren Grundzügen im vorigen Bericht (Nervensyst. No. 88) wiedergegebenen Abhandlung. — 44) Solbrig, A., Ueber die feinere Structur der Nervenelemente bei den Gasteropoden. Gekrönte Preisschrift. Leipzig. 4. 36 SS. 7 Taf. — 45) [illegible] Sitzungsberichte der bayerischen Akademie der Wissenschaften No. 1. — 46) Brandt, E., Ueber das Nervensystem der Lepas anatifera. Bulletin de l'acad. des sciences de St. Pétersbourg. T. XV. p. 522. 1 pl. (Nicht eingesehen.) — 46) Stark, Ein Beitrag zu der Frage über die Structur der Ganglienkörper und über die Bedeutung der Körner in der Hirnrinde. Allgemeine Zeitschrift für Psychiatrie etc. 1872. Bd. XXVIII Heft II. S. 160–174. — Vergleiche auch: Histologie I. 18, 31, 32. — Conservirungsmethoden des Centralnervensystems — (Lapo, Henle, Betz) — E. I. 24, Ganglien [illegible] des Frosches (v. Plangen) — E. II. 6. Axencylinder und [illegible] Körperchen [illegible] (Vincenti). — E. VII. 22. Verhältnisse der Schwannschen zum Nervensystem (v. Brunn). — E. VII. 7., 8., 9. Bau der Dura mater, Lymphbahnen des Centralnervensystems. (Quincke, Poschhewitz, Michel) — E. XII. 17. Nerven der Cornea (Lardowsky). — E. XII. 27 und 28. Nerven der Molluskenkörper derselben in glatten Muskelfasern. — (Hagenuis, Flemming). — E. XIII. 16. Zusammenhang der Nerven mit den Pigmentzellen bei Echinodermen und Gephyreen (Greeff) — bei Sipunculus, Alphonse, Milne Edwards. — E. XIII. 41. 42. — Leuchtende Ganglienzellen bei Pyrosoma und Beroë (Pouchet, Elmer).

Ranvier (1) giebt in seiner ausführlichen Publication der bereits im vorj. Berichte nach der vorläufigen Mittheilung besprochenen wichtigen Untersuchungen über den feineren Bau der Nervenfasern noch manche werthvolle weitere Details, welche hier noch nachzutragen sind. Zunächst ist hervorzuheben, dass jedesmal ein einziger Kern der Schwann'schen Scheide zwischen je 2 der von Ranvier beschriebenen ringförmigen Einschnürungen gelegen ist. Bei jungen Nervenfasern schliesst sich an diese Kerne eine Protoplasmamasse an, welche sich in grösserer Ausdehnung flächenhaft auf der Markscheide, zwischen dieser und der Schwann'schen Scheide, ausbreitet. Ranvier schliesst hieraus, dass jedes zwischen zwei Ringen der Nervenfaser gelegene Element einer Entwickelungszelle der Nervenfaser entspricht, welche demnach als ein multicellulären Gebilde anzusehen wäre. Diese Zellen selbst vergleicht Ranvier mit den Fettzellen, bei denen ja der Fetttropfen (hier Markscheide) auch von einer dünnen oberflächlichen Protoplasmaschicht umhüllt ist.

Ranvier bestätigt ferner die von Frommann (Virchow's Arch., 31. Bd.) entdeckte Querstreifung der Axencylinder; nach der Silberbehandlung lassen die letzteren in gewissen Abständen eigenthümliche Anschwellungen wahrnehmen, welche vielleicht zu den Einschnürungen der Nervenfasern in Beziehung stehen. Ausserdem zeigt der Axencylinder an den ringförmigen Einschnürungen einen deutlichen doppelten Contour (vergl. die Angaben von Tomaso (No. 5),) und lässt Falten und Biegungen erkennen, wie sie an röhrenförmigen Gebilden auftreten.

Die zweite Abtheilung der Ranvier'schen Arbeit enthält sehr ausführliche Angaben über das Bindegewebe der Nerven. Man kann an einem einzelnen Nerven unterscheiden: 1) die Nervenprimitivfasern, 2) die Nervenbündel, welche gewöhnlich aus ein oder mehreren dickeren und einer Anzahl feineren Fasern bestehen, 3) den Nervenstamm. Das Nervenbündel bildet für die Zusammenfügung des Nervenstammes eine Art Einheit. Dasselbe ist von einer eigenthümlichen Scheide umgeben, welche aus verschiedenen concentrischen Ringen lamellösen Bindegewebes besteht. An der Oberfläche der lamellösen Nervenbindescheide, so wie auch zwischen den einzelnen Lamellen lassen sich mit Silber mehr oder minder vollkommene Endothelzeichnungen nachweisen, wie auch das Vorkommen von platten endothelialen Zellen durch Färbung in pikrinsaurem Ammoniak constatirt werden kann. Endothelscheiden fand RANVIER noch um die einzelnen Cornealnervenbündel des Frosches.

Im Innern der Nervenbündel findet sich zwischen den einzelnen Primitivfasern ein ausserordentlich feinfaseriges längsverlaufendes Bindegewebe, mit platten Zellen, welche sich an die Schwann'sche Scheide und auch an die innerste Lamelle anheften (intrafasciculäres Bindegewebe). Die einzelnen Nervenbündel mit ihren Lamellen sind wieder durch ein gewöhnliches lockeres Bindegewebe, das perifasciculäre Bindegewebe, unter einander zum Nervenstamme verbunden. Im perifasciculären Gewebe verzweigen sich die Lymphgefässe; beim Hunde, dem Kaninchen und der Ratte konnte sie RANVIER durch Einreiben von Zinnober auf den Nervenstamm, so wie durch Einstichsinjection am Nerv. ischiadicus bis zu zwei Lumbaldrüsen verfolgen, welche an der Bifurcation der Aorta liegen; Lymphgefässe mit präformirten Bahnen sind im intrafasciculären Gewebe nicht nachweisbar; ebenso wenig gelang RANVIER der Nachweis des Zusammenhanges der intrafasciculären Lücken mit den perifasciculären Lymphbahnen. Die Blutgefässe verzweigen sich zuerst mit einer geringen Menge Capillaren im perifasciculären Gewebe, durchbohren dann die lamellösen Scheiden, um sich im intrafasciculären Gewebe in ihr eigentliches Capillarnetz aufzulösen.

RANVIER macht in practischer Beziehung auf die Resistenz der lamellösen Scheide aufmerksam; bei Thieren, wo sie stark entwickelt ist, z. B. Hunden, lässt sie selbst nach halbstündiger Einwirkung von Wasser auf den blossgelegten Nerven dasselbe nicht eindringen. Bei Kaninchen bewirkt dagegen aufgeträufeltes Wasser schon nach 15—18 Minuten eine vollständige, dauernde Paralyse. Man sieht dann mikroskopisch die Axencylinder im Bereich der Einschnürungen stark angeschwellen; nach länger dauernder Einwirkung erscheinen die Nervenfasern vollständig körnig degenerirt. Beim Kaninchen ist aber auch die lamellöse Scheide nur sehr schwach entwickelt.

RANVIER fügt diesen Untersuchungen noch einige Bemerkungen über die Entwickelung der elastischen Fasern bei. Dieselben treten im santorinischen Knorpel des Larynx, in dessen anfänglich hyaliner Grundsubstanz in Form kleiner distincter Granula, die sich erst in der Folge vereinigen, auf. Man sieht sehr deutlich diese Granulation der elastischen Fasern wie eine Art Querstreifung nach Injection von $\frac{1}{4}$ pc. Osmiumsäurelösung in das subcutane Bindegewebe. Bekanntlich hat, wie RANVIER angiebt, bereits HEINRICH MÜLLER ähnliche Beobachtungen gemacht (Würzb. Verhdl. I. p. 162) und daraus den Schluss gezogen, dass die elastischen Fasern nicht direct aus Zellen hervorgehen. (Vgl. die Unters. von HERTWIG, dsn. Ber. IV. S. 14.)

Zum Schlusse weist Verfasser darauf hin, wie, streng genommen, die wichtigeren Körpergewebe, z. B. hier die Nervenfasern, nicht mit dem Blute selbst, sondern überall mit der Lymphe, d. h. einem Theile der Blutmasse in directer Berührung ständen. Das ganze Bindegewebe mit seinen Räumen sei nur als eine vielkammerige, lymph. Cavität aufzufassen, in welche die Muskeln und Nerven etc. hineintauchten. Das Medium, in welchem die Organe lebten, sei daher die Lymphe, und der Blutgefässapparat sei nur eine vervollkommnende Zugabe zum Lymphapparate, welches das ursprüngliche Gefässsystem darstelle und bei niederen Thieren allein vorkomme. — Vergl. die Bemerkungen von W. FLEMMING im vorjähr. Ber. Abth. I., p. 19).

v. TÖRÖK (3) unterscheidet an den markhaltigen Fasern des Trigeminus von Siredon pisciformis dreierlei Scheiden, 1) weit abstehende glashelle Hülle; 2) dicht anliegende endotheliale; 3) im frischen Zustande nicht sichtbare, homogene, dunkelrandige. — An der structurlosen Markscheide erscheinen sehr bald feine, dunkelrandige Linien, die das Mark in Felder theilen, bei gelindem Erwärmen verschwinden und beim Erkalten wieder hervortreten. Der Achsencylinder erscheint in Osmiumsäure längs-, in Höllenstein quergestreift.

An frischen Stämmen vom plexus lumbalis, ischiadicus vom Mensch und Maus sieht TAMAMSCHEFF (4) ausser der endothelialen Scheide das Nervenrohr aus einem Neurilemm und einer innern, den Achsencylinder umhüllenden Bindegewebsscheide bestehen. Zwischen beiden liegt das Mark. (Vergl. die Angaben von TODARO (5).) Der Achsencylinder zeigt nach Behandlung mit Ammoniak und Essigsäure allmählich (in circa $\frac{1}{4}$ Stunden) sichtbar werdende Kügelchen (corpuscula nervea), die in Längsreihen geordnet, dicht neben einander liegen. Zwischen denselben befand sich ursprünglich eine, durch die Behandlung mit Ammoniak gelöste Grundsubstanz. Unter dem Einfluss von Reagentien zerfallen die Corpusc. nerv. in Elementarkörner, die letzten constituirenden Elemente des Achsencylinders. Pathologisch schwindet bei Atrophien zuerst das Mark, dann unter gleichzeitigem Zerfall der Corpusc. nervea in fettig degenerirende Elementarkörner, die Grundsubstanz des Achsencylinders. Aus der Uebereinstimmung des histologischen Baues und der Reactionen schliesst F. auf die Zusammensetzung des Achsencylinders aus Albuminstoffen.

TODARO (5) beschreibt gleichfalls noch eine dritte Hülle in der Nervenfaser, welche als besondere Scheide um die Axencylinder, die letztere auch nach Verlust der Schwann'schen Scheide und der Markscheide auf ihrem weiteren Verlaufe begleitete. Er erinnert daran, dass nach der Ansicht von MAX SCHULTZE die Axenfibrillen, aus denen der Axencylinder besteht, durch eine feine granulöse Masse verkittet würden.

Ausser vielen anderen kleineren Bemerkungen über die mikroscop. Anatomie des Centralnervensystems giebt Henle (6) besonders neue Mittheilungen über den Bau der Corpora geniculata (pag. 248), den Bau der Grosshirnrinde (pag. 268), den Bau des Gyrus fornicatus nebst hippocampus (pag. 279, f. f.) und den Bau der Zirbeldrüse. Ueber die letztere ist bereits im letzten Bericht eine nähere Mittheilung gemacht worden. In Bezug auf den Gyrus fornicatus muss auf das Original verwiesen werden, da dessen Structurverhältnisse nur an der Hand von Abbildungen verständlich gemacht werden können.

Henle vereinfacht die Schilderung des Baues der Grosshirnrinde. Mit freiem Auge unterscheidet man an derselben 1) einen dünnen, weisslichen, peripherischen Saum, dann 2) eine äussere, rein graue und 3) eine stärkere innere grau-gelblich gefärbte Schicht. Die erstere besteht aus netzförmigem Bindegewebe mit eingestreuten runden Zellen. In der dritten treten zwischen der grauen, moleculären Hirnsubstanz radiäre, markhaltige Nervenfasern auf; dieselben fehlen in der zweiten. Die dritte Schicht müsste demnach, der markhaltigen Nervenfasern wegen, heller erscheinen, als die zweite, doch wird der dunklere Farbenton der dritten durch die in ihr zahlreich auftretenden pigmentirten Ganglienzellen gewahrt.

Die Form dieser Ganglienzellen ist auf das mikroscop. Durchschnittsbild der Hirnrinde von nur geringem Einfluss. Mit Rücksicht auf die verschiedene Form und Anordnung dieser Zellen kann man folgende Schichten unterscheiden:

1) eine innere, den Nervenfasern zunächst benachbarte Schicht mit kugeligen Kernen oder unvollkommenen Zellen.

2) Die Zone der bekannten, pyramidenförmigen Zellen.

3) Eine der ersten gleich gebaute Schicht.

4) Eine zellenarme, äusserste, Rindenschicht, welche wieder in zwei zerfallen kann, wenn das vorhin erwähnte Netz der Bindegewebszellen nicht die ganze Dicke derselben einnimmt.

Im corpus geniculatum mediale beschreibt Henle eine faserige Rindenschicht, dann die aus dem Brachium conjunctivum anterius in den Thalamus ausstrahlenden Faserbündel und dazwischen „rudimentäre Zellen," welche auch in den Vierhügeln und in den Grosshirnganglien vorkommen: pag. 248 Körner, im Uebergang zu kleineren und grösseren mit Kernkörperchen versehenen Kernen, eingeschlossen in mehr oder minder scharf begrenzte, wasserhelle Lücken und innerhalb dieser Lücken von Häufchen, theils farbloser, theils gelblicher Moleküle umgeben. Nach innen wandeln sich die von Molekülen umgebenen Kerne allmählig in deutlicher contourirte, entschiedener gelbe, theilweise ästige Zellen um. Verfasser hält, wie man auch aus letzterer Beschreibung ersieht, an der früher von ihm und Merkel gegebenen Vorstellung (Zeitschr. für ration. Medicin, 34. Bd.) der zelligen Elemente der grauen Hirnsubstanz fest. Die gelblichen oder röthlichen Körperchen in den Epithelzellen der Plexus choroidei des Gehirns hält Henle für Pigment, welches aus rückgebildeten in die Epithelzellen eingedrungenen Blutkörperchen entstanden ist.

Stark (7) neigt sich zu der Henle'schen Auffassung von der Bedeutung der Körner in der Hirnsubstanz und ihrer allmähligen Umwandlung zu Nervenzellen. Die grossen vielstrahligen Nervenkörper möchte er nicht mehr für einfache Zellen, sondern für complicirte, höher organisirte Gebilde ansprechen und ihnen demnach den vielfach gebrauchten Namen „Nervenkörper" als den passendsten vindiciren. Die graue Hirnrinde ist in ihrer äussersten Schicht rein moleculär und ist diese Schicht als eine nervöse Bildung aufzufassen. Ebenso sind die sogenannten Körner der Kleinhirnrinde nervöser Natur. Verf. bestätigt die Angaben Frommann's vom Zusammenhange der Nervenkörperfortsätze mit den Kernen und Kernkörperchen. Er giebt davon zahlreiche klare Abbildungen.

Rindfleisch (8) vermochte nach 10–14 tägiger Maceration kleiner Hirnrindenstückchen des Kaninchens in $\frac{1}{4}$ pCt. Ueberosmiumsäure durch sorgfältiges Ausschlemmen in Glycerin unter dem Deckglase feine markhaltige Nervenfädchen darzustellen, welche auf der einen Seite varikös erschienen „durch die Marktröpfchen, die daran hängen, wie die Thautropfen an einem Spinnwebfaden." (Beiläufig bemerkt die beste Schilderung von den feinen Varikositäten ächter Nervenfasern, die Ref. kennt. Ganz in derselben Weise erhielt Ref. die feinen varikösen Fäserchen aus der Endausbreitung des N. acusticus in der Schnecke, und ist der Ansicht, dass die ächten Nervenvarikositäten immer durch feine Marktröpfchen bedingt werden; die nackten Axencylinder und Axenfibrillen sind nicht varikös.) — „An der anderen Seite verliert sich das Mark und es geht ein feiner Faden daraus hervor, der sich nach kurzem Verlauf noch mehr verjüngt, dann aber plötzlich in einem Büschel feinster Fäserchen sich verästelt, welche wieder denselben unendlich zarten Uebergang von „Fädigen" in das „Körnige" zeigen, wie die verästelten Ausläufer der Ganglienzellen." Rindfleisch spricht sich mit Rücksicht auf die unverästelten Axencylinderfortsätze hiernach für eine doppelte Endigung markhaltiger Nervenfasern im Gehirn aus. Die eine durch die Axencylinderfortsätze in den Ganglienkörpern, die andere, wie hier geschildert, in der intermediären „körnig-faserigen" Hirnrinde. Letztere würde dann als die eigentliche „Centralnervensubstanz" erscheinen, während für die Ganglienzellen nur die ihnen von Max Schultze zugewiesene Bedeutung als Sammel- und Umlagerungsapparat der nervösen Erregung übrig bliebe.

Butzke (9), welcher im Laboratorium von Rindfleisch arbeitete, bestätigt zunächst dies Verhalten der grauen Hirnrinde zu den Nervenfasern. Dann macht er weitere Angaben über das Verhalten der Axencylinderfortsätze der Ganglienzellen. Es bleibt ihm fraglich, ob dieselben faserig seien. An der Ganglienzelle theilen sie sich in 2–3 Schenkel, welche sich zwischen die feinen Fibrillen der Zellsubstanz einsenken und mehr oder weniger tief in die Ganglienzelle eindringen. Ob sie hier bis zum Kern vordringen, entscheidet Verf. nicht. – BUTZKE bediente sich einer Lösung von Chloralhydrat von 1 : 1–1 : 10; damit lässt sich das Mark der Nervenfasern sehr gut entfernen. Gute Dienste leistete ihm auch die Verbindung von ½ pCt. Ueberosmiumsäure mit der Chloralhydratlösung.

Mittelst der Färbung durch Goldchlorid-Kaliumlösung (s. STRICKER's Handbuch der Gewebelehre, Art. „Rückenmark") erhielt Gerlach (10) an den Centralwindungen des menschlichen Grosshirns folgende Resultate:

Ausser den längst bekannten in die graue Substanz eintretenden markhaltigen Fasern, welche radiär verlaufen, kommen, namentlich in den Zwischenräumen zwischen den Bündeln der radiären, zahlreiche, markhaltige horizontal verlaufende Fasern vor. Sie treten sowohl unter einander, als auch mit den radiären Fasern in Verbindung, wodurch ein grossmaschiges Netzwerk markhaltiger Fasern entsteht, welches schon bei 60facher Vergrösserung gesehen werden kann. – In den Lücken dieses grossen Netzes markhaltiger Fasern liegt neben den dort gleichfalls vorhandenen Ganglienzellen ein zweites, äusserst feinmaschiges Netz feinster, markloser Fasern, welches nur mit starken Immersionssystemen anschaulich gemacht werden kann. In dieses Netz gehen über einerseits die feinsten Ausläufer der Protoplasmafortsätze der Nervenzellen, andrerseits entwickeln sich aus demselben die markhaltigen Nervenfasern des vorhin genannten grossmaschigen Netzes. RINDFLEISCH [s. d. Ber. (8)] hat angenommen, dass zwischen den Endigungen der Protoplasmafortsätze und den ersten Anfängen des Nervenfasernetzes eine feinkörnige Masse eingeschaltet sei. GERLACH konnte durch die Goldmethode die directe Continuität des Netzes bis zu den Protoplasmafortsätzen nachweisen.

An vielen Nervenzellen fand GERLACH auch einen Axencylinderfortsatz, jedoch nur an jenen grösseren Formen, welche einen breiten, häufig sehr langen, sich verästelnden Protoplasmafortsatz nach der Hirnoberfläche und zahlreiche feinere Fortsätze nach einwärts senden. Unter diesen letzteren befindet sich immer der Axencylinderfortsatz und die dazu gehörige markhaltige Nervenfaser zieht dann mit den radiären Fasern weiter. Sonach existirt, wie im Rückenmark und der Kleinhirnrinde, eine doppelte Art des Ursprunges markhaltiger Nervenfasern und zwar:

a) eine directe, von den Zellen ausgehende, vermittelst der Axencylinderfortsätze und

b) eine indirecte, netzförmige, vermittelst der Protoplasmafortsätze.

Somit hätte nunmehr GERLACH dieses ausserordentlich wichtige Factum für die hauptsächlichsten Localitäten der nervösen Centralorgane überall nachgewiesen.

Nach KELLMANN (11) zeigen die Kerne der Ganglienzellen aus dem electrischen Lappen von Torpedo den Nucleolus, umgeben von einer körnigen Protoplasmamasse, von welcher 3–6 Fortsätze gegen den Rand des Kernes ausgehen. Ausserdem geht vom Kernkörperchen direct noch ein helles, breiteres Band aus, welches sich in vielen Fällen unzweifelhaft direct in den Axencylinderfortsatz der Ganglienzelle selbst begiebt. Das Schicksal der feinen Fortsätze aus der den Nucleolus umgebenden Protoplasmamasse konnte nicht näher verfolgt werden. Verf. erinnert an die ähnlich lautenden Angaben von FROMMANN, J. ARNOLD, ARNSTEIN und JOLLY, und weist darauf hin, dass, wenn auch nicht ausnahmslos dieser Zusammenhang des Axencylinderfortsatzes mit dem Kernkörper demonstrirbar sei, doch aus den sicher constatirten Fällen dieser Art geschlossen werden müsse, dass eine Summe von Ganglienzellen wirklich Ursprungsstätte von Nervenfasern seien und nicht blosse Zwischenstationen, wie die neueren Erfahrungen von MAX SCHULTZE (und RINDFLEISCH, diesen Bericht Nro. 8) glaubhaft machten.

ILJASCHENKO (12 und 13) resumirt seine wichtigen Mittheilungen über die Beziehungen der Rückenmarksfasern zum Gehirn in folgender Form:

Innerhalb des verlängerten Markes und der Varolsbrücke finden sich bei allen Wirbelthieren Ganglienzellen an ganz bestimmten Localitäten, welche man bisher als unregelmässig zerstreut liegend und als Verbindungsglieder für transversale Fasersysteme angesehen hat. Diese Zellen liegen in der Strecke zwischen 2. und 3. Halsnervenpaar, der Pyramidenkreuzung gegenüber, bis zum hinteren Drittheil des Pons. Bei Fischen sind sie am wenigsten zahlreich, beim Menschen am zahlreichsten vorhanden, sodass sie in geradem Verhältniss zur Stärke des Hirnstammes stehen. Die nervösen Rückenmarksfasern zerfallen im Bereiche dieser Zellengruppen in feine, zu jenen Zellen hintretende Fäserchen. Jenseits dieser Zellenlager zeigt die Hirnstructur einen grundverschiedenen, histologischen Character. (Wie? ist aus dem kurzen Berichte nicht ersichtlich). Verf. schliesst aus diesen Befunden, dass fast alle Rückenmarksfasern zunächst in den genannten Zellensystemen eine Endigung finden dürften und nur wenige von ihnen ununterbrochen zum Klein- und Grosshirn verlaufen.

An der Kreuzung der Pyramiden nehmen Rückenmarksfasern nur sehr geringen Antheil; die Hauptmasse der sich daselbst kreuzenden Fasern sollen vom Gehirn entspringende zum verlängerten Marke hinziehende Fasern sein. Die Fasciculi teretes der Rautengrube bilden die longitudinalen Wurzeln der rein motorischen Nerven der Medulla oblongata: Hypoglossus, Facialis, Abducens und Portio minor Trigemini; Die motorisch-sensiblen Nerven: Accessorius, Vagus und Glossopharyngeus haben ihre longitudinalen Wurzeln in den dunklen, runden Bündeln, welche innerhalb der Medulla oblongata zusammen mit dem Kern des Nervus glossopharyngeus endigen und mit dem Kern der motorischen Wurzel des Accessorius auftreten.

In der 2. Arbeit (13) beschreibt Verf. dreierlei Zellen, Ganglienzellen, Bindegewebszellen und Zellen für Gefässanlagen, welche mit den äusseren Wandungen der Gefässe durch Fortsätze in Verbindung stehen sollen.

Die unter Kollmann's Leitung gearbeitete Mittheilung Weber's (14) ergab nach des Verf.'s eigener Zusammenstellung (S. 217) folgende Resultate:

1) Nicht alle zelligen Gebilde, welche man unter dem Namen der freien Kerne zusammenfasst, sind Bindegewebszellen oder Lymphkörperchen. Ein Theil ist entschieden nervöser Natur;

2) die Bindegewebszellen und namentlich ihre Ausläufer zeigen eine sehr grosse Widerstandsfähigkeit gegen die Zersetzung und gegen die Einwirkung der üblichen Macerationsmethoden; die Nervenzellen haben ungemein zerbrechliche Fortsätze, welche der Zerstörung sehr rasch anheim fallen. Die Fasern, welche mit den Bindegewebskörperchen zusammenhängen, sind sehr zahlreich (10—20), die jener körnigen Gebilde, welche zu den Nervenelementen gehören, übersteigen wohl selten die Zahl 3. Die Ausläufer der Bindegewebskörperchen sind gleichmässig hell und lassen Theilungen constatiren, die der Nervenzellen sind körnig und wegen der leichten Zerstörbarkeit nur kurze Strecken erhalten. Auch sind die Kerne der Nervenzellen von denen der Bindegewebszellen durch das glänzende Kernkörperchen charakteristisch verschieden.

Golgi, Jastrowitz und Boll geben eine genaue Untersuchung über die Bindesubstanz der Centralorgane, sowie über die Lymphbahnen derselben. Bezüglich der Resultate will Ref., um Wiederholungen zu vermeiden, auf den Bericht über die jüngste und ausführlichste Arbeit, die von Boll verweisen, an welchem Orte auch auf die Untersuchungen Golgi's und Jastrowitz' Rücksicht genommen werden soll. Nur einige Einzelheiten sind hier noch besonders hervorzuheben. Die Körner der Körnerschicht der Kleinhirnrinde sieht Golgi (15) sämmtlich für Bindegewebselemente an. Er hat ferner zur Erforschung der Lymphräume des Gehirns, über welche er zuerst genauere Aufschlüsse gibt, das im Referate über Boll's Werk besprochene Verfahren der Erhärtung kleiner Stücke in Ueberosmiumsäure angewendet.

Die Deiters'schen bindegewebigen Zellen sind ebenfalls vom Verfasser auf das Genaueste beschrieben und in ihrer allgemeinen Verbreitung im nervösen Centralorgane nachgewiesen worden.

Jastrowitz (16) hat bei Gelegenheit pathologischer Untersuchungen, namentlich über die Virchow'sche Encephalitis congenita, sehr werthvolle Angaben über den feineren Bau des Centralnervensystems gemacht, welche in vielen Punkten mit den Beobachtungen von Golgi übereinstimmen und neuerdings in den meisten Stücken von Boll (s. weiter unten) bestätigt worden sind.

Die graue Hirnrinde hält Verfasser für eine feinkörnige Masse. Die Körnchen sollen aber längliche Plättchen darstellen.

Die von Deiters zuerst beschriebenen Zellen mit zahlreichen feinen Fortsätzen hat Jastrowitz unter dem Namen: „Spinnenzellen" sehr genau dargestellt und findet zwischen den Fortsätzen derselben feine, interfibrilläre Körnchen. In der weissen Substanz des Corpus callosum werden als eine zweite Schicht unter der zu oberst gelegenen Nervenfaserschicht kleine Ganglienzellen beschrieben. Besonders macht Jastrowitz aufmerksam auf die in embryonalen Gehirnen und in den Gehirnen Neugeborener so zahlreich vorkommenden Körnchenzellen unabhängig von jeglichem patholog. Befund. Diese Körnchenzellen sollen zu dem Bindegewebsgerüst der Centralorgane gehören. Das Nervenmark soll aus einer Verfettung der zwischen den zuerst entstehenden Axencylindern verbundenen molecularen Masse hervorgehen. Die im Gehirn vorhandenen amoeboiden Zellen sollen den Ueberschuss dieser verfetteten Masse in sich aufnehmen.

Weitere Angaben über die Arbeit von Jastrowitz s. in dem folgenden Refer. über die Untersuchungen Boll's.

Die Arbeit Boll's (17) umfasst in vier Capiteln: 1) das Bindegewebe der nervösen Centralorgane, 2) die nervösen Elementartheile derselben, 3) die perivasculären und epicerebralen Räume, 4) die Entwickelung der nervösen Centralorgane.

In der Darstellung des Bindegewebes der weissen Substanz des Rückenmarkes stimmt B. am meisten mit den Anschauungen von Jastrowitz und Golgi überein. Die bindegewebigen Septa des Rückenmarks, wie sie bisher allgemein bezeichnet worden sind, und die von der grauen Substanz der Hörner ausgehen, bestehen aus Gefässen und eigenthümlichen, wie eine Adventitia die Gefässe umkleidenden Zellen, welche genau zuerst von Deiters beschrieben worden sind. Diese Zellen haben eine grosse Aehnlichkeit mit den Formen embryonaler Bindegewebszellen, welche Vf. an einem anderen Orte (s. Ber. für 1871) geschildert hat. Das Charakteristische derselben sind die äusserst zahlreichen, langen, feinen Fortsätze, die, den Abbildungen nach zu schätzen, an hundert und mehr betragen können und entweder radienartig von der Gegend des Kernes ausstrahlen, oder aber pinselförmig nach einer oder zwei Seiten abgehen. Zellprotoplasma ist nur in sehr geringer Menge um den Kern und in Form feiner Körnchen zwischen den Fortsätzen erhalten (interfibrilläre Körnchen). Die feinsten Septa bestehen einzig und allein aus diesen Zellen. Die Fibrillen zeigen sich gegen Essigsäure resistent, doch will Vf. die Frage, ob sie elastische (Gerlach), oder Bindegewebsfibrillen seien, nicht entscheiden.

In der weissen Substanz des Gehirns finden sich die Deiters'schen Zellen ebenfalls wieder; ausserdem jedoch — und darin besteht ein Unterschied zwischen Gehirn und Rückenmark — fortsatzarme Zellen mit gut entwickeltem Protoplasmaleib, welche auf Längsschnitten in Längsreihen zwischen den Nervenfaserbündeln erscheinen (Henle), auf Querschnitten jene Bündel scheidenartig umfassen.

Ausser diesen Zellen: „scheint im Rückenmark sowohl wie im Gehirn zwischen den Nervenfasern eine sehr feinvertheilte, feinkörnige Substanz vorzukommen." (p. 28.) Boll schildert zahlreiche Uebergangsformen zwischen den Deiters'schen Zellen und den fortsatzarmen Zellen der Hirnsubstanz, so dass ein principieller Unterschied zwischen der Bindesubstanz des Gehirns und der des Rückenmarkes in Bezug auf die weissen Stränge nicht existirt. In dieser Beziehung befindet sich Vf. mit Jastrowitz, dessen Schilderung er im Uebrigen bestätigt, im Widerspruch. Jastrowitz hatte die

Deiters'schen Zellen als gänzlich von den in Längsreihen liegenden Zellen verschieden angenommen. — Mit Bezug auf das Ependym der Gehirnventrikel betont Boll gegen Jastrowitz das regelmässige Vorkommen von einschichtigem, kurzcylindrischem Flimmerepithel in continuirlicher Lage, dessen Zellen mit langen, feinen Ausläufern in die Tiefe dringen und nicht mit Fortsätzen von Deiters'schen Zellen verwechselt werden dürfen. Unmittelbar unter dem Epithel findet sich eine Lage Deiters'scher Zellen, jedoch nicht überall von gleicher Stärke; an einzelnen Stellen ist dieselbe nur sehr schwach entwickelt. Zur Untersuchung des Bindegewebes der weissen Substanz empfiehlt Vf. besonders die Max Schultze'sche dünne Chromsäurelösung, die Ueberosmiumsäure in maceriender Concentration, und für die Erhärtung die Gerlach'sche Methode (Doppeltchromsaures Ammoniak von 2 pCt.).

In der grauen Substanz finden sich verschiedene Formen bindegewebiger Elemente und zwar 1) Deiters'sche Zellen, überall zerstreut, besonders in Begleitung der Blutgefässe. 2) Die von Kölliker beschriebenen anastomosirenden Zellennetze, welche Letzterer als Grundform des Bindegewebes im Centralnervensystem überhaupt angesehen wissen wollte. Diese Zellennetze finden sich besonders in den Körnerschichten des Ammonshornes und des Cerebellums; sie gleichen ganz den Zellennetzen der Lymphdrüsen; nur sind im Gehirn die Netzbalken nie so scharf und glatt contourirt, sondern leicht granulirt durch zahlreich anhaftende Körnchen. Die Zellenausläufer stehen mit der Adventitia capillaris der Haargefässe im Zusammenhange; 3) ein Theil der sogenannten Körner der Körnerschichten. Diese bindegewebigen Körner halten sich stets an die Balken des Netzwerkes und erscheinen entweder als die Kerne jener Netzzellen oder als den Netzbalken äusserlich aufgelagerte Elemente. Es mag hier gleich bemerkt werden, dass eine Unterscheidung dieser bindegewebigen Elemente der Körnerschichten von den nervösen Zellen derselben an Isolationspräparaten mitunter nur sehr schwer, an Schnitten gar nicht zu treffen ist. Die nervösen Elemente haben relativ grosse, den Zellenleib fast ganz ausfüllende Kerne und deutlich ausgeprägte Kernkörperchen. 4) Die sogenannte moleculäre graue Hirnmasse. Ueber die feinere Textur dieser letzteren sind bekanntlich die Ansichten der Forscher sehr getheilt, indem die einen mit Max Schultze sie aus einem höchst feinen Fasernetz bestehen lassen, die anderen mit Ehrenberg und Henle sie als granulirt, feinkörnig bezeichnen. B. schliesst sich dieser letzteren Ansicht an und vergleicht das mikroskopische Bild der granulirten grauen Masse der Hirnrinde mit dem Aussehen eines frisch gefallenen Reifes. Er gewann diese Ansicht hauptsächlich nach Untersuchung in Humor aqueus, Jodserum, dünner Chromsäure und 1/procentiger Ueberosmiumsäure. Für diese letztere Flüssigkeit müssen sehr kleine und recht frische Stückchen Gehirnrinde gewählt werden. Die Granulirung dieser grauen Masse ist jedoch von der des gewöhnlichen Zellprotoplasma verschieden, indem die einzelnen Körnchen nicht gleichmässig diffus vertheilt erscheinen, sondern in einer eigenthümlichen, schwer zu schildernden Weise, wie er sagt, zu reifartigen Figuren gruppirt und an einander gelegt sind. Bestimmt spricht sich B. an dieser Stelle noch besonders gegen die Ansicht R. Wagner's, Stephany's, Arndt's und Rindfleisch's aus, welche diese graue Deckmasse für nervös erklärt haben.

Zwischen diesen verschiedenen Elementen der Bindesubstanz finden sich, wie namentlich Henle und Merkel nachgewiesen haben, vereinzelte Wanderzellen. Die Ansicht der letzteren beiden Forscher, der zufolge diese zuletzt beiden Zellen als gewissermassen indifferente Bildungselemente zu betrachten seien, aus denen sich einerseits die Bindesubstanz, andererseits die Nervenzellen und -Fasern entwickeln sollen, erklärt Vf. für unhaltbar.

Die verschiedenen Formen der Bindesubstanzgebilde führt B. unter Berücksichtigung ihrer Entwicklungsgeschichte auf ein einheitliches Structurprincip in folgender Weise zurück: Es kommt auf den verschiedenen Grad der Metamorphose des Protoplasma's der embryonalen Bildungszellen des Bindegewebes an, ob in dem einen Falle Deiters'sche Zellen, in dem anderen Falle die graue körnige Substanz der Hirnrinde entsteht. In dem ersteren Falle (Deiters'sche Zellen) wandelt sich der grösste Theil des Zellprotoplasma's in Fibrillen um, während nur eine geringe Menge desselben in Gestalt der interfibrillären Körner zurückbleibt. In dem anderen Falle findet gar keine Metamorphose in Bindegewebsfibrillen statt, sondern das Protoplasma der Zellen verschmilzt zu jener vorhin geschilderten granulirten Masse (Hirnrinde). Die Uebergangsstufe zwischen beiden Extremen wird durch die Kölliker'schen anastomosirenden Zellennetze gebildet.

Der zweite Theil der Boll'schen Arbeit handelt von den nervösen Elementartheilen der Centralorgane. Zunächst, das Rückenmark anlangend, bestätigt Boll im Grossen und Ganzen die Angaben von Deiters bezüglich der Ganglienzellen; und von Gerlach bezüglich des netzförmigen Systems zahlreicher, feiner, transversaler Nervenfasern in den grauen Hörnern und auch in der weissen Substanz. Mit Hadlich und Kölliker leugnet er einen Unterschied zwischen den verschiedenen Protoplasmafortsätzen der Ganglienzellen, wie ihn Deiters angenommen hat. Der Axencylinderfortsatz erscheint an seinem Ursprunge von der Ganglienzelle zuerst homogen, erst später tritt die von Max Schultze beschriebene feine Längsstreifung auf. Einen Zusammenhang der Fortsätze mit dem Kern der Ganglienzellen hat Vf. nie beobachtet; dagegen sah er einige Male die von J. Arnold beschriebenen feinen Linien, welche, von den Kernkörperchen ausgehend, die Substanz des Kernes durchsetzen. Einmal sah er einen Axencylinderfortsatz von einer Ganglienzelle aus bis dicht an die freie Fläche des Rückenmarkes in der Faserung der vorderen Wurzeln verlaufen. Vf. schliesst sich der Ansicht Gerlach's, dass die verästelten Fortsätze der Rückenmarksganglienzellen in das erwähnte Netzwerk feiner markloser Nervenfasern der grauen Substanz übergehen, und dass sich aus diesem Netz gröbere Nervenfasern wieder zusammensetzen, an. In den Hinterhörnern werden dreierlei Arten von Nervenzellen unterschieden: 1) Zellen, von der Grösse der Vorderhornzellen, mit stark abgeplattetem Zellenleibe und grossen bandartigen Fortsätzen, 2) lange, schmale, spindelförmige Zellen, von deren Fortsätze an beiden Längspolen abtreten, 3) kleine sternförmige Zellen, mit verhältnissmässig derben Fortsätzen. Ebenso wie Deiters und Gerlach hat Vf. an allen drei Arten dieser Zellen Fortsätze gefunden, die sich wie Axencylinderfortsätze ausnahmen. Die Gerlach'sche Hypothese, der zu Folge die hinteren Wurzelfäden sich ausschliesslich aus den feinen, netzförmigen Nervenfasern entwickeln sollten, die vorderen dagegen aus den Axencylinderfortsätzen, weiterhin die Angabe Gerlach's, dass an den Zellen der Clarke'schen Säulen der Axencylinderfortsatz ausnahmslos fehle, wird vom Vf. dahin besprochen, dass zur Zeit nach dem thatsächlich vorhandenen Material eine bestimmte Entscheidung sich noch nicht treffen lasse. In der weissen Substanz des Grosshirns fand Vf. kleine multipolare Ganglienzellen in grösserer oder geringerer Anzahl, welche sich mittelst eines Axencylinderfortsatzes an die vorbeistreichenden Nervenfasern anschliessen. In der weissen Substanz des Rückenmarkes fehlen diese Zellen gänzlich, ebenso in der weissen Substanz des Kleinhirns.

Die Rinde des Kleinhirns anlangend, beschreibt Vf. mit Deiters, Hadlich und Koschewnikoff an den Purkinje'schen grossen Nervenkörpern einen centralen Axencylinderfortsatz, welcher unverästelt durch die Körnerschicht hindurchzieht und zum Axencylinder einer markhaltigen Nervenfaser wird und die peripherisch verlaufenden Protoplasmafortsätze. Diese letzteren gehen in der grauen Deckplatte in das von Hadlich am genauesten beschriebene feine Netzwerk markloser Nervenfasern über, welches in seinem weiteren Verlaufe wieder zur Körnerschicht sich umbiegt. Andererseits geht ein Theil der markhaltigen Nerven aus der Markschicht der Gyri in die Körnerschicht über, woselbst dieselben in äusserst reichhaltiger Theilung sich in ein feines Netz markloser Fasern auflösen, welches mit dem Netzwerk der vorhin beschriebenen Protoplasmafortsätze der Ganglienzellen anastomosirt.

Die von Deiters in der molekulären Rindenschicht beschriebenen kleinen, bipolaren Ganglienzellen leugnet Vf. In der Körnerschicht finden sich ausser den oben bereits besprochenen Bindesubstanzzellen zweierlei Arten von Ganglienzellen: 1) die von Deiters beschriebenen multipolaren, pigmentirten Nervenkörper und kleine bipolare Ganglienzellen, welche ganz den kleinen bipolaren Ganglienzellen in den Körnerschichten der Retina gleichen und in den Verlauf der einzelnen Nervenfasern eingeschaltet sind (auch vom Ref. sind — Zeitschrift für rationelle Medicin. 3. R. Bd. 20 — kleine, in den Verlauf von Nervenfasern eingeschaltete Ganglienzellen in der Kleinhirnrinde beschrieben worden).

In Bezug auf die Grosshirnrinde spricht sich Vf. für die hier (Nro. 10) mitgetheilten Angaben Gerlach's gegen die Ansicht von Rindfleisch (Nro. 8) aus.

Die Schichtung der Hirnrinde bei kleinen Säugethieren, auf deren Untersuchung Vf. sich beschränkt hat, fand er wie Stieda (Cbl 1872 Nro. 13 und 14). Die bekannten pyramidenförmigen Ganglienzellen beschreibt er wie Meynert, hält jedoch die eckige Form des Kernes für ein Kunstproduct, da an Osmiumpräparaten derselbe stets rund erscheint.

Der dritte Abschnitt handelt von den epicerebralen und perivasculären Räumen der Centralorgane. Hier stimmt Vf. mit den Angaben Golgi's durchaus überein, wonach man um die Gefässe zweierlei Räume unterscheiden muss. Der eine dieser Räume ist ein physiologisch existirender, Boll nennt ihn den „adventitiellen Lymphraum". Derselbe findet sich zwischen der Adventitia und der eigentlichen Gefässwand; man bekommt diesen Raum also auch an vorsichtig aus der Hirnsubstanz herausgezogenen Gefässen zu Gesicht. Der zweite, der sogenannte perivasculäre Raum, erscheint bekanntlich auf Durchschnitten zwischen der Hirnsubstanz und der Gefässadventitia und ist, wie Roth gefunden hat, von feinen Bindesubstanzbälkchen durchzogen. Dieser Raum ist ein bei unzweckmässiger Erhärtung des Gehirns entstandenes Kunstproduct und wird vermieden, wenn man die Hirnstücke mit möglichster Conservirung ihres Blutgehaltes in 1procentiger Ueberosmiumsäure erhärtet. Die adventitiellen Lymphräume communiciren mit den Lymphgefässen der Pia mater; die perivasculären Räume lassen sich durch Einstich in die Gehirnsubstanz selbst injiciren, und es breitet sich von da aus die Injectionsmasse flach unter der Pia mater in dem sogenannten epicerebralen Raume aus. Diese Räume (perivasculäre und epicerebrale) communiciren aber normaler Weise niemals mit Lymphgefässen. Vf. weist darauf hin, dass bereits Virchow in seinem Archiv 1851 pag. 443 die adventitiellen Lymphräume, wenn auch nicht unter dieser Bezeichnung, beschrieben hat. Die pericellulären Räume hält Vf. wie die perivasculären für Kunstproducte. Mit Schwalbe behauptet er gegen Golgi, dass die subarachnoidealen Räume normaler Weise mit den Lymphgefässen der Pia nicht communiciren; auch den von Henle und Merkel beschriebenen epicerebellaren Raum erklärt Boll mit Golgi für ein Kunstproduct.

An der Grenze des Rückenmarkes, Grosshirns und Kleinhirns findet sich als äusserste Lage unter der Pia die bereits von Golgi beschriebene Grenzmembran, welche nach Boll einzig und allein aus pinselförmigen Deiters'schen Zellen besteht, deren Pinsel flach ausgebreitet sind. Auf der Kleinhirnrinde gehen die Stiele der Pinsel senkrecht in die Hirnsubstanz hinein und es treten somit hier kleine dreieckige Verbindungsbrücken auf: mit den Gefässen der Pia mater dringt für gewöhnlich nur sehr wenig Bindegewebe in die Gehirnmasse ein.

Das von Fleischl beschriebene „Hirnhäutchen" (s. den vorj. Bericht und Boblasky Nro. 21 dieses Berichtes) hält B. für bedingt durch Silberniederschläge in den Rinnen und Furchen zwischen den Deiters'schen Zellen der Hirnrinde.

Im letzten Absatze behandelt Vf. die Histiogenese. Ueber die graue Grosshirnrinde sagt er, pag. 116, Folgendes: „Von der Zeit an, in welcher die Grosshirnhemisphären makroskopisch (beim Hühnchen) als zwei an der Spitze des Centralorganes gelegene, solide, helle Knöspchen erscheinen, lassen sich im Gewebe derselben bereits ganz deutlich zwei verschiedene Arten von Zellen unterscheiden, Zellen, die bestimmt sind, sich zu Ganglienzellen herauszubilden und solche Zellen, die bestimmt sind, eine bindegewebige, nicht nervöse Substanz zu bilden, in der die Ganglienzellen eingebettet sind. Die ersteren sind stets deutlich als discrete Zellen mit gesonderter Zellsubstanz, Kern und Kernkörperchen nachzuweisen. Schwieriger ist die Begründung der Zellennatur für die zweite Art, da dieselben nur Kerne darzustellen scheinen, die in einer nicht weiter differenzirten protoplasmatischen Grundmasse eingebettet sind." — Vf. nimmt an, dass diese Kerne Zellen repräsentiren, deren Protoplasma zu einer gemeinsamen Masse confluirt sei.

B. will mit diesen Angaben die Frage, ob Bindegewebe und Nervensubstanz ursprünglich aus einer gemeinsamen Anlage hervorgehen, d. h. von Anfang an räumlich vereinigt sind, nicht präjudiciren. Die bindegewebigen Massen nehmen später gleichzeitig mit der auftretenden Vascularisation bedeutend an Volumen zu, wobei die anfangs dichtgedrängten Kerne weiter aus einander rücken; gleichzeitig nimmt die ursprünglich rein protoplasmatische Grundmasse das oben beschriebene reifartige Aussehen an. Vf. sagt hierüber (pag. 117): „dass es durch die formative Thätigkeit des Protoplasma (M. Schultze) zur Bildung einer Substanz komme, die sich am besten wohl der körnigen Eiweisssubstanz, welche sich in jedem Bindegewebe findet, homologisiren lasse."

Ueber die Entwickelung der Ganglienzellen kann Vf. nur berichten, dass die betreffenden, anfangs kugeligen Zellen später gewöhnlich gleichzeitig mehrere deutlich variköse Fortsätze direct aus ihrer Zellensubstanz aussenden.

Die weisse Substanz, deren Entwickelung Vf. besonders am Corpus callosum (Hühnchen? Ref.) untersuchte, erscheint anfangs ausschliesslich aus Zellen zusammengesetzt. Am 4. Bebrütungstage (Hühnchen) wechseln mit grosser Regelmässigkeit in diesen Zellenhaufen je ein Streifen rundlicher Zellen, mit je einem Streifen spindelförmig in die Länge gezogener Zellen ab. Aus den spindelförmigen Zellen werden die Nervenfasern, ihre Fortsätze gehen an beiden entgegengesetzten Polen als variköse Fäden direct aus der Zellsubstanz hervor, ohne mit Kern oder Kernkörperchen in Verbindung zu treten.

Eine fibrilläre Textur ist an diesen Zellfortsätzen

niemals nachzuweisen. Kern und Kernkörperchen schwinden später; Vf. weiss über ihr Endschicksal nichts Bestimmtes anzugeben, auch vermag er nicht zu sagen, ob die definitiven Nervenfasern durch Verschmelzung mehrerer Zellen oder aus einer einzigen Quelle hervorgehen.

Die Markscheiden treten um die anfangs nackten Zellfortsätze (Axencylinder) als kleine fettglänzende Körnchen auf, welche zunächst zu einer diffusen Markmasse um und zwischen den Nervenfasern confluiren, und dann erst zu discreten Markscheiden um die einzelnen Axencylinder sich sondern. Auffallend ist die gleichzeitig mit der Markscheidenbildung auftretende, reichliche Ansammlung von Wanderzellen, welche mit kleinen, glänzenden Fettkörnchen mehr oder minder dicht angefüllt sind. Diese kleinen Körnchen gleichen ganz den primitiven Markelementen. Verf. stellt die Hypothese auf, dass die amöboiden Zellen jene Fettkörnchen aus dem Blute oder den übrigen Körpergeweben aufnehmen und sie den Axencylindern zur Bildung der Markscheide zutragen möchten. Er weist dabei auf die in der letzten Zeit des embryonalen Lebens stattfindende reichliche Fettproduction hin.

Die Bildungszellen des Bindegewebes der weissen Substanz ändern sich während der embryonalen Periode nicht wesentlich.

In Bezug auf die Untersuchungsmethode empfiehlt Vf. die Gerlach'sche Methode der Behandlung mit doppelt chromsaurem Ammoniak und mit Goldchloridkalium. Zur Erzielung guter Resultate sollte man möglichst kleine Stücke Substanz nehmen, dieselben nicht länger als 3—8 Tage in der Ammoniaklösung liegen lassen, das Rasirmesser beim Schneiden mit Wasser befeuchten, die Schnitte vor dem Einlegen in die Goldchloridlösung ein wenig mit Wasser abspülen und sie nicht länger als 12 Stunden liegen lassen. Die Menge der Goldlösung soll nicht zu gross sein.

Die Substantia gelatinosa centralis des Rückenmarks besteht aus reticulärer Bindesubstanz. Das auf letzterer ruhende flimmernde Cylinderepithel des Centralkanals sowohl als das der Ventrikel ist nach Mierzejewski (23) (anatom. Institut zu Göttingen) an der vorderen (ventralen) Wand des Rückenmarkcanals und an den entsprechenden Wänden der Ventrikel ein doppelt so hohes als an der hinteren. An den Uebergangsstellen der Ventrikel in den Subarachnoidealraum verwandelt sich das Cylinderepithel in Plattenepithel. Von der Valvula cerebelli ist die posterior inferior eine rein aus Piasubstanz bestehende Bindegewebshaut. Bei Injectionen ergab sich, dass die Verbindungsstelle der drei ersten Ventrikel dicht vor der Zirbeldrüse liegt. Erst bei stärkerem Druck wird auch die Communication über dem Thalamus opticus benutzt. Von den Ventrikeln aus gelangt die Injectionsflüssigkeit zuerst aus dem absteigenden Horn des Seitenventrikels über das Cornu ammonis weg in den Subarachnoidealraum. Die Communicationsspalte reicht von den Vierhügeln bis zum Uncus. Erst von der Basis aus steigt dann die Flüssigkeit an den Hemisphären auf. Nur die hintere Partie der Hemisphären und das vordere Ende des Kleinhirns werden von einem eigenen Reservoir auf den Vierhügeln versorgt. Der 4. Ventrikel communicirt über dem Calamus scriptorius (For. Magendii) mit der Hinterfläche des Kleinhirns und dem Subarachnoidealraum des Rückenmarks und ausserdem jederseits durch einen Gang zwischen Pedunculus cerebelli und Plexus choroideus lateralis mit subarachnoidealen Kleinhirnräumen und der Vorderfläche der Med. oblongata. Ein Foramen Bichati in der Fissura cerebri transversa magna existirt nicht.

Nach einer genauen Schilderung der Lage und der sonstigen makroskopischen Eigenschaften der Zirbeldrüse giebt Hagemann (24) in seiner, unter W. Krause's Leitung verfassten Inauguraldissertation eine Beschreibung des feineren Baues, die sich im Wesentlichen den Angaben Bizzozero's anschliesst (s. diesen Jahresbericht für 1871, pag 25). Nervenstämme sah H. besonders stark im vorderen Drittel, Ganglienzellen fanden sich überall verstreut vor. Ueber die Bedeutung des Organs konnte Hagemann auch auf dem Wege der vergleichenden Anatomie Nichts ermitteln.

An frischen Eingeweidenerven von rana temp. und escul. finden sich nach Angabe S. Mayer's (25) mitten unter den gewöhnlichen Nervenzellen Körper mit vielen platten Kernen und feinkörnigem Protoplasma. Sie sind manchmal in Fortsätze ausgezogen, manchmal besitzen sie eine kernführende Hülle. Diese Kern- oder Zellennester glaubt Mayer für Vorläufer echter Ganglienzellen ansprechen zu müssen. Indem einer der Kerne grösser und heller wird, beginnt ein Kernkörperchen sichtbar zu werden. Zugleich klüftet sich das Protoplasma um diesen neuen Nervenzellenkern zu einer jungen Ganglienzelle ab.

Die von Lavdowsky in der Harnblase des Frosches beschriebenen Endorgane (vergl. den vorj. Ber. und die Angaben von Inzani und Julliem in diesem Berichte. No. 28 u. 29), sowie die sogenannten Theilungen von Ganglienzellen müssten auf eine solche Abklüftung gedeutet werden.

Mayer leitet die Kernnester direct von rothen Blutkörperchen ab und erinnert dabei an eine Hypothese aus der früheren Kölliker'schen Schule, welche eine directe Umwandlung der Blutkörperchen zu Parenchym statuirte, so wie an gleichlautende Angaben von Stannius (Beobachtungen über Verjüngungsvorgänge im thierischen Organismus, Rostock und Schwerin 1853). — Er bringt mit Rücksicht auf die bekannten Angaben von Leydig und Stannius über das Verhalten der Nebennieren bei den Batrachiern, welche er bestätigt und erweitert, so wie auf die anderweitig bereits geäusserten Structurverhältnisse dieser Organe (Ganglienzellen, Entwicklung mit dem Sympathicus) die Nebennieren in eine innige Beziehung zum sympathischen Nervensystem. Die vielkernigen Zellen derselben fasst er ebenfalls als Brutstätten für Ganglienkörper auf. (Vergl. hierzu jedoch die neueren Angaben von A. von Brunn, s. diesen Bericht: Gefässe).

Verf. vertritt aufs Neue das relativ häufige Vorkommen von „apolaren" Ganglienzellen, die allmählich in Fasern auswüchsen. Die stete Neubildung von Ganglienzellen und Fasern aus den vorhin beschriebenen Brutelementen erklärt er durch die Nothwendigkeit einer steten Regeneration, da fortwährend Nervenelemente zu Grunde gingen. Die Ganglienzellen sind für Verfasser nichts anderes als

Reservematerial zur Ergänzung und Ernährung für Nervenfasern. — In Bezug auf die detaillirte weitere Begründung dieser einschneidenden und umgestaltenden Angaben des Verfassers muss Ref. auf das Original verweisen.

Aus der Habilitationsschrift von LANGERHANS (26), welche dem Ref. erst jetzt zugekommen ist, muss hier nachgetragen werden: 1) dass es Verf. gelang, durch die LUDWIG'sche Maceration (3–6 stündiges Kochen in salzsäurehaltigem Alcohol) die sympathischen Ganglienzellen mit ihrer Spiralfaser zu isoliren, welche man an gelungenen Präparaten als feinen, schärfer contourirten Fortsatz aus dem Zellprotoplasma hervorgehen und neben der geraden Faser verlaufen sieht. Die letztere wird dabei oft von der feinen Faser in einigen Windungen umkreist. In den sympath. Ganglienzellen von Coluber natrix fand Verf. regelmässig im Zellprotoplasma eine wechselnde Anzahl runder, matt-glänzender Körperchen, welche den Kern umgeben und $\frac{1}{4}-\frac{1}{12}$ von dessen Grösse besitzen. Mit Osmiumsäure färben sie sich dunkelbraun, mit Goldchlorid blauschwarz; eine Deutung dieser Gebilde konnte nicht gegeben werden.

KLEIN (27) bespricht in der vorliegenden Abtheilung seiner Untersuchungen über die terminalen Netzwerke markloser Nervenfasern, die Nerven der Blutgefässe (Arterien und Capillaren) der Froschzunge. In Goldchlorid-Präparaten ($\frac{1}{2}$ pro.) sieht man an diesen Gefässen zunächst längslaufende marklose Fasern, von denen zartere Reiser entspringen, welche ein mitunter sehr dichtes Netzwerk feinster Nervenfäden um das Gefäss bilden, gleich einer korbartigen Scheide; aus dieser gehen dann feinste Fäden hervor, welche in die Gefässwand auch in die (Capillarwände) selbst eintreten. Ihre Endigung hier wird von KLEIN nicht näher erörtert.

In Bezug auf den zweiten Theil seiner Mittheilung, den epithelialen Canal im Kaninchenschwanze betreffend, muss auf den Bericht für 1871 verwiesen werden.

INZANI (28), dessen Originalarbeit dem Referent nicht vorgelegen hat, beschreibt eine eigenthümliche Art von Nervenendigungen in verschiedenen Schleimhäuten, der Cornea und auch in Drüsen, wie z. B. in den Nieren die von JULLIEN (29) auch für das Peritoneum bestätigt wird. Demnach sollen die Nervenfasern nach wiederholter Theilung in blasse, marklose Fibrillen übergehen. Diese Fibrillen treten zunächst in kleine eigenthümlich geformte, glockenähnliche Körperchen ein (capsules Jullien). Im Innern dieser Nervenkapseln schwellen die Nervenfibrillen wieder an und treten am anderen Ende als zahlreiche, pinselförmig ausstrahlende, kurze Endfädchen wieder hervor, von denen jedes sehr bald mit einem kleinen Knöpfchen endigt. (Etwas ähnliches scheint, wie Ref. die Sache auffasst, TRUTSCHEL, s. den Ber. für 1870, Abth. 1, p. 33, gesehen zu haben.) INZANI bediente sich vorzugsweise des Goldchlorids, welches JULLIEN mit einer Haematoxylinfärbung verband.

Beim Menschen und den Säugethieren treten nach HOYER (31) die Nerven hauptsächlich an zwei Stellen in das Hornhautgewebe ein, 1) in gröberen Stämmen näher der Hornhauthinterfläche etwa im dritten Viertheil des Dickendurchmessers; 2) in feineren Zweigelchen näher der Vorderfläche. Die von der Conjunctiva eintretenden Fasern sind zum Theil bereits marklos. Die meisten Nervenfasern ziehen von ihrer Eintrittsstelle aus radiär gegen das Centrum der Hornhaut und besonders zum medianen Abschnitt des Centrums.

In Uebereinstimmung mit allen übrigen Forschern, mit Ausnahme von STRICKER fand HOYER die zunächst der Membrana Descemetii liegenden Hornhautschichten fast vollkommen frei von Nerven, nur (namentlich beim Meerschweinchen) vereinzelte Fäserchen liessen sich bis zur Descemet'schen Haut verfolgen.

Abgesehen von den gröberen Fasern unterscheidet HOYER hauptsächlich drei plexusartige Ausbreitungen und Lager von Nervenfasern in der Cornea.

1) den subbasalen Plexus.
2) den subepithelialen.
3) den intraepithelialen.

Der subbasale Plexus ist von den bisherigen Beobachtern fast ganz übersehen worden; derselbe liegt dicht unter der vorderen Basalmembran, namentlich in den peripherischen Schichten der Hornhaut (beiläufig sei hier bemerkt, dass Verf. nicht die vordere Basalmembran, sondern die derselben zunächst liegenden gekreuzten Bündelschichten der Hornhaut als Fortsetzung der conjunctivalen Bindegewebsschicht ansieht). In der subbasalen Schicht lassen sich beim Menschen wiederum 2 Lagen von Nervenplexus unterscheiden, eine oberflächliche aus feinsten varicösen Fibrillen bestehende und eine tiefe, aus dickeren Fasern zusammengesetzte Lage. Die dickeren Fasern dieser Lage sind bereits von anderen Forschern (v. LUSCHKA, SAEMISCH) gesehen worden.

Das subepitheliale Netz liegt unmittelbar auf der Basalmembran dicht unterhalb des Epithels und ist zuerst von COHNHEIM beschrieben worden. In Bezug auf das Bild dieses Plexus im Ganzen stimmen die Angaben des Verfassers mit COHNHEIM und ENGELMANN u. A. überein. Bezüglich des intraepithelialen Plexus, welchen Verfasser bis zwischen die Plattenelemente der äusseren Epithelschichten verfolgt hat, stimmt Verfasser am meisten mit KLEIN zusammen; doch weicht er in manchen Dingen von Letzterem wie von COHNHEIM ab, indem er knopfförmige Verdickungen an den freien Enden, sowie die feineren und gröberen Varicositäten an den Fibrillen und die Erscheinung besonders verdickter Fibrillen, die KLEIN als characteristisches Merkmal der oberflächlichsten Nervenschicht bezeichnet hatte, für Kunstproducte erklärt. Auch die von COHNHEIM beschriebenen, frei flottirenden Endknöpfchen konnte er nicht auffinden. Die die vordere Basalmembran durchbohrenden Aestchen zeigen sich sämmtlich noch aus mehreren Axenfibrillen zusammengesetzt und von einer myelinähnlichen Scheide umhüllt. Ganglienzellen, wie sie von

HIS und SAEMISCH angenommen wurden, liessen sich nicht constatiren. Es können hier leicht Verwechslungen mit den an den Knotenpunkten der Plexus befindlichen Kernen vorkommen, welche nach dem Verfasser als Neuroglia-Kerne zu betrachten sind. Diese Kerne fehlen im subepithelialen und intraepithelialen Plexus durchaus. Die Markscheide verliert sich bereits am Hornhautrande, jedenfalls bis zur erfolgten, zweiten Theilung der Nerven; gleichzeitig hört auch die SCHWANN'sche Scheide auf; nur eine feine Neuroglia setzt sich bis zum Durchtritt durch die Basalmembran an den Nervenfädchen fort. Das Eigenthümliche der Hornhautnerven ist nun, wie namentlich seit COHNHEIM's Untersuchungen bekannt wurde, die früh eintretende, immer weiter gehende Zerspaltung der nackten Axencylinder in unmessbar feine, variköse Fäserchen. Der Ausdruck „Primitivfibrille“ für letztere erscheint dem Verfasser mit Recht unzutreffend, weil man es einer solchen Fibrille nicht ansehen kann, ob sie in der That eine Primitivfibrille ist und sich nicht etwa noch einmal theilt. Er schlägt deshalb einfach den Namen „Fibrillen“ vor (Refer. meint, da wir mit „Fibrillen“ in der Histologie schon überreich versehen sind, zur Bezeichnung dieser feinsten Nervenelemente den unzweideutigen, nichts präjudicirenden, von ihm früher vorgeschlagenen Namen „Axenfibrillen“ auf's Neue empfehlen zu sollen).

In manchen Cardinalpuncten weicht nun HOYER von der Mehrzahl seiner Vorgänger ab. So nimmt er 1) nirgends ein Endnetz, also keine Verschmelzung der Fäden an, sondern überall nur eine Plexusbildung; 2) bestreitet er den Zusammenhang der Axenfibrillen mit den Ausläufern der Hornhautkörperchen und mit den vorderen Epithelzellen. Ob wirklich freie Enden innerhalb des Epithels vorkommen, konnte nicht mit Sicherheit entschieden werden; ebenso wenig will Verf. sich stricte gegen die Angabe von LIPMANN entscheiden, wonach einzelne Axenfibrillen mit den Endothelzellen der Descemet'schen Membran in Verbindung stehen.

In der Hornhautsubstanz selbst, namentlich in den vorderen Schichten, findet Verf. vielfach freie Enden der Axenfibrillen.

Es sei hier noch beiläufig bemerkt, dass Verf. sowohl bei Meerschweinchen, wie auch bei Fröschen eine vordere Basalmembran annimmt. — In der Hornhaut der Vögel, Reptilien und Amphibien fehlt eine eigentliche subbasale Schicht; in der Froschcornea tritt an deren Stelle der hintere, nahe der Descemet'schen Membran gelegene Nervenplexus, der von allen Forschern ziemlich übereinstimmend beschrieben worden ist. Im Epithel der Froschcornea gelang es HOYER die Nervenfäden nur zwischen den tieferen Epithelzellen zu sehen. Für die Fische kam Verf. zu keinem vollständig befriedigenden Resultate; er konnte nur constatiren, dass keine wesentliche Abweichung von den übrigen Vertebraten existirt. Die Untersuchungsmethode des Verfassers war die von COHNHEIM, HÉNOCQUE und KLEIN angegebene. Er giebt der älteren COHNHEIM'schen Methode den Vorzug, wenn es sich um die Nerven der eigentlichen Corneasubstanz handle. Das HÉNOCQUE-KLEIN'sche Verfahren dagegen bringt den intraepithelialen Plexus am besten zur Ansicht. Letztere Methode ersetzte Verfasser dadurch, dass er den nach 16—24stündigem Aufenthalt in destillirtem Wasser sich grau-blau färbenden Hornhaut 1–2 Tropfen einer photographischen Hervorrufungsflüssigkeit, welche Pyrogallussäure enthält, zu ½–1 stündiger Einwirkung zusetzt. — Der Arbeit liegt ein sehr ausführliches Literaturverzeichniss bei.

KUPFFER (32) hat unzweifelhafte Nervenendigungen an der frisch untersuchten Speicheldrüse von Blatta orientalis gefunden. Aus dem, die Drüse umspinnenden, äusserst reichen Nervengeflecht treten Stämme sich conisch erweiternd an die Propria heran. Das zellartig erweiterte Neurilemm geht in die Propria über, während zwischen den Nervenfasern Kerne mit spärlichem Protoplasma auftreten. Die Nervenfibrillen treten durch die propria hindurch und lassen sich als feine Fäden bis in die Speichelzellen verfolgen; hier theilen sie sich noch weiter und scheinen nicht gegen den Kern, sondern gegen einen eigenthümlich birnenförmigen kapselähnlichen Raum, das letzte Ende des Ausführungsganges zu verlaufen. An Muscidenlarven werden die Nerven durch die breiten Scheiden der Tracheen den Speicheldrüsen zugeführt. Wahrscheinlich treten auch hier Nervenfibrillen in die Speichelzellen ein. Besonders betont noch KUPFFER, dass er unzweideutige Tracheenenden in die Zusammensetzung der Speichelzellen habe eingehen sehen.

In den vorstehenden Mittheilungen beschreibt Palladino (33. 34) zunächst zahlreiche Ganglienzellen im Stroma der Submaxillardrüse, welche auch netzförmige Verbindungen untereinander eingehen. Von den ganglionären Geflechten treten Nervenzweige zu den Alveolen ab, welche unverzweigt als blosse Fasern die Alveolenwand durchbohren und sich, wie Reich, Schlüter und Pflüger angegeben haben, direct mit dem Protoplasma der Speichelzellen in Verbindung setzen.

Die Endigung der Nervenfasern an den Tasthaaren der Pferdelippen fand Palladino als eine netzförmige; die Nervenfädchen dringen dabei bis an die sogenannte Glashaut vor. Die Nerven konnten bis zum Halse der Follikel verfolgt werden. Endigung im Ringwulst (gegen Odenius u. A.) konnte Verf. nicht wahrnehmen. Auch scheint ihm die nervöse Natur der von Langerhans beschriebenen sternförmigen intraepithelialen Zellen zweifelhaft; er sah dagegen, jedoch nicht constant, knopfförmige Enden in der Malpighi'schen Schicht des Epithels.

Nach EIMER (39) liegen die LANGERHANS'schen Körperchen in der Haut der Kuhzitze in mehreren Schichten übereinander und dabei ebenso dicht, wie in der Menschenhaut, wo sie bekanntlich in einer Lage und zwar zwischen der dritten bis fünften Zellschicht des rete Malpighii gefunden werden. Häufig ragen bei der Kuhzitze diese Körperchen bis zu drei Viertel und mehr ihres Umfanges noch in die Cutispapillen hinein. Von den tief gelegenen Körperchen gehen Fortsätze nach abwärts, welche mit den Fortsätzen anderer Zellen der Papillen, die Bindegewebszellen vollkommen gleichen, sich verbinden; ein Zusammenhang mit Nervenfasern, wie PODKOPAEW und CHRSCH-

TONKOWITSCH ihn beschrieben haben, konnte mit Sicherheit hier nicht nachgewiesen werden; ebensowenig ein Zusammenhang mit Zellen und deren Kernen und Kernkörperchen. Die zahlreichen Fortsätze, welche die Körperchen nach den übrigen Seiten aussenden, fallen vielfach mit den Epithelgrenzen zusammen (EBERTH, PODKOPAEW); sie konnten nie bis in die Hornschicht verfolgt werden (ebenso LANGERHANS). Vgl. die gegentheiligen Erfahrungen RINKER's über die Schnauze des Maulwurfs. Ber. für 1871.

In der Haut von Beroë ovatus mit Forskäll, ferner mit Langerhans zusammen bei Carinaria und Pterotrachea, fand Eimer (40) dicht unter dem Epithel zahlreiche multipolare Zellen, deren Ausläufer einerseits mit unzweifelhaften varikösen Nervenfibrillen zusammenhingen, andererseits unter wiederholter dendritischer Theilung dem Epithel, welches in einschichtiger Lage die Körperoberfläche von Beroë überzieht, zustreben, um mit dessen Zellen sich zu verbinden. Leydig und Gegenbaur haben bei Carinaria schon ähnliche Zellen beschrieben.

EIMER betont die Aehnlichkeit dieser Zellen mit den LANGERHANS'schen Körperchen und zählt auf Grund dieser Beobachtungen auch die letzteren zu den nervösen Elementen. Die Lage unterhalb des Epithels spricht nicht dagegen, weil, wie vorhin angemerkt, in der Kehlkopfschleimhaut diese Körperchen auch zum Theil in der Cutis stecken. Ausserdem beschreibt Verf. das centrale Nervensystem von Beroë als zwei Centralkörper, welche durch einen Ring verbunden, den Trichter umfassen und ein ausserordentlich reiches Netz von feinsten varikösen Nervenfibrillen in der Körpersubstanz dieser Thiere, ferner die directe Verbindung von Nerven- und Muskelfasern.

Die sogenannten elektrischen Platten der pseudoelektrischen Organe von Mormyrus bestehen, wie BABUCHIN (41) zeigt, aus 3 Schichten. Die hinteren und die vorderen zeigen eine körnige Grundsubstanz mit in regelmässigen Abständen eingebetteten Kernen. Die mittlere, dünne, durchsichtige Schicht besteht aus zu einer Platte vereinigten Muskelbändern verschiedener Länge, die wie Holzsplitter wirr durcheinander liegen. Deshalb erscheint die Platte unregelmässig quergestreift. Sie verhält sich demgemäss auch gegen Chlorpalladium, Pikrinsäure, im polarisirten Licht wie der Muskel. Die eigenthümlichen verzweigten Fasern, die als zusammengebackene Axencylinder betrachtet werden, bestehen ebenfalls aus doppeltbrechender Substanz. An sehr kleinen Exemplaren von Mormyrus oxyrrhynchus war zu constatiren, dass an Stelle der noch nicht vorhandenen elektrischen Platten sich zu gewissen Zeiten Muskelfasern finden, die sich später ebenso differenziren, wie die embryonalen Muskeln bei Torpedo.

Bei der Untersuchung des Entwicklungsprocesses der elektrischen Kästchen der Rochen hat B. gefunden, dass an Stelle derselben sich Muskelfasern befinden, die ebenso liegen, wie die späteren Kästchen. Durch Anschwellung und durch Kernvermehrung verwandeln sich dieselben in birnförmige, geschweifte Körper. Später atrophiren die Schweife. Die einfachbrechende Substanz verwandelt sich in die im Innern der Kästchen durcheinander gekreuzten, mit Kernen versehenen Balken, während die vielfach gegen einander verschobenen doppeltbrechenden BOWMANN'schen Scheiben später die die Bauchseite bedeckende eigenthümlich meandrische Linienzeichnung bedingen.

Aus den Schlussresultaten der beachtungswerthen Arbeit SOLBRIG's (44) sind folgende hervorzuheben:

Die Ganglienzellen sind in den meisten Fällen membranlos; das Zellprotoplasma zeigt nach Behandlung mit Reagentien eine concentrische Streifung: die Kerne haben eine deutlich nachweisbare Membran. —

Bi- und multipolare Zellen sind selten, unipolare sind die häufigsten, apolare fehlen ganz. Directe Verbindungen zwischen 2 Ganglienzellen konnte Verf. nicht auffinden. Es müssen zweierlei Zellfortsätze unterschieden werden,

a) solche, die ungetheilt in eine Nervenfaser übergehen,

b) solche, welche sich ausserordentlich reichlich theilen. Diese feinen Theilfasern gehen in eine körnig-fasrige Masse (die bekannte LEYDIG'sche Punctsubstanz) über. Aus dieser Masse gehen die Nervenfasern zum Theil hervor. (Man bemerke die Uebereinstimmung, welche hier mit den neueren Erfahrungen über das Centralnervensystem der Wirbelthiere vorhanden ist. Ref.) Die Ganglienzellenfortsätze gehen in den meisten Fällen aus dem Zellprotoplasma hervor, einzelne Ausläufer nehmen ihren Ursprung auch aus dem Kernkörperchen. Die Nervenfasern sind dem Axencylinder der Wirbelthiere gleich zu setzen; sie haben im frischen Zustande keine fibrilläre Structur, und entbehren der SCHWANN'schen Scheide und des Markes.

Durch seine im Wesentlichen mit Frommanns Untersuchungen übereinstimmenden Ergebnisse der mikroscopischen Durchforschung der Nervenkörper aus dem Rückenmark des Rindes, der Med. obl. der Katze und der Gehirnrinde des Menschen glaubt STARK (46) sich zu der Annahme berechtigt, dass der bisher als Kern bezeichnete Theil der Ganglienzelle als die ursprüngliche, einfache Nervenzelle anzusprechen sei, während der Nervenkörper (die seitherige Ganglienzelle) eine Vervollkommnung der einfachen Nervenzelle (Kern der früher so genannten Ganglienzelle darstelle.

Seine Untersuchungen zeigen, dass in der That die sogenannten Körner der Hirnrinde die einfachsten, mit einer im Kernkörper endenden Nervenfibrille zusammenhängenden Nervenzellen darstellen und dass man in der Hirnrinde Uebergangsstadien in dieser einfachsten Nervenzelle zum fertigen Ganglienkörper antreffe.

Die genaueren histologischen Details, sowie die an die thatsächlichen Ergebnisse der histologischen Forschung angeknüpften theoretischen Raisonnements über den Werth und die Bedeutung der Nervenzellen und Nervenkörper siehe im Original.

Bernhardt (Berlin).

VII. Gefässe, Gefässdrüsen, Seröse Räume, Blut, Lymphe, Chylus.

1) Gerlach, J., Ueber den Bau der Gefässwände. Sitzungsberichte der physikalisch-med. Societät zu Erlangen v. 29. Jul. — 2) Cohnheim, J., Untersuchungen über die embolischen Processe. Berlin. 8. 112 SS. — 3) Tossel, [illegible] [illegible]

[illegible]

Werden Schnitte getrockneter Gefässe in eine schwache Lösung von Blauholz, welcher ein Minimum Alaun zugesetzt ist, 24 Stunden lang eingelegt, sodann einige Minuten in reine Essigsäure und schliesslich gleichfalls für einige Minuten in verdünnte Pikrinsäure gebracht, so färben sich die Muskeln violett, das Bindegewebe rothbraun und die elastischen Fasern strohgelb. An solchen Präparaten konnte GERLACH (1) demonstriren, dass die Länge und Feinheit der stäbchenförmigen Kerne in der Media in dem Maasse zunimmt, als das Lumen abnimmt und dass die innere Hälfte der Media der Aorta reicher an Muskeln ist als die äussere.

Aus der Arbeit Cohnheim's (2) über Embolie soll hier hervorgehoben werden zunächst die Schilderung des Kreislaufes in der Froschzunge, derentwegen Ref. auf das Original verweist und zweitens die Erklärung des physiologisch und pathologisch wichtigen Begriffs der „Endarterien", welchen Cohnheim einführt. Verf. versteht unter Endarterien solche Gefässe, welche sich ausschliesslich in Capillarverzweigungen auflösen, ohne noch mit anderen Arterien durch nicht capillare Zweige anastomotisch zusammenzuhängen.

Das Hauptresultat der interessanten Abhandlung Pavesi's (3), Assistenten am vergleichend anatomischen

Institute zu Neapel, ist der Nachweis eines gemeinschaftlichen Circulationssystems der jungen Pyrosoma-Colonien. Bekanntlich bestehen diese aus einer Art Amme, dem Cyathozoid Huxley's und vier Sprossen (jungen Ascidien), den Ascidiozooiden (Huxley). Letztere sind mit ihrer Amme durch einen allen gemeinsamen Strang verbunden. Pavesi zeigt nun, dass dieser Strang im Wesentlichen aus zwei Gefässen besteht. Das eine derselben — man könnte es die Arterie nennen — geht vom Herzschlauch der Amme aus, der zwischen der äusseren und inneren Leibeswand gelegen ist, das andere (Vene) vom Gefässsinus der Amme, welcher seinerseits wieder in das andere Herzende mündet. Beide Gefässe bilden, indem sie zusammenfliessen, in jedem Ascidienembryo einen Kreisbogen, so dass das vom Herzen in denselben eingepumpte Blut wieder zu letzterem zurückkehrt. Dieser Kreisbogen sendet aber vom ersten Embryo zum zweiten, von der Stelle des Zusammenflusses beider Gefässe aus, wieder eine Arterie und Vene, ebenso vom zweiten zum dritten, und vom dritten zum vierten; in letzterem ist natürlich nur ein einfacher Bogen vorhanden. So bildet gewissermassen der zweite, dritte und vierte Embryo je eine Art Nebenschliessung am Kreislauf des ersten, zweiten und dritten Bogens. Interessant ist die Beobachtung Pavesi's, dass die Bewegungsform des Herzens eine peristaltische ist und dass ihre Richtung nach etwa 30 — 40 Pulsationen mit zwischengeschobener kleiner Pause sich umkehrt, so dass nunmehr die frühere Arterie als Vene fungirt und umgekehrt.

Arnold (4) giebt im Verfolg seiner Untersuchungen die Entwicklung der Blutgefässe im embryonalen Glaskörper. Ref. kann in dieser Beziehung auf den vorjährigen Ber. verweisen, da im Princip keine Abweichung von dem dort beschriebenen Verhalten stattfindet. Nur ist zu bemerken, dass hier niemals eine endotheliale Zeichnung an den Gefässen auftritt, die Gefässe also als einfache protoplasmatische Röhren bestehen bleiben. (Vgl. die Angaben von Leyacher IV, 4-6 über die Capillaren des Knochenmarkes.)

Die Lymphgefässstämme an der Oberfläche des Herzens liegen der Beschreibung Wedl's (5) zufolge im subserösen Bindegewebe und ziehen unter vielfacher rechtwinkliger Knickung treppenförmig in der Richtung der oberflächlichen Faserzüge der Herzmusculatur von der Herzspitze gegen die Herzbasis hin. Im Parietalblatt des Herzbeutels finden sich ebenfalls reichliche Lymphgefässe, dagegen war Wedl nicht im Stande, dieselben im Endocard von Mensch, Schaf, Pferd nachzuweisen. Die Existenz der Lymphgefässstomata gegen die Herzbeutelhöhle hin, bezweifelt Wedl hier aus demselben Grunde wie an der Leber (6), indem es ihm nie möglich war, die Injectionsmasse in den Herzbeutel resp. die Bauchhöhle austreten zu sehen.

Quincke (7) giebt an, dass am Gehirn die Arachnoidea von der Dura durch eine kapillare Flüssigkeitsschicht getrennt ist, am Rückenmark hingegen die Arachnoidea der Dura dicht anliegt. Aus Zinnoberinjectionen in den Subarachnoidealraum des Rückenmarkes und den Subduralraum des Gehirns zieht Verf. folgende Schlüsse:

1) Es existirt ein Zusammenhang zwischen den Subarachnoidealräumen des Hirns und Rückenmarks.

2) In der Subarachnoidealflüssigkeit findet während des Lebens eine Strömung von hinten nach vorne und umgekehrt statt, der vom Rückenmark zum Gehirn aufsteigende Strom scheint stärker zu sein, als der umgekehrt gerichtete.

3) Es müssen Communicationen zwischen dem subduralen Raum des Schädels und dem subarachnoidealen am Hirn und Rückenmark existiren.

4) Ein Theil des Liquor cerebrospinalis kann durch die von den Nerven betretenen Wege abfliessen, einen andern Abflussweg bilden die Pacchioni'schen Granulationen (s. die Angaben von Axel Key und Retzius, siehe den Bericht für 1870, pag. 28, Abtheilung I.)

Die Dura mater des erwachsenen Menschen zerfällt nach Paschkewicz (8) in 3 Schichten. Die Innenfläche ist mit einer doppelschichtigen Epithellage bedeckt.

Nach Silberbehandlung erscheinen zwischen den Epithellinien, die auch bereits von R. Böhm beobachteten schwarzen Flecke, welche Verf. ebenfalls geneigt ist, als Stomata anzusehen. Die Capillargefässe der Dura bilden 2 Netze, ein oberflächliches schlingenförmiges und ein tieferes mit vorherrschender Längsrichtung, welches unmittelbar unter dem Epithel des inneren Blattes liegt. Beide Netze communiciren mit einander und mit den Venen der Aussenfläche der Dura.

Ueber die Lymphgefässe der Dura, welche von Mascagni bereits erwähnt worden, von neueren Autoren mit Ausnahme von v. Recklinghausen nicht wieder aufgefunden wurden, sagt Verf. Folgendes: „Die Lymphgefässe sind in der Dura in grossen Mengen vorhanden, sowohl scheidenförmig die Gefässe umgebend, als auch zwischen den Gefässschlingen. Die kleinsten Lymphräume stehen aller Wahrscheinlichkeit nach, mit der Cavitas serosa Cranii vermittelst der Spalten in Verbindung, welche zwischen den Epithelzellen sich öffnen. Verf. leugnet, dass das von Böhm beschriebene, sogen. accessorische Blutgefässnetz, welches einerseits mit den Anfängen der Lymphgefässe, andererseits mit den Blutgefässen communiciren solle, als eine besondere Bildung existire. Er identificirt dieses Netz mit seinem inneren Blutgefässnetz und leugnet die Communication desselben mit Lymphbahnen. Dagegen ist er sehr geneigt, eine Communication der grösseren Lymphgefässe mit den Sinus durae matris oder den grösseren Venen des Schädels zuzugeben, da er andere Abflusswege, wie z. B. durch das Foramen spinosum (Mascagni) aufzufinden nicht im Stande war. Doch konnte er diese supponirten Communicationen innerhalb des Schädelraumes nicht mit der genügenden Sicherheit feststellen.

Michel (9) kommt bei seinen unter Schwalbe's Leitung ausgeführten Untersuchungen über die Blut- und Lymphbahnen der Dura, was das von Böhm beschriebene intermediäre Netz und die Existenz von Lymphbahnen betrifft, im Wesentlichen zu denselben Resultaten wie Paschkewicz. Wie Paschkewicz bestreitet er die lymphatische Natur des eigenthümlichen Gefässnetzes in der inneren Schicht der Dura;

gegen BÖHM behauptet er ebenfalls, dass dieses Gefässnetz weder mit dem subduralen Raume noch mit den innerhalb der Dura vorhandenen Lymphspalten communicire, das Blutgefässnetz der Dura ist also ein geschlossenes. Die von BÖHM angestellten Versuche betreffend die Aufnahme von Milch aus dem subduralen Raume oder das Eindringen von Injectionsmassen aus dem letzteren in die Blutbahn ergaben Verf. bei vorsichtiger Wiederholung stets negative, oder wenigstens sehr zweifelhafte Resultate. Die von BÖHM, AXEL KEY, RETZIUS und PASCHKEWICZ bemerkten Eigenthümlichkeiten der Blutbahn fasst MICHEL, S. 335, dahin zusammen, dass das arterielle Capillarnetz in zwei venöse Systeme einmündet, von denen das stärkere auf der Aussen-, das schwächere auf der Innenfläche sich befindet, und welche mit einander durch von dem Netze der Innenfläche abgehende und das Gewebe der Dura durchsetzende Aeste communiciren. Der Menge und dem Kaliber der Verzweigungen der beiden venösen Systeme entspricht die Zahl und der Durchmesser der einmündenden arteriellen Capillaren. Der Nutzen der ganzen anatomischen Einrichtung des Kreislaufes muss darin gesucht werden, dass rasch Ausgleichungen ermöglicht sind und bei Stauungen die eine oder die andere Bahn mehr oder minder entlastet werden kann.

Was die Lymphbahnen anbelangt, so spricht sich MICHEL, pag. 346, dahin aus, dass durch die ganze Dicke der Dura ein aus communicirenden Spalten bestehendes Lückensystem sich erstreckt, welches mit einer Anzahl grösserer und kleinerer Räume zwischen Dura und Knochen, die man der Kürze wegen als „epidurale" Räume bezeichnen könne, communicirt; eine ebensolche Communication findet statt mit dem subduralen Raume. Da der letztere Raum als lymphatische Cavität sicher gestellt ist, so darf man dieses Spaltensystem wol als ein lymphatisches ansehen. Die Injectionen zeigen, dass der Flüssigkeitsstrom leichter von aussen nach innen, als in umgekehrter Richtung durchgeht. Dafür sprechen auch die Beobachtungen QUINCKE's (Nro. 7), sowie die klinischen Erfahrungen von der nach Kopfverletzungen so häufig auftretenden Meningitis durch Resorption putrider Stoffe.

Die Spalten und Lücken fasst MICHEL in derselben Weise auf wie er sie von der Sklera (s. d. Ber. Nro. 10) beschrieben hat. Es sind einfach Spalten zwischen den Fibrillenbündeln der Dura, an deren Wandungen platte endotheliale Zellen (RANVIER'sche Zellen) anliegen. Diese Zellen hängen durch die communicirenden Lücken mit einander zusammen und bilden eine mehr oder minder vollständige celluläre Scheide um die Fibrillenbündel. Die Blutgefässe verlaufen ebenfalls durch solche Spalträume und sind mit einer unvollständigen Scheide platter Zellen — Endothelscheide — versehen.

Hiermit stimmen die Resultate der Silberbehandlung, die Paschkewicz erzielte, überein; man muss nur nach der Michel'schen Darstellung im Auge behalten, dass es sich in der Dura nicht um die Lymphgefässe mit eigener vollständiger endothelialer Wandung, sondern um ein Spaltensystem handelt, an dessen Wänden sich platte Zellen befinden, die als die einzigen zelligen Elemente der Dura — abgesehen von gelegentlichen Wanderkörperchen — anzusehen sind. — (Man vergl. hierzu die Darstellung Schweigger-Seidel's über den Bau der Hornhaut und die Bemerkungen Boll's über die Spalten des Bindegewebes in dessen Arbeit über den Bau und die Entwickelung der Bindesubstanzen. Ber. f. 1871). Die epiduralen Räume hat Schwalbe zuerst genauer untersucht. Wiensky, s. diesen Jahresbericht pro 1868, erwähnt zuerst das Vorkommen eines Endothels auf der Aussenfläche der Dura; Schwalbe und Michel führen dasselbe auf die epiduralen Räume zurück. Das Endothel des subduralen Raumes ist nach den Befunden Michels (gegen Paschkewicz) stets nur einschichtig.

Um die SCHWALBE'schen Injectionsresultate, betreffend die hinteren Lymphbahnen des Bulbus, die MICHEL (10) für Hund und Kaninchen vollständig verificiren konnte, auch beim Menschen zu verfolgen, wurde die untere Hälfte des foramen opticum losgemeisselt und Berliner Blau unter niederem Druck in den subvaginalen Raum gespritzt. Ausser Füllung des subvaginalen, supravaginalen und Tenonschen Raumes zeigte sich auch im Perichoroidealraum in der Nähe der Papille eine dem Staphyloma posticum auffallend ähnliche, im Gewebe der Sclera liegende Injectionsfigur. Die Innenfläche der äussern Opticusscheide zeigte blaue communicirende querverlaufende Lymphgefässe, die Aussenfläche längs verlaufende. Die Verschiedenheiten der Injectionsresultate von SCHMIDT, SCHWALBE und MANZ erklären sich nach M. durch die Verschiedenheit des Scleralansatzes der Opticusscheide bei Mensch und Thier. Bei den meisten Thieren ist der vordere Pol des subvaginalen Raumes durch die ganze Dicke der Sclera geschlossen, indem die Opticusscheide gleich bei ihrem Antritt an die Sclera rechtwinkelig umbiegt. Bei Menschen durchsetzt die Opticusscheide noch eine Strecke weit die Sclera, so dass der subvaginale Raum nach oben meistens nur durch eine schmale Brücke von Scleralsubstanz abgegrenzt ist. Während also bei den Thieren die Injectionsflüssigkeit eher durch den subvaginalen und den mit ihm communicirenden supravaginalen und Tenonschen Raum auf dem Wege der Venae vorticosae in den perichoroidealen Raum gelangt, bahnt sie sich beim Menschen einen directen Weg durch den dünnen Scleralabschnitt am oberen Pol des subvaginalen Raumes. Die von SCHMIDT erhaltene Injection der lamina cribrosa trat an den von M. gebrauchten Menschen-Augen nie vollständig und immer nur als Fortsetzung der Scleralen auf.

Sclera und äussere Opticusscheide sind aus Fibrillenbündeln mit endothelialen Scheiden zusammengesetzt. Zwischen den Fibrillenbündeln bleiben injicirbare Lymphspalten, welche theils mit dem perichoroidealen, theils mit dem Tenonschen und supravaginalen Raume communiciren. Die, den supravaginalen Raum durchsetzenden Gefässe und Nerven sind ebenfalls von Endothelscheiden umhüllt. Somit stimmt der feinere Bau der Sclera mit dem der Dura mater cerebri fast vollständig überein. S. No. 9.

KLEIN und BURDON-SANDERSON (17) beschreiben

im Centrum tendineum Diaphragmatis ein vorderes und ein hinteres Lymphgefässsystem. Die abführenden Stämme des vorderen Systems vereinigen sich hinter dem Proc. xiphoid. zu einem Gefässe, welches in die Sternaldrüsen geht. Der abführende Stamm des hintern Systems mündet in den Ductus thoracicus oberhalb des Diaphragma. Die grössern Lymphgefässe eines jeden Systems laufen zwischen der Serosa der Pleuralseite und der Pars tendinea. Daraus gehen Capillaren hervor, die zum Theil in der Serosa, zum Theil in der Pars tendinea liegen. Diese Capillaren stellen ganz bestimmte Communicationen zwischen den einzelnen Systemen dar und verlaufen bald gewunden, bald gestreckt. Die gestreckten stehen mit der Bauchhöhle durch senkrechte Lymphcanäle in Communication. Die Canäle sind an ihrer freien Oeffnung mit einem kubischen Endothel ausgekleidet. Der Form nach würde somit das Lymphgefässsystem des Centrum tendineum einer zweistiefeligen Saugpumpe gleichen, der eine Cylinder entspricht dem vorderen, der andere dem hintern System. Die Verbindungsröhre wird durch die „Spaltengefässe“, die Saugröhre durch die senkrechten Lymphcanäle repräsentirt. Die zelligen Elemente der Serosa bestehen aus einer oberflächlichen platten und einer tieferen verästelten Lage. Zwischen dem Endothel der Oberfläche ragen die Zellen der unteren Schichten an einzelnen Stellen hervor und bilden eine Art Pseudo-Stomata. Aus den Injectionsversuchen erhellt, dass es ausser dem Wege durch die wahren Stomata in die Lymphgefässe noch einen zweiten Weg durch die Pseudo-Stomata giebt. Aus den ganz analogen Verhältnissen am Omentum und der Pleura mediastini ist besonders hervorzuheben, dass die bekannten grossen, aus Endothelien gebildeten Anhäufungen des Netzes sich stets um Stomata oder Pseudo-Stomata herum befinden. Was die übrigen sehr in's einzelne gehende Angaben über die Lage der Lymphgefässe und deren Begrenzungen betrifft, so verweist Ref. auf das Original, in dem sich auch die pathologischen Verhältnisse bei der Entzündung behandelt finden.

Ludowsky (13) hebt hervor, dass er einen Theil der Klein'schen Angaben schon im Jahre 1870 im Archiv für normale und pathologische Histologie, redigirt von Rudnew veröffentlicht habe. — Auch erinnert er daran, dass seine in demselben Archive I., pag. 145, 1870 veröffentlichten Studien über die Entwickelung der Gefässe und Nerven im Froschlarvenschwanz fast vollständig mit den gleichzeitigen Beobachtungen Klein's Wiener Sitzungsberichte 1870, LXI., Bd. 2 und Centralblatt 1871, No. 1 — s. d. Bericht f. 1871 — übereinstimmen.

Klein (14) giebt eine genauere Beschreibung eigenthümlicher von Remak (Müller's Archiv 1841) am Bauchfell von Fröschen entdeckter Gebilde, der sogenannten hornähnlichen Fäden und kleinen Wimperblasen. Die ersteren anlangend, so finden wir bei Klein in der vorliegenden Mittheilung nur eine detaillirte Beschreibung, derentwegen Ref. sich auf das Original zu verweisen erlaubt, keine Deutung. In Bezug auf die Wimperbläschen giebt Verf. sehr merkwürdige Aufschlüsse. Diese Wimperbläschen stellen kleine unregelmässig gestaltete Hohlräume dar, in deren Innerem sich kurze Cilien befinden. Die grösseren Bläschen sind immer von bewimperten Zellen ausgekleidet, die flimmernden Endothelzellen gleichen, wie sie nach Klein's Auffassung auch auf dem Peritoneum der Frösche sich finden sollen. Interessant ist nun der Fund Klein's, dass sich Uebergänge vorfinden von Zellen des Peritoneums, welche eine kleine klare Vacuole neben dem Kern aufweisen, gefüllt mit Flüssigkeit und an ihrer Innenfläche versehen mit kurzen, lebhaft sich bewegenden Cilien und grösseren bläschenförmigen Hohlräumen, deren Wand aus kernhaltigem Protoplasma besteht und deren Innenfläche ebenfalls mit Cilien bekleidet erscheint. Diese Zellen, in deren Innerem sich also wimperbekleidete Räume entwickeln, liegen am häufigsten in oder an den knotenförmigen Gebilden der ersteren Art (cornreous filaments). Sehr bemerkenswerth ist die Angabe Klein's, dass er einmal einen der grossen Lymphsinus, welche die grösseren Blutgefässe des Mesenteriums beim Frosche begleiten, auch von einem Wimperepithelium ausgekleidet fand und in anderen Fällen die Stomata zwischen der Cisterna lymphatica magna und dem Bauchfellsacke sich von Flimmerepithelzellen umsäumt zeigten.

Verf. bringt demnach die besprochenen Wimperbläschen in Verbindung mit dem lymphatischen System und weist auf ihren Entwickelungsgang hin als einen ähnlichen, wie er ihn von den embryonalen Blutgefässen — s. d. Ber. f. 1871. Abth. I. Generationslehre beschrieben hat. (Ref. bemerkt, dass Klein bei der Beschreibung dieser Wimperbläschen nur von weiblichen Fröschen spricht, deren Bauchfell bekanntlich in grosser Ausdehnung vom bewimperten Keimepithel, der Fortsetzung des Tubenepithels, ausgekleidet ist. Klein gedenkt dieser Thatsache nicht, sonach wäre eine andere Deutung recht gut möglich.)

Wahl (15) bespricht den Uebergangsmodus der Milzarterien in die Milzvenen. Seine doppelten Injectionen zeigen ihm beim Schafe sowohl in der Pulpa als an der Peripherie und an dem Umfange der Malpighischen Körperchen (die häufig von circulären Arterien umgeben sind) eine Verbindung durch Capillaren, deren Wandung ebenso wie die der Venen überall geschlossen ist. Ausserdem existire wahrscheinlich noch eine voreapilläre Verbindung durch directen Uebergang eines Arterienastes in eine Vene. Von den durch Einstich gefüllten Lymphgefässen der Kapsel, von denen er ein oberflächliches und ein tiefes Netz unterscheidet, gelang es ihm einmal bei einer Pferdemilz gefüllte Gänge mit deutlicher Wandung bis 1 Cm. tief in die Substanz zu verfolgen. Invagination eines Blutgefässes in ein Lymphgefäss stellt Verfasser mit Bestimmtheit in Abrede.

An einer Stauungsmilz nach Lebercirrhose fand Rindfleisch (16) Zwischenräume zwischen den endothelialen Belegzellen der Venen, die durchschnittlich ebenso gross waren, als die Zellen selbst. Es scheint also der freien Communication der Pulpa lienis mit den venösen Gefässen nichts im Wege zu stehen. Somit statuirt Verfasser einen Uebergang zwischen Blutbahn und Milzpulpa, zwar nicht durch ein zwischen Arterien und Venen eingeschobenes Spaltensystem der Milzpulpa, aber durch directe Communicationsöffnungen der Venenwandungen selbst. Hieran anknüpfend, sprach sich Max Schultze dahin aus, dass die Milz als eine Lymphdrüse zu betrachten wäre, in die eine Blutgefässdrüse eingeschachtelt sei und die den Zweck habe, Lymphkörperchen sowohl in den Blut- als auch in den Lymphstrom zu schaffen.

Die im Laboratorium von FREY angestellten Untersuchungen von OLGA STOFF und SOPHIE HASSE (17) sprechen wieder (gegen WEDL 15) für die Existenz wandungsloser Blutbahnen in der Milzpulpa als Verbindungswege zwischen Arterien und Venen.

In den mit MÜLLER'scher Flüssigkeit behandelten Milzen der Wirbelthiere zeigten sich überall frei im Reticulum der Pulpa liegende farbige Blutkörperchen. Bei sorgfältigen Injectionen vermochten beide Damen nie den directen Uebergang einer Capillare in eine Vene zu sehen.

NEUMANN (19) macht auf das äusserst zahlreiche Vorkommen von lymphatischen Körperchen im Bindegewebe der Leber bei 3–8 monatlichen, menschlichen Früchten aufmerksam. Bei Neugeborenen scheinen diese Körperchen bereits gänzlich wieder zu fehlen. In Verbindung mit dem Umstande, dass das embryonale Lebervenenblut reich an Uebergangsformen zwischen farbigen und farblosen Blutkörperchen ist, verwerthet Verfasser obigen Befund dahin, dass jene Lymphkörperchen des Leberbindegewebes in die Lebercapillaren einwandern und sich dort in farbige Blutkörperchen umwandeln möchten.

KYBER (20) untersuchte wie TOMSA hauptsächlich die Pferdemilz und unterscheidet wie Letzterer zwei Hauptzüge von Lymphgefässen: capsuläre und perivasculäre. Die letzteren ziehen mit den Blutgefässen, namentlich den Arterien in das Milzparenchym ein. Verf. unterscheidet ferner mit BILLROTH zwei verschiedene Typen im Bau der Milz. Der eine Typus (Pferd, Ochs, Schwein) ist ausgezeichnet durch eine starke Muskelhülle und starken von letzterer ausgehenden Muskeltrabekeln. Das Bindegewebe zwischen der Serosa und der eigentlichen Milzkapsel ist reichlich entwickelt, so dass erstere ohne Schwierigkeit abzupräpariren ist. Bei diesem Typus sind reichliche capsuläre und trabeculäre Lymphbahnen neben perivasculären Bahnen vorhanden. Der zweite Typus (Mensch, Katze, Hund) zeigt eine feste Verbindung zwischen Serosa und Capsel und ein gering entwickeltes Trabekelsystem. Hier sind die capsulären Lymphbahnen ebenfalls verhältnissmässig nur gering entwickelt, während die perivasculären Lymphbahnen reichlich und deutlich vorhanden sind.

Die perivasculären Bahnen zerfallen in 2 Ströme, der eine Strom beginnt mit wandungslosen Lücken in dem Arterienscheidenparenchym, der andere Strom beginnt in spaltförmigen Räumen zwischen den Muskelbündeln der Trabekeln (Pferdemilz). Hier hängt das perivasculäre und capsuläre System zusammen. Ein anderer Zusammenhang findet sich am Hilus der Milz mit Anastomosen zwischen grösseren Gefässen. Die Lücken in dem die Arterien begleitenden Gewebe, so wie in den Trabekeln zeigen die verschiedensten Uebergänge von einfachen Spalten zu deutlich mit Endothelzellen ausgekleideten, unregelmässig geformten Räumen. (KYBER nimmt Anstoss an der Bezeichnung „Endothelzelle" und schlägt dafür den Namen „Deckzellen" vor). Beim Menschen ist, wie bemerkt, das perivasculäre Lymphsystem reichlich entwickelt und zeigt in seinem feineren Verhalten genau dieselben Beziehungen zum Arterienscheidenparenchym, dieselben Wurzeln in einfachen Lücken, wie beim Pferde. Ob Lymphbahnen der Milz in Venen einmünden, hat Verf. nicht entschieden. In Bezug auf die Bedeutung der Milz resumirt Verf. seine Ansichten schliesslich dahin (p. 650), dass dieses Organ einerseits aus einem seiner eigenen specifischen Thätigkeit dienenden Theile, andererseits aus einem zum lymphatischen System gehörigen Abschnitte besteht. Ersterer wird repräsentirt durch das Parenchym mit den Venenanfängen. Die Beziehungen dieses Parenchyms, sowie auch der Trabekeln und der Kapseln zum Lymphgefässsystem sind parallel zu stellen mit den analogen Beziehungen in der Leber z. B. und in anderen Organen. Dagegen ist die Arterienscheide mit den Malpighi'schen Körperchen eine Bildung, welche nur in gewissen Organen ein Analogon findet und zwar in den einzelnen Abschnitten des ganzen Speiseweges. Wie hier neben den Drüsen eine eigenthümliche Wurzel des Lymphgefässsystems in den Follikeln gefunden wird, so ist es auch in der Milz.

BIZZOZERO (21) fand, dass das Endothel der Lymphdrüsen auch in der Marksubstanz als vollkommene Auskleidung derselben darstellbar ist. Das Netzwerk in den Lymphsinus wird von feinen Hohlkanälchen gebildet, welche von der Wandung der stärkeren, bindegewebigen Trabekeln ausgehen und mit dem Netzwerk des Parenchyms zusammenhängen. Die spindel- und sternförmigen Bindegewebszellen liegen den Wandungen dieser Canälchen nur von aussen an. Demgemäss circulirt die Lymphe im Innern der Drüsen stets in Hohlräumen, welche von Endothelzellen vollständig ausgekleidet sind.

Das eigenthümliche, die Oberfläche des Störherzens bekleidende Organ ist zu betrachten (R. HERTWIG, 22) als eine Umwandlung des visceralen Pericardialblattes in eine grössere Anzahl unter einander verschmolzener lymphoider Drüsen. „Unter der Theilnahme der Blut- und natürlich auch der Lymphgefässe des Pericardiums haben sich zottenförmige Wucherungen des visceralen Blattes in lymphoide Stränge umgewandelt, und sind, wieder überwuchert von dem visceralen Blatte, zu knollenartigen, glatt begrenzten, drüsigen Gebilden geworden, deren Inneres, von sinösen Hohlräumen durchzogen, Lymphe enthält, welcher von Seiten der netzartig verbundenen Stränge Lymphkörperchen zugeführt werden." Verf. fand, wie hier ausserdem bemerkt werden mag, vielfach Uebergänge von fibrillärem zu spongiösem Bindegewebe, ferner fand er zwischen den Endothelzellen Zellen mit siegelringähnlichem Körper, ferner Endothelzellen mit 2 und mehr Kernen und solche, denen zu Ballen vereinte und fest verwachsene Lymphkörperchen anliegen, endlich Fortsätze an den Endothelzellen, in deren Winkel Lymphkörperchen eingebettet sind. Somit ist wohl auch hierin, wie es v. RECKLINGHAUSEN, LUDWIG und KÖLLIKER für das

Endothel der Bauchhöhle wahrscheinlich gemacht haben, das Endothel der Sitz einer Production von Lymphkörperchen. Verf. weist auf das phylogenetische Interesse hin, welches die Verbindung eines Lymphapparates mit dem Herzen bei den Stören, den directen Abkömmlingen der ältesten Fische, hat.

v. Brunn (23) macht in vorstehender, im Laboratorium des Referenten entstandener Arbeit auf die eigenthümlichen Formen aufmerksam, welche die Zellen der Nebennierenmarksubstanz zeigen. Dieselben besitzen nämlich meistentheils eine exquisite Spindelform mit oft ausserordentlich lang ausgezogenen Ausläufern. Diese Ausläufer schliessen sich den bindegewebigen Fasern des Gerüstes unmittelbar an und ziehen mit ihnen weiter. Die Parenchymzellen der Marksubstanz sitzen unmittelbar auf dem Endothelium der Venen, welche hier besonders zahlreich und stark entwickelt sind, so dass sie wie adventitiale Zellen der venösen Gefässe erscheinen. – Die Entwickelungsgeschichte, welche Verf. an Hühner- und Kaninchenembryonen verfolgte, zeigt, dass beim Hühnchen die erste Anlage der Nebenniere zwischen dem 4. und 5. Brüttage auftritt und dieselbe sich aus Zellen des mittleren Keimblattes entwickelt u. zw. findet diese Entwickelung im engsten Zusammenhange mit den Wandungen der grossen Unterleibsgefässe statt. Die beiden Substanzen der Nebenniere entwickeln sich aus besonderen Blastemen, das für die Rindensubstanz liegt der Aorta, das für die Marksubstanz der Cardinalvene näher. Verf. ist daher geneigt, die Nebenniere als venöse Blutgefässdrüse – da die meisten Gefässe der Nebenniere später grosse Capillaren und Venen sind – der Steissdrüse und Carotidendrüse als arteriellen Blutgefässdrüsen an die Seite zu stellen. Ganglienzellen fand Verf. ebenfalls, jedoch meist nur in der Kapsel der Nebenniere; im Marke finden sich nur vereinzelte Ganglienzellen, die sich in Chromsäure nicht färben. Für einen näheren Zusammenhang der Nebenniere mit dem Nervensystem spricht weder ein anatomisches noch ein ein entwickelungsgeschichtliches Factum. (Vergl. die Angaben von Sigm. Mayer in dies. Ber.)

Behandelt man ganz frisches Menschenblut mit einer concentrirten Pyrogallussäurelösung, so quellen nach Wedl (27) die Blutkörperchen auf, verlieren ihre rothe Farbe und napfförmige Vertiefung. Es erscheint eine doppelt begrenzte Randzone, in deren Innern zweierlei Massen, eine homogene, stark lichtbrechende, durch Anilin färbbare und eine bräunlichkörnige abgeschieden werden. Gewöhnlich erfolgt dann der Austritt einer oder beider Substanzen durch eine Lücke der Randzone. Wedl schliesst aus diesen constant auftretenden Veränderungen auf das Vorhandensein einer Corticalschicht, die möglicherweise dem Oikoid Brücke's entspräche, während die homogene innen abgeschiedene Masse das Zooid darstellte.

An frischem Frosch- und Tritonenblute bewirkt Pyrogallussäure ebenfalls Aufquellung und doppelte Contourirung der Körperchen. Die Kerne bleiben unverändert, die Berstung der Corticalschicht tritt erst nach längerer Zeit, oder nach mechanischen Insulten ein.

Welcker (28) bespricht die nach seinen Angaben von G. Klautsch in Halle gefertigten Blutkörperchenmodelle — 12 Stück von Moschus javanicus, von der Ziege, dem Siebenschläfer, Lama, Menschen, Buchfinken, der Eidechse, Proteus und der Schleie. Im passenden Kistchen zum Preise von 6 Thlr. vom Verfertiger zu beziehen. — Die Modelle repräsentiren eine 5000fache Linearvergrösserung und gewähren, wovon sich auch Ref. überzeugt hat, eine ausserordentlich klare Vorstellung des relativen Volumens und Flächenmaasses bei den einzelnen Wirbelthierklassen. Um uns ein paar Daten aus den interessanten Berechnungen Welckers hier anzuführen, möge bemerkt sein, dass das Volumen eines Blutkörperchens von Proteus dem von 128 Menschenblutkörperchen und 3000 Moschusthierblutkörperchen gleichkommt. Mit der Kleinheit der Blutkörperchen nimmt die Gesammtoberfläche der Blutkörperchensumme natürlich bedeutend zu, da letztere um so vieles zahlreicher sind. Welcker berechnet hiernach die Gesammtoberfläche der Blutkörperchen eines Mannes, wenn man dessen Blutmenge zu 4400 Cubikcentim. annimmt, zu 2816 □Mt., d. h. gleich einer Quadratfläche von 80 Schritt in der Seite.

Malassez (29) fand nach erneuten Zählungen, dass die Zahl der Blutkörperchen in der Säugethierreihe bedeutend schwankt und zwar in einem Cubikmillimeter von 3½ Millionen bis zu 18 Millionen. Letztere Ziffer wird bei der Ziege erreicht. Beim Menschen sind im Mittel 4 Millionen vorhanden.

Bei einer 8 Fuss langen Lamna fand Gulliver (30) die rothen Blutkörperchen von derselben Grösse wie bei der kleinen Selachier-Species. Im Gegensatze dazu hatte er früher (Proc. Zool. Soc. Febr. 10 th. 1870) nachgewiesen, dass bei manchen Familien von Säugethieren und Vögeln die kleineren Species auch kleinere Blutkörperchen besitzen. Uebrigens gehören die Blutkörperchen der Selachier zu den grösseren Formen und ähneln denen der Batrachier. Sie erreichen jedoch nicht die Grösse der Blutkörper von Lepidosiren, welche grösser sind als bei allen Fischen. Gulliver (ibidem. p. 104) legt grosses Gewicht auf die Verschiedenheiten der rothen Blutkörperchen als charakteristische Eigenthümlichkeiten der verschiedenen Species.

Graber (32) verschaffte sich das Blut der Akridier, Locustiden, Lamellicornien, Carabiden, der grossen Raupen mancher Schmetterlinge, indem er den Thieren Fühler und Beine abschnitt oder die Cuticula am Scheitel abtrennte und den hervorquellenden Blutstropfen sofort untersuchte. Er fand, dass die Zahl der Blutkörperchen geringer ist, als im Blute der Wirbelthiere, dass sie aber bei einzelnen Species immerhin den vierten Theil der Blutmenge ausmachen mag. Die Gestalt der Blutkörperchen zeigt alle Uebergänge von der einer Scheibe zu der eines Stäbchens. Am häufigsten trifft man kreisrunde oder elliptische Gebilde. Sehr selten finden sich sternförmige sogenannte amöboide Formen.

Die Grösse schwankt zwischen 6—60 μ (am häufigsten 9 – 15 μ). So verschieden auch in der Flächenausdehnung die Blutkörperchen erscheinen mögen, so hält Graber doch dafür, dass sie bei ein und demselben Individuum ein constantes Volumen besitzen, indem die beiden runden Gebilde dünner als die stäbchenförmigen wären. So sah Graber die gewöhnlich kreisrunden Blutkörperchen einer lebendig beobachteten Kreuzspinne sich verjüngen und gleichzeitig verdicken, so wie sie in ihrer Bahn an scharfe Ecken anstiessen.

Im Widerspruch mit H. Landois, Gerstaecker und Haeckel haben auf Graber die Blutkörperchen der Insekten nicht den Eindruck nach dem Schwann'schen Schema gebauter Zellen gemacht. Allerdings tritt bei den meisten nach Essigsäurezusatz ein Kern hervor, aber die frischen Blutkörperchen erscheinen durchaus gleich beschaffen und lassen keine Differenzirung in Membran, Inhalt und Kern erkennen.

Amöboide Bewegungen konnte Verf. an den Blutkörperchen der Insecten niemals erkennen. Ebensowenig Theilungen die vom Kern aus ihren Anfang nehmen. Was das Verhalten der Blutkörperchen gegen Reagentien, Electricität etc. betrifft, so muss auf das Original verwiesen werden.

Heiberg-Hjalmar (Christiania. Et aabent Saftkanalsystem i Slimhinderne. Nord. med. Arkiv Bd. IV. No. 3. 1 Tafel.

Ein offenes Saftkanalsystem fand Verf. im respiratorischen Theile der Nasenschleimhaut des Menschen ein Analogon zu den Kanälen der serösen Häute. In der Schleimhaut von Concha inferior, die mit Chlorgold behandelt oder einfach in Spiritus erhärtet worden war, sah er an senkrechten Schnitten in der unter dem Epithelium gelegenen dicken Basalmembran mit Hartnack, Ocul. 3, Syst. 7 zahlreiche feine senkrechte Streifen. Mit stärkerer Vergrösserung Hartnack Ocul. 3, Immersion 9 zeigten sich die Streifen als schmale Röhrchen, von variirender Weite, indem sie sowohl gegen das Epithelium als gegen die Propria der Schleimhaut hin ein wenig trichterförmig erweitert waren. Sie haben keine eigene Wand, sind aber wie ausgegraben in der übrigens homogenen Basalmembran. Hier und dort finden sich quere Anastomosen zwischen zwei benachbarten Röhrchen. Ihr Lumen ist kleiner als das der Capillaren. Nicht selten findet man lymphähnliche Zellen in dem Lumina, am häufigsten in den obengedachten trichterförmigen Erweiterungen. Verf. glaubt, dass diese Zellen Wanderzellen sind, die eben die Kanäle passiren. Im Epithelium finden sich keine Spalten zwischen den Zellen, und letztere senden keine Ausläufer in die Röhre hinein. Ob diese Kanäle nach innen zu mit den Lymphgefässen communiciren, konnte Verf. nicht entscheiden, weil die Injection nicht gelingen wollte. An Flächenschnitten sieht man ebenfalls ein Kanalsystem, welches hier engmaschig und verzweigt ist. In der Laryngeal- und Trachealschleimhaut sah er ebenfalls Kanäle, deren Zahl hier viel kleiner war.

Chr. Fenger (Kopenhagen).

VIII. Hautsystem.

1) Tomsa, W., Beiträge zur Anatomie und Physiologie der menschlichen Haut. Arch. f. Dermatologie und Syphilis 1873 p. 1. (Für den nächsten Bericht.) — 2) Cartier, O., Ueber den feineren Bau der Epidermis bei den Reptilien, insbesondere den Geckotiden. Verhandlungen der Würzburger physik.-med. Gesellschaft III. Heft 3. p. 238. (Vorläufige Mittheilung.) Die ausführliche Mittheilung ebendaselbst Bd. III. Neue Folge und als Inauguraldissert. 1 Taf. Abbildung. Würzburg. — 3) Pincus, J., der Einfluss des Haarpigmentes und des Markkanals auf die Färbung des Haares. Archiv für Dermatologie und Syphilis. Heft 1. — 4) Hofmann, Ed., Einiges über Haare in gerichtsärztlicher Beziehung. Vierteljahrsschr. für prakt. Heilk. (Prag) 110. Band 1871. p. 67. — (Enthält histologische Notizen über den Bau der Menschenhaare an verschiedenen Körperstellen, sowie über den Unterschied zwischen Menschenhaaren und verschiedenen Thierhaaren. Ref. verweist auf das Original). — 5) Chodakowski, L., Anatom. Untersuchungen über die Hautdrüsen einiger Säugethiere. Inaug.-Dissert. Dorpat. 4. 3 Taf. 1871. — 6) Engelmann, Th. W., Die Hautdrüsen des Frosches. Pflüger's Arch. für Physiol. V. S. 498–516. — 7) Bildemgrotsky, D., Ueber die Structur und das Wachsthum der Hornscheiden der Wiederkäuer und der Krallen der Fleischfresser. Dresden 3. 4 Taf. — 8) Stieda, L., Ueber den Bau der rothen Blättchen an den Schwingen des Seidenschwanzes. Archiv für mikrosk. Anatomie. VIII. p. 639. (Das scharlachrothe Blättchen ist das abgeplattete Ende des Federschaftes und besteht, wie der Schaft aus einer Rinden- und Marksubstanz). — 9) Neumann, J., Ueber die Anatomie der Lymphgefässe der Haut. Oesterr. Zeitschrift für prakt. Heilk. XVIII. 44. p. 116 u. s. Wien. med. Presse XIII 44. p. 1015. (Für den nächsten Bericht.)

Bei den Geckotiden findet Cartier (2) eine Hornschicht und ein Stratum Malpighii. Die tiefsten cylindrischen Zellen des letzteren produciren durch Schief- und Längstheilung die höher liegenden Elemente. Eine besondere Cuticula findet sich nicht. Das, was Leydig bei den Eidechsen als Cuticula bezeichnet hat, nennt Cartier die „Hornschicht" und fasst dieselbe auf als aus der Verschmelzung der obersten Schleimschichtzellen entstanden. Dagegen zeigen sich auf dieser Hornschicht eine Menge besonders geformter Cuticularbildungen, als „Schüppchen", „Haare" und „Leisten." Besonders ausgebildet sind die Haare an den Haftlappen, wo sie offenbar zur Festheftung der Thiere dienen. Drüsen, die eine besondere giftig wirkende Flüssigkeit lieferten, finden sich hier gar nicht vor. Die auf den Schuppen der übrigen Körperoberfläche befindlichen haarähnlichen Bildungen enthalten einen feinen Cutisfortsatz mit Nerven und mögen der Tastempfindung dienen. — Bei Varanus finden sich als analoge Organe besondere Nervenendigungen unter der Epidermis ohne Papillenbildung. Bei Krocodilien und Schlangen finden sich flache Papillen; bei den ersteren ist die Epidermis über denselben kaum verdünnt, während sie bei den Schlangen sich stark verdünnt erweist.

Die Sinneshaare der Geckotiden stecken alle in röhrenförmigen Gruben der obersten Epidermisschicht, wodurch sie geschützt liegen. — Von besonderem Interesse für das Verständniss der Cuticularbildungen ist der von Cartier geführte Nachweis, dass die langen Cuticularhaare der Haftlappen mit Zellen der Malpighischen Schicht in Verbindung stehen, so dass man ihre Entstehung aus einzelnen Zellen als sehr wahrscheinlich annehmen kann. Man sieht auf Durchschnitten unter den frei stehenden Cuticularhaaren, von diesen durch einige Zellenschichten getrennt, den jungen Nachwuchs von neu sich bildenden Haaren.

Pincus (3) theilt eine Reihe von Versuchen an todten Haaren mit, die er mit Substanzen (Kalilauge, Schwefelsäure, Salzsäure, Essigsäure) behandelt hat, welche am lebenden Haare eine lebhafte Verfärbung herbeiführen würden und die sämmtlich auf das Pigment des todten Haares gar keinen oder nur geringen Einfluss übten. Er unterscheidet zwischen körnigem und diffusem Pigment und schliesst aus einer mikroskopischen Analyse der verschiedenen Farbennüancen, welche theils schon physiologisch an verschiedenen Haaren ein und desselben Haarkreises getroffen werden, theils erst pathologisch auftreten, dass für gewöhnlich die Färbung eines Haares durch die Menge des in der Peripherie gelegenen körnigen Pigments bestimmt werde. Es sei für den Farbeneindruck gleichgültig, ob der Markcanal auch pigmentirt sei oder Luft führe. Die Färbung des Markcanals könnte nur dann den Farbeneindruck bestimmen, wenn die Peripherie weder körnigen Farbstoff noch Luft führe. Enthalte sie Luft, so erscheine das Haar trotz der Pigmentirung des Markcanals weiss.

Die dickeren Haare eines Haarkreises seien heller als die dünnen, weil die Menge des abgelagerten Pigments nicht proportional dem Dickenwachsthum zunehme.

Die verschiedene Färbung ein und desselben Greisenhaares werde durch das streckenweise Auftreten körnigen Pigments bedingt, diffuse Pigmentirung finde sich bei hochgradiger Canities fast gar nicht mehr.

Sowie das Längenwachsthum des Haares langsamer werde, producire die Papillenspitze saftreichere Zellen, weshalb der Markcanal an solchen Stellen keine Luft führe. Träte periodisch eine solche Verlangsamung ein (und führe die Peripherie nur wenig körniges Pigment, sei also einflusslos auf die Färbung), so entständen die bekannten Fälle von abwechselnder Färbung ein und desselben Haares.

Engelmann (6) unterscheidet an der Froschhaut Körnerdrüsen und Schleimdrüsen. Erstere mit kleinen, stark lichtbrechenden Körnchen, letztere mit Schleim gefüllt. Beide Arten von Drüsen liegen in der oberen Cutisschicht, haben eine Flaschenform und besitzen eine Wand, die aus einer äussern contractilen und einer innern, nicht contractilen Lage besteht. Die Körnerdrüsen sind nur in geringer Zahl vorhanden, viel grösser als die Schleimdrüsen und besitzen eine starke Muskelschicht aus platten, meridional verlaufenden Faser-Zellen. Ihr Epithel besteht aus Becherzellen, ihr Secret aus einem dem Salamandrin Zalesky's verwandten Stoffe. Sie entsprechen den Giftdrüsen oder Seitendrüsen der Kröten. — Die Schleimdrüsen haben nur einen dünnen Beleg von contractilen, ebenfalls meridional verlaufenden Faserzellen. Ihre membranlosen Epithelien adhäriren direct der Muscularis. Die an sie herantretenden Nerven konnten bis zu den Muskelzellen verfolgt werden.

(Engelmann scheint mit dem Nachweise der glatten Muskelfasern seine frühere Ansicht (s. die vorläufige Mittheilung in Pflüger's Arch. vom Jahre 1871 — Ber. f. 1871, Abth. I. S. 31) von contractilen Drüsenepithelzellen aufgegeben zu haben, und es rechtfertigen sich so die Zweifel, welche Heidenhain (s. Arch. f. mikroskop. Anat. VIII. S. 280) und Ref. (bei Gelegenheit des vorjähr. Berichtes) ausgedrückt haben. Heidenhain erwähnt, l. c., ausdrücklich „contractile Faserzellen der Drüsenhülle".)

IX. Digestionsorgane nebst Anhangsgebilden.

1) Kollmann, J., Ueber Linien im Schmelz und Cement der Zähne. — Sitzungsber. der bayer. Akad. d. Wiss. Math. phys. Klasse 1873, Heft III. p. 301. — 2) Derselbe, Ueber die Structur der Elephantenzähne. Ibid. p. 343. — 3) Tomes, Ch. S., On the nature of the Cuticula dentis (Nasmyth's membrane). Quarterly Journ. of microsc. Sc. New Ser. No. 48. p. 371. — 4) Leydig, F., Die Zähne einheimischer Schlangen nach Bau und Entwickelung. Arch. für mikroskop. Anatomie, Band 9. — 5) Derselbe, Die in Deutschland lebenden Arten der Saurier. Tübingen. (Enthält vielfache histologische Angaben). — 6) Rolleston, On the Development of the enamel in the Teeth of Mammals, as illustrated by the various stages of growth demonstrable in the evolution of the fourth molar of a young Elephant (Elephas indicus) and of the incisor teeth in the foetal calf (bos taurus). Transact. of the odontological Society of Great Britain. v. a. Quarterly Journal of microsc. Sc. New Ser. Vol. 44. p. 168. (Nichts wesentlich Neues; Abbildung eines auch im Kinder [illegible] des Elephantenzahnes. Rolleston macht darauf aufmerksam, dass der eigenthümlich gekreuzte Verlauf der Schmelzprismen, welchen Tomes als charakteristisch für die inneren Lagen des Schmelzes bei den meisten Rodentia beschrieben hat, cf. Philos. Transact. 1850, auch beim Elephanten und dem Mastodon vorkommt, und demnach als neues Document für die zwischen Proboscidiern und Rodentien bestehende Verwandtschaft benutzt werden könne). — 7) Hertz, C., Untersuchungen über die Vorgänge beim Zahnwechsel. Giessen 1871. — 8) v. Ebner, V., Ueber die Anfänge der Speichelgänge in den Alveolen der Speicheldrüsen. Archiv für mikrosk. Anatomie, Bd. VIII. p. 481. — 9) Gillette, Description et structure de la tunique musculaire de l'Oesophage chez l'homme et chez les animaux. Robin: Journ. de l'anatomie et de la physiologie p. 617. — 10) Gulliver, On the Oesophagus of Snakes, Proceedings of the Zoological Society. (Extract in the Quarterly Journal of microsc. Sc. New Ser. Vol 44, pag. 181. (Verf. hatte bereits früher in den Proc. Zool. Soc. von 1842, June 14., nachgewiesen, dass die Verbreitung der quergestreiften Muskelfasern im Oesophagus der Säugethiere bei den einzelnen Gattungen sehr schwankend und charakteristisch sei; gegenwärtig bespricht er das Fehlen der quergestreiften Muscularis im Oesophagus der Vögel und der Reptilien. — 11) Jubas, John, Beiträge zum histologischen Bau der Labdrüsen. Inaugural-Dissertation. Göttingen. 1873. 8. — 12) Wiedersheim, R., Die feineren Structurverhältnisse der Drüsen im Muskelmagen der Vögel. Inaugural Dissertation Würzburg 1. 28 S 1 Tafl. — 13) Derselbe, Die feineren Structurverhältnisse der Drüsen im Muskelmagen der Vögel. Max Schultze's Archiv für mikroskop. Anat. Bd. X. p. 495. — 14) Heidenhain, R., Bemerkungen über die Brunner'schen Drüsen. Archiv für mikroskop. Anat. VIII. p. 279. (Verf. theilt aus einer unvollständig gebliebenen Untersuchung Ludwig Hirt's mit, dass die Angaben Schwalbe's bezüglich der Form der Brunner'schen Drüsen, ferner bezüglich ihrer grossen Analogie mit den Magendrüsen der Pylorusgegend und betreffs der mikrochemischen Reaction der Drüsenzellen bestätigt werden konnten. Hirt hat ferner beim Hunde im Hunger- und Verdauungszustande ähnliche Verschiedenheiten gefunden, wie Ebstein bei den Pylorusdrüsen. Rudolf Heidenhain constatirte Aehnliches bei den Hautdrüsen des Frosches im gereizten und Ruhezustande). (S. auch den Bericht über Engelmann: Hautdrüsen des Frosches. VII. 6.) — 15) Toldt, C., Ueber das Wesen der [illegible] Drüsen nebst Bemerkungen über die Brunner'schen Drüsen des Menschen. Mittheilungen des ärztlichen Vereins in Wien I pg 33 — 16) de Sinéty, L., De l'état du foie chez les femelles en lactation. Compt. rend. LXXV. No. 26. — 17) Latschenberger, Johann, Ueber den Bau des Pancreas. Wien. acad. Sitzungsber. LXV. Band, III. Abtheilung Maiheft. — Vergl. auch: III.

[illegible] Zellenschicht unter dem Cylinderepithel des Darmkanales (Babuchin) — VI. 23. Speicheldrüsen von Insecten (Kupffer) — VII. 19. [illegible] Leber als Blutbildungsstätte (E. Neumann) — Entwicklungsgeschichte II. B. 1. [illegible] der [illegible] (Gegenbaur).

Kollmann (1 u. 2) führt die zahlreichen verschiedenen Linien im Schmelz, Zahnbein und Cement, für welche bisher ein einheitliches Verständniss fehlte, zunächst auf regelmässig erfolgende Biegungen und Knickungen im Verlaufe der Schmelzprismen und Zahncanälchen, so wie der bei manchen Thieren vorkommenden längeren Canälchen im Cement, „Cementröhren" zurück.

Für den Cement kommt auch die mitunter in gewissen Abständen wechselnde Zahl der Körperchen in Betracht.

Die vorhin genannten Biegungen selbst führt Verfasser, wie Ref. gern acceptirt, auf periodische Druckschwankungen zurück, denen der Zahn während seines Wachsthums ausgesetzt sei. Die genauere Erklärung der eigenthümlichen rhombischen Figuren des Elephantenzahnbeins der Stosszähne (ächtes Elfenbein) ist im Originale nachzulesen.

Tomes (3) verficht die von Owen und seinem Vater, J. Tomes, ausgesprochene Ansicht, dass die vom Ref. sogen. Cuticula dentis, Nasmyth's Schmelzoberhäutchen, ein Homologon des Kronen-Cements der Herbivoren sei, und zwar speciell einer äussersten homogen und hellgelb erscheinenden Lage des Cements. (Ref. hat diese structurlose Aussenschicht des Cements bereits in seiner ersten Mittheilung über die Zahnentwickelung — Henle u. Pfeufer's Zeitschr. 1865 — erwähnt, kann aber einen Zusammenhang mit der Zahncuticula nicht finden.) Ch. S. Tomes stützt seine Ansicht hauptsächlich auf das Factum, dass zuweilen bei menschlichen Zähnen, namentlich in Schmelzlücken der Molar- und Prämolarzähne, Cement vorkomme; behandle man nun solche Zähne mit verdünnter Salzsäure (1 : 10), so hebe sich die Cuticula im Verein mit diesen Cementinseln vom Schmelz ab, und setze sich auch am Zahnhalse continuirlich auf den Cement fort und zwar auf dessen äusserste, homogene Schicht. Einen ferneren Grund für seine Auffassung findet er darin, dass bei fertigen Kalbszähnen diese gelbliche Lage stets auf der Aussenfläche des Cementes, nicht zwischen Cement und Schmelz sich finde, was doch der Fall sein würde, wenn das Schmelzoberhäutchen sich aus dem Schmelzorgan entwickelte. Wenn die erste Cementbildung beginnt, so könne man von Kalbszähnchen mit Salzsäure ebenfalls eine der Cuticula gleichende Lage abheben. Fischzähnen, deren manchen das Schmelz fehlt, mangelt nicht eine der Cuticula gleiche Membran. (Ist die homogene Aussenschicht des Kalbszahncements identisch mit der Cuticula dentis? das müsste erst noch durch andere Gründe, als die blosse Aehnlichkeit gestützt werden. Die Fischzähne anlangend, so kann hier nur die Entwickelungsgeschichte Aufschluss geben. Ref.)

Bezüglich des feineren Baues der Saurier-Schlangenzähne ist aus den Arbeiten Leydig's (4 u. 5) hervorzuheben, dass der Schmelz fehlt. An der Oberfläche des Zahnbeins findet sich eine etwas festere Grenzschicht, welche aber dem Letzteren angehört. Auf der Oberfläche liegt eine durch Säuren leicht abhebbare Cuticula. – Sehr merkwürdig und unvereinbar, wie Ref. wenigstens meint, mit dem Entwickelungsgange der Zähne bei den Säugethieren ist die Entwicklung des Zahnbeines bei den Reptilien, wie sie Leydig darstellt. Es dringt zwar auch hier das Mundhöhlenepithel mit 2 Schichten gegen eine gefässreiche Papille der Mundhöhlenschleimhaut vor und überkleidet dieselbe zu Anfang der Entwicklung, gerade wie das Kölliker und Marcusen zuerst beschrieben haben. Später sondert sich nach Leydig die oberflächliche Epithelschicht von der tieferen, so dass eine Art Spalte zwischen beiden entsteht. Die tiefere Schicht liegt nun unmittelbar auf der gefässhaltigen Papille; das Ganze, Papille mit doppeltem Epithel, wird von einem bindegewebigen Zahnsäckchen überzogen. Bis hierhin stimmt Alles mit den Verhältnissen bei den Säugethieren überein. Die grosse Differenz liegt nun darin, dass das Zahnbein von der inneren Epithellage, welche dem Schmelzepithel entsprechen würde, gebildet wird. Nach Leydig geht die Entstehung des Zahnbeins nach Art einer Cuticularbildung vor sich, bei welcher, wie z. B. bei der Zona radiata der Eier, gleichzeitig kleine Porencanälchen entstünden. Die Epithelzellen des Reptilienzahnbeins schicken nämlich auch feine Fortsätze aus, durch welche in dem jungen Zahnbein die Röhrchen gebildet werden.

Aus den höchst interessanten Angaben des Verfassers über den Bau und die Bildung der Giftzähne mag hier nur hervorgehoben werden, dass der Giftcanal zuerst in Form einer Halbrinne entsteht, die sich durch Zusammenwachsen der Canalränder zur Röhre ergänzt.

Nach Gutheim's unter Kehrer's Leitung angestellten Untersuchungen (6) bemerkt man die ersten Spuren der Einschmelzung bei den untern Milchschneidezähnen des Kindes in der Nähe der hintern Mündung des obersten der 2–3 Zahnkanälchen, welche nach vorn in den Dentalkanal übergehen, an einer besonders saftreichen Stelle der Wurzelscheide. Die Wurzel selbst ist entweder schief abgeschnitten oder gefurcht. (Erosionsfurche nach Kehrer.) Der der Krone eines Ersatzzahnes zunächst liegende Theil der Milchzahnwurzel schmilzt zuerst ein, indem sich die Erosionsfurche über die obere und die Seitenwände ausbreitet und den Zahnkanal von oben eröffnet. Die untere Wand der Wurzel leistet am längsten Widerstand. Der ausfallende Milchzahn besteht nur noch aus Krone und Hals; die Wurzel ist bis auf Reste der untern Wand zerstört. Das Email ist dagegen nicht zerstört (gegen Hausmann).

Die Milchbackzähne sind von den Ersatzzähnen durch eine knöcherne Wand getrennt, nach deren Einschmelzung sich der Process ähnlich gestaltet.

Zum nähern Verständniss der histologischen Vorgänge theilt Gutheim das Cement in 2 und das Dentin in 3 Lagen ein. In der obern Cementschicht sind die Knochenkörperchen der Oberfläche parallel und reihenweise gestellt, in der untern liegen sie unregelmässig zerstreut. Die obere Dentinschicht zeigt ein Kanalnetz, das in zuführende Hohlräume mündet. Darunter liegt die die Interglobularräume, welche Gutheim ebenso wie Referent mit grossen sternförmigen Zellen erfüllt sein lässt, beherbergende mittlere

Schicht. Gegen den Zahnkanal erfolgt dann die untere Dentinschicht, durchsetzt von den parallelen Zahnröhren und zuweilen auch von langen Gefässkanälen mit Dentinkugeln an der Wand. Die Zerstörung erfolgt nun nicht so, dass zuerst das Cement und dann das Dentin zu Grunde gehen. Vielmehr schmilzt zuerst nur die untere Cementlage, während die obere noch lange erhalten bleibt; dann folgen die beiden innersten Dentinlagen. Die obere Cementlamelle wird muldenförmig auf den äusseren Rand der centralen Dentinlage heraigedrückt und geht erst jetzt zu Grunde. Damit ist das erste Stadium der Wurzelabsorption zu Ende. Im zweiten reicht die Zerstörung einfach centripetal in die Tiefe.

Die Auflösung des Zahngewebes lässt Gutmann von den zellenhaltigen Hohlräumen ausgehen. Die Lacunen der obern Cementlamellen vergrössern sich; ob dies auch die Interglobularräume der beiden obern Dentinschichten thun, ist zweifelhaft. Der ganze Absorptionsrand ist von Howship'schen Lacunen begrenzt, also leicht gezackt. Niemals geht der Resorption der bindegewebigen Grundsubstanz eine Entkalkung wie bei Osteomalacie voraus.

Von dem Ersatzzahnsäckchen geht ein derber Bindegewebsstrang gegen die Wurzel des Milchzahnes. Auf diesem sogenannten Gubernaculum dentis ruht eine weiche, gallertige mit zahlreichen secundären Erhabenheiten bedeckte Fleischwarze, die von Kehrer Karunkel genannt wird. Sie erfüllt die Erosionsfurche. In dieser Karunkel fand Verf. unter andern auch die sogenannten Riesenzellen. – Nach Zurückweisung der verschiedenen bisher aufgestellten Möglichkeiten hält Gutmann dafür, dass, wenn der Ersatzzahn durch eine Knochenwand vom Milchzahn getrennt sei, diese eher schwinde als die Erosionsfurche auftrete und dass letztere sich nur an Stellen finde, die der Krone des Ersatzzahnes zunächst liegen. Auch im Druck des Ersatzzahnes auf den Milchzahn könnte das mechanische Moment der Absorption höchstens indirect gefunden werden, da ein solcher die Safträume des Zahnes eher zu verengern, als zu erweitern im Stande wäre. Durch den Nachweis, dass die untere Cementlage vor der obern einschmelze, falle auch die Hypothese, dass das Schleimgewebe der Karunkel den Zahn direct angreife oder dass die Zellen der Karunkel umgewandelte Cementzellen seien, demnach hält Gutmann dafür, dass die Einschmelzung des Milchzahnes durch chemische Wirkung eines durch die Nähe der Karunkel gesteigerten Plasmastromes zu Stande komme. Die Alkalisalze des gesteigerten Serumstromes griffen dabei besonders leicht die ältere an und für sich schon porösere Wurzelschichten an, wodurch sich die auffallende Reihenfolge in dem Zerstörungsprocess leicht erkläre. (Vergl. die Angaben von Kehrer, s. den Ber. f. 1867, und Kölliker s. d. Ber. IV, 6, 9–11.)

Die Alveolen des Pancreas besitzen nach von Ebner (8) eine allseitig geschlossene Umhüllung, von der in das Innere der Alveolen faserige oder bandartige Fortsätze abgehen, welche eine Art Reticulum bilden. Mit diesem Reticulum hängen Fortsätze centroacinärer Zellen zusammen, welche letztere die Anfänge des Epithels der Ausführungsgänge darstellen. In den Zwischenräumen, welche nunmehr übrig bleiben, liegen die eigentlichen Drüsenzellen. Die feinen Kanälchen, welche durch Injection der Ausführungsgänge im Innern der Alveolen sichtbar werden, sind nach Verfasser einfache Lücken, die zwischen den Drüsenzellen und den Fortsätzen der Alveolenwand, resp. der centroacinären Zellen übrig bleiben.

Centroacinäre Zellen fehlen in der Submaxillardrüse des Hundes und des Kaninchens; hier gehen die mit Cylinderepithel ausgekleideten Speichelröhren Pflüger's zunächst in kurze Gänge über, welche mit cubischem Epithel ausgekleidet sind. (Schaltstücke Verf.)

Diese kurzen Gänge gehen ihrerseits entweder direct oder nach mehrfacher Theilung in die Alveolen über, sodass ihr Epithel sich unmittelbar in die Drüsenzellen der Alveolen fortsetzt. Bei den kleinen Lippendrüsen fehlt das Schaltstück. Die membrana propria der Alveolen ist hier möglicherweise als eine epitheliale Bildung anzusprechen; wofür auch beim Pancreas der Zusammenhang der centroacinären Zellen mit den Fortsätzen der Alveolenwand anzuführen wäre. – Alles zusammengefasst liegt der Schwerpunct der Ebner'schen Untersuchungen in dem Nachweise, dass das neuerdings von vielen Seiten hervorgehobene regelmässige Netz drehrunder Secretionsröhrchen in den Alveolen der Speicheldrüsen nicht existirt, und dass Injectionen mit Berlinerblau in dieser Frage keine beweiskräftigen Resultate geben können. (Vgl. die gleichlautenden Resultate Latschenberger's, 17) Hierzu kommt die vorhin angeführte Darstellung der verschiedenen Art der Verbindung der Ausführungswege mit den Alveolen bei den verschiedenen Drüsen, und die Auffassung der Membrana propria als einer epithelialen Bildung.

Die Arbeit Gillette's (9) enthält keine wesentlich neuen Resultate. Längst bekannte Sachen werden mit grosser Ausführlichkeit abermals beschrieben. Die neueren deutschen Arbeiten über diesen Gegenstand, z. B. die Beschreibung im Henle'schen Handbuche, ferner die von Klein im Stricker'schen Handbuche der Gewebelehre und die Darstellung von Rawitsch, scheinen dem Verf. unbekannt geblieben zu sein. Verf. giebt merkwürdigerweise an, dass beim Hunde keine Längsfasern sich finden, und alle Muskelfasern quergestreift seien. Dasselbe sagt er vom Oesophagus des Schafes und des Rindes.

In einer unter Kracke's(10)Leitung geschriebenen Dissertation läugnet Jukes(11)gegen Heidenhain und mit Rollett das Vorkommen vereinzelter Belegzellen, die er polygonale nennt, unter dem Cylinderepithel der Drüsenausführungsgänge. Dagegen findet auch Jukes mit Heidenhain und gegen Rollett, dass sich die Hauptzellen, seine kegelförmigen Zellen, bis in den Drüsenhals fortsetzen. Die im Drüsenhals der Membran aufsitzenden grossen Zellen hält er für identisch mit den im Drüsengrund befindlichen. Die eigen-

thelialen Zellen, die ROLLETT ebenfalls im Drüsenhals nach innen zu den grossen aufsitzen lässt, erklärt JUKES wahrscheinlich für Hauptzellen.

Die von HENLE gefundenen, von ROLLETT geläugneten Sternzellen der Wandung konnte JUKES besonders schön an Chromsäurepräparaten vom Igel nachweisen.

EBSTEIN gegenüber findet Verf., dass sich in den Schleimdrüsen der Regio pylorica überall Gebilde finden, die den HEIDENHAIN'schen Belegzellen (früher Labzellen genannt) sehr ähnlich sind. Ein solches Vorkommen sei nicht allein auf die EBSTEIN'sche intermediäre Zone beschränkt.

WIEDERSHEIM (12) erkannte an den Drüsen des Muskelmagens der Vögel ähnliche Verhältnisse, wie sie namentlich SAVIOTTI und LANGERHANS für das Pankreas beschrieben haben. Gestützt auf die Arbeit von C. HASSE (HENLE's Zeitschrift für rationelle Med. Bd 28) und unter dessen weiterer Anleitung zeigt er, dass die das Lumen der Drüsenschläuche ausfüllende Secretmasse sich zwischen die einzelnen Epithelzellen bis an eine Membrana propria des Schlauches fortsetzt, und dort mit einem hakenähnlichen Gebilde, an der Basis der Zellen gelegen, in Verbindung tritt. Diese hakenförmigen Fortsätze gleichen den von SCHWALBE an den Epithelzellen der BRUNNER'schen Drüsen beschriebenen Bildungen (s. d. Ber. f. 1871, IX, Histologie) und werden von WIEDERSHEIM für den Vogelmagen auch als Sekretstücke aufgefasst, die sich an der Basis der Zellen des Drüsenschlauches dachziegelförmig übereinanderlegen.

Die Beobachtungen WIEDERSHEIM's bieten ein besonderes Interesse deshalb, weil man an den von ihm studirten Objecte, dem Vogelmagen keiner Injection bedarf, um den SAVIOTTI-LANGERHANS'schen Befund, Fortsetzung der Secretröhrchen zwischen die einzelnen Drüsenepithelzellen, zu erweisen. (Vgl. dagegen die Bemerkungen v. EBNER's Nr. 8.)

Die Angabe SAVIOTTI's, dass sich besondere unter einander communicirende Wege für das Secret auch noch zwischen Membrana propria und Drüsenepithel befinden (Pankreas) vermochte Verf. für den Vogelmagen nicht zu bestätigen. Der hakenförmige Basalfortsatz der Zellen zeigt einige Verschiedenheiten von der im Drüsenlumen befindlichen Secrete insofern, als er sich in Carmin durchaus nicht färbt und ein geringeres Lichtbrechungsvermögen hat.

Die Secretmassen fand W. immer scharf vom Protoplasma der Drüsenzellen abgesetzt, er stellt sie mit den Cuticularbildungen in eine Linie, ohne sich jedoch über ihre Bildungsweise näher auszusprechen.

Gegenüber den Angaben von POST, ARCS, SCHWALBE und anderen betrachtet TOLDT (15) die kleinen Schleimdrüsen der Mundhöhle und der BRUNNER'schen Drüsen als acinöse und nicht als tubulöse Drüsen. Er stützt sich hierbei auf die von JOHANNES MÜLLER in dessen bekanntem Werke über die Drüsen gegebene Definition. Die von SCHWALBE beschriebenen Windungen der Drüsengänge konnte er niemals auffinden.

Er untersucht die Brunner'schen Drüsen nach Maceration in verdünnter Salzsäure (1 : 5) und nach Injection. Behufs Vornahme der letzteren wird die Muscularis duodeni vorsichtig abgelöst, die Schleimhaut und Drüsenschicht 10—12 Tage in verdünntem Holzessig macerirt; man kann dann leicht den Schleim durch längeres Liegen (10—14 Tage) in destillirtem Wasser entfernen und injicirt nun die Drüsen, indem man das Schleimhautstück auf eine Kanüle aufbindet unter sehr geringem Drucke.

DE SINETY (16) fand bei Hündinnen und bei weiblichen Hasen und Kaninchen während der Lactationsperiode constant eine reichliche Fettinfiltration der Leberzellen. Dieselbe unterschied sich von der gewöhnlichen und künstlich (durch Fütterung) erzeugten Fettleber dadurch, dass das Fett regelmässig im Centrum der Leberläppchen, in den der Vena intralobularis benachbarten Zellen angehäuft war.

LATSCHENBERGER (17) hält das von LANGERHANS, GIANUZZI und SAVIOTTI im Pancreas beschriebene Gangwerk für ein Kunstproduct, welches durch Eindringen der Injectionsmasse zwischen die Epithelzellen hervorgerufen sei. Er glaubt gegen GIANUZZI und SAVIOTTI, dass jedes Läppchen einen centralen Gang besässe; Bilder, die an Injections-Präparaten den Mangel eines solchen vortäuschten, hätten darin ihren Grund, dass angesammeltes Pankreas-Secret die Injectionsmasse an weiterem Vordringen in den centralen Gang gehindert und sie zu seitlichen Extravasaten zwischen die Zellen veranlasst hätte. LATSCHENBERGER bestätigt ferner die BOLL'sche Membrana propria der Läppchen, spricht sich aber gegen eine die specifisch secernirenden Zellen umhüllende Membran aus. Die centroacinären Zellen von LANGERHANS hält er mit SAVIOTTI für Fortsetzungen des Epithels des Ausführungsganges, das sich eine Strecke weit in den secernirenden Schlauch eingeschoben hätte. Es gelang ihm nicht, Muskeln innerhalb der Drüse nachzuweisen. (Vgl. v. EBNER No. (8).

X. Respirationsorgane.

1) v. Luschka, H., Der Kehlkopf des Menschen. Tübingen 4. 10 Taf. 1871. — 2) Rindfleisch, E., Die Muskulatur der kleinsten Bronchien und des Lungenparenchyms. Centralblatt f. d. med. Wissensch. No. 5. — 3) Buhl, L., Lungenentzündung, Tuberculose und Schwindsucht. München. 8. 181 SS. — 4) Barthen, Ph., Ueber die Respirationsorgane der Araneen. Archiv f. Naturgeschichte. (Barthen giebt eine genaue Beschreibung der Respirationsorgane der Araneen, namentlich bezüglich ihres feineren Baues; er stimmt Leuckart bei, dass die sog. Lungen der Lungenspinnen nur modificirte Tracheen seien, für welche er den Namen „Fächertracheen" vorschlägt). — 5) v. Grimm, O., Tracheenverschlussapparat der Insekten. Ferner: Beitrag zur Anatomie der Fühler der Insekten. Bull. acad. St. Petersbourg. 1871. p. 51. — Vgl. auch: Histologie 1. 12. Untersuchungsmethode für das Lungengewebe (E. Rindfleisch.) — N. 113, f. Epithel der Lungenalveolen als Endothel (Debove).

Die kleinsten Bronchien haben nach RINDFLEISCH (2) (besonders schön bei brauner Induration zu sehende) Ringmuskeln, die beim Uebergang in die Infundibula förmliche Sphincteren darstellen und schleifenförmige Fortsätze bis zum Grunde des Infundibulum schicken. An den vorspringenden Alveolarsepta finden sich ebenfalls Muskelfaserzüge.

BOLL (3) hält das Epithel an der Innenfläche der Alveolenwand der Lungen nicht für ein fortgesetztes Bronchialepithel, sondern für ein Lymphgefässendothel. Er stützt sich dabei auf die eigenthümlichen Formen, ferner auf die Experimente von SIKORSKY (Centralblatt für d. med. Wiss. 1870, No. 52) und endlich auf eine Reihe pathologischer Vorgänge, für welche das Original einzusehen ist. (Vergl. auch die Angaben von DEBOVE, s. d. Ber. No. III, 4).

XI. Harn- und Geschlechtsorgane.

1) Dönitz, W., Ueber die Nieren des afrikanischen Elephanten. Archiv f. Anat. und Physiol. S. 85. — 2) Eberth, C. J., Ueber die Kapsel der Niere. Centralblatt f. d. med. Wissensch. No. 15. — 3) Palladino, G., Di alcune glandule non ancora descritte [illegible] — 4) Stilling, B., [illegible] — 5) Hofmeister, Franz, [illegible] — 6) Merkel, F., [illegible] — 7) v. Ebner, V., [illegible] — 8) Neumann, E., Ueber die Entwickelung der Samenfäden. [illegible] — 9) Rivolta, [illegible] — 10) Nelhenn (?), [illegible] — 11) Lechester (?), [illegible] — 12) Morion (?), [illegible] — 13) Hoeter (?), W., [illegible] — 14) Eimer, Th., Untersuchungen über die Eier der Reptilien. Arch. f. mikrosk. Anatomie. [illegible] — 15) [illegible] — 16) Gröswold (?), [illegible] — 17) Chrobak, R., Uterus. Stricker's Handbuch der Lehre von den Geweben. [illegible] — 18) Snow Beck, T., [illegible] — 19) Lott, G., [illegible] — 20) Kreitzer (?), R., [illegible] — 21) Schiff, [illegible] — 22) Loewenstein (?), [illegible] — 23) Henning, C., [illegible] — 24) Giannuzzi e Falaschi (?), [illegible] — 25) Schwalbe, G., [illegible] — 26) Kehrer, F. A., [illegible] (Seller, von Willemoes-Suhm).

DÖNITZ (1) zeigt, dass alle Sammelgänge einer Pyramide bei der Elephantenniere sich zu einem gemeinsamen Absugsrohre zusammensetzen, welches in den Nierenkelch sich ergiesst. Es wäre dies das eine Extrem der Art und Weise, in welcher sich die Harnkanälchen in das Nierenbecken fortsetzen. Hierbei fehlt eine Nierenpapille. Das andere Extrem bildet die dem Menschen zukommende Form, bei welcher die Mündungen der Sammelgänge siebförmig über die Spitze einer in den Kelch hineinragenden Pyramide vertheilt sind. Dazwischen liegen eine Reihe von Uebergangsformen z. B. beim Hunde. (HORVATH, s. d. vorjähr. Ber.) Das Fehlen einer Papille begünstigt die Injection der Harnkanälchen ungemein. An gelungenen Injectionspräparaten vermisste DÖNITZ beim Elephanten durchaus die Henle'schen Schleifen. Die Kanälchen verästeln sich bis in die Rinde hinein fortwährend dichotomisch. Will man Harnkanälchen bei Papillen führenden Nieren injiciren, so muss vorher die Papille vorsichtig abgetragen werden.

EBERTH (2) findet an der Oberfläche der Nieren des Menschen unter der Kapsel ein weitmaschiges Geflecht glatter Muskelfasern, dessen Bündel etwa den Durchmesser der stärkeren oberflächlichen Venen besitzen. Im übrigen Nierenstroma und bei andern Thieren konnten, unabhängig von den Gefässen, keine Muskeln gefunden werden. Nach RYMAR soll die Nierenkapsel beim Rinde, Schafe und bei der Ringelnatter muskulöse Faserzellen führen.

PALLADINO (3) beschreibt in der dem Ref. erst nachträglich zugegangenen Arbeit schlauchförmige, mit kurzcylindrischem Epithel ausgekleidete Drüsen aus dem Nierenbecken der Einhufer. Die Drüsen zeigen zahlreiche Nebenausbuchtungen erster Ordnung, verzweigen sich aber nicht weiter. Bei andern Thieren wurden solche Bildungen bisher nicht gefunden.

STILLING (4) fasst das Gewebe der Balken des corpus cavern. urethrae beinahe ausschliesslich als muskulös auf. Er beschreibt ferner die bereits bekannten muskulösen Längsscheiden der Arterien, lässt aber die Muskelfasern derselben zum Theil mit der eigenen Muscularis der Arterie zusammenhängen. In Betreff der Artt. helicinae stellt er sich auf die Seite J. MÜLLER's. – Vergl. auch d. Bericht für 1870, Abth. 2, pag. 192.

HOFMEISTER (5) beschreibt detaillirt die von LEYDIG entdeckte eigenthümliche Zwischensubstanz des Hodens beim Menschen, Maulwurf, Hund, Dachs, Ratte, Kaninchen, Pferd, Stier, Eber. In Bezug auf die Beschaffenheit der Zellen finden sich keine wesentlichen neuen Angaben. Beim Eber und beim Hengst zeigten sich keine Zwischenformen zwischen Bindegewebe und der in Rede stehenden Substanz, welche bekanntlich aus auffallend grossen, dunkel granulirten, zum Theil pigmentirten Zellkörpern besteht. Bei den übrigen Thieren fanden sich auch im Bindegewebe des Hodens zerstreute Zellen, welche den Elementen der Zwischensubstanz ähnlich sehen. Ein Zusammenhang mit Nervenfasern war nicht nachzuweisen. Bei neugeborenen Thieren und nach dem Beginne der Pubertätsperiode sind die Zwischensubstanzzellen reichlicher entwickelt, was sich auch bei Thieren nachweisen liess. Eine nähere Beziehung zu den Gefässen ist zwar häufig, jedoch nicht constant vorhanden. (Vgl. dagegen die Angaben des Ref. „Ueber die Entwickelung der Carcinome, Virchow's Archiv 55. Bd.")

Ebenso wie SERTOLI (Ber. f. 1871, I., pag. 34) spricht sich auch MERKEL (6) gegen die Darstellung v. EBNER's (Ber. f. 1870, General.-Lehre) aus, wonach die Samenfäden sich aus den verästigten Zellen Sertoli's (Stützzellen MERKEL's, Spermatoblasten EBNER's) im Inneren der Hodenkanälchen entwickeln sollten. Im Ganzen kommt Verf. auf die frühere Anschauung, der zu Folge die zwischen den Stützzellen befindlichen runden Zellen sich zu den Spermatozoen umgestalten, zurück und schliesst sich mit einzelnen ergänzenden Bemerkungen der Darstellung SCHWEIGGER-SEIDEL's, v. LAVALETTE's, OWSJANNIKOW's u. A. an.

Die runden Mutterzellen der Samenfäden zeigen nach MERKEL eine deutliche Membran, welche sich nach Behandlung mit C_2O_3 häufig isolirt abhebt, so dass sie mit stärkeren Vergrösserungen als selbständiges Gebilde nachgewiesen werden kann. Der Kern nimmt in diesen Zellen stets das eine Ende ein; vom entgegengesetzten Ende her zieht sich später das Zellprotoplasma in einen immer länger wachsenden Faden, den Schwanzfaden des Samenkörperchens aus. Der Kern rückt seinerseits auch immer mehr aus dem Zellkörper heraus, wird länglich und homogen, und wandelt sich direct in den Kopf des Spermatozoons um; der noch zwischen Kopf und Faden übrig bleibende Rest des Zellprotoplasma's wird zu dem von SCHWEIGGER-SEIDEL entdeckten „Mittelstück". Letzteres markirt sich bei Hunden, Katzen und Kaninchen bereits sehr früh durch eine Art Längsstreckung des Protoplasmaleibes der Zelle.

Die von Balbiani und von v. LA-Valette beschriebenen Körperchen neben dem Kerne, denen neuerdings besonders BÜTSCHLI, s. d. Ber. f. 1871, I., pag. 46, unter der Bezeichnung „Nebenkerne" eine gewisse Rolle bei der Bildung der Arthropodenspermatozoen zugesprochen hat, erklärt MERKEL für Pigmenteinlagerungen, da sie durch Anilinroth ungefärbt bleiben. (Ref. macht darauf aufmerksam, dass BÜTSCHLI das Mittelstück bei den Arthropoden vom Kern ausgehen lässt, während es Verfasser hier beim Menschen und Säugethieren ausdrücklich wieder auf das Zellprotoplasma zurückführt). Demgemäss adoptirt MERKEL den SCHWEIGGER-SEIDEL'schen Ausspruch: „Das Samenelement ist nichts anderes als eine einstrahlige Wimperzelle" und fährt fort: (p. 651) „Das Mittelstück ist der reducirte Zellkörper, das Köpfchen der zur Zelle gehörige Kern, der Schwanz aber, die der Zellsubstanz entstammende Cilie." – Junge Samenfäden zeigen noch immer einen Rest der früheren Zellmembran in Form einer Kappe. Ob die beim Meerschweinchen persistirende von v. LA VALETTE beschriebene Kappe auch so zu deuten ist, entscheidet Verf. nicht.

Bemerkenswerth ist die ausdrückliche Zurückführung sowohl der Stützzellen als auch der runden Samenmutterzellen auf die Epithelzellen der Hodenkanälchen, welches Verf. besonders betont, es gelingt das namentlich bei jüngeren Individuen an den dem Nebenhoden benachbarten Theilen der Kanälchen. So stellt sich, worauf MERKEL hinweist, ein gleiches Verhalten hier ein wie beim Eierstocke, dessen zur Befruchtung concurrirende Producte, die Eier, ebenfalls umgewandelte Epithelzellen sind.

Dabei bliebe allerdings der Unterschied bestehen, dass aus einer Samenepithelzelle mehrere Spermatozoen hervorgehen, insofern die rundlichen Samenmutterzellen erst aus wiederholten Theilungen der Epithelzellen entstehen.

Verf. fand ferner bei neugeborenen Kindern eine rege Thätigkeit der Hodenepithelien, so dass sich hier die Zwischenräume der Stützzellen reichlich mit dunkelgranulirten runden Zellen angefüllt zeigten. Später treten diese Elemente wieder zurück, ohne bis zur Entwicklung von Spermatozoen vorgerückt zu sein, und manchen blassen rundlichen Zellen Platz. Erst mit dem Eintritt der Pubertät füllen sich die Kanälchen wieder mit den grossen Samenmutterzellen.

Verf. erinnert an die bekannte vorübergehende Thätigkeit der Brustdrüse und macht auf die Möglichkeit ähnlicher Verhältnisse beim Eierstocke aufmerksam. (Ref. vermag aus seiner Erfahrung in Bezug auf den letzteren keine bestimmte Auskunft zu geben.)

Merkel empfiehlt, abgesehen vom menschlichen Hoden, den der Maus, des Katers, des Hundes und des Kaninchens. Am besten wirke eine concentrirte wässrige Lösung von Oxalsäure, in welche die Stücke frisch eingelegt werden, nach 36–48 St. ergibt die Untersuchung die günstigsten Resultate; man kann dann den ganzen Inhalt der Kanälchen, in Form, Lage der Theile und Aussehen von frischen Präparaten kaum abweichend, in wurstförmigen Partikeln aus den Kanälchen herausdrücken.

Neumann's Darstellung (8) des Hodens der Ratte und des davon nur wenig unterschiedenen Menschenhodens stimmt wiederum mit der v. Ebner's vollständig überein. Nur schlägt er vor, unter dem Namen Spermatoblasten diejenigen beiden Dinge zusammenzufassen, welche v. Ebner gesondert als Fussplatten (wandständiges Keimnetz, Neumann) und als Spermatoblasten beschreibt, indem er die v. Ebner'schen Spermatoblasten nur als die Fortsätze der Fussplatten ansieht. —

Koster (13) fand in mehreren Fällen bei 32- und 37jährigen Frauen, welche bald nach der Entbindung verstorben waren, aber auch bei 16- und 17jährigen Mädchen, mehr oder minder frühe Einsenkungen des Epithels in das darunter gelegene Stroma. Am Grunde dieser Einsenkungen fanden sich mitunter zwischen diesen Epithelzellen grössere Zellen vom Character der Primordialeier. Unterhalb dieser Einsenkungen sah man weiterhin zahlreiche junge Eifollikel. Bemerkenswerth ist, dass Koster diesen Befund in drei Fällen bei schwangeren Frauen angetroffen hat. Diese Beobachtungen scheinen Koster mit Recht in zweifacher Hinsicht wichtig, einmal zeigt sich, dass das Epithelium des Ovariums keineswegs im späteren Leben sich passiv verhält, sondern verschiedene Wucherungsprocesse eingeht, aus denen sich zahlreiche pathologische Producte entwickeln können; zum andern ist es hierdurch wahrscheinlich gemacht, dass sich auch im späteren Leben junge Follikel und Eier neu bilden können.

Eimer's Arbeit (14) beschäftigt sich vorzugsweise mit der Frage nach der Bedeutung der Eihäute und der Auffassung des Eies als Zelle. Ausserdem werden eine Menge Detailangaben, besonders über Keimbläschen und Keimfleck gemacht.

Dotterhaut will Verf. nur diejenige Membran genannt wissen, welche einer ächten Zellmembran entspricht. Eine solche ist bekanntlich von vielen Beobachtern bei den Eizellen geläugnet worden. Eimer unterscheidet mit Clarke, dem Ref. u. A. am reifen Eierstocksei der Reptilien eine dreifache Hülle: 1) zunächst dem Follikelepithel eine dünne Haut, welche von letzterem abstamme; 2) zunächst dem Dotter eine andere dünne Lage, welche von diesem gebildet werde (durch Ausscheidung von Seiten des Dotters oder durch Verdichtung seiner äussersten Lage). Diese entspreche also einer Zellmembran und müsse allein als Dotterhaut bezeichnet werden; 3) die radiär gestreifte Schicht zwischen beiden (zona radiata Ref.). Diese Schicht bilde sich erst nach Entstehung der Dotterhaut und lagere sich als Cuticularbildung auf deren äusserer Fläche ab. Es spricht dafür namentlich eine von Eimer aufgefundene circuläre Schichtung (Horizontalschichtung), welche sich neben der radiären Streifung noch beobachten lässt. Die vom Follikelepithel abstammende Lage nennt Eimer „Chorion,“ die Cuticularmembran (mittlere Schicht) „Zona pellucida.“ (Man vergl. über die Entstehung und Bedeutung der wahren Dotterhaut Eimer's die Angaben Oellacher's, s. Ber. über Generat.-Lehre. — Bei Vögeln besteht das Chorion deutlich aus einzelnen Stücken, welche je einer Follikelepithelzelle entsprechen).

Sehr auffallend ist die mit grosser Bestimmtheit gemachte Angabe Eimer's, dass bei den Reptilieneiern das von Klebs bei Vögeln beschriebene „Binnenepithel“ vorhanden sei und zwar bereits in ziemlich kleinen Eierstockseiern. Auch Clarke (Embryologie of the Turtle) hatte ein solches Binnenepithel beschrieben unter dem Namen „Embryonalmembran,“ und liess dasselbe in die seröse Hülle Reichert's bei der Embryonalentwickelung übergehen. Immer aber ist nach Eimer das Binnenepithel und die wahre Dotterhaut eine spätere Bildung.

Bei Ringelnattern ragt das Follikelepithel mit langen Fortsätzen in den Eiinhalt hinein; bei Coronella laevis finden sich in der Zona ziemlich weite Kanäle, in denen Ausläufer der Granulosa-Zellen stecken.

In Bezug auf Keimbläschen und Keimfleck der Reptilien giebt Eimer sehr detaillirte Beschreibungen. Bei Nattern zeigen die Keimbläschen eine relativ dicke radiär gestreifte (von Porencanälchen durchsetzte) Membran (cf. die Angaben von Oellacher, bei Fischen). Die Streifung lässt sich bis in den umgebenden Dotter verfolgen; die Membran wird also wohl von Aussen angelagert. Zunächst dieser Hülle liegen in einem regelmässigen Kreise angeordnet hellglänzende, kugelige Körperchen, etwa vom Durchmesser lymphoider Zellen, die Keimflecke, wie sie bereits Grohnbach beim Kaiman beschrieb. Eimer findet nun aber nach innen von diesem Keimfleckenkreise andere Kreise allmählich kleiner werdender Körnchen bis zu kaum mehr erkennbaren Gebilden herab, welche im Centrum der Keimbläschen, ebenfalls kugelschalenförmig um einen hellen Punkt von der Grösse eines Lymphkörperchens gruppirt sind. Eimer denkt sich die grösseren Keimflecken aus den kleineren durch einfaches Wachsthum hervorgegangen. Die grossen Keimflecke erweisen sich deutlich als Bläschen, an denen man noch eine Hülle erkennt (Ringelnatter). In dem Centrum der Keimflecken liegt das sog. SCHRÖN'sche Korn und bei den grössten Keimflecken von 0,013Mm. erkennt man selbst in diesen noch eine weitere Detailzeichnung in Form einer Anzahl feiner, scharf markirter Körnchen, Keimkörnchen oder Keimpünktchen EIMER. Die Keimflecke wachsen mit dem Ei. Eine radiär gestreifte Keimbläschenmembran hat, wie EIMER citirt, zuerst KÖLLIKER bei Gadus lota gesehen. Würzburger Verhdl. VIII., Unters. zur vergl. Gewebelehre).

Auch in Betreff des Dotters giebt EIMER, vorzüglich nach Untersuchungen in Ueberosmiumsäure, eine Reihe neuer Mittheilungen. Im Allgemeinen acceptirt Verf. die von GEGENBAUR angenommene Darstellung der Dotterbildung, der zu Folge sich die ursprüngliche Masse des Eiloboblasts allmählich in Bläschen verwandelt. Daneben findet aber noch eine zweite Art der Dotterbildung statt und zwar von einem kugligen Körper aus, der im Centrum des Dotters liegt und sich in Osmiumsäure dunkler färbt. GEGENBAUR hat beim Wendehalse einen ähnlichen Körper gesehen, der ohne Weiteres an den von v. WITTICH entdeckten Dotterkern (VICTOR CARUS) im Spinnenei erinnert und von EIMER auch als solcher bei den Reptilien aufgefasst wird. Dieser Dotterkern wächst nach EIMER später bedeutend an und zerfällt in viele eigenthümlich schollige Stücke (Dotterkrumen, Dotterschorfe, EIMER) von weisslich-gelblichem Glanz, welche sich in der übrigen Dottermasse zerstreuen, mitunter sogar zwischen die Zellen des Follikelepithels heraustreten. In erhärteten Dottern erkennt man deutlich zwischen den Dotterbläschen ein feines Maschennetz als Ueberrest des ursprünglichen Eiprotoplasmas, in welches man fadige Ausläufer der Granulosazellen sich fortsetzen sieht.

Bei Carminfärbung nach Alkoholhärtung sieht man nach innen von der Zona, parallel mit dieser verlaufend, einen lebhaft tingirten Ring in der Dottermasse, der bei stärkeren Vergrösserungen radiär gestreift erscheint; EIMER fasst diese Masse als besonders umgebildetes Eiprotoplasma auf. In grösseren Eierstockseiern wird er mit zunehmender Dotterbildung aufgezehrt. Dabei nimmt der Raum zwischen Zona und innerer Rinde allmählich ab, was nach Verf. gegen eine Bildung der Dottermasse von aussen, also etwa vom Follikelepithel sprechen soll.

Sehr eigenthümlich sind einige von EIMER beobachtete Aenderungen der Follikelepithelzellen, welche unter Austritt des Kerns sich in trompetenförmige, becherzellenartige Körper verwandeln, deren weitere Oeffnung nach aussen gerichtet ist. Die von LEREBOULLET und J. MÜLLER beschriebene sogenannte äussere Hülle des Barscheies, welche aus trichterförmigen Röhrchen zusammengesetzt ist, ist, wie schon KÖLLIKER hervorhob, auch aus dem Follikelepithel abzuleiten und nach EIMER auf eine Umwandlung der Zellen zu Becherzellen zu beziehen. Die bei vielen Fischen vorkommenden Zäpfchen des Chorions erklärt Verf. für Dottermasse, welche durch die Poren dieser Membran hindurch getreten sei.

Gestützt auf diese Beobachtungen spricht EIMER sich schliesslich dahin aus, dass das Follikelepithel (Becherzellen) die Wege abgiebt, auf denen das Ernährungs- resp. Wachsthumsmaterial in das Eiinnere gelangt. Mit dem späteren Schwinden der Follikelepithelzellen werden die Poren der Eihüllen frei, in denen früher die Fortsätze der Zellen steckten und jetzt sind offene Kanälchen zum Zweck der Ernährung und Ausscheidung gegeben. Ob dabei anfangs Theile des Follikelepithels, namentlich deren zum Dotter dringende Fortsätze, mit für die Dotterbildung verwerthet werden, wie Ref. es betonte, will Verf. nicht absolut läugnen, meint aber, pag. 427 „dass das Wachsen des Eies im Wesentlichen auf Rechnung einer Assimilation von Ernährungsmaterial zu setzen sei, welches direct aus dem Kreislaufe bezogen werde. Das Ei wachse wie jede andere Zelle, nur in anderem Maasse; dabei geschehe die Umsetzung des aufgenommenen Rohstoffes hauptsächlich im Mittelpunkte des Eies.“ Verf. weist darauf hin, dass vielleicht ähnliche Vorgänge in jeder Zelle ihren Ablauf nehmen; dabei wird an die vielfach vorgefundenen radiären Streifungen erinnert (radiär-röhriger Bau des Nahrungsdotters beim Hechtei REICHERT), woraus u. A. KÖLLIKER die Vermuthung herleitete, dass sich die Säfteströmung innerhalb der Zellen in radiären Bahnen bewege.

Das Reptilienei müsse, meint Verf., als eine einfache Zelle aufgefasst werden; nur stehe dieser Annahme das Vorhandensein des vorhin erwähnten Binnenepithels entgegen; letzteres sei ein endogenes Product und demnach das Ei eine Zelle mit endogener Brut. Das Keimbläschen geht später zu Grunde und dann erst findet das beträchtlichste Wachsthum des Reptilieneies statt.

In der äusseren Eischale des Reptilieneies fand Verf. kolbenförmige Gebilde, welche mit den daselbst schon länger bekannten faserigen Gebilden in directem Zusammenhange stehen. Innerhalb der Kolben finden sich Hohlräume und in diesen kernartige Gebilde. Wegen ihrer grossen Widerstandsfähigkeit gegen Alkalien stellt EIMER Kolben und Fasern zum elastischen Gewebe.

Aus der Arbeit LOTT's (19) ist hervorzuheben, dass im Allgemeinen betreffs des Beginnes des Cylinderepithels FRIEDLÄNDER's Angaben bestätigt werden, s. Bericht für 1870. Nur fand LOTT auch bei Kindern die Anfangslinien nicht mit dem Os uteri externum zusammenfallend, sondern mehr nach der Mitte des Cervix zu, wie bei Erwachsenen. Zur Zeit der Geschlechtsreife ist alles cylindrische Epithel mit Flimmerhaaren besetzt; auch in den Cervicaldrüsen. LOTT beschreibt ausserdem ein sogenanntes Uebergangsepithel nach der Vagina hin, und es kommen auch sogenannte „Fuss- und Flügelzellen“ vor, wie sie Verf. und ROLLETT vom Corneaepithel dargestellt haben. Eine Basalmembran fehlt.

KREITZER (20) unterscheidet vier gesonderte Schichten der Muscularis uteri. Den Grundstock und das verbindende Glied sämmtlicher Muskelbündel bildet ein das Orificium internum umgebender Muskelring. Dieser Ring ist von Gefässen und vorzugsweise von Venen durchsetzt; man kann an ihm wieder 2 Abschnitte, einen äusseren festeren und gefässreicheren und einen inneren zarteren, mehr regelmässig gewebten unterscheiden.

An diesen Grundstock der Uterusmusculatur lagern sich von aussen noch zwei, von der Uterinhöhle aus noch eine dünne Schicht an. Die äusseren sind a) die subseröse (nur am Fundus und Corpus uteri), b) die supravasculäre (ebendaselbst, aber sich auf die Nachbargebilde hin erstreckend). Die innere, von dem Verfasser „submucöse" Schicht genannt, stellt eine continuirliche Auskleidung der Höhle des Uterus dar.

Von der oberen Schicht des Basalringes der Gebärmutter stammt auch die äussere Muskelschicht der Vagina. Die innere erscheint als eine Fortsetzung von schrägen Muskelbündeln der Uteruslabien. Zwischen den Enden dieser beiden Schichten liegt im unteren Drittheil der Pars supravaginalis uteri eine Schicht lockeren Zellgewebes mit zahlreichen Gefässen.

Im Wesentlichen weicht, wie man sieht, der Autor von den vorhandenen Beschreibungen, welche meist am schwangeren Uterus gewonnen waren, wenig ab. Betreffs des Uebergangs von Uterusmuskelfasern auf die Nachbargebilde bestätigt Verfasser die Angaben v. LUSCHKA's, behauptet jedoch, dass alle diese Muskelfasern, auch die der breiten Mutterbänder, im lockeren Bindegewebe endigen und sich niemals an die festeren umgebenden Theile anheften. Auch kein einziges Bündel der Musculi recto-uterini geht in die Musculatur des Mastdarmes über.

In der supravasculären Schicht wird der longitudinale Muskelstreif, welcher über Corpus und Fundus uteri verläuft, als selbständiges Gebilde und Homologon des Lig. recto-vesicale gedeutet. Letzteres will Verfasser, gegenüber neueren Angaben von SCHATZ (Archiv f. Gynäkol. 1870, Seite 12) wieder als ein Residuum der Allantois angesehen wissen.

Vom Uterus an gerechnet, findet man im runden Mutterbande nach SCHIFF (21) im ersten Drittel nur organische Muskelfasern, welche aus der äusseren und mittleren Schicht der Uterusmusculatur stammen. Die quergestreiften Fasern, welche, den Angaben Anderer entgegen, ausschliesslich auf den M. transversus abd. zurückgeführt werden, verlaufen, in drei Portionen getheilt, nur am oberen Rande des Bandes. Während der Schwangerschaft sind beiderlei Muskelelemente beträchtlich vermehrt.

LOEWENSTEIN (22), welcher unter J. ARNOLD's Leitung arbeitete, fand in der Scheide des Menschen so wie verschiedener Haussäugethiere discrete Lymphfollikel, den solitären Lymphfollikeln des Darmes vollkommen gleichend und eine adenoide Beschaffenheit der Schleimhaut, oft über grosse Strecken derselben ausgebreitet. Die solitären Follikel haben in der Mehrzahl der Fälle ihren Sitz in dem oberen glatten Theile der Vaginalschleimhaut.

XII. Sinnesorgane.

A. Sehorgan.

1) Müller, H., Gesammelte und hinterlassene Schriften zur Anatomie und Physiologie des Auges. Bd. I. (Gedrucktes) herausgegeben von O. Becker, Leipzig [illegible]. — 2) [illegible], D., Dell' [illegible]. Napoli [illegible] 1871. — 3) Helfreich, Friedr., Bemerkungen zu Dr. Morano's Untersuchung über die Nerven der Conjunctiva. Arch. f. Ophthalmol. XVIII. 1. pag. 354 [illegible]. — 4) Morano, F., Studio sul Tracoma [illegible] Archivio di Oftalmologia diretto da F. Morano. Napoli Anno I. Fascicolo 2. — 5) Boll, Die Thränendrüse. Stricker's Handbuch der Lehre von den Geweben pg. 1161. (Die Structur der Thränendrüse gleicht in allem Wesentlichen der der Speicheldrüsen.) — 6) [illegible], G. F., [illegible] Padova 1871. [illegible]. — 7) Manfredi, [illegible] (Extr. de l'Acad. de Turin. Mai 1871. (Dem Ref. nicht zugänglich gewesen. Auszug in den Ann. d'oculistique T. 66. Juli–August p. 91.) — 8) Schwalbe, G., Die Lymphbahnen des Auges. Stricker's Handbuch der Lehre von den Geweben p. 1071. (S. den Bericht für 1868 und 1869.) — 9) Waldeyer, Untersuchungen über die Drüsen der Bindehaut des Auges. Vorl. Mittheil. Centralbl. f. d. med. Wissensch. No. 54. — 10) Leguenz, Ueber die Durchgängigkeit der Hornhaut für Flüssigkeiten. Centralblatt für die med. Wissensch. Nr. 57. — 11) Wolfring, Beitrag zur Histologie der Lamina cribrosa sclerae. v. Gräfe's Archiv für Ophth. XVIII. 2. — 12) Iwanoff, A., Sehorgan: Tunica vasculosa. Stricker's Handbuch der Lehre von den Geweben p. 1035. — 13) Schultze, M., Ueber das Tapetum in der Chorioidea des Auges der Raubthiere. Sitzungsber. der Niederrheinischen Gesellschaft für Natur und Heilk. in Bonn 1871.) Centralbl. f. d. med. Wissensch. Berlin No. 57. — 14) Grünhagen, A., Zur Frage über die Irismusculatur. Arch. für mikrosk. Anatomie IX. 1873, pag. 286. — 15) Leber, Th., Die Blutgefässe des Auges. Stricker's Handbuch der Lehre von den Geweben. 2. Liefg. p. 1049. (Aus Leber's Arbeit ist hier zu hervorzuheben, dass Verfasser entgegen der Annahme Schwalbe's [illegible] den Circulus venosus Schlemmii für einen Blutgefässplexus hält.) — 16) Derselbe, Beobachtungen über die Circulationsverhältnisse des Opticus und der Retina. v. Gräfe's Archiv für Ophthalmologie. XVIII, 2. pag. 165. — 17) Lavdowsky, M., Das Saugadersystem und die Nerven der Cornea. Arch. f. mikroskop. Anatom. VIII. S. 538. — 18) Fränkl, Ignatz, Der Accommodationsapparat des menschlichen Auges nebst geschichtlichem Abriss der Lehre von der Accommodation. Oesterr. Zeitschr. für prakt. Heilkunde XVIII. Nr. 50. — 19) Duval, Mathias, Structure et usages de la rétine. Thèse pour le concours d'agrégation. Paris, Baillière et fils 8. 154 pp. (Der anatomische Theil der Arbeit enthält eine gute, übersichtliche Zusammenstellung der bisherigen Untersuchungen mit besonderer Berücksichtigung der neueren Literatur, [illegible] am Schlusse verzeichnet ist. Eine, wohl je nach Hoagel mitgetheilte Vergleichung des Auges der Wirbelthiere mit dem der Wirbellosen mit Bezug auf die Entwicklungsgeschichte und den Gang der Lichtstrahlen ist Ref. unverständlich geblieben. Entweder sind Hoagel die Fundamentalsätze der Entwicklung des Bulbus unbekannt, oder seine Ansichten sind unrichtig wiedergegeben worden.) 20) [illegible], H., Beitrag zur Anatomie der Retina. Inaugural-dissertation. Berlin. 8. 31 SS. (Nichts wesentlich Neues. Verf. bestätigt durchweg den Ritter'schen Faden, sowohl im Innengliede, wie im Aussengliede der Stäbchen und Zapfen. — 21) Schultze, M., Ueber den Bau der Netzhaut von [illegible]. Sitzungsbericht der Niederrh. Gesellschaft für Natur- und Heilkunde. Berl. klin. Wochenschrift Nr. 48 S. 5[illegible]. (Dem Ref. erst nach Abschluss des Berichtes zugekommen; für das nächste Jahr reservirt.) — 22) Derselbe, „Ueber die Retina der Neunaugen" (?) Sitzungsbericht der Niederrh. Gesellsch. für Natur- und Heilkunde vom 6. November 1871. Kölnische Zeitung vom 27. Dec. 1871. (Es werden lang- und kurzgestielte Zapfen unterschieden.

Die langgestielten Zapfen hält W. Krause (s. Jahresber. in d. Prager Vierteljahrsschr. 115. Bd. S. 77) für Stäbchen und weicht auch in der Deutung der Schichten ab. M. Schultze unterscheidet: 1) Stäbchen, 2) äussere Körner, 3) Zwischenkörnerschicht, 4) abwechselnd vom Gewöhnlichen Ganglienzellenschicht, 5) Nervenfaserschicht, 6) innere Körner, 7) granulirte Schicht, W. Krause hält die Schichtung für die gewöhnliche). — 23) Rivolta, S., Delle cellule multipolari che formano lo strato intergranuloso o intermedio nella retina del cavallo. Pisa 1871. — 24) Golgi, C. und Manfredi, N., Annotazioni istologiche sulla retina del cavallo. Giornale della R. Accademia di Medicina di Torino. August. — 25) Babuchin, Die Linse. Stricker's Handbuch der Lehre von den Geweben. S. 1080. (Richtiger wesentlich Name) — 26) Rohitsch?, Untersuchungen über die Augenlider, insbesondere zur Kritik der bisherigen Untersuchungsmethoden. Arch. für Anatomie und Physiol. 1871. S. 355. — 27) Derselbe. Zur Anatomie, Physiologie und Pathologie der Augenlider des Menschen und der Wirbelthiere. Ibid. 1870. S. 175. — 28) Milliot, B., De la régénération du cristallin chez quelques mammifères. Robin Journ. de l'anat. et de la physiol. p. 1. s. auch Gazette méd. de Paris No. 11. p. 622. — 29) Iwanoff, A., Glaskörper. Stricker's Handbuch der Lehre von den Geweben. S. 1071. — 30) Hoffmann, C. K., Ueber die Retinastäbchen von Reptilien. Niederländisches Arch. für Zoologie, red. von E. Selenka. — 31) Derselbe, Ueber die Pars ciliaris retinae und die Linse der Cephalopoden. — 32) Hensen, G., Histologische Untersuchungen. I. Ueber das Auge von Helix pomatia. Zeitschrift für wissenschaftliche Zoologie XX. Band S. 1[illegible]. — 33) Flemming, W., zur Anatomie der Landschneckenfühler und zur Neurologie der Mollusken. Ibid. S. 365. — 34. Gulliver, G., Ammocoetes branchialis. Auszug nach einem Vortrage in der „East Kent natural History Society Quart. Journ. of micr. Sc. New Ser. Vol. 48. p. 4[illegible]. (An den vom Verf. producirten Durchschnitten waren die gut entwickelten Augen mit Augenkammern und Krystalllinsen zu sehen, ferner das Gehörbläschen mit seinem Flimmerepithel, die Ovarien gut entwickelt mit zahlreichen Eiern etc. — Vergl. auch: Histologie I. Bd. Untersuchung der Cornea (v. Thanhoffer), — II. VI. 31. Bau der Hornhaut (Hoyer) — II. VII. 10. Lymphbahnen des Auges, Bau der Sclera (Michel) — II. VII. 31. Linsenfasern bei Petromyzon (Gulliver) — II. XIII. 11. Auge von Erbsenkäfern (G[illegible]).

An 385 Augen vom Menschen und Thieren welche Morano (4) untersuchte, massen die Conjunctivalfollikel am zahlreichsten auf der hintern Fläche des dritten Augenlides, weniger im untern, noch weniger im obern, ausserordentlich sparsam und stets solitär in der Conjunctiva bulbi.

An frisch untersuchten Follikeln findet sich eine peripherische Zone aus spindelförmigen Zellen. Dieselben geben nach dem Centrum in ein adenoides Netz mit grossen protoplasmatischen Maschen über.

Die in diesem Netz liegenden Lymphkörperchen können zum Theil sehr eigenthümliche Formen annehmen.

Nach Manfredi (7) ist beim Menschen im Saccus und Ductus naso-lacrymalis ein geschichtetes Cylinderepithel vorhanden. Cilien liessen sich hier niemals nachweisen. Unter dem Epithel liegt eine Basalmembran, welche von feinen vertikalen Streifen durchsetzt erscheint.

Die Sehne des M. levator palp. super theilt wie Wolfring (9) fand, die Aggregate der Krause'schen Drüsen in eine kleinere zwischen der Bindehaut und der Sehne und eine grössere auf der äussern Seite der Sehne liegende Partie. Die Meibom'schen Drüsen reichen selten bis an den obern Rand des Tarsus des obern Lides; in der Regel bleibt oben ein dreieckiger Raum frei von Meibom'schen Drüsen in welchem neben Fett ebenfalls Gruppen Krause'scher Drüsen gelegen sind. Viele Läppchen derselben reichen bis zwischen die Meibom'schen Drüsen. Sie münden in gemeinschaftliche Gänge am orbitalen Rande des Tarsus.

E. Klein giebt zu vorstehenden Angaben im Centralbl. f. med. Wissensch. No. 56 die Erklärung, dass er bereits im V. Hefte von Stricker's Handbuch der Gewebelehre auf S. 1148 in Fig. 397 im Tarsus des Augenlides vorkommende Drüsen abgebildet und als schlauchförmige bezeichnet habe.

Das Epithel der Hornhaut lässt, nach den Befunden Laqueur's (10), selbst bei künstlich gesteigertem intraocularen Druck, keine Flüssigkeit aus der Augenkammer durchtreten, dagegen bewirkt der erhöhte Druck neben einer bläulichen Trübung der Substanz eine erhebliche Vergrösserung der Hornhaut in allen Durchmessern. Das Epithel schützt ferner die ausgeschnittene Cornea vor der Quellung durch Wasser. Dagegen ist die vom Epithel entblösste Cornea, namentlich an ihren peripherischen Partien, ebenso wie die membrana Descemetii für Lösungen von Bintlaugensalz leicht durchgängig. Da mit diesen Versuchen im ausgeschnittenen Auge die bekannte Atropinwirkung (die wie Laqueur berichtet, auch an frischen Leichen eintritt) im Widerspruch steht, so muss sich am Lebenden das Diffusionsvermögen der vordern Epithelschicht, vielleicht in Folge der Befeuchtung mit dem Conjunctivalsekret und der Thränenflüssigkeit, anders verhalten als im ausgeschnittenen Bulbus.

Wolfring (11) beantwortet die Frage nach dem Verhalten der Lamina cribrosa zur Sclera dahin, dass die Scleralbündel unmittelbar in die Sehnervenscheide übergehen. Der Sehnerv tritt also durch ein Loch der Sclera hindurch. In der Siebplatte selbst existiren nur solche bindewebige Bestandtheile, welche dem Perineurium des Sehnerven und den Blutgefässen angehören. Auffallend ist namentlich bei Neugebornen, die überaus grosse Menge von Bindegewebskörperchen. In Bezug auf den Scleralgefässkranz wiederholt W. im allgemeinen die Angaben Leber's. Von den kurzen Ciliararterien treten zwei bis drei Aeste nach innen ab, welche theils mit choroidealen Gefässen anastomosiren, theils den Scleralgefässkranz bilden, dessen Aeste in das Innere des Nerven eingehen. Hier anastomosiren sie theils mit der Arteria centralis retinae, theils verlaufen sie auf der Aussenfläche der Innenscheide, um sich mit einigen vom Gehirn kommenden Aesten zu verbinden, theils bilden sie ein drittes Netz an der Innenfläche der Innenscheide. Den Scleralgefässkranz bilden dafür sowohl Ciliar- als vom Gehirn kommende Arterien der innern Scheide, wie derselbe denn auch durch seine Anastomosen die Circulation zwischen Sehnerv und Choroidea regulirt.

Lymphinjectionen in den subvaginalen Raum lieferten nur dann eine Füllung der Lymphbahnen des Scheidenringes, wenn der freipräparirte Sehnerv mit dichten Fadenbündeln lose umsponnen werde. Eine Injection der Lymphräume der Siebplatte gelang nur von der Innenfläche der innern Opticusscheide. Dabei zeigte sich dass die Lymphbahnen der Lamina cribrosa zwischen den Nervenbündeln und den bindegewebigen Scheiden der Gefässe gelegen sind. Ein gleiches Lymphnetz existirt an der Innenfläche der Innenscheide und communicirt mit dem Lymphnetz des Arachnoidealsacks und dem subvaginalen Raum.

Aus der Abhandlung IWANOFF's (12) ist hervorzuheben:

1) Dass bei Kurzsichtigen der meridionale Theil des musculus ciliaris besonders stark entwickelt ist, während bei Weitsichtigen der aequatoriale, d. h. die MUELLER'schen Ringfasern in bedeutender Stärke gefunden werden.

2) Die Nerven bilden ein zwischen den Gefässen der Chorioidea und Sclerotica gelegenes Netzwerk mit Ganglien in den Knotenpunkten; auch in den Stämmchen der Ciliarnerven finden sich Ganglien. Das Nervennetz zeigt in seiner Entwickelung bedeutende individuelle Schwankungen, welche von der wechselnden Entwickelung der glatten Muskelfasern in der Chorioidea abhängig sind.

3) Bezüglich der Muskulatur der Iris schliesst sich IWANOFF auf Grund der Untersuchungen seines Schülers JEROPHEEFF der Vorstellung HENLE's an. Ausserdem fand JEROPHEEFF noch eine circuläre Muskellage am Ciliarrande der Iris.

In den Zellen des von BRÜCKE sog. tapetum cellulosum der Raubthiere findet MAX SCHULTZE (13) zahlreiche kurze spiessige Krystalle, welche den Kern der membranlosen platten Zellen umhüllen. Bei der gruppenartigen Zusammenlagerung der Krystalle, welche aus einer eigenthümlichen eiweissartigen Substanz bestehen, wird das Licht von jeder Gruppe bei bestimmtem Einfallswinkel in einer andern Interferenzfarbe reflectirt. Die Krystalle entwickeln sich bei Kätzchen in der 5–6 Woche nach der Geburt.

GRÜNHAGEN (14) findet im Gegensatze zu IWANOFF die sogenannte BRUCH'sche Begrenzungsmembran der Iris, welche HENLE für einen musculösen Dilatator erklärt hatte, auch in der Vogeliris, welche sonst bekanntlich quergestreifte Muskelfasern enthält. Er konnte sich niemals von dem Vorhandensein glatter Muskelelemente in dieser BRUCH'schen Begrenzungshaut überzeugen und es scheint ihm ihre musculöse Natur namentlich durch das Vorkommen in der Vogeliris sehr zweifelhaft, da man ja sonst bei diesen Thieren gleichzeitig eine glatte und quergestreifte Muskulatur in der Iris annehmen müsste.

Verfasser giebt zu, dass vom Sphincter pupillae einzelne Muskelfasern sowohl quergestreifte bei Vögeln, als auch glatte bei Säugethieren in radiärer Richtung abbiegen, jedoch konnte er dieselben niemals bis zum Ciliarrande verfolgen. Er hält sie für Insertionsbündel des Sphincter im Irisgewebe, welche nicht sowohl eine dilatatorische Function besitzen, als vielmehr ebenso, wie die Circulärfasern des Sphincter eine Verengerung der Pupille bewirken, gerade so, wie man auch durch das Anziehen der gekreuzten Zipfel einer Halsschleife dieselbe zum festeren, circulären Schlusse bringe.

Der Behauptung GALEZOWSKI's gegenüber, dass die feinern Gefässe der Papilla optica und das ernährende Gefässnetz des Opticus selbst cerebralen Ursprunges sei, hält LEBER (16) seine früheren Angaben, dass die Arteria et Vena centralis retinae Papille und Opticusstamm gemeinschaftlich mit den Scheidengefässen ohne Zufluss vom Gehirn her versorgen, in vollem Masse aufrecht. Die Gefässe der Papille und der Lamina cribrosa stammen zum Theil vom Scleralkranz, zum Theil von der Arteria centralis retinae. Die Gefässe der äussern Sehnervenscheide gehen zur Sclera, die der innern zum Scleralkranz. Ebenso wie letzterer Zweige in die Lamina cribrosa hinein abgiebt, giebt die innere Scheide Aeste in den Opticusstamm. Doch herrscht der Unterschied, dass der Scleralkranz auch der Chorioidea Zweige zutheilt und nur arteriell ist. Das Venenblut der Papille muss deshalb zum Theil einen andern Weg wählen, als das arterielle. Es fliesst nach der Vena centralis, nach der innern Scheide und nach dem Sehnervenrande der Chorioidea hin ab. In der Nähe der Papilla optica tritt keine Vene durch die Sclera.

Die Anastomosen zwischen den centralen Gefässen der Papille und den aus dem Scleralkranz stammenden sind wahrscheinlich niemals stärker als capillär. Durch diese Gefässvertheilung werden die von STEPHAN gegen die Diagnose einer einfachen Embolie der Centralarterie erhobenen Bedenken entkräftet. Bei Injectionen von der Opthalmica aus zeigte sich die Netzhaut nur dann injicirt, wenn die Centralarterie gefüllt war. War diese leer, so war höchstens die Papille und ein kleiner Theil der Retina injicirt. Die Centralarterie ist also eine Endarterie im Sinne COHNHEIM's. (Vgl. den Bericht VII.) Dass trotzdem bei Embolie der Centralis retinae kein hämorrhagischer Infarct beobachtet werde, beruhe darauf, dass der intraoculäre Druck ein Zurückströmen in der Centralvene hindere. Ebenso tritt wegen der Nähe der Choriocapillaris keine Necrose der Netzhaut ein. Dagegen macht sich der intraoculäre Druck bei Embolie eines Astes der Centralarterie nicht mehr geltend, da hier die wegbar gebliebenen arteriellen Aeste der Vene des verstopften Bezirkes das zum Zustandekommen des hämorrhagischen Infarctes nöthige Blut fortwährend unter gehörigem Drucke zuführen können. Es sei daher nicht nöthig die bisherige Diagnose einer Embolie der Arteria centralis retinae zu ändern und mit STEPHAN eine Embolie der Opthalmica anzunehmen. Zum Schluss macht L. darauf aufmerksam, dass man die an Thieraugen in Bezug auf den Gefässverlauf gewonnenen Resultate durchaus nicht auf den Menschen übertragen dürfe.

LANDOWSKY (17) stimmt in der Auffassung der Hornhautkörperchen und Hornhautkanälchen im Wesentlichen mit den Angaben von ROLLETT (Stricker's Handbuch der Lehre von den Geweben) überein. Doch schreibt er den Kanälchen, wie LEBER eigene isolirbare Wände zu und hält auch die Grundsubstanz nicht für fibrillär. Die in den Kanälchen liegenden Protoplasmakörper sollen an der Stelle, wo ihr Kern liegt, mit der Kanälchenwand verbunden sein. Es gelang ihm, die Hornhautkanälchen, auf das Schönste zu injiciren und er sah dabei auch, wie bereits v. Recklinghausen ähnliches beschrieben hat, die Injectionsmasse längs der Nervenstämme sich ausbreiten. Die Hornhautkanälchen gehen in die Lymphgefässe über und führen neben dem Protoplasma der Hornhautzellen noch klare Flüssigkeit.

Bezüglich der Nerven leugnet er das subbasale Netz Hoyer's (s. dies. Ber.) als eine besondere Bildung; das subepitheliale Netz verlegt er in die vordersten Schichten der vorderen Basalmembran, das intraepitheliale Netz beschreibt er wie Cohnheim. Die Nerven in der Corneagrundsubstanz lässt er wie Lipmann in den Kernen und Kernkörperchen der Hornhautzellen endigen. Neu ist bei ihm die Beschreibung eigenthümlicher, dreieckiger oder abgeplattet glockenförmiger Körper, in welche er beim Hunde einige Male die Nerven übergehen sah. Er nennt sie „Cornealplättchen“, zweifelt aber, ob sie eine besondere Art von Nervenenden vorstellen, da er sie bis jetzt nur beim Hunde beobachtet hat (vergl. dazu die Angaben von Izzani und Jullien, s. dies. Ber. Ref.)

Rivolta (23) fasst seine Resultate selbst folgendermassen zusammen:

1) Die Zwischenkörnerschicht der Pferderetina besteht aus Ganglienzellen mit zahlreichen, vielfach sich theilenden und sehr langen Fortsätzen, die mit einander communiciren.

2) die horizontalen Fasern, die in der Zwischenkörnerschicht wahrgenommen werden, sind eben die Fortsätze dieser Zellen und die molekuläre Masse, die in dieser Schicht gefunden wird, ist nichts als Detritus dieser durch Reagentien leicht zerstörbaren Zellen.

3) Mit der von W. Krause gegebenen Beschreibung der Körnerschicht als einer Membrana fenestrata lässt sich der Befund in der Retina des Pferdes in keiner Weise vereinigen.

4) Die spinnwebartige feine Membran, unter deren Form diese Zellenschicht häufig isolirbar ist, hat nicht die geringste Aehnlichkeit mit einer gefensterten Haut.

5) Kölliker, M. Schultze, Leydig, Babuchin, Hinterbrau haben diese Zellen bei andern Thieren isolirt und dort als bindegewebige in Anspruch genommen.

6) Durch ein eigenthümliches Missverständniss hat Santi Sirena diese Zellenschicht verwechselt mit der eigentlichen sogenannten Ganglienzellenschicht der Retina des Pferdes, welche niemals als eine isolirte spinnwebartige Haut darstellbar ist.

Rivolta gegenüber behaupten Golgi und Manfredi (24) die bindegewebige Natur dieser Zellen und beschreiben zwischen ihnen andere kleinere Zellen mit einer geringeren Anzahl von Fortsätzen und stärker granulirtem Protoplasma. Die Räume in der Zwischenkörperschicht zwischen letzteren und ersteren werden von den inneren Körnern und den Anschwellungen der Müller'schen Radialfasern eingenommen.

Ferner beschreiben Golgi und Manfredi zwischen den Fasern der Opticusfaserschicht und zwischen den Ganglienzellen zahlreich verbreitete, reich verästelte Bindegewebszellen, analog denjenigen, welche Golgi (s. diesen Bericht 15–17) aus den nervösen Centralorganen beschrieben hat.

Robinski giebt in der ersten seiner beiden sehr ausgedehnten Abhandlungen (26 und 27) eine eingehende Kritik der bisherigen Untersuchungsmethoden der Krystalllinse; er warnt wie früher (s. d. Ber. f. 1871) besonders vor der Anwendung zu starker Silberlösung bei der Untersuchung thierischer Gewebe überhaupt. Eine Lösung von 1 : 800 gab ihm die besten Resultate. Aus der 2. Abhandlung ist hervorzuheben, dass die sogenannte Linsensternsubstanz nichts andres, als den ausgetretenen Inhalt der Linsenröhren darstellte und also ein Macerationsproduct bildet.

Milliot (28) zieht aus zahlreichen, sorgfältig angestellten Experimenten folgende Schlüsse:

1) die Krystalllinse regenerirt sich bei manchen Säugethieren, sobald ihre Kapsel zurückgeblieben ist. Man kann die Linse total extrahiren.

2) Die Regeneration beginnt an der inneren äquatorialen Kapselfläche; die hintere Fläche scheint an derselben keinen Antheil zu nehmen.

3) Man bemerkt die ersten Spuren der neuen Linse nach etwa 14 Tagen, je älter das Thier, desto länger dauert der Process, der bis zur Vollendung zwischen 5–12 Monate braucht. Die microscopische Structur der regenerirten Elemente weicht nicht wesentlich von der der ursprünglichen, normalen ab. – Der Abhandlung ist ein reiches Literaturverzeichniss beigegeben. Wegen einer Anzahl anderer Folgerungen von mehr practischem Interesse muss auf das Original verwiesen werden.

Iwanoff (29) schliesst sich bezüglich der Nichtexistenz einer eignen Membrana hyaloidea den Angaben von Henle an; tritt dem letzteren jedoch darin entgegen, dass man eine gemeinschaftlich dem Glaskörper und der Retina zugehörige Membran als limitans-hyaloidea nicht aufstellen könne. Die Limitans gehöre vielmehr ausschliesslich der Netzhaut an.

Die Stilling'sche Angabe über einen im Glaskörper persistirenden Kanal wird bestätigt. Die Fasern der Zonula lässt Iwanoff aus der Glaskörpersubstanz hervorgehen; sie legen sich innig an die Membrana limitans an, lassen sich jedoch stets bei mehrwöchentlicher Maceration in 10procentiger Kochsalzlösung trennen. Zwischen hinterer Fläche der Zonula und Glaskörper bleibt ein enger, spaltenförmiger Raum, welcher 4–5 Mm. von der Ora serrata beginnt und sich noch hinter dem Aequator (etwa 2 Mm. weit zum hinteren Linsenpol erstreckt. Dieser spaltförmige Raum ist der Canalis Petiti, der also nicht zwischen den auseinanderweichenden Fasern der Zonula, sondern zwischen Zonula und Glaskörper gelegen ist. Der Glaskörper hat hier in Folge vermehrter Faserbildung an seiner Peripherie ein etwas dichteres Gefüge, entbehrt aber, wie bemerkt, durchaus einer Membrana hyaloidea. Der von beiden Theilen umschlossene spaltförmige Petit'sche Raum scheint kaum irgend eine merkbare Menge von Flüssigkeit zu führen.

Aus der Arbeit von Huguenin (32) ist nur hervorzuheben, dass die Kerne der glatten Muskelfasern der Helicinen mit ihrem Protoplasmamantel an der Oberfläche der eigentlichen Muskelfaser liegen sollen. Auch bildet Huguenin ein Präparat ab, in welchem ein Nervenfaden direct an die protoplasmatische Substanz der Muskelfasern in die Nähe des Kernes tritt.

Die übrigen Angaben Huguenin's werden von Flemming (33) als grösstentheils unrichtig nachgewiesen, weshalb hier nicht weiter darauf eingegangen werden soll. Flemming beschreibt ferner bei Trochus cinerarius die Fühler, die Tentakeln des Fussrandes, den Kopf und Mantelrand dicht mit Epithelwarzen besetzt, welche an der Spitze ein Krönchen starrer Haare tragen und der Geschmacksknospe eines Säugethieres ähneln. Boll hat ähnliche Bildungen als secundäre Tentakeln bei Haliotis tuberculata erwähnt. Flemming fand dann diese Bildungen wieder bei einer Species der entfernt stehenden Gruppe der Lamellibranchiaten. Ob diese Bildungen in der That als Geschmacksorgane oder als specifische Sinnesorgane anderer Art, oder endlich als phylogenetische Uebergänge von der isolirten Sinneszelle zum zusammengesetzten Sinnesorgan aufgefasst werden müssen, bleibt dahin gestellt.

Erwähnenswerth ist noch mit Rücksicht auf die Arbeit von Sicard (XIII.) der von Flemming abgebildete Uebergang von Muskelfasern in Ganglienzellen.

B. Gehörorgan.

1) Moos, Ueber das Vorkommen von Gefässschlingen im Trommelfell einiger niederer Thiere. Aus der Monatsschrift für Ohrenheilkund. VI. 2. — 2) Rüdinger, Die Ohrtrompete in Stricker's Handbuch der Lehre von den Geweben. 3. Liefrg. S. 867. (S. a. d. Bericht f. 1870.) — 3) Derselbe, Beiträge zur Histologie des mittleren Ohres. München 1872. gr. 4. 24 SS. II. chromolith. Tafeln. — 4) Derselbe, Ueber die Zwischengelenkknorpel in den Gelenken der Gehörknöchelchen. Monatsschr. f. Ohrenheilkunde. No 10. 1872. (S. d. Bericht f. 1870 und die vorige Nummer.) — 5) Derselbe, Das häutige Labyrinth. Stricker's Handbuch der Lehre von den Geweben. 3. Liefrg. S. 882. (vergl. auch den Ber. f. 1870). — 6) v. Grimm, O., Der Bogengangapparat der Katze. Mél. biol. St. Petersburg. 1873. p. 88. — 7) Hasse, C., Zur Morphologie des Labyrinthes der Vögel. Anatom. Studien, herausgegeben von Dr. C. Hasse. Heft II. S. 179. Leipzig 1871. 8. — 8) Derselbe, Das Gehörorgan der Schildkröten. Ebenda. S. [illegible]. — 9) Derselbe, Das knöcherne Labyrinth der Frösche. Ebenda. p. 227. — 10) Derselbe, Das Gehörorgan der Fische. Ebenda. Heft III. S. 412. — 11) Clason, E., Die Morphologie des Gehörorgans der Eidechsen. Ebenda. Heft II. S. 300. — 12) Ketel, M., Ueber das Gehörorgan der Cyclostomen. Ebenda. Heft III. S. [illegible]. — 13) Hasse, C., Die vergleichende Morphologie und Histologie des häutigen Gehörorganes der Wirbelthiere nebst Bemerkungen zur vergleichenden Physiologie. Leipzig 1873. gr. 8. 96 SS. 2 Taf. (Konnte für diesen Bericht nicht mehr berücksichtigt werden, da Ref. es zu spät erhielt.) — 14) v. Ebner, V., Das Sinnesepithel der Crista acustica in den Ampullen der Vögel. Separatabdruck der Sitzungsberichte des naturw. und [illegible] Vereins zu Innsbruck. III. Jahrgang. 1 Tafel. — 15) Waldeyer, W., Hörnerv und Schnecke. S. 915 des Stricker'schen Handbuches der Lehre von den Geweben. — 16) Gottstein, J., Ueber den feineren Bau und die Entwicklung der Gehörschnecke beim Menschen und den Säugethieren. Archiv für mikroskop. Anatomie. Bd. 8. S. 145. — 17) Pritchard, Urban, „On the organ of Corti" Auszug nach einem Vortrage in der Royal-Society vom [illegible] Mai 1872. Quart. Journ. of microsc. Sc. New Ser. Vol. 47. p. 398. (Verf. legt besonderes Gewicht auf die längst bekannte Thatsache, dass die Corti'schen Pfeiler nach den oberen Schneckenwindungen hin an Länge zunehmen, und zwar die äusseren Pfeiler in höherem Grade als die inneren. Den Standpunkt des Autors charakterisirt hinlänglich der Satz, S. 398: From this circumstance alone it appears very evident, that which investigators had not suspected, much less discovered, the fact, that the rods are most exquisitely graduated, for otherwise they could surely never have doubted that so beautiful and suitable an apparatus could have any other conceivable purpose than that of appreciating the various sounds.") — 18) Nuel, Beitrag zur Kenntniss der Säugethierschnecke. Archiv für mikroskop. Anat. Bd. 8. S. 200. — 19) Hensen, V., Dr. A. Böttcher: Ueber Entwickelung und Bau des Gehörlabyrinths nach Untersuchungen an Säugethieren, referirt und nach eigenen Untersuchungen beurtheilt. Archiv für Ohrenheilkunde. 6. Bd. S. 1. — 20) Böttcher, A., Kritische Bemerkungen und neue Beiträge zur Literatur des Gehör-Labyrinths. Dorpat. 8. 64 SS. (Polemik gegen die Arbeiten Waldeyer's, Rüdinger's, Hensen's, Gottstein's, Nuel's und des Ref. — Von den zahlreichen neuen Mittheilungen, welche sich sämmtlich auf Streitpunkte beziehen, die ohne weitergehende Erörterung nicht gut verständlich zu machen sind, ist hier nur hervorzuheben, dass das Vas spirale innerhalb eines Lymphstroms liegt. Für das Uebrige muss auf das Original verwiesen werden. — Vergl. auch: Histologie I, 9b und 24. Untersuchungsmethoden der Gehörschnecke (Moseley, Pritchard).

Rüdinger (2) unterscheidet an der Höhlung der Ohrtrompete den auf dem Querschnittsrand erscheinenden Theil, welcher von dem hakenförmig umgebogenen Knorpel umgeben ist, als „Sicherheitsrohr", den davon ausgehenden unteren Abschnitt, welcher zum Theil von häutigen Wänden umgeben ist, als „Hülfsspalte." Im Sicherheitsrohr fehlen die Schleimdrüsen, welche sonst in ihrem Bau, mit denen des Pharynx übereinstimmen.

Bei Feldmäusen und Pferden bildet die Schleimhaut der Tube eine lateralwärts gestellte Ausbuchtung, welche als ein offener Luftsack von Muskeln und Drüsen umgeben ist. An der Schleimhaut unterscheidet Rüdinger ein mehrschichtiges Flimmerepithelium, innerhalb dessen Becherzellen (F. E. Schulze) vorkommen; dann eine Basalschicht, worauf eine mit zahlreichen Kernen durchsetzte bindegewebige Faserlage folgt, die entweder mit dem Knorpel, resp. dessen Perichondrium, oder mit den umgebenden bindegewebigen bez. musculösen Theilen zusammenhängt. Die Nerven der Ohrtrompete stammen aus dem Plexus tympanicus und pharyngeus und sind mit zahlreichen Ganglienzellen versehen.

Rüdinger (3) schildert genauer die histologische Beschaffenheit der Gehörknöchelchen und vertheidigt den von ihm früher, (Monatsschrift f. Ohrenhlk. 1869, Nr. 4) erwähnten Markraum „Markkanal" Rüdinger im Innern der grösseren Gehörknöchelchen (Hammer und Ambos) gegenüber den Behauptungen Brunner's. An der äusseren Oberfläche der Knochen trifft man vereinzelte Riesenzellen, denen Verf. die Bedeutung der Kölliker'schen Osteoklasten vindicirt. — Die Gehörknöchelchen nehmen nach der Geburt nur sehr wenig an Grösse zu.

Die Fasern der Tunica propria des Trommelfelles weichen nicht eigentlich auseinander, um den Hammergriff zwischen sich aufzunehmen, sondern die radiären Fasern des Trommelfelles vereinigen sich, von beiden Seiten herkommend, innig mit einer selbst-

ständigen faserknorpeligen Schicht am Hammergriff. An der ganzen unebenen Aussenseite der Hammeroberfläche findet sich in unmittelbarer Fortsetzung des Faserknorpels eine dünne hyaline Knorpellage, welche nach der Paukenhöhle hin stärker entwickelt ist. In Betreff des genaueren Verhaltens des Hammergriffes zum Trommelfelle muss auf das Original verwiesen werden, nur mag hier noch hervorgehoben werden, dass nirgends eine Gelenk- oder Spaltbildung zwischen den betreffenden Gebilden existirt, und dass in der Nähe des Ansatzpunctes des Tensor tympani der radiäre Faserzug des Trommelfelles nur von einer Seite her an den Hammer tritt, sich aber dann, den Hammer umwickelnd, auf die andere Seite herüberschlägt; dabei bleibt die den Hammer unmittelbar umgebende Faserknorpellage unverändert bestehen und zeigt sich so als selbständiges Gebilde. Am kurzen Fortsatze des Hammers findet sich, vergl. auch die Angaben GRUBER's, eine kleine Knorpelspitze, mit welcher die Tunica propria des Trommelfells nach Art eines Perichondriums in Verbindung tritt. Die Lücken zwischen Trommelfell und der auf den Hammer sich fortsetzenden Schleimhaut sind nur Gefässdurchschnitte (gegen BECKER). Die sogenannten Schleimhautfalten, welche die Taschen des Trommelfelles begränzen, sind nach RÜDINGER wirkliche Bänder „Taschenbänder des Trommelfelles", da sich innerhalb der Schleimhautfalten starke parallele Faserzüge finden, welche von einer etwas vorspringenden Knochenkante zum Hammer gelangen.

Die von GRUBER neuerdings, s. Monatsschr. für Ohrenhlk. III, dann Lehrb. d. Ohrenhlk., Wien 1871, angenommenen Knorpelzellen im Annulus fibrosus des Trommelfelles konnte Verf. für den Menschen nicht bestätigen, fand sie dagegen beim Hunde. – Bezüglich der Menisci im Hammer-Ambos und Ambos-Steigbügelgelenk fand Verf. seine früheren Angaben durchweg bestätigt und erläutert sie durch treffliche Abbildungen.

Die Bogengänge und Säckchen des häutigen Labyrinths liegen nach RÜDINGER (5) auch bei Erwachsenen nicht frei innerhalb der knöchernen Bogengänge, umspült von einer sogenannten Perilymphe, sondern sind durch mehr oder minder ausgebildete bindegewebige Retinacula an das Periost der knöchernen Kanalwand befestigt.

Einen continuirlichen Zellenbeleg auf der Oberfläche dieser Bindegewebsfäden, welcher etwa eine Art serösen Endothels an der Innenfläche der vorhandenen Räume und Spalten bildete, konnte Verf. nicht wahrnehmen. Diese Bindegewebsfäden sind der Ueberrest eines beim Embryo den häutigen Bogengang und die Säckchen zunächst umgebenden Gallertgewebes (KÖLLIKER).

Der häutige Bogengang ist an der Stelle, an welcher er der knöchernen Kanalwand am nächsten anliegt, bei Weitem dünner und an der gegenüber liegenden Stelle dicker als an der übrigen Circumferenz.

Dieser dickeren Stelle entsprechend findet sich ein Cylinderepithelium in den Bogengängen. Bei Salmo fario springt das Epithel hier in zwei Wellen vor, welche eine kleine Rinne zwischen sich lassen. Die Epithelzellen zeigen zarte, faserartige Fortsätze, die sich theilen und wieder mit anderen kurz-kegelförmig gestalteten Zellen in Verbindung stehen. Bei den Batrachiern ist nur ein Plattenepithel innerhalb der Bogengänge nachweisbar.

Als Schichten der Wand der Bogengänge unterscheidet RÜDINGER 1) das Bindegewebsstratum, 2) die hyaline Tunica propria, 3) papillenartige Vorsprünge und 4) das Epithel. Die papillenartigen Vorsprünge finden sich nur bei erwachsenen Menschen; RÜDINGER hält seine früheren Angaben, dass dieses normale Bildungen seien, gegenüber den Meinungen von VOLTOLINI und LUCAE aufrecht.

Bezüglich der Nervenendigungen in den Ampullen und Säckchen nimmt Verf. an, dass marklose Nervenfasern in die Epithelschicht eindringen und dort ein Netzwerk mit dreieckigen Verbreitungen bilden. Von diesem Netzwerk gehen feine Fädchen aus, die sich zwischen den Epithelzellen verlieren.

Auf der andern Seite sah Verfasser von den sogenannten Fadenzellen Ausläufer nach unten abgehen, welche sich in Osmiumsäure schwärzten. Von diesen Fäden gingen Fortsätze in das Innere der Zellen ein bis zu den Kernen, welche ebenfalls sich schwärzten und von da aus wieder andere, dunkle Fäden bis zu den vom oberen Ende der Zellen abgehenden Hörhaaren. Somit hält Verf. einen Zusammenhang der Nervenfasern mit den sich in Ueberosmiumsäure schwärzenden intracellulären Fäden und durch diese mit den Hörhaaren für wahrscheinlich.

Sehr bemerkenswerth sind die Angaben des Verf. über die Verbindung des Steigbügels mit dem ovalen Fenster. Ref. kann jedoch hierfür, sowie für einen Theil der oben mitgetheilten Punkte auf den Bericht für 1870 verweisen.

Die von No. 7—12 incl. aufgeführten Schriften HASSE's und seiner Schüler bilden die Fortsetzung und Ergänzung seiner früher in der Zeitschrift für wissenschaftliche Zoologie, Bd. 17 und im ersten Heft seiner anatom. Untersuchungen, Leipzig 1869, begonnenen werthvollen Arbeiten über die Morphologie und Histologie des Gehörorganes. Im Grossen und Ganzen schliessen sich, was die histolog. Resultate anbetrifft, die Ergebnisse an das früher Gewonnene und bereits (s. den Ber. für 1866, 67 und 69) Referirte an.

Es ergiebt sich demnach im Princip eine fast bis in's Einzelne gehende Uebereinstimmung in der Endigungsweise des Nervus acusticus, dem Verhalten der Wandungen des häutigen Labyrinths, der Otolithenmasse und der Membrana tectoria (Cupula terminalis) bei den vier niederen Wirbelthierklassen, über welche sich HASSE's Untersuchungen ausgedehnt haben. Wir beschränken uns hier unter Hinweis auf den früheren Bericht auf diejenigen Punkte, welche die Nervenendigung betreffen.

Demnach sind an den Stellen, wo Nerven endigen, 2 Formen von Epithelzellen zu unterscheiden, welche HASSE als „Zahnzellen“ und „Stäbchenzellen“ bezeichnet.

Die Stäbchenzellen tragen an ihrem freien Ende ein einziges, langes, spitzauslaufendes Haar (oder ein Stäbchen), wie HASSE früher diese Gebilde bezeichnete, während er in seiner jüngsten Mittheilung auch häufig den Ausdruck „Haar“ gebraucht. — Vergl. hierzu die Angaben des Ref. über die Haarzellen der Vögel No. 15.

An ihrem unteren Ende laufen die Stäbchenzellen in einen feinen Fortsatz aus. Die Zahnzellen sind bauchig abgerundete Cylinderzellen und stehen zwischen den Stäbchenzellen. — Die Nervenfasern treten mit dem feinen Fortsatz der Stäbchenzellen in unmittelbare Verbindung. Hier findet sich in sämmtlichen, vorstehend aufgeführten Abhandlungen eine Differenz mit den früheren Angaben des Verfassers. Während HASSE bislang den ungetheilten Axencylinder je einer Nervenfaser mit dem Ende einer Stäbchenzelle verschmelzen liess, findet er nunmehr, in Uebereinstimmung mit den Angaben von MAX SCHULTZE und ODENIUS, dass die Axencylinder der markhaltigen Nervenfasern im subepithelialen Gewebe sich theilen, einzelne Theilfäden, marklos geworden, geradewegs zu benachbarten Stäbchenzellen aufwärts ziehen, die meisten Theilfäden jedoch innerhalb des Epithels ein reich verzweigtes Nervennetzwerk bilden, dessen letzte Ausläufer mitunter zu sehr weit entlegenen Zahnzellen hinziehen. Bei den Fischen bilden die basalen Fortsätze der Zahnzellen ein protoplasmatisches Netzwerk, durch dessen Maschen die Fäden des Nervennetzwerkes verlaufen, wie dieses bereits früher von LANG („die cupula terminalis der Cyprinoiden“) behauptet wurde.

Ferner liessen sich bei diesen Thieren auch markhaltige Nervenfasern bis in das Epithel hinein verfolgen, ein Verhalten, das bei keinem höheren Wirbelthiere constatirt werden konnte. Die Angabe von F. E. SCHULZE von einer directen Verbindung der nervösen Axenfibrillen mit den Hörhaaren konnte HASSE nicht bestätigen, ebenso wenig die von MAX SCHULTZE beschriebene dritte Art von Zellen, die sogenannten „Fadenzellen.“

HASSE beschreibt bei Schildkröten, KETEL bei Cyclostomen, kleine bipolare gangliöse Anschwellungen im Verlaufe der Hörnerven beim Eintritte in die Crista acustica.

KETEL stellt das schon von anderen Forschern beobachtete, früher geläugnete Vorkommen der Otolithen bei den Cyclostomen zur Evidenz fest und zeigt, dass das Gehörorgan der Petromyzonten die Rudimente aller Theile des Labyrinths der höheren Wirbelthiere enthält. Für die Otolithen ergab sich bei allen untersuchten Thierklassen das allgemeine Verhalten, dass dieselben allseitig von einer Membran umgeben sind, die an ihrer, dem Nervenepithel zugewendeten Fläche, Oeffnungen zur Aufnahme der Haare der Stäbchenzellen zeigt. Auch gelang es dem Verfasser in den der Schnecke der Säugethiere entsprechenden Abschnitten des Gehörlabyrinthes der von ihnen untersuchten Species eine der CORTI'schen Membran homologe Bildung nachzuweisen. —

Der Canalis reuniens der Vögel besteht aus einem fast homogenen, nur spärliche, rundliche Kerne zeigenden Bindegewebe, das von niedrigen, unregelmässig-polygonalen Pflasterzellen bekleidet ist. — An der inneren Fläche der Bogengänge findet sich (vergl. auch die Angaben von RÜDINGER d. Bericht) ein schmaler Streifen von Cylinderepithel. HASSE deutet diese Bildung als eine Art Raphe, indem er mit RATHKE die Entstehung der Bogengänge durch Faltenbildungen der häutigen Vorhofswand mit späterer Verwachsung der Faltenränder anzunehmen geneigt ist. Die Raphe entspreche der Verwachsungsstelle. Im perilymphatischen Raume findet sich kein completes Epithel.

Das von RÜDINGER beim Hecht angenommene feine häutige Kanälchen innerhalb der knorpligen Bogengänge ist nach HASSE wahrscheinlich nichts anderes als die losgelöste Epithelröhre der Bogengänge selbst. Refer. begnügt sich mit diesen kurzen Andeutungen, da hier unmöglich auf alle die zahlreichen Details der vorliegenden, sehr ausführlichen Abhandlungen eingegangen werden kann und verweist auch wegen der vielfach interessanten, vergleichend-anatomischen Angaben auf die Originale.

v. EBNER (14) unterscheidet an der Crista acustica des Huhnes mit MAX SCHULTZE dreierlei verschiedene Zellenformen.

1) Haarzellen mit mehreren feinen und langen Härchen, welche frei in die Höhle der Ampullen hineinragen,

2) spindelförmige Fadenzellen, welche in mehrfacher Lage vorhanden sind und einen Fortsatz nach auf-, einen andern nach abwärts, zur knorpeligen Grundsubstanz der Ampullen senden,

3) Basalzellen, welche als tiefste Lage des Epithels der Crista in einfacher Schicht der Grundsubstanz der Ampullen aufsitzen.

Eine structurlose Basalmembran an der Grenze des Epithels, wie sie von RÜDINGER und HASSE angegeben wird, konnte Verfasser nicht bestätigen. Die Nervenfasern treten nach höchstens dreifacher Theilung unter Verlust ihrer Markscheide in das Epithellager ein. Wie dieselben dort endigen, liess sich mit Sicherheit nicht feststellen. Es schien Verfasser am wahrscheinlichsten, dass die Nervenfasern einfach zwischen den genannten Zellen aufwärts verlaufen, um in ein Hörhaar überzugehen, oder dass sie ausschliesslich mit den unteren Fadenzellen sich verbinden, welche letztere dann die Nervenendigung darstellen würden.

Aus der Arbeit des Referenten (15) mag Folgendes hier kurz mitgetheilt werden: Die CORTI'schen Zellen sind mit den zwischen ihnen gelegenen DEITERS'schen Zellen zu je zweien zu einem „Doppelkörper“ verbunden. Die Verbindung ist bei den verschiedenen Geschöpfen eine verschiedene feste. Beim Menschen finden sich 4, vielleicht 5 Reihen äusserer

Haarzellen. Die Membrana Corti endet mit einem freien Rande in der Gegend der äussersten Haarzelle, und hat, wie Hensen früher angegeben hat, (s. d. Ref. dieses Berichtes) eine ziemlich weiche, nahezu gallertartige Consistenz. Die Corti'schen Pfeiler sind nichts anderes, als eigenthümlich umgeformte Corti'sche Doppelzellen. Die eigenthümlichen, äusseren Haarzellen finden sich nur in der menschlichen und in der Säugethierschnecke. Die Haarzellen der Vögel gleichen in Gestalt und Form mehr den inneren Haarzellen des Menschen und sind keine Doppelkörper. Die Nervenendigung an den inneren Haarzellen entspricht der von Hasse bei den Vögeln gesehenen, indem dickere, marklose Nervenfasern (wahrscheinlich ungetheilte Axencylinder) direct mit den unteren Enden der Fasern verschmelzen. (S. jedoch die veränderte neuere Auffassung Hasse's Nro. 7–12 des Berichtes.) Von den spiralen Faserzügen der Schnecke giebt Verfasser eine, der Hensen'schen Darstellung am meisten entsprechende Beschreibung. Diese äusserst zarten Fibrillenzüge müssen wohl unterschieden werden von den spiralen Bindegewebsfasern an der unteren Fläche der Membrana basilaris. Die in Rede stehenden Züge liegen auf der Membrana basilaris und folgen jedesmal genau den einzelnen Reihen der Haarzellen, an deren unteren Enden sie vorbeistreichen. Man kann demnach beim Menschen einen inneren Zug und vier äussere Züge, entsprechend den Reihen der Haarzellen, unterscheiden.

Verfasser will jedoch nicht entscheiden, ob die von ihm beschriebenen spiralen Züge, deren Existenz leicht nachweisbar ist, nervöser Natur seien. – Die sogen. Stäbchenzellen der Vögel beschreibt Verf. auch als Haarzellen, da sie ein ganzes Büschel langer feiner Cilien und nicht dickerer, stäbchenartiger Gebilde an ihrem oberen Ende tragen (gegen Hasse). Ueber die genauere Beschreibung dieser Zellen, sowie in Betreff eines Vergleiches zwischen Corti'schem Organ und Retina wird auf das Original verwiesen. Die Corti'sche Membran, sowie die Otolithenmasse erklärt Verf. für Dämpfungsapparate.

Zur Untersuchung wird 0,1 pCt. bis 1 pCt. Ueberosmiumsäure und zur Entkalkung Palladiumchlorid 0,1 pCt. mit 0,1 Salzsäure empfohlen.

Ausser den bereits im Berichte für 1870 Abth. I S. 45 mitgetheilten Angaben sind hier noch folgende Zusätze aus der nunmehr vorliegenden Arbeit Gottstein's (16) zu machen.

Zur Untersuchung namentlich der Pfeiler und Haarzellen werden dünne Chromsäurelösung (1 : 2000 bis 3000), zur Herstellung guter Flächenansichten, Chlorpalladium (1 : 1000) empfohlen.

Für die Anfertigung von Querschnitten ist es rathsam, die Erhärtung der Schnecke in Ueberosmiumsäure vor der Entkalkung vorzunehmen. Das Gewebe der Crista spiralis hält Verfasser für zum Theil aus osteoider Substanz bestehend und widerspricht den Angaben Böttcher's, dass das Epithel der Crista mit der Grundsubstanz derselben soweit verschmelze, dass man es nicht mehr abgrenzen könne. Mit Böttcher leugnet er die von Henle und Löwenberg beschriebenen Vorsprünge der Crista bei erhaltenem Epithel. Auf der Reissner'schen Membran gegen die Vorhofstreppe hin liegt eine continuirliche Epithelschicht. Verfasser bestreitet die Angaben von Löwenberg und Böttcher bezüglich der Art des Durchtrittes der Nervenfasern durch die Membrana basilaris. – Die Lücke, welche zwischen den beiden Labien der Crista spiralis, dem Corti'schen Organ und der Corti'schen Membran auf Querschnitten erscheint, entspricht einem schon frühzeitig bei ganz jungen Geschöpfen vorhandenen spiral verlaufenden Kanale, den Gottstein „canalis sulci spiralis" nennt.

Das von Böttcher beschriebene jenseits des Corti'schen Organes auf der Membrana basilaris unter dem Epithel gelegene zweite Zellenlager weist Verf. als Kunstproduct nach; bestätigt dagegen in den meisten Punkten die von Böttcher am genauesten beschriebenen Fortsätze der äusseren Epithelzellen des ductus cochlearis. Gottstein vergleicht diese Ausläufer mit den Fortsätzen der Epithelzellen der Gehirnventrikel. – Die zwischen den Gefässen der Stria vascularis vorfindlichen grossen Zellen werden den von Eberth als Perithelzellen der Gefässe beschriebenen Gebilde an die Seite gestellt. – Die Entdeckung Böttcher's von dem Vorkommen zweier Basalfortsätze an den inneren Haarzellen wird bestätigt. – Die inneren Haarzellen lässt Verfasser entgegen den Angaben Böttcher's aus dem grossen Epithelialwulste sich entwickeln. In Bezug auf die näheren Angaben über die Entwicklung der Bögen muss auf das Original verwiesen werden. Mit Hensen, Böttcher und Ref. lässt Gottstein die Corti'sche Membran in der Gegend der letzten äusseren Haarzelle enden. Genauer als alle seine Vorgänger bildet Gottstein das reichliche Büschel feiner Cilien auf den Haarzellen ab, welche er besonders gut in den dünnen Chromsäurelösungen zu isoliren vermochte. – In Bezug auf die Nervenendigungen muss auf das früher bereits Berichtete verwiesen werden.

Nach den im vorigen und diesjährigen Bericht referirten Angaben lässt sich nunmehr sagen, dass nach den Angaben Rosenberg's, Böttcher's, v. Winiwarter's, Gottstein's und des Referenten der directe Uebergang markloser Nervenfasern in die Substanz der äusseren Haarzellen als eine gesicherte Thatsache erscheint und somit am Gehörorgan zum ersten Male die wirkliche Endigung eines höheren Sinnesnerven beim Menschen und den Vertebraten festgestellt ist. In dieser Beziehung müssen besonders auch die Angaben Hasse's über die Schnecke der Vögel hervorgehoben werden.

Die aus dem anatomischen Institute zu Bonn hervorgegangene Arbeit Nuel's (18) beschäftigt sich wesentlich mit der bekannten radialen Streifung der Membrana basilaris und den von Max Schultze entdeckten spiralen Nervenfaserzügen. Die Streifung ist bekanntlich von Hannover und Henle auf die Existenz isolirter, selbstständiger Fasern zurückgeführt worden, welche Anschauung Nuel vollständig bestätigt und in manchen Dingen erweitert. Die Fasern sind äusserst dünne, glasartige Fädchen, die einen hohen Grad von Elasticität besitzen.

Die von Hensen, s. dies. Ber. (19), angegebenen Zahlen zeigen bei verschiedenen Thieren beträchtliche Abweichungen. Die von Böttcher unterhalb des Faserstratums beschriebene, homogene Gewebslage von ansehnlicher Dicke schmilzt bei Erwachsenen auf eine sehr dünne, membranöse Lamelle zusammen, welche die Fasern mit einander verbinden. Die Fasern gehen einerseits in das Labium tympanicum der Crista spiralis und andererseits in das ligamentum spirale über (gegen Böttcher). Sie hängen mit den Fussplatten beider Bogenpfeiler zwar zusammen, sind aber selbstständige Gebilde und rühren nicht allein von den fächerförmig aufgefaserten äusseren Bogen her, noch von den Stielen der Corti'schen Haarzellen, wie Böttcher angenommen hatte. In Bezug auf die spiralen Nervenfasern hat bisher Niemand ausser Kölliker und Deiters die Angaben Max Schultze's bestätigt. Selbst Hensen (s. diesen Ber.) (19) spricht sich nicht ganz entschieden für die nervöse Natur der von ihm gesehenen spiralen Züge aus. Auch Ref. (vergl. d. Ber. Nr. 15), der mehrfache spiralen Faserzüge genau beschreibt, will diese Züge nicht für nervöser Natur mit Bestimmtheit erklärt wissen. Nuel bestätigt die Schilderung des Ref. von den zwischen den Stielen der Haarzellen verlaufenden spiralen Faserzügen und fügt hinzu, dass auch an den Stützzellen derartige Fasern vorkommen. Ausserdem aber bestätigt Nuel im vollen Umfange die Angabe Max Schultze's, dass noch andere spirale Fasern vorkämen, welche ächte varicöse Nervenfasern vorstellen und unmittelbar nach dem Durchtritt der Nervenfasern durch die Löcher der Habenula perforata aus dem radiären Verlauf in den spiralen umbiegen. Diese Fasern liegen sowohl innerhalb als ausserhalb des Tunnels der Corti'schen Bögen. Ueber ihre Endigungsweise wird nichts Bestimmtes angegeben.

Verfasser beschreibt ausserdem membranartige Gebilde zwischen den äusseren Haarzellen; doch konnte Referent aus der Beschreibung und Abbildung keine präcise Anschauung über diese Gebilde gewinnen, über welche Verfasser selbst sich auch nur sehr reservirt ausspricht. — Die Existenz stäbchenähnlicher Haare an den Corti'schen Zellen wird den negativen Angaben Böttcher's gegenüber aufrecht erhalten.

Hensen (19) fügt seinem Referate eine Reihe neuer Beobachtungen hinzu. Zunächst sah er bereits bei einem noch ganz flachen, leierförmigen Kaninchenembryo das allerfrüheste Stadium der Entwicklung der Labyrinthblase als eine Verdickung des äusseren Keimblattes, welche er bis zur vollendeten Einstülpung verfolgte. Die ersten Zellen des Ganglion acusticum leitet Hensen von der Medulla oblongata her, ebenso wie die Spinalganglien der Säugethiere aus dem Rückenmark hervorsprossen sollen. Beim Huhn soll sich dies nach Hensen's Angaben anders verhalten. Zur Isolation der Bogenfasern empfiehlt Verf., die Schnecke eröffnet eine Stunde in Müller'scher Flüssigkeit liegen zu lassen und dann zu zerzupfen. Er hält an seiner früheren Darstellung, dass die Platte der inneren Bogenfaser schräg nach auswärts verläuft, fest. Dasselbe gilt für die Beschreibung der von Hensen sogenannten Stützzellen, welche von Böttcher angefochten war. Er empfiehlt zur Beobachtung derselben die Schnecke von Meerschweinchen nach der Eröffnung der Cupula und des Vorhofes trocken in ein Stöpselglas mit ungelöster Osmiumsäure einzulegen. Nach 2 Stunden sind alle Theile zur Beobachtung hinreichend erhärtet und gefärbt. — Die Streifung der Membrana basilaris ist, wie Henle und Böttcher ebenfalls angegeben haben durch isolirbare Fäden bewirkt, deren Zahl Hensen auf 13400 bestimmt und denen er für die Acustik der Schnecke das grösste Interesse vindicirt. Ihre Dicke beträgt nach Hensen 0,0014–0,0019 Mm. (vgl. Nuel No. 18). Die Böttcher'sche dritte Zone der Corti'schen Membran ist eine auf dem Rücken dieser Membran gelegene Faserschicht und identisch mit dem von Löwenberg beschriebenen Fasersystem auf der Rückseite der Membrana Corti. Die Consistenz dieser Membran vergleicht Hensen, entgegen seinen früheren Annahmen nunmehr mit der Resistenz eines mit Federn gestopften Kissens. An der Unterseite entdeckte Verf. kleine zierliche Höckerchen, welche genau über den Stäbchen der inneren Haarzellen liegen; ausserdem fand er in den Corti'schen Zellen kleine ovale Kapseln, welche eine glänzende, in Spiraltouren verlaufende Streifung zeigen und lebhaft an Tastkörperchen erinnerten. Die Kapseln liegen im oberen Ende der Zellen; dieselben werden nach der vorhin bei der Meerschweinchenschnecke erwähnten Methode dargestellt. Man kann dieselben bereits eine halbe Stunde nach Einlegung der Schnecke und zwar am besten in Salzlösung beobachten.

Hensen vertheidigt die Existenz der longitudinalen (spiralen) Fasern in der Schnecke; dieselben sollen am besten sichtbar werden nach zweistündlicher Behandlung der Schnecke mit Müller'scher Lösung; jedoch spricht er sich nicht mit Bestimmtheit darüber aus, ob die so demonstrirbaren Fasern wirklich Nervenfasern sind. (Vergleiche den Bericht über No. 15 und 18).

C. Geruchs- und Geschmacksorgan.

1) Exner, S., Weitere Studien über die Structur der Riechschleimhaut bei Wirbelthieren. Wiener academ. Sitzungsberichte, 3 Abth. Jan. — 2) Krause, W., Die Nervenendigungen in der Zunge des Menschen. Göttinger Nachrichten 1870 No. 21 p. 421 — 3) Todaro, F., Die Geschmacksorgane der Rochen. Centralblatt f. d. med. Wissensch. 15. — 4) v. Ajtai, A. K., Ein Beitrag zur Kenntniss der Geschmacksorgane. Arch. f. mikroskop. Anat. VIII. S. 455–460. — 5) Hönigschmied, J., Ein Beitrag über die Verbreitung der becherförmigen Organe auf der Zunge der Säugethiere. Centralblatt für die medicin. Wissenschaft No. 26.

Exner (1) hat seine im vorigen Bericht ausführlich referirten Untersuchungen über die Riechschleimhaut des Frosches nunmehr auf die übrigen Wirbelthierklassen und auf den Menschen ausgedehnt. Im

Wesentlichen gelangt er zu denselben Resultaten, wie bei den Fröschen, d. h. die Aeste des Nerv. olfactorius lösen sich, an der Grenze des Schleimhautbindegewebes angelangt, bei Amphibien, Vögeln, Säugern und dem Menschen in ein kernhaltiges Netzwerk auf, mit welchem die von MAX SCHULTZE sogenannten „Riechzellen," aber auch die „Epithelialzellen" desselben Forschers continuirlich zusammenhängen. Netzwerk, Epithelialzellen und Riechzellen bilden die Endapparate des Nervus olfactorius. Riechzellen und Epithelialzellen gehen durch mancherlei Zwischenformen, von denen Verfasser eine Anzahl abbildet, in einander über; die von MAX SCHULTZE eingeführte Trennung beiderlei Elemente kann nicht aufrecht erhalten werden. Für die Fische gelangte Verfasser zu keinem sichern Resultate, bezüglich der Theilung des Nervus olfactorius und des feineren Verhaltens seiner Fasern stimmt EXNER mit MAX SCHULTZE überein, weicht jedoch in der Beschreibung der Wimperepithelzellen von jenem ab, indem er den von SCHULTZE beschriebenen Porenkanälchensaum nicht finden konnte. Einen Zusammenhang der Epithelgebilde mit den Olfactoriuselementen konnte Verfasser bei Fischen nicht nachweisen. Sämmtliche Epithelialgebilde der regio olfactoria bei Säugern und Menschen scheinen frei von Wimperhaaren zu sein.

Die Drüsen der regio olfactoria rechnet Verfasser zu den tubulösen Schleimdrüsen, entgegen der Angabe von ANTON HEIDENHAIN. Beim Meerschweinchen finden sich im Epithel helle, flaschenförmige, mit Kern und Kernkörperchen versehene Zellen. Verfasser rechnet sie zu den von MAX SCHULTZE auf dessen Tafel II., Fig. 2 gezeichneten Gebilden.

KRAUSE (2) findet in der Zunge des Menschen Epithelknospen mit Nervenendigungen (Geschmacksbecher) und zwar in den Papillen der hinteren Fläche der Epiglottis, ferner in den Papillae vallatae und in der von ALBIN (1754) entdeckten und von F. D. C. MAYER (1842) benannten Papilla foliata des hinteren Zungenrandes. (Die Papilla foliata liegt am unteren Anfang des Arcus glossopalatinus und besteht aus fünf 2–3 Mm. tiefen, vertikal gestellten Längsspalten.)

Ferner finden sich Epithelknospen am Seitenrande der Zunge bis zur Spitze auf den dort vorhandenen flacheren Formen der papillae fungiformes, welche „papillae lenticulares" benannt werden. – Die rückwärts gerichteten längeren papillae fungiformes des Zungenrückens bezeichnet KRAUSE als papillae conicae. Sie sowohl, wie die Filiformes enthalten keine Epithelknospen, dagegen aber wohl Endkolben, sind demnach als Tastpapillen zu bezeichnen, während die papillae vallatae, foliatae und lenticulares als Geschmackspapillen anzusprechen sind. Alle secundären Papillen enthalten Gefässe.

Der Nervus glosso-pharyngeus sendet direct Zweige zur Epiglottishinterfläche, zu den papillae foliatae und vallatae und zu den Papillen der Zungenseitenränder. Will man annehmen, dass die Papillae Lenticulares der Zungenspitze ihre Geschmacksnervenfasern auch vom Glosso-pharyngeus erhalten, so können die Fasern derselben dorthin nur durch Vermittlung des Nervus tympanicus, petrosus superficialis minor, facialis und der Chorda tympani gelangen.

(Den Namen Papillae conicae hat bereits v. Wittich — s. Königsberger med. Jahrbücher 1862. S. 230 — für gewisse Papillen der Katzenzunge angegeben, nimmt aber an, dass solche Papillae conicae der Menschenzunge fehlen. Ref.)

In den cylindrischen Papillen des Zungenrudiments und auf den konischen Papillen der beiden Querfalten der Gaumenschleimhaut von Trygon pastinaca sitzt nach TODARO (3) in sekundären Papillen eine bedeutende Anzahl von Schmeckbechern. Das Epithel dieser Papillen wird von 3 Lagen gebildet: zu unterst Cylinderzellen mit fein gezahntem Rande, welcher sich mit den sehr feinen Zahnbildungen der äussern Oberfläche der Basalmembran verbindet. Die mittlere geschichtete Lage besteht aus runden, kernhaltigen, mitunter ausgezogenen Zellen, die obere aus runden kernlosen Gebilden. Im Mittelpunkt jeder der sekundären konischen Papillen von Trygon pastinaca existirt eine flaschenförmige Oeffnung, welche bis in's Bindegewebe hinein reicht und von den aus sehr grossen Schmeck- und Deckzellen gebildeten Geschmacksorganen ausgefüllt wird.

v. AJTAI (4) fand auf den am Seitenrande der Zunge als papillae linguales foliatae beschriebenen Falten spärliche und unregelmässig gelegene Schmeckbecher, besonders gegen den Zungengrund hin. Was die Verbreitung der papillae foliatae anbetrifft, so fanden sich dieselben im Allgemeinen bei all' den Thierarten, bei denen die papillae vallatae in den Hintergrund treten.

v. A. beschreibt ferner sogenannte knospende Epithelien und Schmeckzellen, die sich durch ihre Grösse auszeichnen, von derselben Stelle bei Mensch und Pferd.

HÖNIGSCHMIED (5) fand die von v. AJTAI vermissten papillae foliatae bei Meerschweinchen mit entsprechenden Schmeckbechern. Auch konnte er auf der freien Oberfläche der papillae foliatae bei Ziege, Hund, Katze, Maulwurf, Maus Schmeckbecher nachweisen.

D. Tastorgane und besondere Sinnesorgane verschiedener Thiere.

1) Dietl, Untersuchungen über Tasthaare. Wiener acad. Sitzungsberichte. Math. naturw. Kl. Abth. I. LXIV. Bd. S. 62. — 2) Boll, W., Ueber Nervenendigungen in den Haarbälgen einiger Tasthaare. Diss. inaug. Göttingen 1871. S. 27 ff — 3) Stieda, L., Die angeblichen Terminalkörperchen an den Haaren einiger Säugethiere. Arch. f. mikrosk. Anat. VIII. S. 714. — 4) Schöbl, J., Nachtrag über die angeblichen Terminalkörperchen an den Haaren einiger Säugethiere. Arch. f. mikrosk. Anat. VIII. S. 634. (Entgegnung gegen Stieda's Berichtigung, s. d. Referat über No. 3). — 5) Derselbe, Das äussere Ohr des Igels als Tastorgan. Arch. f. mikrosk. Anat. VIII. S. [illegible]. — 6) Paladino, G., e Lanzillotti-Buonsanti, N., Sulla struttura e sulla fisiologia dei peli tattili. [illegible] del [illegible] dell' Associazione dei Medici e Naturalisti per la [illegible] No. 7, 1872. — 7) Sertoli, E., Ueber die Endigung der Nerven in den Tasthaaren. Gaz. medico-veterinaria del Prof. Cav. Oreste, Milano Anno II. p. 421. (Dem Ref. nicht zugänglich, Auszug im Oesterr.

Vierteljahrsschr. f. wiss. Veterinärk. 36. Bd. II. Heft. S. 80. — Leydig, F., Zur Kenntniss der Sinnesorgane der Schlangen. Arch. f. mikrosk. Anat. VIII. S. 317. — 9) Gaillou? Derselbe, Die Geschmacksorgane der Cyprinoiden. Ebendas. S. 4[illegible]. (Diese gewöhnlich als drüsig bezeichnete Verdickung des Kopfintegumentes erwies sich als eine Masse von quergestreiften Muskelfasern mit einer darüber liegenden Schleimhaut mit grossen Papillen (Tastorgane, Gaillou?).) — 10) Leydig, S., Kleines zur [illegible], Compt. rend. LXXV. Séance du 7. Octobr. Beschreibung besonderer Sinnesorgane unter dem Namen „Sphéridies", welche als Analoga von Geschmacksorganen gedeutet werden. Ref. verweist auf das Original. — 11) Owsjannikow, P., Ueber neue Tastorgane beim „Sterlet" Sitzungsb. der russischen Naturforscher-Vers. zu Kiew 1871. [illegible] XXII. S. 7[illegible] (In der Haut der [illegible] Fische finden sich viele mit Cylinderepithel ausgekleidete Grübchen. In der Mitte derselben sind anstatt der Cylinderzellen eigenthümliche, an die Stäbchen der Netzhaut erinnernde Gebilde, an welche Verf. einige Mal Nerven herantreten sah.) — Vergl. auch: Histologie V. Nr. 7. Eigenthümliche Sinnesorgane bei den Siphonophoren (W. Schultze.) — Nr. VIII. 6. Sinnesorgane in der Haut der [illegible] (Cortier?).

DIETL's mit trefflichen Abbildungen ausgestattete Arbeit (1) bietet thatsächlich wenig Neues, da die meisten der von ihm gemachten Angaben bereits von ODENIUS, dessen Abhandlung im Arch. für mikroskop. Anatomie 1868 dem Verf. unbekannt geblieben zu sein scheint, angeführt sind. Nur lässt ODENIUS die Nervenfasern in dem von ihm beschriebenen konischen Körper oberhalb des Blutsinus der Haarbälge enden, während sie nach DIETL in dessen „schildförmigen Zellkörper" (Ringwulst ODENIUS) der im Sinus selbst gelegen ist und von dessen medialer Wand ausgeht, zum grossen Theile eintreten. Auch verästeln sie sich in dem Balkenwerke des cavernösen Körpers des Haarbalges; die letzten Enden der blassen Nerven wurden auch von DIETL nicht aufgefunden; Verf. stellt jedoch darüber weitere Mittheilungen in Aussicht. Detaillirte Angaben macht Verf. über den Verlauf der (quergestreiften) Muskelfaserbündel der Tasthaarbälge. Er unterscheidet longitudinale von der Kuppe eines Haarbalges zum Grunde des gegen die Nase zu benachbarten Balges, ferner quere schlingenförmige mit in sich selbst zurücklaufenden und divergirenden Schenkeln, und endlich unter den longitudinalen solche, die den Grund des benachbarten Follikels in schraubenförmigen Windungen umkreisen.

BELL (2) und STIEDA (3) wenden sich im Wesentlichen gegen die im vorigen Berichte besprochenen Arbeiten SCHÖBL's. Einen absolut grösseren Reichthum an Nervenfasern als bei anderen Thieren kann BELL, der unter W. KRAUSE's Leitung untersuchte, in der Haut der Maus nicht finden. Vom unteren Ende der Haarbälge findet sich eine kolbige Fortsetzung des Fundus, welche mit blassen polygonalen Zellen erfüllt ist, zu den Nerven jedoch in keiner nachweislichen Beziehung steht. Die an die Haarbälge herantretenden Nervenfasern sind nicht, wie SCHÖBL will, markhaltige doppelcontourirte, sondern feine marklose Fasern; sie bilden um die Bälge blasse ringförmige Verzweigungen. Die von ODENIUS. l. c. s. beschriebenen Endorgane vermochte BELL ebenso wenig zu finden, wie die von SCHÖBL beschriebenen. In der Haut der Fledermaus fand Verf. die von SCHÖBL signalisirten mehrfachen Nervennetzschichten wieder, unterscheidet aber nur drei Lagen (SCHÖBL fünf). Einmal fand er hier auf dem Boden eines Haarbalges ein kleines mit Nerven zusammenhängendes quergestreiftes Körperchen; doch musste es zweifelhaft bleiben, ob dasselbe den von SCHÖBL beschriebenen Endorganen entsprach.

STIEDA (3) erklärt die eigenthümlichen dunkeln Terminalkörperchen SCHÖBL's für junge Haarkeime und stützt seine Behauptung darauf, dass 1. diese dunklen Körperchen (Fortsätze der epithelialen Haarscheide St.) sich nur an ausgewachsenen Haaren finden (Haaren mit sog. Haarkolben, HENLE), nicht bei solchen, die noch im Wachsthum begriffen sind und eine deutlich entwickelte Haarpapille besitzen; 2. dass diese Körperchen sich überall in der Haut finden, nicht bloss an den Ohren oder in den Flughäuten der Fledermäuse.

Gegen GÖTTE hält STIEDA bei dieser Gelegenheit seine frühere Behauptung (REICHERT's und DU BOIS REYMOND's Arch. 1867 p. 517–541), dass beim Haarwechsel das Ersatzhaar nach Atrophie der Papille aus einem in die Cutis sich vorschiebenden Fortsatze der epithelialen Wurzelscheide des alten Haares sich bilde, aufrecht.

SCHÖBL (5) beschreibt vom Igel ein ähnliches Verhalten der Nerven in der Haut und an den Haarbälgen, wie er es früher von den Mäusen dargestellt hat (sieh. d. Ber. f. 1870 u. 71). In der Haut bilden die Nerven terminale Endnetze und an die Haarbälge treten blasse Nervenfasern heran, welche dieselben am oberen Abschnitte unmittelbar unter der Einmündungsstelle der Talgdrüsen in mehrfachen Windungen ringförmig umgeben.

Die Einwände Bell's und Stieda's bekämpft Schöbl (4) und auch Boll, der sich Schöbl früher unbedingt angeschlossen hatte, in seinem Referate über die Arbeiten Bell's und Stieda's im Centralblatte für die med. Wissensch. 1872. Doch geht, so viel Ref. sieht, aus der Polemik Schöbl's und Boll's das Zugeständniss, wenn auch nicht direct ausgesprochen, hervor, dass es mit den Zweifeln Bell's und Stieda's betreffs der markhaltigen Nervenfasern und der dunklen Terminalkörperchen am Grunde der Haarbälge seine Richtigkeit hatte. Nur die ansatigen ringförmigen Endigungen hält Schöbl fest.

PALLADINO und LANZILOTTI (6) besprechen den Bau und die Function der Tasthaare bei den verschiedenen Säugethieren, besonders das sogenannte Corpus cavernosum und den LEYDIG'schen Ringwulst. Für beide letztere weisen sie besondere, vasomotorische Nerven nach. Ausserdem unterscheiden sie noch sensible und motorische Nerven für die musculi erectores. Die Entwicklung der Tasthaare ist eine sehr rasche, mit dem 6. Monate sind die Follikel beim Pferdefoetus schon vollständig entwickelt, ebenso das Corpus cavernosum und die Talgdrüsen. — Die Beweglichkeit der Tasthaare hängt ab einmal von den Schwellungen des Corpus cavernosum und dann von den antretenden Muskelfasern.

LEYDIG (8) beschreibt zunächst das sogenannte JACOBSON'sche Organ oder vielmehr dessen Homologon bei den Schlangen, bei welchen Thieren es eine bedeutende Grösse erreicht. Dasselbe stellt eine Art Becher dar, an dessen Boden ein verhältnissmässig starker Nerv tritt. Die Innenfläche ist mit einem geschichteten, cylindrischen Epithel ausgekleidet, dessen Zellen nach abwärts fadenförmige Anhänge zeigen. Die Schichtung erinnert einigermassen an die Körnerschichten der Retina; einen Zusammenhang mit Nervenfasern vermochte Verf. nicht mit der nöthigen Sicherheit zu eruiren. Der Hohlraum des Organes ist nach der Mundhöhle hin gerichtet, und hat es daher vielleicht den Zweck die bereits in die Mundhöhle aufgenommene Nahrung zu beriechen. LEYDIG schlägt vor, das Gebilde als zweites Geruchsorgan oder Nebengeruchsorgan zu bezeichnen.

Weiterhin beschreibt LEYDIG am Innenrande des Zahnfleisches Leisten und Papillen, auf welchen zahlreiche den LOVÉN'schen und SCHWALBE'schen Schmeckbechern ähnliche Organe sich befinden. LEYDIG hält die bauchigen Zellen dieser becherförmigen Organe für Secretionszellen, welche zugleich mit Nervenfasern im Zusammenhang stehen und ein eigenthümliches Mittelglied zwischen Secretions- und Sinnesorgan darstellen. An den Nerven beschreibt er terminale Ganglienkugeln, welche von einer Markscheide umgeben sind. Diese terminalen Ganglienkugeln stehen den „Endkolben" sehr nahe. Die stiftartigen Körperchen an den becherförmigen Schleimzellen, welche auch von LOVÉN und SCHWALBE beschrieben wurden, erklärt der Verfasser für eigenthümliche Secretmassen. LEYDIG erinnert an verschiedene, ähnliche, besonders geformte Zellen aus der Haut der Amphibien, Fische und niederen Thiere, welche früher von ihm und Anderen beschrieben worden sind. Unter anderen hat auch REICHERT (Sitzungsberichte naturforschender Freunde in Berlin für das Jahr 1870) bei Branchiostoma lubricum über den Nervenenden in der Haut eigenthümliche Epidermiszellen gesehen, welche am freien Ende einen stachelförmigen Fortsatz tragen.

Ferner beschreibt Verfasser Hautpapillen mit Tastkörpern von den Lippenrändern der Natter (vergleiche die Angaben von CARTIER d. Bericht VIII. 2).

XIII. Histologische Untersuchungen einzelner Thierspecies.

1) G. Moore, Rev. H., On some parasitic larvae of [illegible] from the [illegible] Archipelago. Quarterly Journ. of micr. Sc. New Ser. Vol. [illegible] p. [illegible] (Cf. das Original.) — 2) Müller, G., Ueber den feineren Bau der [illegible]. Arch. für Anatomie u. Physiol. 1871. S. [illegible] (Ref. verweist auf das Original). — 3) Stuart, A., Sur l'organisation des Grégarines. Bulletin de l'Académie de St. Pétersbourg 1871. p. [illegible] — 4) van Beneden, E., Note sur la Structure des Grégarines. Extrait des Bulletins de l'Académie royale de Belgique, [illegible] série, tome XXXI, No. 3. mars. — 5) Ray Lankester, Remarks on the Structure of the Gregarinae and on the Development of Gregarina (Monocystis) Sipunculi Kölliker. Quarterly Journ. of micr. Sc. New Ser. Vol. [illegible] p. [illegible] — 6) Greeff, R., Untersuchungen über den Bau und die Naturgeschichte der Vorticellen. Archiv für Naturgeschichte. 1871. — 6a) Haeckel, Ernst, die Kalkschwämme. Eine Monographie. 3 Bde. [illegible] Berlin. Inhalt: 1) Biologie der Kalkschwämme. (Calcispongien od. Grantien.) [illegible] — 2. System der Kalkschwämme (Calcispongien od. Grantien). [illegible] — 3. Atlas der Kalkschwämme. (Calcispongien od. Grantien.) [illegible] Taf. Abbildungen nebst Erklärung. [illegible] — 7) Owsjannikow, P., A Hydroid Parasite from the Eggs of the Sterlet (Acipenser Ruthenus). Auszug nach der Originalabhandlung in dem 17. Band der „Bull. de l'Ac. imp. des Sciences de St. Pétersbourg" in Quart. Journ. of micr. Sc. New Ser. Vol. [illegible] p. [illegible] [illegible] — 8) Schulze, F., Eilhard, Ueber den Bau und die Entwicklungsgeschichte von Cordylophora lacustris. Leipzig 1871. [illegible] — 9) Allman, Remarks on Prof. Schulze's Memoir on Cordylophora lacustris. Quart. Journ. of micr. Sc. New Series, Vol [illegible] — 10) Dönitz, W., Ueber Cordylophora lacustris. Arch. f. Anatomie und Physiol. 1871. S. [illegible] (Verf. beschreibt an den Tentakeln von Cordylophora eigenthümliche, bewegliche hakenförmige Wimpern). — 11) Kleinenberg, N., Hydra. Eine anatomisch-entwicklungsgeschichtliche Untersuchung. Leipzig gr. 4. IV. Taf [illegible] — 12) Allman, On the structure of Edwardsia. Quart. Journ. of micr. Sc. New Ser. Vol. [illegible] p. [illegible] — 13) Kölliker, A., Ueber den Bau der Pennatuliden. Verhandlungen der physik. med. Gesellschaft zu Würzburg [illegible] 1871. [illegible]

[illegible]

[illegible]

VAN BENEDEN (4) giebt eine Fortsetzung seiner interessanten Arbeiten über Gregarina gigantea. An dem ausgewachsenen, 16 Mm. langen Individuum unterscheidet er 2 Abtheilungen, Kopfkammer und Leibeskammer. Die Kopfkammer enthält dunkles, grobkörniges Protoplasma. Die Leibeswand zerfällt in 3 Schichten, das sogenannte Markparenchym, welches den grossen, klaren Kern enthält, dann das Rindenparenchym (contractiles Protoplasma mit Längsstreifen, dann die Subcuticularschicht, über welche schliesslich eine dünne Cuticula ausgebreitet ist. Ebenso wie LEUCKART und RAY LANKESTER weist Verf. die Behauptung LEIDY's, dass die Längsstreifen der Rindenschicht Muskelfasern seien, zurück. Dagegen findet er in der Subcuticularschicht regelmässige Querstreifen, welche aus stark lichtbrechenden, dicht an einander gereihten, rundlichen Elementen bestehen. Es lassen sich diese Querstreifen auch isolirt darstellen.

Das Bemerkenswerthe dieses Befundes liegt in der Thatsache, dass bei einem so complicirten Baue das ganze Thier ursprünglich (man vergleiche d. vorjährigen Bericht) aus einem kleinen Protoplasmaklümpchen (Cytode nach HAECKEL) hervorgeht. In dieser Cytode tritt ein Kern auf und die nunmehr aus der Cytode hervorgegangene Zelle wächst einfach zu der verhältnissmässig sehr grossen Gregarine aus, die also in der That bei aller complicirten Structur ein einzelliges Wesen darstellt.

Schliesslich weist Verfasser auf die Wichtigkeit hin, welche diese Thatsachen bezüglich der Frage nach der Stellung der Infusorien haben müssen. Bei der Verwandtschaft des Baues zwischen Gregarinen und Infusorien erscheint es jetzt leicht möglich, die Infusorien auch als monocelluläre Wesen aufzufassen.

LANKESTER (5) erhebt Bedenken gegen die Deutung, welche E. VAN BENEDEN (4) der gestreiften subcuticularen Schicht bei Gregarina gigant. als einer

Lage von Muskelfasern gegeben hat; der Details dieser Ausführung wegen muss auf das Original verwiesen werden.

Weiterhin beschreibt L. in Uebereinstimmung mit E. VAN BENEDEN die Entwicklung der bei Sipunculus nudus sehr häufig vorgefundenen Gregarina Sipunculi. (Monocystis Sipunculi KÖLLIKER.) Die auf einander folgenden Entwickelungsstadien sind:

1) Pseudo-navicellen-Form (zahlreiche ellipsoidische kleine Körperchen, mit bewegungslosen Geisselfäden versehen — in Cysten eingeschlossen.

2) v. BENEDEN's Pseudo-filarien-Form, kernlose, mit dünnerem Schwanzende versehene bewegliche Protoplasma-Massen. Aus diesen entwickeln sich durch directes Auswachsen grössere Bildungen, an denen ein kernhaltiger unbeweglicher Kopftheil von einem beweglichen zugespitzten Schwanztheile unterschieden werden kann. — Pseudo-Cercarien-Formen LANKESTER. — Diese Formen werfen das Schwanzstück ab und erscheinen dann als kleine, kernhaltige monocystische Gregarinen (4), welche sich der Länge nach theilen (5te Form) und deren Theilstücke endlich 6, zu grossen bis ½ Zoll langen Gregarinenformen heranwachsen.

Die für diesen Bericht verwerthbaren Thatsachen des werthvollen SCHULTZE'schen Werkes (8), welche hier noch nachträglich berührt werden sollen, dürften kurz folgende sein: Man kann 2 epitheliale Lagen bei Cordylophora unterscheiden, das Ectoderm und das Entoderm; dazwischen, näher jedoch am Entoderm, eine Glasmembran (Stützlamelle REICHERT); an einzelnen Orten finden sich zwischen beiden Lagen noch Muskelfasern (vergl. hierzu KLEINENBERG's Arbeit über Hydra). Die Zellen des Entoderm führen lange Cilien. Im Inneren der Tentakeln liegt eine zellige Axe, welche ganz das Verhalten bindegewebiger Bildungen zeigt; die Zellen stehen aber genetisch mit den Entodermzellen in Verbindung. Verf. möchte hierin mit KÖLLIKER eine Stütze für die Ansicht finden, dass bindegewebige in epitheliale Zellen direct übergehen. Die Eier betrachtet SCHULTZE als Producte des Ectoderms.

Die aus dem Laboratorium von ERNST HAECKEL hervorgegangene interessante Arbeit KLEINENBERG's (11) ist dem Ref. erst jetzt zugegangen und konnte daher, obgleich im vorigen Berichte erwähnt, doch erst hier zur Sprache kommen. Die Arbeit zerfällt in einen anatomischen und in einen entwicklungsgeschichtlichen Theil. Das Resultat der anatomischen Untersuchungen stellt Verfasser auf Seite 27 in Folgendem zusammen: „Die Leibeswand von Hydra besteht aus 2 verschiedenen Zellenlagern, dem Entoderm und dem Ektoderm; beide Zellenlagen gehen auch in die Zusammensetzung der Tentakeln ein. Das Entoderm, welches die Höhlungen des Körpers überall auskleidet, ist ein einschichtiges Geisselepithel, das Verdauungssäfte liefert, die gelösten Nahrungsstoffe resorbirt, umsetzt und Auswurfsstoffe ausscheidet, wahrscheinlich auch den Gasaustausch besorgt. Das Ektoderm besteht aus 2 Geweben, aus dem Neuromuskelgewebe und dem interstitiellen Gewebe; das letztere bildet in seinen Zellen die Nesselkapseln und aus ihnen gehen die Geschlechtsorgane hervor. Beide Gewebe sind keine Epithelien. Der anscheinende Mangel eines Epithels wird durch den von KLEINENBERG geführten Nachweis aufgeklärt, dass bei der Entwicklung von Hydra eine dritte äusserste epitheliale Schicht auftritt, welche beim Ausschlüpfen des jungen Thieres aber abgeworfen wird, es ist dies die bekannte, sogenannte „Eischale" der Hydren.

Den Entwickelungsgang von Hydra erklärt Verfasser Seite 82 folgendermassen: Hoden und Eierstöcke entstehen als einfache circumscripte Wucherungen des interstitiellen Gewebes gewisser Körperstellen. Die Zellen des Hodens verkleinern sich durch fortgesetzte Theilungen beträchtlich; sie nehmen zuletzt Kugelform an und verlieren ihren Kern, an dessen Stelle ein Körperchen tritt, welches sich mit dem zunächst an der Oberfläche entstandenen Faden verbindet und so als fertiges Spermatozoid die Bildungszelle verlässt. Sämmtliche oder doch bei weitem die meisten Hodenzellen bilden Samenfäden. Von den Zellen des Ovariums entwickelt sich dagegen immer nur eine einzige zu einem Ei. Mit der Reife des Eies degenerirt und schwindet das Keimbläschen (vergl. die bezüglichen Angaben OELLACHER's in diesem Ber.), das Ei verlässt seine Hülle, wird befruchtet und macht eine regelmässige Furchung durch.

Den Furchungsprocess sucht Verf. in einer längeren Auseinandersetzung, worin er die bisherigen Anschauungen als unhaltbar nachweist, auf eintretende Cohäsionsverschiedenheiten der Eimasse zurückzuführen; aus welchen Gründen diese Verschiedenheiten zu Stande kommen, kann noch nicht angegeben werden. Durch diese Cohäsionsverschiedenheiten entstehen Umlagerungen der Moleküle, welche Spannungsdifferenzen und mit diesen in letzter Instanz Formumgestaltungen hervorrufen.

Die Furchungszellen sind anfangs kernlos; Kerne und Kernkörperchen entstehen in ihnen durch eine Art Ausscheidung. Nach Vollendung der Furchung differenzirt sich zuerst an der ganzen Oberfläche ein einschichtiges Blatt prismatischer Zellen. Dieses Blatt wandelt sich in seiner Totalität in ein Chitingebilde, in die äussere Keimschale um. Verfasser betont hierbei, dass die Entwickelung dieser Chitinschale, nicht auf dem Wege einer Ausscheidung, sondern durch direkte Protoplasmametamorphose der betreffenden Zellen erfolge. — Die übrige Masse des Keimes scheidet gegen die äussere Keimschale eine strukturlose Membran aus „die innere Keimschale".

Jetzt verschmelzen — ein höchst sonderbarer und unerklärlicher Vorgang — nach Schwund der Kerne sämmtliche Keimzellen zu einem zusammenhängenden Plasmodium. In diesem soliden Plasmakörper entsteht als Anlage der verdauenden Cavität excentrisch eine kleine Höhle, die sich allmählig bedeutend vergrössert. So geht aus dem soliden Keime eine ziemlich dickwandige Blase hervor. Ihre Wand hat zunächst überall ein durchaus gleichartiges Gefüge. Dann bildet sich durch Umlagerung oder theilweisen Schwund der festen Einschlüsse (sogenannter Pseudozellen, eigenthümlicher fester Körperchen, die nicht als Zellen zu betrachten sind) in der noch immer zusammenhängenden Plasmamasse der Keimblase eine äussere helle Schicht und zugleich wird die äussere Keimschale durchbrochen und abgeworfen. Hat die nunmehr zu äusserst (unter der inneren Keimschale) gelegene helle Schicht eine gewisse Mächtigkeit erreicht, so zerfällt sie in eine einfache Lage gleich grosser Zellen. Dies ist das primitive Ektoderm. Erst später vollzieht sich derselbe Vorgang in der inneren Schicht und aus dieser entsteht dann das Entoderm. Das Neuromuskelgewebe und das interstitielle Gewebe entwickeln sich durch Theilung und Differenzirung aus den Zellen des primitiven Ektoderms. An dem einen Pol des nunmehr ellipsoidisch gestalteten blasenförmigen Embryo verdünnt sich die Körperwand, bis hier endlich durch einfaches Zerreissen die Mundöffnung entsteht, und gleichzeitig mit dieser bilden sich die Anlagen der Tentakeln als Ausstülpungen beider Blätter des Körpers. Hiermit ist die Entwickelung im Wesentlichen beendet und der Embryo verlässt auch die innere Keimschale.

Einige Einzelheiten anlangend, welche von allgemein histologischem Interesse erscheinen, so weist Verfasser nach, dass die von KÖLLIKER entdeckten Muskelfasern der Hydra Fortsätze der grösseren äusseren Ektodermzellen sind, welche durch die inneren Ektodermzellen – das sogenannte interstitielle Gewebe, hindurchtreten, alsbald in die Längsrichtung umbiegen und in zusammenhängender Schicht die zwischen dem Entoderm und Ektoderm befindliche Muskellamelle bilden. Verfasser hält diesen ganzen Zellenapparat für das noch nicht differenzirte Nerven- und Muskelgewebe der Hydren; die äusseren Zellabtheilungen sind seiner Auffassung nach die Reiz empfänglichen und Reiz leitenden Theile, die Fortsätze die musculösen, daher werden diese Zellen von ihm neuromusculäre Zellen genannt.

KLEINENBERG glaubt diese einfache Einrichtung als Ausgangspunkt der complicirten Muskulatur und des motorischen Nervensystems der höheren Thiere betrachten zu können, deren Muskeln überall als die contractilen Endausbreitungen der Nerven aufzufassen wären.

Die Eier von Hydra, sowie überhaupt alle Eier will Verfasser als einfache Zellen aufgefasst wissen und sucht die vom Ref. vorgebrachten Gegengründe zu entkräften.

(Ref. erlaubt sich hier nur auf die von Ed. van Beneden, Recherches sur la composition et la signification de l'oeuf, Mémoires de l'Académie de Belgique. Bruxelles 1870, geschilderte Entwickelung der Eier von Amphistomum subclavatum und Polystomum integerrimum zu verweisen, bei welchen jedes einzelne Ei aus der Verschmelzung mehrerer Kernzellen hervorgeht, so dass entschieden die Ansicht der einzelligen Natur der Eier keine Generalisirung zulässt. Vergl. auch die Angaben v. Siebold's über die Eibildung bei Apus, s. No. 41. des Ber. über Generationslehre)

Ein wirkliches Eindringen der Spermatozoiden in die Eier hat Verf. nicht beobachtet. Bezüglich der secundären Verschmelzung der Keimzellen zu einem zusammenhängenden Plasmodium erinnert Verf. an die ähnlichen Angaben BISCHOFF's beim Reh- und Meerschweinchenei. Eine Larven- (Planula-) Form kommt bei Hydra und den Tubularien nicht vor, wodurch diese Gattung eine besondere Stellung unter den Coelenteraten einnimmt.

Das wesentlichste Moment in den Resultaten KLEINENBERG's liegt offenbar in der Uebereinstimmung der Entwicklung von Hydra mit der der Wirbelthiere. Anfangs sind bei allen Geschöpfen zwei Keimanlagen vorhanden, ein Hornblatt und eine tiefere mehrzellige Schicht. Letztere differenzirt sich wieder in das Nervenmuskelblatt (Ektoderm) und das Entoderm (Darmdrüsenblatt). Hydra unterscheidet sich nur in sehr merkwürdiger Weise dadurch, dass das Hornblatt im Laufe der weiteren Entwicklung abgeworfen wird. Der Typus der Coelenteraten gewinnt nun dadurch eine besondere Wichtigkeit, dass auch die reifen Formen gewissermassen auf der Stufe der Keimblätter stehen bleiben und keine Durchwachsung der Elemente der einzelnen Keimblätter, wie bei den höheren Wirbelthieren erfolgt. Somit bilden nach Verf. diese Thiere mit ihrem Typus die gemeinschaftliche Grundform, auf welche die reichen und mannigfaltigen Gestaltungen der Thierkörper direct oder indirect zurückgeführt werden können.

In Verfolg seiner früheren Untersuchungen (s. den vorjähr. Ber.) bestätigt zunächst Greeff (16) das bislang vielfach bezweifelte, von Tiedemann beschriebene Blutgefässsystem der Seesterne und erweitert die Tiedemann'schen Angaben in vielen Punkten. Sehr beachtenswerth ist das Verhalten der Nerven zu den Gefässen, indem sie gewissermassen die Scheide der Blutgefässe bilden. An der Innenwand der Mundscheibe verlaufen drei Gefässkränze: 1) der Wassergefässring, 2) der Tiedemann'sche, eigentliche orale Gefässring und 3) der vom Nervenring umschlossene Nervengefässring. — Ferner beschreibt Greeff in der sackartigen Erweiterung, die den Steinkanal umhüllt, einen, neben letzterem verlaufenden Schlauch mit verzweigten, lappenförmigen Anhängen; ähnliche kleinere Organe am inneren Rande der Verbindungsstelle des Steinkanalsackes mit der Madreporenplatte. Verf. hält diese für kiemenartige Organe. An der unteren Fläche der Madreporenplatte finden sich in einer beckenförmigen Aushöhlung mehrere Bläschen, welche mit dem Wassergefässsystem communiciren und Homologa der Poli'schen Blasen darstellen.

Die Pigmenttrichter der Augen zeigen keine sphärische Linse, enthalten aber eine weiche, glashelle Substanz, welche aus vielen kleinen kernartigen Körpern, geschichtet übereinander liegen, besteht. Greeff möchte sie mit den Sehstäben der Arthropoden vergleichen. Die Pigmenttrichter senden überall von ihrem äusseren Umfange zahlreiche Ausläufer ab, welche schliesslich farblos werden und grosse Aehnlichkeit mit Nervenfäden haben. Verf. sah öfter ähnliche Fäden direct „an und scheinbar in die Pigmenttrichter“ treten und glaubt, dass die Nervenelemente mit den Pigmenttrichtern direct zusammenhängen.

Bei Thalassema Baronii, einer Gephyree, liegt das Nervensystem als weisser, cylindrischer Strang an der Bauchseite in einer weiten, mit Blut gefüllten Höhlung.

In der Haut der Seesterne fand Verf. ein dichtes Gefässsystem, welches mit dem Nervensystem in Verbindung steht. Die von Tiedemann beschriebenen Darmvenen konnten als solche nicht nachgewiesen werden. Die Madreporenplatte communicirt mit dem Blutgefässsystem und mit dem Wassergefässsystem und leitet das Seewasser zu beiden Kanalarten hin.'

Eine ähnliche Verbindung mit der Aussenwelt haben die Gefässe der Geschlechtsorgane. In die Gefässe dieser Körpergegend ragen lappige Wülste hinein, welche vielleicht ebenfalls kiemenartige Organe vorstellen. Bei den Holothurien findet sich ausser dem durch das Nervenband selbst gebildeten Gefässkanale jedes Ambulacrums noch ein zweiter über der Nervenleiste hinziehender Kanal, welchen Greeff für das Homologon der Ambulacralrinne der Asterien hält.

Refer. muss sich begnügen, aus der Arbeit von Sommer und Landois (18) unter Hinweis auf die vortrefflichen Abbildungen einzelne allgemein histologisch und entwicklungsgeschichtlich bemerkenswerthe Punkte hervorzuheben. Verff. bestätigen für Bothriocephalus die von Rindfleisch bei den Tänien gemachten Angaben über die Kalkkörper. Dieselben enthalten, wie sie Leuckart gegenüber hervorheben, kohlensauren Kalk. Nach Wegnahme des letzteren durch Säuren bleibt ein weiches Stroma zurück. Sie halten die Körperchen mit Virchow für verkalkte Zellen der bindegewebigen Grundsubstanz. An den geschlechtsreifen Gliedern wurde jederseits nur ein Seitengefäss gefunden. Verff. weisen die Einmündung des Keimstockes in die weiblichen Geschlechtswege nach und bestätigen unter genauerer Beschreibung die Angabe von Stieda, dass die sogen. Knäuel- oder Schalendrüse einen Complex einzelliger Drüsen darstelle; sie betrachten diese Gebilde als eischalenbildende Organe.

Aus der unter Stieda's Leitung entstandenen Arbeit Blumberg's (19) ist hervorzuheben, 1. dass der Laurer'sche Canal, wie es Stieda schon erwähnt hat, s. d. vor. Bericht, Blumberg aber zuerst fand, als die vagina der Trematoden anzusprechen ist; 2. dass sich in der Wand des Pharynx Ganglienzellen befinden. (Stieda beschrieb solche bereits von Dist. hepat.; Leuckart hatte sie als drüsige Gebilde gedeutet); 3. dass der Darmkanal mit flimmernden Cylinderzellen ausgekleidet ist. 4. dass sich besondere in das Lumen des Pharynx mündende Speicheldrüsen finden, und 5. dass das Centralnervensystem keinen Ring um den Oesophagus bildet, sondern aus 2 Ganglien besteht, welche zu beiden Seiten des Oesophagus liegen und durch eine dorsale Quercommissur verbunden sind. Die Nerven endigen unter der Cuticula mit feinen Knöpfchen.

Panceri (39. 40) giebt den Inhalt seiner umfangreichen Abhandlungen selbst in folgenden Sätzen wieder:

1) Bei den leuchtenden Pennatuliden sind es nur die Polypen- und die Zooidformen, welche das Leuchtvermögen besitzen.

2) Die phosphorescirenden Organe bestehen aus 8 Strängen (cordoni luminosi) welche an der äusseren Oberfläche der Magencavität haften und sich bis zu den Buccalpapillen erstrecken.

3) Diese Stränge bestehen vorzugsweise aus einer in Bläschen oder Zellen enthaltenen fettigen Substanz, ausserdem finden sich daselbst multipolare Zellen und Körnchen eiweissartiger Materie.

Panceri fand, wie früher Kölliker, nervenähnliche Fäden, will jedoch einmal über die sichere nervöse Natur derselben nichts Sicheres entscheiden; das andere Mal geht er auch auf einen etwaigen Zusammenhang derselben mit den Leuchtorganen nicht ein.

Von der leuchtenden Pholas dactylus L. sagt Panceri folgendes:

1) Das Leuchten geht von besonderen Organen aus und zwar a) einer bogenförmigen Stelle an der oberen Ecke des Mantels, b) zwei besonders deutlich als trüb-weissliche Flecke erkennbaren Stellen „organi triangolaris“ an der Basis der vorderen Athemröhre (Siphon), c) zwei parallelen Streifen an diesem Sipho selbst.

2) An diesen Stellen findet sich ein besonders gestaltetes Flimmerepithel, dessen Zellen die körnige Masse enthalten, die das Wasser leuchten macht und die sich auch mit dem an der Oberfläche des Thieres secernirten Schleime mischt und diesen leuchtend erscheinen lässt. Die leuchtende Substanz ist löslich in Aether und Alkohol.

Bezüglich der physiologischen Untersuchungen Panceri's mag hier kurz erwähnt werden, dass das Leuchten, bezw. die Excretion der leuchtenden Substanz, auf die verschiedensten Reizeinwirkungen erfolgt, selbst an getrockneten und wieder befeuchteten Organen. Luft und Sauerstoff wirken günstig ein, Kohlensäure ungünstig. Spektroskopisch erweist sich das Licht monochromatisch wie das von Beroë, Alcyone und anderen und zeigt ein Absorptionsband zwischen den Linien E und F des Sonnenspectrums. Eine Wärmeentwickelung konnte beim Aufleuchten der Organe nicht constatirt werden.

Bei Phyllirhoë bucephala fand endlich Panceri (41) ähnliche subepitheliale Ganglienzellen mit vielen Ausläufern, wie sie Eimer bei Beroë findet (s. Nr. 42) und welche die Träger des Leuchtvermögens sind. Leuckart hat diese Zellen schon 1853 gesehen. Eimer überzeugte sich an Präparaten Panceri's (Tentakeln der Phyllirhoë) von der Gleichförmigkeit dieser Zellen mit den bei Beroë vorkommenden. Ausserdem finden sich, aber durch viele Zwischenformen verknüpft, bei Phyllirhoë noch die von H. Müller beschriebenen runden gelblichen Ganglienzellen. Setzt man einen Tropfen Ammoniak zum Tentakel dieser Thiere, so sieht man ein plötzliches Aufleuchten von zahlreichen Punkten, welche den Nervenendzellen entsprechen.

Eimer (42) macht ferner auf die grosse Uebereinstimmung aufmerksam, welche bei Lampyris splendidula zwischen den von Max Schultze beschriebenen leuchtenden Tracheenendzellen und den Langerhans'schen Körperchen besteht. Setzt man während der Beobachtung einen Tropfen Ueberosmiumsäure zum Präparat, so gewahrt man ein anhaltendes Leuchten, welches Verf. als ein Verbrennen der leuchtenden Substanz in der Säure bis zur Reduction der letzteren auffasst.

Die mexikanischen Leuchtkäfer, die Cucujos des

tropischen Amerika, gehören der Gattung Pyrophorus an. Sie kommen nach HEINEMANN (43) nur in den heissen Küstenstrichen vor und finden sich daselbst in 2 Arten. Die grösseren Exemplare verbreiten ein solch intensives Licht, dass Verf. bei dem Lichte eines einzigen Käfers, wenn auch mühsam, zu lesen vermochte. Es finden sich 3 Leuchtorgane, 2 symmetrisch im Prothorax gelegen und ein unpaariges, grösseres Bauchorgan. Wie bei den europäischen Lampyriden unterscheidet man an jedem Leuchtorgan 2 Schichten, eine vordere, dickere, leuchtende, hell gelblich gefärbte, und eine hintere, trübe, undurchsichtige, weisse, wie kalkig aussehende, welche nicht leuchtet. Die leuchtende Schicht besteht aus grossen, rundlichen Zellen, welche an den Tracheenästen perlschnurartig aufgereiht sind. In der nicht leuchtenden Schicht finden sich grössere Tracheenstämme und Conglomerate kleiner, scharf contourirter Körnchen. Bei Zusatz von Säuren verschwinden diese Conglomerate und es krystallisirt reichlich Harnsäure heraus. Besondere Urzellen konnte Verf. nicht nachweisen. Für das Verhalten der Nerven verspricht er weitere Mittheilungen.

Entwickelungsgeschichte

bearbeitet von

Prof. Dr. WALDEYER in Strassburg.

I. Generationslehre.

1) Davel, M., Artikel „Génération" in Nouveau dictionnaire de médec. et de chirurg. dirig par Jaccoud, T. XV. — 2) His, W., Die Theorieen der geschlechtlichen Zeugungen. Arch. f. Anthropologie. 1871. IV. und V. (Ausführliche historische Arbeit. — 3) Perra, A., Ueber Harvey's Arbeiten über Generation. Brit. med. Journ. July 6. — 4) Hartmann, [illegible], Zeugung, Fortpflanzung, Befruchtung und Vererbung. Berlin. 8. [illegible] (Versuch einer Definition der in der Ueberschrift genannten Vorgänge; ohne wesentlich neue Gesichtspuncte.) — 5) Müller, Hermann, Die Befruchtung der Blumen durch Insekten und die gegenseitigen Anpassungen beider. Leipzig. 1873. [illegible] Abbild. (Ein sehr ausführliches, sorgfältig gearbeitetes Werk, worin alle bisherigen Beobachtungen und viele neue Thatsachen zusammengestellt werden. [illegible] — 6) Howarth, Ueber Fruchtbarkeit und Unfruchtbarkeit (Scholasticism et Darwinism.) Journal of the Anthropological Institute. [illegible] Vol. II. April. — 7) Wernich, Ueber die Zunahme der weiblichen Zeugungsfähigkeit. Beiträge zur Geburtshülfe und Gynäkologie der Berliner Gesellschaft für Geburtshülfe. Berlin. [illegible] — 8) Derselbe, Nachträgliche Bemerkungen über die Vorgänge bei der Befruchtung. Ebendas. S. [illegible] — 9) Hoffm., W., Aitnitic, a) Ueber [illegible] Erzeugung von [illegible] in lebenden Organismen. — b) Ueber die [illegible] bei [illegible]. — c) Ueber die Kamergane der Crustaceen. Journ. of Anat. [illegible] May 1872. — 10) Baggi, Leopoldo, Ueber Heterogenie. Gazz. Lomb. [illegible] — 11) Garner, Robert, Experimentaluntersuchungen über die niedere Formen des Lebens. Lancet I. 23, 24. June. — 12) Dalton, J. C., Ueber spontane Generation. Amer. Journ. [illegible] CXXVI. p. 314 April. — 13) Legros et Onimus, Expériences sur la Génération spontanée. Journ. de l'anatomie et de la physiologie No. III. — 14) Lortet, Sur la pénétration des [illegible] dans l'intérieur des membranes [illegible], Compt. rend. LXXV. No [illegible] — 15) Donné, Expériences nouvelles, sur les générations spontanées. Journ. de pharmacie et de chimie Janvier 1872. p. 66. Compt. rend. LXXV. No. [illegible] (Verf. bringt [illegible], Eiweiss, [illegible], Milch, [illegible] Crustaceen etc. [illegible] in ein Glasgefäss und [illegible], diese Gefässe der directen Sonnenstrahlen aus. Da sich in diesen Gefässen nur die [illegible] entwickelten, niemals aber Gebilde wie „Monaden", mit denen nach Verf. das organische Leben [illegible] beginnen kann, so wird geschlossen, dass zur Zeit die Annahme einer generatio spontanea unzulässig sei.) — 16) Bastian Charlton, Modes of Origin of Lowest Organisms. London 1871. — [illegible] Quarterl. Journ. of med. Sc. New Ser. Vol. 44. p. 168 (Auszug aus einer Reihe von Artikeln im British med. Journ.) (Den Angaben des Quarterly Journal nach zu [illegible] enthalten die Angaben Bastians [illegible] Bastian tritt für eine Heterogenesis der niedersten Lebensformen (Bacterien etc.) ein). — 17) Derselbe, „On spontaneous Generation" Auszug nach einem Vortrage in der Royal Society vom 21 Marz. Quarterly Journ. of microsc. Sc. New. Ser. Vol. 41. p. 372 sq. (Bastian lässt in einem Heu-Aufguss aus dem sich bildenden Häutchen (pellicle) [illegible] Euglena, Bacterien, Pilze, Monaden, [illegible] etc. durch Generatio spontanea entstehen. Leider fehlen in dem Auszuge die beweisenden Data. Der Originalvortrag war Ref. nicht zugängig. — 18) v. Grimm, O., Zur Naturgeschichte der Vibrionen. Arch. für mikroskop. Anat. Bd. 8. S. 104. — 19) Derselbe Nachträgliche Bemerkungen zur Kenntniss der Vibrioniden. Ebendas. Bd. 8. S. [illegible] — 20) Klebs, E., Beiträge zur Kenntniss der Mikrococcen. Archiv für experimentelle Pathologie und Pharmakologie. Bd. I. ([illegible]). — 21) Trécul, Réflexions [illegible] l'hétérogénie [illegible] sur les expériences et les opinions de quelques observateurs [illegible]. Compt. rend. LXXIV Séance du 22 Janvier (Keine wesentlich neuen Gesichtspunkte). — 22) Fremy, Pasteur, Boiard, Wurtz, Trécul, Dumas, Chevreul, Béchamp, (Discussions sur les fermentations). Compt. rend. LXXIV. No. [illegible] p. [illegible], No. [illegible] p. [illegible], No. 7. p. 493, No. 8. p. 548, No. 9. p. 429, No. 10. p. 101. p. 157, p. 764, p. 784, No. 11. p. [illegible], No. 14. p. 873, No. 19. p. 1024, No. 20. p. 1185, und p. 1285, No. 21. p. 1317, p. 1325, No. 23. p. 1518 und 1575. (Durch die vorstehenden Nummern zieht sich wiederum eine lange Discussion über die Gährungsprocesse und die generatio spontanea hin, an welcher die einzelnen genannten Gelehrten sich mehr oder minder betheiligen. Vorzugsweise bekämpfen einander Fremy und Pasteur. Da die

[illegible]

[illegible] — Vergl. auch Histologie II. 16. [illegible] — Entwickelungsgeschichte II. A. [illegible] (Weil)

LEGROS und ONIMUS (13) nahmen von Hühnereiern einen Theil der Kalkschale in der Nähe des Luftraumes weg, ohne die Schalenhaut zu verletzen. Werden die Eier dann in frische Zuckerlösung bis zur reichlichen endosmotischen Aufnahme der letzteren (12–15 Stunden) gebracht, darauf ebenso lange in eine gährende Zuckerlösung, so findet man nach einigen Tagen bei mittlerer Zimmertemperatur die bei der Zuckergährung auftretenden Sporen im Eiweiss. Verff. überzeugten sich, dass derartige Sporen nicht durch die Eihaut durchdringen und verwerthen das erhaltene Resultat zu Gunsten der Lehre von der Heterogenie.

Gegenüber diesen Angaben zeigt wiederum LORTET (14), dass alle organischen Membranen für die Leucocyten mit grosser Leichtigkeit durchgängig sind; namentlich zeigt er dies für die Schalenhaut des Hühnereies. Adaptirt man eine unversehrte Schalenhaut auf eine frische, eiternde Wunde, so findet man bereits nach 12 Stunden eine grosse Menge Leucocyten hindurchgetreten auf der anderen Seite der Membran.

v. GRIMM (18, 19) vertritt die Ansicht, welche wohl zu allererst von C. A. S. SCHULTZE (über die BROWN'sche Molekularbewegung, Freiburg 1828) ausgesprochen worden ist, dass die Vibrionen auf dem Wege der Generatio spontanea aus organischen sich zersetzenden Partikeln hervorgehen.

Wie v. Grimm mittheilt, ist auch GOLUBEW (Ber. d. 3. Sitzung der Zoolog. Section der Naturforscher. — Versammlung in Kiew 1871) derselben Meinung. Ref. erinnert hier auch an die Angaben von HARTIG, Ber. für 1870. Abth. I. p. 181.).

v. GRIMM und GOLUBEW machten ihre Beobachtungen an den farblosen Blutkörperchen. Bezüglich der Lebensweise der Vibrionen stellt v. GRIMM fest, dass sie zu ihrer Existenz Sauerstoff bedürfen und auch flüssige Körper durch Endosmose aufnehmen. Sie vermehren sich wie auch die Spirillen durch Theilung. Die schleimige Masse, welche diese Körperchen zu den Zoogloeahaufen F. COHN's verbindet, ist eine Ausscheidung der Vibrionen selbst. GRIMM stellt sie den Koloniebildungen bei den Oscillarien und Nostochaceen an die Seite. Bezüglich ihrer systematischen Stellung ordnet er sie den HAECKEL'schen Protisten ein und stellt sie den Phykochromaceen zunächst an die Seite. Vergl. hier die Angaben von F. COHN. Arch. für mikroskop. Anat. Bd. 3.

Aus der Abhandlung von KLEBS (20) ist hier zunächst hervorzuheben, dass in dem mittelst capillarer Glasröhrchen aus dem Herzen lebender Hunde unter Beobachtung aller möglichen Kautelen entnommenen und eingeschmolzenen Blute sich keine Schizomyceten entwickelten (entgegen den Angaben von HENSEN.)

Ferner theilt Verfasser genauere Beobachtungen über das von ihm sogenannte Mikrosporon septicum mit. Aus der Bacterienform dieses Organismus (unbeweglichen Stäbchen) gehen durch Längstheilung weitere Gruppen neuer Bacterien hervor. Bei lebhafter Theilung entwickeln sich aus diesen Gebilden rundliche körnige Massen (körnige Plasmaballen, Klebs). Diese körnigen Plasmaballen wandeln sich entweder durch Differenzirung ihres Inhaltes zu Bacteriencolonieen um oder bleiben homogen und stellen dann matt glänzende, gelblich gefärbte Körper dar. Diese Körper zeigen eine langsame amöboide Bewegung und Locomotion (contractile Pigmentkörper, Klebs). Schliesslich verschmelzen Pigmentkörper und Bacteriencolonieen zu homogenen Massen, in welchen weder Pigmentkörper noch Bacterien unterscheidbar sind.

Von dieser Masse kann nun von Neuem derselbe Entwickelungsvorgang ausgehen, wie von den zuerst eingeführten Keimen.

Verfasser theilt verschiedene neue Formen von Glaskammern zur Beobachtung bei bestimmten Temperaturen unter Abschluss mit, deren genauere Beschreibung im Originale nachzulesen ist.

Semper (38) zeigt, dass das von M. Edwards aufgestellte Wachsthumsgesetz der Polypen keine allgemeine Gültigkeit beanspruchen kann, dass vielmehr fast jede Art ihr besonderes Gesetz hat. (Vergl. hierzu A. Schneider: Sitzungsberichte der Oberhessischen Gesellschaft für Natur- und Heilkunde, Giessen, 8. März 1871). Ferner zeigt Semper, dass bei den Steinkorallen ein Generationswechsel vorkommt und in einer eigenthümlichen Art besonders bei Blastotrochus, M. Edwards.

Hier wird nämlich dieselbe geschlechtliche Generation aus zwei verschiedenen Ammenformen erzeugt. Die eine Ammenform geht direct aus der Larve und dem Ei hervor, die andere entsteht als Knospe an dem ausgebildeten Individuum selbst. — Sehr bemerkenswerth sind die Ansichten des Verf. über die Beziehungen des Polymorphismus zum Generationswechsel. Die Hydroiden und die Steinkorallen zeigen die Anfänge der Bildung polymorpher Thierstöcke. Der Generationswechsel geht aus dem Polymorphismus hervor, wenn die Ursachen, welche einen polymorphen Thierstock aus einer einfachen Colonie in ihrer Grösse verschiedener Thiere bildeten, nun weiter wirken bis zur scharfen Trennung auf einander folgender Generationen. Semper sieht, entgegen der Auffassung von Claus (Grundzüge der Zoologie), im Generationswechsel nicht das Primäre, aus dem etwa der Polymorphismus hervorgegangen sei, sondern es ist umgekehrt der Generationswechsel ein späterer Entwickelungszustand. Die weiteren Ausführungen müssen im Original eingesehen werden.

v. Siebold (41, 42) prüfte sehr verschiedene Arthropoden-Gattungen: drei Hymenopteren (Polistes gallica, Vespa holsatica und Nematus ventricosus), drei Psychiden (Psyche helix, Solenobia triquetrella und Solenobia lichenella), vier Phyllopoden (Apus cancriformis, Apus productus, Artemia salina und Limnadia Hermanni) auf parthenogenetische Fortpflanzung, welche er bei allen diesen Thieren nachzuweisen vermochte. Besonders ausführlich und interessant sind die Nachweise über das Geschlechtsleben von Polistes gallica und Apus cancriformis; während aber bei den Vespiden und Nematus die unbefruchtet gelegten Eier stets männliche Bienen lieferten, (Arrenotokie, Knabengeburt, Leuckart) fand v. Siebold die sehr merkwürdige Thatsache, dass bei den Psychiden und bei den genannten Crustaceen aus unbefruchteten Eiern stets weibliche Individuen ausschlüpfen. (Thelytokie, Mädchen-Geburt, v. Siebold). Durch die umfassenden Nachweise v. Siebold's ist die Parthenogenesis aus der bisherigen Auffassung als einer mehr zufälligen Curiosität herausgetreten und nimmt, wie Verfasser sich ausdrückt, eine ganz bestimmte Bedeutung in der Fortpflanzungsgeschichte der thierischen Organismen ein, welche sich am besten mit dem Atavismus vergleichen lasse. v. Siebold meint, dass während der allmähligen Entwicklung der organischen Welt anfangs die Fortpflanzung der Thiere vermittelst unbefruchteter Eier (Pseudova) ausgereicht habe; später erst wäre ein neuer Impuls nothwendig geworden, der durch das Hinzutreten des Samens geleistet werde. Es würden damit die Pseudova gleichsam in wahre Ova verwandelt.

In dem grösseren Werke (41) giebt Verfasser eine genaue Beschreibung der Eierstöcke von Polistes und Apus; er hält an der Bedeutung der von Stein sogenannten Dotterbildungszellen für die Bildung des Nebendotters fest und findet ebenfalls den von Stein als Corpus luteum bezeichneten Detritus der Dotterbildungszellen, welchem er übrigens eine ganz interessante Bedeutung hat zuweisen können. Es werden nämlich diese Corpora lutea von Zeit zu Zeit durch die Eier selbst aus den Eiröhren herausgeschoben und dienen als Klebstoff zur Befestigung der Eier. Ein Theil dieser gelben Massen häuft sich aber auch in den obersten Endfäden der Eierstocksröhren an, und kann man diese Massen bei alten Bienenköniginnen als gelbe Klümpchen bereits mit freiem Auge unterscheiden.

Der klebrige Ueberzug der Eier bildet sich nach Verfasser aus der sich auflösenden und aufquellenden Tunica propria der Eifächer. Dabei ergab sich der merkwürdige Umstand, dass bei dem Abwärtsrücken der Eier die Tunica propria selbst innerhalb der sogenannten Peritonealhülle durch einen eigenthümlichen Wachsthumsprocess ebenfalls mit nach unten rückt und so ihren zelligen Inhalt, Ei- und Dotterbildungszellen, mit sich führt; Verfasser weist hier auf ältere Angaben Johannes Müller's (Eibildung von Phasma, Nova acta acad. Leopold. T. XII. 1825) hin.

Sehr eigenthümlich ist auch die Eibildung bei Apus. An den obersten Enden der Eierstocksröhren bilden sich die kleinen Eifächer, welche je drei Dotterbildungszellen und am oberen Ende eine Keimzelle enthalten. Die Keimzellen vergrössern sich und die Dotterbildungszellen gehen grösstentheils in der Bildung des Dotter's unter, wobei gleichzeitig das Keimbläschen schwindet. Dann ergiesst sich plötzlich der Inhalt mehrerer Eiläcber in die Haupteiröhre und fliesst dort zu einem einzigen definitiven Ei zusammen, welches daselbst von einer Hülle mit warziger Oberfläche bekleidet wird.

Ref. bedauert, an dieser Stelle nicht näher auf die höchst interessanten Angaben des Verfassers über die Naturgeschichte von Polliстеs eingehen zu können; will aber hiermit ausdrücklich darauf aufmerksam gemacht haben.

Ercolani (45–48) beschreibt zwischen dem seit langem bekannten Ovarium und dem Darmkanal der Aale rechterseits einen bandförmigen Körper, welcher mit seinem unteren Ende am Rectum festsitzt. Derselbe enthält in seinem Gewebe nur Fettzellen; Ercolani betrachtet ihn als einen atrophirten Hoden; so fand er ihn bei Aalen im Süsswasser. Bei den Meeraalen war dieser Körper noch weiter reducirt. Dagegen sah er in der linken Bauchhälfte bei den Meeraalen einen hirnförmigen, langen blasenähnlichen Körper, welcher sich von der Leber bis zum Rectum erstreckte. Derselbe umschliesst in einem gefässreichen Stroma zahlreiche rundliche und polygonale Zellen, ausserdem in alveolären Räumen rundliche Körper mit unebener Oberfläche (Samenbildungszellen) und zahlreiche leicht orange gefärbte bewegliche pilzförmige Körperchen, welche er als Spermatozoen betrachtet. Bei Süsswasseraalen sind die Zellen des in Rede stehenden Körpers stark mit Fett gefüllt und man bemerkt keine Zoospermien. — Abweichend von dieser Beschreibung ist (Ref. konnte nur den im Journ. de Zool. gegebenen Auszug benutzen) die Darstellung von Crivelli und Maggi (49). Sie finden den functionirenden Hoden auf der rechten Seite und beschreiben darin gut characterisirte Zoospermien. Jedenfalls scheint durch diese Beobachtungen das bislang räthselhafte Geschlechtsverhältniss der Aale dahin aufgeklärt, dass ein ächter Hermaphroditismus besteht.

---

1) P. L. Panum, Ernæringsværd til Forelæsninger over Forplantelse og Udvikling samt over Væxtens Ernæring, Væxt og Nydannelse i Sundhedstilstand hos Mennesket. Med 23 Træsnit. Kjøbenhavn. [illegible] — Derselbe, Haandbog i Menneskets Physiologi I. Bind (Indhold, almindelig Indledning, Nervephysiologi, det vegetative Liv) [illegible] Bind (Samleret, Forplantelse og Udvikling, Væxtens Ernæring, Væxt og Nydannelse, alphabetisk ordnede Fortegnelse) Kjøbenhavn. 1868–1872. [illegible] Beschreibungen. [illegible]

Die erstgenannte, zunächst für die Studirenden berechnete Darstellung der Lehre von der Zeugung und Entwickelung nebst von der Ernährung, dem Wachsthum und der Neubildung der Gewebe, bildet das letzte Heft des nunmehr beendigten Handbuchs der Physiologie des Verfassers, dessen Plan und Bearbeitung sich besonders dadurch von den bisherigen unterscheidet, dass die physiologischen Thatsachen, möglichst vollständig gesammelt, als Hauptsache hervorgehoben, die aus der Zusammenstellung derselben resultirenden theoretischen Auffassungen, dahingegen als mehr oder weniger ephemere, dem zeitweiligen Standpunkte der Wissenschaft entsprechende Meinungen mehr in den Hintergrund gestellt werden. Hierdurch sollte der Neigung der Anfänger sich nur die dem jedesmaligen Standpunkte der Wissenschaft entsprechenden und mit diesen wechselnden Theorien anzueignen, die einzelnen, auch an und für sich werthvollen und zum Theil unabhängig von der Theorie practisch verwerthbaren Thatsachen, aus denen das theoretische Gebäude aufgeführt ist und welche das Bleibende in unserer Wissenschaft sind, dahingegen zu vernachlässigen oder zu vergessen vorgebeugt werden. Ein sehr ausführliches alphabetisches Register soll dazu beitragen, dem Arzte das Zusammensuchen und das Zusammenstellen der für eine gegebene Frage in Betracht kommenden Thatsachen zu erleichtern.

P. L. Panum.

II. Ontogenie.

A. Allgemeine Entwickelungsgeschichte der Vertebraten.

1) Bailly, E., Artikel: „Foetus" Nouveau dictionnaire de méd. et de chirurgie prat. par Jaccoud T. XV. — Brach, C., Ueber Drucknachbildungen. Jenaische Zeitschr. für Medicin und Naturwissenschaften p. 163. — 2) Stricker, S., Entwickelung des einfachen Gewebe. Handbuch der Lehre von den Geweben S. 1181. (Kurze Zusammenstellung; Stricker folgt den bekannten, aus seinem Laboratorium hervorgegangenen Darstellungen von Oellacher, Peremeschko, Rieneck u. Klein, sowie seinen früheren Untersuchungen über Bufo.) — 4) Gusserow, A., Zur Lehre vom Stoffwechsel des Fötus. Archiv für Gynäkologie Bd. III. p. 241. (S. den Bericht für Geburtshülfe.) — 5) Jungbluth, R., Zur Lehre vom Fruchtwasser und seiner übermässigen Vermehrung. Archiv für Gynäkologie IV. 3. S. 554. Verf. hält die von ihm in seiner Inauguraldissert. „Beitrag zur Lehre vom Fruchtwasser etc. Bonn 1869" [illegible] eigenen Gefässe des placentaren Chorion (Capillarnetz) Zweifeln Winkler's (s. No. 11) gegenüber aufrecht, und führt die Genesis des Fruchtwassers darauf zurück). — 6) Moitessier, Sur la [illegible] Compt. rend. LXXIV. Nr. 11 p. 64. (In der Entwickelung begriffene [illegible] Eier erkalten rascher als unbefruchtete; Verf. schliesst daraus, dass das junge Hühnchen bei seiner Entwickelung einen Theil der ihm zugeführten Wärme absorbire und umsetze). — 7) Reitz, Placenta, Stricker's Handb. d. Lehre von den Geweben S. 1181. (Aus der Arbeit von Reitz ist hier zu erwähnen, dass die zuerst von Huber und Kamenew beschriebenen glatten Muskelfasern der Placenta materna constant vorgefunden wurden. Die Angaben Jassinsky's konnten nicht bestätigt werden. S. auch den Text). — 8) Ercolani, G. B., Sul processo formativo della porzione glandulare o materna della placenta. Bologna 1870. 4. P. 73 SS. 2 Taf. — 9) Romiti, G., Sulla struttura e sviluppo della placenta. Rivista clin. [illegible] 1873. — 10) Hicks J. Braxton, Some Remarks on the anatomy of the human placenta. Journ. of anatomy and physiol. May pag. 405. — 11) Winkler, F. N., Zur Kenntniss der menschlichen Placenta. Arch. f. Gynäkologie IV. 2. pag. 238. — 12) Hennig, C., Studien über den Bau der menschlichen Placenta und ihre Erkrankung. Leipz. 8. 31 SS. 6 Taf. — 13) Turner, W., Sur l'utérus en gestation et sur la disposition des membranes foetales chez les Cétacés. Transact. royal Soc. Edinburgh. T. XXVI. p. 467. (Ref., dem die grössere Originalarbeit nicht vorlag, citirt nach dem vom Verf. selbst gefertigten Auszuge in Gervais'. Journ. de Zool. p. 204.) — 14) Derselbe, De la placentation des Cétacés comparée à celle des Mammifères. Journ. de Zool. (Gervais) p. 204. — 15) Gervais, P., Addition au mémoire précédent relatif à l'oeuf de Dauphin. Ibid. pag. 572. — 16) Milne-

Edwards, Alphonse, Sur la conformation du placenta chez le Tamandua (Tamandua tetradactyla). Compt. rend. LXXIII. No. 26 pag. 1389 1871. — 17) Berger, P., Recherches sur la conformation intérieure de la veine et des artères ombilicales. Archiv. de physiologie normale et pathologique No. 1. — 18) Gerbe, Z., Recherches sur la segmentation de la cicatricule et la formation des produits adventifs de l'oeuf des plagiostomes et particulièrement des raies. Robin's Journ. de l'anatomie et de la physiologie p. 609. — 19) van Bambeke, Ch., Premiers effets de la fécondation sur les oeufs de poissons; sur l'origine et la signification du feuillet muqueux ou glandulaire chez les poissons osseux. Compt. rend. des séanc. de l'Acad. des Sciences belg. T. LXXIV No. 16. 15. avril p. 1056. u. s. Bullet de la Société de Méd. de Gand. Oct. — 20) Owsjannikow, Ph., Die Entwicklungsgeschichte der Flussneunaugen. Mél. biolog. St. Pétersbourg p. 184. (Nachträglich citirt.) — 21) Kowalewsky, A., Owsjannikow, Ph. und Wagner, N., Die Entwicklungsgeschichte der Störe; vorläuf. Mitth. Mél. biolog. de St. Pétersbourg 1871. p. 171. (Nachträglich citirt.) — 22) Oellacher, J., Beiträge zur Entwicklungsgeschichte der Knochenfische nach Beobachtungen am Bachforelleneie. I. und II. Cap. 2 Taf. Zeitschr. f. wissensch. Zool. 22. Bd. Hft. 4. — 23) Derselbe, Ueber die erste Entwicklung der Forelle. Vortrag gehalten im naturw.-med. Vereine zu Innsbruck, 26. Jänd. — 24) Derselbe, Beiträge zur Entwicklungsgeschichte der Knochenfische nach Beobachtungen am Bachforelleneie (III.—V. Kapitel. Zeitschr. f. wissensch. Zoolog. XXIII. S. 1. — 25) Klein, E., On the development of the ovum of the trout. Quarterly Journ. of micr. Sc. New Ser. Vol. 48. p. 121. (Proceedings of the micr. Society). — 26) Weil, C., Beiträge zur Kenntniss der Entwicklung der Knochenfische. Wien. akad. Sitzungsbericht III. Abth. April-Heft. — 27) Joly, N., Études sur les métamorphoses des Axolotls du Mexique. Journ. de l'anatomie et de la physiol. 1871. — 28) Götte, A., Kurze Mittheilungen aus der Entwickelungsgeschichte der Unke. (Ref. verschiebt den Bericht bis zum Erscheinen des vom Verf. in baldige Aussicht genommenen, grösseren, entwickelungsgeschichtlichen Werkes, aus welchem vorstehende kleine Schrift einen theilweisen Auszug darstellt.) — 29) Romiti, G., Alcune osservazioni sullo sviluppo dell' uovo del [illegible]. Rendic. di Bologna Agosto e Settembre p. 733 — 30) Weil, C., Beiträge zur Kenntniss der Befruchtung und Entwicklung des Kaninchen-Eies. Wien med. Jahrb. 1873 Hft. 1. S. 1. — 31) Pagenstecher, H. A., Ueber den Embryo von Macropus major. Verhandl. d. naturw. Vereins zu Heidelberg 1871. — 32) Hering, E., (Stuttgart) Betrachtungen über die Entwicklung des Pferdefoetus. Repertorium der Thierheilk. 32. Jahrg. Stuttgart. S. 209. — Vergl. auch Entwickelungsgeschichte I. 87. Entstehung der Embryonalanlage aus Mikropylengrumelmasse ([illegible] und Kaler).

Bruch (2) beobachtete bei einer Larve von Pelobates fuscus eine Dreitheilung des Schwanzendes und der Chorda dorsalis in der Art, dass zunächst die Chorda in 2 Stücke sich theilte und das längere Stück abermals dichotomisch getheilt war. Es ist dies nach Verf. die einzige bisher bekannte Triplicität am hinteren Ende der Leibesaxe. Verf. knüpft hieran eine ausgiebige allgemeine Betrachtung über die Verhältnisse der Mehrfachbildungen und bestätigt an der Hand derselben seine früher ausgesprochenen Ansichten.

Demgemäss beruhen die Mehrfachbildungen auf der unbeschränkten Theilbarkeit des thierischen Organismus, welche derselbe bei den höheren Thieren jedoch nur auf der Stufe der Keimbildung vom Momente der Befruchtung an bis zur Entstehung der ersten Körperanlagen im höchsten Grade besitzt und mit der fortschreitenden Differenzirung der Organe immer mehr einbüsst. Demnach hält Verf. auch die Entstehung von normalen Drillingen auf einem einfachen Dotter, (müsste präciser wohl heissen: „aus einem einfachen Keime" Refer.) wohl für möglich, wenn auch bis jetzt beim Menschen ein solcher Fall noch nicht beobachtet worden.

Ref. glaubt an dieser Stelle noch nachträglich auf das wichtige Werk Ercolani's (8) betreffend die Bildung der Placenta, obgleich dasselbe bereits aus dem Jahre 1870 datirt, zurückkommen zu sollen, da die Ercolani'schen Arbeiten, wie es scheint, noch nicht die ihnen gebührende Würdigung gefunden haben und vielfachen Missverständnissen unterlegen sind.

Ercolani untersuchte die Placenten der Einhufer, der Wiederkäuer, Carnivoren, Chiropteren, Nager, Insectivoren, Affen und Menschen. Die wesentlichsten Punkte seiner Arbeit liegen in der Beschreibung der Placenta materna. — Der Hauptantheil des mütterlichen Placentargewebes wird nach Ercolani gebildet durch eine Wucherung der subepithelialen Bindegewebsschicht des Uterus. Die Bindegewebszellen dieser Schicht vermehren sich in einer bisher nicht genug berücksichtigten Weise und bilden ein vollständig neues Organ, welches Verf. mit dem Namen „Drüsen-Organ" der Placenta belegt. Es nimmt diese Wucherung nämlich die Chorionzotten der foetalen Placenta in sich auf, sodass jede Chorionzotte schliesslich einen Ueberzug von den neu gewucherten Zellen der Placenta materna, den Decidualzellen, erhält.

Es ist diese Anordnung der Theile leicht verständlich, wenn man bedenkt, dass die Chorionzotten einfach der in Wucherung begriffenen subepithelialen Uterinschicht entgegengewachsen und sich in dieselbe einsenken. So muss schliesslich jede Chorionzotte mit einer mehr oder minder weit reichenden Schicht der Decidualzellen überzogen werden. Die Chorionzotten liegen demgemäss weder in den mütterlichen Bluträumen — den sogen. Placentarsinus der Autoren — noch in den Uterindrüsen, wie neuerdings einige Beobachter, wie z. B. Winkler (s. dies. Ber.) ohne auf die Ercolani'sche Arbeit Rücksicht zu nehmen, behauptet haben. Ercolani nimmt ebenfalls eine bedeutende Wucherung und Hypertrophie der Blutgefässe gleichzeitig mit der subepithelialen Wucherung an. Diese Blutgefässe sind aber stets durch die gewucherten subepithelialen Bindegewebskörper von der Zottenoberfläche getrennt.

Bei dieser Neuformation lassen sich zwei Typen unterscheiden, die man als den „geschichteten" (Mensch, Affe) und den „villösen" (Kuh) bezeichnen kann. Im ersten Fall wuchern die Decidualzellen in flacher Ausbreitung den foetalen Zotten entgegen. Im zweiten Falle bilden sich von der Innenfläche des Uterus zunächst Zotten und Falten, zwischen welche sich die Chorionzotten einsenken. In jedem Falle aber, also auch bei allen Thieren findet eine besondere Neubildung jener eigenthümlichen Decidual-Zellen statt und der Unterschied der verschiedenen Placenten beruht wesentlich in der grösseren oder geringeren Entwickelung der Zotten und der geringeren oder bedeutenderen Entwickelung jenes neugeformten Zellenlagers. Letzteres ist bei der menschlichen Placenta identisch mit dem, was man gewöhnlich unter „Decidua serotina“ verstanden hat; den Auseinandersetzungen ERCOLANI's gemäss, findet sich also bei allen Thieren ein Homologon der Serotina. — Die Uterindrüsen anlangend, so ist ihr Verhalten verschieden. Bei den diffusen Placentarformen nehmen sie während der Schwangerschaft an Grösse zu und gehen keine bemerkenswerthen, weiteren Veränderungen ein. Sie fahren fort ein Secret zu liefern, welches sich zwischen der inneren Uterinfläche und dem Chorion ansammelt. Bei den Placenten der Wiederkäuer lassen sich keine wohl ausgebildeten Uterindrüsen in den Placentarcotyledonen mehr nachweisen. ERCOLANI glaubt, dass die Drüsenlumina hier durch den Druck der neugebildeten Decidualzellen verschlossen werden und die Drüsen atrophiren. Bei der Hündin atrophiren die Uterindrüsen ebenfalls gegen Ende des Processes, bei den Carnivoren dilatiren sich die Drüsen bei Verstopfung ihrer Oeffnungen durch die decidnale Neubildung. Bei der Geburt geht ein Theil der Uterindrüsen mit der Placenta fort, ein anderer Theil bleibt mit dem Uterus in Verbindung.

Den Namen „Drüsenorgan“ vindicirt ERCOLANI der von ihm in vollem Umfange zuerst nachgewiesenen Neubildung deshalb, weil von diesen Zellen aus ein besonderes Secret, die Uterinmilch geliefert werden soll.

Aus dem Bau der fertigen Placenta bestimmte Schlüsse auf die Stellung der Species in der Thierreihe ziehen zu wollen, ist nach ERCOLANI nicht gut zulässig, da bei sonst sehr weit auseinander stehenden Thiergattungen die Placenten ganz denselben feineren Bau haben, wie z. B. die Placenta der Hündin und die der Stute, die des Maulwurfs und die des Schafes, während die des Hasen sehr weit verschieden ist von der des Kaninchens.

ERCOLANI hat noch in einer anderen Arbeit (Delle glandule otricolari dell' Utero e dell' organo glandulare di nuova formazione Bologna 1868) den Bau der Placenta in der hier vor Kurzem wiedergegebenen Richtung erörtert. Die besprochene Abhandlung ist aber die neuere und ausführlichere.

ROMITI (9) bestätigt für die Placenta des Kaninchens durchaus die Darstellung ERCOLANI's. Gerade beim Kaninchen ist die Wucherung der subepithelialen Uterusschichten eine ausserordentlich ausgiebige und ist bereits zu einem hohen Grade gediehen, bevor noch die Chorionzotten in diese neugebildete Gewebsmasse sich einsenken. Ref. konnte sich an Präparaten ROMITI's von der Richtigkeit dieser Angaben überzeugen.

BRAXTON HICKS (10) untersuchte acht Placenten aus verschiedenen Schwangerschafts-Monaten in situ und fand in allen Fällen keine Spur von Blut zwischen den Zotten derselben, oder doch nur eine so unbedeutende Quantität, dass dieselbe sich ungezwungen aus einer Zerreissung einzelner Zottencapillaren erklären liess. Er macht darauf aufmerksam, wie wenig diese Thatsache mit der Annahme von mütterlichen lacunären Bluthbahnen zwischen den Zotten im Einklange steht (vgl. die Angaben von ERCOLANI (s. Nr. 8).

REITZ und WINKLER (7 u. 11) halten im Ganzen und Grossen an der durch E. H. WEBER, SHARPEY u. A. begründeten Lehre vom Bau der Placenta fest, wonach die mit Epithel bekleideten Zotten des Chorion zum grossen Theil frei in grosse cavernöse Bluträume des mütterlichen Placentarantheils hineinragen. REITZ (7) beschränkt sich auf die kurze Wiedergabe dieser Auffassung, nur fügt er als neu hinzu, dass die Gefässe der Chorionzotten im Innern der Zotte selbst von einem perivasculären Lymphraum umgeben seien, was von WINKLER bestritten wird.

Letzterer vindicirt dem mütterlichen Gewebe einen sehr bedeutenden Antheil an der Zusammensetzung des Kuchens, und es sollen sich von der der Uterinwand zunächst anliegenden (mütterlichen) Placentarschicht (Basalplatte WINKLER) zahlreiche und starke Fortsätze des maternen Placentargewebes zum Chorion hinerstrecken, unterhalb dessen sie sich zu einer zweiten Begrenzungsschicht, der Schlussplatte WINKLER's, ausbreiten; die zwischen Basalplatte und Schlussplatte liegenden senkrechten Fortsätze maternen Gewebes sind wiederum durch quere Wände verbunden und so entstehen eine Anzahl Kammern, welche zunächst nur von mütterlichem Gewebe begrenzt sind und den Grundbau der gesammten Placenta ausmachen. Die Kammern sind die cavernösen Bluträume und stehen sowohl mit den tiefen Uteringefässen als auch unter sich, und zwar hier überall durch sehr weite Communicationswege in Verbindung. Sie sind durchweg mit einem Endothel ausgekleidet (gegen REITZ u. A.). Muskelfasern konnte Verf. mit Sicherheit im eigentlichen Placentargebiete nicht nachweisen (gegen ECKER, KAMINSKY, REITZ).

In diese Blutkammern ragen nun die Placentarzotten hinein, deren WINKLER ihrer Grösse nach dreierlei Arten unterscheidet; die grössten treten alle zunächst in die Scheidewände der Kammern ein und liegen, soweit sie in diesen Scheidewänden selbst verlaufen, ohne Epithelbekleidung dem mütterlichen Gewebe dicht an, verwachsen sogar mit demselben. Einen Epithelüberzug besitzen sie erst von der Stelle an, wo sie frei in die Blutkammern hineinragen. Das Epithel ist stets einfach und hat normalerweise keinen Glashautüberzug (gegen JASSINSKY).

Die Basalplatte besteht aus einer dem Uterusgewebe unmittelbar aufliegenden Schicht kleiner Zellen, worauf eine Lage der bekannten grossen Decidualzellen folgt. Die Entwickelung der Placenta anlangend, so lässt WINKLER die Chorionzotten zuerst in Uterindrüsen hineinwuchern, deren Wand wird durchbrochen, und sie treten nun in die Blutgefässe des Uterus ein; die cavernösen Bluträume fasst Verf. mit VIRCHOW hauptsächlich als erweiterte Capillaren auf. Die Lösung der Placenta findet stets in der kleinzelligen Basalschicht statt; dass Uterindrüsen restiren, (FRIEDLÄNDER) wird bestritten.

HENNIG (13) sucht auch in der eigentlichen Placenta eine der Decidua reflexa entsprechende Schicht nachzuweisen und resumirt (S. 24) die Resultate seiner Untersuchungen über den Zusammenhang zwischen Mutter und Frucht schliesslich in Folgendem:

„Die Chorionzotten erreichen im 2. und 3. Monate die Reflexa der Placenta, durchwachsen dieselbe und dringen dann, wie schon SPIEGELBERG darthat, in die Vera ein. In den letzten Monaten durchsetzen sie auch den untersten Theil der Serotina und zwar nicht allein deren Drüsenmündungen, sondern auch Lücken im Zwischengewebe, in den mütterlichen Zotten; endlich brechen sie in Gefässe, wie in den Randsinus der Placenta ein.“ – Nach HENNIG sind also alle Möglichkeiten der Verbindung zwischen foetalen und mütterlichen Theilen der Placenta beim Menschen realisirt.

Die Placenten der Cetaceen haben nach TURNER (13, 14) die meiste Aehnlichkeit mit denen der Pferde und Schweine. Die Chorionzotten lassen nur die beiden Pole des langgestreckten Eies frei, so wie eine kleine Stelle, welche dem Orific. int. uteri gegenüber liegt. Verf. glaubt, dass ein Unterschied zwischen animalia deciduata und non deciduata nicht streng festzuhalten sei, da sich zahlreiche Uebergänge finden liessen zwischen Geschöpfen, bei denen ein Theil der gewucherten Uterinmucosa mit der Placenta foetalis zusammen ausgestossen wurde, und solchen wo dieses nicht der Fall sei. In Bezug auf das histologische Verhalten der Placenta, und die Relation der Chorionzotten zu den Uterindrüsen spricht TURNER sich nicht entschieden aus. Das Gefässsystem der Chorionmucosa ist ein vollkommen geschlossenes, bildet keine Placentarsinus. Es persistirt eine lang ausgezogene Allantoisblase des Amnios, erreicht nicht die Eipole und ist mit den von den Wiederkäuern bekannten kleinen Wucherungen besetzt. Die Nabelblase schwindet. –

GERVAIS (15) gibt die Abbildung eines Delphinen-Eies mit Fötus.

ALPH. MILNE-EDWARDS (16) hatte Gelegenheit die Placenta von Tamandua tetradactyla (Edentaten, Myrmekophagiden — Effodientia HAECKEL —) zu untersuchen. Dieselbe ist nicht eigentlich scheibenförmig, sondern umgiebt fast das ganze Chorion mit dicht stehenden Zottenbildungen, wobei eine centrale Partie sich durch ihre besondere Entwicklung auszeichnet. Beachtenswerth ist, dass bei den Edentaten, soweit man die Verhältnisse kennt, die Placentarbildung nach den verschiedenen Genera so sehr wechselt. EDWARDS möchte daraus und mit Rücksicht auf andre anatom. Untersuchungen deren Publication er in Aussicht stellt, schliessen, dass die zur Gruppe der Edentaten vereinigten Familien weiter aus einander stehen, als man bisher angenommen hat.

BARKOW (17) beschreibt sehr ausführlich die neuerdings besonders wieder von HYRTL in seinem grossen Werke über die Placenta besprochenen, klappenähnlichen Vorsprünge an der Innenfläche der Nabelvenen und der Nabelarterien. Der von HYRTL gebrauchte Name „Klappen“ wird vom Verf. für ungenau erklärt, da diese Bildungen den Venen-Klappen in Bezug auf ihr Verhalten zur Gefässwand nicht entsprechen. Es liegen nämlich diese Falten niemals paarig einander gegenüber, können auch nie einen vollständigen Verschluss der Gefässe bewirken, und stellen immer Duplicaturen der gesammten Gefässwand vor, sodass ihnen aussen stets gleichgelagerte Einschnürungen entsprechen. BARKOW fand, dass sie in den Arterien den Blutlauf zum Foetus hin erschweren; was ihre Function in der Nabelvene sei, dafür lässt sich zur Zeit keine begründete Vermuthung aufstellen.

GERBE (18) beschreibt den bis dahin unbekannten Furchungsprocess der Plagiostomen (Rochen). Die erste Furchungskugel bildet sich unabhängig von der Befruchtung; weiterhin verläuft der Process genau so, wie ihn COSTE in seinem grossen Entwicklungswerke vom Hühnchen treffend geschildert hat. Verf. giebt davon einige sehr gute Abbildungen. Die Bildung der Eihüllen anlangend, so geschieht die in einer besonderen drüsigen Abtheilung des Ausführungsganges und zwar, entgegen dem Verhalten bei den Vögeln, fast gleichzeitig an einer und derselben Stelle für das Eiweiss und die Schalenhaut.

LEREBOULLET und KUPFFER (Letzt. s. Ber. f. 1868) haben betreffs der Entwicklung des Darmdrüsenblattes der Knochenfische Angaben gemacht, denen zufolge das dritte Keimblatt bei diesen Geschöpfen nicht aus den gefurchten Elementen des Keimes (STRICKER) hervorgehe, sondern unterhalb der eigentlichen Keimhaut auftrete. Aus welchen Bestandtheilen des Eies, war nicht bestimmt geäussert; auch hatte LEREBOULLET nur das Vorhandensein von 2 distincten Schichten oberhalb des eigentlichen Nahrungsdotters (Deutoplasma ED. VAN BENEDEN) signalisirt, während KUPFFER sich vermuthungsweise dahin äusserte, dass die Elemente der zweiten Schicht zum Darmdrüsenblatt sich gestalteten und, da sie sicher nicht vom sich furchenden Keim ableitbar seien, als Resultat einer freien Zellenbildung aufgefasst werden müssten. — VAN BAMBEKE (19) liefert nun an Durchschnittspräparaten von Eiern verschiedener Cypriniden bestimmte Angaben betreffs dieser Verhältnisse, welche sich an die Mittheilungen LEREBOULLET's und KUPFFER's anschliessen und denen REMAK's und STRICKER's, (s. d. Letzteren Handbuch der Gewebelehre pag. 1212 ff. und auch OELLACHER's, s. w. unten) gegenüber stehen. Nach der vorläufigen kurzen Mittheilung VAN BAMBEKE's zerfällt der Knochenfischkeim unter dem Einflusse der Befruchtung in zwei Schichten; nur die obere, weniger an Dotterkörnern reiche, furcht sich; die untere, stark mit Dotterkörnern vollgeladene, nimmt keinen Theil am Furchungs- (d. h. Zellentheilungs-) Processe; dagegen entstehen in ihr Zellen auf endogenem Wege. VAN BAMBEKE nennt die Lage „couche intermédiaire“. Sie nimmt insofern Theil an der Keimhautbildung, als aus ihrem verdünnten mittleren Bezirke das untere Keimblatt (Darmdrüsenblatt) hervorgeht. Zunächst sieht man in befruchteten Eiern nur an der Peripherie des Keimes diese intermediäre

Schicht, in Gestalt eines Ringes mit prismatischem Durchschnitt sich zwischen gefurchten Keim und Deutoplasma einschieben, später wächst von der Peripherie des Ringes, in Folge der endogenen Zellenbildung, ein dünnes Blatt zum Centrum vor und ergänzt den Ring zu einer Scheibe mit verdickten Rändern. Von diesem dünneren Centrum der Scheibe sagt VAN BAMBEKE pag. 1058: „Plus tard, la lamelle centrale est complète, constitue le feuillet interne ou muqueux du blastoderme et accompagne ce dernier dans son développement autour du globe vitellin"; pag. 1061 heisst es von derselben Schicht: „La partie centrale mince est l'homologue du feuillet muqueux ou glandulaire". Betreffs der verdickten Peripherie dieser unterhalb des gefurchten Keimes befindlichen Lage vermag Verf. zur Zeit noch keine bestimmten Angaben zu machen.

*) Mit Bezug auf das Verschwinden des Keimbläschens spricht VAN BAMBEKE die Hypothese aus, dass dasselbe sich diffus im Keim vor der Befruchtung verbreite (auflöse? Ref.); („les éléments de la vésicule germinative et des taches germinatives ou nucléoles répandus momentanément dans le protoplasme de l'œuf", p. 1059). Das Ei werde somit zur Cytode (HAECKEL). Unter dem Einflusse der Befruchtung sammelten sich aber die Elemente des Keimbläschens und Keimfleckes wieder zum neuen Keimbläschen und Keimfleck (Kern und Kernkörperchen des befruchteten Eies), und von diesem Kern stammten direct durch Theilung dann die Kerne der Furchungszellen ab. Die Cytode kehre also in Folge der Befruchtung zunächst wieder zur Zellenform zurück. Sonach befindet sich Verf. auch mit OELLACHER bezugs des Keimbläschens im Widerspruche (s. d. Ber. f. 1871 und Nr. 22 d. Berichtes.) Bei den Knochenfischen würde nun eine Abweichung von diesem Verhalten, wie es bei Batrachiern, Leptocardiern, Cyklostomen und Stören etc. vorliegt, insofern vorhanden sein, als das Cytoden-Protoplasma (Plasson, Ed. van Beneden s. d. Ber. f. 1871 Abth. I. pag. 40.) sich zunächst in 2 Partieen scheidet, von denen nur die obere wieder zur Zellenform zurückkehrt (Wiederauftreten eines Kerns) und dann sich nach dem Modus der Zellentheilung furcht, während in der unteren Kerne und Kernkörperchen frei sich bilden, um welche sich dann das plasson zu einzelnen Zellenleibern differenzirt. (Referent weist darauf hin, dass die „basale Masse" OELLACHER's, welche anfangs in der Furchung zurückbleibt, offenbar dieser couche intermédiaire VAN BAMBEKE's entspricht; Oellacher findet aber keine so tiefgreifenden Unterschiede wie van BAMBEKE, indem ihm zufolge die Kerne in allen Bestandtheilen des Keimes auf dem Wege freier Bildung neu entstehen. Nach RYNEK und STRICKER geht bekanntlich die Blätterbildung bei der Forelle in ähnlicher Weise wie beim Hühnchen vor sich. Erstes und zweites Keimblatt, dem Horn- und Sinnesblatte der Batrachier homolog, bilden sich zunächst als Decke der Keimhöhle, dann entsteht das dritte und vierte Blatt aus gröberen mit Dotterkörnern vollgepfropften Elementen, welche unter den beiden ersten Blättern liegen und theilweise auf den Boden der Keimhöhle herabgefallen sind, indem diese später an diejenige Stelle der Peripherie der Keimhaut hinwandern, an der der Forellenleib sich zuerst anlegt. Es ist bekannt (RUSCONI), dass der Forellenkörper nicht wie das junge Hühnchen im Centrum der Keimhaut, sondern an einer Stelle der Peripherie zuerst entsteht und später verwächst.

OELLACHER giebt uns in Cap. I. und II. seiner Untersuchungen (22) eine detaillirte Darstellung der ersten Entwicklungsvorgänge am Ei der Bachforelle und geht dabei etwas näher auch auf die feineren Structurverhältnisse des unbefruchteten reifen Eies ein. Das wichtigste Ergebniss seiner Untersuchungen bezüglich dieses Punctes ist der Nachweis eines häutigen zarten Gebildes, welches noch innerhalb der Eischale den Dotter umhüllt, der Dotterhaut.

Es ist bekannt, dass eine solche zarte innere Dotterhaut an der inneren Fläche der mit Porenkanälchen durchzogenen Zona radiata gelegen, schon von manchen früheren Beobachtern signalisirt worden ist, so von C. VOGT, AUBERT und neuerdings von RANSOM bei Coregonus, Esox und Gasterosteus. Ref. acceptirt für die Folge den Vorschlag ED. VAN BENEDEN's, diejenigen Häute des Eies, welche den Werth einer Zellenmembran haben und vom Ei selbst abstammen, mit dem Namen: Membrana vitellina, die von aussen, z. B. vom Follikelepithel aufgelagerten Schichten mit dem Namen: „Chorion" zu belegen.

Dagegen haben namhafte Beobachter wie LEUCKART und REICHERT sich von der Existenz einer derartigen zweiten inneren Eihaut nicht überzeugen können. OELLACHER hat nun eine derartige Membran nach 1–2stündiger Behandlung der frischen Eier mit ½–⅓ pCt. Goldchloridlösung in grossen Fetzen isoliren können. Dabei ergab sich aber der bemerkenswerthe Umstand, dass dieses häutige Gebilde immer mit dem „Keim" (STRICKER, OELLACHER, Hauptdotter, His, Primordialei Ref.), an dessen Peripherie continuirlich zusammenhing, so dass man die Ansicht gewann, es breite sich der Hauptdotter in einer dünnen membranartig veränderten Schicht um den ganzen Nahrungsdotter aus, während er an einer Stelle als „Keim" besonders sich anhäufe. Ref. will sich nicht versagen, bei dem Interesse der Sache, wodurch der so lange geführte Streit um die innere Dotterhaut eine ganz neue unerwartete Lösung erfährt, die betreffenden Sätze der Abhandlung hier wörtlich anzuführen:

„Der Keim erscheint daher in diesem Stadium fast wie ein Theil der Dotterhaut selbst, ein Theil nämlich, der sich später in einen Klumpen zusammenzieht und furcht, er ist in die Dotterhaut gerade so eingefügt, wie die Cornea in die Sclerotica, deren Substanzen trotz chemischer Verschiedenheiten direct ineinander übergehen. Es dürfte demnach erlaubt sein, die Dotterhaut für einen vielleicht metamorphosirten Theil des um den Nahrungsdotter zu einer Blase ausgedehnten Keimes zu halten. Wir könnten vielleicht das ganze Forellenei, natürlich mit Ausschluss der Eischale, als eine einzige colossale

Zelle auffassen, die den Nahrungsdotter in sich einschliesst, als eine Zelle in dem Sinne, wie man eine Fettzelle so bezeichnen darf.

Die Anschauung, dass die Dotterhaut ursprünglich wenigstens einen Theil des Keimes ausmachte, scheint mir auch mit den ersten Entwickelungsstadien des Forelleneies im Einklange zu stehen. An sehr jungen Eierstocksleieren, welche ich nach Erhärtung in Chromsäure mit Carmin gefärbt und in feine Schnitte zerlegt hatte, sah ich den Follikel von einer mehr oder weniger breiten Zone fein granulirter Substanz ausgekleidet, welche an einer Stelle das Keimbläschen trägt, während der von ihr eingeschlossene Raum von Nahrungsdotter erfüllt war. Ich muss die feingranulirte Substanz für das Protoplasma des Keimes halten, welches durch den Nahrungsdotter zu einer Blase ausgedehnt ist. Diese Bilder erinnerten mich an ähnliche aus einem anderen meroblastischen Ei, dem des Huhnes. An sehr jungen Follikeln ist ebenfalls eine feingranulirte Substanz zu beobachten, welche dieselben ringsum auskleidet und an einer Stelle das Keimbläschen einschliesst. Der von dieser Substanz umgebene Raum ist mit den in Entwickelung begriffenen Elementen des Nahrungsdotters erfüllt. Am Hühnerei zieht sich diese feingranulirte Substanz schon sehr früh an eine immer beschränktere Stelle der sich vergrössernden Eiperipherie zusammen und bildet dort v. Baer's Discus proligerus, nach unserer heutigen Anschauung den „Keim". Beim Forellenei scheint sich dagegen blos die Hauptmasse des Keimes an einer Stelle zusammenzuziehen, ein Rest bleibt als dünne Blase um den Nahrungsdotter ausgedehnt, unsere Dotterhaut. Ich muss es dahin gestellt sein lassen, ob diese Blase in ihrer ganzen Ausdehnung die Eigenschaften des lebenden Protoplasmas an sich trägt. So viel aber steht fest, dass nur jener Theil, der sich später zu einem Klumpen zusammenzieht, die Furchung erleidet und sich in Embryonalzellen umwandelt."

Verf. macht auf Aeusserungen Reichert's aufmerksam, der ein ähnliches Verhältniss des Keimes zur Dotterhaut annimmt. Ferner erinnert er an die bisher schwer verständlichen Angaben Kupffer's über eine freie Zellenbildung an der Oberfläche des Eies von Gasterosteus und Spinachia ausserhalb des eigentlichen gefurchten Keimes (vgl. den Bericht über Nro 19). „Wir könnten es hier", meint Verf., mit einer Zellenbildung aus einem Theile der Dotterhaut zu thun haben, welcher als ein noch lebensfähiger Rest des Keimes sich in Zellen theilt".

Weiterhin bestätigt Verf. auch für das Forellenei das bereits von Reichert beim Hechtei angegebene strahlige Gefüge des Nahrungsdotters so wie die eigenthümlichen Canäle innerhalb desselben (Reichert), denen er aber auch keine Deutung zu geben vermag. Vgl. die Angaben van Bambeke's über die „Trous vitellins" bei den Amphibien, s. d. Ber. f. 1870.

Der unbefruchtete wie der befruchtete Keim führt nun die schon von Stricker gesehenen amöboiden Bewegungen aus; er liegt dabei in einer kleinen schüsselförmigen Grube des Nahrungsdotters „Dottergrube" Oellacher, bald mehr, bald weniger mit einem knopfförmigen oberen Ende aus derselben hervorragend. Die Contractionen des Keimes dauern etwa bis 12 Stunden nach der Befruchtung fort, noch bevor die Furchung eintritt, und der Keim nimmt durch dieselben sehr wechselnde Formen an, von denen Verf. mehrere gezeichnet hat; wie es scheint, lassen sich diese Formen auch durch rasche Härtung der Präparate fixiren. Der Keim zeigt dabei kleine lappige Buckel und Anhänge in verschiedener Zahl und Grösse, und ragt mehr oder weniger weit aus der Dottergrube hervor. –

Den Process der Furchung selbst, welcher beim Bachforellenele nach des Verf. Beobachtungen immer erst sehr spät (24–40 Stunden) nach der Befruchtung eintritt, beschreibt Verf. wieder mehr in Uebereinstimmung mit den früheren Angaben von Vogt u. A. und entgegen der Darstellung Stricker's. Letzterer hatte den Furchungsvorgang beim Forellenei nicht als einen Theilungsvorgang in der bekannten Weise aufgefasst, sondern mehr als eine Art von Knospung, bei der successive ungleich grosse Stücke vom Keime sich ablösten. Das ist nun nach Oellacher nicht der Fall, sondern man kann auch beim Forellenei ein regelmässiges Zerfallen in 2, 4 und dann 8 fast gleichgrosse Segmente als den Anfang des Processes constatiren; erst von da ab geht eine raschere Zerklüftung vor sich, wobei auch unregelmässige Stücke abfallen. Bis zum 5. Tage sind indessen noch fast alle Segmente gleichgross; dann erscheinen die oberen Zellenlager kleiner. Somit würden wir wieder nur zwei Typen des Furchungsprocesses zu unterscheiden haben, den Typus der langsamen successiven Furchung, wie er allen Vertebraten, soweit bekannt ist, zukommt, und den Typus des raschen, fast auf einmal erfolgenden Zerfalls des Keimes in kleine Elemente, wie ihn Weismann und Metschnikow uns bei den Insekten kennen gelehrt haben.

In das Detail der Beschreibung des Furchungsvorganges kann Ref. hier nicht eingehen; nur mag Folgendes als das Wichtigste hervorgehoben werden (vgl. die Mittheilungen von Kleinenberg, Histologie XIII, 11). Die oberflächlichen Abtheilungen des Keimes furchen sich rascher als die basalen; letztere bleiben anfangs etwas zurück und bilden als „basale Masse" einen zu Anfang des Furchungsprocesses von den oberflächlichen Schichten des Keimes unterscheidbaren Theil desselben, welcher zunächst dem Nebendotter aufliegt, doch geht die Furchung später auch in diesem Theile des Keimes so rasch wie in den oberen Lagen vor sich. Vgl. die Angaben van Bambeke's Nro. 19. In den einzelnen Segmenten lassen sich mit Goldchlorid dunkler gefärbte Stellen nachweisen. Von diesen Partieen anscheinend dichter gefügten Protoplasmas und von seinen sonstigen Beobachtungen des Furchungsprocesses ausgehend, betrachtet Verf. als das Wesen desselben eine Contraction des Keimprotoplasmas um gewisse Centra, wodurch der Zusammenhang der einzelnen Furchungsabschnitte allmählig gelockert werde und so die einzelnen Furchen resp. Abtheilungen entständen. Weder ein Durchschneiden von aussen noch von innen heraus findet statt; viel mehr spricht alles für ein solches Zusammenballen um gewisse Centralpunkte, wodurch der anfangs einfache Keim in viele einzelne Elemente zerlegt wird. Es ist in Bezug hierauf zu bemerken, dass Verf. auf Durchschnitten zwischen je zwei Segmenten zarte Protoplasmafäden nachweisen konnte, welche die Furche von einem Segment zum andern durchzogen. — Während der Furchung nimmt der Keim eine ellipsoidische Form an und wächst nicht unbeträchtlich, offenbar auf Kosten des unter ihm befindlichen Nahrungsdotters; man findet wenigstens die fein zertheilten Elemente desselben dicht angehäuft in den tiefsten Furchungskugeln, von denen aus sie dann an die mehr oberflächlich gelegenen abgegeben werden. (Fütterung von Mund zu Mund, Verf.) — Die von LEREBOULLET im Inneren des gefurchten Keimes angenommene Höhle, welche nicht zu verwechseln ist mit der später zwischen Keim und Nebendotter auftretenden „Keimhöhle“, existirt nicht. — Weder der Keim noch die Furchungskugeln haben Membranen. — Dass auch unbefruchtete Fischeier sich furchen, hat Verf. bisher nicht beobachten können; vgl. indessen Nro. 18. Dagegen ist diese Thatsache bereits von BURNETT und AGASSIZ angegeben worden. [Ref. erlaubt sich das betreffende Citat als in weiteren Kreisen vielleicht wenig bekannt, hier nach OELLACHER anzuführen: BURNETT, On the signification of cellsegmentation etc. Proceedings of the Americ. Acad. of Arts and Sciences. Vol. III. 1857 p. 43. AGASSIZ in Proceed. of the Boston Soc. of Nat. Hist. Vol. VI. 1859. p. 9.]

Die Untersuchungen OELLACHER's über die Kerne der Furchungskugeln und deren Herkunft haben zu sehr merkwürdigen Resultaten geführt. Das Keimbläschen (Kern des Keims) scheint demnach bei den Befruchtungs- oder vielmehr Entwickelungsvorgängen gar keine Rolle zu spielen. Beim Forelleneie wird dasselbe vielmehr nach Ausstossung des Eies aus dem Follikel jedesmal spontan eliminirt. Verf. sagt darüber selbst Folgendes:

„In dem aus dem Follikel ausgestossenen Eie befindet sich der Keim zu einer gewissen Zeit in der Dottergrube zusammengezogen, mit seiner Oberfläche auf der Dotterkugel frei zu Tage liegend. In seiner Masse liegt das Keimbläschen, welches mit einer kleinen Oeffnung an der freien Oberfläche des Keimes mündet. Die dicke, von Porenkanälchen durchsetzte und dem Keime innig anhaftende Membran des Bläschens wird nun durch Contractionen des letzteren auseinandergezerrt und mitten auf der Oberfläche des Keimes als ein flaches, rundes Schleierchen ausgebreitet.“

Später soll das ganze so aus dem Keim herausgetretene Keimbläschen einer vollkommenen Resorption anheimfallen. Entgegen den Angaben E. VAN BENEDEN's (l'oeuf etc. Bruxelles 1870) nimmt also hier das Keimbläschen keinen Antheil an der Bildung der Kerne der Furchungskugeln; dieselben werden vielmehr neugebildet. Einen ersten neugebildeten Kern hat Verf. bis jetzt im ungefurchten Keim nur ein einziges Mal gesehen. Derselbe war rund, scharf contourirt und hielt 0,08 Mm. im Durchmesser mit einem Körperchen von 0,04 Mm. im Innern. Dagegen wurden mehrfach Häufchen von dicht zusammenliegenden kleinen Kernen mit Kernkörperchen beobachtet, welche ihrer Masse nach ganz gut Abkömmlinge eines ersten Kerns von den eben angegebenen Dimensionen sein konnten. Auch zeigten sich mehrfach grössere Kerne mit eingekerbten Rändern. Derartige Kernhäufchen fanden sich in späteren Stadien in mehreren Furchungskugeln einem und desselben Keimes. Verf. weist auf ähnliche Beobachtungen von REMAK am Batrachiereie und auf LANG's Kernfurchung, s. No. 3 II. des Ber. für Histologie 1871, hin, und fasst schliesslich seine Ansicht über die Kernbildung bei der Embryonalentwickelung in Folgendem zusammen: „Zu einer gewissen Zeit vor der Furchung tritt in dem an einer Stelle der Dotteroberfläche zu einem über dieselbe prominirenden Klumpen contrahirten Keime ein einfacher neuer Kern auf mit einem halb so grossen Inhaltskörper. Derselbe steht durchaus in keiner Beziehung zu dem früheren Keimbläschen und ist daher eine Neubildung. Ebenfalls noch vor der Furchung scheint derselbe in eine Anzahl kleinerer Kerne zu zerfallen, welche zunächst zwischen den ersten beiden Furchungskugeln getheilt wird, so dass in jeder derselben ein Häufchen von circa 12 kleinen Kernen liegt. Die Kerntheilung geht also von Anfang an der Zelltheilung voraus und hat die Anzahl der Kerne schon vor dem Beginne der Furchung eine Höhe erreicht, welche die Zahl der Keimsegmente ungefähr erst nach der vierten Theilung aufweist. Allein die Kerntheilung scheint bis zu jenem vierten Furchungsstadium nichts weniger als still zu stehen, indem Kernhäufchen, so will ich jene Gebilde nennen, mit ebenso zahlreichen Elementen, wie am Beginn der Furchung, im dritten Stadium und bis in die spätesten Stadien derselben hinauf, immer noch häufig vorkommen und erst gegen Ende der Furchung mehr und mehr einfachen Kernen Platz machen. Die Kerntheilung geht daher der Zelltheilung (wohl besser: „Protoplasmatheilung“ Ref.), während eines grossen Theiles der Furchung auffallend voraus. Ueber das Verhalten der Kerne in den letzten Stadien der Furchung fehlen Verf. noch hinreichend Beobachtungen.

Die weiteren Entwickelungsvorgänge des Forelleneies schildert OELLACHER (23, 24) in nachstehender Weise:

Nach Ablauf der Furchung wird der linsenförmige Keim einseitig abgeflacht und dehnt sich im selben Sinne auf den Dotter aus; gleichzeitig bildet sich, wie schon RIENECK fand, das einschichtige Hornblatt aus der obersten Zellschichte. Die Richtung, in der der Keim sich einseitig abflacht und ausdehnt, ist die, welche später der Embryo hat. Derselbe legt sich an einem Punkte der Peripherie des Keimes an, und zwar so, dass sein Schwanzende mit der Peripherie zusammenfällt. Wenn die Ausdehnung einen gewissen Grad erreicht hat, beginnt der Keim mit einer verdünnteren Hälfte sich vom Dotter abzuheben. So entsteht die Keimhöhle als excentrische Höhle und nicht unter der Mitte des Keimes, wie STRICKER, RIENECK und GÖTTE angenommen haben. Es entsteht hiemit ein Gegensatz zwischen einem peripheren dickeren, dem Dotter noch anliegenden Theile, dem Keimwulste und einem excentrischen, von letzterem eingeschlossenen, verdünnten Theile, der Decke der Keimhöhle. Da die Verdünnung und Ausdehnung des Keimes stets nur nach einer Seite vorwiegend erfolgt, ein Punkt der Keimperipherie aber hiebei immobil bleibt, so muss der periphere Theil des Keimes oder der Keimmasse an diesem einen Punkt von Anfang an am dicksten sein und bleiben, dies ist der Punkt, von dem aus der Embryo entsteht. Diese Stelle des Keimsaumes enthält nicht nur die Elemente des Horn- und Sinnesblattes, sondern auch die des mittleren oder motorischen und des untern oder Darmdrüsenblattes. Die Zellen, die die beiden letztern Blätter zusammensetzen, brauchen daher nicht, wie HIS-KUPFFER behauptet, angewandert zu sein. Es befinden sich allerdings auf dem Boden der Keimhöhle von der Keimhöhlendecke herrührende Zellen. Es ist aber auch zweifelhaft, ob dieselben an die Embryonalanlage heranwandern, um sie blos zu verstärken, wie STRICKER glaubt; denn diese Zellen graben sich in grosser Zahl oberflächlich in den Dotter ein, wo sie lange nach der ersten Anlage des Herzens selbst sehr häufig getroffen werden. Jene Stelle im Keimsaum, aus der die erste schildförmige Anlage des Embryo der Autoren hervorwächst, nennt OELLACHER die primitive Embryonalanlage. In ihr finden sich bereits die zwei ersten Keimblätter der Fische, Horn- und Sinnesblatt und eine dem mittleren und untern Blatte entsprechende Zellmasse. Im hintern oder peripheren Theile der primitiven Embryonalanlage sind Sinnesblatt und mittleres Blatt nicht deutlich getrennt und die Zellen des letzteren auf Querschnitten concentrisch geschichtet. Diese Bildung im noch gemeinschaftlichen mittleren und untern Keimblatte, in der das Sinnesblatt nicht deutlich getrennt ist, nennt OELLACHER Axenstrang. Das Sinnesblatt ist im Bereich der Embryonalanlage mehrschichtig. Nur die unterste Schichte, welche aus Cylinderzellen besteht, setzt sich auf die Keimhöhlendecke fort. Der mediale Theil der obern Schichten des Sinnesblattes fängt in der Embryonalanlage zu wachsen an und wächst der axiale Theil desselben kielförmig nach vorn und unten in das mittlere Blatt vor, dieses und den Axenstrang kielförmig in den Dotter hinabdrängend. Das Auftreten dieses Kieles ist durch das Entstehen der Rückenfurche äusserlich gekennzeichnet, die aber mit der des Hühnchens nichts gemein hat, als die Lage. Der Kiel gehört in seinem vordern Theile, wo der concentrisch geschichtete Axenstrang aufhört und das mittlere Keimblatt hierauf auch bald in der Mitte verschwindet, bloss dem Sinnesblatte und dem Darmdrüsenblatte an. Das Sinnesblatt ist auf Querschnitten daher überall vom mittleren und untern Blatte deutlich getrennt, nicht aber auf medialen Längsschnitten, hier scheint der durch den concentrischen Axenstrang gebildete hintere oder Rumpftheil des Kieles ohne scharfe Grenze in den vordern oder Kopftheil des Kieles überzugehen; es besteht daher auf medialen Längsschnitten keine deutliche Grenze zwischen mittlerem und Sinnesblatt. OELLACHER nennt daher den Kopftheil des Kieles, auch soweit er dem Sinnesblatte allein angehört, Axenstrang und zwar Kopftheil des Axenstranges, da sich hier in einer Richtung (der queren) das Sinnes- und mittlere Blatt ebensowenig scharf trennen lassen, als (in der Längsrichtung) im Rumpftheil. Aus dem Rumpftheil des Axenstranges wird, so weit er aus concentrisch geschichteten Zellen besteht, die Rückensaite, aus den über denselben liegenden mehr platten Zellen der Rumpftheil des Medullarstranges. Aus dem Kopftheil des Axenstranges wird der Kopftheil des Medullarstranges oder das Gehirn. Das Gehirn entsteht als solide Einwucherung des Sinnesblattes in das mittlere Keimblatt. Als solide Auswüchse desselben entstehen die Augen, und wieder als solide Einwucherungen in das mittlere Blatt entstehen die Gehör- und Riechgruben. An den Seitenplatten des mittleren Keimblattes (REMAK's Seitenplatten und Urwirbelplatten entsprechend) wandeln die äussersten Zellen (die an das Sinnesblatt, den Medullarstrang und das Darmdrüsenblatt grenzende Schichte desselben) sich in Cylinderzellen um. Medialwärts entstehen aus diesen Platten die Urwirbel, lateralwärts, soweit die obere und untere Cylinderzellenschichte des mittleren Keimblattes sich berühren, die „Peritonealplatten“, welche später zum Epithel der Pericardial- und Peritonealhöhlen und des Urnierenganges werden, wie schon ROSENBERG am Hechtembryo richtig beobachtete. Zwischen diesen Peritonealplatten und den Urwirbeln scheint eine „intermediäre Zellmasse“ stehen zu bleiben, die aber nur in einer gewissen Gegend des Rumpfes vorhanden ist und sehr früh schon an die untere Fläche der Urwirbel und Chorda gedrängt wird, wo sie später zum Stroma der Urniere und deren Gefässknäuel wird. Die Peritonealplatten entsprechen der Hautmuskelplatte und Darmfaserplatte des Hühnchens im Sinne SCHENK's. Die Peritonealhöhle ist nichts als eine Verlängerung der Pericardialhöhlen nach rückwärts, beide sind anfangs paarig. Eine Ableitung des Urnierenepithels, so wie des Pericardial- und Peritonealepithels vom obern Blatte (Sinnes- oder Hornblatt) scheint OELLACHER nicht gut möglich, da das Sinnesblatt gerade in seinen peripheren Theilen immer scharf vom mittleren Blatte getrennt ist, und zwar durch die dem erstern angehörende Cylinderzellenschichte. Aus den peripheren Theilen des mittleren Blattes aber bildet sich gerade der Urnierengang (aus der obern Peritonealplatte). Anfangs ist der Dottersack bloss vom Horn- und Sinnesblatt gebildet, später umwächst ihn das mittlere Blatt von den Urwirbeln aus; diese sind die einzige Quelle der wahren Hautmuskelplatten oder der seitlichen und vordern Leibeswand, so wie der Darmfaserwand; die Entwicklung dieser beiden geht aber erst vor sich nach Anlage des Herzschlauches. Das Darmdrüsenblatt ist immer nur auf die Embryonalanlage und den spätern Darm sammt der Kiemenhöhle beschränkt, es umwächst nicht den Dotter. RATHKE's Dottersack existirt also nicht, und sein Nabelsack entspricht dem primitiven Dottersack ohne den secundären innern Ueberzug der Hautmuskelplatten (am Ei von Blennius viviparus).

Bezüglich der Herzentwickelung stimmt

Verf. den älteren Angaben C. Vogt's, Lereboullet's, Aubert's, Kupffer's u. A. darin wiederum bei, dass die erste Anlage des Organs eine solide Zellenwucherung darstelle und zwar keine doppelte (cf. die Angaben von His beim Hühnchen, den Ber. für 1868), sondern eine einfache. Nur sind selbstverständlich die Darstellungen Oellacher's als gestützt auf zahlreiche Durchschnitte und die moderen Bezeichnungen der Keimblätter viel präciser und klarer. Unterhalb des Kopfdarms (Kiemenhöhle Oellacher) findet sich ein Raum, der seitlich von den Umbeugungsstellen der beiden gespaltenen Seitenplatten (hier Pericardialplatten Oellacher), unten vom Dotter begrenzt wird; in diesen Raum wuchern von oben her die Zellenmassen der Urwirbelplatten des Kopfes, beiderseits der Strasse zwischen unterer Wand der Kiemenhöhle und oberem Pericardialblatt folgend, hinein und bilden in denselben die anfangs solide Herzanlage. Dieselbe wird später hohl und ihre untere Wand wächst dann nach beiden Seiten etwas auf dem Dotter hin aus.

Gegenüber mehrfachen älteren Angaben betont Oellacher mit Recht das frühere Vorhandensein der Pericardialhöhle. Sieht man von der doppelten Anlage ab, so lässt sich Oellacher's Darstellung recht gut mit den von His gefundenen Thatsachen beim Hühnchen in Einklang bringen.

Die Entstehung des Urnierenganges schildert Verf. ganz in Uebereinstimmung mit Rosenberg, s. Ber. s. 1867. Er polemisirt gegen die von Kupffer vor Entstehung des Darmrohres als erste Organanlagen beschriebenen Blasen, deren vordere Kupffer als Pericardialanlage, die hintere als Allantois (später von Kupffer selbst zurückgenommen) gedeutet hat. Was die vordere Blase Kupffer's bedeutet, vermag Verf. nicht anzugeben, da sie sich bei der Forelle nicht findet; die hintere könnte mit der Anlage des Enddarms identificirt werden.

Kurz zusammengefasst liegen die wesentlichsten Punkte der Oellacher'schen Darstellung in Folgendem:

1) Hervorwachsen des Embryo mit dem Kopfe voran aus einer bestimmten von anfang (d. h. nach Ablauf der Furchung) bereits verdickten Stelle des Keimes, in welcher die Anlagen aller 4 Blätter, Hornblatt, Sinnesblatt, drittes Keimblatt und Darmdrüsenblatt, bereits enthalten sind; Nichtbestätigung der Ansicht Götte's von der Bildung der tiefer gelegenen Keimblätter durch Umschlag des Hornblattes und der Wandertheorie Stricker's und Rieneck's. – Letztere wird jedoch von Oellacher für das Hühnchen aufrecht erhalten. – (Ref.)

2) Solide Anlage des Centralnervensystems und der drei höheren Sinnesorgane (Bestätigung der Kupffer'schen Ansicht, s. auch Götte, Centralbl. f. die med. W. 1869, No. 26).

3) Bestätigung der Rosenberg'schen Ansicht von der Entwickelung des Urnierenganges aus der parietalen Seitenplatte cf. auch Götte bei Bombinator, Ber. für 1869.

4) Entwickelung des Herzens aus einer ursprünglich soliden, von den Kopftheilen der Urwirbel zwischen Darm und beiderseitige Seitenplatten herabgewachsenen Zellenanlage.

4) Entwickelung der Krystalllinse vom Sinnesblatte aus (vgl. die Angaben van Bambeke's bei Pelobates. Ber. f. 1869).

Klein (25) kommt, so weit das aus dem kurzen vorliegenden Referate ersichtlich ist, (das Original ist dem Ref nicht zugekommen) zu denselben Resultaten betreffs des Furchungsprocesses wie Oellacher (Nr. 22) (gegen Stricker). Auch die Entwickelung des Rückenrohres und der Chorda wird in ähnlicher Weise beschrieben.

Weil (26) publicirt kurz unter Zugabe einer Reihe trefflicher Abbildungen, darunter auch die eines gelungenen Querschnittes von einem 11tägigen Kaninchenembryo, dessen Verhältnisse ganz denen auf gleicher Entwicklungsstufe stehender Vogelembryonen gleichen, die Ergebnisse seiner im Stricker'schen Laboratorium angestellten Untersuchungen über die Entwicklung der Bachforelle. Zunächst beschreibt er die bisher noch von Niemandem bekannt gemachten lebhaften amöboiden Bewegungen der jüngsten Embryonalzellen unmittelbar nach Ablauf des Furchungsprocesses (3–4 Tage alter Keim). (Ref. kann hier den Schilderungen Weil's durchaus zustimmen, da er im vergangenen Winter im Verein mit Romiti an gleichaltrigen Keimen von Salmo Salar ohne Kenntniss der Beobachtungen Weil's zu haben, den gleichen Vorgang mit Evidenz beobachtete; man kann geradezu die jungen Embryonalzellen der Lachs- und Forelleneier als das günstigste Object für die Beobachtung von Zellenbewegungen bezeichnen, zumal man dabei keinerlei künstlicher Vorrichtungen bedarf und in der Dotterflüssigkeit jeden Augenblick die passendste Zusatzflüssigkeit besitzt, in der die Bewegungen Stundenlang andauern.)

Eine freie Zellenbildung im Sinne Kupffer's, eine Zellenmembran Lereboullet's, fand Weil bei der Forelle nicht; er betrachtet alle Embryonalzellen mit Reichert (7), Remak (und Rathke Ref.) als Abkömmlinge der Furchungselemente. Die von Stricker und Rieneck beschriebenen grobkörnigen Zellen in den tiefsten Schichten des gefurchten Keimes, die die lebhaftesten Bewegungen zeigen, dann die von Stricker beschriebene Höhle zwischen gefurchtem Keim und Dotter werden bestätigt (gegen Kupffer). Beide Ränder des Keimes erscheinen verdickt, der eine aber an einer begrenzten Stelle in höherem Grade als der andere. Hier legt sich der Embryo als kleine schildförmige Bildung an. Die Sonderung in Keimblätter anlangend, so finden sich zuerst zwei Lagen:

1) das einschichtige aus einer Lage glatter Zellen bestehende Hornblatt Stricker's.

2) darunter eine mehrschichtige Zellenlage, die sich weiterhin in zwei, dann in drei Lagen sondert; nur in der embryonalen Axe ist Anfangs keine Sonderung zu erkennen. Von diesen 4 Blättern entspricht das 2te (dicht unter dem Hornblatte gelegene) dem

Stricker'schen und van Bambeke'schen Sinnesblatte der Batrachier. „Für die beiden anderen Lagen kann man solange keine ihrer histogenetischen Bedeutung entsprechenden Namen aufstellen, bis die Entwickelung des Darm- und Gefässsystems näher gekannt sein wird" pag. 7.

In Bezug auf die Rückenfurche bestätigt Weil die Angabe Kupffer's, dass dieselbe mit der Bildung des Centralcanales nichts zu thun habe. Die Rückenfurche der Fische ist eine vorübergehende Bildung, welche nach einigen Tagen wieder verstreicht (vom 20.–24. Tage etwa) und sogar einer Erhöhung Platz macht, die durch die stark gewucherte solide Anlage des Centralnervensystems bedingt wird. Verf. bestätigt hinsichtlich des Centralcanals die Angaben Schapringer's, s. Ber. f. 1871, dass derselbe durch einen Spaltungsprocess im Innern der ursprünglich soliden Anlage des Centralnervensystems entstehe.

Rometi (29) vertheidigt für die Batrachier-Eier die Auffassung von Stricker: Die Rusconische Höhle entsteht aus einer Spalte, welche von der Rusconischen Furche ihren Anfang nimmt. Die Zellen der Keimmasse, welche sich der Decke der Baer'schen Höhle entlang erheben, bilden die beiden innersten Keimblätter, und es gelangen diese Zellen durch Wanderung als bewegliche Körper dorthin. Die ursprüngliche Decke der Baer'schen Höhle wird von den beiden äusseren Keimblättern gebildet. Das dritte Keimblatt bildet sich demnach nicht aus dem ersten, sondern aus der Keimzellenmasse. Der Dotterpfropf trennt sich zu einer gewissen Zeit von der Keimzellenmasse los und zerfällt unter Auflösung seiner Bestandtheile.

Weil (30) untersuchte ferner im Stricker'schen Laboratorium die Befruchtung und die Entwickelungsvorgänge am Kanincheneie. Ein directer Einfluss der Begattung auf die Lösung der Eier (Reichert) konnte nicht festgestellt werden; jedoch wurden in einem Falle, wo ein nicht brünstiges Weibchen wider seinen Willen begattet worden war, bei demselben 12 Stunden später drei Eier in der rechten Tuba aufgefunden. Verf. sah ferner sowohl in der sogenannten Eiweissschicht, als auch im Raume zwischen Chorion und Dotter wiederholt lebhaft sich bewegende Spermatozoen in den ersten Tagen nach der Begattung; ausserdem zeigten sich Spermatozoen im Innern des retrahirten Keimes selbst, sowie im Innern der Furchungskugeln; später sind alle Samenfäden verschwunden. Bisher hatte man bei Säugethieren nur ruhende Spermakörper und zwar nur zwischen den Furchungskugeln wahrgenommen. Im ungetheilten retrahirten Keim sah Weil mehrere Male 2 kernähnliche Bläschen, in denen noch kleinere rundliche Körperchen steckten. Auf dem Wärmetische beobachtete Verf. zarte Einschnürungen an einem solchen Bläschen, sowie das Auftreten einer theilenden Marke. Diese Bläschen sind wohl als Kerne aufzufassen, deren Theilung also der Furchung voranginge. Die Entstehung der Kerne (resp. der Bläschen) aus dem ursprünglichen Keimbläschen konnte weder constatirt noch bestritten werden. An den Furchungskugeln konnten auf dem Wärmetische keine Veränderungen bemerkt werden. Zwischen Chorion und Keim treten wie das bereits bekannt war, mit Beginn der Furchung zahlreiche kleine Bläschen auf, deren Deutung zweifelhaft bleibt; Verf. sah einen Theil derselben aus dem Keime selbst austreten. An der unteren Fläche der Keimhaut wurden am 4ten Tage nach der Begattung dunkle, den früheren Furchungskugeln ähnliche Elemente gesehen, von denen am 7ten Tage nichts mehr zu bemerken war. Hier trat der Embryonalfleck deutlich auf und zeigte sich im Bereiche desselben die sonst überall einschichtige Keimblase aus zwei Lagen bestehend. Verf. will jedoch hieraus keinen Schluss auf die Entstehung des Embryonalfleckes aus diesen Furchungskugeln ziehen. Weder von einer Rotation noch von Cilien (Bischoff) des Dotters konnte Verf. etwas wahrnehmen.

B. Specielle Entwickelungsgeschichte der Vertebraten; Entwickelung einzelner Organe und Systeme.

1) Gegenbaur, C., Das Kopfskelet der Selachier als Grundlage zur Beurtheilung der Genese des Kopfskeletes der Wirbelthiere. Leipzig. gr. 4. 22 Taf. (Untersuchungen zur vergleichenden Anatomie der Wirbelthiere 3. Heft). — 2) Kölliker, A., Kritische Bemerkungen zur Geschichte der Untersuchungen über die Scheiden der Chorda dorsalis. Verhandlungen der Würzburger physikalisch-medicinischen Gesellschaft (Separatabdruck). (Reclamation gegen W. Müller und Gegenbaur. Kölliker weist nach in Bezug auf Gegenbaur's erstere Arbeit (s. Nr. 1), dass er bereits im Jahre 1860, Würzburger naturwissensch. Zeitschr. Bd. I. S. 11, den Antheil der Chordascheiden an der Bildung des [illegible] der Selachier festgestellt habe. Er [illegible] im Gegensatz und [illegible] der Auffassung Wilhelm Müller's und Gegenbaur's über die Bedeutung der verschiedenen Chordascheiden [illegible] und vertheidigt sich dabei gegen den Vorwurf, als habe er die Verhältnisse in seinen früheren Mittheilungen falsch aufgefasst. Er unterscheidet als innere Chordascheide die sogenannte Cuticula Gegenbaur's. Er versteht darunter alle [illegible] Chordahüllen. Sind diese Hüllen stärker (Batrachier, Teleostier und Ganoiden), so kann an ihnen eine äussere, elastische [illegible], limitans externa Kölliker — limitans interna Gegenbaur — und eine innere [illegible], limitans interna Kölliker auftreten. Als äussere Chordascheide bezeichnet er die von Gegenbaur [illegible] skeletogene Chordascheide, welche nicht von der Chorda, sondern von der skeletogenen Schicht der embryonalen [illegible] stammt. Dieselbe wird durch eine äussere, elastische Membran, — elastica externa Kölliker — limitans externa Gegenbaur — von der darauf [illegible] bis folgenden skeletbildenden Schicht getrennt. Die skeletogene Scheide findet sich [illegible] bei den Selachiern, Chimaeren und Sirenoiden. Andeutungen derselben hat Kölliker auch bei Batrachiern gefunden. Hasse und Schwarck haben (s. diese Berichte 5 und 3) ihr [illegible] auch bei höheren Wirbelthieren nachgewiesen. — Es wäre wünschenswerth, wenn über die Nomenclatur der Chordascheiden endlich einmal eine Einigung hergestellt würde. Die Gegenbaur'schen Bezeichnungen erscheinen dem Ref. [illegible]; es [illegible] und [illegible] der Sache nicht beitragen, wenn Kölliker hier zum Theil seine frühere [illegible], zum Theil die neue Gegenbaur'sche [illegible], [illegible] für eine im Grunde sehr einfache und klare Sache ein [illegible] von Namen [illegible] wird. — 3) Parker, Development of the Skull of the common Frog. Philosoph. Transact. 1871. — 4) Hasse, C., Die Entwickelung des Atlas und des Epistropheus des Menschen und der Säugethiere. Anatom. Studien herausgegeben von Dr. C. Hasse. Heft III. S. 542. — 5) Schwarck, W., Beiträge

[illegible] Entwickelung der Wirbelsäule bei den Vögeln. Ebendas. S. [illegible]. — 8) Semmer, A., Untersuchungen über die Entwickelung des Meckel'schen Knorpels und seiner Nachbargebilde. Inaugural-dissertation. Dorpat. [illegible] — 9) Kemp, R. T., [illegible] développement [illegible] (Referent verweist auf das Original.) — 10) [illegible] — 11) Müller, [illegible] — 12) Kemp, R. T., [illegible] — 13) Huber, A. [illegible] — 14) Lieberkühn, N., Ueber das Auge des Wirbelthierembryo. Schriften der Gesellsch. zur Beförderung der Naturwissenschaften zu Marburg. Bd. X. [illegible] Tafeln. — 15) Afanassiew, [illegible] — 16) Gruber, [illegible] Die [illegible] Embryo. Anatom. physiolog. Untersuchungen. Wien. [illegible] — 16) Gasser, Ueber Entwickelung der Müller'schen Gänge. Sitzungsber. d. Gesellsch. z. Beförderung der gesammten Naturwissenschaften zu Marburg. Nr. [illegible] (Die Resultate des Verfassers stimmen mit den Angaben von Rathke und Dohrn [illegible] überein.) — 16) Hoffmann, C. K. K., Zwei Fälle von [illegible] Archiv d. Heilkunde. Bd. XIII. Heft 6. p. [illegible] (Verf. fand in 2 Fällen bei männlichen [illegible] einmal den rechten, das andere Mal den linken [illegible] [illegible] — 17) Tigri, [illegible] — 18) Huss, M., Beiträge zur Entwickelung der Milchdrüsen beim Menschen und bei Wiederkäuern. Jenaische Zeitschrift für Medicin und Naturwissenschaften p. 176 — 19) Gegenbaur, C., Bemerkungen über die Milchdrüsenpapillen der Säugethiere. [illegible] — Vergl. auch: Histologie VII. 12. [illegible] (E. Neumann). — II. 12. [illegible] — [illegible] (Gottstein).

Aus der fundamentalen Arbeit GEGENBAUR's (1) kann Ref. an dieser Stelle nur diejenigen Punkte hervorheben, welche für allgemein histologische und embryologische Lehren von Bedeutung sind. Auf die zahlreichen und höchst bedeutungsvollen Thatsachen und Gesichtspunkte, welche der vergleichenden Morphologie hiermit zugewiesen und eröffnet werden, soll indessen hier jedoch ausdrücklich aufmerksam gemacht werden, und zu diesem Ende gestattet sich Ref., das vom Verf. selbst, S. 301, summirte Facit seiner Untersuchungen wörtlich auszuführen:

„Das gesammte Kopfskelet bildet einen ursprünglich mit dem übrigen Axenskelete in allem Wesentlichen übereinstimmenden Theil. Beide durchzieht die Chorda dorsalis, um welche obere und untere Bogenstücke sich bilden. Sie vertheilen sich auf die Metameren des Körpers und stellen Wirbelsegmente vor. Der die Chorda umziehende Theil des Bogenknorpels bildet den Wirbelkörper. Die oberen Bogen umschliessen einen, das centrale Nervensystem bergenden Kanal. Die unteren Bogen bieten am vorderen Theile des Körpers andere Verhältnisse, als am hinteren, zeigen also eine Differenzirung. Am vorderen Abschnitte finden sich zwischen ihnen spaltartige Durchbrechungen, deren Wände das respiratorische Gefässnetz tragen; sie führen in die Athemhöhle, von deren Ende der Darmkanal beginnt. Die hinteren unteren Bogen dagegen liegen in der continuirlichen Leibeswand, welche die Leibeshöhle umschliesst. Sie sondern sich längs der Leibeshöhle in bewegliche Anhänge, Rippen, und bleiben im hintersten oder caudalen Abschnitte des Körpers in primitiver Verbindung mit den Wirbelkörpern.

Die vorderen, die Athemhöhle umziehenden Bogen bilden das Visceralskelet. Sie gliedern sich von den ihnen zugehörigen Wirbelkörpern ab, und während an einem Theile von ihnen der respiratorische Apparat sich complicirter gestaltet, erliegen andere, die hinteren Visceralbogen, einer Rückbildung, so dass die Ausbildung der Kiemen an vorderen Bogen von einer Minderung der Kiemenbogenzahl begleitet wird. Die Beziehung zu den Kiemen erhält sich gleichfalls nicht für alle persistirenden Visceralbogen. Von den beiden vordersten ist es zweifelhaft, ob sie jemals Kiemenbogen waren, sie bilden die Lippenknorpel, und mit der Sonderung des dritten Bogens zu einem die Mundöffnung umgrenzenden, sie öffnenden und umschliessenden Apparate gliedert sich derselbe jederseits in zwei mächtige Knorpel, welche die Kiefertheile vorstellen. Damit geht eine Rückbildung der hinter dem Kieferbogen liegenden ersten Kiemenspalte einher. Sie reducirt sich von unten her auf einen schliesslich nur vom oberen Abschnitte der betreffenden Bogen begrenzten Kanal, der als „Spritzlochkanal" theilweise fortbesteht. Der folgende hat durch die Umwandlung der vor ihm liegenden Spalte gleichfalls Veränderungen erfahren. Er gliedert sich wie der Kieferbogen in je zwei Stücke, behält aber durch die hinter ihm liegende Kiemenspalte seine respiratorische Bedeutung, wenn er auch als Zungenbeinbogen bezeichnet wird. Von den folgenden Bogen bleiben fünf bis sieben als Kiemenbogen bestehen, doch dient der letzte nur zur Begrenzung der letzten Kiemenspalte, da er keine Kieme mehr trägt. Die kiementragenden dieser Bogen bieten in Anpassung an die grössere Beweglichkeit fordernde Function an ihren oberen und unteren Stücken eine neue Gliederung.

Durch die äussere Zusammenhang mit dem dorsalen, aus Wirbelkörpern und oberen Bogen gebildeten Theile des Kopfskeletes vor sich gehende Sonderung des Visceralskeletes nach dem Principe der Arbeitstheilung in verschiedene Abschnitte bleibt jener obere Theil ausser directer Betheiligung und bildet ein Continuum, an welchem durch zahlreiche Anpassungen die primitive Gleichartigkeit der Segmente verwischt wird. Dieser Abschnitt bildet das vertebrale Cranium, dessen Basis einer Summe von Wirbelkörpern entspricht, deren obere Bogen die seitlichen und oberen Theile des Craniums hervorgehen lassen.

Jene Anpassungen gehen theils von der An- und Einlagerung der Sinnesorgane aus, theils stehen sie mit Veränderungen des vordersten zum Gehirn sich umwandelnden Abschnittes des centralen Nervensystems in Verbindung.

Zum minderen Theile spielt auch das Visceralskelet noch eine Rolle, indem einige Stücke desselben zu dem durch Concrescenz entstandenen einheitlichen Cranium neue Beziehungen gewinnen. Durch voluminösere Entfaltung dehnt sich das persistirende Visceralskelet im Verhältniss zu dem ihm ursprünglich zugehörigen Theil des Craniums nach hinten zu aus und verliert damit zum grossen Theile die Lage unter dem Cranium.

Verf. unterscheidet am Cranium der Selachier einen im Vorstehenden näher besprochenen, mit den Visceralbögen zusammenstehenden vertebralen Theil, in welchen auch die Chorda eingeht, und einen praevertebralen Theil. Der erstere geht bis zum höchsten Punkte der Sattellehne, und endet hier die Chorda dicht unter dem Perichondrium. Der praevertebrale Theil beginnt mit der Sattelgrube und umfasst die Ethmoidal- und Orbital-Region; hier können keine Wirbelabgliederungen mehr nachgewiesen werden, und es lassen auch die Nervi olfactorii und optici keine Vergleichung mit den Spinalnerven zu.

Ob und wie viel Wirbel im vertebralen Cranium vorhanden seien, lässt sich nach Verf. auf embryologischem Wege nicht ermitteln. Die ontogenetische Forschung lässt hier im Stich, und man dürfe, sagt GEGENBAUR, nicht übersehen, dass, wenn auch im Ganzen die Ontogenie ein verkleinertes Spiegelbild der Phylogenie ist, in diesem Bilde doch Lücken vorkommen können, indem die individuelle Entwickelungsgeschichte Sprünge macht und daher gewisse Stammeseigenthümlichkeiten in ihr auch nicht zum Ausdruck gelangen. Hierher gehört nun nach GEGENBAUR die Thatsache, dass bei allen Cranioten anfangs ein ungegliedertes Primordialcranium vorkommt — ein altes Erbstück, welches bei den Selachiern perennirt —; obgleich doch in dem vertebralen Schädeltheile eben so gut eine Metamerengliederung vorhanden ist, wie in der Wirbelsäule. Den durch die Embryologie nach des Verf. Ansicht nicht zu führenden Nachweis der Gliederung des vertebralen Craniums, erbringt nun GEGENBAUR auf dem Wege der Homodynamie (vergl. dessen Grundzüge der vergleichenden Anatomie 2. Aufl. pag. 80.) Er vergleicht die Hirnnerven mit den Spinalnerven und zeigt, dass in den ersteren die Elemente von 9 Spinalnerven stecken; dem entspricht auch die Zahl der Visceralbögen, und es muss demnach angenommen werden, dass im vertebralen Theile des Selachier-Craniums die Körper und oberen Bogenstücke von 9 Wirbeln mit einander zu einem Ganzen verschmolzen sind. Pag. 290 sind diese 9 Metamerenstücke tabellarisch mit Rücksicht auf die Visceralbogen und Nerven zusammengestellt.

Von histologischen Daten ist zunächst die Betrachtung der Chorda und ihrer Scheiden zu erwähnen. GEGENBAUR unterscheidet: 1) die eigentl. Chordasubstanz, 2) die epithelartig angeordneten Chordazellen an der Peripherie der Chorda, (Chordaepithel), 3) die Cuticula chordae, 4) die äussere oder skeletogene Chordascheide, welche sich zusammensetzt aus einem mittleren zelligen Theile und zwei dünnen elastischen Lamellen, welche diesen Theil gegen die Cuticula chordae und gegen das Wirbelkörperblastem abgrenzen (Limitans int. und ext. GEGENBAUR.) No. 1 bis 3 incl. gehören der eigentlichen Chorda an; die übrigen Schichten sind Belegmassen, welche aus der skeletogenen Schicht hervorgegangen sind. Die skeletogene Chordascheide tritt im cranialen Abschnitte der Chorda genau so auf wie in der Wirbelsäule, ein Umstand, der für die Wirbeltheorie des Schädels schwer in's Gewicht fällt.

Um die Chorda herum, oder streng genommen zur Seite derselben, erfolgt nun bei Embryonen die Anlage des Knorpelcraniums gerade so (pag. 29) wie die der Wirbel. Der praevertebrale Theil des Craniums entsteht erst aus dem vorderen Ende des vertebralen in Form zweier seitlichen Auswüchse, den RATHKE'schen seitlichen Schädelbalken, welche später vorn zur Ethmoidalplatte mit einander verschmelzen.

Die Gewebe des Kopfskelets der Selachier anlangend, so werden rundliche, längliche und sternförmige Knorpelzellen in einer bald streifigen, bald lamellösen, bald fasrigen Intercellularsubstanz beschrieben. Der Knorpel ist von zahlreichen Kanälen, zum grossen Theil Blutgefässkanälen durchzogen und zeigt die von J. MÜLLER bereits genau untersuchten Kalkplättchen, welche vom Verf. detaillirt beschrieben werden. Aehnliche weitgehende Differenzirungen der Knorpelsubstanz finden sich nicht am Primordialcranium der höheren Wirbelthiere, und sind sie bei den Selachiern wohl aus der Permanenz des knorpligen Zustandes zu erklären.

Die Zähne der Selachier entwickeln sich aus dem die Kiefer überkleidenden Integumente und sind dieselben Bildungen wie die knöchernen Schüppchen des allgemeinen Integumentes, nur in besonderer Weise den Kieferfunktionen angepasst.

Mit Rücksicht auf die bereits früher (s. Bericht f. 1869) referirte, grössere Arbeit von HASSE und SCHWARCK über die Entwickelung der Wirbelsäule hat Refer. hier nur noch die Hauptresultate der vorliegenden ergänzenden Arbeiten (4 und 5) hervorzuheben.

Was Atlas und Epistropheus anbetrifft, so stimmt HASSE am meisten mit den Ansichten BERGMANN's überein: „Der Dens epistrophei ist der im Laufe der Entwickelung von der ihn umgebenden skeletogenen Schicht abgetrennte, eigentliche, oder chordale Wirbelkörper des Atlas, während zur äusseren, Fortsätze treibenden Belegschicht der Arcus anterior, posterior und das Lig. transversum mit seinen einzelnen Bestandtheilen gehört. Das Gewebe des Lig. transversum, das den Os odontoideum und den Arcus anterior gehören dem in der systematischen Anatomie bei den übrigen Wirbeln als Wirbelkörper (eigentliches Wirbelcentrum HASSE) bezeichneten Theile an. Im Spatium intervertebrale zwischen Atlas und Occiput entspricht das Lig. suspensorium dentis dem Intervertebral-Knorpel oder dem chordalen Wirbelkörper des Zwischenwirbelraumes, die Ligg. alaria dagegen dem Intervertebralligament oder der skeletogenen Schicht, während dann der Apparatus ligamentosus mit dem Ligamentum obturatorium anticum Umbildungsproducte der äussersten Lage der skeletogenen Schicht sind.

Abweichend von ihren früheren Angaben fassen gegenwärtig die Verfasser eine grosszellige Knorpelmasse, welche rings um die Chorda herum auftritt, nicht mehr als chordales Wirbelcentrum, sondern als Vorläufer der centralen Ossification des bleibenden Wirbelkörpers auf. Bei Säugethieren fand HASSE gegen DURSY eine deutliche cuticulare Chordascheide, wenigstens in frühen Entwicklungsperioden. Ueber den Antheil der Chorda an der Bildung der bleibenden

Wirbel kamen Verff. zu keinem bestimmten Resultate. SCHWARCK lässt bei den Vögeln, wie GEGENBAUR, im Innern der Wirbelkörper die Chorda in Knorpelgewebe übergehen, während sie im intervertebralraum vollständig schwinden soll. Bei den Vögeln ist die um die Chorda entwickelte Knorpelmasse beträchlicher als bei den Reptilien und bilden die Vögel somit auch hier einen Uebergang zu den Säugethieren. Principielle Abweichungen in der Entwickelung der Wirbelsäule bei Säugethieren und Vögeln finden sich nicht, und darf Refer. somit auf den oben citirten Bericht verweisen.

Die unter der Leitung ALEXANDER ROSENBERG's verfasste, sorgfältig gearbeitete Dissertation SEMMER's (6) ergiebt nach der eigenen Formulirung des Verf.'s folgende Resultate:

1) Der Meckel'sche Knorpel weist besonders im Verhalten seines Symphysenstückes und sodann in Betreff der Ausdehnung, in welcher er später atrophirt oder verknöchert, Verschiedenheiten auf, die für die einzelnen Wirbelthierklassen charakteristisch sind. 2) Im Gegensatz zu den Angaben von Peters zeigt auch bei Vögeln der Meckel'sche Knorpel in Bezug auf das aus seinem hinteren Abschnitte sich entwickelnde Gebilde dasselbe Verhalten, wie bei Amphibien und Säugethieren. 3) Das Articulare der Vögel, das bei Owen und Peters keine weitere Deutung findet, ist dem Articulare der Amphibien, sowie dem Hammer der Säugethiere homolog. 4) Bei Triton entwickelt sich das Quadratum, wie bei den höheren Wirbelthieren, unabhängig vom Primordialcranium und setzt sich erst später mit ihm in Verbindung. 5) Erst zu Ende des Larvenlebens tritt der „Palatknorpel" auf. (Bei allen Thieren ist er, atrophirend, vom Schädel getrennt.) 6) Ein „Palato-quadratum", das von vorn herein mit dem Primordialcranium in Continuität steht (Stannius, Gegenbaur), existirt demnach bei Triton nicht. 7) Das Quadratum entspricht dem Ambos der Säugethiere und nicht dem Tympanicum (Owen, Peters) oder dem Hammer (Huxley). 8) „Hammer" und „Ambos" der Vögel (und Reptilien) tragen ihre Namen mit Unrecht; sie sind Verästelungen der Columella. 9) Columella und Stapes entsprechen einander. 10) Das Operculum ist der Columella nicht homolog. 11) Der Ambos kann nicht als Homologon des Suprastapedialfortsatzes (Huxley) angesehen werden.

SCHOEMAKER (8) bringt einige Angaben über die histologischen Vorgänge bei der Gelenkentwickelung, welche jedoch nichts wesentlich Neues enthalten. Ausführlicher verweilt er bei der Formentwickelung des Hüft- Knie- und Ellenbogengelenkes. Für das Hüftgelenk ist die Anheftung der Kapsel wichtig; dieselbe liegt so, dass die Verbindungsfläche zwischen Epiphyse und Diaphyse immer in den Gelenkraum fällt; demgemäss ist das Hüftgelenk mehr wie andere Gelenke zu Entzündungen disponirt, da letztere häufig von den Epiphysengrenzen ihren Ausgang nehmen. Verf. zeigt ferner, wie die definitive Form der Patella und des Gelenkendes vom Humerus erst allmählich durch Druck und Abschleifen sich herausbildet.

HAMY (10) betont die Aehnlichkeit, welche sich bei der Entwickelung der Affen- und Menschengehirne namentlich in der Bildung der Gehirnwindungen, auf welche er hier allein eingeht, manifestirt. Er zeigt das namentlich an der Stellung der ROLANDO'schen Fissur, welche mit der grossen Längsspalte bei Neugeborenen Menschen einen Winkel von etwa 52°, bei Erwachsenen von 70° bildet, sich also weit mehr senkrecht stellt —, und an der relativ stärkeren Ausbildung des Frontallappens beim Erwachsenen gegenüber dem Parieto-occipital-Lappen, welcher im Wachsthum zurückbleibt. Ganz dasselbe zeigt der Vergleich junger und alter Gehirne mehrerer Affengattungen.

In der mit zahlreichen sehr instructiven Abbildungen ausgestatteten Arbeit LIEBERKÜHN's (12) werden eine Reihe noch discutirter, und bisher unklarer Punkte aus der Entwickelungsgeschichte und Anatomie des Vogel- und Säugethierauges zum Abschluss gebracht. Ref. gibt die Ergebnisse zum grossen Theil nach der eigenen kürzeren Formulirung des Verf. (S. 350) wieder:

Die primitive Augenblase des Säugethierembryo ist von Anfang an nicht bloss vom Hornblatt, sondern auch von einer dünnen Lage des Gewebes der Kopfplatten bedeckt. Beim Vogelembryo findet sich an der hinteren Fläche der in der Einstülpung begriffenen Linse eine structurlose Membran, welche mit den Kopfplatten zusammenhängt und später auch vor der Linse zwischen dieser und dem Hornblatte, herzieht. Später treten in diese structurlose Masse Zellenkörper in grösserer Menge ein, vorzugsweise bei Säugethieren. Von diesen Schichten der Kopfplatten stammen ab: 1) Die bindegewebigen Theile der Cornea nebst ihren Grenzmembranen und dem hinteren Epithel (Endothel der vorderen Augenkammer); 2) Die Linsenkapsel (vgl. hierzu die gleichzeitig erschienene Mittheilung von SERNOFF s. d. Ber. f. 1871., die auch Verf. in einer Anm. berücksichtigt); 3) der Glaskörper, 4) die Membrana limitans hyaloidea (HENLE), 5) Die Zonula. — Bei Säugethieren erscheint die Linsenkapsel wie eine Art Grenzschicht dieses Bildungsmateriales, beim Vogel am 6. Tage der Bebrütung, zur selben Zeit, wann das Endothel der hinteren Cornealfläche erscheint. Der Glaskörper wird nach dem vorstehenden also gleichzeitig mit der Linse und zwar von vorn her eingestülpt; Corneal- und Glaskörperanlage enthalten, beim Säugethier wenigstens, zu allen Zeiten ihres Bestehens Zellen.

Beim Vogel findet keine rinnenförmige Einstülpung der Sehnerven-Anlage statt (Fehlen der A. centr. retinae, BARKOW); ihre Höhlung verliert dieselbe durch allmähliche Wandverdickung. Beim Säugethier setzt sich die Augenblasenspalte auch nur eine ganz kurze Strecke als Sehnervenrinne auf die Opticus-Anlage fort. Beim Vogel verläuft der Sehnerv noch eine erhebliche Strecke weit innerhalb des Bulbus (sekund. Augenblase) bis er sich (an beiden Rändern der Spalte) allmählich in die Netzhaut ausbreitet.

Sehr merkwürdig ist das Verhalten der Augenblasenspalten bei den Vögeln. In das hintere Ende derselben wächst bekanntlich das „Pecten" von den Kopfplatten aus hinein und verhindert dauernd den Schluss der Spalte; vorn, im Bereiche des Corpus ciliare und der Pars ciliaris retinae läuft durch dieselbe ein Gefäss vom Corpus ciliare zum peripherischen

Ende des Pecten, welches auch hier den ehemaligen Schluss verhindert. („Kammspalte" und „Gefässspalte" Lieberkühn). Zwischen beiden dauernd bleibenden Spalten wird das Mittelstück des ursprünglich ununterbrochenen Spaltes geschlossen, markirt sich aber noch eine Zeitlang als weisser pigmentloser Streifen. Die Sehnervenfasern treten an allen Seiten des Kammes durch die Kammspalte in die Netzhaut ein; weiter nach vorn (durch die Gefässspalte) nicht mehr.

Die Rathke'sche Netzhautfalte, welche in der Gegend der Augenspalte bei allen Wirbelthieren vorkommen soll, hat nicht die Bedeutung, welche ihr Rathke zugeschrieben, dass sie nämlich für den Durchtritt des Kammes etc. durchbrochen werden soll; vielmehr findet sich überall da, wo ein Pecten oder Proc. falciformis durchtritt, schon von vorn herein eine Netzhautspalte; wo sich eine Falte findet, ist dies vielmehr ein Zeichen des stattgehabten Spaltenschlusses, indem die Netzhautränder dabei sich ein wenig erheben; es verwächst dann vorderes mit vorderem (Retina), hinteres mit hinterem Blatte (Tapetum nigrum) der secundären Augenblase; eine Zeitlang bleibt denn diese Verwachsungsstelle des hinteren Blattes noch pigmentfrei. Diese Art der Verwachsung ist bedeutsam für manche Erscheinung beim sog. Colobom, namentlich für das Fehlen jeglichen Gesichtsfelddefectes, indem es sehr wohl denkbar ist, dass die Spalte im Bereiche der vorderen (Retinal-) Blätter verwächst, während die hinteren Blätter unvereinigt bleiben.

Die Kölliker'sche Darstellung von der Art und Weise des späteren Uebergangs der Sehnervenfasern ausschliesslich in das vordere secundäre Augenblasenblatt, während die Opticus-Anlage früher nur in das hintere Blatt übergegangen sei (s. dessen Entwickelungsgeschichte p. 263), erweist sich als nicht zutreffend, da bereits vor Anlegung der Chorioidealspalte der ganze untere Theil der Sehnervenanlage (des Augenblasenstieles) in das vordere Blatt der sec. Augenblase übergeht. Wo der Sehnerv von vornherein mit dem hinteren Blatte zusammenhängt (an seiner oberen Wand), stellt sich der Zusammenhang mit dem vorderen (Retinal-) Blatte so her, dass die Zellen des hinteren (Pigment-) Blattes unverändert bleiben, während die des Opticus und des vorderen Blattes zu Fasern auswachsen, die unter einander sich verbinden. Die Zellen der Sehnervenanlage fallen nicht dem Gehirn wieder zu, wie behauptet worden ist, sondern die Opticusfasern und Bindegewebszellen entstehen in loco aus den daselbst vorhandenen zelligen Elementen. Die Sehnerven-Anlage ist demnach nicht ein blosser Leitungsweg für die aus dem Gehirn vorwachsenden Nervenfasern (His), sondern in der That die reelle Anlage des Opticus. Die embryonalen Augengefässe anlangend, so tritt zunächst eine Gefässanlage als erste Andeutung der Chorioidea an der Aussenfläche der secundären Augenblase auf, welche vorn mit der gefässhaltigen Umhüllung der Linse in Verbindung tritt (ringförmige Vene an der Uebergangsstelle). Später ist der ganze Glaskörper mit Gefässen durchzogen, welche sich mit den Gefässen der Linsenkapsel verbinden; schliesslich findet sich hinten im Glaskörper in einem besonderen Canale nur d. Art. hyaloidea, und das Gefässnetz beschränkt sich auf den vorderen Theil, zuletzt nur auf die Fossa patellaris und die Linsenkapsel. Die peripherischen Schichten des Glaskörpers sind die zellenreichsten; in ihnen erhalten sich auch am längsten die Gefässe. Die Capsulopupillarmembran ist keine besondere Membran, sondern nur der vordere Theil der gefässhaltigen Glaskörperanlage, aus welchem die Zonula und der mit ihr und der Linsenkapsel verwachsene Theil der Limitans hyaloidea hervorgehen, wie auch die entsprechenden Theile der Linsenkapsel selbst. Was man gefässhaltige Linsenkapsel genannt hat, gehört eigentlich dem Glaskörper an, die Linsenkapsel selbst ist stets zellen- und gefässfrei. Bei Kaninchen anastomosiren die Gefässe der Pupillarmembran auch in deren Centrum mit einander; bei Hunden und anderen Säugethieren biegen sie daselbst um; die entsprechenden Venen gehen in Irisvenen über. Dass die Iris aus der Vorderhälfte der „zeitweiligen Linsenkapsel" hervorwachse, Sernoff s. d. Ber. f. 1871, wird von Lieberkühn entschieden bestritten. Für die Anlage der Iris und der Processus ciliares beim Vogel kommt Lieberkühn zu wesentlich denselben Resultaten wie Kessler, s. d. vorig. Bericht. Bezüglich der Säugethiere weicht Verf. insofern ab, als er grösseres Gewicht auf die von den Kopfplatten abstammenden Gewebstheile legt als Kessler.

Lieberkühn stützt durch mehrfache entwicklungsgeschichtliche Gründe die Auffassung Henle's von der Membrana limitans, als Limitans hyaloidea und stimmt in Bezug auf die Zonula den Angaben Merkel's, s. d. Ber. f. 1870, zu.

Die erste Anlage des Pancreasganges beim Hühnchen ist nach Schenk (14) eine seitliche Fortsetzung des Darmrohres eng an dem Ductus choledochus anliegend. Die eigentliche Drüsensubstanz des Pancreas (Enchymzellen, Schenk) entsteht durchaus unabhängig von dem aus dem Darmrohr sich entwickelnden Ductus Virsungianus. Die Enchymzellen entwickeln sich nämlich aus Gebilden des mittleren Keimblattes, welche zwischen der Uebergangsstelle der Hautmuskelplatte und Darmfaserplatte liegen. Schenk hat bekanntlich diese Elemente des mittleren Keimblattes, welche zwischen die Remak'sche Darmfaserplatte und das Darmdrüsenblatt sich einschieben, mit einem besonderen Namen „Darmplatte" belegt und gezeigt, dass der grösste Theil des Mesenteriums und der Darmwand selbst aus dieser Darmplatte und nicht aus der Remak'schen Darmfaserplatte hervorgeht, welche nach Schenk sich nur zum Peritonealepithel entwickelt. Nunmehr sollen auch die Enchymzellen des Pancreas aus dieser selben Darmplatte hervorgehen. Schenk tritt damit in Widerspruch namentlich mit Remak und Kölliker, welche auch die Drüsenmasse des Pancreas, ebenso wie den Ausführungsgang derselben aus dem Darmdrüsenblatte ableiten. Dagegen stimmt die Meinung

SCHENK's mit der Ansicht KUPFFER's über die Bildung der Nieren und des Ureters überein (Bericht für 1866).

(Es soll bekanntlich nach KUPFFER das eigentliche Nierenparenchym gesondert im mittleren Keimblatte entstehen, dagegen der Ureter eine Ausstülpung des WOLF'schen Ganges sein.) – Die Anlage des Pancreasenchyms entsteht unmittelbar neben der Anlage der Milz.

SCHENK bemerkt bei dieser Gelegenheit, dass auch die erste Lungenanlage und Leberanlage nicht eine paarige, sondern unpaare sei, welche indess bei der Lunge bald zu einer paarigen werde. Die Leberausstülpung finde noch im Bereiche des Vorderdarmes statt.

HUSS (18) bestätigt zuerst die Angaben von KÖLLIKER, dass die Milchgänge und Drüsenalveolen bezüglich ihres Epithels ein Product des Rete Malpighi der äusseren Haut sind. Die Stelle, von welcher die epitheliale Einwucherung, und zwar zunächst als mächtiger, einfacher Zapfen (linsenförmiger Körper LANGER's), von der sehr bald weitere Knospen (Milchgänge) absprossen, ausgeht, nennt HUSS das „Drüsenfeld". Fernerhin wird die Angabe LANGER's bestätigt, dass die Papille nicht einer einfachen Coriumpapille ententspricht, sondern das Resultat einer späteren Erhebung des ganzen Drüsenfeldes ist. Bei der weiteren Untersuchung der Bildung der Papille ergab sich der sehr beachtenswerthe Befund, dass die Zitzen der Wiederkäuer und die Brustdrüsenpapillen des Menschen keine durchweg homologen Bildungen sind, sondern 2 ganz verschiedene Typen repräsentiren. Beim Menschen nämlich, wie beim Wiederkäuer, erhebt sich anfangs um das Drüsenfeld ein ringförmiger Hautwall. Beim Menschen ist dieser Hautwall von Anfang an klein und entwickelt sich nicht weiter, während das Drüsenfeld papillenartig in die Höhe wächst. Der Hautwall geht dabei theils in die Seitenfläche der Papille, theils in die Areola mammae über, so dass eigentlich nur das Drüsenfeld übrig bleibt, aber in Gestalt einer konischen Papille erhoben. Ganz anders macht sich die Sache bei den Wiederkäuern; hier entwickelt sich der Hautwall von Anfang an ganz bedeutend, während das Drüsenfeld sich niemals erhebt, sondern im Grunde des Hautwalles verborgen bleibt. Der ausserordentlich verlängerte Hautwall stellt beim Wiederkäuer die Zitze dar. Die Mündungen der Milchdrüsengänge liegen also beim Menschen auf der Spitze der Papille, beim Rinde im Grunde des die Zitze durchsetzenden Kanals (Zitzenkanal). Der letztere darf deshalb nicht mit einem Ductus lactiferus verglichen werden, eben so wenig, wie die Ampulle des Zitzenkanals einem Sinus lactiferus entspricht. Man darf hinwiederum bei den Wiederkäuern nicht nach einer Areola mammae an der Oberfläche der Zitze oder des Euters suchen, vielmehr müssen die ihr entsprechenden Theile am Grunde des Zitzenkanals gefunden werden.

GEGENBAUR (19) knüpft an das Vorstehende eine interessante Betrachtung über die phylogenetische Entwicklung der Milchdrüsenpapillen, resp. Zitzen. Die Grundform, von welcher aus sich der Wiederkäuertypus (Zitzenbildung) und der menschliche Typus (Papillenbildung) entwickelt haben, findet er beim Känguruh. Nach den Untersuchungen von J. MORGAN liegen bei jungen Känguruh's die 4 Zitzen als wenig bedeutende Erhebungen im Marsupium. Ihre terminale Fläche hat eine Grube; von dieser aus gelangt man in einen Zitzenkanal, an dessen Grunde ein papillenartiger Körper vorspringt. Auf der Oberfläche des letzteren münden zahlreiche Milchgänge. Wenn das Thier seine Jungen säugt, tritt die Papille aus dem Grunde des Kanales hervor und steht alsdann am freien Ende einer ziemlich langen Zitze. Es ist unbestimmt, ob das Hervortreten der Papille durch das saugende Junge hervorgerufen wird, welches die Papille hervorzieht. Es sind also beim Känguruh zu verschiedenen Lebensperioden beide Typen vorhanden. Der frühere Typus (Zitzenkanal) mit Mündung der Milchgänge am Grunde entspricht dem Verhalten bei den Wiederkäuern, der spätere (frei vorgestülpte Papille) entspricht dem Verhalten beim Menschen und erscheint als der mehr entwickelte. Beide Zustände können als durch Anpassung zur bleibenden Ausbildung gelangt angesehen werden. Wenn die Jungen beim Säugen den Hautwall um das Drüsenfeld mitfassen, so entwickelt sich der Wiederkäuertypus durch allmählige Vererbung, und es entspricht das sehr wohl der Thatsache, dass bei den Wiederkäuern die neugeborenen Jungen bereits sehr ausgebildet und entwickelt sind. Wenn die Jungen aber sich vorzugsweise an die Papille im Grunde der Zitzenanlage gehalten haben, so entstand der menschliche Typus. GEGENBAUR geht nun noch weiter und weist die Uranlage für die beim Känguruh vorkommende Bildung bei Ornithorhynchus und bei Echidna nach. Bei Ornithorhynchus findet sich in der mittleren Bauchgegend eine wenig vertiefte Stelle der Haut, an der zahlreiche Drüsenmündungen zu Tage liegen. Hier fehlt jede Andeutung einer Papille und eines ringförmigen, das Drüsenfeld taschenartig umgebenden Hautwalles. Bei Echidna sind zwei gesonderte Drüsenfelder ohne Papillen vorhanden, jedes aber in einer Hauttasche (marsupial or mammary pouch; OWEN) verborgen. OWEN meint, dass die bei der Geburt wenig ausgebildeten Jungen in die Mammartasche eingebettet würden, um mit ihrer breiten schlitzförmigen Mundöffnung das Drüsensecret aufzufangen. Functionell entsprechen daher die Mammartaschen dem Marsupium der Beutelthiere und erscheinen als eine vom Integument ausgehende Anpassung an das sich hier anlegende Junge. Die Mammartaschen von Ornithorhynchus erscheinen nun beim Känguruh reducirt als Zitzenschläuche, da durch die Ausbildung eines neuen besonderen Marsupiums ihre frühere Function hinfällig wird. Damit ist nun auch die Bedingung für die Ausbildung einer Papilla mammae gegeben, indem die Jungen nunmehr eine andere Befestigung an das Drüsenfeld erforderlich machen.

Die Mammartasche der Monotremen würde also in letzter Instanz die phylogenetische Grundlage der Wiederkäuerzitze repräsentiren.

C. Entwickelungsgeschichte der Evertebraten.

1) Cienkowsky, L., Ueber Noctiluca miliaris. Arch. f. mikrosk. Anat. IX. S. 47, s. a. Quart. Journ. &c. New Ser. Vol. 48. p. 414 und Zeitschr. f. wissensch. Zoolog. XXII. Bd. [illegible]

[illegible]

— 22) Packard, A. S., The embryology of Chrysopa and its bearings on the classification of the neuroptera. Quarterly Journal of microsc. Sc. New Ser. Vol. 48. p. 139. — 24) Ganin, [illegible] die Entwickelung [illegible] [illegible] — Vergl. auch: Histologie XIII. [illegible] (Ray-Lankester). — M. XIII. 1) Entwickelung von Hydra (Kleinenberg). — Entwickelungsgeschichte I. [illegible] (Klebs).

LACAZE-DUTHIERS hat vor Kurzem (Compt. rend. 1870 p. 1154) angegeben, dass die Entwicklung von Molgula tubulosa eine andere sei, als die der übrigen Ascidien, indem nicht eine geschwänzte Larve aus dem Ei hervorgehe, sondern ein amoebenartiges Wesen. KUPFFER (7) untersuchte die Entwicklung einer neuen Species von Molgula (Molgula macrosyphonica). Er bestätigt die Angaben von LACAZE insofern, als aus den Eiern keine geschwänzte Larve hervorgeht, fand aber auch nicht jenes amoebenartige Stadium, sondern der Embryo wird innerhalb der Eihaut sofort zur wohlcharakterisirten Ascidie. Das wichtigste Ergebniss der neueren KUPFFER'schen Untersuchungen bildet der Nachweis dreier Paare von Spinalnerven bei der Larve von Ascidia mentula. Das Centralnervensystem dieser Larve lässt sich vollkommen mit dem der Wirbelthiere homologisiren, auch die feinere Structur des dem Rückenmark entsprechenden Abschnittes ist in dieser Beziehung von hohem Interesse, indem man daran eine äussere Faserschicht und ein centrales Zellenlager unterscheiden kann. Von diesem Rückenmarke gehen in gleichen Abständen die drei Paare der erwähnten Spinalnerven ab. Die zahlreichen übrigen Detailangaben über die Entwicklung von Molgula und den Bau des Centralnervenorgans bei Ascidia mentula müssen im Original nachgesehen werden.

Nach einer ausführlichen anatomischen und zoologischen Beschreibung geht GIARD (8) zur Entwicklungsgeschichte, namentlich des Genus Perophora und Astellium über. Im Grossen und Ganzen kommt er zu einem von den Anschauungen KOWALEWSKY's und KUPFFER's ziemlich abweichenden Resultat. Einzelnes anlangend, so hält er 1) die Testazellen mit KUPFFER für ein Dotterprodukt (? Ref.) 2) Die Gastrobranchialhöhle bildet sich durch eine Einstülpung der oberen Zellenlage; eine eigentliche Furchungshöhle existirt bei den Ascidien nicht. 3) In Bezug auf die Entstehung des Centralnervensystems wird KOWALEWSKY der Vorwurf gemacht, dass er das vordere Ende der Larve mit dem hinteren verwechselt habe; neue Facta theilt Verf. hier nicht mit. 4) Der Darmkanal scheint sich unabhängig von der Gastrobranchialhöhle durch eine besondere Einstülpung zu bilden. 5) In Bezug auf die Entstehung der Chorda stimmt G. am meisten mit KUPFFER überein. Die Bemerkungen des Verf. über die Stellung der Ascidien in der Thierreihe haben keinen Werth. Am Schlusse der Arbeit wird ein ausführliches alphabetisch geordnetes Literaturverzeichniss gegeben.

NITSCHE (10) (vergl. den Ber. f. 1871) bestätigt die Entdeckung METSCHNIKOFF's, (Bull. de l'Acad. de St. Petersb. 1871 —) dass bei Alcyonella (Süsswasserbryozoen) die Eier, welche aus dem inneren Epithel entstehen, eine Zeit lang in der Leibeshöhle frei schwimmen, dann aber in Verbindung mit einer eigenthümlichen Knospe treten, welche als lokale, warzenartige Verdickung der Körperwand erscheint. Die Verbindung erfolgt so, dass die Knospe das reife Ei umschliesst, indem sie um dasselbe eine Duplikatur nach Art einer Decidua reflexa bildet. Nach einer totalen Zerklüftung wandelt sich das ursprüngliche Ei in einen Zellenhaufen um, in dessen Centrum sich dann eine innere Höhle — Leibeshöhle — bildet. NITSCHE deutet nun diese Knospe als eine Art „Oöcium", wie sie bei den marinen Bryozoen durch Knospung nach Aussen entstehen, und durch welche die Embryonen in's Freie gelangen. Verf. beobachtete auch, dass diese Knospensäcke später nach Aussen aufbrechen, so dass die Larve heraustreten kann. ALLMAN, a monograph of freshwater „Polyzoa" hat diese Knospe oder Kapsel gekannt, sie aber als die ausgedehnte ursprüngliche Eihaut gedeutet. NITSCHE fasst diese Knospe als eine „Polypid"-Knospe auf, welche besonders zur Brutpflege bestimmt sei. Demgemäss müssen nunmehr bei den Bryozoen 4 Polypidmodificationen unterschieden werden, wie Verf. auch die Zahl der Cystidmodificationen auf 10 erhöht durch Hinzurechnung der Statoblasten und Hibernacula (cf. d. Ber. f. 1871). Wegen der weiteren Bemerkungen NITSCHE's, namentlich über die Cyphonautesformen muss auf das Original verwiesen werden. Hier nur so viel, dass Verf. den Hauptunterschied zwischen der Larve einer chilostomen Bryozoe und einer phylactolaemen dahin präcisirt, dass die erstere sich erst nach Durchlaufung eines Schwärmerstadiums und nach ihrer Anheftung, letztere dagegen schon im Inneren des Oöcium in ein Polypocystid — welches nun erst als solches schwärmt — umwandelt. — Im Allgemeinen stimmt NITSCHE mit METSCHNIKOFF bezüglich der Entstehung der definitiven Bryozoen aus der Cyphonautesform überein. —

Der kleine, interessante Trematode aus der Harnblase von Rana temporaria, das Polystomum integerrimum, hat in der neueren Zeit mehrfache Bearbeitungen erfahren, so von STIEDA (s. den vor. Ber.) und neuerdings gleichzeitig von v. WILLEMOES-SUHM und ZELLER (13 u. 14). In Bezug auf die Histologie, namentlich der Geschlechtsorgane, giebt STIEDA die genaueste Auskunft; auch ist über diese Organe und über den Bau der Eier eine werthvolle Angabe bei EDUARD VAN BENEDEN (Recherches sur la composition et la signification de l'oeuf, Extrait du tome XXXIV des mémoires couronnés et mémoires de savants étrangers, publiés par l'academie royale de Belgique. Bruxelles 1870. 4.) zu finden.

Letzterer hat zuerst das reife Ei des Polystomum integerrimum gesehen. Der Details halber verweist Ref. auf das Original. In Bezug auf die Entwickelungsgeschichte zeigt WILLEMOES-SUHM, dass aus dem Eie eine bewimperte Larve mit Haftscheiben ausschlüpft, die einem Gyrodactylus ähnlich sieht. v. SIEBOLD hatte bereits 1849 einen Zusammenhang zwischen Gyrodactylus und den Polystomiden vermuthet. WILLEMOES-SUHM spricht sich nunmehr dahin aus, dass Gyrodactylus und Polystomum phylogenetisch zusammenhängen müssen, indem sie sich aus derselben Form entwickelt haben.

ZELLER fand unabhängig von WILLEMOES ebenfalls die bewimperte Larve. Er zeigt, dass deren Haftscheiben und Häkchen rudimentär auch im erwachsenen Thier verbleiben, und hat ferner durch Versuche nachgewiesen, dass die jungen Polystomen zunächst in die Kiemenhöhle der Kaulquappen einwandern. Wie sie von da in die Harnblase der jungen Frösche kommen, liess sich bisher noch nicht ermitteln.

Bei Acera bullata theilt sich nach LANGERHANS (17) der Dotter bei der Furchung in vier Zellen, zwei derselben sind gross und gelblich (passive Zellen), die andern beiden fein granulirt und grau (active Zellen). (Aehnliche Verhältnisse finden sich bekanntlich auch bei den übrigen Gasteropoden.) An der weiteren Furchung betheiligen sich zunächst nur die activen Zellen; aus ihnen geht durch fortlaufende Vermehrung die Keimhaut hervor, welche die passiven Zellen umwächst. Eine solche Theilung des Keimes in active und passive Elemente fand Verfasser noch bei einer Doris-Art und bei Aeolis peregrina.

NORDMANN und STUART haben die grossen, passiven Zellen ebenfalls gesehen, ohne jedoch weiter diese Bildungen zu verfolgen. Bei Acera bullata sieht man schon in der ersten Furchungskugel die Trennung in die active und passive Substanz. Die passiven Zellen wandeln sich später zur Leber um. Sehr eigenthümlich ist das späte Auftreten des Centralnervensystems, welches erst lange nach Entwickelung des Gehörorganes erkannt werden kann. Das Auge entwickelt sich aus einem Zellenhäufchen neben dem Oesophagus; das Pigment und die Linse aus einer und derselben Zelle. Die letztere wahrscheinlich, wie LEYDIG und GEGENBAUR angegeben haben, aus dem Zellenkern.

In Bezug auf den Artikel PACKARD's (23) möge hier nur seine Stelle finden, dass er zwei Generalformen von Insektenlarven unterscheiden will „leptiforme" (nach Lepisma) und „eruciforme" (eruca). Zur ersteren gehören die Neuroptera mit Ausnahme der Phryganiden und Panorpiden, ferner die Orthoptera, Hemiptera und der grösste Theil der Coleopteren. Die übrigen zur eruciformen Larve zählenden Insecten sind zugleich Ectoblasten (Dohrn), während mit wenigen Ausnahmen die leptiformen Larven auch zu den Endoblasten zählen.

Der Ableitung der Insecten von Zoea- und Nauplinsformen der Crustaceen stimmt Verf. nicht zu, meint vielmehr, dass Insecten und Crustaceen in zwei getrennten Branchen vom Würmerstamme herzuführen seien.

III. Phylogenie.

1) Spengel, J. W., Die Darwin'sche Theorie. Verzeichniss der über dieselbe in Deutschland, England, Amerika etc. erschienenen Schriften u. Aufsätze. 2. Aufl. gr. 8. Berlin. [illegible] — 2) Haeckel, E., Natürliche Schöpfungsgeschichte etc. 3. Auflage. Berlin. gr. 8. [illegible] — 3) Seidlitz, Geo., Die Darwin'sche Theorie. 11 Vorlesgn. üb. die Entstehg. der Thiere und Pflanzen durch Naturzüchtg. Dorpat. Leipzig 1871. 8. — 4) Fitzinger, Versuch einer Erklärung der ersten oder ursprünglichen Entstehung der organischen Körper. Leipzig. Liter. Museum. — 5) Wigand, A., Die Genealogie der Urzellen als Lösung des Descendenz-Problems, oder die Entstehung der Arten ohne natürliche Zuchtwahl. Braunschweig. gr. 8. 42. S. — 6) [illegible], Alexander, Ueber die Erscheinungsformen des Lebens und die [illegible] ihres Zusammenhanges. Wien. 8. 54 S. — 7) Godron, A., De l'espèce et des races dans les êtres organisés et spécialement de l'unité de l'espèce humaine. Paris, 8. — 8) Weismann, Ueber den Einfluss der Isolirung auf die Artbildung. Leipzig. 8. — 9) Askenasy, Ed., Beiträge zur Kritik der Darwin'schen Lehre. Leipzig. 8. — 10) Ferrière, E., Le Darwinisme. Paris. — 11) Wagner, Mor., Neue Beiträge zu den Streitfragen des Darwinismus. Ausland, 1871, No. 2. 10-13, No. 22, 31. 32. 34. 42. 43. 45. u. 46. — 12) Mantegazza, P., L'[illegible] Archivio per l'antropologia e la etnologia. Firenze, 1871. Im Auszug in: Revue d'Anthropologie. T. I. p. 118. (Das Ref. ist Original nicht verglichen.) — 13) Darwin, The Descent of Man and Selection in Relation to Sex. London 1871. Deutsch von V. Carus. Stuttgart 1871. — 14) Darwin, Charles, Der Ausdruck der Gemüthsbewegungen bei dem Menschen und den Thieren. Aus dem Engl. übersetzt v. J. V. Carus. Mit 21 (eingedr.) Holzschn. und 7 heliograph. Taf. (in gr. 8. u. 4.) gr. 8. (VIII. 394 S.) Stuttgart. — 15) Morgan, Lew. H., System of consanguinity and affinity of the human family. Smithson. Contrib. to Knowledge. — 16) Hunter, James, Darwin's Theorie über den Ursprung und die Entwickelung des Menschen. Journ. of psychol. med. New-York 1871. Centralbl. f. [illegible] XVIII. [illegible] — 17) Figuier, Les races humaines. Paris. — 18) Berghaus, A., ([illegible]). Ueber Vererbung. Arch. f. Anthropologie, 1871, V. S. 384. (Die Haarbeschaffenheit hängt ab vom Manne, die Beschaffenheit und Färbung des Haares von der Frau). — 19) Boswell, B. H., Observations sur les corpuscules sanguins dans quelques espèces. Im Auszug [illegible] Revue d'Anthropologie, T. I. p. 170. (Dem Ref. nur im Auszuge bekannt geworden). — 20) Lucae, Ueber das Wachsthum des Affenschädels im Vergleich zu dem beim Menschen (Vortrag in der Anthropologen-Versammlung zu Stuttgart. Archiv für Anthropologie (Ecker und Lindenschmit. V. S. 518). (Beim Vierhänder werden alle Winkel, die beim Menschen mit zunehmendem Wachsthum grösser werden, kleiner und umgekehrt. Das so [illegible] des Menschen zeigt im Gegensatze zum Affenschädel eine doppelte Knickung. — 21) Schüle, H., Morphologische Erläuterung eines mikrocephalen Gehirns. Arch. f. Anthropol. S. 493. — 22) Bischoff, Th. W., Gehirn eines Mikrocephalen. Sitz.-bericht. d. Kgl. bayr. Akad. d. Wiss. Math. naturw. Klasse v. 3. Juni. — 23) v. Luschka, H., Ueber Mikrocephalie. Vortr. in der I. Sitzung des Anthropologen-Congresses zu Stuttgart. Arch. f. Anthropol. V. S. [illegible] — 24) Mierzejewsky, Ueber das Gehirn eines 10jährigen Mikrocephalen. Sitzungsber. der russ. Naturf.-Versammlung zu Kiew 1871. Zeitschr. f. wissensch. Zool. XXII. S. 293. — 25) Vela, W., Ueber den inneren Hirnbau eines Mikrocephalen. Ebendas. S. [illegible] (Schüle, Bischoff, v. Luschka, Mierzejewsky u. Vela stimmen auf Grund eingehender anatomischer Untersuchungen darin überein, dass die Mikrocephalen-Gehirne sich wesentlich vom Affengehirn unterscheiden und man daher in der Mikrocephalie keinen Rückfall zum Affentypus erblicken könne. Neben die auffallenden Verschiedenheiten, welche die bekannt gewordenen Mikrocephalen-Gehirne unter sich aufweisen, sprechen gegen die von C. Vogt aufgestellte Theorie.) — 26) Macalister, Alex., Ueber die Bedeutung der [illegible] Anomalien für die Theorie vom Ursprunge des Menschen. Dubl. Journ. [illegible] March. — 27) Milne-Edwards, Alph., Observations sur quelques points de l'Embryologie des Lémuriens et sur les affinités zoologiques de ces animaux. Compt. rend. LXXIII. No. 7. p. 422. — 28) Proceedings of the Dublin microsc. Club. Quart. Journ. of micr. sc. New. Ser. Vol. 42. p. 306 p. 318 Haare von Galeopithecus volans. (Dieselben sollen nach Macalister denen der Insectivoren und nicht denen der Cheiroptere gleichen.) — 29) Sanson, A., Mémoires sur la Métis du lièvre et du lapin. Annales des sciences naturelles. (Sanson spricht sich auf Grund seiner genauen Untersuchungen gegen die Existenz einer besonderen Species als Frucht der Kreuzung zwischen Hasen u. Kaninchen, der sogenannten Leporiden aus. Diese sind einfach Bastarde, welche keinen dauernden Bestand haben.) — 30) Sanson, A., Mémoire sur la théorie du développement précoce des animaux domestiques. Journ. de l'anatomie et de la physiologie p. 118. (Ref. verweist bei dem partiellen Interesse des Gegenstandes auf das Original. — 31) Lavocat, Date [illegible] chez le cheval. Mém. de l'Acad. de Toulouse, 1871. T. III. Sér. VII. p. 283 et 417. — 32) Wahncke?, J. H., Ueber Polydactylie bei Einhufern. Journ. de Bruxelles. LV. p. 61 u. 193. — 33) Eimer, Th., Ueber eine neue Eidechse von Capri. Verhandlungen der Physikal. medicin. Gesellschaft in Würzburg. Sitzung vom 1. Juni. — 34) Joly, N., Études sur la reproduction, le développement et les métamorphoses des Axolotl's du Mexique. Revue des Scienc. natur. Montpellier. No. 1. — 35) de l'Isle, A., De l'hybridation chez les amphibies. Ann. Sc. natur. Zool. et anatom. V. Sér. T. XVII. p. 36. — 36) Dareste, C., Sur les affinités naturelles des Poissons de la famille des Balistes. Journ. de Zool. (Gervais) p. 275. — 37) Dohrn, A., Geschichte des Krebsstammes nach embryologischen, anatomischen und palaeontologischen Quellen. (Gem

[illegible]

ALPH. MILNE-EDWARDS (27) findet mehrere beträchtliche Unterschiede zwischen den eigentlichen Affen und den Lemuriden. Letztere haben 1. eine glockenförmige Placenta, die fast das ganze Chorion umgiebt, 2. eine sehr grosse Nabelblase; 3. ihr Kleinhirn wird nicht von den Grosshirnhemisphären bedeckt; 4. ihre Orbita öffnet sich weit nach der Fossa temporalis. 5. ihre Zahnbildung gleicht der der Raubthiere. Verf. möchte die Lemuriden deshalb als eine besondere Ordnung betrachten und sie zwischen die Ordnung der Affen und die der Raubthiere einschieben.

Auf den unter dem Namen der „Faraglioni" bekannten drei kahlen Felsen an der Südküste der Insel Capri kommt nach EIMER (33) eine Form von Lacerta muralis vor, welche fast überall blaugrau gefärbt ist. Die Unterseite des Körpers ist vollkommen meerblau. Lacerta muralis auf der Insel Capri selbst ist lebhaft grün gefärbt, mit Ausnahme von einigen blauen Schuppen an den Seiten und einem blauen Flecken an der Wurzel der Vorderextremitäten. Die nächste

Felswand selbst, auf welcher die blaugrauen Eidechsen leben, hat eine ähnliche Färbung, wie die Eidechsen, sodass die Thiere, wenn sie ruhig liegen, nur schwer sichtbar sind. EIMER glaubt, dass Individuen der grünen Mauereidechse, welche mit jenem Felsen von Capri losgetrennt seien müssen, im Laufe der Jahrhunderte sich allmählig durch natürliche Zuchtwahl in die blaue Form umgewandelt hätten.

DE L'ISLE (35) setzte die schon von SPALLANZANI begonnenen Versuche fort, verschiedene Amphibien-Species fruchtbar mit einander zu vermischen. Es gelang ihm Bastard-Larven von Bufo cinereus und Bufo calamita nach beiden Seiten hin zu erzielen; doch gingen sämmtliche Larven vor vollendeter Metamorphose zu Grunde. Versuche mit den Species von Rana (Verf. unterscheidet Rana fusca, Rana agilis und viridis) blieben resultatlos.

KÖLLIKER (49) erörtert in dem Schlusscapitel seines grossen Alcyonarienwerkes noch einmal ausführlicher seine Ansichten über die Descendenzlehre. Er bekennt sich als Anhänger der polyphyletischen Descendenztheorie und nimmt dabei mit NAEGELI u. A. ein den organischen Wesen inhärirendes Entwickelungsgesetz an, in Folge dessen sie sich in ganz unabänderlicher Weise zu weiteren Formenkreisen differenziren müssen. Die Gründe für die Umgestaltung der Organismen sollen daher nicht vorzugsweise in äusseren Bedingungen, wie in der Anpassung oder in einem Migrationsgesetz, sondern in Ursachen gesucht werden, welche in den Organismen selbst liegen. Es ist hier nicht der Ort, auf die nähere Begründung dieser Ansichten einzugehen, nur sei so viel noch bemerkt, dass Verf. keineswegs jeglichen Einfluss der von DARWIN hervorgehobenen Momente leugnen will, jedoch geltend macht, dass es sich hierbei bis jetzt immer nur um Erzeugung neuer Varietäten gehandelt habe.

An den Polypen der Pennatuliden unterscheidet KÖLLIKER histologisch 3 Schichten: 1) äusseres Epithel (Ektoderm) 2) mittlere Bindesubstanz-Schicht u. 3) inneres Epithel (Entoderm), daneben 2 Muskellagen, eine äussere longitudinale zwischen Ektoderm und Mesoderm, und eine innere, quere zwischen Endoderm und Mesoderm. Nerven konnten bis jetzt nicht nachgewiesen werden. Die Hartgebilde (Axe- und Kalkkörper) entwickeln sich im Mesoderm. Alle inneren Höhlen bis zur feinsten herab sind von Entoderm ausgekleidet. Die Gefässe sind von Entoderm ausgekleidete Mesodermlücken. Die Geschlechtszellen sind ebenfalls auf Zellen der Entodermstränge zurückzuführen. Diese sogenannten Entodermstränge sind glatte oder cylindrische, entweder aus mehreren oder aus einer Reihe von Entodermzellen bestehende Gebilde, welche sich im Mesoderm verzweigen. — Ueber die Entwickelung der Pennatuliden bringt der Verf. keine bemerkenswerthen, neuen Angaben bei, stellt indess in übersichtlicher Weise die bisher bekannten Angaben zusammen. Aus diesen und seinen eigenen Untersuchungen bildet er folgende Verwandtschaftstafel zwischen den Spongien und den Coelenteraten:

Spongien,

Hydroidpolypen, Siphonophoren, einfache Medusen.

Anthozoen, höhere Medusen, Ktenophoren.

Die Alcyonarien stellt er an die Spitze der Anthozoen und lässt unter diesen die Pennatuliden wieder die erste Stufe einnehmen. Betreffs der rein hypothetischen kurzen Bemerkungen des Verfassers über die Entwicklung des Pennatuliden-Stammes muss auf das Orginal verwiesen werden

EIMER (51) fand bei Kieselschwämmen und Hornschwämmen (Esperia, Myxilla et Reniera O. SCHMIDT) an der Oberfläche zahlreiche, einige Millimeter lange, schlauchartige Röhrchen, welche direct mit dem Kanalsystem der Schwämme communicirten und innen eine weiche, sarcodeähnliche Auskleidung führten, welche in die Chitinauskleidung des Kanalsystems übergeht. In diesen Röhrchen nun bemerkt man schon mit blossem Auge einen weisslichen Körper, der auf Application von Reizen sich zurückzieht. Diese weisslichen Körperchen erscheinen wie Polypen; sie zeigen ein Ektoderm, eine Schicht längsverlaufender, glatter Muskelfasern und ein Entoderm. Das letztere besteht aus Zellen, kernartigen Gebilden und Nesselzellen; ausserdem finden sich sehr lange, unverästelte Tentakel (6–12), welche mit Wimperepithel und Nesselzellen besetzt sind. Nach unten gehen diese polypoiden Körper direct in das Gewebe des Schwammkörpers und es verlieren sich dort die Muskel- und Nesselzellen.

Es ergiebt sich aus diesen Befunden EIMER's die höchst interessante Thatsache, dass die Schwämme sich wie zusammengesetzte Polypenstöcke verhalten, denn jene eigenthümlichen Schläuche haben einen Bau ähnlich wie die Hydroidpolypen und müssen als polypoide Ernährungs- und Fangthiere der Schwämme angesehen werden, womit die Frage von der Zugehörigkeit der Schwämme zu den Coelenteraten in ein neues, klarer begründetes Stadium getreten ist.

Verf. fand ferner unter verschiedenen Reniera-Arten einzelne, bei denen keine ausgebildeten Nesselzellen, sondern nur Bildungszellen von solchen wahrgenommen wurden; er sieht diese letzteren als phylogenetische Entwickelungsformen der Arten mit ausgebildeten Nesselzellen an. — Das eigentliche Nesselorgan entsteht aus dem Kerne der Nesselbildungszellen. — Endlich gelang es EIMER die von vielen Forschern, LIEBERKÜHN, HAECKEL, O. SCHMIDT u. A. erwähnten, aber, wie es scheint, nicht mit der nöthigen Sicherheit festgestellten Spermatozoen der Schwämme aufzufinden. Dieselben ähneln in ihrem Bau den Samenfäden der höhern Wirbelthiere, sind aber ausserordentlich feine Gebilde, so dass sie nur mit einer 800-1000maligen Vergrösserung gut und sicher erkannt werden können; man vermag einen Kopf, ein Mittelstück und einen Schwanzfaden zu unterscheiden; ihre Entwickelung ist ähnlich der bei den Spermatozoen der Wirbelthiere bekannten." Die Spermatozoen sind sehr zahlreich in jedem reifen Individuum vorhanden. Verfasser giebt zu, dass O. Schmidt, Haeckel und Lieberkühn vielleicht weniger ausgebildete Formen von Spermatozoen beobachtet haben. Die Spongien wären demnach Hermaphroditen.

Physiologische Chemie

bearbeitet von

Prof. Dr. HOPPE-SEYLER in Strassburg.

---

1. Lehrbücher, Allgemeines.

1) Fittig, R. Grundriss der unorganischen Chemie. Leipzig 8 Aufl. 482. — 2) Derselbe, Wöhler's Grundriss der organischen Chemie. Leipzig. 8. Aufl. 8. 487. — 3) Grimaux, Ed., Chimie organique élémentaire. Leçons professées à la faculté de médecine. Paris. 308 pp. — 4) Thudichum, J. L. W., A manual of chemical Physiology, including its Points of Contact with Pathology. London. — 5) Vierordt, K., Die Anwendung des Spectralapparates zur Photometrie der Absorptionsspectren und zur quantitativen chemischen Analyse. Mit 8 lithograph. Tafeln. Tübingen 1873. 4. — 6) Fehling, H. v., Neues Handwörterbuch der Chemie. Auf Grundlage des von Liebig, Poggendorff und Wöhler, Kolbe und Fehling herausgegebenen Handwörterbuchs etc. bearbeitet.

An der Stelle der allgemein bekannten, vortrefflichen Grundrisse der anorganischen und der organischen Chemie von Wöhler sind die im gleichen Verlage im gleichen Formate erschienenen Grundrisse dieser Wissenschaften von Fittig (1 u. 2) getreten. Obwohl das Volumen dieser Bücher mit der Zahl der Auflagen sehr gewachsen ist, besitzt die Darstellung immer noch gedrängte Kürze, bei grosser Klarheit und Einfachheit. Man gewinnt in diesen Büchern sehr leicht systematische Uebersicht, findet die wichtigsten der neuesten theoretischen Anschauungen erläutert und angewendet, alle wichtigeren Verbindungen eingereiht, die Eigenschaften und Darstellungen soweit als nöthig angegeben. Die der organischen Chemie angefügte Thierchemie ist eigentlich ohne rechten Zusammenhang mit dem Ganzen und es würde daher wohl zweckmässig sein, diesen Anhang bei der nächsten Auflage zu streichen.

Grimaux (3) giebt in seinem Abriss der organischen Chemie in sehr gedrängter Kürze die Eigenschaften der wichtigsten Stoffe, bei den meisten Körpern auch mit Rücksicht auf die medicinischen Erfordernisse an. Wenn auch von neueren Untersuchungen Manches fehlt und die Anordnung und Formulirung den jetzigen Forderungen nicht ganz entspricht, ist das Buch doch besonders hinsichtlich der einfachsten und der medicinisch wichtigen complicirtesten Stoffe im Ganzen für den Mediciner ein brauchbarer Leitfaden.

Vierordt (5) hat jetzt die Methode der Verwendung des Spectralapparates zur Messung und Vergleichung von Intensitäten der Lichtarten sehr erweitert und verbessert. Die von ihm benutzten Apparate sind auf Tafeln dargestellt, sorgfältig beschrieben und nicht allein die Methoden des Arbeitens mit denselben und die Fehlergrenzen beschrieben, sondern auch eine Anzahl ausgeführter vergleichender Bestimmungen hinzugefügt. Es findet sich von den letzteren z. B. in diesem Werk 1) eine Bestimmung der relativen Lichtstärke der einzelnen Bezirke des Sonnenspectrums, sowie einer Petroleumflamme; 2) Bestimmung der kleinsten, durch die Spectralanalyse unterscheidbaren Concentrationsdifferenzen; 3) quantitative Bestimmung zweier in einer Lösung enthaltenen gefärbten Körper mittelst Spectralanalyse; 4) Bestimmung des Gehaltes von Farbstofflösungen minimalen Volumens; 5) Bestimmung des Endpunktes einer Farbenreaction von farblosen Substanzen; 6) Bestimmung der Lichtstärke des von farbigen Flächen zurückgeworfenen Sonnenlichtes; 7) quantitative Bestimmung der Einwirkung des Blutfarbstoffs auf die verschiedenen Spectralbezirke; 8) Absorptionsspectrum des Blutserums, des reducirten Blutfarbstoffs u. s. w. Beigefügt ist eine Tafel der negativen Logarithmen der Lichtstärken von 0,999 bis 0,001, ferner eine Tafel mit graphischer Darstellung der Lichtintensität der Petroleumflamme in den einzelnen Spectralbezirken, dann die Absorptionsspectren von Lösungen von saurem chromsauren Kali, Chromalaun, und von Fuchsin graphisch nach Concentration und Lichtstärke dargestellt. Die Apparate und Untersuchungsmethoden können hier verständlich und kurz nicht ohne Abbildung geschildert werden, es muss daher auf das Werk verwiesen werden.

In den in diesem Jahre erschienenen Heften des Handwörterbuchs der Chemie von Fehling (6) sind enthalten Artikel von Gorup-Besanez über seche Analyse, Athmen der Pflanzen Thiere, von BIRNBAUM über Aschen-; ausserdem der Anfang eines sehr ein- Artikels über Atmosphäre.

II. Stoffwechsel und Respiration.

[1) Pettenk]ofer, M. v., und Voit, C., Ueber Zersetzungsvorgänge [im Thier]körper bei Fütterung mit Fleisch. Zeitschr. f. Biologie [illegible] S. 433—482. — 2) Voit, C., Ueber die Bedeutung [des Leim]s bei der Ernährung; ebendaselbst VIII. 297—387. — [illegible]gson, C., Ueber Fettbildung im Thierkörper. Dorpat. [illegible] I. S. 13—60. — 4) Schneider, W. v., Ueber [illegible] und Wärmebildung. Ann. Chem. Pharm. CLXII. S. 33[illegible]. — [illegible]er, Ueber den Einfluss des Alkohols auf die Stickstoff[ausscheid]ung, die Temperatur des Körpers und den Puls. Ber. [d. deut]schen chem. Gesellschaft. V. S. 638, ferner [illegible] VII. 397 und 812. 72. — 6) Subbotin, V., Ueber die [illegible] Bedeutung des Alkohols für den thierischen Organismus. Zeitschr. für Biologie VII. Heft 4. S. 361—378. — 7) [illegible]el, De l'influence [illegible] de l'usage du vin comparé à l'usage des autres boissons. Annales [illegible] de Méd. de Gand p. 11 [illegible] — 8) [illegible] Mémoire de la théorie du développement précoce des [illegible] Journal de l'anat. et de la physiologie. 13—186. — 9) Nencki, M., Die Wasserentziehung im [illegible] Ber. d. deutsch. chem. Gesellschaft S. [illegible] — 10) [illegible], R., Untersuchungen über die Wärmebildung und den Stoffwechsel. Arch. f. Anat. und Physiol. 1871 — 11) Rosenthal, J., Zur Kenntniss der Wärmeregulirung bei den warmblütigen Thieren. Programm, Erlangen. (S. thier. Wärme 1.) — 12) Heidenhain, R., Kritische Bemerkungen über den Einfluss des vasomotorischen Nervensystems auf den Kreislauf und die Körpertemperatur. Arch. f. d. ges. Physiol. V. S. 77—11[illegible]. — 13) Riegel, Fr., Ueber die Beziehung der Gefässnerven zur Körpertemperatur. Ebenda V. S. 631—6[illegible]. — 14) Derselbe, Ueber den Einfluss des Centralnervensystems auf die thierische Wärme. Ebenda. V. S. 629—67[illegible]. — 15) Heidenhain, R., Bemerkungen zu Hr. Dr. Fr. Riegel's Aufsatz: Ueber die Beziehungen der Gefässnerven etc. Ebenda. VI. S. [illegible]. — 16) Horvath, A., zur Physiologie der thierischen Wärme. Centralblatt f. d. med. Wissensch. No. 45, 46, 47. — 17) Bouilland, Sur la théorie de la production de la chaleur animale. Compt. rend. LXXV. p. [illegible], 1073, 1376. — 18) Bernard, Cl., Réponse à M. Bouilland. Ebenda. p. [illegible] und [illegible]. — 19) Milne-Edwards, Observations à propos de la Note de M. Bouilland. Ebenda p. 1070. (S. über 17—19 thier. Wärme 9) — 20) [illegible], P., [illegible] (Estr. dal Rendiconto della R. Accad. delle scienze) Annali univ. med. Aprile et Maggio p. [illegible] — 21) Derselbe, Intorno alle [illegible] Ebenda. p. [illegible] — 22) Fick, A., Ein Pneumograph. Verhandlungen der Würzburger phys.-med. Gesellschaft. III. Heft 2. S. [illegible] nebst Fig. — 23) Wulffberg, S., Ueber Athmung der Lunge. Arch. f. d. ges. Physiol. VI. S. [illegible]. — 24) Strassburg, G., die Topographie der Gasspannungen im thierischen Organismus. Ebenda VI. S. 65—[illegible]. — 25) Pflüger, E., Ueber die Ursachen des [illegible], den Ort und die Gesetze der Oxydationsprocesse im thierischen Organismus. Ebenda. VI S. 43—64. Nachtrag hierzu VI. S. 190. — 26) Bert, P., Recherches expérimentales sur l'influence que les changements dans la pression barométrique exercent sur les phénomènes de la vie. Compt. rend LXXIV. p. [illegible] und LXXV. p. [illegible]. — 27) [illegible], Th., Die Wirkungsweise der comprimirten Gase. Erlangen [illegible]. — 28) Selmi und Piacentini, Ausathmung der Kohlensäure von Thieren in verschiedenfarbigen Lichtstrahlen. Chem. Centralbl. No. 45. — 29) Gréhant, N., Recherches sur la respiration des poissons. Compt. rend. LXXIV. p. [illegible]. — 30) Rosenthal, Bewegung der Respirationsmuskeln. Berl. klin. Wochenschr. No. [illegible] S. [illegible] — 31) Schiffer, Berl. klin. Wochenschr. No. 43. — 32) [illegible], N., Versuche über das [illegible] der Thiere mit Substanzen, welche die Hautperspiration verhindern. Vorläuf. Mittheilung Centralbl. für die med. Wissensch. No. 44. — 33) Aubert, H., Untersuchungen über die Menge der durch die Haut des Menschen ausgeschiedenen Kohlensäure. Archiv f. d. ges. Physiol. V. S. 273—333. — 34) Röhrig, A., Die Physiologie der Hautathmung. Deutsche Klinik No. 31, 34, und 35. 35) Derselbe, Experimentell-kritische Untersuchung über die flüssige Hautaufsaugung. Arch. d. Heilk. Bd. 13. Heft 4. und 5. S. 341—[illegible]. — 36) Jamin et de Laurès, Sur les changements de poids que le corps humain éprouve dans les bains. Compt. rend. LXXV. p. [illegible]

PETTENKOFER und VOIT (1) haben die Resultate der 1862 und 1863 mit dem grossen Respirationsapparate an einem 30 Kilo schweren Hunde (bei gleichzeitiger fortlaufender Untersuchung der in Harn und Koth ausgeschiedenen Substanzen) angestellten Versuche über den Einfluss reiner Fleischfütterung jetzt ausführlicher mitgetheilt (im Ganzen 34 Versuche). Diese Untersuchungen zerfallen in 6 Versuchsabschnitte mit ansteigenden Mengen von gefütterten Fleisch; die folgende Tabelle giebt eine Uebersicht der berechneten täglichen Einnahmen und Ausgaben des Thieres, an Fleisch, Fett, Sauerstoff u. s. w. Bei der Besprechung der einzelnen Versuchsabtheilungen ist auch die Menge des zurückbehaltenen und ausgeschiedenen Wassers stets angegeben.

Fleisch verzehrt.	Fleisch zersetzt.	Fleisch am Körper.	Fett am Körper.	Sauerstoff aufgenommen.	Sauerstoff zur Zersetzung nöthig.
0	165	−165	− 95	330	579
500	599	− 99	− 47	341	359
1000	1079	− 79	− 19	453	398
1500	1500	0	+ 4	487	477
1800	1757	+ 43	+ 1	−	599
2000	2044	− 44	+ 58	517	594
2500	2519	− 19	+ 57	−	683

Der Verlust an Fleisch und Fett wird bei Ernährung mit steigenden Fleischquantitäten immer geringer bis bei 1500 Grm. Fleisch als tägliche Nahrung der Fleisch- und Fettstand des Körpers erhalten bleibt. Die Menge des abgelagerten oder zersetzten Fettes ergiebt sich aus der Kohlenstoffquantität, welche in den Ausscheidungen mehr oder weniger auftritt, als sie in der Nahrung aufgenommen war. Die aus dem zersetzten Eiweiss abgelagerte Fettmenge beträgt in Procenten des zersetzten trocknen Fleisches ausgedrückt: bei 1500 Grm. Fleisch 4,3−9,8 pCt.; bei 2000 Grm. Fleisch 11,5−12,2 pCt.; bei 2500 Grm. Fleisch 9,4 pCt.; die Fettablagerung ist also nicht proportional der Steigerung der Fleischquantität, welche als Nahrung täglich gegeben wurde. Die aufgenommene Sauerstoffmenge steigt mit der Zersetzung des Fleisches, nie ist die Menge des im Körper vorhandenen Sauerstoffs bestimmend für die Quantitäten, welche in der Zeiteinheit zersetzt werden, sondern diese Regulation erfolgt durch den Zustand der Organe und die Menge der zugeführten Nahrung.

Nach sehr eingehender und ausführlicher historischer Entwickelung des Wechsels der Ansichten über den Nährwerth des Leims stellt VOIT (2) zunächst eine grosse Anzahl von ihm in früheren Versuchsreihen erhaltener Resultate über die Wirkung der Leimfütterung mit oder ohne Fett zusammen und zieht aus denselben die Schlüsse: dass der Leim in der Nahrung stets Eiweiss erspart und diese Eigenschaft in höherem Grade besitzt als Fett und Kohlehydrate, ferner, dass bei der Leimfütterung doch stets noch Eiweiss zersetzt wird (einen Beweis hierfür hat Ref. allerdings nicht gefunden), dass ein gleichzeitiger Zusatz von Fett zum Leim in der Nahrung ein noch stärkeres Sinken des Eiweissumsatzes bewirkt als Leim allein, dass bei Leimfütterung viel Harn ausgeschieden und viel Wasser getrunken wird. Er fügt dem noch eine grosse Anzahl mannigfaltig variirter neuer Versuchsergebnisse in dieser Richtung hinzu, aus denen er die in folgender Tabelle zusammengestellten Resultate berechnet:

No.	Datum.	Nahrung Fleisch.	Nahrung Speck.	Nahrung Leim.	Fleisch am Körper.	Fleisch verbraucht.
1	12—18. October 1871	500	200	0	—136	636
2	22—25. - -	800	200	100	— 84	884
3	25—30. - -	300	200	200	+ 32	268
4	30. October bis 1. November 1871	200	200	250	— 47	247
5	1— 5. November 1871	0	200	0	—246	246
6	13—16. - -	0	0	0	—338	338
7	16—19. - -	0	200	200	—105	105
8	21—26. Januar 1872	0	0	0	—423	423
9	26—30. - -	500	200	0	—123	623
10	30. Januar bis 3. Februar 1872	300	200	200	— 27	327
11	3— 6. Februar 1872	300	200	0	—266	566
12	6— 9. - -	200	200	200	—194	394
13	9—12. - -	200	200	0	—334	534
14	12—15. - -	500	200	0	—141	641
15	15—18. - -	650	200	0	+ 12	638
16	28. Februar bis 1. März 1872	0	200	[illegible]	— 59	59

Auch aus diesen Bestimmungen schliesst Voit, dass der Leim in der Nahrung Eiweiss erspart und zwar noch mehr als Fett und als Kohlehydrate. Bei seinem grossen Hunde ersetzten 168 trockner Leim 44 trocknes Fleisch oder Eiweiss, der in der Nahrung gegebene Leim wird schnell zersetzt, denn meist findet sich der Stickstoffgehalt des gefütterten Leims binnen 24 Stunden im Harne. Um dann darzulegen, wie eine Ersparung von Eiweiss durch den Leim geschehen kann, geht Voit auf eine nochmalige Auseinandersetzung des Unterschiedes ein, den er zwischen Organeiweiss und circulirendem Eiweiss statuirt hat. Er rechnet zum Organeiweiss die Eiweissstoffe der Drüsenzellen, Muskeln, Nerven, ferner den grössten Theil des Blutplasma; das circulirende Eiweiss, welches so schnell zerfallen kann nach Voit's Ansicht, kann also nur in der Lymphe sein; das Eiweiss der Nahrung fällt zunächst diesem Circulationseiweiss zu, das Eiweiss der Organe bleibt bei Zufuhr von Nahrung ziemlich intact und betheiligt sich nach Voit an der Zersetzung nur indem es allmälig in geringer Menge in circulirendes Eiweiss übergeht. Sonach stellt Voit die unbegreifliche Ansicht auf, dass die Eiweisszersetzung ausserhalb der Organe geschehe; Ref. hatte nicht geglaubt, dass Voit einer so fundamental falschen Auffassung huldigen könne, war daher der Ansicht, dass er die Voit'schen Unterschiede von Organeiweiss und circulirendem Eiweiss nicht richtig verstanden habe und hat dies im Jahresber. 1870 I. S. 73. ausgesprochen; wesentlich auch zur Aufklärung bezüglich dieser Aeusserung des Ref. giebt Voit jetzt diese Auseinandersetzung; nach seiner eignen Angabe ist Lympheiweiss (= circulirendem Eiweiss) etwas anderes als der grösste Theil des Eiweisses vom Blutplasma; von den Blutkörperchen wird nicht gesprochen, sie sind wohl gleichfalls als Organeiweiss einzureihen. Die an der obigen Stelle des Jahresberichtes 1870 citirten Worte Liebig's: „Das Eiweiss wirkt nur durch die Dinge die daraus erzeugt werden" d. h. in den Organen, enthalten die Basis der physiologischen Chemie, die auch Voit durch diese neueren langen Besprechungen gar nicht erschüttert hat (Ref.). Ein Hund wurde ferner mit Leim, Stärkemehl, Fett und Fleischextract gefüttert; 5 Tage frass er nach einigen Hungertagen, die vorausgingen, diese Kost, dann musste sie ihm in passender Form zwangsweise beigebracht werden, er erbrach oft, bekam das Erbrochene aber wieder; am 29. Tage war das Thier sehr matt, konnte nur mit Mühe steigen. Es wurde ihm etwas Blut aus der Jugularvene entzogen, dasselbe enthielt 0,15 pC. Faserstoff und normale Quantität fester Stoffe. Die Nacht darauf starb das Thier. Als ein anderer Hund von 20, 5 Kilo Körpergewicht neben dem obigen Futter noch 150 Grm. Fleisch erhielt, blieb er während der ganzen Versuchsdauer von 35 Tagen kräftig und gesund und verlor wenig an Gewicht. Voit zieht aus allen diesen Versuchen den Schluss, dass der Leim „nicht nährend, wohl aber nahrhaft" sei. Angefügt ist noch die Berechnung einer Anzahl von Versuchen über den Umsatz des Fettes bei Darreichung von Leim, aus der sich ergiebt, dass bei Verabreichung von Leim weniger Fett umgesetzt wird als ohne Leim.

Zur Entscheidung der Frage über die Herkunft des Fettes im Thierkörper hat Gaehtgens (3) bei gleich grossen und gleich alten Kaninchen in der Leber den Fettgehalt bestimmt im normalen Zustande und nach Vergiftung mit Phosphor. In einem Falle nahm der Fettgehalt der Leber so stark zu, dass der Procentgehalt um 11 pCt. erhöht wurde. Diese Zunahme des Fettes bei Phosphorvergiftung ist aus der Zersetzung des Glycogen nicht erklärlich. [illegible] glaubt sonach die Bildung des Fettes aus einer Zerlegung von Albuminstoffen herleiten zu müssen. Er glaubt, dass die Bildungsstätte des Fettes und wahrscheinlich auch des Harnstoffs in der Leber zu suchen sei, und schildert die bisher gewonnenen Ergebnisse, die für eine solche Annahme sprechen.

v. SCHNEIDER (4) fand im reinen Honig keinen Stickstoff, nur Zucker und ein wenig Wasser. Er hat dann den von den Bienen eingetragenen Pollen sehr sorgfältig untersucht, es muss aber in dieser Beziehung auf die Abhandlung selbst verwiesen werden. Hier ist nur hervorzuheben, dass v. SCHNEIDER auch Peptone in dieser Pollenmasse fand und es nach seinen Untersuchungen für unmöglich hält, dass die Bienen dem Pollen das Wachs entnehmen, oder dass sie es aus den Eiweissstoffen des Pollens bilden, wie VOIT annahm; da die Bienen aber ausser dem Inhalte der Nectarien nur Pollen eintragen, so sei auch die Ansicht des Ref., dass die Bienen den Pflanzen das Wachs entnehmen, ungegründet. SCHNEIDER meint nun offenbar, dass das Wachs in den Bienen aus Zucker gebildet werde.

PARKES (5) stellte Untersuchungen über den Alkohol und seinen Einfluss auf Herzthätigkeit, Muskelaction, Stoffwechsel in der Weise an, dass er einem gesunden 30jährigen Soldaten täglich Hafermehl und Milch als Kost mehrere Tage gab und dann 3 Tage täglich in 8 Dosen 12 Unzen Brandy nehmen liess; der Brandy entsprach 5,4 Unzen Alkohol absolut. Der Mann arbeitete schwer an diesen 8 Tagen. Er erhielt dabei folgende Resultate:

1) In gesunden Personen, die gleichförmig gute Nahrung nehmen, hat Alkohol keinen Einfluss auf die Disintegration stickstoffhaltiger Gewebe.

2) Die Körpertemperatur, gemessen in der Axilla und im Rectum, bleibt unverändert bei den in diesen Versuchen gegebenen Dosen Alkohol.

3) Bei Dosen von 4 Unzen tritt Vermehrung der Pulsschläge ein; grössere Dosen riefen Herzklopfen und Athembeschwerden hervor, so sehr, dass das Individuum verhindert war, irgend eine rasche Bewegung zu machen. Da nun Arbeit für sich schon eine Vermehrung der Herzthätigkeit bewirkt, so erscheint die Verabreichung von Alkohol in solchen Fällen durchaus nicht empfehlenswerth.

4) Aus den narkotischen Symptomen, die sich unmittelbar nach dem Einnehmen der dritten täglichen Dose zeigten, ist zu vermuthen, dass die 4, beziiglich 8 Stunden vorher genommenen 2 Dosen noch grösstentheils im Körper gewesen sein mussten.

SUBBOTIN (6) untersuchte das Verhalten des Alkohols im thierischen Organismus, indem er bestimmte Portionen ungefähr 30procentigen Alkohols durch Oeffnungen des Oesophagus in den Magen von Kaninchen einbrachte, dann die Oeffnung schloss, die Thiere in einen kleinen Pettenkofer'schen Respirationsapparat brachte, Luft hindurchsog und den Alkohol entweder durch Wasser und Abkühlung zunächst condensirte, oder sofort durch Apparate sog, welche mit Chromsäurelösung benetzte Glasperlen enthielten. Der Alkohol, welcher von den Thieren ausgeathmet wurde, sollte von der Chromsäure in Essigsäure umgewandelt werden, und diese Säure wurde dann durch Titrirung mit einer Natronlauge von bekanntem Gehalte und einer äquivalenten Oxalsäurelösung titrirt. Von der Brauchbarkeit dieser Bestimmung hatte er sich durch Vorversuche überzeugt. Auch der in den Harn übergegangene Alkohol wurde in dieser Weise bestimmt. Er erhielt in diesen Untersuchungen folgende Resultate:

Schon in den ersten 5 Stunden nach Einführung des Alkohols werden nicht unbeträchtliche Mengen desselben durch Haut und Lungen (4,83 bis 5,35 pCt. der eingebrachten Portion) und durch die Nieren (2 pCt. des eingeführten Alkohols) wieder ausgeschieden. Ferner fand SUBBOTIN, dass es nicht gelingt, die ganze ausgeschiedene Alkoholquantität zu bestimmen, denn die Ausscheidung von Alkohol durch Haut, Lunge und Niere dauert bis 24 Stunden lang fort unter allmäliger Abnahme der in bestimmter Zeit ausgeschiedenen Quantität. Die von Kaninchen in 24 Stunden nach dem Eingeben ausgeschiedene Quantität betrug mindestens 16 pCt. des eingeführten Gewichts Alkohol. Subbotin entwickelt dann seine Ansichten über die Wirkung des Alkohol auf den Thierkörper, indem er ihn nicht als Nährstoff oder Nahrung anerkennt, sondern ihn den Reiz- und Genussmitteln zurechnet. VOIT erklärt in einer Anmerkung seine theilweise abweichende Ansicht.

Sowohl durch die Ergebnisse eigener Untersuchungen als auch durch die Resultate einer Anzahl früherer Arbeiten Anderer, wird SANSON (7) zu der Ansicht geführt, dass die Frühreife (Précocité), d. h. das frühe Aufhören des Wachsthums der Thiere hervorgerufen werde durch die schnellere Anheftung der Epiphysen. Dieses Anwachsen der Epiphysen ist in allen Fällen verbunden mit einer Zunahme der Dichtigkeit der Knochen, die auf einer stärkeren Ablagerung von Mineralsubstanzen in das Knochengewebe beruht. Die absoluten Dimensionen der frühreifen Knochen sind grösser oder geringer je nach den Verhältnissen, unter denen ihre schnelle Entwicklung stattgefunden hat. Diese Knochen behalten die Formen und die Verhältnisse der Dimensionen des natürlichen Typus, dem sie zugehören. Bei einer früheren Entwicklung ist die permanente Dentition beendet, zugleich mit der Anlötung der letzten Epiphysen und mit dieser Zeit erlangen zugleich andere Organe, z. B. die Muskeln die Farbe und den Geschmack derer von erwachsenen Thieren. Die beschleunigte Vollendung des Skelettes ist lediglich abhängig von der Qualität der Ernährung der Thiere; Ruhe und reichliche Fütterung vergrössern nur das

Skelett, beschleunigen aber nicht die Reife. Die Frühreife des Skeletts wird bei Thieren, die zur Fleischproduktion gezogen werden, herbeigeführt durch reichliche Verabreichung von Phosphorsäure und Kalk, besonders von phosphorsaurem Kali neben Cerealien oder Leguminosen und Oelsamen im Futter, durch deren Quantität schnellere Ausbildung der Knochen bewirkt werden kann. Die zur Fleischproduction in der Ruhe gezogenen Thiere behalten ein kleines Skelett; durch Thätigkeit der Bewegungsapparate wird eine Vergrösserung des Skeletts bewirkt.

Nencki (9) hat die Ansicht von Baeyer, dass in den Lebensprocessen Wasserentziehungen eine hervorragende Rolle spielen, in einigen Beispielen durchzuführen gesucht, die grösstentheils bekannt, aber nicht so gedeutet sind; er geht besonders noch näher auf eine Besprechung der Resultate von Schultzen (siehe unter VIII. Harn) ein und glaubt in die gleiche Kategorie die Entstehung des Kreatin, der Harnsäure stellen zu müssen.

Senator (10) hat jetzt ausführlich seine Untersuchungen über die Wärmeabgabe von Thieren im Calorimeter (sein Apparat ist eingehend beschrieben und im Durchschnitt abgebildet) und über ihre gleichzeitige CO_2-Ausscheidung unter bestimmten normalen Verhältnissen publicirt. Die hauptsächlichen Resultate dieser Untersuchungen sind bereits (Jahresber. 1871 I. S. 65.) mitgetheilt. Er untersuchte die CO_2-Ausscheidung und die Wärmeabgabe in der Zeiteinheit von Hunden 1) im nüchternen Zustande, 2) während des Hungerns, 3) während der Verdauung, 4) während der Wärmeentziehung. Schliesslich wird eingehend die Beziehung besprochen, in welcher Production von Wärme zur Wärmeentziehung steht; Senator glaubt sich überzeugt zu haben, dass zwar die CO_2-Ausscheidung bei Wärmeentziehung ein wenig steigt, dass aber die Wärmeproduction keine gleichmässige Aenderung erfährt.

In einer grossen Reihe von Versuchen, deren Protocolle jetzt beigefügt sind, hatte Heidenhain das bestimmte und übereinstimmende Resultat erhalten, dass bei Reizung der Empfindungsnerven und des verlängerten Markes ein Sinken der Innentemperatur des Körpers eintritt, dass diese Temperaturerniedrigung im ursächlichen Zusammenhang steht mit der Steigerung der Geschwindigkeit des Blutstromes. Durch die bezeichnete Reizung werde Contraction der kleinen Arterien bewirkt, mit der Steigerung der Widerstände im Blutstrome wachse die Herzaction u. s. w. Die Richtigkeit dieser Angaben von Heidenhain wurde von Riegel bestritten, da derselbe bei seinen Versuchen nicht übereinstimmende Resultate erhielt. Heidenhain (12) sucht nun in längerer Ausführung und nach abermaliger Prüfung seiner Angaben an 15 Hunden weiter darzulegen, dass die Resultate constant eintreten, welche er angegeben habe, wenn man richtig untersuche; auf Mängel in den Untersuchungsmethoden glaubte er die abweichenden Resultate Riegel's zurückführen zu müssen. Riegel (13) entgegnet gegen die Ausführungen Heidenhain's, dass bei der Complication der Eingriffe, welche bei diesen Versuchen in hohem Grade vorhanden sei, ein sicheres Resultat schwer zu erlangen sei; dass auch abgesehen von der Nervenreizung durch die vorbereitenden Operationen u. s. w. Temperaturerniedrigung herbeigeführt werden könne, dass die von Heidenhain beobachtete Temperaturerniedrigung meist sehr unbedeutend, dass verschiedene von den von Heidenhain bezeichneten Klippen bei diesen Versuchen von ihm sicher vermieden seien. Weitere Versuche hat Riegel nicht angestellt.

Heidenhain (15) weist diese Einwände dann kurz und scharf zurück, ohne dass weitere Entscheidung über diese Differenz sich ergiebt, dagegen verspricht Heidenhain Fortsetzung dieser Arbeit durch seine Schüler.

In der Arbeit über den Einfluss des Centralnervensystems auf die thierische Wärme schildert Riegel (14) Resultate, welche er an Hunden in 27 Versuchsreihen erhalten hat. Er sagt schliesslich: Alle vorgeführten Versuche sprechen zu Gunsten der Annahme, dass durch die Erwärmung an der Hautnervenperipherie Reize gesetzt werden, deren Bahn centripetal zum Athmungscentrum geht und dies reflectorisch anregt. Das gesunde Thier besitzt darum in dieser reflectorischen Beschleunigung der Athmung einen höchst wichtigen Wärmeregulator und es erklärt sich demnach leicht, warum die Erwärmung von aussen, wenn man nicht diesen Regulator beseitigt, beim gesunden Thier keine Erhöhung der Körpertemperatur erzeugt. Die Rückenmarksdurchschneidung hebt diese Bahn auf und sie thut es um so mehr, je höher oben das Rückenmark durchschnitten wird.

An Zieseln (Spermophilus Citillus) hat Horvath (16) Beobachtungen über die Temperatursteigerung beim Erwachen aus dem Winterschlaf angestellt. (S. darüber thierische Wärme (8) d. R.)

In mehreren Versuchen bestimmte Horvath die Menge des ausgeschiedenen Wassers und der CO_2 der Respiration im schlafenden und im wachenden Zustande; er erhielt bei einem Thiere in einer Stunde

	im Winterschlaf	im wachenden Zustande
CO_2	0,015 Grm.	0,513 Grm.
H_2O	0,014 „	0,0[illegible]8 „

Panceri (20 und 21) findet, dass das vom Fleische von Eledone moschata ausgestrahlte Licht monochromatisch sei, dass dasselbe der Wirkung des Sauerstoffs seine Entstehung verdankt und dass das Fett des Thieres bei seiner Oxydation dies Licht ausgiebt. Das phosphorescirende Licht der Medusen geht von einem Pflasterepithel aus, in dem, wie es scheint, gleichfalls die Oxydation einer fettartigen Substanz das Licht entwickelt.

Fick (22) beschreibt einen von ihm erdachten und ausgeführten Pneumographen, von dem er hofft, dass er für klinische Zwecke sich empfehlen werde. Die Beschreibung des Apparats würde ohne

Abbildung nicht deutlich sein; es muss daher auf die Arbeit selbst verwiesen werden.

Im Anschluss an seine früheren Untersuchungen (Jahresber. 1871, I. S. 86) hat WOLFFBERG (23) noch eine grössere Anzahl von Catheterisirungen der Lunge und von Untersuchungen der CO_2-Spannung im Blute mit weiter vervollkommneten Einrichtungen der Instrumente ausgeführt. Als Mittelwerth der Tension der CO_2 in den Lungenalveolen erhielt er 3,56 p. C., für die Tension der CO_2 im Blute 3,43 p. C. Der Sauerstoff scheint einen sehr geringen aber bemerkbaren Einfluss auf die Austreibung der CO_2 aus dem Blute in die Lungenluft auszuüben.

Mittelst eines von PFLÜGER construirten Apparates, Aerotonometer genannt, der im Wesentlichen aus verticalen Glasröhren besteht, die mit Mischungen von N und CO_2 in bestimmten Verhältnissen gefüllt sind und durch welche aus dem Blutgefässe bei der Bluttemperatur ein Blutstrom so hindurch geleitet wird, dass die Gasmischung in der Röhre weder herausgehen, noch Luft einströmen kann, sondern allein das strömende Blut sich in Gasdiffusionsaustausch mit dem Gasgemisch setzen kann, stellte STRASSBURG (24) Versuche über die Spannung des O und der CO_2 im arteriellen und venösen Blute, in der Lymphe u. s. w. an und fügte noch einige andere diese Frage betreffenden Untersuchungen hinzu. Er stellt selbst seine Resultate in folgenden Sätzen zusammen: 1) die mittlere CO_2spannung normalen Arterienblutes entspricht 2,8 p. C., die des venösen Herzblutes 5,4 pCt. Differenz 2,6 pCt. CO_2-Spannung; 2) die mittlere Sauerstoffspannung entspricht im minimo 3,9 pCt. für Arterienblut, 2,9 pCt. für Venenblut; 3) die Spannung des venösen Herzblutes unterscheidet sich von der des Blutes der Vena femoralis sehr wenig; 4) die CO_2spannung des Blutes nimmt mit der Gerinnung zu und kann dann den Werth 8,13 pCt. erreichen, der bei normalem venösen Herzblute niemals vorkommt und den Mittelwerth 5,4 pCt. weit übertrifft; 5) die Lymphe der grossen Stämme giebt nicht die Spannung der CO_2 in dem Gewebssafte, weil jene Flüssigkeit ihre hohen Spannungen an das Arterienblut des umhüllenden Bindegewebes auf ihrem Wege abtritt; 6) die CO_2 der aus den grossen Lymphstämmen zu gewinnenden Lymphe hat eine Spannung die etwas unter der Spannung des allgemeinen Venenblutes liegt, aber grösser ist als die des Arterienblutes sich erweist; 7) die CO_2spannungen aller untersuchten, von Zellen austapezirten Körperhöhlen übertreffen thatsächlich bei Weitem die CO_2spannungen des venösen Herzblutes, also auch des venösen Blutes der Extremitäten; 8) diese Forschungen weisen also mit allem Gewicht darauf hin, dass die CO_2 in den Geweben der Hauptmasse nach erzeugt wird. Wo aber die CO_2 entsteht, dahin wandert der Sauerstoff aus dem Blute.

Gestützt auf die höchst wichtigen, mit einfachen Principien der Apparate und Untersuchungsmethoden gegründeten Arbeiten seiner Schüler WOLFFBERG und STRASSBURG, die unter seiner Leitung diese Arbeiten ausführten, sucht nun PFLÜGER (25) die Triebkraft (in der von LUDWIG gebrauchten Bedeutung dieses Wortes) zu ermitteln, welche unter bestimmten Voraussetzungen die Bewegung des Sauerstoffdiffusionsstromes durch die Capillaren der Lunge zu leisten vermag. Er erhält wie dies aus den Bestimmungen von WOLFFBERG und STRASSBURG ersichtlich ist, einen sehr niedrigen Werth für dieselbe und ist nun der Meinung, dass gerade wegen der Kleinheit dieses Werthes schon geringe Variationen des O-Gehaltes, die durch Oxydationen in den Geweben herbeigeführt würden, sofort eine relativ bedeutende Steigerung der Diffusionsgeschwindigkeit bewirken müssten. Er sagt: „nur vermöge der ausserordentlichen Niedrigkeit der Triebkraft, welche für die Diffusion des Sauerstoffs ausreicht, regulirt das Gewebe, ich sage, regulirt die thierische Zelle selbst so leicht die Intensität des Sauerstoffstroms. Die kleine Variation ist ein grosser Theil des kleinen Ganzen, hier liegt das wesentliche Geheimniss für die Regulation der durch den Gesammtorganismus verbrauchten Sauerstoffmenge, die nur die Zelle selbst bestimmt, nicht der Sauerstoffgehalt des Blutes u. s. w."

PFLÜGER giebt dann, gestützt auf die CLAUSIUS'schen Deductionen die Darlegung, dass die lebendige Kraft der translatorischen Bewegung bei verschiedener Spannung und gleicher Temperatur in einem Gase constant bleibe, wenn auch die Zahl der Molecüle in bestimmtem Volumen ungleich sei. Er weist das Irrthümliche der Vorstellungen LUDWIG's nach, welche auf der unrichtigen Voraussetzung fussen, dass bei der Diffusion, wenn die Triebkraft n mal grösser werde, auch die Geschwindigkeit n mal grösser werde. Schliesslich wendet sich PFLÜGER noch gegen die Folgerungen, welche HAMMARSTEN aus den Resultaten seiner Untersuchungen (vergl. diese unten) über die Gase der Lymphe gezogen hat.

BERT (26) hat seine Untersuchungen über die Einwirkung der Spannungen der CO_2 und des O in der Athemluft auf das Leben der Thiere fortgesetzt und höchst interessante Resultate erhalten. Er hatte gefunden, dass Thiere in allseitig geschlossenen Gefässen an CO_2vergiftung sterben, wenn der Luftdruck, unter dem sie sich befanden, mehr als 2 Atmosphären betrug, dass die Thiere dagegen in abgeschlossenen Räumen an Sauerstoffmangel zu Grunde gehen, wenn der Druck weniger als eine Atmosphäre beträgt. Zwischen 1 und 2 Atm.-Druck sterben sie an beiden zugleich. Er fand nun weiter, dass ein Sperling in einer O reichen Luft bei gewöhnlichem Luftdruck und 12—15° Temperatur starb, wenn der CO_2gehalt der Luft 25 Vol. pCt. des Luftgemisches betrug; bei 2 Atm. Druck starb ein Sperling bei 12,5 Vol.pCt. CO_2, bei 1½ Atm. bei 16,7 Vol.pCt., bei 62 Cmt. Druck bei 27,8, bei 54 Ctm. Quecksilber Druck bei 35,3, bei 43 Ctm. Druck; bei 42,4; bei 34 Ctm., bei 60 und endlich bei 29 Ctm. Quecksilberdruck bei einem Gehalt der Athemluft von 65 Vol. pCt. CO_2. Die Thiere starben sonach, wenn der CO_2 Druck in der Athemluft = $\frac{1}{4}$ Atm. betrug; aber unterhalb 25 Ctm. Quecksilberdruck gilt diese Regel nicht mehr. Der Tod trat ein

			Quecksilber.
bei	72,1 Vol. pCt. CO_2	bei einem Druck von	24 Cm.
-	68,1 - - -	- - -	18 -
-	66 - - -	- - -	14 -
-	37,1 - - -	- - -	8 -
-	17,3 - - -	- - -	6 -

Hinsichtlich des Sauerstoffs ergab sich für niedere Atmosphärendrücke die constante Zahl, dass der Tod eintrat, wenn der Sauerstoffgehalt der Atmosphäre 3,5 pCt. des Drucks einer Athmosphäre, d. h. wenn die Spannung des Sauerstoffs auf 2,66 Ctm. Quecksilber gesunken war. Die für die gewöhnlichen Drücke angegebene Grenze des CO_2gehaltes der Luft, welcher den Tod herbeiführt, gilt nicht für höhere Drücke über $2\frac{1}{2}$ Atmosphären z. B. wurde bei 3 Atm der Tod eines Sperlings beobachtet bei 5,6 Vol. pCt. anstatt 8,3 CO_2, ferner bei 4 Atm. Druck bei 2,1 statt 6; bei 5 Atmosphären-Druck bei 1,4 statt 5 Vol. pCt. CO_2.

Ausserdem fand BERT die höchst interessante Thatsache, **dass der Tod des Thiers herbeigeführt wird, wenn der Druck des Sauerstoffs in der Athemluft bis zu 3 Atmosphären gestiegen ist.** Die Symptome, welche sich einstellen, wenn man den Druck des Sauerstoffs bis zu dieser Grenze steigert, sind leichtes Erzittern des Kopfes und der Füsse, später heftige Krämpfe, die sich in nahezu gleichen Zeiträumen wiederholen, allmälig schwächer aber häufiger werden bis der Tod eintritt. Nach dieser Erfahrung müsste auch der Sauerstoffdruck der atmosphärischen Luft den Tod herbeiführen, wenn dieselbe auf 15 Atm. comprimirt wäre, dies ist aber nicht der Fall. BERT überzeugte sich, dass bei dieser Wirkung des comprimirten Sauerstoffs auf die Thiere ihre Körpertemperatur um mehrere Grade sinkt. Er stellte ferner weitere Untersuchungen über die Wirkung der Luftverdünnung und der Luftcompression selbst auf die Thiere an und fand, dass bei allmäliger Luftverdünnung ein Sperling bei 25 Cm. Druck Zeichen von Unwohlsein giebt, bei 20 Ctm. Druck sich nicht mehr auf den Beinen erhält, bei 18 Ctm. Druck Convulsionen bekommt. Lässt man jetzt wieder Luft zutreten und evacuirt abermals, so treten diese Symptome erst bei niedrigeren Drücken ein und so konnte er bis zu 6 Ctm. Quecksilberdruck gelangen, ohne dass der Vogel sofort starb. Er glaubt, dass der Tod hier hervorgerufen würde durch Mangel an einer den Erfordernissen des Thieres entsprechenden Sauerstoffmenge. Bei der Compression der Luft, in welcher sich die Thiere befanden, starb ein Sperling sofort unter heftigen Convulsionen, als die Compression auf 20 Atmosphären gestiegen war.

Wurde ein Sperling in reines Sauerstoffgas bei 3 Atm. gebracht, dann Stickstoff von 20 Atm. hinzugefügt, so starb das Thier langsam ohne Convulsionen durch CO_2vergiftung. Die Convulsionen, die für die O-vergiftung characteristisch sind, beginnen, wenn die atm. Luft auf 15 bis 16 Atm. comprimirt wird. Je weniger das Sauerstoffgas mit anderen Gasen vermischt ist, bei um so niedrigerem Drucke tritt seine toxische Wirkung ein, da aber die CO_2 bei um so niedrigerem Partialdrucke giftig wird, je höher der summarische Luftdruck steigt, so tritt bei hohen Drücken, wenn nicht schnell genug die Luft erneuert wird, Intoxication der Thiere durch die von ihnen gebildete CO_2 ein. Sorgt man aber für schnelle Entfernung der gebildeten CO_2 durch hinreichenden Luftwechsel, so können die toxischen Erscheinungen bei hohen Drücken nur auf der Wirkung des Sauerstoffs selbst beruhen und diese Wirkung des Sauerstoffs beginnt bereits von 6 Atm. Ueberdruck an. BERT giebt den Rath bei hohem Aufsteigen im Luftballon einen Ballon mit Sauerstoff gefüllt mitzunehmen, um aus diesem zu athmen, und umgekehrt Tauchern und solchen, die in comprimirter Luft arbeiten, mit Stickstoff verdünnte Luft in die Arbeitsräume zu pumpen um die Sauerstoffintoxication zu verhüten. Bei der Sauerstoffgewinnung mittelst mangansaurem Natron werde Stickstoff billig zu gewinnen sein.

BERT hat dann durch eigenthümlich complicirte Vorrichtungen Hunden, die sich in verdünnter Luft befanden, Blut aus der Carotis entnommen, mit der Quecksilberluftpumpe entgast, die Gase bestimmt und analysirt und mit der Menge und Zusammensetzung der Gase verglichen, welche er in dem vor dem Experimente den Hunden entzogenen Blute gefunden hatte. Er kommt hierbei zu dem auffallenden Resultate, dass von 20 Ctm. Quecksilberdruck unter einer Atmosphäre an das Blut bei weiterer Abnahme des Luftdrucks weniger und weniger Sauerstoff enthält, dass auch der Gehalt von CO_2, wenn auch nicht in diesem Grade abnimmt. Die Beschwerden bei Besteigung hoher Berge führt BERT auf den zu geringen O-gehalt des Blutes zurück. Bei 36 Ctm. Quecksilberdruck betrug der Verlust an evacuirbarem Sauerstoff 36, 38, 42, 50 pCt. in den einzelnen Versuchen, es zeigte sich also keine genaue Beziehung der Druckabnahme zur O-abnahme im Blute. BERT geht dann auf die Folgen zu schneller Luftverdünnung (lebhafte Schmerzen, Paraplegie und andere Paralysen, plötzlichen Tod) über. Er erklärt das Auftreten dieser Symptome aus der Entwicklung von Gas innerhalb der Blutgefässe und hat sich an Thieren von der wirklichen Gasentwicklung im Blute überzeugt (wie der Ref. bereits 1856 beschrieben und erklärt hat). War bei den Thieren bei plötzlicher Druckverminderung nicht plötzlicher Tod, sondern Paralyse eingetreten, so heilte dieselbe, wenn sie einmal über eine Stunde gedauert hatte, nie wieder, sondern nahm zu und es fanden sich dann Erweichungsheerde im Rückenmarke, besonders in der Dorsolumbalgegend desselben. Die Steigerung des Luftdrucks kann bis 5 Atmosphären in wenigen Minuten ohne Schaden ausgeführt werden, schnelle Steigerung auf 7 Atm. hat stets den Tod der Thiere zur

Folge. Je höher aber der Druck ist, auf welchen die Luft gebracht wird, in der sich ein Thier befindet, um so langsamer und vorsichtiger muss dann die Druckverminderung nachher vorgenommen werden, da ohne diese Vorsicht sehr leicht Luftentwickelung im Blute erfolgt. In der im Gefässsystem in solchen Fällen entwickelten Luft wurde 70–90 pCt. Stickstoff gefunden. BERT schildert dann die practische Anwendung dieser Resultate für Taucher u. s. w.

Durch eine eigenthümliche Vorrichtung an seinem pneumatischen Apparate, welche kurz beschrieben ist, gelang es BERT, Hunden, die sich in comprimirter Luft befanden, Blut aus der Arterie nach aussen zu entziehen und in demselben die Quantität und die Zusammensetzung der Gase zu bestimmen. Das arterielle Blut der Thiere zeigte stets eine heller rothe Farbe als das denselben bei gewöhnlichem Luftdruck entzogene, es gerann auch schneller und BERT findet überhaupt die Gerinnungsgeschwindigkeit abhängig von dem Gehalte des Blutes an Sauerstoff. Wenn der Druck 4–5 Atm. erreicht hatte, zeigte das Blut eine Eigenthümlichkeit, welche schon unter 7 Atm. sogar constant wird; es entwickeln sich in dem entzogenen Blute sehr feine Gasbläschen, welche sich mit einer Hülle von Fibrin umgeben. Die Menge dieser Bläschen nimmt mit der Steigerung des Druckes zu; sie werden sich ebenso im Blute innerhalb des Gefässsystems entwickeln, wenn der Druck nicht langsam genug erniedrigt wird. Die Bestimmungen ergaben für 100 Vol. Blut bei 0° und 76 Ctm. Quecksilberdruck:

	O	CO_2	N
1. Normaler Druck . .	19,4	35,3	9,2
bei 3 Atmosphären	20,9	35,1	4,7
- 6 -	23,7	35,6	8,1
- 10 -	24,6	36,4	11,3
2. Normaler Druck . .	18,3	37,1	2,2
bei 2 Atmosphären	19,1	37,7	3,0
- 5 -	20,6	40,5	6,1
- 10 -	21,4	36,8	11,4
3. Normaler Druck . .	18,4	47,7	2,5
bei 3 Atmosphären	20,0	48,2	4,4
- 6½ -	21,0	41,3	7,1
- 9½ -	21,2	39,8	9,3
4. Normaler Druck . .	22,8	50,1	2,3
bei 5 Atmosphären	23,9	35,2	6,0
- 8 -	25,4	37,6	9,5
5. Normaler Druck . .	20,2	37,1	1,8
bei 5½ Atmosphären	23,7	35,5	6,7
- 10 -	24,7	37,9	9,8

Mit der Steigerung des Druckes steigt also der Sauerstoffgehalt im Blute, aber nur um sehr geringe Werthe. Der Gehalt an CO_2 im Blute nimmt mit der Drucksteigerung nicht zu, weil, wie BERT es erklärt, die Spannung der CO_2 in der geathmeten Luft ungefähr die gleiche bleibt, und die CO_2 aus dem Blute in gleicher Weise wie bei normalem Druck entweichen kann. Der Gehalt des Blutes an Stickstoff steigt sehr bedeutend mit dem Drucke, folgt aber nicht genau dem DALTON'schen Gesetze hierbei. BERT setzt diese Untersuchungen noch fort.

Die Brochüre von JOCHHEIM (27) ist eine Zusammenstellung nicht hinreichend motivirter und mit den einfachsten physiologischen Gesetzen oft nicht zu vereinigender Behauptungen; eine Empfehlung seines Gascabinets für das Publicum.

SELMI und PIACENTINI (28) brachten Hunde in luftdicht verschlossene Kästen, die durch verschieden gefärbte Gläser erleuchtet waren. Durch die Kästen wurde CO_2 freie Luft geleitet und die ausgeschiedene CO_2 bestimmt. Sie erhielten die Resultate, dass wenn man die im weissen Lichte vom Thiere in der Zeiteinheit ausgeschiedene CO_2 menge = 100 setzt, im gelben Lichte 126,83, im grünen 106,03, im blauen 103,77, im rothen 92,00, im violetten 87,73 bei Anwendung von schwarzem Glas 62,07 CO_2 ausgeschieden wurde, dass also die grünen und gelben Strahlen die CO_2 ausscheidung am meisten begünstigen.

GRÉHANT (29) hat die Untersuchungen von HUMBOLDT und PROVENÇAL über die Respiration der Fische wieder aufgenommen und findet, dass Schleie in einem abgeschlossenen Vol. Seinewasser den absorbirten Sauerstoff des Wassers vollständig verbrauchen und die entsprechende Menge CO_2 ausathmen. Auch nach Wegnahme ihrer Schwimmblase zeigt sich entgegen der Angabe von HUMBOLDT und PROVENÇAL die CO_2 ausathmung ungeändert. Ein Karpfen, welcher in einer Mischung von Ochsenblut und Wasser lebte, verbrauchte mehr Sauerstoff und producirte mehr CO_2 als dem Wasser allein entsprach, es wurde nachweisbar dem Hämoglobin des Ochsenblutes Sauerstoff entzogen. GRÉHANT macht noch darauf aufmerksam, dass der Fötus in derselben Weise dem mütterlichen Blute Sauerstoff entziehe.

ROSENTHAL (30) erhielt bei Injection von defibrinirtem Blut in das Arteriensystem durch die Subclavia Apnoë, wenn das Blut mit Sauerstoff gesättigt war, Athembewegungen bis zur Dyspnoë bei den bis dahin apnoischen Thieren mit der Injection von sauerstoffarmem Blute und dieselben Erscheinungen mit Blut, welches vorher mit Wasserstoff behandelt war. CO haltiges Blut bewirkt bald Asphyxie und dann Absterben der Respirationscentren.

SCHIFFER (31) hat Kaninchen kohlensaures Ammoniak vorsichtig in die Jugularvene eingespritzt und untersucht, ob die Thiere Ammoniak durch die Lunge ausscheiden. Er erhielt insoweit negative Resultate als nach Injection von gegen 20 Milligr. NH_3 als Carbonat in der Exspirationsluft der nächsten Stunde oder halben Stunde nur Bruchtheile eines Milligramm wieder gefunden wurden. Die für die Untersuchung benutzten Proceduren sind kurz beschrieben. Die Prüfung geschah im Wesentlichen mit Nessler's Reagens. SCHIFFER glaubt hiermit erwiesen zu haben, dass die Lunge Ammoniak überhaupt nicht ausscheide.

In Versuchen, die SOCOLOFF (32) im Laboratorium von BOTKIN aufgefordert von demselben angestellt hat, wurden die Resultate erhalten, dass nach Ueberziehen der Haut von Thieren mit Substanzen welche die Perspiration hindern,

1) klonische und tetanische Krämpfe einige Stun-

den vor dem Tode der Thiere auftreten neben bedeutender Temperaturerniedrigung im Mastdarme,

2) durch Einwickelung der Thiere in Watte es gelingt, die Temperatur im Mastdarme zu erhöhen und den Tod hinauszuschieben,

3) das Einathmen von Sauerstoff die Thiere nicht rettet,

4) im Magen Geschwüre mit tiefen Extravasaten auftreten,

5) sehr bald nach dem Ueberziehen der Thiere Eiweiss im Harne auftritt,

6) auch bei Ueberziehen mit indifferenten Substanzen wie Leim, Gummi arabicum eine diffuse parenchymatöse Nierenentzündung sich ausbildet.

AUBERT (33) hat in Gemeinschaft mit LANGE: Bestimmungen der durch die Haut des menschlichen Rumpfes und der Extremitäten perspirirten CO_2 in der Weise ausgeführt, dass der den Versuch an sich ausführende in einem gutgedichteten Holzkasten von 130 Liter Volumeninhalt sass, der Kopf durch ein passendes Loch in der als Deckel dienenden Kautschukplatte gesteckt war, und durch ein einfaches Pumpwerk Luft durch den Apparat gezogen wurde, deren CO_2 an Barytwasser abgegeben wurde. Die Barytlösung wurde vor- und nachher titrirt nach PETTENKOFER's Verfahren mit einer Modification von FR. SCHULTZE, die den Zutritt von Luft während der Titrirung verhütet. Aus den Versuchen ergiebt sich, dass binnen 24 Stunden im Maximum 6,3 im Minimum 2,3 im Mittel 3,87 grm. CO_2 durch die Haut ausgeschieden werden. Einen unzweifelhaften Einfluss auf die Menge der ausgeschiedenen CO_2 übt die Temperatur der den Körper umgebenden Luft. Es wurden endlich noch Versuche über die CO_2 ausscheidung der Hautoberfläche der Hand angestellt und diese ergaben, dass die CO_2 ausscheidung viel geringer ist als die einer entsprechend grossen Fläche des übrigen Körpers.

RÖHRIG (34) brachte seinen Arm in der Weise in einen geschlossenen Blechkasten, dass er an der Schulter durch Kautschuk gegen aussen abgeschlossen war. Er leitete CO_2 freie trockne Luft durch den Kasten in mehren Versuchen je 1 Stunde lang und bestimmte die vom Arme ausgeschiedenen CO_2 und Wasser. Er erhielt folgende Resultate, die von den später publicirten Versuchen AUBERT's sehr durch ihre Höhe der CO_2-Ausscheidung abweichen, worauf auch AUBERT aufmerksam macht.

Versuch	Versuchsdauer		CO_2 Grm.	H_2O Grm.
1	2	Stunden	0,069	3,110
2	2	-	0,061	3,052
3	2	-	0,071	3,950
4	1	-	0,039	1,614
5	2	-	0,082	4,913
6	2	-	0,084	4,085
7	1	-	0,039	1,991
8	1	-	0,052	2,005
9	1	-	0,061	3,010
10	1	-	0,069	3,955

Die Versuche 1–4 betreffen normalen Zustand, 5 und 6 wurden bei Catarrh der Nase und Luftwege, 7 nach Frottiren mit Flanell, 8 während electrischer Reizung der Haut des Arms, 9 nach Einreibung von Senfspiritus, 10 nach einem Warmwasserbad angestellt. Verf. bespricht dann ausführlich die Hautathmung, soweit sie durch Versuche bis jetzt bekannt geworden ist.

Nach einer sehr umfassenden und eingehenden Kritik der bis jetzt vorliegenden Untersuchungen über die Hautaufsaugung schildert RÖHRIG (35) eine Anzahl verschiedener von ihm selbst ausgeführter Untersuchungen, die ihn zu dem Resultate führen, dass die Haut nur in sehr beschränktem Maasse als Organ der Aufsaugung betrachtet werden dürfe, dass ihr vielmehr die Aufgabe zufalle, die Einwirkung fremder schädlicher Substanzen vom Blute fern zu halten. Nur flüchtige und corrodirende Substanzen dringen in sie ein nach den Worten des Verf. (doch beobachtete er auch Eindringen von Morphium, Curarin, Digitalin, Ferrocyankalium, Jodkalium durch die Haut, als sie in Lösung fein zerstäubt auf die Haut gebracht waren, also sind, wenn die Aufnahme des Staubes beim Athmen vermieden war, worüber nichts angegeben ist, auch nicht flüchtige und nicht corrodirende Stoffe im Stande, durch die Haut einzudringen nach des Verf. eigenen Versuchen Ref.). Die Wirkung der Mineralbäder soll mehr auf physikalischen Vorgängen beruhen als auf chemischen.

Die Badewirkung, sagt Verf., sei ein Reflexvorgang; darüber, wie Verf. sich dies vorstellt, werden Mittheilungen versprochen.

JAMIN und DE LAURÈS (36) fanden die Angabe von DURRIEN, dass in sehr warmem Bade das Körpergewicht bedeutend abnimmt, in ihren Versuchen bestätigt. Der stündliche Gewichtsverlust vor dem Bade war in ihren Versuchen an verschiedenen Personen im Mittel 79 grm., während des Badens bei 34°,5 betrug er 208 grm., nach dem Baden nahm das Gewicht zunächst sehr unbedeutend im Durchschnitt 20 grm. ab, mehrfach blieb das Gewicht zunächst constant.

III. Ueber einige Bestandtheile der Luft, der Nahrungsmittel und des Körpers.

1) Houzeau, A., Sur la préparation de l'ozone à l'état concentré. Compt. rend. LXXIV. p. 256. — 2) Fudakowski, H., Ueber einige sogenannte Ozonträger. Centralbl. f. d. med. Wiss. No. 44. — 3) Bellucci, Gaz. chim. ital. p. 687. Ber. der deutsch. chem. Gesellsch. V S. 569. — 4) Thenard, A. und Thenard, P. Ber. der deutsch. chem. Gesellsch. V S. 579. — 5) Binz, Ueber die Bedeutung der Ozonreaction. Berlin. klin. Wochenschrift No. 20 S. 244. — 6) Weidmann, W., Was sind und wie wirken Ozonträger und Ozonzerstörer? Chem. Centralbl. No. 18. — 7) Böttger, Ozonreaction ebendas. — 8) Carius, L., Ueber Absorption von Ozon in Wasser. Ber. d. deutsch. chem. Gesellsch. V. S. 520. — 9) v. Gorup-Besanez, Ueber die Ozonreactionen der Luft in der Nähe von Gradirhäusern. Ann. chem. Pharm. CLXI 232. — 10) Wislicenus, J., Beobachtungen über die sog. Anhydride der Milchsäure. Ann. chem. Pharm. CLXIV. S. 181. — 11) Wurtz, Ad., Sur un aldéhyd-alcool. Compt. rend. LXXIV. p. 1361. Journal f. prakt. Chem. V. S. 457. — 12) Kolbe, W., Bemerkungen zu vorstehender Abhandlung. Journ. f. prakt. Chem. V. S. 442. — 13) Scheibler, C., Ueber die Löslichkeit des Zuckers in Al-

[illegible]

[illegible] (1) beschreibt einen einfachen Apparat, vermittelst dessen man im Stande ist, bei Benutzung eines guten RUHMKORFF'schen Inductors

Ozon so concentrirt darzustellen, dass Sauerstoffgas im Liter 60 bis 120 Milligr. Ozon enthält.

Fudakowski (2) macht darauf aufmerksam, dass so wie viele andere Kohlenwasserstoffe besonders auch der Petroleumäther, auch Petroleumbenzin genannt, bei Anwesenheit von Sauerstoff reichlich Ozon aufnimmt im Sonnenlicht, so dass die Reaction gegen Jodkaliumlösung, Guajaktinctur, gegen Indigolösung schön damit gelinge.

Schüttelt man solchen ozonhaltigen Petroleumäther mit Wasser, so giebt letzteres dann die Reaction einer schwachen Wasserstoffhyperoxydlösung. Auch reines Benzol und ebenso Phenol zeigt die Bildung von Ozon im Sonnenlichte und diese Wirkung des Phenols kann mit seiner allmählichen Rothfärbung und seiner desinficirenden Wirkung im Zusammenhange stehn.

Bellucci (3) beobachtete, dass das von verschiedenen Pflanzen unter Wasser entwickelte Sauerstoffgas nicht wie Ozon wirkt.

A. und P. Thénard (4) fanden, dass bei der Titrirung von Ozon mit Indigolösung dreimal soviel gefunden wurde als bei der Titrirung desselben Ozon mit arseniger Säure. Die ersten zwei Drittheile des entfärbten Indigos verschwanden schnell, das letzte Drittheil langsam und sie überzeugten sich, dass entsprechend der Angaben von Houzeau sich bei der Einwirkung der ersten $\frac{2}{3}$ Wasserstoffhyperoxyd bildet, welches nach der in einigen Stunden verlaufenen vollständigen Entfärbung nicht mehr zu finden war.

Huizinga (5) nimmt trotz aller entgegenstehender Angaben an, dass im thierischen Körper Ozon verbreitet vorkomme und die Ursache der Oxydationen, die in ihm geschehen, sei. Er stützt sich hauptsächlich auf die bekannte Guajakreaction, findet Ozon besonders im frischen Safte von Mesenterialdrüsen. Dagegen hebt nach ihm mit Phosphorsäure neutralisirtes Eiereiweiss die guajakbläuende Wirkung von Pflanzensäften auf, indem es das Ozon in Beschlag nehme.

Waldmann (6) findet in dem Ozonwasser von Krebs und Kroll in Berlin nur ein wenig Untersalpetersäure, ebenso spricht sich Böttger (7) nach seinen Untersuchungen darüber aus.

Dagegen hat Carius (8) beobachtet, dass beim Hindurchleiten des nach Soret's Methode durch Electrolyse von verdünnter Schwefelsäure gewonnenen Ozons durch Wasser, dasselbe unzweifelhaft Ozon absorbirt und alle Reaktionen des Ozons nachher giebt, ja dass sogar die Absorption des Ozons in Wasser keine unbedeutende sein kann, wenn man erwägt, wie gering immerhin der Gehalt des ozonisirten Sauerstoffs an Ozon ist. In 3 Bestimmungen erhielt er die Absorptionen bei 0° in 1000 Cbc. Wasser.

			Druck
Vers. 1.	0,0109 Grm.	= 5,11 Cbc. Ozon bei 0°	u. 0,76 M.
„ 2.	0,0091 „	= 4,24 „ „ „	„
„ 3.	0,0083 „	= 3,86 „ „ „	„

In dem Ozonwasser aus der Fabrik von Krebs, Kroll & Co. in Berlin fand er weder salpetrige, noch Salpetersäure noch Wasserstoffsuperoxyd, sondern in 2 Proben in 1000 Cbc. Wasser.

			Druck
Vers. 1.	0,00955 Grm.	= 4,45 Cbc. Ozon bei 0°	u. 0,76 M.
„ 2.	0,00871 „	= 4,06 „ „ „	„

In einer ausgedehnten Abhandlung über die Bildung von Ozon bei lebhafter Wasserverdunstung an feuchten Oberflächen weist Gorup-Besanez (9) nach, dass die Luft in der Nähe von Gradirhäusern in Kissingen reich an Ozon ist, dass das Ozon durch die lebhafte Wasserverdunstung auch hier erzeugt wird, dass freie salpetrige Säure in der Luft nicht wohl vorhanden sein kann. Auch in der Luft am Seestrande scheint besonders reichlich Ozon aus derselben Ursache enthalten zu sein.

Wislicenus (10) beobachtete, dass Milchsäure selbst beim Stehen bei gewöhnlicher Temperatur im Exsiccator über Schwefelsäure noch ehe alles Wasser verdunstet ist, bereits theilweise in Anhydrid übergeht, ja dass es dabei nicht allein zur ersten Aetherification, sondern auch zur Lactidbildung kommt. Er sieht die eigentliche Milchsäure als Verbindung der allgemeinen Formel C_nH_{2n}-OH. $C(OH)_3$ an, also als ein Trihydrat, welches unter Wasserverlust zunächst in das Monohydrat

C_nH_{2n}. OH $-\ C^{O}_{OH}$ übergehe.

Wurtz (11) hat die Entdeckung gemacht, dass ein Gemenge von reinem Aldehyd, Wasser und Salzsäure sich selbst überlassen, sich allmälig röthlich gelb färbt, nach einiger Zeit den Geruch nach Aldehyd und Paraldehyd verloren hat und dann mit Sodakrystallen neutralisirt, öfter mit Aether geschüttelt, beim Verdunsten der abgegossenen Aetherlösung einen Syrup hinterlässt, der im Vacuum bei 20mm Quecksilberdruck zwischen 90 und 105° einen beim Erkalten syrupartig werdenden Körper übergehen lässt, der eine neue Verbindung darstellt. Wurtz nennt ihn kurz Aldol. Derselbe ist bei 0° so zähe, dass man das Gefäss umkehren kann, ohne dass er ausfliesst, beim Erwärmen flüssig, besitzt einen aromatischen und zugleich bitteren Geschmack, löst sich in Wasser und in Alkohol auch in Aether in allen Verhältnissen, hat die Zusammensetzung $C_4H_8O_2$ und zersetzt sich bei gewöhnlichem Atmosphärendrucke bei 135° in Crotonaldehyd und Wasser: $C_4H_8O_2 = C_4H_6O + H_2O$. Aldol reducirt ammoniakalische Silberlösung sowie alkalische Kupferlösung. Durch Einwirkung von Essigsäureanhydrid wurde eine Verbindung von Aldol mit Essigsäure dargestellt. Durch Einwirkung von Salzsäure auf Aldehyd bildet sich das Anhydrid des Aldol, $C_8H_{14}O_3$, in perlmutterglänzenden in Alkohol, oder Aether auch in heissem Wasser löslichen Krystallen vom Siedepunkt 137°. Wegen seiner Fähigkeiten einerseits sich mit Säuren zu verbinden, sowie durch seine reducirenden Einwirkungen in alkalischer Lösung vergleicht Wurtz das Aldol mit den Zuckerarten. Er sagt, wie das Aldol, sei die Glucose Aldehyd und Alkohol zugleich und durch Condensation von mehreren Molecülen Formaldehyd können sich Kohlehydrate bilden, das erste Condensationsproduct desselben wird das Aldehyd des Glycols immer mit der Glycose $CH_2CH-CHO$ sein.

Kolbe (12) hebt hervor, dass die Angaben von Wurtz über die Eigenschaften des Aldol noch nicht genügen, um ihn als Aldehyd und Alkohol zu charakterisiren und dass dieser Körper vielleicht besser als Oxybuttersäurealdehyd zu bezeichnen wäre.

Scheibler (13) hat die Löslichkeit des Rohrzuckers in Mischungen von Alkohol von 97,4 Vol. pCt. an mit Wasser bei verschiedenen Temperaturen bestimmt und nicht allein Tabellen darüber entworfen, sondern auch graphisch die Verhältnisse dargestellt.

Die Resultate von O'Sullivan (14) bezüglich der Umwandlung der Stärke unter dem Einfluss von Säuren oder Malzaufguss stimmen mit denen von Musculus, Payen und Schwarzer nicht ganz überein. Nach ihm ist die Maltose ein mit Lactose isomerer Zucker, welcher ⅓ weniger Kupferoxyd reducirt als Dextrose und durch fortgesetzte Behandlung mit Säuren in Dextrose übergeht.

Brücke (15) hat eine genauere Sichtung der Körper vorgenommen, welche unter dem Namen Dextrin bekannt sind. Durch die von ihm bezeichneten Reactionen werden unterschieden 1) Stärke, die sich mit Jod blaufärbt, davon die unveränderte, die gequollte (Kleister) und die lösliche (Nasse's Amidulin) 2) Erythrodextrin, das sich mit Jod roth färbt; 3) Achroodextrin, das sich mit Jod nicht färbt (Nasse's Dextronogen), aber durch Alkohol aus seinen wässrigen Lösungen gefällt wird, 4) Zucker, der Kupferoxyd reducirt und sich mit Kali bräunt. Er unterscheidet endlich Erythroamylum; man erhält dasselbe, wenn man beim Malzprocess bereits fast alles gelöst hat, als letzten Rest, der sich mit Jod roth färbt, beim Waschen mit Wasser sein Jod nicht wie die blaue Jodstärke verliert und letzterer das Jod entzieht. Durch diese letztere Eigenschaft unterscheidet es sich vom Erythrodextrin, dem die Stärke das Jod entzieht. Bei der Einwirkung von diastatischem Ferment sowie beim Kochen mit verdünnter Schwefelsäure bildet sich Erythrodextrin, dann Achroodextrin neben Zucker, aber bei der Einwirkung der Säure erhält man relativ sehr wenig Achroodextrin; reichlich entsteht dies bei Einwirkung von Diastase. Auch in dem nach Payen's Verfahren durch Einwirkung sehr verdünnter Salpetersäure, Trocknen und Rösten erhaltenen Dextrin finden sich neben etwas Zucker beide Dextrine. Durch Tannin kann man, wie Griessmayer schon angegeben hat, alle Stärke aus einer Lösung ausfällen, auch lässt sich durch Krystalle von Glaubersalz Jodstärke völlig ausscheiden. Glycogen wird durch basisch essigsaures Blei und Ammoniak oder durch Barytwasser, ferner durch Gerbsäure leicht aus saurer, schwer aus neutraler Lösung gefällt, durch schwefelsaures Natron wird die rothe Jodverbindung des Glycogen nicht gefällt. Hinsichtlich der Verdauung findet Brücke, dass im Magen eine Umwandlung der Stärke in Erythrodextrin und in Milchsäure geschieht; ja in der Milchsäuregährung im Magen liegt nach ihm ein Haupthebel für den ganzen Umwandlungsprocess von der Stärke bis zur Milchsäure. Das Pancreasferment wandelt die Stärke in kürzester Zeit in Achroodextrin und Zucker um, während im Magen sich wesentlich Amidulin und Erythrodextrin bilden, die dann im Dünndarm schnell weiter verändert werden. Diastase wandelt das Achroodextrin nur sehr langsam in Zucker um, viel schneller geschieht diese Umwandlung durch Pancreasferment.

Knab (16) nimmt nicht an, dass zwei verschiedene Dextrinarten existiren, sondern eine Stärkemodification, die sich mit Jod roth, in grösserer Menge braun färbt und den Uebergang zur Dextrinbildung macht; er nennt dieselbe Dextrinstärke.

Musculus (17) hat trocknen Traubenzucker in abgekühlter concentrirter Schwefelsäure gelöst, dann Alkohol hinzugefügt und an kühlem Ort die Mischung sich selbst überlassen. Es setzte sich ein weisser Körper ab, der nach dem Waschen mit Alkohol alle Eigenschaften des Dextrins, aber nur doppelt so starke Rechtsdrehung als der Traubenzucker besass.

Schmidler (18) empfiehlt die gut krystallisirende und leicht rein darstellbare Verbindung von Traubenzuckerchlornatrium zur richtigen Titerstellung der Fehling'schen Lösung.

Gegenüber einer Mittheilung von E. Feltz (20) an die französische Academie über die Reduction alkalischer Kupferlösung durch Rohrzuckerlösung erinnert Scheibler (19), dass diese von Feltz geschilderten Verhältnisse schon 1869 von ihm in einer Publikation dargelegt und seitdem von seinem Assistenten und seinen Schülern regelmässig zur Uebung untersucht seien.

Salkowski (20) fand, dass man in Traubenzuckerlösungen, z. B. diabetischem Harn nach Zusatz von Natronlauge und genügendem Zusatz von Kupfersulfat einen blaugrünen Niederschlag erhält, der in Wasser nicht löslich, in Natronlauge leicht löslich ist und Kupfer und Zucker in denselben Verhältnissen enthält, in welchen sie bei der Reduction des Zuckers auf einander einwirken, nämlich 1 At. Traubenzucker auf 10 Aequiv. Kupferoxyd. Die Trommer'sche Zuckerprobe zerfällt sonach in 2 Phasen, 1) Bildung dieser Verbindung, 2) Zerlegung derselben unter Bildung von Kupferoxydul.

Monier hatte früher angegeben, der Milchzucker werde von Kaliumpermanganat nicht angegriffen; Laborde überzeugte sich dann, dass er in stark saurer Lösung schwierig aber vollständig oxydirt werde. Lattenberger (21) findet nun, dass er in alkalischer Lösung oder in neutraler vollständig zu CO_2 und H_2O oxydirt wird durch dies Reagens.

Berthelot ist durch die Angaben Schiff's (Jahresber. 1871, I, S. 75) über die Identität von

Tunicin mit Cellulose nicht überzeugt und behält sich weitere Mittheilungen vor.

Als Probe auf Cholestearin räth SALKOWSKI (23) dasselbe zuerst in Chloroform zu lösen, dann ebensoviel Schwefelsäure zuzusetzen; die Chloroformlösung wird schnell blutroth, dann purpurroth. Die Schwefelsäure darunter wird grün fluorescirend. Giesst man einige Tropfen der rothen Lösung in eine Schale, so wird diese Flüssigkeit schnell blau, dann grün, dann gelb.

Durch Einwirkung von chromsaurem Kali und verdünnter Schwefelsäure auf Cholestearin, erhielt LOBISCH (24) eine Säure, welche in Alkohol, Aether und in warmer Essigsäure sehr löslich ist, auch in warmem Ammoniak sich löst, in viel warmem Wasser gelöst, beim Schütteln Schäumen bewirkt wie Saponin, mit Schwefelsäure und Zucker eine den Gallensäuren ähnliche, aber mehr rothbraune Farbe giebt, durch Natriumamalgam nicht reducirt wird, die Zusammensetzung $C_{24}H_{40}O_6$ wahrscheinlich besitzt und zwar eine zweibasische Säure unter dieser Voraussetzung darstellt. Es wurden die Salze $C_{24}H_{38}BaO_6$; $C_{24}H_{38}Ag_2O_6$ und $C_{24}H_{38}CaO_6$ analysirt; dieselben bilden amorphe Niederschläge wie die Säure selbst. Nach ihrer Zusammensetzung könnte sie Oxycholalsäure genannt werden.

MÜLLER (25) versuchte Cystin synthetisch zu erhalten, 1) durch Einwirkung von Jod auf Allylsulfür, 2) durch Erhitzen von allylschwefligsaurem Ammoniak über 200°, 3) durch Einwirkung von Ammoniak auf das Chlorid der allylschwefligen Säure; keiner dieser Versuche führte zu einem günstigen Resultate.

MAUTHNER (26) überzeugte sich, dass Neurin durch faulende Stoffe unter Bildung von Trimethylamin zersetzt wird, dass der Trimethylamingehalt der faulen Galle also wohl aus Zersetzung des in der Galle enthaltenen Neurin (oder vielmehr des Lecithin, die Galle enthält keine Neurin Ref.) herstammt. Durch Kochen der wässerigen Lösung wird Neurin nicht zersetzt.

GAEHTGENS (27) erhielt nach Injection von Lösung salzsauren Neurins in die Jugularvene keine Veränderung der optischen Eigenschaften des Blutes und keine Gerinnung, aber sehr hervortretende toxische Erscheinungen bei Säugethieren, Stillstand der Respiration bei emporgetriebenem Zwerchfell durch Lähmung der Respirationsnervencentra, sehr schnell eintretende starke Steigerung und nachherige Abnahme des Blutdrucks. Das Froschherz konnte durch das Präparat zum Stillstande in der Diastole gebracht werden.

BEILSTEIN und KUHLBERG (28) halten nach ihren Untersuchungen das Tyrosin für

$$C_6H_4\begin{cases}OH\\C_2H_3(NH_2).CO_2H\end{cases}$$ also für ein Ammoniakadditionsproduct der Paraoxyzimmtsäure

$$C_6H_4\begin{cases}OH\\C_2H_2.CO_2H.\end{cases}$$

Von derselben Ansicht ausgehend, hat BARTH (29) versucht, Tyrosin aus Paracumarsäure darzustellen, aber ohne günstigen Erfolg.

Abweichend von den früheren Angaben von SCHNEIDER fanden SCHMIEDEBERG und SCHULTZEN (30) die Zusammensetzung der aus Hundeharn dargestellten Kynurensäure zu $C_{20}H_{14}N_2O_6+2H_2O$; das Hydratwasser entwich erst bei 150° vollständig. Das bekanntlich schön krystallisirende Barytsalz war die einzige gut krystallisirende Verbindung, die sie erhielten, seine Zusammensetzung $C_{20}H_{12}BaN_2O_6+3H_2O$, das Hydratwasser entwich erst bei 150–160°. Beim Erhitzen auf 265° spaltet sich die Kynurensäure in $2CO_2+C_{18}H_{14}N_2O_2$. Der letztere Körper Kynurin genannt, krystallisirt mit wässeriger Lösung in wasserfreien Krystallen, reagirt neutral, schmilzt bei 201°, giebt mit Platinchlorid oder Goldchlorid gut krystallisirende Doppelverbindungen, mit Salzsäure eine wasserhaltige Verbindung $C_{18}H_{14}N_2O_2+2ClH+2H_2O$; die Platinverbindung ist $C_{18}H_{14}N_2O_2+2ClH+PtCl_4$.

Es kann nach diesen Untersuchungen nicht zweifelhaft sein, dass die Kynurensäure den aromatischen Stoffen zugehört.

Die von SCHREINER (31) bei der Untersuchung von Maikäfern erhaltenen Resultate sind bereits Jahresber. 1871. I. S. 76 beschrieben.

Nach PHIPSON (32) ist ein Körper, dem er den Namen Noctilucin giebt, eine in der Natur ziemlich verbreitete Substanz, welche sowohl das Phosphoresciren todter Fische und des Fleisches anderer Thiere bewirkt, als auch von den Leuchtwürmchen, der Scolopendra electrica und anderen Thieren, die im Dunklen leuchten, vielleicht auch von einigen lebenden Pflanzen, wie Agaricus Euphorbia excernirt wird. Das Noctilucin ist eine flüchtige, stickstoffhaltige Substanz, mischbar aber nicht löslich in Wasser, unlöslich in Alkohol oder Aether. Es ist weiss und leuchtet frisch dargestellt bei Gegenwart von Sauerstoff, indem sich CO_2 bildet. In reinem feuchten Sauerstoff leuchtet es etwas stärker als in atmosphärischer Luft; besonders bei Südwestwind, wenn die Luft viel Ozon enthält, leuchtet es stark. Das Noctilucin giebt immer dasselbe fast einfarbige Licht, dessen Brechbarkeit zwischen E und F liegt. Säuren sowie Alkalien zersetzen das Noctilucin, letztere unter Ammoniakentwickelung. Wird es mit Wasser der Gährung überlassen, so tritt der Geruch nach faulem Käse auf. Frisch riecht es schwach, ähnlich der Capronsäure.

LOEW (33) hat in einem kalt gehaltenen geräumigen Mörser fein gepulvertes, scharf getrocknetes Albumin mit der 14- bis 16fachen Quantität von Salpetersäuremonohydrat behandelt, nach 15 Minuten die gelatinöse entstehende Masse mit Wasser gewaschen, getrocknet und analysirt. Er nennt sie Trinitroalbumin, findet darin C 49,14; H 6,29; N 16,54; S 1,36 pCt. und giebt ihr die Formel $C_{72}H_{106}(NO_2)_3N_{18}SO_{22}$. Ueberlässt man die Gelatine, welche bei Einwirkung der Salpetersäure auf Eiweiss entsteht, einige Zeit sich selbst, so geht sie in Lösung über und bei Verdünnung mit Wasser fällt ein Oxytrinitroalbumin nieder, dem LOEW die Zusammensetzung: $C_{72}H_{106}\left\{\begin{matrix}N_{14}\\(NO_2)_3\end{matrix}\right\}\left\{\begin{matrix}\\(OH)_3\end{matrix}\right\}SO_2OH\,O_{22}$, nach der gefundenen Zusammensetzung und dem Verhalten gegen Aetzalkalilauge (es bildet sich nicht Schwefelkalium) ertheilt.

Bei der Oxydation alkalischer Lösungen von Conglutin aus Lupinen mit übermangansaurem Kali erhielt POTT (34) neben einem caseinartigen Körper fette flüchtige Säuren, deren Barytsalze in Wasser löslich waren; es waren hauptsächlich Buttersäuren, aber auch stickstoffhaltige Säuren. Später berichtet POTT (35), dass bei der Einwirkung von übermangansaurem Kali auf Lösung von Conglutin aus Lupinen Asparaginsäure, durch die Analyse constatirt, erhalten werde, sowie RITTHAUSEN diese Säure früher aus pflanzlichen Eiweisstoffen durch Einwirkung von verdünnter Schwefelsäure erhalten, HLASIWETZ auch aus thierischen Proteinstoffen durch Einwirkung von Brom gewonnen hat.

RITTHAUSEN (36) hat verschiedene Eiweissstoffe aus Pflanzen, Legumin aus Erbsen und Saubohnen, Avenin, Conglutin und Glutencasein in der Weise mit Kupfer verbunden, dass er schwach saure oder schwach alkalische Lösungen dieser Eiweisstoffe mit Kupfervitriollösungen und mit Aetzkali in kleinen Mengen so lange versetzte, als der entstehende Niederschlag noch völlig klar in überschüssigem Kali mit blauvioletter Farbe löslich war. Die Niederschläge wurden mit Wasser ausgewaschen, dann entweder direct über Schwefelsäure getrocknet oder vorher mit Alkohol behandelt. Bei der Elementaranalyse dieser Verbindungen wurden Werthe erhalten, welche erweisen, dass diese Niederschläge Verbindungen der genannten Eiweisstoffe mit Kupferoxyd sind. Conglutin erlitt bei dieser Darstellung eine theilweise Zersetzung unter Ammoniakverlust.

In einer umfassenden Schrift hat RITTHAUSEN (37) die hauptsächlich von ihm und seinen Schülern erhaltenen Resultate der Gewinnung, Analyse, Verbindungen und Zersetzungsproducte in sehr übersichtlicher Weise zusammengestellt. Die Ordnung des Materials ist nach der Herkunft der Eiweisstoffe ausgeführt; zunächst die Eiweisstoffe der Getreidearten: Weizen, Spelt, Roggen, Gerste, Mais, Hafer, in der zweiten Abtheilung die Proteinstoffe des Buchweizens, der Hülsenfrüchte und einiger Oelsamen, wie Raps, Ricinussamen, Lupine, Mandeln. Angefügt ist der zweiten Abtheilung eine Erläuterung der Verhältnisse der Eiweisstoffe gegenüber den Lösungen von Mineralsalzen. Die dritte Abtheilung bespricht die Zersetzungsproducte der Kleberstoffe, des Legumins und Conglutins, die vierte Abtheilung giebt eine Zusammenstellung der analytischen Resultate und Anwendung derselben. Die fünfte Abtheilung schildert die angewendeten analytischen Methoden und ihre Zuverlässigkeit.

(Das besprochene Material ist viel zu umfassend, als dass man versuchen könnte, Auszüge zu geben, aber sehr zu bedauern ist es, dass die zahlreichen Erfahrungen, die an thierischen Eiweisstoffen bereits gemacht sind, so wenig von den Untersuchern pflanzlicher Eiweisstoffe beachtet werden, dass selbst die bei allen pflanzlichen Eiweisstoffen allgemein vorkommenden Verunreinigungen mit Lecithin und anderen phosphorhaltigen organischen Stoffen, die in den von Thieren erhaltenen Substanzen längst Beachtung haben finden müssen, nicht in Rechnung genommen worden, und so bleibt es fraglich, ob nicht die sämmtlichen Resultate dieser vielen Untersuchungen in Frage gestellt werden müssen, jedenfalls muss ein grosser Theil der genannten Stoffe als Zersetzungsproducte bezeichnet werden. Ref.)

WANKLYN (41) findet, dass bei Behandlung mit übermangansaurem Kali Casein 6,5 pCt. NH_3 liefert, Albumin dagegen 10 pCt., beide Stoffe seien hiernach in ihrer Constitution sehr verschieden von einander.

NASSE (42) hat zur Entscheidung der Frage über die Stellung des Stickstoffs in den Molecülen der Eiweisskörper Untersuchungen angestellt über die Veränderung des Stickstoffgehaltes beim Kochen verschiedener Eiweisstoffe unter annähernd gleichen Verhältnissen mit Aetzbarytlösung. Er kommt bei Befolgung des eingehend beschriebenen Verfahrens zu dem Resultate, dass aus den Eiweisstoffen ein Theil des Stickstoffs sehr leicht als Ammoniak ausgetrieben wird, dass beim weitern Kochen mit Barytwasser weiterhin aber geringere Mengen von Ammoniak entwickelt werden, dass aber auch die leicht austreibbare Quantität des Stickstoffs nicht bei allen Eiweisstoffen gleich gross ist. Er findet dieselbe sehr gering beim Eieralbumin und Casein nach ihrer Behandlung mit concentrirter Salzsäure, auch bei dem ebenso behandelten Blutalbumin wurde bei dieser Behandlung wenig N. leicht ausgetrieben; eine grössere Quantität NH_3 lieferten die coagulirten Albumine sowie Syntonin und Fibrin, die grösste Quantität aber der Kleber, von dem $\frac{1}{4}$ des gesammten Ngehaltes leicht ausgetrieben wurde. (Die Procentgehalte an Stickstoff, welche Verf. für seine Präparate von Eiweisstoffen angiebt sind auffallend niedrig. Ref.) In den Syntoninen, welche aus nativen Eiweisstoffen Eieralbumin, Blutalbumin, Kleber, Casein dargestellt waren, fand sich stets eine etwas reichlichere Quantität leicht als Ammoniak abtrennbaren Stickstoffs als in den Muttersubstanzen und in diesen wieder mehr davon als in den durch längere Behandlung mit concentrirter Salzsäure, Eintragen der Lösung in Wasser und nachherige Neutralisation gewonnenen Präparate. NASSE schliesst nun aus seinen erhaltenen Resultaten, dass ein Theil des Stickstoffs in den Eiweisstoffen gebunden sei in der Weise wie im Harnstoffe, in den Amiden im Allgemeinen und den Aminsäuren. An das Vorhandensein einer nitrilartigen Bindung des N. im Eiweiss glaubt er nicht. Ein zweiter Theil des Stickstoffs in den Eiweisstoffen sei gebunden wie in den Amidosäuren (Leucin, Glutaminsäure u. s. w.) Ein dritter Theil des Stickstoffs sei wohl fest gebunden, wie der Stickstoff im Sarkosin, so fest dass er durch Barythydrat nicht abgespalten werden könne. NAWUK bespricht schliesslich das Verhältniss seiner Resultate zu denen, die sich aus den Untersuchungen von HÜFNER, HLASIWETZ und SCHULTZEN ergeben haben.

Bei den meisten Oxydationen von Gallenfarbstoff, besonders der GMELIN'schen Gallenfarbstoffreaction bildet sich nach STOKVIS (43) ein Nebenproduct, welches durch Reductionsmittel besonders durch Schwefelammonium in alkalischer Lösung schön rosaroth gefärbt wird und in hinreichend concentrirter Lösung mit dem Spectralapparate untersucht einen breiten schwarzen Streifen von D bis b, in verdünnter Lösung zwischen D und E ein schmäleres nahe bei E gelegenes Band zeigt. Dieser Körper ist kein Bestandtheil der Galle selbst auch kein eigentliches Oxydationsproduct des Bilirubin, ist weder in Aether noch in Chloroform löslich, wird auch nur durch Bleiessig und Ammoniak gefällt. Es findet sich der reducirbare Körper in Gallensteinen vom Menschen und vom Rinde und wird durch Auskochen mit Wasser und nachheriges Ausziehen mit verdünnter Säure gewonnen. Es findet sich im Harn nicht im normalen Zustande, aber nach längerem Hungern, bei Icterus in fieberhaften Krankheiten, Variola, Typhus, Intermittens in Spuren im Darminhalte. Schliesslich wird angegeben, wie man diesen Körper in Flüssigkeit auffinden kann.

SCHENK (45) beschreibt die Spectralerscheinungen, welche die purpurrothen Lösungen von gallensauren Salzen nach ihrer Behandlung mit Zucker und Schwefelsäure geben. Ist die Lösung passend verdünnt, am zweckmässigsten ist alkoholische Lösung, so zeigt sich ein Absorptionsstreif im Raume zwischen D. und E. neben letzterer Linie und ein anderer vor F. Durch diese Streifen unterscheiden sich die Gallensäuren von den Eiweisstoffen, Amylalkohol, Oelsäure, da diese mit wenig Zucker und viel Schwefelsäure behandelt zwar eine ähnliche Färbung, aber bei der Spectraluntersuchung nicht die beschriebenen Streifen zeigen. Die Andeutungen, welche SCHENK über die Fluorescenz der Lösungen von Gallensäuren oder Cholesterin in Schwefelsäure macht, bieten nichts Neues.

MOLESCHOTT und FUBINI (46 und 47) haben sich überzeugt, dass Chondrin aus wässriger Lösung gefällt in sehr viel starker Essigsäure ein wenig löslich ist, dass ferner ungefähr 4,11 krystallisirte SO_4Cu zur Ausfällung von 1 Gew.-Theil Chondrin erforderlich sind, dass 6,2 Gew.-Theile Alaun in der Siedehitze 1 Gew.-Theil Chondrin fälle, dass in den Knochen Erwachsener kein Chondrin enthalten ist, dass endlich Kochen mit starker Essigsäure ein wenig Chondrin unter Bildung von einem Kupferoxyd in alkalischer Lösung reducirenden Körper zerlegt.

RABUTEAU und MASSUL (48) haben Hunden cyansaures Kali bis zu 3 grm. in den Magen gebracht und beobachtet, dass sie gesund blieben und im Harne kohlensaures Alkali ausschieden. Als sie 1 Grm. cyansaures Kali in die Vene einspritzten, starben die Hunde, aber die Vergiftung war durch Kalium bewirkt, denn Cyansaures Natron in dieser Dosis in's Blut injicirt, tödtet die Thiere nicht; sie scheiden kohlensaures Alkali durch den Harn aus.

Um zu untersuchen, ob die Entstehung von Ameisensäure neben dem Chloroform bei der Spaltung des Chloralhydrats im Organismus von Einfluss sei, hat BYASSON (49) Versuche mit Ameisensäureäthyläther angestellt, indem er denselben als Einathmung oder vom Magen her oder subcutan auf Thiere einwirken liess, dieser Aether bewirkt eingeathmet Asphyxie, Abkühlung bis 35°; Anästhesie tritt nicht ein, die Muskeln werden aber erschlafft und es zeigt sich Neigung zum Schlaf. 6–8 grm. Menschen gegeben brachte Schlafneigung hervor. BYASSON glaubt hierin eine Bestätigung seiner (schon viel früher von LIEBREICH ausgesprochenen Ref.) Ansicht zu finden, dass die Wirkung des Chloralhydrats zum Theil auch auf der Entstehung von Ameisensäure bei seiner Zerlegung im Organismus beruhe.

BOUSSINGAULT (50) hat im Blute vom Rinde und Schwein im Fleisch verschiedener Thiere und in andern Nahrungsmitteln den Gehalt an Eisen bestimmt und folgenden Gehalt für 100 grm. Substanz gefunden:

Rindsblut	0,0375
Schweineblut	0,0[illegible]34
Muskelfleisch vom Rinde	0,0048
" " Kalbe	0,0027
Fischfleisch (Weissfisch)	0,0015
Ganzer Fisch "	0,0089
Frische Gräten vom Weissfisch	0,0100
Schellfisch an der Luft getrocknet	0,0372
Stockfisch ausgewässert	0,0042
Kuhmilch	0,0018
Hühnereier	0,0057
Schnecken ohne Schalen	0,0036
Schalen ohne die Schnecken	0,0295
Rindsknochen frisch	0,0120
Knochen von Hammelfüssen	0,0209
Horn vom Ochsen, trocken	0,0083
Schwarzes Menschenhaar (40jähriger Mann)	0,0755
Pferdehaare	0,0[illegible]07
Taubenfedern	0,0179
Schafwolle	0,0402
Hasenhaut frisch	0,0039
Hasenhaare	0,0210
Mäuse (ganze Thiere)	0.0110
Menschlicher Urin im Mittel	0.0004
Pferdeharn	0,0014
Pferdeexcremente (feucht)	0.0138
Weisses Brod	0,0048
Mais	0,0036
Reis	0,0015
Weisse Bohnen	0,0074
Linsen	0,0083
Hafer	0,0131
Kartoffeln	0,0016
Gelbe Rüben (Wurzeln)	0,0009
Blätter gelber Rüben	0,0066
Aepfel	0,0020
Spinatblätter	0,0045
Kohl, Inneres (etiolirt)	0,0009
Kohl, grüne Blätter	0,0039

Champignons	0,0012
Heu	0,0078
Getreidestroh	0,0066
Seegras an der Luft getrocknet	0,0548

Getränke in 1 Liter:

Rothwein von Beaujolais	0,0109
Weisser Wein Elsass	0,0076
Bier	0,0040
Selterwasser (Berry 14. Mai)	0,00040
Wasser der Marne 10. April	0,00105
- - Dhuis 10. -	0,00104
Brunnenwasser von Grenelle	0,00160
- - Passy	0,00280
Meerwasser von Nizza	0,0070

Den Eisengehalt der Nahrung berechnet BOUSSINGAULT hiernach:

Ration des französischen Fusssoldaten	0,0661
- Landsoldaten	0,0780
- englischen Arbeiters	0,0912
- irländischen -	0,1090
- Galeerensträflings bei der Arbeit	0,0591
- Reservecavalleriepferdes	1.0166
- Pferdes am schweren Fuhrwerk	1,5612

HÜFNER (51) hat Analysen von Pankreasfermentpräparaten, die er nach v. WITTICH's Methode (Jahresber. 1870, I. S. 97) erhalten hatte, angestellt, dieselben ergaben keine hinreichend übereinstimmenden Resultate. Verf. knüpft an seine Untersuchungen verschiedene allgemeine Betrachtungen über Fermente rücksichtlich deren auf das Original verwiesen werden muss.

Auch der Vortrag (52) behandelt verschiedene Vergleiche und allgemeine, zum Theil theoretische Betrachtungen, aus denen neue Folgerungen nicht sich ableiten lassen; auch hier ist auf das Original zu verweisen.

GARTENMAYER (53) giebt an, dass (entgegen den Behauptungen von LIEBIG) nicht allein die gebrannte Magnesia (welche PASTEUR bei seinen Versuchen über das Wachsthum der Hefe benutzt hatte), das Ammoniak aus Lösungen völlig austreibe, sondern dass sogar phosphorsaure Ammoniak-Magnesia beim Kochen in Wasser ohne Aetzmagnesiazusatz in einigen Minuten das Ammoniak entwickele.

KRAPP (54) fand, dass Chlorkalium und überhaupt Kalisalze, wie es LIEBIG angegeben hat, die Alkoholgährung zunächst beschleunigen, aber die Einwirkung ist nur in den ersten Stunden der Gährung deutlich, später verlangsamt sich die Gährung wieder und er glaubt, dass die Einwirkung der Kalisalze auf Hefe sich vergleichen lasse ihrer Einwirkung auf die Muskeln, auch gegen die Hefenzelle wirke sie als Reiz und auf den Reiz folge dann die Ermüdung, daher die später langsamere Gährung.

GUNNING (55) prüfte die Einwirkung von Glycerin auf gesichte und mit Wasser vorher gewaschene Hefe. Er fand, dass Glycerin der Bierhefe nicht allein das Rohrzucker umsetzende Ferment vollständig zu entziehen vermag, sondern dass nach Auswaschen der Hefe mit Glycerin mittelst der BUNSEN'schen Wasserluftpumpe auch die Fähigkeit derselben Alkoholgährung in Traubenzuckerlösung hervorzurufen verloren geht. Die Zellen erleiden hierbei in ihrem mikroskopischen Ansehen keine wesentliche Aenderung, dagegen wohl in ihrer chemischen Zusammensetzung. Die frische, mit Wasser gewaschene Hefe enthielt bei 110° getrocknet 9,57 bis 10,13 pC. Stickstoff, nach Auswaschen mit Glycerin 8,34 bis 6,82 pC. Stickstoff auch der Gehalt an Säuren, besonders an Phosphorsäure (vorher 5,47 pC., nachher 4 pC.) hatte abgenommen. Beim Stehen in Zuckerlösung geben die mit Glycerin extrahirten Hefen erst nach 4 Tagen eine kräftige Gährung und da hatten sich neue Zellen gebildet. Versuche mit verschiedenen Salzlösungen, PASTEUR'scher Flüssigkeit und Meerwasser ergeben: dass die Anwesenheit von Ammoniaksalzen ebenso wie von Chlornatrium oder anderen Salzen die Gährung steigern, dass die PASTEUR'sche Flüssigkeit für sich allein keine Nahrung für die Hefezellen darstellt, wohl aber bei Anwesenheit von Eiweisskörpern oder Fermenten.

Unter den Producten der alkoholischen Gährung bei gewöhnlichem Drucke fand BROWN (56) Stickstoff, Wasserstoff, einen Kohlenwasserstoff und zuweilen Stickoxyd. Bei einem auf 400 bis 450 Mm. verminderten Drucke wurde weniger Stickstoff und mehr Wasserstoff gebildet. Stickstoff entwickelt sich nur bei Gegenwart von Eiweissstoffen in der Flüssigkeit, Ammoniaksalze entwickeln ihn nicht. Stickoxyd fand sich nur bei Anwesenheit von Nitraten. Bei Gährung unter geringem Drucke entstand verhältnissmässig viel Essigsäure und Aldehyd.

Durch einige Versuche, die er schildert, glaubt BÉCHAMP (57) darthun zu können, dass organisirte Fermente sich in Flüssigkeiten, die völlig frei von eiweissartigen Stoffen sind, entwickeln können und dass die Hefezellen, entstehend aus den Mikrozymas der Atmosphäre hierbei ähnlich andern Pflanzen als synthetische Apparate zu betrachten sein, indem sie die organische Materie ihrer Gewebe bilden mit Hülfe des ihr zugängigen Materials und dabei die gährungsfähigen Substanzen, die ihr dargeboten werden, verzehre. Die Resultate, welche PASTEUR in dieser Richtung erhalten habe, die LIEBIG leugne, seien also richtig. Dass die Rückstände der Hefe bei Verbrennung Schwefelsäure enthielt, habe PASTEUR nicht gewusst, dass sei vielmehr von ihm erst nachgewiesen.

BÉCHAMP (58) erhielt aus Hefe Leucin und Tyrosin ziemlich reichlich; er sagt ferner: die Hefe secernire bei der Gährung Phosphorsäure. Die LIEBIG'sche Darstellung über die Alkoholgährung wird heftig angegriffen, aber neue Thatsachen gar nicht angeführt.

In der französischen Academie der Wissenschaften wurde in Folge von Mittheilungen von PASTEUR (60 und 61) eine lange fortdauernde Debatte über den Ursprung der Hefe und die Ursache der Gährung geführt, an welcher sich hauptsächlich als Gegner der Angaben von PASTEUR FREMY (62) und TRÉCUL, als Anhänger PASTEUR's, DUMAS, BALARD

u. A. betheiligt haben. Es muss hinsichtlich der streitigen Punkte und der beiderseits hervorgehobenen Argumente auf die Compt. rend. der Academie selbst verwiesen werden; nur die folgenden Sätze mögen hier Platz finden, welche Pasteur in einer Erwiederung (61) gegen Fremy aufgestellt hat: 1) der Keim der Weinhefe ist der Keim von Mycoderma vini; 2) die Weinhefe unterscheidet sich von der eigentlichen Bierhefe (derjenigen, welche Lavoisier, Gay-Lussac, Thenard, Cagniard Latour unter den Händen hatten) dadurch, dass von der letzteren nicht eine einzige Zelle in dem gährenden Traubensafte zu finden ist; 3) die Weinhefe ist identisch mit der Bierhefe der Untergährung der sog. deutschen Biere; 4) der Keim der Mycoderma vini ist einer der am meisten verbreiteten in der atm. Luft, besonders im Frühjahr und Sommer. Diese Mycoderma hat 2 bestimmt unterschiedene Lebensweisen: wohnt sie, so bemächtigt sich des Sauerstoffs der Luft, bedient sich desselben zur Assimilation ihrer Nahrungsmittel und führt ihn in CO_2 über; fermentirt, sie entwickelt sich bei Ausschluss der Luft und wird alkoholbildende Weinhefe.

Hauptsächlich in Opposition gegen Liebig's Arbeiten über die Gährung hat Dumas (63) eine lange Auseinandersetzung von Versuchen angegeben, deren Resultate er schliesslich selbst zusammenfasst. Aus dieser Zusammenstellung würden folgende Punkte hervorzuheben sein: keine chemische Bewegung, in einer Zuckerlösung erregt, ist im Stande, den Zucker in Alkohol und CO_2 zu verwandeln. Die durch die Hefe hervorgerufenen Bewegungen werden auf keine bestimmbaren Entfernungen bis durch irgend eine wässrige, ölige oder metallische Flüssigkeit fortgepflanzt. Die Ansicht von Berzelius ist nicht haltbar, weil unter dem Einflusse gewisser Salze Hefe, Zucker und Wasser sich in einer Flüssigkeit befinden können, ohne dass Alkoholbildung erfolgt, während doch die Umwandlung des Rohrzuckers in Fruchtzucker geschieht. Die Einwirkung der Hefe und der Gang der Gährung können gemessen und regulirt werden wie eine chemische Reaction. Sie geht in der Dunkelheit langsamer von Statten als im Lichte, im Vacuum auch langsamer. Während der Gährung findet keine Oxydation statt, vielmehr bildet sich aus Schwefel Schwefelwasserstoff. Neutrale Gase ändern die Kraft der Hefe nicht. Säuren, Basen und Salze können einen störenden oder einen beschleunigenden Einfluss auf die Gährung ausüben, den letztern beobachtet man jedoch selten. Kieselsaures, borsaures Kali, Seife, schwefligsaure und unterschwefligsaure Salze, neutrales weinsaures sowie essigsaures Kali ermöglichen die physiologische Analyse der Hefe und ihrer Einwirkung.

Den Anschauungen von Pasteur schliesst sich Dumas eng an. Im Uebrigen muss auf das Original verwiesen werden.

Dumas (64) hat ferner die interessante Beobachtung gemacht, dass eine Lösung von Borax nicht allein die Hefe coagulirt, sondern auch die Einwirkung des Rohrzuckerferments in der Hefe aufhebt, ebenso das Emulsin die Diastase und das Myrosin an ihren fermentativen Einwirkungen hindert.

An diese Mittheilungen von Dumas schliessen sich jetzt eine Anzahl von weiteren Publikationen in den Compt. rend. der Academie über die Gährung hindernde Einwirkung verschiedener Körper.

Rabuteau und Papillon (65) finden, dass kieselsaures Natron noch kräftiger die Alkohol-, Harn-, Milchsäure-Gährung und Fäulniss hindert als der Borax. Sie haben auch einen Hund Albuminurie, Erbrechen, Durchfall bekommen und nach 9 Tagen sterben sehen, als sie ihm 1 Grm. kieselsaures Natron in die Vene gespritzt hatten.

Nach Béchamp's (66) Versuche ist es nicht Borsäure, welche das Hinderniss der Gährung macht, sondern eine Eigenthümlichkeit des Borax, dem hierin auch das doppeltkohlensaure Natron nahekommt.

Crace Calvert (68) zählt verschiedene Classen von Stoffen auf, welche bald den einen bald den anderen Gährungs- oder Fäulnissprocess stören.

Petit (67) findet, dass bei einem Gehalte von 1 pCt. Borax mit Hefe versetzte Zuckerlösung in gewöhnlicher Weise Gährung zeigt. Mit 1 pCt. kieselsaurem Natron versetzte Gährungsmischung zeigte Verzögerung von 1 Stunde, dann trat die Gährung in normaler Weise ein. Er schildert dann noch die Einwirkung verschiedener Salze schwerer Metalle auf den Gang der Gährung.

Laborde (71) hat in die Wandungen eines Glaskolbens von beiden Seiten Platindrähte eingeschmolzen, dann den Kolben theilweise mit einem Pflanzenaufguss gefüllt, den Hals ausgezogen, zum Kochen erhitzt, den Kolben zugeschmolzen und zunächst für sich liegen lassen, dann im Kolben durch einen galvanischen Strom Sauerstoff entwickelt und wieder liegen lassen. Es zeigte sich keine Pilzbildung, während diese bald erschien, als die Lösung nachher offen an der Luft stand.

Lex (72) beobachtete, dass reine Harnstofflösung auch nach Zusatz von etwas phosphorsaur. Natron von der Luft unverändert bleibe, dass aber nach Zusatz von Zucker oder Glycerin oder pflanzensaurem Alkali zu jener Mischung sich bald Bacterien einfinden und nach einiger Zeit Ammoniak in der Mischung durch Nessler's Reagens nachzuweisen ist. Dies Ammoniak erscheint stets erst einige Tage nach dem Auftreten der Bacterien und zwar wird die Flüssigkeit zunächst sauer, wenn Zucker oder Glycerin, alkalisch, wenn weinsaures Alkali angefügt war. Das Ammoniak bildet sich nicht aus den Bacterien, sondern aus dem Harnstoff. Auch hippursaures Natron wurde in Lösung mit phosphorsaurem Natron durch Bacterien unter Bildung von benzoesaurem Salz zerlegt. Leucinlösung mit phosphorsaurem Natron versetzt, gab Bacterien fauligen Geruch, später Ammoniak, Baldriansäure wurde nicht gefunden.

Stärkekleister mit phosphorsaurem Natron und einer Stickstoffverbindung stehen gelassen, giebt Bacterien und bald wird die Lösung Kupferoxyd reducirend.

Harnsäure in Lösung von phosphorsaurem Natron gelöst, giebt beim Stehen in einigen Tagen Bacterienentwicklung und es bildet sich unter allmäligem Alkalischwerden der Flüssigkeit Harnstoff und kohlensaures Ammoniak, Allantoin- und Oxalsäure wurde nicht gefunden. LEX macht uns darauf aufmerksam, dass die Bacterien zu ihrem Lebensprocesse 1) eine organische Kohlenstoff-, 2) eine Stickstoffverbindung, 3) ein lösliches Phosphat brauchen.

Der Harnstoff kann als Stickstoffverbindung aber nicht als Kohlenstoffverbindung von ihm benutzt werden, als Stickstoffverbindung reichen für die Bacterien auch die Nitrate hin, die zu Nitrit reducirt, später in organischen Stickstoffverbindungen umgewandelt werden.

BÉCHAMP (73) findet, dass bei der bekannten Gährung der Leber beim Stehen mit Wasser (BÉCHAMP benutzt verdünnte Carbolsäurelösung) sich neben CO_2, Wasserstoff und Schwefelwasserstoff, bemerkbare Mengen von Alkohol und Essigsäure bilden.

ARNOLD (74) hat in dem Hämatoxylin ein vortreffliches Mittel zur Färbung von Zellenkernen in histologischen Präparaten gefunden, das sich dadurch sehr vortheilhaft vor dem Carmin auszeichnet, dass es nicht nachträgliche diffuse Färbung des Protoplasma bewirkt. Er empfiehlt zur Anfertigung des Präparats gewöhnliches Campecheholzextract, pulverisirt mit der dreifachen Menge Alaun sorgfältig zusammen zu reiben, mit etwas destillirtem Wasser zu versetzen, zu filtriren, dann auf eine Unze der Flüssigkeit 2 Drachmen 75procentigen Alkohols zuzufügen. Es ist zweckmässig vor der Filtration und dem Alkoholzusatz ein Paar Tage stehen zu lassen. Bildet sich später in der Mischung ein schaumiger Absatz, so fügt man einige Tropfen Alkohol hinzu. Färbt man Präparate, die in Alkohol oder Chromflüssigkeit erhärtet waren, stark mit dieser Flüssigkeit, so werden die Kerne schwarz, die Protoplasmen purpurroth, bei schwächerer Tingirung wird der Kern brillant purpurroth, alles übrige farblos. Er empfiehlt die Schnitte einige Zeit in die Hämatoxylinlösung zu legen, mit Wasser zu waschen, dann in 75procent. Alkohol zu legen, dann in Nelkenöl aufzuhellen, dann in Balsam in Chloroform gelöst oder in Damarfirniss einzuschliessen.

KOLBE (75) fand, dass von überchlorsaurem Kali 0,53 Grm. in 100 Cbcm. 36procentigen Alkohols bei 17° und 0,265 Grm. in 100 Cbcm. von 63procentigem Alkohol löslich sind, dass deshalb die Trennung von Kali und Natron nach der Methode, wie sie SCHLÖSING (Jahresber. 1871. I. S. 72) beschrieben hat, nicht ausführbar ist.

FLECK (76) kommt durch eine Reihe von Versuchen zu dem Resultate, dass das Nessler'sche Reagens nicht allein das schärfste Mittel zur Erkennung von Ammoniak in Fluss- und Brunnenwässern, sondern auch zur Quantitativbestimmung desselben geeignet ist, da sich seine Ammoniakverbindung in Lösungen, die Kalk- oder Magnesiaverbindungen enthalten, gut absetzt, in unterschwefligsaurer Natronlösung sich klar löst, in dieser Lösung das Quecksilber mit Schwefelleber gut titrirt werden kann. Der durch das Reagens in ammoniakhaltigen Flüssigkeiten bewirkte Niederschlag enthält auf 4 Atome Quecksilber 1 Atom Stickstoff.

FLEISCHER (77) hat die Methode von WILDENSTEIN zur massanalytischen Bestimmung der Schwefelsäure durch titrirte Lösungen von chromsaur. Kali und von Chlorbarium auch auf solche Lösungen auszudehnen versucht, welche nicht allein Alkalien, sondern auch Magnesia, Zink, Cadmium, Nickel, Kobalt, Thonerde, Eisenoxyd Phosphorsäure u.s.w. enthalten. Die Schilderung der Methode würde hier zu weit ins Einzelne führen; sie gab bei schneller Ausführbarkeit so genaue Resultate, dass in der Regel nur 1–2 Milligramm SO_3 zu wenig gefunden wurden.

BERTHELOT (78) zeigt, dass Chlorbenzoyl von Wasser sehr langsam angegriffen wird, enthält dagegen das Wasser etwas Alkohol, so bildet sich Benzoeäther und fügt man dann Kalilauge hinzu, so löst sich fast momentan das Chlorbenzoyl während der Benzoeäther nicht sogleich angegriffen wird. Selbst bei 1 Tausendstel Alkoholgehalt im Wasser ist der Geruch des Benzoeäthers noch erkennbar.

GUARESCHI (79) hat gefunden, dass alkalische Phenolverbindungen warm mit Chloroform zusammengebracht, sofort Rosolsäure bilden und das Phenol hierdurch in Spuren gut erkannt werden kann.

FELTZ (80) bestätigt die bereits von SCHMIDLER (vergl. oben III. 19.) beschriebene Erscheinung, dass alkalische Kupferlösung von Rohrzucker langsam reducirt wird.

PALMIERI (81) und ebenso HOUZEAU fanden, dass atm. Luft ihren Ozongehalt einbüsst, wenn sie durch eine lange Glasröhre geleitet wird.

BOILLOT (82) beschreibt ein einfaches Verfahren, um in einem trocknen Sauerstoffstrome viel Ozon zu erzeugen. Die Ozonisirung erfolgt durch einen Inductor, Gaskohle dient als Conductor.

IV. Blut, seröse Transsudate, Lymphe, Eiter.

1) [illegible], W., Ueber die Dimensionen der rothen Blutkörperchen. Histologische Beiträge etc. Tübingen. gr. 8. 61 S. und LXVI. — 2) Schiffer, J., Ueber die [illegible] Gerinnung des Blutes im lebenden Thier nach Injection fibrinoplastischer Substanz in die Gefässbahn. Centralbl. f. d. med. Wiss. No. 18. — 3) Schmidt, A., Ueber die Faserstoffgerinnung. Vorläufige Mittheilung. Arch. f. d. ges. Physiol. V. S. 481. — 4) Derselbe, Neue Untersuchungen über die Faserstoffgerinnung. Ebendas. VI. S. 413–[illegible]. — 5) Lussana, F., Sull' origine della fibrina. Lo sperimentale Dicembre T. XXX, p. 577–611. — 6) Goodman, J., Ueber das Fibrin, seine Entstehung und Entwickelung im thierischen Organismus. Chem. News 28. 4. 17. — 7) Tiegel, E., Ueber eine Fermentwirkung des Blutes. Arch. f. d. ges. Physiol. VI. S. 249–266. — 8) [illegible], Ueber die [illegible] des [illegible] Blutes. Zeitschr. f. Biologie VIII. S. 14?. — 9) [illegible], Ueber die Anwendbarkeit der Methode zur Harnstoffbestimmung von Bunsen für das Blut. Arch. f. pathol. Anat. u. Phys. LV. — 10) [illegible], Recherches sur la nature du globule sanguin d'après une note de Mm. Béchamp et

Setor. Compt. rend. LXXIV p. 1254. — 11) Gréhant, N., Recherches comparatives sur l'absorption des gaz par le sang. Compt. rend. LXXV. p. 194. — 12) Derselbe, [illegible] del gas del sangue. Annal. univ. di Med. Aprile e Maggio. p. [illegible] — 13) Mathieu, Ed. et Urbain, V., Des gaz du sang, expériences physiologiques sur les circonstances qui en font varier la proportion dans le système artériel. Arch. de Physiol. norm. et path. No. 1. p. 1–24; 190–204. No. 2 p. [illegible]–[illegible] No. 4. p. 447–469 No. 5 p. 573–587. No. 6 p. [illegible] — 14) Dieselben. Compt. rend. LXXIV. p. 190 (Auszug). — 15) Estor, A. et Saint-Pierre, C., Note sur les analyses des gaz du sang; influence de l'eau. Compt. rend. LXXIV. p. [illegible] Journ. de l'anat. et de la phys. [illegible] p. 191. — 16) Zuntz, N., Ist Kohlenoxydhämoglobin eine feste Verbindung? Arch. f. d. ges. Physiol. V. S. 584–586. — 17) Podolinski, S., Ueber die Absorbirbarkeit des Kohlenoxyds und des Stickoxyds aus dem Blute. Ebendas. VI. S. 553. — 18) Selmi, F., Ber. d. deutsch. chem. Gesellsch. V. S. [illegible]. (Darstellung von Blutkrystallen). — 19) Gähtgens, R., Ueber Blutfarbstoffe. Arch. f. path. Anat. u. Physiol. LVI. S. 420 Zeitschr. f. anal. Chem. 11. S. 150. Chem. Centralbl. No. 27. — 20) Jarisch, A., Untersuchungen über die anorganischen Bestandtheile des Blutes. Ann. Chem. Pharm. 163. S. 236 (vergl. Jahresber. 1871. I. S. 62. Nur Abdruck dieser Arbeit). — 21) [illegible], Eine neue Methode zur Bestimmung des Kalkes und der Phosphorsäure im Blutserum. Arb. a. d. physiol. Anst. zu Leipzig VI. S. 63. — 22) Schenk, S. L., Ueber das Verhalten des Chlors im Organismus. Wien. med. Wochenschr. No. 17. (Vergl. unten VIII. [illegible] No. 10 u. [illegible]). — 23) Derselbe, Anat.-physiol. Untersuchungen Wien S. 10. (vergl. unten [illegible] No. 15 u. No. 20) — 24) Quincke, H., Ueber den Hämoglobingehalt des Blutes in Krankheiten. Arch. f. pathol. Anatomie u. Physiologie LIV. — 25) Spiegelberg, O. und Gscheidlen, R., Untersuchungen über die Blutmenge trächtiger Hunde. Arch. f. Gynäkologie IV. Heft 1. — 26) Malassez, L., De la numération des globules rouges du sang chez les mammifères, les oiseaux et les poissons. Compt. rend. LXXV. p. 1528. — 27) Lesser, E. A., Eine Methode um grosse Lymphmengen vom lebenden Hunde zu gewinnen. Arb. a. d. physiol. Anst. zu Leipzig VI. S. 94–102. — 28) Hammarsten, O., Ueber die Gase der Hundelymphe. Ebendas. VI. S. 121–136 — 29) [illegible], Zwei Abhandlungen über Lymphbildung. Academische Gelegenheitsschriften. Berlin 4°. S. 40 u. 72 — 30) Campani, Gaz. chim. ital. p. 449. Ber. d. deutsch. chem. Gesellsch. V. No. 5 S. 287. — 31) Boussingault, Sur la répartition du fer dans les matériaux du sang. Compt. rend. LXXV p. 820 — 32) Derselbe, Recherches du fer dans le sang d'un animal invertébré. Ebendas. LXXV. 178. — 33) Becquerel, Des moyens d'augmenter les effets des actions électrocapillaires dans les corps inorganiques et des effets de même genre produits dans les corps organisés vivants. Compt. rend. LXXV. p. 1310.

Die von MANASSEIN (1) ausgeführten Untersuchungen über die Dimensionen der rothen Blutkörperchen im Blute sehr verschiedener Thiere und die Veränderungen, welche sie durch Einwirkung des traumatischen Fiebers, der Temperaturerhöhung, der Kohlensäure und des Sauerstoffs erfahren, über welche bereits kurz hinsichtlich der Resultate berichtet ist (Jahresber. 1871. I. S. 61), sind jetzt ausführlich erschienen. Einen Auszug aus dieser umfassenden und mühevollen Arbeit zu geben, ist nicht möglich.

Es war von NAUNYN behauptet worden und durch spätere Arbeiten scheinbar bestätigt, dass durch Gefrieren und Wiederaufthauen gelöste Blutkörperchen in die Adern eines Thieres injicirt den sofortigen Tod des Thieres herbeiführen. SCHIFFER (2) hatte sich zunächst in einer Versuchsreihe an Kaninchen davon überzeugt, dass dies allerdings in den meisten Fällen so eintraf, aber durchaus nicht in allen, als er aber dann bei Hunden diese Injectionen wiederholte, indem er 25 Ctm. und weit darüber vom lackfarbenen Blute in die V. jugular. injicirte, ging nicht eins dieser Thiere zu Grunde. Der unmittelbar nach der Operation aus der Blase ausgepresste Harn des Thieres war hämoglobinhaltig, nach einigen Stunden war das gelöste Hämoglobin ausgeschieden und im Urine nichts mehr davon nachzuweisen. SCHIFFER zieht nun aus seinen Versuchen besonders den Schluss, dass man Lösungen von fibrinoplastischer Substanz in das Blut injiciren könne, ohne dass Gerinnung des Blutes erfolge, dass also die Ursache der Nichtgerinnung des Blutes im lebenden Gefässe nicht so einfach nachweisbar seien, als man sie sich neuerdings vorgestellt habe.

A. SCHMIDT (3 u. 3) hat bei der weiteren Verfolgung des Processes der Fibringerinnung und ihrer Ursachen sich zunächst davon überzeugt, dass der Körper, welchen er früher als allein aus fibrinoplastischer Substanz bestehend betrachtete und benannte, ein Gemenge darstellt von 2 Substanzen, deren einer ein Eiweissstoff mit den früher vom Verf. bezeichneten Eigenschaften ist, während der andere erst jetzt von ihm gefundene, aber noch nicht genügend isolirte, bei dem Vorgange der Fibringerinnung in der Weise eines Fermentes wirkt. SCHMIDT sucht die Anschauung BRÜCKE's, nach welcher Serumalbumin und fibrinoplastische Substanz nicht verschiedene Eiweissstoffe seien, zurückzuweisen, zeigt, dass die geringe Menge Salz, die sich im Blutserum findet, nicht hinreichen würde, so viel fibrinoplastische Substanz zu lösen, als sich Albuminstoff darin befindet. Er schildert ferner die Fähigkeit des Sauerstoffs, die gefällte fibrinoplastische Substanz zu lösen und wendet sich nach der Besprechung der Eigenschaften der fibrinoplastischen Substanz und der Lösungsfähigkeit von Salzlösungen für dieselbe zu dem neugefundenen Fermente. Zur Darstellung einer wässrigen Lösung des Fibrinfermentes wird 1 Th. Blutserum mit 15–20 Th. starkem Alkohol coagulirt, das Gemenge mindestens 14 Tage stehen gelassen, dann filtrirt, der Niederschlag über Schwefelsäure getrocknet, pulverisirt und mit kaltem Wasser extrahirt. Das Ferment löst sich in Wasser; es ist für sich nicht im Stande, die fibrinogene Substanz in Fibrin zu verwandeln, es gehört hierzu noch fibrinoplastische Substanz, doch gelang es nicht, diese letztere ganz frei von Ferment zu gewinnen. Das Ferment entsteht im Blutplasma, nicht in den Blutkörperchen. Zum Zustandekommen der Gerinnung des Fibrins ist der Sauerstoffzutritt erforderlich. Die fibrinoplastische und fibrinogene Substanz treten nicht in bestimmten Aequivalenten zusammen, indem sie Fibrin bilden. SCHMIDT wendet sich dann zur ausführlichen Besprechung des Verhaltens der Fermente, des Blutfarbstoffs und anderer Stoffe gegen Wasserstoffhyperoxyd; es muss in dieser Beziehung auf das Original verwiesen werden, da es nicht möglich wäre, in Kürze einen genügenden Auszug zu geben.

Hauptsächlich in Entgegnung gegen die Behauptungen von Mantegazza, welcher die Fibringerinnung von einer Einwirkung gereizter farbloser Blutkörperchen herleitet (Annali univ. di Med. 1871. Ricerche sperimentali sull'origine della fibrina sulla causa della coagulazione del sangue del Prof. P. Mantegazza) stellt Lussana (4) zunächst die verschiedenen Ansichten, welche über die Entstehung des Fibrins ausgesprochen sind, zusammen, beschreibt dann eine grössere Anzahl von Versuchen, in denen er den Fibringehalt des Blutes von tetanisirten und ruhenden Gliedern verschiedener Thiere, dann den Gehalt an Fibrin im Blute verschiedener Gefässprovinzen mit einander vergleicht. Lussana beschreibt ausführlich die dabei benutzten Methoden. Einige Reihen von Fibrinbestimmungen an Thieren, denen häufige Blutentziehungen gemacht wurden, führten zu dem Resultate, dass die ersten Blutentziehungen den Fibringehalt des Blutes vermindern, die späteren ihn vermehren, dass endlich auch durch die Inanition der Fibringehalt vermehrt wird. Er geht von der Ansicht aus, dass das Fibrin des Blutes und der Lymphe ein verflüssigter und oxydirter Detritus der albuminoiden Gewebe besonders des Bindegewebes sei, der unter dem Einflusse des sich umwandelnden Globulins, welches aus der Zersetzung der rothen und der farblosen Blutkörperchen entstehe, gerinne. Hinsichtlich der einzelnen Versuche und ihrer Resultate muss auf das Original verwiesen werden.

Tiegel (7) fand, dass Glycogen oder Amylumkleister theilweise oder ganz in Zucker umgewandelt werden, wenn bei einer Temperatur von 30—40° in der Lösung suspendirte Blutkörperchen durch irgend ein Mittel (gallensaure Salze, Aether etc.) gelöst werden.

Mosler (8) überzeugte sich, dass die Reaction des frisch durch Schröpfkopf entzogenen Blutes eines leukämischen Patienten alkalisch war.

Unter Leitung von Ref. untersuchte Tereschin (9) die Werthe, welche sich für den Harnstoffgehalt im defibrinirten Rinderblut ergeben, wenn die alkoholischen Extracte desselben mit Chlorbarium und Ammoniak im zugeschmolzenen Glasrohre eingeschlossen auf 200° erhitzt werden und dann der gebildete kohlensaure Baryt abfiltrirt als schwefelsaures Salz bestimmt wird. Die mit Alkohol von den Eiweissstoffen und Blutfarbstoff getrennten Extractivstoffe waren in wässriger Lösung vor der angegebenen Behandlung mit Bleiessig gefällt und das Filtrat mit Schwefelammonium von Blei befreit worden. Es ergab sich in vier Versuchen keine gute Uebereinstimmung, die erhaltenen Werthe wechseln zwischen 0,011 und 0,0583 pCt. Harnstoff. Zusatz von Harnstoff zum Blute wurde vollständig wieder gefunden. Bei der Behandlung von Kreatin mit Chlorbarium und Ammoniak in dem zugeschmolzenen Glasrohr bei 200° wurde ziemlich genau die Hälfte des Kohlenstoffgehaltes als CO_3Ba erhalten. Schliesslich wird als vorläufig das zweckmässigste Verfahren eine Combination der Abscheidung des Harnstoffs durch Titrirung mit Quecksilbernitrat, Entfernung des Quecksilbers mit Schwefelwasserstoff und Behandlung des Verdunstungsrückstandes bei 200° mit Chlorbarium und Ammoniak empfohlen.

Arloing (10) weist die Behauptung von Béchamp und Estor (Jahresber. 1869 I. S. 83) zurück, dass die Blutkörperchen der Säugethiere eine Anhäufung von Mikrozyma's sein. Er glaubt, dass die Blutkörperchen homogene Massen umhüllt von einer Membran seien, dass in verdünntem Alkohol der Blutfarbstoff erst aus den Blutkörperchen frei gemacht, dann ebenso wie die Reste der Blutkörperchen in der Form von Granulationen gefällt würden; diese Granulationen seien unfähig, Zellen hervorzubringen.

Gréhant (11) hat untersucht, in wie weit das arterielle Blut von Hunden mit Sauerstoff gesättigt ist. Er bestimmte zuerst im Carotidenblute mittelst der Quecksilberluftpumpe von eigenthümlicher Construction (die beschrieben ist), den Gehalt an Sauerstoff, liess das Thier dann ein Liter Sauerstoff athmen, entnahm eine neue Portion Carotidenblut und bestimmte den Sauerstoffgehalt, nahm endlich eine dritte Portion ab, schüttelte sie mit reinem Sauerstoff und bestimmte wieder den Sauerstoffgehalt. In der ersten Bestimmung fand er 16,3, in der zweiten 23,3, in der dritten 26,8 Vol. pCt. Sauerstoff bei 0° und 760mm Druck. Er glaubt hiernach, dass das arterielle Blut beim Athmen von atm. Luft nicht vollständig mit Sauerstoff gesättigt werde, findet aber auch, dass das Blut verschiedener Hunde verschiedene Quantitäten von Sauerstoff zu absorbiren vermag; er fand bei 0,76mm Druck und 0° 18,8 bis 31,3 Vol. pCt. und ist der Ansicht, dass der Hämoglobingehalt im Blute dieser Thiere dem entsprechend verschieden gewesen sei. Zur Bestimmung des Hämoglobingehaltes entzieht Gréhant mittelst der Quecksilberpumpe einer Portion Blut allen Sauerstoff, schüttelt es dann mit Kohlenoxyd und bestimmt die Menge des absorbirten Kohlenoxyds. Er fand, dass z. B. das Blut eines nüchternen Hundes 31,8 Vol. pCt. Sauerstoff gab und dann 27,2 Vol. pCt. CO absorbirte, ferner, dass Lebervenenblut vom Hunde 30 Vol. pCt. Sauerstoff absorbirte nach dem Evacuiren 26,1 Vol. pCt. CO; endlich dass von einem Hunde in der Verdauung 100 Vol. pCt. Blut aus dem rechten Herzen entnommen 20,17 Vol. O, nachher 17,53 Vol. CO absorbirte, während 100 Vol. vom Lebervenenblut des Thieres 17,17 Vol. O und dann 14,45 Vol. CO absorbirte. Gréhant glaubt nach diesen Versuchen, dass der Unterschied der Sauerstoff- und Kohlenoxydabsorption dadurch verursacht sei, dass das mit O geschüttelte Blut auch einen Theil des O absorbirt enthalte, der zugleich mit dem im Hämoglobin gebundenen bestimmt werde, während die festere CO-Verbindung gestatte, das absorbirte CO zu evacuiren (die folgende Arbeit von Zuntz und Podolinski, siehe unten, ergaben eine andere Erklärung. Ref.). Er schliesst ferner aus dem Unterschiede der Gasaufnahme in das Herzblut und Lebervenenblut, dass in der Leber Hämoglobin zerstört werde.

Mathieu und Urbain (13 und 14) haben mit

Hülfe einer in der Abhandlung (13) abgebildeten und beschriebenen Quecksilberluftpumpe (deren Einrichtungen nichts wesentlich Neues bieten Ref.) Untersuchungen über den Gehalt des Blutes an O, N und CO_2 angestellt, unter sehr verschiedenen Verhältnissen. Wie es aus der bekannten Abnahme des Hämoglobingehaltes des Blutes nach Aderlässen zu erwarten war, fanden sie, dass das arterielle Blut von Hunden nach einmaligen und nach wiederholten Aderlässen ein geringeres Volumen O durch die Quecksilberpumpe evacuiren liess als vor den Aderlässen. Sie bekamen für den Sauerstoff zum Theil zu niedrige Werthe, nämlich in den Versuchen, in welchen sie, um die Gerinnung des Fibrin zu verhüten, vor dem Evacuiren das Blut mit einer Lösung von Glaubersalz gemischt hatten. Liessen sie nach den Aderlässen einige Zeit verstreichen, so fanden sie genau dieselbe Menge Sauerstoff im arteriellen Blute des Thieres (es verdienen diese Versuche wohl um so mehr die Beachtung, als eine so genaue Uebereinstimmung wohl noch nie gefunden ist z. B. pag. 24–25. Ref.) Wenn Verff. bald nach dem Aderlasse Unregelmässigkeiten im Sauerstoffgehalte des Blutes finden, erklären sie eine Sauerstoffverminderung aus der Wirkung des Schmerzes, welchen das Thier bei der Operation erduldet hat. Auch im Blute der Jugularvene finden Verff. kurze Zeit nach einem Aderlasse Verminderung im Sauerstoffgehalte. Sie finden sogar im venösen Blute mehrmals geringe Mengen von Wasserstoff bis zu 0,5 Vol. pCt. Sie wenden sich dann zur Untersuchung des Gehalts an Sauerstoff und CO_2 in den einzelnen Arterien, finden in den Gefässstämmen den Sauerstoffgehalt gleich, dagegen in den kleineren Arterien sowohl O als CO_2-Gehalt etwas geringer als in den grösseren Arterien, in den gerade ausgehenden grösser als in den seitlich abgehenden Verzweigungen, in der Carotis um ein wenig mehr als in der Cruralarterie. Sie leiten diese von ihnen zuerst beobachtete Erscheinung davon ab, dass die spec. schwereren Blutkörperchen mehr als die Plasmatheilchen bei einer Umbiegung des Stromes geradeaus geschleudert würden und daher nicht in gleicher Menge in das seitliche als in das geradeaus gehende Rohr getrieben würden. Sie bestimmten auch das spec. Gewicht des Blutes aus der Carotis im Vergleich mit dem einer kleinen seitlichen Arterie und erhielten folgende Werthe:

Carotisblut	sp. Gew.	kleine Arterie	sp. Gew.
-	1041,26	Cruralzweig	1038,93
-	1060,64	-	1056,75
-	1052,32	Cruralis	1051,28
-	1053,98	Brachialis	1051,65

Sie sind nun hiernach der Ansicht 1) dass das Gehirn gewöhnlich ein sauerstoffreicheres Blut erhalte als die übrigen Körpertheile, 2) dass die Capillaren ein um so sauerstoffreicheres Blut erhalten, je mehr der Blutstrom durch ihre Erweiterung (soll wohl heissen Erweiterung der kleinen Arterien Ref.) in ihm beschleunigt würde, 3) in den Extremitäten wird das sauerstoffreichste Blut in die am Geradesten verlaufenden Arterien hingetrieben. Verff. haben auch Versuche ausgeführt über die Fähigkeit des Blutes, in sich Oxydationen auszuführen und finden übereinstimmend mit allen früheren Untersuchungen, dass beim Aufbewahren bei höheren Temperaturen der Sauerstoffgehalt des Blutes continuirlich langsam abnimmt. Zur Aufbewahrung von Blut empfehlen sie die Temperatur + 10° statt der von Deutschen allgemein empfohlenen von 0°; weil sie annehmen, dass bei 0° die Blutkörperchen zerstört werden könnten.

Mathieu und Urbain haben ferner den Gehalt des Blutes an O, N und CO_2 bei warmer und kalter Jahreszeit untersucht und um so mehr Sauerstoff im Blute gefunden, je kälter die Luft war, in welcher die Thiere athmeten. Auch als sie kalte Luft durch schnell entgastes Blut leiteten, wurde mehr Sauerstoff in gleicher Zeit absorbirt als beim Durchleiten von wärmerer Luft. Sie beziehen diese Unterschiede auf die mit abnehmender Temperatur eintretende Steigerung der Absorptionscoefficienten für die Gase in Flüssigkeiten und in den mit Flüssigkeiten durchtränkten Membranen. Sie stellen hiernach den Satz auf: Die Quantität Sauerstoff, welche durch das Blut fixirt wird, ändert sich im umgekehrten Verhältnisse mit der Temperatur der umgebenden Luft in Uebereinstimmung mit den Gesetzen der Endosmose der Gase durch thierische Membranen hindurch. Die Verff. finden ferner beim Athmen von kalter Luft einen geringeren Gehalt an O im venösen Blute relativ zu dem arteriellen als bei höherer Temperatur und sind der Ansicht, dass die Menge von Sauerstoff, welche das Blut in der Lunge aufnimmt und den Organen darbietet, die Grösse der im Körper stattfindenden Oxydationen bestimme. Es folgen einige Versuche über den Einfluss der Schwankungen des Luftdrucks.

In der zweiten Abtheilung ihrer Abhandlung schildern Mathieu und Urbain zunächst die Einwirkung der Abkühlung des Körpers der Thiere. Sie fanden hier (mit einer Ausnahme) eine geringe Verminderung des Sauerstoffs im arteriellen Blute, während umgekehrt das Blut einen reicheren Sauerstoffgehalt zeigt, wenn die Thiere auf 41–43° erhitzt sind. Um nun zu entscheiden, ob die bei der Temperaturerhöhung eintretende Steigerung der Respirationsfrequenz oder eine Steigerung der absorbirenden Kraft der Blutkörperchen die Ursache des höheren Sauerstoffgehaltes bei höherer Körpertemperatur sei, untersuchten sie das Verhalten des defibrinirten Blutes in dieser Beziehung, erhielten hier geringeren O-gehalt im heissen, mit Sauerstoff geschüttelten, als im kalten ebenso behandelten Blute. Für ein Versuchsthier berechnen Verff. den Verbrauch an O zu Oxydationen im Thierkörper (einen Blutumlauf = 27,5 Herzpulsationen gerechnet) zu 55,05 Cbcm. O in jeder Minute, indem sie hierbei sich auf Versuche stützen, die den Gehalt an O im Venenblute ermittelten. Im venösen Blute fanden sie weniger Sauerstoff bei Erhöhung der Temperatur, mehr als normal bei Erniedrigung derselben. Die Oxydation selbst im Körper fällt mit Erniedrigung der Temperatur, steigt mit ihrer Erhöhung. Den Tod durch starke Abkühlung sind Verff. geneigt auf die starke CO_2anhäufung, welche sich im Blute ausbildet, zurückzuführen, indem diese Lähmung des linken Herzventrikels herbeiführe. Sie geben folgende tabellarische Zusammenstellungen:

Gase des arteriellen Blutes*):

Temperatur im Rectum	39°	36°	30°	31°	28°	39°	40°,4	41°	42°,2
Respiration	18	13	8	12	10	18	130	200	300
O	20,75	19,43	13,58	20,23	14,65	17,00	18,37	20,00	25,00
CO^2	47,83	46,23	62,26	60,00	34,18	49,80	43,95	38,14	17,85

*) Volumina der Gase wohl in Vol.-pCt. bei 0° und 0,76 Mm. Druck.

Bestimmung der organischen Verbrennungen:

Respiration	16	200	—	—		18	10	—		8	8	
Temperatur im Rectum	39°	41°,4	39°,6	38°,2		39°,3	30°	27°		23°	20°	
Blut	arteriell	venös	venös	venös	venös	arter.	venös	venös	arter.	venös	arter.	venös
O	17,25	9,90	2,00	4,25	2,75	20,75	5,43	2,25	14,52	3,86	13,56	7,86
CO^2	42,75	54,75	39,00	73,75	61,75	47,83	61,08	60,50	41,92	48,39	62,76	61,17
O verbrannt	7,35		15,25	—	—	15,32		12,57		10,66	5,72.	

Mathieu und Urbain vergleichen auch den Gehalt des Gehirns an Gasen nach verschiedenen Todesarten. Die Gehirne waren zu Brei zerrieben; die entwickelten Gase enthielten keinen Sauerstoff. Für 100 Cbcm. Gehirn wurde gefunden:

Bei Tod durch Hämorrhagie	13,14	Cbcm.
- - - Kälte	14,30	-
- - - -	16,00	-
- - - Erhitzung	17,06	-
- - - -	23,50	-
- - - Asphyxie	24,28	-

Bei der Vergleichung des Sauerstoffgehaltes im arteriellen Blute bei Ruhe des Thieres und bei Arbeit erhielten sie fast stets mehr Sauerstoff und zugleich geringeren CO_2gehalt bei Arbeit als bei Ruhe. Sie glauben aber entgegen früheren Behauptungen, dass man aus den Volumina der ausgeschiedenen CO_2 nicht die Intensität der Oxydationsprocesse erschliessen könne, da es intermediäre Oxydationsprocesse im Organismus gebe.

Sie haben ausserdem den Gehalt des venösen Blutes an Sauerstoff bei Ruhe und bei Arbeit untersucht. Sie finden dabei, dass die verschiedenen Körpervenen verschiedene Mengen Sauerstoff bei demselben Thiere enthalten; besonders reich an O ist das Blut der Vena saphena externa. Während der Arbeit ist das Venenblut ärmer an O als während der Ruhe. Aus ihren Untersuchungen mit Zuhülfenahme bekannter Daten berechnen sie die Wärmeproduction und den Wärmeverlust eines Thieres bei Ruhe und bei Arbeit; es muss in dieser Beziehung auf die Abhandlung selbst verwiesen werden.

In der Chloroformnarkose fanden Mathieu und Urbain etwas weniger O in dem arteriellen Blute als im wachen Zustande, während des Excitationsstadiums durch Chloroform Vermehrung des Sauerstoffgehaltes. Das Venenblut finden sie in der Chloroformanästhesie reicher an O als im normalen Zustande. Beim plötzlichen Aufhören der Respiration durch Chloroforminhalationen fanden sie noch 16,28 Vol. pC. Sauerstoff im arteriellen Blute, während das normale Blut des Thieres 16,74 Vol. pC. enthielt. Hinsichtlich des Einflusses der Verdauung erhalten sie die Resultate, dass ungefähr 4 Stunden nach Einnahme der Nahrung das Arterienblut die stärkste Verminderung an Sauerstoff und ungefähr zur selben Zeit die stärkste Steigerung des CO_2gehaltes zeigt. Nach Getränkeinnahme verminderte sich der gesammte Gasgehalt ein Wenig. Die Diät zeigte den Einfluss, dass bei gemischter Kost der grösste Gehalt an O, bei Fleischkost weniger und bei Mehlkost am wenigsten O im Arterienblute befand. Bei Inanition fand sich meist geringe Overminderung, deren Erklärung leicht scheint. Bei grossen Hunden fanden sie ein höheres spec. Gewicht und höheren Ogehalt des Blutes als bei kleinen Hunden. Hunde mit langen Haaren enthielten weniger O im Blute, als solche mit kurzem Haar. Junge, noch nicht erwachsene Thiere haben weniger O im Blute, als noch junge aber erwachsene; beim weitern Altern nimmt der Ogehalt dann schnell ab. Am Schlusse ihrer umfassenden Abhandlung stellen die Verfasser die hauptsächlichsten Resultate derselben kurz zusammen.

Zu erwähnen ist noch, dass Morphium nach ihren Untersuchungen Abnahme des Sauerstoffgehaltes im arteriellen Blute bewirkt und die Verf. glauben, dass wahrscheinlich der physiologische Schlaf nicht allein auf einer Anämie des Gehirns, sondern auch darauf beruhe, dass ein sauerstoffärmeres Blut zum Gehirn gelange.

Estor und St. Pierre (15) glauben nach einigen angestellten Versuchen sich überzeugt zu haben, dass das Blut mehr Sauerstoff im Vacuum entwickelt, wenn es vor dem Evacuiren mit der Quecksilberpumpe mit der doppelten Quantität Wasser versetzt war. Sie sind der Ansicht, dass die Differenzen zwischen ihren Angaben über den Sauerstoffgehalt im Blute verschiedener Arterien eines Thieres und den Resultaten, welche unter Ludwig's Leitung erhalten werden, daher rühren, dass bei Ludwig's Verfahren das Blut beim Evacuiren mit Wasser gemischt war.

Eine sehr einfache Quecksilberluftpumpe, deren Einrichtungen in den Principien nichts Neues bieten wird abgebildet und deren Gebrauch beschrieben.

Veranlasst durch die Angabe von DONDERS (Jahresber. 1871 I. S. 86.) versuchte ZUNTZ (16) aus dem mit CO gesättigten Blute durch die Quecksilberpumpe CO auszupumpen. Es gelang ihm dies zwar sehr langsam und schwierig, aber doch bei 60° schliesslich ziemlich vollständig und zwar so, dass das Hämoglobin dabei nicht zersetzt wurde. (Ref. hat bereits geringe Mengen CO aus der krystallisirten Verbindung durch Auspumpen erhalten.

PODOLINSKI (17) gelang es in Versuchen, die er in Zürich unter HERMANN's Leitung ausführte, nicht allein CO aus Blut durch einen Strom von Wasserstoff auszutreiben, er fand auch, dass diese Austreibung durch atm. Luft schneller gelingt und dass man durch einen Wasserstoffstrom auch Stickoxyd aus der Verbindung mit Hämoglobin loslösen kann. Am leichtesten wird die Verbindung des Hämoglobin mit Sauerstoff durch einen indifferenten Gasstrom zerlegt, schwerer die CO-Verbindung; am schwierigsten ist die Abtrennung des NO.

STRUVE (19) hat aus Ochsen- und Truthahnblut Farbstoffe dargestellt, von welchen der eine Häminkrystalle lieferte, der andere amorphe nicht näher charakterisirt ist. Es muss auf die Arbeit selbst verwiesen werden.

PRIBRAM (21) fällte direct im Blutserum Kalk sowie Phosphorsäure, nach den üblichen Methoden, aber ohne vorher die Eiweissstoffe zu entfernen, veraschte auch das Serum und bestimmte darin, sowie im Alkoholauszuge die Phosphorsäure. (Der Zweck der ganzen Arbeit ist dem Ref. ganz unklar, denn dass das Blutserum Lecithin enthält und phosphorsaurer Kalk von Eiweisslösungen gelöst wird, ist beides längst bekannt).

QUINCKE (24) hat den Hämoglobingehalt im Aderlassblut (oder des durch den Heurteloup'schen Blutegel entzogenen Blutes) bei einer Anzahl von Kranken (Chlorose, Anämie, Leukämie u. s. w.) untersucht und mit dem Blute vom normalen Menschen verglichen. Bei einer gesunden und gut genährten Frau fand er den Hämoglobingehalt zu 14,4, bei einer andern zu 14,1 pCt. (für 100 grm. Blut). Bei Leukämie ging er bis zu 5,8 pCt. herunter. QUINCKE untersuchte im Wesentlichen nach der von PREYER angegebenen Methode, aber mit der Abänderung, dass er sich eines verschiebbaren Hohlprismas bediente, in welches er die Blutlösung vor den Spalt des Spectroskops brachte und durch Verschiebung desselben das Licht durch eine dickere oder dünnere Schicht der Blutlösung hindurchgehen liess.

SPIEGELBERG und GSCHEIDLEN (25) untersuchten die Blutmenge von Hündinnen während sie trächtig waren, und verglichen die erhaltenen Resultate mit den an nichtträchtigen Hunden gefundenen Werthen. Sie fanden 1) dass die Blutmenge in der Schwangerschaft zunimmt, aber erst in der spätern Zeit, ungefähr nach der Mitte derselben; 2) dass der Hämoglobingehalt des Blutes innerhalb der durch die Ernährung des Thieres gezogenen Grenze schwankt; 3) dass die Vermehrung des Wassergehaltes, wenn sie überhaupt vorkommt, unbedeutend ist.

MALASSEZ (26) hat nach einer eigenthümlichen, kurz angedeuteten Methode im Blute vom Menschen und verschiedenen Thieren die rothen Blutkörperchen gezählt. Die von ihm befolgte Methode, welche später ausführlich in den Annales d'Histologie publicirt werden soll, zeichnet sich vor der von VIERORDT angegebenen Methode durch Schnelligkeit der Ausführung aus. In 10 Minuten kann die Zählung beendet sein. Die Fehlergrenze ist hierbei nach Verf. 2–3 pCt. Er findet, dass in 1 Cb.-Mm. Blut bei Säugethieren 3,5 bis 18 Millionen, beim Menschen im Mittel 4 Millionen, beim Kameel 10 bis 10,4 Millionen, bei der Ziege bis 18 Millionen rothe Blutkörperchen sich befinden. Bei Delphinus Phocaena wurden 3000000 im Cb.-Mm. gezählt. Bei Vögeln wurden 1,6 bis 4 Millionen, bei den Knochenfischen 0,7 bis 2 Millionen, bei den Knorpelfischen 140000 bis 230000 gefunden. Verf. giebt schliesslich eine Zusammenstellung der Anzahl der Blutkörperchen und der Durchmesser derselben von einer Anzahl von Säugethieren, Vögeln, Fischen und kommt zu dem Schlusse: 1) dass gleiche Blutvolumina am meisten Blutkörperchen enthalten bei Säugethieren, weniger bei Vögeln, noch weniger bei Fischen; 2) dass die Zahl der Blutkörperchen fast stets sich umgekehrt verhält wie ihre Volumina; 3) dass aber die Zahl und Grösse nicht ganz proportional seien. Die Vögel gewinnen durch die Grösse ihrer Blutkörperchen gegenüber den Säugethieren mehr, als sie durch die Verminderung der Anzahl verlieren.

LESSER (27) hat bei Hunden, die mit Curara vergiftet waren und deren Respiration künstlich unterhalten wurde, durch in den Duct. thoracicus bei seiner Einmündung in die V. jugularis eingeführte Glascanüle die Lymphe ausfliessen lassen, die ausfliessenden Quantitäten in Proportion zur Ausflussdauer gemessen und in zahlreichen Fällen auch den Blutdruck bestimmt. Die allgemeinen Resultate, welche aus den zahlreichen Versuchen abgeleitet werden, sind: die Geschwindigkeit des Lymphstroms ist in den einzelnen Versuchen sehr verschieden. In 62 Procenten der Fälle floss Lymphe aus, aber nur in 35 pCt. der Fälle betrug bei meist grossen Hunden die Quantität in 1 Minute über 0,6 Cbcm. Während der Dauer des Versuchs stieg die Geschwindigkeit des Ausflusses oft in den ersten Stunden, nahm aber späterhin in allen Fällen allmälig ab. Wurden durch abwechselndes Beugen und Strecken der hintern Extremitäten passende Bewegungen ausgeführt, so zeigte sich die Ausflussgeschwindigkeit vergrössert und die erhaltene Lymphe war meist weniger weisslich gefärbt. Bestimmte Beziehungen der Lymphausflussgeschwindigkeit zum Druck in der Carotis wurden nicht erhalten, obwohl meist viel Lymphe in der Zeiteinheit ausströmte. In einem Falle wurde die Zusammensetzung des Blutserums vor und nach der Gerinnung von 167 Cbcmtr.

untersucht. Vor der Lymphentziehung enthielten 100 Grm. Blut 6,29 Grm. organische und 0,83 anorganische Stoffe, nach der Lymphentziehung dagegen 6,7 Grm. organische und 0,68 anorganische Stoffe.

HAMMARSTEN (28) hat unter LUDWIG's Leitung die Gase der Lymphe vom Hunde untersucht und in 9 Versuchen neben unsichern Spuren von Sauerstoff und 0,9 bis 1,63 Vol. pCt. Stickstoff nur 42,38 bis 29,86 Vol. pCt. CO_2 gefunden. Die CO_2 ist darin enthalten wie im Blutserum, nicht einfach absorbirt. Mit O gesättigtes defibrinirtes Blut mit Lymphe bei Luftabschluss gemischt, stehen gelassen, liess keine bestimmt messbare Sauerstoffquantität in festere Verbindung übergehen, so dass also die Lymphe frei von reducirenden Stoffen zu sein scheint. Die Lymphportionen waren theils aus dem Duct. thoracicus theils aus dem Lymphstamm der oberen Extremitäten bei Luftabschluss über Quecksilber aufgesammelt.

In einer grossen Anzahl von Fällen hat H. NASSE (29) die Quantitäten Lymphe (und ihre Zusammensetzung) bestimmt, die in bestimmter Zeit durch eine in den grossen Lymphhalsstrang des Hundes eingelegte Canüle ausfloss; schliesslich sind auch 2 gleiche Versuche am Pferde beschrieben. Die erste Abhandlung beschäftigt sich mit den an 25 Hunden gewonnenen Resultaten und es wird 1) die Menge der Lymphe im Verhältniss zum Körpergewicht des Thieres, 2) die äussere Beschaffenheit der Lymphe, 3) die quantitative Zusammensetzung beschrieben. Den Thieren war meistens Opium in die Vene eingespritzt. Für eine Dauer von 1000 Minuten betrug die Menge der ausgeflossenen Lymphe im Mittel 4,643 Grm. für 1 Kilo Körpergewicht. Die Mittelzahl bei vegetabilischer Ernährung (Kartoffeln) war 4,291, bei Fleischnahrung 5,844, bei Hunger 3,704. Wenn mit dem Thiere später nach mehreren Tagen noch eine Bestimmung ausgeführt wurde, ergaben sich höhere Mittelwerthe für die in der Zeiteinheit ausströmende Lymphmenge. Trocknes Fleisch ohne Wasser als Fütterung setzte die Lymphmenge sehr herab. Eine bestimmte Abhängigkeit zeigte die Geschwindigkeit des Lymphstroms von dem Wassergehalte des Blutes wie dies folgende Zahlen deutlich erweisen:

	Nahrung	Wassergehalt des Blutes	Lymphmenge
A.*)	Fleisch	830,0 p. M.	6,27
B.	Ohne Nahrung .	855,0 „	10,86
A.	Fleisch	802,6 „	8,14
B.	Kartoffeln . . .	813,6 „	15,85

*) A ist ein zum ersten Male, B ein zum zweiten Male benutztes Thier.

Die Farbe der Lymphe war, eben so wie dies hinsichtlich der des Blutserums bekannt ist, bei einigen Thieren mehr gelblich als bei anderen. Bei erstmaliger Benutzung der Thiere war das spec. Gew. des Lymphserum im Mittel = 1015,66, bei der zweiten Benutzung 1015,16. In der quantitativen Zusammensetzung der Lymphe zeigte sich die sicherste Beziehung des Gehaltes derselben an dem des Blutes. Das Blutserum enthält durchschnittlich 85 p. M. feste Bestandtheile also etwas mehr als noch einmal so viel als die Lymphe. Nahm das Blut an festen Bestandtheilen um 19 pCt. zu, so wuchs die Summe derselben in der Lymphe um 16 pCt. Die Schwankungen der Eiweissstoffe und Extractivstoffe waren wie die der Summe der festen Stoffe. Die Menge des Alkalis, als freies Alkali berechnet, war am geringsten bei Kartoffelfütterung nämlich 0,74 p. M., bei reiner Fleischnahrung 0,89 bis 1,24 p. M. Der Kochsalzgehalt ist in dünnerer Lymphe nicht geringer als bei reichlicherem Gehalt an festen Stoffen. Der Gehalt an Faserstoff in der Lymphe war sowie der Alkaligehalt grösser bei Fleisch- als bei Kartoffelnahrung und betrug im Mittel überhaupt bei der ersten Benutzung der Thiere 0,525, bei der zweiten Benutzung 0,502 p. M. Hunde, welche beim ersten Versuche viel Fibrin in der Lymphe zeigte, gaben auch viel Fibrin beim zweiten Versuche und wenn das Blut viel Fibrin gab, gab auch die Lymphe viel und umgekehrt.

Die in der zweiten Abhandlung geschilderten Versuchen an 23 Hunden und 2 Pferden betreffen die Veränderungen des Lymphstroms 1) durch Verschliessung der zu- und der abführenden Blutgefässe; 2) durch Blutentziehungen; 3) durch Reizung und Durchschneidung des Nervus sympathicus am Halse; 4) Reizung des Vagus; 5) Reizung sensitiver Nerven; 6) Verdünnung des Blutes durch Infusion von Wasser oder Kochsalzlösung; 7) Infusion von Zucker, Harnstoff, kohlensaurem Natron; 8) Bei Defibrinirung des Blutes. Es würde zu weit führen, alle diese Resultate eingehend durchzunehmen, es mag nur erwähnt werden, dass die Durchschneidung des Sympathicus keine deutliche Einwirkung zeigte, bei Reizung des Vagus die Lymphmenge ein wenig sank, dass dieselbe sehr vermindert wurde bei Verschluss der Carotis, sehr stieg bei Compression der V. jugularis, dass die Vermehrung bei der Reizung sensibler Nerven 37 bis 66 pCt. betrug, dass bei Blutentziehungen, wenn sie gross genug sind, bei nicht narkotisirten Thieren der Lymphstrom wächst, der Gehalt an Faserstoff sinkt, der Wassergehalt meist unverändert bleibt oder nach kleinen Aderlässen sich vermehrt. Beide Abhandlungen fördern die Kenntniss der Lymphe und ihrer Bildung in sehr hohem Grade.

CAMPANI (30) findet Eisen nicht allein in den Blutkörperchen, sondern wenn auch viel weniger davon im Blutserum.

BOUSSINGAULT (31) fand im Blute einer halbgemästeten Kuh in 100 Grm. frischem Fibrin 0,01357 Grm. Eisen (für 100 Grm. trockene Substanz 0,0466 Grm. Fe), in den nach DUMAS' Verfahren präparirten Blutkörperchen für 100 Grm. 0,35 Grm. Fe, in 100 Grm. trockenem Serum 8,715 Grm. Asche und darin 0,0863 Grm. Eisen (in 100 Grm. flüssigem Serum 0,0082 Grm. Fe). Ausserdem wird eine Asche eines Hématosine bezeichneten Präparates angegeben.

BOUSSINGAULT (32) hat ferner das farblose Blut von Schnecken, welches er den Herzen dieser Thiere entnahm, untersucht. Er findet in 100 Grm. Blut 3,905 Grm. feste Stoffe, 0,767 Grm. weisse Asche und 0,00[illegible] Grm. Eisen. Er untersuchte dann noch die vom Darmkanale und seinem Inhalte befreiten Thiere und erhält in 100 Grm. dieser Substanz 15,12 Grm. feste Stoffe, 3,00 Grm. weisse Asche und 0,001176 Grm. Eisen. Auf die festen Stoffe bezogen ist das Blut reicher an Eisen als das Fleisch. Das farblose Schneckenblut enthält nur $\frac{1}{11}$ des Eisengehaltes im Rindsblute. BECQUEREL (33) glaubt, dass der Uebergang des arteriellen Blutes in venöses in den Capillaren auf denselben Vorgang beruhe, den er an Salzlösungen beobachtet hat, die durch Capillarröhren mit einander in Verbindung stehen und den er als einen electro-capillaren bezeichnet; das Blut trete in den Capillaren mit den dieselben umspülenden Flüssigkeiten in Contact und durch den electro-capillaren Vorgang trete Oxydation ein.

V. Milch.

1) Schwalbe, C., Filtration des Caseins. Centralbl. f. die med. Wiss. No. 5. Ber. d. deutsch. chem. Gesellsch. V. S. 296. — 2) Kehrer, F. A., Ueber die vergeblichen Albuminathüllen der Milchkügelchen. Arch. f. Gynäkologie III. Heft 2. S. [illegible] — 3) Soxhlet, F., Beiträge zur physiologischen Chemie der Milch. Journ. f. prakt. Chem. VI. S. 1. — 4) Schukoffsky, A., Zur Analyse der Frauenmilch. Ber. der deutsch. chem. Gesellschaft. V. S. [illegible] — 5) [illegible] — 6) Fleischer, W., Versuche über den Einfluss der Ernährung auf die Milchproduction, auf der landwirthschaftlichen Versuchsstation Hohenheim ausgeführt. Journal für Landwirthschaft XX. Heft 4. S. 395—[illegible]. — 7) Moitessier, Ed. et [illegible], D., Du rôle des gaz dans la coagulation du lait et la rigidité cadavérique. Compt. rend. LXXV. p. 1442. — 8) Husson. Compt. rend. LXXIII. p. 1339. Chem. Centralblatt No. 1. — 9) Heintz, W., Ueber die Ursachen der Coagulation des Milchcaseins durch Lab und über die sogenannte amphotere Reaction. Journ. f. prakt. Chem. VI. S. 374.

SCHWALBE (1) fand, dass Kuhmilch nach dem Zusatz von Senföl im Verhältniss von 1 Tropfen zu 10 bis 20 grm. Milch beim Stehen selbst nach Monaten nicht geronnen ist. Filtrirt man nach der von ZAHN befolgten Methode solche Milch durch einen Thoncylinder, so geht zuerst nur Albuminlösung, dann auch Casein, später allein Casein. Die Flüssigkeit in der Zelle wird immer durchscheinender, die Milchkügelchen verlieren ihre Elasticität und reagiren wenig oder gar nicht auf Ueberosmiumsäure.

KEHRER (2) weist die Einwände zurück, welche SCHWALBE gegen seine Angaben über die Hüllenlosigkeit der Milchkügelchen (Jahresbericht 1871, I. S. 88) gestützt auf microskopische Untersuchungen derselben bei Einwirkung von Aether oder Ueberosmiumsäure auf Milchkügelchen gemacht hat; KEHRER erklärt die Membranen SCHWALBE's sämmtlich für Kunstproducte.

SOXHLET (3) hat unter HUPPERT's Leitung Untersuchungen über das Verhalten von Kalialbuminatlösungen gegen neutrales und gegen saures phosphorsaures Natron; 2) über die Reaction der Milch; 3) über die Identität oder Verschiedenheit von Casein und Alkalialbuminat angestellt. Hinsichtlich des ersten Punktes kommt er zu dem Resultate, dass neutrales phosphorsaures Natron Alkalialbuminat auflöst, dass dagegen saures phosphorsaures Natron Alkalialbuminat fällt, was den älteren Angaben von ROLLETT widerspricht. Hinsichtlich der zweiten Frage glaubt er, dass die Angabe von Ref., dass die frisch secernirte Milch, wenn sie sauer reagire, freie Milchsäure enthalte, unrichtig sei (Verf. scheint jedoch nicht versucht zu haben, sie zu gewinnen Ref.), er ist vielmehr der Ansicht, dass die so häufige saure Reaction gegen blaues Lakmuspapier in der frischen Milch von saurem phosphorsauren Alkali herrühre, weil blaues Lakmuspapier roth, rothes violett gefärbt werde und dies Resultat besonders deutlich mit Gypsplatten erhalten werde, welche vorher mit blauer oder rother Lakmustinctur getränkt seien. In der erhitzten Milch zeigt sich die alkalische Reaction viel deutlicher.

Die Gerinnung des Caseïns durch Lab fand SOXHLET übereinstimmend mit der von Alkalialbuminat. Durch eine Thonzelle tritt nach den Untersuchungen von ZAHN beim Druck mittelst der Wasserluftpumpe Alkalialbuminat in wässriger Lösung leicht hindurch, während aus Milch bei dieser Filtration kein Casein hindurch tritt. Verf. fand dies bestätigt durch seine Versuche; als er aber eine Alkalialbuminatlösung mit geschmolzener Butter zur Emulsion schüttelte und diese untersuchte, ging auch kein Alkalialbuminat durch die Poren der Zelle hindurch. Die von ZAHN hervorgehobene Fällbarkeit des Caseïn durch kohlensaures Natron fand Verf. in der Milch bestätigt, dagegen wurde mit Essigsäure gefällten und in verdünntem Alkali wieder gelösten Casein ebensowenig als Alkalialbuminat durch kohlensaures Natron gefällt. Eine Lösung von Alkalialbuminat mit etwas Chlorcalcium (entsprechend dem Kalkgehalt nach WEBER's Analyse der Milchasche) und geschmolzener Butter versetzt, wurde durch phosphorsaures Natron gefällt, vollständige Uebereinstimmung der Verhältnisse der Kalialbuminatlösung mit der Milch zu erreichen gelang nicht. SOXHLET betrachtet die Fällung des Casein durch viel kohlensaures oder phosphorsaures Natron nur als eine mechanische. Er prüfte weiterhin das Verhalten des Casein und des Alkalialbuminats gegen Kalilauge beim Erhitzen und fand, dass beide Schwefelkalium bilden und der nach einiger Zeit des Digerirens durch Essigsäure abgeschiedene Körper beim nochmaligen Erwärmen mit Kalilauge abermals Schwefelkalium bildete, dass also die Angabe des Ref., der diese Eigenschaft nur dem Casein zuerkannt hatte, so wenig richtig sei, als die von KÜHNE, welcher sie von beiden Körpern leugnet. Schliesslich wendet sich SOXHLET zu einer Kritik der Angaben des Ref. über die Unterschiede des Casein und der Albuminate hinsichtlich der spec. Rotation für polarisirtes Licht. Er hält dieselben für bedeutungslos oder ungenau, hat aber gar keine Untersuchungen in dieser Richtung selbst angestellt. Eben so wird der LUBAVIN'schen Angaben (Jahresber. 1871, I. S. 100) nur beiläufig gedacht.

SOXHLET glaubt durch diese Untersuchungen gezeigt zu haben, dass Casein und Kalialbuminat identisch seien.

SCHUKOFFSKY (4) bespricht einige bekannte Schwierigkeiten bei der Analyse der Frauenmilch und schlägt zur Abscheidung des Caseins Aether und Alkohol vor.

Ein in Davos (Graubünden) als Nachahmung des ächt russischen Kumys fabricirter Milchwein ist von SUTER-NAEF (5) untersucht, er fand darin:

	in 100 Grm.	im Liter
Wasser . . .	90,346	990,628
Alkohol . . .	3,210	36,328
Milchsäure . .	0,190	2,560
Zucker . . .	2,105	23,760
Albuminate .	1,860	20,991
Butter . . .	1,780	20,089
Unorgan. Salze	0,509	5,744
Freie CO_2 . .	0,177	1,967

Russischer Kumys enthält kaum Zucker und vielmehr Milchsäure. Wahrscheinlich wird dieser Kumys aus abgerahmter Kuhmilch durch Einwirkung von Hefe nach Zusatz einiger Procente Zucker dargestellt.

Die Untersuchungen von Fleischer (6), über welche bereits (Jahresber. 1871, I. S. 70) theilweise berichtet ist, haben weiterhin die Resultate ergeben, dass durch Oelfütterung eine Erhöhung der gelieferten Milchmenge mit Bestimmtheit erreicht wird, dass ferner die Quantität der festen Stoffe der Milch abhängig ist vom Ernährungszustande des Thieres. Gewisse Futtermittel steigern die Concentration der Milch aber nur für einige Zeit. Mit der Lactationsdauer veränderte sich die Concentration der Milch so, dass allmälige Abnahme derselben bei beiden Versuchsthieren eintrat. Die Brunst steigerte in den betreffenden Tagen den Milchertrag und die Concentration nicht unwesentlich. Der procentische Gehalt an Mineralsubstanzen blieb bei armer und bei reicher Ernährung ziemlich gleich; der Fett- und Proteingehalt wird relativ zur Menge der festen Stoffe der Milch durch keine Art der Fütterung wesentlich geändert.

MATHIEU und URBAIN (7) finden in der Milch 0,2 bis 0,4 Vol. pC. Sauerstoff neben 4 bis 18 Vol. pC. CO_2. Sie beschreiben die Sauerstoffaufnahme und Kohlensäureabgabe der Milch beim Stehen (die durch Untersuchungen des Ref. und Anderen in Deutschland längst bekannt ist Ref.), finden, dass die Milch beim Stehn im Vacuum Wasserstoff neben CO_2 entwickelt und sehen die Milchsäurebildung auffallender Weise als einen Oxydationsprocess an, ebenso als deren Folge die Coagulation der Milch. Nach ihnen unterscheidet sich das beim Stehen der Milch geronnene Caseïn von dem durch andere Säuren abgeschiedenen Caseïn durch seinen Gehalt an Milchsäure (Bildung von Oxalsäure bei der Behandlung mit starker Salpetersäure). Auch die weiterhin ausgesprochenen Ansichten der Verff. weichen in auffallendem Grade von den längst als festgestellt betrachteten Untersuchungsresultaten von Milch und Fleisch ab, doch muss nach diesen gegebenen Proben auf die Mittheilung selbst verwiesen werden.

HUSSON (8) untersuchte die Milch von Kühen die an der Rinderpest erkrankt waren und verglich die Zusammensetzung mit der normalen Kuhmilch. Die Milch A sah aus wie normale Milch, B und C mehr oder weniger rothgelb, D ist normale Milch. Es wurde in 1000 Grm. Milch gefunden:

	A	B	C	D
Butter	16,96	14,93	12,60	30
Zucker	33,90	31,40	16,43	50
Casein	—	50,25	—	34
Albumin	—	20,60	—	6
Salze	—	18,50	—	7

Von dem Beginne der Krankheit an vermindern sich Butter- und Zuckergehalt der Milch, während der Casein- und Albumingehalt bedeutend steigen.

HEINTZ (9) entgegnet gegen einige Behauptungen von SOXHLET (siehe oben 2), zeigt, dass die sogenannte amphotere Reaction gegen Lakmus auf der Violettfärbung des rothen sowie des blauen Papiers beruht, dass wie er es in seinem 1853 erschienenen Werke über Zoochemie angegeben hat, die Gerinnung des Caseins durch Lab nicht auf einer Einwirkung freier Säure beruhen könne, da Lab überhaupt aus Milchzucker gar nicht Milchsäure bilde und ferner die Gerinnung der Milch durch Lab bereits bei alkalischer Reaction geschehen könne. Milchsaure Alkalien reagiren in concentrirter Lösung sehr deutlich alkalisch, in etwas verdünnter Lösung ist das nicht bemerkbar.

VI. Gewebe und Organe.

1) Aeby, C., Ueber die Constitution des phosphorsauren Kalks der Knochen. Journ. f. prakt. Chemie V, 6. 308. — 2) Derselbe, Ueber die näheren Bestandtheile des Knochenphosphats. Ebend. VI. — 3) Heymann, P., Ueber das Vorkommen von Hypoxanthin im normalen Knochenmarke. Arch. f. d. ges. Physiol. VI. S. 184–189. — 4) v. Rustitzky, Untersuchungen über Knochenmark. Centralbl. f. d. med. Wissensch. No. 36. — 5) Aeby, C., Ueber vergleichende Untersuchungen der Knochen. Ebendas. No. 7. — 6) [illegible], J., Ueber den [illegible] des [illegible]. Wien. Sitzungsber. 1871. LXIV. Abth. II. S. 530—572. — 7) Schenk, S. L., Beitrag zur Lehre vom Stickstoffgehalt des Fleisches. Anat. physiolog. Untersuchungen. Wien. S. 59—65. 8) Marcet, W., On the nutrition of muscular and pulmonary tissue in health and in phthisis. The British med. Journ. Febr. 10. p. 151 and Febr. 24. p. 206. — 9) v. Liebig, J., Ueber den [illegible] des [illegible]. Ann. Chem. Pharm. CLXII. S. 207. — 10) Michelson, Ed., Einige Versuche über Todtenstarre des Muskels. Inaug.-Diss. Dorpat. — 11) Danilewsky, B., Zur Chemie des Tetanus. Vorläufige Mittheilung. Centralbl. f. d. med. Wiss. No. [illegible] — 12) [illegible], E., Kleinere Mittheilungen physiolog.-chem. Inhalts I. Vergleichende Untersuchung des Harnstoffgehalts eines ohne Fieber und eines im hohen Fieber Gestorbenen. Arch. f. d. ges. Physiol. VI. p. 318. 13) Tarchanoff, J., Ueber Harnsäure, Acetylharnstoff und Allantoinsäure. Vorläufige Mittheilung. Centralbl. f. d. med. Wissensch. No. 25. (In chemischer Hinsicht dem Ref. unverständlich). — 14) Luchsinger, B., Ueber Glycogenbildung in der Leber. Ebendas. No. 8. — 15) Dock, F. W., Ueber die Glycogenbildung in der Leber und ihre Beziehung zum Diabetes I. Arch. f. d. ges. Physiol. V. S. 571–595. — 16) Beck, C., und Weissmann, P. A., Ueber das mikrochemische Verhalten der Leberzellen. Arch. f. path. Anat. und Physiolog. LVI. S. 301. — 17) de Sinéty, L., De l'état du foie chez les femelles en [illegible]

lactation. Compt. rend. LXXV p. 1773. — 18) Papillon, F., Les travaux récents de M. Ritter sur les rapports entre les modifications du globule sanguin et les modifications des [illegible]. Analyse critique. Journ. de l'anat. et de la physiol. No. 3. p. 315. — 19) Perret, J., Note sur la [illegible] que l'on observe à l'état physiologique chez quelques animaux. Arch. de physiol. normale et pathol. No. 1. p. 72. — 20) Bernard, Cl., Evolution du glycogène dans l'oeuf des oiseaux. Compt. rend. LXXV. p. 55. — 21) Dareste, C., Sur l'existence de l'amidon dans les [illegible] d'eau douce (anodonta europaea). Ebendas. LXXV. p. 164. — 22) Derselbe, Note sur l'existence de l'amidon dans les [illegible], Ebendas. LXXIV. p. 188. — 23) Treskin, Die Bestandtheile der Testikel. Arch. für d. ges. Physiol. V. S. 122 bis 130. — 24) [illegible], E., Ricerche sulla composizione chimica del testicolo. [illegible] med. veterinaria Ann. II, [illegible] Genn. e Febr. — 25) Preyer, A., Ueber die [illegible] bei wirbellosen Thieren. Arch. für die ges. Physiol. V. S. [illegible] — 26) [illegible], Ueber die Durchgängigkeit der Hornhaut für Flüssigkeiten. Vorläufige Mittheilung. Centralbl. für die med. Wiss. No. 31. — 27) [illegible], W., Chemische Beiträge zur [illegible]. 3. Abhandlung. Archiv für patholog. Anatomie und Physiologie. LVI.

Nach ABDY (1) enthält der Schmelz neutrales Kalkphosphat und weder basisches Wasser noch kohlensauren Salz, dagegen ist nach ihm der Beweis geliefert, dass die frischen Knochen Kohlensäure und basisches Wasser in Verbindung mit Kalkphosphat enthalten. In einer zweiten Mittheilung (2) giebt ABDY an, dass nach seiner Untersuchung fossiles Elfenbein aus Diluvialgeröll, welches nach einer Probe mit Chromsäure organische Stoffe nicht enthielt, bei 200° eine Gewichtsabnahme ergab, welche durch nachheriges Einbringen in Wasser und Trocknen über Schwefelsäure wieder ausgeglichen wurde. Nach Erhitzung auf 450° konnte der Gewichtsverlust durch Behandlung mit kohlensaurem Ammoniak nicht wieder restituirt werden. Anhaltendes Glühen brachte keinen weiteren Gewichtsverlust. ABDY schliesst aus diesen Versuchen, dass in den Knochen eine Verbindung von Kalkphosphat mit basischem Wasser, Kohlensäure und Krystallwasser bestehe.

HAYMANN (3) fand im heissen Wasserauszuge kleingehackter Kalbsknochen nach Fällung des Leims mit Alkohol einen durch Silbernitrat fällbaren Körper in geringer Menge, welcher die Reactionen von Hypoxanthin gab.

v. HUSITZKY (4) wies im Marke von Knochen magerer Kaninchen Mucin nach; in dem fettreichen Knochen von Ochsen liess sich Mucin nicht nachweisen.

ABDY (5) hat den Gehalt der Knochen vom Rinde (21 Analysen) an organischer, unorganischer Substanz, Wasser und Kohlensäure sowie das spec. Gewicht derselben mit denen vom Hund, Pferd, Ochsen und Menschen verglichen. Die Resultate der Analysen von Thierknochen sind tabellarisch zusammengestellt. Er kommt zu den Resultaten, dass 1) die Knochen des Rindes durchschnittlich 4 pCt. Kalksalze mehr enthalten und ein dementsprechend höheres spec. Gewicht besitzen als die des Menschen; auch der Wassergehalt ist im Rindsknochen geringer. Als Mittelzahlen ergeben sich:

	Organ. Substanz auf Trockensubstanz gezogen	Wasser pCt.	Spec. Gew.
Mensch	31,43	12,21	1,936
Rind	27,49	9,49	2,064

2) zeigen die Knochen des Rindes mit zunehmendem Alter einen höheren Kalkgehalt und höheres spec. Gewicht. Um das 3. Altersjahr zeigt sich ein auffallendes Sinken des spec. Gewichts und häufig auch ein Zurücktreten der Kalksalze. Hiermit sollen die Erscheinungen in enger Beziehung stehn, welche die Krankheit der Knochenbrüchigkeit der Rinder zeigt. Das Verhältniss der organischen zur anorganischen Substanz der Knochen fand ABDY bei Knochenbrüchigkeit nahezu normal, der Knochen hatte nur an Masse abgenommen, dagegen war der Kohlensäuregehalt vermehrt. ABDY giebt dann noch eine Analyse von Knochen aus der Steinzeit und bespricht die Veränderungen, welche sie im Laufe der Zeit erfahren haben.

NOWAK (6) hat den Stickstoffgehalt des Fleisches möglichst genau zu ermitteln gesucht. Er macht zunächst darauf aufmerksam, dass die Werthe, welche von verschiedenen Autoren für den Stickstoffgehalt des Fleisches gefunden sind von einander erheblich abweichen, dass SCHENK nachgewiesen hat, dass das Fleisch verschiedener Thiere nicht allein verschiedenen Stickstoffgehalt ergiebt, sondern dass auch die verschiedenen Gegenden eines und desselben Muskels abweichende Werthe ergeben. NOWAK sucht nun zu entscheiden, in wie weit die für die Stickstoffbestimmung im Fleische allgemein angewendete Verbrennung mit Natronkalk zuverlässige Resultate giebt und vergleicht daher die mittelst dieser und der DUMAS'schen Methode erhaltenen Stickstoffprocente miteinander. Bei der Analyse von Harnsäure wurden mit Natronkalk und mit Kupferoxyd gleiche Werthe erhalten, dagegen ergab die Verbrennung mit Natronkalk für kynurensauren Baryt nur 3,228 bis 3,79 pCt. N. während nach DUMAS' Methode 5,419 und 5,433 pCt. N. gefunden wurden. Von den Salzen des Guanidin hatte AD. STRECKER bereits gefunden, dass ihre Analyse mit Natronkalk viel zu niedrige Werthe für N. ergiebt. Die Methode von DUMAS ist von NOWAK ein wenig modificirt. Die Vergleichung der N. pCt.werthe, des Fleisches vom Pferde, Rind, Hund, Menschen, die nach der einen und nach der anderen Methode erhalten sind, zeigte nun ganz entschieden, dass die Verbrennung mit Natronkalk zu niedrige Resultate ergab; dagegen war die Uebereinstimmung zwischen den einzelnen Bestimmungen desselben Fleisches nach derselben Methode ausgeführt eine ganz befriedigende. In Uebereinstimmung mit den Angaben von SCHENK ergab sich, dass nicht allein das Fleisch verschiedener Thiere erhebliche Differenzen im Stickstoffgehalte zeigte, sondern dass auch bei derselben Thierspecies und in verschiedenen Muskelpartien desselben Thieres, sehr abweichende Werthe gefunden werden. So wurde im Fleische des Hundes I. durch Verbrennung mit CaO in Portion a. 12,4 in Portion c. 16,4 pCt. N. berechnet für trockenes Fleisch und in a. 3,5 in c.

4,3 pCt. N: berechnet für frischen Fleisch gefunden. Es ist sonach nicht möglich, bei solchen Abweichungen einen bestimmten durchschnittlichen Stickstoffgehalt des Fleisches festzustellen und die Fehler, welche durch die angenommenen zu niedrigen Werthe des Stickstoffgehaltes im Fleische bei Stoffwechseluntersuchungen entstehen können sind sehr bedeutend.

SCHENK (7) hat den Stickstoffgehalt in Fascien, Periost, Pericardium, fettfreiem Mesenterium, bindegewebereichem Fleisch untersucht und die Resultate tabellarisch zusammengestellt. Es ergiebt sich, dass der Gehalt an Bindegewebe eine Erhöhung des Procentgehaltes an Stickstoff im Fleische bewirkt, die nicht allein auf den geringeren Wassergehalt des Bindegewebes gegenüber der Muskelsubstanz zurückgeführt werden kann. SCHENK kritisirt in dieser Abhandlung besonders die Angabe von PETERSEN über den Stickstoffgehalt des Fleisches (Jahresber. 1871. I. S. 91). Die Stickstoffbestimmungen im Fleische sind von SCHENK wie von PETERSEN nach der WILL-VARRENTRAPP'schen Methode ausgeführt.

MARCET (8) hat die Muskelsubstanz und das Lungengewebe an Phthisis verstorbener Personen so wie vom gesunden Rind nach einem eigenthümlichen Plane, der beschrieben wird, untersucht, besondere Bestandtheile unter der Bezeichnung Albumin, Phosphorsäure, Kali, Chlor, Soda bestimmt und die gefundenen quantitativen Verhältnisse derselben besprochen. Da die Ideen MARCET's von den üblichen ganz abweichende sind, ist ein kurzes Referat nicht möglich, und zuverlässige allgemeine Resultate sind nicht leicht abzuleiten aus dieser Arbeit.

LIEBIG (9) erinnert gegenüber der Behauptung von R. GODEFFROY, dass der Chlornatriumgehalt des Fleischextractes LIEBIG entgangen sei, daran, dass er längst nachgewiesen habe, dass das Fleischextract nicht Chlornatrium sondern Chlorkalium enthalte.

MICHELSON (10) hat sich durch Untersuchungen, die er unter Leitung von ALEX. SCHMIDT ausführte, überzeugt, dass in den todtenstarren Muskeln ein gleiches Ferment enthalten ist, welches die fibrinbildenden Stoffe in Fibrin umwandelt, wie es von A. SCHMIDT im Blute nachgewiesen wurde. Auch dieses Ferment werde durch starken Alkohol nicht verändert und sei wahrscheinlich mit dem Fibrinfermente des Blutes identisch. Eine künstliche Myosinausscheidung mittelst dieses Fermentes hervorzurufen, misslang jedoch stets.

B. DANILEWSKY (11) hat Vergleichungen der arbeitenden und der ruhenden Muskeln angestellt hinsichtlich ihres Wassergehaltes, der Menge der enthaltenen Eiweissstoffe, des Stickstoff- und Schwefelgehalts im Alkoholextracte der Muskeln sowie des Lecithingehaltes. Hinsichtlich der Wasser und Eiweissquantität fand er RANKE's u. A. Angaben bestätigt. Das Herz ergab ihm mehr warmes Alkoholextract und weniger Wasserextractrückstand als die tetanisirten Extremitätenmuskeln. Der Stickstoffgehalt des Alkoholauszugs war bei tetanisirten Muskeln grösser als in den ruhenden Muskeln, das Herz stand auch in dieser Beziehung in erster Reihe. Der warme Alkoholauszug der ruhenden Muskeln gab mehr schwefelhaltige Substanz als der der tetanisirten Muskeln. Wahrscheinlich ist auch das Lecithin im arbeitenden Muskel vermehrt. Das warme Alkoholextract enthält fast die ganze Summe der Producte der regressiven Metamorphose.

Bei der Untersuchung des Herzens eines acut ohne Fieber (I) und eines andern im hohen Fieber gestorbenen Kranken (II) erhielt SALKOWSKI (12) folgende Werthe:

	I		II	
Fester Rückstand	20,24	pCt.	20,4	pCt.
Extractivstoffe	3,49	„	2,71	„
In Wasser lösliche Mineralstoffe	0,91	„	0,89	„
Kali	0,308	„	0,325	„
Natron	0,140	„	0,106	„

also keine wesentliche Verschiedenheit.

Die Angabe von DIENHARDT, dass in der Leber nach Extraction des Glycogens ein Körper zurückbleibe der bei der Behandlung mit Chlor in Glycogen übergehe, hat LUCHSINGER (14) einer Controle durch eine Reihe von Versuchen an eben getödteten Thieren (meist Kaninchen) unterworfen. Er fand, dass um die letzten Spuren des Glycogens der Leber zu entziehen, sie oft mit Wasser ausgekocht werden müsse, dass man durch die Färbung durch Jod Glycogen noch nachzuweisen vermöge, wenn die Prüfung mit der TROMMER'schen Probe nach Umsetzung des Glycogens in Zucker schon kein Resultat mehr gebe und endlich dass wenn man die Leber vollständig von Glycogen befreie auch durch Chlor und die von DIENHARDT beschriebene Reactionen Glycogen nicht mehr erhalten werde.

Unter der Leitung von HERMANN in Zürich hat DOCK (15) eine Reihe von Versuchen an Kaninchen angestellt, welche ihn zu folgenden Resultaten führen: 1) die Leber wird durch mehrtägigen Hungern frei von Glycogen, 2) Zuckerzufuhr macht sie in wenigen Stunden wieder glycogenhaltig, 3) diese letztere Wirkung wird durch den Zuckerstich in der Mehrzahl der Fälle vielleicht in allen gut gelungenen Fällen und ferner durch Curare-Vergiftung verhindert. 4) Nach mehrtägigem Hungern bewirkt der Zuckerstich keinen Zuckergehalt des Harns und selbst Zufuhr von Zucker stellt in diesem Falle die sonstige Wirkung des Zuckerstichs nur in unbedeutendem Grade wieder her. 5) Curarevergiftung bewirkt auch nach mehrtägigem Hungern bei glycogenfreier Leber Zuckergehalt des Harns.

BOCK und HOFFMANN (16) fanden bei der Untersuchung einer grossen Anzahl von Lebern von Kaninchen u. s. w., dass die Leberzellen durch Jod gleichmässig gelb gefärbt werden, wenn sie kein Glycogen enthalten, dass sie schwarzpunctirt aussehen nach der Behandlung mit Jod, wenn sie wenig Glycogen enthalten. Zeigen die Leberzellen durch Jodbehandlung eine schwarze netzförmige Zeichnung, oder werden sie sogar gleichförmig schwarz, so enthalten sie viel Glycogen. Man kann an Präparaten, welche in Alkohol oder Lösung von chromsaurem Kali gelegen haben, den Glycogengehalt in dieser Weise noch nachweisen. Obwohl die feine Granulirung der Leberzellen mit dem Glycogengehalt zunimmt, scheint das Glycogen doch als amorphe Substanz zwischen den Körnchen zu liegen. Die glycogenreichen Zellen liegen in Haufen vereinigt in der Gegend der Lebervenen, wenn die Leber überhaupt mässig Glycogen enthält.

Die Untersuchungen von de Sinéty (17) führten zu den Resultaten: 1) dass unabhängig von der Schwangerschaft sich Fettleber ausbildet zu der Zeit, wo die Lactation eintritt, mit derselben bestehen bleibt und mit ihr endet, 2) dass dies Fett, welches sich hier in den Leberläppchen findet, verschieden ist von dem, welches man in anderen künstlich producirten oder durch pathologische Degeneration entstehenden Fettlebern findet.

Ritter (18) fand nur schwache Einwirkung auf die *Fettproduction bei Gänsen*, die eine geringe Dosis von *Schwefelantimon* täglich erhielten, bei grösseren Dosen vergrösserte sich die Fettproduction nicht. Hinsichtlich der *Ausbildung von Fett durch arsenige Säure* stellte Ritter Versuche an Gänsen an, indem er der einen Abtheilung ein bestimmtes Futter und nichts ausserdem gab, der anderen dagegen eine kleinere oder grössere Portion arseniger Säure dazu; er erhielt folgende Resultate:

Abtheilung	Dosis arseniger Säure täglich	Gewichtszunahme	Gesammtes Fett	Cholesterin
A.	0 Milligr.	112 Grm.	105 Grm.	0,72 Grm.
B.	5 „	130 „	121 „	1,22 „
C.	10 „	135 „	128 „	0,99 „
D.	15 „	86 „	91 „	1,12 „
E.	20 „	28 „	71 „	1,04 „

Die reichliche Fettbildung bringt Ritter in Zusammenhang mit der Veränderung der Blutkörperchen, die er bei der Verabreichung höherer Dosen von arseniger Säure beobachtete; er sah, dass die rothen Blutkörperchen zackig wurden.

Pannot (19) untersuchte, hauptsächlich mikroskopisch, in Gemeinschaft mit Dusart in mehreren Fällen auch durch chemische Analyse den *Fettgehalt verschiedener Organe jüngerer und älterer Thiere und einiger menschlicher Embryonen und Neugeborenen* und kam zu dem Resultate, dass in den Organen fein vertheiltes Fett auch im physiologischen Zustande vorkommt und zwar oft in nicht geringer Quantität.

Durch mehrere Untersuchungen, die er bereits im Jahre 1860 angestellt, hat Bernard (20) sich überzeugt, dass die Entwickelung des Glycogens im Ei von der cicatrix ausgeht, sich allmälig im mittleren oder Gefässblatt des Blastoderms ausbreitet in dem Maasse als dieses wächst. In ihrer Sprossung reihen sich die glycogenhaltigen Zellen im Zuge der Venae omphalo-mesentericae an und in ihrer späteren Entwicklung bilden die Enden der Dottervenen wirkliche glycogenhaltige Zotten, die in der Dottermasse schwimmen und zahlreiche Falten an der inneren Oberfläche des Dottersacks bilden. Das Glycogen zeigt sich in dem Blastoderm der Vögel wie in der Leber und der Placenta von Säugethieren in der Form rundlicher Körnchen innerhalb der Zellen, ebenso wie die Amylumkörnchen in den Pflanzenzellen. Das Glycogen im bebrüteten Hühnchen ist ferner chemisch übereinstimmend mit dem der Leber u. s. w. erwachsener Thiere. Wie bei den Säugethieren existirt auch bei den Vögeln Glycogen in diffuser Form in dem embryonalen transitorischen Gewebe, ehe es in der Leber auftritt. Die wesentlichsten Puncte dieser Mittheilung sind bereits in einer im Jahre 1864 bei der Akademie deponirten verschlossenen Note von Cl. Bernard, die nun eröffnet ist, enthalten.

In einer ziemlichen Anzahl von kleinen europäischen Schildkröten, die er untersuchte, fand Dareste (21) stets noch das erbsengrosse Nabelbläschen und in demselben 0,008 bis 0,22 Mm. grosse Amylumkörner. Auch in der frischen Leber dieser Schildkröten ebenso in den Eiern vom Hering und von der Zunge (Sole) fand er Amylumkörner.

Dareste (22) findet auch in den Zellen, welche die Samenkanälchen der Hoden von Vögeln und anderen Thieren auskleiden, Körnchen von 0,005 Mm. Durchmesser, die nach ihrem Verhalten im polarisirten Lichte sowie nach ihrer Blaufärbung durch Jod, die übrigens schwer zu erkennen war, als amylumartige Substanz angesehen werden. Diese Amylumsubstanz verschwindet, wenn die Spermatozoen sich ausbilden, fast vollständig.

Treskin (23) untersuchte die *Hodensubstanz vom Stier, Rehbock, Ziegenbock und Hund* und wies als Bestandtheile nach neben viel ClK und ClNa Kreatin, Inosit, Leucin, Tyrosin, Lecithin, Cholesterin, Fette und eine nicht näher bekannte organische Säure. Durch ClNalösung wurde eine Globulinsubstanz ausgezogen, Glycogen wurde nicht gefunden. Die frische Hodensubstanz vom Ziegenbock enthielt 86,72 pCt. Wasser.

Sertoli (24) untersuchte die *frische Substanz der Hoden vom Stier, Schaf und Ziegenbock, Hund und Esel*, fand die Reaction des frischen Gewebes stets alkalisch und es gelang ihm eine Reihe verschiedener Eiweissstoffe aus der fein zum Brei zerriebenen Substanz zu isoliren. Er erhielt Serumalbuminum, eine Globulinsubstanz und Alkalialbuminat, aber besonders bemerkenswerth ist es, dass er bei der Behandlung der Drüsensubstanz mit 10procentiger ClNalösung einen Körper fand, welcher die ganze Masse in eine zähe, wohl durch Zeuge, aber nicht durch Papier filtrirbare Gallerte verwandelte. Beim Waschen mit Wasser verlor sich die zähe, gallertartige Beschaffenheit, indem sich dieser Körper in weissen Flecken und Fasern niederschlug. Diese waren in Wasser ganz unlöslich, ebenso in verdünnter Salzsäure, wenig löslich in Kalkwasser, nicht quellend in Glaubersalzlösung, sehr stark dagegen in ClNalösung. Durch Sodalösung wurde die Substanz allmälig gelöst. SERTOLI stellt diese Substanz zunächst in Vergleich mit Mucin und der von ROVIDA mikroskopisch, von MIESCHER isolirten und chemisch untersuchten Substanz, welcher letzterer den Namen Nuclein gegeben und die er als Bestandtheil der Zellenkerne des Eiters erkannt hat. SERTOLI hält die von ihm aus den Testikeln gewonnene Substanz zwar für sehr nahe stehend dem Nuclein MIESCHER's, aber wegen einiger kleinen Reactionsdifferenzen nicht für identisch damit (nach der vortrefflichen Beschreibung des Verhaltens der Substanz von SERTOLI zweifelt Ref. nicht an der Identität derselben mit dem Nuclein.) Diese Substanz geht nach SERTOLI in das Sperma über und kann durch Wasser daraus gefällt werden.

FROMME (25) wies in Weinbergschnecken, ferner in Anodonta und in Unio chondringebende Substanz nach, fand die Uebereinstimmung der organischen Grundsubstanz der Rückenschulpe der Sepien mit Chitin. Aus Maikäfern erhielt er keine Leimstoffe und aus den Muscheln und Schnecken kein Glutin.

LAQUEUR (26) beobachtete, dass die Hornhaut frischer ausgeschnittener Thieraugen abgetrocknet, nicht wieder feucht wird, so lange sie ihres Epithels nicht beraubt ist, dass aber, sobald man an einer Stelle dasselbe entfernt, diese Fläche nach Abtrocknen stets wieder feucht wird. Damit fand er im Einklange, dass nach Injection von Ferrocyankaliumlösung in die vordere Augenkammer ein mit Eisenchlorid befeuchtetes Papier nur dann die Berliner Blau-Reaction gab, wenn die Epitheloberfläche abgeschabt war und zwar trat diese Reaction am Rande constant schneller als im Centrum auf. Er schliesst hiernach, dass die Hornhautsubstanz und Descemetsche Haut die Diffusion zulasse, dass die Epitheloberfläche dagegen derselben ein Hinderniss entgegenstellt, dass die Diffusion am Rande schneller als in der Mitte erfolgen kann. Trotz dieser am herausgeschnittenen Auge erhaltenen Resultate ist es nicht zweifelhaft, dass Atropin bei unverletztem Epithel durch die Hornhaut durch Diffusion am lebenden Auge in die vordere Augenkammer gelange.

In der zweiten Abtheilung seiner Arbeit über die Einwirkung des Fiebers giebt MANASSEIN (27) die Resultate seiner Untersuchungen der Veränderung der Muskeln und der Leber. Das Fieber wurde bei Hunden und Kaninchen durch Jaucheinjection hervorgerufen. Bei der Vergleichung des Einflusses vom Fieber auf die Quantität und den Stickstoffgehalt des alkoholischen und des wässrigen Extractes der Muskeln ergab sich volle Uebereinstimmung mit dem Hungerzustande. Auch die Leber zeigte bei fiebernden Thieren weder Veränderung des relativen Gewichts noch des Wassergehaltes, dagegen war die Summe der Extractivstoffe geringer und die Quantität der in Alkohol löslichen relativ zu den nur in Wasser löslichen Extractivstoffen vergrössert. Der Glycogengehalt der Leber nahm im Fieber bedeutend ab und verschwand endlich ganz. Alle die angegebenen Veränderungen treten auch bei hungernden Thieren auf, nur wird bei diesen zugleich das Lebergewicht bedeutend vermindert. (S. auch allgem. Pathol. VIII. 10.)

VII. Ueber Verdauung und verdauende Secrete.

1) Schiffer, Berl. klin. Wochenschr. No. 29. — 2) Hering, E., Ueber die Ursache des hohen Absonderungsdruckes in der Glandula submaxillaris. Wien. Sitzungsber. Abtheil. III 4. Juli. — 3) Böttger, R., Nachweis einer salpetrigsauren Verbindung im Speichel. Chem. Centralbl. No. 47. — 4) Friedinger, R., Welche Zellen in den Pepsindrüsen enthalten das Pepsin. Wien. Sitzungsber. LXIV. Abtheil. II. S. 325. — 5) Ebstein, W. und Grützner, P., Ueber den Ort der Pepsinverdauung im Magen. Arch. f. d. ges. Physiol. VI. S. 1—19. — 6) Grünhagen, A., Neue Methode die Wirkung des Magenpepsins zu veranschaulichen und zu messen. Ebendas. V. S. 203. — 7) v. Wittich, Weitere Mittheilungen über Verdauungsfermente, das Pepsin und seine Wirkung auf Blutfibrin. Ebendas. V. S. 435—470. — 8) Mühlenfeld, J., Ueber die Peptone des Fibrins. Ebendas. V. S. 381—401. — 9) Manassein, W., Chemische Beiträge zur Fieberlehre. I. Abhandl. Arch. f. pathol. Anat. u. Physiol. LVI. — 10) Paschutin, Ueber Trennung der Verdauungsfermente. Vorläufige Mittheilung. Centralbl. f. med. Wissensch. No. 7. — 11) Krolow, O., Die Brunner'schen Drüsen. Inaug.-Diss. Berlin. (Die Resultate der Untersuchungen von Krolow sind bereits Jahresbericht 1870. I. S. 109 geschildert). — 12) Costa, A., Ricerche sulla funzione delle ghiandole della mucosa intestinale. Gazz. med. veneta Anno II fasc. di Luglio e Agosto. — 13) Defresne, J., Mémoire sur la pancréatine, étude de chimie biologique. Paris. 8° Im Auszuge Bull. gén. de thérap. Octbr. 15. p. 309. — 14) Leube, W., Ueber die Anwendung des Pancreas-Glycerinextractes zur Ernährung der Kranken vom Mastdarme aus. Centralbl. f. d. med. Wissensch. No. 50. — 15) Defresne, Études sur les sécrétions biliaire et pancréatique chez les carnivores. Compt. rend. LXXV p. 1777. — 16) v. Wittich, Zur Physiologie der menschlichen Galle. Arch. f. d. ges. Physiol. VI. S. 181—186. — 17) Kölz, B., Ueber die Bestimmung des Schwefels bzw. der Taurocholsäure in der Galle. I. Mitth. Arch. f. Anat. u. Physiol. S. 96—102. — 18) Derselbe, im Auszug Centralbl. f. d. med. Wiss. No. 36. Referat und Kritik von Salkowski. — 19) Hoffmann, K. B., Ueber Zusammensetzung der Harnsteine, Wien. med. Wochenschr. No. 71. — 20) Radziejewski, S., Zusatz zu dem „experimentelle Beiträge zur Fettresorption". Arch. f. pathol. Anat. u. Physiol. LVI. — 21) Ritter, E., Quelques observations de bile humaine, Journ. de l'anat. et de la physiol. Mars. p. 181—187. Compt. rend. LXXIV. p. 813.

SCHIFFER (1) fand im Speichel neugeborener Kinder diastatisches Ferment, indem er ihnen bald nach der Geburt Tüllbeutelchen mit Stärkekleister in den Mund brachte, 5–10 Minuten liegen liess und sie dann auf Zucker prüfte.

HERING (2) hält das colloide Mucin in der Submaxillardrüse und seine starke Imbibitionsfähigkeit mit Wasser für die Ursache des hohen Absonderungsdruckes, den LUDWIG zuerst manometrisch am Ausführungsgang der Drüse nachwies. In einem Falle von Fistel des Stenon'schen Ganges am Menschen konnte HERING den Absonderungsdruck für die Parotis bestimmen. Er erhielt hierbei nur 30 Mm. Quecksilberdruck; offenbar war dabei viel Flüssigkeit in das die Drüsen umhüllende Gewebe transsudirt, denn die Gegend der Parotis schwoll bei dem Versuche bald an. Als er eine durch eine Membran unten geschlossene Röhre theilweise mit Chlorhydrinimid füllte und die Röhre ins Wasser tauchte, erhielt er durch Imbibition dieser kräftig wasseranziehenden colloiden Substanz einen Ueberdruck von 150 Mm. Quecksilber und zweifelt nicht, dass unter günstigen Verhältnissen der Druck im Rohre durch die Wasserattraction durch eine Membran hindurch sich noch viel höher steigern lässt. HARING sucht zugleich verschiedene Einwände gegen seine Erklärungsweise von vorn herein zurückzuweisen, rücksichtlich deren wir auf das Original verweisen müssen.

Zum Nachweis von salpetriger Säure im Speichel empfiehlt BÖTTGER (3), denselben mit etwas jodkadmiumhaltigem Stärkekleister zu versetzen, nachdem man ihn vorher mit sehr verdünnter Schwefelsäure angesäuert hat. Es tritt die Bildung von Jodstärke sehr deutlich ein, wenn salpetrige Säure vorhanden ist.

FRIEDINGER (4) bespricht zunächst das Vorkommen und die Lagerung der beiden verschiedenen Drüsenzellen (Beleg- und Hauptzellen) nach HEIDENHAIN in den Drüsen des Pylorustheils der Magenschleimhaut bei verschiedenen Thieren. Seine Entgegnungen richten sich gegen die Angaben von EBSTEIN (Jahresber. 1870. I. p. 90), aber FRIEDINGER giebt zu, dass die Pylorusdrüsenzellen den Hauptzellen HEIDENHAIN's gleichen und dass das Infus dieser Pyloruspartie des Magens vom Hunde (nach sorgfältigem Waschen derselben mit Wasser) dargestellt Eiweiss verdaut, wenn auch schwächer als die Schleimhaut des Fundus vom Magen. Nur findet er sowie ROLLETT, dass bei Fröschen, Tritonen, Schlangen, Schildkröten auch im Sommer in den WASMANN'schen Drüsen Zellen von dem Charakter der Hauptzellen HEIDENHAIN's nicht vorkommen.

Gegen diese Ansichten und Erklärungen von FRIEDINGER geben nun EBSTEIN und GRÜTZNER (5) ausführlicher ihre früheren Versuche und deren Resultate an, fügen viele neue hinzu, aus denen hervorgeht, dass nicht eine Imbibition mit Pepsin in diesem Theil der Magenschleimhaut die Ursache der verdauenden Fähigkeit der Drüsen des Pylorustheils vom Magen sein kann, sondern dass hier eine Pepsinbildung in den Drüsen selbst vorhanden sein müsse. Diese Bildung von Pepsin geschehe wahrscheinlich durch die Hauptzellen dieser Drüsen, während die Belegzellen vielleicht die Function hätten, die Säure für das sich bildende Secret zu liefern.

Zur Demonstration der verdauenden Wirkung des Pepsins empfiehlt GRÜNHAGEN (6) gut gewaschenes Fibrin in Salzsäure von 0,2 pCt. Gehalt an ClH zur Gallerte quellen zu lassen, auf einen Trichter mit oder ohne Filter zu bringen, abtropfen zu lassen und nun mit der Pipette die Pepsinlösung darauf zu bringen. Nach kaum 2 Minuten beginnt das Herabtropfen der Flüssigkeit, welche bei der schnell eintretenden Verdauung des Fibrins gebildet wird und die Geschwindigkeit der Lösung und des Abfliessens giebt einen Maassstab für die verdauende Wirkung der aufgebrachten Pepsinlösung.

Die Untersuchungen von v. WITTICH, über welche nach seinen Mittheilungen auf der Rostocker Naturforscherversammlung bereits kurz berichtet ist (Jahresber. 1871. I. S. 98) liegen jetzt in ausführlicher Schilderung (7) vor; es ist zu dem Früheren noch Einiges nachzutragen. In sehr verdünnter Salzsäure gequollenes Fibrin (nach der Methode von GRÜNHAGEN) mit wenig Pepsinglycerinlösung auf das Filter gebracht, lässt beim Ablaufen Fibrin ungelöst zurück, während die ablaufende Lösung noch verdauend wirkt, das Pepsin scheint sich zunächst locker mit der Säure zu verbinden und diese Verbindung verdauend zu wirken. Die Einwirkung von Pepsin und sehr verdünnter Salzsäure auf Fibrin erfolgt noch bei sehr starker Abkühlung, aber dann sehr langsam, am schnellsten bei 35—50° und nimmt über 50° an Geschwindigkeit wieder ab. Auch bei 80° erfolgt noch Verdauung. Ueberschüssiges zur Verdauungsmischung zugefügtes Fibrin kann mehr Pepsin in sich aufnehmen und beim Auswaschen mit Wasser festhalten, als es zu seiner eigenen Verdauung nöthig hat. So wie der Mangel an freier Säure, beeinträchtigt auch der Mangel an Wasser die Einwirkung des Pepsins. Auch die Säure allein ist im Stande, die Umwandlung des Fibrins hervorzubringen, aber der Process der Umwandlung wird durch die Gegenwart des Pepsins sehr bedeutend beschleunigt.

MÖHLENFELD (8) suchte reine Peptone des Fibrins, gebildet durch künstlichen Magensaft, nach einem Verfahren zu isoliren, welches im Wesentlichen auf folgenden Reactionen beruht: 1) durch Neutralisiren der verdauten Flüssigkeit mit Baryt und Kochen Parapepton abzuscheiden, 2) einzudampfen und mit Ueberschuss von Alkohol zu fällen, 3) den Niederschlag in Wasser zu lösen, mit verdünnter Schwefelsäure den Baryt genau auszufällen, 4) nach Entfernung des schwefelsauren Baryt die freie Salzsäure durch frisch gefälltes Silberoxyd zu entfernen, 5) das überschüssige gelöste Silberoxyd nach Fällung mit Alkohol durch Schwefelwasserstoff zu entfernen.

Nach der Entfernung des überschüssigen absorbirten Schwefelwasserstoffs durch einen Wasserstoffstrom und Abdampfen erhielt er aus der alkoholischen Lösung ein Pepton von der Zusammensetzung

$$C_{142}H_{231}N_{46}SO_{43}$$

und dem spec. Drehungsvermögen $(\alpha)_j = -40,4°$. Die Entstehung dieses Körpers aus dem Fibrin ist nur denkbar unter der Annahme einer Aufnahme von Wasser und Abspaltung eines sauerstoffreichen Körpers, vielleicht CO_2. Durch Silberoxyd und Alkohol (bei 4 und 5 in obiger Darstellung) war ein Niederschlag erhalten, der eine Silberverbindung von der Zusammensetzung entweder der Formel

$$C_{17}H_{34}N_{4}(O+S)_{8}Ag,$$

oder vielleicht

$$C_{61}H_{91}N_{11}(O+S)_{19}Ag,$$

entsprechend darstellte; dieser Körper wurde theils als Silberverbindung, theils nach Abtrennung des Silbers durch Schwefelwasserstoff untersucht. Aus der alkoholischen Mutterlauge wurden Krystallkugeln erhalten, welche Leucin zu sein schienen. Nach der HOFFMANN'schen Reaction sollte auch Tyrosin vorhanden sein, doch gab der betreffende Körper die PIRIA'sche Tyrosinreaction durchaus nicht.

In der ersten Abtheilung seiner Arbeiten über die Einwirkung des Fiebers beschäftigt sich MANASSEIN (9) mit der Aenderung, welche der Magensaft durch Fieber und welche er durch künstliche acute Anämie der Thiere erfährt. Er findet, dass in beiden Zuständen das Verhältniss der Säure und des Pepsins im Magensafte verändert wird. Bei fiebernden und bei acut anämischen Thieren ist der Zusatz der Säure zum Magensaft von günstigerem Einfluss für die Verdauung als bei gesunden Thieren. Der natürliche Magensaft der fiebernden und der anämischen Thiere fault leichter als der von gesunden Thieren. Im künstlichen Magensafte fiebernder Thiere wird hart gesottenes Eiweiss schlechter, Fibrin oft besser verdaut als in dem gesunden Magen. Im künstlichen Magensafte acut anämischer Thiere wird hart gekochtes Eiweiss schlechter und Fibrin ebenso zuweilen besser verdaut als im künstlichen Magensafte vom Magen gesunder Thiere. (S. auch allg. Pathol. VIII. 10.)

PASCHUTIN (10) gelang die Trennung der aus der Darmschleimhaut von Hunden entnommenen Fermente leicht und sicher mittelst der Filtration durch Thonzellen unter Druckverminderung mittelst der Wasserluftpumpe. Bei Anwendung derselben Methode zur Trennung der Fermente des Pancreas erhielt er in wässrigen Lösungen viel schlechtere Resultate als mit concentrirten Salzlösungen. Das auf Eiweiss wirkende Ferment wurde durch Seignettesalz oder unterschwefligsaures oder salpetersaures Natron von dem anderen Fermente getrennt extrahirt, das auf Stärkemehl wirkende Ferment durch arsenigsaures Kali u. s. w., das auf Fette wirkende durch antimonsaures Kali, doppeltkohlensaures Natron u. s. w.

Unter Leitung von SERTOLI hat COSTA (12) die Secrete der BRUNNER'schen und LIEBERKÜHN'schen Drüsen auf ihren Gehalt an Fermenten untersucht und Resultate erhalten, die er selbst in folgenden Sätzen zusammenstellt:

1) Das Extract der BRUNNER'schen Drüsen besitzt die Fähigkeit Amylum in Zucker umzuwandeln, es ist dagegen ohne Einwirkung auf Eiweissstoffe und auf Fette.

2) Das Extract der LIEBERKÜHN'schen Drüsen des Dünndarms hat gleichfalls nur die zuckerbildende Einwirkung auf Stärkemehl, wirkt nicht auf die Eiweissstoffe oder Fette.

3) Das Extract der LIEBERKÜHN'schen Drüsen des Dickdarms besitzt weder diastatische noch eiweiss- oder fette-verdauende Eigenschaft.

4) Das Extract der BRUNNER'schen Drüsen vom Pferde und vom Hunde ist ziemlich dicklich und zähe und scheidet auf Zusatz von Essigsäure Flocken von Mucin ab.

5) Das Extract der LIEBERKÜHN'schen Drüsen ist dagegen ganz flüssig und dient, abgesehen von seiner diastatischen Wirkung wohl zur Verflüssigung des Darminhaltes in ähnlicher Weise wie das Parotidensecret im Munde. Der Darmsaft besitzt keine andere Wirksamkeit als die der geschilderten Secrete.

DE FRESNE (13) beschreibt ein Pancreatin, durch Fällung des wässrigen Infusum der Drüse mit Alkohol erhalten. Das so dargestellte Pancreatin verwandelt Amylum, Fette und Eiweissstoffe. Es gelang ihm, durch Zerlegung der Fette dargestelltes Glycerin zu isoliren. Die in dieser Weise verwandelten Fette bilden ohne Weiteres mit Wasser Emulsion, 1 grm. des Ferments verdaut 75 grm. Albumin und 130 grm. Fibrin.

LEUBE (14) empfiehlt zur Ernährung von Kranken vom Mastdarm aus Fleisch und Fett mit zerriebenem Pancreas zu geben. Da jedoch das Pancreas in heisser Jahreszeit fault, ist es zu dieser Zeit zweckmässig, das Pancreas feingehackt, mit Glycerin (250 grm. auf 1 Pancreas vom Rinde) in der Reibschale zusammen zu reiben und von diesem Gemenge ⅓ zu 120 bis 150 grm. Fleisch zuzumischen und dies so zu injiciren. Eine Fäulniss jenes Präparats ist nicht zu fürchten.

DE FRESNE (15) findet 1) dass die Galle durch ihr Alkali eine grosse Rolle bei der Verdauung findet, indem der pancreatische Saft ohne sie ein Drittel seines Alkali verlieren würde.

2) Dass die Galle die Fette emulsionirt mittelst einer organischen Säure, die nur im freien Zustande diese Einwirkung zeigt, die aber im Darmcanale von jeder anderen Säure in Freiheit gesetzt werden kann.

3) Dass das so emulsionirte Fett neutral und unverändert bleibt. Die dann folgenden Angaben von DE FRESNE sind Bestätigungen bekannter Verhältnisse.

In der Galle, welche sich durch die Gallenfistel einer Frau entleerte, fand v. WITTICH (16) diastatisches Ferment, wie in der Galle von Thieren es von JACOBSON und vom Verf. bereits früher nachgewiesen ist. In diesem Falle von Gallenblasenfistel wurden in vier Stunden 88 Cbcm. und dann während der Nachtruhe in 10 Stunden 224 Cbcm. (vielleicht ist noch ein kleiner Verlust in Rechnung zu ziehen) aufgesammelt. Hiernach würde die stündliche Secretion der Galle ungefähr 22,2 Cbcm. oder 532,8 Cbcm. in 24 Stunden beim Menschen betragen.

KÜLZ (17) tadelt es, dass bei den Bestimmungen der Taurocholsäure die Werthe einmal auf gereinigte Gallensäure, das andere Mal auf native Galle bezogen sind in den verschiedenen Untersuchungen. Er glaubt ferner, dass die übliche Schwefelbestimmung mit Aetzkali und Salpeter zu niedrige Werthe gebe, da schwefelhaltige Producte sich verflüchtigten (Beweis hierfür durch Versuche ist nicht beigebracht). Er empfiehlt statt dieser Methode die CARIUS'sche Zersetzung durch Oxydation mit starker Salpetersäure im zugeschmolzenen Rohre bei 250°.

SALKOWSKY (18) hebt hervor wie gross die Fehler bei dieser CARIUS'sche Bestimmung werden, wenn der Schwefelgehalt dieser Substanz wie im Falle der Taurocholsäure u. s. w. ein geringer ist, da bei dieser Methode nur kleine Mengen der Substanz in einem Rohre in Arbeit genommen werden können.

In den Darmgasen eines so eben getödteten Hundes fand HOFFMANN (19) nach Absorpsion der CO_2 neben 71,9 pC. Stickstoff, 28,1 pC. Wasserstoff. In den Darmgasen von mit Erbsen gefütterten Kaninchen fand er neben 32,5 bis 50 pC. CO_2 8,5 bis 13,9 pC. H. und 40,2 bis 54,3 pC. N., keine Spur von Sumpfgas, welches letzterer Ruge in den Darmgasen von Menschen, nicht von Hunden bei Ernährung mit Erbsen nachgewiesen hatte.

Die früheren Mittheilungen von Radziejewski über die Fettresorption haben von 2 Seiten her Angriffe erfahren, den einen vom Ref. (Jahresber. 1868, I. S.) betreffend die Methode seiner Untersuchung, der zweite von Subbotin hinsichtlich der Resultate seiner Untersuchungen.

Radziejewski (20) berichtet jetzt über eine neue von ihm an Hunden ausgeführte Versuchsreihe, in der er Seife neben reinem Fleisch fütterte und bestimmte, wie viel von der eingeführten Seife in den Fäces wieder erschien. Es wurden 4 bis 21 pC. im Mittel 11,20 pC. des eingeführten Fettes in den Fäces wieder ausgeschieden, es müssen also im Mittel 88,8 pC. derselben in die Säftemasse aufgenommen sein. Die Versuche von Subbotin stehen nach den Auseinandersetzungen vom Verf. mit den letzteren Versuchen in keinem Widerspruch und Radziejewski hat nicht behauptet, dass alles Fett im Darmcanale verseift und als Seife in's Blut aufgenommen würde. Dass aufgenommene fette Säuren in Muskeln u. s. w. abgelagert werden könnten, gehe nicht allein aus seinen Versuchen hervor, sondern auch aus den Angaben von Haubner über die Wirkung von Oelkuchenfütterung auf Milch, Butter, Fleisch und Speck des Rindes. Hinsichtlich der einzelnen Deductionen muss auf das Original verwiesen werden.

Ritter (21) hat eine Anzahl von Gallen aus der Gallenblase vom Menschen und vom Hunde untersucht, welche sich durch Farblosigkeit oder sehr geringe gelbe Farbe auszeichneten und soweit die Angaben es erkennen lassen, stets zugleich mit Fettleber beobachtet wurden. In 4 Analysen wurden gefunden: Gallensaure Salze 62,8 bis 55,2, organische Materie 3,1 bis 1,0, Fett und Cholesterin 8,0 bis 6,8, Salze 12,4 bis 7,9 und Wasser 923,5 bis 916 pr. Mille als Bestandtheile dieser Gallen.

Orum, Nogle nye Pepsinpræparaters [illegible]. Ugeskrift for Læger. 3 die Række. XIV. No. 14.

Orum hat im physiol. Laboratorium auf Veranlassung des Ref. das von Marquart als Pepsinum activum in den Handel gebrachte weisse Pulver und das von Sittel nach Wittichs Vorschrift dargestellte Pepsin, welches eine braune extractartige Masse bildet, bezüglich der Wirksamkeit mit der von Apotheker Schering unter dem Namen „Liebreichs Pepsin-Essenz" in den Handel gebrachten Flüssigkeit verglichen, im Anschluss an die im Jahresbericht für 1871 I. Pag. 98–100 referirten Mittheilungen des Ref. Bei Anwendung des daselbst gegebenen Verfahrens erwiesen die beide genannten Präparate sich als sehr wirksam und der Liebreichschen Pepsin-Essenz, welche vor den früher untersuchten Pepsinproben und vor dem natürlichen Hundemagensaft den Preis davon getragen hatte, entschieden überlegen. Die Lösung von Fibrin sowohl als von gekochtem Hühnereiweiss erfolgte in bedeutend kürzerer (etwa der halben) Zeit und es konnte auch eine grössere Menge Eiweiss gelöst werden.

Ueber die Haltbarkeit der Präparate bei langer Aufbewahrung liegen noch keine Erfahrungen vor. So empfehlenswerth die genannten Präparate demnach für physiologische Versuche sind, so bleibt es doch, wie Verf. bemerkt, zweifelhaft ob sie als Medicament in den gangbaren kleinen Dosen irgend erheblichen Nutzen leisten können. Wenn man auf die allerdings nicht näher bekannte, ohne Zweifel aber sehr bedeutende Menge des in 24 Stunden normal secernirten Magensafts Rücksicht nimmt, so scheint in der That nicht viel von den offenbar nur durch den hohen Preis des Pepsins bestimmten sehr kleinen, eher für Kaninchen als für Menschen passende Dosen zu erwarten zu sein. Der massenhafte Zusatz von Zucker, Salzen etc. zu den sogenannten Pepsinpastillen (z. B. in Lincks Pastillen, welche Marquarts Pepsin enthalten) scheint jedenfalls nicht empfehlenswerth, weil daraus ein neues Hinderniss für die Anwendung grösserer Dosen entsteht, in dem diese fremden Beimischungen schwerlich in grösserer Menge einem schwachen Magen zuträglich sein dürften. (Ref.)

P. L. Panum.

VIII. Harn.

1) Neubauer, C. u. Vogel, J., Anleitung zur qualitativen und quantitativen Analyse des Harns etc. Wiesbaden. gr. 8. 6. Aufl. [illegible] Mit 4 lith. Tafeln. — 2) Prinz, Der normale Harn. Bremen (eine Zusammenstellung sehr bekannter Dinge mehr populär als wissenschaftlich. Ref.). — 3) Legg, (J. Wickham), A Guide to the examination of the urine. 3. edit. — 4) Thudichum, J. L. W., Dr. J. Fischer's Versuch über die sogenannte Kryptophansäure. Centralbl. f. d. med. Wissensch. No. 3. — 5) Rosier, Sur une nouvelle espèce de concrétions urinaires du boeuf ([illegible] de magnésie). Compt. rend. LXXV. p. [illegible]. Ann. Chem. Pharm. CLXV. p. 104. — 6) Hoppe-Seyler, F., Ueber das Vorkommen von Phenol im thierischen Körper u. s. w. Arch. f. d. ges. Physiol. V. S. 470. — 7) Jaffe, M., Ueber den Ursprung des Indicans im Harne. Vorläufige Mittheilung. Centralbl. f. d. med. Wissensch. No. 1. — 8) Derselbe, Ueber die Ausscheidung des Indicans unter physiologischen und pathologischen Verhältnissen. Ebendas. No. 31 u. 32. — 9) Hardy, Des opinions nouvelles sur la matière colorante de l'urine. Bull. gén. de thérap. 30 Septbre. p. 262. — 10. Méhu, C., Ueber ein violettes Harnsediment. Chemisches Centralblatt. No. 6. — 11) Nencki, M. und Ziegler, E., Die Oxydation des [illegible] im Thierkörper. Ber. d. deutsch. chem. Gesellsch. V. S. 749. — 12) Maly, R., Ueber das Verhalten der [illegible] in der [illegible]. Wien. Sitzungsber. LXV. Abtheil. II. Chem. Centralbl. No. 13. — 13) Giacosa(?), C., Nachweis von Jodkalium im Urin. [illegible] No. 49. — 14) Hofmann, Fr., Ueber den Uebergang von freien Säuren durch das alkalische Blut in den Harn. Zeitschr. f. Biologie VII. S. 3. — 15) Gaehtgens, Zur Frage der Ausscheidung freier Säuren durch den Harn. Vorläufige Mittheilung. Centralbl. f. d. med. Wissensch. No. 53. — 16) Byasson, H., Étude sur les [illegible] de la

rétention acide de l'urine normale chez l'homme et de ses variations. Journ. de l'anat. et de la physiol. No. 4 p. 345. — 17) [illegible], A., Ist der [illegible] Säuregehalt der Harnmenge an einem Arbeitstage grösser als an einem Ruhetage. Arch. f. d. ges. Physiol. V. S. 345. — 18) Soborow, [illegible], Ueber die Kalkausscheidung im Harn. Centralbl. f. d. med. Wiss. No. [illegible]. — 19) Schenk, S. L., Ueber das Verhalten des Chlors im Organismus. Allgem. Wien. Med. Zeitung No 12. — 20) Derselbe, Anatom.-physiolog. Untersuchungen mit 1 lithogr. Tafel. Wien. [illegible] Einiges über das Verhalten des Chlors im Organismus. S. 18. — 21) Gréhant, N., Dosage de l'urée à l'aide du réactif de Millon et de la pompe à mercure. Compt. rend. LXXV. p. 118. — 22) Salkowski, E., Kleinere Mittheilungen physiologisch-chemischen Inhalts. 4. Ueber die Bestimmung des Harnstoffs und der Chloralkalien in Jodkalium haltigem Harne. Arch. f. d. ges. Physiol. VI. S. 214. — 23) Derselbe, II. Bestimmung des Kalk im Harn mit Weinsäure. Ebendas. VI. S. 209. — 24) Derselbe, Ueber die Bestimmung der Harnsäure. Ebendas. V. S. 210. ferner VI. S. [illegible]. — 25) Schwanert, Ueber Bestimmung der Harnsäure. Ber. d. deutsch. chem. Gesellsch. V. S. [illegible]. Ann. Chem. Pharm. CLXIII. S. 153. — 26) Salkowski E., Ueber die Bestimmung der Harnsäure. Ebendas. V. S. 413. — 27) Maly, R., Zur Bestimmung der Harnsäure. Arch. f. d. ges. Physiol. VI. [illegible] Ann. Chem. Pharm. CLXV. S. 112. — 28) Dreinberg, O., Ber. d. deutsch. chem. Gesellsch. V. S. 381. — 29) Ramon de Luna, Action du sulfate de cuivre sur l'urine normale. Compt. rend. LXXV. p. 612 (keine bemerkenswerthen Resultate. Ref.). — 30) Seegen, J., Ueber eine Methode, minimale Mengen Zucker im Harne mit grösserer Sicherheit nachzuweisen. Vorläuf. Mittheilg. Centralbl. f. d. med. Wiss. No. 5, ferner Arch. f. d. ges. Physiol. V. S. 375—[illegible]. — 31) Derselbe, Zur Frage über den Zuckergehalt des normalen Harns. Arch. f. d. ges. Physiol. V. S. 351—374. — 32) Külz, Ed., Beiträge zur Hydrurie und Meliturie. Habilitationsschrift. Marburg. [illegible] 4°. — 33) Derselbe, Ueber Harnsäureausscheidung in einem Falle von Diabetes Mellitus. Inaug. diss. Marburg. — 34) Jeanneret, [illegible], L'urée dans le diabète artificiel. Diss. inaug. Bern. — 35) Papillon, F., Les travaux récents de M. Ritter sur les rapports entre les modifications de globule sanguin et les modifications des excrétions. Analyse critique. Journ. de l'anat. et de la physiol. No. 3. p. 275. — 36) Salkowski, E., Ueber das Verhalten des Taurins im Thierkörper und die Bildungsformen des Schwefels im Harne. Vorläuf. Mittheil. Centralbl. f. d. med. Wissensch. No 34. — 37) Schultzen, O., Die Entstehung des Harnstoffs im Thierkörper. Ber. d. deutsch. chem. Gesell. V. S. 578—581. — 38) Salkowski, E., Ueber die Bildung der Schwefelsäure und des Harnstoffs und das Verhalten des Taurins im Thierkörper. Ebendas. V. S. 637. — 39) Saez, Études sur les marmottes. Compt. rend. LXXV p. 1439. — 40) Primavera, G., dei rapporti [illegible] [illegible] Morgagni [illegible] p. 725. — 41) Bovida, O. L., Nuovi studi intorno alla natura chimica dei calcoli [illegible] Comunicazione preventiva. Rendi conti del R. Istituto Lombardo. Vol. V. fasc. 8. — 42) Derselbe, Ueber den Wasser des Harncylinder Molecularis [illegible] 1870. — 43) Liborius, F., Beiträge zur quantitativen Eiweissbestimmung. Arch. f. klin. Med. X. S. 313—[illegible]. Ebenso Diss. inaug. Dorpat 1871. — 44) Stadotsky, N. J., Zur Lehre von den Harnbestandtheilen. Vorläuf. Mitth. Centralbl. f. d. med. Wissensch. No. 53. — 45) Müller, J., Harnsteine von Cystin. Arch. Pharm. (?) [illegible] S. 239. Chem. Centralbl. No. 47. — 46) Tronbin, Beiträge zur Physiologie des Harnblase und der Nieren. Arch. f. d. ges. Physiol. V. S. 834.

Die anerkannt vortreffliche Anleitung zur qualitativen und quantitativen Analyse des Harns von NEUBAUER und VOGEL (1) hat in ihrer vorliegenden 6. Auflage wieder zahlreiche Verbesserungen und Vervollständigungen erhalten. Unter den letzteren sind hervorzuheben die Ergebnisse der Untersuchungen von NEUBAUER über Oxalursäure, von SCHULTZEN und RIESS über Oxymandelsäure, von JAFFE über Urobilin und die Abscheidung des Indigo und Bestimmung des Gehaltes an Indican im Harne, von KERNER über die Aufsuchung von Chinin durch sein Fluoreskop.

THUDICHUM (4) sucht die Angabe von PINCUS über die Nichtexistenz der Kryptophansäure dadurch zurückzuweisen, dass er die Ergebnisse seiner Untersuchungen einiger Bleiverbindungen der sogenannten Krytophansäure anführt, in welcher aber Blei und Säure in ganz verschiedenen Verhältnissen enthalten sind. Ausserdem giebt er an, eine neue Säure im Harn von der Zusammensetzung $C_{41}H_{14}N_2O_8$, der er den Namen Paraphansäure beilegt, gefunden zu haben.

Von einem Veterinärarzt in Pietra Santa (Italien) wurde vor einigen Jahren beobachtet, dass stark arbeitende Stiere, welche mit frischen Maisstängeln in der Blüthe gefüttert wurden, von Zeit zu Zeit mit dem Harne Steinchen entleerten, die von verschiedener Grösse (2,5 bis 6 Mm. lang), geringem Gewicht, aber schwerer als Wasser sich erwiesen.

ROSTER (5) untersuchte diese Concremente und überzeugte sich, dass sie aus feinen seidigen mikroskopischen durchsichtigen Prismen bestanden und an Magnesium gebunden eine organische stickstoffhaltige Säure enthielten. In kaltem Wasser waren die zerkleinerten Concretionen unlöslich, aus heissem Wasser, in dem sie sich lösten, umkrystallisirt gaben sie mikroskopische sehr schöne farblose Krystalle: theils Nadeln, meist gerade rhomboidale Prismen mit 2 Endflächen. Diese Krystalle waren unlöslich in Alkohol oder Aether und zeigten die Zusammensetzung C49,13, H5,02, N3,70, Mg3,56, O38,59 pCt. Hiernach ist die Formel $C_{27}H_{34}N_2MgO_{16}$, oder vielleicht $C_{28}H_{36}N_2MgO_{16}$ für dies Salz der wahrscheinlichste Ausdruck der Zusammensetzung. Die aus dem Salze dargestellte Säure ist ziemlich löslich in Wasser oder siedendem Alkohol, ihr Schmelzpunkt 204—205°. ROSTER ist mit der weiteren Untersuchung dieser neuen Säure noch beschäftigt.

Die Angaben von LIEBEN und LANDOLT, dass Pferdeharn oft Phenol durch einfache Destillation gewinnen lasse, ist nach HOPPE-SEYLER (6) nicht zu bestreiten, aber Kuh- oder Pferdeharn, sehr viel weniger Menschen- und Hundeharn enthalten eine Substanz, die erst bei Zersetzung mit einer Säure Phenol oder einen phenolähnlichen Körper liefert. Blut, Gehirn, Leber enthalten diese Substanz bei Hunden, Kaninchen und Rindern nicht. Phenol geht beim Bepinseln der Haut leicht durch die Haut in das Blut über und findet sich dann besonders reichlich im Gehirne; die Vergiftungssymptome, welche dann eintreten, scheinen von der Aufnahme des Phenol in die Nerven herzurühren.

JAFFE (7) erhielt nach subcutaner Injection von Indol, welches nach BAEYER's Vorschrift dargestellt war, constant sehr reichlichen Indicangehalt im Urin. Schon nach wenig Stunden beginnt die Ausscheidung und ist innerhalb 24 Stunden beendet. Indol bildet sich bei der Pancreasverdauung, wird es bei Verschluss des Darmcanals zurückgehalten, so erscheint sehr viel Indican im Harn, wie es Jaffe in einem Falle beim Menschen von Incarceration des Dünndarms fand.

Jaffe (8) setzte dann seine Untersuchungen über das Vorkommen des Indicans fort, und fand, dass es bei Fleisch-Nahrung reichlich, bei stickstoffarmer Kost nur in Spuren im Harn enthalten ist, endlich, dass im Hungerzustande seine Ausscheidung im geringen Grade bis zum Tode fortdauert. Vermehrung des Indicans im Harne fand sich bei Hunden nach Unterbindung des Dünndarms am ersten Tage gering, dann steigend, so dass sie am 3. und am 4. Tage noch zunimmt. Junge, kräftige Hunde genesen in 7 bis 8 Tagen nach dieser Operation, indem sich das Darmlumen wieder herstellt. Bei Unterbindung des Dickdarms bleibt die Indicanvermehrung im Harne gering. Schon eine theilweise Darm-Verschliessung durch Kopressure genügt, um das Indican im Harne zu vermehren. Für die Diagnose ist es nachtheilig, dass die Indicanvermehrung im Harne bei Verschluss des Darms erst am 2. Tage recht deutlich wird, dass ferner die Diät den bezeichneten Einfluss hat, dass endlich die Indicanausscheidung auch von eitriger Peritonitis beeinflusst wird. Bei Peritonitis puerperalis und Peritonitis ex perforatione ist die Vermehrung des Indicans nicht so bedeutend im Harne als bei Verschluss des Darmcanals. Eine merkwürdige Erscheinung ist die Vermehrung des Indicans im Harne bei Durchfällen, deren Ursache nicht im Dickdarm, sondern wie bei Typhus, Brechdurchfall, im Dünndarm zu suchen ist, doch fand Jaffe auch Ausnahmen. Gastroduodenal-Catarrhe mit Icterus zeigten keine Indicanvermehrung. Unter dem Einflusse des Fiebers war das Indican im Harne nicht deutlich vermehrt.

Hardy (9) giebt eine kurze, aber gute Zusammenstellung der Untersuchungs-Resultate von Thudichum, über das Urochrom u. s. w. von Jaffe, über das Urobilin, und besonders ausführlich über die von Maly angegebene Darstellung und Eigenschaft des Hydrobilirubin (vergl. Jahres-Bericht 1871, I. S. 77.)

Méhu (10) schildert ein Vorkommen eines violetten Sediments in einem Harne, der etwas Eiweiss enthielt, alkalisch und übelriechend war. Durch Schütteln mit Aether und Chloroform wurde der Farbstoff ausgezogen, und beim Abdampfen setzte sich der blaue Farbstoff fest an die Schale ab, während der rothe länger gelöst blieb (es ist leicht zu erkennen, dass der blaue Farbstoff Indigo war, der rothe Indirubin oder ein anderer Farbstoff. Ref.). Aus der alkoholischen Lösung wurde der blaue Farbstoff in Krystallen erhalten.

Nencki und Ziegler (11) machten Versuche an Hunden und an Menschen über das Verhalten des aus Campher dargestellten und durch fractionirte Destillation gereinigten Cymols. Sie fanden, dass 3 Grm. von ihrem Präparat täglich gut vertragen wurden. Der gelassene Harn wurde mit einer zur vollen Fällung ungenügenden Menge Bleiessig gefällt, der Verdunstungs-Rückstand des Filtrats mit verdünnter Schwefelsäure versetzt und mit Aether geschüttelt. Der Aether hinterliess beim Abdestilliren ein Oel, welches nur sehr langsam krystallisirte. Der Rückstand wurde mit kohlensaurem Baryt und Thierkohle behandelt, das Filtrat mit Salzsäure gefällt, und dabei ein Filz von Krystallen erhalten, die sich als rhombische Säulen ergaben; dieselben wurden mehrmals aus heissem Wasser umkrystallisirt, dann die freie Säure und ihr Silbersalz analysirt. Sie hatte die Zusammensetzung $C_{10}H_{12}O_2$ und das Silbersalz $C_{10}H_{11}AgO_2$. Die Säure sublimirte unzersetzt, und stimmte in ihrer Eigenschaft vollständig mit der von Gerhardt und Cahours aus dem Cuminaldehyd durch Oxydation erhaltenen Cuminsäure überein.

Maly (12) untersuchte im Verein mit Loebisch das Verhalten der Oxy- und Paraoxybenzoesäure bei ihrem Durchgange durch den menschlichen Organismus. Sie erhielten aus dem Harne Säuren, die einen höheren C und H gehalt zeigten, als der Zusammensetzung einer Oxy- und Paraoxybenzursäure entspricht. Maly glaubt nun, dass möglicher Weise der Rest eines methylirten oder äthylirten Glycocolls statt des Glycocollrestes selbst mit jenen freien Säuren in Verbindung getreten sei, doch wurde ein bestimmter Nachweis hierfür nicht ermittelt.

Zum Nachweis von Jodalkaliverbindung im Harne empfiehlt Glavetti (13) die Anwendung von Bromwasser und Schwefelkohlenstoff.

Sowie die Ueberschrift der Arbeit von Hofmann (14) widersinnig ist, sind auch die geschilderten Versuche (in denen er Tauben mit trocknem Eidotter fütterte, um zu sehn, ob die Phosphorsäure des Eidotters, die nicht an anorganische Basen gebunden ist, durch das alkalische Blut in den Harn übergeht, ohne dem Blute Alkali zu entziehn, ungenügend und nicht weiter erwähnenswerth (die organischen phosphorsäurehaltigen Bestandtheile des Eidotters sind dem Verf. unbekannt. Ref.).

Gaehtgens (15) fütterte einen 25,8 Kilo schweren Hund erst 4 Tage lang mit einer zur Erhaltung seines Körpergewichts ausreichenden Quantität Pferdefleisch, derselbe schied dabei im Durchschnitt im Harne täglich aus 6,4379 Grm. lösliche Salze, 2,8826 Grm. ClK, 1,8263 Grm. ClNa, 0,1078 Grm. MgO, 0,0911 CaO und 2,7343 Grm. Schwefelsäure. Dann wurde bei gleicher Diät 7 Tage hindurch dem Hunde täglich eine Dosis verdünnter Schwefelsäure beigebracht. In diesen Tagen schied der Hund im Durchschnitt täglich aus 8,7112 Grm. lösliche Salze, 2,4655 Grm. ClK, 2,3310 Grm. ClNa, 0,1502 MgO, 0,2903 CaO. und 7,1417 Grm. Schwefelsäure. Bei der Fleischkost ohne Schwefelsäure war der Harn sauer, neutral oder alkalisch, bei der Verabreichung von Säure stieg die Acidität und nahm während der folgenden Tage noch sehr zu, am 7. Tage wurden 72,2 Cbcm. von einer Natronlauge zur Neutralisation gebraucht, von welcher am ersten Tage nur 24,3 Cbcm. nöthig waren. Nach der Einbringung der Schwefelsäure fand sich schon am zweiten Tage neutrale Reaction des Harns.

Byasson (16) findet, dass der Urin freie

Harnsäure und Harnsäure gebunden an phosphorsaures Natron enthält. Die saure Reaction des Harns soll bedingt sein durch freie Harnsäure, Kohlensäure und Hippursäure. Durch Einwirkung von Harnsäure auf PO_4Na_2H in der Siedetemperatur filtrirt erhält man eine kaum sauer reagirende Flüssigkeit (? Ref.). Die mit phosphorsaurem Natron im Wasser gekochte überschüssige Harnsäure heiss filtrirt, giebt beim Veraschen CO_3Na, CyNa, pyrophosphorsaures Natron (bekanntlich können diese Stoffe in der Hitze nicht neben einander bestehen. Ref.). Dieselben Salze erhält man bei der Calcination des beim Erkalten der siedend heiss filtrirten Flüssigkeit sich bildenden Niederschlags auch nach sorgfältigem Auswaschen. Ein weiteres Argument dafür, dass sich kein saures phosphorsaures Natron bilde bei Einwirkung von Harnsäure auf PO_4Na_2H liegt in der Ansicht Stanson's, dass wenn jenes Salz vorhanden sei, die saure Reaction auch nach der Calcination fortbestehen müsse (Verf. kennt also die einfachsten Eigenschaften der Verbindungen nicht, über die er schreibt, da saures phosphorsaures Salz beim Glühen metaphosphorsaures Salz liefert).

Sawicki (17) hat bei bestimmter beschriebener Ernährung an 3 Menschen Versuche über die Einwirkung von 8stündigem Spazierengehen auf die Ausscheidung von Säure durch den Harn angestellt und findet, dass die Acidität des Harns mehr von der Nahrungsweise als von Ruhe oder Arbeit abhängt.

Sokolow (18) untersuchte unter verschiedenen Verhältnissen, wie viel Kalk durch den Harn ausgeschieden werde. Zwei gesunde Männer nahmen bei gleich bleibender Kost, nachdem zwei Tage der Kalkgehalt im täglichen Harnquantum bestimmt war, zwei Tage täglich 10 grm. Kreide, und Verf. untersuchte dann abermals 2 Tage die ausgeschiedene Kalkmenge, während keine Kreide genommen wurde. Er erhielt CaO grm. am 1. Tage 0,2407, am 2. 0,2970, am 3. Tage 0,7029, am 4. 0,9829, am 5. 0,3145, am 6. 0,2835 bei der einen und fast die gleichen Werthe bei der anderen Versuchsperson. Ebenso zeigte sich Uebergang von Kalk in den Urin bei einem Hunde, dem essigsaurer Kalk in die Vene gespritzt wurde. Es sind dann noch einige Untersuchungen am Kranken aufgeführt. Bei einem Manne, der eine Pseudarthrose am Unterschenkel und sehr weiche Knochen hatte, wurde an 2 Tagen 0,4057 und 0,4521 grm. CaO im Harne gefunden, während bei der Krankenkost die CaO-Ausscheidung sonst nur 0,21 grm. betrug. Auch bei einer an Tumor albus am Sprunggelenk leidenden Frau war die tägliche CaO-Ausscheidung vergrössert.

Schenk (19 u. 20.) hat die Veränderungen des Procentgehaltes des Blutes an Chlor bei Kaninchen und Hunden untersucht, indem er ihnen chlorfreie Nahrung gab und hat bei beiden Arten von Versuchsthieren übereinstimmend das auffallende Resultat gefunden, dass der Chlorgehalt des Blutes bei vollständigem Chlorhunger in den ersten Tagen sinkt, dann aber wieder steigt, während bei Hunden gleichzeitig die Chlorausscheidung im Harne fortdauernd sinkt. Schenk glaubt, dass diese Schwankungen im Chlorgehalte erst durch ein Zurücktreten des Chlorgehalts in die Organe und bei Chlormangel Wiedereintreten aus diesen in das Blut bedingt sei. Die Untersuchung an einem Hunde erstreckte sich bis zum 20. Tage. Am ersten Tage des Chlorhungers betrug der Chlorgehalt des Blutes 0,297, am 19. Tage 0,283 und am 20. Tage 0,250 pCt. Gerade an dem Tage, an welchem das grösste Wasservolumen durch den Harn ausgeschieden wurde, fand sich die geringste Menge Chlor darin, nämlich 0,01 grm. Schenk machte seine Untersuchungen an kleinen Blutportionen, die er täglich den Thieren entzog. Er bestimmte endlich auch noch bei einem Pneumoniker den Chlorgehalt im Blute, während der Chlorverminderung im Harne, 2) während der Reconvalescenz, als das Chlor wieder normal im Harne entleert wurde und erhielt die Werthe:

Datum	Chlor in 100 Thl. Blut	Chlor im Harne
21. März 1871	0,314	0,135 grm.
31. - -	0,384	8,436 -

Jaucheinjectionen bei Thieren riefen starkes Fieber hervor, ohne dass die Chlorausscheidung im Harne abnahm. Die Veraschung des Blutes in diesen Versuchen geschah nach Mischen mit chlorfreiem Kalk, um die Verflüchtigung von Chlor zu vermeiden.

Gréhant (21) beschreibt ein Verfahren, vermittelst der Millon'schen Quecksilberlösung unter Anwendung der Quecksilberluftpumpe Harnstoff im Harne, im Blute u. s. w. zu bestimmen. Es ist im Wesentlichen dasselbe Verfahren, welches früher bereits von ihm zur Bestimmung des Harnstoffs im Blute benutzt ist (Jahresber. 1870 S. 111), aber eingehend beschrieben und wie es scheint, ein wenig vereinfacht. Gegen die Bedenken, welche Ref. in Hinsicht auf die Gleichheit der Volumina CO_2 und N_2, die Gréhant als Zersetzungsproducte des Harnstoff erhalten hat, früher im Jahresberichte ausgesprochen hat, hebt Gréhant hervor, dass er entsprechend der Gleichung $C_2H_4N_2O_2 + NO_3 + SO_3,HO = 2\,CO_2 + 2\,N + NH_4O,SO_3 + HO$ gleiche Volume dieser Gase erhalte. (Salpetersaures Ammoniak liefert aber auch N mit Millon'scher Lösung in der Wärme. Ref.)

Die Anwesenheit von Jodkalium im Harne ist nach Versuchen von Salkowski (22), wenn hinreichend Chlornatrium zugegen ist, für die Titrirung des Harnstoffs nicht von Nachtheil. Um in solchem Harne das Chlor zu titriren, wird die abgedampfte Harnportion mit Salpeter geschmolzen, dann mit Schwefelsäure angesäuert, durch Schütteln mit Schwefelkohlenstoff das Jod entfernt und dann in bekannter Weise die Titrirung ausgeführt.

Die von Salkowski (23) angegebene Bestimmung des Kalium im Harne mit Weinsäure giebt nach seinen neueren Bestimmungen stets etwas zu niedrige Resultate.

Die Einwendungen von Neubauer gegen die Silberfällungsmethode der Harnsäure aus Urin, welche Salkowski angegeben hatte (vergl. Jahresber. 1871. I. S. 109), veranlassten Salkowski (24) neue Versuche über die Brauchbarkeit dieser Methode anzustellen. Er findet nun, dass die alte Methode der Ausfällung durch Salzsäure unsichere Resultate giebt, insofern der Urin bald grössere, bald geringere Lösungsfähigkeit besitzt. Die bei der Fällung mittelst Salzsäure, Filtriren nach 48 Stunden und Auswaschen in Lösung bleibende Harnsäurequantität für 200 Cbcm. Harn beträgt gewöhnlich gegen 0,03 Grm. Da ein kurzer Auszug sich nicht wohl machen lässt, muss hinsichtlich der Methode und der vielen zu beachtenden Einzelnheiten auf das Original verwiesen werden.

Schwanert (25), welcher von Salkowski's Arbeiten nur die vom vorigen Jahre zu haben scheint, hält die Silberfällungsmethode für nicht genauer als die directe Fällung durch Salzsäure und Anfügung einer Correction je nach der Menge des Filtrats und Waschwassers entsprechend den Angaben von Voit und Zabelin.

Gegen diese Einwendungen erinnert Salkowski (26) zunächst daran, dass in der von Stadion unter Voit's Leitung ausgeführten Arbeit die Unhaltbarkeit der Zabelin'schen Correction nachgewiesen sei. Er betont ferner nochmals, dass der in Lösung bleibende Theil bei der Fällung mit Salzsäure nicht in constantem Verhältnisse zur Flüssigkeitsmenge stehe.

Maly (27) stellte gleichfalls eine Prüfung der Anwendbarkeit und Zweckmässigkeit der Fällung von Harnsäure aus dem Harne nach dem Verfahren von Salkowski an. Er erhielt sehr günstige Resultate, fand aber zugleich, dass ammoniakalische Harnsäurelösung nicht gefällt wird von Silberlösung, wenn nicht zugleich Alkali- oder alkalische Erdsalze zugegen sind. Er sagt, harnsaures Silber scheine nicht zu existiren, in viel freiem Ammoniak sei Harnsäure zugleich mit Silberoxyd löslich, bei Gegenwart von Alkali- oder alkalischen Erdsalzen scheiden sich Doppelverbindungen von Harnsäure mit Silber und Kalium, Calcium, Magnesium u. s. w. in verschiedenen Verhältnissen aus, die schwer löslich und deshalb vorzüglich geeignet sind, kleine Mengen Harnsäure, welche durch Salzsäure nicht mehr ausgefällt werden können, auszufällen und nachzuweisen oder zu bestimmen.

Daremberg (28) findet in gewissen Herzkrankheiten, von denen er 31 Fälle untersuchte, beträchtliche Zunahme der Harnsäure und der unvollständigen Verbrennungsproducte im Harne neben Abnahme von Harnstoff. In einem Falle hat der Kranke in 24 Stunden 8,82 Grm. Harnsäure und nur 2,47 Grm. Harnstoff ausgeschieden. (Diese Angabe kann wohl nicht richtig sein, vielleicht ein Druckfehler! Ref.)

Durch vielfach varirte Versuche hat Seegen (31) sich von Neuem zu überzeugen gesucht, ob der normale menschliche Harn Spuren von Zucker enthält. Entgegen den Angaben von Brücke und Bence Jones und in Uebereinstimmung mit den Resultaten, welche er bei früheren Versuchen erhielt (Jahresber. 1871. S. 106), kommt er wieder zu dem Schlusse, dass der normale Harn keine Spuren von Zucker enthält.

Von Bock und Hoffmann sind im vorigen Jahre Versuche mit Injection von 1 procentiger Kochsalzlösung in das peripherische Ende einer Arterie gemacht, in denen sie bei continuirlichem Einflusse der Salzlösung reichliche Absonderung des Harns und die Fähigkeit des Harns, Kupferoxyd auch Wismuthoxyd zu reduciren, nachwiesen. Külz (32) hat nun versucht, die Ursachen dieser Erscheinungen aufzuklären, aber er wählte für die Salzinjectionen die Vena jugularis oder femoralis und benutzte nicht allein ClNa-Lösungen, sondern auch andere Salze, machte die meisten Versuche an Kaninchen, einige an Hunden und suchte im Harne bestimmter nachzuweisen, ob der reducirende Körper Zucker sei. In zahlreichen Fällen erhielt er nur die Vermehrung der Abscheidung des Harns und Spuren einer Kupferoxyd reducirenden Substanz. In den Fällen, wo diese bei geringerer Erhitzung bereits reducirende Substanz vorhanden war, suchte er durch die bekannten Fällungsmittel und durch Gährung und optischen Saccharimeter den Zuckernachweis zu führen. Es gelang ihm dies letztere nicht, er nimmt daher an, dass ein unbekannter, inactiver Zucker oder ein unbekanntes Zwischenproduct zwischen Glycogen und Traubenzucker in dem Harne enthalten sei. Eine Melliturie ist nicht nachgewiesen und die Polyurie vermochte der Verf. sich nicht zu erklären. Die kupferoxydreducirende Substanz wurde bei Kaninchen im Harne auch erhalten bei Injection von 1procentigen Lösungen von kohlensaurem, essigsaurem, bernsteinsaurem und valeriansaurem Natrium, besonders gut bei Anwendung des essigsauren Salzes, bei Hunden gab dieses Salz nur geringe Quantität derselben im Harne. Der Blutdruck wurde sowie die Speichelsecretion durch die Salzlösunginjection kaum verändert, die Secretion des Magensaftes, weniger der Galle, wurde gesteigert. Verfasser stellt die Resultate seiner Untersuchung am Schlusse der Abhandlung in 17 Sätzen zusammen, auf die wir verweisen.

Külz (33) bestimmte ferner die Harnsäuremengen im Harne einer 26jährigen Diabetikerin an 43 aufeinanderfolgenden Tagen nach einer im Wesentlichen von Naunyn und Riess angegebenen Methode (Fällung mit Bleizuckerlösung, dann Fällung des Filtrats mit essigsaurem Quecksilberoxyd, Zerlegung des Niederschlags mit Schwefelwasserstoff, Auskochen des SHg-Niederschlags mit Wasser nach Zusatz von Soda, Einengen des Filtrats und Fällung mit Salzsäure). Die 24stündigen Quantitäten der ausgeschiedenen Harnsäure schwankten von 0,069 bis 0,761, der Procentgehalt von 0,002 bis 0,027. An 32 Tagen der Versuchszeit erhielt die Patientin steigende Quantitäten von Karlsbader Wasser, ohne dass die Harnsäureausscheidung hierdurch bemerkbar verändert wurde.

Jeanneret (34) hat unter Leitung von Naunyn

Untersuchungen über die Ausscheidung von Harnstoff im Harne eines Hundes bei Intoxication mit Kohlenoxyd angestellt in der Absicht, um zu erfahren, ob mit der Ausscheidung vom Zucker im Harne auch gegenüber dem normalen Zustande eine Harnstoffvermehrung eintrete. Der Harn des Hundes wurde zu bestimmten Zeiten in untergehaltenen Gefässen gesammelt. Die Kost war Fleisch, Brod, Milch, täglich gleich. Es wurde eine sehr bedeutende Zuckerausscheidung während der Intoxication durch Bestimmung mit WILD's Polaristrobometer constatirt, der Zucker erschien ungefähr 1 Stunde nach der ersten Intoxication und der Harn enthielt im ersten Experimente 2,6, im zweiten 2,38, im dritten 3,17 pCt. Zucker. Ungefähr 2 Stunden nach der Intoxication war der Zucker wieder verschwunden. Zwei bis drei Stunden nach Beginn der Einathmung des Kohlenoxyds stellte sich Vermehrung des ausgeschiedenen Harns und des darin ausgeschiedenen Harnstoffs ein. Die Harn- und Harnstoff-Vermehrung betrug für 24 Stunden bei der ersten Versuchsreihe (in welcher für 24 Stunden im Mittel 293 Cbcm. Harn mit 10,78 Grm. Harnstoff ausgeschieden wurden) 134 Cbcm. Harn mit 1,43 Grm. Harnstoff, in der zweiten Reihe für täglich 310 Cbcm. Harn mit 12,82 Grm. Harnstoff, 141 Cbcm. Harn mit 2,08 Grm. Harnstoff, in der dritten Reihe gegen die früheren Tagesmittel 131 Cbcm. Harn mit 2,06 Grm. Harnstoff.

RITTER (35) hat eine Reihe von Untersuchungen über die Veränderungen angestellt, welche der Urin erleidet in Folge von Einwirkung solcher Substanzen auf das Blut, welche im Stande sind, die Aufnahme von Sauerstoff im Blute zu verändern. Die Untersuchungen betrafen im Wesentlichen den Sauerstoff, Stickoxydul, Kohlenoxyd, Antimonoxyd, arsenige Säure, Phosphor und gallensaure Salze. Er athmete in einigen Tagen täglich 25 bis 30 Liter Sauerstoffgas und fand dabei die Säure des Harns vermehrt, die Quantität des ausgeschiedenen Harnstoffs und des Stickstoffs im Ganzen vermindert, die Harnsäure und Ammoniaksalze vermehrt. Er glaubt, die Oxydation im Organismus sei weiter vorgeschritten, als ohne die Sauerstoffathmung. Der Urin blieb lange sauer beim Stehen. Als RITTER weiterhin die Wirkungen eines Marsches mit der Ruhe verglich, fand er bei der Muskelanstrengung Harnstoff, Harnsäure und die Summe des ausgeschiedenen Stickstoffs vermehrt. Die Versuche mit Stickoxydul und mit Kohlenoxyd bieten nichts Neues, ausser dass RITTER bei der Kohlenoxydvergiftung Albuminurie im Harne fand. Als er eine Zeitlang täglich 5 Milligrm. Brechweinstein nahm, bemerkte er keine Veränderung an seinem Harne, ebensowenig als bei Hunden, die täglich 10—15 Milligrm. davon erhielten. (Ueber die Einwirkung des Antimons und Arsens auf Leber und Blutkörperchen, die RITTER fand, ist oben bereits referirt, vergl. VI. Organe.) Bei allmäliger Phosphorvergiftung fand er Eiweiss, Hämoglobin und Gallenfarbstoff im alkalischen Urin; die Blutkörperchen waren gezackt, allgemeine fettige Entartung aller Organe. Gänse fand er gegen Phosphor sehr empfindlich, sie werden durch geringe Dosen sehr fett, sterben aber schon nach 5 Milligrm. Nach Unterbindung des Duct. choledochus oder Einspritzung gallensaurer Salze in die Vene erhielt er Hämoglobinkrystalle, verzerrte Blutkörperchen, das Blut war reich an Fett und Cholesterin, die Temperatur des Körpers fiel und im Harne traten die bekannten Veränderungen ein. Einspritzung von Gallenfarbstofflösung wirkte nicht giftig. Die Veränderung des Harns und die reichliche Fettbildung bringt RITTER in Zusammenhang mit der beobachteten Veränderung der Blutkörperchen durch die bezeichneten giftigen Substanzen, deren Einwirkung er untersuchte. Die Kritik, welcher PAPILLON die Untersuchungen RITTER's unterwirft, zeigt, dass PAPILLON die Ideen und Arbeiten RITTER's wohl zuweilen missverstanden hat, sie ist übrigens mehr politisch gefärbt als wissenschaftlich; er tadelt ihn, dass er als Strassburger die deutschen Arbeiten besser kenne als die französischen u. s. w.

Nach SALKOWSKI's (36) Untersuchungen geht Taurin, welches in den Magen von Hunden oder Menschen gebracht ist, unverändert in den Harn über, bei Kaninchen dagegen nur dann grösstentheils wenn das Taurin unter die Haut injicirt ist; bringt man dagegen bei Kaninchen Taurin in den Magen, so tritt es zu ¼ der gegebenen Quantität im Harne auf, zugleich erscheint bedeutende Steigerung der Schwefelsäure, ungefähr der Hälfte des Schwefelgehaltes im verabreichten Taurin entsprechend, ein letztes Viertel des Schwefels im gegebenen Taurin erscheint im Harne als unterschweflige Säure, die im normalen Kaninchenharne fehlt.

SCHULTZEN hatte früher (Jahresber. 1869. I. S. 78) in einer in Gemeinschaft mit NENCKI ausgeführten Untersuchungsreihe das Resultat erhalten, dass bei Thieren, deren Harnstoffausscheidung eine gleichmässige war, durch Fütterung mit Glycocoll oder mit Leucin eine Erhöhung des Harnstoffgehaltes herbeigeführt wurde, welche den ganzen Stickstoffgehalt des gefütterten Glycocoll oder Leucin enthielt. Es wurde nun weiter von SCHULTZEN (37) untersucht, wie sich ein substituirtes Glycocoll verhielte und hier gab ihm Fütterung mit Sarkosin ein sehr schlagendes Resultat. Er fütterte einen gut genährten Hund neben seiner gewöhnlichen Nahrung mit soviel Sarkosin, dass der N gehalt desselben dem N gehalte des täglich ausgeschiedenen Harns entsprach; es verschwanden Harnstoff und Harnsäure vollständig aus dem Harne und dafür traten eine Reihe neuer wohl charakterisirter Körper auf. Der in den nächsten 2 Stunden nach der Fütterung gelassene Harn wurde mit Bleiessig gefällt, das Filtrat mit Silberoxyd geschüttelt, filtrirt, das Filtrat mit Schwefelwasserstoff behandelt eingedampft und oft der Rückstand nach Zusatz verdünnter Schwefelsäure mit grossen Quantitäten von Aether geschüttelt. Nach Abdestilliren des Aethers hinterblieb ein farbloser Syrup in reichlicher Menge. Aus demselben wurde durch Einwirkung von kohlensaurem

Baryt und Behandlung mit Alkohol ein Barytsalz gefällt und aus der alkoholischen Lösung beim Verdunsten ein Körper in prachtvollen tafelartig übereinandergelegten glänzenden Krystallen gewonnen, dessen Analyse zur Formel $C_4H_8N_2O_3$ führte.

Dieser Körper mit heiss gesättigter Barytlösung im zugeschmolzenen Glasrohre erhitzt zerfiel in CO_2, NH_3 und Sarkosin nach der Gleichung:

$$C_4H_8N_2O_3 + H_2O = NH_3 + CO_2 + C_3H_7NO_2$$

Dem neuen Körper wird sonach die Constitution

$$H_2NCO-N\begin{cases}CH_3\\ CH_2CO_2H\end{cases}$$

zukommen, d. h. er ist nach der einen Seite Harnstoff, an der andern sind die 2 Wasserstoffatome durch Methyl und durch den Rest der Essigsäure ersetzt, oder er ist Sarkosin an dessen N der Rest der Carbaminsäure angelagert ist.

Das Sarkosin bei seinem Durchgange durch den Organismus findet die Carbaminsäuregruppe vor, vereinigt sich damit unter Austritt von Wasser; würde an Stelle des Sarkosins Ammoniak mit dieser Gruppe in Verbindung treten, so würde sich Harnstoff bilden. Die Analyse des durch Alkohol gefällten Barytsalzes führte zur Zusammensetzung

$$(C_3H_7N_2SO_4)_2Ba + 2H_2O,$$

beim Erhitzen mit überschüssiger Barytlösung bildete sich $BaSO_4$, NH_3 und Sarkosin. SCHULTZEN sieht hiernach die Säure als

$$H_2NS(O)_2N\begin{cases}CH_3\\ CH_2CO_2H\end{cases}$$

an d. h. als Sulfaminsäure verbunden mit Sarkosin unter Austritt von Wasser.

Neben diesen Stoffen enthielt der Aetherauszug noch andere noch zu analysirende Stoffe. Bei Fütterung von Hühnern mit Sarkosin verschwindet die Harnsäure völlig aus dem Harne, die Untersuchung der entstehenden Stoffe ist noch nicht beendet.

Diese glänzende Entdeckung SCHULTZEN's wird unzweifelhaft von grosser Bedeutung für die physiologische Chemie werden, aber es bleiben noch viele Räthsel auch in dieser Hinsicht zu lösen.

Gegen die Consequenzen, welche aus diesen Untersuchungen von SCHULTZEN hinsichtlich der Umwandlung schwefelhaltiger organischer Stoffe im Organismus gezogen werden könnte, wendet zunächst SALKOWSKI (38) ein, dass nach der Anschauung von SCHULTZEN im normalen Zustande aller Schwefel als Schwefelsäure ausgeschieden werden müsste, dies sei nicht der Fall, vielmehr würde von Hunden bei Fütterung mit Brod und Milch nur ⅔ des Schwefels als Schwefelsäure, ⅓ in anderer Form ausgeschieden. Ausserdem müsste nach der Anschauung von SCHULTZEN auf je 2 Mol. Stickstoff 1 Mol. Schwefel ausgeschieden werden (Ref. kann diesen Schluss aus SCHULTZEN's Angaben nicht ziehn), ein solches Verhältniss finde nicht entfernt statt, indem in der ihm (SALKOWSKI) vorliegenden Versuchsreihe täglich auf 3,5 grm. Stickstoff nur 0,2 Schwefel (als Schwefelsäure berechnet) kämen, während die Theorie von SCHULTZEN 4 grm. verlange.

SACC (39) erhielt von 2 Murmelthieren, die er in einem Kasten von Eisenblech aufbewahrte und mit Mohrrüben und Cichorienwurzeln nährte, sehr viel Urin (sie wogen zusammen 2124 Grm. und gaben an einem Tage 335, am anderen 775 Grm. Urin). Im Urin fanden sich 0,87 bis 1,14 pCt. feste Stoffe und diese sollen in 100 Gewichtstheilen 19,44 Harnstoff, 74,23 doppelt kohlensaures Natron, 5,67 Chlorkalium und 0,66 Chlormagnesium (! Ref.) enthalten haben; der Urin soll dabei weder Phosphorsäure noch Schwefelsäure, auch keine Hippursäure enthalten haben. Beim Abdampfen entwichen Ströme von Kohlensäure (offenbar weil der Urin zersetzt war, Ref.). Verf. knüpft an diese Mittheilung ganz eigenthümliche Betrachtungen über die Zersetzung des Zuckers im thierischen Organismus.

PRIMAVERA (40) sucht durch verschiedene Betrachtungen nachzuweisen, dass Harnstoff und Harnsäure wahrscheinlich auch Urophäin und Uroerythrin in den Nieren gebildet werden. Bei der Untersuchung des Harns von Kranken verfährt er in der Weise, dass er den nöthigenfalls von Eiweiss befreiten Harn auf ¼ Vol. eindampft, diesen Rest mit dem gleichen Volumen starker reiner Salpetersäure versetzt und mit kaltem Wasser kühlt. Bei Krankheiten, die die Nieren nicht betreffen, sowie bei Gesunden zeigt der so behandelte Harn bald Abscheidung von salpetersaurem Harnstoff in Tafeln; in Nierenkrankheiten, besonders schweren, scheiden sich nur Flocken aus. Verf. hat sich nur wenig deutliche Vorstellungen über die Ursachen dieser Verschiedenheit gebildet, und wir verweisen daher im Uebrigen auf die Abhandlung selbst.

LIBORIUS (43) hat die bekannten **Methoden der Eiweissbestimmungen** im Harne und anderen verdünnten Lösungen auf ihre Genauigkeit geprüft und einige neue hinzuzufügen versucht. Hinsichtlich der von SCHERER zuerst empfohlenen Methode findet er, dass der Zusatz von Essigsäure und die grössere oder geringere Menge der in der Flüssigkeit vorhandenen Salze von Einfluss auf das Resultat sind. Die Methode die BERZELIUS anwandte, die Flüssigkeit zu verdampfen, den Rückstand mit Alkohol, dann mit heissem Wasser auszuziehen, hat er in wenig Versuchen geprüft. Die vom Ref. beschriebene Untersuchung durch Circumpolarisation verwirft er als zu ungenau, mit dem WILD'schen Polaristrobometer kam er nicht gut zurecht (das Instrument wird ganz falsch beschrieben, Ref.) hält nun überhaupt die Anwendung der Circumpolarisationsbestimmung für zu zeitraubend und unsicher, insbesondere auch weil die verschiedenen Eiweissstoffe verschiedene spec. Drehung haben. Auch die von MÉHU empfohlene Bestimmung durch Fällung mit Phenol, Essigsäure und Alkohol wird als zeitraubend und ungenau verworfen. Dagegen gelangt Verf. zu dem Resultate, dass Fällung des eiweisshaltigen Harns mit Alkohol gegenwärtig noch die genauesten Resultate gebe, (Verf. scheint nicht zu beachten, dass hier mit dem Eiweiss auch verschiedene andere Stoffe auch abgesehen von der Harnsäure gefällt werden und die Resultate daher stets zu hoch ausfallen müssen, Ref.) Für die Bestimmung des Eiweissgehaltes in anderen Flüssigkeiten hält er eine Titrirung mit Tanninlösung für brauchbar, für Harn dagegen ergab sich die Unbrauchbarkeit derselben.

MÜLLER (45) untersuchte hanfkorn- bis erbsengrosse Cystinsteine, fand in dem Harne der Kranken auch sechsseitige Tafeln von Cystin als Sediment.

TREskin (46) öffnete bei seinen Versuchen an Hunden beiderseits die Ureteren, unterband sie unterhalb der Oeffnung, brachte nach oben die Canülen ein und fing den Harn auf, entleerte die Blase von Harn vollständig durch Catheter, spritzte dann durch die mittelst Einschnitt geöffnete Urethra eine gemessene Menge Harn in die Blase, unterband dann die Urethra und untersuchte nach einigen Stunden Menge und Zusammensetzung des Harns. Er stellt die Resultate seiner Versuche, welche auch tabellarisch gegeben sind, in den Sätzen zusammen: 1) Der Inhalt der Harnblase steht in Diffusionsaustausch mit den in den Wandungen der Blase strömenden Flüssigkeiten, Blut und Lymphe; 2) durch diese Diffusion entnimmt der harnstoffreiche Inhalt der Blase diesen Flüssigkeiten Wasser und giebt an sie Harnstoff ab; 3) in dem Blute oder der Lymphe eines Thieres gefundener Harnstoff kann sonach durch Diffusion aus den Harnwegen in diese Flüssigkeiten gelangt und vorher von der Niere gebildet sein; 4) diese Diffusion findet auch statt, während von den Nieren ein concentrirterer Harn secernirt wird, als der in der Blase verweilende; 5) der in der Blase stagnirende Harn nimmt gewöhnlich ClNa auf; 6) die Secretion beider Nieren liefert in derselben Zeit nahezu gleiche Harnstoffquantitäten u. s. w.

Physiologie.

ERSTER THEIL.

Allgemeine Physiologie, allgemeine Muskel- und Nerven-Physiologie, Physiologie der Sinne, Stimme und Sprache, thierische Wärme, Athmung

bearbeitet von

Prof. Dr. ROSENTHAL in Erlangen.

I. Allgemeine Physiologie.

1) Hermann, L., Grundriss der Physiologie des Menschen. 4. Aufl. Berlin. — 2) Beale, Lionel, L., Bioplasm. An introduction to the study of physiology and medicine. London. — 3) Dalton, J. C., A treatise on human physiology. 5. Ed. Philadelphia. — 4) Flint, Physiology of man. Vol. 4. The nervous system. New York. — 5) Ranke, J., Grundzüge der Physiologie des Menschen. 3. Aufl. Leipzig. — 6) Beaunis, H., Programme du cours complémentaire de physiologie fait à la faculté de médecine de Strasbourg. Paris. — 7) Küss, Cours de physiologie, professé à la faculté de médecine de Strasbourg, rédigé par le docteur. Math. Duval. Paris. — 8) Kirkes, Will., Handbook of physiology, edited by Morrant Baker. London. — 9) Ziemssen, H. v., Die Electricität in der Medicin. 4. ganz umgearb. Aufl. Physikal.-physiol. Theil. Berlin. — 10) Darwin, Ch., Der Ausdruck der Gemüthsbewegungen bei dem Menschen und bei den Thieren. Uebersetzt von Carus. Stuttgart. — 11) Czermak, J., Zur Erläuterung des Gesetzes von der Erhaltung der Kraft. Wien. med. Wochenschr. No. 18. 19. — 12) Benedikt, M., Ueber die Leitungs- und Bewegungsverhältnisse des [illegible] Systems im menschlichen Körper. Allgem. Wien. med. Zt. No. 44. — 13) Klemm, D., Die Eigenelectricität des menschlichen Körpers. D. Klinik No. 44 und 45. — 14) Ranke, Joh., Untersuchungen über Pflanzenelectricität. Münch. akad. Ber. Math.-physik. Klasse 2. 177–197. — 15) Rossbach, M. J., Die rhythmischen Bewegungserscheinungen der einfachsten Organismen und ihr Verhalten gegen physikalische Agentien und Arzneimittel. Würzb. Verh. II. 179–242. — 16) Plégo, Note sur certains mouvements des membres [illegible] la dépendance du coeur et de la respiration [illegible] des [illegible] du cerveau et du liquide céphalo-rachidien, leur origine [illegible]. Journ. de l'anat. et de physiol. VIII. 160–168. — 17) Hoogkamer, J. P., van Braam, Iets over de peristaltische bewegingen van maag en darmkanaal. Akad. Proefschr. Amsterdam. — 18) Derselbe, Untersuchungen über die Peristaltik des Magens und Darmkanals. Pflüger's Arch. VI. [illegible] — 19) Goltz, Fr., Studien über die Bewegungen der Speiseröhre und des Magens der Frösche. Pflüger's Arch. VI. 588. 616. —

20) Hermann, L., Experimentalkritische Untersuchungen über den Bruchort. II. Nach Versuchen von A. Kleimann und R. Simanowitsch. Pfl. Arch. V. [illegible] — 21) Kupressow, J., Zur Physiologie des Blasenschliessmuskels. Pfl. Archiv V. [illegible]. — 22) Budge, J., Zur Physiologie des Blasenschliessmuskels. Pfl. Arch. VI. [illegible]–311. — 23) Engelmann, Th. W., Die Hautdrüsen des Frosches. Eine physiologische Studie. Pflüger's Arch. V. [illegible], VI. 97–157. — 24) Hermann, L., Bemerkungen zu dem Aufsatze von Th. W. Engelmann über die Hautdrüsen des Frosches, Pfl. Arch. 155–[illegible].

Die Versuche von Buff und Heidenhain haben dargethan, dass sich von zwei Punkten eines Pflanzenstückes, die von electromotorisch differenten Flüssigkeiten durchtränkt sind, electrische Ströme ableiten lassen. Ranke (14) stellte neue Versuche mit durchaus gleichartigen Stücken des Pflanzenstieles von Rheum undulatum an, die durchweg parallelfaserig und gleichmässig von saurer Reaction waren. An solchen fand er Ströme zwischen Längs- und Querschnitt und schwächere zwischen asymmetrischen Stellen des Längsschnittes, aber stets von entgegengesetzter Richtung als die analogen an Muskeln oder Nerven. Zwischen einem Querschnitt und der unversehrten Oberfläche eines Pflanzenstückes fand er Ströme von entgegengesetzter Richtung, also gleichgerichtet den analogen am Muskel, welche R. die falschen Pflanzenströme nennt. Auch Neigungsströme lassen sich bei schräg angelegten Querschnitten an Pflanzenstücken nachweisen. Die elektromotorischen Kräfte dieser wahren Pflanzenströme sind etwa denen des Nervenstroms gleich; sie schwinden beim Absterben. Kochen verändert die chemische Reaction nicht; die electrischen Erscheinungen an gekochten Pflanzentheilen entsprechen den von du Bois-Reymond an gekochten Muskeln gefundenen.

Um den endlichen Ursachen der verwickelten rhythmischen Erscheinungen nachzuspüren hielt Rossbach (15) die Untersuchung der einfachsten Formen rhythmischer Bewegungen bei niederen Thieren für vortheilhaft. Er schliesst sich denen an, welche die contractilen Blasen der Infusorien für Excretionsorgane erklären. An solchen Blasen fand R. eine sehr regelmässige Beziehung zur Temperatur; bei ein und derselben Temperatur ist bei einer und derselben Thierspecies die Zahl der Contractionen stets dieselbe, sie wächst bis zu 30°C. mit der Temperatur, bei Temperaturen unter 0° und über 42°C. hört sie schnell auf. Dabei ist es ganz gleichgiltig, wie lange Zeit eine bestimmte Temperatur auf das Thier einwirkt. Die Wimperbewegung hingegen ist bei Temperaturen zwischen 15 und 25°C. normal, bei niederer Temperatur erlahmt sie, bei höherer wird sie schneller, dann unregelmässig, erlischt zuletzt, während das Thier sich auflöst. — Blasencontraction wie Wimperbewegung können nur bei Gegenwart von Sauerstoff bestehen; sie erlöschen, wenn dieser durch ein indifferentes Gas ausgetrieben wird, und kehren wieder bei erneuter Sauerstoffzufuhr. — Zusatz von $\frac{1}{4}$ pCt. Chlornatriumlösung hat nur Verkleinerung der Blasen zur Folge; in 1 pCt. Lösung werden die Wimpern steif, die Blasen verkleinern sich noch mehr, zuletzt platzt der Körper. Aehnlich, aber schwächer wirkt Rohrzucker. In Alkalien quillt der Körper, bei stärkerer Concentration zerfliesst er. Kohlensäure verlangsamt und lähmt die Blasencontraction; die Wimperbewegung wird erst schneller, dann langsamer, zuletzt platzt der Körper. Schwefelsäure (1 : 50) tödtet die Thiere schnell, Alkohol (1 : 15) beschleunigt die Bewegungen vorübergehend, um sie dann zu lähmen; dann löst sich der Körper auf. — Alkaloide in salzsaurer Lösung, selbst wenn sie sehr verdünnt sind, tödten die Thiere schnell, die Blasen werden gelähmt, das Thier zerfliesst. Erst bei einer Verdünnung von 1 : 18000 ist Strychnin unschädlich, Veratrin bei 1 : 8000, Chinin bei 1 : 5000, Morphium bei 1 : 500. Je höher die Temperatur ist, desto schneller macht sich die schädliche Wirkung der Alkaloide geltend. — Constante und Inductionsströme mittlerer Stärke wirkten lähmend auf die Wimperbewegung, während die Blasencontractionen unbeeinflusst blieben. Schwächere Ströme beschleunigten anfänglich die Wimperbewegung, verlangsamten sie dann und lösten zuletzt den Körper auf. R. glaubt, dass die Wirkung der Alkaloide auf einer Beeinträchtigung der Oxydationsfähigkeit der Gewebe beruhe, worauf auch schon ältere Versuche von Harley hindeuten.

Die Arbeit von Piégu (16) behandelt die Volumveränderungen, welche die Glieder unter dem Einfluss der Blutbewegung erleiden und welche im Wesentlichen den am Hirn nach der Eröffnung des Schädels beobachteten gleich sind und auf dieselbe Ursache zurückzuführen sind. Genauer hat Fick (s. den Bericht 1869 S. 123) die Frage behandelt.

Mit der von Sanders (Jahresber. 1870. S. 116, 1871, S. 116) erfundenen Methode, Thieren in einer Kochsalzlösung von $\frac{6}{10}$ pCt. und Körpertemperatur die Bauchhöhle zu öffnen, um die Peristaltik unter möglichst günstigen Verhältnissen zu beobachten, hat Houckgeest (17, 18) fernere Versuche, zum Theil in Gemeinschaft mit Sanders angestellt. Er kommt zu dem Schluss, dass der N. vagus Bewegungsnerv des Magens sei, aber keine Bewegungen des Dünndarmes auslöse, dass diese vielmehr, wo sie nach Vagusreizung auftreten, mittelbar durch Eintreiben von Massen vom Magen in den Dünndarm hervorgerufen seien. Auf Dickdarm und Uterus hat der Vagus keinen Einfluss. Die postmortalen Rollbewegungen werden durch Reizung des Vaguscentrums durch das Erstickungsblut hervorgerufen. Die Nn. splanchnici sind die vasomotorischen Nerven des Darmes und zugleich Hemmungsnerven für die Darmbewegung und die Bewegung des Magens, denn diese letztere ist durch Vagusreizung sehr viel schwieriger zu erzielen, wenn die Splanchnici erhalten sind als nach Durchschneidung derselben. H. lässt es aber noch unentschieden, ob die Hemmungswirkung der Splanchnici neben der vasomotorischen bestehe oder nur eine Folge derselben sei. Für letztere Ansicht sprechen jedenfalls viele Thatsachen. Die Bewegungen des Darmes sind jedenfalls in hohem Grade abhängig von der Beschaffenheit und Fülle des Blutes in den Darmgefässen. Locale Reizungen pflanzen sich unter normalen Umständen nicht fort und erzeugen keine peristaltischen Bewegungen; antiperistaltische Bewegungen kommen im normalen Zustande niemals vor, während Zuströmen von Massen in einen Darmtheil in diesem eine Bewegung erzeugen, welche sich peristaltisch fortpflanzen kann.

Goltz (19) studirte die Bewegungen der Speiseröhre und des Magens an Fröschen, welche mit Curare vergiftet waren. Er fand, dass diese Organe nach Zerstörung des Gehirns und Rückenmarks sowie nach Durchschneidung beider Vagi sich kräftig zusammenziehen, während sie sonst ganz ruhig bleiben. Auch auf reflectorischem Wege können durch Reizung der Haut oder Baucheingeweide Zusammenziehungen jener Organe hervorgerufen werden; ebenso aber auch durch Reizung der Vagi, und beim Magen auch durch sympathische Fasern. Während also im Vagus einerseits Fasern enthalten sind, welche die Bewegungen des Magens und der Speiseröhre verstärken, giebt es andere, welche unter dem Einflusse von Hirn und Rückenmark hemmend auf diese Bewegungen einwirken.

Hermann (20) fand, dass eine grössere Dosis Brechweinstein nöthig ist, um Wirkung zu erzielen, wenn derselbe in die Venen injicirt wird, als bei Einführung in den Magen. Es zeigte sich, dass wenn im ersteren Falle die Wirkung erfolgte, in den erbrochenen Massen Antimon nachgewiesen werden konnte. Man muss daher annehmen, dass Erbrechen stets nur reflectorisch durch eine Wirkung auf die peripherischen Nerven des Magens zu Stande kommt.

Kupressow (21) stellte erneute Versuche über den Tonus des Blasenschliessmuskels nach der Methode von Colberg und Heidenhain an. Die zum Ausfliessen von Flüssigkeit aus der Blase nöthige Druckhöhe sank wenig nach dem Aufschlitzen der Urethra, bedeutend nach dem Tode, ebensoviel nach Durchschneidung des Rückenmarks am 5ten oder 6ten Lendenwirbel und zwar plötzlich, wenn die Durchschneidung am 6ten, langsam, wenn sie am 5ten Lendenwirbel vorgenommen wurde. Durchtrennung des Rückenmarks zwischen 1stem und 4tem Lendenwirbel war ohne Einfluss. Hieraus würde folgen, dass das Innervationscentrum des Sphincter vesicae zwischen 5tem und 6tem Lendenwirbel gelegen sei.

Budge (22) erklärt dem gegenüber, dass auch schon bei Durchschneidung des Rückenmarks zwischen 4tem und 5tem Lendenwirbel eine theilweise Lockerung des Blasenschlusses erfolge. Uebrigens hält er den Schluss, welcher nach ihm durch die Muskeln der Urethra, nicht durch einen Sphincter vesicae zu Stande kommt, nur für einen reflectorischen. Spaltung der Urethra hebt diesen Schluss nicht ganz auf, da der sehr enge Kanal trotzdem durch die Elasticität der Wandungen der Urethra geschlossen werden kann.

Engelmann (23) unterscheidet in der Froschhaut zweierlei Drüsen: Körnerdrüsen und Schleimdrüsen. Letztere sind viel verbreiteter; sie sollen nach Hensen und Leydig keine Muskelschicht besitzen, aber E. konnte eine solche nachweisen, welche aus einer einzigen Lage meridional verlaufender Faserzellen besteht, die den Ausführungsgang rosettenartig umgeben. An curarisirten Fröschen sah E. diese Drüsen spontan sich zusammenziehen; nach Durchschneidung des N. ischiadicus oder der 7ten, 8ten, 9ten vorderen Wurzel fehlen die spontanen Contractionen (an der Schwimmhaut). Auch auf reflectorischem Wege sind Contractionen zu erzielen; Strychnin und Abtrennung der Med. obl. vom Gehirn erhöht die Reflexerregbarkeit auch für die Drüsen. Von jeder Körperstelle aus können solche Reflexe erzielt werden, sie fehlen aber nach Durchschneidung der oben erwähnten Nerven oder Zerstörung des Rückenmarks unterhalb der 7ten Wurzel. Reizung des peripherischen Endes des Ischiadicus bewirkt gleichfalls Contraction; die Drüse verhält sich dabei ganz, wie ein Muskel unter gleichen Umständen thun würde. Unmittelbare Reizung der Haut wirkt selbst dann, wenn die Nerven in Folge vorhergegangener Durchschneidung völlig degenerirt sind.

An den Drüsen ausgeschnittener Nickhäute sah E. bei Erwärmung bis zu 30° C. die Drüsen sich ausdehnen, bei weiterer Erwärmung bis zu 40° C. sich zusammenziehen, um sich bei der Abkühlung wieder auszudehnen. Bei 45° trat Wärmestarre ein; Abkühlung bis auf + 3° C. war ohne Wirkung. Bei Zuleitung selbst geringer Mengen CO_2 tritt Zusammenziehung ein, Dämpfe von ClH, NH_3 oder A bewirken Starre, Sauerstoffentziehung langsame Contraction, welche nach Zutritt von O wieder verschwindet, Aether und Chloroform verhalten sich bei vorsichtiger Zuführung wie CO_2. Die Contraction wird durch die Muskellage bewirkt, die Wiederausdehnung durch die Elasticität der Drüsenwand, doch tritt bei letzterer keine Flüssigkeit in die Drüse zurück. Die sich wiederansammelnde Flüssigkeit muss also von der Drüse secernirt werden.

Wie auch andere Forscher gethan haben, nimmt E. zur Erklärung der Secretion die Electricität in Anspruch und glaubt, dass die Ströme der Muskelschicht dieselbe bewirken. Diese stelle eine hohle Schale dar, deren Fläche Längsschnitt, deren Rand, welcher den Ausführungsgang umgiebt, Querschnitt wäre. Im Innern der Drüse müsste daher ein System von Strömen vom Grunde nach dem Rande hin bestehen, welches eine Flüssigkeitsströmung vom Grunde der Drüse nach dem Ausführungsgang hervorrufe. Diese Hypothese zu stützen, untersucht E. die Froschhautströme unter den Umständen, welche eine Contraction der Drüsen hervorrufen. Wie Röber (Jahresber. 1869. 115) fand er eine Schwächung der Hautströme des Unterschenkels bei electrischer Reizung des N. ischiadicus, ebenso aber auch nach Strychninvergiftung, nach directer Hautreizung, bei Erwärmung der Haut, in Folge der Einwirkung von Kohlensäure, Salzsäure, Essigsäure, Ammoniak, Sauerstoffentziehung, kurz unter allen den Umständen, welche Contraction bewirken. In allen diesen Fällen stockt die Secretion, was E. als Beweis dafür ansieht, dass der electrische Strom die Secretion bewirke. [Man könnte freilich mit demselben Rechte auch folgern, dass die Secretion den Strom erzeuge. Ref.]

Uhlmann (24) wendet sich gegen die von Engelmann versuchte Benutzung der eben mitgetheilten Versuche als Stütze für die Annahme der Präexistenz des Muskelstromes.

II. Allgemeine Muskel- und Nervenphysiologie.

1) Fick, A., Einige Demonstrationen zur Erläuterung der Muskelarbeit. Verhandl. d. Würzb. physik.-med. Ges. III. Bd. 233. — 2) Schlagdenhauffen, Considérations mécaniques sur les muscles. Journ. de l'anat. et de physiol. No. 5. 510–526. — 3) Michelsohn, E., Einige Versuche über die Todtenstarre der Muskeln. Dissertation. Dorpat. — 4) Preyer, W., Myophysische Untersuchungen. Pflüger's Archiv V. 294–300; 462–531; VI. 237–249; 567–576. — 5) Luchsinger, B., Ueber Preyer's „Myophysische Untersuchungen". Pflüger's Arch. VI. 395–403. 6) Derselbe, Antwort auf W. Preyer's Rechtfertigung seiner „Myophysischen Untersuchungen". Ebendas VI. 609–612. — 7) Bernstein, J., Ueber das myophysische Gesetz des Herrn Preyer. Ebendas VI. 403–412. — 8) Kronecker, H., Ueber die Ermüdung und Erholung der quergestreiften Muskeln. Ber. der sächs. Akad. 1871. Math.-phys. Classe. 690–780. — 9) Bowditch, H. P., Ueber die Eigenthümlichkeiten der Reizbarkeit, welche die Muskelfasern des Herzens zeigen. Ebendas. 652–689. — 10) Setschenow, J., Einige Bemerkungen über das Verhalten der Nerven gegen sehr schnell folgende Reize. Pflüger's Archiv V. 114–118. — 11) Bernstein, J., Gegenbemerkung über Anfangszuckung. Ebendas. 615–620. — 12) Grünhagen, A., Versuche über intermittirende Nervenreizung. Ebendas. VI. 157 bis 181. — 13) Engelmann, Th. W., Over prikkeling van spieren en zenuwen met intermitteerende electrische stroomen. Onderzoekingen gedaan in het physiologisch Laboratorium der Utrechtsche hoogeschool. Derde Reeks. I. 160–219. — 14) Derselbe, Eenige proeven ter demonstratie der [illegible] van electrische prikkeling. Nederl. Arch. — 15) Filehne, W., Beiträge zur Lehre vom Zuckungsgesetze des absterbenden Nerven. Arch. für klin. Med. X. 401–419. — 16) Eulenburg, A., Ueber einige Erscheinungen der galvanischen Nervenreizung. Berl. klin. Wochenschr. No. 31. — 17) Schleich, G., Versuche über die Reizbarkeit der Nerven im Lähmungszustand. Zeitschr. für Biol. VI. 312–326. — 18) Schiff, M., [illegible] Zuckungen durch galvanische Ströme. Ebendas. VIII. 71–98. — 19) Fuchs, Fr., Ueber die Regel der Muskelzuckungen in der offenen galvanischen Kette. Ebendas. 180–193. — 20) Willy, E., Ueber die Abhängigkeit der Nervenerregung von der Länge der durchflossenen Strecke. Pflüger's Arch. V. 273–290. — 21) Engelmann, Th. W., Bericht über einige mit W. Thomson's Quadranten-Electrometer angestellte Versuche. Pflüger's Arch. V. 204–210. Auch holländisch in: Onderzoekingen etc. 175–184. — 22) du Bois Reymond, E., Ueber den Einfluss körperlicher Nebenleitungen auf den Strom des N. gastrocnemius des Frosches. Reichert's und du Bois-Reymond's Archiv 1871. 561–567. — 23) Derselbe, Anleitung zum Gebrauch des runden Compensators. Ebendas. 608–616. — 24) Grünhagen, A., Versuche, die secundäre Muskelzuckung betreffend. Pflüger's Arch. V. 168–172. 25) Hermann, L., Ueber eine Wirkung galvanischer Ströme auf Muskeln und Nerven. Ebend. V. 223–275. VI. 312–360. — 26) Derselbe, Das galvanische Verhalten einer durchflossenen Strecke während der Erregung. Ebendas. VI. 561–568. — 27) [illegible], Die [illegible] durch verschiedene [illegible]. Bericht d. [illegible] Ges. d. Wiss. Math.-phys. Classe 1871. [illegible]

Fick (1) beschreibt eine Reihe von Vorlesungsversuchen und Apparaten zur Erläuterung von Erscheinungen der Muskelcontraction.

Schlagdenhauffen (2) stellt mechanische Betrachtungen über die Wirkung der Beuge- und Streckmuskeln des Vorderarmes an.

Anknüpfend an die Untersuchungen von Al. Schmidt über Fibringerinnung, welche an einer anderen Stelle dieser Berichte mitgetheilt werden, hat Michelson (3) unter Schmidt's Leitung nachzuweisen versucht, dass auch die Gerinnung des Muskelmyosins bei der Todtenstarre durch ein Ferment zu Stande kommt. Es gelang ihm, aus dem Muskelserum einen Körper darzustellen, welcher, wie das Fibrinferment, durch Alkohol zusammen mit dem Eiweiss gefällt wird, durch Wasser aus dem Eiweisscoagulum extrahirt werden kann und auf fibrinöse Flüssigkeiten ebenso wie das Fibrinferment einwirkt. Dagegen gelang es ihm nicht, ein fermentfreies Muskelplasma darzustellen, um an diesem die Wirkung des Fermentes zu erproben.

Aus der Betrachtung theils schon veröffentlichter theils noch ungedruckter Versuche von Volkmann hat Preyer (4) ein sogenanntes „myophysisches Gesetz" abgeleitet, analog dem psychophysischen Gesetz von Fechner. Er sucht nämlich eine Beziehung zwischen Reizstärke und Muskelcontraction zu finden. Um aber die Reizstärke zu messen, haben wir keine directen Methoden. Preyer nimmt nun an, dass die Reizstärke ausgedrückt werden kann durch dasjenige Gewicht, welches dem Verkürzungsbestreben des Muskels gerade das Gleichgewicht hält. Dies, gewöhnlich in der Physiologie „absolute Muskelkraft" genannt, ist aber kein Ausdruck für die Reizstärke, sondern für die im Muskel durch den Reiz freigewordenen Spannkräfte, also gerade für das, womit die Reizstärke verglichen werden sollte. Ref. ist daher derselben Ansicht, welche Luchsinger (5. 6.) und Bernstein (7) ausführlich dargelegt haben, dass die Betrachtungen Preyer's auf einem Irrthum beruhen, und hält daher ein näheres Eingehen auf dieselben für unnöthig.

Zu der kurzen Mittheilung der Versuchsergebnisse von Kronecker (Jahresber. 1870 S. 119) haben wir jetzt nach der ausführlichen Darstellung (8) noch hinzuzufügen, dass die Versuche, (abgesehen von einigen Versuchen an Hundemuskeln an dem M. triceps femoris (Ecker) vom Frosch angestellt wurden und zwar derart, dass diese Muskeln beiderseits mit Schonung der Gefässe isolirt, oben in ihrer Verbindung mit dem Becken belassen wurden, während ihre unteren Enden mittelst Fäden, die über Rollen liefen, mit Hebelchen in Verbindung standen, welche die Hubhöhen auf eine berusste Fläche aufschrieben. Das Becken war durch einen Haken gestützt, in die Aorta abdominalis wurde eine Canüle gebunden, so dass durch die Gefässe eines oder beider Muskeln Flüssigkeiten geleitet werden konnten. Die Reizung geschah mit Oeffnungsinductionsströmen, deren Richtung durch einen Commutator nach jeder Reizung gewechselt wurde, (wegen der Einrichtung des Commutators müssen wir auf die Abhandlung verweisen) in regelmässigen Zeiträumen mit Hülfe eines Metronoms, die

Reize waren stets maximale, um von den Schwankungen der Erregbarkeit unabhängig zu sein.

Das erste von K. ermittelte Gesetz, dass bei gleich starken, maximalen, in gleichen Zeiträumen einander folgenden Reizen die Zuckungshöhen des überlasteten Muskels um stets gleiche Differenzen abnehmen, wird an einigen Beispielen mit genauer Wiedergabe der aufgezeichneten Hubhöhen erwiesen. Es müssen aber die angewandten Lastungen innerhalb geringer, den normalen, im Leben vorkommenden, etwa gleichen, Grenzen bleiben (bis zu 50 Grm.), um das Gesetz rein ausgeprägt zu erhalten. Die Zahl der von einem Muskel zu erhaltenden Zuckungen, die Differenzen zwischen zwei aufeinander folgenden Zuckungen, schwanken bei verschiedenen Individuen innerhalb weiter Grenzen. Ruhepausen (ohne gleichzeitige Injectionen in die Gefässe) haben keinen erheblichen, jedenfalls nur einen schnell vorübergehenden, erholenden Einfluss.

Diese Differenzen zwischen zwei aufeinander folgenden Zuckungen hängen allein von der Zahl der vorhergegangenen Reize ab, gleichgültig, ob dabei die Zeitintervalle stets gleich blieben oder gewechselt haben. Bei einem Wechsel der Zeitintervalle ist also die in einem gegebenen Zeitpunkte zu erhaltende Zuckung nur abhängig von der Zeitpause zwischen dieser und der nächstvorhergehenden Reizung, und genau so gross, als wenn alle vorhergehenden Reizungen mit diesem letzteren Zeitintervalle aufeinander gefolgt wären. — Die Differenzen zwischen zwei aufeinander folgenden Zuckungen sind im Allgemeinen um so kleiner, je grösser das Zeitintervall ist, die Unterschiede zwischen grossen und kleinen Zeitintervallen sind aber bei ermüdeten Muskeln viel grösser als bei frischen. Dieses zeigt sich sowohl bei überlasteten, wie bei belasteten Muskeln. Wenn aber im Fortschritt der Ermüdung die Zuckungen des belasteten Muskels kleiner werden als die Dehnungen des ruhenden Muskels durch das belastete Gewicht, so werden die Differenzen der Höhen verschiedener Intervalle mit zunehmender Ermüdung kleiner. Die Ermüdung verläuft bei belasteten Muskeln bis zu dieser Grenze ganz gleichmässig, d. h. die Differenzen zweier aufeinander folgender Hubhöhen sind alle gleich, von da ab werden mit fortschreitender Ermüdung die Differenzen kleiner. Mit anderen Worten: Die Ermüdungscurve ist anfänglich, wie bei den überlasteten Muskeln, eine gerade Linie, später wird sie eine Hyperbel.

Die kleinste Differenz zwischen zwei aufeinander folgenden Reizungen (also die grösstmöglichste Erholung) fand K. bei einer Pause von 3 Minuten, bei Verkürzung des Intervalles bis auf eine Viertel Secunde bleiben die Verhältnisse noch ganz die oben geschilderten, bei einer Zahl von 6 Reizungen in der Secunde verschmelzen die Zuckungen in den späteren Ermüdungsstadien, wo die Zeitdauer der Contractionen sich verlängern, tetanisch mit einander. Es ist aber wahrscheinlich, dass auch während des Tetanus die Ermüdung auf die gleiche Weise vor sich geht.

Merkwürdig ist das Ergebniss, dass wenigstens innerhalb der Grenzen bis zu 50 Grm. die Ermüdung von der absolut geleisteten Arbeit ganz unabhängig ist. Wenn nämlich innerhalb einer Versuchsreihe die Ueberlastungen gewechselt werden, so verhalten sich die Ermüdungen für jede Ueberlastung genau so, als wenn diese allein angewandt worden wäre.

Diese Erscheinungen waren im Allgemeinen auch an den Muskeln lebender Frösche, die bis zu vollkommener Erschöpfung gereizt wurden, nachweisbar. Die Erholung erfolgte nur langsam und unvollständig. — Solche erschöpfte Muskeln zeigten bei der mikroskopischen Untersuchung körnige und wachsartige Degeneration.

Ueber die Restitution ermüdeter Muskeln durch Injectionen verweisen wir auf die frühere Mittheilung.

Eine ganz entsprechende Untersuchung hat Bowditch (9) für den Herzmuskel durchgeführt. Zu diesem Zwecke führte er eine Canüle in den Ventrikel des Froschherzens ein, band dieselbe im oberen Drittel fest, so dass der Rest des Ventrikels keine spontanen Contractionen mehr machte, setzte die Canüle mit einem Manometer in Verbindung und liess die durch einzelne, in regelmässigen Zeiträumen aufeinanderfolgende Inductionsschläge ausgelösten Contractionen des mit Serum unter constantem Druck gefüllten Ventrikels aufzeichnen. In der Regel bewirkte jeder Inductionsschlag eine Contraction; häufig, besonders bei schwachen Strömen, erfolgten die Contractionen seltener, nur ausnahmsweise häufiger als die Reize. Wurde bei einer bestimmten Reizstärke und Schnelligkeit der Reize nicht jeder Reiz mit einer Contraction beantwortet, so geschah dies bei gleichbleibender Reizstärke aber längeren Pausen der aufeinander folgenden Reize; zuweilen wurde auch ein aussetzender Puls allmählich von selbst regelmässig, was als eine Erhöhung der Reizbarkeit aufzufassen wäre. Dann können auch mit schwächeren Reizen, als anfänglich nöthig waren, regelmässige Pulse erzielt werden.

Selbst Reize, welche keine regelmässigen Contractionen bewirken, können doch maximale Hubhöhen hervorrufen. Solche Reize nennt B. hinreichende, während diejenigen, welche nicht nur maximale Contractionen bewirken, sondern auch jedesmal regelmässig eine solche hervorrufen, unfehlbare Reize genannt werden. Beginnt man mit hinreichenden Reizen, nachdem das Herz längere Zeit geruht hat, so sind die Contractionen nicht sofort maximal, sondern beginnen schwach und steigern sich bei jeder Contraction ein wenig bis zum Maximum, welche Erscheinung B. die Treppe nennt. Wenn aber zwischen je 2 Reizen ein Zeitraum von 5 Minuten oder mehr liegt, so erfolgt keine Steigerung. Folgen sich die Reize zu rasch, so wird der Puls aussetzend oder es tritt Tetanus ein. Die Erscheinung der Treppe wurde nicht beobachtet, wenn das Herz statt mit Serum mit einer Lösung von Kochsalz und Gummi arabicum gefüllt wurde. In diesem Falle gaben gleich die ersten Reize das Maximum, wie bei einem gewöhnlichen Muskel. Zusatz von Muscarin zum Serum verstärkte die Treppe, Atropin brachte sofort das Maximum u. z. ein höheres als das normale, Delphinin setzt die Erregbarkeit sehr stark herab, Erwärmung verminderte allmählich die Contractionsgrösse, was durch Atropin nicht aufgehoben werden konnte. – Zur Erklärung dieser Erscheinungen muss man nach dem Vf. annehmen, dass bei jedem Reiz zwei Einflüsse bestehen, ein beschleunigender und ein hemmender; durch die Zuckung würde der letztere zum Theil zerstört und könne sich nur allmählich wiederbilden.

Bernstein hatte die von ihm so genannte „Anfangszuckung“, welche darin besteht, dass bei sehr schnell aufeinander folgenden Reizen der Muskel zwar im Beginn der Reizung eine Zuckung macht, dann aber ruhig bleibt, durch das Uebereinanderfallen der Reizwellen bei zu schnell auf einander folgenden Reizen erklärt (S. Jahresbericht 1871 S. 117). Setschenow (10) welcher die Erscheinung schon früher bei Versuchen mit einem von Fromhold angegebenen Unterbrecher gesehen hat, erklärt sie für eine rein physikalische Erscheinung. Dieser Deutung seiner Versuche tritt jedoch Bernstein (11) entgegen, zumal mit seinem Apparate die Anfangszuckung auch eintrat, wenn während des Spieles des Unterbrechers die dadurch erzeugten Inductionsströme durch Oeffnen einer Nebenschliessung plötzlich durch den Muskel geleitet wurden.

Grünhagen (12) hat die schon öfter (Harless, Heidenhain u. A.) untersuchte Frage nach dem Verhalten der Nerven gegen schnell folgende einzelne Ströme nochmals untersucht. Sein Apparat besteht aus einem Rade mit stählernen Zinken, welche an einer feinen stählernen Nadel streifend den Strom schliessen und unterbrechen. Mit diesem Rade konnten 1460–2920 Stromschliessungen in der Secunde erzeugt werden. Um noch zahlreichere Schliessungen zu erzielen, wurde der Umfang des Rades mit einer feinen Drahtspitze umgeben, an welcher die Nadel oder eine dünne Uhrfeder schleifend den Contact herstellte; so konnte die Zahl der Stromschliessungen bis auf 10880 in der Secunde gesteigert werden. Der Apparat konnte entweder direct in den Nervenkreis eingeschaltet oder als Nebenschliessung zum Nerven angebracht werden, wodurch das Verhältniss der Stromdauer zur Strompause im Nerven veränderlich war.

Schwache Ströme geben schon bei sehr langsamer Drehung des Unterbrechungsrades keine Wirkung; je stärker der Strom ist, desto kürzer muss die Dauer der einzelnen Stromstösse sein, um wirkungslos zu sein. (Für einzelne Stromstösse hat dies schon Brücke nachgewiesen. Ref.) Während die schnell auf einander folgenden Stromstösse bei Anwendung der Zinken keinen Tetanus bewirken, blieb auch die Schliessung und Oeffnung des Nervenkreises ohne Wirkung. Dies war jedoch der Fall, wenn das Unterbrechungsrad als Nebenschliessung zum Nervenkreise eingeschaltet war. Im letzteren Falle waren aber die Pausen zwischen zwei Stromstössen kürzer als die Dauer der Stromstösse, im ersteren Falle umgekehrt. G. nimmt daher an, dass im ersteren Falle die kurzdauernden, durch längere Pausen unterbrochenen Stromstösse gar keine Veränderungen im Nerven oder Muskel hervorriefen, während im letzteren Falle umgekehrt der durch die kurzdauernden Stromstösse hervorgerufene elektrotonische Zustand während der noch kürzeren Pausen gar nicht verschwand, der Strom daher im letzteren Falle wie ein constanter wirkte. (Von den analogen Versuchen Bernstein's, der sogenannten Anfangszuckung, sind diese Versuche insofern verschieden, als Bernstein mit wechselnd gerichteten Inductionsströmen arbeitete. Die Erklärung von G. würde also hier auf keine Weise zutreffen (Vgl. Jahresber. 1871 S. 117. Ref.). Bei Anwendung der Drahtspirale, wobei die Dauer des Contacts grösser war als die Dauer der Unterbrechung zeigte sich auch bei einfacher Einschaltung des Unterbrechungsrades in den Nervenkreis das Phänomen der Schliessungs- und Oeffnungszuckung. Dieses trat aber bei mittlerer Umdrehungsgeschwindigkeit des Unterbrechungsrades auch ein, wenn dieselbe als Nebenschliessung zum Nervenkreise eingeschaltet war. Uebrigens war das Phänomen nur bei schwachen oder mittelstarken Strömen zu beobachten, starke Ströme gaben selbst bei den schnellsten Unterbrechungen immer Tetanus

Aehnliche Versuche stellte G. an den sensiblen Nerven der Zunge an. Während er bei dauerndem Schluss des Stromes in der Zunge Schmerzempfindung und Geschmacksempfindung unterscheiden konnte, war bei schnellen Unterbrechungen des Stromes nur die erstere vorhanden, welche bei schwachen Strömen continuirlich war, bei starken aber sich als Kribbeln fühlbar machte.

Bei Einschaltung eines empfindlichen Galvanometers statt des Nerven sah G. die Nadel auf Null zurückgehen, wenn das Zinkenrad den Strom abwechselnd schloss. (Dies ist sehr auffallend; man sollte erwarten, dass hierbei doch eine gewisse constante Ablenkung stets auftreten müsste, wenn überhaupt gleichgerichtete kurze Stromstösse durch den Multiplicator gingen. War dies nicht der Fall, so bleibt es zweifelhaft, ob bei den entsprechenden Versuchen im Nerven oder Muskel überhaupt ein Strom entstand. Ref.). Aus den ferneren Mittheilungen G.'s ist noch hervorzuheben, dass durch CO_2, welche auf ein Stück eines motorischen Nerven einwirkt, die Erregbarkeit dieses Stückes beträchtlich herabgesetzt wird, während die Leitung der Erregung durch diese Stelle nicht beeinträchtigt wird.

Die ganz ähnlichen Versuche von Engelmann (13) sind schon im Jahresbericht 1871. S. 115. besprochen.

Engelmann (14) beschreibt Versuchsanordnungen, um das allgemeine Gesetz der Nervenerregung durch den Strom zu demonstriren. Als Nebenleitung zu dem Nerven wird eine Kupferspirale in den Stromkreis eingeschaltet, deren Widerstand durch Erhitzen bis zur Rothgluth auf das 3–4-fache gesteigert werden kann. Beim Erhitzen und Wiedererkalten tritt keine Nervenerregung ein. Wenn man aber, während die Spirale glüht, noch eine zweite Nebenschliessung anbringt, welche die Strom-

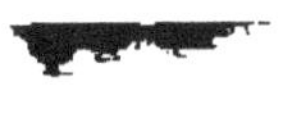

stärke im Nerven auf dieselbe Grösse bringt, wie bei kalter Spirale, kann diese erfolgen. Man kann auch als Nebenschliessung zum Nerven eine Quecksilbersäule einschalten, welche in einem Kautschukschlauch eingeschlossen ist und diesen ausdehnen, wodurch die Stromstärke im Nerven wächst, ohne dass Erregung erfolgt.

Filehne (15) prüfte die vom Referenten früher aufgestellte Erklärung des Zuckungsgesetzes des absterbenden Nerven (Fortschr. d. Physik XV. 525), wonach die Aenderungen im Verhalten des absterbenden Nerven gegen Schliessung und Oeffnung eines Stromes von der Aenderung seiner Erregbarkeit beim Absterben abhängen sollten, indem er Zuckungsgesetz und Erregbarkeit an zwei Stellen eines absterbenden Nerven gleichzeitig untersuchte. Er war dazu veranlasst durch seine Beobachtungen an degenerirenden Nerven, welche ein gleiches Zuckungsgesetz zeigten, wie der absterbende Nerv, welche aber einzelne Thatsachen darboten, die mit des Referenten Erklärung nicht übereinzustimmen schienen (Vergl. Jahresber. 1869, S. 251). Ein Theil der Polemik Filehne's gegen des Referenten Erklärung beruht auf einem Missverständniss; im Wesentlichen bringt F. nichts als eine Bestätigung der vom Ref. gegebenen Erklärung, nämlich: dass der Uebergang der sogenannten ersten Stufe des Nobili'schen Zuckungsgesetzes in die zweite und dritte auf der Erregbarkeitssteigerung des absterbenden Nerven beruht. Ebenso bestätigt er vollkommen des Ref. Erklärung für die Thatsache, warum im Stadium der steigenden Energie schwache Ströme, welche auf den frischen Nerven ohne alle Wirkung waren, meist das s. g. umgekehrte Nobili'sche Gesetz zeigen. Nur für die Thatsache, dass beim Absinken der Erregbarkeit die dritte Stufe bestehen bleibt und nicht, wie Nobili annahm, wieder in die zweite und dritte zurückgeht, stimmen Filehne's Beobachtungen nicht mit der Erklärung des Referenten. Aber F. selbst giebt auch keine Erklärung hierfür, sondern umschreibt nur die Thatsachen. Ref. glaubt übrigens, dass seine Erklärung mit einem geringen Zusatz, welcher auf die Electrotonusverhältnisse Rücksicht nimmt, im Stande wäre, diese Lücke auszufüllen. Doch ist hier nicht der Ort, dies weitläufig auszuführen.

Eulenburg (16) hat gefunden, dass bei Aufsetzung einer Electrode auf einen motorischen Nerven die Reaction desselben sehr viel leichter erfolgt, wenn die andere Electrode auf einen anderen Nerven desselben Stammes, Plexus oder Rückenmarksabschnittes aufgesetzt wird. Es scheint, dass dies durch eine electrotonische Erregbarkeitsveränderung des einen Nerven durch den anderen, da wo sie nebeneinander liegen, zu Stande kommt.

Schleich (17) fand, dass geringe Dehnungen des N. isch. (bis zu 30 Gramm) die Erregbarkeit nicht merklich beeinflussen, stärkere setzen sie herab und bewirken leicht Zuckungen in den zugehörigen Muskeln.

Schiff (18) hat Beobachtungen über unipolare Erregungen angestellt, aus welchen hervorgeht, dass selbst bei Anwendung schwacher constanter Ketten die freie Spannungselectricität des einen Poles, mag der andere Pol isolirt oder zur Erde abgeleitet sein, unter günstigen Umständen erregbare Nerven zu erregen vermag. Auf Schiff's Veranlassung hat Fuchs (19) den Gegenstand genauer untersucht. Der eine Pol einer Kette wurde leitend mit der Erde verbunden, während der andere isolirt war. Durch Umlegen einer Wippe konnte der letztere mit der Erde, der erstere mit der inneren Belegung einer Kleist'schen Flasche verbunden werden, deren äussere Belegung zur Erde abgeleitet war. Der Nerv des stromprüfenden Schenkels konnte in die Leitung des einen Pols zur Kleist'schen Flasche oder in die Leitung des anderen Poles zur Erde eingeschaltet werden. Wurde der Nerv mit dem positiven Pol so verbunden, dass die positive Electricität an einem centralen Theile des Nerven ein- und an einem mehr peripherisch gelegenen austrat, so wurde er natürlich von einem absteigenden Strom durchflossen; dasselbe war der Fall, wenn der Nerv mit dem negativen Pol verbunden wurde, so dass die Electricität an einem peripherischer gelegenen Punkte ein- und an einem centraler gelegenen austrat. In beiden Fällen fielen die Wirkungen gleich aus. Dasselbe war der Fall mit den beiden möglichen Formen aufsteigender Ströme. Der aufsteigende Strom war am frischen Nerven wirksamer als der absteigende, beim Absterben trat ein Stadium ein, wo das umgekehrte der Fall war. Wurden die Ströme so schwach gewählt, dass sie am frischen Nerven nur aufsteigend wirksam waren, so folgte ein Stadium, in welchem sie in beiden Richtungen wirkten und dann ein drittes, in welchem sie nur in absteigender wirksam waren. Diese Wirkungen zeigen vollkommene Analogie mit den Schliessungszuckungen der gewöhnlichen constanten Ströme nach dem gewöhnlichen Zuckungsgesetz. (Ref. hat schon vor längerer Zeit darauf hingewiesen, dass auch die Inductionsschläge ganz wie Schliessungsschläge constanter Ströme wirken. Fortschr. d. Phys. 1859, 532. Später hat Du Bois-Reymond dies aus dem zeitlichen Verlauf der Inductionsschläge erklärt. Später hat Chauveau auch für die Schläge einer Kleist'schen Flasche gefunden, dass sie nur an der Kathode wirken, vgl. das Ref. in Fortschr. der Phys. 1860, 522.). Eine Abweichung aber besteht darin, dass selbst die heftigsten Schläge auch in aufsteigender Richtung wirksam bleiben, während Schliessungen starker constanter Ströme in aufsteigender Richtung unwirksam sind. (Kurz dauernde Ströme wirken eben nur als Schliessungsschläge, wenn sie schwach sind; sind sie stark, so kann eben auch ihr absteigender Theil zur Wirkung kommen. R.)

Willy (20) fand, dass die Annahme, wonach die Erregung der Nerven mit der Länge der erregten Strecke immer wachse, nicht allgemein zutrifft. Vielmehr fand er für Schliessungsreizung constanter

Ströme ausnahmslos, für Oeffnungsreizung in der Regel, dass bei absteigendem Strom die Reizung für längere Strecken allerdings stärker war als für kürzere, dass aber für aufsteigende Ströme das Verhalten das Umgekehrte war. Er stellt daher folgenden Satz auf: Die Erregung ist ceteris paribus um so stärker, je näher dem Muskel die Kathode, je entfernter vom Muskel die Anode des erregenden Stromes liegt.

ENGELMANN (21) benutzte THOMSON's Quadrantelectrometer, mit welchem geringe Spannungsdifferenzen freier Electricität gemessen werden können, um die Haupterscheinungen der electromotorischen Wirkung an Haut, Muskeln u. s. w. nachzuweisen. Die Erscheinungen stimmten vollkommen mit den durch das Galvanometer nachweisbaren überein. Wegen seiner Einfachheit eignet sich aber dieses Verfahren zur Demonstration der Grundgesetze der Electrophysiologie in Vorlesungen ganz besonders.

Die Kenntniss der verwickelten Erscheinungen am M. gastrocnemius, des Gegeneinanderwirkens der von dem unteren schrägen und dem oberen schrägen Querschnitt (Achillesspiegel und Kniespiegel) ausgehenden electromotorischen Wirkungen erhält durch die vorliegenden Untersuchungen DU BOIS-REYMOND's (22) eine neue höchst fruchtbare Erweiterung. Die einzelnen Theile des Achillesspiegels wirken in Bezug auf den Stromzweig, welcher in einem zwischen Achillessehne und oberem Muskelende angelegten Bogen sich ergiesst, nicht gleich. Zerstört man die gerade vorhandene Parelektronomie in beschränktem Umfange (durch Auflegen eines kleinen, mit Milchsäure oder Creosot befeuchteten Fliesspapierscheibchens), so ist die dadurch hervorgerufene Stromentwicklung um so stärker, je tiefer am Sehnenspiegel die Anätzung vorgenommen wird. Wie Verf. schon früher nachgewiesen hat, kreist im Gastrocnemius schon an sich ein Strom, welcher von der Wirkung des natürlichen Querschnittes des Achillesspiegels herrührt, die Muskelmasse bildet also für den angelegten Bogen eine Nebenschliessung. Diese muss aber für die höheren Partieen des Achillesspiegels wirksamer sein als für die tieferen wegen der dort dickeren Muskelmasse, demnach muss umgekehrt im angelegten Bogen jede tiefere Stelle als wirksamer erscheinen. Anlegung kleiner entwickelnder Scheibchen in gleicher Höhe nebeneinander sollten dem entsprechend gleich grossen Stromzuwachs geben, doch wirkt meist das erste etwas stärker als das zweite und dieses stärker als das dritte, weil jedes aufgelegte Scheibchen durch Verbesserung der Leitung in der Nebenschliessung schwächend auf den Stromzweig im angelegten Bogen wirkt. Bettet man den Muskel so in Thon, welcher mit ¾ pCtiger Steinsalzlösung eingeknetet ist, dass die Gestalt des Muskels durch den Thon ungefähr zu einem Cylinder ergänzt wird, und dass nur ein schmaler Streif der Dorsalfläche des Muskels frei bleibt, so wirken hier aufgelegte entwickelnde Scheibchen auch an allen Punkten nahezu gleich stark. Bestimmungen des Leitungswiderstandes zeigten, dass der Thon etwa 4 mal, der lebende Muskel etwa 2 mal schlechter leitete als ¾ pCtige Kochsalzlösung, der Muskel also etwa 2 mal besser als der Thon. Danach fand also, wenn auch keine vollkommene, so doch eine annähernde Ausgleichung der Leitungsverhältnisse durch den angelegten Thon statt. Die Umhüllung mit Thon hatte aber stets einen Einfluss auf die elektromotorische Wirksamkeit des Muskels, welche nach dem Abnehmen der Thonhülle wieder schwand und mit dem Wiederanlegen zurückkehrte. Stark parelectronomische, also schwach positiv wirksame Muskeln *) wurden nämlich durch Anlegen der Thonhülle negativ wirksam; war der Muskel schon vorher negativ wirksam, so wurde er in der Thonhülle noch negativer. Aehnlich wirkt Bepinseln des Muskels mit ¾ pCtiger Kochsalzlösung oder Eintauchen in solche; Eintauchen in Quecksilber aber ist unwirksam, weil der in das Quecksilber eintretende Stromzweig innerhalb sehr kurzer Zeit durch Polarisation aufgehoben wird. Alle diese Fälle erklären sich durch die ungleiche Wirkung, welche die angebrachte Nebenschliessung auf die electromotorischen Kräfte des Achilles- und Kniespiegels ausübt. Erstere werden nämlich durch die Nebenschliessung stärker geschwächt als letztere, weil die Verbesserung einer schon vorhandenen Nebenschliessung um so wirksamer ist, je schlechter diese Nebenschliessung ist. Der Kniespiegelstrom wird also in diesen Fällen weniger geschwächt als der Achillesspiegelstrom, der Muskel erfährt also einen Zuwachs im negativen Sinne. Nur wenn, was allerdings zuweilen vorkommt, der Achillesspiegel ganz oder fast ganz unwirksam ist, dann wird der allein vorhandene Kniespiegelstrom allein geschwächt, und der Erfolg ist eine Abnahme einer vorhandenen negativen Wirkung. Man kann diese nachahmen, wenn man nur die obere Hälfte des Muskels mit Thon umhüllt und so den Kniespiegelstrom allein schwächt, man erhält dann einen Zuwachs im positiven Sinne. Es beweisen diese Versuche aber auch, dass eine negative Wirkung am Gastrocnemius nicht ohne Weiteres als Umkehr der Wirkung der Achillessehne gedeutet werden kann; sie beweist eben nur, dass die Summe der beiden stets vorhandenen Wirkungen des Achilles- und des Kniespiegels negativ ist, wobei aber nur der eine oder auch beide Summanden negativ sein können.

Dennoch giebt es wirklich Fälle von Umkehr der Stromrichtung durch Parelectronomie, nämlich, wenn an einem abgeschnittenen Muskelende der natürliche Querschnitt positiv ist gegen den künstlichen, wie dies Verf. zuweilen am Sartorius beobachtet hat.

Diese Erfahrungen sprechen sehr entschieden gegen die Annahmen von HERMANN (Jahresber. 1868 S. 108) über die Ursache der Stromentwickelung durch Absterben der Muskelfaserenden, da sie zeigen, dass der Kniespiegelstrom im Innern des unversehrten Muskels

*) Positiv wirksam nennt der Verf. einen Gastrocnemius, welcher einen im Muskel aufsteigenden Strom zeigt, wie dies in den meisten Fällen vorkommt. Ref.

stets vorhanden ist. MUNCK's Erklärung der von HERMANN so sehr betonten Stromentwickelung durch Blosslegung der Muskeln, welche diese auf den Fortfall der Nebenschliessung durch die Lymphe zurückführt (Jahresbericht 1860 S. 109) erfährt durch Verf. eine Bestätigung, indem er den Widerstand der Lymphe nur wenig grösser als den $\frac{3}{4}$ pCtiger Steinsalzlösung fand, wodurch also ihre Wirkung in dem von MUNCK vermutheten Sinne vollkommen erklärlich wird. Ebenso erklärt sich auch die von MUNCK bei stark parelektronomischen Muskeln zuweilen beobachtete Zunahme der bestehenden negativen Wirkung nach Ausschliessen der Lymphe.

In der zweiten der oben angeführten Abhandlungen (23) giebt DU BOIS-REYMOND eine ausführliche Anleitung zum Gebrauche des runden Compensators, welche keines kurzen Auszuges fähig ist.

OEHRWALL (24) schliesst aus dem Umstande, dass zuweilen von einem Gastrocnemius durch Schliessen und Oeffnen seines durch einen stromprüfenden Nerven geleiteten Muskelstromes keine Erregung dieses letzteren zu Stande kommt, während die secundäre Zuckung unter gleichen Umständen bei Reizung des Nerven des ersten Gastrocnemius eintritt, dass die secundäre Zuckung nicht durch die negative Schwankung des ruhenden Muskelstromes, sondern durch das Entstehen eines neuen Stromes zu Stande komme. Dieser entsteht und verläuft während des Stadiums der latenten Reizung und ist im Muskel absteigend gerichtet, wie O. wahrscheinlich macht, indem er nachweist, dass nur die mit dem oberen Ende des Muskels in Verbindung stehende Electrode für den stromprüfenden Nerven als erregende sich verhält (Ref. kann nicht einsehen, was durch die ganze Erörterung bewiesen werden soll. Wenn im Muskel vor der Reizung ein Strom bestand und wenn während der Thätigkeit ein entgegengesetzt gerichteter entsteht, so muss doch der erstere geschwächt oder gar umgekehrt werden d. h. eine negative Schwankung erfahren. Und wenn das obere Muskelende für den stromprüfenden Schenkel die Erregung liefert, so kann sie ebenso gut Anode eines negativ als Kathode eines positiv schwankenden Stromes sein, d. h. der ganze Streit dreht sich nur um Worte. Ref.)

HERMANN (25) bestimmte den galvanischen Leitungs-Widerstand lebender Muskelsubstanz, indem er einen 0,5 Mm. dicken Raum zwischen zwei parallelen quadratischen Glasplatten möglichst gleichmässig mit parallel gelegten Muskeln (Sartorien vom Frosch) ausfüllte, und die über die Ränder der Platten hervorragenden Massen abschnitt. Auf diese Weise fand er, dass der Widerstand in der Längsrichtung der Muskelfasern sehr viel geringer war, als in der Querrichtung. Mit der Dauer der Durchströmung nahm der Querwiderstand noch zu. An durch Erwärmen todtenstarr gemachten Muskeln war der Unterschied zwischen Querleitung und Längsleitung sehr viel geringer.

Auch bei Nerven fand sich ein solcher Unterschied. Der Widerstand war für Querleitung etwa 5 Mal grösser als für Längsleitung; durch Erwärmen auf 50 Grad C. nimmt der Querwiderstand ab, bleibt aber immer noch grösser als der Längswiderstand. Dasselbe findet sich an gesottenen Nerven. Dagegen wird der Widerstand der Länge nach durch Erwärmen absolut vermehrt, durch Sieden vermindert.

Man kann diesen grösseren Widerstand der Querleitung als Widerstand des Ueberganges, bedingt durch Polarisation an der Grenze ungleichartiger Theile der Muskeln resp. Nerven, ansehen, analog der von DU BOIS-REYMOND nachgewiesenen Polarisation an der Grenze ungleichartiger Electrolyte. Als solche verschiedene Theile sieht H. die Hüllen und den Inhalt der Muskel- resp. Nervenröhren an. Dieser Auffassung entspricht es, dass der Querwiderstand sich allmälig mit der Dauer des Stromes zu einem Maximum steigert, dass dagegen bei Anwendung von Strömen wechselnder Richtung der Querwiderstand viel geringer erscheint. Dies war wenigstens bei den Muskeln der Fall, während es bei den Nerven kaum merklich war. Bei diesen Versuchen wurde, um trotz der Wechsel-Ströme die Ablesung der Bussole zu gestatten, durch einen „Universal-Commutator" nur immer der eine Theil der Ströme durch die Bussole geleitet. Man muss, um den negativen Erfolg bei den Nerven zu erklären, annehmen, dass in diesem die Polarisation mit dem Wechsel der Ströme sehr schnell ihr Zeichen wechselt. — Mit Hülfe des oben erwähnten Apparates kann man nachweisen, dass in der That, unmittelbar nach Unterbrechung des Stromes, die Polarisation in der Querrichtung lebender Muskeln die Polarisation in der Längsrichtung bedeutend übertrifft, beim Nerven dagegen die Polarisation in der Längsrichtung überwiegt. Endlich fand H. noch, dass bei Steigerung der Stromstärke, welche zur Messung des Widerstandes benutzt wird, der Querleitungs-Widerstand am lebenden Muskel anfänglich scheinbar wächst, ein Maximum erreicht, und dann wieder abnimmt. Dies stimmt mit der Annahme, dass dieser Widerstand auf Polarisation beruhe. Aehnliches findet sich am Nerven.

Von der Ansicht ausgehend, dass diese Polarisations-Erscheinungen am Nerven Ursache der electrotonischen Erscheinungen seien, stellte H. Versuche an Modellen an, welche ähnliche Verhältnisse darbieten. Solche Versuche haben schon MATTEUCCI u. A. beschrieben, und gezeigt, dass ein mit einer Flüssigkeitshülle umgebener polarisirbarer Draht, wenn man durch einen Theil desselben einen constanten Strom leitet, an den übrigen Theilen Strömungserscheinungen zeigt, welche den Erscheinungen des Electrotonus am Nerven ganz analog sind. Ist der Draht nicht polarisirbar, z. B. von amalgamirtem Zink in Zinkvitriollösung, so fehlen diese Erscheinungen. H. bestätigt dies u. z. am vollkommensten an folgender Vorrichtung: Durch ein horizontal aufgestelltes, mit Zinkvitriollösung gefülltes Glasrohr ist axial ein Platindraht gezogen. Nach oben hat das Rohr verticale Ansatzröhren, durch welche mittelst amalgamirter Zinkdrähte Ströme zu- oder abgeleitet werden können. Diese Vorrichtung zeigt ganz analoge Erscheinungen wie der Nerv im Electrotonus, nämlich in den extrapolaren Strecken Polarisation in gleicher Richtung mit dem polarisirenden Strom, so lange der Draht ununterbrochen zwischen der polarisirten und abgeleiteten Strecke ist; wird die Continuität zwischen beiden Strecken unterbrochen, so fehlt der Polarisationsstrom in letzterer (Analogie mit dem Unterbindungsversuche am Nerven). Der Polarisationsstrom in der abgeleiteten Strecke entwickelt sich unmittelbar nach Schluss der polarisirenden Kette, nimmt aber dann schnell an Stärke ab. Nach Oeffnung des polarisirenden Stroms zeigt sich ein kurz dauernder Polarisationsstrom von entgegengesetzter Richtung. Dieser fehlt, wenn der polarisirende Strom an dem einen Ende der Vorrichtung angebracht wird, so dass also nur eine extrapolare Strecke vorhanden ist. Der Polarisationsstrom nimmt mit der Entfernung von der polarisirten Strecke ab; mit wachsender Stärke des polarisirenden Stromes wächst anfänglich der Polarisationsstrom der abgeleiteten Strecke ziemlich proportional dem ersteren, dann aber langsamer. Auch in der intrapolaren Strecke zeigt sich nach Oeffnung des polarisirenden Stromes ein kurzdauernder Polarisationsstrom von entgegengesetzter Richtung.

Alle diese Erscheinungen erklären sich auf folgende Weise. Der polarisirende Strom breitet sich, ehe er in den besser leitenden, metallischen Kern eintritt, in der umgebenden Flüssigkeitsschicht aus. Dabei werden die einzelnen von den Electroden ausgehenden Stromcurven sehr schnell an Länge zunehmen (um so schneller, je dünner die Flüssigkeitsschicht ist) und damit wird ihre Stärke sehr schnell abnehmen. Dieser Stärke proportional entwickelt sich aber an den Uebergangsstellen von Flüssigkeit in Kern die Polarisation. Die kurzen Stromcurven werden also viel mehr geschwächt als die längeren, gerade so als wäre der specifische Leitungswiderstand der Flüssigkeitsschicht in der Nähe der Electroden bedeutender und nähme mit der Entfernung von den Electroden allmälig ab. In Folge dessen wird also die Ausbreitung der Stromcurven auf eine viel längere Strecke hin erfolgen, als dies ohne Polarisation möglich wäre und ein extrapolar angelegter leitender Bogen wird einen Polarisationsstrom zeigen, welcher dem polarisirenden Strom gleichgerichtet ist. Prof. Weber hat die Theorie dieser Erscheinungen mathematisch entwickelt, und die Ergebnisse stimmen mit den Versuchen überein.

H. bespricht nun im Gegensatz zu dieser Vorstellung die von du Bois-Reymond aufgestellte Hypothese, welche die electrotonischen Erscheinungen von der Drehung stromgebender Molekeln ableitet, und welche er die „elektrodynamische Theorie“ nennt. Als eine Consequenz dieser Vorstellung ergiebt sich, dass bei Durchleitung eines Stromes in der Längsrichtung eines Nerven der Widerstand kleiner erscheinen müsste, als er in Wirklichkeit ist, da sich zu dem zugeleiteten Strom ein gleichgerichteter electrotonischer Strom hinzuaddiren würde. Man kann diese Consequenz prüfen, indem man den Längswiderstand lebender und todter Nerven vergleicht, denn letzterer müsste grösser erscheinen. Dies hat sich nun allerdings ergeben, aber H. findet den Unterschied zu klein, als dass er nach jener Theorie erklärt werden könnte. Was die extrapolaren Strecken anlangt, so würde aus der Theorie folgen, dass der Widerstand scheinbar zunehmen oder abnehmen müsste, je nachdem der Electrotonusstrom dem Widerstandsmessenden gleich oder entgegengesetzt gerichtet ist. Auch dieses ist der Fall u. zw. ist die scheinbare Zunahme stets grösser als die Abnahme. Aber dieses lässt sich durch die Stromvertheilungsgesetze als nothwendig nachweisen, so dass kein bindender Schluss daraus gezogen werden kann. Die Grösse der Veränderung aber, welche der Widerstand der extrapolaren Strecken erfährt, lässt um so mehr die Veränderung der intrapolaren Strecke viel kleiner erscheinen, als es nach der electrodynamischen Vorstellung sein sollte, so dass H. geneigt ist, diesen Erfolg als gegen die Theorie sprechend zu verwerthen.

Man darf natürlich die Hermann'sche Lehre vom Electrotonus nicht mit der rohen Stromschleifentheorie von Grünhagen vergleichen, deren Unhaltbarkeit Ref. schon nachgewiesen hat (Jahresber. 1868. S. 108). Bei Hermann's Vorstellung fällt der gegen Grünhagen zu machende Einwand fort, da die Verhältnisse rund um den polarisirbaren Kern die gleichen sein müssen, und die aus seiner Vorstellung sich ergebenden Folgerungen stimmen mit den Thatsachen recht gut überein. Dass am Muskel keine Erscheinungen von Electrotonus nachweisbar sind, erklärt H. durch die grössere Dicke der „Kerne“, ihre geringere Zahl bei gleicher Dicke des Bündels. Eine besondere Beachtung verdient das Verhalten der electrotonisirten Strecken bei der Erregung. Bernstein hat gefunden, dass der Electrotonusstrom bei der Erregung eben so abnimmt, wie es der gewöhnliche Nervenstrom thut. Hermann bestätigt diese Angabe und sucht nachzuweisen, dass sie mit seiner Vorstellung vom Electrotonus nicht im Widerspruch stehe. Er drückt die Thatsache so aus, dass die negative Erregungswelle, wenn sie an positiv polarisirte Stellen der Nervenfaser gelangt, an Stärke zunimmt, dagegen abnimmt, wenn sie an negativere Stellen kommt.

In der folgenden Abhandlung (26) zieht nun H. aus diesem Ausdruck die Consequenz, dass die Erregung, wenn sie die intrapolare Strecke durchläuft, den polarisirenden Strom verstärken muss. Er hat diese Consequenz geprüft und bestätigt gefunden. In der gewöhnlichen Weise ausgedrückt, würde dies heissen, dass der Polarisationsstrom der intrapolaren Strecke, welcher während der Erregung eine negative Schwankung erfährt, dem polarisirenden Strom entgegengesetzt gerichtet sei. Nach Hermann's Vorstellung muss dies so sein, während aus du Bois-Reymond's Vorstellung das Gegentheil abgeleitet werden kann.

Baxt (27) bestimmte in Ludwig's Laboratorium

die Zeit genauer, welche von der Benetzung der Pfote eines Frosches mit verdünnter Schwefelsäure bis zum Herausziehen der Pfote verstrich. Bei einer Concentration unter 0,0003 trat niemals Wirkung ein, bei der Concentration von 0,003 etwa nach einer Secunde. In den zwischenliegenden zeigte sich ungefähr, dass die Wirkungszeiten in geometrischer Progression zunehmen, wenn die Säuregrade in arithmetischer abnehmen. Man kann daraus schliessen, dass die reizende Wirkung der Säure nicht blos von der absoluten Menge der zugeführten Säure, sondern auch von der Geschwindigkeit ihrer Zuführung abhängt.

III. Physiologie der Sinne, Stimme und Sprache.

1) Müller, J. J., Ueber die Tonempfindungen. Ber. d. sächs. Ges. d. Wiss. Math.-phys. Classe 115–124. — 2) Urbantschitsch, V., Ein Beitrag zur Lehre von der Schallperception. Centralblatt für die med. Wissensch. No. 2. Anzeiger der Ges. der Aerzte zu Wien. No. 3. — 3) Berthold, E., Ueber die von Dr. V. Urbantschitsch aufgefundenen todten Punkte des Ohres. Monatsschr. f. Ohrenheilk. No. 5. — 4) Blake, C. J., Summary of results of experiments on the perception of high musical tones. Boston med. and surg. Journ. X. No. 20. — 5) Koch, E., Ueber die ... Bestimmung der Tonhöhe. Wien. akad. Anzeiger No. XXII. — 6) Koch und Kessel, Ueber die Function der Trommelhöhle und der Tuba Eustachii. Ueber die Accommodation des Ohres. Ebenda. — 7) Cornu, A. u. E. Mercadier, Sur les intervalles musicaux mélodiques. Compt. rend. LXXIV. 321–323. — 8) Lucae, Apparat zur Messung der Sprachintensität. Bericht d. physiol. Ver. zu Berlin. Berlin. klin. Wochenschr. No. 20. — 9) Moore, E. M., Two cases illustrating the production of vowel and consonant sounds. The New York medical record, p. 49–51. — 10) Jelenffy, Ueber die Fixation der Giessbeckenknorpel während der Phonation. Wien. med. Wochenschr. No. 3 und 4. — 11) Dawson, G. Gibb, The case of the ovula. Lancet. I. 178. — 12) Emmert, Die Organe des Sehens in den verschiedenen Thierkreisen. Ueber die Farben und ihre Beziehungen zum menschlichen Auge. 2 Vorträge. Bern. — 13) Kaiser, Compendium der physiologischen Optik. Wiesbaden. — 14) Fleischer, E., Neue Bestimmungen der Brechungsexponenten der durchsichtigen flüssigen Medien des Auges. Inauguraldissertation. — 15) Fröbel, Der Accommodationsapparat des menschlichen Auges. Oesterr. Zeitschr. f. prakt. Heilk. No. 27. — 16) Le Roux, F. P., Sur la multiplicité des images oculaires et la théorie de l'accommodation. Compt. rend. LXXV. 1368–1371. — 17) Fano, Note sur les fonctions du muscle grand oblique de l'oeil. L'union médicale No. 104. — 18) Boll, Ueber das Sehen mit den astigmatischen Augen und den Leeuwenhoek'schen Versuch. Berl. klin. Wochenschr. No. 12. Arch. f. Anat. und Physiologie. 430. — 19) Mandelstamm, L., Beitrag zur Lehre von der Lage correspondirender Netzhautpunkte. Gräfe's Archiv XVIII. 2. S. 133–141. — 20) Samelsohn, J., Zur Frage von der Innervation der Augenbewegungen. Gräfe's Arch. XVIII. 2. 142 bis 158. — 21) Müller, J. J., Ueber den Einfluss der Raddrehung der Augen auf die Wahrnehmung der Tiefendimension. Bericht der sächs. Akad. Math.-phys. Cl. 1871. 125–134. — 22) Donders, F. C., La projection des phénomènes visuels suivant les lignes de direction. Archiv néerlandaises. Journ. de l'anat. et phys. 1872. 527–540. Onderzoekingen etc. I. 145–187. (S. Jahresber. 1871. S. 181.) — 23) v. Hasner, Die Augenbewegungen der ... Bewegung. Prager Vierteljahrsschrift IV. 114–120. — 24) Yvon, P., Photomètre fondé sur la ... du relief. Comptes rendus LXXV. 1102–1103. — 25) Exner, S., Ueber den Erregungsvorgang im Sehnervenapparat. Sitzungsber. d. Wien. Akad. III. Abth. LXV. 59–78. — 26) Raehlmann, E., Ueber Farbenempfindung in den peripherischen Netzhautpartieen in Bezug auf normale und pathologische Brechungszustände. Inaugural-Diss. Halle. — 27) Dobrowolsky, Beiträge zur physiologischen Optik. Gräfe's Arch. I, 53–103. — 28) Mandelstamm, L. und Schöler, H., Eine neue Methode zur Bestimmung der optischen Constanten des Auges. Gräfe's Arch. XVIII. 1. 155–168. — 29) Preyer, W., Notiz über die farbenempfindenden Nerven. Centralbl. f. die med. Wissensch. No. 5. — 30) Donders, F. C., Ueber angeborene und erworbene Association. Gräfe's Arch. XVIII. 2. 153–164. — 31) Hesse, Ueber die Beobachtung einer neuen entoptischen Erscheinung. Gräfe's Arch. XVIII. 2. 336–344. (No. 30 u. 31 für den nächsten Bericht.)

Wenn die aus den Verschiebungen eines Körpers resultirenden Schwingungen eines anderen mittönenden Körpers nicht einfach proportional den Verschiebungen sind, so erregen einfache Schwingungen zugleich die harmonischen Obertöne. Dies ist nun in Folge der Asymmetrie des Trommelfells und der losen Beschaffenheit des Hammer-Ambossgelenkes beim Ohre der Fall, und deshalb muss, wie Müller (1) nachweist, subjectiv die Reihe der Obertöne erklingen, selbst wenn ursprünglich nur ein einfacher Ton dem Ohre zugeleitet wird. Um dies nachzuweisen, benutzte Müller, nach Analogie der entsprechenden Erscheinungen bei der Farbenempfindung, die Ermüdung der Nerven. Zu diesem Behuf lässt man zuerst eine Stimmgabel von 2n Schwingungen anhaltend auf ein Ohr einwirken und vergleicht dann mit diesem und dem anderen Ohr eine Stimmgabel von n Schwingungen. Der Ton wird dann auf dem ermüdeten Ohr viel matter und leerer erscheinen. Bei tiefen Stimmgabeln genügt diese Beobachtungsweise, bei höheren ist es vortheilhaft, die Töne durch passende Resonatoren zu verstärken und den Ohren durch Kautschukschläuche zuzuleiten.

Aus denselben Gründen ist beim Hören complicirter Klänge die subjective Empfindungsstärke der einzelnen Theiltöne abhängig von der Tonhöhe und Intensität des Klanges, so dass also die Klangfarbe dadurch scheinbar verändert werden kann, gerade wie auch eine Farbennuance bei verschiedener Intensität der Beleuchtung einer objectiv unveränderten Farbe subjectiv verschieden erscheinen kann. Da wir nach der Beschaffenheit der Obertöne die Verwandtschaft der Klänge beurtheilen, so wird auch der Charakter einer Tonart von der absoluten Tonhöhe und der Intensität der Klänge in etwas abhängig. Der Lage der Tonica kommt also eine absolute Bedeutung zu.

Das Auftreten subjectiver Obertöne bei objectiv einfachen Tönen erklärt auch, dass solche einfachen Töne Schwebungen der Obertöne wahrnehmen lassen können, die nur subjectiv vorhanden sind, und daher durch Resonatoren nicht verstärkt werden. Man hat diese Schwebungen bisher als Combinationstöne höherer Ordnung aufgefasst, eine Annahme, welche jetzt durch den Nachweis ihres subjectiven Charakters unnöthig wird.

Urbantschitsch (2) fand beim Vorüberführen einer tönenden Stimmgabel vor dem Gehörgang in horizontaler oder verticaler Richtung, dass der Ton bei gewissen Stellungen der Stimmgabel erlosch, um beim Weiterführen derselben wieder hervorzutreten. Bei jeder Bewegung der Stimmgabel findet man je eine „taube Stelle" vor und hinter dem Gehörgang, also bei horizontalem Vorüberführen an dem Helix und Tragus, bei vertiealem Vorüberführen am oberen Theil der Ohrmuschel und am Ohrläppchen. U. vermuthet, dass die Erscheinung auf Interferenz beruhe. In der sich anschliessenden Discussion bestätigt POLITZER die Erscheinung, ist aber hinsichtlich der Erklärung noch zweifelhaft. FLEISCHL dagegen weist nach, dass sich die Erscheinung bis in alle Einzelnheiten durch Interferenzen erklären lasse. POLITZER theilt dabei noch eine Beobachtung mit, welche eine Schallleitung durch die Tuben darthut. Hält man nämlich eine tönende Stimmgabel vor den Nasenöffnungen, so wird der Ton während eines Schlingactes stärker empfunden, besonders wenn die Gehörgänge geschlossen sind.

BERTHOLD (3) führt die von URBANTSCHITSCH beschriebenen Erscheinungen auf Interferenzerscheinungen zurück und weist nach, dass sie nicht auf physiologischen Eigenschaften des Gehörorgans beruhen. Die Erscheinung tritt nämlich auch ein, wenn man ein Kautschukrohr in den Gehörgang einführt und das andere Ende desselben an der Stimmgabel vorüberführt; der Ton verschwindet an zwei Stellen, um so deutlicher, je enger die Mündung des Rohres ist. Ebenso hört man, wenn eine Stimmgabel quer über die Mündung eines Resonators von gleicher Tonhöhe vorbeibewegt wird, dass die Resonanz an zwei Punkten Minima hat. Es sind dies Interferenzen, welche dadurch zu Stande kommen, dass von den beiden Seiten einer schwingenden Stimmgabelzinke entgegengesetzte Wellenimpulse der Luft mitgetheilt werden, welche an bestimmten Stellen der Luft mit einander interferiren. Nimmt man an, dass die Zinke sich von links nach rechts bewegt, so entsteht links eine Luftverdünnung, rechts eine Luftverdickung: beide bewegen sich mit gleicher Geschwindigkeit in der Luft fort. Wo sie zusammentreffen, muss die Luft unbewegt bleiben. Indem nun B. auf die Zeit Rücksicht nimmt, welche zur Fortpflanzung des Stosses in einer Zinke von einer Fläche derselben bis zur anderen nöthig ist, und daher die Maxima der Verdünnungen und Verdichtungen nicht gleichzeitig erfolgen lässt, ergiebt sich, dass die Interferenzlinien Hyperbeläste darstellen, welche um die Ecken der Stimmgabelzinken als Polen construirt werden.

Die Angaben über die höchsten musikalischen Töne, welche noch hörbar sind, schwanken sehr. HELMHOLTZ nimmt als oberste Grenze 38000 Schwingungen an, andere viel weniger. Von der Ansicht ausgehend, dass grosse Verschiedenheiten in dieser Hinsicht vorkommen, und dass diese mehr von der Beschaffenheit der schallleitenden als der schallempfindlichen Theile des Ohres abhängen, untersuchte BLAKE (4) eine grosse Anzahl von Personen. Als Tonquellen dienten Stahlstäbe, welche an feinen Drähten aufgehängt und mit einem Pendel, dessen Schwingungselongation die Schallstärke zu wechseln gestattete, angeschlagen wurden. So fand er, dass Kinder von 12–13 Jahren einen Ton von 40,960 einfachen Schwingungen (also 20,480 nach unserer Bezeichnungsweise) auf 34 Fuss Entfernung hörten, junge Leute von 18–20 Jahren denselben Ton nur auf 13–16 Fuss, auf 34 Fuss Entfernung aber nur Töne bis zur Höhe von 36,864 einfachen Schwingungen, Leute im Alter von 25–30 Jahren auf 34 Fuss Entfernung nur Töne bis zur Höhe von 32,768 einfachen Schwingungen. Bei Leuten über 50 Jahren war die Hörweite noch geringer und schwankte ungemein.

Bei diesen älteren Leuten von sonst normaler Hörkraft zeigte das Trommelfell eine Trübung in Folge von Verdickung der Schleimhaut. Demgemäss fand sich auch bei jüngeren Personen, welche eine solche Trübung des Trommelfells hatten, die Fähigkeit, hohe Töne zu hören, verringert, ausgenommen, wenn zugleich die Spannung des Trommelfells vergrössert war. In den meisten Fällen von Katarrh des Mittelohrs war die Wahrnehmung höherer Töne oberhalb 30,000 einfacher Schwingungen vermindert. In zwei Fällen von willkürlicher Contraction des Tensor tympani rückte die Grenze der wahrnehmbaren höchsten Töne während der Contraction um 3–5000 einfache Schwingungen in die Höhe.

In Fällen von Perforation des Trommelfelles, bei welchen jedoch das Mittelohr normal war, zeigte sich im Allgemeinen die Fähigkeit der Wahrnehmung hoher Töne erhöht, und zwar um so mehr, je näher die Oeffnung an dem hinteren, oberen Umfange des Trommelfells war. Demgemäss fand B. auch in Fällen, wo er genöthigt war, das Trommelfell zu perforiren, unmittelbar nach der Operation eine Erhöhung der Wahrnehmbarkeit für hohe Töne. Er beschreibt einen Fall ausführlicher, wo mit der Perforation diese Wahrnehmbarkeit von der Grenze 35,000 einfacher Schwingungen auf 80,000 einfache Schwingungen stieg.

Als die eingeführte POLITZER'sche Oese (s. Jahresber. 1869, 311) durch eine Neubildung, welche von den Rändern der Trommelfellöffnung ausgegangen war, sich verschlossen hatte, nahm die Hörfähigkeit für hohe Töne ab, um wieder zu steigen, als die Oese entfernt und wieder von Neuem eingefügt wurde.

MACH (5) giebt eine Methode an, die Schwingungszahl einer Sirene zu bestimmen. — In Gemeinschaft mit KESSEL (6) hat er gefunden, dass nicht nur die Tuba für gewöhnlich geschlossen, sondern auch, dass dieser Verschluss für das Zustandekommen ausgiebiger Trommelfellschwingungen nothwendig sei. Die Beobachtung des mit Goldbronce bestäubten lebenden Trommelfelles, dessen reelles Bild mit dem Vibrationsmicroskop beobachtet werden konnte, zeigte ihnen, dass Spannungsänderungen des Tensor tympani zwar eine beschränkte Accomodation des Ohres zu Stande bringen können, dass aber beim Hören und Horchen solche Spannungsänderungen nicht vorkommen.

Da in der Ohrenheilkunde die menschliche Sprache vielfach zur Bestimmung der Hörschärfe benutzt wird, so construirte LUCAE (8) einen Apparat zur ungefähren Bestimmung der Schallintensität gesprochener Worte. Man spricht in eine Röhre hinein, welche am andern Ende mit einer Gummimembran geschlossen ist. Die Schwingungen dieser Membran bewegen einen sich mit leichter Reibung drehenden Hebel, dessen Ausschlag abgelesen wird.

MORAN (9) berichtet über zwei für die Laute von der Hervorbringung der Sprachlehre interessante Fälle. Der erste betrifft einen Selbstmörder, bei welchem der Kehlkopf ganz vom Zungenbeinabgetrennt und die Spitze des Kehldeckels abgeschnitten war. Derselbe konnte, ohne dass Luft in die Mundhöhle trat, alle Vocale aussprechen, mit Ausnahme des J (was M. auf den irischen Dialekt des Patienten zu schieben geneigt ist. — Ich gebe die Laute in unserer Schreibweise. Ref.) und Eu. Consonanten konnten nicht hervorgebracht werden. Im zweiten Fall war in Folge einer Laryngotomie vollkommener Abschluss der Mundhöhle vom Kehlkopf eingetreten. Der Patient konnte durch Druck der Wangenmuskulatur Luft aus der Mundhöhle austreiben und so allerdings sehr schwache Laute hervorbringen: L und R, M. und N, nur in Verbindung mit anderen Lauten, alle anderen Consonanten gut, Vocale zum Theil, besonders in Verbindung mit Consonanten. Wenn M. aus diesen Beobachtungen schliessen will, dass zur Hervorbringung von Vocalen der Kehlkopf allein ausreicht, so ist doch zu bemerken, dass im ersten Falle eine Resonanz der Mundhöhle, welche dem im Kehlkopf erzeugten Klange seinen specifischen Vocalcharacter geben konnte, nicht unmöglich war. Was ferner die zweite Ansicht anlangt, dass für die Consonanten der Kehlkopf keine Rolle spiele, so fehlt die Angabe, wie weit im 2. Falle die Unterscheidung der tonlosen und tönenden Consonanten deutlich war. Es scheint, dass letztere sehr mangelhaft ausfielen.

JELENFFY (10) findet, dass die Fixation der Giessbeckenknorpel auf den Gelenkflächen der Ringknorpelplatte zu Stande kommt durch die vereinte Wirkung der Mm. cricoarytaenoidei und laterales. Diese Fixation besteht erstlich in einer Fixation des ganzen Knorpels durch den M. posticus und lateralis zusammen, deren gemeinsame Componenten den Knorpel nach innen und unten drücken. Indem dadurch eine feste, verticale Axe entsteht, um welche sich der Knorpel drehen kann, wirkt dann der M. lateralis noch, mit einer horizontal nach vorne gerichteten Componente an dem Processus muscularis nach Aussen von dieser Axe angreifend, wie an einem zweiarmigen Hebel und der andere Hebelarm, der Processus vocalis, wird daher nach hinten gezogen, so dass er fixirt wird und seine Spannung der Stimmbänder durch den M. cricothyreoideus erst möglich wird. Durch Experimente am ausgeschnittenen Kehlkopf und Beobachtungen in drei Fällen von Lähmung der Kehlkopfmuskeln und einem Falle von Glottiskrampf stützt J. die gewonnenen Anschauungen.

BOLL (18) und gleichzeitig mit ihm MAX SCHULTZE haben beobachtet, dass die nach letzterem an der Grenze von Innenglied und Aussenglied der Stäbchen von Amphibien vorkommenden linsenförmigen Körper auch als Linsen wirken und von äusseren Objecten Bilder entwerfen, welche man leicht beobachten kann, wenn man die Stäbchenschicht isolirt unter dem Microskop beobachtet. Man kann nach M. SCHULTZE diesen Linsen die Function zuschreiben, alle in ein Stäbchen eingetretenen Lichtstrahlen in einem Punkte zu vereinigen. Dadurch entsteht aber zwischen der Stäbchenschicht und den zusammengesetzten Augen der Arthropoden eine Analogie, welche für die letzteren die musivische Theorie von JOH. MÜLLER stützen, gegen welche bisher das Leeuwenhoek'sche Phänomen als Gegenbeweis angeführt wurde.

MANDELSTAMM (19) stellte im HELMHOLTZ'schen Laboratorium Versuche an über die Länge correspondirender Netzhautstrecken sowohl in horizontaler als in verticaler Richtung. M. fixirte mit dem linken Auge eine an der Wand befestigte verticale Nadel; mit dem rechten sah er das durch ein gleichschenkliges rechtwinkliges Prisma entworfene Spiegelbild einer eben solchen Nadel so, dass beide Nadelspitzen sich berührten und zugleich das Spiegelbild einer Kerzenflamme. Er verschob nun einen dunklen schmalen Streifen Papier so lange, bis dieser, mit dem linken Auge gesehen, mit dem Flammenbild zusammenfiel, und mass den Horizontalabstand des Papierstreifens von der ersten Nadel. Für die Beobachtung in verticaler Richtung wurden zwei Nadeln in einer Horizontallinie so befestigt, dass ihre einander zugekehrten Spitzen der Augendistanz gleich waren. Bei Fixirung dieser Spitzen wurde ein Papierstreif in verticaler Richtung unterhalb der einen Nadel so lange verschoben, bis er mit einem andesen, unter der anderen Nadel befestigten in einer horizontalen Linie erschien.

Die Abweichungen der Beobachtungen von der zu findenden Distanz nehmen im indirecten Sehen mit der Entfernung vom fixirten Punkte zu. In verticaler Richtung waren die Einstellungen für unterhalb des fixirten Punktes gelegene Objecte viel genauer als in horizontaler; für oberhalb des fixirten Punktes gelegene Objecte sind die Fehler am grössten. M. entscheidet sich auf Grund dieser Versuche für die Ansicht, dass die identischen Netzhautpunkte nicht als anatomisch präformirte Gebilde existiren, sondern dass die Verschmelzung zweier Bilder nur auf Urtheil und Erfahrung beruhe.

Gegenüber der Lehre von dem anatomisch-begründeten Zusammenhange in der Bewegung beider Augen, wie sie HERING vertritt und wie sie ADAMÜCK auf Grund seiner Vivisectionen bestätigen will. (S. Jahresber. 1870, S. 127), tritt SAMELSOHN (20) für die HELMHOLTZ'sche Lehre von der erworbenen Concordanz der Augenbewegungen ein und stützt sie durch klinische Fälle, von welchen der erste Abweichungen in der Bewegung der beiden Augen ohne vorhandene Muskellähmungen bei beginnendem Strabismus und der zweite isolirte Bewegungen eines gesunden Auges bei partieller Muskellähmung des anderen zeigte.

Unter Voraussetzung des LISTING'schen Gesetzes (welche jedoch nicht unbedingt nothwendig, sondern nur der Einfachheit wegen gemacht ist) entwickelt J. J. MÜLLER (21), dass die Raddrehung eine einwerthige Function des Erhebungswinkels und des Seitenwendungswinkels der Blicklinie und der Entfernung des Blickpunktes ist.

Aus den Raddrehungen müsste daher ebenso wie aus der Convergenz auf Verschiedenheiten der Tiefendimension geschlossen werden können. Die willkührliche Raddrehung kann ersetzt werden durch Drehung eines von zwei Reflexionsprismen, deren Hypothenusenflächen von einander abgewandt und der Blicklinie parallel sind. In der That konnte M. mit einer solchen Vorrichtung Aenderungen des Reliefeindruckes hervorrufen und die auf solche Weise gewonnenen eben merklichen Höhendifferenzen entsprachen ganz den aus den wirklichen Raddrehungen berechneten Werthen. Je grösser die Entfernung des gesehenen Objects ist, desto grösser sind die scheinbaren Aenderungen der Tiefendimension für eine bestimmte Raddrehung.

YVON (24) schlägt vor, zu photometrischen Zwecken 2 auf einander senkrechte verticale Flächen durch eine, innen geschwärzte Röhre zu betrachten, welche horizontal in der Verlängerung des Halbirungswinkels der Flächen aufgestellt ist, so dass ihre Axe mit jeder Fläche einen Winkel von 135° macht. Sind die beiden Flächen gleich hell, so sieht man nur einen ebenen Projectionskreis, bei ungleicher Helligkeit aber erscheinen die Flächen als auf einander senkrecht. Man hat also nur nöthig, die beiden Flächen von den beiden Lichtquellen beleuchten zu lassen und die eine zu verschieben, bis das Relief verschwindet und die Kante nicht mehr als solche erkannt wird.

EXNER (25) knüpft an die Erfahrung an, dass bei sehr intensiver Beleuchtung die Einzelheiten eines Objectes nicht zur Wahrnehmung kommen, im Nachbilde dagegen auftreten. Wenn man z. B. im verdunkelten Zimmer durch eine Oeffnung im Fensterladen nach der Sonne sieht, erkennt man nicht die Form des Ausschnittes, sondern sieht eine intensive, strahlenförmig sich ausbreitende Lichtmasse; im Nachbilde dagegen tritt die Form des Ausschnitts deutlich hervor. Er schliesst daraus, dass im Verlaufe des Opticusapparates zwei Regionen bestehen müssen, von welchen die eine durch verschiedene Erregungen verschieden afficirt wird, während die andere durch verschiedene Intensitäten gleich stark erregt werden kann, so dass sie die objectiv vorhandenen Unterschiede nicht zur Wahrnehmung bringt. Letztere muss mehr central gelegen sein.

Zu ähnlichen Folgerungen führt folgender Versuch: Das Bild einer durch ein rothes Glas gesehenen, sehr hellen Flamme erscheint anfangs roth, zuletzt gelb, ihr Nachbild aber stets blaugrün, also complementär zu Roth, und das positive Nachbild stets roth. Abweichend davon erscheint unter gleichen Umständen PURKINJE's positiv-complementär gefärbtes Nachbild blau, also complementär zu dem zuletzt gesehenen Gelb. Beim Schwingen eines glühenden Körpers sieht EXNER ein vollkommenes im Kreise angeordnetes Spectrum, von welchem das Roth und Grün am deutlichsten auftreten, während PURKINJE die zwischen beiden liegenden Farben nicht gesehen hat. Die Erklärung dieser Erscheinung ergiebt sich aus dem Abklingen der Erregungen. Je schwächer die Reizung, desto länger das Nachbild. In dem PURKINJE'schen Versuch werden die rothempfindenden Fasern am stärksten erregt, ihr Nachbild endet also zuerst. Aehnlich verhält es sich mit dem oben erwähnten Versuche mit der Gasflamme. Die rothempfindenden Fasern sind am stärksten erregt. Wenn trotzdem gelb gesehen wird, so hat dies nur seinen Grund in der mangelhaften Unterscheidung in den centralen Theilen. Dem entsprechend entwickelt sich das grüne Nachbild.

RAEHLMANN (26) hat mit FÖRSTER's Perimeter Bestimmungen über die Farbenempfindung im peripherischen Sehen gemacht. Vom Blickpunkte aus gerechnet nehmen die Empfindungen nach der Peripherie hin nicht in concentrischen Kreisen ab, sondern die Grenzen bilden für die einzelnen Farben unregelmässige Figuren. Die Farbenwahrnehmung erstreckt sich auf der inneren Netzhauthälfte im Allgemeinen weiter als auf der äusseren. Grün hat die geringste Ausdehnung, dann folgen violett, roth, blau und gelb und dieses ist von einem Saum umgeben, wo Licht, aber keine Farben empfunden werden.

DOBROWOLSKY (27) untersuchte im HELMHOLTZschen Laboratorium an 20 Personen die von der Convergenz und Accomodation abhängige Raddrehung. Bei ungeübten Personen wurde das WHEATSTONE'sche Stereoskop benutzt und die Aenderung der Convergenz durch Aenderung in der Stellung der Spiegel veranlasst. Unter 20 Personen nahm bei 14 der Winkel der scheinbaren verticalen Meridiane mit der steigenden Convergenz ab und näherte sich dem Parallelismus, bei 6 dagegen wurde der Winkel grösser. Letztere waren meist Myopen. Auch Accomodation allein verringerte den Winkel.

Nach der schon früher von Mandelstamm angewandten Methode (s. Jahresber. 1868. S. 112) fand D. die grösste Empfindlichkeit für Farbenänderungen für Gelb in der Nähe der Linie D, fast die gleiche für Cyanblau bei Linie F und Blaugrün zwischen E und F, die geringste gegen Roth bei Linie C und Grün zwischen D und E. Seine Empfindlichkeit ist fast doppelt so gross als die von Mandelstamm, was zum Theil von der grösseren Genauigkeit der neueren Bestimmungen herrührt.

Indem D. vor dem Collimatorrohr des Spectralapparates zwei Nikols und zwischen diesen eine Gypsplatte aufstellte, konnte er durch Drehung der letzteren an jeder Stelle des Spectrums Felder von verschiedener Intensität neben einander erzeugen und so die Empfindlichkeit seiner Augen für Intensitätsunterschiede für die verschiedenen Farben bestimmen. Diese Empfindlichkeit nimmt vom Roth zum Indigo allmählig zu, wird für das äusserste Violett wieder geringer. Aehnliche Resultate ergaben Versuche mit Masson'schen Scheiben und blauen und rothen Gläsern. Für Weiss war die Empfindlichkeit $\frac{1}{130}-\frac{1}{140}$, für Blau $\frac{1}{160}-\frac{1}{180}$, für Roth $\frac{1}{40}-\frac{1}{60}$. Demgemäss ist wenig Roth, mit Blau auf rotirender Scheibe gemischt, viel schwerer zu erkennen, als Blau mit Roth gemischt. Das Ueberwiegen des Blau bei geringer Intensität der Beleuchtung ist schon lange bekannt.

Durch Vergleichung einer bestimmten Stelle des Spectrums mit einem weissen auf dieselbe Stelle geworfenen Lichtstreifen und Abschwächung dieses letzteren mittelst zweier Nikol's, bis er nicht mehr wahrgenommen werden konnte, mass D. die Empfindlichkeit für die verschiedenen Farben. (Vergl. die ähnliche Methode von Vierordt, Jahresber. 1871. S. 119). Indem solche Bestimmungen für verschiedene absolute Werthe der Intensität der Farben gemacht wurden, fand er, dass die Intensität der Farbenempfindung proportinal der Intensität des Gemmmtlichtes blieb, dass also das Fechner'sche Gesetz auch für farbiges Licht gilt.

Bei der eben erwähnten von Mandelstamm und Dobrowolsky benutzten Methode zur Bestimmung der Empfindlichkeit für Farbenänderungen mittelst des Ophthalmometers war noch ein Fehler dadurch gegeben, dass bei der Drehung der Glasplatten diese nicht blos ihren Farbenton, sondern auch ihre Helligkeit änderten. Durch Hinzufügung zweier Nikols und einer zwischen diesen aufgestellten Quarzplatte konnte nun die Helligkeit der einen Platte abgeschwächt werden, bis beide gleich hell erschienen. Die Empfindlichkeit für Roth und Violett zeigt sich dann viel geringer als sie zuerst gefunden wurde.

Mandelstamm und Schöler (28) benutzten auf den Vorschlag von Helmholtz das passend abgeänderte Liebreich'sche Cornealmikroskop zur Bestimmung des Abstandes der vorderen Linsenfläche von der Hornhaut. Das horizontal aufgestellte Mikroskop wurde auf die Pupillarränder eingestellt, eine seitlich aufgestellte Gasflamme, deren Licht durch eine Convexlinse ging, mittelst einer zwischen Mikroskop und Hornhaut aufgestellten, unter 45° gegen die Mikroskopaxe geneigten Glasplatte so auf die Hornhaut geworfen, dass ihr Hornhautspiegelbild genau in der Pupillarebene erschien. Ein in der Brennweite der Linse aufgestellter, also gleichsam unendlich entfernter, glänzender Draht diente als Fixationsobject. Hierauf wurde nach Entfernung der Glasplatte eine feine Nadel an Stelle der Iris eingestellt. Für die Beobachtung bei Accomodation wurde das Fixationsobject aus dem Focus der Linse hinausgerückt. Dabei musste dann die Convexlinse dem beobachteten Auge angenähert werden, damit das Reflexbild mit der Iris zusammenfiel. Die Grenzwerthe für ein bestimmtes Auge wurden unter Wirkung von Atropin und Calabar gefunden.

Aus dem mit dem Ophthalmometer zu messenden oder auch mit dem neuen Instrumente selbst zu bestimmenden Krümmungsradius der Hornhaut (zu dieser Bestimmung werden von der Gasflamme ein directes und ein durch ein Prisma abgelenktes Bild auf dem Scheitel der Hornhaut entworfen und deren Abstand mit Hülfe eines Ocularmikrometers im Instrument gemessen) ergeben sich nun die Elemente für die Berechnung. Mit Hülfe des Mikrometers war auch eine Bestimmung des Ortes und der Krümmung der hinteren Linsenfläche, sowie, unter Beleuchtung mit Sonnenlicht, des Krümmungsradius der vorderen Linsenfläche möglich. Bei der Accommodation fanden Ortsveränderungen der hinteren Linsenfläche statt, und zwar ein Vorrücken bei Schöler (Hyperop), ein Zurücktreten bei Mandelstamm (Myop.) Ein allgemeiner Schluss lässt sich natürlich aus diesen zwei Beobachtungen nicht ziehen.

Preyer (29) benutzt einen von Woinow beobachteten Fall von monoculärer Grünblindheit zur Unterscheidung der Frage, ob das Blau oder das Violett der dritten Young'schen Fasergattung zukomme. Woinow's Patientin sah mit dem grünblinden Auge sowohl blaues als violettes Spectrallicht, beide wurden „lila" genannt, aber das Violett erschien „schöner, glänzender." Deshalb entscheidet sich P. mit Young und Helmholtz für Violett als dritte Grundfarbe.

IV. Thierische Wärme.

1. Rosenthal, J., Zur Kenntniss der Wärmeregulirung bei den warmblütigen Thieren. Erlangen. — 2) Derselbe, Ueber Erkältungen. Berl. klin. Wochenschr. — 3) Ackermann, Ueber Wärmeregulirung. Ebendas. No. 3. — 4) Winternitz, W., Beiträge zur Lehre von der Wärmeregulation. Virch. Arch. LVI. S. 181—195. — 5) Riegel, F., Ueber die Beziehungen der Gefässnerven zur Körpertemperatur. Pflüger's Arch. V. 629—634. — 6) Derselbe, Ueber den Einfluss des Centralnervensystems auf die thierische Wärme. Ebendas. 629—632. — 7) Heidenhain, R., Bemerkungen zu Herrn Dr. Franz Riegel's Aufsatz „Ueber die Beziehung der Gefässnerven zur Körpertemperatur". Ebendas. VI. 69—73. — 8) Horvath, A., Zur Physiologie der thierischen Wärme. Centralbl. f. d. med. Wissensch. No. 45 46 47. — 9) Bouillaud, Sur la théorie de la production de la chaleur animale. Comptes rendus LXXV. 1260—1276. — 10) Bernard, Cl., Sur la chaleur animale. Réponse à la note de M. Bouillaud. Ibid. 1463—1468. — 11) Bouillaud, Réponse à M. Cl. Bernard. Ibid. 1563—1569. — 12) Bernard, Réponse à la deuxième note de M. Bouillaud, ibid. 1574—1576. — 13) Bouillaud, Propositions fondamentales des deux Notes sur la chaleur animale. Ibid. 1576—1580.

Anknüpfend an Versuche über das Verhalten von Thieren in höher temperirter Umgebung behandelt Referent (1, 2) die Verhältnisse der Wärmeregulation. Er weist nach, dass die wechselnde Wärmeabgabe an der Körperoberfläche je nach dem Zustande der Hautgefässe den wesentlichsten Factor bei dieser Regulation ausmacht, und dass die regulatorische Aenderung der Wärmeproduction nicht nachgewiesen sei. Eine Kritik der bisherigen Wärmemessungsmethoden ergiebt, dass häufig eine lokale Wärmesteigerung fälschlich zu der Annahme einer allgemeinen Steigerung der Körpertemperatur veranlasst hat. Störungen der Wärmeregulation, wie sie nach Einwirkung höherer Temperaturgrade durch Lähmung der vasomotorischen Nerven auftreten, führen ihn zu einer Theorie der Erkältungen und zu Betrachtungen über Temperatur herabsetzende Behandlung bei fieberhaften Krankheiten.

Auch Ackermann (3) spricht sich gegen die Wärmeregulirung durch Aenderung der Wärmeproduction aus, ebenso Winternitz (4), welcher durch neue Versuche die verschiedene Wärmevertheilung im Körper, Abkühlung u. d. g. noch weiter erläutert.

Der im Jahresber. 1871 S. 139 erwähnte Streit zwischen Heidenhain und Riegel über das Verhältniss der Hautgefässe zur Temperatur wurde auch in diesem Jahre fortgeführt, ohne neue Ergebnisse zu liefern. Riegel (5) konnte einen directen Einfluss des Centralnervensystems auf die Wärmeproduction nicht nachweisen und macht auf die mannigfachen Umstände aufmerksam, welche die Wärmeabgabe beeinflussen und zu Täuschungen Veranlassung geben können. (Vergl. auch d. Referat über physiol. Chemie von Hoppe-Seyler II. 13–15. d. Red.)

Horvath (8) hat an Zieseln (Spermophilus Citillus) die merkwürdige Beobachtung gemacht, dass ihre Temperatur, welche während des Winterschlafes die der Umgebung kaum übersteigt (2—8°C etwa), ausserordentlich schnell steigt, wenn die Thiere erweckt werden, z. B. nach dem Erwachen in der ersten Stunde um 2°, während der zweiten Stunde um 5°, in der darauf folgenden halben Stunde aber um 15°; so dass sie schliesslich auf 32°C kam bei einer Umgebungstemperatur von höchstens 10°C.

Die Kohlensäureausscheidung stieg nach dem Erwachen bedeutend, ebenso die Wasserausscheidung. H. ist geneigt anzunehmen, dass bis zu einer Körperwärme von 17° die Blutcirculation sehr gering ist, dann aber sehr schnell zunimmt und dadurch die schnelle Temperatursteigerung bedingt ist. (S. auch phys. Chemie II. 16. d. Red.)

Zwischen Bouillaud und Beclard (9–13) wurde ein langer Streit geführt über den Ort der Wärmeproduction im Körper, welchen Bouillaud mit Lavoisier wieder in der Lunge allein sehen will.

V. Athmung.

1) Stern, S., Ueber den normalen Mechanismus der inspiratorischen Lungenerweiterung. Wien. akad. Anz. No. 22. 23. — 2) Bert, P., Recherches expérimentales sur l'influence que les changements dans la pression barométrique exercent sur les phénomènes de la vie. 5me note. Comptes rendus LXXIV. 617–621. — 3) Ransome, A., On the mechanical conditions of the respiratory movements in man. Proceedings of the royal soc. No. 139. — 4) Fick, A., Ein Pneumatograph. Verhandl. d. Würzb. phys.-med. Gesellsch. Neue Folge III. 211–214.

Stern (1) untersucht die Verhältnisse, welche die Fortpflanzung des von der Pleura her wirkenden inspiratorischen Zuges auf das Lungenparenchym und damit dessen Erweiterung bedingen. An gekrümmten Flächen ist dieser Zug ungleich, um so stärker, je convexer, um so schwächer, je concaver eine Fläche. Von der Oberfläche pflanzt sich der Zug theils durch Längsfaserzüge unmittelbar in die Tiefe fort, theils mittelbar durch diese auf Querfaserzüge, theils durch die in den oberflächlichen Zellen entstandene Luftverdünnung auf die Scheidewände. Deshalb ist der Zug an der Oberfläche am stärksten, woraus sich die Emphysembildung, die vorzugsweise an der Oberfläche stattfindet, erklärt. Der Raumgewinn ist am grössten in der Umgebung der vorderen Ränder, dann folgen die Seitentheile, dann die Spitzen, schliesslich die Rückentheile.

Bert (2) fand in Fortsetzung seiner Versuche (Jahresber. 1871 S. 139) dass in Gemengen mit grösserem Sauerstoffgehalt als die atmosphärische Luft Sperlinge stets zu Grunde gehen, wenn der Kohlensäuregehalt einen Betrag erreicht hat, welcher, auf 1 Atmosphäre Druck berechnet, etwa 25 pCt. beträgt, also bei einem Druck von 2 Atmosphären bei 12,5 Volum CO_2, bei 1½ Atmosphären bei 16,7 CO_2 u. s. f. Indem man also den relativen Sauerstoffgehalt vermehrt, kann man den Tod durch Sauerstoffmangel ganz verhindern und erhält Tod durch CO_2-Vergiftung u. z. immer bei derselben CO_2-Menge, welche er auch schon früher für Drucke über 2 Atmosphären gefunden hatte. Bei Drucken unter 25 cm. Hg trat aber selbst bei sauerstoffreichen Gasgemengen der Tod wegen Sauerstoffmangel ein, ehe noch der CO_2-Gehalt zu jener tödtlichen Höhe gestiegen war, und zwar bei einem Sauerstoffdruck von 3,5 pCt. für 1 Atmosphäre Druck. Auf der anderen Seite sah B. bei Drucken über 2½ Atmosphären in sauerstoffreicher Luft die Thiere unter Krämpfen rasch zu Grunde gehen, und kommt so zu dem Schluss, dass der Sauerstoff, in grösserer Menge dem Blute zugeführt, giftig wirke. Der schädliche Einfluss des Sauerstoffs beginnt bei einem Druck von 3 Atmosphären und erreicht bei 4 Atmosphären seinen Höhepunkt, wenn das Gasgemenge 75 pCt. Sauerstoff enthält. Für atmosphärische Luft müsste demnach die giftige Wirkung bei 14 Atmosphären-Druck beginnen, was ihm seine Apparate nicht zu prüfen gestatteten. Die Anwesenheit von Stickstoff scheint auf diese Wirkung der übermässigen Sauerstoffzufuhr ohne Einfluss zu sein. Bei dieser Sauerstoffvergiftung sinkt die Temperatur der Thiere vom Beginn der Convulsionen an um mehrere Grad.

Ransome (3) giebt an, beobachtet zu haben, dass die Brustrippen des Menschen beim angestrengten Athmen sich biegen.

Bei Untersuchung der Bewegungen von Punkten am Brustkorb, welche den Enden dieser Rippen entsprechen, mit Hülfe eines Instrumentes, welches gleichzeitig die Bewegungen in 3 verschiedenen Ebenen, in rechten Winkeln zu einander stehend, verzeichnet, nämlich vorwärts, aufwärts und auswärts, fand er, dass die Vorwärtsbewegung grösser ist, als sie in Berücksichtigung des Winkels, den die Rippen mit der Wirbelsäule bilden, sowie der Ausdehnung der Aufwärtsbewegung sein sollte.

Er beobachtete ferner, dass das Verhältniss zwischen der Ausdehnung der Vorwärts- und Aufwärtsbewegung grösser ist bei Kindern und jungen Frauenzimmern, als bei erwachsenen Männern, und dass bei zunehmendem Alter es sich sehr verringert; ferner beobachtet er, dass es zum grossen Theil unter dem Einfluss des Willens steht, und dass man zur gleichen Zeit eine starke Bewegung nach oben mit einer nur geringen Bewegung nach vorne et vice versa machen kann.

In Krankheiten, wie Brustfellentzündung mit zusammengezogenen Adhäsionen, ist die Bewegung nach oben übertrieben, während die nach vorne nicht stärker ist, als nothwendig, um die Hebung der Rippen hervorzubringen.

Diese Erscheinungen lassen sich nur durch die Hypothese erklären, dass die Rippen sich bei angestrengtem Athemholen biegen, und diese Vermuthung hat sich factisch bestätigt.

Vermittelst eines Zirkels, von dem ein Glied mit einer Vorrichtung für Registrirung der Bewegung versehen ist, findet Vf., dass bei Vergleichung der Länge einer Rippe zur Zeit der vollen Einathmung mit der während forcirter Ausathmung, ein Unterschied von bisweilen einen halben Zoll englisch übersteigend, sich ergiebt, und dass dieser Unterschied bei Frauen und Kindern grösser ist, als bei erwachsenen Männern.

Eine ganz ähnliche Vorrichtung beschreibt auch FICK (4) unter dem Namen „Pneumograph“.

Das Instrument besteht aus einem Tasterzirkel von Holz, an dessen kürzeren Schenkeln einerseits ein Glasrohr, andererseits ein in dieses passender Stempel befestigt ist. Die Endpunkte der längeren Schenkel werden an 2 Punkte des Brustkorbes, deren Bewegung gegeneinander gemessen werden soll, sanft angedrückt, so dass sie deren Bewegungen folgen. Die kürzeren Schenkel machen dann diese Bewegungen im verkleinerten Maassstabe mit, und die Luftbewegung in dem Glasrohr wird mittelst eines Kautschukschlauches zu der Schreibvorrichtung eines MAREY'schen Cardiographen geleitet und auf einer bewegten Fläche aufgezeichnet.

Några undersökningar öfver „lungornas vitala medelläge“ af Chr. Lovén. Nord. med. Arkiv Bd. IV. No. 7. 27 SS.

Die vom Ref. in Bibliothek for Läger (April 1866, S. 1–94) und in PFLÜGER's Archiv 1868, S. 125–165 bei Gelegenheit seiner Mittheilungen über die physiologischen Wirkungen der comprimirten Luft aufgestellte und kurz besprochene „mittlere vitale Athemlage der Lungen“ ist von L. mittels eines sinnreichen, aber ziemlich complicirten Apparats weiter untersucht worden. Bezüglich dieses Apparats muss hier auf die Originalarbeit und auf die in derselben mitgetheilten Holzschnitte verwiesen werden. Ref. will jedoch nicht unterlassen, hier besonders auf den neuen Ventilapparat aufmerksam zu machen, dessen sich L. anstatt der üblichen LUDWIG-MÜLLER'schen Ventilflaschen bedient hat, weil derselbe für manchen Zwecke nicht unerhebliche Vortheile darzubieten scheint. Zur Herstellung der LOVÉN'schen Ventile wird Goldschlägerhaut verwendet, welche nach vorhergegangener Extraction in Wasser mit Glycerin behandelt ist. Ein viereckiges Stückchen eines solchen Häutchens wird mit den 4 Zipfeln über eine grössere ringförmige Kerbe festgebunden, während die Mitte der ausgespannten Membran dem glatten Rande der Oeffnung des Athemrohrs anliegt. Die aus dem Rohr ausströmende Luft entweicht alsdann ohne Hinderniss zwischen den Zipfeln, das Einströmen der Luft von der Seite der Membran her ist dahingegen unmöglich gemacht, weil die sich an den glatten Rand anschmiegende Membran den Zutritt sogleich verschliesst. Während ein mit einem solchen Klappenventil versehenes Eintrittsrohr die eine Wand einer aus 2 zusammenschraubbaren Hälften bestehenden Kapsel durchbohrt, tritt aus der anderen Wand derselben Kapsel ein Rohr, durch welches die Luft frei ausströmen kann. Zwei solche, mit einander verbundene Ventilkapseln vertreten die LUDWIG-MÜLLER'sche doppelte Ventilflasche, sie haben aber den Vortheil, dass die Wirksamkeit der Ventile von der Stellung ganz unabhängig ist, und dass sie, bei der überaus grossen Beweglichkeit der Membran, so gut wie gar kein Hinderniss für die Athembewegungen setzen. Wenn die Kapseln und die Membran wirklich dicht sind (was natürlich jedesmal genau untersucht werden muss), so scheinen diese Ventile den Flüssigkeitsventilen auch an Sicherheit nicht nachzustehen. – Als positive Resultate fand L. nun, 1) dass die mittlere vitale Athemlage der Lungen bei jüngeren Individuen dem Expirationsmaximum, bei älteren dem Inspirationsmaximum genähert ist, und 2) dass Beugung des Kopfes nach vorn die mittlere vitale Athemlage dem Inspirationsmaximum, Strecken des Kopfes nach hinten dieselbe dahingegen dem Exspirationsmaximum näher bringt, selbst dann, wenn nur die Kopfstellung, ohne gleichzeitige Veränderung der Beugung oder Streckung des Rumpfes verändert wird. Dahingegen konnte L. keinen Einfluss der stehenden oder sitzenden Körperstellung an und für sich wahrnehmen und er widerspricht in dieser Beziehung den früheren Angaben des Referenten. Wenn L. jedoch meint, diesen Widerspruch dadurch erklären zu müssen, dass die Versuchsmethode des Ref. zu unvollkommen gewesen sei, so dürfte das auf einem Irrthum beruhen. Ref. muss hier nämlich bemerken, dass wegen der Kürze des Athemrohrs bei Anwendung der LUDWIG-MÜLLER'schen Ventilflaschen in seinen Versuchen bei stehender Stellung mit nach abwärts geneigtem Kopfe geathmet wurde, während das Athmen in sitzender Stellung aus demselben Grunde mit stark gehobenem Kopfe erfolgte. Wenn nun die Kopfstellung auf die mittlere vitale Athemlage den von L. angegebenen Einfluss hat, so stimmen ja in der That die Beobachtungen des Verf. und des Ref. vollkommen überein. Ref. übersah aber früher den Einfluss der Kopfstellung und schrieb die Veränderung der Athemlage, wie es nun den Anschein hat, irrthümlich dem Stehen oder Sitzen zu. Ref. erkennt willig, dass L.'s Methode gewisse wesentliche Vortheile vor der seinigen hat, kann jedoch nicht umhin, zu bemerken, dass L. die Schattenseiten des ursprünglichen, vom Ref. construirten und benutzten Apparats gar sehr übertreibt, und meint, dass L.'s Apparat durch Vereinfachung noch weiter verbessert werden könnte. Ref. glaubt vielmehr Gewicht darauf legen zu müssen, dass L. in der vorliegenden Arbeit die mittlere vitale Athemlage specieller und eingehender, an einer grösseren Zahl von Personen, untersucht hat, als Ref., der dieselbe nur gelegentlich, als Voruntersuchung für eine andere Hauptfrage in Angriff nahm, und, selbst die Unvollständigkeit der Untersuchung anerkennend, dringend zur weiteren Verfolgung der Frage aufforderte. — Ebenso wie Ref. so fand auch der Verf. die individuellen Unterschiede der mittleren vitalen Athemlage sehr bedeutend, und auch bei demselben Individuum manchen vorläufig unerklärlichen Schwankungen unterworfen; er betrachtet die Untersuchung über diesen Gegenstand überhaupt noch keineswegs als erledigt. Während Ref. noch immer am meisten geneigt ist, die Verschiebungen und Verschiedenheiten der mittleren vitalen Athemlage hauptsächlich oder ausschliesslich auf rein mechanische Verhältnisse zurückzuführen, ist Verf. geneigt, diese als mehr untergeordnet zu betrachten. Er meint, es handele sich hier um einen vom Nervensystem beherrschten Compensationsapparat für den Blutstrom in den grossen Venen. Wenn durch die Beugung des Kopfes und des Rumpfes nach vorn die Strömung des Blutes durch die grossen Venen beeinträchtigt würde, sei eine Compensation dieser Störung nöthig, und sie sei darin gegeben, dass beim Athmen mit stärker gefüllten Lungen die venöse Blutströmung wiederum erleichtert werde, man könnte, meint Verf., vielleicht annehmen, dass die Annäherung der mittleren vitalen Athemlage an das Inspirationsmaximum durch eine Nervenreizung hervorgerufen würde, die eben durch Störung des venösen Blutstroms hervorgerufen sei. Verf. erkennt übrigens selbst an, dass dieses nur eine Hypothese ist, deren Aufstellung namentlich dadurch veranlasst ist, dass er nicht einsieht, inwiefern die mechanischen Verhältnisse der Athembewegungen durch die Stellung des Kopfes verändert werden könnten.

P. L. Panum (Kopenhagen).

Physiologie.

ZWEITER THEIL.

Hämodynamik und specielle Nerven-Physiologie

bearbeitet von

Prof. Dr. GOLTZ in Strassburg und Prof. Dr. v. WITTICH in Königsberg.

A. Hämodynamik.

1) Rutherford, Lectures on experimental physiology. Lecture XI. Circulation. Lancet January 20. (Schmiedeberg.) — 2) Pettigrew, James Bell, On the physiology of the circulation in plants, in the lower animals and in man. Edinburgh med. Journ. July, August, Sept. (Beschäftigt sich, so weit der Text vorliegt, mit der Saftbewegung in den Pflanzen.) — 3) Ceradini, Julius, Der Mechanismus der halbmondförmigen Herzklappen. Leipzig. S. 16 4°. (Ueber diese Arbeit ist nach dem italienischen Text bereits ausführlich im Jahrgang 1872 S. 188 berichtet worden). — 4) [illegible], [illegible] intorno all' origine del primo tono del cuore e dei rumori cardio-vascolari. Annali univ. di Medicina. p. 391. (Schmiedeberg). — 5) Kolleke, Eugen, Beiträge zur Kenntniss der Mechanik des Herzens. Oestr. med. Jahrb. Heft I. S. 61. — 6) [illegible] e [illegible], Della [illegible] dei battiti cardiaci nelle ricerche fisiologiche sul vago e sul simpatico. Venezia, Antonelli 1871. Estr. dagli „Atti del R. Istituto Veneto di scienze lettere ed arti", tomo XVI. Serie III. Vorgelegen hat mir ein Bericht über diese Arbeit in den Annali univ. di med. S. 346. — 7) [illegible], George, On the [illegible] of the blood-pressure in inspiration and its important agency in the various functions of life. Edinburgh med. Journ. Octbr. S. 378. — 8) Schmiedeberg, O., Ueber die Innervationsverhältnisse des Hundeherzens. Aus C. Ludwig, Arbeiten aus der physiologischen Anstalt zu Leipzig. VI. Jahrg. 1871. Leipzig. S. 34. (Abdruck aus dem XXIII. Bande der Ber. der mathem. phys. Classe der Königl. Sächs. Gesellsch. d. Wissensch. zu Leipzig.) — 9) Schiff, M., Il nervo vago come acceleratore dei movimenti cardiaci. Lo Sperimentale. S. 433. — 10) Mosso, Angelo, Sull' irritazione chimica dei nervi cardiaci, ricerche sperimentali fatte nel laboratorio di fisiologia de R. museo di Firenze. Lo Sperimentale. S. 514. — 11) Knoll, Philipp,

„Ueber den Einfluss des Halsmarkes auf die Schlagzahl des Herzens" und „Ueber die Veränderungen der Herzschläge bei reflectorischer Erregung des vasomotorischen Nervensystems, so wie bei Steigerung des intracardialen Druckes überhaupt". Vorläufige Anzeigen in den Sitzungsberichten der Akad. der Wiss. in Wien No. 1. XX. S. 107. — 12) Heidenhain, R., Ueber arhythmische Herzthätigkeit. Arch. f. d. ges. Physiol. 5. Band. S. 143. — 13) Hering, Ewald, Ueber den Einfluss der Athmung auf den Kreislauf. Zweite Mittheilung. Ueber eine reflectorische Beziehung zwischen Lunge und Herz. Wiener Sitzungsber. 1871. LXIV. Abtheil. II. S. 333. — 14) Garrod, A. H., On sphygmography. Journal of anatomy and physiology. May. p. 399 (Schluss etc.) — 15) Landois, Leonard, Die Lehre vom Arterienpuls. Berlin. — 16) Lucke, Hirsch, Zur Theorie der Blutdruckschreiber. Inaugural-Dissertation 1870. Berlin. — 17) Dogiel, J., Ueber den Einfluss des N. ischiadicus und N. cruralis auf die Circulation des Blutes in den unteren Extremitäten. Pflüger's Arch. f. d. ges. Physiol. V. Bd. S. 130. — 18) Owsjannikow, Ph., Die tonischen und reflectorischen Centren der Gefässnerven. Aus C. Ludwig, Arbeiten aus der physiol. Anstalt zu Leipzig. VI. S. 21. — 19) Budge, Julius, Ueber das Centrum der Gefässnerven. Pflüger's Arch. f. d. ges. Physiologie Bd. VI. S. 303. — 20) Mayer, Sig., Studien zur Physiologie des Herzens und der Blutgefässe. I. Abhandlung. Ueber die Einwirkung des Strychnin auf das vasomotorische Nervencentrum. Sitzungsber. der Wiener Akad. LXIV. Abtheil. II. S. 657. Auch abgedruckt in Oestr. med. Jahrb. Heft 2. S. 111. — 21) Schiff, M., Sopra alcuni sperimenti di trasfusione del sangue fatti nel laboratorio fisiologico di Firenze. Relazione del Dott. Angelo Mosso. Lo Sperimentale p. 563. — 22) Lussana, F., Sulla piccola circolazione entero-epatica e sul circolo renale sporcrenale. Lo Sperimentale S. 577. — 23) Heubel, Emil, Ueber die Beziehungen der Centraltheile des Nervensystems zur Resorption. Ein Beitrag zur Physiologie des Gefässsystems. Virchow's Arch. f. pathol. Anat. u. Physiol. 50. Band. — 24) Althann, Georg, Beiträge zur Physiologie und Pathologie der Circulation. I. Der Kreislauf in der Schädel-Rückgratshöhle. Dorpat 1871.

Kolisko (5) bemüht sich wahrscheinlich zu machen, dass der zweite Herzton nicht bloss ein Klappenton der halbmondförmigen Klappen ist, sondern ausserdem auch in den Ventrikeln selbst entsteht, indem der Abschluss der systolischen Blutbewegung in den Ventrikeln mit einem Geräusch verknüpft sein soll.

Vlacovich und Vintschgau (6) registriren die Herzschläge von Thieren mittelst des Morse'schen Telegraphen-Schreibapparats. Eine in das Herz gestossene Nadel steht in Verbindung mit einem metallenen Hebel, der bei seiner Bewegung jedesmal einen Strom schliesst und öffnet. Gleichzeitig wird die Zeit durch ein Uhrwerk markirt.

Hooman (7) nimmt für sich die Priorität für eine höchst abenteuerliche Theorie des Athmungsmechanismus in Anspruch. Er meint, dass nur die Ausathmung ein activer Vorgang sei, während bei der Einathmung eine Mitwirkung von äusseren Einathmungsmuskeln unwesentlich sei. Bei der Ausathmung wird die Lunge activ zusammengepresst. Die Erweiterung der Lungenzellen bei der Einathmung soll sodann dadurch zu Stande kommen, dass die Gefässe, welche die Lungenzellen umspinnen, sich gerade zu strecken streben (!). Auch frischt der Verf. die längst beseitigte Hypothese auf, nach welcher die diastolische Erweiterung des Herzens durch die plötzliche Streckung der Kranzgefässe vermittelt werden soll.

Schmiedeberg (8) machte anatomische und experimentelle Studien über die Nerven des Hundeherzens. Gleichsam der Knotenpunkt für die zum Herzen ziehenden Nerven ist das Ganglion cervicale inferius. Dieses hängt meistens durch zwei Verbindungsnerven mit dem ersten Brustganglion (Ganglion stellatum) zusammen, welches letztere zwei Rückenmarkswurzeln aus den unteren Halsnerven empfängt. Von dem untersten Halsganglion oder in dessen unmittelbarer Nähe vom Vagus selbst entspringen ein Ramus cardiacus superior sive primus, zweitens der Nervus recurrens und drittens ein Ramus cardiacus inferior. Alle diese Nerven wurden bei curarisirten Thieren Reizungen mit Inductionsströmen unterworfen. Die Verbindungszweige zwischen dem obersten Brust- und dem untersten Halsganglion enthalten Beschleunigungsfasern; denn bei Reizung dieser Nerven trat jedesmal ohne nennenswerthe Aenderung des Blutdrucks eine Pulszunahme von 30—70 pCt. ein. Dagegen scheint der Stamm des Vagus und Sympathicus oberhalb des untersten Halsganglions keine Beschleunigungsfasern zu enthalten. In den drei oben genannten Nerven, welche vom untersten Halsganglion zum Herzen ziehen, sind Beschleunigungs- und Hemmungsfasern, je nach der Individualität ungleich vertheilt. In manchen Fällen waren die Beschleunigungsfasern vorzugsweise im N. cardiacus superior, in einem andern Falle vorzüglich im N. recurrens enthalten. Vielfach waren auch Beschleunigungsfasern und Hemmungsfasern zusammen in denselben Nervenstämmchen vereinigt. Wird ein solcher gemischter Nerv gereizt, so sinkt im Beginn die Pulsfrequenz, weil die Wirkung der Hemmungsfasern überwiegt. Bei fortgesetzter Reizung erschöpft sich die Thätigkeit der Hemmungsfasern und die Wirkung der Beschleunigungsfasern, welche andauernder erregbar bleiben, tritt hervor. Vergiftet man das Thier mit Atropin, so werden hierdurch die Hemmungsfasern gelähmt. Wird nun ein gemischter Herznerv gereizt, so kommt nur noch die Reizung der Beschleunigungsfasern als Pulsvermehrung zum Ausdruck.

Zu sehr abweichenden Ergebnissen kam Schiff (9). Dieser Forscher glaubt auf Grund von Versuchen die an Hunden und Katzen angestellt wurden, schliessen zu können, dass alle Beschleunigungsnerven des Herzens auf der Bahn der Nn. accessorii Willisii aus den Nervencentren austreten. Diese Fasern gehen dann vom N. accessorius auf die Bahn des Vagus über, und zwar verläuft die Mehrzahl im Hauptstamm des Vagus bis zum Herzen. (Schmiedeberg giebt das Gegentheil an.) Einige von diesen Beschleunigungsfasern scheinen aber nach Schiff den Hauptstamm des Vagus am Halse zu verlassen, um auf Umwegen zum Plexus cardiacus zu gelangen. V. nimmt an, dass sie zunächst in den Nn. laryngei superiores verlaufen, dann mittelst der bekannten Anastomose zum N. recurrens übertreten und von da zum Plexus cardiacus hinziehen. (Schiff und

Schmiedeberg stimmen demnach in der Angabe überein, dass der N. recurrens bei Hunden Beschleunigungsfasern enthalten kann.) Schiff stellte seine Versuche an Thieren an, welche mit Atropin und Kurare vergiftet waren. Durch die Vergiftung mit Atropin wird das Herz unempfindlich gemacht gegen die Druckschwankungen des Blutes. Wenn nun bei einem Thiere, welchem beide Nn. accessorii ausgerissen waren, eine Compression der Carotiden vorgenommen wurde, so trat zwar eine Steigerung des Blutdrucks aber keine Aenderung der Pulsfrequenz ein. Verschluss der Carotiden wirkt als Reiz auf die Medulla oblongata; aber diese Reizung konnte keine Steigerung der Pulsfrequenz mehr hervorbringen, weil ausserhalb der durchtrennten Nn. accessorii keine Beschleunigungsnerven des Herzens existiren. Wenn statt der Accessorii die Vagusnerven am Halse durchschnitten wurden, so kam unter übrigens gleichen Bedingungen nach Compression der Carotiden noch eine mässige Steigerung der Pulsfrequenz zum Vorschein, weil einige Beschleunigungsfasern schon höher oben vom Vagus abtreten. Schiff bestreitet aber aufs Entschiedenste, dass irgend welche Beschleunigungsnerven in den Hirn- oder Rückenmarksursprüngen des sympathischen Systems verlaufen. Er leugnet insbesondere die Existenz der vielseitig angenommenen Beschleunigungsfasern, die im Ganglion stellatum entspringen sollen. Nach electrischer Reizung der peripherischen Enden des Vagus oder des Recurrens steigerte sich die Frequenz des Herzschlages.

Im Anschluss an diese Versuche Schiff's unterwarf Mosso (10) die peripherischen Enden des Vagus und Recurrens der mechanischen und chemischen Reizung. Er fand, dass mechanische oder chemische Reizung (mit Kali) dieser Nerven bei Hunden, die mit Kurare und Atropin vergiftet waren, stets eine Vermehrung der Herzschläge zur Folge hat.

Philipp Knoll (11) hat der Wiener Akademie eine Abhandlung übermittelt: „Ueber den Einfluss des Halsmarks auf die Schlagzahl des Herzens". Die vorläufige Mittheilung darüber lautet: „Durch Erregung des Halsmarks kann eine absolute Vermehrung der Schlagzahl des Herzens nicht herbeigeführt werden. Nur der vorher verlangsamte Herzschlag erfährt durch die Halsmarkreizung eine Beschleunigung, welche aber lediglich zu einer Verminderung oder Ausgleichung der vorher herbeigeführten Verlangsamung, nie aber zu einer absoluten Steigerung der Schlagzahl des Herzens führt". Eine zweite Arbeit desselben Verfassers handelt „Ueber die Veränderungen des Herzschlages bei reflectorischer Erregung des vasomotorischen Nervensystemes, sowie bei Steigerung des intracardialen Druckes überhaupt". Es wird folgender Auszug mitgetheilt: „Reizung gewisser sensibler Gebiete bringt bei Kaninchen mit durchschnittenen Vagis starkes Ansteigen des Blutdrucks, Verlangsamung und Unregelmässigkeiten des Herzschlages hervor. Die Blutdrucksteigerung ist bedingt durch eine kräftige reflectorische Erregung des vasomotorischen Nervensystems. Die Unregelmässigkeiten des Herzschlages sind hervorgerufen durch die Steigerung des intracardialen Drucks und bestehen in einem mannigfaltigen Wechsel zwischen kräftigen, abortiven und vorzeitig eintretenden Herzschlägen. Blutdrucksteigerungen überhaupt haben gewöhnlich Unregelmässigkeiten des Herzschlages von dieser Art zur Folge. Die regelmässigen Herzschläge erleiden bei Thieren mit durchschnittenem Halsmark und durchschnittenen Vagis in Folge der Steigerung des intracardialen Drucks in der Regel keinerlei Aenderung ihrer Frequenz. Bei Thieren mit intactem Rückenmark oder intacten Vagis ist die durch Compression der Bauchaorta oder durch Reizung der Splanchnici bewirkte Blutdrucksteigerung mit einer mässigen Verlangsamung der regelmässigen Herzschläge verknüpft."

Heidenhain (12) sah bei kurarisirten Hunden, denen die Vagi durchschnitten waren, eine auffällige Arhythmie des Herzschlages auftreten, wenn das verlängerte Mark mit Inductionsströmen gereizt wurde. Die Arhythmie beruhte in einem überaus unregelmässigen Wechsel der Frequenz und Stärke der Herzschläge und fand ihren Ausdruck in ausserordentlichen Unregelmässigkeiten der Blutdruckkurve, welche mittels des Kymographion gezeichnet wurde. Die merkwürdige Arhythmie begann in der Regel erst dann, wenn durch intensive Reizung der Medulla oblongata der Blutdruck bereits einige Zeit die Höhe von 250 Mm. Quecksilber in der Carotis erreicht hatte. Nicht bei allen Thieren liess sich diese merkwürdige Erscheinung beobachten. Bei schlechtgenährten Hunden fehlte sie oft vollständig. Ferner liess sie sich bei demselben Thier nicht beliebig oft wahrnehmen. Bei der Wiederholung des Versuchs sah man dann wohl den Blutdruck ansteigen, vermisste aber die beschriebene Unregelmässigkeit des Herzschlages. Der Versuch gelang in voller Deutlichkeit einmal bei einem Hunde, dem zuvor auf beiden Seiten das unterste Halsganglion und das oberste Brustganglion exstirpirt war. Vf. glaubt, dass die Erscheinung durch eine Reizung des im Herzen selbst gelegenen nervösen Hemmungsapparates zu erklären sei. Als Reiz soll der erhöhte Blutdruck wirken. Auffällig ist, dass die Erscheinung sich auch beobachten liess bei einem Thier, welches stark mit Atropin vergiftet war, bei welchem also nach Schmiedeberg der fragliche Hemmungsapparat gelähmt war. An diese Beobachtungen fügt Vf. noch die folgende: Wenn man in den Ausführungsgang der Glandula submaxillaris kurze Zeit unter hohem Druck eine 1 pCt. Kochsalzlösung einspritzt, so dass die Drüse schnell anschwillt, und unmittelbar darauf die Flüssigkeit wieder abfliessen lässt, so sieht man eine sehr starke Beschleunigung des Blutlaufs in der Drüse eintreten. Die directe mechanische Reizung der Drüse wirkt in diesem Falle ebenso, als wenn man die Chorda tympani elektrisch gereizt hätte.

Hering (13) entdeckte, dass der Herzschlag des Hundes fast regelmässig eine beträchtliche Beschleunigung erfährt, wenn die Lunge des Thiers in mässigem Grade aufgeblasen wird. Die dem Versuchen unterworfenen Thiere wurden fast immer zuvor mit Opium oder Morphium narkotisirt. Eine T förmige Kanüle wurde mit dem einen Ende in der Trachea befestigt, das zweite Ende mit einem Quecksilbermanometer verbunden und an das dritte Ende ein Kautschukschlauch angefügt, durch welchen der Hund athmen und mittelst dessen auch die Aufblasung der Lunge vorgenommen werden konnte. Wird nun die Lunge unter einem Druck, welcher über 40 Mm. Quecksilber nicht hinausgehen darf, aufgeblasen und die Kanüle geschlossen, so verharrt zunächst der Thorax des Thieres in Exspirationsstellung und die Zahl der Herzschläge steigt mitunter bis auf das Dreifache, während der Blutdruck absinkt. Sobald die Inspirationsbewegungen wieder beginnen und die Kanüle geöffnet wird, geht auch die Pulsfrequenz zurück. Die Vermehrung der Pulszahl nach der Aufblasung der Lunge kommt auch dann zu Stande, wenn vor dem Versuch der Brustkorb beiderseits geöffnet wurde. Die Erscheinung hängt also nicht etwa davon ab, dass durch die Einblasung der äussere Druck auf das Herz vergrössert wird. Die Erscheinung kann auch nicht hervorgebracht sein durch die veränderten Circulationswiderstände, denn wenn Vf. bei Hunden und Katzen nach geöffnetem Thorax beide Hohlvenen vorübergehend schloss und so also den Blutzufluss zum Herzen unvergleichlich stärker behinderte als dies bei Aufblasung der Lunge geschieht, so trat doch keine nennenswerthe Pulsbeschleunigung ein. Ebensowenig kann der veränderte Gaswechsel in der Lunge die Erscheinung erklären. Wurde statt der atmosphärischen Luft Wasserstoffgas zur Aufblasung der Lunge benutzt, so trat die Pulsbeschleunigung doch auf. Endlich hat auch die Lageveränderung, welche das Herz bei Aufblasung der Lunge erfährt, nichts mit der Pulsbeschleunigung zu thun; denn man kann nach Eröffnung der Brusthöhle durch Zug am Zwerchfell eine ähnliche Lageveränderung des Herzens hervorbringen, ohne dass sich der Puls entsprechend beschleunigt. Die beschriebene Beschleunigung der Pulsfrequenz kommt vielmehr bestimmt auf reflectorischem Wege durch Vermittelung der Vagusnerven zu Stande. Werden beide Vagi durchschnitten, so gelingt das Experiment nicht mehr und auch dann nicht, wenn man durch gleichzeitige Reizung der peripherischen Vagusenden die Pulsfrequenz zuvor auf die normale Grösse gebracht hat. Vf. nimmt demgemäss an, dass durch die mechanische Ausdehnung der Lungen die sensiblen Nerven dieses Organs erregt werden, dass diese Nerven ihre Erregung fortleiten zur Medulla oblongata und dort die Thätigkeit des tonisch erregten Vaguscentrums herabsetzen. In ähnlicher Weise, wie Reizung des N. depressor cordis hemmend wirkt auf das Centrum der Gefässnerven, hemmt Erregung der sensiblen Lungennerven das Centrum des Herzvagus in der Medulla oblongata. Da Atropin die Vagusnerven lähmt, so gelingt der Versuch bei atropinisirten Thieren so wenig wie bei solchen mit durchschnittenen Vagusnerven. Die bei jeder normalen Inspiration stattfindende Pulsbeschleunigung ist ebenfalls aus dem beschriebenen Reflexvorgang zu erklären.

Landois (15) giebt in seinem Werke den ausführlichen Bericht über seine bisher nur durch vorläufige Mittheilungen bekannt gewordenen Arbeiten aus dem Gebiete der Lehre vom Arterienpulse und knüpft daran eine kritische Besprechung der übrigen Literatur dieses Gegenstandes. Er lässt dem Marey'schen Sphygmographen volle Gerechtigkeit widerfahren, schlägt indess die Verbesserung vor, dem Instrumente mehrere Federn von verschiedener Stärke beizugeben, da man nicht in allen Fällen mit derselben Druckkraft auskommt. Das vom Vf. angegebene Gas-Sphygmoskop ist bereits in diesem Bericht Jahrgang 1870 Seite 137 beschrieben. Unter dem Namen Angiograph beschreibt Vf. einen neuen Pulswellenzeichner, der von dem Marey'schen in einigen Punkten abweicht. Der Druck auf die Pelotte, welche auf der Arterie aufliegt, wird nicht durch Federkraft, sondern durch Gewichte regulirt, die je nach Bedürfniss gewählt werden. Ferner zeichnet der Schreibhebel in senkrechtem Auf- und Niedergehen und nicht in Bogenführung, wie Marey's Instrument. — Anakrot nennt Vf. die Pulscurve, wenn der aufsteigende Theil derselben durch absatzartige Erhebungen unterbrochen ist. Katakrot nennt er sie, wenn die Erhebungen sich an dem absteigenden Schenkel zeigen. Vf. studirte die Pulsbewegungen an elastischen am Ende offenen Röhren, welche von einem hohen Standgefäss intermittirend mit Wasser gespeist wurden. Unter den katakroten Erhebungen, die man an solchen elastischen Schläuchen beobachtet, sind zu unterscheiden diejenigen, welche durch Rückstosswellen von der Verschlussstelle aus erzeugt werden und diejenigen, welche durch elastische Nachschwingungen des Rohres entstehen. Die Rückstosswellen erscheinen um so später, je länger der Schlauch ist. An einem elastischen Schlauch von konstanter Länge treten die Rückstosselevationen stets in gleich grossen Abständen auf, einerlei ob der Sphygmograph am Anfange oder Ende des Rohres angebracht ist. Dabei werden diese Elevationen um so niedriger, je entfernter der Sphygmograph vom Anfang des Schlauchs ist. Die Elasticitätselevationen sind im Allgemeinen kleiner. Sie treten um so prägnanter auf, je elastischer die Röhrenwand ist und werden um so zahlreicher, je stärker die Spannung der Wand ist. Verengert man die Ausflussöffnung und steigert dadurch den Seitendruck, so nehmen die Rückstosselevationen an Grösse ab, die Elasticitätserhebungen werden im Ganzen deutlicher. Bei geringer Spannung und reichem Ausfluss sind dagegen die Rückstosselevationen gross, Elasticitätserhebungen klein. Die Rückstosselevationen sind ferner um so deutlicher, je kürzer die primäre Pulswelle ist. Unter den anakroten Erhebungen des elastischen Schlauchs unterscheidet Vf. diejenigen, welche von elastischen Eigenschwingungen des

Schlauchs herrühren und ausserdem sogenannte Ausgleichsschwankungen, welche letzteren indess an Pulscurven lebender Arterien niemals gesehen sind. Das Auftreten anakroter Erhebungen wird begünstigt durch geringere Elasticität und grössere Spannung im Innern des Rohres. Die normale Pulscurve ist katakrot, d. h. sie zeigt nur an dem absteigenden Schenkel Elevationen. Am aufsteigenden Schenkel ist bloss eine sanfte Sförmige Biegung wahrnehmbar. Die systolische Dehnung der Arterien geht nämlich in der Regel zu schnell vor sich, als dass Zeit zu elastischen Nachschwingungen im aufsteigenden Schenkel vorhanden wäre. An den katakroten Erhebungen der Pulscurve muss man analog wie bei den künstlichen Versuchen an Schläuchen die Rückstosselevationen von den elastischen Nachschwingungen unterscheiden. Die Rückstosselevation erscheint im absteigenden Curventheil um so später, je länger die Arterie ist, vom Herzen bis zu ihrer Auflösung in Zweige gemessen. Die Rückstosselevation tritt also in der Carotis früher auf, als in der A. brachialis und in dieser wieder früher, als in der A. cruralis. In Betreff der Erklärung der Rückstosselevation schliesst sich, wie bereits aus dem Vorstehenden erhellt, Vf. der Lehre von Buisson an, wonach diese Erhebungen durch eine positive Welle hervorgebracht werden, die von den geschlossenen halbmondförmigen Klappen zurückprallt. Die Rückstosselevation ist demnach auch um so undeutlicher, je entfernter die Untersuchungsstelle vom Herzen ist. Sie ist dagegen um so deutlicher ausgeprägt, je kürzer und energischer sich das Herz zusammenzieht, je kürzer also die primäre Pulswelle war. Die Rückstosselevation ist ferner um so grösser, je geringer ceteris paribus die Spannung der Arterienwand ist. Die Elasticitätserhebungen treten um so höher hervor, je entfernter die untersuchte Arterie vom Herzen ist. Bei geringer Spannung der Arterienwand sind sie gar nicht bemerkbar, bei höherer Spannung wächst ihre Zahl.

Vf. hat ferner Untersuchungen angestellt über die Fortpflanzungsgeschwindigkeit der Pulswelle. Der Hebel des Sphygmographen wurde in Verbindung gesetzt mit einem Stift, der bei einer gewissen Erhebung einen Strom unterbrach. Mit Hilfe von Electromagneten wurde dieser Vorgang an mehreren Arterien gleichzeitig registrirt. Im Schlagadergebiet der oberen Extremität beträgt die Geschwindigkeit der Pulswelle 5772 Mm., in dem der unteren Extremität 6431 Mm.

Landois (16) beschreibt in seiner Dissertation ein von Rosenthal angegebenes Kymographion. Die Einrichtung desselben gründet sich auf das Princip des Vidi'schen Aneroïdbarometers. Dieses besteht aus einem cylindrischen luftleeren Gefäss von Metall, dessen obere und untere Wand aus dünnem durch concentrische Biegungen sehr elastischem Blech gearbeitet sind. In dem Kymographion ist dieses Gefäss mit einer Auflösung von kohlensaurem Natron gefüllt und hat an seiner Seitenwand eine Oeffnung, in welcher eine Röhre mündet, die durch Zwischenstücke mit einer Arterie verbunden werden kann. Umgeben ist dieses Gefäss von einem ähnlichen grösseren mit starken Metallwänden, dessen Deckel sich in eine Röhre öffnet. Letztere wird durch einen Schlauch mit dem Marey'schen Polygraphen in Verbindung gesetzt, welcher die Kurven auf den rotirenden Cylinder zeichnet. Der Blutdruck hat nun das Bestreben, die elastischen dünnen Wände der inneren Kapsel vorzuwölben. Dadurch wird die Luft in dem umgebenden Gefässe zusammengepresst, und die Kautschukplatte des Polygraphen mit seinem Hebel entsprechend gehoben. Die Kurven, welche der Apparat zeichnet, geben ein treues Bild der zu registrirenden Bewegung.

Dogiel (17) untersuchte die Veränderungen, welche die Geschwindigkeit der Blutbewegung erfährt, wenn der N. cruralis oder ischiadicus gereizt wurde. Die Geschwindigkeit des Blutstromes wurde bei Hunden mittelst der Stromuhr, bei Fröschen durch mikroskopische Beobachtung der Schwimmhaut ermittelt. Wird bei Hunden, die durch Morphium narkotisirt waren, das untere Ende des durchschnittenen N. cruralis oder ischiadicus elektrisch gereizt, so tritt jedes Mal eine Erhöhung des Blutdrucks und eine Verlangsamung des Blutstromes ein. Es hängt diese Erscheinung nicht etwa von einer Contraction der kleinen Arterien des Beines ab; denn die Verlangsamung der Stromgeschwindigkeit kam nicht zu Stande, wenn die Thiere mit mässiger Dosis Kurare vergiftet waren. Verf. schliesst daher, dass die beobachtete Verlangsamung des Blutstroms durch die Zusammenziehungen der quergestreiften Muskeln verschuldet wird, welche bei nicht kurarisirten Thieren nach Reizung der Schenkel-Nerven entstehen. Beobachtungen an nicht kurarisirten Fröschen lehrten ebenfalls, dass nach Reizung des N. ischiadicus der Blutstrom in der Schwimmhaut sich nach einer vorübergehenden Beschleunigung verlangsamt.

Von der Ansicht ausgehend, dass das Centrum des Gefässtonus ausschliesslich in der Medulla oblongata gelegen sei, versuchte Owsjannikow (18), die Lage und Ausdehnung dieses Centrums experimentell genauer abzugrenzen. Die Versuche wurden an curarisirten Kaninchen angestellt, welchen beide Carotiden unterbunden waren. Der Blutdruck einer Carotis wurde mittelst des Sphygmographion registrirt. Um ohne erhebliche Blutung Verletzungen der Med. oblong. ausführen zu können, legte Vf. neben der Pfeilnaht eine Reihe von paarweise hinter einander liegenden Trepan-Oeffnungen an. Nachdem nun der Blutdruck bestimmt war, wurde ein feines Messerchen zunächst in dasem meisten nach vorn gelegene Paar von Oeffnungen eingeführt und das Hirn quer durchschnitten. Der Blutdruck zeigte keine Veränderung. Darauf wurde derselbe Eingriff durch das zweite Paar von Trepanlöchern wiederholt. Der Blutdruck stieg, fiel aber nach einiger Zeit auf den früheren Stand. Die nachherige anatomische Untersuchung lehrte, dass der Schnitt in der Höhe der hinteren Grenze der Vierhügel geführt worden kann, ohne dass eine Lähmung des Tonus der Gefässe entsteht. Wurde dagegen der Schnitt durch die weiter nach hinten gelegenen Trepanlöcher geführt, d. h. ein Millimeter hinter den Vierhügeln, so beobachtete man ein beträchtliches und dauerndes Sinken des Manometerstandes. Der geschwächte Tonus konnte aber wieder verstärkt werden durch Reizung sensibler Nerven, z. B. des N. auricularis post. oder des N. ischiadicus. Reizung des N. depressor cordis führte ein weiteres Sinken herbei. Kurz, wenn der Schnitt nur 1 bis 2 Mm. hinter die Vierhügel fiel, konnte der Blutdruck noch reflectorisch verändert werden. Traf der Schnitt dagegen eine Stelle, welche 2 bis 3 Mm. hinter den Vierhügeln liegt, so konnte der sehr stark gesunkene Blutdruck auf keine Weise mehr reflectorisch verändert werden. Vf. glaubt, aus diesen Versuchen schliessen zu können, dass das Centrum des Gefässtonus einen Raum einnimmt, dessen obere Grenze 1 bis 2 Millim. unterhalb der Vierhügel, und dessen untere Grenze 4 bis 5 Mm. oberhalb des Calamus scriptorus gelegen ist. Dieses Centrum scheint etwas seitlich von der Median-Linie gelegen; die Verletzungen der Medianlinie der Medulla oblong. bewirkten keine Störungen des Blutdrucks. Versuche an Katzen gaben dieselben Resultate. Verletzungen des Kleinhirns hatten keine Aenderung des Blutdrucks zur Folge. Wenn der Schnitt unmittelbar vor dem Gefäss-Nerven-Centrum geführt wurde, so wurden mehrmals merkwürdige periodische Schwankungen des Blutdrucks beobachtet. Bei Katzen fand gleichzeitig mit der Steigerung des Blutdrucks auch eine Vermehrung der Herzschläge statt, die Vf. einer Erregung der Nn. acceleratores zuschreibt. Beiläufig theilt Vf. am Schluss noch mit, dass Chloralhydrat, in kleinen Dosen bei Kaninchen eingespritzt, den Blutdruck stark herabsetzt.

BUDGE (19) hatte bereits im Jahre 1864 veröffentlicht, dass nach elektrischer Reizung des Pedunculus cerebri bei Säugethieren sich sämmtliche Arterien des Körpers verengen. Er fügt jetzt hinzu, dass gleichzeitig mit der Verengerung eine beträchtliche Blutdrucksteigerung stattfindet. Vf. schliesst aus diesen Versuchen, dass im Pedunculus oder in der Nähe desselben das Centrum für die Gefässnerven und für den Sympathicus zu suchen sei. Im Widerspruch hiermit spricht Verf. am Ende seiner Abhandlung die Vermuthung aus, dass im Pedunculus sensible Fasern gereizt werden, und diese reflectorisch auf die Wurzeln des Sympathicus, welche im Rückenmark liegen, einwirken.

SIGM. MAYER (20) stellte Untersuchungen an über die Einwirkung des Strychnins auf die vasomotorischen Centren: Als Versuchsthiere dienten Hunde und Kaninchen. Das Strychnin wurde in einer sehr verdünnten wässerigen Lösung in die Vene eingespritzt. Die Hunde wurden vor der Vergiftung durch Tinctura opii betäubt. Nachdem z. B. bei einem Zeitraum von 130 Sekunden 0,00016 Grm. Strychnin eingespritzt waren, stieg der Blutdruck in der Carotis sehr bedeutend und gleichzeitig trat eine beträchtliche Steigerung der Pulsfrequenz ein. In einer anderen Versuchsreihe wurden die Thiere vor der Strychninvergiftung curarisirt und künstliche Athmung eingeleitet. Auch bei diesem Verfahren zeigte die Blutdruckkurve, welche das Kymographion registrirte, eine enorme Ansteigung, während dagegen die Pulszahl keine wesentlichen Veränderungen erfuhr. Die Ursache dieser kolossalen Blutdrucksteigerung im arteriellen System ist in einer ausserordentlich intensiven Reizung des vasomotorischen Centrums und der hierdurch hervorgerufenen Contraction der kleinen Arterien zu suchen. Wurde das Rückenmark hoch oben am Halse durchtrennt, so blieb die Steigerung des Blutdruckes nach der Strychninvergiftung aus oder war nur andeutungsweise vorhanden. Mehrmals waren auf der Höhe der Blutdrucksteigerung die von TRAUBE entdeckten und von HERING näher studirten periodischen Schwankungen des Blutdrucks wahrnehmbar. Reizt man, während der Druck sehr hoch ist, einen sensiblen Nerven elektrisch, so folgt eine weitere Steigerung des Blutdrucks. Die Pulsfrequenz wird nach der Strychninvergiftung nicht immer in gleicher Weise verändert. In vielen Fällen war die Pulsfrequenz verlangsamt, in anderen gesteigert. Die Verlangsamung schien von einer centralen Erregung der Vagi durch das Gift abzuhängen. Am Schluss macht Verf. aufmerksam, dass die Erscheinungen, welche strychninisirte Thiere darbieten, vielfache Analogieen zeigen mit den Erscheinungen, die man an Thieren beobachtet, die an Erstickung zu Grunde gehen.

Wenn man das verlängerte Mark vom Rückenmark durch einen Schnitt trennt, so sinkt bekanntlich der Blutdruck schnell und die Energie sowohl wie die Frequenz der Herzschläge nehmen ab. V. BEZOLD vermeinte, diese Erscheinungen davon ableiten zu können, dass durch jene Operation der nervöse Zusammenhang zwischen einem erregenden Herznervencentrum in der Medulla oblongata und dem Herzen aufgehoben sei, so dass jenes Centrum nun nicht mehr auf das Herz wirken könne. GOLTZ hat diese Ansicht als irrig bekämpft und nachgewiesen, dass die Folgen der Rückenmarksdurchschneidung im Wesentlichen zu deuten sind aus einer theilweisen Lähmung der vasomotorischen Nerven. Die Gefässe erweitern sich nach diesem Eingriff, und deshalb sinkt die Spannung des Blutes und das Herz verändert seine Thätigkeit. SCHIFF (21) hat sich der Ansicht von GOLTZ angeschlossen und zwar auf Grund folgender Versuche: Wenn, so schliesst SCHIFF, die Veränderung der Herzthätigkeit nach der Abtrennung des verlängerten Marks blos von der Erweiterung der Gefässe abhängt, so muss man die Störung ausgleichen können, wie man durch Transfusion die erweiterten schlaffen Gefässe so lange strotzend mit Blut füllt, bis die normale Spannung des Blutes wieder erreicht ist. Um diese Prüfung auszuführen, wurde einem kleinern curarisirten Hunde die Medulla oblongata vom Rückenmark getrennt. Als der Blutdruck stark gesunken war, machte ein grosser Hund durch directe Transfusion dem kleinen Hunde soviel Blut hergeben, bis die normale Spannung hergestellt war. Sobald dies geschehen, wurde auch die Energie und Frequenz der Herzschlagen wieder die normale. Schiff war überrascht über die grosse Blutmenge, die nöthig war, um die Blutspannung auf die normale Höhe zu bringen. Einem Hunde von 5 Kilogramm, dem die Medulla oblongata durchtrennt war, mussten an 300 Gramm Blut eingespritzt werden, um die erschlafften Gefässe zu füllen, und doch hielt sich der Blutdruck nur kurze Zeit auf normaler Höhe. Referent Goltz bemerkt, dass er bereits vor Jahren ähnliche Versuche an Fröschen angestellt hat. Man vergleiche Pflüger's Archiv V. S. 73.

Schiff hat bekanntlich gefunden, dass gewisse Gallenbestandtheile im Darm aufgesogen und durch die Pfortader der Leber zugeführt werden, um dort abermals in die Gallengänge überzutreten, so dass diese Gallenbestandtheile gewissermassen einen kleinen Kreislauf durchmachen.

Lussana (22) schliesst aus Versuchen, die er an Hunden anstellte, dass Eisensalze ähnlich wie die Galle im Darm resorbirt, mit dem Pfortaderblut der Leber zugeführt, aber dort grösstentheils wieder mit der Galle ausgeschieden werden, so dass nur geringe Mengen Eisen in den grossen Kreislauf gelangen. Auf dieselbe Weise wird auch das in den Darm eingeführte Curare nachdem es resorbirt ist und mit dem Pfortaderstrom die Leber erreicht hat, sofort in die Gallengänge hinein ausgesondert. Es bedarf daher enorm grosser Curaredosen, um vom Darmkanal aus Vergiftungserscheinungen hervorzubringen. Wahrscheinlich verhält sich das Vipergift in dieser Beziehung ähnlich dem Curare und kann daher gefahrlos verschluckt werden.

Hermann (23) prüfte durch Versuche an Fröschen, welche Abschnitte der nervösen Centralorgane einen Einfluss auf die Resorption haben. Zerstört man das ganze Rückenmark, so dass nur Medulla oblongata und das übrige Hirn unverletzt bleiben, oder zerstört man ausser dem Rückenmark auch noch die Hirntheile, welche vor dem verlängerten Mark liegen, so dass dieses allein von allen Centralorganen übrig bleibt, so kommt bei solchen Thieren Aufsaugung und Fortführung einverleibter Stoffe zu Stande, wenn auch etwas langsamer als bei unverstümmelten Fröschen. Spritzt man z. B. solchen Thieren eine Auflösung von gelbem Blutlaugensalz in den dorsalen Lymphsack oder in den Unterschenkel, so lässt sich nach 10—20 Minuten das Eisensalz überall im Blute nachweisen. Curare und andre Gifte bringen allgemeine Vergiftungserscheinungen hervor. In einer anderen Reihe von Versuchen wurde das ganze Gehirn mit Einschluss des verlängerten Marks zerstört und nur das Rückenmark unversehrt gelassen. Auch bei diesen Thieren wurden alle der Prüfung unterworfenen Stoffe rasch resorbirt und schon nach 5—12 Minuten im Blute vorgefunden. Ja selbst wenn nur der hintere Theil des Rückenmarks verschont geblieben war, trat wenn auch verzögert Resorption ein. Dagegen liess sich bei Thieren, welchen das ganze Gehirn und ausserdem das ganze Rückenmark vernichtet war, nicht mehr nachweisen, dass Stoffe, die in den Lymphsack oder in die Muskeln gespritzt waren, ins Blut übergingen. Das Zustandekommen von Resorptionsvorgängen ist also abhängig davon, dass Medulla oblongata oder ein Theil dieser Organe vorhanden sind. Es sind dies dieselben Centralorgane, von denen der Blutkreislauf abhängt. Werden Hirn und Rückenmark vernichtet, so hört der Tonus der Gefässe und in Folge davon die Blutbewegung und die Möglichkeit der Fortführung von resorbirten Stoffen auf. Wird das Rückenmark unversehrt gelassen, so erlischt der Tonus und die Blutbewegung nicht; denn beim Frosch ist das Rückenmark ein selbständiges Centrum für den Gefässtonus. Am Schluss seiner Abhandlung behauptet V., dass nach Unterbrechung der Circulation z. B. Ausschneidung der Aorta auch bei Thieren, die noch alle Nervencentra besitzen, Resorption und Fortführung resorbirter Stoffe in den Gefässbahnen nicht mehr möglich sei. Dies ist, wie Goltz inzwischen bewiesen hat, irrthümlich; denn auch nach Durchschneidung der Aorta werden Stoffe aus dem dorsalen Lymphsack resorbirt und gelangen bis ins Herz, vorausgesetzt dass die Centra des Gefässtonus erhalten blieben. Vergleiche diesen Bericht für 1871 S. 141.

Althann (24) giebt eine sehr eingehende kritische Beleuchtung aller über den Kreislauf in der Schädelhöhle bekannt gewordenen Arbeiten. Um die zahlreichen Widersprüche, welche die Literatur in Bezug auf den Zusammenhang der Arachnoidealräume und der Hirnhöhlen enthält, aufzuklären, machte V. Injectionsversuche an Leichen von Thieren und Menschen. Nachdem zunächst die Cerebrospinalflüssigkeit aus einer Nackenwunde möglichst vollständig entleert war, wurde durch dieselbe Kanüle, welche zur Entleerung gedient hatte, unter einem Druck von 8 9 Mm. Quecksilber eine Leimlösung injicirt. Es fanden sich bei der nachfolgenden Untersuchung die sämmtlichen Subarachnoidealräume des Gehirns sowohl wie des Rückenmarks mit Leimmasse gefüllt, so dass alle diese offenbar zusammenhängen. Durch eine andere Reihe von Versuchen wurde dargethan, dass auch die Hirnhöhlen mit den Subarachnoidealräumen in Verbindung stehen. Wenn nämlich die vordere Oeffnung des Aquaeductus Sylvii bloss gelegt und durch diese eine Leimlösung in den vierten Ventrikel eingespritzt wurde, so gelangte die Injectionsmasse zugleich auch in die Subarachnoidealräume. Das sogenannte Foramen Magendii, durch welches der vierte Ventrikel mit den Subarachnoidealräumen in Verbindung steht, ist demnach wirklich vorhanden. — Die bekannten Erscheinungen, welche am lebenden Thier nach Abfluss der Cerebrospinalflüssigkeit eintreten, erklärt Verf. aus der starken Gehirnhyperämie, durch welche der früher vom Liquor cerebro-spinalis eingenommene Raum ausgefüllt wird. Die hyperämische Ausdehnung der Arterien soll nämlich Zusammendrückung der Capillaren, demnach Circulationsverlangsamung und mangelhafte Ernährung des Gehirns zur Folge haben.

Goltz.

[illegible] 38) Obersteiner, Zur Theorie des [illegible] Zeitschr. für Psychiatrie [illegible]

B. Physiologie des Nervensystems.

I. Peripheres Nervensystem.

1) Schiffer, Erhaltung der Nervenerregbarkeit nach Unterbrechung der Blutzufuhr. Berliner klin. Wochenschr. No. [illegible] — 2) Bidder, Einige Beobachtungen über Hemmungsnerven und Hemmungscentren. Archiv für Anatom. und Physiologie Jahrg. 1871, S. [illegible] — 3) [illegible], Contribution à la physiologie des nerfs [illegible]. Bullet. de l'Acad. Belgique No. 4. — 4) Arloing et Tripier, Contribution à la physiologie des nerfs vagues. Arch. de physiologie normale et pathologie. No. 4. — 5) Legros et Onimus, Physiologie des nerfs pneumogastriques. Journ. de l'anatomie et de la physiologie No. [illegible] und Compt. rend. LXXV. No. [illegible] — 6) [illegible], Ueber einen Fall von [illegible]. Pflüger's Arch. Bd. V. pag. 181. — 7) [illegible], Der Vagus ist auch [illegible] des Herzens. Pflüger's Archiv Bd. V. [illegible] — 8) [illegible], To ascertain the [illegible] of the Laryngeal nerves. Medical [illegible] pg. [illegible] — 9) van Braam Houckgeest, [illegible] über Peristaltik des Magens u. Darmkanals. Pflüg. Arch. Bd. [illegible] — 10) [illegible], Studien über die Bewegungen der [illegible] und des Magens des [illegible]. Pflüg. Arch. VI. S. [illegible] — 11) [illegible], L. Experimentelle Studien über den [illegible]. Pflüger's Arch. Bd. V. [illegible] — 12a) [illegible], Zur Innervation der [illegible]. Pflüger's Arch. Bd. VI. [illegible] — 12b) Heidenhain, Ueber die Wirkung einiger Gifte auf die Nerven der Glandula submaxillaris. Pflüger's Archiv Band. V. [illegible] — [illegible]

II. Central-Nervensystem.

[illegible]

In einer früheren Arbeit war es SCHIFFER (1) gelungen nachzuweisen, dass bei Säugethieren die centralen Nervenendapparate im Rückenmark nach Abschneidung der Blutzufuhr sehr rasch absterben, und dass das Resultat des bekannten STENSON'schen Versuchs auf dieser Thatsache beruhe. Etwas länger bewahren die peripherischen Nervenendapparate, sensible sowohl wie motorische, ihre Erregbarkeit. Schneidet man ihnen jede Nahrungszufuhr ab, so ersterben sie erst nach etwa einer Stunde. Es blieb nun noch die Frage zu beantworten, wie sich in dieser Hinsicht die zwischen beiden Endapparaten ausgespannten Nervenfäden verhalten. Es existirt keine Thatsache, die eine unzweideutige Antwort auf diese Frage gäbe. Durchschnittene und eine Strecke weit frei präparirte Nerven bewahren allerdings lange ihre Erregbarkeit, wie aus den Schmerzensäusserungen des Thieres bei Reizung des centralen, und aus der Muskelzuckung bei Reizung des peripherischen Endes hervorgeht. Um nun zu beweisen, dass der Erfolg nicht davon abhänge, dass dem frei präparirten Nerven von den Enden her Nahrungsmaterial zuströme, wurde ein ca. 2 Zoll langes Stück des N. ischiadicus eines Kaninchens ausgeschnitten und durch ein Glasrohr gezogen, dessen beide Oeffnungen mit Wachs verklebt wurden. Das Ganze wurde dann in die Operationswunde des Thieres gebettet und blieb so 4—5 Stunden liegen. Nach dieser Zeit liess sich an dem ausgeschnittenen Stück der elektrotonische Zustand erzeugen, und so ein untrügliches Zeichen seiner noch vorhandenen Erregbarkeit geben. Zu diesem Zwecke wurde das Nervenstück an den freipräparirten und durchschnittenen Ischiadicus der andern Seite eine Strecke weit angelegt und das freie Ende der Einwirkung des constanten Stromes unterworfen. Bei Schliessung und Oeffnung des Stroms erfolgte Zuckung in dem von dem durchschnittenen, also nicht direct gereizten Ischiadicus versorgten Muskelgebiet.

Verfasser überzeugte sich, dass es sich hierbei nicht etwa um den Effect von Stromschleifen und Nebenschliessungen, sondern lediglich um Schwankungen des Eigenstromes handelte, welche gross genug waren, um den anliegenden Ischiadicus zu erregen. Da aber nach des Verfassers Ansicht der hier zu Tage tretende Electrotonus nur einem noch lebenden Nerven zukommt, so hält er es für bewiesen, dass der ganz aus seinem Zusammenhange herausgenommene Nerv noch 4—5 Stunden seine Erregbarkeit erhalte.

BIDDER (2), der übrigens die Hemmungswirkung des Herzvagus als eine feststehende physiologische Thatsache betrachtet, bespricht in seinen Bemerkungen über Hemmungsnerven und Hemmungscentren die verschiedenen von VOLKMANN, v. BEZOLD, CYON u. A. aufgestellten Theorien, von denen er keine als vollkommen stichhaltig und beweislich hält, in Manchem nichts als einfache Umschreibungen der Thatsachen findet. Fest steht für ihn, dass das Herz seine eignen in ihm gelegenen Bewegungscentren hat, und dass diese es sind, welche von den von aussen an dasselbe herantretenden Nervenfasern (erregenden und hemmenden) zunächst beeinflusst werden, er verwirft daher die neuerdings gemachte Annahme (von SCHMIEDEBERG u. A.) besonderer Erregungs- und Hemmungscentren, welche sich gewissermassen zwischen Vagus und Sympathicus einerseits und den automatischen Centren des Herzens einschieben, und deren Erregungszustände sich erst auf letztere durch eigne Verbindungsbahnen übertragen sollten, als unerwiesen und überflüssig zur Erklärung selbst der von SCHMIEDEBERG vorgebrachten Thatsachen, der verschiedenen Wirkung des Nicotins, Muscarins und Atropins. Die erregenden wie regulirenden (hemmenden) Fasern stehen nach seiner Annahme in directer Beziehung zu den Herzcentren und vermögen je nach ihrer Natur die Erregungsvorgänge in den Ganglien dieser bald zu steigern, bald zu vermindern. Die Hemmungs- und Erregungscentren für das Herz liegen demnach nicht in demselben, sondern ausserhalb in der Medulla oblongata.

Auch MASOIN (8) spricht sich nach eingehender Besprechung der **Hemmungs- und Erschöpfungstheorie des Herzvagus**, theils gestützt auf eigne Anschauung, theils nach reiflicher Abwägung der Beweisführung anderer Autoren, **unbedingt für jene** aus. Als neu erfahren wir aus seinen eigenen Versuchen, welche mit aller nur möglichen Sorgfalt zur Vermeidung von Beobachtungsfehlern angestellt wurden (vgl. das Original), dass der rechte Vagus bei sehr viel geringeren Reizen die Schlagfolge des Herzens verlangsamt, viel früher seinen diastolischen Stillstand bewirke als der linke, dass oft Reizwerthe vom rechten Vagus aus letzteren bereits bedingen, welche vom linksseitigen Nerven aus eine eben nur beginnende Verlangsamung hervorrufen, dass ferner auch die Wirkung rechts eine viel nachhaltigere sei als links; dass aber, so lange das Herz noch pulsirt, die Reizung des einen oder des anderen Nerven stets die Gesammtmusculatur zugleich erschlaffe, in keinem Falle das eine oder das andere eine grössere oder schnellere Wirkung auf die einzelnen Abschnitte des Herzens an den Tag lege.

Die **energischere Einwirkung des rechten Vagus auf das Herz** fanden auch TAPPES und ARLOING (4) in ihren Versuchen an Pferden, Hunden, Kaninchen, wenn auch nicht ausnahmslos. Weiter fanden die Verfasser, dass die hemmende Wirkung der electrischen Reizung des Vagus erheblich geschwächt werde durch Durchschneidung der Medulla spinalis unterhalb der Med. oblongata, so dass Stromstärken, welche vorher diastolischen Stillstand erzeugten, nach der Durchschneidung eine Verlangsamung hervorriefen, schwächere Ströme sogar in letzterem Falle wirkungslos blieben, obwohl sie vor der Durchschneidung unzweifelhaft die Herzthätigkeit verlangsamten.

Ohne sich übrigens bestimmt für die SCHIFF-MOLESCHOTT'sche Erschöpfungstheorie auszusprechen, finden sich die Verfasser doch insoweit mit dieser im Einklang, als auch sie bei Verwendung sehr allmälig anwachsender Stromstärken zunächst eine mässige Beschleunigung des Pulses eintreten sahen. Wie schon frühere Beobachter fanden die Verf., dass bei eintretender Verzögerung der Herzschläge, die manometrische Bestimmung in der Carotis einen grösseren Puls, d. h. eine grössere Oscillation zwischen minimaler und maximaler Hebung des Quecksilbers nachwies. Die electrische Reizung durchschnittener Vagi wirkt übrigens viel energischer, als die intacter.

Die Angabe, dass centripetale Reizung des einen durchschnittenen Vagus bei Integrität des andern ganz denselben Effect habe, wie Reizung des peripheren Endes können die Verfasser bei Verwendung schwacher Ströme nicht bestätigen. Vielmehr sahen sie in ihren Versuchen auf Reizung des centralen Endes mässige Beschleunigung, mindestens aber eine grosse Unregelmässigkeit der Herzaction und Drucksteigerung eintreten. Der Erfolg blieb aber auch nach Durchschneidung beider Vagi, kann also nicht auf Rechnung der reflector. Vagus-Reizung gebracht werden. Ob aber der Widerspruch, in welchem sich die Verfasser zu den Angaben anderer Beobachter befinden, nicht einfach darin seine Erklärung findet, dass es zur reflectorischen Erregung der intacten Vagusbahn eben stärkerer Ströme bedarf?

Der auf Reizung erfolgenden Steigerung der Pulsgrösse entspricht übrigens nach der Verfasser graphischen Aufzeichnungen der Ventrikelcontractionen (durch die Vorrichtung CHAUVEAU's) keineswegs eine Steigerung der systolischen Thätigkeit des rechten Ventrikels und da es nicht denkbar, dass die Energie des linken grösser sei, so bleibt nur die Annahme MAREY's, dass der Carotis-Puls nicht steige in Folge gesteigerter Herzthätigkeit, sondern in Folge verminderter Spannung im arteriellen System.

LEGROS und ONIMUS (5) kommen am Schlusse ihrer Abhandlung zu der Ansicht, **dass die einfache Thatsache, dass electrische Erregung der Vagi Verlangsamung event. Stillstand des Herzens bewirkte, noch nicht zu der Annahme berechtige, dass der Vagus die Herzthätigkeit regulire.** Welche physiologische Function sie selbst ihm dem Herzen gegenüber zuschreiben, ist aus ihrer Besprechung schwer verständlich. Dass ferner jener Erfolg auch ohne directe Reizung des Vagus erzielt werden könne durch reflectorische Erregung desselben, dass selbst einfache Inductions-Schläge bereits ihren erregenden Einfluss durch Verzögerung der Herzthätigkeit äussern, davon sprechen die Verfasser gar nicht. Im Uebrigen haben sie ähnliche Versuche, wie sie bereits v. BEZOLD 1858 (VIRCHOW's Archiv, Bd. 14) veröffentlichte mit intermittirender electrischer Reizung des Herzvagus angestellt. Wie v. BEZOLD fanden sie, dass eine verhältnissmässig geringe Zahl von rhythmisch sich folgenden elektrischen Schlägen (Inductionsschläge oder Schliessung und Oeffnung einer fünfgliedrigen Batterie) ausreiche, um bei Kaltblütern, wie bei Warmblütern Verlangsamung ja Stillstand der Herzthätigkeit zu bewirken. Wie v. B. fanden sie, dass bei Kaltblütern eine sehr viel langsamere Folge der Reize ausreiche, um den angegebenen Erfolg zu haben. Zwei bis drei Reize in der Secunde genügten um bei Fröschen, Schlangen und Schildkröten erhebliche Verlangsamung ja Stillstand zu erzeugen. v. BEZOLD's Versuche an Kaninchen hatten wohl bei der von ihm in Anwendung gebrachten Schnelligkeit der Reizfolge (182 einfache Reize in der Minute d. h. 3 in der Sec.), eine zweifelhafte Verlangsamung, nie aber Stillstand bewirkt. Die beiden französischen Beobachter sahen auch letzteren eintreten – aber bei einer Schnelligkeit, wie sie von v. BEZOLD absichtlich ihrer tetanisirenden Wirkung halber vermieden wurde (15–20 Intermissionen in der Secunde). Streng genommen geben die Beobachtungen also nur die bekannte Thatsache, dass ein tetanisirter Vagus Herzstillstand erzeugt. Bekannt war aber auch schon durch v. BEZOLD, dass Intermissionen in der electrischen Reizung von einer Trägheit, mit der sie noch nicht tetanisirend zu wirken vermögen, schon im Stande sind erhebliche Verlangsamung der Herzschläge zu veranlassen.

Wie andere Beobachter vor ihnen sahen die Verf. mit der Pulsfrequenz auch den Druck im arteriellen System sinken, die Pulsgrösse steigen. Ueber das Detail der Versuche, über die Methode und den instrumentalen Apparat muss auf das Original verwiesen werden.

Zu eigenthümlichen Angaben kommt FOSTER (6) bei seinen Durchschneidungs- und Reizversuchen am Herzen von Anodon. Das aus dem Körper herausgeschnittene in seinem Blute schwimmende Herz dieses Thieres pulsirt wie ein Froschherz Stunden ja Tage lang mit langsam abnehmendem Rhythmus. Aus der Thatsache nun, dass selbst nach der Trennung der Ventrikel von den Vorhöfen beide noch fort pulsiren, zieht Verfasser den seltsamen Schluss, dass dem Schneckenherzen keine automatischen localisirten Nervencentren zukommen. Auf diesem Schlusse aber basiren die sämmtlichen Folgerungen aus den angestellten Reizversuchen. Schwache aber überhaupt noch wirksame electrische Reizung des Herzens bewirke diastolischen Stillstand, allmälig sich steigernden Tetanus in Form wühlender Bewegung der Herzmusculatur.

Verfasser findet nun einen Unterschied zwischen diesen und den bei Wirbelthieren gefundenen Thatsachen darin: 1) dass es sich bei letzteren um eine Nervenwirkung handele, während dem Schneckenherzen die Nerven fehlen (?); 2) könne man das Wirbelthierherz nie vom Vagus aus tetanisiren (wohl aber wenn man wie in des Verfassers Versuchen die Electroden direct auf die Herzsubstanz aufsetzt. Ref.) 3) Unterscheide sich das Schneckenherz von dem der Wirbelthiere in seinem Verhalten gegen Atropin, und doch beseitigt letzteres nach des Verfassers eignen Angaben sehr schnell wie beim Wirbelthierherzen die hemmende Wirkung electrischer Reizung. Dass letztere auch sonst am ausgeschnittenen absterbenden Herzen allmälig erlischt, hindert doch nicht in der Atropin-Wirkung etwas specifisches zu finden. Wenn der Verfasser schliesslich aus seinen Versuchen zu einer Warnung vor der Annahme von Hemmungs-Nerven und Nervencentren kommt, so ist dies ebenso schwer verständlich, wie seine jenen substituirte Interferenz-Theorie.

GUBBOCHI bestätigt durch Versuche an Kaninchen (7) dass der Vagus auch Empfindungsnerv für das Herz sei wie beim Frosch (GOLTZ). Er sah bei Betupfung der hintern Fläche der Vorhöfe der bei curarisirten (?) Thieren freigelegten Kaninchenherzen Reflexe in den hinteren Extremitäten eintreten.

Ueber die Beziehungen des Vagus zur Respiration liegen neue Beobachtungen von TRIPIER und ARLOING (4) vor; wie der rechte Vagus dem Herzen, so spielt der linke der Respiration gegenüber eine wichtigere Rolle, als der der andern Seite. Seine Reizung (centrales Ende) durch schwache electr. Ströme ruft jedoch nie (wie ROSENTHAL und BURT sahen) Beschleunigung der Athembewegungen, sondern stets Stillstand in der Exspiration hervor; zuweilen während der Einwirkung des Reizes sahen die Beobachter erneute Bewegungen eintreten, stets aber mit entschiedenem Ueberwiegen der Exspiration. Mittlere und starke Ströme bewirken heftige Inspiration, der aber unmittelbar eine ebenso tiefe Exspiration folgt. Nie glückte es durch starke Ströme dauernden Stillstand der Respiration zu erzeugen. Neu sind der Verfasser Angaben über den Erfolg der Reizung des peripheren Stumpfes der durchschnittenen Nerven. Unzweifelhaft verändert letzterer den Typus der Respirationsbewegung, wenn auch nicht in so prononcirter Art wie die Erregung des centralen Endes. Ob in diesen Versuchen der Einfluss auf das Herz nicht eine wesentliche Rolle spielt, sein Stillstand oder seine Verlangsamung die Respirations-Störung bedinge?

Ueber die Bedeutung der Vagus-Aeste für die Kehlkopfs-Muskulatur sind von E. NAVRATIL (8) neue Versuche an Hunden und Katzen angestellt. Er fand 1) dass der Laryngeus superior gar keinen motorischen Einfluss auf die Kehlkopfsbewegung ausübe; 2) dass vielmehr der Recurrens allein sämmtliche Kehlkopfsmuskeln innervire, und dass nach seiner Durchschneidung die Stimmritze jene mittlere Weite bekomme, die sie im Tode zeigt; 3) der Accessorius Willisii ohne jeden Einfluss auf die Kehlkopfsmuskeln sei. 4) dass endlich Durchschneidung beider Recurrentes von den Thieren wohl ertragen werde, während die Durchschneidung beider Halsvagi absolut tödtlich sei. In einem Falle überlebte ein Hund die Operation (Durchschneidung der Recurrentes) vom 10. März bis 7. Mai (d. h. er lebte auch zu dieser Zeit noch und machte keine Miene in Folge des Eingriffs zu sterben).

(Ueber 9. 10. 11. s. Physiol. erst. Theil 17 – 20. S. 134–135.)

DEMTSCHENKO (12a) bestätigt die Angabe HERZENSTEIN's, dass electrische Reizung des ramus lacrymalis N. trigemini bei Hunden, Katzen und Kaninchen die Thränensecretion vermehrt, während es ihm nicht gelang, (wie HERZENSTEIN) einen gleich evidenten Erfolg durch directe Reizung der subcutaneus malae zu erzielen. Reflectorisch liess sich die Thränensecretion anregen, (natürlich bei Integrität des Lacrymalis) durch Reizung eines jeden aus dem Gehirn entspringenden Gefühlsnerven. Verf. stützt sich bei der letzteren Angabe theils auf seine Versuche an Thieren, theils auf seine Erfahrung an Menschen. Dass auch Erregung des Opticus die Thränenabsonderung vermehrt, ist den Ophthalmologen längst bekannt.

Reizung des Halssympathicus hatte bei Hunden, Katzen und Kaninchen neben bekannten Erscheinungen auch deutliche Vermehrung der Thränen zur Folge, ob aber ein quantitativer und qualitativer Unterschied zwischen Sympathicus- und Trigeminus-Thränen besteht, liess sich nicht feststellen; oft lieferte Sympathicus-Reizung allerdings viel mehr Secret, als die des Lacrymalis, gleichwohl war jenes (wenigstens bei Kaninchen) trübe, dieses klar. Für die Beeinflussung der Thränenabsonderung durch den Trigeminus sprechen nach des Verf. Angabe auch die Beobachtungen an Menschen mit centraler Trigeminus-Lähmung, welche weder weinen können, noch reflectorische Absonderung zeigen.

Die Behauptung HERZENSTEIN's, dass nach Lacrymalis-Durchschneidung paralytischer continuirlicher Thränenfluss eintrete, kann Verf. nicht bestätigen. Bei intracranieller Durchschneidung des Trigeminus bleibt das Auge stets trocken, die gegenstehenden positiven Resultate HERZENSTEIN's sieht Verf. als Folge der sehr eingreifenden Operation (Durchschneidung in der Orbita) an. Die zuweilen nach Durchschneidung des Halssympathicus sich einstellende vermehrte Feuchtigkeit der Lidspalte ist nur eine durch Lähmung des Augenlides bedingte vermehrte Ansammlung, nicht eine vermehrte Secretion. Dass die Blutfülle der Drüse einen Einfluss auf ihre Thätigkeit habe, fand Verf. wie bereits vor ihm HERZENSTEIN. Fast gleichzeitig prüfte WOLFERZ (13) die Innervationswege der Thränendrüse; auch er sah beim Schaf vermehrte Absonderung auf Reizung des R. lacrymalis, aber auch des subcutaneus malae, auch er konnte von den Empfindungsnerven des Kopfes reflectorisch den Abfluss der Thränen verstärken, auch er sah Reizung des Halssympathicus von unzweifelhaftem Einfluss auf denselben.

Gegen die noch neuerdings von KEUCHEL ausgesprochene Ansicht, dass die durch Reizung der Drüsennerven bewirkte Circulationsänderung ausreiche, um den Einfluss jener auf die Secretionssteigerung zu erklären, sprechen die sehr interessanten Thatsachen, welche HEIDENHAIN (12b) bei Prüfung einiger Gifte auf die Speichelsecretion fand. Die Versuche wurden an curarisirten Hunden angestellt und ergaben, dass Atropin, ebenso Daturin die Erregungsfähigkeit von der Chorda tympani vernichte, während der Einfluss der letzteren auf die Circulation in der Drüse vollständig erhalten blieb. Die Alkaloide vernichten aber nicht, wie in den bekannten Versuchen GIANUZZI's, die Functionsfähigkeit der Drüsenzellen, denn Reizung des Sympathicus zeigt sich durchaus wirksam auf die Drüse, da somit alle drei bei der Secretion betheiligten Factoren: Drüsenzellen, Chorda- und Sympathicusfasern functionsfähig sind, nur das wirksame Ineinandergreifen der beiden ersten beseitigt erscheint, so ist der Schluss wohl gerechtfertigt, dass das Gift im Gebiete der Chordafasern einen besondern Angriffspunkt eigenthümlicher Art finde, der im Gebiet des Sympathicus fehle. Wie nach ARNSTEIN und SUSTSCHINSKY die durch Atropin vernichtete Vagus-Erregbarkeit durch Calabarextract, so kann auch die Erregbarkeit der Chorda durch Einverleibung desselben Giftes hergestellt werden. Sehr eigenthümliche Resultate ergab nun die alleinige Wirkung des Calabarextracts. Wurde vor Einverleibung des letzteren einerseits die Chorda durchschnitten, so trat auf der andern Seite als Resultat der Calabar-Wirkung Salivation ein, während sie auf diesen fehlte, die Anregung zur Drüsenthätigkeit muss also central erfolgen. Auf der Seite der durchschnittenen Chorda tritt gleichzeitig Lähmung der Drüse (d. h. Unerregbarkeit von der Chorda aus) ein, in Folge der durch einen heftigen Gefässkrampf bewirkten Anaemie; auch letzterer ist centralen Ursprungs, er schwindet und mit ihm die Unerregbarkeit der Chorda bei nicht gar zu grossen Dosen des Giftes nach Durchschneidung des Sympathicus. Spritzt man nun nach Eintritt der Calabar-Wirkung 2—4 Milligramm Atropin ein, so büsst die durchschnittene Chorda ihre secretorische Wirksamkeit vollständig ein, während die Beschleunigung des Blutstroms, selbst nach Trennung des Sympathicus viel entschiedener sich bemerklich macht, als vorher.

Erneute Calabarisirung kann die Functionsfähigkeit der Chorda restituiren, während ihr Einfluss auf den Blutstrom mehr und mehr sinkt. Einen derartigen Krampf der Drüsengefässe, wie er vor der Atropin-Einverleibung, die ganze Drüse fast blutleer macht, kann man selbst mit gesteigerten Dosen des Giftes nicht bewirken. Ebensowenig aber secernirt die Drüse mit intacter Chorda in Folge centraler Erregung durch das Physostigmin.

Das Nicotin wirkt in kleinen Mengen reizend, in grössern lähmend auf die Secretionsnerven (Chorda und Sympathicus) und zwar sowohl auf die centralen wie peripheren Ausbreitungsbezirke der Chorda (Durchschneidung der Chorda hebt den Effect nicht auf, wenn sie ihn auch schwächt). Die Lähmung fällt meistens mit der sehr erheblichen Beschleunigung der Herzthätigkeit zusammen.

Digitalin bewirkt wohl bei allmälig sich steigernder Injectionsmenge gleichzeitig mit Vermehrung der Pulsfrequenz eine centrale Erregung der Chorda (welche nach Durchschneidung letzterer fehlt), nie aber erzielt man eine Lähmung derselben.

Lussana (14) theilt neue klinische Beobachtungen mit, die es unzweifelhaft erscheinen lassen, dass die Geschmacksempfindungen in den vorderen Abschnitten der Zunge durch Facialis-Fasern vermittelt werden, welche in dem Ramus lingualis des Trigeminus verlaufen.

Den Einwand Vulpian's, dass nach Ausreissung des Facialis (Zerstörung der Chorda tympani) und die zur Glandula submaxillaris gehenden Fasern der letzteren degeneriren, die Nerven der Zunge dagegen intact bleiben, weist er (wie Schiff) durch die Annahme zurück, dass jenes von Waller gefundene Gesetz der Atrophirung der vom Centrum getrennten peripheren Nerven, für solche keine Anwendung finden könne, welche zwei und mehr Ernährungscentren passiren, wie solches bei den Zungennerven unzweifelhaft der Fall sei. So fand er denn auch nach Durchschneidung des Ramus lingualis, ebenso wie nach Zerstörung der Chorda tympani, eine nur sehr theilweise Atrophie der peripheren Nervenröhren.

Gegenüber der von Schiff gegebenen Darstellung über den Ursprung und Verlauf der vorderen Geschmacksnerven bleibt Verf. bei seiner und Inzani's Angaben, denen zu Folge die vorderen Geschmacksnerven ihren Ursprung nahe den Zellen des Glossopharyngeus nehmen, durch den N. intermedius Wrisbergii, dann sie vereint in die Pars petrosa des Facialis treten, sich an der Bildung des Ganglion geniculatum betheiligen, in der Chorda tympani den Stamm des Facialis verlassen und durch sie in den Ramus lingualis Trig. treten. Diese Darstellung im vollen Einklange mit der anatomischen Zergliederung Scarpa's, Barbarisi's und Morganti's stellt ein einheitliches Geschmackscentrum her, von welchem die Geschmacksnerven für die vorderen Zungenpartien (Facialis) wie für die hintere (Glossopharyngeus) ausgehen. Schiff hatte bekanntlich, gestützt auf zahlreiche Versuche, eine wesentlich andere Darstellung über Ursprung und Verlauf der Geschmacksnerven gegeben. Nach ihm stammen die vorderen Geschmacksnerven von der Portio major Trigemini, treten aus dem Ganglion semilunare, in den zweiten Ast des Trigeminus, gehen durch das Gangl. sphenopalatinum und durch den N. Vidianus in das Gl. geniculatum des Facialis, um von hier durch die Chorda tympani in den Ram. lingualis einzulenken. Die Zulässigkeit dieser Darstellung bestreitet Lussana und stützt sich dabei auf die zahlreichen widersprechenden Versuche von Prevost, Jolyet, Rosenthal und Alcock. Bezüglich der Details der sehr eingehenden Discussion, welche wesentlich neue Thatsachen den älteren nicht anreiht, muss auf das Original verwiesen werden (Jahresbericht 1869).

In einer früheren Mittheilung hatte Moreau (15) gezeigt, dass Durchschneidung der die Ohrarterien des Kaninchens begleitenden Nervenstämmchen nur dann eine Blutüberfüllung bewirke, wenn gleichzeitig der vom Pl. cervicalis stammende auricularis magnus durchschnitten wird. Hieran knüpft er die weitere Angabe, dass in Fällen, in welchen die Durchtrennung des Hals-Sympathicus nicht den von Cl. Bernard zuerst gesehenen Effect auf die Ohrgefässe, wenigstens nicht ganz evident hat (wie das bekanntlich zuweilen der Fall ist), die nachträgliche Durchschneidung des Auricularis augenblicklich die lebhafteste Erweiterung und Füllung aller Ohrgefässe bewirke. Schon Schiff hat auf den vasomotorischen Einfluss dieses Nerven aufmerksam gemacht. Moreau zeigt nur, dass alleinige Durchschneidung des Auricularis durchaus nicht den eben erwähnten eclatanten Erfolg habe, dass aber auch die Deutung der Thatsachen nicht zulässig sei, welche durch die Durchschneidung des sensiblen Auricularis eine verstärkte Herzaction zu Stande kommen und diese auf die ihres Tonus (durch Sympathicus-Durchschneidung) beraubten Arterie wirken lässt. Wenn diese Deutung richtig, so müsste bei doppelseitiger Lähmung der Sympathici und einseitiger Durchschneidung des Auricularis beiderseits Hyperaemie eintreten, was jedoch nie erfolgt. Die einzige zulässige Erklärung findet Verfasser darin, dass Durchschneidung des Sympathicus ebenso wie alleinige Durchschneidung des Auricularis oft nur partielle Erweiterung der Arterien zur Folge haben, dass der Sympathicus vorwiegend die vasomotorischen Fasern für die untere, der Auricularis für die oberen Abschnitte der Ohrarterie führen, partielle Erweiterungen aber bei gleichzeitiger Contraction der darüber oder darunter liegenden Gefässpartien das Zustandekommen einer allgemeinen Hyperaemie verhindern können.

In einer anderen Mittheilung zeigt Moreau (16), dass die vorübergehende Verengerung einer freigelegten Intestinal-Arterie, die er nach Durchschneidung des benachbarten sympathischen Nerven beobachtete, nur scheinbar der Erweiterung der Ohrarterien nach Durchschneidung des Halssympathicus widersprechen. Jene Verengerung ist, wie er sich deutlich überzeugte, stets Folge der bei der Operation schwer zu vermeidenden mechanischen Zerrung der Gefässe.

Wie Goltz, Bernstein und Asp fanden auch S. Mayer und Pribram (17) in ihren Versuchen an Hunden und Katzen, dass electrische, mechanische oder thermische Reizung des Magens Verlangsamung der Pulsfrequenz und Drucksteigerung im arteriellen System zur Folge hat; jene trat nur ein bei erhaltenen Vagosympathicis, letztere auch nach deren Durchschneidung. Es handelt sich also um eine reflectorische Erregung der hemmenden Vagusfasern wie der vasomotorischen der Gefässe. Genauere Prüfung erwies, dass die Reizung der Schleimhaut allein den gleichen Erfolg nicht hatte (entgegen den Angaben von Hermann und Ganz), dass nur dann die Erregung derselben sich wirksam zeigte, wenn zugleich die Muskelschicht erregt wurde. Ott's Angabe, dass bei vegetabilischer Kost die Pulsfrequenz sinke, erklärt sich vielleicht durch die stärkere Füllung und der ihr folgenden Dehnung der Magenwände bei Aufnahme ausreichender vegetabilischer Kost. Die entgegenstehenden Angaben Ikmann's über die reflectorische Wirkung der Kälte von der Schleimhaut aus, erklärt sich möglicher Weise aus einer sich unabsichtlich einmischenden mechanischen Erregung der sämmtlichen Magenhäute, wie denn die schädliche Wirkung eines kalten Trunkes neben der Temperaturerniedrigung auch auf die Menge der aufgenommenen Flüssigkeit zurückzuführen sein dürfte.

Heidenhain (18) antwortet durch erneuerte Beobachtungen auf die ihm von Fr. Riegel gemachten Einwände, und bleibt, gestützt auf Jene, die gleichzeitig eine Kritik der Versuche Riegel's geben, die Quellen seiner möglichen Irrthümer aufzudecken sich bestrebend, dabei, dass die Verwerthung des vasomotorischen Nervensystems zur Regulirung des Wärmehaushaltes durchaus ausreiche, ohne jedoch zu behaupten, dass in dem Einfluss, welchen die sensiblen Nerven vermöge ihrer reflectorischen Einwirkung durch die Gefässnerven auf die Wärmeausgaben üben, das alleinige oder auch nur hauptsächlichste Mittel der Wärmeregulirung abgebe. Er erinnert daran, welchen schwerwiegenden Einfluss nicht nur die Grösse der Hautperspiration, sondern auch die partielle gruppenweise Thätigkeit der Vasomotoren haben können, zumal letztere weitaus andere Folgen für die Wärmeregulirung nach sich zu ziehen vermögen, als die von ihm in seinen Versuchen bewirkte Erregung der gesammten Gefäss-Nerven.

Am Schlusse seiner Abhandlung vindicirt Heidenhain: Mantegazza die Priorität in der Angabe, dass bei sensibler Reizung Temperatur-Erniedrigung im Innern des Körpers eintrete; Liebermeister die Bedeutung der Circulations-Geschwindigkeit für die Innen-Temperatur, und Goltz die richtige Deutung des vasomotorischen Einflusses auf die Stromgeschwindigkeit.

Für die wesentlichsten Punkte nimmt jedoch O. Naumann (19) für sich die Priorität in Anspruch, er reproducirt zum Beweise dessen seine Mittheilungen in der Prager Vierteljahrsschrift vom Jahre 1863. Aus seinen dort aufgestellten Thesen ergiebt sich, dass verhältnissmässig schwache Hautreize die Herz- und Gefässthätigkeit erhöhen, die Herzcontractionen verstärken, die Gefässe verengen, den Blutlauf beschleunigen, dass die Körpertemperatur vorübergehend steigt, um dann nachhaltig (oft noch eine halbe Stunde nach Aufhören des Reizes) erheblich zu sinken. Schon vor Goltz und Damschfeld sah er auf Reizung des Magens Verminderung des Blutdrucks, und oft Stillstand des Herzens, ohne dass ihm jedoch wohl die ganze Tragweite dieses Erfolges, seine Abhängigkeit von der reflectorischen Erregung des Vagus klar ward.

Bernstein (20) bestätigt die Angaben Goltz's, dass eine in den Rückenlymphsack eines Frosches gefüllte ClNalösung nur bei erhaltenem Rückenmark resorbirt werde und aus der eröffneten Aorta des aufgehängten Thieres abfliesse, kann sich aber der Folgerung, dass dem Rückenmark ein specifischer Einfluss auf die Resorption zukomme, nicht anschliessen. Er führt die Resorption vielmehr auf die bekannten rhythmischen, selbstständigen Contractionen der Arterien zurück, welche nach Zerstörung des Rückenmarks aufhören. Diese Thatsache ist nach des Verfassers Angabe allein im Stande, den Goltz'schen Versuch zu erklären.

Bei dem Frosch mit unversehrtem Rückenmark wird durch die Gefässcontraction die resorbirte Flüssigkeit fortgeschoben nach der Ausflussöffnung und somit Platz geschaffen für die aus dem Lymphsack nachrückende Flüssigkeit. Wenn durch Zerstörung des Rückenmarks diese Triebkraft aufgehoben ist, so staut sich im Gefässbett der Inhalt und der geringe Druck, unter dem die Flüssigkeit im Lymphsack steht, reicht nicht aus, das Hinderniss zu überwinden. Für die Richtigkeit dieser Annahme spricht folgender Versuch: Zweien Fröschen, die in gleicher Weise wie oben vorbereitet sind, der eine davon mit zertrümmertem Rückenmark, werden die gesammten Baucheingeweide entfernt, so dass die Bauchgefässe klaffen. Die nunmehr resorbirte Flüssigkeit kann unmittelbar aus diesen ausfliessen, ohne erst eine lange Gefässbahn passiren zu müssen. Man sieht nun, dass bei beiden Fröschen der injicirte Lymphsack sich fast gleich rasch entleert und die Flüssigkeit von den Beinen der senkrecht aufgehängten Thiere in gleicher Quantität abtropft. Daraus geht also hervor, dass die Aufnahme der Flüssigkeit aus dem Lymphsack in die Gefässbahn vom Nervensystem nicht beeinflusst wird, sondern dass dieser Einfluss sich nur auf die Austreibung der Flüssigkeit vermöge der rhythmischen Gefässcontractionen erstreckt.

Joseph (22) giebt eine detaillirtere Angabe seiner Studien (vgl. den vorjähr. Bericht) über den Einfluss der Nerven auf die Ernährung und Neubildung. Die unmittelbare Folge der Durchschneidung des Ischiadicus (im Becken) beim Frosch war eine momentane Blutüberfüllung der betreffenden Extremität, die aber meistens bereits nach 24 Stunden, sicher nach 2 oder 3 Tagen fast vollständig geschwunden war. Verfasser überzeugte sich hiervon durch die Stärke der Blutung, welche eine Verletzung der Haut bei durchschnittenen und nichtdurchschnittenen Nerven hervorrief. Die Beobachtungen Saviotti's über den Einfluss der Nerven auf die Gefässcontraction in der Schwimmhaut konnte Joseph nicht bestätigen, in allen Fällen, in welchen mit absoluter Sicherheit die Zerrung der gereizten Nerven (und der benachbarten Theile) vermieden wurde, erwies sich die Reizung vollkommen ohne Einfluss auf die Circulation, während die leiseste Verschiebung oder Zerrung Verzögerung, ja wohl gar Stillstand des Blutstroms bewirkt. Verfasser hält daher die anfangs eintretende Blutfüllung weniger für eine Folge der Lähmung vasomotorischer

Nerven, als der Erschlaffung aller das Bein zusammensetzenden Gewebe.

Um nun den Einfluss der Durchschneidung der Nerven auf die Ernährung kennen zu lernen, gypste Verfasser beide Hinterbeine nach Durchschneidung des einen Nerven ein, um so möglichste Gleichheit der Bedingungen durch die absolute Unbeweglichkeit auch des nicht gelähmten Beines herzustellen. Die Thiere, deren Köpfe, Brusttheile und Anus natürlich freigelassen blieben, wurden in feuchtes Moos gepackt und täglich gefüttert. Von 68 so hergestellten Thieren überlebte die Mehrzahl kaum den 13. Tag, 3 lebten bis zum 20., 5 noch länger und wurden am 22., 25., 36., 40. und 63. Tage getödtet. Eine sichtliche Abmagerung (gemessen vor- und nachher durch den Umfang des Beines an bestimmter Stelle) tritt immer erst nach Verlauf einiger Zeit ein, frühestens am 9. Tage, meistens aber erst am 14. Tage, sie ist aber meistens vollständig gleichwerthig an beiden Beinen, zuweilen sogar stärker am nichtgelähmten wie am gelähmten, selten im gelähmten deutlicher. Ebenso wenig liessen sich Veränderungen in der Haut, den Gelenken, Knochen, Knorpeln und Sehnen constatiren, welche nicht in gleicher Weise sich unabhängig von der Durchschneidung auch in dem gesunden Beine zeigten. Hyperämien, Hämorrhagien und Oedeme befielen nicht selten beide Extremitäten, sie documentirten sich als unmittelbare Folgezustände der Nervendurchscheidung, noch hatte letztere irgend welchen Einfluss auf ihre Ausdehnung und ihren Verlauf. Auch Reizversuche (momentane wie continuirlich wirkende) gaben kein positives Resultat, desgleichen Versuche, die es sich zur Aufgabe stellten, den Einfluss der Nerven auf die Heilung der den Thieren beigebrachten Wunden kennen zu lernen. Weder die Verletzung der Haut noch der Muskeln oder Knochen liessen irgend welchen Einfluss der Nervendurchschneidung auf die Regeneration an eingegypsten Thieren erkennen, während in Controlversuchen, in welchen dieselben nicht eingegypst wurden, sich die heftigeren Reactions-Erscheinungen auf der Seite des durchschnittenen Nerven fanden.

Schliesslich macht Verfasser noch darauf aufmerksam, dass die Muskeln des vorher gelähmten Beines nach dem Tode des Thieres ihre Erregbarkeit länger bewahren, als die des gesunden.

Nawrocki (24) vervollständigt die Angaben Mikscher's (vgl. den vorjähr. Bericht) nach der von letzterem mitgetheilten und wenig veränderten Methode, und weist nach, dass auch die auf die Gefässmuskeln wirkenden sensiblen Nervenfasern, welche reflectorisch eine Steigerung des Blutdrucks erzeugen, innerhalb der oberen Abschnitte des Lendenmarks durch die weissen Seitenstränge (nicht durch die graue Substanz) nach aufwärts ziehen.

Zu entgegengesetzten Schlüssen kam Welski (25) bei seinen mechanischen Reizversuchen am Rückenmark. Er erregte durch feine in das Rückenmark geschobene Nadeln die vorderen oder hinteren Stränge und sah nur dann einen physiologischen Erfolg, wenn er mit der Spitze der Nadeln bis zu den Abgangsstellen der Nervenwurzeln vordrang. Die Versuche wurden an Fröschen, Kaninchen und Hunden angestellt.

In einer anderen Versuchsreihe bekämpft Welski (26) (wie schon viele vor ihm) die Richtigkeit der Angaben Harless's, über die Vertheilung der reflectorischen und sensiblen Functionen beim Frosch auf die 7., 8. und 9. hintere Wurzel. Alle drei führen reflectorisch wirksame Nerven.

W. Mitchell (27) hat seine Versuche mit localer Erfrierung des Gehirns an Vögeln fortgesetzt (vgl. Bericht f. 1869) und durch sie besonders die physiologische Bedeutung des Cerebellum festzustellen gesucht. Die gefundenen Thatsachen zwingen ihn zu der Annahme, dass das Kleinhirn weniger als Organ der coordinirten Bewegungen (diese werden auch nach Zerstörung anderer Centraltheile aufgehoben oder doch beeinträchtigt) aufzufassen sei, dass es vielmehr in hervorragender Weise der Willkürlichkeit der Bewegung diene. Die scheinbaren Coordinationsstörungen nach tief gehenden Verletzungen des Cerebellum sind nach des Verfassers Ansicht das Resultat zweier sehr verschiedener Ursachen, das Resultat theils noch intacter, theils gestörter Willensäusserungen. Nach des Referenten (Gaz. de hôpitaux) Ansicht will aber Mitchell hierin keineswegs die alleinige Function des Kleinhirns finden. Der Verwendbarkeit seiner zunächst nur für das Vogelhirn geltend gemachten Anschauung auch auf das der Säugethiere widersprechen nach des Verfassers Angaben die experimentellen Thatsachen durchaus nicht.

Nach Fournié's (28) Darstellung dagegen ist der Sitz aller willkürlichen Actionen in den Ganglien der Corpora striata zu suchen. Derselbe hat zahlreiche Versuche an Hunden angestellt, denen er an bestimmten Stellen die Schädeldecke perforirte und von hier aus durch eine Pravaz'sche Spritze wenige Tropfen einer kaustischen Flüssigkeit in die Hirnmasse injicirte, um durch sie an begrenzten Stellen die nervösen Elemente zu vernichten, und aus dem Fortfall bestimmter Functionen einen Schluss auf die Bedeutung der mortificirten Theile zu machen. Gestützt auf die in dieser Weise gewonnenen Thatsachen verlegt er 1) den Sitz der einfachen Empfindung in die Lobi optici, 2) das Gedächtniss in die Ganglienzellen der corticalen Hirnschicht, welche ihre Erregungszustände durch die Fasern der weissen Markmasse des Gehirns den Lobi optici zuleiten und so die Erinnerung wachrufen, 3) den Willen in die motorischen Centren der Corpora striata. Empfindung, Gedächtniss und Willen sind die fundamentalen psychischen Funktionen, die ihnen angewiesenen Organe bilden somit das Fundament einer cerebralen Physiologie. Wie weit des Verfassers Versuche diese Schlüsse rechtfertigen, ist aus der kurzen Mittheilung in den Comptes rend. nicht ersichtlich.

Denselben Weg der Experimentation hat übrigens nach einer kurzen Mittheilung NOTHNAGEL (29) und BEAUNIS (30) eingeschlagen, die Veröffentlichung der von ersterem gefundenen Thatsachen sind noch zu erwarten. Die bisher von BEAUNIS angestellten Versuche an Kaninchen entsprachen den Erwartungen nicht, vielmehr gingen die Thiere nach Injection in das Corp. striatum und Cornu Ammonis an Convulsionen, denen Zwangsbewegungen der mannigfachsten Art voraufgingen, sehr bald zu Grunde. (Ein ausführlicher Bericht über die Versuche von BEAUNIS s. am Schlusse dies. Referats. Anm. d. Redact.)

Die seit PURKINJE bekannte Thatsache, dass das Durchleiten constanter galvanischer Ströme durch den Kopf Schwindel errege, gab HITZIG (31) die Veranlassung zu einer eingehenden experimentellen Prüfung all der Erscheinungen, welche hiebei zur Beobachtung kommen. Die Zuleitung des Stromes geschah durch unpolarisirbare Electroden von 1 Qu.-Zoll Querschnitt, welche am passendsten von einer Fossa mastoidea (hinter dem Ohrläppchen) zur andern applicirt wurden. Eine 6gliedrige DANIELL'sche Batterie erwies sich als ausreichend, ohne irgend welche bedrohliche Erscheinungen, wie sie wohl von Andern beobachtet wurden, hervorzurufen. Ausser jener schon von PURKINJE beschriebenen Schwindelempfindung beobachtete Verfasser bei Anwendung starker Ströme im Moment des Kettenschlusses ein Schwanken des Kopfes oder des ganzen Körpers nach der Anode, ein Schwanken nach der Kathode beim Oeffnen des Stromes, während des Geschlossenseins eine nur allmälig abnehmende Neigung des Kopfes, während gleichzeitig alle Gegenstände nach der Kathode zu versinken scheinen.

Bei Anwendung stärkerer Ströme traten constant unwillkürliche und unbewusste Augenbewegungen ein (ähnlich wie bei Nystagmus) unabhängig von ihnen aber noch eine langsam vorschreitende Bewegung des Bulbus nach einer Seite und eine folgende ruckweise nach der andern. Beide Bewegungen erfolgen in einem Rhythmus, der mit wachsender Stromstärke beschleunigt wird, die letzte ruckweise geht zur Kathode, die langsamere entgegengesetzte zur Anode. Starke Ströme fixiren beide Bulbi mit leichten Oscillationen auf der Seite der Kathode. Gleichweise beobachtet man leichte ruckweise Radbewegungen.

Die schon von BRENNER gemachte Beobachtung, dass bei Application der einen Electrode auf den Nacken, der anderen gabelförmig verzweigten, auf beide Fossae mastoideae die Schwindelempfindungen ausbleiben, sogleich aber eintreten, wenn man die Electrode von einer Fossa mastoid. abhebt, bestätigt HITZIG und erklärt hieraus, dass der durch den constanten Strom bewirkte Erregungszustand von der Stromesrichtung abhängig dem analog ist, welchen PFLÜGER am electrotonisirten peripheren Nerven nachwies. Ist die Richtung (bei querer Durchleitung) in beiden symmetrischen Hirntheilen entgegengesetzt, so ist die Veränderung in beiden auch eine entgegengesetzte, bei gleicher Richtung (wie in den zuletzt erwähnten Versuchen) ebenfalls eine gleiche und daher ohne wahrnehmbare Erscheinung. Inducirte Ströme sind daher auch wirkungslos. Einen Theil der Schwindelempfindung führt Verfasser auf die Scheinbewegung der Gesichts-Objecte durch die unbewussten Augenbewegungen zurück. Andere dagegen jene Schwindelerscheinungen bei Schluss und Oeffnung der Kette, welche nachweislich bei Blinden wie bei Sehenden in gleichem Masse eintreten und welche stets von intelligenten Selbstbeobachtern als willkürliche Bewegungen geschildert werden, ausgeführt, um der Empfindung, als neige sich Kopf oder Körper der Kathode zu, entgegen zu arbeiten. Bei geschlossenen Augen schien die nach der Kathode geneigte Bewegung um die horizontale und mediane Körperaxe fortzudauern, hört aber beim Oeffnen der Augen auf, um auf die Gesichtsobjecte scheinbar überzugehen. Es muss also auch unabhängig von den Gesichtseindrücken, unabhängig von den Augenbewegungen ein Zustand erzeugt werden, der die Schwindelempfindung bedingt. Verfasser findet den Grund hierfür in der directen Beeinflussung der Gleichgewichtscentren.

Auch an Kaninchen beobachtet Verfasser, dass die Thiere bei Durchleitung eines constanten Stromes der Anode zu fielen, während die Augen heftigen Nystagmus zeigten, dass aber auch dieselben Erscheinungen eintreten, wenn man dem Thiere die Flocken des Cerebellum exstirpirt und an ihre Stelle ein Stückchen Eis legt. Aus diesen Versuchen erschliesst Verfasser, dass das Organ, in welchem die geschilderten, mit denen bei electrischer Reizung vollkommen übereinstimmenden, Reizeffecte ausgelöst werden, der hinteren Schädelgrube angehört, wahrscheinlich also sich im Cerebellum befindet.

Bei Gelegenheit des Versuchs, den gleichen Erfolg durch mechanische u. a. Reize zu erzielen, kam Verfasser auf die bekannten Zwangsbewegungen nach Verletzung des Kleinhirns. Er sieht dieselben als willkürliche Bestrebungen an, welche die Thiere zur Herstellung ihrer normalen Körperhaltung ausführen, da ihnen in Folge des halbseitig gestörten Muskelgefühls eine Scheinbewegung im entgegengesetzten Sinne vorgetäuscht wird.

OBERSTEINER (32) bespricht die physiologischen Bedingungen des Schlafes. Nach Analogie der stofflichen Vorgänge im ermüdenden Muskel glaubt er, dass die Ermüdung des Gehirns ihren Grund in einer Anhäufung von Umsatzstoffen in der Substanz desselben habe, sei es nun, dass eine mangelhafte Abfuhr der bei excessiver Thätigkeit sich bildenden Substanzen (venöse Stauung oder Anämie) sei es, dass eine chemische Veränderung des circulirenden Blutes, dieses zur Aufnahme jener untauglich mache (Kohlenoxydgas, Chloral). Keineswegs aber ist die Ermüdung des Gehirns in diesem Sinne des Wortes ausreichend um das Zustandekommen des Schlafes zu erklären.

Unsere Willensäusserungen setzen sich nach des Verfassers Darstellung aus zwei Acten zusammen, aus Hemmung aller möglichen vorhandenen, äussern Impulsen entsprechenden Reflexactionen mit alleiniger Ausnahme derjenigen, welche einen gewollten Effect nach sich zieht. Nur jene hemmende Function bezeichnet Verfasser mit Willensthätigkeit. Im Schlaf hört diese Hemmungsthätigkeit des Willens auf, er hat die Macht über Thaten wie Gedanken verloren, dies tritt dann um so leichter ein, wenn das Gehirn sich bereits in seinem Ermüdungszustande befindet.

Ist des Verfassers Darstellung aber wohl etwas mehr als eine Umschreibung, eine Analyse der Thatsachen? Eine physiologische Erklärung des Schlafes giebt sie doch wohl nicht.

Beaunis, Note sur l'application des injections interstitielles à l'étude des fonctions des centres nerveux. Gaz. méd. de Paris. No. 30–32.

Braunis führt in seiner Bemerkung über die Anwendung interstitieller Injectionen zum Studium der Functionen der Centralnervenorgane zunächst den Beweis, dass die von ihm angegebene Methode, im Gehirn Verletzungen bestimmter Theile zu erzeugen, von allen bisher bekannten, die vollkommenste sei. Sie besteht in der Einführung einer Canüle durch ein Bohrloch der Schädeldecke, mittelst welcher, seien es indifferente oder je nach dem beabsichtigten Effekt, corrosive, diffusible oder erhärtende Substanzen an bestimmte Partien des Gehirns gebracht werden. Die Vortheile liegen auf der Hand: man vermeidet Nebenverletzungen, kann die intendirte Verletzung localisiren, kann tiefere Partien in Mitleidenschaft ziehen, ohne höher gelegene sehr zu beschädigen oder gar zu vernichten. Verf. hat zunächst nur an Fröschen und Kaninchen experimentirt und sich folgende grosse Fragen gestellt: Wie werden durch derartige bestimmt dirigirte Injectionen die Hirnfunctionen beeinflusst? Welche Reihen von Störungen bilden sich bei der Entwickelung von Entzündungsprocessen? Welche anatomische Anschauungen besonders lassen sich über den Faserverlauf im Gehirn aus den Sectionsresultaten gewinnen? — B. ist sich vollkommen darüber klar, dass ebenso wie die Analyse der physiologischen Erscheinungen am lebenden Thier, wie die Würdigung der pathologisch-anatomischen Veränderungen bei der Autopsie, so in noch höherem Grade das Auffinden der Reciprocität beider Daten grosse Schwierigkeiten bietet. Er hat jedoch dieselben für den Leser noch dadurch erheblicher gemacht, dass er nur eine kleine Auslese seiner Experimente mittheilt und die anatomischen Befunde nur bei einem Theile derselben genau localisirt wiedergiebt; sich selbst aber hat er unbedingt die Resultate seiner geistreichen Methode verdunkelt durch Anwendung zu grosser Mengen von Flüssigkeit (2 Tropfen Kali causticum, 3 Tropfen Liqu. ferr. sesquichlor., 3 Tropfen ammoniakalische Carminlösung etc. und dadurch, dass er mehrere Male zwei Injectionen in das Gehirn desselben Kaninchens machte. Auf diese Weise geschieht es, dass die beschriebenen Wirkungen: partielle Lähmungen, kataleptoide Zustände, Manège- und zwangsweise Laufbewegungen, convulsivische Anfälle, Zittern, Gleichgewichtsstörungen etc. schwer mit den vorgefundenen Verletzungen in Beziehung zu bringen sind. Verf. verspricht die Analyse der Thatsachen später ausführlich zu geben. (Obgleich Braunis, welcher die ersten Notizen über die Methode schon 1868 bei der Akademie deponirte, mit Recht auf Priorität Anspruch erheben kann, wird doch manchwer im nächsten Bande gelegentlich der Besprechung der kürzlich von Nothnagel, Virch.'s Arch., Bd. LVII publicirten Arbeit erhellen, dass diesem die mittelst derselben Methode angestellten Experimente, wenn auch nicht zahlreiche, so doch sehr klare und gesicherte Resultate lieferten.)

Wernich (Berlin).

ZWEITE ABTHEILUNG.

Allgemeine Medicin.

Allgemeine Pathologie

bearbeitet von

Prof. Dr. ACKERMANN in Rostock.

I. Lehrbücher. Allgemeines. Agonie. Scheintod.

1) Uhle u. Wagner, Handbuch der allgemeinen Pathologie. [illegible] Aufl. Leipzig. — 2) Clark, F., le Gros, Outlines of Surgery and General Pathology. — 3) [illegible], G., Istituzioni di patologia generale [illegible] Parte I. Torino. — 4) Schultz J. W., Die Lehre von der Constitution vom cellularpathologischen Standpunkte bearbeitet. Berlin. — 5) Lancereaux, E., De la maladie expérimentale comparée à la maladie spontanée. Paris. — 6) Parrot, J., Sur un signe de l'agonie. Arch. de physiol. norm. et pathol. [illegible] p. [illegible]. — 7) Müller, Eduard, (Freiburg i. Br.). Auffallend lange Fortdauer der Herzthätigkeit nach dem Aufhören der Respiration bei einer sterbenden Frau. Deutsch. Kl. No. [illegible] — 8) Rosenthal, M., Untersuchungen und Beobachtungen über das Absterben der Muskeln und den Scheintod. Wien. med. Jahrb. Heft IV. S. [illegible]–412.

PARROT (6) bemerkte bei 8 Personen des verschiedensten Alters, welche an verschiedenen Krankheiten zu Grunde gingen, während der mit Mangel des Bewusstseins verbundenen Agonie gleichzeitig mit jeder Inspiration eine Vertiefung des Epigastriums und der Hypochondrien. — Er bezieht diese Erscheinung auf eine Parese oder Paralyse des Zwerchfells und glaubt, dass dieselbe bei bewusstlosen Kranken als ein sicheres Zeichen des herannahenden Todes anzusehen sei.

E. MÜLLER (7) beobachtete gemeinschaftlich mit KUSSMAUL in der Freiburger Klinik eine 37jährige Sterbende, bei welcher die Herzthätigkeit das Athmen auffallend lange überdauerte. Die Frau litt an acutem Gelenk-Rheumatismus mit Insufficienz der Mitralis und starb schliesslich an einer tuberculösen Basilarmeningitis (die Lungen waren ganz frei von Tuberkeln) und miliarer Tuberkulose der Milz, Leber und der Nieren. Der Radialpuls verschwand 15 Minuten nach dem letzten Athemzuge, auf welchen, freilich in Pausen von je 3 Minuten, noch schwache inspiratorische Andeutungen folgten, die sich an den Nasenflügeln und den Lippen leicht bemerklich machten. Der Carotispuls überdauerte den Radialpuls noch einige Zeit. Noch länger aber, und zwar mindestens 30 Minuten nach dem letzten kräftigeren Athemzuge und mindestens 12 Minuten nach der letzten inspiratorischen Andeutung, war noch eine deutliche pulsatorische Bewegung am Bulbus der rechten Jugularvene sichtbar, welche man schon vor dem Aufhören des Athmens beobachtet hatte. Diese Bewegung konnte auch noch mindestens 4 Minuten bemerkt werden, nachdem die Herztöne bereits vollkommen unhörbar geworden waren. Es vermag also das Herz, mindestens der rechte Vorhof, seine rhythmischen Bewegungen noch fortzusetzen, ohne dass sich dies durch Töne in der Herzgegend dem auscultirenden Ohre verräth.

M. ROSENTHAL (8) hat bei seinen Untersuchungen über das Absterben der Muskeln und den Scheintod zunächst die frischen Leichen an acuten und chronischen Krankheiten Verstorbener in grösserer Anzahl einer electrischen Exploration unterzogen, ferner eine praktische Verwerthung dieser Untersuchungs-Methode bei der Constatirung eines Falles von hysterischem Scheintod versucht und schliesslich die Uebereinstimmung der am Menschen nachgewiesenen Erscheinungen mit den Versuchs-Ergebnissen bei Thieren hervorgehoben.

1) Zu den Versuchen an Leichen kamen im Ganzen 20, an den verschiedensten Krankheiten Verstor-

bene zur Verwendung, auch ein Fall von ischämischer Lähmung in Folge eines Aneurysma der linken Cruralis, und zwei amputirte Gliedmassen. An frischen Leichen wurde die faradische Reizbarkeit mittelst des secundären Stromes eines mit seitlicher Centimeterscala versehenen Schlitten-Apparates, die galvanische Reaction mittelst einer Kette von 30 bis 40 Siem. Elem., in welche ein Commutator eingeschaltet war, geprüft. Nebst der herkömmlichen Applicationsweise der Electroden wurde bei sinkender Energie der Muskel-Contractionen auch die Electropunktur mittelst beider Stromarten in Anspruch genommen. Das jeweilige Verhalten der Körper-Temperatur wurde durch thermometrische Messungen in der Achselhöhle und im Mastdarm controlirt. Es ergab sich, dass bei Eintritt des Todes die faradische, so wie auch die galvanische Muskel- und Nerven-Erregbarkeit allenthalben zu constatiren ist. Im Allgemeinen schwindet sie nach chronischen Krankheiten rascher, als nach acuten und bleibt an den Leichen von kräftigen Personen länger erhalten, als an denen von schwachen und abgezehrten. — Entsprechend diesen Verhältnissen schwankt die Zeit des Erlöschens der electrischen Erregbarkeit zwischen 2 bis 3 Stunden. Die faradische Contractilität, sowie die dem Zuckungsgesetz gehorchende galvanische Reaction sinken in centrifugaler Richtung mehr und mehr. Die Reizbarkeit der Nerven erlischt zugleich früher, als die der Muskeln, unter welchen am Gesicht der Sphincter palpebrarum am längsten empfänglich bleibt. Bei einer, drei Stunden und später, nach dem Tode noch vorhandenen Temperatur von 37 bis 38 Grad im Rectum und bei gleichzeitiger vollkommener Biegsamkeit der Glieder kann aus dem Erloschensein der farado-galvanischen Erregbarkeit der Muskeln und Nerven die Diagnose des Todes mit Sicherheit gestellt werden.

2) Diese Ergebnisse über die Zeit des Erlöschens der elektrischen Nerven- und Muskelreizbarkeit konnte Vf. in einem auch sonst bemerkenswerthen Falle von hysterischem Scheintod praktisch verwerthen. Der Fall ist kurz folgender:

Eine Frau von 24 Jahren bekommt eines Morgens nach einer Gemüthsbewegung Krämpfe und wird bewusstlos; man hält sie nach Ablauf von 24 Stunden für todt. Um diese Zeit wird folgender Befund constatirt: Haut blass, kühl, Augen geschlossen, beide Pupillen gleichmässig verengt, ohne „merkliche" Reaction auf Lichteinfluss. Kein Puls, kein Herzstoss. In der Herzgegend ein schwaches, dumpfes, aussetzendes Geräusch. Thorax unbeweglich, an den eingesunkenen Bauchdecken, bei schärferem Zusehen eine ganz schwache, langsame Bewegung der seitlichen Wandungen bemerkbar. Nirgends ein deutliches Athmungsgeräusch. Die etwa 30 Stunden nach dem Eintritte des Zustandes vorgenommene Untersuchung mit dem Inductionsapparate ergibt Reizbarkeit aller Gesichts- und Extremitäten-Muskeln; auch auf Reizung des Facialis und seiner Aeste, des Accessorius, des Phrenicus und seiner Genossen, so wie der Gliedmassennerven erfolgt allenthalben die entsprechende Reaction. Späteres Wiedererwachen 44 Stunden nach Eintritt des Anfalles. Vier Monate später hat sie dem Verf. erzählt, dass sie von der ersten Zeit ihrer Lethargie Nichts wisse, späterhin jedoch gehört habe, wie man von ihrem Tode sprach, ohne auch nur die geringste Regung, den geringsten Laut von sich geben zu können.

3) Versuche an Thieren bestätigten im Allgemeinen die an den Leichen von Menschen gemachten Erfahrungen. Dieselben wurden theils an curarisirten, theils an mittelst Morphium oder Opiumextract narcotisirten Thieren in der Weise angestellt, dass die eine Iliaca sowie die Cruralis (unterhalb der Epigastrica, um die Anastomose mit der Mammaria interna auszuschliessen) bloss gelegt und mittelst mehrerer Klemmpincetten vollkommen abgesperrt wurden. Es zeigte sich, dass beim curarisirten Thier in dem ischämischen Bein nach etwa zwei Stunden die Contractilität aufgehoben war, dass sie aber nach Freigebung des Kreislaufs wieder eintrat. Nach Aussetzung der künstlichen Athmung war bei Ablauf von 2½ bis 3 Stunden an dem entbluteten Schenkel die farado-galvanische Reaction erloschen, während sie am nicht unterbundenen, vom Ernährungsmaterial länger durchströmt gewesenen Schenkel sich ungleich länger behauptete. — Auch beim bloss narkotisirten Thier war etwa 2 Stunden nach Beginn der Gefässcompression die Erregbarkeit für beide Stromarten auf Null herabgesunken. Bei Wiederherstellung des Kreislaufs hatte die durch die Narkose nur wenig herabgedrückte Energie der Innervation ein baldiges Ansteigen der Erregungsgrösse zur Folge.

II. Untersuchungsmethoden. Allgemeine Semiotik. Diagnostik und Prognostik.

1) Guttmann, P., Lehrbuch der klinischen Untersuchungs-Methoden für die Brust- und Unterleibs-Organe mit Einschluss der Laryngoskopie. Berlin. — 2) Frölich, H., Das zweckmässigste Brustmessungsverfahren. Virchow's Arch. Bd. 64. S. 353–373. — 3) Riegel, F., Ueber Cardiographie und cardiographische Curven (mit Beschreibung eines neuen [illegible]). 2 Tafeln. Deutsch. Arch. f. klin. Med. Bd. 19. S. [illegible]. — 4) Ransome, A., On the respiratory movements in man, with an account of a new instrument for measuring the movements of the chest. Communicated by W. Ogle. Brit. med. Journ. Dec. 1. — 5) Rattray, A., A combined spirometer, aspirator and aëroscope. Lancet, Dec. 29. Beschreibung und Abbildung eines gewöhnlichen Spirometers. Dasselbe soll durch Einfügung eines Glasrohrs in den Handgriff zum Aspirator und „Aëroscop" hergerichtet werden können; wie? ist aus den sehr dürftigen Angaben nicht zu entnehmen. — 6) [illegible], J. N., [illegible] Untersuchungen der Brust und des Unterleibes im gesunden und kranken Zustande. Deutsch. Arch. f. klin. Med. Bd 21. S. 9–43. — 7) [illegible], W., [illegible] [illegible] [illegible] [illegible] [illegible] 4 Cm. lang, in der Mitte 2 Cm. breit, ½ Cm. dick. Nach den Enden zu verjüngt sich die Breite etwas. [illegible] 1½–1½ Cm. hoch und gleichfalls ½ Cm. dick; [illegible] Centimeterscala [illegible]. Man kann, wie H. besonders hervorhebt, das Instrument auch verwenden, um sich durch einen Druck mittelst desselben auf rothe Stellen der Haut darüber zu überzeugen, ob Hyperämie oder Hämorrhagie vorliegt; die Durchsichtigkeit des Materials gestattet eine directe Anschauung von der Wirkung des Druckes. — 8) v. Basch, Ein Fall von [illegible]geräusch, entstanden durch [illegible] der Bewegung des [illegible] Caverne. Berl. klin. Wochenschr. No. 11. — 9) Leeming, J. R., Respiratory murmurs. The New-York med. record Febr. 1. Verf. bezieht das vesiculäre Athmungsgeräusch nicht auf die in den Lungenbläschen enthaltene Luft, deren Bewegung wie er meint, viel zu gering ist,

[illegible] die Geräusch zu erzeugen. Er nimmt vielmehr an, dass der Grund für dasselbe zu suchen sei in den [illegible] des Lungenparenchyms. „The sound is purely that of the current of the delicate muscular fibres of the true respiratory system contracting and relaxing over the dilating and resisting residual air." — 10) Mahomed, F. A. The physiology and clinical use of the sphygmograph. Med. Times. Jan. 28. p. 63. Febr. 3 p. 109. Febr. 24. p. 220. March 3 p. 240. April 12. p. 181. May 12. p. 149. Aug. 16. p. 162. Septbr. 21. p. 321.

Fröhlich (2) hat durch zahlreiche Untersuchungen an Soldaten die Frage zu beantworten versucht, welches Verfahren bei der Messung der Brust am zweckmässigsten ist. Als einziges Messungsinstrument empfiehlt er das gewöhnliche nach Centimetern eingetheilte Bandmass, welches die Breite von 1 Cm. nicht übersteigen soll.

1) Aus der Untersuchung des Einflusses der Körper- bez. Armhaltungen auf den Brustumfang ergab sich, dass

A) bei senkrechter Aufwärtshaltung der Arme die geringste Ausathmungsfähigkeit, der grösste Brustumfang in der Athempause, die kleinste Einathmung und der geringste Brustspielraum vorhanden ist;

B) bei wagerechter Armhaltung die Ausathmung am ergiebigsten ist, während sie einen mittelmässigen Brustumfang in der Pause, eine mittelmässige Einathmung und einen mittleren Brustspielraum zur Folge hat;

C) die herabhangende Armhaltung eine mittelmässige Ausathmung, den kleinsten Brustumfang in der Pause, die grösstmögliche Einathmung und einen mittleren Spielraum bedingt.

2) Der Einfluss der Brustregionen zeigte sich so, dass

A) die obere Brustregion sich c. p. umgekehrt verhält wie die untere;

B) die mittlere Brustgegend sich gegenüber der oberen und unteren als diejenige verhält, wo sich die Mittelgrössen ergeben;

C) in der unteren Brustgegend die ergiebigste Ausathmung, der kleinste Brustumfang in der Athmungspause und in der Einathmung und der grösste Brustspielraum vorhanden ist.

Verf. empfiehlt nun, Messungen des Brustumfanges bei seitwärts wagerechter Armhaltung und in der mittleren Brustgegend vorzunehmen. Denn in dieser Stellung und Gegend findet man die Mittelgrössen des Thoraxumfangs in den verschiedenen Respirationsphasen am genauesten, mit einziger Ausnahme der mittleren Ausathmungsgrösse, welche für die Untersuchung unter allen übrigen gesuchten Grössen am meisten entbehrt werden kann. Die mittlere Brustgegend empfiehlt sich aber auch noch aus anderen Gründen besonders für die Messung. Sie bietet nämlich dem Massbande in den Brustwarzen und den unteren Schulterblattwinkeln feste Puncte für die Anlegung, welche ziemlich in einer wagerechten Ebene liegen und die Form dieser Gegend ist so, dass eine Berührung des Massbandes mit allen Puncten der Messungslinie stattfindet.

In Betreff des Zeitpunctes der Athmung, zu welchem gemessen werden soll, empfiehlt Verf. zwei Messungen und zwar die erste nach tiefster Einathmung und die zweite nach tiefster Ausathmung.

Demgemäss stellt Verf. sein Verfahren bei der Mensuration des Thorax folgendermassen kurz fest: „Das zu untersuchende Individuum stelle sich gerade und ungezwungen vor den Arzt, athme bei geschlossenem Munde und hebe beide Arme seitwärts bis zur Wagerechten empor. Darauf werde das nicht über 1 Cm. breite Massband dicht unter den unteren Schulterblattwinkeln und dicht unter den Brustwarzen hingeführt und werde abgelesen und zwar einmal nach vom Object vollführter tiefster Einathmung und das andere Mal nach vollendeter tiefster Ausathmung."

Aus den vom Verf. am Schluss seiner Arbeit gegebenen Aphorismen verdienen die nachstehenden besonders hervorgehoben zu werden.

1) Die Athempause, weit davon entfernt, dem Ende der tiefsten Ausathmung zu gleichen, kann einen 50 Mmtr. grösseren Brustumfang zeigen, als diese.

2) Der durchschnittliche Brustumfang (nach dem obigen Verfahren an 750 20jährigen gesunden Männern bestimmt) beträgt nach der tiefsten Einathmung gegen 89 Cm. und nach der tiefsten Ausathmung 82 Cm.; der durchschnittliche Brustspielraum beläuft sich auf reichlich 7 Cm.

3) Ein Expirationsbrustumfang von unter 750 Mmtrn. scheint die Kriegsdiensttauglichkeit auszuschliessen.

4) Ein beträchtlicher Brustspielraum von z. B. über 100 Mm. kann die Ungunst eines anderen Factors ausgleichen.

Riegel (3) hat im Anschluss an frühere Beobachtungen von Vierordt und Ludwig, vom Referenten, Rosenthal und Gerhardt seine eigenen älteren Versuche (s. d. Ber. f. 1867, I. S. 82) mit der graphischen Darstellung der Respirationsbewegungen wieder aufgenommen und zu diesem Zwecke zunächst einen Stethographen construirt, oder vielmehr ein bereits früher von ihm construirtes Instrument wesentlich verändert. Der Hebelarm, welcher die Athembewegungen auf eine durch ein Uhrwerk gleichmässig fortbewegte Platte überträgt, ist so eingerichtet, dass er leicht verlängert und verkürzt und demgemäss den Excursionen des Thorax je nach ihrer geringeren oder grösseren Höhe angepasst werden kann.

R. findet bei seinen Untersuchungen der normalen Zwerchfellscurve, dass ein Ruhepunkt zwischen In- und Exspiration nicht besteht, dass aber auch zwischen der Exspiration und der darauf folgenden Inspiration kein „wenigstens länger dauerndes Verharren in absolutem Ruhezustand" vorkommt. Plötzliche Wendepunkte der momentanen Geschwindigkeit treten ebenfalls weder in auf-, noch in absteigender Richtung auf. Besonders geeignet für die graphische Darstellung sind dyspnoische Zustände. Dieselben treten, wie dies namentlich von Gerhardt und Biermer hervorgehoben wurde, entweder mehr bei der Inspiration oder mehr bei der Exspiration zu Tage. Als Typus der vorwiegend inspiratorischen Dyspnoe könne der Croup, die Glottis- und Trachealstenose, als Typus der vorwiegend exspiratorischen Dyspnoe könne das Asthma, das Lungenemphysem gelten.

Beim **Emphysem** fand R. constant in mehr als 30 verschiedenen Krankheitsfällen, dass die Inspiration sehr schnell ansteigt, ganz plötzlich in die Exspiration übergeht und dass die Exspirationsdauer ausserordentlich verlängert ist, um so mehr, je stärker der Fall überhaupt entwickelt ist. Diese Verlangsamung vertheilt sich aber nicht gleichmässig auf die ganze Exspirationsdauer. Zuerst ist die Geschwindigkeit nicht verringert, vielmehr zuweilen gesteigert. Erst im Anfange des letzten Drittels tritt plötzlich ein Hemmniss ein, welches sich Anfangs stärker, dann etwas geringer geltend macht. Dieser plötzliche Wechsel in der Geschwindigkeit ist charakteristisch für das Emphysem. Es unterscheidet sich seine Curve dadurch namentlich von der des chronischen Katarrhes, bei welchem ebenfalls die Exspiration gewöhnlich stark verlängert ist.

Ein exquisites Beispiel inspiratorischer Dyspnoe fand Verf. bei einem Kranken mit **doppelseitiger Lähmung des Musc. cricoarytaenoideus post.** Bei der Inspiration sank in diesem Falle der mittlere Theil des Thorax tief ein, während das Epigastrium stark nach vorn gewölbt ward. Die Exspiration erfolgte unbehindert und mit bedeutender Schnelligkeit, die Inspiration war beträchtlich verlängert. Die Geschwindigkeit der Inspiration, zu Anfang gering, nahm allmählig zu und blieb dann annähernd gleich, um gegen das Ende hin noch einmal rasch abzunehmen.

RIEGEL hat selbst auf eine Fehlerquelle seines Apparats hingewiesen, welche darin liegt, dass der Schreibhebel dem Curvenpapier parallel angebracht ist. Die Folge davon ist, dass alle Curven, wenn die Athembewegung nicht eine sehr langsame ist, eine incorrecte Neigung nach hinten, verbunden mit einer convexen Ausbeugung nach vorn erhalten. Derselbe Fehler haftet allerdings dem MAREY'schen Sphygmographen an, ist jedoch bei demselben wegen der weit geringeren Grösse der Bewegungen von untergeordneter Bedeutung. **Referent**, der stethographische Untersuchungen früher ebenfalls vorgenommen hat, (s. Centralblatt für d. med. Wissensch. Jahrg. 2. S. 113) bemerkt, dass dieser Fehler ganz zu vermeiden ist, wenn der Hebel rechtwinklig zum Papier angebracht ist. ... tes an den Rippen, dem Sternum oder den Schlüsselbeinen gleichzeitig in drei verschiedenen, rechtwinklig auf einander stehenden Ebenen gemessen werden können, nämlich vorwärts, aufwärts und auswärts. Aus dem Vergleich der Grösse dieser Bewegungen unter einander und mit den Winkeln, welche die Rippen mit der Wirbelsäule bilden, hat R. an einem anderen Orte (Proceedings of the royal Society 1872. No. 139) den Nachweis geliefert, dass die Rippen beim angestrengten Athmen sich biegen. Aus seinen hier vorliegenden Beobachtungen ist hervorzuheben, dass die wahren Rippen nahe an ihrem Sternalende bei angestrengtem Athmen sich zuerst und besonders stark nach vorne, später und schwächer nach oben bewegen, während die falschen Rippen namentlich eine starke Bewegung nach oben machen. Bei Weibern ist die Bewegung der linken Brusthälfte in der Regel stärker, als die der rechten; bei Männern umgekehrt. In verschiedenen Brustkrankheiten (Phthisis, Pleuritis) ist die Bewegung nach oben verstärkt, die nach vorn verringert, mindestens über den kranken Stellen, während die letztere an gesunden oder weniger kranken Abschnitten gleichfalls vermehrt sein kann.

BAAS (6) beschreibt unter dem Namen der **Phonometrie** eine neue Methode der physikalischen Untersuchung der Brust- und Unterleibsorgane, welche die anfänglich schwingende Stimmgabel als Mittel zur Erlangung von Aufschlüssen über die Zustände der genannten Organcomplexe verwendete. Er hat zu seinen Untersuchungen die gewöhnliche Orchesterstimmgabel, welche auf das a des zweiten Zwischenraums des Liniensystems für Clavier gestimmt ist und zum Anschlagen derselben ein kurzes Stück festen Holzes benutzt. Die durch möglichst gleich starke Schläge in Schallschwingungen versetzte Stimmgabel wird auf die zu prüfende Stelle der Körperoberfläche entweder direct aufgesetzt oder indirect und zwar in diesem Falle auf den der fraglichen Stelle angedrückten Finger oder das Plessimeter. Die Dauer und die Stärke des Tons ist verschieden, je nach der verschiedenen Resonanz, welche der Körper giebt, auf den die in Schwingungen versetzte Stimmgabel aufgesetzt wird. Demgemäss erhält man auch an verschiedenen Stellen der Oberfläche der Brust und des Unterleibes Differenzen in der Stärke und Dauer des Tons der aufgesetzten Stimmgabel. Je elastischer, schwingungsfähiger und homogener der mitschwingende Körper ist, desto lauter, reiner und länger bleibend ist der Ton. Man wird daher aus der Ver-

starker zu schwacher und resp. gänzlich fehlender Resonanz erkennen. Starke Resonanz gibt ein lufthaltendes, nicht gespanntes Darmstück, schwache dagegen die Lunge im normalen Zustande, keine Resonanz giebt der Schenkel, die Leber. Wenn man die Resonanzstärken der Reihe nach ordnet, so stimmen sie vollständig mit bestimmten Reihen des Percussionsschalles überein; die Reihe der starken Resonanzen entspricht dem tympanitischen, die der schwachen dem nichttympanitischen, die der fehlenden Resonanz dem matten Schall und Verf. ist überzeugt, dass allen seitherigen percutorischen Reihen unbewusst die Abschätzung der Resonanz zu Grunde liegt.

Ausser den Reihen der starken, schwachen und fehlenden Resonanz erfordert die Praxis noch eine weitere, wenn man will, pathologische Reihe, die der geschwächten Resonanz. Wo dieselbe sich findet, ist die Mitschwingungsfähigkeit luftumgebener, elastischer Organe für einen Ton oder Schall durch Krankheit so gemindert, dass dem Normalen gegenüber eine Abschwächung der Resonanzen deutlich hervortritt, wie z. B. bei Infiltration der Lungenspitze. Auch für die Percussion schlägt Verf., ganz entsprechend der phonometrischen Reihe, die Reihe vom stark resonirenden zum schwach und nicht resonirenden Schall vor und fügt als Unterglied noch den gedämpft-resonirenden Schall hinzu.

Der Entstehungsort des Percussionsschalles ist nach dem Verf. weder in der Brustwand noch in der Lungensubstanz allein zu suchen. Beide, mit dem Schalle des Hammers, bilden denselben, wobei Hammer und Brustwand den primären Antheil abgeben, die Lunge aber für diese den Resonanzboden darstellt. Diese ist also der eigentliche Herd der Resonanz bei der Percussion, wie bei der Phonometrie. Zu dieser Anschauung gelangte Verf. durch die Uebertragung des folgenden Experimentes auf die Verhältnisse der Brust und des Bauches. Setzt man eine stark schwingende Gabel leise auf ein Glasgefäss, eine solide Platte von Holz etc. (oder schlägt mit dem Knopf der nicht schwingenden Gabel gegen diese), so entsteht ein Meckern, das deutlich zusammengesetzt ist: 1) aus dem Ton von der Gabel her und 2) dem Schalle des Glases, der Platte. Setzt man dagegen die Gabel fest auf, so combiniren sich beide Antheile zu gleichmässigen Schwingungen, zu einem gleichen Ton. Bringt man dann schwingende Gabel und Unterlage zusammen auf den Kasten des Klaviers, so wird der Ton bedeutend verstärkt, indem die grossen Oberflächen des letzteren und die umgebende Luft denselben durch Resonanz verstärken. Gabel und Brustwand bilden den primären Ton, die Lunge verstärkt diesen in ihrer Eigenschaft als Resonanzboden. Die luftumgebenen Brust- und Baucheingeweide sind aber nicht als ein einziger, immer als Ganzes wirkender Resonanzboden anzusehen, stellen vielmehr eine grosse Zahl solcher dar, je nachdem ein Schall oder Ton über einer bestimmten, räumlich begrenzten Abtheilung nur diese in Mitschwingen, in Resonanz versetzt, sich einen jedesmal begrenzten Resonanzboden bildet. Daher auch die kleinen Verschiedenheiten in der Stärke der Resonanz z. B. der Lunge, da nicht jede Abtheilung dieser als ein Resonanzboden von besonders guter Construction aufzufassen ist. Die Organe des Unterleibes geben im Allgemeinen bessere Resonanzböden ab, weil sie mehr homogene, grosse Flächen darbieten, als die vielfach getheilte Lungensubstanz.

v. Bruen (8) beobachtete bei einem 23 jährigen Phthisiker mit den Zeichen von Cavernen in beiden Lungenspitzen ein im Verlauf der Krankheit ziemlich plötzlich auftretendes blasendes Geräusch rechts vom Sternum, welches, neben und unabhängig von den Athemgeräuschen, isochron mit den an dieser Stelle wahrnehmbaren Aortentönen entstand. Wie letztere hat das Geräusch zwei Phasen, deren erstere der Systole des Herzens resp. dem ersten Aortentone entspricht und besonders stark accentuirt ist; die zweite, mit der Diastole correspondirende ist weniger laut; das Geräusch ist auch vorhanden, wenn Patient seinen Athem anhält und bleibt an Intensität und Timbre gleich, mag der Mund geschlossen oder geöffnet werden. Es ist über der ganzen vorderen Fläche der rechten Thoraxhälfte zu hören, aber mit sehr ungleicher Stärke, am ungleichsten oben, namentlich im zweiten rechten Intercostalraum nahe am Sternum. Das Geräusch ist blasend und macht den Eindruck, als ob Luft unter einem gewissen Druck durch eine enge Oeffnung getrieben wird und beim Nachlassen desselben wieder an ihre Stelle zurückkehrt. Verf. glaubt, dass dies Geräusch bedingt worden sei durch einen Luftstrom an der Mündungsstelle einer Caverne, welcher seinen Grund gehabt habe in den auf die Höhle fortgepflanzten Bewegungen der Aorta. In den Ergebnissen der Section findet Verf. eine Bestätigung seiner Ansicht von der Genese des Geräusches. Es zeigte sich nämlich rechts von der Aorta descendens, ihr dicht anliegend, eine feste infiltrirte Lymphdrüse, diese grenzte direct an das Lungenparenchym und lag nahe an einer Caverne im rechten oberen Lappen, welche aus zwei mit einander durch eine enge spaltförmige Oeffnung communicirenden Höhlen bestand.

Mahomed's Sphygmograph (10) stimmt im Wesentlichen mit dem Marey'schen Instrumente überein, abgesehen von einigen Modificationen in Betreff der Befestigungsweise und des auf der Arterie ruhenden Federapparates. Durch Verbindung des Instrumentes mit einer einfachen Vorrichtung kann dasselbe auch zum Cardiographen brauchbar gemacht werden. Verf. theilt die Ergebnisse zahlreicher Untersuchungen mit, zunächst über die normale Pulscurve, über die Ursachen ihrer verschiedenen Theile, ihre Beziehungen zu der Systole und Diastole des Herzens, dem Tonus der Arterien und der Weite der Capillaren und erläutert seine Beobachtungen durch Versuche an einem aus Kautschukröhren zusammengesetzten Kreislaufschema.

Er bespricht ferner den Werth und die Bedeutung sphygmographischer Untersuchungen bei der Hypertrophie des Herzens, der Insufficienz der Mitralis und der Tricuspidalis, der Stenose des linken venösen Ostiums. Er theilt sodann das Ergebniss einer cardiographischen Untersuchung über die Entstehung physiologischer Geräusche mit, den Einfluss der Aorteninsufficienz auf die Pulswelle und den Einfluss der Aortitis deformans auf dieselbe. Die Formen der Pulswelle in diesen verschiedenen Krankheitszuständen werden in zahlreichen photolithographischen Abbildungen wiedergegeben, die jedoch eben so wenig wie die vielen kürzeren und längeren Notizen über die Krankheiten der untersuchten Personen für eine auszügliche Mittheilung geeignet sind, so dass in Betreff derselben die Verweisung auf das Original genügen muss.

Sødde, V., Nogle Bemærkninger om [illegible] det [illegible] Hosp. Tid. 15. Aarg. p. 165.

Verfasser hat mit Fenger (Hospitalsmeddelelser 2 R. I. 1856, p. 1–63) mehrmals die Verpflanzung des bronchialen Athmens zu dem zwischen Wirbelsäule und Schulterblatt gelegenen Abschnitte der gesunden Lunge beobachtet, eine Erscheinung, die bei schwächerem Hervortreten in geringem Abstande von der Wirbelsäule verschwindet, um wieder am inneren Rande des Schulterblattes, bisweilen auch im Bereiche desselben, ja selbst an der Seitenwand des Brustkastens laut gehört zu werden; jedoch hat er Fenger's Annahme gewisser Verpflanzungswege der Laute nicht bestätigen können, dagegen gefunden, dass der Laut gewöhnlich in derselben Höhe an der gesunden wie an der kranken Seite, selten etwas höher, hervortritt und dass er im kurzen Abstande von der Wirbelsäule abnimmt oder vollständig sich verliert, um wieder laut in der Scapularlinie gehört zu werden; von da setze er sich mehr oder weniger gegen die hintere Axillarlinie fort, an der Mitte dieses Verlaufes oft wieder deutlich geschwächt. Die Theorie Fenger's, dass die Erscheinung durch das Zurückwerfen der Schalltöne von den Wänden der Bronchien entstehe, wird vom Verf. verworfen, erstens weil der Laut in der Trachea vermisst und nur schwach oder gar nicht in der Interscapulargegend gehört wird, wo doch die grossen Luftröhrenzweige nahe an der Oberfläche gelegen sind und selbst bei Gesunden Bronchophonie und theilweise bronchiales Athmen gehört wird. An den Stellen, wo die Schalltöne nicht gehört werden, könne man ausserdem Concentrationspunkte der Schallwellen mit Ausbleiben der Lautempfindung in den zwischenliegenden Partieen (analog mit den Verhältnissen elliptischer Gewölbe) nicht annehmen, denn die steifen Wände der Luftröhrenzweige verhalten sich wie ein Sprachrohr, wo man auf jedem Punkte seiner Länge den nämlichen Laut wie am Ende desselben empfände. Auch stehe Fenger's Theorie mit dem Umstande in Widerspruch, dass die Luftröhrenzweige der Lunge, in der man die Schalltöne empfände, von der Oberfläche durch lufthaltiges Lungengewebe geschieden seien, und solches gestatte bekanntlich nicht die Leitung einer jeden anderen bronchialen Respiration.

Der Einwand Fenger's gegen die Annahme, dass die Schallwellen durch die Wände des Brustkastens von dessen einer Hälfte zur anderen sich verbreiten, nämlich dass er niemals die Verpflanzung eines in der Pleura entstandenen Lautes empfunden habe, sucht Verf. durch den Umstand zu verwerfen, dass er selbst mehrmals klingende Rasselgeräusche bei Pneumothorax auf die gesunde Seite verpflanzt gehört habe und er erzählt die Krankengeschichte eines Phthisikers mit Cavernen und nachfolgender Perforation der linken Pleura mit Bildung von Pneumothorax, wo das Tintement metallique sich zur Gegend des rechten Schulterblattwinkels verpflanzte, eine Annahme, die durch den Befund bei der Section bestätigt wurde. – Verf. nimmt an, dass die Rippen als Medien der Schallleitung fungiren und zwar so, dass dieselben als dünne, elastische, prismatische, strangförmige Gebilde in mehrere schwingende Theile, durch Schwungknoten gesondert, zerfallen. Oberhalb der Knoten werde der Laut gar nicht und in deren Nähe weniger stark empfunden. Dadurch sei es erklärlich, dass der Laut in kurzem Abstande von der Wirbelsäule schwächer oder ganz unhörbar werde, um wieder am inneren Rande des Schulterblattes und bisweilen weiter nach Aussen mit zwischenliegender Schwäche und nachfolgender Verschärfung gehört zu werden.

Endlich sucht Verf. die von ihm constant gefundene Erscheinung zu erklären, dass die Schalltöne am inneren Rande des Schulterblattes mit grösserer Tonhöhe als der Laut unmittelbar an der Wirbelsäule der gesunden Seite gehört werden; dies stimme mit der von dem Physiker Lissajous für solche Schwingungen aufgestellten Formel, die in der Hauptsache hier zur Anwendung kommen könne.

F. Trier.

III. Erblichkeit.

Ogle, J. A., On hereditary transmission of structural Peculiarities. Brit. and for. med.-chir. Review April p. 500–511.

Ogle hatte Gelegenheit, einen Fall von mangelhafter Entwickelung der Finger und Zehen bei einem 28jährigen Frauenzimmer zu beobachten, in deren Familie zahlreiche Personen die gleiche oder eine ähnliche Difformität besassen. Die von O. untersuchte Person hatte am Zeige- und Mittelfinger beider Hände nur zwei Phalangen; am 4. und 5. Finger, ebenfalls beiderseits, nur eine Phalanx. Kein Finger zeigte einen Nagel. Ganz entsprechend waren die Zehen gebildet; an beiden Füssen besassen die 2. und 3. Zehe nur zwei Phalangen, die 4. u. 5. nur eine. Daumen und grosse Zehen waren normal entwickelt. Analoge Missbildungen fanden sich ferner in der Familie des Frauenzimmers:

1) Bei 3 von ihren 9 Geschwistern, nämlich bei 2 Brüdern und 1 Schwester.

2) Bei 2 Söhnen des einen und bei 1 Sohn des anderen dieser Brüder.

3) Bei einer Schwester ihres Vaters.

4) Bei 4 von den 5 Söhnen dieser Schwester.

5) Bei 4 von den 6 Kindern eines Bruders des Vaters, welcher (der Bruder) selbst frei, aber mit einer Verwandten dieser Familie (ob mit ähnlichem Defect, ist nicht angegeben) verheirathet ist. Aehnliche Difformitäten lassen sich nach aufwärts durch zwei bis drei Generationen verfolgen und zwar zunächst nach der Mutter des Vaters hin. Dieselben fanden sich ausserdem bei äusserst zahlreichen Seitenverwandten.

Weitere Beispiele einer erblichen Uebertragung von Missbildungen bringt O. in grosser Anzahl theils aus der Literatur theils nach Privatberichten zur Mittheilung; daneben auch einige Fälle von Vererbung erworbener Eigenschaften bei Menschen und Thieren. Doch hebt er auch gleichzeitig hervor, dass manche Verstümmelungen, selbst durch viele Generationen wiederholt, z. B. die Circumcision der Vorhaut bei den Juden, bis jetzt einen hereditären Einfluss auf die Entwickelung des betreffenden Theils durchaus nicht haben erkennen lassen.

IV. Meteorologische Einwirkungen. Verbrennungen, Erfrierungen. Unterdrückte Hautperspiration.

1) Bert, P., Recherches expérimentales sur l'influence, que les changements dans la pression barométrique exercent sur les phénomènes de la vie. Compt. rend. LXXV. No 1. 2. (S. physiol. Chemie II. 76.) — 2) Preslel, [illegible] als Todesursache der [illegible], sowie die Sterblichkeit als im umgekehrten Verhältniss stehend mit der [illegible] Zu- und Abnahme der Regenmenge. — 3) Ogle Croft and King Brigham, Death from lightning. Lancet, July 20. [illegible] mit Intra- und extravaskulärer Blutergüsse bei einem 14jährigen Knaben in Folge von Blitzschlag. Tod erst nach Ablauf von 3½ Tagen. — 4) Fredet, Cas de mort déterminée par la foudre. Gaz. des Hôp. No. 44, und Picard, Un cas de mort, déterminée par la foudre. Gaz. des Hôp. No. 108. Beide Fälle sind ohne besonderes Interesse. — 5) Rentier, P., Des accidents de la foudre. Gaz. des Hôp. No. 101. Erzählung eines Falles von plötzlichem Tod durch den Blitz. Die Leiche zeigte in grosser Ausbreitung die bekannten dendritischen Zeichnungen. Verf. fragt, ob dieselben sich nicht nach Analogie der Lichtenberg'schen Figuren erklären lassen. — 6) Lang, C., Die Ursache des Todes nach unterdrückter Hautausdünstung bei Thieren. Arch. d. Heilk. Jahrg 13. S. 277—291. — 7) Socoloff, N., Versuche über das Ueberziehen der Thiere mit Substanzen, welche die Hautperspiration verhindern. Vorl. Mittheil. Centralblatt für die med. Wissensch. No. 41 (S. physiol. Chemie II. 36) — 8) Campbell. A case of death from burning. Boston med. and surg. journ. July 21. Ein 11jähriges Mädchen wird in einem heissen Bade von Oberschenkel und Kopfschmerz befallen. Später Erbrechen, Convulsionen. Coma und der Tod etwa 24 Stunden nach dem Bade. Die Herzbewegung ist noch längere Zeit nach dem Stillstand des Athmens vorhanden. —

Die Frage nach der Ursache des Todes in Folge von unterdrückter Hautperspiration ist durch C. Lang (6) einer erneuten Prüfung mittelst Experimenten an Kaninchen unterworfen worden. Derselbe ist zu Ergebnissen gelangt, welche mit denen von Edenhuizen in wesentlichen Punkten übereinstimmen. Regelmässig fand er nämlich in den Leichen der durch Ueberziehung mit Firniss oder Gummi getödteten Thiere sehr weit verbreitet unter der Haut, im Blut und an vielen anderen Orten Krystalle von Tripelphosphat. In den lebenden Thieren waren dieselben zwar nicht nachzuweisen, da sie aber auf eine Entwickelung von Ammoniak und somit auf Ansammlung von Harnstoff hinwiesen, so wurden die Muskeln zweier Kaninchen, welche längere Zeit unter der Gummidecke gelebt hatten und dann durch Abschneiden der Köpfe getödtet waren, auf denselben untersucht. Das Ergebniss war das zweifellose Vorkommen von Harnstoff. Vf. schliesst hieraus auf eine Retention von Harn, welche begründet sein soll in einer Anfüllung der schleifenförmigen Harnkanälchen mit einer feinkörnigen Masse, wie er sie (übereinstimmend mit Untersuchungen von Krytenovel aus dem Jahr 1865) regelmässig vorfand. Die Ursache für diese Trübungen suchte er in den starken Ansprüchen, welche an die secretorische Thätigkeit der Nieren gemacht werden in Folge der aufgehobenen Wasserausscheidung durch die Haut. Vf. glaubt daher, dass die Thiere an Urämie zu Grunde gehen, eine Annahme, für welche auch das sehr gewöhnliche Vorkommen von Eiweiss im Harn derselben sprechen würde. Die nicht einmal ganz constante Abkühlung der Thiere unter der Firnissdecke glaubt er auf eine durch die Harnretention bedingte Schwächung der Herzthätigkeit beziehen zu dürfen. Bestimmt erklärte er sich gegen die Ansicht von Laschkewitzsch (S. den Bericht für 1868, I. S. 115), nach der die Thiere in Folge einer Abkühlung ihres Körperinneren sterben sollen, welche in der allerdings nach der Firnissung auftretenden starken Hyperämie der Haut begründet sei. Vf. hebt gegen diese Ansicht die älteren, neuerdings von ihm wiederholten Versuche Valentin's hervor, durch welche erwiesen wird, dass gefirnisste Thiere auch dann unvermeidlich zu Grunde gehen, wenn man sie durch Einwickelung in Watte oder auf andere Art vor einer übermässigen Wärmeabgabe schützt.

V. Infection. Parasitismus.

1) Oesterlen, Fr., Die Seuchen, ihre Ursachen, Gesetze und Bekämpfung. Tübingen. — 2) Corradi, Arnoldo, La infezione, [illegible] 1871—72. Uebersichtliche und [illegible] Darstellung der Lehre von der Infection, besonders gestützt auf die Untersuchungen deutscher Forscher. — 3) Lee, H., On transplantation and transmutation in health and disease. Med. Press, Jan. 3. Drei Fälle, in denen durch Transplantation von Zähnen syphilitische Erkrankungen übertragen wurden. Die Zähne hatten sich anfangs befestigt, aber nach Wochen unter Vereiterung des Zahnfleisches und dem Auftreten syphilitischer Symptome wieder gelöst. — 4) Chauveau, Transmissibilité de la tuberculose. Gaz. hebd. de méd. et de chir. No. 14. — 5) Beale, L. S., Disease Germs their Nature and Origin. 2. ed. With 28 col. Plates. London. — 6) Staudener, F., Ueber pflanzliche Organismen als Krankheitserreger. Volkmann's Sammlung klin. Vorträge No. 38. — 7) Popoff, J., Zur Frage über Pneumomykosis. Wiener med. Jahrb. Heft II. S. 124—129. — 8) Stricker, Beiträge zur Pathologie des Blutes. Wien. med. Jahrb. Heft II. S. 163—167.

Chauveau (4) hat zu seinen, theilweise schon früher (s. d. Ber. f. 1870 I. S. 311) mitgetheilten Experimenten über die Ansteckungsfähigkeit der Tuberkulose junge Rinder verwandt und zunächst bei elf derselben tuberkulöse Substanz in den

Intestinaltractus eingeführt. Die Thiere waren durchaus gesund, höchstens 1½ Monat alt und die zur Infection verwandte Substanz war von phthisischen Kühen genommen oder aus den käsigen oder tuberculösen Lungen von Menschen hergestellt. Einzelne Thiere wurden schon nach einem Monat getödtet, länger als 3½ Monat liess man keins am Leben. Der Erfolg war in allen Fällen ein positiver. Es zeigten sich käsige Hyperplasieen der Lymphapparate und miliare Tuberculose in verschiedenen Gegenden. — In einer weiteren Versuchsreihe wurde in die Venen oder Arterien von Kälbern, Pferden oder Eseln Wasser eingespritzt, welches feine Körnchen von tuberculöser Substanz enthielt. Regelmässig traten nach den Injectionen in die Venen der Kälber miliare Eruptionen auf; dasselbe geschah in der Regel auch bei den Einhufern und nach der Injection in die Arterien. — Zu den Injectionen ins Bindegewebe, welche Verf. ausser an den genannten Species auch noch an Mauleseln vornahm, benutzte er eine ähnliche Suspension feinkörniger tuberculöser Substanz, wie zu den Einspritzungen in die Blutgefässe. In manchen Fällen war die zur Einspritzung benutzte Substanz entschieden nicht käsig, sondern von frischen tuberculösen Bildungen genommen. Niemals wurden mehr als 40, zuweilen nur 20 oder 10 Tropfen verwandt. Alle derartigen Injectionen ohne Ausnahme hatten einen positiven Erfolg. — Impfungen in die Cutis, überhaupt nur in geringer Anzahl ausgeführt, erzeugten in einzelnen Fällen Geschwüre, die mehrere Wochen brauchten, um zu vernarben. — Endlich hat Verf. seine Versuche wiederholt mit käsigem Eiter, der aus Gegenden von einer durchaus nicht tuberculösen Beschaffenheit stammte. Alle diese Experimente, bei welchen die Applicationsorte eben so sehr variirten, wie in den früheren, waren gleichmässig erfolglos. Zwar traten nach einzelnen derselben zahlreiche kleinere Wucherungsheerde auf, welche man ihrer anatomischen Beschaffenheit nach allenfalls für tuberculöse Bildungen hätte halten können, die aber nach des Verf. Meinung sich wesentlich von ihnen unterschieden. Derselbe führt zur Stütze dieser seiner Behauptung folgenden Versuch an. Durch Injection einiger Tropfen stark irritirenden Eiters unter die Haut eines Kaninchens erzeugte er käsige Hepatisationsheerdchen in den Lungen des Thieres. Er impfte nun die von diesen Heerden gewonnene Extractmasse bei einem Kalbe und vergleichsweise eine ähnliche Masse, welche aus ganz analogen Heerden eines durch Impfung mit zweifellos tuberculöser Substanz inficirten Kaninchens genommen war, bei einem Pferde. Im ersteren Falle entstand eine entzündliche Geschwulst, welche in wenigen Tagen verschwand. Im letzteren Falle bildete sich ein „Tumor von tuberculösem Typus, welcher persistirte."

Popoff (7) hat auf den Rath und unter der Leitung v. Recklinghausen's eine Anzahl kranker Lungen auf das Vorkommen von Mikrococcus untersucht. Er fand denselben in einem Falle von putrider Bronchitis mit Gangrän und Bronchopneumonie; in einem Falle (unter dreien) von Larynxdiphtheritis und Bronchopneumonie; in einem Falle von Variola haemorrhagica; in zwei Fällen von Necrosis pulmonum embolica und zwar hier zum Unterschiede von der Bronchopneumonie nicht in den Bronchien, sondern im Lungenparenchym selbst, namentlich in den Capillaren; endlich in der Flüssigkeit von Cavernen verschiedenen Alters. In einem Fall von Morbillen, in mehreren Fällen von acuten und chronischen Infarcten der Lungen, in einer grossen Zahl von Bronchopneumonien und schlaffrig indurirten Lungen, in drei Fällen von Embolien, die vom rechten Herzen ausgingen, war keine Spur von Micrococcus nachzuweisen.

Versuche an Thieren mit Einführung von Mikrococcus in die Lungen blieben Anfangs resultatlos. In einem späteren Experiment wurden einem kräftigen Hunde zwei Pravaz'sche Spritzen mit Ammoniak direct in die rechte Lunge injicirt, nach 24 Stunden veränderter Percussionsschall und Respiratio aspera; in die V. jugul. ext. wurden 1½ Pravaz'sche Spritzen Membranen von faulendem anatomischen Material, in dest. Wasser gut zerrieben, eingeführt. Ihre Untersuchung zeigte feinkörnigen Mikrococcus und Bacterien in sehr geringer Menge, dagegen eine Menge grösserer Kügelchen (Conidien), theilweise isolirt, theilweise in Ketten als sog. Kugelbacterien angeordnet. Starke Abmagerung und Tod nach etwa zwei Wochen. In der linken Lunge zerstreute Extravasate, in der rechten der untere Lappen nicht lufthaltig, an der Oberfläche grauweiss, enthält eine 4 Cm. lange Höhle, welche graugrünliche Gewebsfetzen enthielt; die Bronchien, welche unmittelbar zu dem fauligen Heerde führten, gefüllt mit einer zähen, grünlichen, eitrigen Flüssigkeit, in der eine grosse Menge von Mikrococcus zu sehen war; die ganze Leber mit zahlreichen Eiterheerdchen von Nadelkopfgrösse durchstreut, in denen jedoch Mikrococcus mit Sicherheit nicht zu erkennen war. In den Lungen dasselbe Bild wie bei Bronchitis putrida, nur der Zerfall des Gewebes stärker. Hier noch an einzelnen Stellen Tropfen von Fett, Pigment und körnigem Detritus und darin zerstreute Kugeln von Mikrococcus; in den Capillaren und den Blutgerinnseln kein Mikrococcus.

Gegenüber dem möglichen Einwande, dass in allen diesen Fällen der Mikroc. nur zufällig vorhanden gewesen sei, hebt Verf. hervor: 1. die Abwesenheit des Mikroc. in vielen ähnlichen Erkrankungsheerden in Fällen, wo kein Zerfall der Gewebe, keine infectiöse Erkrankung existirte; 2. die grosse Quantität des Mikroc. und seine Beschränkung auf bestimmte Regionen (Blutgefässe, Alveolen); 3. Fehlen desselben in den embolischen Infarcten, welche nach einfacher Thrombose des rechten Herzens entstanden waren. Ueberdies zeige das oben erwähnte Experiment, dass man durch Einführung des Mikroc. künstlich dieselben Veränderungen an Thieren erzeugen könne, wie sie beim Menschen vorkommen.

Verf. hebt schliesslich noch besonders die Thatsache hervor, dass er bei der Bronchitis putr. den Mikroc. von den Bronchien ersten Ranges ab bis zu den Alveolen hin gefunden habe, bei der embolischen Nekrose dagegen habe er sich nur in den Capillaren und den entstandenen Gewebsfetzen, aber nicht in den Bronchien gefunden. Dies weise darauf hin, dass die Verbreitung im ersten Falle durch die Bronchien, im letzteren durch das Blut erfolgt sei.

STARCKER (8) hat Untersuchungen angestellt über die Natur der sog. Lostorfer'schen Körperchen und zunächst die Frage zu beantworten versucht, ob dieselben nicht auch im frischen Blute vorkommen. Um die Präparate (Tröpfchen von menschlichem Blut, mit dem Deckgläschen von einer Stichwunde aufgenommen) in einem für die längere Verfolgung ihrer Veränderungen geeigneten Zustande zu erhalten, brachte er sie in ein gewöhnliches Exsiccatorglas, wie es von den Chemikern zum Trockenhalten benutzt wird, zugleich mit einem wallnussgrossen feuchten Schwämmchen, wodurch die Eintrocknung des Blutes verhütet wird. In dem Glase befand sich ein Gestell mit genügendem Raum für etwa 1 Dutzend Präparate. Das Deckgläschen, welchem der Bluttropfen anhaftet, wird sofort nach der Blutentziehung auf dem erwärmten Objectträger mit zwei parallelen Wachsleistchen fest geklebt. Durch Streifen von feuchtem Fliesspapier, an die freien Ränder des Deckglases gelegt, kann es auch während einer längeren mikroskopischen Beobachtung vor Verdunstung geschützt werden.

Fortgesetzte, oft Stunden lang kaum unterbrochene, zum Theil mit Hülfe des heizbaren Objecttisches angestellte Beobachtungen führten nun zu dem Ergebniss, dass im Blute gesunder sowohl, wie syphilitischer Individuen nach seiner Entfernung aus dem Körper Gebilde zur Entwicklung kommen, welche nach V.'s Meinung als Organismen aufgefasst werden müssen. Sie entstehen bei einer Temperatur unter 10° C. nur langsam, bei bedeutend niedrigeren Temperaturen vielleicht gar nicht. Bei 20—25° C. geht ihre Entwickelung ziemlich rasch vor sich, noch rascher bei der Temperatur des menschlichen Körpers. Haben sie einmal eine gewisse Grösse erreicht, so verweilen sie als Kugeln oder Scheiben entweder im Ruhezustande oder als abgestorbene Körper. Man kann sie dann Tage lang aufbewahren, auch wenn das Blutpräparat durch Wasserdämpfe zerstört ist. Sie vermehren sich durch Knospung oder Theilung. Ihre Entwicklung wird durch die Nähe einer grösseren Zahl von Blutkörperchen und andererseits durch die Nähe von Luftblasen wesentlich begünstigt. Im Allgemeinen wird man sie am ersten da finden, wo eine Plasmainsel einerseits von Luft und andererseits von einer dickeren Lage Blutkörperchen begrenzt ist. — Diese Körperchen sind den von LOSTORFER aus dem Blute Syphilitischer beschriebenen Gebilden gleich, haben aber, da sie auch im Blut von gesunden Personen, sowie bei Kranken der verschiedensten Art sich entwickeln, für die Syphilis nichts Characteristisches. Doch scheint es, dass sie im Ganzen seltener bei gesunden und bei Personen mit acuten Krankheiten vorkommen, als bei Personen mit chronischen Ernährungsstörungen. — In Betreff der Genese dieser Körper giebt ST. die Möglichkeit zu, dass sie aus der Luft in die Präparate gelangt sein können. Er hält es aber für viel wahrscheinlicher, dass sie wirklich aus dem Blut stammen und entscheidet sich in der Frage, ob sie hier aus präexistenten Keimen oder durch Generatio äquivoca entstehen, im ersteren Sinne.

VI. Degenerative Veränderungen.

Tripp, B. H., Adipocire. Boston med. and surg. journ. July 18.

TRIPP (1) berichtet über einen Fall von Fettwachsbildung in der Leiche eines 19jährigen, an Phthisis verstorbenen Mädchens, welches 31 Jahre in einem Dorfe bei Worcester begraben gelegen hatte. — Der Boden des Begräbniss-Platzes, in welchem sich ausserdem noch 7 Leichen befanden, bestand aus einem Gemisch von Kies und Lehm und war sehr feucht, zeitweise so nass, dass man das Wasser aus den Gräbern hatte auspumpen müssen; doch war gerade das Grab, welches die Leiche mit der Adipocire-Entwicklung enthielt, etwas trockener, als die anderen. Die übrigen Leichen hatten etwa ebenso lange in der Erde gelegen. Sie waren völlig zerfallen, auch ihre Särge waren vermodert, während der Sarg mit der Adipocire-Leiche noch zum grössten Theil erhalten war.

VII. Regeneration, Entzündung und Eiterung. Eiter.

1) Cantani, Arnaldo, Le lezioni, prolusione al corso di clinica medica dell' anno scolastico 1870—71 nell' università di Napoli. — 2) Casanova, A., La cellula connettivale considerata quale matrice dei tessuti normali e patologici, del Prof. Cav. Achille Visconti, [illegible] Lo Sperimentale. Juni 8. — 3) Samuel, S., Die Genesis der acuten und chronischen Entzündung. Virchow's Arch. Bd. 55. S. [illegible]. — 4) Key, Axel und Wallis, C., (Stockholm) Experimentelle Untersuchungen über die Entzündung der Hornhaut. Mitgetheilt von den Verf. aus Nordiskt Medicinskt Arkiv 1871. Bd. III. No. 16. In Virchow's Archiv, Bd. 55. S. 296 bis 317. Taf. XV.—XVI. (s. den Bericht für 1871. I. S. 212.) — 5) Hoffmann, F. A. (Berlin), Zur Frage von der Betheiligung der fixen Bindegewebskörper an der Eiterbildung. Virchow's Archiv Bd. 54. S. 376—389. — 6) Flemming, W. (Prag), Ueber das subcutane Bindegewebe und sein Verhalten an Entzündungsheerden. Virchow's Archiv Bd. 56 S. 146—173. Taf. III. — 7) Schede, M., Ueber die feineren Vorgänge nach der Anwendung starker Reizmittel, besonders der Jodtinctur. Archiv für klin. Chirurg. Bd. 15. S. 14—81. — 8) [illegible], F. W., Zur Lehre von der Entzündung und Eiterung. Heidelberg. — 9) Duval, Recherches expérimentales sur les rapports d'origine entre les globules du pus et les globules blancs du sang dans l'inflammation. Arch. de physiol. norm. et pathol. Mars. p. [illegible]. Mai p. [illegible]. Deux planches. Recherches expérimentales sur la diapédèse prétendue des globules du sang dans l'inflammation. Montpellier médical. Avril p. [illegible]. — 10) Henderson, V. B., On the influence of atmospheric air, in determining the character of primary local inflammation. Med. and surg. reporter, Aug 17. Penetrirende Stichwunde der Brust von klappenartiger Form bei einem jungen Mann; ziemlich [illegible] Hämatothorax, Heilung ohne Erscheinungen von Pleuritis. Verf. meint, dass der durch die Klappenform der Wunde bedingte Abschluss der atmosphärischen Luft die Entstehung einer Pleuritis verhindert habe. — 11) Lipsky, A., Ueber die entzündlichen Veränderungen des Epithels der Darmzotten. Wien. med. Jahrb. Hft. 2 S. 155—160. — 12) Biesiadecki, A., Beiträge zur sogenannten [illegible] Zellenbildung. Wiener med. Jahrb. Heft 2. S. [illegible] bis

14a. Saggio di studio sulle [illegible] del pus. Gaz. med. Ital.-Lombard. No. V. p. [illegible] — 15) Rachford and Herbert Woodman, Introduction of irritant fluids within the peritoneal cavity. Med. Press. June [illegible] — 16) Nathien, Ed., Recherches sur les fermentations du pus dans l'organisme. Gaz. hebd. de méd. et de chir. No. 21.

SAMUEL (3) hat den localen Einfluss zahlreicher Substanzen auf das Kaninchenohr, mit Rücksicht auf die Frage nach der Genese der acuten und chronischen Entzündung, untersucht. Die Haupt-Ergebnisse dieser, an frühere Experimente des Vfs. (s. den Ber. f. 1871, I. S. 210, 217) sich anschliessenden Untersuchungen sind die nachstehenden:

Verf. sucht den Kern des ganzen Entzündungs-Processes in einer örtlichen Blutveränderung, welche als Blutstockung und Gerinnung, Blutzersetzung und völliger Untergang des Blutes sichtbar werden kann. Die prägnantesten Formen der acuten Entzündung treten auf nach flüssigen und flüchtigen Stoffen, die, subcutan eingebracht, rasch ein grösseres Gefässnetz occupiren. Feste und trockene Stoffe dagegen bewirken im äffluarmen Gewebe des Kaninchens nach Maassgabe ihrer grösseren Stabilität, ihrer geringeren Wanderungs- und Ausbreitungs-Fähigkeit chronische Entzündung. Der Aggregatzustand der Entzündungs-Ursachen ergiebt demnach eine Stufenleiter von Wirkungen, deren äusserste Pole die flüchtigen ätherischen Oele einerseits, andererseits feine Nadeln und indifferente pulverförmige Stoffe bilden. Die Intensität des Entzündungsprocesses richtet sich nach den chemischen und physikalischen Veränderungen, welche durch die Entzündungs-Ursache hervorgerufen werden. Während die schwereren Formen von Blut-Gerinnung, wie sie z. B. nach concentrirten organischen Säuren vorkommen, unlösbar sind, kann bei den leichteren, z. B. den nach Anwendung dilutirter Salzlösungen auftretenden, eine Restitutio in integrum erfolgen.

Primär erzeugen fremde Körper im Parenchym Zerstörungen und chemische Veränderungen der Zellen, Ueberschwemmungen mit fremden, der Resorption anheimfallenden Flüssigkeiten, mechanische Insulte durch Druck und Quetschung. Auch können fremde Stoffe, z. B. Carmin, ohne jede Folge Monate lang liegen bleiben. Aber diese primären Gewebsveränderungen sind passiven Ursprungs, die activen gehören einer späteren Periode an. Welche zähe Substanzen, z. B. Schleimarten, welche in toto nicht resorbirbar sind, aber einen continuirlichen Säftestrom in die Blutgefässe zu unterhalten vermögen, ohne in diesen Gerinnungen hervorzubringen, erzeugen chronische Eiterungen. Entzündungs-Ursachen, welche, resorbirt, nicht sofort unlösbare Blutgerinnungen hervorrufen, gehen in den allgemeinen Kreislauf über, entweder direct und sofort, so dass die allgemeine Wirkung früher eintreten kann, als die örtliche, wie beim Senföl, oder später durch die Lösung der Stockungen bei den sog. Resolutions-Entzündungen. Das Terpenthinöl gewährt ein ausgezeichnetes Beispiel einer stark progressiven Entzündung und eignet sich deshalb besonders zur Beantwortung der Temperatur-Fragen bei der Entzündung, das Petroleum zum Studiren der Eiterung. Indifferente Stoffe sind diejenigen allein, die weder die normale Beschaffenheit des intermediären Säftestroms zu stören, noch bei ihrer Resorption bald oder allmälig eine örtliche Blutveränderung zu erzeugen im Stande sind.

F. A. HOFFMANN (5) gelangt durch seine Untersuchungen über die Frage von der Betheiligung der fixen Bindegewebskörperchen an der Eiterbildung in Uebereinstimmung mit COHNHEIM zu dem Ergebniss, dass bis jetzt ein anderer Ursprung für die Eiterkörperchen überhaupt nicht nachgewiesen und wissenschaftlich sicher gestellt ist, als die Blutgefässe. Verf. hatte schon früher gemeinschaftlich mit LANGERHANS Experimente ausgeführt über den Verbleib des Zinnobers nach seiner Injection in's Blut und hatte gefunden, dass er sich nach einer gewissen Zeit zum Theil auch wiederfindet in den fixen Zellen des Bindegewebes. Nämlich nicht allein in den Zellen des Reticulums vieler Drüsen, sondern auch in den sternförmigen Zellen der Hornhaut und den Zellen des subcutanen Bindegewebes. Gewöhnlich fanden sich jedoch, selbst nach der Injection sehr grosser Mengen von Zinnober, nur äusserst spärliche Quantitäten desselben in den fixen Bindegewebskörperchen. Nur, wenn irgendwo ein Reiz eingewirkt hatte, war dort die Anhäufung des Pigments in den Bindegewebszellen eine sehr bedeutende. (S. den Bericht f. 1869, I. S. 45) Verf. legte nun bei Kaninchen durch Aetzungen von Schnittwunden mit Lapis oder subcutane Injectionen sehr verdünnter Essigsäure Reizbezirke an, injicirte zwei bis vierundzwanzig Stunden später den Zinnober in's Blut und fand nun nach vier Wochen bei der Untersuchung, dass ein Theil des Zinnobers in Zellen lag, welche sich durch ihre Grösse von gewöhnlichen weissen Blutkörperchen sehr wesentlich unterschieden, zum Theil rund, zum Theil aber auch von der Form der fixen Bindegewebskörperchen waren.

Wurde nun ein Theil des Heerdes exstirpirt, so zeigte sich der in den nächsten Tagen von der Wundfläche secernirte Eiter stets frei von Zinnober, obwohl die Gewebe, welche diesen Eiter absonderten, immer noch reichlich Zinnober führende Zellen enthielten. Verf. schliesst nun hieraus, dass die Bindegewebskörperchen absolut Nichts zur Eiterung beitragen, dass sie sich vielmehr ganz passiv dabei verhalten. Gingen sie völlig zu Grunde, so müsste bei einer 7- oder 9tägigen Eiterung der Zinnober in ihnen frei werden und entweder so oder von den Wanderzellen aufgenommen, gefunden werden. Betheiligten sie sich sogar activ, so wäre ein Auftreten von Zinnober im abgesonderten Eiter um so wahrscheinlicher.

Verf. hatte seine früheren Versuche, bei denen eine Zunahme der Eiterkörperchen auch noch in der ausgeschnittenen Cornea beobachtet wurde, (s. diesen Bericht f. 1867, I. S. 323) dahin gedeutet, dass die Eiterkörper in diesen Fällen die Abkömmlinge der fixen Bindegewebszellen seien. Jetzt, nachdem

STRICKER gefunden, dass die wandernden Körperchen selbst einer Theilung nach ihrer Auswanderung aus den Gefässen fähig sind, hält er seine damalige Deutung nicht mehr für eine „zweifellose."

FLEMMING (6) schickt seinen Untersuchungen über das Verhalten des subcutanen Bindegewebes bei der Entzündung Einiges über die Structur dieses Gewebes voran, aus dem besonders das Folgende hervorzuheben ist: Die Bündel des subcutanen Gewebes besitzen eine structurlose, (vielleicht stellenweise unterbrochene und nur aus Balken bestehende) Bindeschicht von in Säure nicht quellender Substanz. Ob unter dieser Scheide noch Kittsubstanz liegt und in wie weit diese beiden Dinge zusammengehören, lässt Verf. unentschieden. Es lagern dieser Scheide die fixen Zellen, platte, verästigte, mit einander zusammenhängende kernhaltige Körper, unregelmässig vertheilt auf. Die Scheide ist nicht überall gleich dicht gewebt. Die dichteren Partieen entsprechen vielleicht überall den Zellenkörpern, resp. differenzirten Stellen derselben, und ihren Ausläufern.

Die Fettzellen des lockeren Bindegewebes sind fixe Zellen, welche ursprünglich, wie andere, an den dichtgedrängten Fibrillenbündeln der Gefässadventitia lagen und durch die Fettfüllung von diesen abgewölbt sind, aber, vielleicht immer, durch Substanzbrücken noch mit der Scheide und den Ausläufern anderer Zellen in Verbindung stehen. Denn man sieht zuweilen das Protoplasma der Fettzellen ebenso deutlich mit den Ausläufern benachbarter fettloser Zellen zusammenhängen, wie die letzteren dies unter einander thun. Abgesehen von ihrem Protoplasma besitzt die Zelle noch eine Membran.

Die wichtige Frage, ob man sicher zwischen einer Wanderzelle und einer fixen Zelle unterscheiden könne, beantwortet F. für das subcutane Gewebe dahin, dass manche Zellen vorkommen, bei welchen die Diagnose nicht zu stellen sei, dass man sie aber an der grossen Mehrzahl stellen könne. Nur solche Zellen, welche durch ihre Lagerung an den Bündeln, oder, wenn losgerissen, durch ihre Grösse, ihre Plattheit, ihre langen Ausläufer und auch wohl noch durch den Zusammenhang der letzteren mit anderen sich kennzeichnen, will F. als fixe bezeichnen; alle, die rund oder rundlich, ohne scharfe Enden und in allen Dimensionen ziemlich gleich dick sind und die, wenn nicht durch Kernvermehrung aufgetrieben, nicht über 0,016 Mm. Durchmesser hinausgehen und frei liegen, bezeichnet er als freie Zellen.

Die Entzündung im subcutanen Bindegewebe von Hunden oder Kaninchen erregte F. durch Einziehung eines dünnen Bindfadens unter die Haut des Nackens, des Bauches oder der Leistengegend, oder er legte ein Stückchen Hollundermark, mit LUGOL'scher Lösung getränkt, in eine Schnittwunde, die er nachher genau vernähete, oder er spritzte einige Tropfen Crotonöl unter die Haut. Die Thiere wurden 1–5 Tage nach Application des Entzündungsreizes getödtet, alsbald nach der Tödtung wurde ein künstliches Oedem der betroffenen Stelle mit Silbersalzlösung angelegt und sofort in Eis zum Erstarren gebracht. Von diesen Leimtumoren wurden möglichst viele Schnitte angefertigt.

In der Umgebung des Fremdkörpers finden sich nun, einige Zeit nach dessen Application, neben einem faserigen Netzwerk, welches Verf. für Fibrin hält, sehr zahlreiche Zellen und zwar der „ungeheuren" Mehrzahl nach freie und unter ihnen viele mit eingeschnürtem Kern oder zweikernige oder solche, die in zwei kernhaltige Körper fast auseinander geschnürt sind oder auch drei-, vierkernige, noch rundliche Zellen. Unter den daneben sichtbaren fixen Zellen dagegen finden sich nur äusserst selten solche mit zwei (sie kommen auch im normalen Bindegewebe vor), niemals solche mit mehr Kernen, während doppelte oder mehrfache, sowie zuweilen sehr grosse Nucleoli im entzündeten Gewebe häufiger zu sein scheinen, als im normalen. Wohl aber sieht man hie und da im entzündeten Bezirk fixe Zellen, welche an embryonale Formen erinnern, nämlich dickere, compacte, glattrandige, plattspindlige oder verästigte Gebilde, oder auch rundspindlige oder walzige Körper, welche durch stärkere, dickere Anastomosen weit fester und durchgehender zusammenhängen, als im gesunden Gewebe. An anderen Stellen des Entzündungsheerdes sind aber auch viele der fixen Zellen verkleinert, verschrumpft.

Die Fettzellen der eiterbildenden Gewebsstellen dagegen zeigen, wie der Verf. schon früher nicht allein für die Entzündung, sondern auch für die Atrophie nachgewiesen hat (s. den Bericht für 1871. I. 208) in bald grösserer, bald geringerer Anzahl, aber keineswegs constant „seröse Atrophie" und Proliferation. Die letztere kommt besonders häufig in einer seltsamen, früher schon vom Verf. geschilderten Form vor, nämlich so, dass ein Convolut, ja manchmal ein rundgeschlossener, den Umfang der alten Fettkugel noch völlig einhaltender, schliesslich leerer „Korb" von verästelten, zusammenhängenden Zellen resultirt, die zum Theil kleinere Fetttropfen enthalten.

Anders in mancher Beziehung, als nach der Application fremder Körper, war das Verhalten des Gewebes nach Crotonöl-Injection. Auch hier fanden sich an manchen Stellen, namentlich in der Nähe von Gefässen, grosse Mengen freier Zellen. In einem einzigen Falle fand sich aber an vielen Stellen, wo Crotonöl im gefässlosen Gewebe lag, die Menge der den Fibrillenbündeln anlagernden Zellen ausserordentlich gross und ihre Form so, dass man sofort an eine Theilung fixer Zellen, als Grundlage dieses Zellenreichthums zu denken veranlasst war. Verf. zweifelt nach dieser Beobachtung nicht an der Proliferation fixer Zellen in diesem Falle, nimmt nach seinen übrigen Beobachtungen aber als wahrscheinlich an, dass dieser Process in seinem weiteren Verlauf für sich allein nicht zur localen Production von Eiter führt, sondern nach unerheblicher Vermehrung zum Untergang der betreffenden Elemente.

Verf. hebt schliesslich noch bestimmt hervor, dass er an der Proliferationsfähigkeit fixer Zellen überhaupt nicht zweifele, dass aber bis jetzt nicht zu entscheiden sei, ob die Bedingungen für eine Proliferation derselben in der „acuten Entzündung“ enthalten sind und dass kein Grund für die Annahme einer Betheiligung derselben an der Eiterbildung vorliege.

Die Ergebnisse der Untersuchungen SCHEDE's (7) über die Wirkungen der Jodtinctur oder anderer Hautreize auf die feineren Vorgänge an den Applicationsorten stimmen insofern mit diesen Beobachtungen HOFFMANN's und FLEMMING's überein, als auch er eine active Betheiligung der fixen Bindegewebskörperchen bei den nach solchen reizenden Substanzen, namentlich nach Jodtinctur, auftretenden entzündlichen Vorgängen nicht erkennen konnte. Pinselungen mit starker Jodtinctur, am Kaninchenohr erzeugten zunächst beträchtliche Erweiterungen der Venen und Capillaren; nicht allein, ja nicht einmal zunächst, in der Cutis, sondern zuerst im subcutanen Bindegewebe, dann in den unter und über demselben gelegenen Geweben. Darauf folgt seröse Transsudation und massenhafte Auswanderung von Lymphkörperchen, welche das Gewebe durch und durch infiltriren und bald eine starke Vermehrung der Kerne erkennen lassen, ohne gleichwohl deutliche Zeichen für Zelltheilung darzubieten. S. ist der Meinung, dass die so veränderten Lymphkörperchen nun nach einiger Zeit entweder in die Lymphgefässe übergehen oder sich zu fixen Bindegewebskörperchen entwickeln, während die schon vorhandenen fixen Bindegewebskörperchen durch fettige Metamorphose zu Grunde gehen. Auch kann der fettige Detritus, welchen sie liefern, von anderen fixen Bindegewebskörperchen aufgenommen werden und zu so grossen Tropfen in ihnen zusammenfliessen, dass sie ganz die Beschaffenheit von Fettzellen bekommen. Die Restitution bei solchen, nicht zur eigentlichen Eiterung führenden Entzündungen erfolgt also in der Art, dass die fixen Bindegewebskörperchen fettig zerfallen und aus einem Theile der ausgewanderten Lymphkörperchen neu gebildet werden, während ein anderer Theil derselben in die Lymphgefässe zurückkehrt. Verf. hat bei seinen Untersuchungen, ebenso wie FLEMMING, die RANVIER'sche Methode benutzt, d. h. mit der PRAVAZ'schen Spritze eine erwärmte Gelatinelösung dem lebenden Thiere unter die Haut gespritzt, sofort den so hervorgebrachten Leimtumor ausgeschnitten und auf Eis gekühlt. Aus dem Tumor lassen sich dann nach wenigen Minuten die feinsten Schnitte ausführen.

ZAHN (8) hat seine Untersuchungen über Entzündung und Eiterung am Froschmesenterium, zum Theil mit Hülfe eines von KLEBS construirten Apparates angestellt, dessen genauere Beschreibung im Original nachzusehen ist. Die Frösche befinden sich in diesem Apparat unter luftdichtem Verschluss. Es kann durch denselben, in Verbindung mit der BUNSEN'schen Wasserluftpumpe als Aspirator, ein vorher gereinigter trockener oder feuchter Luftstrom geleitet werden. In diesem Apparate kann man die Thiere einer mehrtägigen mikroskopischen Beobachtung unterwerfen.

Zahlreiche vom Verf. am Froschmesenterium, theils mit Hülfe dieses Apparates, theils ohne denselben angestellte Untersuchungen führten ihn zu nachstehenden Schlussergebnissen:

1) Der Auswanderungsprocess der farblosen Blutkörperchen zerfällt in verschiedene Perioden, die sich fast in allen Fällen genau abgrenzen lassen;

2) der Durchtritt beginnt immer zuerst am peripherischen Ende der Gefässe und geht von da ab der Stromesrichtung entlang weiter;

3) Reine Luft wirkt nicht eiterungserregend, sondern die Auswanderung wird durch ihr beigemengte, aber daraus entfernbare Fremdkörper hervorgerufen;

4) das Mikrosporon septicum beschleunigt und steigert die Auswanderung in hohem Maasse; es verursacht selbst den Tod der Untersuchungsthiere;

5) dasselbe gelangt von der Wandfläche aus in den Organismus;

6) es scheint von diesem Pilz ein für den Organismus höchst schädliches Gift producirt zu werden, das in dem Filtrat der Pilzflüssigkeit enthalten ist;

7) dasselbe wird in geringerer Menge vom Organismus ertragen und die damit behandelten Thiere können am Leben bleiben, während es in grösseren Mengen rasch den Tod herbeiführt;

8) Die Localapplication des Chinin. muriat. retardirt und hemmt die Auswanderung nur sehr wenig, bewirkt aber ein sofortiges Absterben der ausgewanderten farblosen Blutkörperchen;

9) Subcutane oder innerliche Anwendung desselben Mittels kann in Folge von Kreislaufsstörungen die Auswanderung verhindern, oder doch lange Zeit zurückhalten und dann verringern; die weitere Folge davon ist aber in den meisten Fällen der Tod.

DUVAL (9) hat eben so wenig wie seine Landsleute FELTZ und PICOT (s. den Bericht für 1870, I. S. 187 und für 1871, I. S. 216, 217) durch seine Experimente an der Hornhaut und am Froschmesenterium die Beobachtungen COHNHEIM's über die Auswanderung der farblosen Blutkörperchen bestätigen können. Er hat seine Versuche Anfangs in Strassburg unter MOREL's, später in Montpellier unter ROUGET's Leitung ausgeführt. Seine Untersuchungen an der Hornhaut von Fröschen, Mäusen und Ratten führten ihn zu dem Ergebniss, dass der Entzündungsprocess in derselben nicht von der Peripherie zum Centrum vorschreite. Zwar beobachtete er zuweilen Trübungen, welche gegen die Peripherie zu von der gereizten Stelle aus verliefen, dieselben waren aber keineswegs constant, erreichten den Cornealrand in der Regel nicht und entwickelten sich nicht von der Peripherie, sondern vom Centrum her. Damit stand auch der microskopische Befund an den entzündeten Stellen in Einklang, welcher erwies, dass die Zellenvermehrung an der gereizten Stelle beginnt und von da überall hin ausstrahlt. Im Beginn des Processes vermochte D. farblose Elemente isolirt und frei nicht aufzufinden. Dieselben sind daher, wie er annimmt, sämmtlich Abkömmlinge eines Proliferationsprocesses, welcher von den hypertrophirenden und runde Elemente entwickelnden fixen Hornhautkörperchen seinen Ausgang nimmt.

Den bekannten COHNHEIM'schen Versuch am Froschmesenterium hat Verf. zuweilen 6—8 Tage lang an demselben Thier fortsetzen können, indem er von Stunde zu Stunde die Fortschritte der Peritonitis beobachtete. Er sah dann zwar den Stillstand der farblosen Bluthörperchen, auch das Auftreten von Eiterkörperchen, aber er sah nicht den Austritt der ersteren aus den Gefässen. Vielmehr bildet nach Angabe des Verf. die doppeltcontourirte Gefässwand zwischen den kugeligen Elementen des Blutes und des Eiters eine undurchbrechbare Barriere. Ueberdies findet man stets hie und da ein Capillargefäss, in welchem der Kreislauf unterbrochen ist, in welchem das Serum zwar zweifellos noch sich bewegt, in dem aber weder ein rothes noch ein weisses Bluthörperchen steckt. Und doch sieht man an der äusseren Wand eines solchen Gefässes ebenfalls Eiterkörperchen auftreten, die also hier unmöglich aus dem Gefäss hervorgetreten sein können.

Die Frage, wo denn für diese Versuche der Ursprung der Eiterkörperchen zu suchen sei, veranlasste Verf. zu einer histologischen Untersuchung des Mesenteriums. Er fand dabei in der mittleren Partie desselben eine Zone von plasmatischen Zellen, welche namentlich in der Nähe der Gefässe active Proliferationsvorgänge zeigen, wo das transsudirte Serum ihnen genügende Nahrung liefern soll. Ausser ihnen sollen aber auch die Gefässwände selbst die Eiterkörperchen liefern, indem ihre Elemente unter dem Einfluss der Entzündung zum embryonalen Zustande zurückkehren, sich differenziren und proliferiren. Dies Verhältniss soll es sein, welches, namentlich bei schwacher Vergrösserung, ganz den Eindruck einer Diapedese der farblosen Bluthörperchen macht.

Durch die Proliferation der die Gefässwände constituirenden Elemente geschieht es nach Ansicht des Verf., dass die ohnehin leicht haftenden farblosen Bluthörperchen sich gerade an die proliferirenden Stellen anlegen. Der Stillstand der farblosen Elemente bildet also nicht den Ausgangspunkt für die entzündlichen Vorgänge, sondern ist erst eine Folge derselben; die farblosen Elemente im Gefäss stehen still, weil sie durch Vorgänge in der Gefässwand aufgehalten werden, die zur Entwickelung der (extravasculären) Eiterkörperchen führen.

Die amöboiden Bewegungen der farblosen Elemente hält Verf., mindestens so weit sie im Inneren der Gefässe vorkommen, für passiven Ursprungs. Auch das Vorkommen von Anilinkörnchen in den extravasculären Elementen will Verf. nicht als einen Beweis für die Herkunft derselben aus dem Blut gelten lassen. Wenn man nämlich das Anilin aus der alkoholischen Lösung durch Wasser präcipitirt, so bleibt in diesem Wasser eine Quantität Anilin gelöst, welches aus den Gefässen transsudiren, von den extravasculären Lymphkörperchen aufgenommen und in ihnen zu Körnchen verdichtet werden kann.

Durch die Proliferationsvorgänge in der Gefässwand lockert der Zusammenhang ihrer Elemente sich auf und so kann es geschehen, dass, jedoch immer erst spät, rothe Bluthörperchen mittelst des Blutdrucks durch sie hindurch getrieben werden. Dies geschieht im Winter gegen den achten Tag der Entzündung. Weisse Blutkörperchen treten aber auch um diese Zeit nicht aus, wie überhaupt niemals.

LIPSKY (11) hat, um die entzündlichen Veränderungen des Epithels der Harnkanälchen zu studiren, das Nierenparenchym durch eingezogene Fäden oder durch Injectionen von Ammoniak mittelst der PRAVAZ'schen Spritze in Entzündung versetzt. Die Veränderungen in der Nähe der gereizten Stelle waren ziemlich different. In vielen Harnkanälchen waren die Epithelien stark granulirt, aber deutlich contourirt, während andere von einer gleichmässig granulirten Masse angefüllt schienen. In noch anderen Harnkanälchen fanden sich glänzende, unregelmässig contourirte und nicht unmittelbar einander berührende Zellen, welche den Epithelien sehr unähnlich waren und zuweilen auch neben, noch im Ganzen gut erhaltenen Epithelien in denselben Harnkanälchen vorkamen. Von den Innenwänden einzelner Harnkanälchen schienen noch Fortsätze auszugehen, welche sich in Gestalt feiner Rahmen um eine oder mehrere Zellen herumlegten; die so eingeschlossenen Zellen sahen aber den Epithelien ebenfalls nicht gleich, waren kleiner und glänzender. Doch kamen solche Zellen auch ohne einhüllende Substanz in den Harnkanälchen vor. Die Vermuthung des Verf., dass die Neubildung der zelligen Elemente bei dieser traumatischen Nephritis theils durch Theilung, theils durch endogene Entwickelung erfolge und dass die von den Wandungen einzelner Harnkanälchen ausgehende und die Zellen einschliessende Substanz als Rest der zerfallenen Mutterzellen aufzufassen sei, scheint in dem Thatbestande keine genügende Stütze zu finden.

BIZZOZERO'S (12) Untersuchungen über die Frage nach der endogenen Entwickelung der Zelle ergaben eine Bestätigung und weitere Befestigung der bereits früher (s. d. Ber. f. 1871, I., S. 216) von ihm in dieser Richtung erzielten Resultate. Die grossen Zellen, welche sich beim Hypopyon in der vorderen Augenkammer sowohl beim Menschen wie auch bei Thieren vorfinden, enthalten häufig Zellen, welche Verf. bestimmt als Eiterkörperchen bezeichnet. Diese grossen zellenhaltigen Gebilde gleichen denjenigen, welche man in der croupösen Pneumonie und in den Fisteln des Zahnfleisches antrifft, unterscheiden sich aber von jenen, die OSER (s. den Ber. f. 1869, I., S. 229) für den Bindehautkatarrh beschrieben hat, weil sie des epithelialen Aussehens entbehren und ihre Eiterkörperchen nicht in Vacuolen angesammelt, sondern in's Protoplasma eingestreut sind. Verf. hat schon früher sich gegen die endogene Entwickelung der Eiterkörperchen in den grossen Zellen ausgesprochen, weil er häufig Fettkörnchen in ihnen fand, weil sie nicht oder nur sehr schwach beweglich waren und weil er jüngere Entwickelungsstufen derselben in den Zellen nicht auffinden konnte. Jetzt fügt er als weiteren Grund gegen die endogene Entwickelung die Thatsache hinzu, dass in den grossen Zellen nur dann Eiterkörperchen vorkommen, wenn der Eiter seit mehreren Tagen in der Camera anterior angesammelt war, während doch bei einer endogenen Entwickelung die Eiterkörperchen vom Beginne des Processes an in den grossen Zellen hätten sichtbar sein müssen. – Aehnliche grosse, mit kleinen Zellen zum Theil erfüllte Elemente beobachtete B. auch in den mesenterischen Drüsen des Kaninchens nach Tuberkelimpfung. – Die grossen Zellen zeigen, bei 35 bis 37° C. untersucht, deutliche amöboide Bewegungen und enthalten oft neben oder statt der Eiterkörperchen auch rothe Blutkörperchen, namentlich, wenn das Blut bereits Tage lang in der vorderen Augenkammer verweilt hatte. – In den von B. bei Thieren angestellten Versuchen erzeugte er die Entzündung vermittelst eines durch die Augen gezogenen Fadens oder durch Injection von Blut (in einigen Versuchen Blut von Hühnern) in die vorderen Augenkammern. Die Ergebnisse dieser Versuche stimmten ganz mit den Resultaten der beim Menschen angestellten Beobachtungen überein. Die grossen Elemente, welche Verf. früher für Epithelien der Descemet'schen Haut gehalten hat, erklärt er jetzt für hypertrophische Eiter-Körperchen. Es war ihm möglich, Uebergangsformen dieser in jene nachzuweisen.

Bathurst Woodman (13) hat, gemeinschaftlich mit Heckford, bei Thieren verschiedener Species, besonders bei Hunden und Katzen, Injectionen reizender Flüssigkeiten in die Bauchhöhle vorgenommen. Die Experimentatoren benutzten zu diesem Zweck Essigsäure, Milchsäure, Schwefelsäure, Kalilauge, Alkohol, sämmtlich in verdünnter Form, und fanden in den Leichnamen der, meistens 12–20 Stunden nach der Einspritzung gestorbenen Thiere mässige Peritonitis, Injection der pericardialen Gefässe, die Mucosa des Darms und Magens, zuweilen auch des Oesophagus geschwollen, mürb, hyperämisch und hämorrhagisch und das Endocardium, namentlich den hinteren Zipfel der Tricuspidalis, geschwollen, weich und geröthet. Bathurst Woodman hebt besonders hervor, dass ältere Verdickungen des hinteren Zipfels der Tricuspidalis bei Hausthieren sehr oft gefunden werden. Er hält aber die an dieser Stelle nach den Experimenten gefundenen Veränderungen, wenigstens in einer Anzahl von Fällen, für frisch und somit für die Folgen der injicirten Flüssigkeiten.

E. Mathieu (14) ist durch seine Analysen der Gase des Eiters zu dem Ergebniss gelangt, dass man zwei Varietäten dieser Flüssigkeit unterscheiden könne, eine wasserstoffhaltige, welche gleichzeitig grosse Mengen von Kohlensäure einschliesst, eine mehr oder weniger sauerstoffhaltige mit geringen Mengen von Kohlensäure. Wenn man der ersteren Varietät ihren Wasserstoff entzieht, so giebt sie im Vacuum eine neue Quantität desselben ab, während die letztere Varietät, ihres Sauerstoffes beraubt, unter gleichen Verhältnissen nur Kohlensäure liefert. Ueberdies liefert die eine Varietät bei der Destillation eine stinkende, ammoniakalische Flüssigkeit, die andere nicht. Endlich ist die erstere alkalisch, die letztere gewöhnlich neutral oder sauer. Die Gegenwart des Wasserstoffs im Eiter erweckt den Gedanken an eine Fermentation oder, mit anderen Worten, an einen Oxydationsvorgang, welcher auf Kosten eines Theiles der organischen Substanzen erfolgt, die ihn zusammensetzen.

An der Luft nimmt Eiter Sauerstoff auf und giebt Kohlensäure ab, diese Oxydation ist aber ein reiner Absorptionsvorgang und daher strenge zu unterscheiden von der mit Wasserstoffentwickelung verbundenen Oxydation.

VIII. Wärmeregulirung, Fieber und Anomalien der Eigenwärme.

1) Winternitz, W., Beiträge zur Lehre von der Wärmeregulation. Virchow's Arch. Bd. 5[illegible], S. 1[illegible]–19[illegible]. — 2) Liebermeister, Untersuchungen über die quantitativen Veränderungen der Kohlensäureproduction beim Menschen. Zweiter Artikel: Ueber die Kohlensäureproduction bei der Anwendung von Wärmeentziehungen. Deutsch. Arch. f. klin. Med. Bd. 10, S. [illegible]–10[illegible] und S. 4[illegible]—[illegible]. — 3) Senator, H., Ueber Erkältungen. Berl. klin. Wochenschr. No. [illegible]. — 4) De Costa Alvarenga, De la thermosémiologie et thermacologie. Annales de la Soc. de Méd. d'Anvers. Févr. — Novbr. Eine Reihe von Artikeln, in welchen die Untersuchungen der Eigenwärme in ihrer Bedeutung für die Diagnose und Prognose, sowie die Wirkung von Bädern, Blutentziehungen und Arzneimitteln (Antimonialien, Mercurialien, Alkalien, Chinin, Veratrin, Alkohol, Bleipräparate, Ipecacuanha, Schierling, Ammoniak, Digitalis) auf die Temperatur behandelt wird. In dem die Wirkungen der Arzneimittel etc. enthaltenden Abschnitte eigene Beobachtungen, deren Ergebnisse aber Neues von Belang nicht aufzuweisen haben. — 5) Peter, Des températures élevées excessives dans les maladies. Leçon etc. Gaz. hebd. de Méd. et de Chir. No. 4, 5. Bekannte Thatsachen, namentlich über agonistische und postmortale Temperatursteigerung, welche Verf. der Hauptsache nach auf verminderte, resp. aufgehobene Abkühlung durch die Lungen bezieht. — 6) Derselbe, Des températures basses excessives. Leçon etc. Gaz. hebd. de Méd. et de Chir. No. 11, 13. Verf. erzählt die Geschichte einer [illegible]jährigen Frau, welche eine Nacht in einem mit Eis bedeckten Graben bei starkem Sturm trunken und bewusstlos zugebracht hatte, bei der Aufnahme in das Hospital 2[illegible]° C. in der Scheide zeigte und genas, indem sich während sechs Stunden die Temperatur um 10,8° hob. Uebrigens war Erbrechen. — 7) Bourneville, Exemple d'abaissement considérable de la température rectale chez un homme exposé au froid extérieur. Le mouvement méd. N. 6. Bei einem [illegible]jährigen Manne, welcher an einem kalten Januartage nachts bei geöffnetem Fenster (wie lange?) auf dem Fussboden seines Zimmers gelegen hatte, betrug die Temperatur im Rectum 2[illegible],[illegible]°. Obwohl dieselbe sich bei geeigneter Wärmezufuhr rasch und hoch hob, trat doch etwa [illegible] Stunden nach der Aufnahme ins Spital der Tod ein. Rectumtemperatur 5 Minuten nach dem Tode [illegible]°. — 8) Jaccoud, Sur les températures élevées excessives. Gaz. hebd. de Méd. et de Chir. N. 8. Bemerkungen und Berichtigung mit Bezug auf N. 5. — 9) Bourneville, Étude de la température morbide dans l'éclampsie puerpérale et dans l'urémie. Im Auszuge wiedergegeben in Gaz. des Hôp. No. 1[illegible]. Mittheilung dreier Fälle von puerperaler Eklampsie und zweier Fälle von Urämie. Von den ersteren endeten zwei tödtlich mit steigender Temperatur bis zum Tode, während in den Fällen von Urämie vor dem Tode die Temperatur bedeutend, selbst bis auf [illegible],1° C. sank. — 10) Manassein, W., Chemi-

sche Beiträge zur Fieberlehre. 1. Abhandlung. Versuche über den Magensaft bei Schweinen und [illegible] Thieren. Virch. Arch. Bd. 55. S. 415—[illegible]. 2. Abhandlung. Ueber die [illegible] und [illegible] der [illegible] und der Leber bei [illegible] und hungernden Thieren. Virch. Arch. Bd. 56. S. [illegible]—247. — 11) Bettelheim, K., Bemerkungen über einige Eigenthümlichkeiten des Fiebers im Verlaufe [illegible] Deutsch. Arch. f. klin. Med. Bd. 10. S. 446—471. — 12) Condie, Francis, On hectic fever. Amer. Journ. of med. Sc. April. p. 366. Verf. hebt die längst bekannte Thatsache hervor, dass hektisches Fieber bei der Lungenphthise nicht in allen Fällen vorkommt und anderer Seits auch bei [illegible] ohne Lungenaffection verlaufenden Krankheiten beobachtet wird. — 13) Bron, F., Études sur la fièvre [illegible]. Lyon med. No 12. — 14) Haut, S. T., On the Cause of Death in Fever. — 15) Borrelli, D., Delle febbri a tipo intermittente. Rivista clin. di Bologna. Agosto p. 241—[illegible]. Verf. empfiehlt ausgedehnte Anwendung des Krankenthermometers, namentlich auch, um dadurch vor der angeblich nicht seltenen Verwechselung zwischen Intermittenten des Fiebers und Krankheiten mit geringer Temperatursteigerung über die Norm zu schützen.

WINTERNITZ (1) bringt im Anschluss an seine früheren Beobachtungen über den Einfluss lokaler Erwärmungen und Abkühlungen auf die Temperatur in der Achselhöhle und im Mastdarm (s. d. Bericht f. 1871. S. 218) zwei neue, auf die Lehre von der Regulirung der Wärme bezügliche Versuchsreihen zur Mittheilung.

Die erste derselben behandelt den Einfluss combinirter thermischer und mechanischer Reize auf die Körpertemperatur und die Wärmevertheilung. Die Versuchspersonen wurden in einem, auf 14—18° erwärmten Raum völlig entkleidet. Ein Thermometer wurde in die rechte Achselhöhle eingelegt, ein zweites 4 Cm. tief in das Rectum eingebracht. Das Individuum wurde dann auf einem Divan gelagert und in eine Wolldecke gehüllt. In derselben befand sich ein Loch, durch welches das Rectum-Thermometer geführt wurde. War die Temperatur an beiden Beobachtungsstellen constant oder annähernd constant geworden, so wurden die Thermometer meistens entfernt, das Individuum wurde rasch enthüllt, in ein mittelst einer Vorrichtung ausgewundenes, also stets gleich viel Wasser von bestimmter Temperatur enthaltendes Leintuch gehüllt und in demselben kräftig durch eine bestimmte Zeit abgerieben. Nach der Abreibung und Abtrocknung wurden die Thermometer wie früher eingelegt, die Versuchsperson wieder wie zuvor gelagert und eingehüllt. Die Thermometer wurden nun abermals bis zur Erreichung eines Constanzpunktes abgelesen. Dann wurde, meist ohne die Lage zu verändern und ohne die Thermometer zu entfernen, der Körper entblösst und demselben von zwei Wärtern mit einem Leintuch durch eine verschieden lange Zeit Luft angefächelt. Nach neuerlicher Einhüllung wurden sodann die Thermometerstände bis zur Beendigung des Versuchs weiter abgelesen und notirt.

Im Allgemeinen stimmten die Ergebnisse der Versuche darin überein, dass jeder Wärmeentziehung ein Steigen der Achsel- und ein Sinken der Rectum-Temperatur folgte. Schon die Entkleidung, die Einwirkung der kühlen Zimmerluft auf den entblössten Körper, vielleicht auch die der kühlen Wolldecke war, wie dies von W. an einem speciell mitgetheilten Versuche gezeigt wird, ausreichend, um den Gang der Temperatur in Axilla und Recto zu einem gerade entgegengesetzten zu machen. Die Rectumtemperatur sank, die Achselhöhlentemperatur stieg. Jede weitere Wärmeentziehung machte den entgegengesetzten Gang der Temperatur an den beiden beobachteten Körperstellen immer auffälliger. — Auch in einem Fall von Typhus beobachtete W., dass die Temperaturabnahme nach der Wärmeentziehung im Rectum eine beträchtlichere (1,0°) war, als in der Achselhöhle (0,6°).

Die Temperaturdifferenz zwischen Achselhöhle und Rectum war nach weiteren Versuchen W.'s eine um so grössere, je stärker der mit dem thermischen Reize verbundene mechanische Reiz war. Sie ward am grössten, wenn zu dem mechanischen Reiz noch eine starke Wärmeentziehung hinzukam. Verf. behandelt nun die Frage, ob der mechanische Reiz allein, also ohne Verbindung mit einer gleichzeitigen Wärmeentziehung genüge, um eine ähnliche Temperaturdifferenz zwischen Achsel und Rectum hervorzubringen. Zu diesem Zweck wurde in einer zweiten Versuchsreihe der Einfluss isolirter mechanischer Reize auf die Körpertemperatur und die Wärmevertheilung untersucht. Die Versuche ergaben „zumeist ganz ähnliche" Resultate. Einer derselben wird ausführlich mitgetheilt. Es wurde die Versuchsperson nach ihrer raschen Entkleidung in einem auf 18° erwärmten Raum in ein mässig gewärmtes Leintuch und die Wolldecke eingehüllt, die Thermometer wurden applicirt und die Lage auf einem Divan eingenommen. Nach erreichter Constanz der Temperaturen wurde bloss die Wolldecke gelüftet, der Körper blieb in dem Leintuche eingehüllt und wurde nur durch zwei Minuten allseitig kräftig frottirt. Es zeigte sich, dass die nach der Frottirung 16 Minuten lang constant gebliebene Achseltemperatur, nach Ablauf dieser Zeit um 0,1° stieg, während die Temperatur im Rectum unmittelbar nach dem mechanischen Reiz um 0,3° sank.

Das Constantbleiben oder Steigen der Achseltemperatur bei der Wärmeentziehung erklärt Verf. aus localen Kreislaufsverhältnissen, wie Compression der das kühlere Blut von der Oberfläche zurückführenden Venen durch die fest an einander gepressten Hautflächen der Achselhöhle. Ein grösseres Gewicht aber legt er auf Vorgänge in der Körpermusculatur, von welcher er aus mehrfachen Gründen annimmt, dass sie bei der Abkühlung die Quelle einer gesteigerten Production von Wärme wird. Das Sinken der Rectumwärme sieht er als die Folge eines verminderten Blutzuflusses zu den inneren Organen und einer durch denselben bedingten Verringerung der Wärmebildung in ihnen an.

LIEBERMEISTER (2) wendet sich im weiteren Verfolg der Mittheilungen seiner Untersuchungen über die quantitativen Veränderungen der Kohlensäureproduction beim Menschen (s. den Bericht f. 1870, I. S. 192 u. f. 1871, I. S. 220.)

nunmehr zu den Ergebnissen seiner Versuche über die Kohlensäureproduction bei der Anwendung von Wärmeentziehungen. Er theilt zunächst Versuche mit über die Wirkungen kalter Abwaschungen, kühler Luft und kalter Bäder. Bei den Versuchen über die Wirkung der kalten Abwaschungen, von denen zwei aufgeführt sind, verweilte die Versuchsperson in dem bereits früher (s. den Bericht f. 1870, I. S. 197) beschriebenen Apparat vollständig entkleidet, aber zunächst in eine wollene Decke eingehüllt. Während der Dauer der Beobachtung wurde dann in bestimmten Zeiträumen die wollene Decke abgelegt und der grösste Theil des entblössten Körpers von Zeit zu Zeit mit einem in Eiswasser getauchten Schwamm benetzt. Dann wurde wieder für einige Zeit die Decke umgehängt u. s. w. Nachstehende beide Tabellen enthalten die Ergebnisse:

I. Gesunder 20jähriger Mann.

Derselbe schied an CO_2 aus:

In der 1. halben Stunde	(eingehüllt) . . .	15,3 Grm.
„ „ 2. „ „	(entblösst und abgewaschen) . . .	27,8 „
„ „ 3. „ „	(eingehüllt) . . .	15,1 „
„ „ 4. „ „	(entblösst und abgewaschen) . . .	24,9 „
„ „ 5. „ „	(eingehüllt) . . .	15,6 „

II. Dieselbe Versuchsperson, 2 Tage später.

In der 1. halben Stunde	(eingehüllt) . . .	16,8 Grm.
„ „ 2. „ „	(eingehüllt) . . .	17,1 „
„ „ 3. „ „	(entblösst und abgewaschen) . . .	23,5 „
„ „ 4. „ „	(entblösst und abgewaschen) . . .	22,6 „
„ „ 5. „ „	(eingehüllt) . . .	17,5 „
„ „ 6. „ „	(eingehüllt) . . .	14,8 „

Ueber die Einwirkung kühler Luft legt L. einen Versuch vor.

III. Cand. med. Gildemeister,

23 Jahr, schlank, ziemlich mager; sass im Apparat abwechselnd in wollene Decken eingehüllt oder bis auf eine dünne Badehose völlig entblösst. Die Luft im Kasten war zuerst 18° C. stieg aber allmälig höher, namentlich während der Zeit der Entblössung.

Die CO_2-ausscheidung betrug:

In der 1. halben Stunde	(eingehüllt) 17,9 Grm. bei 18,2 – 20,0° Lufttemp.
„ 2. „ „	(entblösst) 24,2 Grm. bei 20,0 – 22,6° Lufttemp.
„ 3. „ „	(eingehüllt) 18,5 Grm. bei 22,6 – 21,7° Lufttemp.
„ 4. „ „	(entblösst) 20,0 Grm. bei 21,7 – 23,9° Lufttemp.
„ 5. „ „	(eingehüllt) 17,4 Grm. bei 23,9 – 22,2° Lufttemp.

Bei Entblössungen in höherer Lufttemperatur (25,0° – 27,9°) wurde, wie in einem weiteren Versuch (No. IV.) erwiesen wird, keine vermehrte CO_2-ausscheidung mehr wahrgenommen.

Ueber die Wirkung kalter Bäder kommen 4 Versuche und ein Controlversuch zur Mittheilung. Sie wurden sämmtlich an einem 47jährigen, fetten Manne angestellt, welcher sich in einer Badewanne im Inneren des Apparates befand.

V. Badewasser 18,6 – 20,4° warm. Dauer des Bades 34½ Min.

Kohlensäureausscheidung während des Bades

in den ersten	5 Minuten	5,0	Grm.
- folgenden	5 -	6,9	-
- -	10 -	15,1	-
- -	10 -	12,2	-
in	30 Minuten	38,5	Grm.

VI. Badewasser 24,9 – 25,7° warm. Dauer des Bades 57 Min.

Kohlensäureausscheidung:

in den ersten	10 Minuten	8,9	Grm.
- folgend.	10 -	6,6	-
- -	13 -	9,5	-
- -	10 -	7,2	-
- -	10 -	7,5	-
in	53 Minuten	39,7	Grm.

VII. Badewasser 16,6 – 19,1° warm. Dauer des Bades 35 Minuten.

Kohlensäureausscheidung:

in den ersten	5 Minuten	3,4	Grm.
- folgend.	5 -	4,7	-
- -	10 -	13,0	-
- -	10 -	18,0	-
in	30 Minuten	39,1	Grm.

VIII. Badewasser 23,0 – 21,9° warm. Dauer des Bades 68½ Minuten.

Kohlensäureausscheidung:

in den ersten	15 Minuten	8,0	Grm.
- folgend.	15 -	7,0	-
- -	30 -	14,9	-
in	60 Minuten	29,9	Grm.

IX. Derselbe Mann, bekleidet, liegend, unter normalem Verhalten.

Kohlensäureausscheidung:

In der 1. halben Stunde	18,0	Grm.
- 2. - -	14,1	-
- 3. - -	12,5	-
in 1½ Stunden	39,6	Grm.

Diese Versuche ergeben, dass die Kohlensäureausscheidung im kalten Bade in ausserordentlichem Maasse zunimmt und dass sie im Allgemeinen um so grösser wird, je kälter das Bad ist.

Aber die Kohlensäureausscheidung ist nicht allein während der Wärmeentziehung vermehrt, sie ist auch noch einige Zeit nach dem Aufhören derselben gesteigert. Zum Erweis dieser Thatsache werden von L. drei Versuche beigebracht.

X. Gesunder, kräftiger Mann von 35 Jahren, Dauer des Bades 25 Minuten. Badewasser 22,7 – 24,1° warm.

Die Kohlensäureausscheidung betrug:

Vor dem Bade:		auf ½ Stunde berechnet
in ½ Stunde 18,8 Grm.		9,4 Grm.
Während des Bades:		
in 25 Minuten 19,5 Grm.		11,7 -
Nach dem Bade:		
in den ersten 15 Minuten		13,9 -
in den folgenden 15 Minuten		11,7 -

XI. Dieselbe Versuchsperson. Dauer des Bades 25 Minuten. Badewasser 20,9 – 22,4° warm.

Kohlensäureausscheidung:

Vor dem Bade:		in ½ Stunde
in ½ Stunde 17,6 Grm.		8,8 Grm.
Während des Bades:		
in den ersten 10 Minuten	10,0 Grm.	12,8 -
in den folgenden 15 Minuten	10,4 -	
Nach dem Bade:		
in den ersten 15 Minuten		17,4 -
in den folgenden 15 Minuten		8,2 -

XII. Cand. med. Gildemeister (s. Versuch III.). Dauer des Bades 40 Minuten. Badewasser 22,1 – 24,3° warm.

Kohlensäureausscheidung:

Vor dem Bade:			in 20 Minuten
in 42 Minuten 31,3 Grm.			14,9 Grm.
Während des Bades:			
in den ersten 10 Minuten	11,6	}	20,9 -
- - folgenden 10 Minuten	9,3	}	
- - - 10 -	10,2	}	26,1 -
- - - 10 -	15,9	}	
Nach dem Bade:			
in den ersten 20 Minuten			23,3 -
in den folgenden 20 Minuten			14,7 -

L. schliesst aus diesen Versuchen, dass durch Wärmeentziehung die Production der Kohlensäure bedeutend gesteigert wird und zwar im Allgemeinen um so bedeutender, je stärker die Wärmeentziehung ist, dass aber die gesteigerte Production nicht ganz durch die freilich ebenfalls gesteigerte Abfuhr gedeckt wird und dass aus diesem Grunde eine im Vergleich zur Norm gesteigerte Abgabe von Kohlensäure die Wärmeentziehung noch längere Zeit überdauert.

Frühere calorimetrische Untersuchungen hatten L. zu dem Ergebniss geführt, dass während eines kalten Bades die Wärmeproduction gesteigert sei, dass aber nach dem Bade eine Verminderung derselben eintrete, durch welche die vorausgegangene Steigerung mehr oder weniger vollständig, zuweilen sogar, wie es schien, mehr als vollständig compensirt wurde. Es fragte sich also, ob dem entsprechend nicht auch eine Abnahme in der Kohlensäureproduction zu beobachten war. Dieselbe brauchte zwar nicht schon in der Periode der verminderten Wärmeproduction erkennbar zu sein, da um diese Zeit noch die während der Wärmeentziehung gebildeten grösseren, aber nicht zugleich genügend abgeschiedenen Kohlensäuremengen auftreten und zu einer Steigerung der abgeführten Kohlensäure führen konnten. Aber es war doch anzunehmen, dass mit der Zeit die unmittelbar nach der Abkühlung verminderte Production auch in einer verminderten Kohlensäureabfuhr ihren Ausdruck finden würde.

Zur Beantwortung dieser Frage werden zwei Versuche mitgetheilt.

XIII. Dr. Socin, 35 Jahre, auffallend lang und mager. Bad von 20 Minuten Dauer. Badewasser 24,08 bis 25,25° warm.

Kohlensäureausscheidung:

Vor dem Bade:			für 20 Minuten
a) in 20 Minuten			13,3 Grm.
b) - 20 -			14,6 -
Während des Bades:			
c) in 20 Minuten			19,3 -
Nach dem Bade:			
d) in 20 Minuten			28,1 -
e) - 30 -	20,4 Grm.		13,6 -
f) - 35 -	18,2 -		10,4 -
g) - 30 -	15,8 -		10,5 -

XIV. Dieselbe Versuchsperson. Dauer des Bades 20 Minuten. Badewasser 20,40 – 23,89° warm.

Kohlensäureausscheidung:

Vor dem Bade:		auf 20 Minuten
a) in 34 Minuten 21,5 Grm.		12,6 Grm.
Während des Bades:		
b) in 20 Minuten		25,8 -
Nach dem Bade:		auf 20 Minuten
c) in 20 Minuten		21,7 Grm.
d) in 31 -	18,2 Grm.	11,7 -
e) in 30 -	17,5 -	11,7 -
f) in 30 -	14,6 -	9,7 -

Danach schliesst L., dass in der That auch die Abnahme der Kohlensäure-Bildung, welche während der, dem Bade nachfolgenden geringeren Wärme-Production vorhanden ist, ihren Ausdruck in einer verminderten Ausscheidung findet, welche jedoch aus den oben dargelegten Gründen nicht gleichzeitig mit der verminderten Wärmeproduction auftritt, sondern erst nach Ablauf einiger Zeit.

L. hat schon früher (s. d. Ber. für 1871, S. 220) die Zahl, welche das Verhältniss der Wärme zur Kohlensäure-Production ausdrückt, im Mittel ungefähr 3,0 gefunden. Indem er nun diese Zahl zu Grunde legt, findet er aus einem weiteren Versuch, in welchem auch die Menge der, während des Bades an das Wasser abgegebenen Wärme-Einheiten festgestellt wurde, dass auch für den Fall des kalten Bades die Kohlensäure-Production annähernd proportional ist der Wärmeproduction, und als Maass für dieselbe dienen kann.

Bei einer Anzahl von Versuchen, welche an einem sehr mageren Individuum angestellt wurden, hatte sich ergeben, dass die Menge der in einem kalten Bade abgegebenen, aber dem entsprechend auch die Menge der gleichzeitig producirten Wärme eine weit beträchtlichere war, als bei Personen von mittlerem Ernährungszustande. Im Gegensatze dazu zeigte sich das umgekehrte Verhältniss bei einem sehr fettreichen Individuum. Und in beiden Fällen zeigte sich auch die Menge der abgegebenen Kohlensäure annähernd proportional der abgegebenen Wärmemenge, oder, was nach L. dasselbe sein würde, es war sowohl bei mageren, als bei fetten Personen während des kalten Bades die Kohlensäure-Production annähernd proportional der Wärmeproduction.

L. hebt endlich noch hervor, dass, entsprechend der schon früher von ihm angegebenen Thatsache einer stärkeren Wärmeproduction im kalten Bade durch Fieberkranke, auch die Kohlensäure-Ausscheidung bei ihnen in ausserordentlichem Maasse gesteigert ist.

Da durch einen stärkeren Blutzufluss zur Körperoberfläche eine Abkühlung des Körperinneren hervorgerufen wird (Firnissung, Verbrennungen), so kann, wenn dieser stärkere Blutgehalt durch eine hohe Aussentemperatur hervorgerufen wird, der Wärmeverlust auch ein ebenso grosser bleiben, wie bei gewöhnlicher Temperatur, so dass die Eigenwärme unverändert bleibt. J. Rosenthal's (3) mit Hunden und Kaninchen vorgenommene Versuche haben nun gezeigt, dass eine solche Regulirung noch bis zu einer Temperatur von 32° C. möglich ist. Bei einer Temperatur der Umgebung von 32–36° C. steigt die Wärme des Thieres auf 41–42° C., dann tritt wieder ein Gleichgewichtszustand ein. Wird das Thier nach einigem Verweilen in dieser oder einer höheren Temperatur wieder in eine mittelwarme Umgebung gebracht, so sinkt seine Eigenwärme schnell u. s. w. nicht nur auf die Norm, sondern beträchtlich unter dieselbe. Der Grund dafür liegt darin, dass die in der höheren Temperatur gelähmten Gefässe der Körperoberfläche noch eine Zeit lang in der kühleren Temperatur weiter bleiben, also grössere Mengen Blut aufnehmen. Desshalb muss das Thier abkühlen und diese Abkühlung nach vorhergegangener Erwärmung ist es, welche nach der Ansicht R's. einen grossen Theil der sogenannten „Erkältungen" ausmacht. Die Abkühlung wird besonders begünstigt durch die bewegte Luft „Zugluft". Das in die Tiefe gelangende kühlere Blut erzeugt eben vermöge seiner Kühle Erkrankungen, namentlich in krankhaft disponirten Theilen (locus minoris resistentiae.) Die grosse Bedeutung der Pflege der Haut durch kalte Bäder und dergl. ergiebt sich hieraus sehr einfach, in so fern sie den Tonus der Hautgefässe verstärken und dadurch bewirken, dass selbst nach Einwirkung höherer Hitzegrade die Gefässe nicht so schlaff werden, und bei plötzlichen Abkühlungen sich wieder kräftig contrahiren, um dadurch der Erkältung vorbeugen zu können. — Von besonderem Interesse ist noch die vom Verf. nur beiläufig angedeutete Thatsache, dass, wenn nach einer durch warme Umgebung herbeigeführten Erwärmung und darauf folgenden Abkühlung die Eigenwärme des Thieres wieder nahezu oder ganz auf die Norm gestiegen ist, dass dann das Thier, wenigstens für eine gewisse Zeit, eine Art von Unempfindlichkeit gegen erneute Einwirkung höherer Temperaturen besitzt, d. h. seine Eigenwärme steigt weniger, als dies bei einem frischen Thier der Fall sein würde.

W. Manassein (10) hatte bereits 1871 in einer vorläufigen Mittheilung die Ergebnisse seiner Untersuchungen über das chemische Verhalten der Muskeln und des Magensaftes bei fiebernden Thieren kurz dargelegt (s. den Bericht für 1871, I. S. 231). Jetzt berichtet er in ausführlicherer Darstellung über seine *Versuche mit natürlichem und künstlichem Magensaft von fiebernden und acut-anämischen Thieren, sowie über die wässerigen und alkoholischen Extracte der Muskeln und der Leber von fiebernden und hungernden Thieren.*

Zur Gewinnung des *Magensaftes* benutzte Vf. Hunde oder Katzen. Nachdem der Oesophagus des Thieres rasch, ohne Blutverlust und möglichst ohne Reizung von Nervenstämmen blossgelegt und nach oben zu unterbunden war, brachte Vf. in demselben unter der Ligatur einen Längsschnitt von $\frac{1}{2}$–1 Zoll Ausdehnung an und machte am oberen Ende desselben noch einen kleinen Querschnitt. Durch diese Oeffnung wurden in den Magen des Thiers, je nach der Grösse desselben, 6–20 Stücke Schwamm eingeführt, welche theils mit dem Finger, theils mit einem dicken Glasstabe hinabgestossen wurden. Die Schwämme waren feinporig, etwa von der Grösse eines Fingerhutes bis eines kleinen Apfels, und waren durch verdünnte Salzsäure und durch Auskochen mit destillirtem Wasser vor dem Gebrauch vollständig gereinigt. Eine nach unten von der Oeffnung gelegene Ligatur wurde nach vollendeter Einführung der Schwämme zugebunden. Fünfzehn Minuten später wurde der Magen entfernt, zuweilen, nachdem vorher das Thier durch Einblasen von Luft in eine Jugularis getödtet war, in der Regel während dasselbe noch lebte. Die in den Schwämmen vorhandene Flüssigkeit wurde ausgedrückt, filtrirt und Verf. bezeichnet sie als „natürlichen Magensaft", ohne damit sagen zu wollen, dass sie aus reinem Magensaft bestanden habe. Der Magen wurde, nachdem die Schwämme aus ihm entfernt worden, mit destillirtem Wasser so lange gewaschen, bis seine Schleimhaut nirgends mehr eine saure Reaction zeigte, dann, mit der Serosa nach oben, ausgespannt, diese und die Muscularis wurden abpräparirt, die zurückgebliebene Schleimhaut wurde gewogen, zerschnitten und mit einer 6fachen Menge verdünnter Salzsäure übergossen. Als Verdauungsobject wurde theils Fibrin des Ochsenblutes, theils hart gesottenes Eiweiss benutzt. Der nach der oben beschriebenen Methode erhaltene natürliche Magensaft wurde, nachdem er filtrirt war, in Portionen getheilt, welche entweder rein oder mit Zusatz einer bestimmten Menge verdünnter Salzsäure auf die zur Verdauung bestimmte Fibrinmenge aufgegossen und 24—72 Stunden in einem Schranke bei 35°–40° C. stehen gelassen wurden. Die fein geschnittene, mit verdünnter Salzsäure übergossene Magenschleimhaut wurde stets für 24 Stunden in einen Keller gestellt, dessen Temperatur ziemlich gleichmässig zwischen 10° und 11° C. stand. Diese niedrige Temperatur wurde angewandt, damit der künstliche Magensaft möglichst wenig Peptone aus der Schleimhaut selbst aufnehmen solle. Das so erhaltene Infus wurde filtrirt. Es zeigte sich, dass die aus der Magenschleimhaut von fiebernden Thieren bereiteten Infuse immer einen höheren Säuregrad besassen, als die aus der Magenschleimhaut gesunder Thiere.

Die unverdaut gebliebene Menge Eiweiss oder Fibrin wurde durch Wägung bestimmt.

Allen Versuchsthieren wurde einige Tage vor dem Versuch stets eine gleiche Nahrung verabreicht. Nämlich Morgens Milch und Brot und Abends nur Milch; ausserdem einmal wöchentlich Fleisch, jedoch niemals später, als zwei Tage vor dem Versuch. Die letzten 24 Stunden vor dem Experiment erhielten die Thiere nur Wasser. Das Fieber wurde durch Jaucheinjection direct ins Blut oder unter die Haut hervorgerufen; die Temperatur wurde im Rectum 5 bis 10 mal täglich gemessen.

Zur Herbeiführung acuter Anämie, um den Einfluss derselben auf den Magensaft zu prüfen, wurden Blutentziehungen nur aus den Arterien gemacht, wobei die Blutmenge des Hundes = $\frac{1}{13}$ des gesammten Körpergewichts angenommen wurde.

Die Ergebnisse seiner Untersuchungen hat Vf. in sechs Tabellen zusammengestellt. Sie beziehen sich auf die Verdauung des Fibrins oder Eiweisses im künstlichen und im natürlichen Magensaft gesunder, fiebernder oder acut anämischer Thiere.

Es zeigte sich, dass der natürliche Magensaft von gesunden Thieren ziemlich viel verdaute und dass das Hinzusetzen von Säure entweder ganz wirkungslos blieb oder selbst die Verdauungskraft verminderte. Bei den acut anämischen Thieren verdaute der natürliche Magensaft ohne Ausnahme viel schlechter und der Zusatz von Säure machte die Verdauungskraft desselben unzweifelhaft wirksamer. Bei den fiebernden Thieren verdaute der natürliche Magensaft schlechter, das Hinzusetzen von Säure erwies sich wirksamer, als in den Versuchen mit dem Magensafte von gesunden Thieren. Ein solcher Unterschied in der Wirkung der Säure, je nachdem sie zu dem Magensafte von gesunden oder von anämischen und fiebernden Thieren hinzugesetzt wurde, konnte vom Verf. auch noch in zahlreichen Versuchen an Katzen, Hunden und Hühnern beobachtet werden, in denen über die verdaute Menge nicht nach dem Gewicht, sondern nur nach dem Aussehen geurtheilt wurde. In denjenigen Portionen des Magensafts von anämischen und fiebernden Thieren, zu welchen keine Säure hinzugesetzt war, blieb der grösste Theil des Fibrins entweder unverändert oder ging in Fäulniss über.

Verf. schliesst nun hieraus, dass bei den fiebernden Thieren die Säuremenge in dem (natürlichen) Magensafte der Quantität des Pepsins unentsprechend sei.

Ferner ergab sich, dass der künstliche Magensaft, aus der Magenschleimhaut der acut-anämischen Thiere bereitet, das Fibrin zuweilen besser, zuweilen schlechter verdaut, als eben solcher aus der Magenschleimhaut der gesunden Thiere bereiteter Magensaft, während das Eiweiss in dem Magensaft acut-anämischer Thiere etwas schlechter verdaut wird.

In dem künstlichen Magensaft von fiebernden Thieren wurde das Fibrin überhaupt besser, als in eben solchem Magensaft von gesunden Thieren verdaut, was seinen Grund in dem oben bereits erwähnten grösseren Säurereichthum zu haben scheint.

Die Veränderungen des Magensaftes waren bei fiebernden wie bei acut-anämischen Thieren von gleichem Character, nur bei den acut-anämischen entschieden stärker ausgesprochen, was nach des Verf. Vermuthung davon abhängen könnte, dass bei diesen Thieren zu dem Einfluss der Blutentziehung noch der Einfluss eines, wenn auch nur schwachen traumatischen Fiebers hinzukommt.

Durch den Hinblick auf die zahlreichen Thatsachen, welche auf eine Theilnahme der Muskeln an febrilen Krankheitsvorgängen hinweisen, ist Manassein weiterhin veranlasst worden, die Frage zu entscheiden, ob die wässerigen und alkoholischen Extracte der Muskeln ihrer relativen Menge und ihrem Stickstoffgehalte nach irgend welchen Unterschied bei gesunden und fiebernden Thieren zeigen. Daneben untersuchte Verf. den Einfluss des Hungerns auf diese Bestandtheile der Muskeln, in Berücksichtigung des Umstandes, dass jedes länger anhaltende Fieber von Inanition begleitet wird, und ferner stellte er sich die Aufgabe, nachzuweisen, in wie weit die relative Menge der beiden Extracte und ihr Stickstoffgehalt sich verändern, je nachdem die Muskeln eine mehr oder weniger lange Zeit in der Leiche gelassen werden.

Verf. hat im Ganzen 14 Versuche angestellt und zwar an Kaninchen, mit Ausnahme von zweien, wozu er Hunde benutzt hat. Jedes zum Versuch bestimmte Thier wurde vorher während eines Monats beobachtet, in den letzten Tagen vor dem Versuch auch häufig auf seine Temperatur untersucht. Die Thiere erhielten während dieser Zeit gleiches Futter. Sie wurden zu derselben Tageszeit (Morgens 10 Uhr) getödtet und zwar mittelst Durchschneidung des Halses bis zur Wirbelsäule. Gleich darauf wurde — mit Ausnahme derjenigen Fälle, in welchen die Muskeln absichtlich mehrere Stunden in der Leiche gelassen worden — mit Abschneiden der Muskeln vom rechten Bein des Thieres begonnen, wobei stets dieselben Muskeln genommen wurden. Das wässerige Infus derselben, durch längere Maceration und Ausdrücken gewonnen, wurde ebenso wie das alkoholische Extract nach der Limpricht'schen Methode untersucht, worüber das Genauere im Original nachzusehen ist.

Es ergab sich, dass die Zeit zwischen dem Moment des Todes und dem Beginn der Untersuchung nicht ohne Einfluss bleibt auf die Zusammensetzung der Extracte. Ausser der Zeit wirkt dabei auch die Temperatur der Umgebung, in welcher die Leiche liegt. Es ergab sich ferner, dass die Veränderungen, welche durch die seit dem Moment des Todes verflossene Zeit bedingt werden, analog sind den Veränderungen durch Fieber oder Inanition. Aus einem Vergleich zwischen den Ergebnissen der Untersuchung der Extracte von gesunden Thieren, von Thieren, welche gefiebert und von Thieren, welche gehungert hatten, ergab sich Folgendes: 1) Eine irgend wie beträchtliche Differenz in dem Wassergehalt der Muskeln von gesunden und fiebernden Thieren fand sich nicht. 2) Die Summe der beiden Extracte (alkoholisch und wässerig) bei fiebernden Thieren war stets kleiner, als bei gesunden. 3) Das Verhältniss des wässerigen Extractes zum alkoholischen war in der Hinsicht verändert, dass die Menge des letzteren sich im Fieber relativ vergrösserte. 4) Der Stickstoffgehalt der Extracte zeigte ebenfalls eine Vergrösserung im Fieber. Eine solche Steigerung weist aber noch nicht auf eine wirkliche Vergrösserung der stickstoffhaltigen Producte des Stoffwechsels hin, denn der Stickstoffgehalt der Extracte zeigte sich desto grösser, je kleiner die Menge der Extracte selber wurde; im Mittel aus drei Versuchen an gesunden und drei Versuchen an fiebernden Kaninchen ergab sich, dass die Extracte der ersten sich zu den Extracten der letzten wie 1,23 : 1,00 verhielten und umgekehrt verhielt sich die Menge des Stickstoffs in den organischen Theilen der beiden Extracte wie 1,00 zu 1,22. 5) Im Einklange damit war die Menge des Stickstoffs in den

Extracten, wenn man dieselben in ihrem Verhältniss zu 100 Theilen feuchter Muskeln berechnete, sowohl bei gesunden, als auch bei fiebernden Thieren gleich gross; im Durchschnitte (für Kaninchen) war dieselbe = 0,30 pCt. 6) Die Art der Veränderungen ist dieselbe beim Hungern wie beim Fieber, nur tritt sie bei der Inanition deutlicher hervor. Indessen ist damit die Frage noch nicht beantwortet, ob beide Processe, das Fieber und die Inanition, auf die Muskeln identisch einwirken.

Nach allen diesen Ergebnissen ist so viel klar, dass der fieberhafte Process den Stoffwechsel der Muskeln beeinflusst, wie dies mit der klinischen und pathologisch-anatomischen Untersuchung in Einklang steht. Ausser diesem ganz allgemeinen Schluss aber lassen sich noch keine Behauptungen feststellen.

Weit grösser noch, als bei den Muskeln sind die Schwierigkeiten bei der Untersuchung der Leber. Sie liegen zum Theil in der Abhängigkeit des Leberstoffwechsels von der Zeit der Aufnahme und der Menge der Nahrung, und diese Schwierigkeit ist bei Kaninchen kaum zu überwinden, da diese Thiere fast ununterbrochen fressen. Verf. hat daher alle diejenigen Resultate aus seinen Untersuchungen unberücksichtigt gelassen, welche nur schwankend und undeutlich ausgesprochen waren und sich allein mit solchen Ergebnissen begnügt, welche mit mehr oder weniger grosser Constanz in allen Versuchen sich wiederholten. Aus diesem Grunde bringt der Verf. nur das Verhältniss des wässrigen Extractes zum alkoholischen und den Zuckergehalt in dem ursprünglichen Wasserextract zur Besprechung. Ein weiterer störender Umstand für die Untersuchung liegt in dem reichlichen Blutgehalt der Leber, der selbst nach Durchschneidung der Carotiden noch ein relativ grosser bleibt. Ueber die Methode zur Bereitung der Extracte ist das Original nachzusehen; ebenso über die Bestimmungen der einzelnen Substanzen und der Extracte.

Es ergaben sich folgende Schlüsse: 1) Bei fiebernden Thieren zeigte weder das relative Gewicht der Leber noch der Wassergehalt derselben irgend welche Abweichung von der Norm. 2) Die Menge der beiden Extracte (wässrig und alkoholisch) zusammengenommen zeigt sich dagegen verkleinert. 3) Das Verhältniss des wässrigen Extractes zum alkoholischen verändert sich in dem Sinne, dass die relative Menge des letzteren vergrössert erscheint. 4) Der Glykogengehalt — beurtheilt nach der Menge des Zuckers — wird dabei stark vermindert und verschwindet selbst gänzlich. Diese Abnahme des Glycogens bildet, aller Wahrscheinlichkeit nach, die Hauptursache der verkleinerten Menge der Extracte überhaupt. Ob diese Abnahme des Glycogens beim Fieber ausschliesslich durch die kleinere Nahrungsaufnahme zu erklären sei, war nicht zu entscheiden. 5) Alle die erwähnten Veränderungen der Leberextracte treten auch bei hungernden Thieren auf und zwar in noch viel höherem Grade. 6) Ausserdem wird bei den hungernden Thieren auch das relative Lebergewicht — und selbst sehr stark — verkleinert.

BETTELHEIM (11) meint, dass man bei der Frage nach dem Wesen des Fiebers allzusehr an dem Symptom der abnorm hohen Temperatur festzuhalten pflegt, da es einerseits Temperatursteigerungen giebt, welche mit Recht von Niemandem als febrile bezeichnet werden, andererseits gewisse Symptomencomplexe auch ohne Temperatursteigerung so viel dem Fieber Eigenthümliches zeigen, dass sie nicht ohne Zwang von demselben abgetrennt werden können. Es gehören dahin namentlich gewisse Erscheinungen im Beginne phthisischer Zustände, welche B. wegen ihres typischen Auftretens, ihrer gesteigerten Pulserregung, der damit verbundenen subjectiven Beschwerden (Dyspnoë, Stiche in der Brust) und ihrer Heilbarkeit durch Chinin geradezu als febrile bezeichnet, obwohl die Temperatur bei ihnen nicht über 37,3° bis 37,6° zu steigen pflegt, kaum jemals 38° erreicht. Auch durch Schweisse ohne vorhergehende Kälte und mit ganz kurzem vorausgehenden Hitzegefühl, oder durch Verdauungsbeschwerden, namentlich nächtliche, durch „typische Pollutionen, typisches Herzklopfen“ können diese „Anfälle“ ausgezeichnet sein. Sie treten meistens Nachts, auch oft Abends, weniger oft Nachmittags auf und nehmen mit der Zeit in der Regel an Stärke und Häufigkeit zu.

Das sogenannte Urethralfieber kann nach der auf Beobachtungen gestützten Ansicht von BRON (13) das Resultat zweier Ursachen sein, entweder nämlich einer Entzündung des Nierenbeckens oder der Nieren oder auch der blossen Passage des Katheters durch die in irgend einer Weise lädirte Harnröhre. Im ersteren Falle, der überhaupt nicht mit Recht als Urethralfieber bezeichnet wird, soll das Fieber keine Intermissionen zeigen und die Krankheit in der Regel mit dem Tode endigen. Im letzteren Falle dagegen sind die Anfälle scharf begrenzt und hören in der Regel unter allmäliger Abnahme ihrer Heftigkeit von selbst auf. Sie können aber, wie Verf. meint, nur entstehen, wenn zur Zeit des Katheterismus eine Verletzung der Urethra vorhanden ist und es ist der dann mit der Einführung des Katheters verbundene eigenthümliche Schmerz, welcher sie hervorruft. Verfasser, der übrigens Temperaturbeobachtungen nicht mittheilt und die Diagnose des „Urethralfiebers“ hauptsächlich auf den beim Katheterismus nicht selten eintretenden Schüttelfrost gründet, hebt seine Ansicht von dem Wesen dieser Affection besonders gegenüber der Meinung RELIQUET's hervor, welcher annimmt, dass es sich beim Urethralfieber stets um eine Urinresorption handele.

IX. Wundfieber, Pyämie. Septicämie.

1) Sepelobt, Joh. Beitrag zur Wundfieberlehre mit Berücksichtigung der Wirkung des Eiters und anderer Wärme erzeugender Substanzen. Mit einem Zusatz von Kirbs. Verh. der Würzb. phys. med. Ges. III. S. 349–[illegible] 4 Curventafeln. — 2) Kähler, W., Zur Wundfieber (Entwurf einer Fiebertheorie.) Dissert. Berlin (Verf. erzählt kurz die Geschichte eines Falles von Amputatio [illegible] mit Bildung eines vorderen Lappens unter Anwendung der Lister'schen Methode. Die Operation

wurde am 7. Juni 1872 auf Bardeleben's Klinik ausgeführt. Keine Eiterung, kaum Fieber, nur einige Male vorübergehend 38,6°. Am 20. Juni stellt die Wunde eine halbfingerbreite, in ihrer Länge der Vereinigungsstelle des Ileus entsprechende, granulirende Fläche dar. — [illegible] enthält die Arbeit nur Reflexionen auf Grund [illegible], mehr oder weniger [illegible] Thatsachen.) — 3) Abscess of heart and kidneys with suppurative pericarditis. A distinct kind of pyaemia. Lancet. Sept. 28. Zahlreiche metastatische Heerde in verschiedenen Organen nach eitriger Periostitis des Mittelfingers der rechten Hand bei einem zehnjährigen Mädchen; Abscesse im Herzfleisch und in den Nieren. Verf. behauptet, dass bei Pyaemie nach eitriger Periostitis Nieren und Herzmusculatur stets Betheiligung aufzuweisen haben. — 4) Cellulitis of the right side of chest, pyaemia with gangrenous eruption; death. Lancet. No. 20 p. 776. Traumatische Phlegmone der rechten Brusthälfte. 10 Tage später unter mehr und mehr steigendem Fieber eine Anfangs geringe, dann fast über den ganzen Körper sich ausbreitende Entwickelung von theils rein eitrigen, theils eiterig-hämorrhagischen Pusteln, welche zum Theil drei bis vier mal so gross sind wie Pockenpusteln. Bei der Section findet sich ausser diesen Veränderungen noch ein zum Theil perforirter Thrombus in der rechten Axillarvene und eine Anzahl metastatischer Heerde in beiden Lungen. — 5) Hamilton, Rob., The synovial membrane in pyaemia. Brit. med. Journ. June 1. pag. 587. Wegen des häufigen Vorkommens eitriger Gelenkentzündungen bei der Pyämie nimmt Verf. eine besondere specifische Beziehung der Synovialis zu dem pyämischen Gifte an, vermöge welcher dasselbe auf anderem Wege durch das Blut in den Gelenken festgehalten werden soll. — 6) Bergmann, E., Zur Lehre von der putriden Intoxication. Centrbl. für Chirurgie IV. S. [illegible]. — 7) Davaine, Recherches sur quelques questions relatives à la septicémie. Bull. de l'Acad. de méd. de Paris. No. 31. 32. 34. 35. 37. 39. — 8) Burdon Sanderson, Preparations showing the results of certain experimental inquiries relating to the nature of the infective agent in pyaemia. Transact. of the path. soc. XXIII. p. [illegible]. — On pyaemia. Lancet, June 1. — 9) Perrin, M., Mémoire sur l'infection putride aiguë. Gaz. hebd. de méd. et de chir. No. 47. Erzählung dreier Fälle von Schussverletzungen bei der Belagerung von Paris, in denen unter der Entwickelung eines von der Wunde aus fortschreitenden gashaltigen Oedems, unter heftigen Schmerzen, Schweissen und continuirlichem Fieber nach wenigen Tagen der Tod eintrat. — 10) [illegible], A., de la [illegible] et de la septicémie. Histoire des théories anciennes et modernes. Montpellier. Paris. — 11) [illegible], J., Zur Lehre von der putriden Infection und deren Beziehung zum sog. Milzbrande. Experimentelle und mikroskopische Untersuchungen. Berlin. — 12) Putnam, Mary C., Some details in the pathogeny of pyaemia and septicaemia. New York med. record Apr. 1. Uebersichtliche Darstellung des gegenwärtigen Standes der Lehre von der Pyämie und Septicämie. — 13) Lee, H., Decomposition of blood in living vessels. Med. Press July 3. Experimentelle und klinische Mittheilungen über Septicämie mit bekannten Ergebnissen.

SAPALSKI's Versuche (1) zur Theorie des Wundfiebers mit Berücksichtigung der Wirkung des Eiters und anderer Wärme erzeugender Substanzen sind an Hunden, Kaninchen und Meerschweinchen ausgeführt worden und zerfallen, je nach den Fragen, deren Beantwortung sie zunächst bezweckten, in verschiedene Kategorien. Die Versuche beziehen sich nicht auf die Frage, ob und in welchem Maasse Temperatur-Veränderungen lediglich durch eine Verletzung an und für sich herbeigeführt werden, sondern vielmehr auf die Frage nach dem Einfluss gewisser, von aussen her in den Organismus aufgenommener (infectiöser) Substanzen auf die Bildung und die Abgabe der Wärme.

1) Die Frage, ob chemisch indifferente Körper Wundfieber hervorrufen können, suchte Verf. in der Art zu beantworten, dass er Brunnenwasser entweder subcutan am Rücken oder in eine Jugularvene injicirte. Es zeigte sich zunächst ein Sinken, dann ein mässiges Wiederansteigen der im Rectum gemessenen Temperatur, welches letztere aber nur in einem Falle die Anfangshöhe etwas übertraf und jedenfalls nicht als ein febriles angesehen werden darf. In Uebereinstimmung mit anderen Beobachtern spricht Vf. sich demgemäss dahin aus, dass durch Wasser weder vom Unterhautzellgewebe noch vom Blute aus eine febrile Temperatur-Steigerung erzeugt werden kann.

2) Um die Veränderungen in der Körpertemperatur nach Einführung einer leicht verbrennbaren Substanz, zu prüfen, wurden zunächst verschiedene Mengen in Wasser suspendirter Stärke applicirt, von welcher Substanz bereits durch STRICKER und ALBERT (s. d. Ber. f. 1871, I. S. 223) nachgewiesen wurde, dass sie, gemischt mit Wasser in die Blutgefässe injicirt, die Temperatur ziemlich bedeutend zu steigern vermag. Sp. injicirte die Stärke nicht direct in's Blut, sondern in's Unterhaut-Bindegewebe. Er fand, dass ganz geringe Mengen nicht anders wirkten, als Wasser. Grössere Mengen aber erzeugten sehr übereinstimmend nach kurzer Anfangs-Depression beträchtliche Steigerungen der Wärme, bis 40 Grad, und ein Gleiches trat auch nach der hypodermatischen Injection von Stärkekleister auf. Während der Temperatur-Erhöhung verschwand die Stärke an der Applicationsstelle und es zeigte sich, sowohl nach dem Kleister, wie auch einmal nach der rohen Stärke, Zucker im Harn.

3) Um festzustellen, ob beim Wundfieber eine fermentative Wirkung der pyrogenen Substanz stattfindet, musste die Frage beantwortet werden, ob bei dem nach der Injection von Eiter oder ähnlichen Substanzen auftretenden Fieber eine gesteigerte Wärme-Production vorhanden ist. Zu diesem Zweck stellte Vf. zunächst eine Reihe von Versuchen mit Eiter-Injection an, bei welchen die Thiere sich unter gewöhnlicher Aussentemperatur befanden. Es ergab sich, dass bei Hunden durchweg eine bald geringere, bald grössere Zunahme der Rectum-Temperatur stattfindet, während dieselbe bei Kaninchen constant sinkt. Auch war die Intensität dieser auf- und absteigenden Bewegung eine verschiedene, und hing anscheinend im Wesentlichen von der Ozon-Reaction des angewendeten Eiters ab. Bei Kaninchen folgte also auf die Eiter-Injection regelmässig ein Temperaturabfall, im Anschluss an welchen die Temperatur sich zwar wieder hob, ohne aber auch nur annähernd den normalen Stand zu erreichen. Dieses Ergebniss bei Kaninchen brauchte nicht in einer verminderten Wärme-Production begründet zu sein. Seine Ursache konnte vielmehr in einer vermehrten Wärmeabgabe liegen, ja, es konnte diese letztere so beträchtlich sein, dass sie sogar eine etwa gesteigerte Wärmeproduction noch übertraf. Um nun die Wärmeabgabe der Thiere einigermaassen zu beschränken, wurden dieselben einer etwas erhöhten Luft-Temperatur ausgesetzt, welche aber nur so gering war (bis 23 Gr.), dass sie bei normalen Thieren nicht genügt, um eine merkbare Zunahme der Körperwärme zu bedingen.

Es zeigte sich nun nach Injection von Eiter oder anderen pyrogenen Substanzen eine Temperatursteigerung, welche in einem Falle sogar 1,6 Grad C. betrug. Es ist somit als erwiesen anzusehen, dass durch Injection pyrogener Substanz bei Kaninchen sowohl die Wärmeproduction, wie auch die Wärmeabgabe vermehrt wird. Anders verhält sich die Sache beim curarisirten Thiere (Hund), wo in einem Versuch die Temperatur im Rectum und in der Bauchhöhle sank bei einer Aussenwärme von 16 Grad und bei einer Zufuhr von 30 bis 32 Grad warmer Luft und wo als Folge der Eiter-Injection weder ein Steigen der Bauchhöhlen- noch der Rectumtemperatur eintrat, vielmehr erst nach drei Stunden eine constant bleibende Temperatur von 33,0 Grad in der Bauchhöhle und 32,9 Grad im Rectum, nachdem die Med. obl. durch starke Inductionsströme, so wie durch zeitweise Athmungs-Suspension gereizt worden war. Nach dem Aufhören der Reizung und der Wiederaufnahme der Athmung sank die Temperatur um 0,15 resp. 0,2 Grad. In einem anderen Versuch wurden von zwei curarisirten Hunden der eine in einer Wärme von etwa 16, der andere in einer Wärme von 30 Grad Cels. gehalten. Bei dem ersteren sinkt die Bauchhöhlentemperatur nach der Injection von Eiter sehr rasch und bedeutend, wogegen die Temperatur des letzteren bereits vor der Eiter-Injection zu steigen beginnt, und nach derselben die bedeutende Höhe von 40 Grad erreicht. Es scheint daher, dass das bei curarisirten Thieren schon an und für sich verringerte Wärme-Regulations-Vermögen durch die Eiter-Injection noch weiter gestört wird in demselben Sinne, in welchem dies bei nicht curarisirten Thieren geschieht.

Verf. theilt ferner 9 calorimetrische Versuche mit. Der zu denselben construirte Calorimeter war von Prof. Klebs construirt. Seine genauere Beschreibung ist im Original nachzusehen. Im Wesentlichen bestand er aus einem doppelwandigen Kasten, durch welchen die Luft vermittelst einer stark wirkenden Wasserluftpumpe gesogen werden konnte. In dem Kasten waren die Thiere mittelst eines Drahtnetzkäfigs aufgehängt. Die Temperatur der ein- und ausströmenden Luft wurde durch Geissler'sche Thermometer gemessen. In Betreff des bei diesen Versuchen im Einzelnen beobachteten Verfahren muss ebenfalls auf das Original verwiesen werden. Die Ergebnisse aus denselben sind folgende. Die Injection von 1 Grm. Amylum bei einem Thier von 600 Grm. Gewicht verändert die Curve der Wärmeproduction sehr wenig, indem die Verbrennung des Amylum sich über einen längeren Zeitraum gleichmässig vertheilt. Dagegen steigt die Temperatur im Rectum bei Amylum-Injectionen in ganz ähnlicher Weise wie bei heftigem Fieber. Es ist also klar, dass in diesem Falle zwar die Wärmeproduction durch die Verbrennung des Amylums gesteigert, die Wärmeabgabe hingegen nicht alterirt wird. – Bei der Eiterwirkung handelt es sich weder um einen Zustand einfacher Wärmeretention, noch um eine blosse Verbrennung der eingeführten Substanzen, sondern es wird dadurch eine länger dauernde Steigung der Wärmproduction hervorgerufen, welche von einer besonderen chemischen, längere Zeit fortwirkenden, fermentartigen Einwirkung des Eiters abhängen muss. Die Grösse der Wärmeabgabe dagegen hängt wesentlich von der äusseren Temperatur ab und kann wohl nur durch eine Einwirkung des Eiters auf die Blutcirculation in den peripherischen Theilen bezogen werden. Verf. betrachtet demnach die bei der Eiterinjection stattfindende Zunahme der Wärmeproduction als eine fermentative Wirkung, die gesteigerte Wärmeabgabe als eine Folge der Reizung des vasomotorischen Centrums in der Medulla oblongata.

Klebs fügt diesen Ergebnissen noch hinzu, dass, wie aus einer Anzahl der von S. angestellten Experimente hervorgeht, bei Injection von ozonhaltigem Eiter entweder weniger Wärme producirt wird, als unter normalen Verhältnissen, oder dass wärmebindende Processe durch diesen Eingriff ausgelöst, resp. in ihrer Wirksamkeit verstärkt werden. Nach K.'s Meinung findet das Letztere statt, denn die nachgewiesene Steigerung der chemischen Umsetzungen im Fieber und ihre Folge, die gesteigerte Körperconsumption, lassen keine andere Deutung zu. Andererseits aber würde in der Zunahme des Wasserverlustes ein Vorgang liegen, der vollständig hinreichte, eine bedeutende Abnahme der Wärmeausgabe auch bei gesteigerter Production derselben zu erklären. Es müsste nur experimentell der Beweis geliefert werden, dass unmittelbar nach der Eiterinjection eine Steigerung der Wasserverdunstung im Thierkörper stattfindet. Dies scheint nun allerdings nach einem von K. angeführten Versuch so zu sein und vor der Hand würde man daher annehmen dürfen, dass die durch eine gesteigerte Production nach der Einwirkung pyrogener Stoffe gebildete Wärme durch eine gesteigerte Wasserausscheidung wieder zu einem beträchtlichen Theile absorbirt wird.

Aus Bergmann's (6) Arbeit über die putride Infection, welche die Ergebnisse seiner eigenen und fremder Untersuchungen über diesen Gegenstand zum Theil recapitulirt, ist besonders hervorzuheben, dass es ihm auch bei der Filtration einer Bacterienhaltigen Pasteur'schen Flüssigkeit (100 Theile destl. Wasser, 10 Theile Kandiszucker, 0,5 Theile weinsaures Ammoniak und 0,1 Theile Hefeasche, an deren Stelle B. phosphorsaures Kali setzte) durch Thoncylinder mittels der Bunsen'schen Vorrichtung nicht gelang, alle Organismen zurückzuhalten. In fast jedem Tropfen fand er einige derselben wieder. Das Filtrat wirkte aber viel schwächer, als die ursprüngliche intensiv giftige und ganz wie andere faulige Substanzen wirkende Flüssigkeit, auch noch bedeutend schwächer, als die durch Papier filtrirte Lösung. Wenn B. dagegen die dick getrübte Flüssigkeit zu Eis gefrieren und dann bei niederer Temperatur, 1–2 °, aufthauen liess, so schichtete sie sich in dem Glascylinder derart, dass sie am Boden des Gefässes am stärksten getrübt erschien, nach oben zu heller wurde und dicht unter der Oberfläche vollständig wasserklar aussah. Diese oberste Schicht erwies sich vollkommen frei von Organismen. Aber sie war ebenfalls nicht wirkungslos, erzeugte vielmehr Erscheinungen von ähnlicher Stärke, wie das durch Thonzellen filtrirte Fluidum. Die am Grunde befindliche Flüssigkeit wirkte hingegen stärker, als die überhaupt nicht sedimentirte. B. hält es für erwiesen, dass das Gift faulender Substanzen an den Bacterien haftet. Doch hält er es ebenfalls für gewiss, dass ein Theil des Giftes auch in die Lösung selbst hinübergehe, da ja von der ganz klaren Schicht ebenfalls Wirkungen erhalten wurden. Dass B. gemeinschaftlich mit SCHMIEDEBERG bereits früher aus faulender Bierhefe eine krystallinische Substanz dargestellt hat (schwefelsaures Sepsin), welche diesen oder anderen fauligen Flüssigkeiten in ihrer Wirkung sehr ähnlich war, ist bekannt. (S. den Bericht f. 1868. I, S. 215.) B. vermochte aber nicht, diesen oder einen ähnlichen Körper aus der bacterienhaltigen PASTEUR'schen Flüssigkeit darzustellen.

Durch Kochen der Lösung bis zu 5 und 10 Minuten werden die Bacterien nicht, mindestens nicht alle getödtet. Unter den sich bewegenden findet man immer auch viele zur Ruhe gekommene, doch ist es fraglich, ob diese wirklich todt sind, denn sie scheinen, ebenso wie die ruhenden Bacterien in der eingedampften Masse, unter günstigen Bedingungen wieder aufzuleben. PASTEUR hat auch schon behauptet, dass die Vibrionen einer Temperatur von 100° widerstehen können und HOFFMANN bestätigt, dass ein Theil der Bacterien die Hitzekatastrophe eines 11 Minuten langen Siedens überstehen könne.

DAVAINE (7) hat eine grosse Reihe von Experimenten über die Wirkungen von Blut angestellt, welches entweder einfach an der Luft gefault hatte oder von Thieren stammte, die an Septicämie gestorben waren, und ist in Betreff der Unterschiede in den Wirkungen dieser beiden Blutarten zu höchst bemerkenswerthen Ergebnissen gelangt. Die Versuche wurden an Meerschweinchen und Kaninchen gemacht; das giftige Blut wurde hypodermatisch injicirt.

Mit grosser Constanz und Deutlichkeit zeigte sich, wie früher schon von MAGENDIE gefunden und neuerdings durch COZE und FELTZ wieder hervorgehoben worden ist, dass an der Luft gefaultes, „putrides" Blut weit weniger giftig wirkt, als das Blut eines Thieres, welches nach der Injection von solchem putriden Blut gestorben ist. Die giftige Wirkung des von dem gestorbenen Thier genommenen „septicämischen" Blutes aber steigert sich noch mehr, wenn man damit ein neues Thier inficirt, dann mit diesem letzteren wieder ein neues u. s. w., und wird progressiv grösser mit der Zahl der Generationen, durch welche das Gift hindurch ging. Während nach der hypodermatischen Application von einem oder mehreren Tropfen eines an der Luft gefaulten Blutes nur etwa die Hälfte der inficirten Thiere starb, reichten unglaublich geringe Mengen (ein Zehnmilliontel, ein Trilliontel eines Tropfens!) aus, um die Thiere zu tödten, wenn Blut benutzt wurde, welches von der 25sten Generation durch immer erneute Impfung von einem getödteten Thier auf ein neues gewonnen wurde.

Das septische Gift wirkt also um so heftiger, je grösser die Reihe der Thiere ist, durch welche es hindurch gegangen. Auch ist noch besonders hervorzuheben, dass die Wirkungen des von einem septicämischen Thier entnommenen Blutes schon mit voller Stärke auftreten, wenn in dem Thierleichnam noch nicht die Spur von Fäulniss vorhanden, wenn derselbe noch warm ist. Ja, es hat sich gezeigt, dass die Wirkungen des „septischen" Blutes, anstatt durch die Fäulniss noch sich zu steigern, vielmehr — ganz wie dies von D. für das Milzbrandblut bereits früher erwiesen wurde — durch dieselbe geschwächt werden.

Uebrigens wird auch die Wirkung des einfach putriden Blutes bei langer Dauer der Fäulniss abgeschwächt und zuletzt vernichtet. Dies, so wie die erwähnte Wirkung der Fäulniss auf das „septische" und auf das Milzbrandblut bezieht D. auf die Entwickelung von Ammoniak und Schwefelwasserstoff, durch welche die specifischen Gifte vernichtet werden sollen.

Zur Entscheidung der Frage, ob, wie vom Milzbrandgift angenommen wird, auch das septische Gift durch den Stich eines Insects übertragen werden könne, wurde von D. folgendes Experiment angestellt: Er brachte eine Fliege (Musca vomitoria) unter eine Glasglocke gemeinschaftlich mit etwas Blut von einem an Septicämie gestorbenen Kaninchen (dasselbe war Tags vorher mit dem zehntausendsten Theil eines Tropfens von septischem Blut geimpft worden). Eine halbe Stunde darauf schnitt er den Stachel dieser Fliege ab und brachte ihn einem kräftigen Kaninchen durch eine sehr enge Oeffnung unter die Haut hinter dem Ohr. Das Thier starb 35 Stunden später.

D. ist der Meinung, dass putrides Gift und septisches Gift im Wesentlichen identisch sind. Es kann sich dasselbe nur im lebenden Organismus weit massenhafter entwickeln, weil die seine Existenz zerstörenden Körper, Schwefelwasserstoff und Ammoniak, aus dem lebenden Organismus dauernd abgeschieden werden. Die Versuche D.'s sind zum Theil von BOULEY nachgemacht und, so weit sie sich auf Kaninchen beziehen, bestätigt worden. Meerschweinchen sollen seiner Angabe nach weit weniger und Vögel fast gar nicht empfänglich sein.

D. hat endlich noch gefunden, dass minimale Dosen des Blutes von Kaninchen, welche durch hypodermatische Injection von Salzlake getödtet wurden, ähnlich wirkten, wie das Blut von Kaninchen, die an Septicämie gestorben waren.

BURDON-SANDERSON (8) hat nach seinen Impfungen mit den eitrigen Exsudaten pyämischer Individuen nicht allein metastatische Heerde von der gewöhnlichen Beschaffenheit auftreten sehen, sondern auch zuweilen, wenn das Thier noch längere Zeit nach der Impfung am Leben blieb, Knötchen in der Lunge, der Leber und der Milz beobachtet von dem

Ansehen wahrer Miliartuberkeln, welche auch früh käsig zu Grunde gingen. In einzelnen Fällen kamen diese miliaren Knötchen auch für sich allein vor, ohne gleichzeitige metastatische Heerde von der gewöhnlichen Art.

Verf. hält gleichwohl beide Producte der Impfung nicht für identisch. — Bei allen infectiösen Entzündungen fand Verf. in den Entzündungsproducten und bei den durch die Impfungen bedingten Fiebern auch im Blute Bacterien, welche er nach ihren Formen als B. vibrio und B. varicosum unterscheidet. Die erstere Form findet sich mehr in den rasch, die letztere mehr in den langsam verlaufenden Processen, jene ist ruhend, diese beweglich.

Nach der Injection von Ammoniak und anderen reizenden Flüssigkeiten unter die Haut von Thieren entwickeln sich locale Entzündungsproducte, welche ebenfalls reich an Bacterien sind und, auf andere Thiere übertragen, septische Zustände bei denselben erzeugen.

Verf. hält es bis jetzt zwar nicht für erwiesen, dass die Uebertragung des pyämischen Giftes an die Anwesenheit von Bacterien geknüpft ist, aber er zweifelt nicht daran, dass diese Organismen bei dem Verlauf der localen und allgemeinen Erscheinungen des pyämischen Krankheitsprocesses eine wesentliche Rolle spielen.

Nach einer Mittheilung von SANDERSON hat KLEIN ebenfalls Versuche angestellt, welche, ähnlich den Experimenten DAVAINE's (s. N 7), darauf hinweisen, dass eine Steigerung in der Wirksamkeit des pyämischen Giftes durch sein längeres Verweilen im thierischen Organismus bedingt wird. Diese Versuche sind auch von DAVAINE bereits kurz erwähnt worden.[1] Wurde nemlich eine pyämische Flüssigkeit in die Bauchhöhle eines Meerschweinchens gebracht und dort einige Tage sich selbst überlassen, so rief sie an dem Thier selbst anfangs keine heftigeren Erscheinungen hervor, ihre giftige Wirksamkeit aber wuchs in einem solchen Grade, dass sie, einem anderen Thiere in der Menge weniger Tropfen injicirt, in kurzer Zeit den Tod zur Folge hatte. Alle solche heftig wirkende Flüssigkeiten enthielten Bacterien von einer besonderen Beschaffenheit („of a particular character") und die wachsende Zahl derselben schien zu der Intensität ihrer giftigen Wirkungen im Verhältniss zu stehen.

X. Allgemeine Pathologie des Nervensystems.

1) Morselli, E., La dottrina e la classificazione delle malattie nervose. Gaz. med. Ital.-Lombard. No. 34. Allgemeine Bemerkungen über die Krankheiten des Nervensystems und Vorschläge zu einer Classificirung derselben. — 2) Handfield, Jones, Considerations respecting the production of head symptoms. Med. Times. May 25. p. 563. June 8. p. 634. June 15. p. 650. Zahlreiche Fälle von Heerderkrankungen des Gehirns werden aus der Literatur zusammengestellt, um zu zeigen, dass die Symptome bei solchen Affectionen zuweilen auf secundäre Bedingungen undeuter, als der vorwiegend und primär erkrankten Hirntheile hinweisen, ja dass die von der secundär erkrankten Hirnpartie ausgehenden Erscheinungen oft ganz oder doch beinahe die einzigen sind, während der primäre und vorwiegend veränderte Heerd keine, oder nur sehr geringfügige Symptome hervorruft. — 3) Testi, A. Urina neutra nella commozione cerebrale. Riv. clin. di Bologna. No. 12. pag. 360—364. — 4) Vulpian, Sur les modifications anatomiques, qui se produisent dans la moëlle épinière à la suite de l'amputation d'un membre ou de la section des nerfs de ce membre. Compt. rend. LXXIV. No. 9. — 5) Vulpian, Recherches relatives à l'influence des lésions traumatiques des nerfs sur les propriétés physiologiques et la structure des muscles. Arch. de physiolog. norm. et pathol. p. 245—[illegible], p. [illegible]—[illegible], p. 420—424, p. 743—760. — De l'atrophie des muscles, qui se produit sous l'influence des lésions traumatiques ou analogues des nerfs. Action trophique des centres nerveux sur le tissu musculaire. Compt. rend. LXXIV. No. 15. — 6) Lee, H., Influence of the nerves in producing mortification, and mortification from local effects of animal poisons. Medical Press. June 12. Kurze durch einzelne Beispiele belegte Mittheilung bekannter Thatsachen über Gangrän nach Nervendurchschneidung und nach der Einwirkung gewisser animalischer Gifte. — 7) Roque, F., De l'inégalité des pupilles dans les affections unilatérales des diverses régions du corps. Arch. de physiol. norm. et pathol. No. 1.

TESTI (3) berichtet kurz über vier Fälle von einfacher Gehirnerschütterung ohne gleichzeitige Fractur des Schädels oder Hämorrhagie, welche unter den bekannten Erscheinungen auftraten, ziemlich schnell einen günstigen Verlauf nahmen und alle darin übereinstimmten, dass nach dem Impuls und während der Dauer des Krankheitszustandes ein Harn von neutraler Reaction abgeschieden wurde. Diese abnorme Reaction ging mindestens in drei Fällen, der vierte konnte nicht lange genug beobachtet werden, mit dem Aufhören der übrigen Krankheitserscheinungen wieder in die saure über. Es bestand ausserdem, übereinstimmend in allen vier Fällen, eine, die schweren Symptome der Hirnerschütterung noch etwas überdauernde Retention des Harns, welche aber nicht als die Ursache der neutralen Reaction vom Verf. angesehen wird, da Zeichen einer ammoniakalischen Gährung in demselben nicht nachzuweisen waren. Verf. ist vielmehr der Meinung, dass in Folge des Darniederliegens zahlreicher Functionen, wie es durch die Gehirnerschütterung bedingt wird, eine Verminderung der Harnsäurebildung eintritt. Eine weitere Folge davon würde sein, dass dem neutralen phosphorsauren Natron des Blutes bei seinem Uebergange in die Niere durch die in so geringer Menge vorhandene Harnsäure nicht genug Natron entzogen würde, um es in hinreichender Menge zu saurem phosphorsaurem Natron umzuwandeln.

Es würde also derjenige Körper, welcher nach LIEBIG die Ursache der sauren Reaction des Harns ist, fehlen oder in nicht genügender Menge vorhanden sein und so würde sich die neutrale Reaction des Urins in den beobachteten Fällen von Gehirnerschütterung erklären.

VULPIAN (4) hatte schon 1868 auf partielle Atrophieen des Rückenmarkes hingewiesen, welche nach Amputationen oder nach der Durchschneidung von Nerven auftreten, die zu einem grösseren Gliede führen. Jetzt bestätigt er diese Erfahrungen durch neue Untersuchungen, welche theils an Menschen, die früher oder später nach einer Amputation verstorben waren, theils an Thieren (Hunden, Kaninchen, Meerschweinchen und einem

Frosch) angestellt worden sind. Die Atrophieen erstreckten sich auf diejenige Hälfte des Rückenmarks, welche mit dem amputirten Gliede gleichseitig war und überschritten den Theil, welcher die durchschnittenen Nerven lieferte, nicht weit. Sie traten ohne bemerkbare Structurveränderungen auf und entwickelten sich sowohl vor, wie auch noch nach vollendetem Wachsthum der betreffenden Individuen.

In Folge der Durchschneidung des Ischiadicus und Cruralis einer Seite bei Thieren war die Atrophie zwei bis drei Monate nach der Operation, bei jungen Kaninchen sogar schon 36 Tage nach derselben zu finden.

Vulpian (5) hat ferner eine Reihe von Experimenten über den **Einfluss traumatischer Verletzungen der Nerven auf das physiologische Verhalten und die Structur der Muskeln** angestellt, welche hauptsächlich angeregt worden sind durch die Beobachtungen von Erb zur Pathologie und pathologischen Anatomie peripherischer Paralysen (s. den Bericht für 1868, I., S. 895, II., S. 38). Die Experimente wurden ausgeführt am Facialnerven vom Kaninchen und am Ischiadicus vom Hunde, Meerschweinchen und Kaninchen. Der Facialis wurde auf der Strecke seines intracraniellen Verlaufes ausgerissen, der Ischiadicus wurde einfach durchschnitten, gequetscht, mit Ammoniak oder Essigsäure cauterisirt oder es wurde ein Stück desselben excidirt.

Erb hatte im Jahre 1868 den Nachweis geliefert, dass in einem verletzten Nerven während eines gewissen Stadiums der Regeneration der entarteten Nervenröhren dieselben im Stande sind, den Erregungsvorgang fortzuleiten, nicht aber (wenigstens nicht bei electrischer Reizung mit beiden Stromesarten) in sich zu erzeugen. In diesem Heilungsstadium, das im gequetschten Kaninchennerven etwa um den 22. bis 25. Tag eintritt, ist die Fortleitung der Willenserregung zu den gelähmten Muskeln möglich. Bei electrischer Reizung jedoch (bei blossgelegtem Nerven) entsteht in den Muskeln Contraction nur bei Reizung oberhalb der verletzten Stelle, nicht bei solcher unterhalb derselben. Erb meint, es liege der Grund für diese Thatsache darin, dass bei schon regenerirtem Axencylinder die Markscheide noch nicht genügend wieder entwickelt sei. Dies soll die Erregung des in der Regeneration begriffenen Nervenstückes durch die directe Application des electrischen Stromes erschweren. Vulpian, dessen Versuche ihn zu ähnlichen Ergebnissen geführt haben, erklärt die eigenthümliche Erscheinung durch die Annahme, dass erst ein Theil der Fasern sich regenerirt habe, welche nun besser durch Reizung des central gelegenen Nervenstückes erregt werden, als durch directe Reizung des peripherischen Stückes, in welchem sie durch grössere Mengen von Bindegewebe vor der Einwirkung des Stromes mehr geschützt werden.

Die faradische Erregbarkeit der Muskeln hat V. niemals fast unmittelbar nach dem Eintritt der Paralyse abnehmen, niemals im Laufe der ersten 24 Stunden verschwinden sehen. In den auf die Verletzung folgenden Tagen aber vermindert dieselbe sich mehr und mehr und wenn der Strom nicht sehr stark ist und man ihn nicht direct auf den blossgelegten Muskel, sondern indirect durch die rasirte und angefeuchtete Haut wirken lässt, so kann die Erregbarkeit schon 4–5 Tage nach der Operation erloschen zu sein scheinen. Starke Ströme, namentlich direct auf die blossgelegten Muskeln applicirt, zeigen aber, dass die Erregbarkeit in der That Monate lang erhalten bleibt.

Für die Erregbarkeit der Muskeln durch den constanten Strom hatte Erb behauptet, dass sie in der ersten Zeit (1.–2. Woche) nach der Operation am Nerven gleichmässig mit der faradischen Erregbarkeit abnehme, dann aber einseitig zunehme, während die letztere weiter sinke. Vulpian kann dies nicht bestätigen. Er fand vielmehr die Erregbarkeit durch den constanten Strom von einer gewissen Zeit an bald annähernd von gleicher Stärke, wie in gesunden Muskeln, bald ein wenig gesteigert, bald etwas verringert.

Zugleich mit der Steigerung der galvanischen Erregbarkeit sollte nach den Beobachtungen von Erb auch eine qualitative Aenderung derselben eintreten, indem die Erregbarkeit gegen die Schliessung mit der Anode rascher und zu höheren Werthen ansteige. Diese Angabe vermochte Vulpian in keinem Falle zu bestätigen. Vielmehr fand er in allen seinen hierauf gerichteten Versuchen, dass, ganz wie bei normalen Muskeln, die Kathode eine stärkere Wirkung hatte, als die Anode.

Vulpian schliesst sich in Betreff des Unterganges der Markscheide im peripherischen Stück des durchschnittenen Nerven den bestehenden histologischen Anschauungen an. In Betreff des Axencylinders hat er früher geglaubt, dass derselbe nach der Nerventrennung nicht untergehe, hat sich aber, durch Ranvier aufmerksam gemacht, überzeugt, dass der Axencylinder ebensowohl verschwindet, wie die Markscheide, während die Schwann'sche Scheide zu einem dünnen, mit Kernen besetzten Faden zusammenfällt und, vom Perineurium umgeben, den Eindruck machen kann, als sei sie der Axencylinder. Bei ausgewachsenen Thieren scheint der Untergang des Axencylinders etwa in die Zeit vom 15. bis 20. Tage nach der Verletzung zu fallen. Während der regressiven Veränderungen in ihm und in der Markscheide wird das interfasciculäre Bindegewebe etwas hypertrophisch, reicher an Kernen. Besonders deutlich tritt diese Hypertrophie im Facialis auf, dessen peripherisches Stück sich in Folge davon zuweilen auf das Doppelte seines früheren Volumens verdickt. – Die Regeneration des peripherischen Nervenstückes kommt nach den neuesten Untersuchungen des Verfassers in der Art zu Stande, dass in den zusammengefallenen Schwann'schen Scheiden, welche mit zahlreichen Kernen besetzt sind, die Markscheide und der Axencylinder neu gebildet werden. Für die Grösse, Geschwindigkeit und Form der Degeneration des peripherischen Nervenstückes ist die Art und Weise der Verletzung des Nerven (Ausreissung des centralen Stückes, Unterbindung, Zerquetschung, Cauterisation mit Ammoniak oder Essigsäure) durchaus irrelevant. Die Vorgänge der Degeneration verlaufen unter allen Umständen übereinstimmend. Beiläufig bemerkt Verf., dass die Aetzung genannter Nerven mittelst Essigsäure, in der Art ausgeführt, dass eine in Essigsäure getauchte Nadel durch den Nerven gestochen wurde, nicht eine motorische Action, sondern eine sofortige Lähmung hervorrief. Dies Resultat wurde nicht allein am Ischiadicus verschiedener Thiere, sondern auch am Vagosympathicus von Hunden festgestellt, wo sich unmittelbar nach der Aetzung die bekannten Erscheinungen der Sympathicuslähmung am Ohr einstellten. — Auf die Eintrittszeit der Regenerationsvorgänge dagegen scheint die Art der Verletzung nicht ohne Einfluss zu sein. Wenigstens begann in allen Fällen die Regeneration früher, wo die Trennung des Nerven keine complete war, d. h. wo nur eine Quetschung oder eine Cauterisation des Nerven mit Essigsäure stattgefunden hatte.

In den Muskeln entwickelt sich nach der Durchschneidung ihrer Nerven Atrophie, Blässe, grössere Consistenz im Zustand der Ruhe. Auch die einzelnen Primitivbündel verlieren an Breite, werden blässer, brüchiger, zerfallen in Stücke von wachsartigem Aussehen und gehen zum Theil völlig zu Grunde. Häufig zeigen sie körnige oder fettige Trübungen. Die Muskelkerne wuchern gleichzeitig, das interfasciculäre Bindegewebe wird hyperplastisch, ebenso anscheinend die Adventitia der Gefässe. Alle diese Veränderungen sind aber nicht gleichmässig durch den ganzen Muskel verbreitet, sondern auf bestimmte Heerde und Gruppen beschränkt. Ausgedehnte fettige Metamorphosen treten erst spät auf und scheinen sich vorzugsweise im Perimysium internum zu entwickeln. Nach allen diesen Veränderungen kann der Muskel sich regeneriren, wenn eine Regeneration des Nerven stattfindet. Wenn die Continuität des Nerven durch Excision eines Stückes oder auch nur durch Discision unterbrochen war, so tritt die Degeneration des Muskels rapider und vollständiger ein, als in Fällen, wo die Verletzung des Nerven durch Quetschung, Unterbindung oder Cauterisation herbeigeführt wurde. —

Endlich hat VULPIAN noch versucht, die Frage zu beantworten, ob die Muskelatrophie, welche nach der Nervendurchtrennung eintritt, begründet ist in der mangelnden Einwirkung sensibeler, motorischer oder sympathischer Fasern. Die sensibelen Fasern konnten ausgeschlossen werden durch den negativen Erfolg der Durchschneidung des N. Lingualis. Die Trennung der sympathischen Fasern konnte als mindestens nicht erforderlich für die Entstehung der Degeneration nachgewiesen werden; denn dieselbe trat ein, nachdem der Facialis dicht an seiner Ursprungsstelle, wo er von sympathischen Fasern frei ist, durchgetrennt worden war. Die Degeneration muss also eine Folge der Trennung der motorischen Fasern sein. Es fragt sich, ob sie bedingt ist durch die functionelle Unthätigkeit, in welche der Muskel durch die Nerventrennung versetzt wird. Dies ist nicht anzunehmen, denn cerebrale und spinale Lähmungen bedingen, trotz der bei ihnen vorhandenen Unthätigkeit der Muskeln, keine oder doch eine erst sehr späte Degeneration. Eben so wenig kann sie die Folge einer mit der Nervenverletzung verbundenen Reizung sein, denn sie tritt in ganz gleichem Grade und in gleicher Art ein nach den verschiedensten Methoden der Nervendurchtrennung (Excision, Discision, Ausreissung, Unterbindung, Zerquetschung, Cauterisation). Auch die Gefässe scheinen keine Schuld zu tragen, da sie, wenigstens in der Regel, unverändert sind. Verf. glaubt daher, dass es gewisse unbekannte, durch die motorischen Fasern übertragene (trophische?) Einwirkungen bestimmter Centralapparate sind, welche hier in Betracht kommen und bezieht sich namentlich auf die vorderen Hörner der grauen Substanz des Rückenmarks, da nach Erkrankungen der dieselben constituirenden Elemente constant Atrophieen der Muskeln auftreten.

ROQUE (7) hat in einer grossen Anzahl von Erkrankungen der Brust, des Rumpfes und der Glieder die Beobachtung gemacht, dass die Pupille des auf der kranken Seite gelegenen Auges weiter ist, als die des anderen. Oft tritt die Differenz auch für gewöhnlich nicht hervor, sondern nur, wenn durch Application von Atropin oder durch Faradisirung in der Höhe des Centrum cilio-spinale beide Pupillen erweitert werden, wo dann die Erweiterung auf der kranken Seite beträchtlicher ist. Indessen ist es nicht nothwendig, die Electricität immer auf diese Gegend einwirken zu lassen; man kann den Reiz an jedem anderen Punkte appliciren, doch ist die Erweiterung dann weniger bedeutend. Sind zwei verschiedene Affectionen vorhanden, eine chronische auf der einen, eine acute auf der andern Seite, so ist die Pupillenerweiterung beträchtlicher auf der Seite der acuten Erkrankung. Die Application eines electrischen Reizes erzeugt auch bei gesunden Personen Pupillenerweiterung. Aber bei diesen tritt sie ganz gleichmässig hervor, einerlei auch, ob die Electricität auf einer oder auf beiden Seiten einwirkte. Gleiche Resultate wie bei Gesunden erzielte Verf. bei zwei Männern mit saturniner Lähmung beider Vorderarme und bei einem mit progressiver Paralyse.

XI. Allgemeine Pathologie des Respirations- und Circulationsapparates.

1) Leven, Des diverses formes d'asphyxie. Gaz. des hôp. No. 9. 10. — 2) Merkel, Gottlieb, (Nürnberg), Cheyne-Stokes'scher Respirationstypus mit Pendelbewegungen der Augäpfel. Chronische Endocarditis, Encephalitis in Folge von Embolie der Arteria fossae sylvii dextrae. Deutsch. Arch. f. klin. Med. Bd. 10. S. 201—203. — 3) Körber, B., Das Cheyne-Stokes'sche Respirationsphänomen bei einem an Meningitis tuberculosa leidenden 7jährigen Knaben. Dtsch. Archiv für klin. Med. Bd. 10. S. [illegible]—401. Der Fall ist ausgezeichnet durch eine sehr kurze Dauer der verschiedenen Athmungsphasen. Verf. erklärt diesen häufigen Wechsel aus dem Alter des Individuums. Eine geringere Menge von Kohlensäure soll beim Kinde schon ausreichend sein, um den respiratorischen Reiz auszuüben und

zur Wegschaffung dieser geringeren Menge würde dann auch eine geringere Zahl von Athembewegungen genügen. — 4) Roth (Bamberg), Zur Casuistik des Cheyne-Stokes'schen Respirationsphänomens. Deut. Arch. für klin. Med. Bd. 10. S. 310–315. Mittheilung zweier Fälle — Hydrocephal. acutus bei einem 7monatlichen Kinde und [illegible] bei einem jungen Mädchen — mit den bekannten Erscheinungen des Wechsels im Respirationsrhythmus. — 5) Traube, L., Ein Fall von Pulsus bigeminus nebst Bemerkungen über die Leberschwellungen bei Klappenfehlern und über acute Leberatrophie. Berlin. klin. Wochenschr. No. 16. 18. — 6) Rehn, P. W., Untersuchungen über Thrombose. Vorl. Mittheil. Centralbl. für die med. Wissensch. No. 6. — 7) [illegible], C. L. (Holland). Der Vaguspuls. Moleschott's Unters. z. N. XII. p. 56–66. — 8) [illegible], P., Untersuchungen über die Organisation des Thrombus. Wiener med. Jahrb. Heft 2. S. 144—148. — Recherches expérimentales sur l'organisation du caillot dans les vaisseaux. Arch. de physiolog. norm. et pathol. Juillet p. 495–476. Une planche. — 9) Lee, R., Separation and deposit of fibrine and albumen from the other elements of the blood in living vessels as a cause of mortification. Med. Press. May 22. 29. Clinische Mittheilungen und Reflexionen über Gangrän nach arterieller Thrombose und Embolie. The coagulation of blood in the living vessels as a cause of mortification. Med. Press. June 5. — 10) [illegible] (Charkow). Beiträge zur Kenntniss des Verwachsungsprocesses unterbundener Gefässe. Wiener med. Jahrb. Heft 4 S. 120–134. 11) Feltz, V., Sur les propriétés de la moëlle des os. Compt. rend. LXXIV. No. 12. — 12) Cohnheim, J., Untersuchungen über die embolischen Processe. S. 112 [illegible]. 1 Tafel. Berlin.

Leven (1) hat in Uebereinstimmung mit früheren Beobachtern gefunden, dass bei Thieren nach der Unterbindung der Trachea oder nach dem Eintauchen in Wasser der Tod zuweilen ganz plötzlich nach wenigen convulsivischen Bewegungen eintritt und dass in solchen Fällen die Farbe des Blutes nicht dunkler ist, als normal. Der plötzliche Tod tritt aber nicht ein, wenn vorher die Vagi durchschnitten waren. Vf. bezieht daher diese Todesart nicht auf Kohlensäurevergiftung, sondern auf Vagusreizung und hebt hervor, dass starke Faradisirung des centralen Vagusstumpfes einen sofortigen Stillstand des Athmens und der Herzbewegung hervorrufen kann. — Seine Untersuchungen über die Wirkungen des Athmens in einer kohlensäurereichen Atmosphäre führten ihn zu dem auffallenden Ergebniss, dass dieses Gas, eingeathmet, keine Dyspnoe und keine Krämpfe, sondern nur eine allmälige Verlangsamung des Athmens mit schliesslichem Stillstand und an erster Stelle Lähmung des Herzens bedingt. Die so viel von verschiedenen Autoren besprochenen Reizungserscheinungen nach Kohlensäure stellt er ganz in Abrede (1 Ref.). Im Harn, im Blut und in der Leber der mit Kohlensäure vergifteten Thiere liess sich Zucker nachweisen.

Der von G. Merkel (2) mitgetheilte Fall von Cheyne-Stokes'schem Respirationstypus ist besonders ausgezeichnet durch eine gleichzeitig vorhandene eigenthümliche Bewegungserscheinung beider Bulbi, wie dieselbe bereits von Leube einmal beschrieben worden ist (s. den Bericht f. 1870 I. S. 176).

Der Fall betrifft eine 22jährige Dienstmagd, welche unter starkem remittirendem Fieber und rheumatischen Schmerzen an einer Endocarditis erkrankte. Im weiteren Verlauf linkseitige Facialisparalyse und zwei Tage darauf complete linkseitige Hemiplegie. Nach Verlauf von weiteren drei Tagen zeigte sich vorübergehend der eigenthümliche Respirationstypus in der Art, dass 5—6 tiefen, schnarchenden Athemzügen, deren letzte etwas leiser und oberflächlicher wurden, eine vollkommene Athempause von 12—16 Secunden folgte. Drei Tage später ist das Cheyne-Stokes'sche Phänomen sehr exquisit entwickelt mit Athempausen von 15—20 Secunden. Während des tiefen Athmens veränderte sich an den Augen nichts. Mit Beginn der Athempause wurde die rechte Pupille eng und reagirte in keiner Weise gegen Lichteinfluss, um genau mit dem Wiederbeginn der Respiration weiter und reactionsfähig zu werden. Auch die linke Pupille, welche seit dem Bestehen der Facialisparalyse bei gleichzeitiger Unempfindlichkeit der Cornea in mittlerer Weite verharrte und nicht gegen Licht reagirte, verengerte sich im Beginn der Athempause merklich, wenn auch nicht so beträchtlich wie die rechte und verharrte in dieser Verengerung unveränderlich bis zum ersten Athemzuge, mit dessen Eintritt sie sich wieder auf die alte, aber gegen Lichteinfluss ebenso unveränderliche mittlere Weite dilatirte. Gleichzeitig mit der Verengerung der Pupillen trat an beiden Augen gleich stark eine Rollung der Bulbi um die senkrechte Axe ein, welche um so stärker wurde, je länger die Pause dauerte. Es bestand während der ganzen Zeit seit Beginn des Respirationsphänomens Sopor. Etwa 36 Stunden nach der ersten Beobachtung der Augenbewegungen Tod. Die Section ergab verrucöse Endocarditis mitralis, partielle Verschmelzung der Aortenklappen, an den unteren Flächen derselben verschiedene kolbige Zapfen, in der Höhle des linken Ventrikels ein weicher Thrombus; in der vergrösserten Milz eine Anzahl Infarcte, in einem Ast der Art. lienalis ein embolischer Kalkbröckel; in beiden Nieren alte und frische Infarcte; in einem der hinteren Aeste der rechten Art. foss. Sylv. ein das Gefäss vollständig verstopfender, über Nadelkopf grosser Embolus, deutlich erkennbar als Stück einer abgerissenen Vegetation der Aortentaschen. Um den Embolus erweichte entfärbte Fibringerinnsel. Die weichen Hirnhäute am hinteren äusseren Umfang der rechten Hemisphäre über dem Schläfenlappen fein injicirt; Corticalis dort graurӧthlich, hämorrhagisch; die angrenzende Medullaris schmutzig gelb entfärbt, weich; Pons und Med. obl. normal. —

Der Pulsus bigeminus, den L. Traube bereits vor Jahren bei Versuchen an Thieren kennen gelernt hat, besteht nach seinen gegenwärtigen Mittheilungen (5) darin, dass auf je zwei im Aortensystem entstehende Pulse eine längere Pause folgt und unterscheidet sich vom Pulsus dicrotus dadurch, dass bei diesem letzteren auf je zwei Pulsationen nur eine Herzcontraction kommt, während beim P. bigeminus jeder Puls auch je einer Herzcontraction entspricht. T. gelangte aus seinen Versuchen an Thieren, welche ihn zur Aufstellung dieser Pulsform veranlassten, zu dem Schlusse, dass zwei Bedingungen zum Zustandekommen derselben erforderlich sind, nämlich: 1. das Herz muss dem Einfluss des spinalen Theiles seines Hemmungsnervensystems entzogen sein und zugleich muss 2. ein Agens mit dem Blute circuliren, welches den Erregungszustand des noch wirksamen cardialen Theiles des Hemmungsnervensystems zu steigern vermag. Er beobachtete nämlich zuerst den P. bigeminus bei curarisirten Thieren nach längerer Athmungssuspension, wenn der spinale Theil des Hemmungsnervensystems durch dieselbe bereits längere Zeit gelähmt war, und fand schliesslich, dass er jedesmal dann auftreten kann, wenn bei einem Thier, dem man eine Substanz beigebracht hat, die erregend auf das gesammte Hemmungsnervensystem des Herzens wirkt, kurz nach der Vergiftung die Vagi durchschnitten werden. Demgemäss würde die Erscheinung des P. bigeminus bei Kranken schliessen lassen auf eine eingetretene Lähmung des spinalen und eine gesteigerte Erregung des cardialen Hemmungsnervensystems.

Als eine Abart des P. bigeminus bezeichnet T den P. alternans, welcher mit jenem darin übereinstimmt, dass auch bei ihm auf je zwei Pulse eine längere Pause folgt, während er sich vom P. bigeminus darin unterscheidet, dass der erste dieser beiden Pulse niedriger ist, als der zweite. Oder mit anderen Worten: der alternirende Puls ist dadurch ausgezeichnet, dass höhere und niedrigere Pulse regelmässig abwechseln und dass auf die höheren Pulse längere Pausen folgen, als auf die niedrigen. Der von T. zur Illustration dieser Pulsform mitgetheilte Fall ist kurz folgender:

Einem 47jährigen Potator ist ein schweres Spiritusfass auf die Brust gerollt. Nach einigen Wochen mehrfach starke Dyspnoe ohne Husten und Stiche. Dann wieder Wohlbefinden. Es zeigte sich etwa 9 Monate nach dem Unfall neben allgemeiner bedeutender Herzhypertrophie ein lautes systolisches Geräusch an der Herzspitze und ein dumpfer diastolischer Ton Diastolischer Pulmonalton verstärkt. Leber stark vergrössert. Radialis eng, abnorm gespannt. Niedriger, sehr frequenter Puls. Kein Fieber. Sehr spärlicher Harn. Es wird Digitalis gereicht. Einige Tage später deutlicher P. alternans beobachtet. Diagnose: Hypertrophie und Dilatation beider Ventrikel des Herzens mit Sklerose des Aortensystems. — Später mehrfach heftige Dyspnoeanfälle, P. alternans, noch eine Zeit lang andauernd, später verschwindend, hämorrhagische Sputa, Hydrops, Durchfälle, häufiges Erbrechen, sehr bedeutende Abnahme des Lebervolumens, Icterus, Petechien, Delirien, Stokes'sche Respiration, Collapsus und der Tod etwa ein Jahr nach dem Unfalle mit dem Spiritusfass. — Die Section ergibt im Wesentlichen Folgendes. Hydrops, starker Icterus. Starke Vergrösserung des Herzens, Dilatation und Hypertrophie beider Ventrikel. Cystisch erweichende Thrombusmassen im linken Ventrikel. Normale Klappen. Aorta ascend. dicht über den Klappen sehr weit, im oberen Theil des Bogens ein ausgedehnter, fest adhärirender, parietaler Thrombus. In beiden Lungen frische hämorrhagische Infarcte. Milz gross, stark indurirt, sehr anämisch. In beiden Nieren Narben und frühere Infarcte. Im Magen ein Ulcus. Leber im Höhen- und Dickendurchmesser erheblich, in der Breite wenig verkleinert, ihr Parenchym stark indurirt. Aorta weit, ziemlich stark sklerotisch.

T. ist geneigt, für diese und ähnliche Fälle nicht, wie dies gewöhnlich geschieht, die Herzhypertrophie als eine Folge der Arteriosklerose aufzufassen, sondern beide Veränderungen als Coeffecte gemeinsamer Bedingungen anzusehen. Dieselben würden in diesem Falle zu suchen sein in dem, mit übermässigen Muskelanstrengungen verbundenen Abusus spirituosorum. Bei solchen Individuen findet sich schon früh verstärkte Arterienspannung und diese führt zur Herzhypertrophie und vermöge einer gleichzeitigen Verlangsamung des Blutstroms zur Arteriosklerose (s. den Bericht f. 1871, II. S. 101.) „Indem nämlich der Alkohol wahrscheinlich erhöhend auf den Tonus der Arterienmusculatur wirkt und so den Abfluss aus dem Aortensystem vermindert, vermag er nicht bloss die Spannung desselben zu steigern, sondern auch die Geschwindigkeit des arteriellen Blutstroms zu vermindern". Die gemeinsame Grundbedingung für die Herzhypertrophie und die Arteriosklerose würde somit in dem gesteigerten Tonus der Arterienmusculatur zu suchen sein, insofern von ihm einerseits die Spannungserhöhung im Aortensystem und in weiterer Folge die Hypertrophie des linken Ventrikels, andererseits die Verlangsamung des Blutstroms in den grösseren Arterien und in weiterer Folge die Sklerose abhängt.

Aehnliche Fälle kommen nach T.'s Erfahrung auch ohne Abusus spirituosorum und ohne übermässige Muskelanstrengungen vor, nämlich in Folge von zu starkem Tabackrauchen und Stauungen im Pfortadersystem, welche durch sitzende Lebensweise und übermässige Nahrungsaufnahme hervorgerufen sind. Im Anschluss an die im vorliegenden Falle beobachtete Leberschwellung hebt T. noch hervor, dass nicht der Hydrops, sondern die Leberschwellung zu den ersten Zeichen beginnender Stauung des Blutes im Körpervenensystem gehöre. Die mikroskopische Untersuchung der Leber ist durch Zufall unterblieben. T. vermuthet wegen verschiedener Symptome in vita (schnelle Verkleinerung der Leber, wachsender Icterus, eigenthümliche Delirien, Fehlen des Fiebers), dass der Kranke an einer acuten Leberatrophie zu Grunde gegangen ist. Der acute Zerfall des Leberparenchyms und die davon abhängende rapide Verkleinerung des Organs kann nach T.'s Auffassung im Verlauf der verschiedensten, acuten wie chronischen, schweren wie leichten Erkrankungen der Leber auftreten, vorausgesetzt, dass dieselben mit Icterus einhergehen.

Der P. alternans war in diesem Falle, mindestens zum Theil, ein Digitalisproduct. Das Phänomen wurde beobachtet zu einer Zeit, wo der Patient nach dem Gebrauch einer grösseren Quantität Digitalis in einen zufriedenstellenden Zustand gekommen war. Digitalis wirkt nun bekanntlich erregend auf das Hemmungsnervensystem des Herzens. Dass aber zu der Zeit, als der P. alternans constatirt wurde, der spinale Theil des Hemmungsnervensystems erheblich an Energie eingebüsst hatte, geht aus der, trotz Digitalis noch sehr hohen Pulsfrequenz (108) hervor. Es lagen also beide Bedingungen für die Entstehung des P. bigeminus vor, nämlich die erloschene oder doch verminderte Erregbarkeit des spinalen Hemmungsnervensystems und die Wirkung eines Agens (Digitalis) auf den cardialen Theil des Hemmungsnervensystems, welches den Erregungszustand desselben zu steigern vermag. Man ist nach Allem aber wohl berechtigt, auch auf eine innere Verwandtschaft des P. alternans und bigeminus zu schliessen.

Bei Untersuchungen am Mesenterium von Rana esculenta, welche zunächst auf die Vorgänge der Entzündung und Eiterung gerichtet waren, beobachtete ZAHN (6), dass in Folge von Quetschungen der Mesenterialgefässe, wie sie durch Unvorsichtigkeit zuweilen herbeigeführt werden, bemerkenswerthe Circulationsstörungen auftraten. Hatte nur eine Zerrung ohne Continuitätstrennung aller Gefässwände stattgefunden oder war dabei nur die Intima gerissen, so bemerkte man zunächst eine circumscripte Ausbuchtung der verletzten Stelle mit beträchtlicher Verdünnung der Wandung. Fast gleichzeitig mit dieser Dilatation trat an der verletzten Stelle und an ihrer nächsten Umgebung eine mehr und mehr zunehmende Anhäufung farbloser Blutkörperchen auf, welche zuweilen so beträchtlich wurde, dass sie zu einer zwar vorübergehenden aber completen Obturation des Lumens führten. — War die gewaltsame Einwirkung dagegen eine so heftige, dass sie zu einer completen Zerreissung der Gefässwand führte, so bildete sich in der Rissöffnung ein nach aussen und innen kolbig verdickter, weisslicher Thrombus, welcher neben wenigen rothen Blutkörperchen allein aus farblosen Zellen bestand. Vf. schliesst aus diesen Beobachtungen, „dass Texturveränderungen der Intima sich durch Ansammeln und Anhaften von weissen Blutkörperchen manifestiren und Thrombusbildung durch dieselben Gewebselemente eingeleitet und zu Stande gebracht wird“.

Rovida (7) bringt neben einer übersichtlich geordneten Zusammenstellung und kritischen Beleuchtung der verschiedenen Ansichten über die Genese des Venenpulses eine Anzahl von Krankheitsfällen zur Mittheilung, in denen diese Erscheinung in sehr hohem Grade, weiter Verbreitung oder in besonderen Gegenden vorhanden war. Der erste dieser Fälle ist bereits früher einmal von ihm erzählt und auch in diesem Jahresbericht für 1869, II. S. 73 mitgetheilt worden. Die übrigen sind folgende:

1. Weib von 43 Jahren hatte lange an Herzklopfen, Beklemmung, Anasarca gelitten und war viel mit Aderlässen behandelt worden. Die Untersuchung des Herzens ergiebt sehr verbreiterte Dämpfung, Herzspitze im 6. Intercostalraum, Herzstoss stark und verbreitert, rauhes blasendes Geräusch links am 4. Intercostalraum. Jugularvenen und Thyreoideae stark erweitert, Cyanose des Gesichts, Oedeme. Zehn Tage später die Töne an der Aorta und Tricuspidalis deutlich, der systolische aber von einem leichten Blasen begleitet, das an der Tricuspidalis stärker war. An der Herzspitze ein Geräusch, welches Systole und Diastole verdeckte, aber anfangs stärker war, ohne dass ein besonderes diastolisches Geräusch zu unterscheiden gewesen wäre. Zweiter Pulmonalton nicht accentuirt. Zahlreiche Venen am Halse und dem oberen Theil der Brust stark erweitert und pulsirend, die Pulsation der linken äusseren Jugularis stieg bis auf den Winkel des Unterkiefers. — Die Autopsie ergibt im Wesentlichen: Lungenemphysem, starke Dilatation der rechten Vorkammer und Kammer sammt ihrer Verbindungsöffnung, gesunde Pulmonal- und Tricuspidalklappen, Hypertrophie beider Kammern, Fettherz, Aortensclerose. Ein adhärenter Thrombus erstreckt sich von der rechten V. Subclavia in die entsprechende Axillaris und Cephalica bis zur Einmündung der V. mediana und in die rechte Jugularis, ihre Halbmondklappen einschliessend.

2. Fall von Lebervenenpuls, publicirt bereits 1866 von Concato. Dreissigjähriger Mann, hat mehrfach an Gelenkentzündungen gelitten. Herzdämpfung vergrössert. An der Spitze erster Ton hell und stark und diastolisches rauhes Blasegeräusch, welches von da aus auf die ganze Herzgegend sich erstreckte; rechts unten zwei Töne, der zweite aber vom Geräusch theilweise verdeckt; rechts oben erster Ton scharf, zweiter schwach, bedeckt; links oben rauher, verlängerter erster Ton und verstärkter zweiter Ton; Jugularvenen erweitert und gleichzeitig mit der Radialdiastole schlagend. Deutliche Pulsation im Epigastrium und an dem ganzen rechten Rippenbogen. Die stark unter den Rippen vorragende Leber lässt überall eine sehr deutliche, gleichmässige, ausgedehnte Pulsation wahrnehmen, wodurch sie selbst um 1—2 Ctmtr. vorne und unten verrückt wird. Herzsystole und Leberpuls nicht ganz gleichzeitig.

3. Lebervenenpuls bei einer 44jährigen Frau. Erweiterte und pulsirende Jugularvenen. Mitralinsufficienz. Auf dem ganzen rechten Hypochondrium und dem Epigastrium eine deutliche Pulsation, mit der Kammersystole isochronisch fühlbar, welche sich noch deutlicher herausstellte, wenn die Kranke schräg auf der linken Seite lag. Blasendes, systolisches Geräusch, der Tricuspidalis entsprechend, auf der rechten vorderen Axillarlinie hörbar.

4. Mädchen von 21 Jahren. Insufficienz der Mitralis nach Polyarthritis. Oedem, Eiweiss, leichter Ascites. Deutliche Pulsation auf dem ganzen rechten Hypochondrium. Unter dem rechten Rippenbogen zwischen den Axillarlinien ein sehr leichtes Geräusch, anscheinend von der Tricuspidalis. Am Halse war mässige Erweiterung der Jugularvenen ohne die geringste Schwingung in denselben. Systolisches Geräusch am unteren Sternalrande; relative Tricuspidalinsufficienz wird diagnosticirt.

5. Landmädchen, 14 Jahr alt. Mitralinsufficienz, relative Insufficienz der Tricuspidalis. Bedeutendes Hydropericardium, der Bauch stark aufgetrieben und gespannt, deutlich fluctuirend; dessen ungeachtet fühlt und sieht man ganz klar eine Pulsation in dem ganzen rechten Hypochondrium verbreitet, genau gleichzeitig mit den Herzschlägen. Erweiterungen und mässige Dilatationen an den Halsvenen.

Verf. legte in diesem Falle besonderen Werth auf die grosse Serummenge im Herzbeutel, in so fern dieselbe eine directe Fortpflanzung der Herzbewegung auf die Leber und eine dadurch etwa bedingte Pulsation derselben unmöglich mache.

In einem dieser Fälle von Lebervenenpuls hat R. auch sphygmographische Beobachtungen gemacht, bei welchen das Marey'sche Instrument längs der rechten vorderen Axillarlinie mit der Platte auf die zehnte Rippe aufgelegt wurde. Die Steigungen waren nicht hoch, aber sehr steil, fast senkrecht; man sieht ferner am Anfange des aufsteigenden Theils einen constanten Dicrotismus, welcher meistens mehr durch ein langsameres Steigen oder eine kurze Horizontallinie, als durch eine wirkliche Absteigung sich kundgiebt. Manchmal ist dieser aufsteigende Dicrotismus verdoppelt. Auch der absteigende Dicrotismus fehlt gelegentlich nicht, ist aber nicht constant. Würde sich dieser Charakter des Venenpulses noch weiter bestätigen, so läge darin das sicherste Kennzeichen der Tricuspidalinsufficienz, weil ohne aufeinanderfolgende Zusammenziehung der rechten Vorkammer und Kammer der Anadicrotismus am Anfange der Steigung ganz unmöglich wäre.

Nachdem Durante gefunden hatte, dass die Gefässendothelien bei dem Entzündungsprocesse der Intima eine bedeutende Rolle spielen (s. d. Bericht für 1871, I. S. 213) suchte er (8) die bereits früher von Thiersch, Waldeyer und Ranvier im Allgemeinen nachgewiesene Betheiligung der Endothelien an der Organisation des Thrombus im Einzelnen zu verfolgen. Etwa 3—4 Tage nach der einfachen

Unterbindung erscheint das Endothel nicht selten in eine dicke Schicht von runden und oblongen Zellen umgewandelt mit je einem oder zwei Kernen. Dieselben dringen entweder in concentrischen Schichten oder strahlenförmig gegen und in das Coagulum vor und haben schon nach 6-8 Tagen Gefässe zwischen sich. Bei weiterem Fortschreiten des Processes verwandeln sich die runden und oblongen Zellen in spindelförmige Zellen und schliesslich in Fasern, die sich zu Bündeln gruppiren. Die rothen Blutkörperchen verschwinden bis auf einzelne an ihrer Stelle zurückbleibende Pigmentkörner, die farblosen werden immer reicher an Fettkörnchen, verlieren ihren Kern und mit ihm die Form; das Fibrin des Coagulums verfällt ebenfalls fettig und die so umgewandelten Reste des Thrombus werden resorbirt. Der Organisationsprocess lässt sich beschleunigen, wenn man zu der Unterbindung noch die Reizung der Gefässwände, z. B. mit alkoholischer Jodtinctur, hinzufügt.

Bei der doppelten Ligatur eines Gefässes treten die entzündlichen Vorgänge besonders in den tieferen Schichten der Wand, Media und Adventitia, auf, während die zwischen den beiden Schlingen befindliche Intima zu Grunde geht.

Blosses Aufstreuen von Zinnober auf die Aussenwand des einfach oder doppelt unterbundenen Gefässes führte nicht zu einem nachweisbaren Eintritt desselben in den Thrombus. Dagegen wurden nach Einreibungen von Zinnober in die Aussenwand der doppelt unterbundenen und durch einen reichlichen Blutgehalt etwas gespannten Jugularvenen die Körnchen derselben nicht nur in der ganzen Gefässwand, sondern auch im Inneren des Thrombus wiedergefunden, und zwar in Wanderzellen.

DURVALAOFF (10) hat zahlreiche Experimente über die Frage nach dem Verwachsungsprocess unterbundener Gefässe angestellt und dabei die Carotis oder Cruralis der Hunde einfach, doppelt oder dreifach unterbunden oder durch Acupressur verschlossen. Verf. fand, so viel aus seiner etwas verworrenen Darstellung zu entnehmen ist, zuerst Anhäufungen von Zellen um die Vasa vasorum der Adventitia und an verschiedenen Stellen der Gefässwände, insbesondere der Muscularis; ferner Faserbildung aus diesen Zellen, Entwickelung von Gefässen zwischen denselben und schliesslich Eindringen des jungen Gewebes in das Gefässinnere nahe der Unterbindungsstelle. Ueber eine Betheiligung des Endothels an dem Process vermag Verf. Nichts auszusagen, da die Art seiner Präparation eine Verfolgung etwaiger Veränderungen desselben nicht gestattete.

FELTZ (11) hat, wie aus einer kurzen Mittheilung hervorgeht, durch Versuche gezeigt, dass es leicht gelingt, vom Knochenmark Flüssigkeiten und auch feste, in ihnen suspendirte Körperchen ins Venensystem einzuführen. In einer ersten Versuchsreihe zeigte er, dass Lösungen giftiger Alkaloide oder septische Flüssigkeiten, in die Spongiosa eines Knochens injicirt, eben so rasch wirken, wie bei directer Einführung in die Venen. In weiteren Experimenten wurde der Nachweis geliefert, dass Eiter, Milch oder feine Partikelchen irgend welcher Art, einerlei ob organischer oder unorganischer Natur eben so leicht in das Blut und die Eingeweide übergeben, als wenn man sie direct in die Venen injicirt hätte.

Verf. giebt ferner an, dass anatomische und histologische Untersuchungen lehren, dass die Spongiosa, sowohl der langen, als auch der platten Knochen in directem Connex mit dem Venensystem steht und dass das spongiöse Gewebe aufzufassen sei als ein cavernösen Gewebe mit festen Wänden.

Ueber die embolischen Processe sind von COHNHEIM (12) die Ergebnisse einer Reihe von Untersuchungen mitgetheilt worden, welche über die Mechanik dieser Vorgänge, namentlich in ihren früheren Stadien, werthvolle Aufschlüsse geben.

Die Beobachtungen wurden zunächst an der Froschzunge angestellt. Dies Organ wird von zwei Hauptarterien versorgt, welche je an einer Seite derselben ziemlich parallel nach vorne verlaufen, vorzugsweise gegen die Ränder zu eine Anzahl von hin und wieder anastomosirenden Zweigen abgeben und nicht weit von ihrem vorderen Ende meistens durch eine grössere Anastomose communiciren. Mit dieser Anordnung der arteriellen Gefässe stimmt die der venösen im Ganzen überein bis auf den einen Punkt, dass die beiden venösen Hauptstämme nahe an der Zungenwurzel constant durch eine grosse Queranastomose verbunden sind. Zwecks der mikroskopischen Beobachtung der Vorgänge wurde das Thier auf den Bauch gelagert und die in dieser Lage vorgezogene, also mit der die Papillen tragenden Fläche nach unten gerichtete Zunge auf dem Objectträger ausgespannt. Die Embolisirung der Arterien wurde herbeigeführt vermittelst einer Emulsion aus kleinen, durch Russ geschwärzten Wachskügelchen. Mit einer Pravaz'schen Spritze wurde diese Emulsion entweder in's Herz injicirt oder in die innerste Abtheilung des einen Aortenbogens, welche nur der A. carotis und lingualis zum Ursprunge dient.

Wenn sich nun ein Wachskügelchen in eine Arterie einkeilt, so beobachtet man sofort ein schnelleres Strömen des Blutes, eine collaterale Fluxion, in einem der nächst höheren Collateralzweige, gewöhnlich in dem nächsten. Diese Fluxion setzt sich noch auf die zugehörigen Capillaren und Venen fort. In dem Gefässe selbst, welches den Embolus trägt und, dem Sitze desselben entsprechend, eine leichte Erweiterung zeigt, gerinnt das Blut selbst in unmittelbarer Nähe des Pfropfes nicht, wohl aber stagnirt es im centralen und im peripherischen Abschnitt. Erfolgte die Einkeilung plötzlich, so ist das centrale Ende mit Blutkörperchen, rothen und farblosen, gefüllt, kam aber der Verschluss allmälig, nach wiederholtem vorübergehendem Stocken des Embolus und anfangs nur unvollständig zu Stande, so werden die rothen Blutkörperchen meist sämmtlich aus dem centralen wie aus dem peripherischen Stücke ausgetrieben, während farblose Elemente gewöhnlich in dem stagnirenden Plasma zurückbleiben.

Der Erfolg einer Embolie für das zu der verstopften Arterie gehörige Capillar- und Venengebiet ist ganz vorwiegend bedingt durch den Umstand, ob zwischen dem Punkte der Obliteration und dem zugehörigen Capillargebiet noch eine Collaterale in die Arterie einmündet. Ist dies der Fall, so sind die Folgen der Embolie von verschwindend geringer Bedeutung, indem die Collaterale leicht für die Functionen des durch die Embolie ausgeschalteten Arterienstückchens eintritt. Ist dies aber nicht der Fall, liegt vielmehr zwischen Embolus und Capillaren keine collaterale Verbindung, ist, wie C. dies Verhältniss bezeichnet, das embolisirte Gefäss eine „Endarterie“, so entwickelt sich in dem zugehörigen Capillar- und Venenbezirk zunächst completer Stillstand, dann eine rückläufige Bewegung des Blutes, welche in der Weise zu Stande kommt, dass aus einer oder mehreren Venen, deren Blutbewegung frei ist und welche in directer Communication mit den, bereits einen stagnirenden Inhalt besitzenden Venen stehen – dass aus jenen noch freien Venen ein Theil ihres Blutes sich in diese letzteren ergiesst. Dadurch werden nun diese zu dem embolisirten Bezirk gehörenden Gefässe allmälig ausserordentlich stark mit Blut erfüllt; sie gerathen in den Zustand der „Anschoppung.“ Dass aber ein solches Einströmen aus den Venen mit freiem Blutstrom in die Venen des embolisirten Bezirks zu Stande kommt, liegt lediglich in der Differenz des Blutdrucks zwischen beiden Gefässbezirken. Denn in dem ersteren Bezirk ist der Druck, wenn auch schwach, so doch immer noch positiv, während er in dem letzteren Null ist. – Auf die „Anschoppung“ folgt nun der „hämorrhagische Infarct“, d. h. es entsteht eine Extravasation des stagnirenden Blutes in das Parenchym. Die Extravasation geschieht per Diapedesin und zwar durch die Wandungen der Capillaren und der kleineren Venen, nicht der Arterien und der grösseren Venen hindurch. Einzelne Punkte in der Capillarenwand scheinen für den Durchtritt der rothen Blutkörperchen bei dieser Infarctbildung besonders bevorzugt, insofern gerade an ihnen, meist langsam hinter einander, zuweilen aber auch in ziemlich rascher Proportion eine grosse Menge rother Blutkörperchen hinausschlüpft, die sich dann auch zu einem Häufchen sammeln. Diese Punkte unterscheiden sich aber in ihrem Habitus durchaus nicht von der übrigen Gefässwand. Auch dann, wenn der Embolus bis in ein Capillargefäss vorgedrungen ist, treten in seiner Umgebung zuweilen, aber keineswegs constant, Extravasationen per Diapedesin ein.

Es lag nahe, anzunehmen, dass diese Auswanderung der rothen Blutkörperchen durch die Gefässwand bedingt sei durch eine Störung in der Integrität dieser letzteren, welche ihrerseits wieder eine Folge der Stagnation des Blutes sein konnte. Um nun den Einfluss eines Stillstandes des Blutes auf die Gefässwand zu prüfen, legte C. eine Ligatur so fest um die Zungenwurzel, dass dadurch die Circulation in den Gefässen der Zunge vollständig aufgehoben wurde. Erfolgte eine Lösung dieser Ligatur noch vor Ablauf der ersten 48 Stunden, so stürzte das Blut zwar anfangs mit grösserer Gewalt in die erweiterten Gefässe, allmälig aber stellte sich ohne weitere bemerkenswerthe Erscheinungen der normale Circulationsvorgang wieder her. Wenn die Ligatur aber erst nach 48 Stunden gelöst wird, so erfolgt zwar ebenfalls anfangs ein gewaltsames Hineinstürzen des Blutes in die erweiterten Gefässe, bald aber verengern sich die Arterien sehr beträchtlich, in den Venen tritt eine bedeutende Verlangsamung des Blutstroms auf, die farblosen Elemente stellen sich massenhaft an die Peripherie der Blutsäule und es entwickelt sich eine ausgedehnte Emigration derselben, vorwiegend durch die Wandungen der Venen, in geringerem Maasse auch durch die der Capillargefässe. Neben dieser Diapedese der farblosen Elemente erfolgt aber auch schon nach etwa 48stündiger Ligatur eine Auswanderung von rothen Blutkörperchen aus den Capillaren und diese Blutung p. Diapedesin ist im Allgemeinen eine um so stärkere, je länger die Ligatur gelegen hat. Nach einer noch längeren, vier- bis fünftägigen Anwendung der Ligatur tritt eine Herstellung der Circulation überhaupt nicht mehr ein. Die Gewebe, welche die Zunge zusammensetzen, sind dann grösstentheils abgestorben, das ganze Organ verfällt der Nekrose.

Aehnliche Ergebnisse lieferten Versuche mit Umschnürung und nachfolgender Lösung der Ligatur an der Lunge und an einer Darmschlinge von Fröschen, so wie am Ohr, am Hoden, Darm oder der Niere von Kaninchen und Meerschweinchen. Diese Wirkung der Massenligatur beruht lediglich auf dem Abschluss der zu dem Organ führenden Gefässe. Denn dieselbe tritt nicht ein, wenn man die Gefässe vor der Anlegung der Bandschlinge isolirt und sie nicht mit in die Ligatur aufnimmt. Die Veränderungen sind auch nicht etwa Folgen der Behinderung des venösen Abflusses, denn sie stellten sich auch dann ein, wenn nach der Lösung der Ligatur der Abfluss des Blutes aus einer grösseren Vene durch Ausschneidung derselben und Einführung einer möglichst weiten Canüle in ihr peripherisches Ende besonders begünstigt wurde. Endlich werden die Veränderungen auch nicht bedingt durch eine etwaige Zersetzung des in den Gefässen stagnirenden Blutes. Wenn man nämlich an einem Kaninchen-Ohr A. und V. mediana bloslegt, mit Ausschaltung derselben das Ohr umschnürt und in die eröffnete Arterie peripherisch eine 6procentige Kochsalzlösung so lange einspritzt, bis sie rein aus der gleichfalls eröffneten Vene wieder ausfliesst, so treten die Erscheinungen der rosigen und gefleckt-hämorrhagischen Schwellung des Ohres, nach Lösung der Massen-Ligatur, dennoch ein, obschon während der Abschnürung kein Tropfen Blut in den Gefässen des Ohres geblieben war. Den eigentlichen Grund für die Entstehung der Diapedese, nach Aufhebung der Ligatur, sucht C. in einer, freilich durch optische Hülfsmittel nicht erkennbaren Integritäts-Störung der Gefässwandungen, zuerst der Capillaren und Venen, dann auch der Arterien; einer Störung, welche begründet sein soll in einer, durch die Stagnation des Blutes in den Gefässen bedingten mangelhaften Ernährung derselben. Dies gilt auch für die Hämorrhagien nach Embolie in die Capillaren. Denn auch in diesem Gefässabschnitt erzeugt ein Embolus partielle, gewöhnlich auf seine nächste Nachbarschaft begrenzte Stockungen der Blut-Bewegung, welche nun auch hier zu Störungen in der Integrität der Gefässwand und demgemäss zu Extravasationen führen können. Solche Integritäts-Störungen in den Capillarwänden können natürlich auch dann noch bestehen, wenn der Embolus, welcher den sie bedingenden Stillstand des Blutes hervorrief, bereits seinen Platz wieder verlassen hat und so erklärt sich vielleicht die Thatsache, dass bei embolischen Processen häufig capilläre Hämorrhagien vorkommen, in deren Centris Emboli nicht aufzufinden sind. Diese Thatsache fand C., namentlich auch bei zahlreichen Versuchen an Säugethieren bestätigt, bei denen in die verschiedenen Gefässe Injectionen mit der oben erwähnten Emulsion ausgeführt wurden. In diesen Experimenten fanden sich nämlich zuweilen zahlreiche Petechien, aber ohne Emboli in ihren Centris, noch häufiger aber fehlten die Petechien ganz, obwohl es mit leichter Mühe gelang, die Emboli in den Capillaren nachzuweisen.

Die Wirkungen der arteriellen Embolie sind auch beim Menschen der Hauptsache nach abhängig von dem Umstande, ob die Embolie in eine „Endarterie" erfolgte oder nicht. War das Letztere der Fall, d. h. geschah die embolische Obturation an einer Stelle, zwischen welcher und dem entsprechenden Capillarbezirk noch eine Collaterale eintritt, so sind die Folgen ganz vorübergehend. – Im anderen Falle dagegen kommt es, ganz wie bei der Obturation einer Endarterie in der Froschzunge, zur Anschoppung, und demnächst zur Infarcirung. Milz, Nieren, Retina, Gehirn und Lungen sind nun beim Menschen diejenigen Organe, welche „Endarterien" besitzen, und so erklärt es sich, dass gerade bei ihnen die Effecte der Embolie besonders deutlich hervortreten. Für die Lunge freilich trifft dies anatomische Verhältniss nicht ganz zu, da hier gerade zwischen den letzten arteriellen Zweigen zahlreiche Anastomosen bestehen. Diese Anastomosen sind aber vermittelt durch Gefässe des kleinsten Kalibers, mithin so beschaffen, dass nicht eins und auch nicht einige derselben, sondern erst eine recht grosse Zahl davon ausreicht, um den gestörten Kreislauf wieder zu reguliren.

Neben der Anschoppung und Infarcirung wird nun überall da, wo das verstopfte Gefäss ein nutritives ist, nothwendig auch Nekrose des Gewebes, entsprechend der Verbreitung der obturirten Arterie, eintreten. Ja die Nekrose ist bekanntlich zuweilen, namentlich im Gehirn, die alleinige Folge der arteriellen Embolie; Anschoppung und Infarctbildung bleiben aus. Der Grund für dieses Ausbleiben scheint zum Theil in einer zu grossen Kleinheit der obturirten Arterie zu liegen, mit welcher sich dann auch eine so geringe Grösse der entsprechenden Vene verbindet, dass der Druck des Blutes in derselben nicht ausreicht, um einen Rückstrom in den betroffenen Gefässbezirk zu bedingen. Andere Momente, welche den Eintritt der Anschoppung und Infarcirung verhindern, liegen wahrscheinlich in einer frühzeitigen Gerinnung des Blutes in den der embolisirten Arterie angehörigen Venen, in Einwirkungen der Schwere, in mangelhafter Herzenergie, welche nach C's Meinung ebenfalls den venösen Druck herabsetzen soll, endlich auch in einer nur partiellen Obturation der Arterie durch den Thrombus. Die bekannte Erfahrung, dass bei Embolie in die Arteria mesenterica starke Hämorrhagieen des Darms, also Anschoppung und Infarctbildung in der exquisitesten Weise hervortreten, obwohl die Arterie zahlreiche Collateralen besitzt, erklärt Verf. aus dem Umstande, dass in den in Rede stehenden Fällen jedesmal nicht blos ein grösserer Ast selbst, sondern auch die arteriellen Anastomosen verstopft sind, welche zwischen dem ersten Embolus und den Capillaren der Darmwand in die verstopfte Hauptarterie münden.

Der embolische Abscess wird, wie dies schon seit den ersten Arbeiten VIRCHOW's über diesen Gegenstand anerkannt ist, bedingt durch eine specifische Eigenthümlichkeit des eingewanderten Pfropfes und kommt in der Grösse, welche hämorrhagische Infarcte zu haben pflegen, nur in der Lunge und Leber vor. Der Grund für diese Beschränktheit im Vorkommen liegt darin, dass nur in diese beiden Organe Pfröpfe aus den Venen (Körpervenen oder Pfortader) übergeben können. Aber auch in der Lunge sind Infarcte und Abscesse schon in Bezug auf ihre räumlichen Verhältnisse mehrfach different. Die Infarcte sitzen immer peripherisch und ihre Gestalt ist constant eine annähernd kegelförmige. Die Abscesse dagegen kommen überall in der Lunge vor und sind annähernd kugelig. Dies erschliesst aber auch schon ihre Genese. Der Infarct ist die Folge der Verstopfung einer Endarterie, der Abscess entsteht, wenn ein Gefäss, das nicht Endarterie ist, von einem (specifisch wirkenden) Pfropf verlegt wird. Experimentell lässt sich diese Thatsache besonders deutlich am Kaninchenohr erweisen. Die Einbringung eines indifferenten Pfropfes in die A. mediana desselben hat keinen bemerkenswerthen Effect. Wenn man dagegen einen irritirenden Körper, namentlich ein faulendes Fleischstückchen in dies Gefäss einführt, so entwickelt sich nach einiger Zeit rings um denselben Entzündung und Eiterung mit Demarcation und Abstossung des Heerdes. Wenn endlich ein solcher irritirender Embolus in die Ohrarterie eingeführt wurde nach vorheriger Verlegung der Anastomosen des Gefässes, so entwickeln sich neben einander die Erscheinungen des embolischen Abscesses und der embolischen Nekrose, Eiterungsheerde und peripherische Mumification.

Concato, L., La pressione [illegible] (Rivista clinica di Bologna. Giugno 1872. [illegible] Rsch.

Bokopelera, V., Om det Cheyne-Stokes'ske [illegible]. Hospitalstidende. 15. Aarg. p. 77, 81, 85.

Im Ganzen 5 Fälle beobachtet, von denen zwei sich durch ihre lange Dauer (1 und 7 Monate), zwei durch die während der Dyspnoe starke Contraction der Exspirationsmuskeln auszeichneten; die Cyanose wuchs gegen das Ende der Apnoe und das Sensorium war in allen Fällen ungetrübt. Den zwei von TRAUBE angenommenen Formen der Erscheinung, je nachdem Structurveränderungen innerhalb des Craniums und keine Herzaffection oder Structurveränderungen des Herzens mit Integrität der Organe der Schädelhöhle vorhanden sind, fügt Verf. eine dritte Form hinzu: Fälle, in denen bei der Section eine Combination beider gefunden wird; dieser Art seien die zwei von ihm secirten Fälle gewesen. Während Verf. sich im Ganzen der Deutung TRAUBE's anschliesst und die begleitenden, zu Gunsten der TRAUBE'schen Hypothese redenden Thatsachen erwähnt, meint er jedoch, sie stehe mit der Erfahrung in Widerspruch, dass künstliche Respiration, im Stadium der Apnoe veranstaltet, weder den Zeitpunkt des Anfangs der Respirationsperiode noch die Art der Respiration verändere.

F. Fries.

VII. Allgemeine Pathologie des Blutes und der Secrete.

a) Blut.

1) Quincke, H., (Berlin). Ueber den Hämoglobingehalt des Blutes in Krankheiten. Virch. Arch. Bd. 54. S. [illegible]. — 2) [illegible], Ueber den Hämoglobingehalt des Blutes bei verschiedenen Krankheiten. Correspondenzbl. Schweizer Aerzte, No. 14. — 3) Manassein, W., Ueber die Dimensionen der rothen Blutkörperchen unter verschiedenen Einflüssen. Tübingen. — 4) Vanlair et Masius, De la microcythémie. Bruxelles 1871. 101 SS. 1 Tafel.

QUINCKE (1) hat Bestimmungen der Menge des Hämoglobins in verschiedenen Krankheiten nach der Methode von PREYER (s. den Ber. für 1866, I. S. 84) vorgenommen. Dieselbe gründete sich darauf, dass eine Sauerstoff-Hämoglobinlösung von gewisser Concentration neben Roth auch Grün durchlässt. Verf. benutzte als Lichtquelle — im dunkelen Zimmer — eine gleichmässig brennende Stearinkerze, die 20 Cm. entfernt von dem stets gleich weiten Spalt des Spectralapparats aufgestellt war. Anstatt, wie PREYER, das Blut in planparallelen Glaskästchen nach und nach mit Wasser zu verdünnen bis dasselbe bei gleicher Dicke der Schicht die erforderliche Farbe erreichte, zog Q. es vor, bei constanter Verdünnung die Dicke der Schicht zu variiren und zu messen. Er füllte zu diesem Zwecke die Hämoglobinlösung in ein aus Spiegelglas zusammengekittetes Hohlprisma, das an seinem spitzen Ende 6 Mm. lichten Durchmesser hatte; 10 Cm. von dem spitzen Ende entfernt war der Durchmesser 12 Mm. u. s. f. Verschiebung des Prismas vor dem Spalte brachte successive dickere Flüssigkeitsschichten vor denselben; die Entfernung des Anfangstheils des Prismas vom Spalte, die an einer Millimeterskala abgelesen wurde, war der Dicke der Schicht proportional. Das Blut wurde in der Regel auf sein 10-fachen Volumen mit Wasser verdünnt; nur sehr hämoglobinarmes Blut erforderte bei der beschränkten Länge des Prismas eine 5fache Verdünnung. Die Abmessung des verwendeten Blutes geschah in einem Piknometer von 5—10 Ccm. Inhalt, durch dessen vorhergegangene Wägung gleich die Dichtigkeit des Blutes bestimmt worden war. Um das Hämoglobin möglichst gleichmässig in der Flüssigkeit zu vertheilen, wurde eine Spur Natron choleïnicum zugesetzt; ausserdem ein Tropfen wässerigen Ammoniaks, um die durch den Wasserzusatz veranlasste Trübung zu beseitigen. Um die Wahrnehmung des lichtschwachen Grüns zu erleichtern, wurde der Kopf mit einem dunklen Tuch bedeckt und der rothe Theil des Spectrums im Ocular abgeblendet. Während der Beobachtung verschob man nun das Prisma bis der grüne Streif verschwand und bestimmte dann bei umgekehrter Verschiebung den Punkt seines Wiedererscheinens. Aus drei solchen Ablesungen wurde das Mittel genommen.

Die Differenzen zwischen den einzelnen Bestimmungen erreichten, wie bei PREYER, 0,5 bis 0,8 pCt., waren aber meistens viel geringer. Das Blut wurde entweder durch den Aderlass oder durch den Heurteloup'schen Blutegel gewonnen, sofort durch Schütteln oder Schlagen defibrinirt und gleichzeitig mit O gesättigt.

Wurde der Hämoglobingehalt des normalen Blutes für 100 Ccm. = 1 gesetzt, so erhielt Verf. aus seinen Untersuchungen in den einzelnen Fällen kranken Blutes folgenden Gehalt. Bei

Cirrhosis hepatis mit Hämophilie	0,69
Chlorosis	0,36
Derselbe Fall, 10 Wochen später nach Fe-gebrauch	0,65
Leukaemia lienalis	0,89
Nephritis, sehr geringes allgem. Oedem	0,71
Nephritis, Urämie, mässiges allgem. Oedem	0,74
Nephritis, Urämie, Oedem mittleren Grades	0,78
Nephritis, ziemlich starkes Oedem dagewesen, Urin sehr reichlich, hell und leicht	0,73
Nephritis, Schrumpfung, sehr mässiges Oedem	0,58
Diabetes mell. in 24 Stunden 10000 Ccm. Harn	0,99
Diabetes mell. in 24 Stunden 3—4000 Ccm. Harn	1,10
Ileotyphus 1. Woche	0,90
Ileotyphus 1. Woche	0,89
Ileotyphus 1.—2. Woche	0,99
Ileotyphus 1. Woche	0,99
Ileotyphus, derselbe Fall 4. Woche	0,87
Recurrens, 3. Tag	0,96
Meningit. cerebrospin. acutissima	1,04
Pyaemia 2. 3. Woche	0,78
Intoxicatio phosphorica	1,04

Verf. hebt noch hervor, dass Subbotin (s. den Bericht f. 1871, I S. 64) und DUNCAN, welcher letzteren den Hämoglobingehalt nach der HOPPE'schen Methode bestimmte, für die Chlorose zu ganz ähnlichen Ergebnissen gelangten. Die Zahl der Blutkörperchen fand DUNCAN in seinen Fällen nicht geringer, als in der Norm, so dass eine Verarmung jedes einzelnen Blutkörperchens an Hämoglobin angenommen werden musste. Q. dagegen konnte in seinem Falle, wie gewöhnlich bei der Chlorose, eine Verminderung der Zahl der Körperchen constatiren. Er schliesst daher, dass es verschiedene Chlorosen geben müsse; die einen mit normaler Zahl, aber verringertem Hbgehalt der Blutkörperchen, die anderen mit Verminderung der Zahl derselben, wobei der Hbgehalt der einzelnen normal oder ebenfalls vermindert sein kann.

Auch Dr. Convert hat, wie aus einer Mittheilung von Naunyn (2) ersichtlich ist, Untersuchungen über den Hämoglobingehalt des Blutes bei 23 gesunden und kranken Personen nach der Preyer'schen Methode angestellt. Bei vielen, namentlich acut-fieberhaften Krankheiten, Typhus, Pyämie, war der Hämoglobingehalt ein wenig herabgesetzt, bei Anämie kann derselbe auf den dritten Theil seines normalen Werthes heruntersinken. In allen Zuständen von chronischer Dyspnoe ist dagegen eine ganz erhebliche Zunahme vorhanden, selbst bei heruntergekommenen Individuen. Einen gleichen Ueberschuss findet man auch im Blut des Fötus.

Aus diesem Verhalten zieht N. den Schluss, dass das Hämoglobin selbst bei seiner functionellen Leistung, der Uebertragung des Sauerstoffes, zum Theil zersetzt wird. Der Verbrauch von Hämoglobin beim Fötus ist offenbar ein geringerer, weil derselbe einestheils nur geringe Bewegungen macht, anderentheils seinen zum Stoffwechsel nöthigen Sauerstoff aus dem Blut der Mutter, vielleicht zum Theil schon gebunden, erhält. Den Dyspnoischen verhindert der mangelhafte Luftwechsel, in den Lungen den ihm nöthigen Sauerstoff zu binden und die normale Quantität von Hämoglobin zu zersetzen.

Die Zunahme des Hämoglobins bei Dyspnoischen ist therapeutisch in so fern von Bedeutung, als sie ergiebt, dass man sich, wenigstens in Rücksicht auf das Hämoglobin, nicht zu scheuen braucht, in solchen Fällen unter Umständen einen Aderlass zu machen.

Nachstehende Tabelle enthält kurz die Ergebnisse der Arbeit des Dr. Convert.

Bezeichnung der Krankheit.	Gehalt des Blutes an Hämoglobin auf 100.
1. Gesunder Mann v. 33 Jahren . . .	14,7
2. Ebenso von 16 Jahren	14,4
3. Gesunde Frau von 45 Jahren . . .	13,1
4. Gesunde Frau im 9. Schwangerschaftsmonate	10,3
5. Mädchen von 17 Jahren, Chlorosis .	12,0
6. Mann von 44 Jahren, etwas anämisch. Seit 9 Monaten an Urinfistel leidend	13,2
7. Mann von 45 Jahren, an Gonarthrocace mit hektischem Fieber leidend, sehr anämisch	11,5
8. Mann von 23 Jahren, seit 6 Monaten Coxitis mit hohem Fieber, anämisch	11,9
9. Mann von 35 Jahren, Pyämie, sehr anämisch	11,1
10. Mann von 46 Jahren, beginnende Pyämie, nicht anämisch	13,7
11. Frau von 23 Jahren, 6 Tage nach Entbindung, hohes Fieber, Septicämie(?)	11,8
12. Kräftiger Mann von 24 Jahren, Typhus abd. 31 Wochen	12,2
13. Mann von 33 Jahren, kräftig, Insuff. valv. Aort. Embolia cerebri, kein Fieber, niemals Dyspnoe	13,7
14. Acute Morphiumvergiftung einige Tage nach der Entbindung	10,4
15. Mädchen von 18 Jahren, Chlorosis; seit 12 Stunden Coma durch Kohlenoxydgasvergiftung	9,8
16. Mann von 23 Jahren, pyämischer Icterus nach starken Wundhämorrhagieen; sehr starke Anämie . . .	8,7
17. Mann von 19 Jahren, Icterus katarrh. mit starker Anämie	8,7
18. Frau von 48 Jahren, Insufficienz der Mitralis, bedeutende Cyanose und Dyspnoe, sehr geringes Anasarka	15,5
19. Frau von 43 Jahren, chronische Bronchitis, Anasarka, Ascites, mässige Dyspnoe und Cyanose	14,8
20. Mann von 56 Jahren, Schädelfractur, starke Bronchitis, sehr bedeutende Dyspnoe	17,7
21. Frau von 66 Jahren, Stenos. ost. ven. sin. bedeutende Dyspnoe . . .	17,2
22. Placentarblut, starkes ausgetragenes Kind. Mutter 21 Jahre, kräftig . .	17,6
23. Placentarblut, etwas schwächliches, ausgetragenes Kind. Mutter anämisch	14,4

W. Manassein (3) hat eine grosse Anzahl äusserst sorgsamer Messungen der Dimensionen angestellt, welche die rothen Blutkörperchen unter verschiedenen, auf den lebenden Organismus wirkenden Bedingungen zeigen.

Zu den Experimenten wurden Thiere zahlreicher verschiedener Species benutzt, nämlich Frösche, Tritonen, Salamander, Hühner, Dohlen, Tauben, Eulen, Fledermäuse, Kaninchen, Maulwürfe, Mäuse, Igel, Katzen, Hunde, Weissfische, Störche, Habichte, Hasen, Ratten.

A. Einfluss des Fiebers. Bei allen Thieren, wo Verf. septicämisches Fieber (durch Injection von Jauche unter die Haut) hervorgerufen hatte, zeigte sich der Mittelwerth der Blutkörperchendimensionen verkleinert und zwar sehr bedeutend. Diese Verkleinerung erstreckte sich nicht allein auf den Längs- sondern auch auf den Breitendurchmesser, welcher freilich nicht durchweg bestimmt wurde.

B. Einfluss der Kälte. Frösche, Salamander und Albumus lucidus (Weissfisch) wurden zwecks dieser Versuche in ein Gefäss mit Wasser gebracht, welches stets einige Eisstücke enthielt. Dies Gefäss wurde in eine grosse, mit Eis gefüllte Schüssel gestellt und zwar so, dass es von allen Seiten mit Eis umgeben war. Eine Eule, zwei weisse Mäuse, ein Kaninchen und ein Igel wurden in mit Eisstückchen gefüllte Kisten gesetzt, deren Deckel so zugedeckt werden konnten, dass nur der Kopf des Thieres frei blieb, während der übrige Körper unmittelbar mit Eis umgeben war. Bei allen dreizehn der Abkühlung unterworfenen Thieren erschienen die Dimensionen der Blutkörperchen im Mittel vergrössert.

C. Einfluss des Alkohols. Die Thiere wurden bis zu einem gewissen Grade der Berauschung gebracht, nämlich bis zum Verlust der willkürlichen Bewegungen. Bei allen 33, diesen Experimenten unterworfenen Thieren fanden sich die Blutkörperchen vergrössert.

D. Einfluss des Chinins. Es kam ausschliesslich salzsaures Chinin zur Verwendung und zwar in 2procent. wässeriger Lösung ohne Zusatz von Säure. In sämmtlichen Versuchen trat auch hier Vergrösserung der Blutkörperchen auf.

E. Einfluss der Blausäure. Die Versuche, sowohl mit tödtlichen Gaben, wie auch mit solchen, nach welchen die Thiere sich ganz gut ohne alle künstliche Mittel erhalten, ergaben sämmtlich eine Vergrösserung der Blutkörperchen. Diese schien mit der Stärke der Vergiftung parallel zu gehen. Auch wurde in allen Fällen ein Sinken der Körperwärme beobachtet, wo, und dies geschah ziemlich häufig, die Untersuchung sich auf diese Frage richtete.

F. Einfluss des Morphiums. Die angewandte Menge war in allen Versuchen so gross, dass sie eine deutliche Narkose herbeiführte, welche jedoch nicht so stark werden durfte, dass sie das Leben des Thieres gefährdete. Es kam salzsaures Morphium und zwar hypodermatisch zur Verwendung. Sämmtliche Versuche ergaben eine Verkleinerung der Blutkörperchen, welche mit einer Temperaturerniedrigung zusammenfiel und mit der Stärke der Narkose einigermassen gleichen Schritt hielt. Von der Voraussetzung ausgehend, dass das Morphium diese seine Wirkungen auf die Blutkörperchen nicht direct ausübt, sondern durch Vermittlung der in Folge der Morphiumwirkung sich in grösserer Menge anhäufenden Kohlensäure, deren verkleinernde Wirkung auf die Blutkörperchen Vf. bereits kannte, liess derselbe die Thiere Sauerstoff einathmen. Dieselben wurden zu diesem Zweck unter eine Glasglocke gebracht, welche so gross war, dass sie bequem darin liegen konnten. In der Glasglocke waren oben zwei Glasröhren angebracht, von denen die eine fast bis zur matt geschliffenen Glasplatte, auf welcher die Glasglocke stand, reichte, die andere aber gleich unter der oberen Wand mündete. Vf. liess durch die erstere Röhre den Sauerstoffstrom aus dem Gasometer kürzere oder längere Zeit eintreten, während zum Entweichen der atmosphärischen Luft aus dem oberen Theil der Glasglocke die zweite kurze Röhre, die mit einem langen Kautschukschlauch in Verbindung gebracht war, diente. Die während ½ Stunde durchgelassene Sauerstoffmenge schwankte von 30 – 35 Liter. Die Resultate entsprachen der Voraussetzung vollständig. Die Wirkungen des Morphiums wurden durch den Sauerstoff paralysirt. Zwischen den Wirkungen des Alkohols, der ebenfalls die Blutkörperchen verkleinert, und denen des Sauerstoffs bestand, wie Vf. beiläufig bemerkt, ein derartiger Antagonismus nicht.

G. Einfluss der Wärme. Die bei diesen Versuchen zur Anwendung gebrachten Lufttemperaturen erreichten bei kaltblütigen Thieren 43,0° C. bei Warmblütern 60,0° C. Die Thiere befanden sich, während die warme Luft auf sie wirkte, in einfachen Behältern (Becherglas, Blechkasten), welche durch Einstellen in warmes Wasser oder durch directe Einwirkung einer Lampenflamme erhitzt wurden. Sämmtliche Versuche ergaben eine Verkleinerung der Blutkörperchen und zwar um so deutlicher, je anhaltender und energischer die Wärme einwirkte.

H. Der Einfluss des Sauerstoffs wurde nach zwiefacher Art untersucht, nämlich entweder an dem Blut von Thieren, welche eine kürzere oder längere Zeit in einem Raum sich aufgehalten hatten, durch den ein Sauerstoffstrom hindurchgetrieben, oder an einem kleineren Bluttropfen, der in der Gaskammer dem Einfluss des Sauerstoffs unterworfen war. Beide Versuchsarten ergaben übereinstimmend eine Vergrösserung der Blutkörperchen. Bei zwei Präparaten in der Gaskammer gelang es Vf., die Vergrösserung der Blutkörperchen unmittelbar zu verfolgen.

I. Einfluss der Kohlensäure. Die Versuche wurden analog denen mit Sauerstoff angestellt. Alle Experimente ergaben übereinstimmend eine sehr bedeutende Verkleinerung der Blutkörperchen. Unter allen vom Verf. untersuchten Mitteln trat der Einfluss der Kohlensäure am schärfsten hervor. Blutkörperchen, welche während der Einwirkung der Kohlensäure gemessen und dann in der Gaskammer dem freien Zutritt der atmosphärischen Luft ausgesetzt waren, ergaben bei wiederholter Messung im Mittel grössere Dimensionen. Bei beiden Formen der Versuche mit Kohlensäure zeigte sich der Einfluss derselben auch darin, dass eine viel grössere Anzahl von stacheligen (maulbeerförmigen) Blutkörperchen dabei auftritt, als in den Präparaten des normalen Blutes.

K. Einfluss der acuten Anämie. Sie wurde durch Blutentziehungen aus einer Arterie hervorgerufen und ergab Vergrösserung der Blutkörperchen-Dimensionen mit Ausnahme eines Versuchs bei einer Taube, wo die Länge der Blutkörperchen zwar zu-, die Breite aber abgenommen hatte. Bei zwei anderen Tauben dagegen war, übereinstimmend mit den übrigen Thieren, eine Zunahme der Blutkörperchen in allen Dimensionen zu erkennen. Die Vergrösserung war um so beträchtlicher, je länger die Blutung dauerte.

Der Krankheitsfall, dessen Beobachtung VANLAIR und MASIUS (4) zu der Aufstellung der „Mikrocythämie" veranlasst, ist folgender.

Eine junge, seit etwa einem Jahr verheirathete Frau von nervösem Wesen, aber sonst guter Gesundheit, bemerkte 1869 kurze Zeit nach ihrer, übrigens normalen Entbindung zuerst einen mässigen Schmerz in der Milzgegend und darauf Verminderung des Appetits. Bald trat in Form von Anfällen, welche mehrere Tage dauerten und nach zwei bis drei Wochen wiederkamen, folgende Symptomengruppe auf: sehr lebhafte cardialgische Schmerzen, Zunahme des Schmerzes in der Milzgegend, allgemeiner deutlicher Icterus; die im Anfall seltenen Stuhlentleerungen von gewöhnlicher Beschaffenheit, der Harn rothbraun. In der Zwischenzeit der Anfälle Nachlass der Erscheinungen, aber Persistenz des Milzschmerzes, welcher sich zuweilen mit einem leichten Schulterschmerz verbindet. Die Kranke ist matt und bettlägerig. Allmälige Zunahme des Milztumors, im März 1870 vollständige Aphonie ohne Respirationsstörungen, kurze Zeit nachher incomplete Lähmung der oberen und unteren Extremitäten. Regeln nach dem Wochenbett nicht wieder aufgetreten. Am 25 April wird der nachfolgende Status aufgenommen: Icterus verringert, Appetit vermehrt, fast keine Schmerzen mehr vorhanden. Milzdämpfung in beiden Durchmessern 16 Cm. Leberdämpfung in der Axillarlinie 10 Cm., in der Mamillarlinie 10 Cm., in der Medianlinie 6 Cm., die Aphonie, für einige Tage verschwunden, ist in geringem Grade zurückgekehrt. Die oberen Extremitäten, namentlich die linke, mehr gelähmt als die unteren. Besonders Extensorenlähmung, zuweilen fibrilläre Zuckungen im Daumenballen, dessen Muskeln ebenso wie die Interossei und in geringerem Masse die Muskeln des Arms etwas atrophisch sind. Coordinationsvermögen erhalten, Sensibilität und Reflexe erhalten. — Gegen Mitte Juli heftige, dauernde Schmerzen in den unteren Extremitäten, Stehen und Gehen unmöglich. Nach acht Tagen Aufhören der Schmerzen und nun Besserung. Am 19. August die Milz noch von derselben Grösse, die Leber beträchtlich verkleinert, 6 Cm. in der Achsellinie, 3—4 in der Mamillarlinie; die Stimme vollständig zurückgekehrt, aber die Lähmung und Atrophie der oberen Extremitäten gesteigert. Auf einem Handrücken ein runder, diffuser, wenig prominenter, immobiler, anfangs schmerzhafter Tumor von etwa 2 Cm. Durchmesser. Gehen möglich ohne Unterstützung.

Das aus Einschnitten an verschiedenen Stellen der Hautoberfläche gewonnene Blut zeigte ausser einer mässigen Verminderung der farblosen Blutkörperchen bei normalem Verhalten der rothen das Vorkommen kugliger Gebilde, „Mikrocyten," von gleicher Farbe wie diese letzteren, nur etwas dunkler, fast alle 4 μ im Durchmesser haltend, sehr glänzend, sehr beweglich, ohne Kerne und nicht zu Haufen sich ballend. Ihre Zahl war bei der ersten Untersuchung mindestens gleich derjenigen der scheibenförmigen Blutkörperchen, später weit grösser, als diese und endlich so gross, dass auf etwa 100 Mikrocyten nur 2 gewöhnliche Blutkörperchen kamen. Doch waren auch Uebergangsformen zwischen beiden Arten vorhanden. Die Mikrocyten verändern sich in dem Blut, wenn es sich selbst überlassen bleibt, weniger schnell, als die gewöhnlichen Blutkörperchen, zerfallen eher, wie diese unter dem Einfluss der Wärme. Destillirtes Wasser entzieht ihnen die Farbe viel langsamer und verändert ihre Gestalt und Grösse nicht. Essigsäure oder diluirte Kalilösung bringt sie zum Verschwinden. — Im Harn fand sich ziemlich viel Harnsäure, und es bildete sich in demselben, wenn er zu concentrirter Schwefelsäure gethan wurde, ein fast schwarzer Ring unter Entwickelung von Gasblasen, welche nach Baldriansäure rochen. Kein Fieber im ganzen Verlauf der Krankheit. — Am 8. April 1871 war die Kranke fast hergestellt. Nur die Milz war noch vergrössert. Im Blut waren keine Mikrocyten mehr vorhanden, doch besassen die rothen Blutkörperchen geringere Dimensionen, als normal, nämlich nur 6—7 μ.

Zur Controlirung ihrer Beobachtungen untersuchten Vff. auch noch das Blut gesunder Personen im Alter von 25—40 Jahren und verschiedener Kranken. Bei Gesunden fanden sie Mikrocyten in einem Fall, jedoch in äusserst geringer Menge, etwa 1 zu 2000. Die Krankheiten, in denen sie die Microcyten, jedoch nicht constant, auffanden, waren Typhus, Puerperalfieber, acuter Gelenkrheumatismus, Pneumonie mit Abscess in der Lendengegend, Lebercirrhose und constitutionelle Syphilis. — Beim Huhn und Frosch fanden Vff. keine Mikrocyten, dagegen beobachteten sie dieselben beim Meerschweinchen und Kaninchen in grosser Menge im Milzvenenblut, besonders während der Verdauung.

Die Untersuchungen der Vff. über die Genese der Mikrocyten kommen aus dem Gebiete der Hypothese kaum heraus. Der Hauptsache nach sind sie der Meinung, dass die Blutkörperchen unter normalen Verhältnissen in der Milz nicht ganz zu Grunde gehen, sondern zu Mikrocyten werden, welche erst in der Leber ihrem vollständigen Untergang anheimfallen. Aus der in dem beobachteten Krankheitsfalle nachgewiesenen Vergrösserung der Milz und Verkleinerung der Leber schliessen sie auf eine gesteigerte Bildung der Mikrocyten in dem ersteren und auf einen verminderten Untergang derselben in dem letzteren Organ. Aus der Färbung des Harns auf Schwefelsäure schliessen Vff. auf die Anwesenheit von Urophaëin (Heller), auf dessen vermuthliche Anwesenheit im Blut sie auch den Icterus (ictère hémaphéique, Gubler) beziehen. — Schliesslich heben die Vff. noch hervor, dass eine Schwester der von ihnen beobachteten Kranken ganz ähnliche Symptome gezeigt hat, nämlich Cardialgieen, Hypertrophie der Milz und Schmerzhaftigkeit der Milzgegend, remittirender Icterus, vorübergehende Aphonie, Paralyse der oberen und unteren Extremitäten; die Kranke starb an einem Abscess, der sich unter heftigen Schmerzen in der Gegend von Milz und Diaphragma entwickelt hatte. Auch die Mutter dieser beiden Frauenzimmer soll stets eine etwas gelbe Hautfarbe haben und häufig an Icterus leiden.

Stevenson, T., Laboratory notes. Guy's hospital reports. XVII. 1872.

Eine milchige Abdominal-Paracentesen-Flüssigkeit, 1017 schwer, schwach alkalisch, angesäuert beim Kochen coagulirend, enthielt mit 2 pCt. Fett 7,57 feste Bestandtheile. Eine andere, von gleichem Aussehn, 1019 schwer, war fast fettfrei, sehr reich an Albumen. Zucker, Harnbestandtheile fehlten beiden. Eine weisse, butterweiche, pfundschwere Masse aus dem Becken einer sogenannten scrophulösen Niere enthielt 57 pCt. Wasser, 3 Fett, 9 anderweit. organ. Subst., 30 Asche, bestehend aus phosphors., sehr wenig kohlensaurem Kalk.

Normale Herzmusculatur enthielt 0,68, fettig degenerirte zweier Herzen 1,51 und 3,63 pCt. Fett.

Ein bei 100° C. getrockneter Speichelsteinschleim enthielt 21,8 pCt. organ. Stoffe, 78 pCt. phosphors. Kalk-Magnesia (Ka : Mg. wie 5,7 : 1,0), ein anderer überwiegend Karbonate.

Destillirtes oder Regen-, weniger hartes kalk-haltiges Wasser aus Zinkröhren oder -Gefässen enthält Zink, gelöst oder suspendirt (nach Ansäurung mit H Cl und Zusatz von Eisencyankalium als weissliche Wolke am besten erkennbar) und wird von Boutigny,

PAPPENHEIM, PARKER, STEVENSON (Anlor) für gesundheitsschädlich gehalten, von FONSAGRIVES nicht.

Beck (Berlin).

---

b) Speichel.

1) Vigla, [illegible] calculs salivaires. Gaz. des hôp. No. 71. [illegible] in [illegible] Form übersichtlich dargelegt. — 2) Blas, Analyse d'un calcul salivaire de l'homme. Bull. de l'Acad. de méd. de Belgique. No. 3. — 3) Van der Espt, V., Communication sur un cas d'un calcul salivaire. Ibidem. — 4) Hohnle, C., Speichelstein, vorgezeigt als. [illegible] für Wundärzte u. Geburtshülfe. Heft 3. S. 108. [illegible] Concrements von [illegible] Farbe 0,3 Cm. lang und 4 Cm. [illegible], aus dem Ductus Wharton. operativ und ohne Reizungserscheinungen entfernt. — 5) Schoenfeld, H., Calcul salivaire. Bull. de l'Acad. de méd. de Belgique. No. 2. Speichelstein, entfernt aus der „[illegible]". Weitere Beschreibung fehlt.

BLAS (2) theilt die Ergebnisse seiner Analyse eines menschlichen Speichelsteines mit. Das eiförmige Concrement besass eine granulirte Oberfläche und wog 0,443 Grm. Es war von geschichtetem Bau, sehr brüchig, enthielt keine Krystalle und löste sich etwa zu einem Drittel unter Gasentwicklung in Salzsäure. Die qualitative Analyse ergab Phosphorsäure, Kohlensäure, Spuren von Chlor und Schwefelsäure, Kalk, Magnesia, Spuren von Eisen, Kali und Natron; Rhodankalium ward nicht gefunden.

Die quantitative Analyse ergab Folgendes:

A. In Aether löslicher Bestandtheil	1,45 =	Flüssiges farbloses Fett	1,45
B. In Wasser lösliche Theile	2,40 =	Animalische Substanz, Anorganische -, Kali, Natron, Chlor, Harnsäure	2,40
C. In Wasser und in Salzsäure unlösliche Theile	11,80 =	Organische Substanz, Albuminoide -, Spuren mineralischer Bestandtheile	11,80
D. In Wasser unlösliche, in Salzsäure lösliche Theile	84,35 =	Phosphorsaurer Kalk	63,30
		Kohlensaurer -	12,30
		Kohlensaure Magnesia	7,44
		Eisen, organischer Substanz-Verlust	1,11
	100,00		100,00

VAN DER ESPT (3) entfernte bei einer 65jährigen Frau aus dem Ductus Whartonianus einen elliptischen Speichelstein von 3 Cm. Länge und 2 Cm. Breite und von lamellösem Bau. Die etwas unvollkommene, auf die Qualität der Bestandtheile beschränkte Untersuchung des Concrements ergab nur phosphorsaure und kohlensaure Kalksalze und Schleim.

c) Harn. Urämie.

1) Morale, Henri, Guide pratique à l'usage des médecins pour l'analyse des urines et des calculs urinaires. In 8. [illegible] — 2) Ultzmann, R., und Hofmann, K. B., Anleitung zur Untersuchung des Harnes mit besond. Berücksichtigung der Erkrankungen des Harnapparates. Mit [illegible] Wien. — Dieselben, Atlas der physiologischen und pathologischen Harnsedimente. In 44 chromolith. Tafeln. Ebendas. — 3) Wanklyn, A., Chemical examination of the urine. Med. Times. Febr. 8. p. 127. — 4) Ritter, Des modifications chimiques, qui subissent les sécrétions sous l'influence de quelques agents, qui modifient les globules sanguins. Gaz. méd. de Strasb. No. 12. — 5) Seegen, J., Ueber eine Methode, minimale Mengen von Zucker im Harn mit grösserer Sicherheit nachzuweisen. Vorläufige Mitth. Centralbl. f. d. med. Wissensch. No. 9. Ueber eine Methode, kleine Mengen Zucker im Harn mit grösserer Sicherheit nachzuweisen. Vortrag. Anzeiger d. Ges. d. Aerzte in Wien No. 7. On a method of detecting small quantities of sugar in urine. Brit. med. Journ. May 4. — 6) Mosenstein, Ueber quantitative Bestimmung des Zuckers im Harn [illegible] des Harns vor und nach der Gährung. Deutsch. Arch. f. klin. Med. Bd. 10. S. 73 [illegible] — 7) Jaffe, M., Ueber die Ausscheidung des Indicans unter physiologischen und pathologischen Verhältnissen. Vorl. Mitth. Centralbl. f. d. med. Wissensch. No. 31. 32. — 8) Bote, F., Die [illegible] Harn-Bestandtheile. Memorabilien 1878. No. 12. — Derselbe, [illegible] Memorab. No. 1. — 9) Gorini, C. L. (Mailand), Ueber den Werth der Harncylinder. [illegible] — Intorno all'origine dei cilindri dell'urina. Gaz. med. Ital. Lombard. No. 22. — 10) Sinderaby, H. J., Zur Lehre von den Harnniederschlägen. Vorl. Mitth. Centralbl. f. d. med. Wissensch. No. 52. — 11) Rosenstein, S. (Groningen), Das kohlensaure Ammoniak und die Urämie. Virch. Arch. Bd. 56. S. 362–377. — 12) Bote, F., Die [illegible] Urämie. Memorabilien No. 2. S. 57–116. [illegible] Bearbeitung von Urämie und Anführung der verschiedenen Theorien von der Genese dieses Symptomencomplexes.

WANKLYN (3) empfiehlt, statt der Bestimmung des specifischen Gewichts des Harns oder doch wenigstens zur Ergänzung derselben eine directe Bestimmung der festen Bestandtheile mittelst der Wage vorzunehmen, weil das specifische Gewicht, namentlich bei Temperaturdifferenzen des Harns, sehr schwankende Aufschlüsse über die Menge der organischen und unorganischen Substanzen desselben liefere. Er benutzt zu diesem Zweck folgende Methode: Man misst vermittelst einer genauen Pipette 5 CCm. Harn in einen kleinen Platintiegel von bekanntem Gewicht und erhitzt denselben eine Stunde lang im Wasserbade, um ihn nach seiner Abkühlung mit seinem Inhalt zu wägen. Dann wird er von Neuem ½ Stunde lang erhitzt und wieder gewogen, endlich noch eine Stunde erhitzt und ebenfalls gewogen. Mehrfache, in dieser Richtung angestellte Versuche ergaben, dass die Abdampfung nach 1½ Stunden bereits vollständig erfolgt war, denn in dem Rückstande trat bei einer längeren Dauer derselben keine Gewichtsabnahme mehr ein. Zwecks Bestimmung der Menge von unorganischen Bestandtheilen im Rückstand soll derselbe kurze Zeit einfach erhitzt und nicht mit Salpetersäure behandelt werden.

Ferner empfiehlt Verf. zur Bestimmung der Menge des Stickstoffs im Urin folgende Methode: 5 Ccm.

Harn werden mit 500 Ccm. Wasser verdünnt. Von dieser Lösung werden 5–10 Ccm. vermischt mit etwa 10 Ccm. einer 17–20procentigen Kalilösung, welche von Ammoniak oder anderen stickstoffhaltigen Substanzen völlig frei sein muss. Das Gemisch wird in einer kleinen Retorte zur Trockene eingedampft, in ein Oelbad gebracht und auf etwa 160°C erhitzt. Das ammoniakalische Destillat wird mit einem kleinen Liebig'schen Condensator verdichtet, mit Wasser vermischt und mit dem Nessler'schen Reagens bestimmt. Die Erhitzung bis 160°C muss so lange fortgesetzt werden, bis kein Ammoniak mehr übergeht.

Ritter (4) untersuchte die Veränderungen einzelner Secrete unter dem Einfluss von Substanzen, welche die Blutkörperchen verändern. Er fand, dass beim Athmen in einer Luft mit vermehrtem Sauerstoffgehalt die saure Reaction des Harns zunimmt, während die Menge der phosphorsauren Alkalien nicht vermehrt ist; ausserdem wächst die Neigung des Harns zur sauren Gährung, die Gesammtmenge des Stickstoffs und der Harnstoff nehmen ab, ebenso die Harnsäure, Kreatinin nimmt bedeutend zu, ebenso die Ammoniaksalze. Stickstoffoxydul, gemengt mit Luft, erzeugt eingeathmet stets eine Abnahme der Kohlensäureexhalation, ferner, eingeathmet oder in Wasser gelöst in den Magen eingeführt, steigert es die Menge der freien Säure des Harns ein wenig bei gleichzeitiger Zunahme der phosphorsauren Alkalien; der Harn hat keine Tendenz zur sauren Gährung, die Gesammtmenge des Stickstoffs und der Harnstoff sind vermehrt, die Harnsäure nimmt ab, besonders, wenn Inhalation oder Ingestion in die Länge gezogen werden. Das Kohlenoxyd, so verdünnt eingeathmet, dass es keine heftige Vergiftungssymptome mehr hervorruft, setzt die Säure des Harns herab und vermindert auch die Gesammtmenge des Stickstoffs und den Harnstoff, während die Menge der Harnsäure zunimmt; Eiweiss und Zucker treten nur dann auf, wenn die Respiration stark verändert und das Thier der Asphyxie nahe ist. Antimon, Arsenik, Phosphor, taurocholsaures Natron erzeugen Abnahme der Gesammtmenge des Stickstoffs und des Harnstoffs, Abnahme der sauren und selbst Uebergang in die alkalische Reaction, constante Zunahme der Harnsäure. Treten nach diesen Substanzen tiefere Veränderungen der Blutkörperchen ein, so zeigen sich im Harn Gallenfarbstoffe, Eiweiss und zuweilen Hämoglobin. Auch nach Arsenik und Antimon kann sich, ähnlich wie nach Phosphor, Icterus entwickeln.

In zwei kleineren Mittheilungen und in einem kurzen Vortrage hebt Seegen (5) die bereits früher (S. den Bericht für 1871, I. S. 106) von ihm mitgetheilte Thatsache hervor, dass die Trommer'sche Zuckerprobe in einem durch Kohle filtrirten und in Folge davon entfärbten Urin weit empfindlicher wirkt, als bei einem nicht in dieser Weise vorbereiteten zuckerhaltigen Harn. In einem, wiederholt durch Blutkohle filtrirten und dadurch bis zur Wasserhelle entfärbten Urin konnte der Zucker noch bei einem Gehalt von 0,01 pCt. nachgewiesen werden, indem sich noch bei dieser Verdünnung das Kupferoxyd rasch zu gelbem Kupferoxydulhydrat reducirte. In der Kohle wird bei der Filtration eine Quantität Zucker zurückgehalten, welche sich jedoch, freilich nur zum Theil, auswaschen lässt und in dem Waschwasser dann noch in äusserst kleinen Mengen durch die Trommer'sche Probe nachgewiesen werden kann. Dagegen bleibt die Harnsäure, welche in einer wässerigen Lösung von 0,1 pCt. das Kupferoxyd ebenfalls reducirt, bei der Filtration nahezu vollständig in der Kohle zurück. Durch dieses verschiedene Verhalten der Harnsäure und des Zuckers gegenüber der Kohle wird es möglich, den beirrenden Einfluss der Harnsäure auszuschliessen und ein positives Resultat bei der Prüfung eines durch Kohle filtrirten Urins spricht mit einer „an Gewissheit grenzenden Wahrscheinlichkeit" für Zucker. Eine gewisse Quantität Zucker bleibt bei der Filtration aber ebenfalls in der Kohle zurück und ist aus ihr weder durch kaltes noch durch heisses Wasser auszuwaschen. Es darf daher einer quantitativen Zuckerbestimmung im Harn die Filtration desselben durch Kohle nicht vorausgehen.

W. Manassein (6) hat in dem Laboratorium von Hoppe-Seyler eine Reihe von quantitativen Bestimmungen des Zuckers im diabetischen Harn nach der Differenz im specif. Gewicht desselben vor und nach der Gährung ausgeführt. Die Methode ist zuerst von Roberts in den Memoirs of the Manchester Literary and Philosophical Society for 1861 publicirt worden, später aber fast in Vergessenheit gerathen. M. bestimmte in einer Versuchsreihe das specif. Gewicht mittelst des Piknometers, in einer anderen mittelst genauer, mit Thermometern versehener Areometer von Niemann in Alfeld, durch welche er fast eben so genaue Resultate erzielte, wie durch das Piknometer. Als Hefe benutzte er eine in der Gegend von Tübingen bereitete, absolut zuckerfreie Presshefe. Er fand, dass Temperaturen zwischen 7–28° C., abgesehen von einer geringeren oder grösseren Geschwindigkeit der Gährung, keinen Einfluss auf den Verlauf derselben übten, dass man jedoch am besten den gährenden Harn einer Temperatur von 20–24° C. aussetzt, weil dabei die Gährung in etwa 24 Stunden vollendet ist. Der Harn hat nach vollendeter Gährung seine frühere Trübung völlig verloren, Hefe liegt in Pulverform am Boden und haftet an den Wandungen des Gefässes.

Der von Roberts empirisch erhaltene Multiplicator war 0,23 auf jeden 0,001 des Unterschiedes in dem specif. Gewicht. M. benutzte zur Berechnung eines empirischen Divisors ausschliesslich nur die Procente, welche mittelst des Polarisationsapparates erhalten waren, obgleich er stets auch das Titriren mit der Fehling'schen Flüssigkeit ausführte. Es schien ihm zweckmässiger für die Praxis, empirisch nicht den Multiplicator, sondern den Divisor zu bestimmen. In solcher Weise erhielt er, dass der Unterschied in dem specif. Gewicht des Harns, wenn man denselben mit 1000 multiplicirt, durch 4,56 dividirt werden muss, um direct die Procente des Zuckers zu erhalten. Es war z. B. das spec. Gew. des Harns vor der Gährung = 1,0298 und nach der Gährung = 1,0055; der Unterschied betrug also 0,0243. Diese Zahl mit 1000 multiplicirt giebt 24,3; dividirt man diese letzte Zahl durch 4,56, so ergeben sich direct die Procente vom Zucker für den gegebenen Fall:

$$\frac{24,3}{4,56} = 5,33 \text{ pCt.}$$

Verf. liefert ferner noch den Nachweis, dass bei Gegenwart von Eiweiss im zuckerhaltigen Harn der Procentgehalt des Zuckers stets grösser angezeigt wurde, als er in Wirklichkeit war, dass bei Verdünnung des Harns mit Wasser auf $\frac{1}{2}$, $\frac{1}{4}$ oder $\frac{1}{5}$, ebenso wie bei Vermischung des Harns mit Kochsalzlösung in denselben Proportionen Zahlen erhalten werden, die im höchsten Grade befriedigend sind, so lange der Harn kein Eiweiss enthält und endlich, dass das Vermischen des Zuckerharns mit normalem, die Genauigkeit der Methode ebenfalls unbeeinträchtigt lässt, so lange in der Flüssigkeit kein Eiweiss vorhanden ist.

Ueber die Ausscheidung des Indicans unter physiologischen und pathologischen Verhältnissen bringt JAFFE (7) vorläufig eine Reihe von Thatsachen zur Mittheilung. Die Menge des Indicans ist im Harn unter normalen Bedingungen sehr gering und vorwiegend abhängig von der Nahrung; nämlich bei Fleischnahrung ziemlich reichlich, bei N-armer Kost äusserst gering, im Hungerzustande aber, wenn auch spärlich, doch bis zum Tode fortdauernd. Unter pathologischen Verhältnissen aber ist das Indican oft sehr vermehrt. Nämlich in allen Krankheitsprocessen, welche eine Unwegsamkeit des Dünndarmes herbeiführen, wo die tägliche Indigomenge nicht selten das 10–15fache des Normalen beträgt. Diese Thatsache lässt sich auch künstlich bei Hunden durch Unterbindung des Dünndarmes herbeiführen. Die Vermehrung des Indicans wird sowohl bei Menschen (Bruchwinkleinklemmung) wie bei Thieren bedeutend erst am zweiten Tage nach der Unterbrechung des Dünndarmlumens und nimmt gewöhnlich in den nächstfolgenden Tagen noch zu. Dagegen wirkte die Dickdarmunterbindung, einerlei, ob sie im Anfangs- oder im Endtheil des Colons gemacht wurde, nur in einzelnen Fällen, und auch dann nur in sehr geringem Grade vermehrend auf die Menge des Harnindigos ein. Analog waren die Ergebnisse beim Menschen in einem, höchst wahrscheinlich durch Koprostase bedingten Fall von Ileus, in mehreren Fällen von unvollständigem Verschluss des Dickdarmlumens durch Tumoren und in zahlreichen Fällen von hartnäckiger, bis 14tägiger Verstopfung. In dieser Differenz zwischen dem Einfluss der Unterbrechung des Dünndarm- oder Dickdarmlumens auf die Indicanausscheidung liegt die Möglichkeit einer Verwerthung derselben für diagnostische Zwecke. Dieselbe wird jedoch beeinträchtigt durch den Umstand, dass eine beträchtliche Indicanvermehrung erst am 2. Tage nach dem Beginn einer Unterbrechung des Darmlumens eintritt und dass dieselbe nicht unabhängig zu sein scheint von den Ernährungsverhältnissen der Patienten vor der Erkrankung, da, wenigstens bei Hunden, die Indicanproduction nach der Dünndarmligatur sehr gering bleibt, wenn dieselben einige Tage vor der Operation auf schmale N-arme Kost gesetzt waren. Dazu kommt, dass die einfache Schätzung der Indicanmenge bei der qualitativen Bestimmung desselben leicht zu erheblichen Täuschungen führen kann und dass die quantitative Bestimmung ziemlich umständlich und zeitraubend ist. (Vgl. den Ber. f. 1870. I. 110.) Steigerungen der Indicanmenge, jedoch geringere, finden sich auch bei eitriger Peritonitis verschiedenen Ursprungs und sind auch hier wahrscheinlich begründet in der durch die Entzündung bedingten Verminderung der Dünndarmbewegung. Aber auch bei manchen Durchfällen und zwar bei solchen, deren Ursache im Dünndarm zu suchen ist, nimmt die Indigomenge zu. Bei anderen Durchfällen und zwar meistens bei solchen, deren Ursprung im Dickdarm zu liegen schien (Dysenterie, Dickdarmkatarrhe, Durchfälle in Folge von Sterkoralanhäufung) war – freilich mit einzelnen Ausnahmen, die vielleicht auf die vorhergegangene Nahrung zu beziehen sind – eine Zunahme der Indigomenge nicht vorhanden. Ueberall aber, wo unter pathologischen Verhältnissen eine Zunahme des Harnindigos auftrat, liess sich dieselbe auf eins der angeführten Momente zurückführen und namentlich ist hervorzuheben, dass dieselbe unter dem Einfluss des Fiebers – abweichend von den wichtigeren Nhaltigen Bestandtheilen des Harns – nicht deutlich hervortritt.

BEYE (8) empfiehlt als bequemes Mittel zur Erkennung von Eiweiss im Urin Uebergiessung desselben mit gleichen Mengen käuflichen Alkohols, ohne dass beide Flüssigkeiten sich mischen. Der Harn befindet sich bei der Probe am besten in einem Kelch- oder Liqueur-Glase. „Beim Vorhandensein von Albuminaten trübt sich der Alkohol milchig und nicht selten bilden sich in ihm schöne weisse Gerinnungen von Eiweiss, wie sie kein anderes Reagens so schön liefert." Die kalte Alkoholprobe ist besonders brauchbar für den Nachweis derjenigen Eiweisskörper im Harn, welche auf die gewöhnlichen Reagentien (Erhitzen, Salpetersäure) nicht gerinnen (s. d. Ber. f. 1871. I. S. 233). Will man dieselben in einem Harn, der im gewöhnlichen Sinne eiweisshaltig ist, für sich abscheiden, so kann man folgende Methoden benutzen:

1) Man schüttelt 1 Theil Salpetersäure in ein Reagensglas, giesst darauf 3 Theile Urin und auf diese 2 Theile käuflichen Alkohol; oder 2) man schüttet 1 Theil Kalilösung (1:3) in ein Reagensglas, auf diese 3 Theile Urin und auf diese ebenfalls 2 Theile käuflichen Alkohol. — Will man nur mit Alkohol auf Eiweiss untersuchen, so muss man immer mehr Alkohol, als Urin, 3 : 1, nehmen. — B. bezeichnet das Vorkommen des auf die gewöhnlichen

Reactionen nicht gerinnenden Eiweisses im Harn, mit Baylon als „Albuminose." Sie führt nicht zu grösseren Transsudationen, kann aber der gewöhnlichen Albuminurie vorangehen, folgen oder gleichzeitig mit ihr vorhanden sein. Die Albuminose tritt auf bei activen und passiven Hyperämien der Nieren, bei verschiedenen Gewebsalterationen derselben, bei „fehlerhaften Blutmischungen", Typhus, Scorbut etc.

Rovida (9) hat die Harn-Cylinder einer umfassenden chemischen Prüfung unterworfen und unterscheidet danach drei, auch sonst schon von einander getrennte Formen. Nämlich:

1) Farblose Cylinder. Mögen sie nach Grösse, Inhalt, Lichtbrechungs-Vermögen noch so sehr differiren, mögen sie ganz homogen oder gestreift sein, sie besitzen immer sehr entschiedene Charaktere, nach welchen sie nicht nur nicht für Fibrin gehalten werden können, sondern aus den Proteinkörpern überhaupt auszuscheiden sind. Man kann sie auch nicht für Gallerte, Chondrin, Mucin, Colloid-Substanz halten, es fehlt ihnen auch an Eigenschaften des Hyalins; nichts destoweniger besitzen sie noch einige charakteristische Eigenschaften der Proteinkörper, so dass man ihre Substanz als ein Derivat der Albumin-Körper, oder, nach der Nomenclatur von Gorup-Besanez, als Albuminoide betrachten kann. Sie sind in destillirtem Wasser und Kalkwasser von 12 bis 40 Grad Wärme, in verdünnten Mineralsäuren und in den Lösungen alkalischer Salze bei um so höheren Temperaturen, je concentrirter diese sind, löslich.

2) Gelbliche Cylinder, unnachgiebig und mit scharfen Contouren, in kaltem und warmem Wasser unlöslich, ebenso in Kalkwasser, in gewöhnlicher verdünnter Salzsäure und Phosphorsäure; löslich in Salzsäure von 0,1 Procent, in concentrirter Essigsäure und in kaustischen Alkalien. Sie sind nicht Fibrin, weil sie durch verdünnte Chlor-Natrium-Lösung nicht verändert werden; sie sind auch kein coagulirtes Albumin, wegen ihrer leichten Löslichkeit in Salzsäure von 0,1 Procent und in concentrirten Lösungen kaustischer Alkalien. Sie sind auch nicht mit den anderen, in Chlor-Natrium löslichen Albuminarten zu verwechseln, nicht mit dem Syntonin und Parasyntonin, von denen sie sich durch Unlöslichkeit in kohlensaurem Natron und Kalkwasser unterscheiden und noch weniger mit dem Paralbumin, wegen der Unlöslichkeit in Wasser und überschüssigem Bleiessig. Vermöge ihrer Löslichkeit in Essigsäure sind sie auch von den Colloidsubstanzen zu trennen. Auch für sie bleibt es, da eine Vergleichung mit Proteinkörpern nicht zulässig ist, wahrscheinlich, dass sie ein sogen. Albumin-Derivat sind. Die natürliche Eintheilung der farblosen und der gelblichen Cylinder nach ihren chemischen Charakteren bleibt unmöglich bis das Wesen derselben genauer bekannt sein wird. Für jetzt muss man sich damit begnügen, zu wissen, dass das Stroma der nicht einfach epithelialen Cylinder kein Albumin, kein Albuminat, und keines der bekannten Albumin-Derivate ist, dass es sich aber chemisch den letzteren anreiht.

3) Epitheliale Cylinder. Die Structur derselben erweist ihren Ursprung so bestimmt, dass sie zweifellos von den beiden anderen Arten getrennt werden müssen. Sie bleiben in kaltem Wasser unverändert und schrumpfen in der Hitze.

In einem Falle von diffuser Nephritis ohne Schrumpfung und ohne amyloide Degeneration hatte nach dem Berichte Rovida's der während des Lebens entleerte Urin neben farblosen und gelben Cylindern zahlreiche gelbliche Schüppchen enthalten von ähnlichem Glanz, wie die gelben Cylinder. Solche Gebilde fanden sich nach dem Tode des Patienten auch bei der mikroskopischen Untersuchung der frischen Niere. Nach Härtung des Organs in Müller'scher Lösung und in Alkohol erschien das Epithel in den gewundenen Harnkanälchen trüb, körnig, mit kaum sichtbaren Kernen, die Lumina erfüllt mit theils homogenen, theils leicht körnigen Kügelchen von gleicher Farbe und Lichtbrechung, wie die gelben Cylinder. In vielen Harncanälchen sah man, namentlich auf Querschnitten aus den Epithelien kuglige Tropfen von gelblicher Farbe hervorragen, welche sich auch in den Lumina derselben hie und da fanden und zum Theil zu irregulären polyedrischen Figuren zusammengehäuft waren. An anderen Stellen bildeten sie einen beinahe sphärischen Contour, welcher nach der Mitte zu in eine festere und compactere Masse überging, die mehr oder weniger vollständig das Lumen des Harncanälchens ausfüllte und einen gelben Cylinder darstellte. Aus dieser Beobachtung schliesst R., dass auch die gelben Cylinder Secretionsproducte der Epithelien der Harncanälchen sind, wie dies bereits früher von Oedmansson und Key und von Oertel für die farblosen Cylinder nachgewiesen worden ist. Indessen giebt er, in Uebereinstimmung mit Key, zu, dass die Cylinder auch durch eine Verschmelzung transformirter Zellen zu Stande kommen können, denn er fand in eben der Niere, aus deren Untersuchung die obige Beschreibung hervorgegangen ist, die Epithelien an manchen Stellen, namentlich in den schleifenförmigen Canälen, gelblich und stärker lichtbrechend.

Studensky (10) hat in Betreff der Genese, der Folgen und der chemischen Zusammensetzung der Blasensteine Experimente an Hunden vorgenommen. Von seinen Versuchsthieren starben drei, denen er zwei Glasperlen, eine glatte und eine rauhe, und ein Guttaperchakügelchen in die Blase eingeführt hatte, nach Ablauf von einem Monat und er fand auf den fremden Körpern einen weissen, jedoch sehr unbedeutenden Niederschlag. Die Thiere waren mit Fleisch, Brod und Wasser ernährt worden. Weit voluminöser und früher entwickelte sich ein ebenfalls weisser Niederschlag auf derartigen fremden Körpern in der Blase, wenn die Hunde Wasser mit Kalk (1000 zu 1 als Getränk erhalten hatten. Es zeigte sich dann auf den Perlen oder der Guttaperchakugel nach Ablauf von einem Monat bereits eine Schicht von fast 1 Mm. Dicke. Harnsaure Salze enthielten diese Niederschläge nicht.

ROSENSTEIN (11) hat die Frage nach den Beziehungen des kohlensauren Ammoniaks zur Urämie wieder aufgenommen und über die physiologische Wirkung dieser Substanz eine grössere Zahl von Versuchen an Fröschen, Kaninchen und Hunden angestellt.

Bei Fröschen traten nach 0,025 Grm. kohlensauren Ammoniaks, unter die Haut gebracht, Krämpfe, Lähmung und der Tod ein, doch blieben die Krämpfe aus, wenn vor der Application des Giftes das Rückenmark dicht hinter den Ohren durchschnitten war und traten nur in den vorderen Extremitäten auf, wenn die Durchschneidung mitten im Dorsalmarke stattgefunden hatte. Die Krämpfe sind also cerebralen Ursprungs. Bei Kaninchen von 12–1500 Grm. Körpergewicht beobachtet man nach $\frac{3}{4}$–$1\frac{1}{4}$ Grm. Ak., ins Blut injicirt, allgemeine Unruhe, Muskelkrämpfe, Bewusstlosigkeit, Zuckungen der Iris mit starker Verengerung der Pupillen. Später Verlangsamung der Respiration und des Herzschlages, Lähmung, erloschene Reflexerregbarkeit, dann zuerst Erweiterung der Pupille und, unter allmählicher Zunahme des Athmens und der Herzthätigkeit, Rückkehr zum normalen Verhalten. Hunde von 7–8 Kilo werden durch Injection von 3—4 Grm. kohlens. Ammoniak noch nicht getödtet. Sie zeigen gleiche Erscheinungen wie die Kaninchen, aber ausserdem noch starke Salivation, häufig Erbrechen und die Reflexthätigkeit im Koma zuweilen erhöht.

Kleinere Dosen genügen in der Regel, um Thiere zu tödten, denen vorher die Nieren exstirpirt waren. Doch können auch solche Thiere sich nach der Vergiftung erholen, selbst dann, wenn die überall nur geringen Mengen von Ammoniak, welche sich in der Exspirationsluft durch das NESSLER'sche Reagens nachweisen liessen, vollständig fehlten, das Gift also weder durch die Nieren noch durch die Lungen ausgeschieden wurde. In einem derartigen Falle vermochte R. auch im Blut mittelst der KÜHNE'schen Methode kein Ak nachzuweisen, weshalb er eine schnelle Umsetzung desselben innerhalb des Blutes in Nitrate für nicht unwahrscheinlich hält. Doch gesteht er die Möglichkeit einer Elimination des Ak's durch die Haut zu. Weitere Experimente lehrten den Verf., dass beiderseitige Durchschneidung des Sympathicus oder des Vagus oder Narkotisirung durch Morphium, Chloroform oder Chloralhydrat keinen Einfluss auf die Wirkungen des Ammoniaks, namentlich auch nicht auf die Krämpfe hatten. Eine Abhängigkeit der urämischen Erscheinungen von der Menge des Ak's im Blut, ja auch nur von dem Vorhandensein desselben im Blute überhaupt, konnte bei den Vergiftungs-Experimenten ebenfalls nicht constatirt werden. Zuweilen waren die Intoxications-Symptome heftig bei fehlendem, zuweilen gering oder gar nicht vorhanden bei deutlich im Blute nachweisbarem Ak. Auch in zwei vom Verf. in Extenso mitgetheilten Fällen von Urämie beim Menschen gelang der Nachweis des Ak's im Blute nicht. Der eine dieser Fälle ist noch besonders bemerkenswerth dadurch, dass die urämischen Convulsionen in ihm einseitig, ganz wie bei einer Heerderkrankung des Gehirns, auftraten.

Den Hauptunterschied in der Wirkung des Ammoniaks und desjenigen Agens, welches Urämie macht, findet Verf. darin, dass ersteres immer nur ein und denselben Erscheinungscomplex, den der Epilepsie, hervorzurufen im Stande ist, während letzteres sowohl die Erscheinungen der Epilepsie, als auch allein die des Koma, der Convulsionen und der Delirien producirt. Aber auch in denjenigen Fällen, in welchen das urämische Krankheitsbild dem der Ammoniakvergiftung gleicht, und ebenfalls die epileptische Form darbietet, kann, selbst wenn im Einzelfalle Ak im Blute gefunden wird, an einen Zusammenhang beider darum nicht gedacht werden, weil die gleichen Erscheinungen beim Menschen beobachtet werden, ohne dass Ak im Blut sich findet und weil bei Thierversuchen kein Verhältniss zwischen der Intensität der urämischen Erscheinungen und der Menge des Ak besteht. Für die Eklampsie der Schwangeren muss noch besonders hervorgehoben werden, dass die Narkotica, deren Anwendung bei dieser Krankheit unverkennbar günstig wirkt, in keiner Weise die cerebralen Krämpfe bei Ammoniakvergiftung hindern können.

d) Galle.

Ritter, E., Recherches chimiques sur la composition des calculs biliaires humains. Journ. de l'anat. et de la physiol. No. 1.

E. RITTER theilt die Ergebnisse mit, zu welchen er bei der Untersuchung einer sehr grossen Anzahl von Gallensteinen gelangt ist.

Zahlreiche Gewichtsbestimmungen ergaben Folgendes:

3920	Concremente	wogen	weniger	als	0,1 Grm.
108	-	-	-	-	0,1— 0,5 Grm.
160	-	-	-	-	0,5— 1,0 -
270	-	-	-	-	1,0— 2,0 -
230	-	-	-	-	4,0— 6,0 -
22	-	-	-	-	6,0—10,0 -
9	-	-	-	-	10,0—12,0 -
3	-	-	-	-	12,0—14,0 -

Nach ihrer Form und dem Aussehen ihrer Schnittfläche theilt er die Concremente in acht Classen, scheidet jedoch von dieser Eintheilung solche Steine aus, die weniger wogen, als 0,1 Grm. Jede dieser acht Classen wurde einer Analyse unterworfen, deren Ergebniss in nachstehender Tabelle mitgetheilt wird:

	1. Cl.	2. Cl.	3. Cl.	4. Cl.	5. Cl.	6. Cl.	7. Cl.	8. Cl.
Cholesterin	98,1	97,4	70,6	64,2	81,4	84,3	Spuren	0,0
Organische Substanz . .	1,5	2,1	22,9	27,4	15,4	12,4	75,2	18,1
Anorganische Substanz .	0,4	0,5	6,5	8,4	3,2	3,3	24,8	81,9

Es geht aus dieser Zusammenstellung hervor, dass organische und anorganische Substanzen immer zugleich eine Zu- resp. Abnahme erkennen lassen, was in einer Verbindung der organischen Stoffe mit Kalk begründet ist. Das Cholesterin war fast regelmässig frei von Fett, nur bei einer Analyse ergab es geringe Mengen desselben.

Die organischen Bestandtheile der an denselben besonders reichen dritten und vierten Classe, untersucht nach der Methode von Hoppe-Seyler, finden sich in folgender Tabelle aufgeführt.

Cholesterin	63,3
Gallenbestandtheile, in Wasser löslich	18,3
Lösliche Salze	4,1
Bestandtheile, in Säuren löslich	9,1*)
Bilirubin	1,2
Biliftiscin	0,4
Biliprasin	0,8
Bilihumin	1,5
Organische Substanz (Schleim) und Verlust	13,3
	100,0

In einem Gallenstein, welcher isolirt in der Gallenblase einer alten Frau vorgefunden wurde, war die Menge der anorganischen Bestandtheile ausserordentlich gross. Der Stein wog 1,36 Grm. und bestand aus

Cholesterin	0,4
Bilirubin und Biliftiscin	0,6
Biliprasin	0,8
Bilihumin	12,8
Gallenbestandtheile, in Wasser löslich	2,3 (davon Salze 0,8)
Kohlensaurer Kalk	64,6
Phosphorsaurer Kalk	12,3
Phosphorsaure Ammoniak-Magnesia	3,4
Schleim, Verlust	2,8
	100,0

In der Regel sind die in derselben Gallenblase vorkommenden Steine gleichzeitig entstanden und von gleichem Gewicht. Wenn ihre Bildung zu verschiedenen Zeiten erfolgte, so ist ihr Gewicht verschieden. Die von gleichem Gewicht sind auch chemisch von gleicher Beschaffenheit. — Mit wenigen Ausnahmen sind die äusseren Abschnitte der Concremente reicher an Cholesterin, als die centralen. Diese letzteren sind immer am reichsten an unorganischen Bestandtheilen, auch die fast reinen Cholesterinsteine zeigen diese Differenz, jedoch in sehr geringem Grade.

In dilubirten Lösungen von Alkalien verloren die Concremente der ersten, zweiten und fünften Classe, d. h. die, welche Cholesterin an ihrer Oberfläche besassen, niemals etwas von ihrem Gewicht. Bei den Steinen der dritten, vierten und sechsten Classe dagegen löste sich der Farbstoff allmählich, die Peripherie des Concrementes wurde corrodirt und das Cholesterin bröckelte in kleinen Partikeln ab. In dieser Thatsache findet Vf. eine Erklärung für die Wirkungen der alkalischen Wässer bei Gallensteinkranken.

*) Davon unorganische Bestandtheile — 3,9

e) Exsudate. Sputum. Leucin und Tyrosin.

1) Hoppe-Seyler, Ueber die Zusammensetzung von Flüssigkeiten, welche aus dem Hüftgelenke bei Arthritis deformans entleert wurden. Virch. Arch. Bd. 55. S. 253. — 2) Leyden, Tyrosin im Sputum. Virch. Arch. Bd. 55. S. 239—240. — 3) Tyson, J., On Leucin and Tyrosin. Amer. Journ. of med Sciences January. p. 65—75.

Hoppe-Seyler (1) untersuchte die Zusammensetzung zweier Flüssigkeiten, welche von zwei Fällen von Arthritis deformans aus dem Hüftgelenke bald nach einander entleert waren. Beide waren gelblich, deutlich alkalisch, sehr zähe, schleimig, fadenziehend, aber doch klar, filtrirbar. Beim Kochen gestanden sie zum weissen, gallertigen Coagulum, in Wasser nur theilweise wieder löslich; ebenso wurden sie in dicken Fasern und Flocken von Alkohol oder Essigsäure gefällt; überschüssige Essigsäure löste das Coagulum nur theilweise. Der in Essigsäure unlösliche Theil war in Kalkwasser, auch in verdünnten Mineralsäuren löslich und gab beim Erwärmen mit verdünnter Schwefelsäure einen Kupferoxyd u. s. w. in alkalischer Lösung reducirenden, zuckerartigen Körper neben Acidalbumin, stimmte überhaupt in allen Reactionen mit dem Mucin, wie es Obolensky (s. den Bericht für 1871. I. S. 79) beschrieben hat, überein. Ausser Cholesterin wurden krystallinische Substanzen aus diesen Flüssigkeiten nicht erhalten. Die Zusammensetzung der einen dieser Flüssigkeiten, nach den in Verf.'s Handbuch der physiol.-chem. Analyse angegebenen Methoden bestimmt, war Folgende:

Mucin	23,19
Albuminstoffe	20,93
Aetherextractstoffe	0,93
Alkoholextract, organische Stoffe	1,30
Wasserextract	0,65
Essigsäureextract	1,55
Gesammte anorganische Stoffe	8,79
Feste Stoffe	57,28
Wasser	942,72
	1000,00

Das Aetherextract enthielt im Wesentlichen Cholesterin, etwas Lecithin und Spuren von Fetten.

Bei einem jungen Mädchen, welches seit ihrer Kindheit länger als zehn Jahre an einem zeitweise exacerbirenden Husten mit zuweilen übelriechendem und hin und wieder blutigem Auswurf gelitten hatte, fand Leyden (2) in dem gelbgrauen, leicht expectorirbaren, nicht sehr zähen, nicht sehr schaumigen und leicht zusammenfliessenden Sputum Tyrosinnadeln, welche sich häufig schon wenige Stunden nach der Entleerung in den mikroscopischen Objecten beim Eintrocknen derselben ausschieden. Das einige Tage vorher gesammelte Sputum wurde von Jaffe in Alkohol ausgezogen, mit Blei gefällt, dann entbleiet und vorsichtig abgedampft. Es schieden sich zwar nicht makroscopisch sichtbare Tyrosinkrystalle ab, aber mikroscopisch enthielt der Rückstand zahlreiche, aus feinen Nadeln zusammengesetzte Kugeln. Auch im Sputum direct liess sich durch die mikrochemische Untersuchung erwiesen, dass jedenfalls Fettsäurenadeln, welche allenfalls in der Form mit jenen Tyrosingarben Aehnlichkeit haben konnten, nicht vorlagen. Beim Erhitzen des Objectglases, so wie bei Zusatz von Aether lösten sich dieselben nicht, sehr leicht dagegen durch Zusatz von Ammoniak.

Ausserdem fanden sich in dem Sputum Pilzbildungen, aber keine Leptothrixformen, sondern viel breitere, gegliederte Formen, deren einzelne Glieder eine bisquitartige Gestalt hatten, in Fäden von 3–4–6 Gliedern zusammenlagen, gleichmässig in der puriformen Masse zerstreut und wie zu grösseren Lagern oder Nestern zusammengefügt waren. Sie zeigten keinerlei Bewegung und unterschieden sich von den Leptothrixformen nicht allein durch ihr Ansehen, sondern auch durch die fehlende Jodreaction.

Der Fall ist bemerkenswerth als ein Fall von putrider Bronchitis besonderer Art. Er weicht von der gewöhnlichen Form ab durch das Fehlen der dreifachen Schichtung des Sputums, durch das Fehlen eines stechenden Geruchs desselben, den Mangel von Pfropfbildungen, von Fettsäurenadeln, von freien Fetttropfen. Es fehlt die bei der gewöhnlichen putriden Bronchitis in der Regel vorherrschende Fettsäuregährung.

Vielmehr ist hier ausschliesslich oder doch bei Weitem überwiegend ein anderer Zersetzungsprocess der Eiweisskörper in Tyrosin und Leucin – es zeigten sich im Sputum auch matt glänzende Kugeln – vor sich gegangen, welche im Sputum der gewöhnlichen putriden Bronchitis und Lungengangrän sich nur in äusserst geringen Mengen vorfinden. Daneben ist es von Interesse, dass auch der Pilz in diesem Falle ein anderer ist, als bei der gewöhnlichen putriden Bronchitis. Diese Thatsache spricht zu Gunsten der Ansicht, nach welcher differente gährungs- oder fäulnissartige Zersetzungsprocesse an die Entwickelung differenter Pilzformen geknüpft sind.

Pathologische Anatomie, Teratologie und Onkologie

bearbeitet von

Prof. Dr. F. GROHE in Greifswald.

A. Pathologische Anatomie.

I. Allgemeine Werke und Abhandlungen.

1) Rindfleisch, Ed., Lehrbuch der pathologischen Gewebelehre. Zur Einführung in das Studium der pathologischen Anatomie. 3. Aufl. Mit 211 Holzschn. Leipzig. — 2) Thierfelder, A., Atlas der pathologischen Histologie. Mit erklärendem Text. 1. Lief. Pathologische Histologie der Luftwege und Lungen. 6 Taf. Fol. Leipzig. — 3) Biesiadecki, A., Untersuchungen aus dem path.-anatom. Institut in Krakau. Mit 11 Holzschnitten. Wien. — 4) Eppinger, Hans, Sectionsergebnisse an der Prager pathologisch-anatomischen Anstalt vom 1. Januar 1868 bis letzten Juni 1871. Prager Viert.-Jahr.-Schr. f. Heilk. Bd. I II u. IV — 5) Aus den Vorträgen des Prof. Schoenthauer über pathologische Anatomie. Pester med.-chirurg. Presse. (Kürzere und längere Berichte über pathol.-anat. Demonstrationen in zahlreichen Nummern der angeführten Zeitschrift; die bemerkenswerthen Mittheilungen werden bei den Organerkrankungen angeführt werden. Ref.) — 6. Champouillon, Sur la marche de la putréfaction cadavérique chez les sujets alcooliques. Comp. rend. LXXIV. No. 18.

Aus dem sehr ausführlichen Bericht von Eppinger (4) über die Sections-Ergebnisse an der Prager pathol. anat. Anstalt vom 1. Januar 1868 bis letzten Juni 1871 können hier nur einige Uebersichtszahlen gegeben werden, da ein genaueres Eingehen auf die reiche und interessante Darstellung die Grenzen unseres Referates weit überschreiten würde.

In den angeführten 3½ Jahren wurden an die Anstalt abgeliefert: 7663 Leichen (3757 männl., 49,1 pCt. und 3906 weibl., 50,9 pCt.), davon wurden secirt 3149 (1536 männl., 48,7 pCt., und 1613 weibl., 51,3 pCt.). Auf die einzelnen Jahre vertheilt sich das Material in folgender Weise:

	Die Zahl der eingelieferten Leichen betrug:			Die Zahl der Sectionen betrug:		
	im Ganzen	männliche	weibliche	im Ganzen	männliche	weibliche
1868 =	2169	969 (45,9 pCt.)	1173 (54,1 pCt.)	854	396 (46,3 pCt.)	458 (53,7 pCt.)
1869 =	2987	1086 (47,4 -)	1901 (52,6 -)	961	470 (48,9 -)	491 (51,1 -)
1870 =	2009	1026 (51,0 -)	983 (49,0 -)	838	434 (51,7 -)	404 (48,3 -)
1871 (1. Halbjahr) =	1198	649 (54,1 -)	549 (45,9 -)	496	236 (47,6 -)	260 (52,4 -)

Hieran schliesst sich eine systematische Zusammenstellung mit zahlreichen Tabellen der allgemeinen Krankheitsprocesse und der Organ-Erkrankungen nach Zahl, Geschlecht, Alter und in den resp. Jahren noch mit Berücksichtigung der einzelnen Monate. Ferner vergleicht der Vf. noch die Häufigkeit der einzelnen Erkrankungsformen in dem angegebenen Zeitraume mit den Ergebnissen in früheren Jahren, und giebt in den einzelnen Abschnitten eine kurze Beschreibung der interessantesten Fälle.

CHAMPOUILLON (6) machte während der Belagerung von Paris die Beobachtung, dass die Leichname von Individuen, welche dem Alkoholismus ergeben waren, ungewöhnlich schnell in Verwesung übergingen. Bei 14 Föderirten, welche am 22. Mai 1872, Morgens zwischen 3 und 4 Uhr, füsilirt wurden, trat schon gegen Mittag eine blaue Verfärbung des Gesichts und starke Anschwellung der Haut auf mit sehr provocirtem Leichengeruch. Aehnliche Beobachtungen wurden an den verschiedensten Punkten von Paris bei den Insurgenten gemacht. Besonders auffallend war dies Phänomen zu constatiren bei den Insurgenten, welche auf den Barrikaden gefallen waren gegenüber dem Militär, welches die Barrikaden erstürmt hatte; die Leichname jener gingen sehr rasch in Verwesung über, während dies bei diesen nicht der Fall war. CHAMPOUILLON glaubt, dass die Adynamie, welche sich bei Säufern entwickelt, eine ähnliche Wirkung auf den Organismus ausübt, wie die Adynamie in Folge von putriden Fiebern, und dass hierdurch die Disposition zu einer rascheren Fäulniss gegeben sei. LARREY will ähnliche Beobachtungen gemacht haben.

Von dem Atlas der pathol. Histologie von THIERFELDER (2) liegt bis jetzt die erste Lieferung vor, welche auf 6 Tafeln mit erklärendem Text die meisten Erkrankungsformen der Respirations-Organe umfasst. Sowohl die Zeichnungen, von THIERFELDER selbst ausgeführt, als der Text und die Lithographie der Tafeln, sind vorzüglich, und was dieselben besonders werthvoll macht, mit äusserster Naturtreue ausgeführt. Jedermann wird sofort erkennen, was der Verf. gesehen hat, und was die Zeichnung besagen soll. Das ganze Werk soll 10 Lieferungen mit je 5 bis 7 Tafeln, und die pathologische Histologie sämmtlicher Organe umfassen. Das Werk ist eine Zierde der deutschen medicinischen Literatur, das einer besonderen Empfehlung an dieser Stelle nicht weiter bedarf.

---

1) Hjelt, O., Den pathologisk anatomiska inrättningen vid det finska universitetet i åren 1859—71. Helsingfors 1872. (Nord. med. Arch. Bd. 4. No. 20. S. 1.) — 2) Idem. Öfversigt af et tusen liköppningar, verkställda vid det finska universitetets pathologisk-anatomiska inrättning. Helsingfors. (Nord. med. Arch. Bd. 4. No 20. S 6)

Vf. hat in der ersten Arbeit eine historische Beschreibung von der Entstehung und Entwickelung des patholog.-anatomischen Institutes gegeben. Die Frage von Errichtung eines pathol.-anatomischen Lehrplatzes ist zum ersten Male im Jahre 1847 entstanden, wurde aber erst 10 Jahre später gelöst, und es wurde dem Docenten aufgelegt, ausserdem in gerichtlicher Medicin Unterricht zu geben, welches dem Professor der Anatomie und Physiologie vorher oblag. Verf. wurde 1859 der erste Docent der neuen Disciplin. Von dem Gesichtspunkte ausgehend, dass es einem Universitäts-Lehrer obliege, wenigstens theilweise der Oeffentlichkeit die Rechenschaft seiner Lehr-Wirksamkeit vorzulegen, theilt Vf. die Meinungen, welche ihn dabei geleitet haben, und die Abschnitte, über welche Vorlesungen gehalten wurden, nebst der Weise, in welcher der Unterricht in pathol. Anatomie und Mikroskopie getrieben wurde, mit. — Während der Zeit der Mittheilungen sind Leichenöffnungen gemacht in einer Anzahl von 1145 (664 männl. und 481 weibl.). Aus Präparaten von diesen nebst Geschenken ist nach und nach ein Museum gebildet worden, jetzt aus 99 trockenen und 846 in Spiritus aufbewahrten, nebst 558 mikroskopischen Präparaten bestehend.

Die Präparat-Sammlung und das Unterrichtslokal, nebst der Obductionsstube, sind vorläufig auf 3 Räume im allgemeinen Krankenhaus eingeschränkt. Der Unterricht in gerichtlicher Medicin litt erst an grossem Mangel an Material. Jetzt ist diesem abgeholfen. Während 12 Jahren sind 71 medicolegale Leichenöffnungen gemacht. Ein Katalog über die nicht mikroskopischen Präparate des Museums folgt der Veröffentlichung. Der Professor der pathologischen Anatomie bei der Finischen Universität ist nicht ausschliesslich auf das Reich der Todten angewiesen. Man hat ihm Gelegenheit gegeben, die Krankheiten der Lebenden zu studiren, und ihm die Möglichkeit eröffnet, die Entwickelung und Behandlung dieser schon während des Lebens zu folgen, indem eine eigene kleinere Abtheilung im allgemeinen Krankenhause unter seine Leitung gestellt worden ist.

In der zweiten Arbeit giebt Verf. eine Uebersicht der Resultate, die bei den ersten 1000 Leichenöffnungen, welche er in der pathologisch-anatomischen Einrichtung der Finischen Universität vorgenommen hat, gewonnen sind. Sie will, sagt Verf. in seiner Vorrede, eine Zusammenstellung der pathologisch-anatomischen Veränderungen, wie sie in einer grossen Menge von Fällen auftreten, einen Einblick in ihr relatives Vorkommen liefern, und von diesem Gesichtspunkte ausgehend, hofft er, „dass diese Arbeit möge einen oder anderen Beitrag zur Kenntniss der Krankheitsverhältnisse in Finland geben. Bei der Bearbeitung seines Aufsatzes hat Verf. denselben Weg, den mehrere der pathologischen Anatomen, wie A. FÖRSTER, WRANY u. s. w. bei ähnlichen Arbeiten verfolgt haben, gewählt. Specielle Aufmerksamkeit hat Verf. auf die Darstellung derjenigen Ursachverhältnisse und Complicationen, die die pathologisch-anatomischen Veränderungen bedingen und folgen, gelenkt. Bei der Darstellung der pathologischen Veränderungen der einzelnen Organe giebt Verf. eine Beschreibung der verschiedenen pathologischen Processe, die sich in denselben vorfanden, nebst einer Uebersicht ihrer wichtigsten pathologisch-anatomischen Verhältnisse, wie diese sich in den Fällen, welche der Arbeit zu Grunde dienen, zeigen. So weit möglich wurde auch Rechenschaft der complicirenden pathologischen Processe und ihrer Anzahl gegeben. Diejenigen medicolegalen Fälle, die Vf. untersuchte, sind für sich beschrieben worden. Aus den Tabellen der Todesursachen, welche der Arbeit nachfolgen, findet man, dass Krankheiten der Respirationsorgane in nicht weniger als 30,6 pCt. Todesursache gewesen sind, danach folgen: die Digestionsorgane mit 11,9 pCt., die Geschlechtsorgane mit 9,7 pCt. (Puerperalfieber hat oft in dem Krankenhause zu Helsingfors geherrscht), die Circulationsorgane mit 7,5 pCt., das Nervensystem mit 5,6 pCt., die Krankheiten der Harnwege mit 5,1 pCt., die des Knochensystems mit 2,7 pCt., und die Hautkrankheiten mit 1,7 pCt. Schliesslich giebt Verf. eine statistische Bearbeitung desjenigen Materials, welches er selbst wahrgenommen hat. Daraus geht hervor, dass die constitutionellen Krankheiten zur Sterblichkeit mit 19,2 pCt. beigetragen haben, und von diesen Typhus mit 12,6 pCt. Krebsdegeneration mit 5 pCt. u. s. w. Unter den localen Krankheiten nimmt die Tuberculose, welcher in einer grossen Menge der Fälle ein localer Ursprung zugeschrieben werden musste, den ersten Platz in der Mortalitätsstatistik mit 9,9 pCt., nebst chronischer Pneumonie mit 6 pCt. ein. Danach folgen Endometritis puerperalis und die übrigen Folgekrankheiten nach dem Wochenbette mit 8,6 pCt. Lungenentzündung mit 6,1 pCt., chronische Endocarditis mit 4,6 pCt., Nephritis parenchymatosa mit 4,2 pCt. u. s. w.

Eine Uebersicht der pathologisch-anatomischen Veränderungen in den einzelnen Organen und ihr relatives Vorkommen, mit den Resultaten anderer pathologisch-anatomischen Anstalten verglichen, schliesst die Arbeit.

Reisz (Kopenhagen).

II. Allgemeine pathologische Anatomie.

1) Ledeganck, K., Étude micrographique des [illegible] gélatineuses. Dégénérescence et infiltration. Presse méd. Belge Nr. 15 u. Journ. de Méd. de Bruxelles. Mai. p. 157. (Enthält nur Bekanntes.) — 2) Cornil et Ranvier, Histologie pathol. du tissu conjonctif et des séreuses. II. Oedème. Le mouvement méd. Nr. 11. Sept. 14. — 3) Lancereaux, E., Névromes et Névroglômes. Gaz. méd. de Paris Nr. 41. — 4) Thaon, L., Des lésions vasculaires dans la tuberculose. Le mouvement médical 23. Nov. No. 21. — 5) Soltmann, O., Zur Kenntniss der ersten Wege der Congestions-Abscesse. Vorläufige Mittheilung. Centralblatt der med. Wissenschaft. Nr. 48. — 6) Schüller, Maximilian, Beitrag zum Uebernarbungsvorgang granulirender Flächen. Arch. f. pathol. Anat. Bd. 55. Heft 1 u. 2. Taf. X u. XI. — 7) Heiberg, Jacob, Zur Lehre von den Granulationen oder vom Abscesse. Ibid. Heft 3 u. 4. Taf. XIV. Fig. 1—4. — 8) Bolayrow, M., Ein Beitrag zur Histologie des eruptiven Processes. (Aus dem physiologischen Laboratorium der Berliner Universität.) Arch. f. Anat. u. Physiol. Heft 2. Taf. II, A. Fig. 1—8. — 9) Küttner (in St. Petersburg), Ein Fall von [illegible]. Arch. f. pathol. Anat. und Physiol. Bd. 55. Heft 3 u. 4. — 10) Robin, Ch., Sur les colorations ... et médicales des tissus morbides. Journ. de l'anat. et de la physiol. No. 1. — 11) Colin, M. L., Sur la migration du pigment sanguin à travers les parois vasculaires dans la mélanémie palustre. Compt. rend. LXXV. Nr. 17. — 12) Orth, Dr., Beitrag zur Kenntniss des Verhaltens der Lymphdrüsen bei der Resorption von Blutextravasaten. Arch. f. pathologische Anat. u. Physiol. Bd 54. Heft 1 u. 2. — 13) Heitzmann, C., Studien am Knochen und Knorpel. (Ueber Eiterbildung im entzündeten Knochen und Knorpel. S. 367 u. 414.) Oester. med. Jahrb. Heft 4. Taf. IX, X, XI. — 14) Richardson, Joseph G., New method of preserving tumors and certain urinary deposits during transportation. Philadelph. med. times Decb. 21. — 15) Biesiadecki, A., Ueber Eiterbildung und Epithelregeneration an der Schwimmhaut des Frosches. l. c. (Cfr. den Referat hierüber im Bericht pr 1870.) — 16) Derselbe, Beitrag zur physiologischen und pathologischen Anatomie der Lymphgefässe der menschlichen Haut. Mit 4 Abbildungen. Ibid.

Cornil und Ranvier (2) haben das ödematöse Bindegewebe einer genauern Untersuchung unterworfen und fanden, dass die histologischen Bestandtheile desselben erst nach längerem Bestand einige bemerkenswerthe Veränderungen erleiden. Die Spalträume des Bindegewebes enthalten neben der serösen Flüssigkeit zahlreiche feinkörnige Körper (Zellen), die Körnchen scheinen aus Fett und Albuminaten zu bestehen, wegen ihrer Kleinheit ist eine directe chem. Untersuchung nicht möglich; bei längerem Bestand treten darin auch gelbe Pigmentkörnchen auf. Die Fasern des Bindegewebes und elastischen Gewebes bleiben lange Zeit ganz intact.

Die Blutgefässe sind stark angefüllt mit rothen Blutkörperchen, die stellenweise so dicht liegen, dass es den Anschein gewinnt, als ob das Gefäss mit einer gleichmässigen rothen Masse erfüllt wäre, die weissen Blutkörperchen sind an Zahl vermehrt. In den Fettzellen treten, bei künstlichem Oedem, nach Unterbindung einer Vene bei Hunden, feine Fettkörnchen auf, welche als eine besondere Zone den ursprünglichen Fetttropfen umlagern. Dasselbe findet sich auch bei kachectischen Individuen, Phthisikern, wo das Fett schwindet und die sehr verkleinerten Fetttropfen von einer albuminösen Zone umgeben sind. Als wesentliches Moment für das Zustandekommen des Oedems betrachten die Verfasser nicht die Unterbrechung der Circulation durch Blutgerinnsel (Lower und Bouillaud), sondern die Erweiterung der Gefässe, welche gefolgt ist von einer stärkeren Anfüllung mit Blut und der dadurch vermehrten Spannung der Gefässwand. Die Erweiterung selbst kann wieder abhängig sein von einer Thrombusbildung im Venensystem oder von einer Paralyse der vasomotorischen Nerven. Es giebt Venenthrombosen, die zu keiner Zeit ihres Bestandes Oedem zur Folge haben.

Thaon (4) beschreibt in Kürze die Veränderungen, welche die Tuberculose an den Wandungen der kleineren Gefässe im Lumen und in der nächsten Umgebung derselben veranlasst. Die Adventitia ist der Sitz der tuberculösen Neubildung, die Tuberkelzellen entwickeln sich durch endogene Bildung aus den Bindegewebszellen der Adventitia. Die Muscularis kann in doppelter Weise verändert werden, entweder die Muskelfasern werden atrophisch und schwinden, dies ist der häufigere, oder sie wuchern durch Bildung von Embryonalzellen, ähnlich wie bei der

Arteriitis und die Wand verdickt sich. Die Intima kann eine dreifache Veränderung erleiden. Einmal geht dieselbe gleichzeitig mit der Media durch Atrophie zu Grunde, das Gefäss ist ganz in Granulationszellen aufgegangen, oder zweitens es kommt zu einer Wucherung wie bei der Endarteriitis, die circulär sich ausbreitet und von den Endothelien der platten Zellen (LANGHANS) ausgeht, wodurch schliesslich mit oder ohne gleichzeitige Thrombusbildung die Obliteration eintritt. Drittens endlich können in den kleinsten Arterien die Endothelien wuchern, Granulationen bilden und dadurch Coagulation des Blutes und Obliteration veranlassen. Im Lumen der Gefässe tritt in einem gewissen Stadium constant die Thrombusbildung ein und in der Umgebung des Faserstoffgerinnsels findet eine Anhäufung von weissen Blutkörperchen statt. Tritt in jenem allmählig feinkörniger Zerfall ein, so erhält man auf mikroscopischen Schnitten Bilder, welche eine scheinbare Anhäufung von Riesenzellen erkennen lassen und irrthümlich als solche beschrieben wurden (E. WAGNER und TETRAPFELDER). Diese Unterbrechung der Circulation unterscheidet die Tuberculose von der Syphilis, indem dieselbe in den käsigen Gummiknoten noch erhalten bleibt. (? Ref.)

Durch den weiteren Zerfall des Lungenparenchyms und der obliterirten Gefässe wird das in den letzteren gebildete Pigment frei und in dem es von den contractilen Lymphzellen aufgenommen wird, gelangt es mit dem Lymphstrom in die Lymphdrüsen und giebt hier Veranlassung zur Bildung der sogenannten Anthracose. In der Umgebung der durch die Gefässobliteration verödeten Lungenpartien bilden sich neue Blutgefässe, in denen man bei der andauernden collateralen Hyperämie eine reichliche Anhäufung von weissen Blutkörperchen verfolgen kann.

BOLTMANN (5) hat durch Leiminjection mittelst des HERING'schen Quecksilberapparates an Kinderleichen die bei der Spondylarthrocace der Kinder vorkommenden Congestionsabscesse dargestellt, um über die Möglichkeiten der Eiterwanderung, über die Primär-Ausbreitung der Retropharyngeal-, Mediastinal-, Becken- und Iliopsoasabscesse Aufschlüsse zu erhalten. Der Verf. kam aus einer grösseren Versuchsreihe zu folgenden Resultaten:

Der präformirte Ausbreitungsbezirk der Retropharyngealabscesse umschliesst einen Raum, der sich von der Basis cranii an, vor die Wirbelsäule median hinter den Halseingeweiden entlang und durch das Cavum mediast. post. in die Brusthöhle bis zum Diaphragma erstreckt.

Der Abscess liegt in einer ihn bisquitförmig umgebenden Röhre, deren schmales Mittelstück gerade hinter, deren breitere Seitenbögen lateral von Larynx, Trachea, Pharynx, Oesophagus gelegen sind. Diese Röhre verschmälert sich abwärts nach dem Sternum zu und geht unmittelbar in das Cavum med. post. über. Dieses ist die directe Fortsetzung derselben.

Die Seitenwandungen der Abscesskapsel werden durch die gemeinsame Gefässscheide der Carotis und Jugularis gebildet. Eine solche besteht aber eigentlich nicht. Bei stärkerem Druck und Zunahme der Füllungsmassen wird dieselbe durchbrochen und in ihre Bündel aufgelöst, welche nach vorn hin Ausläufer haben zu Trachea und Oesophagus und ebenso nach hinten zum prävertebralen Bindegewebe. Oder vielmehr die von den genannten Theilen kommenden Bindegewebszüge verschmelzen sich in dichten Zügen im Verlauf der Gefässe, jedoch so, dass bei stärkerem Druck und zunehmender Masse der Eiter sich hier hindurchdrängt und einen oberflächlichen Abscesstheil darstellt, innerhalb welcher dann die Gefässe, Carotis und Jugularis, sowie der Vagus verlaufen, von einander getrennt sind und zu einander eine ganz inconstante Lagerung haben.

Der oberflächliche Abscess hat keine Communication mit dem Mediastinum, und weder er, noch der tiefe, eigentliche Retropharyngealabscess communiciren mit der Achselhöhle. Ferner dringen die Eitermassen auf präformirten Wegen oder zwischen Trachea und Oesophagus noch in das prävisceerale Bindegewebe ein. In allen Fällen, wo die sogenannte Gefässscheide durchbrochen, ist auch schon der Eiter in's Mediastinum vorgerückt. In diesem ist eine Perforation der Pleura rechterseits häufiger als links.

Die Mediastinalabscesse sind eingewanderte oder selbstständige. Bei ersteren prävalirt der Längendurchmesser, letztere erweitern den präformirten Hohlraum bedeutend der Breite nach. Hierbei findet ein Abheben der Pleura sammt Fascia endothoracica statt. Der Eiter liegt den entblössten Rippen- und Zwischenrippenmuskeln auf. Ein Durchtritt nach der Aussenseite des Thorax findet auf präformirten Wegen nicht statt.

Die Ausdehnungsfähigkeit des Hohlraumes und die Ausbreitung des Eiters ist bedeutender nach aufwärts als nach abwärts. Durch das Zwerchfell findet primär ein Durchtritt nur unter dem Ausschnitt für den Durchgang des Psoas statt. Die Oeffnungen für Gefässe und Oesophagus dulden keinen fremden Gast neben sich. Perforation der Pleura ist rechts häufiger als links.

Die der Spondyl. lumbalis und sacralis angehörigen Congestionsabscesse sind alle subperitoneal.

Die Beckenabscesse (KÖNIG) sind selbstständige (Caries der Vorderbögen und des Kreuzbeins) oder secundäre (aus Psoasabscessen). Ausbreitung die gleiche. Sie bestehen aus 2 Theilen, einem medianen — Kreuzbeinaushöhlung, von der Wirbelsäule bis zum inneren Rand des Psoas — und einem lateralen — um die Niere, über Ileopsoas fort, bis zum Lig. Poup. Beide Theile stehen am inneren Psoasrand in Verbindung. Primär gelangen sie nie in den Oberschenkel, noch in die Brusthöhle oder untere Psoasfascie.

Die Psoasabscesse (lateraler Sitz der Caries vom 1—4. Lendenw.) sind subfascial und intramusculär. Die hinteren Muskelspalten am bedeutendsten ausgedehnt; je peripherer, desto geringere Ausdehnung und Infiltration. Diese wird subfascial am unteren inneren Theil des Muskels (Perforationsstelle).

Auf präformirten Wegen gelangen sie nie an den Oberschenkel, dagegen in den Iliacus (subfascial und intramusculär). In diesem nähert sich die Infiltration am meisten der Oberfläche am unteren äusseren Theil des Muskels (Perforationsstelle).

Die Psoasabscesse haben an 3 Stellen des Muskels eine Communication mit dem Subperitonealraum.

a) Zwischen Psoas und Iliacus, in der Furche, durch die N. cruralis und N. cut. fem. ext. ant. heraustreten. Hier hindurch entsteht der laterale subseröse Abscess — IliOabdominalabscess (häufig, schon bei geringerem Druck, wenig ergiebiger Eiterung).

b) An der hinteren Fläche des Psoas um den Ramus communicans, die vom Plexus lumbalis zum Plexus sacr. zieht. Der hier hineingedrungene Eiter verlässt mit N. ischiadicus das Becken und stellt zwischen Glut. med. und min. einen oblongen Abscess über Troch. und Tuber ischii dar — Ischiofemoralabscess, (seltener, starker Druck, reichliche Eiterung, lange Dauer).

c) Am medianen Rand des Psoas um den Obturatorius herum. Hier entsteht alsdann der mediane subseröse Abscess — Pelvipsoasabscess, (seltener, bei geringerem Druck reichliche Eiterung).

Die unter b und c genannten Abscesse entstehen auch selbstständig bei Caries des 5. L.-W. und Kreuzbeins. Ausbreitung die gleiche.

Schüller (6) machte seine Untersuchungen über den Ueberhäutungsvorgang granulirender Flächen an einem am 14. Tag wegen Schussverletzung amputirten Kleinfinger. Das Präparat wurde sofort nach der Operation in 2 pCt. Chromsäurelösung und nach zwei Tagen in Alkohol gelegt.

Die Resultate, zu denen der Verf. kam, fasst er folgendermassen zusammen. Von den 3 Schichten der Epidermis dringt die unterste, das Stratum Malpighii an dem Granulationswall in die Tiefe unter lebhafter Theilung seiner eigenen Elemente. Während es da in Form von Zapfen und Ausläufern, je nach dem verschiedenen Widerstande der umgebenden Theile, in verschiedener Richtung sich ausbreitet, geben auch nach den Granulationen zu Epithelialmassen, betheiligen sich durch lebhafte Kerntheilung an der Eiterbildung, lösen sich dabei auf und mischen sich mit den Elementen der pyogenen Schicht. Unterdessen wuchern aber, ebenfalls unter fortwährender Vermehrung der eigenen Elemente, die tiefer liegenden Epithelien nach der plasmatischen Schicht weiter vor, verdrängen diese, adaptiren sich den Gefässen, umkreisen diese und senken zwischen den Gefässwirbeln neue Zapfen ein. In gleichem Masse modificirt sich auch das unter- und nebenliegende Granulationsgewebe. Es wird derber, seine Intercellularsubstanz streifig, netzartig; die Gefässe geben dem mächtiger werdenden Druck des Epithellagers nach, schwinden wohl zum Theil bis auf wenige centrale Stämmchen. Dann nimmt das umgebende Granulationsgewebe mehr und mehr den Character des Bindegewebes an. Der Verf. konnte niemals einen directen Uebergang, noch auch einen allmäligen („epitheliale Infection" Rindfleisch) zwischen Granulationszellen und Epithelialzellen wahrnehmen. —

Brunne (7) (aus Christiania, Assistent an der chirurg. Universitäts-Klinik in Königsberg) hat die Entstehung und Bedeutung des Granulationsgewebes, wofür er die Bezeichnung Akestoma in Vorschlag bringt, einer erneuten anatomischen und klinischen Prüfung unterworfen. In Bezug auf diesen neuen Terminus technicus äussert sich Vf. folgendermassen: Um die Auffassung der Granulationen als eines zur Wiederherstellung der Function des Körpers dienenden Gewebes genauer zu präcisiren, wäre es wünschenswerth, einen concreten Namen zu haben, welcher die Idee dieses Vorgangs erwecken könnte. Ich habe einen Vergleich mit den Löchern in unseren Kleidern gemacht und aus dem griechischen Worte *ἀκέστειν* welches bedeutet Kleider ausbessern, flicken, das Wort Akestoma gebildet. Dieses soll das zum Flicken, zum Ausbessern dienende Gewebe bedeuten. Das Verbum ist schon früher in die med. Terminologie eingeführt, das Wort Akiurgie stammt davon und bedeutet das Handwerk des Ausbesserns, des Flickens. Jeder Substanzverlust im Körper wird durch Neubildung von embryonalem Bindegewebe ausgefüllt, das sich mit Epithel bedeckt, welches vom präformirten Epithel der Umgebung ausgeht; Inselbildung von Epithel konnte der Verf. niemals wahrnehmen. Die Neubildung heisst Akestom, Flickgewebe. Von ihrer regelmässigen Bildung und Fernhaltung von Schädlichkeiten hängt der normale Heilungsvorgang ab. Von der Beschaffenheit des Akestoms kann man keinen sichern Schluss machen in Bezug auf die Prognose der Erkrankung. So lange das Akestom nicht mit Epithel bedeckt ist, wandern Rundzellen durch und bilden auf der Oberfläche Eiter. Dieselben sind ausgewanderte Blutkörperchen, sie treten schon in beträchtlicher Tiefe unterhalb der Wunde in grösseren und kleineren Nestern zwischen dem Gewebe auf und begeben sich an die Oberfläche. Die atmosphärische Luft und der Verband sind die wesentlichsten Reize für die Wunde. Als wesentliche Erkrankungen des Granulationsgewebes, oder als Akestomkrankheiten, betrachtet der Verf.: die Hyperaemie, Anaemie, Haemorrhagie, Hyperplasie, Aplasie, Oedem, Abscess, Coagulation des Eiters, Nekrose. Schreitet die Nekrose weiter, Nekrosis serpiginosa, so entsteht Schleimbrand oder Hospitalbrand. Demselben geht wahrscheinlich ein heerdweises Absterben des Akestoms voraus, wie eine Verletzung der Haut mit Ansteckung des Schankers und andere Wundkrankheiten. Die Namen Croup und Diphtheritis des Akestoms müssen fallen. In Localitäten, in welchen man Wundfieber, Rose oder Brand zu fürchten hat, muss aufs Sorgfältigste jede Verletzung des Akestoms vermieden werden, da höchst wahrscheinlich diese Affectionen in das Akestom eingeimpft werden. In der Detailbeschreibung vergleicht der Verf. die Entwickelungsvorgänge in den Geweben mit der so vollkommenen Reproduction verloren gegangener Theile bei den niederen Thieren. Als besonders günstiges Untersuchungsobject empfiehlt der Verf. ödematöses Granulationsgewebe, das in MÜLLER'scher Flüssigkeit erhärtet war. Mit Leim injicirte Granulationen, nach der Methode von RANVIER, gaben sehr viel weniger deutliche Bilder.

HOLDTAREW (8) (aus Kasan) unterwarf im phys. Laboratorium zu Berlin unter Anleitung von Dr. BOLL den Croup der oberen Respirationswege einer genauen anatomischen Prüfung. Die Untersuchung geschah an Präparaten, welche 4—6 Wochen in MÜLLER'scher Flüssigkeit gelegen, zur Färbung wurde Haematoxylin, Alaun und essigsaures Carmin (nach SCHWEIGGER-SEIDEL) angewendet. B. tritt zunächst der Ansicht von E. WAGNER und RINDFLEISCH entgegen, wonach das croupöse Exsudat aus einer fibrösen Degeneration der Epithelien hervorgehen soll, wofür gar keine Anhaltspunkte vorliegen. B. leitet dasselbe nach der älteren Ansicht von einem gerinnungsfähigen Exsudat aus dem Gefässapparat ab. Die mikroskopische Untersuchung verschiedener Croupmembranen ergab, dass dieselben bei verschiedenen Individuen, ferner nach dem Stadium des Processes und nach der Localität drei wesentliche Unterschiede darbieten. Einmal ist die Dicke und die Verästlungsweise der fibrinösen Bälkchen sehr wechselnd, bald sind sie locker und schmächtig, bald bilden sie ein gedrungenes dichtes Netzwerk; zweitens finden sich darin häufig nesterartige Einlagerungen von Schleim; drittens ist der Gehalt an Eiterkörperchen sehr variabel. Die schleimigen Massen, von bald grösserer, bald kleinerer Dimension, bilden inmitten des Netzwerkes einblasige Hohlräume von nahezu kugliger Gestalt, die Balken des Netzes sind an diesen Stellen mit einem feinkörnigen Niederschlag bedeckt. Der Eitergehalt der Croupmembranen ist am reichlichsten beim Beginn und gegen das Ende des Processes, geringer auf der Höhe desselben. Die Eiterkörperchen sind bald regellos durch die ganze Membran zerstreut, bald durchdringen sie dieselbe mehr gleichmässig oder bilden mehr parallele Schichten. Bemerkenswerth ist noch das Vorkommen von concentrischen Schichtungen des Netzwerkes, die wie concentrische Schalen oder Kugeln sich darstellen und vereinzelt oder zu mehreren unmittelbar nebeneinander vorkommen. Das Centrum der Kugel wird gewöhnlich von einer granulirten Masse eingenommen, an welcher keine weitere Structur mehr wahrzunehmen ist. Die weitere Untersuchung ergab, dass diese Anordnung des Netzwerkes in Verbindung zu bringen ist mit den Ausführungsgängen der Schleimdrüsen und mit papillären Erhebungen der Schleimhaut. Die Untersuchung der Schleimhaut selbst ergab Folgendes: Flimmerepithel oder Reste davon konnte der Verf. niemals mehr nachweisen, er glaubt daher, dass dasselbe in den ersten Stadien der Entzündung abgestossen wird. Die vom Epithel befreite Schleimhaut-Oberfläche ist nicht glatt, sondern mit dicht gedrängten papillenartigen Vorsprüngen besetzt. Dieselben enthalten in der Axe gewöhnlich ein Capillargefäss und sind von Eiterkörperchen durchsetzt, die an der Oberfläche oft knospenartig hervorragen. Da normal in der Schleimhaut keine Papillen vorkommen, so können dieselben nur als Erhebungen von Gefässschlingen und Granulationen betrachtet werden. Auch die unter den Papillen gelegene Mucosa ist von Eiterkörperchen ganz durchdrungen, Stasen oder Hämorrhagien konnte der Verf. darin niemals beobachten. Gegen die WAGNER-RINDFLEISCH'sche Ansicht von der Entstehung des Exsudates aus fibrinöser Degeneration der Epithelzellen führt der Verf. noch an, dass sowohl die parallele als concentrische Schichtung der Croupmembran, sowie vor Allem ihre Mächtigkeit in gar keinem Verhältniss zu der dünnen Epithellallage stehen. In fast allen Fällen, wo Larynx und Trachea gleichzeitig von einem continuirlichen Process befallen waren, war das Exsudat von der Schleimhaut der Trachea leicht ablösbar, während es im Larynx untrennbar damit verbunden war und somit mehr einen diphtheritischen Character hatte. Durchschnitte durch diese diphtheritische Schleimhaut zeigten bei Anwendung von Carmin und Haematoxylin dieselbe gleichartige Tinction wie die freie Exsudatmembran beim Croup, ein Zusatz von Kreosot bewirkte den gleichen Grad von Transparenz. Das Pflaster- und Flimmerepithel im Larynx war ebenso geschwunden, wie in der Trachea. Die obere freie Fläche der Schleimhaut zeigte auf Durchschnitten eine grosse Aehnlichkeit mit einer Croupmembran. Es schien auch hier ein Netzwerk vorzuliegen, jedoch ohne parallele Anordnung der Schichten und ohne concentrische Kugelschalen. In den tieferen Partien erscheint die Schleimhaut reichlich durchsetzt mit Eiterkörperchen, welche in die oberen Regionen des Netzwerkes ohne scharfe Grenze übergehen. Als wesentlichsten Unterschied im mikroskopischen Verhalten der diphtheritischen Schleimhaut von der croupösen betrachtet der Verf. das vollständige Fehlen von Störungen im Gefässapparat (Hämorrhagien, Stasen), während auf jedem Schnitt durch eine diphtheritische Schleimhaut mächtig erweiterte, mit rothen und weissen Blutkörperchen vollgepfropfte Blutgefässe sich finden, neben wahren Hämorrhagien.

KÜTTNER (9) in St. Petersburg giebt die Krankengeschichte und den Sectionsbefund von einem höchst merkwürdigen Fall von Kalkmetastase im ganzen Arteriensystem bei einem 19 Jahr alten männlichen Individuum. Die Verkalkung der Radialarterien trat erst wenige Wochen vor dem Ableben ein, unter den Augen des behandelnden Arztes Dr. ALBRECHT, ihre Zunahme konnte von Tag zu Tag verfolgt werden. Die Diagnose des Grundleidens war bei Lebzeiten zweifelhaft, ein amyloider Leber- und Milztumor konnte mit Sicherheit angenommen werden. Die Section ergab eine exquisite rareficirende sogenannte scrophulöse Caries der Wirbelsäule vom 1. Rücken- bis 1. Lendenwirbel; eitrige Meningitis und Peritonitis an Milz und Leber, beide Organe total amyloid degenerirt; eitrige Nephritis; Herz und Lungen frei. Die Verkalkung der Arterien hatte in grosser Ausdehnung stattgefunden, frei davon waren das

Herz mit den Kranzgefässen, ferner alle grossen Gefässe am Hals, am Gehirn und den Hirnhäuten, sowie das ganze Venensystem. In der Leber und Milz waren die feinsten Arterienstämmchen incrustirt. Bei der ausführlicher mitgetheilten mikroskopischen Untersuchung ergab sich, dass der Sitz der Incrustation lediglich die Intima war, die Media und Adventitia waren völlig frei. Der vorliegende Fall unterscheidet sich wesentlich von den früheren Beobachtungen von VIRCHOW und GROHE, wo wesentlich der Darmkanal die Verkalkungen darbot. Der Verf. ist geneigt, die Ablagerung der Kalksalze mit einem Mangel von Kohlensäure im Blut und den Geweben in Verbindung zu bringen, wobei die Beschränkung des Processes auf das Arteriensystem allerdings eine offene Frage bleibt.

ROBIN (10) behandelt in einer mehr allgemein gehaltenen Uebersicht die verschiedenen Arten der schwarzen Pigmentirung der Gewebe, die entweder durch anorganische oder durch organische Verbindungen veranlasst werden. Die ersteren umfassen die metallischen Melanosen, die letzteren die organischen, nach der bisherigen Terminologie, die wahre Melanose („Mélaïnique" ROBIN), und die falsche oder Pseudo-Melanose, durch Metamorphose des Blutfarbstoffs (M. hématique), oder durch Kohlenpartikel bedingt. In der speciellen Darstellung, die im Ganzen nichts Neues giebt, wird nur die letzte grössere Gruppe, die organischen Pigmentirungen, in's Auge gefasst und zwar 1) die mélanose hématique s. hématosique und 2) die mélanose mélaïnique au proprement dite, deren Vorkommen in normalen und pathologischen Geweben (Geschwülsten) genauer geschildert wird.

COLIN (11) lässt die Pigmentirung der Gewebe bei Melanaemie dadurch zu Stande kommen, dass die weissen Blutkörperchen den Blutfarbstoff aus den gebildeten Extravasaten in sich aufnehmen, verarbeiten und durch ihre Wanderung durch die Gefässwände den Geweben zuführen.

ORTH (12) theilt die Resultate seiner Untersuchung einer mit frischen Blutextravasaten durchsetzten Inguinaldrüse mit, die von einem männlichen Ind. stammt, welches wenige Tage zuvor sich schwere Verletzungen auf der Eisenbahn zugezogen hatte. Beide linke Extremitäten waren alsbald amputirt worden, wegen Quetschung des rechten Fussgelenks und Brand des Unterschenkels sollte auch dieser noch entfernt werden, was aber wegen raschen Collapses unterblieb. Die in Alkohol erhärtete Drüse zeigte ein verschiedenes Verhalten der Rinden- und Marksubstanz. Jene hatte ein fast homogen rothbraunes Aussehen, in dieser fanden sich neben vielen schwarzen Punkten und Strichelchen rothbraune und röthliche Stellen in bunter Abwechselung. Die Lymphgefässe in der Umgebung waren erweitert und mit derben Blutcoagulis erfüllt. Die Drüsensubstanz war auf feinen Durchschnitten vollständig zerstört, und es fanden sich nur rothe Blutkörperchen vor, dicht gedrängt und sich gegenseitig abplattend, farblose Blutkörperchen waren kaum häufiger als im normalen Blut. Verf. glaubt nun, dass das in Folge des Traumas in die Bindegewebsräume ergossene Blut von den Lymphgefässen aufgesogen und in die Inguinaldrüsen transportirt wurde, und die Lymphwege allmälig vollständig ausfüllte; dadurch sollen die weissen Blutkörperchen aus dem Drüsenparenchym vertrieben worden sein, wobei sie sich durch ihre eigenen Bewegungen noch forthelfen konnten, bis die rothen Elemente den ganzen Raum allein im Besitz hatten. Der Verf. vergleicht diesen Befund mit den Ablagerungen von Zinnober in den Lymphdrüsen bei Tätowirungen, wo die Farbstoffpartikel von den Lymphgefässen der Haut aufgenommen und durch den Lymphstrom den correspondirenden Lymphdrüsen ebenfalls zugeführt und zurückgehalten werden. In dem vorliegenden Fall glaubt der Verf. noch einen sehr verstärkten Druck a tergo im Lymphstrom annehmen zu müssen, der die rothen Blutkörperchen, die keine eigenen Bewegungen haben, in die entfernt liegende Lymphdrüse eingetrieben hat, wobei ödematöse Schwellung der Weichtheile und der durch die Entzündung verstärkte arterielle Druck noch mitgewirkt haben mögen.

HEITZMANN (14) fand an Präparaten von einem Hundeschienbein, welches 8 Tage zuvor mit einem Glüheisen verletzt worden, ohne Eröffnung der Markhöhle, mitten in der unverletzten Knochensubstanz Höhlen in grosser Zahl, welche mit blossen feinkörnigen Protoplasmaklümpchen und einer variablen Anzahl von fertigen, rothen Blutkörperchen erfüllt waren. Aehnliche Gebilde fand H. auch innerhalb der Blutgefässe von einer 4tägig entzündeten Scapula des Hundes. Er glaubt, dass es sich hier um eine Neubildung von Blutkörperchen aus dem Protoplasma der Knochenkörperchen handelt, und bezeichnet diese Formen als Hämatoblasten. H. vergleicht diesen Vorgang mit den Veränderungen, welche CARMALT und STRICKER an den Elementen der entzündeten Hornhaut des Frosches und des Kaninchens beobachteten. Bald scheinen nur einzelne Abschnitte, bald der ganze Protoplasmaklumpen im Knochenkörperchen diese Umwandlung zu erfahren. Die Entwicklung dieser Substanz scheint sehr rasch stattzufinden, da sie H. an ausgeschmolzenen Knochenzellen schon nach 26stündiger Entzündung wahrgenommen hat, weiterhin will er sich auch überzeugt haben, dass ihre Bildung an gewissen Stellen normaler Knochen zur Regel gehöre. Endlich vergleicht der Verf. diesen Vorgang mit den bekannten Angaben von ROKITANSKY über die Neubildung von Blutkörperchen in Mutterzellen, die zu Capillaren sich ausbilden. Bemerkt muss übrigens werden, dass H. seine Präparate von Knochen machte, welche in Chromsäure erweicht waren! Dieselbe glänzende Substanz fand H. auch in dem Protoplasma der grossen Knorpelzellen an der Ossificationsgrenze der Epiphysenknorpel von Hunden, Katzen und Kaninchen, und er hält auch hier eine theilweise oder vollständige Umbildung der Knorpelzellen in Hämatoblasten als einen normalen Vorgang.

RICHARDSON (14) empfiehlt kleine Stücke von Geweben und Geschwülsten etc. möglichst frisch in eine concentrirte Lösung von essigsaurem Kali zu legen. Hierauf werden dieselben sorgfältig ausgedrückt, und können in diesem Zustand in Gummi verpackt mehrere Tage liegen oder verschickt werden, wobei das Präparat für die mikroskopische Untersuchung sich vortrefflich erhalten soll.

BIESIADECKI (16) theilt zunächst im Anschluss an frühere Mittheilungen seine neueren Beobachtungen über das besondere Blutgefässnetz mit, welches die grösseren Lymphgefässe im Unterhautzellgewebe begleitet. Hierauf schildert der Verf. das Verhalten der Lymphgefässe im indurirten Chanker, bei chron. Lymphangoitis und bei gewissen Hautgeschwülsten, welche aus erkrankten Lymphgefässen bestehen, die durch mehrere sehr gelungene Abbildungen erläutert werden. B. kommt zu folgenden Schlüssen: 1) Dass ein inniger Zusammenhang zwischen einigen Blut- und Lymphgefässen des Corium besteht, und dass im anbeiliegenden Bindegewebe letztere besondere, denselben vorwiegend zukommende Blutgefässe besitzen. 2) Wird diese Behauptung durch mehrere pathologische Veränderungen der Haut bekräftigt, nämlich durch die Erweiterung der Lymphgefässe des Praeputiums bei syphilitischer Induration, und durch die Erfüllung ihrer Wände durch zahlreiche Exsudatzellen, die in dem umgebenden Bindegewebe fehlen; ferner durch angeborene Hautgeschwülste, in welchen die Lymphgefässe mit Zellen ausgefüllt sind, während das Nachbargewebe nur geringe Veränderungen zeigt.

Fenger, Sophus, Kopenhagen. Undersøgelser om Epithelial-regenerationen paa Cornea. 1 Tafel. (Nord. med. Arch. Bd. 4. No 16.

Verf. untersuchte die Epithelialregeneration an der Cornea beim Kaninchen (als Fortsetzung der früheren Arbeiten hierüber von ARNOLD, WADSWORTH und EBERT, NORRIS und STRICKER, HOFFMANN, HEIBERG in Christiania) theils um die Bedeutung der Epithelzellen beim Regenerationsprocesse zu studiren, theils um zu untersuchen, ob das dem Epithel angrenzende Corneagewebe vielleicht als Matrix für das regenerirende Epithel diene. Er entfernte das Epithel touchirend mit Collod. cantharidat. und Lapis mitigatus (sowohl oberflächliche als tiefere Aetzungen), excidirte oberflächliche Läppchen der Cornea und färbte einige von diesen mit Lapis und essigsauren Bleilösungen. Die Untersuchungen wurden theils vom frischen Gewebe in Kammerwasser gemacht, theils an verticalen Schnitten der in 2 pCt. ClAu schwacher Chromsäure oder Alkohol erhärteten Präparate.

Nach schwacher Einwirkung des Collodium canth. wurde der Substanzverlust im Laufe der folgenden 12 - 18 Stunden von einer dünnen Lage jungen Epithels ausgefüllt, zwischen welchem hier und da sich stets ältere Epithelzellen fanden. Nach etwas mehr intensiven Aetzungen (wo das unterliegende Corneagewebe stärker reagirte) war ein Substanzverlust von 6 Qu. Mm., 18 Stunden nach der Operation bis auf 1 Qu. Mm. ausgefüllt. Der Epithelialrand war hier mitunter bedeutend verdickt, und es schien bei Vergrösserungen - Hartn. Obj. 7 - Ocul. 3 - aus einer Menge grösserer und kleinerer runder und ovaler Knoten zu bestehen, durch eine dunkle Einsatzcontour voneinander abgegrenzt, dicht beisammen liegend und an den Berührungsflächen etwas abgeplattet. Jeder einzelne Knoten besteht aus dicht an einander gelagerten, zuweilen deutlich concentrisch geordneten Epithelzellen, in einer Anzahl von 2-13, am häufigsten 4-6-8, und mehrere von den Zellen enthalten 2-3 Kerne.

Aehnliche Bilder bekommt man mitunter nach Aetzung mit Lapis mitig., auch hier am deutlichsten, wenn die Reaction des unterliegenden Gewebes stärker ist. Nach Lapiseinwirkung wandelten sich sowohl das Epithel als das unterliegende Corneagewebe in eine schwarze Eschara um; das Epithel wurde bald abgestossen, während das Corneagewebe mit seinen hierbei eingeschrumpften Zellen und seinen vom Silber stark gefärbten Lamellen entweder ebenfalls, aber viel langsamer, als eine mortificirte Masse abgestossen wurde, oder (nach schwächeren Eingriffen) mit Beibehaltung seiner dunklen Farbe langsam wieder in functionsfähiges Gewebe restituirt würde, indem es vom ausserhalb liegenden Corneagewebe eine Menge Granulationszellen aufnahm und indem normale Cornealkörperchen sich wieder zwischen die Lamellen lagerten, doch nicht an den Stellen der eingeschrumpften, welche stets längere Zeit unverändert noch dalagen. An in solcher Weise verändertem Corneagewebe sah Verf. 18 Stunden nach dem Eingriffe junges Epithel vom Rande her einwachsen, weshalb er meint, dem unterliegenden Corneagewebe irgend welche Bedeutung bei der Regeneration der Epithelzellen absprechen zu müssen, und leitet die Abstammung nur von den Epithelzellen am Rande ab. Davon wurde er noch mehr überzeugt, indem er, nach Excision von Cornealläppchen, 18-24 Stunden nach der Operation, das junge regenerirte Epithel den tieferen Lagen der unveränderten Corneasubstanz unmittelbar anliegend fand.

Verf. hat nur selten die von ARNOLD beschriebenen glänzenden Körner und die Furchungsvorgänge der dünnen und inconstanten Protoplasmamasse innerhalb der Epithelgrenze gesehen. Was die Veränderungen der Corneasubstanz bei allen diesen Vorgängen betrifft, stimmen Verf.'s Wahrnehmungen in allem Wesentlichen mit denen von NORRIS und STRICKER überein.

Heiss (Kopenhagen).

III. Specielle pathologische Anatomie.

1. Nervensystem und Sinnesorgane.

1) Kesteven, W. B., On the morbid histology of the spinal cord. Bartholom. Hosp. Rep. VIII. 1 [illegible]

[illegible] und pathologische Histologie des Rückenmarks.) — 2) Faits d'anatomie pathologique considérés dans leurs rapports avec les types pathologiques et l'étiologie morbide. Gaz. des hôp. No. [illegible]. (Einige kurze Excerpte über Gehirnkrankheiten aus dem pathol. anat. Atlas von Lancereaux und Lackerbauer.) — 3) Charcot, Sur la tuméfaction des cellules nerveuses motrices et des cylindres d'axe des tubes nerveux dans certains cas de myélite. Arch. de phys. normale et pathol. No. 1. — 4) Roth, M., Beiträge zur Kenntniss der varicösen Hypertrophie der Nervenfasern. Arch. f. pathol. Anat. und Phys. Bd. [illegible]. Taf. XII. Fig. 6—12. — 5) Ranvier, M. L., De la dégénérescence des nerfs après leur section. Compt. rend. LXX. No. [illegible]. p. 1831. (Genaue Beschreibung der degenerativen Vorgänge an durchschnittenen Nervenfasern bis zum 9. Tag nach der Verletzung; über die regenerativen will der Verf. später berichten.) — 6) Benecke, Berthold, Ueber die histologischen Vorgänge in durchschnittenen Nerven. Arch. f. pathol. Anatomie und Phys. Bd. [illegible]. Heft 3 und 4. — 7) Vulpian, A., Sur les modifications anatomiques qui se produisent dans la moelle épinière à la suite de l'amputation d'un membre ou de la section des nerfs de ce membre. Gaz. des Hôp. No. [illegible]. — 8) Bettin, F., Condition of the muscle in pseudo-hypertrophic muscular Paralysis. St. Barthol. Hosp. Rep. VIII. pg. [illegible]. — 9) Charcot, M., Note sur l'état anatomique des muscles et de la moelle épinière dans un cas de paralysie pseudo-hypertrophique. Arch. de Physiol. normale et pathol. Mars. — 10) Clarke, Wm. Fairlie, On a case of unilateral atrophy of the tongue. Med.-chirurg. Transact. Vol. [illegible]. — 11) v. Bischoff, Ueber das Gehirn eines mikrocephalischen achtjährigen Mädchens Helene Becker. Sitzungsber. der Bayr. Acad. Heft II. — 12) [illegible], Fr., [illegible] grauer Substanz, beobachtet auf der II. med. Station des Dr. [illegible] im allgem. Krankenhause in Hamburg. Arch. f. pathol. Anat. und Physiol. Bd. [illegible]. Heft 3. Taf. X. Fig. 1. — 13) Obersteiner, jun., Heinrich, Ueber Ektasien der Lymphgefässe des Gehirns. ibid. Bd. [illegible]. H. 3 u. 4. Taf. XVII. Fig. 1—4. — 14) Pleischl, Ernst, Zur Geschwulstlehre, Hirntumoren. Oesterr. med. Jahrb. Heft 3. — 15) Roth, M., Zur Aetiologie der varicösen Hypertrophie der Nervenfasern. Arch. f. path. Anat. und Phys. Bd. [illegible]. Heft 3 und 4. (Nachtrag zu No. 4.)

CHARCOT (3) theilt drei Fälle von acuten Rückenmarksaffectionen mit, bei denen er eine varicöse Hypertrophie der Axencylinder in den Seiten- und Hintersträngen des Rückenmarks beobachtete, welche in relativ kurzer Zeit sich entwickelt haben.

Der erste Fall betraf einen Mobilgardisten, welcher bei der Belagerung von Paris einen Schuss durch die Wirbelsäule erhielt, wodurch das Rückenmark, wie sich bei der Section ergab, im oberen Dorsaltheil vollständig getrennt wurde. Der Tod erfolgte 24 Stunden nach der Verletzung. Bei der mikroskopischen Untersuchung des frischen Rückenmarks fanden sich an den Nervenfasern und Blutgefässen noch keine Veränderungen, Fettkörnchen waren nirgends wahrzunehmen, nur die Zellen der Neuroglia (myélocytes) und die Gefässwandungen erschienen vergrössert und liessen Kerntheilungen erkennen. Nach Erhärtung in Chromsäure markirten sich dagegen in den Seiten- und Hintersträngen für das blosse Auge erkennbare Heerde in denen der Axencylinder der Nervenfasern sehr viel dicker als normal war. Der Durchmesser des Axencylinders an normalen Fasern in der Umgegend betrug durchschnittlich 0,0033 Mm., während die hypertrophischen Fasern einen solchen von 0,0099 bis 0,01 Mm. besassen, dabei hatte die Markscheide ihre normale Dicke. An einzelnen Stellen fanden sich vergrösserte Axencylinder völlig isolirt zwischen normalen Nervenfasern. Auf Längsschnitten hatte die Anschwellung der Axencylinder eine spindelförmige Gestalt, häufig mit Wiederholung in kleinern und grössern Abständen. An diesen Punkten waren die Neurogliazellen ebenfalls vergrössert, während die Ganglienzellen der grauen Substanz sich völlig normal zeigten.

Der zweite Fall betraf einen 36 Jahre alten robusten Mann (aus der Praxis von JOFFROY) der plötzlich und ohne nachweisbare Ursache von einer completen Paraplegie, mit Anaesthesie und Retentio urinae befallen wurde. Der Tod erfolgte am 15. Tag der Krankheit. Bei der Section fand sich das Rückenmark von dem 2. Dorsalwirbel bis zur Lendenanschwellung erheblich verdickt, die Gefässe strotzend gefüllt, am 6. und 7. Dorsalwirbel ist dasselbe in einen förmlichen Brei umgewandelt, nach oben und unten nimmt diese Erweichung allmälig ab, anscheinend normal war nur ein kleiner Abschnitt der Hinterstränge. Die Untersuchung des frischen Rückenmarks ergab beträchtliche Vermehrung der Neurogliazellen, Kernwucherung und Fettinfiltration der Gefässwände. An dem in Chromsäure erhärteten Rückenmark markirten sich in der Umgebung der erweichten Partien circumscripte Herde, wie im 1. Fall, innerhalb deren sich wieder zahlreiche hypertrophische Axencylinder vorfinden. Die Anschwellungen waren theils spindelförmig, theils varicös, letztere oft von $\frac{1}{2}$ bis 1 Cm. Länge. Der Durchmesser betrug 0,045—0,025 Mm., während die normalen Fasern nur 0,0025 Mm. messen. Bei vergleichenden Messungen schienen auch die motorischen Ganglienzellen vielfach durch Anschwellung vergrössert zu sein.

Der dritte Fall betraf eine 38 Jahre alte Frau, im Hospital Pitié von BOURNEVILLE behandelt, welche nach achttägigem Kranksein unter den Erscheinungen einer akuten Rückenmarksaffection an Dyspnoe starb. Die Section ergab einen frischen hämorrhagischen Heerd in der linken Hälfte des Halsmarkes in dem Vorderhorn und Seitenstrang. Die varicösen Axencylinder fanden sich auch hier wieder zerstreut in mit dem blossen Auge erkennbaren Heerden. Die spindelförmigen und varicösen Anschwellungen massen 0,026 bis 0,018 Mm.; auch die Ganglienzellen im linken Vorderhorn waren um ein Viertel bis um die Hälfte grösser als rechts. Der Verf. betrachtet diese Anschwellungen der Axencylinder als das erste Stadium einer entzündlichen Affection (myélite parenchymateuse) die mit oder auch ohne Veränderungen der Neuroglia und der Gefässe (myélite interstitielle) acut, subacut oder chronisch verläuft. Am Schluss giebt der Verf. noch eine Zusammenstellung der analogen deutschen Beobachtungen.

ROTH (4) behandelt noch ausführlicher die Entwickelung und das Vorkommen der varicös hypertrophischen Nervenfasern. Er fand dieselben vielfach im Rückenmark und in der Retina, ohne dass bei Lebzeiten besondere Krankheitserscheinungen beobachtet waren. Referent hat ein Theil der Fälle selbst secirt und von den meisten Präparate von R. gesehen. In dem ersten Falle, der einen 27 Jahr alten Arbeitshäufer betraf und bei dem die Section Bronchiectasie, frische Pleuritis und Diphtherie des Ileum ergab, fanden sich homogene und körnige Anschwellungen sowohl an den Fortsätzen der stark pigmentirten grossen Ganglienzellen der Lendenanschwellung, als auch an den freien Achsencylindern innerhalb der grauen Substanz; oft enthielten die Anschwellungen der Ganglienzellen ebenfalls Pigment, oder einen kernähnlichen hellen Fleck. Die Anschwellungen fanden sich häufiger in den Vorder- als in den Hinterhörnern, übrigens fanden sie sich mehr vereinzelt und nicht in Nestern wie in der Retina, das Maximum der Länge betrug 0,05 Mm., die Dicke 0,01, die des Axencylinders 0,002 Mm. Hierauf theilt R. sehr ausführlich 5 Fälle von Hypertrophie der Nervenfasern der Retina mit bei sehr verschiedenartigen allgemeinen, theils septischen, und localen Processen und vergleicht dieselben mit 35 von verschiedenen Autoren publicirten Fällen. Hierunter befanden sich Morbus Brigh. 12, Syphilis 1, Leukaemie 2, Septicaemie 3, Pyaemie 2, Alcoholismus 1, Milzsarcom 1, Gehirnkrankheiten 6, Retinitis pigm. 1, Retinitis idiopath. 2, Augen unbekannten Ursprungs 2. ROTH glaubt hiernach, dass der varicösen Hypertrophie der Nervenfasern keine specifische Bedeutung zukomme, wie sie früher von H. MÜLLER namentlich für den Morb. Bright. angenommen wurde, sondern dass sie mehr eine Theilerscheinung eines auf allgemeiner oder localer Ursache beruhenden Entzündungsprocesses sei. Die Zeitdauer der Entwicklung kann sehr kurz sein, über die dadurch veranlassten functionellen Störungen liegen noch keine genaueren Beobachtungen vor.

Schliesslich theilt R. noch aus einer grösseren Reihe von Experimenten mit Hunden und Kaninchen, bei denen er durch Einstechen einer Nadel die Retina verletzte, die Resultate seiner Beobachtungen mit. Dieselben ergeben eine Bestätigung der von BERLIN gemachten Angaben. Die Varicositäten fanden sich 1-10 Tage nach der Verletzung, in der Regel tritt dann eine gröbere Granulirung ein. Die varicösen Verdickungen fanden sich in der Regel an den durchrissenen Nervenfasern rings um den Wundrand, seltener entfernter davon. Da 16 Tage nach der Verletzung die Varicositäten sparsamer waren, so muss eine Rückbildung derselben angenommen werden. Verfettungen oder weitere Entwickelungsformen wurden nicht beobachtet. Das Detail bitten wir im Original nachzulesen. Für die active Entstehung der Varicositäten glaubt R. noch einen Befund in einem Spinalganglion von einem 24 Ctm. langen Rindsfötus verwerthen zu können. Neben kernlosen Axencylindern und kernhaltigen Ganglienzellen fanden sich eigenthümliche länglichrunde Körper, theils eingeschoben in den Verlauf der Axencylinder, theils isolirt in der Flüssigkeit; ferner mehrfach gelappte und perlschnurartige Bildungen, ähnlich grösseren Varicositäten in retinitischen Heerden. Einige dieser Anschwellungen enthielten allerdings einen Kern mit Kernkörperchen.

BENECKE (6), Prosector an der Universität in Königsberg, theilt sehr ausführliche Beobachtungen über die Degeneration und Regeneration durchschnittener Nerven mit. In früheren Jahren benutzte der Verf. Kaninchen, Krähen, Hühner, Tauben und verschiedene Fringillen, in neuerer Zeit ausschliesslich junge Katzen, deren Nervenstämme im Innern sehr wenig Bindegewebe enthalten und daher für die Untersuchung sehr geeignet sind. Ausser der Discision und Excision wurde mit bestem Erfolge die Ligatur angewendet. Die Untersuchung geschah an frischen und in MÜLLER'scher Flüssigkeit erhärteten Präparaten. Bei Kaninchen und älteren Thieren mit bindegewebsreichen Primitivfasern empfiehlt sich zur Isolirung die von KÜHNE empfohlene Maceration in sehr verdünnter Schwefelsäure bei erhöhter Temperatur. B. kam zu folgenden Resultaten. Nach Nervendurchschneidung findet in dem der Schnittstelle zunächst gelegenen Abschnitt des centralen Nervenstumpfes und in dem ganzen peripheren Nervenstück eine Degeneration der Primitivfaser statt, welche mit dem Zerfall des Markes und dem Untergang des Axencylinders endet, während die SCHWANN'sche Scheiden bis nach eingeleiteter Regeneration der Nerven erhalten bleiben und erst dann der Resorption verfallen. Schon wenige Tage nach der Operation zeigen die Neurilemkerne der Schwann'schen Scheiden und in der salzigen Zwischensubstanz der Nervenenden eine lebhafte Theilung und bilden schliesslich den einzigen Inhalt der collabirten Schwann'schen Scheiden. Sie verlängern sich weiterhin zu Spindeln, verschmelzen durch fadenförmige Fortsätze ihres Protoplasmas, die sich allmälig zu schmalen Bändern umwandeln, wodurch die schmalen Primitivfasern mit den peripherischen wieder verbunden werden. Dieser Vorgang findet gleichzeitig und in gleicher Weise in den Nervenenden in der Narbe statt. Die Umwandlung der blassen Bänder in anomale Nervenfasern erfolgt durch eine an den Kernen zuerst auftretende Markbildung, wodurch allmälig eine anomale Markscheide hergestellt wird, während die Mehrzahl der Kerne schwindet, nur wenige restiren als die normalen Nervenscheidenkerne, der centrale Inhalt der Nervenfasern persistirt unverändert als Axencylinder. Degeneration und Regeneration lassen sich zeitlich nicht vollständig trennen, sie gehen theilweise gleichzeitig neben einander. Die Regeneration der Primitivfasern und die Entstehung neuer Nervenfasern in der Narbe ist vollkommen analog der embryonalen Bildung der Nerven bei Hühnerembryonen, Frosch- und Tritonen-Larven. In der Detailbeschreibung giebt der Verf. eine sehr sorgfältige kritische Vergleichung seiner Resultate mit denen der sehr zahlreichen übrigen Autoren.

VULPIAN (7) theilte der Academie in Paris einen kurzen Bericht mit über seine neueren Beobachtungen über die Atrophie der Nervenwurzeln und des Rückenmarkes nach Durchschneidung der Nerven und nach Amputation der Extremitäten. Die Atrophie ist in der Regel am ausgesprochensten an den Hintersträngen und an den hinteren Hörnern der grauen Substanz; sie beschränkt sich meistens auf den Abschnitt des Rückenmarks, welcher dem Austritt der durchschnittenen Nerven entspricht, secundäre Veränderungen verbreiten sich centripetal. Die Atrophie stellt sich in jedem Lebensalter ein, bei ausgewachsenen Individuen aber rascher; deutlich ist sie erst einige Monate nach der Operation wahrzunehmen, bei jungen Kaninchen will VULPIAN schon 30 Tage nach der Nervendurchschneidung einen leichten Grad einseitiger Atrophie des Rückenmarks beobachtet haben. Die Veränderung tritt in gleicher Weise auf bei Durchschneidung der vorderen und der hinteren Nervenwurzeln. Die mikroskopische Untersuchung des Rückenmarkes ergiebt, dass die einzelnen Gewebe gleichmässig in einen atrophischen Zustand verfallen, eine specifische Veränderung, namentlich eine fettige Degeneration, konnte V. niemals wahrnehmen. Als Ursache dieser einfachen Atrophie glaubt der Verf. lediglich die Unterbrechung der Function ansehen zu müssen.

BUTLIN (8) giebt eine kurze Beschreibung der pseudohypertrophischen Muskel-Atrophie, die er am häufigsten bei Knaben von 7–10 Jahren beobachtete. Der Gang ist in der Regel schlecht, schwankend, die Patienten treten mit den Zehenspitzen auf. Der Rücken ist in der Lumbarregion vorwärts gebogen und das Bild gleicht in hohem Grade dem einer progressiven Muskelatrophie. Die Muskeln der unteren Extremitäten sowie die unteren Spinalmuskeln sind jedoch vergrössert, und die am meisten hypertrophischen Muskeln sind verkürzt, jedoch nicht contrahirt, sondern mechanisch verhindert in die Ruhelage zu fallen. Hierdurch wird der Talipes equinus und die Lordose veranlasst. An Muskelstückchen, welche B. am Lebenden excidirt hatte, fanden sich die Muskelfasern kaum ½–¼ so dick als normal, die Querstreifen waren vielfach undeutlich, zwischen den Muskelfasern verbreitete sich ein ausserordentlich reichlich entwickeltes Bindegewebe und Fettgewebe; daneben finden sich noch vielfach Gebilde, welche B. für leere Sarcolemmaschläuche hält. Als das Primäre betrachtet B. die interstitielle Bindegewebswucherung, an die sich die Fettbildung und Atrophie der Muskelfasern anschliesst.

CHARCOT (9) kam bei der mikroscopischen Untersuchung verschiedener Muskeln von einem an Paralysis pseudo-hypertrophique gestorbenen Individuum zu denselben Resultaten wie BUTLIN. Als das Primäre betrachtet auch er die interstitielle Bindegewebsneubildung, die allmälig zur Fettbildung und Muskelatrophie führt. Von einer Betheiligung des Rückenmarks und der Nervenwurzeln, wie sie BARTH und WILH. MÜLLER annehmen, konnte er sich nicht überzeugen.

CLARKE (10) berichtet über folgenden Fall von einseitiger Atrophie der Zunge.

Frau X. 45 Jahre alt wurde im Februar 1870 wegen eines Carcinoms der rechten Mamma operirt. Die Wunde heilte langsam aber zufriedenstellend. Acht Wochen später wird Patientin von Husten und Dyspnoe befallen wozu sich periodisch wiederkehrender, tiefliegender Schmerz der rechten Kopfseite gesellte mit bedeutender Turgescenz der Gefässe der rechten Halsseite. Im December desselben Jahres beginnt die rechte Seite der Zunge bis zur Raphe zu atrophiren, besonders in der vorderen und mittleren Partie. Hierzu gesellt sich später Dysphagie und Paroxysmen von Erstickung drohendem Husten. Psyche frei, keine Paralyse der Unterextremitäten. Der Tod erfolgte im Juni 1871, die Obduction wurde nicht gestattet.

C. glaubt, dass sich in der Umgegend des Hypoglossus ein secundärer Geschwulstknoten gebildet habe, wie solche Fälle von DUPUYTREN und PAGET beobachtet. Bei einem Kaninchen durchschnitt C. den Hypoglossus und konnte die Atrophie der resp. Zungenhälfte verfolgen.

v. BISCHOFF (11) giebt eine vorläufige kurze Beschreibung der hauptsächlichsten Eigenthümlichkeiten des Schädels und Gehirns des achtjährigen mikrocephalischen Mädchens Helene Becker aus Offenbach bei Frankfurt am Main, welche bekanntlich vor mehreren Jahren fast an allen deutschen Universitäten von den Eltern präsentirt wurde.

Eine ausführliche anatomische Beschreibung des Schädels und der sämmtlichen übrigen Organe soll in den Denkschriften der Münchener Akademie demnächst erscheinen. Wir müssen uns hier nur auf einige kurze Bemerkungen beschränken und verweisen bei der hohen Wichtigkeit des Gegenstandes auf das Original und die in Aussicht gestellte grössere Abhandlung. Der Schädel zeigte als besondere Eigenthümlichkeit eine Synostose der Pfeilnaht, alle übrigen Nähte waren vollständig erhalten. Das Gehirn wog 219 Grm., dasselbe zeigte in vielen Punkten eine grosse Affenähnlichkeit, gleichwohl meint aber B. wird Niemand dasselbe für ein Affengehirn ansehen, welchen Gedankengang der Verf. durch Aufzählung der Eigenthümlichkeiten der einzelnen Hirnregionen gegen die atavistische Auffassung VOGT's weiter ausführt. Die Gyri sind auf beiden Seiten ungleich und asymmetrisch, ihr Reichthum entspricht am nächsten dem Gehirn eines Fötus aus der zweiten Hälfte des 8. Monats. Abweichend davon ist jedoch ihre Anordnung, so dass man annehmen muss, es habe zu dieser Zeit irgend ein störender Einfluss auf die Weiterentwicklung stattgefunden. Der ganze Befund spricht aber dafür, dass diese Störung noch viel früher stattgefunden haben muss, und dass die Entwicklung in eigenthümlich einseitiger Weise aber ohne Uebereinstimmung mit irgend einem anderen Gehirn noch eine Zeitlang fortgeschritten, und ohne einen höheren Ausbildungsgrad wie bis zu dem eines achtmonatlichen Fötus zu erreichen. Ueber die Natur dieses Einflusses ist etwas Bestimmtes schwer auszusagen, ihn zu suppliren ist die VOGT'sche Hypothese von dem atavistischen Rückschlage ersonnen worden. B. glaubt, dass der Schädel und das Gehirn gleichzeitig von einem schädlichen Einfluss betroffen wurden. Wenn, fährt B. weiter fort, die Ansicht von der atavistischen Natur der mikrocephalen Gehirne von anatomischer Seite als widerlegt erachtet werden kann, so erscheint dieselbe auch von physiologischer Seite unmöglich. Auf einer wie niedern Stufe der Hirnbildung und Intelligenz der Urahn auch gedacht werden mag, niedriger selbst als die meisten noch jetzt lebenden Affen, mit einem Gehirne wie das der Microcephalen, verbunden mit einem solchen Mangel von Intelligenz, psychischer Befähigung oder auch nur Instinct, hätte er durchaus nicht leben können. Ausserdem erscheint es eigenartig, dass der Atavismus nur im Gehirn sich fortpflanzen solle, während bis jetzt bei allen Microcephalen der übrige Körper und seine Organe den menschlichen Habitus bewahrt haben.

Ermann (12) fand bei der Section einer 62 Jahr alten Frau, welche an chron. Bronchialkatarrh gestorben, eine ausgedehnte Bildung von grauer Hirnsubstanz am Boden beider Seitenventrikel, vor dem vordern Ende des Corp. striatum beginnend, bis in das Unterhorn sich ausdehnend; rechts war die Neubildung stärker als links. Die mikroskopische Untersuchung ergab, dass die graue Masse, die aus den gewöhnlichen Bestandtheilen sich zusammensetzte, nicht eine zusammenhängende Masse darstellte, sondern aus grösseren und kleineren Heerden bestand, welche von verschieden dicken Lagen weisser Substanz umgeben waren. Die Patientin hatte weder früher noch im späteren Alter Spuren einer geistigen Störung dargeboten.

Nach einem kurzen Rückblick auf die Geschichte der perivasculären Räume der Gehirngefässe berichtet Obersteiner (13) über den anatomischen Bau einer erbsengrossen Gummigeschwulst, welche in dem sonst normalen Gehirn eines syphilitischen Individuums in der Medulla oblongata, hinter den tiefliegenden Brückenfasern, sich vorfand. Besondere Cerebralerscheinungen waren nie vorhanden gewesen. Der Rand der Geschwulst war bläulich grau, gelatinös, der Kern gelbweiss, ziemlich hart und derb. In der Umgebung des Tumors zeigte die Substanz der Medulla zahlreiche kleine, meist runde bis stecknadelkopfgrosse Löcher. Die Geschwulst bestand aus meist kleinen Zellen mit rundlichem Kern, welche sich noch weit über die Grenzen des Tumors hinaus zwischen den Bündeln der Nervenfasern und auch in den die Gefässe umgebenden Lymphräumen sehr reichlich vorfanden. Die Cysten liessen an Querschnitten keine besondere Wand noch Inhalt erkennen, und auf Flächenansichten markirt sich zeitweise eine äusserst zarte Membran, und einige grössere enthielten concentrische Körperchen (Myelin oder Colloid). Obersteiner betrachtet die Cysten als erweiterte perivasculäre Lymphräume, deren Dilatation bedingt ist durch die Anhäufung der Geschwulstelemente darin.

In vielen kleineren Räumen liess sich im Innern noch das wohlerhaltene Blutgefäss erkennen, so dass über den Ursprung derselben kein Zweifel sein konnte; an anderen Stellen liess sich ein Blutgefäss bis an die Lücke verfolgen, wo dasselbe plötzlich aufhörte.

Fleischl (14) theilt das genauere histologische Verhalten von mehreren Fällen von Hirngeschwülsten mit, von denen die ersten, welche sich wesentlich mit dem Verhalten der perivasculären Räume zu der Neubildung befassen hier ihre Erwähnung finden mögen, während wir den Abschnitt über den „Tumor cavernosus" in dem Referat über Onkologie nachzulesen bitten. Die Resultate, zu denen Fleischl bei seinen Untersuchungen gekommen, stimmen mit denen von Obersteiner vielfach überein.

Der erste Fall betraf ein 26 Jahre altes an Lungentuberculose verstorbenes männliches Individuum, bei dem der um ein Drittel vergrösserte rechte Sehhügel mehrere kleinere und drei erbsengrosse Höcker von durchscheinend grauröthlicher, schleimig gallertiger Beschaffenheit zeigte. Die feinere Untersuchung ergab als wesentliche Bestandtheile kleine runde grosskernige Zellen, wie in den sog. Gliomen, die sich namentlich im Verlauf der reichlich vorhandenen Gefässe und zwar in deren perivasculären Räumen angehäuft vorfanden. Die Gefässe waren theils noch bluthaltig, theils durch die Zellenanhäufung vollständig comprimirt; dieselbe bildete oft wie einen Cylinder um das Gefäss, bald war sie circumscript, ein spindelförmiges Aneurysma der Lymphscheide darstellend. Die umgebende Hirnsubstanz war an einzelnen Stellen völlig normal, während sie an anderen von den kleinen Zellen durchsetzt oder in faseriges Bindegewebe umgewandelt war; endlich fanden sich noch Stellen, wo die mit starken Bindegewebsscheiden versehenen Gefässe von einer zellig körnigen Masse umgeben waren.

Von diesen Thatsachen ausgehend, betrachtet F. die Entwicklung der Neubildung vermittelt von den mit Zellen vollgestopften Lymphscheiden, deren Verlauf folgend die Weiterverbreitung geschieht. Die Zellen der perivasculären Räume wandeln sich weiterhin innerhalb der Lymphbahnen oder in der umgebenden Hirnsubstanz in fibrilläres Bindegewebe um, wobei die Nervensubstanz verdichtet wird. In Bezug auf das nähere Detail muss auf das Original verwiesen werden. Fleischl bezeichnet hiernach die Neubildung als ein Lymphoma perivasculare. Eine analoge Verbreitung von Geschwulstzellen innerhalb der perivasculären Bahnen beobachtete F. bei einem Sarcoma melanodes der äusseren Haut mit Metastasen in inneren Organen und auf den Hirnhäuten.

Hieran knüpft F. die Mittheilung des histologischen Baues eines halbapfelgrossen blassröthlichen sarcomatösen Tumors, der an der Oberfläche der rechten Grosshirnhemisphäre, unter dem Scheitelbein und bedeckt von den Hirnhäuten sich vorfand. Dem Character der zelligen Bestandtheile nach konnte er als Gliom und als Sarcom aufgefasst werden. Als bemerkenswerthen Befund zeigte derselbe einmal an seiner Rindenpartie zahlreiche bis Hanfkorn grosse, mit seröser Flüssigkeit erfüllte Hohlräume, welche sich bei der weiteren Verfolgung als ungewöhnlich erweiterte perivasculäre Lymphräume ergeben. Ihre Entstehung führt der Verf. zurück auf eine Wucherung der Gliazellen und der eigentlichen Geschwulstelemente, die Abschnürung erfolgt ähnlich wie bei der Cystenbildung in den Nieren durch Abschnürung der Harnkanälchen. Als zweites bemerkenswerthes Factum ergab sich eine ungewöhnliche Vergrösserung der Ganglienzellen, die vielfach mehrere Kerne besassen und bei Anwendung von stärkerer Vergrösserung deutlich Furchungen und Theilungsvorgänge erkennen liessen, so dass kein Zweifel darüber bestehen konnte, dass es sich hier um einen Act der Neubildung handelte. Da der grösste Theil der Zellen, welche die Geschwulst zusammensetzten, sowohl durch ihre prismatische Form als ihre Grösse und sonstige Beschaffenheit mit den normalen Ganglienzellen in der Umgebung übereinstimmten, so glaubt der Verf. die Entwickelung des Tumors von denselben ableiten zu können. Das mit zahlreichen hübschen Abbildungen erläuterte Detail bitten wir im Original nachlesen zu wollen.

ROTH (15) giebt zu seinen sub No. 4 aufgeführten Untersuchungen über die varicöse Hypertrophie der Nervenfasern einen Nachtrag. Er hat seitdem noch an 53 Leichen die Augen untersucht und fand dabei 10 mal diese Veränderung an den Opticusfasern, jeweilen in kleinen, meist in blassen Augen sichtbaren Flecken, theils rein, theils complicirt mit Körnchenzellen. Darunter fanden sich 3 Fälle mit primären Jauchabscessen, 1 einfache Eiterung, 1 wahrscheinlich Febris recurrens (Anatomieleiche), 1 Lungen- und Darmphthise, 1 Cylinderzellen-Krebs des Magens, 3 nicht secirte Operationscurs-Leichen. Bei zwei der letzteren Fälle fanden sich gleichzeitig markhaltige Nervenfasern in der Retina, worüber später berichtet wird.

2. Haut.

Koestl, Theodor, Seltene Pigmentbildung der Haut. Allgem. Wiener med. Zeitung No. 10. (Zahlreiche sehr umfangreiche angeborene Pigmentflecken an der Haut des Körpers. [illegible] hat an einer Ausdehnung von 18 Ctm. bei einem fast ganz normal gebildeten neugeborenen Mädchen. Die 18jähr. Mutter, sowie der junge kräftige Vater sind ohne jedes Pigmentmal am Körper).

3. Circulationsorgane.

a. Blutgefässe.

1) Vanlair, C., Recherches histologiques sur l'endartérite [illegible]. Arch. de Phys. norm. et pathol. No. 2. Tab. XV. Fig. 1. 4. 6. ([illegible]). — 2) Cornil, V., Sur l'anatomie pathologique des veines variqueuses. Ibid. No. 5. — 3) Soboroff, S., Untersuchungen über den Bau normaler und ectatischer Venen. Arch. für path. Anat. und Physiol. Bd. 50. Hft. 3.

b. Herz.

4) Legg, Wickham, Disease of the pulmonary valves. St. Barth. Hosp. Rep. Vol. VIII. — 5) Derselbe, Syphilitic gumma of the heart. Ibid. — 6) Derselbe, Fibrous degeneration of the muscular fibres of the heart. Ibid.

CORNIL (2) fand bei der Untersuchung varicös erweiterter subcutaner Venen der Unterextremitäten eine Verdickung und in späteren Stadien eine hochgradige Verdünnung der Wandungen. Die Verdickung wird veranlasst durch eine reichliche Bindegewebsneubildung an der Grenze der inneren und mittleren Haut, wozu sich noch eine beträchtliche Erweiterung der Vasa vasorum gesellt. Der Durchmesser der letzteren ist oft grösser als der einer Hautvene, wodurch weite von Bindegewebe begrenzte Venensinus zur Entwicklung kommen. Die Venenklappen werden dünn und gehen oft bis auf wenige strangförmige Ueberreste zu Grunde. Im Allgemeinen ist die Innenfläche der erweiterten Venen glatt, auch an den dickeren Stellen der Wand, erst in den späteren Stadien bilden sich hier und an den Klappenüberresten feine Kalkablagerungen. CORNIL betrachtet nach diesem Befund die Venenerweiterung als das Resultat einer chron. Entzündung der Venenwand, die eine grosse Analogie mit der chron. Entzündung der Innenhaut der Arterien zeigt, sich jedoch dadurch unterscheidet, dass die Innenhaut der Venen stets glatt bleibt und nicht in fettige Degeneration übergeht, und nur nach längerem Bestand kleine partielle Kalkincrustationen zeigt.

SOBOROFF (3) kam bei seinen Untersuchungen ectatischer Venen zu ziemlich zu denselben Resultaten wie Cornil. Zuerst werden die ectatischen Venen mit dicken Wandungen und dann solche mit dünnen Wandungen abgehandelt. Die Verdickung beruht auf einer Massenzunahme des Bindegewebes und auf einer sehr ausgesprochenen Hypertrophie der Muscularis. Bemerkenswerth ist die fast constante Unveränderlichkeit und Integrität des Epithels. In der Media fand sich in vielen Fällen auch eine gesteigerte Menge der Kittsubstanz der hypertrophischen Muskelfasern, was S. als einen interstitiellen Process bezeichnet. Ausserdem fand in dieser Schicht gewöhnlich eine reiche Entwickelung der Vasa vasorum statt. Die Adventitia an den dickwandigen Venen war stets stark entwickelt und die Zahl und der Durchmesser ihrer Gefässe (vasa vasorum) übertraf in hohem Maasse die normalen Verhältnisse. An den dünnwandigen varicösen Venen war dagegen die Adventitia äusserst fein und gefässarm.

Wickham Legg (4—6) theilt folgende Sectionsbefunde am Herzen mit:

Bei einem 24 Jahre alten weiblichen Individuum, welches nach 6 monatlichem Kranksein am 28. April 1871 in Hope Ward gestorben, ergab die Section Folgendes: Zahlreiche Purpuraflecken am Bauch und an den Beinen. In beiden Pleurasäcken ca. 6 Unzen Erguss; im Pericard ca. 4 Unzen trübes Serum. Das Herz sehr vergrössert, namentlich rechts, der linke Ventrikel erscheint nur wie ein Anhang vom rechten; der Conus pulm. sehr erweitert. Die Pulmonalklappen verdickt, retrahirt, an den Rändern mit warzigen Auflagerung; von der mittleren Klappe zieht eine Schleife nach dem Conus arter. Ein nussgrosses Faserstoffgerinnsel bedeckt den Klappenrand. Die Aortaklappen zeigen die gleiche Veränderung. In mehreren kleinen Aesten der Lungenarterie Thromben. In der Milz ein grösserer, in den Nieren mehrere kleinere alte Infarcte.

Ein 25—30 Jahre alter Mann ist plötzlich in einer Schenke verstorben. Bei der Section fand sich an der Basis des linken Ventrikels und am Septum ein gelbweisses schwieliges Gewebe, welches die Muskelsubstanz verdrängt hatte und von normalem Muskelgewebe begrenzt war. Milz und Nieren vergrössert, Leber fettig und sehr weich. Die Aortaklappen und Mitralis schwielig verdickt, insufficient. Das Herz im Ganzen etwas vergrössert. Der Verf. glaubt nach dem mikroskopischen Befund eine Gummigeschwulst im Herzfleisch annehmen zu sollen, obgleich sonst keine syphilitischen Affecte in den übrigen Organen nachweisbar waren, am Penis fand sich keine Narbe.

Ferner fand der Verf. bei der Section eines circa 30 Jahre alten Mannes, der schon länger an Brustbeschwerden gelitten und plötzlich gestorben, eine ausgedehntere Schwielenbildung an der hinteren Wand des linken Ventrikels mit Ausbreitung auf das Septum bis zur Herzspitze. Im Uebrigen war das Herz normal gross und die Musculatur von guter Farbe.

4. Respirationsorgane.

Koester, K., Braune Induration mit complexer Entzündung der Lungen. Arch. f. pathol. Anat. und Physiol. Bd. 51. Heft 3. und 4. — 2) Wahlberg, C. F., Das tuberculöse Geschwür im Kehlkopfe. Oesterr. med. Jahrb. Heft 3. Taf. VII. (Cont. die Tuberculose.)

Köster theilt den mikroskopischen Befund in den Lungen eines 21 Jahre alten Mannes mit, der bei Lebzeiten die Zeichen einer Mitralstenose darbot, bei dem aber die Section keinen Klappenfehler ergab, sondern die Anwesenheit eines wallnussgrossen, höckerartigen Myxoms, das kurzgestielt an der Innenwand des linken Vorhofes 13 Mm. über der Basis des hinteren Mitralsegels aass. Das Herz war beiderseits dilatirt und rechts fettig degenerirt. In der linken Lunge fanden sich hämorrhagische Flecken und an den vorderen blutärmeren Partien eine braune Färbung. Die rechte Lunge zeigte am vorderen unteren Rande eine frische Pleuropneumonie und am oberen Rande gleichfalls bräunliche Flecken wie links. Milz beträchtlich vergrössert. Die mikroskopische Untersuchung der in Spiritus erhärteten Lungenpartien ergab, dass in dem pneumonisch infiltrirten Lungengewebe sich sehr viel weniger Pigmentkörnchen vorfanden als in den Abschnitten mit brauner Induration; das Verhalten beider ist ausführlicher geschildert. K. kommt daher zu dem Schluss, dass indem bei der braunen Induration der körnige Farbstoff in ovalen, runden, sternförmigen und spindelförmigen Bindegewebszellen abgelagert, während er beim Eintritt der Lungenentzündung aus dem Bindegewebe zum grössten Theil verschwunden ist und in den pigmentirten Zellen der Alveolen sich findet, angenommen werden muss, dass durch die Lungenentzündung pigmenthaltige Bindegewebszellen wanderungsfähig werden und sammt ihrem Pigment in die Alveolen eintreten. Hierbei kann entweder die ganze Bindegewebszelle einwandern oder dieselbe geräth zuvor in Wucherung, das Pigment vertheilt sich auf die Tochterzellen und diese übernehmen den Import in die Alveolen, oder die Zellenwucherung tritt erst auf nach dem Eintritt der Bindegewebszellen in die Alveolen. Für die beiden letzten Möglichkeiten spricht noch der Umstand, dass in der entzündeten Lunge mehr Zellen im interstitiellen Gewebe lagen als im nicht entzündeten, und dass innerhalb der Alveolen neben den grösseren epithelähnlichen sehr viele kleine Pigmentzellen sich angehäuft hatten.

5. Verdauungsorgane.

1) Arnstein, Carl, Zur Casuistik der Macroglossie. Arch. für pathol. Anat. und Phys. Bd. 54. Heft 1. Taf. XIV. Fig. 1–3. — 2) Roth, M., Ueber Divertikelbildung am Duodenum. Ibid. Bd. 56. Heft 1 und 2. Taf. V. — 3) Fischer, H., Hernia diaphragmatica dextra. Zwerchfell-Leber-Hernie. Verh. der phys. med. Ges. zu Würzburg. Heft 1. Taf. XIII. — 4) Scheuthauer, Prof., Fibrom in der Submucosa des Magens. Pester med. chir. Presse No. 18. (Kindsfaustgrosses, derbes, an der Oberfläche leicht gelapptes Fibrom am Pylorustheil des Magens bei einer alten Frau. Glatte Muskelfasern fehlten darin). — 5) Derselbe, Fibrom des Ileums. Ibid. (Wallnussgrosses Fibrom des Ileums mit nachfolgender Intussusception, Gangrän und Abgang eines 3½ Fuss langen Ileumstückes p. anum, Tod an Peritonitis nach 2 Monaten. Nähere Angaben fehlen.) — 6) Legg, Wickham, On Cirrhosis of the liver. Bartholom. Hosp. Rep. Vol. VIII. — 7) Tschudnowsky, Zur pathologischen Histologie der Leber bei Cholera und zur Lehre von der Lebercirrhose. (Aus der Klinik des Hrn. Prof. Botkin.) Berliner klin. Wochenschr. No. 33. — 8) Solowieff, Alexander, Veränderungen in der Leber unter dem Einflusse der künstlichen Verstopfung der Pfortader. Centralblatt für die med. Wissensch. No. 22. — 9) Scheuthauer, Prof., Leber-Syphilis bei einem dreimonatlichen Knaben. Pester med. chirurg. Presse No. 1. — 10) Mettenheimer, C., Ueber Zottenbildung in der Gallenblase. Arch. f. Anat. und Phys. Heft 4. (Polypöse, [illegible] ähnliche Knötchen der Gallenblasenschleimhaut bei einem 73 J. a. an Dysenterie verstorbenen französischen Soldaten). — 11) Birch-Hirschfeld, Der acute Milztumor. Eine pathologische Studie. Arch. der Heilkunde. Heft 3 und 4. — 12) Legg, J. W., Hydatids of the spleen and Liver. Bartholom. Hosp. Rep. Vol. VIII. (Ein 33 J. a. Kranker litt an heftigem Erbrechen, epileptiformen Anfällen und Delirium. Bei der Section fand sich ein chronisches Pylorusgeschwür; im rechten Leberlappen eine Orange grosse und im Becken eine wallnussgrosse Echinococcus-Blase, eine kleinere in der Milz, alle drei in obsoletem Zustande.) — 13) Derselbe, Escape of hydatid cysts into bladder. Ibid. — 14) Scheuthauer, Prof., Echinococcus der Leber. (Kurzes Referat aus einem Vortrag über die Entwickelung des E. Pester med. chirurg. Presse. No. 3 und 4. — 15) [illegible], Wilh., Ueber die Veränderungen, welche die Magenschleimhaut durch die Einverleibung von Alkohol und Phosphor in den Magen erleidet. Arch. f. path. Anatomie und Phys. Bd. 50. Heft 3 und 4. — 16) Winiwarter, A., Zur pathologischen Histologie der Leber. Oesterr. med. Jahrb. Heft 3. Taf. VIII.

Arnstein (1) in Kasan theilt einen Fall von Macroglossie bei einem 12 Jahre alten Mädchen mit.

Patientin wurde im December 1869 in die Universitäts-Klinik in Kasan aufgenommen wegen Hypertrophie und Prolapsus linguae. Der Vorfall soll vor 2 Jahren begonnen haben, die Vergrösserung der Zunge bestand schon von der Geburt an. Im December 1869 wurde ein 5 Cm. breites und langes keilförmiges Stück excidirt, die Wunde heilte per primam intentionem. Die Zungenspitze war stumpf, sämmtliche Papillen stark vergrössert, das Epithel verdickt, an der sonst glatten unteren Fläche mehrere stecknadelkopfgrosse Erhabenheiten. Bei der mikroskopischen Untersuchung zeigte das cavernöse Gewebe der Schnittfläche zwei verschiedene Arten von Hohlräumen. Die einen waren rundlich, mit rothen Blutkörperchen und Fibrinfäden erfüllt; die zweite Art bildete unregelmässige, sinuöse Gänge, die von zarten Wandungen begrenzt und einen körnigen Inhalt mit spärlichen lymphoiden Zellen enthielten. Die Wandungen der Bluträume bestanden aus zartem fibrillärem Bindegewebe mit zahlreichen Rundzellen, stellenweise fanden sich an der Innenwand flache Epithelien mit grossem Kern. Die ectatischen Lymphräume waren theils spaltförmig, theils sackförmig, theils gabelförmig, anscheinend blind endigend. Ihre Wandungen bestanden stellenweise aus zartem fibrillärem, in der Nähe der Lymphräume, und grobmaschigem adenoidem Gewebe. Eine Muskelneubildung konnte A. nicht wahrnehmen, die einzelnen Bündel hatten, wie immer, in der Zunge eine verschiedene Breite, stellenweise waren dieselben hyalin degenerirt.

A. glaubt die Neubildung als ein Lymphadenoma cavernosum bezeichnen zu sollen.

Roth (2) theilt 6 Fälle von sogenannten unechten oder Schleimhautdivertikeln, ohne Betheiligung der Muscularis, des Duodenum's mit. Dieselben waren Kirsch- bis Wallnussgross und bildeten einfache, cylindrische, oder auch gelappte, mit kleinern und grössern Oeffnungen mit dem Duodenum communicirende Schläuche. Aus der Literatur führt R. noch 6 Fälle von Morgagni ab an. Die meisten waren collabirt und leer, seltener mit Darminhalt gefüllt. Der Sitz war in einigen Fällen die Pars transversa superior, häufiger kommen sie in der Pars descendens vor und zwar auf der hinteren dem Pancreas anliegenden Wand. Hier wieder bildet der Eintritt des Gallenpancreasganges die Prädilectionsstelle, wie früher schon FLEISCHMANN hervorgehoben hat. Ihrem ganzen Habitus nach mussten sie als erworbene Bildungen beobachtet werden, die namentlich im höheren Alter oder bei vorzeitigem Marasmus auch bei jungen Individuen vorkommen, in einem Fall war der hydropische Kranke erst 28 Jahr alt. Als weitere Momente sind abnorme Erschlaffung des Duodenum, Verfettung der Muscularis, Atrophie des Pancreas zu erwähnen, welche dem Verfall der Schleimhaut förderlich sind.

PIRSCHAT (3) giebt die ausführliche Beschreibung zweier umfangreicher aus Lebersubstanz bestehender zapfenförmiger Knoten der Leber von einem Ochsen, welche mit einem eingeschnürten kurzen Hals aus der Leber aufsteigend durch zwei nur durch eine 1,5 Ctm. breite Brücke getrennte Oeffnungen im tendinösen Theil des Zwerchfells in die Brusthöhle ragten und hier pilzförmige Vorsprünge bildeten. Der Verf. führt aus der Literatur noch mehrere gleiche Fälle an und führt ihre Entstehung auf eine Zerreissung des Zwerchfells zurück, vielleicht in Folge starker Contraction, da Rippenfracturen etc. nicht nachweisbar waren.

WICKHAM LEGG (6) theilt nach einem sehr vollständigen historischen Rückblick über die Geschichte der Lebercirrhose die Resultate seiner eigenen Beobachtungen von 6 Fällen mit. Er glaubt, dass der Process ursprünglich von den Leberzellen ausgehe, und dass ein Theil der im Anfangsstadium neugebildeten Leberzellen allmählig in Bindegewebe sich umwandele. Eine Stütze für diese seine Ansicht findet L. in den Untersuchungen von BEALE, HOLM und vor Allem in den Experimenten von HÜTTENBRENNER über den Heilungsvorgang von Leberwunden.

TSCHUDNOWSKY (7) hat die Leber von 10 Cholerakranken (vom 3. bis 10. Krankheitstag und ein Fall vom 28.), welche auf der Klinik von Prof. BOTKIN gestorben, einer genauen Untersuchung unterworfen und fand, dass das Leberparenchym analoge Veränderungen zeigte wie bei andern Infections- und Intoxications-Krankheiten (Malaria, Alkohol., Syphilis, Abdominaltyphus). Die Leberzellen sind im Anfangsstadium vergrössert, trübe, feinkörnig und zerfallen endlich. Das interstitielle Bindegewebe ist in Wucherung begriffen und enthält reichliche lymphoide Körperchen. Die feineren Arterien und Aeste der Vena portae enthielten Thromben in allen Stadien des Zerfalls, die Capillaren durch Blut stark ausgedehnt. Später erscheinen an Stelle der verstopften Venen Züge von jungen, meist spindelförmigen Bindegewebszellen. Das Epithel der Gallengänge trübe geschwellt, stellenweise fettig und von den Wänden abgelöst. Aus der activen Mitbetheiligung des Leberbindegewebes an den Veränderungen glaubt T. die von BOTKIN constatirte häufige Thatsache von leichtem Ascites bei Cholera-Reconvalescenten erklären zu können. Er betrachtet den ganzen Vorgang als eine acut verlaufende Leber-Cirrhose, ähnlich der nach Alkohol, Malaria und Syphilis; beim Ileotyphus will T. dieselben Veränderungen beobachtet haben. — Schliesslich glaubt der Vf., dass ein bedeutender Theil von Leber-Cirrhosen aus früher überstandener Infections- und Intoxicationserkrankung abzuleiten sei!

SOLOWIEFF (8) machte im Laboratorium von Prof. BOTKIN in Petersburg eine Reihe von Experimenten, um die Veränderungen zu studiren, welche das Leberparenchym bei Verstopfungen der Pfortader erleidet. Die gegenwärtige Mittheilung ist kurz, und hat verhältnissmässig noch wenig Neues ergeben. Der Verf. ist mit der weiteren Bearbeitung der Frage noch beschäftigt. Die Experimente wurden an Hunden angestellt, mit der Vorsicht, dass nur kleinere Stämme der Vena portae unterbunden wurden, um nicht durch die plötzliche Unterbrechung des ganzen Kreislaufes den Tod herbeizuführen. Die Vena portae selbst wurde einige Male nur lose unterbunden, um einen allmäligen Verschluss herbeizuführen. Unter diesen Verhältnissen überdauerten die Thiere wochen- und monatelang die Operation. Bei Thieren, welche 6 bis 16 Stunden nach der Operation gestorben, waren die Leberzellen feinkörnig, trübe, der Kern kaum sichtbar, Essigsäure klärte die Zellen langsamer, als in normalen Lebern. Die kleinen Gefässe enthielten frische Thromben, in den umliegenden Geweben lymphoide Zellen. Bei Thieren, die später gestorben, oder getödtet wurden, fanden sich die Thromben in den verschiedensten Stadien der Rückbildung, die umgebenden Leberzellen in regressiver Metamorphose, reichliche Bindegewebsbildung mit spindelförmigen Zellen, in verschiedenen Graden der Entwickelung. Die Lebern im Ganzen fühlten sich hart und fest an.

SCHÜTTHACKER (9) fand in der ungewöhnlich grossen Leber eines dreimonatlichen icterischen, marastischen, angeblich erfrorenen Knaben eine Unmasse mohnkorngrosser, schwefelgelber Puncte auf röthlich grauem Hintergrund. Die Gallengänge waren vollständig durchgängig, in Gallenblase und Darm gelbbraune Galle. Das inter- und intralobuläre Bindegewebe war sehr stark entwickelt und einzelne oder mehrere Leberzellen von einer dicken Bindegewebskapsel umgeben, die interlobulären Gefässe mit zahlreichen runden und spindelförmigen Zellen, daneben sowohl im Zwischengewebe als in den Leberzellen zahlreiche Fettkörnchen.

Die durch zahlreiche Beobachtungen festgestellte Thatsache, dass die bei verschiedenen Infectionskrankheiten vorkommenden Anschwellungen der Lymphdrüsen der Weiterverbreitung des Krankheitsprocesses durch die Lymphwege bis zu einem gewissen Grade eine Schranke setzen, und dass diese Anschwellungen vielfach durch die den Lymphdrüsen von dem primären Krankheitsheerd aus zugeführten Mikrococcen bewirkt werden, hat BIRCH-HIRSCHFELD (11) veranlasst, durch Experimente an Thieren und durch in dieser Richtung angestellte Beobachtungen der Frage näher zu treten, ob nicht die acute Anschwellung der Milz, der constante Begleiter dieser Processe, auf dieselben Ursachen zurückzuführen sei. Unterstützt musste diese Annahme werden durch die vielfachen Analogieen, welche beide Organe darbieten, in der Constanz ihrer Erkrankung, sowie auch in der Eigenschaft beider feinkörnige Farbstoffe, welche in die zuführenden Lymphgefässe gebracht werden, innerhalb ihres Gewebes festzuhalten.

B. H. theilt zunächst mehrere Versuche mit, wo er Kaninchen mit Wasser verdünntes Blut injicirte, welches 5 Tage lang gestanden hatte; die Flüssigkeit war sehr trübe, übelriechend und enthielt zahlreiche punktförmige isolirte und in Klümpchen und Schnüren vereinigte Mikrococcen. Die Resultate dieser Versuche fasst der Verf. folgendermaassen zusammen: „Bei der Einbringung mässiger Mengen mikrococcenhaltiger Flüssigkeit in das Blut nehmen die meisten Blutkörperchen zunächst die Mikrococcen in grösster Zahl auf; erst nach Verlauf einer gewissen Zeit (deren Dauer wahrscheinlich von der injicirten Menge abhängt) findet sich eine bis zum Tode progressive Zunahme der freien Cocci. 2) Die Milz hält in ihren Pulpazellen einen Theil der Mikrococcen zurück und es tritt bei reichlicher Menge der letzteren eine deutliche Schwellung des Organs ein. 3) Bei der Injection von putrider Flüssigkeit in seröse Höhlen entsteht eine locale Entzündung, und es kann das Thier zu Grunde gehen, ehe Mikrococcen in grösserer Anzahl in das Blut aufgenommen worden sind; in diesen Fällen besteht kein Milztumor.

In Bezug auf die beim Menschen vorkommenden Infectionskrankheiten hatte der Verf. zunächst 40 Fälle von Puerperalfieber genauer zu beobachten die Gelegenheit, welche innerhalb 3 Monaten im Entbindungshause in Dresden vorkamen. In 3 dieser Fälle konnte die Blut-Untersuchung schon ½–2 Stunden nach dem Tode vorgenommen werden. In einem Falle fanden sich schon reichliche Mikrococcen, frei und in Kettenform, neben einer Vermehrung der weissen Blutzellen, welche gleichfalls Mikrococcen enthielten; in 2 anderen Fällen waren die Mikrococcen an Zahl viel geringer. In einem weiteren Fall waren die Placentarvenen mit weichen Thromben erfüllt, welche aus zoogloeaartigen Massen und mit Mikrococcen erfüllten Eiterzellen bestanden. In diesem Fall fand sich in der rechten Lunge pyämische Infarcte und eine beginnende Pleuritis dextra. In keinem dieser Fälle fand sich eine Peritonitis, dagegen Metritis und Parametritis. In allen 3 Fällen bestand starker Milztumor, Quellung der Pulpazellen, welche ebenso wie das Gewebe beim Zerzupfen reichliche Mikrococcen enthielten; ebenso fand sich bei allen genauer untersuchten Fällen Lymphangoitis uteri. Von 5 Fällen werden genauer die Masse der vergrösserten Milz und der Gehalt an Mikrococcen mitgetheilt. B. H. findet diese Befunde in Uebereinstimmung mit den Experimenten an Thieren, indem die septicämischen Puerperalfieberformen dieselben Veränderungen zeigten wie bei Thieren, denen putride Massen direct in das Blut gebracht wurden, während die diphtheritischen Formen mit Peritonitis den Befund bei Thieren zeigten, denen putride Flüssigkeit in seröse Höhlen gespritzt wurde. Combinationen beider Formen kommen vielfach vor. Der Vf. erklärt hiernach den Milztumor als abhängig von den Mikrococcen im Blut. Weiterhin bespricht er noch die analogen Vorgänge bei Abdominaltyphus, hämorrhagischen Pocken und Intermittens, worüber ihm jedoch eigene grössere Erfahrungen nicht zur Verfügung stehen. Das Detail der hier gegebenen Betrachtungen und Deductionen bitten wir im Original nachzulesen.

LANZ (13) berichtet in Kürze über folgenden Fall von Echinococcus der Gallengänge bei einem 23 J. a. Kranken.

Fünf Wochen vor dem Tode stellte sich Icterus, andauernder Durchfall und Erbrechen ein. Bei der Section fand sich unmittelbar über der Ausmündung des Duct. choledochus eine wohl erhaltene Echinococcusblase, ebenso noch mehrere in den grossen Gallengängen des rechten Lappens, die mit einer grossen Abscesshöhle in offener Communication standen, welche noch mehrere Blasen enthielt.

EBSTEIN (15) hat die Veränderungen der Magenschleimhaut bei acuter Alkohol- und Phosphorvergiftung zum Gegenstand experimenteller Studien gemacht und mit dem Zustand des Magens in den verschiedenen Stadien der Verdauung, wie sie neuerdings von HEIDENHAIN beschrieben wurden, in Vergleich gezogen. Diese Versuche wurden in der Weise angestellt, dass Hunden, welche 8 Tage ohne Nahrung gelassen, damit der Magen von Speiseresten möglichst frei war, täglich eine Portion gewöhnlichen Kornbranntweins, der 20–30 pCt. Alkohol enthielt, durch die Schlundsonde eingegeben wurde. Nach weiteren 3–4 Tagen wurden dieselben durch Oeffnen der grossen Halsgefässe getödtet. Als Parallelversuch diente jedesmal ein zweiter Hund, welcher während der gleichen Zeit ohne Nahrung gelassen wurde. Der Phosphor wurde in Form des offic. Oleum phosphoratum innerhalb 3–4 Tagen täglich verabreicht, nachdem die Hunde ebenfalls 2–3 Tage lang gehungert hatten. Von der Alkoholvergiftung werden 4 Experimente mitgetheilt, wobei den Thieren innerhalb 3–4 Tagen im Ganzen 150–375 Ctm. Branntwein verabreicht wurden. In allen vier Fällen fand sich eine stärkere circumscripte Gefässinjection, in einem kleine Ekchymosen und in drei Fällen hämorrhagische Erosionen. Die Gegend der zusammengesetzten Pepsindrüsen war in drei Fällen mehr geschwollen, als bei den Hungerhunden; die Regio pylorica zeigten bei den hungernden und vergifteten Hunden keine Differenzen. Im Ganzen befand sich also der Magen der letzteren Thiere in demselben Zustande wie während der Verdauung. Die Drüsenepithelien zeigten dagegen auffallende Differenzen. Bei den hungernden Hunden erschienen die Cylinderzellen hell und durchsichtig und färbten sich durch Carmin und Anilin nur schwach, am stärksten der Kern, während bei den Alkohol-Magen die Zellen sich im Zustand hochgradiger Verschleimung befanden; die Cylinderzellen stehen fast insgesammt offen; die Fähigkeit sich zu trüben ist sehr gering. Dagegen sind die Hauptzellen der zusammengesetzten und einfachen Pepsindrüsen trüber, granulirter und reagiren stark auf Farbstoffe. Von den durch Phosphor getödteten Hunden, werden zwei Fälle angeführt. Die Thiere erhielten innerhalb 3

Tagen 15 Cbcm. Der Befund stimmt in der Hauptsache mit dem in der ersten Versuchsreihe überein, nur mit dem Unterschied, dass in den Drüsenzellen früher Fettkörnchen auftreten. Am meisten Widerstand zeigten auch hier die Belegzellen der zusammengesetzten Pepsindrüsen. Dieselben boten keine irgend bemerkbaren Veränderungen. Ein Stadium der Schwellung an den gereizten Drüsenzellen konnte E. an keinem Präparat wahrnehmen. Der Zustand des Magens während der Verdauung zeigt mit dem nach Verabreichung von Alkohol und Phosphor grosse Aehnlichkeit. Was während der Verdauung niemals vorkommt, sind die Ekchymosen und hämorr. Erosionen. Da sich dieselben sowohl auf der Höhe der Falten als zwischen denselben fanden, so glaubt E. sie als Folge der ätzenden Wirkung des Phosphors betrachten zu sollen und nicht als einfaches Stauungsphänomen (ROTH); der Zustand der Drüsenzellen unterscheidet sich von dem 2. Stadium der Verdauung HEIDENHAIN's wesentlich durch die lange Persistenz der Trübung und Verkleinerung, sowie durch das Auftreten der Fettkörnchen darin.

WINIWARTER (16) giebt eine sehr eingehende Schilderung des histologischen Verhaltens des Leberparenchyms bei der acuten gelben Leberatrophie und der acuten Phosphorvergiftung, am Schluss kommt derselbe auch noch auf die Umwandelung der Leberzellen in Bindegewebe zu sprechen (HOLM und DÖTTINGBRENNER), wovon er sich aber nicht überzeugen konnte. Eine Reihe sehr hübsch ausgeführter mikroskop. Zeichnungen erläutern die Darstellung in übersichtlicher Weise. W. war in der Lage binnen Jahresfrist vier Fälle von acuter Leberatrophie zu untersuchen, darunter einen im allerersten Stadium. Die fünf untersuchten Fälle von Phosphorvergiftung betrafen Individuen, die zwischen 6 Stunden und 5 Tagen nach dem Genuss des Giftes gestorben waren. W. characterisirt beide Process folgendermassen. Die acute gelbe Leberatrophie ist eine acute Entzündung des intralobulären Bindegewebes mit Ausgang in Hypertrophie desselben, wenn ein molecularer Zerfall der Leberzellen tritt, dessen Ursache noch dunkel ist. Dieselbe Veränderung findet man auch, aber stets nur an circumscripten Stellen, bei manchen Stauungslebern und bei acuten Exanthemen. Ob es hierbei zu partiellen Atrophien d. h. zu moleculärem Zerfall kommt, konnte W. nicht genau erkennen. Bei der Phosphorintoxication ist der erste Effect die Fettinfiltration der Leberzellen (schon nach 6 Stunden). Die Zellenwucherung im interlobulären Bindegewebe ist an und für sich sehr unbedeutend und absolut nicht characteristisch, obwohl sie von allen Beobachtern, die eine Identität beider Processe beweisen wollen, besonders hervorgehoben wird. Sie ist nichts anderes als der Ausdruck eines Reizes, der die Leber trifft, und findet sich bei allen möglichen anderen Processen, wie bei der gewöhnlichen Fettleber. Das intralobuläre Bindegewebe bleibt völlig passiv, der Process spielt sich in den Leberzellen ab, die immer mehr mit Fetttropfen erfüllt werden und schliesslich platzen, das Fett wird dann resorbirt. Die Atrophie des ganzen Organs kommt durch Resorption des Fettes zu Stande. Als Ursache der Fettinfiltration muss der Phosphor angesehen werden, seitdem LEWIN ihn in dem Leberparenchym nachgewiesen hat.

In einem Fall von gelber Leberatrophie, der in 24 Stunden nach Aufnahme ins Hospital unter Sopor tödtlich endete, (bei der Aufnahme war noch kein Icterus vorhanden, erst am nächsten Morgen) fand sich eine reichliche Vermehrung der Leberzellenkerne, manche Zellen enthielten mehrere Kerne und waren frei von Gallenfarbstoff. Ausserdem erschienen die zwischen den Lobuli verlaufenden Gefässe, und die Bindegewebsbündel mit dicht gedrängten lymphoiden Körperchen durchsetzt, bestehend aus weissen Blutkörperchen und wuchernden Bindegewebszellen. Die Gefässwand selbst scheint an der Wucherung keinen Antheil zu nehmen. Ob alle Zellen ausgewanderte weisse Blutkörperchen sind, will W. dahingestellt sein lassen. Das Bild gleicht in vieler Hinsicht dem bei Leukaemie, Tuberculose und Krebs. W. überzeugte sich davon, dass diese Körperchen auch in das Protoplasma der Leberzellen eindringen, sie unterscheiden sich vom Kern der Leberzellen durch ihre geringere Grösse und die grössere Neigung Farbstoffe aufzunehmen. W. hat wiederholt, zweifellos bei einem Carcinom, auch die Aufnahme von rothen Blutkörperchen in die Leberzellen, beobachtet. Im weiteren Verlauf lockern sich die Leberzellen, kommen aus ihrer Lage, erscheinen wie durch einander geschüttelt, der Rand zeigt sich wie arrodirt, sie nehmen Gallenpigment auf und endlich tritt moleculärer Zerfall ein, wobei der Kern immer noch erhalten bleibt, dieselben gehen erst später zu Grunde. Als characteristisch betont hierbei der Verf. den moleculären und nicht fettigen Zerfall. Während dieses Vorgangs schreitet die interstitielle Bindegewebswucherung fort, sowohl um die Gefässe als die grösseren Gallengänge; es erscheint ein Reticulum mit eingelagerten Kernen, Spindelzellen und den Resten der intralobulären Blutgefässe. Das Maschenwerk ist dann an Stelle der Leberzellen mit dem Detritus erfüllt. In Fällen wo der Tod später eintrat (6. Tag) markiren sich für das blosse Auge roth aussehende verzweigte Gewebsabschnitte, welche verschieden weite Gallenkanäle enthalten, die ihr polygonales Epithel noch enthalten. Aehnliche Bilder fand W. bei Lebercirrhose. WALDEYER nannte dies die rothe Atrophie, dieselbe ist jedoch seltener.

Bei der Fettinfiltration nach Phosphorvergiftung sah W. die Kerne der Leberzellen austreten, und er glaubt, dass sie in die Blutgefässe eindringen. Ihre Grösse und namentlich die bereits erwähnte Neigung sich leichter, besonders mit Hämatoxylin-Alaun, zu färben, lässt sie leicht von den weissen Blutkörperchen unterscheiden. Diese Phosphor-Fettinfiltration findet W. mit der gewöhnlichen Fettinfiltration der Leberzellen bei allgemeiner Fettsucht und Fettleber so übereinstimmend, dass er sich nicht getraut beide von einander zu unterscheiden; dazu kommt noch als characteristischer Befund in beiden Zuständen die geringe Zelleninfiltration im interlobulären (nicht intralobulären) Bindegewebe.

Die von HOLM und HÜTTENBRENNER angenommene Umbildung von Leberzellen in Bindegewebszellen erklärt W. für einen Irrthum. Die scheinbar spindelförmig ausgezogenen Leberzellen sind von Haus aus Bindegewebszellen; an menschlichen Lebern konnte W. eine solche Umwandlung niemals wahrnehmen.

6) Harnorgane.

Parrot, J., Note sur l'infarctus uratique des reins chez les nouveau-nés. (Union méd. No. 63 u. 64.

PARROT betrachtet die Abscheidung von harnsauren Salzen in den Nieren neugeborner Kinder (Harnsäure-Infarct) nicht wie VIRCHOW als einen mehr physiologischen Zustand, sondern als den Ausdruck einer bedeutenden pathologischen Störung des Stoffwechsels und der Nierenfunction, wobei der Urin ärmer an Wasser, das Blut dagegen reicher ist.

7) Geschlechtsorgane.

1) Ollivier, A., Note sur un cas d'utérus et du vagin doubles. Gaz. méd. d. Paris No. 14. — 2) Ledeganck, E., Kystes multiples et polymorphes observés dans les ligaments larges de la matrice. Presse méd. Belge No. 23. — 3) Hoffmann, C. E. E., Zwei Fälle von Umwandlung der Samenblasen in Harnleiter. Arch. der Heilkunde Heft 6. (Vergl. d. Ber. über die „Teratologie".)

Von der Originalmittheilung des von OLLIVIER (1) beschriebenen Falles ist dem Referenten der Anfang nicht zugekommen, der vorliegende Abschnitt enthält folgende Angaben.

Eine 25 J. alte Frau hatte bereits viermal regelmässig geboren, die letzte (5.) Entbindung geschah mit der Zange. Am 17. April liess sie sich in das Hospital aufnehmen mit der Angabe, dass sie im 8. Monat schwanger sei. Vierzehn Tage nachher traten drei eclamptische Anfälle ein, wobei sie ohne Schwierigkeiten und ohne Kunsthülfe entbunden wurde. Im weiteren Verlauf entwickelte sich ein Ascites, der bei dem Mangel irgend einer Localerkrankung schliesslich auf Lebercirrhose zurückgeführt wurde, der Tod erfolgte nach 3 Monaten. Bei der Section kam die überraschende Thatsache einer Vagina und eines Uterus duplex zum Vorschein, von der man bis dahin trotz der vielfachen Untersuchungen keine Kenntniss hatte. Die Vagina war durch eine vollständige Scheidewand in zwei völlig isolirte Abschnitte getheilt, denen entsprechend ein Uterus duplex vorhanden ist. Der linke ist umfangreicher als der rechte, seine Grösse entspricht dem einer Mehrgebärenden; dem entsprechend sind auch die Vaginalportionen, die linke ist difform und zeigt zahlreiche narbige Einziehungen, während die rechte einen völlig jungfräulichen Habitus besitzt.

LEDEGANCK (2) demonstrirte in der pathologisch-anatomischen Gesellschaft in Brüssel, die sonst völlig normalen weiblichen Geschlechtsorgane, an denen sich im linken Parovarium latum circa zwölf hanfsamengrosse Cysten fanden, deren Zusammenhang mit dem Parovarium sich nachweisen liess.

8) Knochen und Gelenke.

1) Bedard, Paul, Considérations générales sur la moëlle. De l'ossification de la moëlle, d'après les pièces anatomo-pathologiques du docteur Demarquay. Gaz. hebd. No. 21 u. 22. — 2) Demarquay, Observation d'ossification de la périphérie de la moëlle de l'humérus. Bull. de l'Acad. de Méd. 2 Sér. Tom. I. (Behandelt den mit No. 1 von Bedard ausführlich beschriebenen Fall.) — 3) Wegner, Zur Geschichte des normalen und pathologischen Knochen-Wachsthums. Berliner klin. Wochenschr. No. 11. — 4) Heitzmann, C., Studien am Knochen und Knorpel. Oestr. med. Jahrbücher. Heft IV. Taf. 12. 2. 21. — 5) Dodeuil, H. J., Ostéogénie chez les rachitiques. Bull. de l'Acad. de Méd. No. 2. 6) Engel, J. Prof., Das rachitische Becken. Wien. med. Wochenschr. No. 46. (Sehr ausführliche Vergleichung des rachitischen Beckens mit dem normalen, nebst Maassangaben von der ungleichen Grösse der einzelnen Beckendurchm.) — 7) Morselli, E., Ueber die Architectur pathologisch veränderter Knochen u. Gelenke. Centralbl. f. d. med. Wissenschaft. No. 17. — 8) Looser, Herm., Ueber Rückbildung des Callus. Arch. für pathol. Anat. und Physiol. Bd. 55. Heft 1. Taf. IV. Fig. 1-9. — 9) Weichselbaum, A., Arthritis deformans der beiden Schulter- und Ellenbogengelenke und der linken Hüftgelenke. Arch. für pathol. Anat. u. Phys. Bd. 55. Heft 1 u. 2. Taf. XIII. Fig. 1 u. 2. — 10) Dumesnil, Note sur les différentes variétés des doigts à ressort. Lyon med. No. 21. — 11) Simon, Theodor, Ein neuer Fall abnorm weiter Foramina parietalia. Arch. f. pathol. Anat. u. Phys. Bd. 55. Heft 3 u. 4. (Die laterale Oeffnung der linken Foramina parietalia betrug genau 1,8 Ctm., die der rechten 1,1 Ctm., beide enthielten eine Arterie und Vene. Grosser Occipital-Schaltknochen. Der 16 Jahre alte Mann war an Typhus abdominalis gestorben.)

REDARD (1) giebt zunächst einen ausführlichen historischen Rückblick über die Untersuchungen über das Wachsthum der Knochen und vindicirt schliesslich dem Knochenmark den grössten Antheil an den Vorgängen des normalen und pathologischen Knochenwachsthums und den der Knochenregeneration. Der Knochen, sagt der Verf., ist ganz umgeben vom Mark, der Periost hat nur die Bedeutung einer Gefässmembran; das sogenannte subperiostale Blastem besteht nur aus Markzellen, die für die Regeneration unentbehrlich sind. Nach Entfernung des Periosts kann sich der Knochen regeneriren, gehen aber die subperiostealen Markzellen zu Grunde, so findet eine Regeneration nicht mehr statt. Im Anschluss hieran theilt der Verf. aus dem Laboratorium von DEMARQUAY, von dem eine grössere Arbeit über diese Frage in Aussicht gestellt wird, die ausführliche Krankengeschichte eines französischen Soldaten mit, der im Januar 1870 durch eine Flintenkugel eine Verletzung des rechten Humerus erlitten hat. Projectil und Knochenfragmente wurden bald nachher extrahirt. Es folgte ausgedehnte Nekrose, die Neubildung einer soliden Knochenkapsel, und als nach Entfernung des Sequesters noch Monate lang eine profuse Eiterung aus dem Markgewebe stattgefunden, erfolgte endlich ein Verschluss des Markkanals durch knöchernen Callus.

Schliesslich wird ein Experiment von RANVIER aus dem Jahr 1869 mitgetheilt, der bei einem Hunde den Nerven ischiadicus und cruralis durchschnitt und darauf die Tibia fracturirte, um den Einfluss der unterbrochenen Nervenleitung auf die Bildung des Callus zu studiren. Fünfzig Tage nach der Verletzung wurde das Thier getödtet, der vorhandene knöcherne Callus war von vollkommen guter Beschaffenheit.

WEGNER (3) theilte am 20. März 1872 in der medicinischen Gesellschaft in Berlin eine Beobachungen über die Vorgänge bei der normalen und pathologischen Resorption der Knochensubstanz mit. Derselbe beobachtete im Anfang Januar a. c. einen Fall, wo in Folge eines zugleich mit einer Hirngeschwulst sich acut entwickelnden Hydrocephalus internus eine ausgedehnte Resorption des Schädels von innen her stattgefunden hatte, so zwar, dass die ganze innere Tafel, in umfangreichen Bezirken auch die Diploë verschwunden war. Die mikroskopische Untersuchung zeigte in der ganzen Ausdehnung der Resorptionsfläche die sogenannten Howship'schen Lacunen, und in diesen, sie vollständig ausfüllend und ihrer Form angepasst, eine ungeheure Menge der unter dem Namen Myeloplaxen oder Riesenzellen bekannten Gebilde von der verschiedensten Gestalt und Grösse. Nach diesem ungewöhnlichen Befunde lag es nahe, die Myeloplaxen überhaupt mit der Knochenresorption, auch unter normalen Verhältnissen in Zusammenhang zu bringen. Und in der That kommen dieselben beim normalen, wachsenden Knochen überall da vor, wo nach der gangbaren Theorie eine Einschmelzung, eine Resorption von gebildetem Knochen angenommen werden muss, also namentlich an der Innenfläche der grossen Markhöhlen der Röhrenknochen, an der Knorpelknochengrenze der langen und kurzen Knochen, am Unter- und Oberkiefer und besonders an der ganzen Innenseite des Schädels. Das bequemste und überzeugendste Untersuchungsobject bietet namentlich die letztgenannte Oertlichkeit bei Individuen, deren Schädel sehr schnell wächst, also bei nicht ganz ausgetragenen oder neugebornen Kindern. Betrachtet man hier die Innenfläche eines der Schädelknochen, z. B. des Seitenwand- oder Stirnbeins, so ergiebt sich derselbe Befund wie bei dem erwähnten Falle pathologischer Resorption; die ganze Fläche ist besetzt mit Howship'schen Lacunen, in denen dieselben polymorphen Myeloplaxen eingebettet sind. Bei dem Abziehen der Dura mater bleiben sie entweder in den Lacunen der Knochen liegen oder werden herausgezogen, und überziehen dann die nach Aussen gekehrte Fläche der Dura mater als mehr oder weniger continuirliche Lage, zum Theil in schmalen streifigen Netzen angeordnet. Ein Gleiches lässt sich, obgleich weniger leicht, auf Schnitten nachweisen für die anderen Stellen, wo Myeloplaxen normal vorkommen.

Nach Diesem kann es als erwiesen betrachtet werden, dass die Riesenzellen unter normalen und pathologischen Verhältnissen die Resorption fertiger Knochensubstanz constant begleiten, ja wahrscheinlicher Weise bedingen. In pathologischer Beziehung konnte dasselbe noch jüngst constatirt werden bei einem mit Druckschwund des Sternums einhergehenden Aneurysma der Aorta ascendens.

Was die Entwicklung der Myeloplaxen anlangt, so sind die Untersuchungen Wegner's noch nicht so weit zum Abschluss gelangt, um ein sicheres Urtheil zu gestatten, darüber, ob dieselben allein entstehen durch eine Proliferation der Knochenkörperchen oder ob dieselben nicht auch wenigstens zum Theil ihren Ursprung verdanken einer Sprossenbildung von Zellen der Gefässwandungen, wie es nach manchen Präparaten den Anschein hat.

Der ganze Gegenstand wäre zur Zeit noch nicht berührt worden, wenn nicht Herr Koelliker gleichzeitig zu ähnlichen Resultaten für die Wachsthums- resp. Einschmelzungsvorgänge bei normalen Knochen gelangt wäre.

Aus den sehr ausführlichen und detaillirten Untersuchungen Heitzmann's (4) können hier nur kurze Angaben gemacht werden, das Speziellere bitten wir im Original nachzulesen. Der Verf. theilt zuerst seine Untersuchungen des normalen Knochens mit und wendet sich hierauf zu den Veränderungen welche das Knochen- und Knorpelgewebe unter dem Einfluss künstlich erzeugter entzündlicher Vorgänge erleiden. Zur Untersuchung wurden platte und Röhrenknochen von Kaninchen etc. verwendet, theils frisch, theils nach Maceration in Chromsäure; die Entzündung wurde veranlasst durch Ausbrechen von Knochenstücken oder durch Application des Glüheisens auf den Knochen. Die Resultate, zu denen der Verf. kam, resumirt er folgendermassen: Die Lösung der Kalksalze in der Grundsubstanz des entzündeten Knochens erfolgt zunächst von den Gefässkanälen aus. Die kalkfreien Felder haben scharfe Begrenzungen, welche häufig den Grenzen der Knochenzellenterritorien entsprechen, häufig auch von diesen unabhängig sind.

Unter Vergrösserung des Zellleibes und Theilung seiner Kerne erfolgt eine complete Einschmelzung der Grundsubstanz am Rande der Gefässkanäle und unabhängig davon mitten im Knochen; sie führt zur Bildung von Ausschmelzungsräumen. In den vergrösserten und frei gewordenen Knochenzellen tritt eine Differenzirung ein in eine gelbe, homogene, glänzende und in eine farblose feinkörnige Substanz. Ferner beschreibt H. noch die Bildung von rothen Blutkörperchen innerhalb der Knorpel und Knochenzellen bei Entzündungen. Er stimmt hier Rokitansky bei, der schon 1846 nachgewiesen habe, dass bei gewissen krankhaften Vorgängen in Mutterzellen, die in einem Verästlungsprocess zu einem Capillargefässsystem begriffen sind, Blut neu entstehe. Die innerhalb der vergrösserten Knochen- und Knorpelzellen bei der Entzündung zum Vorschein kommenden rundlichen Gebilde nennt H. Hämatoblasten; er glaubt sie um so mehr als Entwicklungsformen von rothen Blutkörperchen betrachten zu müssen, da er dieselben Gebilde auch neben und innerhalb der Blutgefässe vorfand. Die hämatoblastische Substanz kommt in den Knochen- und Knorpelzellen vollständig überein. Die Knochenpräparate an denen diese Beobachtungen gemacht wurden, waren zuvor in Chromsäure erweicht. Schliesslich theilt H. noch einige Fütterungsversuche der Knorpelzellen mit Farbstoffkörnchen mit. Bei einem Hund, dem am Condylus tibiae ein Glüheisen eingebohrt worden war, fanden sich 7 Tage später zahlreiche schwarzbraune Körnchen und Klümpchen in einer gewissen Entfernung vom Wundrande in der Knorpelgrundsubstanz und in den streifchen, vielfach verzweigten Strassen, die vom Wundrande aus gegen die unverletzten Partien führten; ebenso fanden sich in den Knorpelzellen Kohlenpartikelchen. Ein solcher Befund fehlte, wenn direct auf noch lebenden oder todten Knorpel das Glüheisen applicirt wurde. H. bohrte nun mit einem kalten Eisen den Knochen und Knorpel an und füllte das Bohrloch mit Lindenkohle und Zinnober aus. Die Untersuchung dieser Objecte gab aber keinen schlagenden Beweis. Nur in einem Falle gelang es Zinnoberkörnchen in einer von unverletzter Grundsubstanz umschlossenen Knorpelzelle nachzuweisen. Dagegen fand H. Zinnober innerhalb des Gebiets der Entzündung in die Knorpelzellen nach vorgängiger Injection in die Vena jugularis und ebenso in den Markräumen des verletzten Knochens am 4.–7. Tage, und in den mit Eiterkörperchen gefüllten Knorpelhöhlen. HEITZMANN machte seine experimentellen Untersuchungen im Laboratorium von Prof. STRICKER.

GUÉRIN (5) demonstrirte in der Sitzung der Akademie de Médecine in Paris, im Anschluss an den von DEMARQUAY (cfr. No. 1 und 2) gehaltenen Vortrag über die osteoplastische Eigenschaft des Knochenmarkes, eine Reihe von Zeichnungen über den Antheil, welchen das Knochenmark bei der Knochenneubildung im Verlaufe der Rachitis nimmt. Er unterscheidet bei diesem Vorgang folgende Stadien: 1) Erguss eines nicht organisationsfähigen Exsudats zur Lockerung der alten Knochenlamellen; 2) Organisation des Ergusses zu einer gelatinirformen Masse; 3) Uebergang derselben in spongioides Gewebe; 4) Bildung der Knochenzellen; 5) Eburnation des neugebildeten Knochens.

Während dieser letzten Stadien tritt gleichzeitig eine Rarefaction des Knochens ein, wodurch die Disposition der rachitischen Knochen zu Brüchen gegeben ist. Der ganze Vorgang ist nicht eine einfache Umbildung des Markgewebes in Knochensubstanz, sondern eine förmliche Knochenneubildung, an der sämmtliche vascularisirte Theile der Knochensubstanz participiren.

MARTINI (7) Prosector im allgem. Krankenhaus in Hamburg, hielt im Juli 1872 im ärztlichen Verein in Hamburg einen Vortrag über die Architectur pathologischer Knochen und Gelenke, wovon die vorliegenden Mittheilungen einen Auszug geben. Die Untersuchungen des Verfs. werden demnächst ausführlich und mit Photographien illustrirt erscheinen. In Bezug auf die praktische Behandlung derartiger Difformitäten bemerkt der Verf., dass eine orthopädische Behandlung nur dann in kürzester Zeit ihre Aufgabe zu lösen vermag, wenn sie mit einer gewaltsamen Beeinflussung der Wachsthumsrichtung auch jeder Zeit eine der gewünschten Form günstige mechanische Thätigkeit zu verbinden weiss.

LOSSEN (8) hat die Veränderungen des sog. provisorischen Callus bei dem Uebergang in den definitiven, und die Theilnahme des normalen Knochengewebes dabei einer erneuten Prüfung unterworfen. Als Untersuchungsobject dienten Schliffe von getrockneten Fracturpräparaten aus dem Museum in Halle, sowie Schliffe aus entkalkten Theilen. L. schliesst sich ziemlich vollständig der Ansicht von VOLKMANN an. Die Vascularisation des Knochengewebes an der periostealen und medullaren Seite geschieht nicht bloss durch die Neubildung der den Knochen nach allen Seiten durchsetzenden Blutgefässe (Ostitis vasculosa, VOLKMANN,) sondern die Knochenkörperchen selbst nehmen daran den lebhaftesten Antheil. Sie gerathen in Wucherung, die Ausläufer vergrössern sich und bilden weite anastomosirende Räume, deren Verlauf im Auftreten vielfach ganz unabhängig ist von dem der Blutgefässe und als zweites Canalsystem ganz regellos die Lamellensysteme durchsetzen.

Je nach der Richtung des Knochenschliffes zeigen diese Räume eine sehr verschiedenartige Beschaffenheit. L. ist der Ansicht, dass die Vascularisation des Knochens nicht in einer vorhergehenden Erweichung und Einschmelzung der Grundsubstanz besteht (VOLKMANN), sondern durch Vergrösserung und directes Verschmelzen der Knochenkörperchen zu Stande kommt. Der ganze Vorgang muss daher als ein activer, nicht als passiver, wie von verschiedenen Seiten geschehen, betrachtet werden. Die Lösung der Kalksalze und Einschmelzung der Tela ossea ist ein secundärer Vorgang, in Folge der veränderten Thätigkeit der Zellen. Gleichzeitig hiermit verläuft aber auch eine ossificirende Ostitis, welche aus dem Markgewebe stets wieder neuen Knochen bildet und hierdurch erst den bleibenden Knochen, den „definitiven Callus“ im histologischen Sinn liefert. L. betrachtet diese Vorgänge als einen Beitrag zur Lehre des interstitiellen Knochenwachsthums, indem hier an Stelle des alten Gewebes, ohne Zuthun des Periostes, im Knochen selbst neues Knochengewebe entsteht. Die beigegebenen Zeichnungen geben ein übersichtliches Bild von den beschriebenen Vorgängen.

WIECHSELBAUM (9), Assistent für pathol. Anatomie am Josephinum in Wien, theilt ausführlich die Krankengeschichte, den Sections- und mikroskopischen Befund von einem interessanten Fall von Arthritis deformans mit, dessen Wiedergabe den uns gegebenen Raum weit überschreiten würde. Wir verweisen deshalb auf das leicht zugängliche Original.

DUHARDT (10) theilt drei Fälle von sogenannten „Doigts à ressort“ mit.

Der erste Fall betrifft einen 50 Jahre alten Mann, der schon öfter an Rheumatismus gelitten. Der Sitz des Uebels ist die erste Phalanx des rechten Zeigefingers, deren Flexionsstellung nur mit Schwierigkeiten möglich ist, dasselbe findet auch bei der Extension statt. Als Ursache ergab sich ein erbsengrosser Knoten an der Palmarseite des zweiten Phalangealgelenkes. — Die zweite 40 Jahre alte Kranke hatte vor 5 Jahren einen Rheumatismus überstanden und leidet noch an Polyarthritis, namentlich auch der Fingergelenke. Der Mittelfinger der linken Hand zeigt hier am ausgesprochensten die Störung. Am Ligamentum transversale lässt sich deutlich ein harter Knoten durchfühlen. — Beim dritten Kranken erfolgte das Uebel am rechten Mittelfinger im Verlauf eines Messerstichs in die Vola manus, unmittelbar unter dem Metatarso-Phalangealgelenk und nachfolgender Narbencontraction. —

Bille, C. A. Fall af rachitis foetalis (Hygiea 1876. Nord. med. Arch. Bd. 8. Nr. 7.

Das Kind, welches sich bei der Geburt in Querlage gestellt hatte, starb sogleich nach der Geburt. Es war voll geboren. Gewicht 2000 Grm. Länge 41 Cm.

Ossa cranii waren wohl entwickelt und ossificirt; Spina vertebrarum nur partiell ossificirt. Thorax wohl ausgebildet; Cartilagines costarum an den Rippenenden aufgeschwollen; Sternum weich, ohne Ossificationspuncte. Die oberen Extremitäten waren kurz und gebogen. Ihre Länge, mit den Weichtheilen, betrug 10 Cm. Panniculus adiposus stark entwickelt. Alle Epiphysen waren dick und uneben, ohne Knochenkerne. Die Diaphysen kurz und dick, mehr oder weniger gebogen und mit einer sehr harten Corticallage versehen. Talus und Calcaneus ohne Knochenkerne. Das Periosteum der Extremitäten dick und fest, aber von gewöhnlicher blasser Farbe; es liess sich leicht vom unterliegenden Knochen lösen, welcher glatt und eben war und von blassrother Farbe. Die Grenze zwischen Knorpel und Knochen überall scharf.

Rehn (Kopenhagen).

Foà, P., Studio sull' anatomia patologica del midollo delle ossa. Rivista clin. di Bologna. Agosto.

Nahezu 150 Autopsien ergaben, dass das Mengenverhältniss, nicht aber das Aussehen der verschiedenartigen, von Bizzozero, Neumann u. A. im gesunden Knochenmark vorgefundenen Zellen nach längeren und schweren Krankheiten ein anderes wird. Eiterung und Leukämie vervielfältigt sehr beträchtlich, selbst wenn Milz und Lymphdrüsen normal bleiben, die weissen Mark- (Blut-, Lymph-) Körperchen, auch die grossen Zellen mit centralem, in Gemmation befindlichem Kern; Ileotyphus jene grossen Zellen, welche unversehrte, aber wohl absterbende Blutkörperchen enthalten, diffuse deletäre Leberkrankheit die kernführenden rothen, zuweilen in Theilung befindlichen (jungen Blut-) Körperchen. Mit Ausnahme dieser letzteren macht wiederholte Hämorrhagie die übrigen Zellen nahezu verschwinden. Melanämie füllt einzelne Zellen mit Melanin, und stört das Mengenverhältniss der andern in wechselnder Weise. — Tabes ersetzt das Fett durch schleimige Substanz, welche die erweiterten Blutgefässe umgiebt.

Beck (Berlin).

B. Teratologie und Foetalkrankheiten.*)

I. Allgemeine Doppelbildungen.

1) Fiedler, W., Wiener Medicin. Presse No. 41. Ein Naturspiel seltener Art. — 2) Schouthauer, Vorträge über pathologische Anatomie. Pester Med. u. Chir. Presse Nr. 10 (Thoracogastrodidymus). — 3) Orth, Virchow Archiv Bd. 54. 3 ungewöhnliche Missgeburten. — 4) Freund, Wilhelm, Archiv für Gynaecologie. III. Nr. 8. Eine bisher noch nicht beschriebene Missbildung am Bauch und Becken eines 7jährigen Mädchens. — 5) Virchow. Vorstellung eines Hermaphroditen in der Berliner med. Gesellschaft. Berlin. Klin. Wochenschrift Nr. 42. — 6) John Wood, Transact. of Anatom. patholog. Soc. 22. The pelvis and genital organs of an Hermaphrodit. — 7) Koch, Gebhardt, Zeitschrift für Wundärzte und Geburtshelfer. Heft 11. Ein Hermaphrodit. — 7a) Schede, M., Ein Fall von angeborener Alopecie. Archiv für klin. Chirurgie (v. Langenbeck) 14 84 1. Heft. (Bei einem 17jährigen Knaben, dessen Eltern völlig gesund waren und sich stets normalen Haarwuchses erfreuten, konnte Schede am ganzen Körper nicht die Spur eines Haares entdecken, die Kopfschwarte war vollkommen glatt. An einem aus letzterer excidirten Stück ergab die mikroskopische Untersuchung vollkommen gut entwickelte Talgdrüsen, sehr kräftige Musculi arrectores pilorum, normale Schweissdrüsen. Neben den Talgdrüsen lagen in den tieferen Schichten schlauchartige Gebilde, mit einer aus Cylinderzellen bestehenden Membran und einer aus kleinen Zellen zusammengesetzten inneren Schicht, in deren Dicke vielfach Anfänge zur Atherombildung vorhanden waren. An einzelnen Stellen hatten sich Hornkugeln gebildet. Schede fasst diese Gebilde als die rudimentären Anlagen der Haarbälge auf; eine Erklärung für die abnorme Trennung ihrer Zusammenhänge mit der äusseren Oberfläche der Haut vermag er nicht zu geben.)

Bei dem von Fiedler (1) beobachteten Curiosum war eine Zwillingsfrucht mit Andeutung zur Bildung einer dritten Frucht vorhanden. Beide Kinder waren in der Weise mit einander verwachsen, dass durch sie ein Kreuz gebildet wurde, dessen senkrechter Arm durch die beiden vereinigten Rumpftheile (an jedem Ende ein Kopf), dessen wagerechter Arm durch die an den Becken vereinigte untere Körperhälfte formirt wurde. Am Hinterhauptbein der einen Frucht sass ein rudimentärer dicker Kopf, seiner Entwicklung nach etwa dem vierten Monat entsprechend.

Schouthauer (2) beschreibt einen Fall von Thoracogastrodidymus; die einzelnen Organe der beiden Kinder waren normal entwickelt, die Lebern verschmolzen, das Herz gemeinsam. An demselben existirten 4, vielfach unter einander communicirende Atria, die Ostia atrioventrical. der beiden rechten Vorhöfe vereinigten sich zu einem einfachen Atrium venosum. — Einen Klappen-Apparat besass nur der rechte Ventrikel. Der Nabelstrang enthielt eine Nabelvene, drei Arterien.

Unter den drei von Orth (3) beobachteten Monstren gehörten die beiden letzteren scheinbar zur Gruppe der Acardiaci; bei genauer Untersuchung fand sich jedoch ein Herz, wenn auch nur rudimentär entwickelt, vor.

Im ersten Falle war Kopf und Rumpf durch eine tiefe Furche von einander getrennt, an der Insertionsstelle des Nabelstranges etwas nach links von der Mittellinie, fand sich eine Cyste, die mit der Bauchhöhle communicirte. Die Haut war stark serös durchtränkt, an mehreren Stellen Cysten. Das Skelet bestand aus

*) Bearbeitet von Dr. C. Fürstner in Greifswald.

6 Wirbeln, der Rückenmarkscanal war durch eine knöcherne Platte vollkommen geschlossen. In der Bauchhöhle lag eine Niere mit einem zu einem penisartigen Gebilde führenden Harnleiter, ein kleines Darmstück; sonst viel Fettgewebe.

So mannigfache Aehnlichkeit mit diesem eben beschriebenen Monstrum der zweite Fall darbot, war doch in demselben vor Allem der Befund der Bauch- und Brusthöhle von Interesse. In ersterer fanden sich 2 gut entwickelte Nieren ohne Harnleiter, gut entwickelter Darm vor, in letzterer 2 rudimentär entwickelte Lungen, Andeutung von der Bildung eines Kehlkopfes und Schlundes, ein Herz, an dem sich zwei durch eine Leiste getrennte Höhlen, bei musculöser Wandung, erkennen liessen, den Inhalt bildeten Blutcoagula.

Bei dem dritten Foetus, der im Uebrigen bedeutend weiter entwickelt war, bildete den ganzen Thoraxinhalt ein Herz, mit einer dünnwandigen linken und dickwandigen rechten Höhle, von einem Klappenapparat war keine Spur vorhanden; der übrige Thoraxraum war durch lockeres ödematöses Bindegewebe ausgefüllt. Weit vorgeschrittene Maceration hinderte eine genauere Präparation der Gefässe.

Der von FARUNO (4) gegebene seltene Befund, eine freie aus der Bauchhöhle hervorragende Masse Dickdarm mit nach aussen gekehrter Schleimhaut im Zusammenhang mit einem antevesical gelegenen Darmstück, das seinerseits nach aussen von der Harnröhre mündet und innen durch ein enges Mittelstück mit dem übrigen normalen Dickdarm communicirt, nackt auf der Regio pubica getragen, ein weiter Symphysenspalt bei geschlossener Blase, die Abtragung eines derartigen Darmgebildes mit gutem Erfolg, dann die von der Patientin selbst gestellte Frage, ob eine Verheirathung zulässig sei, bietet in der That so viel des Interessanten, dass wir, zumal die Detaillirung des Befundes den Raum des Referates weit überschreiten würde, die Leser nur auf das leicht zugängliche Original aufmerksam machen können.

Das Erscheinen der viel gereisten und vielfach untersuchten (s. FRIEDREICH in Virch. Arch. B. 45, BERNHARD SCHULTZE, SCANZONI, KÖLLIKER, v. FRANCQUE u. A.) jetzt 49jährigen Hermaphroditin Catharina Hohmann in Berlin hat VIRCHOW (5) veranlasst der med. Gesellschaft zu Berlin den Befund am Genitalapparat noch einmal vorzuführen und zugleich hervorzuheben, dass der Ausdruck „lateraler Hermaphroditismus" noch einer Klärung bedürfe, da in allen derartigen Fällen nur immer auf einer Seite ein functionsfähiges Organ von bestimmtem Geschlechtscharakter vorhanden sei, auf der andern ein nicht vollständig entwickeltes. Bei der HOHMANN dagegen war Menstruation bis zu einem gewissen Alter, und Samenerguss constatirt. Die Person bietet bei weiblicher Brust und Haarwuchs, männlichem Becken, Folgendes am Genitalapparat: einen sehr kurzen stark nach rückwärts gebogenen hypospadischen Penis, über dessen Oberfläche zwei nymphenartige Kraussen hinwegziehen, ein entwickeltes rechtes Scrotum mit einem Hoden, ein verkümmertes linkes ohne einen solchen, eine für ein Weib verhältnissmässig lange Urethra, welcher nach rückwärts ein enger Vaginalkanal ansitzt, der in ein kleines verkümmertes Ende (Uterus) ausläuft. Links keine Tube, kein Samenbläschen, kein Prostata, die linke ganze Körperhälfte weniger stark ausgebildet. Während die H. auf die früheren Untersucher und auch auf den Ref. mehr den Eindruck eines Mannes gemacht hat, erschien VIRCHOW ihre Erscheinung als Weib mehr harmonisch.

Bei der Section einer an Carcinoma hepatis zu Grunde gegangenen Frau fand Wood (6) am Genitalapparat einen undurchbohrten kleinen Penis, eine grosse Clitoris, von deren Präputium zwei wohlgeformte Labia minora ausgingen. Die grossen Schamlippen waren sehr voluminös, man konnte in jedem Wulst einen wohlgeformten Testikel mit Samenstrang durchfühlen, der sich beim Einschneiden auch von vollkommen normalen Häuten bedeckt vorfand. Eine ovale Oeffnung, die den Scheideneingang darstellt, führt in einen Sack, der zwischen Blase und Rectum endete. Alle übrigen Organe, die Vasa deferentia, Gefässe, ebenso die Prostata waren vollkommen wie bei einem Manne entwickelt. Das Becken gab in einzelnen Partien männliche, in andern weibliche Masse. Der Totaleindruck des Hermaphroditen war der einer Frau.

Koch (7), der das Geschlecht eines neugebornen Kindes bestimmen sollte, fand an den Genitalien zwei grosse Wülste, den grossen Schamlippen entsprechend, zwischen denselben war eine Hautfalte, die den Nymphen ähnelte, nach dem Damm zu war die durch ein Häutchen verschlossene Mündung der Urethra gelegen. Die gleichfalls geschlossene Apertur des Anus durch ein schwarzes Knötchen angedeutet. Beide Oeffnungen wurden künstlich hergestellt. Koch, dem starke Anschwellung (Steisslage) das Urtheil erschwerte, diagnosticirte weibliches Geschlecht. Bei der Section traf er jedoch in den scheinbar den grossen Schamlippen entsprechenden Wülsten auf Tunica dartos und Vaginalis communis, weiter oben noch in der Bauchhöhle auf Hoden und Nebenhoden. In der mittleren Hautfalte existirte ein rudimentäres Corpus cavernosum, ausserdem war Hypospadie vorhanden, keine Spur von Uterus, Vagina, Ovarium.

II. Kopf- und Nervensystem. Sinnesorgane.

8) Lawrence, S., A Case of large congenital Cranial tumour. Obstetric. society of Edinburgh. Sess. 31. — 9) Berter, Erwin, 8 Fälle von [illegible] und ein Fall von Schädeldefect mit Porencephalie. Inaugur.-Dissertation. Berlin. — 10) Young, J., Case of congenital Malformation of the Palate and Superior Maxillary Bone. Obstetr. society of Edinburgh, Sess. 31. — 11) Schneider, W., Eine Missgeburt mit hautüberwachsenen Augen oder Kryptophthalmus. Monatsblätter für Augenheilkunde. Heft Juli und August. — 12) Saemisch, Verhandlungen der Niederrheinischen Gesellschaft für Natur- und Heilkunde. Berl. klin. Wochenschrift 72 No. 6. (Zwei Fälle von Mikrophthalmus congenitus, in dem einen fehlte der linke, im andern der rechte Bulbus, obwohl Lider, Conjunctiva, [illegible], Thränenapparat vorhanden waren. Ein künstliches Auge konnte wegen Schrumpfung der Conjunctiva nicht getragen werden.)

Der von LAWRENCE (8) leider nur makroskopisch untersuchte Tumor hing bei einem, mit der Zange entwickelten Mädchen vom obern Theil des Hinterhauptbeins bis in den Nacken herunter, nach Art eines Chignons; derselbe hatte eine Länge von 6 Zoll, eine Breite von 4 bis 5 Zoll, und eine Dicke, die einer Faust entsprach. Die Farbe der Geschwulst war dunkelblau, sie communicirte durch die erweiterte kleine Fontanelle mit der Kopfhöhle. Auf dem Durchschnitt bot der Tumor das Bild einer erweichten Placenta mit grossen cystischen Räumen, die einen blutig gefärbten Inhalt enthielten.

Im ersten der von Herter (9) geschilderten Fälle handelte es sich um eine Hydrocephalocele naso-frontal. congenit.; bei der Geburt machte sich an der rechten Gesichtshälfte eine hanfkorngrosse Geschwulst bemerkbar, die kein Zeichen einer Communication mit der Hirnhöhle darbot, aber wuchs und im Verein mit einer auf der linken Seite aufsitzenden Geschwulst eine starke Verunstaltung namentlich der Nase hervorbrachte. Das Kind starb nach einer Incision in den Tumor. Bei der Autopsie ergab sich eine starke Ausstülpung der Schädelhöhle gegen die Nasenwurzel, in welche die Spitze beider vorderen Lappen herabgestiegen waren. Die Verbindung der Nasenbeine mit den Proc. nasales der Oberkiefer war unterbrochen, die Proc. nasales der Oberkiefer waren fast symmetrisch und bildeten hinter den Nasenbeinen eine zusammenhängende Fläche, auf welcher die beiden Lappen der Hernia cerebri lagen, letztere stellte eine nach aussen cystische, nach innen compacte Masse dar.

Im zweiten Falle war die Hernia zwischen den beiden in der Mitte nicht vereinigten Hälften des Stirnbeins hervorgetreten, zugleich bestand Nasen-, Lippen- und Gaumenspalte, Hypertrophie des Panniculus adiposus, Ruptur der Vena umbilical., Ruptur der linken Nebenniere, Bronchopneumonie.

Der Schädeldefect im dritten Falle entsprach der Protuberant. occipital. Die Geschwulst hing an einem dicken Stile in den Nacken herab, war mit wenigen Haaren besetzt, der Wurm wie der Pons waren stark abgeplattet. Die Hemisphären, von denen aus der Strang nach der Geschwulst führte, weit nach vorn geschoben. Beide Seitenventrikel waren stark dilatirt, die Dura mater an einzelnen Stellen hämorrhagisch, die Pia in der ganzen Ausdehnung getrübt, verdickt und eitrig infiltrirt.

Der im vierten Falle beschriebene Patient hatte sich in Folge eines Traumas der Trepanation unterziehen müssen, der Knochendefect bestand in der Gegend des rechten Scheitelbeines, derselbe war mit Haut bedeckt und zeigte Pulsation und Fluctuation. Die Lücke war durch einen dicken Strang der Bedeckungsmembran in eine vordere kleine, kreisrunde und eine grössere hintere getrennt. Die Dura war vielfach adhärent und hämorrhagisch belegt. Im hinteren Drittel der grossen Hirnhemisphären fand sich ein Defect von unregelmässiger, höckriger Oberfläche aus weisser Substanz gebildet, der mit dem Hinterhorn des rechten Ventrikels communicirte und vom Verfasser nach Heschl (Prager Vierteljahrsschrift 16) mit dem Namen Porencephalie belegt wird.

Young (10) referirte über einen Fall von ausgedehntem Defect des rechten Gaumens, der in einer tiefen Ausbuchtung des Oberkiefers endete, zugleich bei vollständiger Hasenscharte. Das Kind konnte saugen, indem es die Warze zwischen Zunge und dem Rest des harten Gaumens drückte.

In Zehender's (11) Klinik wurde ein 1½ jähriges Kind aufgenommen, bei dem Lidspalte, Augenlider, Augenbrauen fehlten. Die dünne und leicht transparente Stirnhaut ging ununterbrochen über die Augen hinweg. Die Lidspalte wurde durch eine seichte Vertiefung angezeigt. Oberhalb der Proc. frontal. des Jochbeins beiderseits eine verschiebbare weiche Geschwulst, von der nach innen zwei sich bewegende Augäpfel durchzufühlen waren, von denen der rechte stark, der linke in keiner Weise gegen Lichteindrücke reagirte. In Betreff der intraocularen Abweichungen müssen wir auf die im Original ausgeführten Untersuchungen des Herrn Prof. Manz verweisen. Ausserdem fanden sich an dem Kinde eine Hernia ventralis, theilweise verwachsene Finger, mangelhaft entwickelte, mehr den weiblichen ähnliche Geschlechtstheile.

Adriani, N. Caso singolare di microcefalia. Lo Sperimentale, Fasc. 12.

Von gesunden nicht blutverwandten Eltern, deren übrige Kinder sich normal entwickelten, stammte ein sehr klein geborenes Mädchen, das in regelmässiger Zeit gehen lernte und zu sprechen begann. Nach vorzeitigem Schluss der Fontanellen entwickelte sich Strabismus mit Diplopie und blieb das Schädelwachsthum gegen das des übrigen Körpers und des Gesichts ganz auffallend zurück. Das offenbar idiotische Kind war gleichwohl bei häuslichen Geschäften verwendbar, besorgte selbst Einkäufe, wurde aber der Prov.-Irrenanstalt zu Fermo übergeben, als mit den späteren Kinderjahren grösserer Intelligenz-Mangel und der Trieb hervortrat, singend u. tanzend auf den Feldern zu schweifen. Sie bewegte sich tanzend offenbar geschickter als gehend, menstruirte rechtzeitig und regelmässig, die Sinne waren scharf. Das Gedächtniss für Gegenstände und Personen gut, schien für Zeitverhältnisse zu fehlen. Unterrichtsversuche versagten. Sie war gesellig, heiter, eitel, sah sich gern von Männern beachtet, sprach unaufgefordert, meist von Sterben und Heirathen. Sie starb 41 Jahre alt an Pyämie in Folge eines Axillarabscesses. — Sehr zartknochiger Körper, wohlgebildet mit Ausnahme des Hauptes mit stark prognathem Antlitz. Der Oberkiefer überragt den unteren, Intermaxillculor ist erhalten. Am stark nach hinten geneigten in der Sagittallinie prominirenden, seitlich abgeflachten Stirnbein sind Höcker und Supraorbitalbogen schwach entwickelt. Die Hinterhauptschuppe ist kurz und steil. Von sämmtlichen Schädelknochen sind die Scheitelbeine am bedeutendsten, das Keilbein am wenigsten verkleinert. Hinterhauptloch und äussere Gehörgänge liegen im hintern Drittel der Schädelbasis. Nur an den durchweg verknöcherten Suturen sind die Schädelknochen verdickt. Die innere Schädelwand ist von normaler Bildung. Die oberen Occipitalgruben sind sehr verengt.

Der äussere horizontale Schädel-Umfang beträgt 332 Mm., der longitudinale 423, der transversale 303, der äussere longitudinale Durchmesser 117, der verticale 98, der grösste transversale (unterhalb der Schuppennähte) 92 Mm. Der innere Schädelraum enthält 370 (?) Index ist 75. Broca's Cerebralwinkel (Supraorbitalrand, äusserer Gehörgang, Hinterhauptprotuberanz) ist um 24° verkleinert. Der Camper'sche Gesichtswinkel (Supraorbitalrand, Alveolarrand, äussere Gehörgang) beträgt 10° weniger als der kleinste noch physiologische. Der Sphenoidal-Winkel (Nasen-Stirn-Naht, Türkensattel, Vorderrand des Hinterhauptlochs) 6° mehr als der europäische. Das Raumverhältniss von Augen- und Schädelhöhle ist 10mal kleiner als das von Mantegazza im Mittel von 292 Messungen gefundene.

Die grossen Hemisphären, der am meisten verkleinerte Gehirnabschnitt (sein normales Gewicht verhält sich nach Parchappe und Lelut zu dem des kleinen Gehirns mit Varolsbrücke und verlängertem Mark wie 6½ : 1, ist aber im vorliegenden Fall wie 4½ : 1) sind 100 Mm. lang, 85 breit. Vorwiegend verkleinert sind die Parietal- und besonders die Occipital-Lappen. Auch das Spleníum ist stark verkürzt. Dieselben Verhältnisse fanden Gratiolet, Theile und Sander bei idiotischen Mikrocephalen. Im Uebrigen ist die äussere Form und Structur des Gehirns von der Kleinheit abgesehen ganz normal, besonders sind die Furchen und Windungen an den vorderen Hirnlappen sehr gut ausgebildet und letztere selbst verhältnissmässig gross. Die bei anthropomorphen Affen das Vorder- und Hinter-Gehirn trennende Perpendikulär-Spalte oder eine sonstige Stütze der Vogt'schen Atavismus ist nicht vorhanden. Die graue Substanz ist stark entwickelt. Die mikroskopische Untersuchung ergab eine durchgehende Vermehrung der Neuroglia und Vergrösserung der perivasculären Lymphräume. Das Gehirngewicht beträgt 289 Grm. und das der grossen Hemisphaeren allein 228. Nach Davis, der Welsebach entgegen, ein gradas Steigerungsverhältniss für Hirn-Gewicht und Grösse, und als spec. Gewicht der Hirnmasse 1,4 angiebt, hätten jene Zahlen grösser sein müssen. Das Gehirngewicht verhält sich zu dem des übrigen Körpers wie 1 : 105, wurde von Marschall bei einer 30jähr. Mikrocephalen wie 1 : 146 gefunden. Beim wohlgebildeten Erwachsenen verhält sich dasselbe wie 1 : 36.

So geringe Schwere und Grösse des Gehirns und ein so beträchtlicher Rest von Intelligenz sind noch nicht beisammen gefunden worden. Unstreitig kommt auf Rechnung der letzteren die verhältnissmässige Grösse der Vorderlappen und die zureichende Ausbildung der Windungen.

Die kleinsten bisherigen Summen des Schädelumfangs der biparietalen, longitudinalen und vertikalen Schädeldurchmesser an überzwanzigjährigen Mikrocephalen waren 524 (Gaddi), 737 (Lombroso) und 638 (Bastianelli) Mm. Vorliegender Fall giebt 610.

Die niedrigsten Hirngewichte fanden Theile, 294 Grm. bei einer 26jähr. Idiotin, Gore, 283 Grm. bei einer 42jähr., Marshall 238 bei einer 12jähr. Letzteres allerdings betrug 51 Grm. weniger als vorliegendes.

Der frühe Fontanellenschluss, die Verdickung des Schädels nur an den Nähten, die tiefen Impressiones digit., die ausgebildeten Windungen, die verhältnissmässig erhebliche und anfänglich scheinbar unvermehrte Intelligenz, bezeugen wol, dass vorzeitiger Nahtschluss, nicht primäre Hemmungsbildung im vorliegenden Fall Mikrocephalie herstellten.

Bark (Berlin).

III. Thorax und Brustorgane.

12) Putnam, C., A case of congenital malformation of the heart. The New York medical Record April 15. — 13) Bieledecki, A., Zwei seltene Bildungsfehler des Herzens. Untersuchungen aus dem pathol.-anat. Institut zu Krakau. — 14) Orth, Ein Fall von Hernia diaphragmat. congen. Berliner klin. Wochenschrift Nr. 8.

Bei nicht ausgebildeter Cyanose beobachtete Putnam (12) an einem Herzen folgende Veränderungen; dasselbe besass eine viereckig abgerundete Gestalt, Communication zwischen den Ventrikeln war nicht vorhanden; von diesen war der linke enorm hypertrophisch und dilatirt, Mitralis und Aorta normal. Das Septum wich nach rechts ab, in Gestalt eines derben Stranges, und führte zu einem schmalen Segment, das den vollkommen durch centrale Hypertrophie der Wände geschlossenen rechten Ventrikel darstellte. — Die Tricuspidalis war nur angedeutet. Unmittelbar dem Septum aufsass die Pulmonalis, die keine Communication mit dem Ventrikel hatte. Der Ductus arter. sehr leicht durchgängig, die Vorhöfe sehr weit, das Foramen ovale offen. Das Blut aus der Vena cava inferior ging direct in den rechten Vorhof. Foramen ovale und Ductus arter. ermöglichten die Circulation.

So häufig anomale Anordnung der Sehnenfäden und Papillar-Muskeln am Herzen beobachtet wird, scheint der von Bieledecki (13) berichtete Befund doch sehr selten zu sein. Durch den Conus arter. pulmonalis verlief schief von vorn und unten nach hinten und oben ein strangförmiger Fleischbalken, der unmittelbar unter der linken Semilunarklappe der Art. pulm. aus dem Septum ventric. mit drei gesonderten Fleischbalken entsprang. Sonst bot das Herz keine Abnormität. — Bieledecki hielt diese fehlerhafte Bildung für einen geringen Grad jener Anomalie, bei welcher durch einen fibrösen Strang eine Trennung des rechten Ventrikels in eine venöse und arterielle Hälfte erfolgt, Fälle, wie sie von Kussmaul, H. Meyer und Böhm beschrieben worden.

Im zweiten Falle mass der vordere Zipfel der Mitralis 11''', der hintere kaum 6'''. Drei von dem hinteren Papillarmuskel entspringende zarte Sehnenfäden vereinigten sich zu einem stricknadeldicken cylindrischen Faden, der längs der einen Klappe durch das Ostium venos. sinistr. in den linken Vorhof gelangte und sich an dem vorderen Rande der Valvula ovalis fächerartig inserirte. In dieser ein 5''' langer Spalt, der durch Abheben der Klappe vom Limbus in einen in die rechte Vorkammer einmündenden Canal führte. Ein leiser Zug an dem Faden, wie er bei der Diastole eintreten musste, genügte um die Klappe anzuheben und den Spalt zu erweitern. Darüber, ob diese Anomalie Erscheinungen während des Lebens gemacht habe, wird keine Auskunft gegeben.

In der niederrheinischen Gesellschaft für Natur- und Heilkunde zu Bonn demonstrirte Orth (14) einen Fall von Hernia diaphragmatica congenita.

Der Schlitz bestand in der linken Hälfte des Rippentheils des Zwerchfells. Die Pleura ging direct in das Peritoneum über, in der Brusthöhle lagen Duodenum, Dünndarm, der grösste Theil des stark meteoristischen Dickdarms, Milz. Die verschiedenen Organe waren untereinander und mit der Pleura leicht verklebt, die vollkommen atelectatische, comprimirte Lunge lag im hintern Winkel des Thorax, das Herz war stark nach rechts herübergedrängt.

IV. Darmkanal.

15) Gadeler, M., Invaginatio congenita du rectum. Archives de physiologie et [illegible] (Invagination des Rectum bei einem [illegible] Kinde, und zwar waren 5 Cylinder vorhanden, 2 absteigende und 3 aufsteigende). — 16) Aikman, J., Case of imperforate anus. Glasgow Med. Journal. May.

Aikman (16) machte bei einem Knaben vergeblich eine Incision an der Stelle die dem After entsprochen haben würde, die nur durch einen kleinen Eindruck angedeutet war. Bei der Section fanden sich die Därme stark tympanitisch ausgedehnt, die Blase leer. Verfolgt man den absteigenden Theil des Darms, kam man unter der Flexura iliaca auf eine Biegung quer nach rechts herüber, am Fundus der Blase erfolgt eine scharfe Biegung links, der Darm inserirte sich an der Basis der Blase ein wenig vor der Mündung der Ureteren mit einer fibrösen Masse, ohne mit der Blase zu communiciren. Oberhalb der Druckstelle waren die Ureteren stark dilatirt, ebenso das Nierenbecken.

V. Urogenitalapparat.

17) Schulz, Ein besonderer Fall von Missbildung des weiblichen Urogenitalsystems. Mittheilung aus der Gesellschaft für Geburtskunde zu Leipzig. — 18) Scheelhauer, Vorträge über pathol. Anatomie. Pester Med. Chir. Presse Nr. 10. (Uterus unicornis [illegible] in der Höhe des Orificium internum inserirte sich [illegible] [illegible] Lig. latum [illegible] und aufwärts [illegible] Uterushörnchens [illegible] Strang, der knapp am linken [illegible] ohne Anschwellung endigt. Im linken [illegible] eine Kyste, [illegible] eine rudimentäre Tube. Die linke Niere lag und [illegible] 2 Drittheile im grossen Becken.) — 19) Aikman, John, Case of a double uterus and vagina. Glasgow Med.

[illegible] — 20) Hess, J. Morris, Case of double uterus. The Lancet [illegible]. — (2 Uteri mit einer gemeinschaftlichen Scheidewand ohne jede Communication, der rechte enthielt eine weibliche Frucht, die ohne Schwierigkeit geboren wurde.) — 21) Gallard, T., Absence de l'Uterus et du Vagin. L'union médicale Nr. 78. — 21a) Hoffmann, Ernst Emil, Zwei Fälle von Umgehung der Samenblasen im Harnleiter. Arch. d. Heilkunde; S. 122. — 21b) Bourdon, Em., Uterus déficient. L'union médicale Nr. 1 u. 2.

Bei einem schwächlichen Mädchen mit mangelhaft entwickelter linken Körperhälfte, fand Schatz (17) bei der Section folgenden Befund am Urogenitalapparat.

Eine Aftermündung fehlte, die im übrigen normal gebildeten äussern Geschlechtstheile zeigten an Stelle der Urethralmündung eine Oeffnung, durch Einführen einer Sonde liess sich freie Communication des Mastdarmes mit der Cloake constatiren. 8 Millim. über der als Urethralmündung angesprochenen, fand sich eine zweite Oeffnung, die in den Genitaltractus führte. Am obern Ende der stark gefalteten Scheide waren zwei Oeffnungen vorhanden, von denen die linke in die stark erweiterte Tube, die rechte in die normale Harnblase führte. Zu dem deutlich sichtbaren rechten Uterus war ein Zugang nicht zu finden, auch keine Cervicalpartie vorhanden, beim Einschneiden in den Uterus und Eingiessen von Wasser, blähte sich eine Membran auf, nach deren Aufschneiden eine zweite Scheide sichtbar wurde, die oberen Hälften beider Scheiden waren durch eine schmale Wand verbunden. In gleicher Höhe wie diese führte auch von der rechten Scheide ein Gang in eine erbsengrosse vollkommen abgeschlossene zweite Harnblase. Urethralmündungen waren in beiden Blasen nicht vorhanden, die ursprünglich als Urethralmündung angesprochene Oeffnung communicirte nicht mit der Blase. Die Nieren waren cystisch entartet.

In dem von Aikman (19) beobachteten Falle von doppeltem Uterus und Scheide, waren beide Vaginen mit normaler Schleimhaut ausgekleidet, es waren zwei Cervicalportionen, zwei Uteruskörper vorhanden, von denen der rechte etwas grösser war. Beide communicirten je mit einer Tube. Die die linke Höhle auskleidende Schleimhaut war feing und mit grauem Schleim bedeckt. Im linken Ovarium zeigte sich ein frisches Corpus luteum, die betreffende Person war grade im letzten Abschnitt einer Menstruation, sie ging an einem Carcinom der Gallenblase zu Grunde.

Die von Gallard (21) beobachtete 60 jährige Frau — die an Lebercirrhose zu Grunde ging — war niemals menstruirt, ohne jede erotische Erregung, trotz dem aber zweimal verheirathet gewesen. Die Pubes, die grossen Schamlippen, die Clitoris boten nichts abnormes, zog man aber die kleinen Schamlippen auseinander, wurde statt der Vagina ein Eindruck sichtbar, der in einem Trichter endigte, in dessen Tiefe die äussere Urethralmündung lag. Statt des Uterus fand sich quer durch die obere Beckenapertur ein fibröses Band ausgespannt, das sich in der Gegend der Symphysis sacroiliaca in zwei Arme theilte, von denen der eine einer vollkommen entwickelten Tube, der andere einem Ligament entsprach, in dem das Ovarium lag. In diesem fand sich keine Spur von einem Corpus luteum, dagegen eine Anzahl an Graaf'sche Follikel erinnernde Bläschen vor. An einer ziemlich ausgedehnten Partie berührten sich Blase und Mastdarm.

Der erste von Hoffmann (21a) beobachtete Fall betraf einen 42jährigen, an Meningitis cerebralis zu Grunde gegangenen Mann. Das Nierenbecken der rechten Niere, die in ihrem oberen Abschnitt ziemlich stark hydronephrotisch war, zeigte sich deutlich in zwei Abtheilungen getrennt, von denen die untere in einen normalen Harnleiter führte. Die obere stark ausgedehnte Abtheilung führte dagegen in einen breiten Schlauch, der nach Bildung verschiedener Einschnürungen und Ausbuchtungen sich entsprechend der sonst von dem Samenbläschen eingenommenen Stelle an die äussere Seite des rechten Samenleiters anlegte und sich dicht hinter der Prostata mit ihm verband. Ein Samenbläschen fehlte. Nachdem der Schlauch aufgeschnitten war, ergab sich freie Communication nach dem Nierenbecken, eine in den rechten Samenleiter eingeführte Borste führte aber grade an der Eintrittsstelle des Schlauches in die Prostata in letzteren, und kam, weiter nach unten geschoben, in einer spaltförmigen, an der rechten Seite des Colliculus seminalis gelegenen Oeffnung zum Vorschein, der Schlauch ging also in den Ductus ejaculatorius der rechten Seite über. Die linke Niere zeigte Duplicität der Harnleiter, die aber mit einem gemeinschaftlichen Rohr in die Blase mündeten.

Fast dasselbe Bild, wie im ersten die rechte, bot im zweiten Falle die linke Niere, der Verlauf des aus der oberen Abtheilung des Nierenbeckens entspringenden Schlauches war bis zur Prostata ganz derselbe wie im ersten Fall, hier aber ging von ihm nach hinten eine Ausbuchtung aus, die mit der Höhle des Schlauches und dem Samenleiter communicirte und bis zu einer Spalte an der linken Seite vom Colliculus seminalis führte.

Bourdon (21b) wurde von einem 24jährigen kräftig entwickelten Mädchen um eine Operation gebeten, die der Patientin die Heirath ermöglichte. Sie war niemals menstruirt gewesen, sollte aber hin und wieder, jedoch nicht an Perioden gebunden, an Molimina erinnernde Beschwerden gehabt haben. Bei der Untersuchung stellte sich heraus, dass die äusseren Geschlechtstheile normal gebildet waren, die Urethra keine Erweiterung zeigte, statt der Vagina aber ein Eindruck von 1 Ctm vorhanden war. Durch eine weitere Prüfung per anum, und Einführen eines Katheters in die Blase konnte constatirt werden, dass eine Scheide überhaupt nicht vorhanden war, sondern Blase und Rectum unmittelbar aneinander lag, ebenso fehlte jede Spur von Uterus, auch konnte eine feste Ueberzeugung vom Verhandensein eines Ovariums nicht gewonnen werden. Bourdon stellt als Regel auf, in derartigen Fällen von Mangel der Scheide und des Uterus nicht zu operiren, beim Vorhandensein eines wenn auch nur kleinen Uterus aber den Zugang zu demselben durch Bildung einer Scheide zu versuchen. Letzteres Verfahren hat er in seiner Praxis mit Erfolg ausgeführt.

VI Extremitäten.

22) Hubet, Eigenthümliche Doppelbildung an Händen und Füssen, Virchows Arch. 56. — 23) Panoet, A. Des déformations produites par l'arrêt d'accroissement d'un des os de l'avant-bras. Lyon médical Nr. 26. — 24) Vulpian, A. Expériences faites sur des embryons des grenouille et relative à l'influence des lésions des centres nerveux, pendant le développement embryonnaire, sur la production de certaines déformations. (Arch. de Physiol. normale et path. I.) — 25) Colas et Troisier, Pied varus congénital double, Examen de la moëlle épinière (Archiv. de Physiol. normale et path. Nr 5.) (Die Untersuchung des Rückenmarkes ergab einen durchaus negativen Befund, hierauf gestützt polemisiren die Verfasser gegen die Ansicht, dass die Entstehung der Klumpfüsse mit intrauterinen Processen im Centralnervensystem zusammenhänge.) — 26) Ewald, A., Angeborene und fortschreitende Hypertrophie der linken Hand (Virchows Archiv 56). Die Hypertrophie, die angeboren sein sollte, nahm sich gleichmässig mit dem übrigen Körper weiter entwickelt bzw. betraf in gleicher Weise Hand, Phalangen, Knochen, Knorpel. Die Venen auf dem Handrücken hatte [illegible] entwickelt.) — 27) Kessler, E., Ueber einen Fall von Hypertrophie eines Armes. Berl. klin. Wochr. 49 — 28) Gruber, Wenzel, Ueber einen Fall von Macrodaktylie bei einem Lebenden. Virch. Archiv 56 — 29) Albert, Ed., Fälle von Macrodaktylie. Wiener Med. Presse I. (Alle vier mitgetheilten Beobachtungen beziehen sich auf Hypertrophie des Fusses bedingt durch Lipomatosis und Mitbetheiligung einzelner Knochen, in einem Falle waren auch die Gefässe

durch Gelenkeiter.) — 30) Mac Gillivray, P. H., A case of congenital Hypertrophy of the hand and arm. Med. Press and Circular. Bd.

Bei Gelegenheit einer Aushebung, stellte sich Knhat (22) ein Mann vor, der an beiden Füssen 7 Zehen hatte und zwar war die Anordnung derselben der Art, dass an der Innenseite eines jeden sonst normalen Fusses als Anhängsel die drei äussern Zehen des andern Fusses angewachsen waren, so dass die Dritte derselben je mit der grossen Zehe verwachsen war, auf diese Weise also eine Doppelzehe gebildet wurde. Jede Hand bestand aus zwei vollkommen normalen halben Händen, die linke aus der äussern Hälfte der linken und der äussern Hälfte der rechten, die rechte aus der äussern der rechten und aus der äussern Hälfte der linken Hand. Daumen und Zeigefinger wurden also an jeder Hand ersetzt durch den fünften und vierten Finger der andern. An der rechten Hand zeigte sich an der Radialseite noch ein rudimentärer Finger.

Poncet (23) nimmt, bewogen durch einen Fall, in dem ein beträchtlicher Stillstand im Wachsthum der Ulna, eine Krümmung des Radius, mit Luxation des obern Endes nach oben und aussen, eine starke Neigung der Hand nach der Ulnarseite bestand, und in der Kindheit eine langdauernde Ostitis mit Sequesterbildung durchgemacht war, Gelegenheit, auf die Wachsthumsstörungen aufmerksam zu machen, die nach Zerstörung der Epiphysen-Knorpel in Folge einer Ostéite juxta-epiphysaire einzutreten pflegen; er stützte sich dabei, ausser auf mehrere selbst beobachtete Fälle, auf die Arbeiten von Ollier.

Im Anschluss an seine, im Jahre 1861 veröffentlichten Experimente hat Vulpian (24) durch eine Reihe neuer Versuche an Frosch-Embryonen Missbildungen in Folge Zerstörung einmal der vorderen Partie des Gehirns, dann des Pons hervorzubringen gesucht. Viele von den zum Experiment verwendeten Thieren gingen bald zu Grunde, bei mehreren wurde eine stärkere Entwicklung und Krümmung des Schwanzendes und der ganzen hintern Hälfte überhaupt erzielt, so dass die Embryonen eine fast S-förmige Gestalt bekamen. Eine Deformation an den Extremitäten wurde nicht erzielt.

Hitzig (27) berichtete in der medicinischen Gesellschaft zu Berlin über einen Fall, in dem Hypertrophie des rechten Armes, complicirt mit Atrophie des Pectoralis major, der obern Intercostalmuskeln und einiger Schultermuskeln, ausserdem Lähmung des Musc. serratus anticus major nach einer Verletzung mit einem spitzen Gegenstande in der rechten Fossa supraclavicularis entstanden war. Die stärkere Entwickelung trat namentlich am Arm hervor, dabei fühlte sich die Musculatur eher schlaff an und war auf Druck empfindlich. Die Muskelerregbarkeit war nicht herabgesetzt, auch die Functionsfähigkeit hatte nicht viel gelitten. Hitzig erklärte die Lähmung des Serratus durch eine allerdings nur unvollkommene Trennung des Thoracicus lateralis, die Hypertrophie des Armes durch eine Reizung des Plexus brachialis, die jedoch nur die trophischen Nervenfasern getroffen hätte.

Bei einem Studenten, der in das practisch-anatomische Institut zu Petersburg eintreten wollte, fiel Gruber (28) eine stark ausgebildete Macrodactylie an der linken Hand auf, die jedoch nur Zeigefinger und Daumen betraf. Der Daumen stand von der Hand in extendirter Stellung ab, die Endphalange sogar in Hyperextension, die Länge des Daumen betrug 6,8 Cent. Der noch stärker hypertrophische Zeigefinger der linken Hand war über den Rücken der drei medialen Finger sichelförmig hinübergeschlagen, so dass er mit seinem mittleren Stücke hinter diesen lag, mit der grössten Hälfte seiner Endphalange darüber hinausragte; die grösste Länge des Zeigefingers betrug 16,5 Cent., die übrigen genauen Maasse finden sich im Original.

In dem von Gillivray (30) in der medicinischen Gesellschaft zu Victoria berichteten Falle betraf die Hypertrophie den ganzen Arm und die Hand, vorzugsweise aber den 1., 2., 3. Finger. Die Vergrösserung machte sich im Umfang wie in der Länge bemerkbar; dabei war ein ziemlich schnelles Wachsthum zu constatiren; an der Vergrösserung nahmen vorzüglich die Weichtheile Antheil. Der Hypertrophie des Arms wurde durch Unterbindung der Art. axillaris hoch oben in der Armhöhle mit günstigem Erfolg entgegengewirkt. Von Interesse sind die im Original angegebenen Maasse, die nach Unterbindung der Arterie deutlich an Grösse abnahmen.

VII. Foetalkrankheiten und angeborene Geschwülste.

31) Koester K., Ueber Hygroma cysticum colli congenitum, Würzburger Verhandlung, III. Heft 1. — 32) Fürst, Livius, Ein Fall von angeborenem (dermoidem) Sacralhygrom bei einem 1½jährigen Kinde, Jahrbücher für Kinderheilkunde. V. — 33) Kühnemann, Victor, Ein Fall von Sacralgeschwulst bei einem todtgeborenen weiblichen Foetus. Inaugural-Diss. Berlin. — 34) Böhm, F., Zur Casuistik der sacralen Lordosen und [illegible] Geschwülste. Berl. klin. Wochenschr. Nr. 3.

Ein neues Beispiel und eine neue Erklärung für das Entstehen des Hygroma cysticum colli giebt Koester (31) in folgender Beobachtung.

Bei einem von gesunden Eltern geborenen Kinde wurde unmittelbar nach der Geburt ein etwa apfelgrosser Tumor, der vorzugsweise die Gegend der rechten Wange einnahm, wahrgenommen. Der Tumor wuchs sehr schnell, wurde deutlich fluctuirend, in seinem Innern waren mehre Stränge durchzufühlen, er nahm allmählich die ganze Partie des Halses bis zum untern Rand der Clavicula und die Nackengegend ein. Das Kind ging an Erschöpfung zu Grunde. Bei der Untersuchung der Geschwulst zeigte sich, dass dieselbe aus einem System von Hohlräumen gebildet wurde, die vielfach mit einander communicirten und einen theils eitrigen, theils schleimigen Inhalt hatten. Eine eigentliche Auskleidungsmembran war an den Hohlräumen nicht vorhanden, bei Behandlung mit Silberlösung ergab sich in den Cysten eine Endothelzeichnung, ganz wie in den Lymphgefässen, auch im Inhalt waren vielfache Fetzen von diesen Endothelien enthalten; auf eine weitere Ausführung des mikroskopischen Befundes können wir uns hier nicht einlassen.

Koester glaubt, in diesen Hohlräumen erweiterte Lymphgefässe sehen zu müssen, und bezeichnet die Geschwulst als Lymphangiectasis congenita.

Der von Fürst (32) untersuchte Sacraltumor, der eine undeutliche Fluctuation zeigte, mass von rechts nach links 9 Cent., von oben nach unten 6 Cent. Die Wirbelsäule war bis zum letzten Lendenwirbel normal gebildet, von da trat der Geschwulst entsprechend eine Spaltung der Wirbelbogen des Kreuzbeins ein. Communication mit der Rückenmarkshöhle war nicht nachzuweisen, Anomalien in der Function der Blase und des Mastdarms fehlten, die linke Unterextremität war aber etwas abgemagert und schlaff. Es handelte sich in dem betreffenden Falle also um einen abgeschnürten Hydrorhachissack, und zwar nimmt Verfasser an, dass es ein peripherischer Hydrops des Rückenmarks gewesen sei. Ursprünglich befand sich in der Mitte der Geschwulst eine 5—6 Cent. lange Borste, die bald abfiel, daher Verfasser es nicht als unmöglich erscheinen lässt, dass er es mit einer Dermoidcyste zu thun gehabt habe, eine Möglichkeit, die er durch Hinweis auf die gemeinschaftliche Abstammung der Medullarplatte und des Hornblattes aus dem sensoriellen Blatt und einer etwa erfolgten Einstülpung des Hornblattes nach Schluss des Medullarrohres zu stützen sucht.

In der geburtshülflichen Poliklinik zu Berlin wurde an einem 6 bis 7 Monate alten weiblichen Fötus ein Sacraltumor beobachtet und von KÜHNEMANN (33) zum Gegenstande seiner Dissertation gemacht, der besonders dadurch interessant ist, dass bei ihm die Möglichkeit einer Abstammung von der LUSCHKA'schen Steissdrüse zulässig ist.

Der Umfang des Tumors betrug in der Medianlinie 23 Cent., in querer Richtung 28 Cent. Communication mit dem Spinalkanal war nicht vorhanden. Das Gros der Geschwulst sass der vordern Fläche des stark nach rechts und aussen abgewichenen Kreuzbeins auf, die Geschwulst setzte sich der Wirbelsäule aufliegend bis zum Zwerchfell fort in Gestalt eines Stranges, mikroskopisch bot dieselbe sarcomatösen Bau; an einzelnen Stellen mit starker Entwicklung fibrösen Gewebes, an andern ausgesprochenes Rundzellensarcom.

Viele Aehnlichkeit seinem Sitze nach mit dem oben beschriebenen Tumor hat die von Böhm (34) berichtete Sacralgeschwulst. Auch hier liess sich durch wiederholte Untersuchung per anum constatiren, dass die Neubildung vorwiegend die vordere Fläche des Kreuzbeins einnahm, die Consistenz war eine weiche, nur an einzelnen Stellen resistenter; Communication mit dem Sacralcanal konnte mit Bestimmtheit ausgeschlossen werden. Auf Dringen der Eltern entschloss sich Böhm zur Exstirpation, die in Steinschnittlage ausgeführt wurde. Im Verlauf der Operation kamen hinter dem linken absteigenden Sitzbeinast eine Partie Darmschlingen zum Vorschein, die jedoch bald als einem verkümmerten inclndirten Foetus angehörig erkannt wurden. Das Steissbein musste mit amputirt werden. Das Kind starb. Die Geschwulst wog 336 Gramm, setzte sich deutlich aus drei Lappen zusammen, einem rechten, linken und einem fast senkrecht auf beiden stehenden mittleren. Der rechte bot das Bild eines Cystosarcoms. Im linken lagen die obenerwähnten Darmschlingen mit Mesenterium, Meconium enthaltend, das eine Ende des Darms mündete in dem mittleren Lappen, in dessen Höhle eingeschlossen sich ein vollkommen entwickelter Vorderarm mit 5 Fingern vorfand. Der Beschreibung sind Abbildungen des Tumors beigefügt.

C. Onkologie.

I. Allgemeine Werke und Abhandlungen.

1) Waldeyer, Prof., Die Entwickelung der Carcinome. Zweiter Artikel. Arch. f. pathol. Anat. und Phys. Bd. 55 Heft 1. Taf. V. bis IX. — 2) Carmalt, William, Bemerkungen zur Lehre von der Entwickelung der Carcinome nebst Beobachtungen über die spontane Bewegungsfähigkeit von Geschwulstzellen. 1872. Heft 3 und 4. — 3) Acker, Ludwig, Zur Pathogenese der Geschwulstmetastasen. Arch. für klin. Medicin. XI. Heft 2. — 4) Bizzozero, J., Ueber Entwickelung des cavernösen Gewebes der Leber. Moleschott, Untersuch. zur Naturlehre. XI. Taf. 3. — 5) Neumann, E., Prof., Ueber Sarcome mit endothelialen Zellen nebst Bemerkungen über die Stellung der Sarcome zu den Carcinomen. Arch. der Heilkd. Heft 4 und 5. Taf. V Fig. 1—12. — 6) Arnott, H. Notes on the pathology of malignant new growths. Lancet. Med. Tim. and Gaz. Jan 13, Feb. 10, March 16 and 30. — 7) Friedländer, Carl, Ueber die Beziehungen zwischen Lupus, Scrophulose und Tuberculose. Vorläufige Mittheilung. Centralblatt für die med. Wissenschaften No. 43. — 8) Holberg, Jacob, Pfropfung der Wand einer Atheromcyste vom Halse. 1864. No. 13. — 9) Bardel, Ed., Le cancer considéré comme ... tuberculeuse. Paris (116 pp.) — 10) Arnott, H., Cancer, its varieties, their histology and diagnosis. London.

Die vorliegende Publication WALDEYER's (1) ist der zweite Theil einer grösseren Arbeit über die Entwicklung der Carcinome, deren erste Hälfte bereits im Jahr 1867 (VIRCHOW's Archiv, Bd. 41. cfr., den Bericht hierüber) erschienen ist. W. war damals auf Grundlage zahlreicher Beobachtungen, wovon die überzeugendsten Fälle bereits mitgetheilt und in den folgenden Jahren durch Arbeiten mehrerer seiner Schüler erweitert wurden, zu dem Schluss gekommen, dass die Entwicklung der Carcinome nicht von dem Bindegewebe abzuleiten sei (VIRCHOW), sondern dass sie eine epitheliale Neubildung darstellen, die primär nur da entstehen, wo ächte epitheliale Bildungen existiren. Secundär kann das Carcinom nur durch directe Propagation epithelialer Zellen oder auf dem Wege embolischer Verschleppung durch Blut- und Lymphgefässe zur Entwicklung gelangen, indem die Krebszellen, sofern sie an einen geeigneten Ort gebracht werden, wie Entozoenkeime sich weiter fortzupflanzen vermögen. In dem vorliegenden zweiten Artikel führt W. diesen Gedanken weiter aus und begründet denselben einmal durch die Mittheilung der Beobachtungen anderer Forscher, welche zu demselben oder doch in der Hauptsache zu dem gleichen Resultat gekommen sind, sowie aus der Entwicklungsgeschichte und dem weiteren histologischen Verhalten der einzelnen Gewebe und endlich durch eine Zusammenstellung eigener neuer und fremder Beobachtungen über die Carcinombildung in den einzelnen Organen. Die ganze Arbeit zerfällt somit in mehrere Abtheilungen, in eine historisch-kritische, in eine entwicklungsgeschichtliche und in eine casuistische, an die der Verf. im Einzelnen seine Schlussfolgerungen anknüpft. Der uns zugemessene Raum gestattet nicht über die ganze nun vorliegende Arbeit mit der Ausführlichkeit zu berichten, wie es die Wichtigkeit des Gegenstandes und die scharfe Durchführung des Gedankenganges mit Recht beanspruchen kann.

Wir müssen uns hier auf die Mittheilung einiger Hauptgesichtspunkte beschränken und bitten unsere Leser das ausführlichere Detail in dem leicht zugänglichen Original nachlesen zu wollen. Wir unterlassen es nicht zu bemerken, dass der Verf. seine Ansichten in den letzten Jahren wiederholt in verschiedenen anderen Publicationen veröffentlicht hat. Nach der historisch-kritischen Einleitung knüpft W. die weitere Darstellung an den Fundamentalsatz der neuern Histologie an, dass, sobald die Trennung der Furchungszellen in die blattförmigen Keimanlagen vollzogen ist, von da ab keine genetische Vermischung der verschiedenen Zellenformen und Zellenarten mehr geschieht und die Zellen einer bestimmten Art den bei der ersten Differenzirung der Embryonalanlage erhaltenen Character bewahren und vererben. Durch GÖTTE und BAMBECKE ist die von REMAK und HIS aufgestellte Lehre von der Bedeutung der Keimblätter dahin erweitert worden, dass das Darmdrüsenblatt durch einen Umschlag des oberen Keimblatts sich aus diesem continuirlich entwickelt, so dass die Abkömmlinge beider Blätter als gleichwerthige epitheliale Bildungen angesehen werden können. Jedoch findet auch hier im spätern Leben für gewöhnlich keine Vermischung der für bestimmte Localitäten typischen Formen der Epithelzellen statt. Wie im oberen so finden sich auch im mittleren Keimblatte mehrere streng gesonderte Primitivgewebe oder Primitivkeime. Im Ganzen lassen sich vier grosse Gruppen von Primitivgeweben unterscheiden: Epithelien-, Nerven-, Muskeln- und Bindesubstanzgewebe. Das erstere, für die vorliegende Frage wichtigste Epithelgewebe ist dadurch characterisirt, dass die Zellen niemals, wie in andern Geweben, organische Verbindungen, Verwachsungen, mit einander eingehen, sondern stets neben einander gelagert sind; zweitens dass dieselben niemals Blut- und Lymphgefässe führen und drittens dass sie keine weiteren Transformationen eingehen und dass sie keine faserige leim- oder chondringebende Zwischensubstanz bilden. Die Neubildung und Regeneration der Epithelien geschieht nach den fast übereinstimmenden neuesten Beobachtungen stets nur von einem epithelialen Muttergewebe. Abweichend hiervon ist das Verhalten der Endothelien der Blut- und Lymphgefässe und der serösen Häute. Die Vascularisation der Epithelien wie sie bei der Carcinombildung vorkommt, geschieht stets als ein Vorsprossen von Gefässschlingen, welche gegen das Epithel hin immer noch von etwas Bindegewebe abgegrenzt sind; blutführende Räume, welche direct von Epithelzellen begrenzt, kommen nicht vor. W. vergleicht nun weiterhin die normale physiologische Epithelbildung mit der bei pathologischen Vorgängen, wo er bei Warzen, Condylomen, stark entwickelten epithelialen Decken und ebenso bei Krebscylindern dieselben Vorgänge beobachten konnte. In mehreren Fällen zeigten die grossen Epithelzellen der Krebscylinder bei Brustdrüsenkrebsen eine Zeit lang nach der Exstirpation langsame und träge Fortbewegungen; dasselbe beobachtete W. mit CARMALT an einem medullaren Rundzellensarcom aus der Achselhöhle, was für die Entstehung der secundären Erkrankungen bedeutungsvoll ist. Ebenso fand W. zwischen den zelligen Elementen der Neubildung vielfach Wanderzellen vor, die sich durch ihre Grösse und sonstige Beschaffenheit von den Geschwulstelementen deutlich unterschieden, Verhältnisse wie sie BIESIADECKI zwischen den Epithelzellen der äusseren Haut unter normalen Verhältnissen beobachtete. W. ist mit weiteren Untersuchungen in dieser Richtung noch beschäftigt. An diese physiologischen Verhältnisse anknüpfend, wendet sich der Verf. an die Darstellung der Entwicklung der carcinomatösen Neubildung in den einzelnen Organen mit Berücksichtigung der namentlich seit seiner ersten Mittheilung publicirten Casuistik. Der Verf. glaubt von der Aufstellung von drei verschiedenen Gruppen von epithelialen Neubildungen, die aus den Epithelien des Hornblattes, des Darmdrüsenblattes und des Urogenitaltractus ausgehen, absehen zu sollen, wenn ihre Annahme vielleicht auch insofern gerechtfertigt erscheinen könnte, dass sie Producte verschiedener Keimblätter sind, die nach dem bereits Mitgetheilten einander nicht zu vertreten im Stande sind und sich nicht aus einander entwickeln können. Von diesem Gesichtspuncte aus bilden sie ebensolche Gegensätze wie die Epithel- und Bindesubstanzzellen, da man aber bei allen der drei grossen Klassen von Epithelien Geschwülste von analogem Bau sich finden, die sich aus einem Zellenhaufen und einem diesen stützenden Stroma mit Blutgefässen aufbauen, ein Verhältniss, welches dasselbe ist, wie das der normalen drüsigen Zellenhaufen zu ihrem vascularisirten Stroma, so glaubt der Verf. diese ganze Gruppe unter der collectiven Bezeichnung der „epithelialen Neubildungen" zusammenfassen zu sollen, gegenüber der dermoiden, die aus den Bindesubstanzen hervorgehen (Sarcome). W. hat in den letzten vier Jahren 203 Fälle von Neubildungen zu untersuchen die Gelegenheit gehabt, die alle dem gebräuchlichen Wortsinne nach als Carcinome zu betrachten waren, und behandelt dieselben in der nachfolgenden Gruppirung: 1) Krebse der äusseren Haut; 2) Krebse der mit Cylinderepithel bekleideten Organe; 3) Krebse der acinösen Drüsen; 4) Krebse der Leber und Nieren; 5) Krebse der Eierstöcke, der Hoden und des Gehirns; 6) Krebse der nicht epithelialen Organe (Knochen, Muskeln, Lymphdrüsen, Herz, Blut und Lymphgefässe, Milz, seröse Häute). In Bezug auf das hier gebotene reiche Detail müssen wir auf das Original verweisen. Es mögen hier noch folgende Andeutungen Platz finden. WALDEYER bestreitet jeglichen anderen Ausgangspunct für die Carcinome ausser dem epithelialen, er bezeichnet sie als eine atypische epitheliale Geschwulst. Den Ausdruck „Carcinom" möchte er beibehalten, dagegen den Namen „Epitheliom" als zu allgemein für andere epitheliale Neubildungen angewendet wissen. Hiernach unterscheidet er folgende Arten epithelialer Geschwülste: A. Superficielle Epitheliome (dem Typus der Deckepithelien entsprechend). 1) flaches einfaches Epitheliom (Schwiele); 2) Clavus; 3) Epithelioma diffusum superficiale (ichthyosis); 4) Epithelioma papillare (Cornu cutaneum, manche Warzen); 5) Onychoma (Neubildung von Nagelsubstanz). B. Tiefliegende oder parenchymatöse Epitheliome (dem Typus drüsiger Bildungen entsprechend): 1) „Trichoma (Naevi pilosi) 2) Adenoma sudoriparum, sebaceum, hepaticum, renale, prostaticum); 3) Struma (pituitaria, thyreoidalis renalis etc.) 4) Kystoma. 5) Carcinoma. Von diesen Geschwulstformen sind neun nur Wiederholungen irgend eines normalen epithelialen Gebildes, während das Carcinom keinem bestimmten Typus folgt, sondern als schrankenlose Epithelneubildung in durchaus atypischen Formen auftritt. In Parallele hiermit bringt W. die Geschwülste aus der Gruppe der Bindesubstanzen, die, wie das Fibrom, Chondrom, Gliom etc.

Wiederholungen normaler Gewebsdarstellen, während das Sarcom die atypische Bindesubstanzgeschwulst repräsentirt. In Bezug auf die verschiedenen Varietäten des Krebses und der Krebszellen bemerkt W., dass die meisten Krebszellen sich nicht sklavisch genau an ihre Mutterzellen, die Epithelzellen des primären Standortes, in Form und Grösse anschliessen, wie dies auch bei allen übrigen Neubildungen der Fall ist, trotz dieser Ausschreitungen bewahren sie immerhin ihren Grundcharacter. Für die Aetiologie der Krebse betrachtet der Verf. noch als einen besonders wichtigen Punct die entzündlichen Vorgänge in dem bindegewebigen Stroma der Organe, welche neben und mit der epithelialen Neubildung einhergehen. Er sagt: „Ich stehe keinen Augenblick an zu erklären, dass, wenn irgend eine Geschwulst in ihrer Aetiologie oder in ihrer ersten Entwicklungsweise Beziehungen zu entzündlichen Processen aufweist, wie vor allem VIRCHOW für sämmtliche Geschwülste den irritativen Ursprung betont hat, so ist es das Carcinom. Das Carcinom und die Epithelzapfen können aber auch ihrerseits wieder reizend wirken bis zur Hervorbringung von Eiterung und ulcerativer Zerstörung ähnlich wie andere fremde Körper. Ein bemerkenswerther Unterschied zwischen den primären und secundären Krebsen findet W. noch in der Art ihres Auftretens. Die ersteren fand er stets unter dem Bild einer diffusen oder infiltrirten Geschwulst, eine Art krebsige Degeneration des Organs darstellend, oder ähnlich einem infiltrirten Exsudat, wie schon VIRCHOW hervorhob, während die letzteren stets circumscripte, über das Niveau erhabene Tumoren bilden, die bei ihrer weiteren Ausbreitung alle Gewebe ohne Unterschied zerstören, wie eine fremde, parasitäre Masse, die nicht aus dem Gewebe ihres Standortes, sondern aus überpflanzten Partikeln entstanden. Der KÖSTER'schen Ansicht (wonach die Krebszellen sich aus den Endothelien der Lymphgefässe entwickeln sollen) kann W. nur das Verdienst zuerkennen, den Nachweis geführt zu haben, dass die Krebsmassen schon sehr früh in die Lymphwege eintreten. —

CARMALT (2) aus New-York theilt mehrere Beobachtungen mit über die Entwickelung der Carcinome (Cancroide) der Haut aus den Haarbälgen, der Carcinome des Oesophagus aus den Schleimdrüsen, ferner über die Beziehungen der Zellencylinder zu den Endothelien der Lymphgefässe und über die Bewegungsfähigkeit der Geschwulstzellen. In drei Fällen von Krebs der Nasen-, der Lid- und Wangenhaut konnte der Zusammenhang von Krebskörpern mit erweiterten, vielfach veränderten und gewunden verlaufenden Haarfollikeln deutlich nachgewiesen werden. Die Talgdrüsen waren dabei zu Anfang meist unverändert oder nahmen an der Vergrösserung Theil, bis sie schliesslich auch in der immer weiter um sich greifenden epithelialen Wucherung unkenntlich wurden. Die ersten Anfänge bestehen in einer Vermehrung der inneren Epithelzellenschichten des Haarbalges; hieran schliesst sich die Bildung längerer und kürzerer Seitensprossen, die bis in verschiedene Tiefen vordringen. Je nach der Schnittrichtung erhält man so Durchschnitte von grösseren und kleineren Krebsalveolen, die oft vielfach neben einander liegen, so dass oft das Bild einer Gruppe von Acinis traubenförmiger Drüsen, vereinigt um ihren Ausführungsgang, zu Wege kommt. Die epithelialen Fortsätze sind immer mit verschieden starken Bindegewebslagen umgeben. In verschiedenen Haarbälgen waren die Haare ausgefallen, in anderen noch vorhanden. Das Bindegewebe in der Umgebung zeigt erst im späteren Verlauf Zellenwucherungsvorgänge, wodurch die Alveolen von kleinen Rund- und Spindelzellen dicht umgeben und davon oft kaum zu unterscheiden sind. Von der Entwickelung der Krebszellen aus den Bindegewebselementen konnte sich C. nicht überzeugen, wenn auch die Krebszellen von den normalen Epithelzellen in einzelnen Puncten sich unterschieden. Der Verf. bemerkt noch in Bezug auf die Aetiologie der Lippenkrebse, dass schon nach FÜRSTER, vor längerer Zeit, häufiges und schlecht ausgeführtes Rasiren die Entwickelung begünstige, und dass dieselben viel häufiger bei Personen vorkomme mit rasirten Bärten als mit Vollbärten. Unter circa 60 Lippen- und Wangenkrebsen, die in den letzten Jahren im pathologischen Institut in Breslau vorkamen, fanden sich nur zwei Fälle bei Frauen, und nicht ein einziger bei Männern mit Vollbärten.

Auch vom Oesophaguskrebs hat C. drei Fälle untersucht, welche ausgedehnte circuläre Ulcerationen veranlasst hatten. In zwei Fällen fanden sich ausgedehnte in den tieferen Gewebsschichten vorwuchernde Zapfen der tieferen Epithellagen, welche mit den tiefer liegenden Krebskörpern zusammenhingen. Im dritten Falle waren neben dem Epithel des Stratum Malpighii die Ausführungsgänge der Schleimdrüsen des Oesophagus betheiligt. Dieselben waren auf das drei- bis vierfache erweitert und führten an Stelle des normalen Cylinderepithels ein starkes Pflasterepithel mit 6–8facher Schichtung.

Behufs Prüfung der KÖSTER'schen Angaben über die Entwickelung der Krebszellen aus den Endothelien der Lymphgefässe, schüttelte C. feine Durchschnitte von frischen Brustdrüsenkrebsen in einer halbprocentigen Silberlösung. Hierbei ergab sich ein vollständig normales Endothelsilberbild auf den Wänden der Hohlräume, niemals fanden sich jedoch an diesen Endothelien Veränderungen, welche auf eine Wucherung hätten bezogen werden können. An anderen Lücken fehlte die Silberzeichnung, so dass es sich hier um ungebildete Bindegewebslücken gehandelt haben dürfte.

Endlich stellte C. in Gemeinschaft mit WALDEYER auf der chirurgischen Klinik von Prof. FISCHER in Breslau Untersuchungen an noch lebenswarmen frisch exstirpirten Neubildungen auf die spontane Bewegungsfähigkeit ihrer zelligen Elemente an. Die Untersuchung geschah mit frisch aufgetragenem Blutserum auf dem STRICKER'schen heizbaren Objecttisch. Zur Verwendung kamen zwei Brustdrüsencarcinome und ein Rundzellensarcom der Achselhöhle. Die

Zellen verhielten sich ähnlich amöboiden Körperchen, ihre Bewegungen waren aber viel träger als die der ebenfalls vielfach vorhandenen und unterscheidbaren weissen Blutkörperchen. Locomotionen von Zellen innerhalb grösserer Haufen konnten nicht wahrgenommen werden, nur bei vereinzelt liegenden Exemplaren war die Bewegung deutlich.

Acker (3) hat auf Veranlassung von Professor Zenker in Erlangen mehrere Fälle von Carcinom untersucht in Bezug auf die Verschleppung von Geschwulstpartikeln durch die Blut- und Lymphgefässe und ihre Bedeutung für die metastatischen Knoten. Nach einer sehr ausführlichen Einleitung über die neueren Ansichten der Krebsinfection und Krebsmetastasen werden von folgenden Fällen die Krankengeschichte, der Sections- und mikroskopische Befund mitgetheilt.

1) Sarcom der Schilddrüse und der Vena jugularis und Vena thyreod. mit Thrombose. Kleine Sarcome der Schlund- und Kehlkopfschleimhaut, der Lungen und Sarcomstränge in den Lungenarterienzweigen.

2) Ulcerirender flacher Epithelialkrebs des Halses. Krebsknoten der Lungen; Thrombose und Continuitätstrennung der rechten Carotis. Thrombose und krebsige Degeneration der Vena jug. dext.

3) Carcinom des Magens, der Leber und umliegenden Lymphdrüsen, des Bauchfells, multiple Narben der Lungen. Krebsmassen in Aesten der Vena portarum, der Lebervenen und Aesten der Lungenarterien.

4) Medullarkrebs der Leber, retroperitonealen Drüsen. Narbe (chron. Geschwür) des Magens. Krebs der Bronchial- und Trachealdrüsen, der Lungen und krebsige Verstopfung des Ductus thoracicus. (Aus dem allg. Krankenhaus in Nürnberg.) Das Detail bitten wir im Original nachzulesen. —

Bizzozero (4) in Pavia fand bei der Untersuchung von secundären Gliomknoten in der Leber eines 18 Monate alten weiblichen Kindes, welches in Folge eines nicht operirten Netzhautglioms nach ca. zweimonatlicher Krankheit gestorben, folgende Verhältnisse:

Zahlreiche gliomatöse Knoten im Gesicht, innen und aussen am Schädeldach, an der Leber, den Nieren und den Ovarien. In der Umgebung der kleineren Knoten und noch mehr an Stellen, wo das Leberparenchym makroskopisch ganz normal oder bloss etwas weisslicher aussah fand sich eine diffuse gliomatöse Infiltration. Die Capillaren der Leberläppchen waren von den rundlichen, manchmal mit rothen Blutkörperchen vermischten Geschwulstelementen eingenommen, während ihre Wandungen und die Leberzellen unverändert erschienen. Weiter nach dem Innern des Knotens fanden sich sehr oft 1—8 Gliomzellen in dem Protoplasma der Leberzellen um den Kern herum vor; die Grösse der Leberzellen war dadurch oft erheblich vermehrt. Die inneren Schichten der Narben waren bloss aus Gliomzellenhaufen zusammengesetzt, zwischen welchen unregelmässige, ans verunstalteten, abgeplatteten, spindel- oder sternförmigen Leberzellen und aus atrophirten und geborstenen Capillarwandungen bestehende Trabekeln verliefen. In den grösseren Knoten kamen stärkere gefässhaltige Bindegewebsbalken und ein enger dünnes Bindegewebsnetz zwischen den Gliomzellen vor.

Bizzozero glaubt, dass die Elemente der Leber durch den Blutstrom zugeführt werden und stecken bleiben, wodurch sowohl die diffuse Infiltration, als die Knötchen zu Stande kommen. Den Gehalt der Leberzellen an Gliomzellen führt B. auf einen Invaginationsprocess zurück.

Neumann (5) theilt vier Fälle von Neubildungen mit, welche bei der ersten Untersuchung Spindelzellensarcome zu sein schienen, während die spätere Prüfung, nach Erhärtung der Tumoren in verdünnter Chromsäure ergab, dass die Spindelform der Zellen nur eine scheinbare war, indem dieselben äusserst zarte, kernhaltige Platten darstellten, welche auf der Kante stehend, oder durch das Umschlagen ihrer sehr feinen Ränder das Bild einer Spindelzelle darboten. Im übrigen zeigten die Zellen eine grosse Uebereinstimmung mit den Endothelien der serösen Häute und Gefässe.

Der erste Fall betrifft ein ca. 12 Mm dickes und 7 Mm. breites legitimes Psammom der Dura mater bei einer 52 J. alten an Apoplexie verstorbenen Frau. In der Hauptsache entsprach der Bau des Tumors den bereits vielfach beschriebenen Verhältnissen. In einem alveolaren kernhaltigen Bindegewebsstroma fanden sich sehr reichlich grosse, concentrische Concretionen. Daneben die bereits erwähnten graden, dünnen, Endothelien ähnlichen Zellenplatten, mit in der Regel einfachem ovalem Kern und Kernkörperchen. N. findet, dass das Verhalten dieser Zellen, schon von Robin, Cornil und Ranvier, und von Golgi richtig beschrieben ist. Robin bezeichnet das Aussehen der Zellen in Folge Umschlagens der Ränder als „plissées comme chiffonnées", zuweilen erscheinen sie auch cylindrisch eingerollt, andermal bilden sie durch Verschmelzung grosse Platten, ähnlich Endothelhäutchen. Eine Beziehung der Concretionen zu den Gefässen (Cornil und Ranvier) konnte nicht constatirt werden. — Der zweite wallnussgrosse Tumor war von Prof. Jakobson sammt dem Bulbus bei einem 20jährigen Mädchen wegen Exophtalmus exstirpirt worden. Er sass am Nervus opticus, unmittelbar hinter dem Bulbus. Die Schnittfläche zeigte festere und weichere Stellen. An jenen war der Habitus des Gewebes mehr sarcomatös, an diesen fand sich ein an Spindelzellen reiches Stroma, in dessen Maschenräumen rundliche oder ellipsoide, grosse geschichtete Zellenhaufen (Zellenzwiebeln), ähnlich denen bei Hautkrebsen, lagen, theils einzeln, theils zu mehreren vereint. Die diese Zellenzwiebeln constituirenden Elemente waren spindelförmige mit ovalem Kerne versehene Zellen, völlig übereinstimmend mit den Elementen in den Strombalken: im Centrum fanden sich dagegen grössere, vielkernige, granulirte Myeloplaxen ähnliche, Bildungen. Letztere zeigten ein verschiedenes Verhalten, bald waren sie homogen, bald colloidartig, stark glänzend und mit Kalksalzen incrustirt, ähnlich den Concretionen der Psammome; Salzsäure klärte sie ohne Gasentwickelung. An den dichteren Abschnitten der Geschwulst kamen solche geschichtete Zellen im Umfang der Fettzellen vor. An Zerzupfungspräparaten zeigten die spindelförmigen Zellen dasselbe Verhalten, wie im ersten Fall. Am Perineurium des Nerv. opt. und in der Umgebung der leicht geschwellten Papille mässige Kernwucherung. — Der dritte ausführlich mitgetheilte Fall betraf ein 21. Jahr alten Mädchen, bei dem sich eine Hühnerei grosse Geschwulst in der Marksubstanz der linken Hemisphäre, hinter dem Splen. corp. call. vorfand. Als gemeinsame Eigenthümlichkeit dieser drei Tumoren ergab sich, dass dieselben innerhalb fibrillären Bindegewebes endothelartige Zellen enthalten mit der Tendenz zur Bildung kuglig geformter Massen und centraler Verkalkung, wie in den Psammomen. Nach einem Exposé über die Stellung dieser Geschwülste glaubt N. sie den alveolaren Sarcomen beizählen zu sollen.

Schliesslich theilt N. noch ausführlich die Geschichte

eines Tumors vom linken Unterschenkel einer 58 Jahr alten Frau mit, welcher von einer Warze ausgehend, während der Schwangerschaft sich rasch vergrössert und eine beträchtliche Anschwellung der Leistendrüsen zur Folge hatte.

Im Januar 1871 wurde die Amputatio femoris gemacht, 8 Wochen nachher trat der Tod ein in Folge von Pyaemie. Die mikroskopische Untersuchung ergab in den primären Geschwulstknoten des Unterschenkels und in den secundären Affectionen der Beckenlymphdrüsen einen gleichen Bau; ein alveolären Stroma reichlich mit Spindelzellen durchsetzt, dessen Maschenräume mit mannigfach gestalteten, Epithelien ähnlichen, Zellen erfüllt waren.

N. betrachtet diese Fälle, namentlich die Letzteren, als einen Beweis für die Möglichkeit, dass auch aus bindegewebigem Boden alveoläre Geschwülste mit Zellen, welche sich von den ächten Epithelien nicht unterscheiden lassen, hervorgehen können, und die denselben Grad der Infectionsfähigkeit besitzen wie die aus reinen Epithelien (Epithelkrebs: WALDEYER, BILLROTH) hervorgegangen ist. N. will für diese Neubildungen die Bezeichnung: „Bindegewebskrebs" beibehalten und das Gebiet der alveolaren Sarcome auf solche Geschwülste beschränkt wissen, welche nicht bloss aus bindegewebiger Matrix entstehen, sondern auch, wie der beschriebene Orbitaltumor, in der Beschaffenheit ihrer Elemente wesentlich von den epithelialen Krebszellen abweichen.

Während der Lupus entweder als reine Granulationsgeschwulst (VIRCHOW), oder als Adenom der Hautdrüsen (RINDFLEISCH) beschrieben wurde, fand FRIEDLÄNDER (7) in exstirpirten Lupuspartien, welche theils der exfoliativen, theils der hypertrophischen Form angehörten, folgende Zusammensetzung:

1) Das Lupusgewebe gehört im Allgemeinen zu der Reihe der Bindesubstanzen, d. h. es besteht aus Zellen in einer Intercellularsubstanz.

2) Von den zelligen Elementen unterscheidet er dreierlei Formen:

a) Kleine Rundzellen mit wenig Protoplasma um den relativ grossen Kern (gewöhnliche Granulationszellen);

b) Zellen von etwa vierfacher Grösse mit relativ kleinem Kern und hellem, in Carmin wenig imbibirbarem Protoplasma;

c) typische Riesenzellen mit sehr zahlreichen, meist peripherisch gelegenen Kernen.

Es finden sich, rein morphologisch genommen, sämmtliche Uebergänge zwischen der Form a und b, sowie zwischen b und c. Die Anordnung der Zellen ist keine ganz regelmässige, im Allgemeinen jedoch finden sich die Granulationszellen häufiger an der Peripherie, die Riesenzellen im Centrum des Lupusknötchens. Die Intercellularsubstanz ist sehr sparsam, leicht granulirt, alles auf Alkoholpräparate bezogen.

Dieser Befund erinnert am meisten an den Bau der kleinsten Tuberkelknötchen (SCHUEPPEL) von den scrofulösen Lymphdrüsen. F. fand dieselbe Structur, ausser an den Miliartuberkeln vieler Organe (seröse Häute, Lunge, Gehirn etc.) auch bei anderen, exquisit scrofulösen Affectionen mit der grössten Regelmässigkeit, nämlich:

1. In Granulationen und Hautdecken von subcuten oder chronischen scrofulösen Abscessen. Viele dieser Abscesse tragen an ihrer oberen Wand ein hohes, mehrschichtiges, meist aus Riffzellen bestehendes Epithel, welches nach der Eröffnung der Abscesse die Anlegung der unterminirten Hautränder verhindert; das Epithel stammt von den durch den Eiterungsprocess von unten her blossgelegten und geöffneten Haarbälgen und Hautdrüsen ab.

2. In fungös entarteten Synovialmembranen und Granulationen von chronisch entzündeten Gelenken. (KÖSTER.)

In beiden Fällen tritt die beschriebene Gewebsformation theils in Gestalt mehr oder weniger circumscripter Knötchen, theils als ganz diffuse Einlagerung auf, wo dann auch die Riesenzellen unregelmässig zerstreut gefunden werden.

Aus diesen Thatsachen ergiebt sich:

1) dass zwischen Scrofulose und Tuberculose eine sehr viel innigere Beziehung statuirt werden muss, als man bisher annehmen wollte;

2) dass auch der Lupus zu den scrofulös-tuberculösen Erkrankungen in einem sehr nahen Verhältniss steht, wofür auch, abgesehen von der histologischen Analogie noch die Thatsache spricht, dass sich mit Lupus noch andere, exquisit scrofulöse Affectionen (nach Mittheilung klinischer Erfahrungen des Herrn Prof. VOLKMANN) vergesellschaften, besonders häufig Lymphdrüsenschwellungen und Verkäsungen, genau in derselben Form und mit demselben histologischen Verhalten wie bei Scrofulose.

HEIBERG (8) aus Christiania, Assistent an der chirurg. Klinik des Prof. SCHÖNBORN, hat von der Wand einer Atheromcyste Stückchen in ein grosses Unterschenkelgeschwür mit Erfolg gepropft.

Die Cyste sass an der linken Seite des Halses eines 17jährigen Mädchens zwischen dem Kopfnicker, dem Unterkiefer und dem Zungenbein, war apfelgross, fluctuirend, unempfindlich, von normaler, faltbarer, verschieblicher Haut bedeckt, liess sich nach allen Seiten hin bewegen. Dieselbe war seit den ersten Kinderjahren als eine haselnussgrosse Geschwulst bemerkt worden und erst mit dem Eintritt der Menstruation zur erwähnten Grösse gewachsen. Sie liess sich ziemlich leicht ausschälen, war mit der Scheide der grossen Halsgefässe relativ am innigsten verwachsen. Ein Durchschnitt zeigte eine liniendicke Wand, welche eine halbtrockene, homogene, gelbe, käsige Masse umgab.

Mikroskopisch bestand die Wand aus einer Bindegewebsschicht mit kleinen cubischen Epithelzellen bedeckt. Der Inhalt bestand aus fettig degenerirten kleinen Epithelzellen, aus Fetttropfen und Detritus. — Von der Wand wurden gleich nach der Exstirpation drei 1 Cent. grosse Stücke mit der Scheere ausgeschnitten, in das Geschwür eingesetzt und hiervon heilten zwei Stücke ein. Diese zeigten eine noch grössere Reproductionsfähigkeit als mehrere Hautstückchen und als zwei Stücke eines mit Flimmerepithel besetzten Nasenpolypen, welche alle in dasselbe Geschwür mit Erfolg gepfropft worden waren. Schon am dritten Tage, als der Verband abgenommen wurde, sah man nämlich um die von der Cyste genommenen Stücke einen eine halbe Linie breiten Narbenrand und am elften Tage war der Rand schon 4 Linien breit, oder ebenso breit wie derjenige mehrerer, vor 32 Tagen eingenähten, Hautstückchen. Mikroskopisch verhielten sich am 11. Tage ausgeschnittene Theilchen dieses Randes wie derjenige einer gewöhnlichen Narbe. Man sah Plattenepithelien in mehreren Schichten dicht an einander gereiht, welche nach der Oberfläche hin ihre Kerne verloren, dünner, mehr glasig, halb eingetrocknet oder verhornt wurden.

Das therapeutische Interesse tritt hier in den Hintergrund; das Experiment ist auch mehr in pathologischer Hinsicht unternommen worden, um einen neuen Beleg zu gewinnen für diejenige Lehre, nach welcher diese mit der Haut nicht mehr in Zusammenhang stehenden Hautcysten während des Fötallebens durch Einstülpung und Abschnürung des äusseren Keimblattes entstehen.

---

1) Fasce, L., Sui mixomi. Gazz. clin. di Palermo. [Die spindel- und sternförmigen Myxomzellen erkennt F. als Lücken der schleimigen Grundsubstanz, die durch Kanäle mit einander in Verbindung stehen, die in den Lücken befindlichen sogenannten Zellenkerne als Zellen. An der Basis eines Myxoms aus der [illegible] fand Autor jene Lücken [illegible] gefüllt mit Zellen, zwischen denen er ein netzförmig [illegible] Kanalsystem gewahrte, das durch [illegible] deutlich darzustellen war.] — 2) Idem, Sulla classificazione dei tumori di neoplasie. Rivista clin. di Bologna. Oct. Nov.

Fasce nennt ohne Rücksicht auf ihren Sitz „homoplastische" Neubildungen als solche, welche normalen Geweben oder deren normalen Complexen histologisch gleichen, „heteroplastische" die übrigen, welche im normalen Organismus keine Paradigmen haben. Erstere, also Fibrome, Myxome, Lipome, Gliome, Lymphome, Chondrome, Osteome, Odontome, Epitheliome, Adenome, Myome, Neurome, Angiome und Lymph-Angiome sind benigne, letztere nämlich Granulome, Sarcome, Cancroide und Carcinome, sind maligne. Cysten, sofern sie Neoplasmen sind, reihen sich nach ihren festen Bestandtheilen in obige Ordnung.

Granulome sind Heteroplasien, weil sie aus sehr kleinen Zellen bestehen, die wohl einzeln aber nicht gewebbildend im normalen Organismus erscheinen, auch schnell der Nekrobiose anheimfallen. Ausser Gumma, Lupus, Lepra (granulosa) Rotzgranulation gehört zu den Granulomen auch der Tuberkel, der kleinzellig, mit undeutlichem Kern und hinfällig, von Virchow mit Unrecht zu den Lymphomen gezählt wird.

Das Sarkom soll sich vom Granulom nur durch des letzteren kurze Lebensdauer unterscheiden, gehört zu den heteroplastischen Geschwülsten, weil sein physiologisches Analogon nur eine Entwicklungs- kein Terminal-Gewebe ist.

Noch leichter wird es natürlich dem Autor für Cancroid und Carcinom Heteroplasie in seinem Sinne nachzuweisen.

Sack (Berlin).

II. Enchondrom.

Schuhthauer, Prof. (Gruppen, zum Theil verkalkter Enchondrome der Tibia bei einem erwachsenen Individuum. Ausgestellt von Dr Kerkai) Pester med. chirurg. Presse No. 49.

III. Osteom.

Degranges, Exostoses ostéogéniques. Lyon méd. No. 11, p. 391.

Degranges stellte am 27. Mai 1872 der med. Gesellschaft in Lyon einen 23 J. alten Patienten vor, welcher an fast allen grösseren Knochen des Körpers Exostosen besitzt. Pat. war früher immer gesund, im 19. Jahr erlitt er eine Fractur des rechten Beines und Vorderarmes. In seinem 21. Lebensjahr fand man bei der Militairrevision eine hühnereigrosse Geschwulst an der Innenfläche des linken Oberschenkels. Sechs Monate nachher bemerkte Pat. eine solche Geschwulst am oberen Ende der linken Tibia, von da ab entwickelten sich successive, in Zwischenräumen von wenigen Wochen, an den meisten Röhrenknochen, am Schulterblatt und Becken zahlreiche Knochenauswüchse. Der erste Knoten hatte unterdessen eine Länge von 13 Ctm. und eine Breite von 12 Ctm. angenommen. Pat. hat Nachts lebhafte Schmerzen an seinen Geschwülsten. Syphilis ist nicht nachzuweisen.

IV. Angiom.

1) Laboulbène, Tumeurs érectiles de l'intestin. Bull. de l'Acad. de méd. No. 18. — 2) Fleischl, E., Ueber den Tumor cavernosus. Oesterr. med. Jahrb. Heft 3.

Laboulbène (1) hielt in der Acad. d. Med. in Paris einen Vortrag über einen Fall von Tumor cavernosus des Duodenums. Derselbe fand sich bei einem 74 J. alten Pensionär von St-Périne, der längere Zeit an Melaena litt und plötzlich an einer Magenblutung gestorben ist. Die mandelgrosse Geschwulst sass über der Ausmündung des Duct. Choledochus, und war an der Oberfläche ulcerirt. Bei der mikroskop. Untersuchung bestand dieselbe fast nur aus ungewöhnlich gleichmässig oder seitlich erweiterten Capillaren.

Bei dem noch bestehenden Widerstreit der Ansichten von Rokitansky und Virchow über die Entstehung des Tumor cavernosus hat Fleischl (2) die Frage einer genaueren Prüfung unterworfen, deren Resultat ihn mehr von der Richtigkeit der Rokitansky'schen Auffassung überzeugte. Als Gründe dafür führte der Verf. nach Mittheilung seiner Detailuntersuchungen folgende an. Einmal ist das Epithel in den Bluträumen der cavernösen Tumoren der Leber (diese bildeten hauptsächlich das Untersuchungsobject) wesentlich verschieden von dem der venösen Blutgefässe; zweitens das scharfe Abgegrenztsein noch junger cavernöser Tumoren; drittens das Vorkommen von Blutgefässen innerhalb der Bindegewebssepta, welche mit den Bluträumen des Tumors nicht in Communication stehen; viertens das Vorkommen solcher Tumoren, deren Räume noch nicht mit Blut gefüllt sind, die der Verf. vielfach als ursprüngliche Fibrome glaubt ansehen zu dürfen, deren Spalträume erst nachträglich mit den Blutgefässen (Venen) in Verbindung treten. Ein solcher Tumor wird aus der Brustdrüse eines Mannes als Beispiel genauer mitgetheilt. Ferner die krebsnabelähnliche Einziehung an älteren Tumoren, und endlich die Resultate seiner Injectionsversuche. Fleischl injicirte cavernöse Tumoren der Leber durch Einstechen in die Geschwulst, wobei sich stets nur die venösen Gefässe füllten, niemals die Arterien. Das Argument von Virchow, welcher die Geschwülste von der Art. hepatica aus injiciren konnte, hält F. nicht für stichhaltig, indem bei dieser Injection sich jederzeit auch die Lebervenen füllen, und daher auch alle die Bluträume, welche mit den Lebervenen in offener Communication stehen.

V. Neurom.

Bunzel, Emanuel, Neurom des Nervus tibialis. Wiener medic. Presse No. 15.

BUNZEL giebt die Beschreibung eines 4,4 Ctm. langen und 1,3 Ctm. dicken spindelförmigen central aufsitzenden Neuroms des Nerv. Tibialis, das er von dem Oberarzt Dr. WEICHSELBAUM erhalten hatte.

Dasselbe fand sich bei einem an Lungentuberculose verstorbenen Invaliden, welcher im Feldzuge 1870 eine Schusswunde im oberen Viertel des linken Unterschenkels erhalten hat, die bis zum Tod des Patienten als fistulöses Geschwür fortbestand. Das Neurom zeigt in der Mitte zwei unter einem rechten Winkel zusammenstossende Flächen, der Uebergang der Nerven in die Geschwulst geschieht ganz allmälig. Ihre Consistenz ist nahezu knorpelig, die Hülle derb, fascienähnlich. Die Schnittfläche hat ganz das Aussehen eines in Weingeist erhärteten Fibroms, indem sich Querschnitte von Faserzügen in allen möglichen Richtungen darbieten. Bei der weiteren Untersuchung fand sich ein mohnkopfgrosser metallisch glänzender abgekapselter Splitter, und noch mehrere kleinere Kugelfragmente im Gewebe zerstreut vor. Die Grundschnitte der Nervenfasern besassen eine verschiedene Grösse, 15—37 μ, dieselben waren durch verschieden dicke Schichten des Perineuriums und dazwischen gelagerten fibrillären Bindegewebes verschieden weit auseinander gedrängt. In der Nervensubstanz eingelagert fanden sich amyloide Körperchen. Ob besondere Erscheinungen bei Lebzeiten durch diesen Tumor veranlasst waren, konnte nicht mehr eruirt werden. Im oberen Theil der macerirten Tibia befanden sich mehrere 1 Ctm. weite durch dünne Scheidewände von einander getrennte Kanäle und daneben ein grösseres in der Demarkation begriffenes nekrotisches Knochenstück. —

VI. Adenom.

1) Nicoladoni, C., Adenom aus der Wange. Zeitschr. für klin. Chirurgie Bd. 2. Heft 1. Taf. III. — 2) Winiwarter, A., Ein Adenom der Magenschleimhaut. Oesterr. med. Jahrb. Heft 3. Taf. VIII. Fig. 1 und 2. — 3) Thomas, Julius, Ueber ein Adenoma lymphangiomatodes der Leber. Würzbg. Verhandl. III. Heft 3. Taf. III.

NICOLADONI (1) beschreibt ein von Prof. DUMREICHER exstirpirtes ca. 1 Cm. grosses Adenom aus der linken Wange eines 5 Jahr alten Mädchens. Man erwartete ein Atherom und fand einen mit einem kurzen dicken Stiel der Schleimhautseite aufsitzenden papillären Tumor. Die mikroskopische Untersuchung ergab als wesentliche Bestandtheile Drüsenacini, welche durch grössere und kleinere Spalträume mit Bindegewebssepta um einen schliesslich einfachen Ausführungsgang gruppirt waren. Die Drüsenzellen waren theils rundlich, meistens cylindrisch und von einer schleimigen Zwischensubstanz umgeben. N. glaubt, dass der Tumor von einer Glandula buccalis ausgegangen sei.

WINIWARTER (2) beschreibt eine ähnliche erbsengrosse Geschwulst aus dem Fundus eines sonst gesunden Magens von einem Individuum mittleren Alters, und fanden sich an einzelnen Stellen cystoide Erweiterungen und Ausbuchtungen der blind endigenden Ausführungsgänge.

THOMAS (3) giebt eine sehr ausführliche Beschreibung des histologischen Verhaltens einer ca. apfelgrossen Geschwulst aus der Leber eines mittelgrossen Hundes; die Untersuchung geschah unter Leitung von Dr. KÖSTER in Würzburg. Ausser einer einfachen Hypertrophie der Prostata fanden sich keine anderen Tumoren vor.

Die Geschwulst bestand aus einer central gelegenen fast wallnussgrossen Höhle, ohne Wandungen, die in stecknadelkopf- bis linsengrosse Hohlräume überging, welche an der Peripherie gelegen immer kleiner und enger wurden. Die Substanz zwischen den Hohlräumen bestand nur in dünnen Scheidewänden, so dass Cyste an Cyste lag. Der Inhalt bestand aus einer dünnen, fadenziehenden, molkenähnlichen Flüssigkeit, die makroscopisch kein Sediment absetzte. Im linken Leberlappen fanden sich noch zwei kleinere, fein poröse linsen- bis erbsengrosse Knötchen, nahe der Hauptgeschwulst.

Indem wir das sehr ausführliche Detail der Untersuchung im Original nachzulesen bitten, beschränken wir uns hier auf die Mittheilung des Resultates, zu dem der Verf. gekommen, und wonach er die Entwickelung des Tumors aus den Gallengängen und den ersten Anfängen der Leberzellenschläuche ableitet, wobei die Zunahme des interstitiellen Gewebes der Epithelwucherung vorausgegangen ist. Um den Zusammenhang der Lymphgefässe mit der Neubildung zu prüfen wurden Injectionen gemacht, die auch eine erhebliche Erweiterung derselben in der Peripherie der Geschwulst und in dem angrenzenden Leberparenchym ergab; der Tumor muss somit als ein Leberadenom mit Erweiterung der Gallengänge und Lymphgefässe betrachtet werden.

VII. Cystom.

1) Goodhart, James, F., On the nature and development of cystic tumours of the breast. Edinb. med. Journ. May. XVII. — 2) Friedländer, Carl, Ein Fall von zusammengesetztem Dermoid des Ovariums. Arch. für pathol. Anat. und Phys. Bd. 58 Heft 2.

GOODHART (1), Pathological-Assistant am HUNTER'schen Museum, hielt am 1. Februar 1872 bei einem Meeting der Sussex med.-chirurg. Society in Brighton einen Vortrag über die Natur und Entwicklung der Cystenbildung in der Brustdrüse, bei verschiedenen Krankheitsformen, im Vergleich mit der in anderen drüsigen Organen, welche in der vorliegenden Publikation zum Abdruck gekommen ist. Specielle Casuistik ist nicht mitgetheilt, dagegen finden sich auf 3 Tafeln mikroskopische Abbildungen über verschiedene Zustände der Cystenwände (papilläre Wucherungen etc.) und der Veränderungen der Drüsen-Acini.

FRIEDLÄNDER (2) theilt ausführlich einen Fall von zusammengesetztem Dermoid des linken Ovariums von einer 38 Jahr alten Frau mit.

Die bis dahin gesunde Patientin bemerkte im Jahre 1866 zuerst eine apfelsinengrosse Geschwulst in der linken Weichengegend. Anfangs 1869 trat schmerzhafte

Anschwellung des Leibes, Oedem der Beine und Prolapsus uteri ein. Am 16. März 1869 wurden durch Punktion 17 Quart klarer, grünlicher, cholestearinhaltige Flüssigkeit entleert, am 18. Mai c. 18 Quart. Am 10. Juni wurde durch Prof. Volkmann und Dr. Mayländer in Zerbst die Ovariotomie gemacht, der Tod erfolgte nach 48 Stunden. Friedländer machte seine Untersuchungen an dem seit 2 Jahren in Spiritus conservirten Präparat. Der Tumor setzte sich wesentlich aus einem Agglomerat verschieden grosser Cysten zusammen, die, wie schon bei der Exstirpation sich ergab, theils einen serösen, theils mukösen, theils atheromatösen Inhalt hatten. Ausserdem fanden sich vor Haare, von zarter Lanugo bis zu starken Barthaaren, Haarbälge mit Talgdrüsen, Schweissdrüsen mit Flimmerepithel, Knorpel, Knochen, adenoides und ovariales Gewebe, in letzterem eine grosse Zahl von Follikeln und verzweigten Zellenschläuchen. Das ausführlich mitgetheilte Detail bitten wir im Original nachsehen zu wollen. Als besonders bemerkenswerth für die Deutung der Cysten mit so verschiedenem Inhalt heben wir hervor, dass es F. gelungen ist, in den Wandungen der Geschwulst die Entwicklung zweierlei Arten von Cysten konstatiren zu können, die beide als Retentionscysten aufzufassen sind: die einen ausgehend von den Haarbälgen und Talgdrüsen, analog den Milien und Atheromen der äusseren Haut, und die anderen hervorgegangen aus Erweiterung der knäuelförmigen Schweissdrüsen, mit serös-mukösem Inhalt. Nervöse Elemente konnten nirgends aufgefunden werden. —

Westergren, Carl, (Stockholm). Bidrag till Kännedomen om Kystoma testiculi. Med 3 taflor. (Nord. med. Arch. 4. B. No. 20 u. 24.)

Verf. theilt drei Fälle von Kystoma testiculi mit, welche innerhalb eines Zeitraumes von nur einem Jahre in dem pathologischen Institute zu Stockholm vorgekommen sind. Ausser Untersuchungen über den Bau und die Entwicklung des Kystomes werden auch solche über die weitere Verbreitung der Geschwulst zu entfernten Organen durch die Venen mitgetheilt.

Der erste Fall (I) betraf einen 32 jährigen Mann, der 3½ Jahr vor dem Tode einen kleinen Tumor des rechten Hodens bemerkte, welcher sich langsam vergrösserte; später bekam er Schmerzen in der Lumbalregion und ein halbes Jahr vor dem Tode liess sich im Unterleibe in der Nähe des Nabels eine kleine Geschwulst hindurchfühlen, welche ziemlich schnell an Grösse zunahm und sich bei der Section als eine secundäre Eruption der Geschwulstmasse auf dem Peritoneum erwies, wovon das Nähere weiter unten. — Der zweite Fall (II) ist der eines 37 jährigen Dampfschiffkapitäns, der nach verschiedenen Traumen seines rechten Hodens diesen anschwellen bemerkte, in mehreren Jahren sehr allmählich, später schneller mit Durchbruch der Haut des Scrotums durch Hervorwucherung einer Geschwulstmasse. Exstirpation mit Heilung. — Der dritte Fall (III) entwickelte sich bei einem drei Monate alten Knaben in dem linken Hoden, der nach und nach sich vergrössernd endlich exstirpirt wurde, als der Knabe zwei Jahr alt war. Die drei Hodengeschwülste erwiesen sich als Kystome, der Dritte als Dermoidkystom.

Eine Vergleichung der drei Kystome zeigte bedeutende Uebereinstimmung in verschiedenen Beziehungen, aber auch einen gewissen Unterschied. In allen drei Fällen sind die Blätter der Tunica vagin. prop. mehr oder weniger verwachsen, Vas. deferens permeabel; die Geschwulstmasse ist ebenfalls in allen drei Fällen von der Cauda epididymidis ausgegangen, während Caput und Corpus epid. nur wenig oder gar nicht ergriffen sind; von der Cauda aus greift sie auf den Hoden selbst, besonders das Rete vascul. Halleri, über, von wo sie in centrifugaler Richtung weiter geht, so dass ein Ueberrest des normalen Hodenparenchyms in der Peripherie gesucht werden muss. Die Bildung der Cysten in den drei Geschwülsten ist Gegenstand einer eingehenden Untersuchung. Vf. findet sie erstens aus Lymphgefässectasien hervorgehend, besonders im Falle 2, weniger im Falle 3, und nur selten in dem ersten Falle; dagegen hat er die gewöhnliche Annahme von der Cystenbildung aus Erweiterungen der Samen-Canälchen nur in dem ersten Falle bestätigen können. Ferner sind die Cysten sehr oft (1 und 3) von neugebildeten epithelialen Kolben und Cylindern (siehe unten) ausgebildet; sie wurden ferner oft als primäre Neubildungen in dem interstitiellen Gewebe (besonders I) entwickelt nachgewiesen, und Vf. ist auch geneigt, diese Bildungsweise für die dermoiden Cysten im dritten Fall anzunehmen. Schliesslich sind noch einige Hohlräume durch diffuse schleimige Erweichungen entstanden. In allen drei Fällen wurden innerhalb der Cysten Excrescenzen mit oder ohne secundäre Cystenbildungen gefunden. Einen sehr wichtigen Theil der Geschwulstmasse bilden (1 und 3) epitheliale Kolben, die von den alten Samencanälchen hervorsprossen, und neugebildete epitheliale Cylinder, Bildungen, die in den jüngeren Theilen der Geschwulstmasse mehr spärlich auftreten, und dem Gewebe einen adenomartigen Charakter geben, während die in den älteren, unter bedeutender Luxuriation und alveolärer Anordnung des Zwischengewebes, als vollständig ausgebildetes, medulläres Carcinom hervortreten, und somit eine Stütze für die von Birch-Hirschfeld vertheidigte Theorie über die Bildung des Hoden-Carcinoms abgeben. Dass diese Entstehungsweise doch nicht die absolut einzige ist, zeigt Fall 2, wo die carcinomatöse Structur der Geschwulstmasse von einer Proliferation des Endothels der Lymphgefässe hervorgeht (Köster). Somit tritt in allen drei Fällen ein carcinomatöser Typus stellenweise hervor, während die Neubildung vom Anfang an (siehe unten) mit sarcomatösem Typus einhergeht; die meisten Verfasser geben ja auch das Carcinom als eine häufige, Arnold gar als eine constante Complication bei dem Hoden-Cystome an. Cholesteatomatöse Bildungen werden auch angetroffen, im Falle 1 aus dem Epithel der Samencanälchen, besonders aus den neugebildeten Epithelialkolben, und im Falle 2 aus dem Lymphgefäss-Endothel ausgebildet. Das interstitielle Gewebe, welches die Cysten und die epithelialen Wucherungen nebst den Ueberresten der Samen-Canälchen (in welchen Verf. noch Samenkörperchen gesehen hat) umgiebt, ist von sarcomatösem Bau, bald von mehr runden, bald von spindelförmigen Zellen, im Fall 1 mit Riesenzellen vermischt, zusammengesetzt; ferner findet sich in diesem Gewebe an einzelnen Stellen Fettgewebe, Schleimgewebe und Knorpelgewebe, letztere als dünne Plättchen, die Vf. mit Virchow als von dem interstitiellen Gewebe entstanden annimmt. Ueber die ferneren Bestandtheile des interstitiellen Gewebes, die Entwickelung von neugebildeten Gefässen, und die durch die verschiedenen Altersstufen der Geschwulstmasse sehr eingehend durchgeführte Untersuchung jedes einzelnen Elementes, müssen wir auf die Original-Abhandlung hinweisen, wo auch die einschlägige Literatur gesammelt und kritisch bearbeitet ist. Hier können nur die secundären Eruptionen in dem ersten Falle, der mit dem Tode endigte, und die Wege der weiteren Fortpflanzung des Neoplasmas noch referirt werden.

Das Hodenkystom hatte 4½ Jahr bestanden, als sich ein Tumor im Unterleibe entwickelte, der schnell zu einer bedeutenden Grösse anwuchs und Ascites hervorrief; später trat Oedem der Unterextremitäten besonders der linken hinzu, Störungen der Verdauungsorgane, Kachexie, Dyspnoe und Tod. Bei der Sektion wurde die Unterleibshöhle von einer grossen Geschwulstmasse ausgefüllt gefunden, die das Peritoneum emhebend, die Organe verdrängend und theilweise umhüllend, mit dem Omentum verwachsen und von diesem bedeckt war. Sie ist von einem schwammigen Baue, indem in einem bald graugelben, bald gelbröthlichen Zwischengewebe unzählige Kysten eingebettet sind, mit und ohne Communicationen, mit und ohne hervorschiessende Knollen, die secundäre Kysten enthalten. Durch die Geschwulstmasse geht die Aorta abdom. ganz intact hindurch, während die Vena cava inferior, die ebenfalls von dem Neoplasma umhüllt ist, sich anders verhält; sowohl die Adventitia der Vena cava als die seiner grösseren Zweige ist ganz mit der Neubildung verbunden, die in ihr aufgegangen ist. In der V. cava zeigt sich nach der Eröffnung 10 Cm. oberhalb der Theilungsstelle ein Thrombus, der doch nur einen dünnen Ueberzug über eine Unmasse von blasigen Bildungen und freien oder mit einander verschmolzenen gröberen und feineren Strängen bilden, die hier und das pistolenförmig anschwellen und Cysten bilden, und diese intravenöse Neubildung ist im Ganzen der ausserhalb belegenen sehr ähnlich. An zahlreichen Stellen ist das Neoplasma mit der Intima verbunden theils nur durch feine Fäden, theils durch ausgebreitete Verwachsungen, die von der Intima nicht abzulösen sind; 3½ Cm. oberhalb der Theilungsstelle werden die Wände der Cava in einer Ausbreitung von 2 Cm. ganz durch die Neubildung verwachsen und das Lumen obliterirt. Von da können fadenförmige und kolbenähnliche Bildungen in Thromben eingeschlossen nach unten in die Vv. iliac. comm. verfolgt werden, sich links weiter unten in die V. iliaca. ext. fortsetzend. Das Sectionsprotocoll sowie die beigegebene Tafel zeigen ferner, wie das Neoplasma von aussen in die V. cava hineinwächst und wie sie von hier in die einmündenden Venen wiederum sich hineinfortsetzt, so dass die Analogie mit entarteten fortgesetzten und recurrirenden, wandständigen und obturirenden Thromben vollständig wird. Die genaue mikroskopische Untersuchung sowohl der Unterleibsgeschwulst im Ganzen wie des in die Venen hineinwuchernden Neoplasma zeigt, dass der sarcomatöse Bau mit adenoider Entwickelung von neugebildeten Epithelcylindern, wahren Drüsenröhren, Cystenbildungen, Colesteatom- und Enchondrombildung überall hervortritt; nur in den Venenthromben wird Knorpelbildung nicht gefunden. Sehr interessant ist es dem Sectionsbericht zu folgen, wo der Leichenbefund von der Hodengeschwulst aufwärts beschrieben wird. Der Funiculus ist knotig angeschwollen, Vas deferens ist permeabel, seine Wände kaum verändert, die Venen des Plexus pampiniformis bedeutend erweitert und mit einer weichen Masse ausgefüllt, die das charakteristische Aussehen von Faden, Kolben, Blasen, in Uebereinstimmung mit dem Neoplasma in V. cava inf., hat. Diese Masse setzt sich aufwärts durch die Venen fort bis zu der Vereinigung dieser Venen in die V. spermatica int., wo die Vegetation ein grösseres Klümpchen bildet, von welchem aus nur ein einziger Faden sich in der Richtung des Gefässes fortsetzt: dieser eine Faden verläuft in dem Inguinalkanale den Hauptstamm der V. sperm. int., steigt in eine kleine einmündende Seitenvene hinein, die sich in einer Geschwulstmasse verliert, die auf dem Fundkel liegt und die denselben Bau wie die übrigen Geschwülste hat. Verf. hebt hervor, dass dieses Eindringen von dem in der V. sperm. int. verlaufenden dünnen Neoplasmafaden in eine einmündende Vene, das heisst: gegen den Blutstrom sehr beachtenswerth ist für die Auffassung von der Verbreitungsweise solcher Metastasen von Neubildungen, die in einer Richtung gegen den Blutstrom auftreten. Gehen wir zu der V. spermatica int. zurück, dann ist diese Vene oberhalb der Einmündung der genannten Seitenvene nur theilweise mit Detritusmasse gefüllt und verliert sich an der Innenseite des Colons in die grosse Abdominalgeschwulst. Von dem Leichenbefunde ist nur noch hervorzuheben, dass die rechte Seite des Herzens ausser einem kleinen Coagulum mehrere dünne Fäden enthielt, die mit deutlichen Cysten versehen waren, während ähnliche Bildungen an der Valvula tricuspidalis besonders an den Chordis tendineis angeheftet waren. Der untere Lappen der rechten Lunge ist beinahe luftleer, knistert wenig, während eine geringe Menge einer nur unbedeutend schäumenden Flüssigkeit von der rothbraunen, zähen Schnittfläche ausgepresst wird. In einigen Zweigen der Art. pulmonalis werden bisweilen an den Theilungsstellen reitende, fadenförmige Bildungen, kolbige Anschwellungen angetroffen, Bildungen, die den in der rechten Herzhälfte gefundenen vollkommen ähnlich waren. In den ferneren Verzweigungen des Gefässes nehmen sie die Gestalt sehr langer röhrenförmigen Bildungen an, mit ausserordentlich dünnen Wänden, welche der Intima lose anhaften; Thromben werden hier nicht gefunden. In der nächsten Nähe ist das Lungenparenchym unverändert, aber in seinen peripherischer gelegenen Theilen werden kleine Knoten angetroffen von der Grösse eines Hirsekorns bis der einer Erbse, die von ziemlich fester Consistenz sind und eine etwas aufgequollene, gelatinöse, grauröthliche Schnittfläche haben, und in deren Mitte sehr oft ein kleines Gefäss angetroffen wird.

Wie oben erwähnt, hatte Verf. eine vollständige Analogie zwischen den verschiedenen Thromben und ihrer Verbreitung einerseits, und den Neubildungen und ihrer Verbreitung andererseits gefunden. Er weist noch eine fernere Analogie zwischen ihrer Verbreitung durch Emboli nach. Nachdem die Wurzel der V. spermat. int. und ihr interner Theil von der specifischen Geschwulst-Masse aufgenommen sind, kann die erste Entstehung der Abdominal-Geschwulst mit grosser Wahrscheinlichkeit aus einem embolischen Seminium hergeleitet werden. Mit grosser Sicherheit können die im rechten Herzen und in den Pulmonalarterienzweigen angetroffene Bildungen als Embolien aus den Vegetationen der V. cava inf. stammend angenommen werden. An beiden Stellen wird in überraschender Weise der ursprünglich complicirte Typus des Muttergewebes ganz consequent durchgeführt. Dass die Leber, welche die Sections-Beschreibung zeigt, sich als nicht durch die grosse Abdominalgeschwulst inficirt erwies, muss darin seinen Grund haben, dass das Cavasystem, und nicht das Portasystem, vom Anfang an ergriffen war. Erst später wurden auch die Portawurzeln durch Einbruch von den Omentalgefässen her bedroht. — Verf. schliesst seine Arbeit mit einigen an Seleniger-Studien der Literatur gestützten Bemerkungen über die verschiedene Neigung der verschiedenen Neoplasmen zu Metastasen durch das Lymph-System und das Gefäss-System, die, obwohl von grossem Interesse, hier nicht mitgenommen werden können.

Reisz (Kopenhagen).

VIII. Sarcom.

(Lympho Sarcom. Myo-Sarcom).

1) Arnott, H., Notes on the pathology of malignant new growths. Sarcoma. Med. Times and Gaz. Jan. 28, Feb. 10, March 16 u. 30. (Aus den Vorträgen des Verf. [Assistant-Surgeon und patholog. Anatom] am Thomas Hospital in London.) — 2) Coats, Joseph, Sarcomatous tumour in Abdomen. Glasg. med. Journ. May. — 3) Scheiber, M., Zwei Fälle von Sarcombildung der Schädelknochen. Arch. für pathol. Anat. und Phys. Bd. 56. Heft. 3. Taf. XIII. — 4) Trélat, Lympho-Sarcome. Gaz. des hôp. No. 57. u. 58. — 5) Langhans, Th., Das maligne Lymphosarcom (Pseudoleukaemie). Arch. f. pathol. Anat. u. Phys. Bd. 54. Heft 11. — 6) Eberth, C. J., Myoma sarcomatodes renum. Ibid. Bd. 55. Heft 4.

Coats (2) theilt die Krankengeschichte und den anatomischen Befund von einer umfangreichen (alveolaren) Sarcomgeschwulst des Abdomens bei einer wohlgenährten Frau mit, die aller Wahrscheinlichkeit nach von der Nebenniere ausgegangen war.

Die Geschwulst war mit der linken Niere, dem Colon etc. nur oberflächlich verwachsen, die Nebenniere war nicht nachweisbar, eine Arterie und Vene traten in dieselbe ein. Die Länge betrug 13 Zoll, die Dicke 9 Zoll, mit der Niere wog sie 18 Pfund. Die Oberfläche war unregelmässig gelappt, von derber Beschaffenheit. Die Schnittfläche liess gleichfalls einen zusammengesetzten Bau erkennen, einzelne Abschnitte waren blass-roth, andere ganz anämisch oder grau-gelb, die Consistenz war bald mehr fest, bald weich. Die Hauptmasse bestand aus rundlichen und spindelförmigen Zellen, welche in ein krebsähnliches, jedoch davon auch wieder verschiedenes Stroma eingebettet lagen, Intercellularsubstanz war sehr gering. Ausserdem fanden sich noch dunkelbraune pigmentirte Stellen, an denen die spindelförmigen Zellen mit feinen Pigmentkörnchen erfüllt waren, diese Zellen waren viel grösser als die ungefärbten $^{1}/_{1800}$ — $^{1}/_{2000}$ Zoll gegen $^{1}/_{1800}$ — $^{1}/_{3000}$ Zoll. Bei stärkerer Vergrösserung schienen diese Zellen in Röhren zu liegen, eine Verbindung dieser Röhren mit Blutgefässen war nicht nachweisbar. An den ganz weichen Partien enthielten die Zellen reichlich Fettkörnchen. Nach dem Vorgang von Virchow glaubt C. den Tumor Sarcom bezeichnen zu sollen, die pigmentirten Partien dürften die Entstehung aus der Nebenniere erklären. An der rechten Niere fand sich Hydronephrose und ein grosser aus Uraten und Phosphaten bestehender Stein. Ausserdem enthielt noch die linke Brustdrüse einen wallnussgrossen derben Knoten, über dessen Natur Näheres nicht mitgetheilt ist.

Scheiber (3), Prosector der Ephorie-Hospitäler in Bukarest, giebt die ausführliche Beschreibung von zwei Fällen von Knochensarcomen. Das erste ist ein primäres Knochensarcom der Schädelknochen, welches eine beträchtliche Ausdehnung genommen und wie die Abbildungen ergeben, eine seltsame Difformität des Schädels veranlasst hat. Der 30 Jahr alte Kranke war bis vor 2 Jahren völlig gesund, ohne äussere Veranlassung begann um diese Zeit oberhalb des rechten Ohres eine kleine Geschwulst ganz schmerzlos sich zu entwickeln, erst beim weiteren Wachsthum traten Schmerzen auf, welche den Patienten veranlassten, ärztliche Hülfe zu suchen. Nach dem sehr ausführlich mitgetheilten histologischen Bau der Geschwülste bezeichnet der Verf. dieselben als ein „myelogenes Cystosarcoma myxomatodes. Der Process verbreitete sich nur in den Schädelknochen, secundäre Erkrankungen der Lymphdrüsen oder anderer Organe fehlten.

Der zweite Fall betraf einen 40 Jahr alten Mann, bei dem der Process secundär vor 4 Jahren mit einer Neubildung in der Schilddrüse begonnen und secundär auf die Schädelknochen überging. Nach dem ebenfalls ausführlich mitgetheilten histologischen Befund bezeichnet der Vf. diese Neubildung als ein metastatisches centrales reticulocelluläres schaliges Osteosarcom nach primitivem Schild- und secundärem Lymphdrüsensarcom. Das Detail dieser beiden merkwürdigen Fälle bitten wir in dem leicht zugänglichen Original verfolgen zu wollen.

Trélat (4) theilte in der Soc. de Chirurgie in Paris die ausführliche Krankengeschichte und den anatom. Befund eines Lymphosarcoms der Lymphdrüsen und der Milz mit bei einem 37 Jahre alten Maurerarbeiter.

Der bis dahin völlig gesunde Patient bemerkte vor 2 Jahren die Entwickelung von zwei kleinen Knoten am rechten Unterkiefer. Dieselben erreichten den Umfang einer Haselnuss und waren stets schmerzlos. Seit Januar 1871 trat ein rasches Wachsthum ein, die Geschwülste verbreiteten sich über die rechte Halsseite und veranlassten Schlingbeschwerden. Da die bisher gebrauchten Salben ohne Wirkung blieben, consultirte der Pat. im März einen preussischen Arzt, der ihm die Operation vorschlug. Pat. ging darauf nicht ein und begab sich im Juli nach Paris. In dieser Zeit kam noch ein haselnussgrosser Knoten an der Innenfläche des rechten Oberschenkels zum Vorschein. Trélat exstirpirte denselben zur Untersuchung, welche von Ranvier und Malassez ausgeführt wurde; die gleichzeitig vorgenommene Untersuchung des Blutes ergab keine Vermehrung der weissen Blutkörperchen. Am 5. October wurde die Geschwulst am Halse exstirpirt, die Wunde heilte trotz ihres Umfanges recht gut; am 20. October wurde nochmals eine rasch sich vergrössernde Drüse exstirpirt — wobei Pat. gestorben an einem — terrible accident qui emporta le malade au commencement de l'exécution. Il n'y a pas lieu de revenir sur ces faits — sagt der Berichterstatter. Section: Die Milz war mehr als um das Doppelte vergrössert; am vorderen Rand in geringer Entfernung von einander zwei kastaniengrosse Geschwulstknoten, die sich leicht enucleiren liessen. Auf dem Durchschnitt gleichfalls zwei weiche haselnussgrosse Knoten, die innig mit dem Parenchym verwachsen und nicht ohne Zerreissung desselben sich ablösen liessen; ihre Schnittfläche ist milchweiss, ähnlich weichen Lymphdrüsen. Die Knoten an der Milzkapsel sind viel derber, auf dem Durchschnitt von bläulich weisser Farbe, mit braunen und gelben Flecken durchsetzt. (Ueber die Beschaffenheit des übrigen Milzparenchyms ist nichts Näheres angegeben Ref.) An der Basis des Mesenteriums zwei grosse sehr weiche Lymphdrüsen-Packete, die auf dem Durchschnitt stark pigmentirt, ähnlich einer Trüffel; der ausdrückbare Saft ist von gelbweisser Farbe. Leber, Gehirn und Rückenmark ohne Veränderung. Die von Ranvier und Malassez ausgeführte mikroskopische Untersuchung ergab in allen Tumoren den Bau eines Lymphosarcoms. In der Hauptgeschwulst, die aus einem grossen Convolut von Lymphdrüsen bestand, fand sich ein feines alveoläres Gewebe mit Zellen, die an Grösse und Form etwas verschieden waren. Die einen waren klein, rundlich, granulös von 4—7 μ, Essigsäure liess 1—3 Kerne erkennen; die anderen sind sehr viel grösser, platt, polyedrisch von 15—23 μ. Die kleinsten besitzen nur einen, die grösseren 2-4 Kerne von 9 μ. Die grossen Zellen haben eine sehr ungleiche Verbreitung, zuweilen findet sie sich nur vereinzelt in der Mitte der kleineren oder in grösseren Massen vereinigt; daneben fettig degenerirte Formen, zum Theil wohl in Folge von alten und frischen Hämorrhagien. Die Blutgefässe liegen in den Wandungen der Alveolen und lassen keine Beziehungen zu den zelligen Elementen erkennen. Die Knoten der Milz zeigen einen gleichen Bau. In einer angefügten Epikrise unterscheiden Ranvier und Malassez 3 Arten der Lymphadenome: 1) das typische Lymphadenom, welches in Bau und Beschaffenheit der Zellen mit den normalen Lymphdrüsen übereinkommt; 2) das grosszellige (Lymphosarcom der Autoren); 3) das grobreticulirte, das noch nicht beschrieben sein soll.

Langhans (5) gibt im Anschluss an einen Fall von Lymphosarcom bei einem 23 Jahre alten taubstummen Patienten eine Zusammenstellung so ziemlich der meisten in den letzten Jahren publicirten Fälle von Lymphosarcomen. Er theilt dieselben nach dem Vorgang von Virchow in die harte und weiche Form und gibt auf Grundlage der in der Literatur vorhandenen Fälle eine genaue kritische Zusammenstellung der Eigenthümlichkeiten der beiden Formen, ihres primären Auftretens, Verlaufes und des Ortes der secundären Affectionen. Obgleich beide Formen im Wesen des Erkrankungsprocesses übereinkommen, so zeigen beide doch in der Art ihres Auftretens und weiteren Verlaufes, namentlich in Bezug auf Malignität, erhebliche Abweichungen. Beide unterscheiden sich in gleicher Weise von der Leukaemie durch den Mangel der Vermehrung der weissen Blutkörperchen, im übrigen kommt die weiche Form der Leukaemie am nächsten. Auf das ausführliche Detail der Darstellung können wir hier nicht näher eingehen, und beschränken uns hier auf die Mittheilung der wesentlichsten Differenzen derselben. Die Vermehrung der farblosen Blutkörper fehlt bei beiden Formen. Bei dem harten Lymphosarcom bilden stets die Lymphdrüsen den Ausgangspunkt, meist äussere Gruppen am Hals, dann erkranken in der Regel alle Drüsen am Hals, in Brust und Bauchhöhle. Die derbe fibröse, fast faserknorpelige Consistenz der Knoten, die nur selten Uebergänge zu der weichen Form darbieten. Die harte Form ist bis jetzt nur als eine rein lymphatische oder lymphatisch lienale bekannt, eine rein lienale ist noch nicht sicher constatirt. Histologisch findet sich eine Hyperplasie der Milzfollikel und Lymphdrüsen mit vorwiegender Betheiligung des Reticulums und Bildung von Bindegewebe. Die Heerde in den anderen Organen zeigen eine gleiche Zusammensetzung. Die Bezeichnungen Adenom, Lymphadenom, Pseudoleukaemie, Hodgkin'sche Krankheit haben gleiche Berechtigung. In dem von L. näher mitgetheilten Krankheitsfalle begann der Process mit einer Drüsengeschwulst am Halse, die 1868 von Roser in Marburg exstirpirt wurde, im weiteren Verlauf wurden die Drüsen des ganzen Halses ergriffen und dann beiderseits die Cervical-, Axillar-, Cubital- und Inguinaldrüsen. Der Tod erfolgte am 28. Aug. 1870, 25 Monate nach dem Auftreten der ersten Drüsengeschwulst. Die Section ergab ausser der Affection der bereits angeführten Drüsen eine Schwellung der Milzfollikel, und metastatische Knoten in Leber, Netz und Lunge.

Eberth (6) fand in einer Mannskopf grossen 8 Pfd. 10 Loth schweren merkwürdigen Geschwulst der rechten Niere eines 17 Monate alten Mädchens neben den gewöhnlichen sarcomatösen Rund- und Spindelzellen, eine grosse Masse glatter und quergestreifter Muskelfasern. Letztere fanden sich besonders im Centrum der aus verschiedenen Knollen zusammengesetzten Neubildung, wo sich in dem sonst blassen Gewebe eine ca. apfelgrosse, wie frisches Muskelfleisch aussehende Einlagerung fand, von der viele Ausläufer in die weisse Geschwulstmasse ausstrahlten, die sich von dem übrigen Gewebe scharf abheben. Die quergestreiften Muskelelemente erschienen von einkernigen Spindelzellen bis zu vollständigen Fasern von der dreifachen Länge des Gesichtsfeldes und 3—5 μ Breite. Die Querstreifung findet sich an den meisten Fasern nur am Rand, das Innere besteht aus einem feinkörnigen Protoplasma mit einer grösseren Zahl von Kernen. Fasern von der Breite Erwachsener kamen nicht vor. Die rothe Farbe dieser centralen Partie des Tumors ist theils durch einen stärkeren Blutgehalt, theils durch den Farbstoff der Muskeln bedingt. In der linken Niere fand sich ein apfelgrosser Tumor, der nur aus Spindel- und Rundzellen bestand, dagegen fanden sich noch zahlreiche glatte und quergestreifte Muskelfasern in secundären Knötchen der Zwerchfellserosa. Ob der Tumor von der Niere oder Nebenniere ausgegangen, bleibt zweifelhaft, eine Abstammung desselben von präexistirenden Muskeln konnte nirgends nachgewiesen werden. Dagegen verweist E. auf das Vorkommen von Muskeln in den Scheidewänden des Wolff'schen Körpers, so dass von hier aus an eine Aberration und spätere Wucherung zu denken sei. Der Process scheint sich bei dem früher stets gesunden Mädchen innerhalb 9 Monaten entwickelt zu haben.

IX. Carcinom.

(Melanose.)

1) Kottmann, A., Fall von primärem Carcinoma hepatis bei einem zweijährigen Mädchen. Correspondenz-Blatt für Schweizer Aerzte. No. 21. — 2) Nepveu, G., Contribution à l'étude des tumeurs mélaniques. Gaz. méd. de Paris No. 26. (Erster Theil; der zweite Theil ist dem Ref. noch nicht zugegangen). — 3) Andrews, Abner, An anomalous case of carcinoma. Philadelph. med. and surg. Rep. July 29. (Read before the Philadelphia med. Society) (Melanotische Carcinome-Knoten der Haut am Kopf und den Fingern bei einem 44 jährigen Mann mit zahlreichen secundären Knoten im Unterhautgewebe, (Magen, und Dünndarm, die übrigen Baucheingeweide frei. Brusthöhle wurde nicht eröffnet. Die mikroskopische Untersuchung geschah von den DDr. Leidy, Franklin und Coleman.) —

4) Arnott, H., Cancer, its varieties, their Histology and Diagnosis. London.

Kottmann (1) fand bei der Section eines 9 J. alten Mädchens, das seit einem Jahr kränkelte, in der letzten Zeit an Schmerzen in der Magengegend und Erbrechen litt und zuletzt an Marasmus, allgemeinem Anasarka und Albuminurie starb, im linken und mittleren Leberlappen zwei weisslich aussehende Tumoren, aus denen beim Druck eine milchige Flüssigkeit sich entleerte, und die ohne scharfe Grenze in's übrige Leberparenchym übergehen. Letzteres ist blass, aber nicht verfettet, die Acini von mittlerer Grösse, leicht gallig durchtränkt. In der Blase wenig gallige Flüssigkeit. Die Serosa über den Tumoren ohne Veränderung und Verwachsungen; alle übrigen Organe frei von Geschwülsten. Die mikroskopische Untersuchung erhärteter Geschwulststücke ergab ein reichlich entwickeltes Bindegewebsgerüst, dessen Maschenräume mit zarten grosskernigen aus einem feinen körnigen Protoplasma von stehenden Zellen erfüllt ist. Im Centrum sind die Zellen verfettet. Die Geschwulstzellen erreichen nirgends die Grösse der Leberzellen, die mehr um die Hälfte grösser sind, ausserdem sind die letzteren durch ihren Gehalt an Fett und Pigment deutlich charakterisirt. In einzelnen schlauchförmigen Maschen fanden sich nur zwei Reihen wandständiger polygonaler ungefärbter Zellen. An dem Epithel der Gallengänge und Gefässe liess sich keine Proliferation erkennen. Für eine Abstammung des Neoplasmas von den Leberzellen könnte vielleicht der Umstand sprechen, dass in wenigen Schnitten eine Vermehrung der Kerne vorhanden war, dagegen fanden sich die meisten Leberzellen im Stadium der Rückbildung. Hereditäre Ursachen lassen sich nicht constatiren. Die Mesenterialdrüsen waren nur wenig geschwollen.

Nepveu (2) theilt aus der Praxis von Demarquay 5 Fälle von melanotischem Carcinom mit, über die vier ersten Fälle wird nur eine kurze Krankengeschichte geliefert, woraus sich ergiebt, dass alle Patienten nach der Operation gestorben sind. Den 5. Fall hat N. zum Gegenstand einer genauen Untersuchung gemacht, indem er den Urin und das Blut auf die Anwesenheit des Geschwulst-Farbstoffes untersuchte und die Frage von der Entstehung desselben weiter verfolgte.

Der 30 Jahre alte kräftige Patient trug von Kindheit an ein Pigmentmal an dem Oberschenkel, welches sich niemals veränderte und keine Störung veranlasste. Während der Belagerung von Paris war er Mobilgardist, und von dieser Zeit begann, vielleicht unter dem Einfluss der Kleidung, der kleine Tumor rasch zu wachsen; der behandelnde Arzt exstirpirte denselben. Einige Zeit nachher schwoll eine Inguinaldrüse an, die zunächst für ein Bubo gehalten wurde. Bei der Incision entleerte sich eine schwarze Masse aus dem unterdessen apfelgross gewordenen Tumor. Demarquay versuchte die Exstirpation, die aber nicht vollständig möglich war, wegen zu tiefer Verbreitung der Aftermasse. In dieser Zeit nun zeigte der Urin bei einigem Stehen an der Luft ein dunkleres Colorit, welches nach Zusatz von Salpetersäure und doppelt chromsaurem Kali noch erheblich stärker wurde. Bei der mikroskopischen Untersuchung des Urins fanden sich zahlreiche feine bräunliche Körnchen, welche grösstentheils eine cylindrische Anordnung zeigten, ähnlich den Cylindern bei Albuminurie. Beim Verdunsten an offener Luft auf einem Objectglas schieden sich zahlreiche Crystalle von hell violetter und Hortensiafarbe ab, welche aus harnsauren Salzen und Chlornatrium zu bestehen schienen. Die mikroskopische Untersuchung des Blutes, welches durch einen Nadelstich am Finger gewonnen war, zeigte einmal eine erhebliche Vermehrung der weissen Blutkörperchen, und zweitens fanden sich darin dieselben unregelmässigen, vielfach cylindrischen bräunlichen Pigmentmassen wie im Urin, die rothen Blutkörperchen liessen keine Veränderung erkennen. Die kurzen Pigmentcylinder waren theils gerade, theils leicht gebogen und erinnerten lebhaft an ähnliche Formen in den Nieren, oder an Blutcapillaren. Demarquay hatte einem Kaninchen von der schwarzen Flüssigkeit aus der Geschwulst mit Wasser verdünnt in den Medullarkanal (?) injicirt, N. fand hierbei die Pigmentkörnchen reichlich in den Capillaren und im rechten Herzblut. N. unterwarf nun auch den von der exstirpirten Geschwulst abgestreiften Saft einer Untersuchung und fand darin neben den runden und spindelförmigen Geschwulstpigmentzellen, Haufen von zusammengeballten rothen Blutkörperchen die am Rand ein durchscheinend gelbliches Colorit, an den dickeren Stellen aber einen bläulichen Schimmer besassen. Die Gefässepithelien die der Verfasser in dieser Masse erkannt haben will, sollen auch schwärzlich gefärbt gewesen sein. Die Zellengruppen sind von Bindegewebszügen umschlossen, im Ganzen erklärt der Verfasser die Geschwulst als ein melanotisches Sarcom (in der Detailbeschreibung findet sich hier ein Druck- oder Schreibfehler. Verf.)

N. wirft nun die Frage auf, ob das Pigment aus dem Stratum Malp. oder von dem Blut stammt und entscheidet sich für letzteres. Als entscheidend dafür betrachtet er die Haufen von rothen Blutkörperchen in der Geschwulstflüssigkeit mit Sepia- und Hortensiafarbenem Colorit, sowie den Umstand, dass in den Wandungen der grösseren Gefässe zahlreiche lymphoide Zellen sich vorfanden. Letztere sind die Träger des Farbstoffes, welche denselben den verschiedenen Geweben bei ihrer Wanderung zuführen. Als das Primäre betrachtet der Verf. eine „altération locale dans l'intérieur des vaisseaux des éléments mêmes du sang." Die Diffusion des Blutfarbstoffes ins Serum, und Aufnahme und Transport desselben durch die weissen Blutkörperchen in die normalen und pathologischen Gewebe.

X. Cancroid.

1) Arnott, H., Epithelioma. Med. Times and Gaz. No. 16 (confirmed). — 2) Eberth, C. T. Prof., Zur Kenntniss des Epithelioms der Schilddrüse. Arch. f. pathol. Anat. u. Physiol. Bd. 55, Heft 1. u. 2. — 3) Knoll, Philipp, Beitrag zur Geschwulstlehre (Cancroid der Lungen). Ibid. Bd. 54, Heft 3. Taf. XVI—XVII.

Eberth giebt die Beschreibung eines Epithelioms der Schilddrüse von einem Hund mit secundären Knoten in den Lungen.

Im rechten Lappen der Drüse fand sich ein hühnereigrosser, im linken ein gänseeigrosser Knoten. Der Durchschnitt ergab in spärlichem Bindegewebe bohnen- bis kirschgrosse weissliche Knoten von markiger Consistenz. Normales Drüsengewebe nirgends mehr vorhanden. An der Oberfläche beider Lappen verliefen bleistift- bis klein-fingerdicke Venen, die auf grösseren Strecken mit weisslichen markigen Thromben von dem Aussehen der Geschwulstmasse erfüllt sind. Die Flächen dieser Thromben sind leicht gelappt. In beiden Lungen zahlreiche hirsekorn- bis bohnengrosse weissliche Knoten, ferner sind grössere und kleinere Arterien mit weisslichen zum Theil adhärenten Thromben erfüllt. Mikroskopisch besteht die Drüsengeschwulst aus hohlen Zellsträngen und rundlichen Follikeln, die theils hohle, theils solide Sprossen tragen, und aus isolirten Zellenhaufen. Die grösseren Follikel und Schläuche enthalten ein einschichtiges Epithel von kurzen cylindrischen Zellen, die kleinen

Follikel und Zellhaufen dagegen cubische und leicht abgeplattete Zellen an Grösse und Gestalt den Epithelien normaler Schilddrüsenfollikel gleichkommend. Colloidmasse ist nur spärlich in den Blasen und Zellenhaufen vorhanden. Dieselben Bestandtheile finden sich auch neben etwas körnigem Hämatin in den Pfröpfen der Schilddrüsenvenen und der Lungenarterie. Die Knoten der Lungen bestehen aus einer grossen Zahl runder kleiner Follikel, neben Gruppen abgeplatteter Zellenhaufen. Die Gestalt und Anordnung der Zellen kommt mit der in den Schilddrüsen vollständig überein; auch die Colloidconcretionen im Innern der Blasen fehlen nicht. E. betrachtet die Knoten der Lungen als hervorgegangen von Bestandtheilen der Schilddrüsentumoren, welche durch die Venen und die Pulmonalarterie verschleppt wurden und in der Lunge sich weiter entwickelten. Zwei analoge Fälle vom Menschen hat im Vorjahre W. Müller in Jena beschrieben. (Cfr. unsern Bericht darüber. Ref.)

KNOLL (3) giebt die sehr ausführliche mikroscopische Untersuchung einer cancroiden Geschwulst, welche aus dem vorderen Stimmbande, längs der vorderen Hälfte desselben, herauswucherte und wobei die Schleimdrüsen einen hervorragenden Antheil an der Krebswucherung genommen haben. Wir bitten den Leser das Detail dieser Untersuchung im Original verfolgen zu wollen, da die sehr eingehende Specialschilderung und die kritische Vergleichung der Befunde mit den Angaben anderer Autoren, namentlich WALDEYER's, ein kurzes Referat kaum ermöglicht.

XI. Tuberculose.

1) Nägel, Otto, Einiges über die Aetiologie der Miliartuberkulose. Inaug. Dissert. Berlin. (Nichts Neues.) — 2) Duchek, A., Ueber chronische Entzündung des Peritoneum und der Pleura. Wiener Med. Presse No. 1, 2 & 10. — 3) Moxon, W., Miliary tubercle softening to vomica in a case of acute tuberculosis. Transact. of the pathol. Soc. XXIII. — 4) Wahlberg, C. F., Das tuberculöse Geschwür im Kehlkopfe. Wien. med. Jahrb. — 5) Schüppel, Ueber die Entstehung der Riesenzellen im Tuberkel; Arch. d. Heilkunde 13. Jahrgang.

DUCHEK (2), der seine Erfahrungen über chronische Entzündung des Peritoneum und der Pleura in den Civilhospitälern zu Lemberg und Prag, ganz besonders aber in den Militärspitälern Wiens gesammelt hat, widmete seine Aufmerksamkeit besonders dem Vorkommen der primären Tuberculose ohne vorhergehende Entzündungsprocesse bei Soldaten, und er fand grade bei frischeingestellten Rekruten im Alter von 20—30 Jahren einen ziemlich erheblichen Procentsatz, so waren bei 1817 in den Jahren von 1850—66 Gestorbenen 242 mal ($13\frac{1}{7}$ %) reine frische Tuberculose constatirt worden, noch stärker war der Procentsatz bei einem Regiment, dessen Angehörige durch Malaria sehr geschwächt waren. In seinen weiteren Ausführungen giebt DUCHEK nichts Neues. Ganz besonders wird hingewiesen auf die bei Tuberculose so oft blutig tingirten Ergüsse und auf die Neigung zu Blutungen in die Schleimhäute.

MOXON (3) beobachtete längere Zeit einen Schuhmacher, der an Hämaturie, Pyurie, Dysurie litt und unter hectischem Fieber zu Grunde ging. Bei der Section ergaben sich tuberculöse Ulcerationen in der Blase, der Prostata neben Miliartuberculose der Leber, Nieren, Milz. Ebenso fanden sich in einer Lunge eine Unmasse grösserer und kleinerer grauer Knötchen, die an der Spitze zu einer Höhle von Erbsengrösse führten. MOXON meint, dass dieser Fall der von NIEMEYER aufgestellten Ansicht widerspräche, dass die Höhlenbildung in der Lunge als das Endproduct einer Entzündung stets als das primäre, die Eruption von Tuberkeln als das secundäre aufzufassen sei. Hier sei schon mit blossem Auge zu constatiren gewesen, dass die Höhle in der That durch ein Erweichen von Miliartuberkeln zu Stande gekommen sei, die Tuberkeln also als das primäre zu betrachten seien.

Da die Frage, ob wahre Tuberkel und tuberculöse Geschwüre im Kehlkopfe vorkommen, von einigen Autoren noch immer als eine offene angesehen wird, da von ROKITANSKY und VIRCHOW für die Tuberculose, von RHEINER, RINDFLEISCH, TÜRCK mehr für die katarrhalische Natur dieser Geschwüre eingetreten worden ist, hat WAHLBERG (4) wiederum eine Prüfung der Gewebsveränderungen bei diesem Process vorgenommen und stellt sich in Folge derselben auf die Seite der beiden ersten Autoren. W. fand namentlich im subepithelialen Gewebe eine kleinzellige Infiltration besonders stark um die Ausführungsgänge der Drüsen herum, was er der reichlichen Anwesenheit von Gefässen um die Drüsen und damit einer leichteren Auswanderung aus denselben zuschreibt, ferner mehr nach dem Grunde des Geschwüres ein eigenthümlich netzartiges Gewebe, dessen Boden aus aneinander gelagerten Spindelzellen bestand, deren Fortsätze ein zweites feineres Maschenwerk bildeten; im Innern der Fortsätze wurden kleine glänzende Körper beobachtet. Am Rande des Geschwüres sandte das noch erhaltene aber in Wucherung gerathene Epithel cancroidartige stark hypertrophirte Papillen in das subepitheliale Gewebe. Ergreift der tuberculöse Process die oberen Stimmbänder, so verschwindet hier das Flimmerepithel und an seine Stelle tritt nach dem Verf. ein mehrschichtiges Pflasterepithel, das seinerseits sehr bald in Wucherung geräth und Fortsätze in das subepitheliale Gewebe sendet.

Im Anschluss an seine Schrift über Lymphdrüsen-Tuberculose, in der er die Abstammung des Tuberkels auf eine Riesenzelle zurückführt, hat sich SCHÜPPEL (5) mit dem Entstehen dieser Riesenzellen weiter beschäftigt. Er fand bei der Untersuchung geeigneter Präparate (namentlich auch von Lymphdrüsen, in denen die ersten Stadien der Tuberkelentwickelung deutlich ausgeprägt waren) in einzelnen Gefässen den Blutstrom von eigenthümlich runden, körnigen, membran- und kernlosen Haufen unterbrochen, die er nach dem Vorgang KÖLLIKER's mit dem Namen kernloser Protoblast bezeichnen möchte. Namentlich waren es Venen, in denen sich derartige Gebilde vorfanden, oftmals waren an den Fundorten Erweiterungen des Gefässlumens sichtbar. Bei weiter vorschreitender Entwickelung beobachtete Verf. in diesen Protoplasmaschichten massenhafte Kernbildung, für deren Entstehung er keine Aufklärung geben mag, jedenfalls sollen sie nicht von den Endothelien der Gefässe abstammen. Allmälig treten dann Veränderungen der runden Gestalt dieser nunmehr zur Riesenzelle gewordenen Protoplasmahaufen ein, es bilden sich vielfache Fortsätze. SCHÜPPEL glaubt, dass sowohl das Gerüst, wie sämmtliche Tuberkelzellen Descendenten dieser Riesenzelle sind, er beobachtete nämlich oft, dass in den Fortsätzen Kerne lagen, dass dann eine Abschnürung dieser stattfand, während in der Riesenzelle sich neue Kerne bildeten und sich die Fortsätze zu einem die Zellen umspinnenden Netz verlängerten. Der um den Tuberkel meist herumliegende Ring von Bindgewebe entsteht seiner Ansicht nach in Folge hypertrophischer Entwickelung des vorhandenen Gewebes, über das weitere Schicksal der Gefässwandungen vermag er Nichts anzugeben. Das Material für die Protoblasten sei aus dem Blute selbst herzuleiten, indem dasselbe entweder aus dem Blutplasma abgeschieden werde, oder aus dem Zerfall der Blutkörperchen herrühre.

Pflanzliche und thierische Parasiten

bearbeitet von

Dr. PONFICK in Berlin.

A. Pflanzliche Parasiten.

Lehrbücher: 1) Hallier, E., Der gegenwärtige Standpunkt der Mycologie mit Rücksicht auf die Lehre von den Infectionskrankheiten. 2. Aufl. Berlin, [illegible]. — 2) Jeffries, The animal and vegetable Parasites of the human skin and hair, and false Parasites of the human body. 12. Boston.

3) Simon, Theod., Favus bei Mäusen. Archiv für Dermatologie und Syphilis, Bd. IV. S. 681—688. — 4) Spillmann, Observation de Favus [illegible] au Pityriasis du cuir chevelu. Annales de Dermatologie et de Syphiliographie. No. 5. p. 847—852.

5) Beale, On the nature of the so called Bacterium ventriculi. The British medical Journal. No. 519 p. [illegible] — 6) Forster, The [illegible] of Sarcina ventriculi in the blood of man and the lower animals. The British medical Journal. No. 581. — 7) Krais, Edwin, Zur Sarcina- und Bacterienfrage. Allgem. Wiener [illegible] No. 1. und 4.

8) Bastian, Remarks on heterogenesis in its Relation to certain parasitic diseases. The British medical Journal. No. 582, 584, 586, 588. — 9) Davaine, Inoculation de la matière septique. Bulletin de l'Académie de médecine No. 36. p. 1093—1106 — 10) Derselbe, Lettre adressée à l'Académie. Ebendas. No. 43. p. [illegible] — 11) Grawitz und Hiller, Ueber die allgemeinen Kreislaufsstörungen nach Infection des Frosches durch [illegible] Flüssigkeiten. Centralblatt für die med. Wissenschaften No. 46, S. 708—712. — 12) Griesen, Zur Naturgeschichte der Vibrionen und Bacterien. Arch. für mikroskop. Anatomie, Bd. 9. S. [illegible]. — 13) Helberg, Hjalmar, Ein Fall von Endocarditis ulcerosa puerperalis mit Pilzbildungen im Herzen (Mycosis endocardii). Virch. Archiv, Bd. 56. S. 407—415. — 14) Lex, Fermentwirkungen der Bacterien. Centralblatt für die med. Wissensch. No. 19, 20, 21. — 15) Nepveu, Note sur la présence des bactéries dans les sang des Erysipèlateux. Gaz. médicale de Paris No. 1. p. [illegible] — 16) Orth, Ueber das Vorkommen der Mikrosporon [illegible] bei [illegible] Fieberkrankheiten. Vortrag in der Niederrheinischen Gesellsch. für Heilkunde. Berl. klin. Wochenschr. No. 33. S. [illegible] — 17) Derselbe, Mycosis septica bei einem Neugeborenen. Arch. der Heilkunde Bd. XIII. S. 265—272. 1 Taf. — 18) Popoff, Leo, Untersuchungen über die Wirkung der Sarcina und der in der Pasteur'schen Flüssigkeit entstehenden Organismen auf den thierischen Körper. Berl. klin. Wochenschr. No. 42. S. 515 bis 517. — 19) Popper, Der Staub in der atmosphärischen Luft [illegible]. Zeitschr. für pract. Heilkunde. 18. Jahrg. No. 41. bis 47. — 20) Richardson, On certain human parasitic Fungi and their relation to disease. Philadelph. medic. Times Febr. 15. p. 169—187. — 21) Riess, L., Zur pathologischen Anatomie des Blutes. Reichert's und Dubois' Archiv. S. [illegible] 1 Taf. — 22) Rindfleisch, Untersuchungen über niedere Organismen. Virchow's Archiv, Bd. 54. S. [illegible] 1 Taf. — 23) Roser, Die Pyämiefrage. Verhandlungen der deutschen Gesellschaft für Chirurgie. S. 51—56. (Vorschlag, die Untersuchungen über die Pyämie durch [illegible] zu lösen.) — 24) Sédillot, Sur les phénomènes de fermentation et leurs rapports avec la physiologie pathologique à propos des études récentes de Hallier sur la Syphilis. Comptes rendus LXXV. No. 17. S. [illegible] (Bacteriologische [illegible] Thatsachen; davon erhebt sich ein Anspruch der Anerkennung für die bisherigen Leistungen der Strassburger experimentellen Pathologen gerade auf diesem Gebiete und eine Aufmunterung bei ihrer Uebersiedelung nach Nancy, dort diese Studien in gleicher Weise fortzusetzen. — 25) Virchow, Nachschrift zu dem Aufsatz von Heiberg über Endocarditis ulcerosa puerperalis mit Pilzbildungen im Herzen (s. oben No. 13.) Virchow's Archiv Bd. 56. S. 415. — 26) Vogt, Nachweis von Monaden in [illegible] Lebenden. Centralbl. f. d. medic. Wissensch. No. 44. S. 690—693. — 27) Vulpian, Expériences sur la septicémie. Gaz. hebdom. de médecine et de chirurgie. No. 31. S. [illegible].

THEODOR SIMON (3) berichtet über eine kleine Favus-Endemie bei Mäusen, welche sich in einem bestimmten Saale des Hamburger Werk- und Armenhauses localisirt zeigte. Zuerst beobachtete er im Januar kurz hintereinander 5 derartig erkrankte Exemplare und dann, nachdem während der ganzen Zeit überhaupt keine mehr gefangen worden waren, im Mai 11 weitere, unter denen nur 1 von Favus verschont war. Von besonderem Interesse ist die

Wahrnehmung, dass bei den am stärksten afficirten Thieren durch Fortgreifen des Processes in die Tiefe sowohl die Knorpel der Schnauze zerstört, als auch die Kieferknochen arrodirt waren. Die mikroskopische Untersuchung der weissgelblichen mörtelähnlich harten Massen, welche in unförmlicher Weise den Kopf, besonders stark in der Gegend der Ohren bedeckten, ergab ihre vollständige Uebereinstimmung mit den Favusborken vom Menschen. Die Angabe von Pick, dass bei der Maus auch Penicillium- und Aspergillusfäden darin vorkämen, ein Befund, der eine wesentliche Verschiedenheit gegenüber dem Verhalten beim Menschen statuiren würde, vermochte Vf. nicht zu bestätigen. Ebensowenig kann er, wie PICK thut, die Conidien für abgelöste Sporen halten; denn er sah neben freien, nicht selten auch solche innerhalb der Hyphen selbst, wo sie, begränzt von einem schmalen, aber deutlichen Protoplasmasaum mitunter in einer längeren Reihe hintereinander gelegen waren. – Bei einer umschriebenen, ohne Zerstörung der Haare verlaufenden Erkrankung der Kopfhaut, welche im Hinblick auf den Mangel dieses Symptoms lange Zeit als einfache Pityriasis angesehen worden war, entdeckte SPILLMANN (4) an der unteren Fläche der dicken Epidermiskruste jene kleinen gelben Flecken, wie sie durch die Ansammlung von Favuspilzen bedingt werden. Dieser Befund war darum um so überraschender, weil die Affection bereits seit 20 Jahren bestand und sich auch insofern ganz an das Bild der Pityriasis angeschlossen hatte, als die Mutter und die Grossmutter des Patienten an demselben Uebel litten. Offenbar hatte seiner Zeit eine gegenseitige Uebertragung in unmittelbarer Weise stattgefunden.

In Uebereinstimmung mit den Resultaten von LOSTORFER fand FRANKE (6), dass in dem Blute von Thieren und Menschen, in eine verschlossene Glasröhre gebracht, innerhalb 8 Tagen eine reichliche Sarcinaentwicklung Platz greift. Es geschieht dies unter Erhaltung der alkalischen Beschaffenheit und ohne Auftreten von Fäulnisserscheinungen. F. will daher die in dem Magen, dem Urin etc. nachgewiesenen Sarcinabildungen überall auf Exemplare, die aus den Blutgefässen stammen, zurückführen: durch Ruptur der letzteren sollen sie mit dem Extravasat in die verschiedenen Höhlen und Canäle des Körpers gelangen. Auf die Zersetzung der Contenta, z. B. des Magens, haben sie nach seiner Ansicht gar keinen Einfluss. Diese wird eingeleitet und erhalten durch die Anwesenheit der Hefepilze, Bacterien etc. im Speisebrei, während die Sarcina nur eine accidentelle Beimengung darstellt.

Am Wahrscheinlichsten entsteht die Sarcina aus jenen kleinen glänzenden Körnchen, wie sie als im Blute kreisend schon seit langem bekannt sind. Als eben solche Vorstufen der S. betrachtet er die in Vaccinepusteln gefundenen feinen Granula.

Im Widerspruch mit den vorstehenden Angaben erhielt EDWIN KLEBS (7) bei der Wiederholung der LOSTORFER'schen Versuche ein negatives Resultat. Auch bei voller Berücksichtigung der von diesem Forscher angegebenen Regeln und selbst bei einer mehrere Wochen fortgesetzten Beobachtung vermochte er so wenig in dem Blute Gesunder, wie dem syphilitischer Personen die Entwicklung von Sarcina zu erzielen. Dagegen sah er im Blute (und zwar in ganz gleicher Weise bei dem von Gesunden, wie von Kranken) bald nach der Entfernung aus dem Organismus zahlreiche Micrococcen und Bacterien auftreten und ausserdem eigenthümliche glänzende Kugeln, welche der Beschreibung nach mit den von BIZIO geschilderten (s. unten) identisch sind.

Entgegen der allgemein angenommenen Lehre will BASTIAN (5) die organische Natur der Sarcina bestreiten. Als Stützen für diese negirende Ansicht dient ihm einmal das von ihm beobachtete Vorkommen der S. auch ausserhalb des thierischen Organismus – während sie nach FERRIER nur in diesem getroffen werden soll – z. B. in Lösungen von weinsaurem Ammoniak, phosphorsaurem Natron etc., in Heuaufgüssen u. A. m. Sodann die Unmöglichkeit, durch künstliche Züchtung eine Vermehrung derselben zu erzeugen, selbst dann, wenn man als Medium dieselbe Flüssigkeit nimmt, worin sie sich bis dahin aufgehalten hatten. Endlich der Umstand, dass er nie Gelegenheit hatte, eine Theilung an denselben direct wahrzunehmen.

B. neigt vielmehr zu der Ansicht, dass es sich dabei um mineralische Körper handle, um so mehr als sie Flüssigkeiten angehören, welche reich an Phosphaten sind. Für eine solche Deutung spricht auch ihre grosse Härte, die sich in einem sandigen Gefühl äussern soll und die gleichzeitige Anwesenheit ganz ähnlicher Niederschläge („Deposits") von unzweifelhaft krystallinischer Natur. Besonders aber eine Erscheinung, welche nach den bisherigen Erfahrungen ausschliesslich der anorganischen Materie zukommt, nämlich die Fähigkeit, sich auch bei Luftabschluss in der betreffenden Flüssigkeit zu entwickeln.

In einer zweiten grösseren Arbeit sucht BASTIAN (8) im Gegensatz zu den geläufigen Anschauungen die Lehre zu begründen, dass die verschiedenen, bei den zymotischen Krankheiten in den Säften und Geweben des thierischen Körpers aufgefundenen niedern Organismen nicht auf Keime zurückzuführen seien, die von aussen her in ihn hineingelangten. Nach seiner Meinung sind sie vielmehr als das Product eines eigenthümlichen Umwandlungsvorganges in und aus der organischen Substanz selbst anzusehen. Er schliesst sich damit dem schon von mehreren französischen Autoren ausgesprochenen und auch nach den PASTEUR'schen Arbeiten festgehaltenen Satze an: „Die in gewissen Zellen enthaltene organische Materie kann sich während der Fäulniss umbilden in lebende Körper, die von der erzeugenden Substanz sehr verschieden sind." (Heterogenesis, Generatio spontanea).

Die Richtigkeit dieser seiner Lehre sucht er zunächst für diejenigen niederen Organismen zu erweisen, welche die Zersetzung von Flüssigkeiten und Geweben begleiten, die den vitalen Vorgängen bereits völlig entrückt sind. Bei der Milchgährung also z. B. sind es nach B.'s Ansicht, welche in der Jugendzeit mikrographischen Forschens bereits einmal aufgestellt worden ist, die Milchkügelchen, von denen die Dialyse eingeleitet wird. Es geschieht das in der Weise, dass sie durch allmähliges Auswachsen, Sprossentreiben und sofort direct in Penicilliumfäden übergehen. Ebenso nehmen die vibrionären und verwandten Pilzformen, wie sie sich oft schon ganz kurze Zeit nach dem Tode in den Säften und dem Parenchym von Leichen wahrnehmen lassen, unmittelbar aus den stickstoffhaltigen Gewebsbestandtheilen selbst ihren Ursprung, ohne Intercurrenz ausserhalb entstandener und von da zugeführter Keime.

Ganz analoge Processe vollziehen sich an demselben Substrate aber auch innerhalb des lebenden Organismus. Bei der als Muscardine bekannten Krankheit der Seidenraupen erfolgt die Bildung der Botrytis Bassiana genannten Pilze intra vitam aus dem Blute selbst und zwar aus der Substanz seiner weissen Elemente.

In genau derselben Weise entstehen die als Empusa Muscae bezeichneten parasitären Gebilde, welche die Fliegenkrankheit bedingen. – Bei der unter dem Namen „Pébrine" bekannten Krankheit der Seidenraupen, welche auf der Anwesenheit von Psorospermien innerhalb der Muskeln beruht, sind die Eier die Vermittler der Ansteckung. Dieselbe wird in der Weise bewirkt, dass aus der körnigen Substanz der von einem Thier auf das andere verschleppten Eier die parasitäre Brut hervorgeht.

Aber auch im pflanzlichen Organismus entwickeln sich nach der Meinung von B. jene kleinsten, als Amylobacter bezeichneten Organismen innerhalb der Zellen und Saftgefässe direct aus dem Protoplasma. Ihre Matrix bildet hier entweder deren zähflüssige Füllungsmasse oder sogar tetraëderförmige Krystalle, welche zugleich Stärke enthalten (!). Diesen Modus ihrer Entstehung hält B. für nachgewiesen bei der Kartoffelkrankheit und bei ähnlichen parasitären Erkrankungen gewisser Steinfrüchte (Pflaume, Pfirsich etc.), in deren Kern die Pilze zuerst zum Vorschein kommen.

Poppan (19) giebt eine kurze Uebersicht über die verschiedenen zymotischen Krankheiten der Pflanzen, der Thiere und der Menschen, bei denen Pilze in dem Blute oder den Geweben aufgefunden worden sind. Indem er sich der Ansicht derer anschliesst, welche in diesen Gebilden das Wesentliche und die Quelle aller jener Epidemien erblicken, erklärt er den Staub in der atmosphärischen Luft für den hauptsächlichsten Vermittler der mannigfachsten Ansteckung.

Lex (14) hat das Studium der chemischen Umwandlungen, welche die Anwesenheit von Bacterien in verschiedenen Flüssigkeiten und Geweben hervorruft, zum Gegenstande einer grösseren Versuchsreihe gemacht. – Eine schwache Harnstofflösung lässt, auf Zusatz von Wasser oder phosphorsaurem Natron, auch nach längerer Zeit keine Veränderung in ihrem Aussehen und ihrem chemischen Verhalten wahrnehmen. Fügt man dagegen ausser dem letzteren noch Zucker, oder Glycerin oder pflanzensaures Alkali hinzu, so wird die Flüssigkeit, bei gewöhnlicher Zimmertemperatur und nicht völlig aufgehobenem Luftzutritt nach wenigen Tagen trübe und sodann flockig durch das Auftreten von Bacterien. Mehrere Tage nach diesem Ereigniss lässt sich in der Flüssigkeit Ammoniak nachweisen. L. betrachtet dasselbe als ein Spaltungsproduct des Harnstoffs. Den Einwand, dass es aus den Bacterien selbst durch chemische Umsetzungen innerhalb ihrer stickstoffhaltigen Substanz hervorgehe, widerlegt er durch den Hinweis auf die von ihm gemachte Beobachtung, dass bei Bacterienculturen auf solchen Körpern, aus denen sich kein Ammoniak bilden kann, überhaupt niemals Ammoniak zur Entwicklung gelangt. Ebenso wenig wirken die Bacterien ohne Weiteres als Ferment; denn aus reiner Harnstofflösung und Bacterien allein geht niemals Ammoniak hervor.

Bringt man jenes Phosphorsalz zu einer Lösung von hippursaurem Natron, so entstehen gleichfalls in einigen Tagen Bacterien und parallel damit geht eine chemische Veränderung der Flüssigkeit; es verschwindet nämlich die Hippursäure, um mehr und mehr durch Benzoësäure ersetzt zu werden. Auch eine Lösung von Leucin, welche an sich völlig haltbar ist, wird nach Zusatz von phosphorsaurem Natron bald der Sitz einer reichlichen Bacterienentwickelung. Dieselbe ist begleitet von dem Auftreten eines flüchtigen faulig-riechenden Körpers und späterhin auch von Ammoniak. – Bringt man ebendasselbe Salz zu einer für die Ernährung von Bacterien geeigneten Stickstoffverbindung und Stärkekleister, so ist darin binnen einigen Tagen Traubenzucker nachweisbar, der demnächst durch eine Säure (wahrscheinlich Milchsäure) ersetzt wird. – Dem Auftreten von Bacterien in einer Flüssigkeit, welche durch Auflösen von Harnsäure in phosphorsaurem Natron erhalten wird, folgt bald eine zunehmende Abschwächung der ursprünglich ausgesprochen sauren Reaction, welche durch die neutrale, schliesslich in die alkalische übergeht. Zugleich verschwindet die Harnsäure mehr und mehr, bis nach ca. 14 Tagen keine Spur davon mehr aufzufinden ist. Dagegen lässt sich nun Harnstoff und – in Folge einer theilweisen Weiterzersetzung des letzteren – kohlensaures Ammoniak nachweisen. –

Die im Vorstehenden mitgetheilten Resultate zeigen, dass die Entwicklung von Bacterien ein geeignetes Mittel ist, um organische Verbindungen zu spalten und zwar lässt es sich nicht verkennen, dass die bezüglichen Umsetzungen in einer Richtung erfolgen, welche den nutritiven Interessen der Fermente entsprechend ist. Es können demnach diese gährungsartigen Vorgänge als Stoffwechselerscheinungen der Bacterien betrachtet werden.

Ueber die Naturgeschichte und die Entstehungsweise der Bacterien liegen uns ausführliche Untersuchungen vor von Grimm (12) und von Rindfleisch (22). Der erstere schildert die gewöhnlichen Bacterien, von Davaine Bacteridien genannten Milzbrandkörperchen als meist nur 5gliedrige, aber trotzdem sehr verschieden lange Ketten, deren einzelne Individuen bald eine cylindrische, bald eine schmale elliptische Gestalt und eine wechselnde Grösse haben. An jedem solchen Gliede, welches als die wahre vitale Einheit der Bacterie zu betrachten ist, lässt sich eine feste elastische Rindenschicht und eine wahrscheinlich flüssige Füllungsmasse unterscheiden, welch letzterer feinste Körnchen beigemengt sind. Eine Communication findet zwischen diesen centralen Höhlen der einzelnen Glieder nicht statt. Die bei anderen Gelegenheiten beobachteten Bacterien und Vibrionen zeigen ein in allem Wesentlichen übereinstimmendes Verhalten. Nur die absolute Grösse der einzelnen Glieder, wie die relative, im Verhältniss zur Länge der Kette sind sehr bedeutenden Schwankungen unterworfen. Die Anwesenheit einer Geissel bei den Vibrionen, wie sie Ehrenberg behauptet hat, vermochte G. nicht zu bestätigen. — Die Application des electrischen Stroms bringt, soweit die von G. angewandten Vergrösserungen ein Urtheil gestatten, keine Formveränderung an dem Körper der Bacterien hervor. Die chemischen Reactionen berechtigen nur zu dem allgemeinen Schluss, dass die Substanz derselben protoplasmaartig sei. — Was die spontane Bewegung dieser niederen Organismen betrifft, so unterscheidet G. (abgesehen von ihrer sogen. molecularen Bewegung) 3 verschiedene Arten. Es nimmt an derselben bald der Körper in seiner Totalität, bald nur in seinen letzten Gliedern Theil.

Die Entwickelung der Bacterien findet in der Weise statt, dass zuerst 2 einzelne Glieder miteinander verschmelzen, eine Thatsache, welche G. an Exemplaren aus mehreren verschiedenen Fundorten direct zu beobachten gelungen ist. Eine Theilung eines Individuums in 2 u. s. f. und eine daraus hervorgehende Kettenbildung kommt bei ihnen niemals vor. Letzteren Modus, d. h. eine Vermehrung durch Quertheilung hat G. dagegen bei einer eigenthümlichen, haarähnlichen Bacterie verfolgen können, welche er in und um Petersburg aufgefunden hat. — In Bezug auf den Ursprung der Bact. spricht G. seine Meinung dahin aus, dass sie sich direct aus den weissen Blutkörperchen entwickeln, im Verlaufe einer eigenthümlichen Zersetzung, welche die Substanz derselben unter dem Einflusse der carbunculösen Infection erfährt. Einer ähnlichen Umwandlung unterliegen die Parenchymzellen von Milz, Leber und Nieren. Es treten dabei in dem Protoplasma zuerst feine, dann immer gröbere, stark glänzende Körnchen auf, die schliesslich durch Zerfall der ganzen Zelle frei werden und sich weiterhin im Plasma circulirend, zu Vibrionen fortentwickeln.

Die vorliegende Arbeit von Rindfleisch bildet die unmittelbare Fortsetzung der im vorjährigen Bericht wiedergegebenen Abhandlung. Die Art und Weise der Entstehung der Bacterien studirte R. an einem, dem frisch getödteten Thiere entnommenen und in destillirtes Wasser gelegten Muskelstückchen. Die punct- oder kurzen keulenförmigen Gebilde (Vibrionen), welche hier bald in grosser Zahl sichtbar werden, bilden den Ausgangspunkt für die Bacterien und zwar so, dass die kopfartige Anschwellung sich immer mehr verlängert, während an der entgegengesetzten Seite eine fortgesetzte Abschnürung erfolgt. Die Glieder, welche diese ganze Kette bilden, können sowohl unter einander verschmelzen, als auch, jedes für sich, sich in mehrere zerspalten. Auch die losgetrennten Glieder sind noch einer geringen Zunahme im Längs- und Dickendurchmesser fähig. Die 2gliedrigen Formen sind nicht auf eine vorausgegangene Theilung zurückzuführen, sondern als losgetrennte Stücke einer Kette zu betrachten, deren zwei Glieder dauernd verbunden geblieben sind. — Eine Gruppe zusammengeschobener, aufrecht stehender Bacterien ist der sogenannte Zoogläahaufen.

Als Micrococcus bezeichnet R. kleinste Gebilde von der Form eines Doppelpunkts, welche sich lebhaft, aber in einem gewissen regelmässigen Typus hin- und herbewegen. Dieselben finden sich theils frei in der Flüssigkeit, am liebsten aber an der Oberfläche fester Körper, wo sie umfängliche und äusserst dichte Rasen bilden. Die letzteren entstehen in der Weise, dass jeder der beiden Punkte sich fortgesetzt theilt und bestehen, je nachdem dieser Process sehr schnell verläuft oder jeweils zugleich von kräftigem Wachsthum der einzelnen Pünktchen begleitet ist, bald aus feineren, bald aus gröberen Körnchen. Dass aus dem Micrococcus eine weitere Entwickelung, insbesondere das Penicillium hervorgehen könne, muss R. bestreiten. — Die geschilderten beiden Formen nun, Bacterie und Micrococcus, stehen nach R. in keiner verwandtschaftlichen Beziehung zueinander. Abgesehen von den soeben geschilderten Verschiedenheiten stehen sie sich auch dadurch gegenüber, dass die B., wie die Art und Weise ihrer Bewegungen lehrt, thierischer, der Micrococcus dagegen pflanzlicher Natur ist. Erstere begleitet jeden Fäulnissprocess, der letztere spielt dabei entweder nur eine untergeordnete oder gar keine Rolle.

Ueber die Herkunft der Keime dieser Schizomyceten suchte R. mit Hülfe eines genau beschriebenen Apparates ins Klare zu kommen, welcher gestattet, die zu erforschende Flüssigkeit Stunden lang innerhalb der feuchten Kammer und doch unter stets erneutem Zutritt von Luft zu beobachten. Im Verfolge dieser Studien zeigte sich schon am 2. Tage eine sehr reichliche Anhäufung von Vibrionen, die dann bald zu Bacterien auswuchsen. Um den Einfluss des Wassers auszuschliessen, gegen das sich naturgemäss der nächste Argwohn wenden musste, war R. vor Allem bestrebt, sich absolut reines Wasser zu verschaffen. Denn auch bei Anwendung von destillirtem war ganz die gleiche Pilzentwickelung, wenn auch der Menge nach etwas geringer hervorgetreten. Benutzte R. nun ein Menstruum, wie es ihm der auf eine abgekühlte

Glasplatte in Tropfenform niedergeschlagene Dampf siedenden Wassers lieferte, so entstanden selbst nach Wochen noch, niemals Schizomyceten. Dieselben negativen Ergebnisse bekam er sogar dann, wenn er die betreffenden Präparate eine Stunde lang am offenen Fenster dem Luftstrome aussetzte, nur vorausgesetzt, dass das zur Erneuerung erforderliche Wasser stets rein war. Nach dieser überraschenden Erfahrung, welche die hauptsächliche, wenn nicht (für die gewöhnlichen Verhältnisse) die ausschliessliche Quelle dieser kleinsten Organismen in dem Brunnenwasser vermuthen lässt, ging R. noch weiter: zur Sommerzeit wurden ebensolche Muskelstückchen in ganz offenen Flaschen der Luft und dem Regen ausgesetzt. Nach einigen Tagen hatten sich zwar Penicilliumcolonieen auf denselben angesiedelt, es war auch eine (durch Ausscheidung feiner Fetttröpfchen bedingte) Trübung der Flüssigkeit wahrzunehmen; aber gleichwohl blieben, selbst noch in der Folge, alle Fäulnisserscheinungen aus: und wirklich, Schizomyceten liessen sich zu keiner Zeit in der Flüssigkeit nachweisen. Aus dieser Thatsache, dass also in puren Fleisch, ohne Wasserzusatz, keine Bacterien gefunden wurden, zusammengehalten, mit der weiteren, dass an diesen nämlichen Proben dann auch keine Fäulniss hervortritt, schliesst R., dass die Bacterien nicht etwa nur die constanten Begleiter, sondern vielmehr das geradezu bedingende Moment seien für die Einleitung der Putrescenz, dass dagegen den eigentlichen „Pilzen“ jede Bedeutung für die letztere abgesprochen werden müsse, also: „keine Fäulniss ohne Schizomyceten“. Mit dieser Annahme steht auch der durchaus negative Befund im Einklange, den R. bei der Durchforschung des vom lebenden *gesunden* Menschen entnommenen Blutes ausnahmslos erhalten hat.

Richardson (20) schliesst sich auf Grund eigener Experimente und mikroskopischer Untersuchungen der Ansicht an, wonach *die Bacterien schon in dem normalen Blute des Menschen constant vorkommen*. Nur ihre Quantität sei es, die unter dem begünstigenden Einflusse gewisser dem Wesen nach wohl sehr verschiedener Momente, eine bedeutende Zunahme erfahre. Ein derartiges Moment bildet nach der Beobachtung von R. die Einfuhr bacterienhaltigen Trinkwassers in den Verdauungstractus; schon $\frac{1}{4}$ Stunde danach lässt sich eine ausserordentliche Vermehrung der im Blute circulirenden nachweisen und weiterhin ein fortschreitendes Wachsthum der einzelnen.

Die tonische Wirkung des Chinins und des Arseniks muss, wie Vf. mit Binz und anderen annimmt, auf die Fähigkeit dieser Mittel geschoben werden, jene kleinsten, die stickstoffhaltigen Verbindungen des Organismus unausgesetzt zerlegenden Gebilde zu zerstören und dadurch der von ihnen an dem Blute und den Geweben geübten Minirarbeit Einhalt zu thun.

Die lebhafte Aufmerksamkeit, die dem mikroskopischen Verhalten des Blutes neuerdings zugewandt wird, veranlasst Riess (21), die Resultate zahlreicher an den verschiedensten Kranken *während des Lebens* angestellter *Blutuntersuchungen* mitzutheilen. Die betreffenden Proben wurden sofort nach ihrer Entnahme (durch einen Nadelstich) bei starker Vergrösserung betrachtet. — In einem äusserst schweren, kurze Zeit nachher mit dem Tode endigenden Fall von *Scharlach* fand R. eine Unzahl kleinster rundlicher stark lichtbrechender Gebilde, die theils isolirt, theils zu stäbchenähnlichen Ketten aneinandergereiht, theils in grösseren Gruppen und Haufen lagen. Diese Körperchen, welche R. übrigens fernerhin nie wieder bei Scharlachfiebern vorfand, sind unzweifelhaft infectiöser Natur; denn ein mit diesem Blut geimpftes Kaninchen starb bereits nach 24 Stunden, nachdem die Anwesenheit einer grossen Menge ebensolcher Gebilde in seinem eigenen constatirt worden war, und dieselbe Wirkung hatte das von diesem wieder auf andere übertragene und sofort. — Neben diesen kleinsten aber, deren Pilznatur R. dahingestellt sein lässt, traf er in demselben Falle von Scharlach auch ungleich grössere eigenthümlich hellglänzende weisse Kügelchen, die durchschnittlich $\frac{1}{5}$ von dem Umfange eines rothen Blutkörperchens erreichten. Diese finden sich meist zu grösseren Gruppen zusammengeballt, wo man dann Tausende in grossen unregelmässig begränzten Haufen aneinanderkleben sieht; seltener sind sie zu Ketten vereinigt. Die Bewegungserscheinungen, welche man an ihnen wahrnimmt, sind unverkennbar nur passive. — Dass diese zweite Art nicht characteristisch für Scharlach sei, ging aus ihrem Vorkommen in zahlreichen Fällen von Ileotyphus hervor, an die sich die verschiedensten acuten Krankheiten (acute Exantheme, acuter Gelenkrheumatismus, Meningitis, Puerperalfieber, Pneumonie etc.) anschlossen und zwar erschienen sie am reichlichsten grade während des Rückganges der *Krankheit und um so massenhafter, je grösser die allgemeine Anaemie und Erschöpfung war*. Ergab sich schon daraus mit grosser Wahrscheinlichkeit ihre Unabhängigkeit von einer bestimmten Art der Infection, so wurde diese Annahme zur Gewissheit in Fällen, wo sich im Verlaufe der mannigfachsten *chronischen* Leiden eine Anämie oder Cachexie entwickelt hatte; so besonders nach profusen Blutverlusten, bei Chlorose, Leukaemie und Anämia splenica, sowie bei hydropischen Nierenkranken, ferner bei Carcinomatösen, bei heruntergekommenen Phthisikern und Herzkranken, endlich bei Intermittenscachexie, Diabetes mellitus und chronischer Bleivergiftung.

Mit der Gerinnung haben diese Gebilde Nichts zu thun; denn sie können noch vor dem Eintreten derselben beobachtet werden und fehlen andererseits im normalen Blute. Dagegen liegt es nahe, sie von den weissen Blutkörperchen abzuleiten, unter denen sich in den bezüglichen Fällen immer viele von der grossen grobgranulirten Form vorfanden, und in der That ergab sich eine völlige Uebereinstimmung zwischen den im Innern der letzteren befindlichen und den frei im Serum circulirenden Körnchen. Gestützt wird diese Annahme durch den Nachweis ziemlich vieler weisser Blutkörperchen mit unregelmässigen verwaschenen Contouren und des Ueberganges von solchen „zerfallenden“ farblosen Zellen in jene Körnchenhaufen. Ganz dieselben Formen lassen sich auch bei Thieren, insbesondere abgemagerten Kaninchen und Meerschweinchen erhalten. — Durch Zerdrücken solcher Blutzellen mittelst des Deckgläschens konnte R. die gleichen feinen Kügelchen künstlich herstellen. Auch in chemischer Beziehung verhalten sie sich ganz wie Zellenbestandtheile und zwar zum Theil wie Protoplasma, zum Theil wie Kernsubstanz.

Nach der Meinung von R. sind die fraglichen Körperchen daher als Zerfallproducte weisser Blutzellen anzusehen. Sie sind gewissermassen der anatomische Ausdruck der regressiven Veränderungen, wie sie durch solche schweren acuten oder chronischen Krankheiten in dem Blute gesetzt werden müssen; sie bilden das Substrat für die allgemeine Anaemie und Kachexie, wie sie der Kliniker bei solchen Kranken so häufig beobachtet. Mit dieser Auffassung steht das durchaus negative Ergebniss der Uebertragungsversuche in Einklang, die R. mit diesem Blute vorgenommen hat.

Im Hinblick auf die überraschenden Versuchsresultate DAVAINE's (9), dass das durch Injection putrider Flüssigkeit inficirte Blut von Kaninchen, selbst noch in millionenfacher Verdünnung auf andere Kaninchen übertragen, Septicaemie und den Tod herbeiführe, berichtet BOULEY (9) über ein von ihm beim Pferde angestelltes Experiment mit negativem Resultat. Das betreffende Pferd war an einer putriden Infection gestorben, die sich in Folge der Verjauchung einer Castrationswunde eingestellt hatte. Die Einspritzung von dessen Blut nun brachte weder bei einem anderen Pferd (in einer Dosis von 250 Gramm), noch bei mehreren Kaninchen eine erhebliche Veränderung hervor. Wie BOULEY glaubt, dürfen danach die DAVAINE'schen Sätze, ihre Bestätigung von anderen Seiten vorausgesetzt, bis jetzt ausschliesslich für Kaninchen Geltung beanspruchen. — Bei der Discussion, welche sich an diese Einwendungen und Vorbehalte knüpft, wirft DAVAINE die Frage auf, ob das zur Impfung verwendete Pferd auch wirklich septicaemisch gewesen sei. Er seinerseits ist der Meinung, dass aus dem negativen Resultate der Uebertragung grade das geschlossen werden müsse, dass in dem benutzten Blute keine septische Materie enthalten gewesen sei. Demnächst aber sieht er sich seinerseits veranlasst, den Begriff „Septicaemie“ strenger zu definiren, als in der Regel bisher geschehen. „Die Bezeichnung S. ist stets gerechtfertigt, wenn die mit dem Blute des fraglichen Kranken vorgenommene Impfung erfolgreich ausfällt“; sie wird also ex juvantibus und nocentibus beigelegt. — Während man von einfach an der Luft verfaultem Blute enorme Mengen braucht, um 1 Kaninchen zu tödten, genügen von diesem durch den Organismus gegangenen Gifte (oder aber von dem bei Körpertemperatur der Fäulniss ausgesetzten) unendlich kleine Dosen, um denselben Effect zu erzielen. Beide Agentien müssen also, so ist man gezwungen zu schliessen, durchaus verschiedener Natur sein. — Die gleiche verderbliche Wirkung, wie sie DAVAINE nach Ueberimpfung thierischer Jauche erhalten hatte, sah er (10) im Verlaufe einer Fortsetzung seiner erwähnten Experimente eintreten, wenn er putriden, aus menschlichen Leichen entnommenen Material Kaninchen injicirte. Ein Blutstropfen von einem Kaninchen, dem Flüssigkeit aus einem menschlichen Lungenabscess eingespritzt worden war, führte, sowohl einfach, wie in tausendfacher, ja in millionenfacher Verdünnung auf ein anderes übergeimpft, innerhalb 1—2 Tagen zum Tode. Aber nicht nur bei ganz kleinen Thieren, sondern auch beim Schafe lässt sich das geschilderte Verhalten bestätigen. — Beim Menschen machte D. noch weitere Versuche mit dem Blute von Typhösen. Das Blut von 3 Patienten aus den verschiedenen Stadien der Krankheit führte constant den Tod der damit geimpften Kaninchen herbei, in 1000—1,000,000facher Verdünnung.

VULPIAN (27) kündigt an, dass er von seinen Zweifeln an der Richtigkeit der DAVAINE'schen Versuchsergebnisse durch eigene Erfahrung abgebracht worden sei und dass er dessen Angaben nur durchaus bestätigen könne. Die bei den septicaemisch zu Grunde gegangenen Thieren angetroffenen anatomischen Veränderungen sind folgende: Was zunächst das Blut betrifft, so zeigte sich in dem Plasma desselben eine je nach der grösseren oder geringeren Menge des eingebrachten Infectionsstoffes mehr oder weniger reichliche Entwicklung von Vibrionen und Bacterien, welche im Milz- und Leberblute besonders massenhaft waren. Die Milz- und die Lymphdrüsen der Bauchhöhle waren dabei vergrössert und weicher, die Darmschleimhaut stark geröthet, in den Lungen mitunter kleine Infarcte bei allgemein erhöhter Blutfülle. V. schlägt auf Grund dieser Befunde vor, den Namen „Septicaemie“ durch „Bactérihémie“ zu ersetzen.

ORTH (17 u. 17) macht Mittheilung über 3 Fälle von septischer Erkrankung, in denen er die Anwesenheit von Mikrosporon septicum theils im Blute, theils in den Geweben nachweisen konnte. In dem 1. (17) handelte es sich um ein 3 Tage nach der Geburt verstorbenes Kind, das an rechtsseitiger Pleuritis und Lungenabscessen zu Grunde ging. Hier fanden sich in beiden Lungen, sowohl im Parenchym, wie in den blut- und luftführenden Canälen sehr reichliche Pilzanhäufungen und ebenso bestand das pleuritische Exsudat fast ausschliesslich aus diesen kleinen glänzenden Körperchen. Dieselben setzten sich an der innern Brustwand von der Oberfläche aus bis in die tieferen Schichten des pleuralen Bindegewebes fort, deren Saftcanälchen sie in einer so vollständigen Weise ausfüllten, dass das Netz derselben dadurch aufs deutlichste hervortrat. Die Herde in der Lunge selbst, ebenso wie die Nabelgefässe waren frei. O. hält es danach für das Wahrscheinlichste, dass das kindliche Blut durch Ueberwandern der Pilze aus dem Blute der stark fiebernden Mutter direct inficirt worden sei.

Im zweiten Falle wurde eine maligne Thrombophlebitis umbilicalis mit Bildung eines perivasculären Abscesses gefunden. Den Inhalt des letzteren stellte eine graugelbe jauchige Masse dar, die aus den gleichen feinen Sporenhaufen bestand. Die Züchtung derselben in Aqua destill. innerhalb der feuchten Kammer hatte eine bedeutende Vermehrung, die Bildung von Ketten etc. im Gefolge. Schon bei unbedeutender Verunreinigung traten zugleich zahlreiche Fäulnissvibrionen auf, denen O., grade auf Grund dieses ihres accidentellen Erscheinens, jede Bedeutung für die septischen Processe abspricht. Endlich fand O. dieselben — drittens — in dem missfarbigen Belage eines oberflächlich jauchig gewordenen Amputationsstumpfes des Oberschenkels. Mit diesem Material angestellte Impfversuche an Kaninchen und Meerschweinchen (Injection in die Bauchhöhle) ergaben nur zum Theil ein positives Resultat. Bei den bezüglichen 2 Thieren wies die Section eine frische fibrinöse Peritonitis nach und in dem Beleg vielfach Anhäufungen der bekannten Pilzsporenmassen. Ebendieselben fand O., wie schon Klebs, in dem intermusculären Gewebe des Stumpfes und besonders in den tiefen Abscessen, welche die Muskeln durchsetzten. Endlich erhielt er sie auch aus dem Eiter einer kleinen Risswunde an seinem eigenen Daumen, die er sich bei der Eröffnung des Wirbelcanals einer mit ausgedehntem Sacraldecubitus behafteten Leiche angezogen hatte.

Nepveu (15) fand bei einer Reihe von Blutuntersuchungen Erysipelatöser, dass das Blut aller Gefässprovinzen constant Bacterien enthielt (Bacteria punctata Ehrenberg). Jedoch waren sie unverkennbar in jenen Blutproben reichlicher, welche aus den von der Rose direkt ergriffenen Hautpartieen stammten, während die aus anderen Gegenden eine geringere Menge enthielten. N. betrachtet diesen Befund als sehr bedeutungsvoll für die Art der Verbreitung des Erysipels, ohne indess genauere Angaben über das Wie, d. h. die näheren Beziehungen zwischen den im Blute circulirenden Bacterien und den afficirten Hautabschnitten beizubringen.

Hjalmar Heiberg (13) gibt eine ausführliche Beschreibung eines von ihm 1871 und eines von Winge 1869 beobachteten Falles von Endocarditis ulcerosa, in welchen beiden eine reichliche Ablagerung von Pilzfäden im Herzen gefunden wurde. In dem Winge'schen Falle handelte es sich um einen 44jährigen Arbeiter. Bei diesem entstand, von einer unbedeutenden Risswunde an der r. kleinen Zehe ausgehend, eine buchtige Eiterhöhle und bald Oedem des ganzen Fusses. Unter bedeutender Fiebersteigerung, wiederholten Schüttelfrösten etc. entwickelte sich nun allmählich eine fluctuirende Anschwellung zuerst des r., dann auch des l. Kniegelenks und multiple Petechien am ganzen Körper. Am 30. Tage erfolgte der tödtliche Ausgang. — Die Section ergab einen grossen Abscess im Unterhautgewebe der r. kleinen Zehe und die consecutiven Erscheinungen an der ganzen rechten Unterextremität. Die l. Lunge enthielt 2 haselnussgrosse hämorrhagische Infarcte mit frischer Pleuritis und in den betreffenden Arterienzweigen halb erweichte Gerinnsel. An dem Herzen zeigten sich sowohl auf der Fläche und an den Rändern der Segel der Tricuspidalis, als auch auf dem den r. Ventrikel auskleidenden Endocard und endlich an den Aortenklappen erbsen- bis bohnengrosse grauliche Massen. Dieselben waren von einem lockeren bröckligen Gefüge und die freie Fläche dadurch von einem sehr unebenen geschwürigen Aussehen. Im Myocard fanden sich zahlreiche stecknadelkopfgrosse gelbliche Flecke, die von einem rothen Hofe umgeben waren und in der betr. Arterie erweichte Thrombusmassen.

In dem von Heiberg selbst obducirten Falle handelte es sich um eine 22jährige Puerpera, die am 45. Tage nach der Entbindung zu Grunde ging. An der Haut der Extremitäten hatten sich viele erbsengrosse Bläschen erhoben, welche mit einer blutig-serösen Flüssigkeit gefüllt und von einem dunkelrothen Hof umgeben waren. Dazu gesellte sich schliesslich ein äusserst rasch um sich greifender jauchiger Decubitus am Kreuzbein.

Die Section erwies den Uterus als gut involvirt. Die Venen im Corpus uteri, wie in den breiten Mutterbändern etc. frei, nur zur l. Seite des Fundus lagen einige bohnengrosse mit gelbbräunlicher Schmiere gefüllte Höhlen (Lymphectasieen). Am Herzen fand sich in dem Segel des Aortenzipfels der Mitralis ein circa 1 Ctmtr. grosses perforirendes Geschwür mit sehr unebenen aufgeworfenen Rändern, die mit missfarbigen Gewebsfetzen und Thrombenpartikelchen belegt waren. — Das Endocard in der nächsten Nähe, sowie die Sehnenfäden und ferner die Vorhofsfläche des hinteren Mitralissegels trugen eine Reihe kleiner polypöser Excrescenzen. In der Milz und den Nieren sassen grössere und kleinere theils hämorrhagische, theils in beginnender Entfärbung begriffene Infarcte und Abscesse in ziemlicher Zahl. Die Arterien beider Drüsen, soweit verfolgbar, frei. — In beiden Fällen ergab die mikroskopische Untersuchung der Klappengeschwüre, beziehentlich zugleich der myocarditischen Herde und der verschiedenen Emboli die Anwesenheit eines aus dicht verwobenen feinen Fäden bestehenden Pilzes. Bei starker Vergrösserung löste sich derselbe auf in zahllose Körnchenreihen, die zu längeren oder kürzeren Ketten vom Aussehen der Leptothrixketten angeordnet waren. Daneben zeigten sich Bacterien, Anhäufungen von Detritus und weissen Blutkörperchen, aber kein Fibrin. (Die Section war 25, beziehentlich 30 Stunden post mortem ausgeführt worden). — H. zweifelt nicht daran, einmal dass es sich hier wirklich um Pilze handle, sodann dass sie bereits intra vitam aufgetreten waren, endlich dass losgerissene Stückchen derselben die Embolieen bewirkt haben. Bei der Besprechung des Befundes macht H. darauf aufmerksam, dass ähnliche Thatsachen bereits von Virchow in seinen gesammelten Abhandlungen erwähnt sind. Nach dessen Ansicht sind keineswegs alle Fälle von sogen. Endocarditis einerseits als parasitäre aufzufassen, aber ein Theil davon unzweifelhaft.

Was die Herkunft der Pilze anlangt, so hält es H. für das Wahrscheinlichste, dass dieselben von aussen her eingewandert sind. Im 1. Falle war ein Atrium für den Eintritt in der Fusswunde gegeben; im 2. wird es unentschieden bleiben müssen, ob die Uterusfläche denselben vermittelt habe oder die Decubitusstelle am Kreuzbein. — Einige mit dem betreffenden Material angestellte Impfungsversuche an Kaninchen haben bis jetzt ein negatives Resultat gehabt. In einer Nachschrift zu dem vorstehenden Aufsatze bestätigt VIRCHOW (25) zunächst die Richtigkeit des von HEIBERG geschilderten mikroskopischen Befundes am Endocardium und spricht sich sodann in gleichem Sinne wie H. für die parasitäre Natur der mehrerwähnten kleinen Gebilde aus. Nach V.'s Ansicht würde es sich indessen mehr empfehlen, den Namen „Leptothrix" für diese früher als Vibrionen bezeichneten Gebilde nicht anzuwenden, sondern ihn, wie vor HALLIER, als Gattungsbegriff beizubehalten.

Um festzustellen, ob sich die von einer Reihe von Forschern in den Leichen Pyämischer aufgefundenen „Monaden" (Mikrococcus, Mikrosporon) erst post mortem entwickelt hätten, oder ob sie schon während des Lebens in die Gewebe eingewandert gewesen seien, unterzog VOGT (26) Blut und Eiter eines pyämisch gewordenen Amputirten während der letzten Lebenstage einer genauen Untersuchung. Eine Vergleichung des Blutes, das der Haut des Unterschenkelstumpfes in der nächsten Nähe von lymphangoitischen und paraphlebitischen Anschwellungen entnommen war, mit solchem aus normalen Hautpartieen, liess über die wesentliche Verschiedenheit beider keinen Zweifel. In letzterem fanden sich nur ganz vereinzelte, in ersterem zahllose und sich lebhaft bewegende Mikrococcen. In gleicher Weise enthielt die eitrige Flüssigkeit, welche aus dem schmerzhaft angeschwollenen Handgelenk extrahirt wurde, massenhafte sehr bebende Mikrococcen, die einfach seröse, aus dem anderen nicht erkrankten Handgelenk dagegen höchstens etwa die gleiche Menge, wie das Blut aus den nicht local afficirten Hautpartieen. Dieses Verhältniss behielt Bestand bis zu dem fünf Tage nach dem Beginne der Untersuchungen erfolgenden Tode des Kranken und auch an der Leiche liessen sich, noch 24 Stunden post mortem, die während des Lebens festgestellten Thatsachen in unveränderter Weise erkennen. Bald danach aber nahm die Beweglichkeit der Mikrococcen ab und am dritten Tage waren sie bereits sämmtlich regungslos. — Auch die Impfversuche, welche V. mit den zwei Eitersorten an der Rückenmusculatur von Kaninchen anstellte, bestätigten ihre wesentliche differente Natur. Während nämlich die dem normalen Gelenke entnommene Flüssigkeit, obwohl in schlfacher Menge injicirt, keine Veränderung herbeiführte, bedingte der mikrococcenreiche Eiter einen grossen Abscess, und es liess sich danach nicht nur in dem Inhalte des letzteren, sondern auch in den anstossenden trübe infiltrirten Muskelfasern eine massenhafte Anhäufung der kleinen Parasiten nachweisen.

GREVELER und HÜTER (11) unternahmen es, die Veränderungen zu studiren, welche die Circulation in Folge der Einspritzung monaden-(mikrococcus-)haltiger Flüssigkeit möglicherweise erleide. Sie führten zu dem Behufe faulendes thierisches Blut, das, wie die vorgängige mikroskopische Untersuchung lehrte, sehr reich an Mikrococcen war, in die Oberschenkelmusculatur oder den Rücken-Lymphsack von Fröschen ein. Nach Ablauf von 4–24 Stunden wurde dann in der Curare-Narcose das Mesenterium nach der Methode von COHNHEIM der directen mikroskopischen Betrachtung unterworfen. Während sich bei dem gewöhnlichen Entzündungsversuch die Randschicht der weissen Blutkörperchen erst nach einigen Stunden stabiler formirt, und bald darauf auch die Auswanderung schon beginnt, sahen G. und H. die weissen Blutkörperchen schon unmittelbar nach Beginn der Innenwand der kleineren Venen, der Capillaren und späterhin auch der Arterien in dichter Reihe fest anhaften. Aber während des ganzen ersten Tages nach der Infection erfolgte keine, oder eine nur geringfügige Auswanderung. — Eine zweite Differenz gegenüber der gewöhnlich im Mesenterium sich entwickelnden Erscheinungsreihe liegt in der Ausschliessung einer immer mehr zunehmenden Zahl von Capillaren aus dem Kreislauf. Dieselben enthalten nämlich nur noch eine gänzlich ruhende Plasmasäule, die von den benachbarten Strömungen durchaus unbeeinflusst bleibt. Auch dieser Effect ist auf die weissen Blutzellen zurückzuführen. Denn das Moment, welches den Blutstrom hindert, sich in diese Bahnen zu ergiessen, ist, sei es die vollständige Einkeilung eines oder mehrerer weisser Blutkörperchen kurz vor dem betreffenden Aestchen, sei es die durch ihr festes Anhaften an einer bestimmten Stelle der Wand bedingte Verengerung des zuführenden Gefässes. Es sind also bald vollständige, bald reitende Tromben, aus einer oder zwei farblosen Zellen bestehend, welche die rothen abhalten, in die dahinter gelegenen Capillaren einzudringen. — Neben absolut stabilen finden sich dann andere kleine Gefässe mit stark verlangsamtem Blutstrom. Dieselbe retardirende oder gar ausschaltende Rolle können aber auch die Mikrococcen selbst spielen, falls nur die Körnchen recht gross sind oder zu einem grösseren Häufchen gruppirt an der Wand hängen.

Die geschilderten Erscheinungen, welche man übrigens nicht minder deutlich an der Schwimmhaut und der Zunge des Frosches constatiren kann, dürfen nach G. und H. nicht auf ein allgemein wirkendes Moment, etwa Herzschwäche zurückgeführt werden. Vielmehr müssen sie entsprechend ihrem an bestimmten Herden localisirten Auftreten aus den veränderten Eigenschaften des jeweils vorliegenden Gefässinhalts erklärt werden. In der That zeigten die weissen Blutkörperchen eine so beträchtliche Zahl grosser, stark glänzender Körnchen, dass eine Aufnahme von

Mikrococcen seitens dieser Zellen nachweisbar wird, welche ihrerseits die so auffallend gesteigerte Haftfähigkeit der weissen Blutkörperchen zu erklären geeignet ist. — G. u. H. sind geneigt, einen grossen Theil der Symptome des Fiebers auf diese mechanischen Störungen der Circulation zurückzuführen.

LEO PETOFF (18) machte eine Reihe von Versuchen, um den Einfluss kennen zu lernen, welche die Einführung von gewöhnlicher Bierhefe in das Blutgefässsystem, das Unterhautgewebe, die Pleurahöhle und den Magen auf den Organismus ausübt. — Nach Injection grösserer Mengen in eine Vene tritt anfänglich eine leichte Erhöhung der Temperatur ein; dann aber sinkt sie rasch unter die Norm, es stellt sich häufiges Erbrechen und reichliche blutige Stuhlentleerung ein und ausnahmslos noch im Laufe der ersten Tage erfolgt der Tod. Die durch die Section nachweisbaren Veränderungen beschränken sich auf hämorrhagische Enteritis mit sehr ausgedehnter Ablösung des Darmepithels. — Nach Injection geringer Mengen ins Blut tritt dann mitunter der Tod ein, wo sich dann im Darm eine Schwellung, häufig mit einer mehr oder weniger ausgedehnten Verschwärung der PEYER'schen Haufen findet, ferner ein bedeutender sehr weicher Milztumor und die parenchymatösen Entzündungen der grossen Unterleibsdrüsen und des Herzfleischs. In anderen Fällen tritt nach einem nicht selten ernsten Krankheitsverlauf, dessen Bild lebhaft an das des Abdominaltyphus erinnert, Genesung ein. — Den Einwand, dass der benutzten Hefe vielleicht noch andere Stoffe beigemengt gewesen und dass durch deren gleichzeitige Einwirkung jene Symptome zu Stande gekommen seien, widerlegt P. durch die Mittheilung, dass die Producte der alkoholischen Gährung den gleichen Effect nicht hervorbringen; und den weiteren Einwurf, dass der geschilderte Complex klinischer und anatomischer Erscheinungen rein auf mechanische Momente zurückzuführen sei, durch Controlversuche, welche bewiesen, dass die Injection etwa gleich grosser indifferenter Körper, wenn gleich eine gewisse Störung, so doch eine unvergleichlich geringere hervorruft.

Die an den anderen Stellen vorgenommenen Injectionsversuche ergaben ein im Ganzen negatives Resultat. Bei der Section der längere Zeit danach getödteten Thiere fand P. mitunter mehr oder weniger zahlreiche Knötchen, die aus einem kleinzelligen oder mehr fasrigen Gewebe bestanden und häufig im Centrum einige Sporen enthielten.

Die Einbringung von PASTEUR'scher Flüssigkeit in das Blutgefässsystem brachte im Allgemeinen das gleiche Resultat hervor, wie die von Bierhefe; nur waren die Erscheinungen durchweg etwas leichtere. Auch hier traten die Symptome seitens des Magens und des Darmcanals sehr in den Vordergrund.

B. Thierische Parasiten.

I. Würmer.

Cobbold, A., Series of Lectures on practical Helminthology. London.

a. Nematoden.

1) Müller, (Weingarten) Spulwürmer in der Pleurahöhle; Pneumothorax; Tod. Memorabilien No. 10. p. [illegible]. — 2) Raggi, Uova d'Ascaridi lombricoidi trovate accidentalmente in liquido rigettato per vomito. Rivista clinica di Bologna. [illegible] p. 11.

Der von MÜLLER (1) mitgetheilte Krankheitsfall — 16jähriges Mädchen, ganz kurze fieberhafte Erkrankung mit Verdacht auf linksseitige Lungenaffection, ganz plötzlicher Tod — ist nach der Ansicht des Vf. der seltenen Zahl derer zuzuzählen, wo Spulwürmer gesunde Membranen perforirt haben. Es fanden sich nämlich in der linken sonst ganz leeren Pleurahöhle mehrere Spulwürmer, von denen zwei zur Hälfte noch im Magen steckten. Der letztere besass an seiner hinteren Wand ein c. kreuzergrosses Loch, dem ein ebenso grosses in dem locker mit dem Fundus verklebten Diaphragma entsprach. Nicht nur die Serosa der hinteren Magenwand, sondern auch die beider Zwerchfellflächen, sowie der Basis der Lunge waren lebhaft, zum Theil hämorrhagisch geröthet und mit zarten Auflagerungen bedeckt. An den Häuten des Magens liess sich indessen keine Veränderung nachweisen.

RAGGI (2) macht auf die Möglichkeit aufmerksam, durch die microscopische Untersuchung des Erbrochenen die Anwesenheit von Ascariden im Magen resp. Darmkanal festzustellen. Bei einer 23jährigen, schon seit längerer Zeit an Menstrualbeschwerden leidenden Frau fand er nämlich in den während eines heftigen Brechanfalls entleerten Massen eine grosse Zahl von Eiern, die auf Ascariden bezogen werden mussten. In der That gingen auf die Darreichung von Santonin, Calomel und Aloë am nächsten Tage mehrere grosse Exemplare des Wurmes ab, die dicht mit Eiern gefüllt waren.

3) Friedreich, Beobachtungen über Trichinosis. Deutsch. Arch. f. klin. Medicin. Bd. [illegible] p. [illegible] — 4) Reimer, Mittheilungen über eine 1872 im [illegible] beobachtete Trichinenepidemie etc. Deutsche Klinik. No. [illegible] 31. S. [illegible] und [illegible]. — 5) Limon, Der Werth der mikroskopischen Untersuchung für das Auffinden der Trichinen am Schweinefleisch. Vierteljahrsschr. f. gerichtl. Medicin. Neue Folge. Bd. XVII. S. [illegible]. — 6) Schoenberg, Beitrag zur Lehre von der [illegible] Kindesalter. Ebendas. S. [illegible] — 7) Scheiber, Die Trichinen in den [illegible], nebst anderen helminthologischen Mittheilungen aus diesen Ländern. Virchow's Archiv. Bd. LV. S. [illegible].

Das von LIMAN (5) mitgetheilte Gutachten bezieht sich auf eine tödtlich verlaufene Erkrankung an Trichinose, die im Anfang des Jahres in Berlin zur Beobachtung kam und die zwar durch die Untersuchung eines intra vitam entnommenen Fleischstückchens, dagegen nicht durch die Section bestätigt worden war. Dasselbe gewinnt dadurch eine besondere principielle Bedeutung für die forensische Beurtheilung der an Trichinose erfolgenden Todesfälle, zunächst in Preussen, dass es die Verurtheilung des betr. Fleischers „wegen Verkaufs trichinenhaltigen Fleisches" zur Folge hatte.

An der Hand der in den früheren Epidemien und durch die darauf folgenden experimentellen Arbeiten gewonnenen wissenschaftlichen Erfahrungen begründet L. in ausführlicher Darlegung den Satz, „dass die mikroscopische Untersuchung zwar ungeeignet ist, völlige Gewissheit darüber zu geben, ob im Schweinefleisch Trichinen überhaupt vorhanden sind, dass sie aber erfahrungsgemäss wohl geeignet ist, die Gefahr der Trichinenerkrankung zu vermeiden.

Friedreich (3) berichtet über mehrere kleine Epidemieen, welche in den Jahren 66–70 in der Stadt Heidelberg und deren nächster Umgebung zu seiner Beobachtung gelangt sind. In der 1., aus dem Jahre 66, kam nur 1 Erkrankungsfall zu seiner eigenen klinischen Anschauung, eine 27jährige Köchin, welche unter typhösen Erscheinungen in's Hospital aufgenommen wurde. Bald jedoch traten die Erscheinungen seitens des Muskelsystems, heftige Schmerzen in den Gliedern und andauernde sehr reichliche Schweisse so sehr in den Vordergrund, dass Fr. eine Infection mit Trichinen vermuthete und in der That fanden sich in einem durch die Harpune entnommenen Muskelstück zahlreiche theils ausserhalb, theils schon in den Primitivbündeln selbst gelegene Einwanderer. Während bei dieser ersten Probe noch keine Kapselbildung eingetreten war, zeigte sie sich an einer 2., am 51. Tage gewonnenen, bereits deutlich und an einer vom 101. Tage der Krankheit schon der erste Beginn der Verkalkung. In der 5. Woche liess die Schwellung und Schmerzhaftigkeit und das bis dahin bestandene continuirliche Fieber nach: offenbar waren die Einwanderer nun alle zur Ruhe gekommen. Allein die Reconvalescenz war sehr langwierig, erst im 5. Monat erfolgte die Genesung.

Das auch bei dieser Kranken schon in den ersten Tagen beobachtete Oedem des Gesichtes, sowie der Hände und Füsse will Vf. nicht als ein collaterales Phänomen auffassen, da es zu einer Zeit vorhanden ist, wo von einer Betheiligung der betr. Muskeln noch nicht die Rede sein kann. Nach seiner Meinung ist es weit wahrscheinlicher, dass dasselbe eine Folge der Infection des Blutes sei, wie sie der durch die Lösung der Kapseln im Magen frei werdende flüssige Inhalt derselben, vielleicht auch Absonderungen seitens der Thiere selbst hervorbringen. Es steht diese Annahme im Einklang mit bekannten Erfahrungen über die reizende oder lösende Natur der Säfte und Ausscheidungen anderer Nematoden. Dass aber eine Infection des Blutes in der That vorliege, dafür sprechen einmal die schweren Allgemeinsymptome und das sofortige Vorhandensein eines ziemlich hohen Fiebers, dann die von Fr. mehrfach nachgewiesene Milzvergrösserung und ferner – von der anatomischen Seite – der durch Cohnheim hervorgehobene Befund ausgesprochener parenchymatöser Veränderungen an den grossen Unterleibsdrüsen und dem Herzfleisch. Für das in den späteren Stadien der Krankheit wahrzunehmende Oedem will Fr. darum die collaterale Natur keineswegs bestreiten.

Was den Modus der Infection im vorliegenden Falle anlangt, so erscheint es Fr. auf Grund genauer Erkundigungen am wahrscheinlichsten, dass sich die Pat., welche eine grosse Vorliebe für rohes Fleisch besass, durch den Genuss der nicht durchgekochten Theile ihrer Braten die Ansteckung zugezogen habe. Bei der Familie, welche von den gleichen Stücken gegessen, aber ihrer Gewohnheit gemäss nur völlig durchgebratene Theile gewählt hatte, waren gar keine Erkrankungen eingetreten. Im Verlaufe dringlicher Nachforschungen bei dem Fleischer, von dem die Lieferung ausging, stellte sich heraus, dass 2 Burschen desselben gleichfalls unter unzweideutigen Symptomen der Trichinose so schwer daniedergelegen hatten, dass sie erst nach 3, beziehungsweise 4 Monaten in ihr Geschäft hatten zurückkehren können. Die nachträglich vorgenommene Harpunirung bestätigte auch für sie die Diagnose Fr.'s. Bei diesen beiden war die eingestandene Gewohnheit, beim Wursten von dem rohen Fleische zu kosten, als Entstehungsursache anzuschlagen. Schliesslich ergab es sich, dass auch der Metzger selbst, sowie seine Frau damals in gleicher Weise erkrankt und erst nach 8, beziehungsweise 3 Wochen wieder gesund geworden waren. Die von diesem Schlächter bezogenen Schweine stammten aus der nächsten Nähe von Heidelberg.

Die 2. Epidemie, welche in das Jahr 70–71 fällt, findet ihren einzigen Repräsentanten in einem 35jährigen Fleischergesellen, welcher in Zweibrücken in Dienst gestanden und dort erkrankt war. Die kurz nach seiner Aufnahme in die Heidelberger Klinik — im Januar '71 — vorgenommene Harpunirung sicherte die von Fr. gestellte Diagnose einer ganz frischen Einwanderung von Trichinen. Auch dieser Fall endete mit Genesung.

Die 3. Epidemie, welche den 2 letzten Monaten des Jahres 71 angehört, spielt theils in Heidelberg selbst, wo 1 Schlosser- und 1 Metzgerbursche leicht erkrankten, theils in dem gegenüberliegenden Neuenheim, wo 2 Köchinnen unter ernsteren Symptomen daniederlagen, theils in dem benachbarten Ladenburg, wo 1 Metzgerbursche gleichfalls ernstlicher erkrankte. Auch bei mehreren dieser Personen benahm die Harpunirung jeden Zweifel. Ein gemeinsamer Herd für diese zerstreuten Fälle liess sich indessen nicht auffinden.

Aus Norddeutschland werden von zwei Stellen grössere Epidemien geschildert: Die eine verlief dicht bei Göttingen, die andere in der preussischen Provinz Sachsen. Krabbe (4) beobachtete in dem Flecken Bovenden bei Göttingen Anfang Februar d. J. eine Reihe gleichartiger Erkrankungsfälle, die auf den Genuss des Fleisches eines am 13. Januar geschlachteten Schweines zurückgeführt werden mussten. Und wirklich enthielten die von dem letzteren stammenden Reste von Schinken, Wurst etc. eine Unzahl eingekapselter, schwach verkalkter Trichinen.

Die Hauptmasse der Patienten hatte sich am Schlachttage selbst durch Genuss des ganz frischen „Mettwerks“ inficirt. Unter diesen 21 befanden sich 14 Männer und 7 Frauen, im Ganzen 6 mit schwerem Verlauf. – Die kleinere und nach Zeit und Ort minder compacte Masse der übrigen Erkrankten (im Ganzen 8) hatte mehr oder weniger lange danach von verschiedentl. verarbeiteten Bestandtheilen desselben Thieres genossen und wurde bis auf 1 nur leicht ergriffen. – Der Verlauf zeigte bei Keinem wesentliche Besonderheiten; die Reconvalescenz war langsam, aber doch fast bei Allen bis gegen den Mai hin vollendet. Ein Sterbefall war zu verzeichnen, nämlich bei einer 49jährigen Frau, welche am frühesten erkrankt war, und auch, nach anamnestischer Ermittelung, am meisten Fleisch verzehrt hatte. Der Tod erfolgte am 45. Tage; die Section ergab neben den ausserordentlich starken Veränderungen in der Musculatur nur altes Emphysem und frisches Oedem der Lungen. Die vergleichende Untersuchung einer grossen Zahl von Fleischproben aus den verschiedenen Gegenden des Körpers lehrte, dass der M. biceps beiderseits relativ die meisten Trichinen enthielt. Hier zählte nämlich K. in 1 Gramm Fleisch 120 Stück, während dieselbe Portion bei der Sau selbst nur 58 enthalten hatte. Die Thiere waren durchweg noch frei und lagen grossentheils zwischen den Muskelfasern, der Länge nach ausgestreckt, nicht innerhalb derselben.

In der Stadt Göttingen, wo seit 6½ Jahren eine regelmässige mikroskopische Fleischschau stattgefunden hat, sind bereits 7 trichinöse Schweine nachgewiesen worden.

In der von Schwarzwald (6) geschilderten Epidemie aus der Provinz Sachsen erkrankten sämmtliche Mitglieder einer Familie, die von dem Fleische eines am 10. Januar zum Hausgebrauch geschlachteten Schweines genossen hatten: ein Ehepaar und die Mutter der Frau. Der Mann, welcher sowohl bei jener Mahlzeit, als in der ganzen Folgezeit stets reichliche Mengen Kornbranntwein zu sich nahm, zeigte anfänglich die gewöhnlichen Symptome in bedeutender Intensität, genas aber etwa nach Ablauf eines Monats. Die 2 Frauen dagegen starben, die 33jährige Tochter am 38., ihre 60jährige Mutter am 41. Tage nach der Infection.

Die Obduction ergab bei Beiden übereinstimmend das Fehlen einer anderen Todesursache. Die verschiedensten Muskeln des Körpers waren bei der ersteren reichlich, bei der letzteren mässig, mit theils noch wandernden gestreckten, theils schon zusammengerollten und in Kapselbildung begriffenen Thieren durchsetzt, die noch deutliche Bewegungserscheinungen wahrnehmen liessen.

Im Anschluss an diese Gruppe von Erkrankungen erwähnt S. noch eine weitere Infection durch das Fleisch eines privatim geschlachteten Schweines aus dem Winter 1871–1872. Hier erlagen die 4 die Familie bildenden Mitglieder sämmtlich. – Sodann endlich eine 3., welche durch das Fleisch eines innerhalb 2 Tagen vollständig verkauften und verspeisten Schweines zu Stande kam. Von den 63 erkrankten Personen waren 7 schwerer afficirt; aber Alle genasen.

Auch in Rumänien, woselbst bis jetzt weder an Thieren, noch an Menschen das Vorkommen von Trichinen beobachtet worden war, scheinen dieselben, wie der Bericht von Schmidt (7) lehrt, nicht gar so selten zu sein. Derselbe entdeckte in 3 Fällen bei der Section von Personen, welche wegen verschiedenartiger Krankheiten Aufnahme in dem Bukarester Krankenhause gefunden hatten, als rein zufälligen Befund die Anwesenheit einer Unzahl eingekapselter Trichinen. Nach Sprengung der Kapsel, welche eine schon ziemlich weitgehende Verkalkung zeigte, stellte sich heraus, dass die Thiere noch ihre volle Lebensenergie bewahrt hatten. Die 3 Individuen waren sämmtlich Männer zwischen 40 und 50 Jahren aus der Wallachei. – Legt man diese Beobachtungen aus dem allerdings nur kurzen Zeitraume genauer Durchführung der Autopsien im Bukarester Hospitale einer Durchschnittsberechnung zu Grunde, so ergiebt sich das Verhältniss einer trichinenhaltigen auf 200 freie Leichen. Dasselbe muss in Anbetracht des Umstandes, dass das Schweinefleisch in dortiger Gegend nicht roh, sondern nur gekocht oder gebraten genossen wird, als ein auffallend ungünstiges bezeichnet werden. – Auch von Taenia solium und Mediocanellata, sowie von Bothriocephalus latus ist weder die Moldau, noch die Wallachei verschont.

Petersen, A., En Trichinforgiftning. (Hospitalstidende. Aarg. 15. No. 8.)

In Svendborg auf der Insel Fühnen erkrankte im December 1871 ein 20jähriges Mädchen, den Symptomen zufolge an einer Trichinenvergiftung. Sie hatte kurz zuvor Schweinswürste zubereitet und dabei öfters den rohen Inhalt geschmeckt. Bei der Untersuchung des niedergesalzenen Schweinefleisches erwies dieses sich stark trichinenhaltig. Die Kranke war nach Verlauf eines Monats völlig wieder hergestellt.

H. Krabbe.

b. Acanthocephala.

Welch, F. H., The presence of an encysted Echinorhynchus in Man. The Lancet. No. XX. 16. Nov. 72. S. 703–705. 3 Abbildungen.

Bei einem 44jährigen Soldaten, der 14 Jahre in Indien gestanden hatte, und bald nach seiner Rückkunft phthisisch zu Grunde ging, entdeckte Welch im Jejunum einen milchweissen sehr resistenten Körper von der Form und Grösse eines Reiskorns. Derselbe war durchaus solitär, lag dicht unter der Schleimhaut, aber gegen sie verschiebbar. Bei der feineren Präparation liess sich eine chitinartige Kapsel und ein darin enthaltenes weissliches Thier isoliren, an welch letzterem ein breiteres Kopfende und ein verschmälertes, mit einer knopfförmigen Anschwellung abschliessendes Schwanzende unterschieden werden konnte. Wie die mikroskopische Betrachtung lehrte, war der Kopf durch einen langen einstülpbaren Rüssel und durch die Bewaffnung mit einer 3fachen Reihe von je 3 Haken ausgezeichnet.

c. Trematoden.

1) Cobbold, Spencer, On the Development of Bilharzia Haematobia. The British Medical Journal July 27. p. 89—92. — 2) Simpson, Henry, Remarks on a case of Haematuria from the presence of Bilharzia Haematobia. Ibid. No. 612. p. 130—131.

An die kurze Mittheilung eines bei einem kleinen Mädchen beobachteten einschlägigen Krankheitsfalles knüpft Cobbold (1) eine ausführliche Schilderung der Eier und Embryonen der Bilharzia haematobia (Distomum haematobium Leuckart), ohne jedoch wesentlich Neues zu bieten.

Von besonderem Interesse sind dagegen die Bemerkungen über das Verhalten der Eier gegenüber verschiedenen Flüssigkeiten. Am schnellsten und leichtesten erfolgt das Ausschlüpfen der Eier, wie die Versuche von C. ergeben, in Quellwasser, dann in destillirtem und in Brackwasser; reines Seewasser dagegen bringt die Flimmerbewegung sofort zum Stillstande, allerdings ohne die Thiere durchaus zu tödten und das spätere Ausschlüpfen zu verhindern. Die gleiche Wirkung hat der Zusatz der verschiedensten anderen Salze oder von Alcohol auch in den schwächsten Dosen; die Beimischung von Schleim, Blut und kleinen aus dem Urin stammenden Concrementen oder Krystallen, dagegen bewirkt in kurzer Zeit völliges Absterben.

Um den weiteren Entwicklungsgang dieser Embryonen zu studiren, versuchte C. sie in den Körper derjenigen Thiere einzuführen, welche als ihre muthmasslichen Wirthe vor ihrem Eintritt in den menschlichen Organismus angesehen werden dürfen. Diese Experimente, welche sich auf Dipterenlarven, verschiedene Crustaceen, zahlreiche Süsswasserschnecken und Fische erstreckten, blieben indess resultatlos.

Ausser den Eiern der Bilharzia fand C. in dem Urin derselben Patientin mehrmals auch solche von einem kleinen Nematoden. Diese Eier waren von bedeutend geringerem Umfang, kugelig und ohne Stachel. Bei mehreren von ihnen liess sich der Embryo erkennen, der an eine Trichine erinnerte (Oxyuris vermicularis? Ref.)

Simpson (2) theilt einen ähnlichen Krankheitsfall mit von einem 20jährigen Bedienten, der 1¼ Jahre in Aegypten und zwar in Cairo und Alexandria gelebt hatte. Derselbe litt schon seit längerer Zeit an Hämaturie, die ihn bereits in hohem Maasse geschwächt und anämisch gemacht hatte. Zum ersten Male hatte sich das Blutharnen im 12. Monate seines aegyptischen Aufenthaltes gezeigt und war von da ab stetig heftiger geworden. Die von S. vorgenommene Prüfung des Urins ergab saure Reaction, reichlichen Gehalt an Eiweiss und Fehlen von Zucker; das specifische Gewicht schwankte zwischen 1007 und 1015.

Der dicke Bodensatz, der sich bald ansammelte, bestand der Hauptsache nach aus rothen und weissen Blut- (Eiter-) Körperchen, mit vereinzelten kleinen Gerinnseln dazwischen. Daneben aber enthielt derselbe Eier und ausgekrochene Embryonen der Bilh. häm. — Bei einer vergleichenden Untersuchung verschiedener unmittelbar hintereinander gelassener Portionen eines einmaligen Blaseninhalts stellte sich heraus, dass diese parasitären Beimengungen gegen das Ende der Entleerung immer reichlicher wurden, entsprechend ihrer Ansammlung in der Tiefe des Blasengrundes. — In Bezug auf die äussere Erscheinung der Eier und ihre Entwicklung stimmt S. völlig mit Cobbold überein.

Als den Wohnort der Jugendformen der Bilharzia hat Griesinger bekanntlich in erster Linie der Wahrscheinlichkeit das Nilwasser bezeichnet und die in demselben lebenden Fische, während Cobbold neuerdings die Ansicht vertreten hat, dass gewisse in jenen Gegenden vorkommende Schnecken diese Vermittlerrolle spielten. — Was nun also das Wasser betrifft, das der Kranke in Aegypten genossen hatte, so stammte dasselbe theils aus Quellen, theils aus dem Nil. In der Regel pflegte er es filtrirt zu trinken; er erinnert sich aber, mehrmals auch trübes lehmig aussehendes Wasser ohne jede Vorbereitung zu sich genommen zu haben. Die Behandlung des Patienten seitens S. war wesentlich darauf bedacht, den sehr geschwächten Allgemeinzustand zu bessern; jedoch nach einiger Zeit entzog sich der Kranke durch die Rückkehr nach Aegypten der weiteren Beobachtung.

d. Cestoden.

1) Dale, Intestinal Worms. The Lancet No. V, p. 165—166. No. VI p. 166—168. — 2) Knight, Cases of Tape worm treated by Kousso. Philadelph. Medical Times. January. No. 1. (Einfache Empfehlung des genannten Mittels.) — 3) Laboulbène, Observat. physiolog. sur le Taenia mediocan. Gaz. méd. — 4) Mégnin, Sur le développement des Cestoïdes inermes. Comptes rendus LXXIV. No. 24. p. 1372—1375. — 5) Nicoladoni, Cysticercus cellulosae im Unterhautzellgewebe der rechten Schildknorpelgegend. Wiener medicin. Presse No. 17. S. 426—427. — 6) Picone, (Giovanni). Un caso di Echinococco del Cervello. Gazetta clinica dello Spedale civico di Palermo. VII. p. 202—205. — 7) Surmay, Taenia elliptica. Gazette des Hôpitaux. No. 113. p. 900.

Die Arbeit von Dale (1) enthält eine Schilderung der Entwicklungsgeschichte der verschiedenen Bewohner des menschlichen Darmkanals und der durch sie hervorgerufenen Krankheiten, ohne wesentlich Neues zu bieten. Auch die vorgeschlagenen Heilverfahren, für welche D. auf Grund ausgedehnter Erfahrungen eine genau formulirte Dosis und Gebrauchsweise anempfiehlt, sind im Allgemeinen bekannt.

Surmay (7) berichtet über einen Fall, wo nach der 1maligen Darreichung einer 20grammigen Dosis von Kousso 4 verschiedene mit Köpfen versehene

Exemplare von Taenia solium gleichzeitig entleert wurden. Der 24jährige Patient, welcher erst kurz vorher aus seiner Garnison in Cochinchina zurückgekehrt war, hatte auch dort, im Laufe der letzten 3 Jahre, bereits mehrfach Bandwurmstücke entleert.

Entgegen den langsamen Bewegungen, wie sie Bandwürmern oder Proglottiden zukommen, die durch anthelminthische Mittel aus dem Körper herausbefördert worden sind, zeigen die spontan oder durch leichte Abführwirkung abgegangenen, wie LABOULBÈNE (3) beobachtet hat, sehr lebhafte Bewegungserscheinungen. Das betr. Thier stammte von einem 25jährigen Arbeiter, der nach einem mit Wein- und Schnapsgenuss verbundenen Frühstück heftige Leibschmerzen bekommen und im Verlaufe angestrengter Defaecations-Versuche einen grossen Bandwurmknäuel entleert hatte. Bei der Entwirrung desselben zeigte das Thier äusserst lebhafte Bewegungserscheinungen und der Kopf haftete, nach rückwärts geschlungen, einem grossen Gliede fest an. Nach Lösung dieser Verbindung saugte er sich alsbald von Neuem an einem anderen fest und dies mit einer solchen Innigkeit, dass bei erneuten Trennungs-Versuchen der Hals abriss. — Aus diesen Thatsachen ergeben sich nach L. folgende Regeln für die Behandlung: zuerst ein Anthelminthicum zur „Einschläferung" (Engourdissement) des Wurms, bald danach ein leichtes Abführmittel zum Zweck der gänzlichen Austreibung. Kousso und Kamala erfüllen diese beiden Bedingungen; doch empfiehlt es sich, der Sicherheit halber, ihnen noch ein leichtes Abführmittel nachzuschicken.

MÉGNIN (4) giebt die genaue zoologische Beschreibung einer bisher noch unbekannten kleinen Taenienart, die er in dem Ileum und in mehreren mit demselben communicirenden Cysten des Pferdes angetroffen hat. Das Thier hat eine Länge von 6–7, eine Breite von 0,5–1,5 Ctm., der Kopf trägt 4 Saugnäpfe, hat aber weder eine centrale Grube an der Spitze, noch einen Hakenkranz. Die Geschlechtsöffnung liegt am seitlichen Rande der breiten Proglottiden. — Die an diese Schilderung sich knüpfende Darstellung seines muthmasslichen Entwicklungsganges, welche manche bis jetzt ohne Analogien dastehende Eigenthümlichkeiten in der Metamorphose grade dieser Taenie zum Ausdruck bringt, kann wegen ihrer hypothetischen Natur hier nicht ausführlich wiedergegeben werden.

NICOLADONI (5) berichtet über einen jener seltenen Fälle, wo ein eingekapselter Cysticercus in der Haut des Gesichts gefunden worden. Der betreffende, ca. erbsengrosse Tumor war an dem Pat. bereits 4 Jahre bemerkt, ehe er zur Exstirpation gelangte. Ungeachtet eines so langen Aufenthalts an dieser Stelle war das Thier doch noch ohne jede Spur regressiver Veränderungen, und auch die Kapsel noch ganz dünn und durchscheinend.

PIAZZA (6) giebt eine ausführliche Krankengeschichte und Sectionsbefund eines 24jährigen Mannes, dessen Leiden mit dem Auftreten eines heftigen, linksseitigen Kopfschmerzes begann. Weiterhin gesellte sich Schwindel, Ohrensausen und später Eingeschlafensein und krampfhaftes Zittern der r. Ober- wie Unter-Extremitäten hinzu. Dabei bestand eine tiefe, allgemeine Depression mit quälenden hypochondrischen Anwandlungen. Die schliesslich mehrmals täglich wiederkehrenden Krampf-Anfälle waren mit einem unstillbaren Durstgefühl, und gegen das Ende hin mit lebhaftem Drang zum Uriniren verbunden, der Harn hatte Aussehen und Eigenschaften der Urina spastica. Die Behandlung bestand in der Application kalter Douchen, und der Darreichung von Bromkalium und Chloral. Nach mehreren Monaten ging Pat. während eines besonders heftigen Krampfanfalls zu Grunde.

Die Section bestätigte die Annahme, dass die linke Grosshirnhemisphäre der Sitz der Krankheit sei. Dieselbe war im Ganzen bedeutend vergrössert und stark vorgewölbt; sie beherbergte in der Gegend der ROLANDO'schen Furche einen 5 Ctm. im Durchmesser haltenden Tumor, welcher die anstossenden Hirnwindungen bis zum Hinterlappen in hohem Masse comprimirt hatte. Derselbe war von verdickter und getrübter Pia überzogen, und erstreckte sich 9 Ctm. weit in die Tiefe. Nach seiner Auslösung aus der umgebenden, in beginnender Erweichung begriffenen Hirn-Substanz zeigte sich eine vollständig kugelige Cyste mit glänzender durchscheinender Kapsel und im Allgemeinen klarem Inhalt; nur an einer Stelle schimmerte ein matter, milchweisser Körper durch. Der letztere erwies sich als ein Agglomerat kleiner griesartiger Körnchen, junger Echinococcus-Embryonen. Die übrige Füllung bildete eine gallertig zitternde Masse, welche älteren Blasentheilen entsprach. Die beiden Seiten-Ventrikel waren sehr erweitert, das Gehirn sonst unverändert.

Bei einer vergleichenden Betrachtung seines Falles und der analogen von BUDD und FRIEDREICH hebt P. zunächst hervor, dass der Kranke weder Fleischer war, noch mit Hunden oder Thierfellen zu thun hatte. Sodann aber die Eigenartigkeit der Symptome des vorliegenden Falls, indem in den von KNOCH, VISCONTI etc. beobachteten Fällen eine tiefe Alteration der psychischen Functionen in dem Vordergrund der Erscheinungen stand.

Jonassen, J., Ekinokokvulster og deres Behandling. Ugeskrift for Laeger 3 R. XIII. No. 21.

Aus einem Bericht für das Jahr 1871 an das Kgl. Sanitätskollegium giebt Vf. Mittheilung betreffend 14 Patienten, welche in Reykjavik (Island) theils im Hospital, theils in der Stadt wegen Echinococcus-Geschwülsten operirt wurden. Die Behandlungsweise war dieselbe wie früher (Punktur), das Resultat aber weniger günstig. Wie FINSEN betrachtet auch er bei dieser Krankheit eine stark juckende Urticaria als ein pathognomonisches Zeichen der Entleerung von Echinococcusflüssigkeit in die Bauchhöhle. Wenn bei der Punktur helle Flüssigkeit durch die Kanüle ausgeflossen war, zeigte sich sehr selten ein Urticaria-Ausschlag; die Kanüle wurde dann gewöhnlich entfernt und die Wunde geschlossen, aber in fast allen Fällen füllte sich der Sack auf's Neue, während gleichzeitig Schmerzen im Unterleib entstanden, und bei der zweiten Punktur, welche erst nach dem Aufhören der Schmerzen vorgenommen wurde, war der Ausfluss stets purulent. Radicale Punktur mit bleibender Kanüle vorzunehmen, hält Vf. für gewagt. Tochterblasen kamen bei fast allen Kranken vor; aber eben nur in einem Falle, wo bei der Section keine Tochterblasen sich fanden, beobachtete Vf. deutliches frémissement hydatique. Als Beweis der bedeutenden Elasticität der Blasen führt er an, dass er öfters hühnereigrosse Tochterblasen durch eine ½ Zoll weite Oeffnung hindurchkommen sah ohne zu zerreissen. In einem Falle wurde Doppelpunktur mit Incision versucht, aber mit tödtlichem Erfolg. In einem andern zeigte sich eine einfache Punktur mit Entfernung der Kanüle hinreichend zur radicalen Heilung.

Von den ausführlich mitgetheilten Krankengeschichten geht Folgendes hervor: 7 der Kranken waren männlichen, 7 weiblichen Geschlechts. Zwei waren Kinder, das eine 3, das andere 9 Jahre alt; die übrigen waren im Alter zwischen 19 und 43 Jahren. Bei Allen hatte die Echinococcusgeschwulst ihren Sitz in den Baucheingeweiden. 5 genasen, 7 starben. In 5 Fällen wurde Section vorgenommen, und in 3 dieser Fälle war die Geschwulst von der Leber ausgegangen, während sie in einem ihren Sitz in der Milz hatte, in einem andern zwischen Blase und Mastdarm.

R. Krabbe.

II. Insecten.

1) Krämer, Beitrag zur Anatomie des Leptus autumnalis. Virchow's Archiv. Bd. 55. p. [illegible]. [illegible] Tafeln. — 2) [illegible], Études sur les larves de [illegible] qui se développent dans la peau de l'homme au Sénégal. Comptes rendus. LXXV. No. 18.

Die Erforschung des feineren Baues des Leptus autumnalis hat KRÄMER (1) an mehreren Exemplaren vom Maulwurf angestellt, wo er diesen Parasiten, nach langem, vergeblichem Suchen anderwärts, zufällig einmal ansichtig wurde. In Uebereinstimmung mit GUDDEN (s. den vorjähr. Bericht) unterscheidet er eine kleinere, mehr rundliche Form und eine grössere ovale. Beide haben 3 sechsgliedrige Beinpaare, deren mittleres kürzer ist als die beiden andern. Auf dem Rücken lässt sich schon bei schwacher Vergrösserung ein carmoisinrothes Augenpaar, und in der Mitte des Kopfendes, von den Kauwerkzeugen umschlossen, ein rüsselartiges Gebilde unterscheiden.

Späterhin fand K. dasselbe Thier, nur durch eine mehr orangerothe Färbung der Augen etwas variirend, an den Zweigen eines Hollunder-Strauchs (Sambucus nigra), demnächst im Pelz einer Feld-, und endlich einer Fledermaus. Diese Funde geben vielleicht einen Fingerzeig für den Modus seiner Verbreitung auf den Menschen. Die Benennung „autumnalis" ist nach den Erfahrungen von K. insofern nicht ganz zutreffend, als er den Leptus sowohl im Frühling und Sommer, wie im Herbste gefunden hat.

Was die Natur der Thiere anlangt, so ist K. der Ansicht, dass sie keinen vollendeten, sondern bloss einen Larvenzustand darstellen; dafür spricht sowohl der Umstand, dass sie nur 6beinig sind, als auch der gänzliche Mangel an Geschlechtswerkzeugen. Im Hinblick auf die letztere Eigenschaft muss es nach K. bedenklich erscheinen, die GUDDEN'sche Ansicht zu acceptiren, wonach die kleineren Formen als Männchen, die grösseren als Weibchen zu betrachten wären. — Dass die Thiere, wie vielfach angenommen wird, den Jugendzustand von Trombidium bildeten, muss K. auf Grund gewisser Verschiedenheiten in dem Bau sowohl der Augen, wie des Nagelgliedes der Beine bezweifeln, denn bei den anderen Milbenarten pflegen Larve und ausgebildetes Thier grade in diesen Punkten durchaus übereinzustimmen.

Die von LABERT (2) im Einzelnen beschriebene, bisher noch nicht nach Europa gebrachte Fliege vom Senegal lebt auf ihrer wurmförmigen Vorstufe im Sande. Von da gelangt der gegliederte, am Kopf einen Haken tragende Wurm, welcher als Ver de Kalor (Cayor) bezeichnet wird, in die Haut von Thieren (vorzüglich Hunden) und Menschen. Die furunkelähnlichen Entzündungen, welche er in diesen hervorruft, werden entweder durch die spontane Ausstossung oder durch Ausdrücken der Larve und Entleerung des Pustelinhalts geheilt.

Der Wurm verwandelt sich weiterhin, unter Abwerfung seiner Haken, in eine bräunliche, dicht behaarte Puppe, welche mit einer festen Hülle versehen ist. Aus dieser schlüpft nach einiger Zeit das vollendete Insect aus, das der Stubenfliege sehr ähnlich, und im System dicht neben die Lucilia Macquart zu stellen ist.

---

1) Wiege, F., Oestruslarver udtagne fra Mennesker, Norsk Mag. for Lægevid. [illegible] Forhdl. p. [illegible] (Bericht über die drei Fälle, die er in 10 Jahren gesehen). — 2) Boeck, W., Oestruslarver under Huden. Ibid. Forhdl. p. [illegible].

W. BOECK (2) theilt zwei ihm von den Vätern der Kinder mitgetheilte Fälle von Vorkommen einer Oestrus-Larve unter der Haut mit. In dem ersten Falle zeigte sich an der Haut ein zickzackförmiger, wandelbarer, gelber Streif; wo das Thier ruhig verharrte, bildete sich eine rundliche Geschwulst von einem Diam. von etwa 2 Zoll, die, wenn das Thier sich in Bewegung setzte, fast verschwand, während der gelbe Streifen hervortrat. Die Larve brauchte etwa 4 Wochen um von der linken Schulter bis an die Nabelgegend und von da über die linke Brust hinauf zu wandern, wo sie lebend durch eine durch Cataplasmirung gebildete Oeffnung hervortrat. — In dem zweiten Falle wanderte die Larve etwa 14 Tage unter der Kopfschwarte herum, hier trat sie spontan hinter dem linken Ohre hervor.

R. Bergh (Kopenhagen.)

Geschichte der Medicin und der Krankheiten

bearbeitet von

Prof. Dr. ROMEO SELIGMANN in Wien.

Bibliographie. Lehrbücher.

1) *Pauly, Alph., Bibliographie des sciences médicales; avec une introduction par le Dr. Ch. Daremberg. I. Partie. Paris 8o. 543 (bis jetzt nicht mehr erschienen). — 2) Cowtan, Robert, Memories of the library of the British Museum. London. — 3) Petrea, C., Tableau de la litt. [illegible] depuis son origine jusqu'à nos jours trad. par Renald. Paris 1872. — 4) Janin, J., Le livre. Paris 1870 (unzuverlässig und [illegible]). 5) *Dunglison, Robley, History of medicine from the earliest ages to the commencement of the nineteenth century arranged and edited by Richard Dunglison. Philadelphia 1872. 8. XII, 287 pp. — 6) [illegible], Biographical sketches of the physicians of Boston. [illegible] 1870, 1871. P. 165 und 241 pp. —

So unerwartet, so frühzeitig wurde Daremberg dahingerafft, dass es sich wohl ziemt, hier dieses unersetzlichen Verlustes vor Allem zu gedenken. Durchkreuzt sind die zahllosen Pläne dieses unstreitig ersten medicinischen Bibliographen unserer Zeit, dieser erstaunlichen Arbeitskraft, und so ist wohl auch die angekündigte Einleitung zu dem kolossalen Unternehmen von Pauly (1) eine vergebene Hoffnung. Das Werk selbst soll ein grossartiges medicinisches Bücherlexikon werden, im ersten Theile Bibliographie, Biographie, Geschichte der Medicin, Epidemien, Endemien und med. Topographien, im zweiten Theile: die Incunabeln und die Drucke des 16. und 17. Jahrhunderts. Vorliegende Parthie umfasst die Werke über Bibliographie, Biographie, Geschichte und zwar von dieser die Werke über allgemeine Geschichte der medicinischen Wissenschaften — über Geschichte der Medicin nach Epochen und Nationen — und über Geschichte des ärztlichen Standes nach Ländern, davon liegen Deutschland, Amerika ganz, und Frankreich zum Theil vor. Hat der Tod Daremberg's, wie wir fürchten, das Erscheinen der Einleitung verhindert, so hoffen wir doch, dass dadurch die Fortsetzung dieses so grandios angelegten Werkes selbst nur verzögert wird. Eine eingehende Kritik kann erst stattfinden, wenn wenigstens der erste Theil vollständig vorliegen wird.

Dunglison's (5) Geschichte der Medicin von der ältesten Zeit bis zum Beginn des 19. Jahrhunderts, die erste Leistung dieser Art auf amerikanischem Boden, ist das Werk eines literarisch und practisch hochgebildeten Arztes. Sein Dictionary of medico-scientific terms (ein etymologisch-historisches Lexicon), sowie seine Uebersetzung von Larrey's Schrift über die Moxa bethätigen dies nach beiden Richtungen. Gleich den Heroen unserer älteren Universitäten hat er an der Virginia-Universität Anatomie, Physiologie, Materia medica und Pharmacie, Chirurgie und Geschichte der Medicin gelehrt. Schade, dass vorliegendes Werk nur ein Compendium, in welchem noch dazu die ältere Medicin mehr als ein Drittel füllt, die neuere kaum etwas mehr als ein Register ist. Die Geschichte der amerikanischen Medicin ist sogar nur in einem kurzen Essay vom Herausgeber, dem Sohne des Verstorbenen (Dr. Richard J. Dunglison) kaum berührt. Nach einer kurzen Einleitung (Cap. I) vom Ursprunge der Medicin aus rohen einfachen Umständen, wie in Amerika noch jetzt zu beobachten sich Gelegenheit findet, wird (Cap. II., S. 23) die altegyptische Medicin bis Psammetich, leider ohne Berücksichtigung der neueren Forschungen besprochen. (Cap. III., S. 36) Medicin der ältesten Griechen, (Cap. IV., S. 53) Medicin der Römer bis zur Zeit Cato's. Diese Capitel sind kaum etwas Anderes als ein geschickt geordneter Auszug aus Sprengel's Werk. (Cap. V., S. 57) Geschichte der Juden bis zur babylonischen Gefangenschaft. (Cap. VI., S. 65) Medicin der Hindus. (Cap. VII., S. 71). Die Medicin der Chinesen und Japanesen ausführlicher besprochen. (Cap. VIII., S. 81) Medicin der Scythen (die kaukasischen Stämme der alten Zeit, die Nachbarn der griechischen Colonien am schwarzen Meere und ihre Heroen Abaris, Anacharsis, Toxaris. (Cap. IX., S. 84) Medicin der Celten. (Cap. X., S. 86) Die Anfänge der medicinischen Theorien in den philosophischen Schulen der Griechen. Da D. sich grösstentheils nach Sprengel richtet, so ändert er den Schwerpunkt des Beginnes der wissenschaftlichen Medicin in Pythagoras und ihrer Entwicklung in Empedokles. (Cap. XI., S. 105) Mit Hippokrates beginnt eine Revolution in der Medicin. (Cap. XII., S.) Die Nachfolger des Hippokrates, dann Aristoteles ausführlich, Theophrast,

Praxagoras, die alexandrinische Medicin bis zur empirischen Schule, welche in (Cap. XIII., S. 146) besprochen wird. (Cap. XIV. S. 151). Römische Medicin nach Cato bis Celsus (C. XV. S. 160). Celsus, Aretaeus, Galen (ausführlich) bis zum 6. Jahrh. p. Ch. (C. XVI. S. 183). Byzantinische und arabische Medicin sehr kurz. (C. XVII. S. 200 ff.) Mittelalter und Salern (abermals ohne Berücksichtigung der neueren Forschungen). Von nun an ist die Eintheilung nach Jahrhunderten und im 18. Jahrhundert sind Cullen, Brown, Erasmus Darwin eingehender behandelt; (S. 247 ff.) S. 268 beginnt der oben erwähnte Abriss des Zustandes der Medicin in Amerika während des 18. Jahrhunderts. Wie in der Urzeit überhaupt, waren in der ersten Zeit der nordamerikanischen Entwickelung die englischen Priester zugleich Aerzte in ihren Sprengeln. Erst kurz vor der Unabhängigkeitserklärung ward in New-York und New-Jersey ein Gesetz gegeben, welches die Ausübung der Medicin und Chirurgie von einer Prüfung vor einer Commission von (nichtärztlichen) Beamten abhängig machte. Was dann bis zur Unabhängigkeitserklärung wissenschaftlich geleistet wurde, darüber giebt J. B. Beck's Annal address before the medical society of the state of New-York 1842 ausführlichen Bericht. J. Carson (A history of the medical department, of the University of Pennsylvania, Philadelphia 1869) sagt, dass Thomas Cadwalader zuerst anatomische Demonstrationen gab, (er hatte in London unter Cheselden studirt) das geschah wahrscheinlich vor 1750, in welchem Jahre die Doctoren Middleton und Barts in New-York secirten und injicirten. Dr. William Hunter, der Schotte, las und demonstrirte Anatomie und Chirurgie von 1754—1756 zu New-Port auf Rhode Island und 1721 legte Dr. Shippen den Grund zu einer medicinischen Schule in Philadelphia (jetzt die Universität von Pennsylvanien), die bei Rückkehr Dr. John Morgans aus Europa ein öffentliches Collegium wurde. Er war der erste besoldete Professor der Medicin in Amerika. 1767 entwickelte sich die Schule von New-York. 1782 kam das medicinische Institut von Harvard College zu Cambridge (Massachusetts). Die 4. Schule war die Darmouthschule zu Hannover (New-Hampshire). Dies Alles vor Beginn dieses Jahrhunderts. Benjamin Rush wird hier bloss genannt und so schliesst dieser Abriss mit dem Namen des Mannes, mit dem er eigentlich beginnen sollte. Einiges über diesen grossen Mann, dessen Name unter den Unterschriften der amerikanischen Unabhängigkeitserklärung glänzt, der, ein Schüler Cullens und Franklins Freund ebenso berühmt als Politiker wie als Arzt war, steht in Marx' Beiträgen, Göttingen 1868 S. 17 ff., über welche später noch einmal. Sein Leben schilderte sein Schüler, der berühmte Geschichtsschreiber der amerikanischen Revolution David Ramsay in einem Vortrage in der medicinischen Gesellschaft zu Charleston 1813. Von Rush ist unter Andern ein Eulogium in honour to the late Cullen, Philadelphia 1790 und die Beschreibung der Gelbfieber-Epidemie von 1793 u. A.

Noch mögen hier einige amerikanische literar.-medicinische Werke Platz finden: Thacher, T., American medical Biography, Boston 1828 8. II. Voll. Dieyckink (Evert and George) Cyclopaedia of American Literature New-York 1856. — Martin Payne's des originellen und gelehrten Professors an der Univ. zu New-York's Schriften sind reich an historischen Notizen (Medical and Physiological Commentaries III. Vol. New-York 1840—44. Discourse on the soul and constant, New-York 1849. — Das Prachtwerk, die Schriften seines einzigen, schönen, talentvollen so jung verstorbenen Sohnes Robert Troup Payne enthaltend, ist ein rührendes Denkmal väterlicher Liebe).

Allgemeines.

1) *Merz, D. K. F. H., Lassen oder Thun? Eine ärztliche Kunst- und Gewissensfrage. Aus dem [illegible] Bd. der Abhandlungen der K. Ges. der W. zu Göttingen. [illegible] (Es [illegible] dem Verf. [illegible] gegeben, [illegible] und [illegible] zu [illegible] und wir heben hier [illegible] noch, [illegible] Jahrgang [illegible] im Jahresber. f. 1870 p. 361 [illegible] Beiträge (15) [illegible], da es [illegible] die historischen Begegnungen betrifft [illegible] (1. Armstrong und [illegible] 3. Collinson, 5. [illegible], 7. Currie, 8. Benjamin Rush, 9. Rudolphi, [illegible] 10. Tissot, 11. [illegible], 13. Rahab, 14. Erasmus [illegible], 15. [illegible], 16. Valerius Cordus, 17. [illegible] 18. [illegible] 20. Kila. 21. [illegible] 22. [illegible] 23. J. P. Frank, 24. [illegible] 25. [illegible] 26. [illegible] 27. K. A. [illegible] 29. Pringle, [illegible] 32. [illegible] 34. [illegible] 35. [illegible] 37 [illegible] 38 Cullen, 39. Ackermann, 40 [illegible] 41. [illegible] 42. Rahn, 43. [illegible] 44. [illegible] 45. C. K. Kopp. 46. [illegible] 47. [illegible] — 2) *Dawson. The origin of medical [illegible] Med. Examiner. [illegible] — 3) *Gaule, Benjamin Althorp, Le rôle des [illegible] de [illegible] dans la [illegible] Discours [illegible] (Massachusetts) dans la [illegible] de l'association américaine pour l'avancement des sciences. Vollständig übersetzt in Gazette méd. de Paris. 1871. No. 30 u. f. — 4) Hermann, Die sociale Frage innerhalb des ärztlichen Standes. Frankf. a. M. 1878. — 5) Guardia, La médecine sociale. Gazette méd. de Paris 1871. No. 14. 15. — 6) Blom, Charles A., Physicians Problems London 1869. VIII. 431 SS. (Zusammenstellung von Verbrechen und Hygiene etc. im Anhang: Der Damen des [illegible] das Alter Pascals [illegible] u. a.) — 7) Williams, J. B., Charles, Sketches of success and failure in medicine. Lond. Med. Times and Gaz. — 8) Williams jun. S. D., Euthanasia. With preface by [illegible] London. 8. ed. 1873. (Ursprünglich unter den Birmingham Essays erschienen. — Ein [illegible] Vorschlag, welcher dahin geht, es solle in Fällen von schmerzhaften [illegible] Krankheiten dem Arzte gestattet sein, den Kranken mit dessen Einwilligung — [illegible]. — 9) *Leopold, Ueber Geist und Leben in der Medicin im Zusammenhange mit Bildungsfragen der Gegenwart überhaupt. Erlangen. 8. 153 SS. (Der würdige Verfasser verfolgt [illegible] die Vermittlung der [illegible] Diagn.) — 10) Fabre, A., De la philosophie [illegible] et de son [illegible] en médecine. [illegible] 47 SS. — 11 Berlojoe, H., De la Théosophie scientifique et médicale. Marseille médical [illegible] — 12) *Moller, J., Zur Geschichte des Aberglaubens in der Heilkunde. Vortrag gehalten zum Vortheil der Handwerkerbildungsvereins in Königsberg [illegible] — 13) Fauville, W., De la physique des miracles Paris. — 14) *Lorinser, F. W., Der Aberglaube in der Medicin. Wiener med. Wochenschr., No. 44—47. — 15) *Stiller, B., Die Negation in der Medicin. Randglossen zu Lorinser's Aufsatz der Aberglaube in der Medicin [illegible] No. 48—50. — 16) Tylor, Edward, B., Primitive Culture. II Vol. 1873. London 453, 456 SS. (Der grösste Theil des Werkes enthält eine ausführliche Darstellung der Entwickelung und Darstellung des Animismus). — 17) *Hyrtl, J., Ueber Inhalt und Geist der medicinischen Wissenschaft und das Verhältniss des empirischen Charakters derselben zur rationellen Wissenschaft. Rede. [illegible]

[illegible]

Wreschniakoff's (32) Bestrebungen, die Biographie zu einer Wissenschaft zu erheben sind wahrhaft originell. Die in einem Lande oder einer Nation vorhandenen Elemente künstlerischer und wissenschaftlicher Bildung, verbinden sich und treten in den bedeutenden Männern der Wissenschaft und Kunst dieser Länder als bestimmte Typen auf. Solche Typen hat W. in seinen Recherches sur les conditions anthropologiques de la production scientifique et esthétique. I. Section 1865–1868 (nach einigen vorläufigen ähnlichen Arbeiten) zuerst aufgestellt. Haeckel hat brieflich die Anerkennung dieser Arbeit ausgesprochen, welche „durch empirisch-philosophische Forschungen zum Aufbau einer mechanischen Anthropologie beizutragen strebt", wobei er unter Anderen die biographische Darstellung von Johannes Müller hervorhebt. In der Introduction aux recherches sur l'économie des travaux scientifiques et esthétiques; Paris 1870 hat W. seine Forschungen verfolgt eine Biographologie zu schaffen. Den Versuch die Gesetze der geistigen Production, der wissenschaftlichen und der künstlerischen eines Volkes zu erforschen, wie man etwa die Gesetze der Bodenproduction eines Landes erforscht — kann nur gelingen durch die Erforschung aller vorhandenen Bedingungen, die zu einer wissenschaftlichen und künstlerischen Ausbildung (Schulen, Institute, Sammlungen u. s. w.) einerseits vorhanden sind, und der Leistungen bekannter Persönlichkeiten (gewissermaassen der Bodenrente) andererseits im Verhältniss zu der unter gleichen Bedingungen lebenden Masse der Bevölkerung. Dass dies nur durch eine fortlaufende Statistik aller Elemente beider Factoren möglich ist und nur durch ein Zusammenwirken aller Gelehrten u. s. w. angebahnt werden kann, ist selbstredend und dahin geht das unablässige Streben des Verfassers.

Alterthum.

1) Wuttke, H., Geschichte der Schrift und des Schriftthums von den rohen Anfängen des Schreibens in der Tafelmalerei bis zur Legung elektrischer magnetischer Drähte. 1. Bd. [illegible] — 2) De Mesnil Marigny, Histoire de l'économie politique des anciens peuples de l'Inde, de l'Egypte, de la Judée et de la Grèce. Paris. 3 Voll. — 3) Oemler, F., Antike Landwirthschaft (Aegypter und Griechen). Berlin. 8°. — 4) *Twesten, Carl, Die religiösen, politischen und socialen Ideen der asiatischen Culturvölker und der Aegypter in ihrer historischen Entwicklung. Herausgegeben von Prof. Dr. M. Lazarus. 2 Bde. Berlin. [illegible] — 5) *Frischauf, Grundriss der theor. Astronomie und der Geschichte der Planetentheorien. Graz 1871.

[illegible]

China.

1) Chevannes de la Girandière. [illegible]

Aegypten.

[illegible]

Bibel.

[illegible]

Indien.

1) [illegible]

[illegible] — 3) *Roth, R., Indische Medicin. Caraka. Zeitschrift der deutschen morgenländischen Gesellschaft. 26. Bd. S. 441–452. — 4) [illegible], A medical Work. [illegible] Calcutta. (Wohl ein Commentar zu obigem Werke. [illegible] Roth [illegible]) [illegible]

Roth (3) berichtet über die so lang ersehnte Ausgabe des älteren der beiden grossen berühmtesten medicinischen Sanskritwerke. (Susruta ist in Sanskrit und in deutscher Uebersetzung seit langer Zeit publicirt, jenes von Madhusudana Gupta 1835–36 (trefflich), dies von Hessler, Erlangen 1844 (misslungen), das ältere nämlich Caraka (spr. Tscharaka) erscheint jetzt erst im Originaltext in Calcutta leider mit einem endlosen Commentar des Herausgebers Gangadhara Kavisadscha aus Kaviratna — so dass ein Ende gar nicht abzusehen. Einiges über das Werk v. Madhusudana Saraswati. Indische Studien I, 21 und Thomas A. Wise Review of the history of Medicine. London 1867 p. 41 ff. Roth ist vor Kurzem in den Besitz eines vollständigen Exemplars gekommen und giebt hier die Eintheilung und einige Stücke. Das Werk zerfällt nach der Zählung Einiger in 11, Anderer in 8 Hauptstücke: 1) Sûtra Lehrsätze, einleitender allgemeiner Theil. — 2. Nidâna, Ursachen der Krankheiten. — 3. Vimâna. Von den Säften, von der Diätetik. — 4. Çârîra. Vom Körperbau. — 6. Indriya. Von den Sinnen, (von Sinnestäuschungen und andern Vorzeichen des Todes). — 7. Rasâjana. Essenzen und Elixire. — 7. Vâgîkarana. Aphrodisiaca. — 8. Cikitsa. Heilung (Therapie). — 9. Kalpa. Mittel gegen Gifte. — 10. Pancakarmâdhikâra. Von dem fünffachen Verfahren. — 11. Uttarasiddhi. Nachkur. Susruta hat eine einfachere, practischere Eintheilung und Vaghbatta ist in seinem Werke Ashtângahrdaja (Quintessenz der Medicin) dem Susruta gefolgt. Was System und Terminologie betrifft, so sind sich Caraka und Susruta in allen wesentlichen Punkten ähnlich, sagt Roth. Folgen einige Proben. Wie man Arzt wird: Man sieht sich nach einem tüchtigen ärztlichen Lehrer um, es giebt mancherlei ärztliche Lehrbücher, aber auch der Schüler muss tüchtig sein, er soll gerade Augen, Mund, Nase, Rückgrat, eine dünne rothe Zunge, regelmässige Zähne und Rippen, gutes Urtheil und Gedächtniss haben, aus einer Familie von Aerzten, oder wenigstens von ehrenwerther Herkunft sein und aus einer Familie, die mit Aerzten verkehrt. — Beschreibung der feierlichen Aufnahme des Schülers folgt der Eid des Arztes darunter: dem Kranken nicht schaden, nicht einmal in Gedanken dem Weibe eines Andern nahe treten. Misgebildeten, Unheilbaren, Sterbenden keine Arznei geben — die Vorgänge im Hause dürfen nicht ausgeplaudert werden u. s. w. (Wörtlich fast wie im hippokratischen Eid, so auch der Schluss). Folgen dann sehr merkwürdige Regeln über öffentliche Disputationen mit Fachgenossen in Gegenwart von Zuhörern (Schülern etc.). Die Disputationen unter Aerzten sollen sich ausschliesslich auf Medicin beschränken — sie sind manchmal Anlass zu glücklichen Curen geworden u. s. w. — Von den Pfuschern: Sie treiben sich in den Ländern herum, weil die Obrigkeiten nachlässig sind, wie sie sich einschmeicheln, den Aerzten auszuweichen, sich davon machen wenn es schlecht geht u. s. w.

Griechenland.

1) Bourouf, La Legende Athénienne. Étude de mythologie comparée. Paris 8. (Die Arier hatten alle eine gemeinsame Religion, welche aus den Vedas erklärt wird. Localisation dieses Mythenkreises in Griechenland, besonders Athen. (Philologisch, astronomisch, meteorologisch etc.) — 2) *Döhler, Ed., Die Orakel. [illegible] Wien. Vortr. VII. Ser. 149. Heft. [illegible] 52. (p. 8. „das Orakel von Dodona war also ein wirklich meteorologisches Observatorium" S. 11 der Ruf dieses Orakels ging in der Folge auf das Orakel des Apollon über. Die Bedürfnisse waren verschieden, die [illegible] geworden. (vergl. Wiebemann, M., Die antike Landwirthschaft und das Thünen'sche Gesetz. Preisschr. der Jablonowsky'schen Gesellsch. VII. 4. Leipz. 1868). — 3) Friedlaender, Das Sylphium Kyrenaicum. Ztschr. [illegible] 2. Jahrg. Juli—December 1871. — 4) *Heilquell als Amulet. (Dasselbe hat vor Kurzem eine mit griechischer Inschrift [illegible]) Ausland S. 384. — 5) *Rhode, Die Quellen des Jamblichus in seiner Biographie des Pythagoras. Rhein. Museum f. Philolog. 27. Bd. 1. Hft. (Durch Feststellung der Zeit der Aufnahme der Erzählungen nach Pythagoras' Tode wird ein Anhalt für die Geschichte gewonnen, wichtig für Demokritos, auf Weiteres einzugehen ist hier nicht der Ort. Vergleiche Rothenbücher, Das System der Pythagoreer nach den Angaben des Aristoteles. Berl. 8. 1867. 87 SS.) — 6) *Anhe, Lexicographische Bemerkungen medic. philologischen Inhalts. Philologus 32. Band, 3. Heft. — 7) Warburton, J., Bygone Hippokrates. His life and Writings an inaugural Address delivered before the roy. med. soc. of Edinburgh at the 1. Novbr 1872. The British med. Journal Decbr. 21 72. Ueber den Verfasser [illegible] der Geschichte der Anatomie vide Jahrb. f. 1869 p. [illegible] — 8) Siebeck, Die Lehre des Aristoteles vom Leben und der Beseelung des Universums. Zeitschr. f. Philos. und phil. Kritik N. F. 60. Bd. 1. Hft. — 9) Gottschlich, E., Zur Physik des Aristoteles. N. Jahrb. für Phil. (v. Fleckeisen) 105. und 106. Bd. — 10) *Arrian's Kynegetikos oder Büchlein von der Jagd zum erstenmal übersetzt etc. v. C. H. Dörner (als Anhang zu Xenophon's Werke 13. Band (Schluss)) Stuttgart Hoffmann 1871 von S 43 ff. (Diese Ergänzung zu Xenophons gleichnamiger Schrift — behandelt die celtischen Hunderassen. Die Schilderung des eigenen grauen Hundes mit den blauen Augen (Kap. 5. S. 108—9) ist ein rührendes [illegible] und in seiner Art wohl einzig in der classischen Literatur. —

Römisch-Griechische Medicin.

1) Astora, Pellegrini, Angelo Mai in suo principali scoperte Bergamo 1871. — 2) Appendice ad opere edite da Angelo Mai Roma 1871. 8. VIII. 144. 1872 [illegible] — 3) *Valentinelli, Bibliotheca manuscripta ad S. M. Venet. T. IV. Cod. Mss. lat. Venetis 1872. — 4) *Friedlaender, L., Darstellungen aus der Sittengeschichte Roms in der Zeit von Augustus bis zum Ausgange der Antonine. 3 Thl. Leipzig 1871. gr. 8. XIII. 470 SS. (Vergl. Ueber den Luxus in der Gegenwart (Unsere Zeit 1870 S. 45 ff. und Luxusgesetze. Ebend. I. S. 171 ff. — 5) Athletism. Einiges und neue Worte darüber in Pseudo-Plutarchos [illegible] (aus einer syr. Handschr. des 6.—7. Jahrh.) bearbeitet von Gildemeister und Bücheler. Rhein. Mus. f. Philol. N. F. XXVII. — 6) *Zur Geschichte des Briefwesens. Unsere Zeit II. S. 260 ff 1876. — 7) *Römische Kosmetik. Das Ausland No. 81. — 8) *Schneider, Oek., Ueber römische Baumstämme und die Lyseherfen der Alten. Das Ausl. No. 28. (Treffliche geologische und naturgesch. Untersuchung mit [illegible] begleitend. — 9) *Lehmeyer, E., Ist [illegible] der Alten? Altpreuss. 2. Jahr. 1. Heft. — 10) *Spirgatis, H., Ueber die Identität des sog. [illegible] mit dem [illegible] E. F. Repert. f. Pharm. 21. Bd. 9 Heft. — 11) *Flemming, Ueber Anwendung der warmen Bäder im Alterthum. Dresd. 1870. 4. 8 SS. (Festschr.) — 12) Meyer-Ahrens, Die altrömischen Bäder in der Schweiz zu Pompeji und Rom. Illustr. Schweiz. Bern 1872. — 13) *Pompeji, Ausgrabung vom 7. März. Das Haus eines Apothekers (?) Mit Wagen, Gewichten, [illegible] Schlüsseln etc. Allg. Zeit. vom 20. März. — 14) Aus'm Weerth, Ueber eine römische Taschenapotheke in Rheinland mit 1 Tfl. Jahrb. des Ver. v. Alterth. fr. im Rheinland. LII. S. 171. — 15) Friedrichs, C., Kleinere Kunst und Industrie im Alterthume. Düsseld. 1871. XII. 551 SS. gr. 8. A. u. d. T.: Berlin's antike Bildwerke II. Geräthe und Bronzen etc. (S. 20). E. [illegible] Gerätb v. No. 1867—1877. Auch Zaubernägel. Den Nagelschmied-[illegible] als Mittel gegen Krankheiten. Diese Nagel haben, zum Unterschiede von gewöhnlichen, Zaubersprüche eingegraben). — 16) *Fröhlich, H., Ueber operative Behandlung der Unterleibswunden. Deutsch. milit. ärztl. Zeitschr. Heft 11. 1872. S. 525 ff. — 17) Tamassia, Römische Schädelartikel. Bullet. dell' instit. di cor. Arch. B. IV. — 18) *Petrequin, J. E., De transport des blessés chez les Anciens d'après les poëmes grecs et latins (Kurze medicinisch, mehr hist. [illegible] Vergleichung der Schutzwaffen der bekannten Stellen). Annales de la soc. de méd. d'Anvers Mai—Novembre. — 19) *Das Petroleum. Seine Natur-Cultur und kriegsgeschichtliche Bedeutung. Unsere Zeit 1. S. 522. — 20) *Horn, K. F. H., Ueber die Aufsätze mit dem Gefühle des Verschiedens, der [illegible] Geschmackes, Das Leiden des Philosophen Leo. Aus. Sitzgsber. Ges. 3. 44 SS. (Sep.-Abdr. aus den Verh. der Ges. d. Gew. d. Wis.) — 21) *Agoustoble (d'Athènes) Prof., Contribution à l'histoire de la chirurgie oculaire chez les anciens. Annales d'oculist. Septbr. Octbr. (Paris, von 1870 und 1869 vergl. Jahrb. f. 1869 S. 418.) 22) *Ueber das Pergamentrocken des Dioscorides in Wien. (Koch, B.,) Nach dem griechischen Orient (Schluss). Beil. zur allgem. Zeit. No. 191. (9. Juli). — 23) *Bonnet, Max, De Claudii Galeni subfiguratione empirica. Bonnae. Dissertatio philol. 8. 60 SS. — 24) Saggi dell' ipotesi di Sesto Empirico e della traduzione italiana etc. Memor. del real istit. Lomb. Venet. Vol. XII. Ht. 11. [illegible] — 25) *Hultsch, Fr., Adnotationes ad Galenum. (Zu Marquardt observ. crit. in Galeni librum [illegible]) etc. Jahrb. f. class. Philol. 18. Jahrgang 1872 S 144. (Die Echtheit Galens nach Gerlach betreffend.) — 26) Müller, J., Quaestiones criticae de Galeni libris de Placitis Hippocratis et Platonis. Progr. Erl. 1871 4. 27 SS. — 27) Derselbe, Quaestionum criticarum de Galeni libris [illegible] Programm [illegible] editarum. Progr. Erl. 43 SS. 4. — 28) *Guardia, Extraits de Soranus I. de la virginité. Gazette méd. de Paris 1871, No. 8. (vergl. Jahrb. f. 1870. S. 153) — 29) *Ermerins, F. Z., Epistola critica ad Gorumpe a se editum. [illegible] de vita Ermerinsii editoris epilogue. Trajecti ad Rhenum. gr. 8. 108 SS. — 30) Rose, Valent. Anecdota graeca et graecolatina. Mittheilungen aus Handschriften zur Geschichte der griechischen Wissenschaft. 2. Heft mit 3 Tafeln. Berl 1870 gr. 8. 170 SS. (Das Aristophanes Epitome [illegible] im byzantinischen Auszuge — Zur Diätetik des Anthimus an Theoderich, König der Franken. De [illegible] und die medicinische Literatur des 6. Jahrh. (nebst Pseudo-Plinius und Hippokrates). — Aus den medicinischen [illegible] des Cassius Aurelianus. (Ueber Aurelius Kompilator bei Gariopont etc. Pseudo-Soranus etc.) Zwei Bruchstücke griechischer Mechanik. Philon und Heron). — 31) Martin, Sur les [illegible]

manns d'optique (amennent) attribués aux anciens. Revue critique No. 3.

FRIEDLÄNDER (4) bemüht sich in der ersten Abtheilung dieses Bandes nachzuweisen, dass der Luxus und die Schwelgerei der Römer die Vorwürfe weder der Alten selbst, noch der Modernen verdienen, dass sie nicht exorbitanter waren als zu anderen Zeiten und dass die Declamationen der Stoiker gar nicht die wirklichen Ausschreitungen trafen, die ja auch zu allen Zeiten vorkommen. Die Frage ist aber, ob eine vergleichende Darstellung zwischen dem Luxus der Sklavenstaaten (und das waren ja alle des Alterthums) und anderen überhaupt zu einem Resultat führen kann, denn der Geldwerth ist doch nur durch die Lohnverhältnisse auszudrücken und bei Sklavenarbeit fehlt das Hauptelement zur Vergleichung. Ob der Luxus einer der Factoren des Verfalls des römischen Reiches — ob die Latifundien, wie jenes berühmte Wort aussagt: „latifundia Italiam perdidere", ob nicht noch ganz andere Factoren mitwirkten — hier könnte vielleicht mit Hilfe des vergleichenden Verfahrens eine Lösung angebahnt werden. Wenn aber F. das Erbrechen nach den schwelgerischen Mahlzeiten auch nicht als Folgen eines corrupten Zustandes gelten lassen will, so ist das vom ärztlichen Standpunkte aus unzulässig. Es giebt wohl überall Einzelne, die bei Gelagen sich leicht erbrechen und gleich wieder zum Gelage schreiten können, jeder hat wohl in seiner Studentenzeit solche Virtuosen gekannt, — wenn dies aber gebräuchlich wird, so ist es eine pathologische Sitte. Die Aegypter haben dieselbe auf uralten Denkmälern verewigt, wenn von Cäsar einfach erzählt wird, er habe nach dem Diner bei Cicero gespieen, so hat er es wohl in Alexandrien gelernt (der Mann, der in allen Sätteln gerecht war, den man „aller Weiber Mann und aller Männer Weib nannte", mochte auch diese Sauerei mitmachen) wahrscheinlich doch nicht von den Professoren des Museums, mit denen er, um sich ebenfalls populär zu machen, Arm in Arm durch die Strassen spazierte. — Wer den Orient kennt, weiss, dass es bei den Mahlzeiten der türkischen Grossen als Zeichen der Befriedigung mit dem reichlichen Mahle gilt, wenn man — rülpst und die Türken sind darin förmliche Virtuosen — wie im Norden Deutschlands die Weissbierzähler — das sind eben pathologische Zustände.

ALB'M WRIGHT (14) beschreibt eine sehr merkwürdige römische Taschenapotheke aus Elfenbein, die zu Sitten als Reliquarium benutzt wurde. KELLER (Anzeiger f. Schweiz. Gesch. und Alterth. Nr. 3. S. 32, 1857, nahm sie für ein Schmuckkästchen. Die Darstellung auf dem Deckel (Aesculap mit Hygieia) lässt keinen Zweifel an der Bestimmung zu.

FRÖLICH (16) macht den sehr lobenswerthen Versuch den kriegschirurgischen Inhalt des Celsus (wie er das 5. Capitel des 7. Buches richtig bezeichnet) zu erläutern. Dabei beschäftigt er sich vorzüglich mit jener Stelle, in welcher ein Instrument des Diocles zum Herausziehen grösserer tiefsitzender Pfeilspitzen, welche nicht nach der entgegengesetzten Seite durchgestossen werden können, herausgehoben werden sollen. Die Beschreibung des Instrumentes ist nicht leicht zu verstehen, ist ja schon der Name streitig. Fr. gibt eine Abbildung wie er sich dasselbe vorstellt und macht dabei auf das oben angeführte Werk FRIEDRICH's (15) aufmerksam, wo in Nr. 1267 und 68 „eines in zwei stark gekrümmte Haken auslaufenden Instrumentes" gedacht wird. Diese 2 Objecte stehen aber zur vorliegenden Sache in gar keiner Beziehung, es sind nichts als Doppelhaken (zweizinkige oben hakenförmig gekrümmte Gabeln), die Stylisirung von FRIEDRICH's ist oben etwas undeutlich. TOELKEN (königl. Museen, Leitf. Berlin 1850) sagt viel einfacher (p. 38 bei Nr. 357): Haken zu gleichem chirurgischen Gebrauch (nämlich wie die früheren Zangen zum Anziehen der Haut bei Heften u. s. w). Durch die Güte eines Freundes besitzt Ref. die Abbildung beider von Fr. bezeichneter Nummern; es sind eben Doppelhaken mit einfachen dünnen Stielen. Es ist Fr. entgangen, dass dennoch schon früher Abbildungen dieses Instrumentes, das die Venetianer Celsus Ausgabe 4. 1497 Heldens — die von RITTER und ALBERT Cyathiskos und die RENZI's Graphiskos nennt — versucht wurden. DALECHAMPS hat zuerst eine solche ausgedacht (abgebildet in der Uebersetzung des 6. Buches des Paul von Aegina in seiner chir. Française). DES ETANGS hat die Abbildung in seiner Uebersetzung des Celsus ohne Quellenangabe, aufgenommen. RENZI hat dieses in seiner Ausgabe des Celsus (Napoli 1851) gethan. Fr.'s Darstellung und die von DALECHAMP's haben wenig Aehnlichkeit, letztere ist der Angabe des Celsus in Einigem conformer, wenn auch nicht ganz entsprechend. Der Text lautet: Lamina ab altero capite duos utrinque deorsum conversos uncos habet, ab altero duplicata lateribus, leviter extrema, in eam partem, inclinata quae sinuata est, insuper ibi etiam perforata est. — Der Text ist in den verschiedenen Ausgaben nicht gleich, doch aber in der Hauptsache auf die es ankommt derselbe. Fr. hat wie fast alle Uebersetzer das „ab altero duplicata lateribus mit „am andern Ende doppelseitig" übersetzt — es heisst aber (eine Platte) die am andern Ende umgebogene Seiten hat; — der Text heisst im Ganzen: Eine Platte die an einem Ende zwei Hacken am andern umgebogene Seiten hat und zu äusserst leicht gegen jenen Theil geneigt ist, welcher gefurcht ist, (also gegen die umgebogenen Seiten ist der dazwischen liegende äusserste Rand der Platte etwas aufgebogen) da ist sie auch durchlöchert. Also das Ganze etwa wie ein ovales Kartenblatt, woran die Seiten an dem einen schmälern Ende einander gegenüber umgebogen sind, der dazwischen liegende übrige Rand etwas aufgebogen. RENZI's Abbildung giebt zu schmale Seitenränder und diese nur aufgerichtet, nicht umgebogen, da doch das herauszuhebende Geschoss darin wie in einer Scheide geschützt sein muss; auch die Haken sind falsch gestellt, bei Fr. stehen sie richtig. Schliesslich sei bemerkt, dass RENZI auf eine Dritte TARGA'sche Ausgabe (Veron. 1815) aufmerksam macht, die allen Biographen unbekannt geblieben ist.

Der von STARK (22) fast mit Begeisterung geschilderte berühmte Codex des Dioscorides ist sowie der zweite viel genauer und (freilich nicht künstlerisch) wissenschaftlich eingehender seiner Zeit von CHOULANT beschrieben worden. Denn es befinden sich 2 gleich berühmte Pergament Handschriften des D. auf der Hof-Bibliothek zu Wien und der sogenannte Neapolitanus (STARK hat wie es scheint nur den Constantinopolitanus gesehen) ist vielleicht der wichtigere, wenn auch die Abbildungen nicht so interessant sind, die berühmten grossen Darstellungen darunter sind auch alle längst gestochen und in gelehrten Werken veröffentlicht, nicht minder sind die Kupferplatten der Pflanzenbilder zu einem Drittel noch vorhanden. Probeabdrücke aller Platten sind auch vorhanden. Zwei vollständige Exemplare sind auf der Bibliothek, ein drittes ist zu Norwich, ein Viertes vielleicht zu Oxford. Wenn ST. diese Darstellungen als Reste des von Aristoteles ausgehenden, eine Zeitlang in Alexandrien gepflegten grossartigen Realismus ansieht, so ist das Urtheil der Wissenschaft anders ausgefallen und der grosse Botaniker JACQUIN war nicht der Einzige, der sich gegen den Werth der Darstellungen aussprach, die Publikation unterblieb auch wohl aus diesem Grunde. Anders verhält es sich mit den Texten beider Handschriften welche nicht bloss eine Umstellung des Urtextes enthalten, hier scheint ein wahrer Schatz der alten Literatur zu liegen. WEIGEL hat ihn einst zu heben versucht. Wir glauben, dass unter den Zeitgenossen Niemand dieser Aufgabe allein gewachsen ist, denn ERNST MEYER lebt nicht mehr.

ROSE (30) hat schon im ersten Heft der Anekdota (1864) einen wahren Schatz für die Geschichte der Medicin geliefert, denn es enthält ausser Adamantius de ventis und des Apulejus Physiognomie (reich an Neuem), aus des Egidius Corboliensis verlorenem Werke de signis morborum, das von ROSE entdeckte höchst merkwürdige 4. Buch de physionomiis (der Kranken), DAREMBERG hat früher ein Fragment eines anderen Buches desselben Werkes entdeckt und edirt (Notices et extr. 1853 S. 173 ff); in seinem letzten grossen Werke Hist. des sciences medicales Paris 1870 (vergl. Jahresber. f. 1870) sagt er p. 282, er habe vor Kurzem den Rest aufgefunden – es ist nicht klar, ob er den zu seinem Fragment gehörigen Rest oder das ganze übrige Werk meint – wahrscheinlich das Erste. Hoffentlich ist uns dies nicht auch durch seinen Tod geraubt. – Im vorliegenden zweiten Hefte der Anekdota eröffnet sich uns eine so reiche Quelle des Neuen, dass es Ref. auch bei verspäteter Anzeige schwer wird, in einem Raum wie in dem hier gestatteten, en Bericht zu erstatten, wie diese Arbeit es zu fordern das Recht hat. Die erste Abhandlung (in Rücksicht auf das erste Heft mit III. zu bezeichnen) betrifft des Aristophanes Byzantinus Auszug aus des (Pseud.) Aristoteles Thierbuch. R. hat darüber schon in seinem Aristoteles Pseudographus Mittheilungen gemacht. Dieser Auszug galt schon im Alterthum für ein Werk des Aristoteles. — Das 10. Buch erfand das Mittelalter dazu. Dies Werk, der Aelian und ein Auszug aus des Thimotheus metrischem Thierbuche (vergl. Hermes III. Haupt und Rose) waren die Grundlagen der Zoologie des Mittelalters, sie bildeten eine Sammlung, welche (S. 8) für den Kaiser Constantinus verfasst die ähnliche Reihe byzantinischer Compilationen (die Geoponica, Hippiatrica etc.) um ein neues Beispiel vermehrt. — Die zweite Abhandl. (resp. IV.) ist die Diätetik des Anthimus, eigentlich hat Haupt sie entdeckt (Monatsber. der Berl. Acad. Jänner 1868) doch an ROSE, der sie ebenfalls auffand, überlassen. Es ist eine diätetische Abhandlung eines griechischen Arztes des 6. Jahrhunderts p. Chr. für einen deutschen König latein geschrieben; voll gemein-romanischer Spracheigenthümlichkeiten, die man mit Erstaunen so früh vorfindet. Es ist der Weg, auf dem griechisches Wissen in romanischem Gewande zu den Deutschen kam.

Je weiter wir fortschreiten, desto höher steigt die Wichtigkeit der Abhandlungen, die 3. (resp. 5) behandelt vorwaltend den Pseudo-Plinius, das Verhältniss der drei ersten Bücher desselben zum echten und den Beweis, dass 4. und 5. Buch Auszüge aus ganz anderen Werken sind, dieses aus Alex. Trallianus (vergl. Choulant Hdb. p. 430) jenes aus Gargilius Martialis, über dessen Behandlung durch Cardinal Mai das herbste Urtheil gefällt wird (S. 110). Dann giebt der (Pseudo) Oribasius (ed. Schott Basel 1533, fol. im Anhang zur Physica St. Hildegardis, in 5 Büchern dem Verf. zu einer Fülle von Berichtigungen Anlass. In diesem abstrusesten und durcheinander gewürfeltsten bibliographischen Monstrum sichtet und ordnet R. mit so kunstgeübter, sicherer Hand, dass man vor Freude manchmal ausrufen möchte. Auch hier sind Buch 4 und 5 ganz fremde separate Werke; 4 ist wirklich ein Oribasius (alt-latein. Uebertragung der Euporista), 5 aber ein Auszug aus Dioscorides, anderwärts gedruckt als Galenus de simplicibus med. ad Paternianum in den Spuria Galeni. – Wir sehen vor uns aufgerollt eine grosse lateinische, zum Theil populär-medicinische Literatur mit dem 4. Jahrhundert p. Ch. beginnend, welche die Vermittlerin für jene des 6. bis 8. ist (S. 115). „So sind wir denn mit Oribasius mitten im Kreise jener noch so wenig beachteten Literatur der alt-lateinischen Uebersetzungen aus dem griechischen, die, im Gegensatze zu jenen des 11. bis 13. Jahrhunderts, an der Schwelle des Mittelalters stehen und gerade in dem dürftigsten Zeitraum der europäischen Literatur, zwischen dem 6. und 8. Jahrhundert, den Zusammenhang der Studien aufrecht hielten, halb noch der alten Literatur angehörig, halb die neue Studien der Barbaren eröffnend, welche anfingen die Welt zu beherrschen. Zum Theil sind sie ausdrücklich mit Rücksicht auf die germanischen Stämme von römischen und griechischen Aerzten für die Barbaren geschrieben, die bei ihnen in die Pflege und in die Schule gingen, schon in der Gothen-Zeit u. s. w., zu ihnen dürfte auch Cälius Aurelianus gehören etc." — So kommen wir zur bedeutendsten Abhandlung (resp. VI.) zu den neu entdeckten Responsiones des Cälius Aurelianus; sie ist geeignet die ganze bisherige Anschauung von der Stellung dieses Schriftstellers, von der Entwicklung der Medicin im Mittelalter, von der Entstehung der Salernitanischen Schule und von der Bedeutung ihrer ältesten Schriftsteller, besonders des Garipotus, der hier zum blossen Abschreiber wird, vollständig umzuändern. Möchte der glückliche und scharfsinnige Pfadfinder die in diesem Hefte versprochenen weiteren Arbeiten bald veröffentlichen. Auf die höchst merkwürdigen Bruchstücke über griechische Mechanik können wir nur aufmerksam machen. Sie enthalten wahrhaft überraschende Dinge.

Christenthum und Byzanz.

1) *Lüdemann, Hermann, Die Anthropologie des Apostels Paulus. Kiel. [illegible] — 2) *Kraus, F. X., Ueber den gegenwärtigen Stand der Frage [illegible] — 3) *Schaaffhausen, [illegible] — 4) Friedländer, [illegible] — 5) Loebach, [illegible] — 6) *Weiss, H., [illegible] — 7) *Wiegand, [illegible] — 8) Wachsmuth, C., [illegible] — 9) Johannes [illegible]

Arabische Medicin.

1) *Frankl, P. F., [illegible] — 2) Le Clerc, Histoire des [illegible] — 3) *Fulton, [illegible]

und die Erneuerung einiger Verse.) — 4) *Steinschneider, M., Uebersetzer aus dem Arabischen. Ein Beitrag zur Bücherkunde des Mittelalters. [illegible] 1870. [illegible] — 5) *Goldziher, Ig., Linguistisches aus der Literatur der muhammedanischen Mystik. Zeitschr. der deutsch. Morgenl. Gesellsch. [illegible] Bd. S. 764 ff. [illegible] Mystik, die auch in der Medicin des Mittelalters eine Rolle spielen. [illegible]

Steinschneider (4) behandelt in diesem letzten Hefte der leider zu Ende gegangenen Zeitschrift, besonders die verschiedenen Stephane, die als Uebersetzer berühmt wurden. Stephanus von Antiochien, der Uebersetzer des Ali Abbas — Stephanus Arnoldi, Uebersetzer des Diätarium von Costa ben Luca — Stephanus de Caesaraugusta, Uebersetzer des Viaticum des Ibn el Dschezzar — und zahlreiche andere Uebersetzer. Alle Arbeiten St.'s sind reich an wichtigen und interessanten Notizen.

Mittelalter.

1) *Der menschliche Leib im Lichte der Sprache. Ausland No. 11. [illegible] — 2) *Grenier de Cassagnac, Histoire des origines de la langue française. Paris. XVI. 514 pp. gr. 8. [illegible] — 3) *Cassian, [illegible] — 4) Bernhardt, A., Geschichte des Waldeigenthums, der Waldwirthschaft und Forstwissenschaft in Deutschland. I. Bd. Berlin [illegible] — 5) Wattenbach, Die Anfänge lateinisch profaner Rhythmen des Mittelalters. [illegible] — 6) *Boutière, [illegible] — 7) Corradi, [illegible] — 8) *Schmeidler, [illegible] — 9) Sievers, [illegible] — 10) Drei deutsche [illegible] — 11) [illegible] — 12) *Haupt, J., Ueber das mitteldeutsche Arzneibuch des Meisters Bartholomaeus. [illegible] — 13) *Regel, K., Das mittelniederdeutsche Gothaer Arzneibuch und seine Pflanzennamen. [illegible] — 14) *(M.) Die Aerzte Wiens in früheren Jahrh. [illegible] — 15) Carlier, [illegible] — 16) Pouly, [illegible] — 17) Pfeiffer, [illegible] Leipzig [illegible]

1816, p. 759.) — 17) Lochner, Geschichte der Reichsstadt Nürnberg zur Zeit K. Karl IV. (v. 1347—78) Berl. — 18) Wattenbach, [illegible] Studentenverbindungen aus d. Jahrh. Berl. [illegible] — 19) Levin, Zur Geschichte der Juden in Spanien von 1350 ca. [illegible] Monatschr. 11. Bd. — 20) *Cennino Cennini, Da Colle di Valdelsa. Das Buch von der Kunst oder Tractat der Malerei [illegible] mit Einleitung, Noten und Register [illegible] Quellenschriften für Kunstgeschichte und Kunsttechnik des Mittelalters und der Renaissance I. Wien, 1871 XXXII. 166 SS. gr. 8. Sehr merkwürdige Sammlung technischer Recepte aus dem 14. Jahrhundert. Es liegt eine Reihe ähnlicher Werke aus dem früheren Mittelalter vor, [illegible] wichtig für die Geschichte der Chemie, nicht ohne Bedeutung für die Pharmacie. Die genauere Besprechung bleibt für die in der Ankündigung [illegible] [illegible] für uns wichtigen Schriften vorbehalten. — 21) *Horowitz, Ad., Zur Geschichte der Lohn[illegible] [illegible]. Ed. [illegible] Kulturgesch. (von Müller) [illegible] 107 ff.

Vor zehn Jahren gab Pfeiffer zwei deutsche Arzneibücher heraus (aus dem XII. und XIII. Jahrhundert), über das erste handelt Hermann (vergl. Jahresb. f. 1870 p. 158–59), über das zweite hat Haupt (12) eine wichtige bahnbrechende Arbeit geliefert, wobei freilich Pf sehr schlecht wegkommt, dessen Handschrift (die Tegernsee'er) ist nichts als ein armseliger, ungeordneter, von Pf. wie H. nachzuweisen sich bemüht, obendrein schleuderisch behandelter Auszug aus des berühmten Meisters Bartholomäus längst früher ins Deutsche übersetztem grossem systematischem Arzneibuche, das auch in der berühmten Klosterneuburger Handschrift vorliegt („Diesem Arzneibuch, das so lange verwirrt hat und noch verwirrt" p. 15–16). H. würdigte zum ersten Male die Bedeutung der alten deutschen Arzneibücher, sie deckt einen ungeahnten Zusammenhang von Handschriften des 13. u. 15. Jahrh. auf, in denen eine reiche naturwissenschaftliche und medicinische Literatur verborgen liegt, „die für die Kultur und Sittengeschichte des Mittelalters mehr Werth hat, als der ganze Bram der Ritterromane" etc. (S. 17.) Es muss spätestens in der ersten Hälfte des 13. Jahrh. ins Mitteldeutsche übersetzt worden sein (S. 73.) — Die Uebersetzung ist die Grundlage aller deutschen Arzneibücher geworden, theils in Uebersetzung, theils im Auszug, theils erweitert durch Pseudo-Aristoteles, Pseudo-Hippocrates, Macer, Apulejus u. s. w. (S. 101). — Die Herausgabe wird den wichtigsten Schatz der deutschen Sprache erschliessen. — Die ungemeine Verbreitung des Werkes ist nicht minder bezeichnend. Harpestreng hat ein Stück des alt dänischen Bartholomäus (S. 47.) (Ueber Harp. ausführlich Choulant hist. lit. Jahrbuch 2. Jahrg. 1839 S. 119 u. 125 ff.). Haupt's grosses Verdienst ist, mit Meisterhand einer künftigen Ausgabe vorgearbeitet zu haben, er sichtet die bis jetzt so durcheinander geworfene Literatur und stellt die Dinge an ihren Platz — vielleicht hätte dabei Pfeiffer etwas sanfter angefasst werden können. Wir können hier unmöglich auf alles Wichtige eingehen, das in Hülle und Fülle geboten wird; so das lateinische Weinbuch des Gotfrid von Franken (S. 104), eines weit gereisten gründlichen Kenners des Weinbaues und der alten Literatur, der sich auf deutsche Vorgänger beruft (S. 107) und deutsche Worte einschaltet (S. 112), dessen Werk mehrfach übersetzt und bearbeitet wurde, vielleicht auch von Conrad von Megenberg (S. 117.) — so der deutsche Macer Floridus, ein Stück alter Literatur, das bis heut eigentlich unbekannt war und das allein hinreicht, die mittelhochdeutschen Glossare mit einer Fülle von neuen Worten, Pflanzennamen u. s. w. zu bereichern, auch mit solchen Redeweisen, die man erst den letzten Jahrhunderten entsprungen glaubte. So finden wir auch das deutsche Werk des Meisters Bartholomäus, umgeben von einer Gruppe von Uebersetzungen jener Werke aus der Gothenzeit, inmitten welcher Rose aus dem fast mythisch berühmten Gariponts, den Meister aus Salerno's ältester Epoche, zeigte, der unter Rose's zersetzenden Händen fast verschwindet, während Bartholomäus der Blüthezeit Salerno's angehört und sein Werk, wenn auch Vieles entlehnt ist, als ein selbstständiges, wohl geordnetes für seine Zeit fast Einziges immermehr an Bedeutung gewinnt, denn wir besitzen es erst seit wenigen Jahren im Urtext. Daremberg hat es in der Marciana und Puccinotti in der Vaticana aufgefunden, Renzi hat es im 4. Bande seiner Collect. Salernitana publicirt.

Das fünfzehnte Jahrhundert.

1) Zeissberg, H., Das älteste Matrikelbuch der Universität Krakau. Festschrift zur 500jähr. Jubelfeier der Ludw. Max. Universität zu München. Innsbruck 4 Bl. 108 SS. gr. 8. (Studirende und Lehrer aus der Gründung der Universität im Jahre 1400. Vergl. Jahresber. f. 1870 u. 250). — 2) Prantl, P., Geschichte der Ludwig-Maximilians-Universität in Ingolstadt, Landshut, München. Zur Festfeier ihres 400jähr. Bestehens im Auftrage des akademischen Senates. München 2 Bde. — 3) *Varges, Dr. Médecins et apothicaires au XVme Siècle [illegible] de Paris [illegible] [illegible] die Stellung der [illegible] de [illegible], Arzt [illegible] René's v. Anjou [illegible]). — 4) Germain, A., Les institutions et les études médicales à Montpellier à l'époque de la Renaissance. Montpellier [illegible] — 5) Uzielli, G., Ricerche intorno à Leonardo da Vinci. Firenze.

Sechzehntes Jahrhundert.

1) *Cuspinian (Spiesshammer) Spiessheimer Arzt, Koch und Historiograph Max I. [illegible] Wochenschr. 79. Hft. (vergl. Johannes Cuspinian's Tagebuch v. 1502–1527. ed. Karajan. Fontes rerum austriacarum I. Bd. 1855 p. 391 ff. und Denis, Werke der Garellischen Bibliothek p. 242 — 2) La [illegible] di Galileo e l'[illegible] e la [illegible] del Telescopio. [illegible] Venet. Ser. 4. T. I. 1870—1871. Schluss.

Sechzehntes und siebzehntes Jahrhundert.

Green, Henry, Shakespeare and the emblem writers an exposition of their similarities of thought and expression, preceded by a view of emblem literature down to a. d. 1616. With numerous illustrative devices from the original authors. London 1870 gr. XVI. 571 pp. (Wir können auf dies höchst merkwürdige Buch hier nur aufmerksam machen, es enthält eine Fülle von Abbildungen aus seltenen Drucken und Copien seltener Abbildungen, auch zahlreiche Stellen in Beziehung auf die Geschichte der Medicin beider Jahrhunderte. Ref.)

Siebzehntes und achtzehntes Jahrhundert.

1) *Wagner, R. A., Chr. Thomasius, Ein Beitrag zur Würdigung seiner Verdienste um die deutsche Literatur. Berlin 38 SS. 4. (Er gründ die Universität Halle und legte den Grund

Achtzehntes Jahrhundert.

Achtzehntes und neunzehntes Jahrhundert.

[illegible] Aerzte zu Riga von 1822–12. Nach den Acten der Gesellschaft [illegible] zur Feier ihres 50jährigen Bestehens. Riga. 4. 160 SS. — 38) Valenta, Th. de, Impressions de voyage d'un médecin. Londres, Stockholm, Petersbourg, [illegible], Moscou, Varsovie, Odessa. — Lettres adressées à la Gazette méd. de Paris. — (Der klinische Unterricht in London. [illegible] (New-York) Vorlesung über die Behandlung der [illegible] — Der Unterricht in Schweden. — Syphilis in Russland. — [illegible] in [illegible]. — [illegible]. — Tyrol. — Die Wiener Universität. — Cholera in Odessa und die Quarantänen. Klinischer Unterricht in Deutschland.) — 39) [illegible], J., et [illegible], H., De l'enseignement supérieur en Angleterre et en Ecosse. Rapport adressé à son Exc. le ministre de l'instruction publique. Paris. 1870. gr. 8. IV, 752 SS. — 40) Müller, Max, Die Universität von Oxford. Vortr. gehalten zu [illegible] am 14. Juni 1872 bei Ueberreichung der Ausgaben der Clarendon Press. (Universitäts-Druckerei zu Oxford.) Beil. zur Allg. Ztg. Nr. 213. 1872.

Die sehr verdienstvolle Arbeit von Buchmann (37) ist ein interessanter Beitrag zur Geschichte der deutschen Medicin in den Ostseeprovinzen. Gegründet in jener Epoche, in welcher gegenüber der Theorieenjagd der deutschen Medicin die französische einen positiven Boden gewonnen hatte und die besonnenen practischen Aerzte Deutschlands fast rathlos das Bedürfniss fühlten, sich „Raths zu erholen", wie ausdrücklich die Statuten der Hufeland'schen, der Riga'er Gesellschaft sagten (p. 10). (Die Zustände erörtert von 1829 in D. Girgensohn, Beitr. z. Heilk. Bd. IV. Heft 3. p. 156 ff.) Die Gesellschaft gründeten 4 Aerzte Riga's: v. Merzlin, Baerens, Mebes und v. Wilpert. Cap. IV schildert den Gang der Entwickelung. Ergötzlich ist die Schilderung der Einwirkung der Schönlein'schen Epoche im Vergleiche mit Berlin. — Beil. I. p. 58. Chronologische Uebersicht der sämmtl. Arbeiten bis 1872.

Das Prachtwerk von Demarquay (39) kam Ref. nur durch Zufall in die Hände. Die 3. Section betrifft die Medicin (p. 603). Einer einleitenden Uebersicht des medicinischen Unterrichts, der Verhältnisse der Aerzte, Chirurgen, Apotheker bis 1866 folgt die genaue Darlegung des medicinischen Unterrichts in Schottland auf Grund des Werkes von Gairdner (Historical sketch of the royal college at Edinbourgh. Edinb. 1860.) Eine eingehende Darstellung der Universität von Oxford ist nicht minder werthvoll.

Geschichte der Chirurgie.

1) *Czerny, V., Ueber die Beziehungen der Chirurgie zu den Naturwissenschaften. Freiburg i. Br. gr. 8. 23 SS. — 2) *Beschet, Wunden verursacht durch die Feuerwaffen der 15. bis 18. Jahrhunderts. Allgem. Wiener med. Zeitg. No. 10. — 3) Das Einst und Jetzt der [illegible] Wirksamkeit. Eine historische Skizze. Allgem. Wiener med. Ztg. No. 4. — 4) Richet, Les chirurgiens de l'Hôtel-Dieu de Paris. L'union méd. 16 Juni. — 5) *Jurie, Der Antheil [illegible] in der Geschichte der Medicin. Oesterr. Zeitschr. f. pract. Heilk. No. 30. — 6) *Agnew, Hayes, Ueber die [illegible] der Hernien. Philad. Med. Times 15. Oct. 1870. — 7) *Amussat, A., Historique de la découverte de la Galvano-caustique chimique (über Fabré Palaprat.) Gaz. méd. de Paris No. 47. 1871. — 8) *Hasselmann, E. W., Beiträge zur Geschichte der Transfusion. Diss. Berlin 1870. 43 SS. 8. (gute historische Einleitung.) — 9) *Gerson, A., Pumpe und Heber zur Entleerung des Magens angewandt. Diss. Berlin 1870. 34 SS. 8. (Gute historische Erörterung.) — 10) *Schneider, A., Ueber Geschichte und Werth der Transplantation. Diss. Berl. 39 SS. 8. (Mit eingehender ausführlicher historischer Darstellung und Literatur dieser Operation seit Reverdin's erster Mittheilung am 24. Nov. 1869 in Folge von Billroth's Beobachtung der von einzelnen Epidermis-Inseln ausgehenden Vernarbung der Granulationsflächen.) — 11) Löche, Bericht über die bisher aus dem deutsch-französischen Kriege von 1870–71 hervorgegangene Literatur. Deutsche Zeitschr. f. Chirurgie 1872. 1. Heft S. 111.

Die Skizze (3) ist unbedeutend, wir machen aber hier auf ein Werk aufmerksam, das reiches historisches Material enthält und auf welches wir schon hingewiesen haben: Dr. Meynert, Geschichte des Kriegswesens 1868. 2 Bde. Im 2. Bd. p. 141 wird die feldärztliche Ordnung bei den städtischen Milizen Wiens besprochen und scheint hier (ausser den italienischen, Ref.) am frühesten ausgebildet. Die Rechnungen des Wiener Aufgebotes aus der ersten Hälfte des 15. Jahrhunderts betreffen Apothekerey, Spitalwagen, Aerzte, Wundärzte und Bader. Die Soldtruppen wurden durch besoldete Feldärzte „gepunden" (verbunden) und geartznet etc. Sehr interessant sind die Nachweise aus Kaiser Max I. Memorienbuch, aus Fronsperger's Werk, Dilich-Kriegsschule, Dion. Klein-Kriegsinstitution im 16. Jahrhundert. — In diesem Jahrhundert war die Proviantsatzung für die Truppen in Ungarn täglich 1 Laib Brod, per 2 Kr., 3 halbe Maass Wein und 2 Pfund Fleisch à 6 Kr. etc.

Gynäkologie und Geburtshülfe.

1) Gallard, T., Leçons de clinique médicale. Paris. 8. p. 816. Maladies des femmes. [illegible] — 2) *Corradi, Alfonso, Dell' ostetricia in Italia, dalla metà del passato secolo fino al presente. Bologna [illegible] Gamberini e Parmeggiani 1873. 4. [illegible] Sep.-Abdr. aus dem Italienischen delle scienze mediche di Bologna Ser. 4. Vol. 10. 545 SS. (Wie alle Arbeiten Corradi's, genau, gründlich und trefflich geschrieben Ref. — 3) *Meadows, Alfred, History of Midwifery. The Lancet 15. May 1872 (Eröffnungs-Vorlesung; unbedeutend.) — 4) Herrgott, A., Notice historique sur la faculté de médecine de Strassbourg considérée surtout au point de vue de l'obstétrique. Paris. 8. 87 SS. — 5) Duncan, J. Matthews, Ueber den Fortschritt der Wissenschaft von der [illegible] Entbindung. Med. Times. 8. Febr. — 6) Haunig, Dr., Geburtshülfliche Mittheilungen 1. zur Geschichte der Wendung auf den Kopf. [illegible] No. 1. — 7) Hussmann, D., Die Lehre von der Drehung [illegible]. Beiträge zur Geburtshülfe und Gynäkologie 1. Bd. Berl. 1870–72. No. 3. p. 186–[illegible]. (Geschichtliches [illegible] seit Morgagni.) — 8) *Schultze, B. S., Der Scheintod Neugeborener. Sendschreiben an H. Dr. C. Ludwig. Jena 1871. 8. 2. Sit. 171 SS. (Historisches S. 1–21). — 9) Aveling, J. H., Childbirth other interment. The Lancet 3. 8. 304.

Gallard (1) nimmt 4 Perioden in der Geschichte der Geburtshülfe an. I. von Hippokrates bis Paul v. Aegina. II. Das Mittelalter der Geburtshülfe, es dauert bis zum 16. Jahrhundert. III. vom 16 Jahrh. bis zum 19. Jahrhundert (als Renaissance dieser Disciplin). Die 4. Periode bildet die neue Zeit. Die Schrift enthält manches Curiosum für einen Geschichtsforscher, so z. B. gehört Sorranus (sic) zu denjenigen, deren Werke über Weiberkrankheiten nicht auf uns gekommen sind (p. 64). Dazu haben die Herren G-Chantreuil und M. F. Raymond, wie sie ausdrücklich bemerken, diese Vorlesung nach des Verf. Notizen redigirt.

Zur Geschichte der Hebammenlehre.

Allgemeines.

1) *Ploss, H. H., Ueber die Lage und Stellung der Frau während der Geburt bei verschiedenen Völkern. Eine anthropologische Studie. Leipz. 1872 [illegible] — 2) [illegible] Deutsche Klinik 1871. [illegible]

Das sechzehnte Jahrhundert.

1) *Broers, H. J., [illegible] — 2) Aveling, J. H., English midwives their history and prospects. The Lancet [illegible]

Das siebzehnte Jahrhundert.

*Meyer-Ahrens, [illegible]

Geschichte der Anatomie.

1) [illegible] — 2) [illegible] — 3) [illegible] — 4) [illegible] — 5) [illegible] — 6) [illegible] — 7) [illegible]

Geschichte der Physiologie und Histologie.

1) Claude, Bernard, La physiologie. [illegible] — 2) [illegible] — 3) [illegible] — 4) [illegible] — 5) [illegible] graphie. (Geschichtliches über die Wärme des Blutes in verschiedenen Theilen des Körpers seit Claude Bernard.) Wiener med. Zeitschr. No. 18. — 6) [illegible], A., Die Wärmebildung nach dem Tode. Ausland. No. 37. [illegible] — 7) [illegible] — 8) [illegible] — 9) [illegible] — 10) [illegible] — 11) Golgi, Camillo, [illegible] — 12) [illegible] — 13) [illegible] — 14) [illegible]

Geschichte der Pathologie.

1) Stricker, S., Pathologie und Klinik. [illegible] — 2) [illegible] — 3) [illegible] — 4) [illegible] — 5) [illegible]

Geschichte der Physik, Chemie und Klimatologie.

1) Quetelet, A., [illegible] — 2) *Meyer, Lothar, Die modernen Theorien der Chemie [illegible] — 3) [illegible] — 4) [illegible] — 5) [illegible]

Geschichte der Hygiene und der Genussmittel.

1) [illegible] — 2) [illegible] — 3) [illegible] — 4) [illegible] — 5) [illegible]

Geschichte der Heilmittellehre und Balneologie.

1) Fraser, Th., Ueber die neueren Leistungen in Bezug auf Erforschungen der physiolog. Wirkung von Heilmitteln und Giften.

Journal of Anat. and Phys. VII (2 Ser. XI) S. 191. November. — 2) Papillon, F., Les progrès de la [illegible] 1871. [illegible] — 3) *Der Schlaftrunk. [illegible] Studie. [illegible] — 4) *Levin, Wolff, [illegible] über die physiol. Wirkung der [illegible] Diss. Berlin. 1870. [illegible] — 5) Wernich, Beiträge zur Kenntniss des [illegible] Virchow's Arch. 4. Heft. — 6) *[illegible] und Oser, L., Untersuchungen über die Wirkungen des [illegible] Wien. 4 Heft. 1872. — 7) Falk, Dr. Fr., Beiträge zur Kenntniss der Wirkungen des Coniins. [illegible] Deutsche Klinik Nr. 8, 9, 10.) — 8) *Seiger, Die Verwendung des [illegible] Deutsche Klinik. Nr. 51, 52. — 9. Röhlfs, H., Das [illegible] Deutsche Klinik. No. 1. 1872. — 10) Caspari, Geschichte über [illegible] Deutsche Klinik. Nr. 37. — 11) [illegible], A. Th., [illegible] 1872. [illegible] Deutsche Klinik [illegible] 1870. Nr. 1. Die Priorität der [illegible] Lehrbuch [illegible] (Westphal's) p. 62. [illegible] p. 64.

Geschichte der Zoologie.

Carus, Vict., Geschichte der Zoologie bis auf Johannes Müller und Darwin. München 1872. gr. 8. [illegible]

Geschichte der Apotheken.

1) Die Apotheken der [illegible] Apothekerbuchs von 1514. [illegible] — 2) *Beer, Julius, Der Begriff Apotheke im späteren Mittelalter. [illegible] Deutsche Klinik Nr. 37. — 3) *Ulbersberger, [illegible] Neues Repert. f. Pharm. (v. Buchner) 21. Bd. 5. Heft.

Geschichte der Staatsarzneikunde.

1) *Bertling, H., Das Landrecht von [illegible] — 2) *Ritter, Bernhard, [illegible] — 3) *[illegible], L., Aus dem [illegible] 1872. p. 181. [illegible] — 4) *Schottner, Paul, Die Todesstrafe, ein Postulat der [illegible] Diss. [illegible] Ref.)

Zur Geschichte der Krankenpflege der Spitäler und Sanitätsanstalten.

Vierzehntes Jahrhundert.

1) Lambert, B., The Knights Hospitallers in England [illegible] John Mitchell Kemble [illegible] 14. Jahrhundert). — 2) *[illegible] d'une soeur de charité publiée par Madame Gagne [illegible] Paris 1863. [illegible] des 19. Jahrhunderts.) — 3) [illegible] — 4) [illegible], Angelo, [illegible] — 5) Cortese, F., [illegible] 1872. — 6) Taylor, [illegible] Christiania and Kopenhagen. Brit. med. Journ. 28. Septbr. — 7) Way, E. W., [illegible] Edinburgh. Edinburgh med. Journ. April p. 881. — 8) Underhill, Frank, [illegible] British medic. Journ. 14. Dec. — 9) *Derblich, [illegible] Wien. med. Wochenschr. [illegible] — 10) Werning, Edward John, [illegible] Dr. W. Hensche, [illegible] Hensche [illegible] Albert Kapper zu [illegible]

Zur Geschichte der Krankheiten.

1) Flemming, G., Animal plagues: their history nature and prevention. London 1871. — 2) *Zimmermann, Osk., [illegible] Diss. Chemnitz 1871. [illegible] — 3) *Hesemann, Th., Die Ruhr in Schweden [illegible] Bergmann's [illegible] — 4) *Bertolus, [illegible] Gaz. méd. de Paris, No. 7, 10, 15, 21, 24, 26, 28, 31. — 5) *Derselbe, [illegible] Gaz. méd. de Paris No. 1, 4. [illegible] 1871. [illegible] — 6) Kramer, [illegible] Virchow's Archiv 53. Bd. 3. und 4. Heft. [illegible] Lancereaux und Bourguignon [illegible] — 7) *Bertulus, E., L'école [illegible] Gaz. méd. de Paris. No. 23, 24, 25 Octobre 1872. — 8) Tatarzsky, [illegible] Berlin gr. 8. [illegible] — 9) Bebbe, F. J., Ueber das Vorkommen der Syphilis [illegible] 1871. — 10) de Vigo, J., Le mal françois (1514). Traduction et commentaires par A. Fournier. Paris [illegible] — 11) Chevalier, [illegible] 1871. 146 pp. — 12) *Horn, W. F. H., Ueber das Vorkommen [illegible] 1872. [illegible] Curt Sprengel, [illegible] — 13) Flemming, Rabies and Hydrophobia: their history, nature, causes, symptoms, prevention; with 8 illustr. London. — 14)

[illegible], Wilh., Historische Notiz über die [illegible] von der [illegible] der [illegible]. Virchow's Arch. [illegible] Bd. S. [illegible]. — 13) [illegible], Oscar, [illegible] und deren [illegible] Durchführung. [illegible] (Fortsetzung, [illegible]) [illegible] Arbeit). — [illegible]. Die [illegible]. Vortrag gehalten in der [illegible] in Görlitz [illegible]. [illegible] Mai 1[illegible], dass dort die Leute, die mit [illegible] [illegible] worden und dann sie sich dann von der [illegible] der [illegible] gezeichnet hatten, wie er sich genau erkundigt habe. — 15) Stricker, W., [illegible]. Im neuen Reich No. [illegible], 1872. Die ganze [illegible] Literatur pro et contra. Von [illegible]'s Gedicht gegen die [illegible] auf Casimir Delavigne. ([illegible] der Liebe ist nicht erwähnt.)

Geschichte der Psychopathien.

Allgemeines.

1) *De Camp, Maxime, Les Aliénés à Paris. I. La [illegible], la [illegible]. Revue d. d. m. [illegible] Oct. S. [illegible]. ([illegible]) — 2) Wiedemeister, Ueber [illegible] bei [illegible] und Völkern. Vortrag. [illegible]. — 3) Lindsay, Ueber [illegible] bei niederen Thieren. Journal of ment. sc. XVII. S. [illegible] Januar 1872.

Dreizehntes Jahrhundert.

*Mussafia, A., Sulla visione di Tundalo [illegible]. [illegible] der k. k. Akad. d. Wissensch. Wien. 67. Bd. 1871. S. 157 ff.

Fünfzehntes Jahrhundert.

1) *Hochmann, Forschungen über die Quellen zur Geschichte der Jungfrau von Orléans. Paderborn. — 2) Nagen, Dr. Fr. W., Studien aus dem Gebiete der ärztlichen Seelenkunde. Erlangen, 1870. VII. [illegible] (Die Jungfrau von Orléans.)

Neunzehntes Jahrhundert.

1) *Beer, Gambetta, Ein Beitrag zur Geschichte der Irrengesetzgebung in Frankreich. Psychiatr. Centralbl. (v. Leidesdorf und Meynert.) No. 2, 4. März 1871.) — 2) Laborde, Fragments médico-psychologiques. Les hommes et les actes de l'insurrection de Paris devant la psychologie morbide. Lettres à Mr. le Dr. Moreau (de Tours) Paris. [illegible] — 3) *Seidlitz, K. v., A. Schopenhauer, vom medicinischen Standpunkte aus betrachtet. Programm. Dorpat. Gewidmet d. medicinischen Facultät der Universität zu Dorpat bei [illegible] Doctordiploms. 4) *Ascher gegen Dr. Seidlitz. Beilage zur allgem. Zeitg. No. [illegible]. — 5) Sheppard, Edgar, Ueber eine moderne Lehre in der Psychiatrie. Journ. of mental scien. XVII. Jan. p. [illegible]. — 6) Ribot, La Psychologie anglaise contemporaine. — 7) *Tuke, Daniel, Hack, Illustrations on the influence of the mind upon the body in health and in disease, designed to elucidate the action of [illegible]. London. S. XVI. [illegible]. (Die [illegible] Einleitung beginnt mit [illegible] und [illegible].)

Allgemeine Therapie

bearbeitet von

Dr. ALBERT EULENBURG in Berlin.

---

1) Bisson, W., Beiträge zur Therapie. [illegible]. — 2) Spender, John Kent, The administration of medicines in comparatively small and frequent doses. British and for. medico-chirurg. review January p. [illegible]. — 3) Clark, A new rule for doses. Boston. Med. and surg. journal. Vol. [illegible] Nr. [illegible] September. p. [illegible] — 4) Beverley, The elimination of morbid poisons. British med. journ. [illegible] Febr. p. [illegible] — [illegible] März p. [illegible]. — 5) Idem, The elimination of fever-poisons. Ibid. p. [illegible]. — 6) Johnson, George, The elimination of poisons. Ibid. [illegible] März, p. [illegible]. — 7) Pietra-Santa, Des [illegible] [illegible]. [illegible] Nr. [illegible], [illegible] Oct. p. [illegible]; Nr. [illegible] p. [illegible]. — 8) Idem, Des maladies par [illegible] [illegible]. Ibid. Nr. [illegible] p. [illegible]; Nr. [illegible] p. [illegible]; Nr. [illegible], p. [illegible]. — 9) Beale, Lionel S., Concerning the propriety of prescribing alcohol for the sick and on the medical declaration respecting alcohol ([illegible] im Jahre 1871 von [illegible] Mitgliedern der Medical profession unterzeichnete und [illegible] Temperance-Liga veröffentlichte Declaration, die sich gegen den unvorsichtigen Alkohol-Verordnungen der Aerzte bei fieberhaften Krankheiten etc. ausspricht.) — 10) Boreaw, Thomas, On leeches and their employment. Philad. med. and surg. reporter. [illegible] p. [illegible]. — 11) Carson, Joseph, On emetics. Philad. med. Times. [illegible] Juni p. [illegible]. — 12) Lalor, Joseph, On Dosimetrism, Brit. med. journ. 10 Febr. p. 152. (Wünscht directe Versuche an Leichnam mit Anwendung einer Temper. von [illegible] bis [illegible]° Fahr., welche noch Unsere geeignet soll, um das contagiöse Princip auf der Hautoberfläche bei Variola, Scarlatina und Typhus unwirksam zu machen.) — 13) Beale, Lionel S., Lectures on the principles of the treatment of fever. Med. Times and Gazette [illegible] Jan. p. [illegible]; [illegible] Januar p. [illegible]; [illegible] Febr. p. [illegible]; [illegible] März p. [illegible]; [illegible] Mai p. [illegible]; [illegible] Juli p. [illegible]; [illegible] Juli p. [illegible]. Bemerkungen über die Behandlung leichter Fieberfälle oder früher Stadien in ungewissen Fällen; über die Anwendung diaphoretischer, diuretischer und purgirender Mittel, über Getränke, Nahrung und Anwendung von Stimulantien bei fieberhaften Krankheiten.) — 14) Pereira, Elements of materia medica and therapeutics. Ed. by R. Bentley and Th. Redwood. New ed. London. — 15) Morgan, Edward, On the functions of the sympathetic system of nerves as a physiological basis for a rational system of therapeutics. London. — 16) Freschauer, Zur Verständigung über [illegible] und Krankheitsbehandlung. Wien. [illegible]. — 17) Lender, Zum Wesen und zur Behandlung des Fiebers. Deutsche Klinik. Nr. [illegible] p. [illegible]; Nr. [illegible] p. [illegible]; Nr. [illegible] p. 343.

Die Beiträge zur Therapie von NISSEN (1) beziehen sich auf die „Cur krankhafter Eigenwärmesteigerungen und ihrer Folgen". Verf. verbreitet sich hier über die Anwendung der

Kälte bei fieberhaften und entzündlichen Krankheitszuständen der verschiedensten Art; u. A. bei der Dentition der Kinder mit ihren Folgezuständen, bei Hyperämieen des Gehirns und Rückenmarks, Spinalirritation, Hyperämieen der Haut und Schleimhäute, der Respirationsorgane, der Digestionsorgane etc., bei Geistesstörungen etc. — zuletzt bei Typhus mit Berücksichtigung des in neuerer Zeit empfohlenen wärmeentziehenden Verfahrens. Die Arbeit enthält wesentlich Raisonnement, und gestattet daher nicht wohl einen Auszug.

SPENDER (2) sucht die Vortheile der internen Anwendung gewisser Arzneimittel in kleinen und häufig wiederkehrenden Dosen plausibel zu machen. Er bespricht nach dieser Richtung hin folgende Substanzen: 1) Opium und Morphium; 2) Brechweinstein; 3) Quecksilber; 4) Eisen; 5) Gallussäure (als Haemostaticum); 6) Strychnin (bei Epilepsie); 7) Bromkalium; 8) die „Tonica nutrientia", wohin S. Jodkalium, chlorsaures Kali und Leberthran rechnet; 9) Arsenik (bei Psoriasis); 10) Belladonna (bei Bronchialasthma); 11) Digitalis. Die „cumulative" Wirkung der Arzneien erklärt S. für eine ganz unbewiesene Behauptung!

CLARKE (3) stellt den Grundsatz auf, dass man sich bei Verordnung arzneilicher Dosen nicht sowohl nach dem Alter (wie bisher vielfach geschehen), als — auf Grund experimentell physiologischer Analogieen — nach den Gewichtsverhältnissen des Patienten zu richten habe. Gesetzt z. B. die entsprechende Arzneidosis betrage für einen Erwachsenen von 150 Pfund Gewicht eine Drachme — so müsste ein neugeborenes Kind von 6 Pfund Gewicht $\frac{6}{150} = \frac{1}{25}$, bei 10 Pfund Gewicht $\frac{10}{150} = \frac{1}{15}$ Drachme des Mittels erhalten; einer Person von 200 Pfund Gewicht aber $\frac{200}{150} = 1\frac{1}{3}$ Drachme. Zufällige Idiosynkrasieen und anderweitige Umstände können natürlich im concreten Falle Abweichungen von dieser Regel bedingen.

Die Artikel über Elimination der Krankheitsgifte von und gegen BARCLAY (4 und 5), sowie von JOHNSON (6) enthalten nur theoretische Discussion, ohne hervorragende Gesichtspunkte oder thatsächliche Substrate.

PIETRA-SANTA (7 und 8) giebt lediglich ein Resumé der Arbeiten von POLLI und anderen, namentlich italienischen Autoren über die antiseptischen Mittel, besonders die schwefligsauren und unterschwefligsauren Salze. Nach einer Uebersicht der experimentellen Untersuchungen von POLLI und seinen Nachfolgern folgt eine kurze Zusammenstellung der bisher mit jenen Mitteln erhaltenen klinischen Resultate bei Intermittens, typhoiden Fiebern, Miliaria, Puerperalfieber, acuten und chronischen Eczemen, Variola, Krankheiten aus purulenter Infection, Syphilis, Verwundungen jeder Art, und schliesslich eine genauere Analyse der klinischen Beobachtungen von RODOLFI, von MAZZOLINI (bei Sumpffiebern) und von POLLI (bei Phthisis pulmonalis).

BARROW (10) behauptet, dass die Tonica die bei Weitem zahlreichste Classe der Arzneimittel seien; dass, mit Ausnahme der Mercurialien und Alkalien, fast alle Metalle dazu gehörten, ebenso die bitteren vegetabilischen Mittel und die Mineralsäuren etc., — dass dagegen „Lagerbier" und andere alkoholische Getränke nicht wohl als Tonica verwerthbar seien, malzhaltige Flüssigkeiten nur äusserst geringe tonische Wirkung besässen etc. — Auf diese erstaunlichen Behauptungen folgt eine Reihe äusserst lakonischer Krankengeschichten, in denen die Recepte den meisten Raum einnehmen.

Besser ist der Vortrag von CARSON (11) über Emetica, der aber nur ein historisches Resumé, keine eigenen Untersuchungen bietet.

LEYDEN (17) erörtert die Anwendbarkeit der Sauerstofftherapie bei Fieber und damit verbundenen Exsudationen. Die Symptome des fieberhaften Zustandes beruhen: 1) auf ungenügender Zufuhr des Oxygens und der Nährstoffe; 2) auf zu starkem Zerfall der Körperbestandtheile; 3) auf übermässiger Retention der Zerfallsproducte: Wärme, Kohlensäure, Wasser, Harnstoff oder Harnsäure. Diese drei jeden fieberhaften Zustand constituirenden Momente lassen, nach L., mit Nothwendigkeit auf Atonie gewisser Theile des centralen Nervensystems schliessen, „welche in der Zeit ihres kraftvollen Bestehens den allgemeinen Stoffwechsel so beherrschen, dass die körperliche und geistige Leistungsfähigkeit des sich gesund fühlenden Menschens resultirt". Die desinficirenden Mittel für das Blut, die tonisirenden für das Nervensystem sind nun aber im Sauerstoff und dessen Modificationen zu suchen. Man sieht dem entsprechend bei Sauerstoffbehandlung oft Abnahme des Fiebers und Zunahme der Resorption gleichzeitig eintreten.

---

6. Boeg. Vi en ver ledre Callega. En asaegraesiek og terapeutisk Skizze. Kbhvn. 1878. 13 Ss. (Hervorgehobene Darstellung der Lehre des Verfassers von der Vis medicatrix naturae). F. Trier

---

Blutentziehung.

1) Siempelre, Vitantonio, Il salasso nella febbre. Gazz. med. italiana-lombardia. Nr. 34, 24. August p. 269—271. — 2) Geronimo Tempini, Del valore terapeutico del salasso. Gazz. med. italiana-lombardia. Nr. 7 p. 49; Nr. 9 p. 57; Nr. 10 p. 77; Nr. 11 p. 83; Nr. 12 p. 92. — 3) Bird, Harvey L., Blood-letting in disease. Philad. med. and surg. reporter. 15 Jan. p. 2?. — 4) Bauer, J., (ref. Voit), Ueber die Grösse der Eiweisszersetzung nach Blutentziehungen. Sitzungsberichte der bayr. Academie. 1871. Heft III. p. 2?. — 5) Hildreth, Charles C., On the abstraction and on the transfusion of blood. Amer. journ. of med. sc. Jan. p. 101. (vgl. Transfusion.)

TEMPINI (2) bespricht im 1. Capitel seiner Abhandlung die Entstehung und wechselnden Schicksale des Aderlasses; im 2. die physiologischen Wirkungen desselben (Verminderung der Gesammtblutmasse, Erleichterung der Circulation, Revulsion, Herabsetzung des Blutdrucks, Beförderung der Absorption interstitieller Gewebsflüssigkeit, und dadurch bedingte qualitative Blutveränderung, endlich Herabsetzung der localen wie der allgemeinen Ernährung und der vitalen Functionen, insbesondere der Herz- und Gefässthätigkeit, der Respiration und der Körper-Temperatur). — Das 3. Capitel handelt von den Indicationen des Aderlassen bei Hyperämie (partieller und allgemeiner); speciell bei Hyperämie des Gehirns, der Lunge und Niere; das vierte von den Indicationen bei Hämorrhagie, mit specieller Berücksichtigung derselben Organe; das 5. von den Indicationen bei Entzündungen, besonders bei der „Königin der Entzündung", der croupösen Pneumonie, wo T. gegen die Anschauungen der venäsectionsscheuen Aerzte polemisirt und einer häufigeren Anwendung der Aderlässe das Wort redet.

Auch Bird (3) kommt zu ähnlichen Conclusionen; er sucht nämlich zu erklären, dass die Nothwendigkeit der Venäsection in der jetzigen Zeit gerade so gross sei, wie in jeder früheren, und dass der Typus der Krankheiten keine solche Veränderung erfahren habe, um die Blutentziehung als entbehrlich, oder ungeeignet in „allen Fällen mit vollem, gespanntem und schnellem Pulse" erscheinen zu lassen.

Voit (4) macht Mittheilung über eine, in seinem Laboratorium von Dr. Bauer angestellte Untersuchung, die Grösse der Eiweisszersetzung nach Blutentziehungen betreffend. Man sollte erwarten, dass im Thierkörper, nach Entziehung von Blut, weniger Eiweiss zerstört werde, da die Menge des Eiweisses im Körper (und namentlich des in der Ernährungs-Flüssigkeit befindlichen) abnimmt. Zwei Versuche an Hunden ergaben jedoch keine Abnahme, sondern im Gegentheil eine nicht unbeträchtliche Zunahme des Eiweiss-Umsatzes, und zwar in höherem Grade bei Einführung guter Nahrung und ausreichendem Ernährungs-Zustande des Thieres als nach längerem Hunger. — Diese Thatsache ist folgendermassen zu erklären: Durch die Blutentziehung wird dem Körper Ernährungs-Flüssigkeit, welche aus dem Blute herstammt, entzogen. Da nun die Organe vorher mit einer grösseren Menge von Ernährungsflüssigkeit sich in's Gleichgewicht gesetzt hatten, so müssen sie jetzt, bis die Ernährungs-Flüssigkeit wieder ersetzt ist, an Masse verlieren, und sich der geringeren Menge Ernährungs-Flüssigkeit anpassen. Da zur Erhaltung eines guten Körperzustandes unverhältnissmässig viel Eiweiss erforderlich ist, so wird dabei nach Blutentziehung viel mehr Eiweiss vom Körper hergegeben, als bei schlechter Ernährung oder längerem Hunger. Dies erklärt auch erst völlig die andauernde grosse Schwäche des Körpers nach reichlichen Blutverlusten; handelte es sich blos um Ersatz des verlorenen Blutes, so würde sich dieser wohl rascher hergestellt haben.

Transfusion.

1) Beggi, Giuseppe, Relativamente alla trasfusione del sangue, [illegible] e storia. Rivista clinica di Bologna. Aug. und Sept. p. 227. (Fall von Transfusion wegen Oligocythämie. Heilung.) — 2) Federici, Cesare, Oligoemia lenta, grave e primitiva, trasfusione del sangue. Gaz. clinica di Palermo. Jan. p. 11–23. — 3) Avena, Giuseppe, Anemia per epistassi profusa, trasfusione di sangue, guarigione. Gaz. clin. di Palermo. Heft V. p. 179–201. — 4) Uhde, Mittheilung über Transfusion. Verhandlungen der deutsch. Gesellsch. f. Chir. S. 83. — 5) Leisrink, vier Fälle von Transfusion ausgeführt. Berl. klinische Wochenschrift. Nr. 7 p. 83. — 6) Hildreth, Charles C., On the [illegible] and on the transfusion of blood. Amer. journ. of med. sc. Jan. p. 104 bis 108. — 7) Wilshire, J. H., Case of transfusion. [illegible] p. 109 bis 114. — 8) A. Godrin, [illegible] de [illegible]. Gaz. des hôp. Nr 152. p. 1083. — 9) Leisrink, Ueber die Transfusion des Blutes. Sammlung klinischer Vorträge von R. Volkmann. Nr. 41. — 10) Aveling, J. H., A successful case of immediate transfusion. Lancet 3 August p. 141.

Federici (2) beschreibt einen Fall von Transfusion bei einer 37jährigen Frau, die an hochgradiger Oligämie mit heftigen Schmerzen im Epigastrium, Widerwillen gegen Speise, hartnäckigem Erbrechen etc. litt und dadurch sehr heruntergebracht war. Albanese machte die Einspritzung von 110 Gramm defibrinirten Blutes in die Arteria radialis, wonach Besserung und allmählich völlige Genesung erfolgte.

Avena (3) berichtet einen Fall von Anämie durch profuse Nasenblutungen (aus traumatischer Veranlassung) bei einem 60jährigen Manne. Hier wurde, nach vorausgeschickter localer Aetherisation, ebenfalls eine Einspritzung von 110 Gramm defibrinirten Blutes in die Art. radialis gemacht und zwar mit vollständigem Erfolge.

Uhde (4) äussert in einer, auf dem ersten Chirurgen-Congress in Berlin gemachten Mittheilung die Ansicht, dass die Transfusion in ihrer heilsamen Wirkung überschätzt sei und die Heilung vielleicht auch ohne sie erfolgt sein würde. Er stützt seine Ansicht auf 6 Fälle von Transfusion aus eigener Beobachtung welche tödlich verliefen; eine bei Kohlenoxydvergiftung, eine bei Variola haemorrhagica, 2 bei Pyämischen, eine bei einem Schwerverletzten nach Amputation beider Oberschenkel, eine bei Erschöpfung durch Bersten eines enormen Abscesses. In allen Fällen war Blut von 32° R., in einer Quantität von 30–100 Gramm, theils defibrinirt, theils nach der Martin'schen Methode eingespritzt worden (zum Theil in die Art. tibialis postica). U. fügt hinzu, von jeder der obigen Categorien (mit Ausnahme der Variola haemorrhagica) seien ihm Kranke bekannt, die bereits aufgegeben, dennoch genasen und durch Transfusion also wohl auch „geheilt" sein würden.

Leisrink (5) theilt kurz 4 Fälle von Transfusion bei Verwundeten aus dem letzten Feldzuge mit.

1) Amputation beider Oberschenkel; Blutleere, Ohnmachten, schlechtes Aussehen der Wunde. Injection von 8 Unzen defibrinirten Blutes in die V. mediana mit der Bruggen'schen Lanzennadelspritze. Rasche Heilung.

2) Schussfractur des Oberschenkels. Ausbleibende Consolidation, profuse Eiterung, Erschöpfung. Injection von 7½ Unzen defibrinirten Blutes in die V. mediana. Vorübergehende Besserung; diese wollte L. zur Amputation benutzen, wurde jedoch daran verhindert; Patient verfiel von Neuem und starb an Erschöpfung.

3) Schuss in den linken Oberschenkel. Necrose am grossen Trochanter; bei Entfernung der Sequester ein Blutverlust der den Kranken erschöpfte. Transfusion von 4½ Unzen wie oben. Sofortige Erholung. — Nach drei Wochen war der Patient durch die bedeutende Eiterung und ein intercurrentes Erysipel wieder sehr her-

unternommen, weshalb eine zweite Transfusion mit wiederum sehr gutem Erfolge ausgeführt wurde. Drei Monate später wurde Patient geheilt entlassen.

Während die Betrachtungen von Hilberts (6) über **Blutentziehung und Transfusion** nur ein kurzes historisches Exposé liefern, reiht sich an dieselbe eine interessante Beobachtung über Transfusion von Winants (7).

Dieselbe betrifft einen Mann, bei dem kürzlich die Amputatio femoris im mittleren Drittel ausgeführt war. (Aus welcher Ursache, ist nicht angegeben). Die Wunde war bei der Aufnahme in gangränösem Zustande, und der Patient wurde bald nachher von Tetanus befallen, der mit Alkohol (gewöhnlichem Kornbranntwein) behandelt wurde. Patient besserte sich anfangs, plötzlich aber nahm die Wunde wieder ein schlechtes Aussehen an und die Kräfte sanken, weshalb zur Transfusion geschritten wurde. Diese wurde mit **Thierblut**, von einem 6 Monate alten Lamme vorgenommen: das Blut wurde aus der Carotis des Lammes entnommen auf 100° Fahr. erwärmt, und etwa 6 Unzen davon in die V. cephalica des Patienten injicirt. Letzterer fühlte sich unmittelbar hernach viel besser, schlief ruhig u. s. w. — Leider aber hielt der günstige Zustand nicht an, und Patient starb am 15. Tage nach Ausführung der Operation. W. meint, dass er ohne diese nicht die Nacht hindurch gelebt haben würde, und nur durch die erschöpfende Eiterung und durch die hinzutretende Gastritis zu Grunde gegangen sei.

Gréhan (8) bezeichnet als „**commensalité du sang**" ein experimentell geprüftes Verfahren, welches darin besteht, dass das Blut aus dem centralen Ende der Arterie eines Thieres durch ein Kautschukrohr in das peripherische Ende der Arterie eines zweiten Thieres fliesst. Damit Letzteres aber nicht plethorisch werde, lässt G. durch ein zweites Kautschukrohr das Blut aus dem centralen Arterienende des zweiten Thieres in das peripherische Arterienende des ersten Thieres fliessen (also gewissermassen eine Kreuzung des Blutes). Bildung von Gerinnseln und Lufteintritt sind, nach G., bei diesem Verfahren nicht zu besorgen.

Avelino (10) beschreibt einen Fall, in welchem die „**unmittelbare**" **Transfusion** (d. h. directe Ueberleitung von Arm zu Arm) mit Erfolg in Anwendung gebracht wurde.

Der Fall betraf eine 21jährige Dame, die durch Blutverlust während der Geburt (in Folge partieller Inversion des Uterus) sehr erschöpft war. Der Kutscher der Familie lieferte das Blut, welches aus seiner Armvene durch einen mit den Ansatzröhren verbundenen Gummischlauch in die Armvene der Patientin geleitet wurde. Der Puls wurde deutlicher, die Lippen weniger weiss, die Hände wärmer; das Bewusstsein kehrte vorübergehend wieder. In der Chloroform-Narcose wurde die Reposition des Uterus vorgenommen, und die Patientin genas rasch.

Der benutzte Apparat, welcher schon 1864 der obstetrical society vorgezeigt wurde, ist dem von Ord (1868) beschriebenen ähnlich, nur ohne Ventil.

Hypodermatische Injection.

1) Rosenthal, M., Ueber das Glycerin als Lösungsmittel für subcutane Injectionsstoffe. Wiener med. Presse. No. 1. 2. 3. — 2) Gourrenille, A., Innocuité des injections hypodermiques de sulfate de quinine. Union médicale No. 177. p. 841. — 3) Paul, C. Note sur le danger des solutions dissolvantes des injections hypodermiques. Bull. gén. de thér. 33 Bd. p. 438. — 4) Adrian, Sur la préparation des injections hypodermiques. Bull. gén. de thér. 36. Bd. p. 433. — 5) Drasche, Ueber die Anwendung und Wirkung subcutaner Ergotin-Injectionen bei Blutungen. Wiener med. Wochenschr. No. 31. 63.

Rosenthal (1) wurde durch die Schwierigkeiten und Unannehmlichkeiten bei dem herkömmlichen Injectionsverfahren dazu veranlasst, auf ein Mittel zu sinnen, das durch Förderung der Löslichkeit der Präparate und durch längeres Bewahren der Reinheit, sowie der Concentration der Lösungen seinen Zwecken besser entsprach. Ein solches Mittel ist das Glycerin, das bei allmäligem Erwärmen grössere Mengen gewisser Alkaloide löst und selbst nach langer Zeit eine vollkommen klare Solution erhält. Das (chemisch reine) Glycerin muss in einer Eprouvette, nach Zusatz des pulverförmigen Alkaloids oder der fein zerriebenen Substanz, bis zum beginnenden Aufwallen der Flüssigkeit erwärmt werden, wobei dasselbe je nach der Natur des aufzulösenden Stoffes eine verschiedene Färbung annimmt und etwas dickflüssiger wird, so dass es jedoch immer ohne Anstand die Spritze passirt*).

Von besonderer Wichtigkeit sind die Versuche von R. in Betreff des Chinins, da zur hypodermatischen Injection geeignete *Lösungen* dieses Alkaloids bekanntlich schwer herzustellen sind. Das schwefelsaure Salz ist auch für die Glycerinlösung ungünstig, da es beim Erkalten des Lösungsmittels bald herausfällt. Ungleich vortheilhafter ist das Verhalten des doppeltschwefelsauren Chinins. Dasselbe löst sich in 3 Theilen erhitzten Glycerins; eine mit dieser *Lösung* gefüllte Luer'sche Spritze enthält demnach 4 Gran Chinin; die *Lösung* bleibt selbst nach einem Jahre klar und unverändert. Die therapeutische Wirksamkeit dieser Lösung wurde von R. in einem Falle von Intermittens tertiana erprobt; es wurden am Tage des Anfalls zwei Spritzen am Rücken injicirt, worauf nur eine leichte „Mahnung" eintrat; nach im Ganzen 6 Injectionen war die Intermittens dauernd gewichen.

Während wässerige Lösungen von Bisulfas Chinii und essigsaurem Morphium zusammen einen coagulirenden käsigen Niederschlag bilden, so kann man dagegen beide Substanzen in Glycerinlösung vereinigen, wenn man zuerst das Chininsalz in erwärmtem Glycerin löst und die Flüssigkeit nach einem entsprechenden Zusatze von pulverigem Acetas Morphii weiter erhitzt. Bei den betreffenden Versuchen wurden 1½ Gran essigsauren Morphiums und 3 Gran doppeltschwefelsauren Chinins in 1 Drachme Glycerin gelöst erhalten. Bei Verwendung grösserer Salzmengen kommt es hier zur Bildung eines aus Krystallen bestehenden Niederschlages, der übrigens beim Erhitzen auch wieder gelöst wird.

*) Ref. wendet schon seit einer Reihe von Jahren nur in obiger Weise bereitete Morphium-Glycerinlösungen zur hypodermatischen Injection an (1 : 10, mit nachherigem Zusatz von Aq. dest. aber wegen der Dickflüssigkeit des Glycerins). Vgl. Lehrbuch der functionellen Nervenkrankheiten pag. 75 und 76.

Von Morphium aceticum und hydrochloratum lösen sich 10–12 Gran in 1 Drachme Glycerin, von Extr. Opii 10 Gran. Die Verbindungen von Thein und Coffein sind nur durch Zusatz von verdünnter Schwefel- oder Citronensäure conservirbar; ebenso die meisten Eisenpräparate mit Ausnahme des Chininum ferro-citricum, das zu 6 Gran in einer Drachme erhitzten Glycerins löslich ist. — Curare giebt in Wasser bekanntlich, auch unter Alkoholzusatz, eine sehr variable und unverlässliche Solution; in Glycerin dagegen löst es sich (1 Gran in 1 Drachme) beim Erwärmen mit tiefbrauner Farbe; ein etwa bleibender geringer Rückstand ist durch Filtration zu beseitigen. — Jod- und Bromkalium sind in erwärmtem Glycerin leicht löslich, schon im Verhältniss von 1 : 1 oder 1 : 2, wobei aber — wegen der durch so concentrirte Lösungen gesetzten Irritation — eine starke Wasserverdünnung erforderlich ist. — Vom Sublimat lösen sich 4 Gran in 1 Drachme erhitzten Glycerins; verdünnt man die Solution mit Wasser bis zum Volum einer halben Unze, so enthält eine subcutane Injectionsspritze $\frac{1}{16}$ Gran Sublimat. Diese Solution ist frei von dem Nachtheile von wässrigen Lösungen, dass sich aus denselben im Tageslichte nach und nach etwas Calomel, unter Freiwerden von Salzsäure und Sauerstoff, abscheidet. — Schliesslich bemerkt R., dass das Glycerin auch zur Herstellung von Pepsinlösungen mit Vortheil benutzt werden könne.

Schmoulle (2) bestreitet, dass subcutane Chinin-Injectionen an sich die von Bargoarnoux und Devaine behaupteten üblen Folgeerscheinungen (nach Devaine sogar Tetanus) hervorrufen können. Er meint, Devaine habe bei seinen — in den Tropen gemachten — Beobachtungen das dem endemischen Tetanus vorangehende Fieber für eine perniciöse Intermittens gehalten und daher erfolglos mit Chinin-Injectionen behandelt. S. selbst machte während eines mehrjährigen Aufenthalts in den Hospitälern von Cochinchina und in Cambodja 338 Chinin-Injectionen, ohne auch nur ein einziges Mal üble Folgen zu sehen; er rühmt diese Methode als die vortheilhafteste und sicherste der Chinin-Darreichung.

Paul (3) empfiehlt die Lösungen zur subcutanen Injection so auszufertigen, dass auf jede halbe Stempeldrehung ein Milligramm des wirksamen Bestandtheils der Flüssigkeit kommt. (Es bezieht sich dies auf die alten, bei uns zu diesem Zwecke längst nicht mehr gebräuchlichen Pravaz'schen Spritzen, die durch 21 halbe Umdrehungen des Stempels entleert werden).

Adrian (4) macht auf die Verschiedenheit des Gehalts an wirksamem Bestandtheil bei den verschiedenen Alkaloidsalzen aufmerksam, die bei der Dosirung noch zu wenig berücksichtigt werde. So enthält z. B. in 1 Gramm das salzsaure Morphium 0,80 krystallisirten Alkaloid, das schwefelsaure 0,70, das essigsaure 0,86 — schwefelsaures Strychnin 0,75, salzsaures dagegen 0,83. — A. beklagt ferner die geringe Constanz der wässrigen Lösungen und die Pilzbildungen in denselben; er empfiehlt schliesslich, nur die reinen Alkaloide (nicht ihre Salze) zu benutzen; als Vehikel siedendes destillirtes Wasser mit 20 pCt. reinen Glycerins und einem Zusatz von Acidum sulfuricum dilutum (1 : 10); die Dosirung soll nach dem Volumen, nicht nach dem Gewicht, stattfinden, so dass wiederum jede halbe Stempeldrehung einer bestimmten Substanzmenge entsprechend berechnet wird. — Nach A. ist für Aconitin (Duquesnel) ein Zusatz von 1,0 obiger Schwefelsäure per Gramm zur Lösung erforderlich; für Atropin 2,5; für Narcein 7,5; für Strychnin 2,5; für Veratrin ebenso. Für Digitalin (Nativelle) empfiehlt er eine Lösung von 0,01 in 5 Cubikcentimetern 95 pCt. Alkohols mit nachherigem Zusatz von Aq. dest. aus; 1 CC. enthält also 1 Mgrm. krystallisirtes Digitalin.

Drasche (5) machte einige Versuche mit Ergotin-Injectionen an Gesunden, um die Veränderungen an der Stichstelle, das Verhalten der Temperatur, des Pulses und der Herztöne zu eruiren. Jeder Injection folgte unmittelbar eine Pulsverlangsamung um 4—6 Schläge; wie die sphygmographischen Aufzeichnungen (an der Radialis) ergaben, war hiermit gleichzeitig eine Verengerung des Gefässkalibers verbunden. Die Temperatur stieg um einige Zehntel. Respiration und tägliche Harnmenge ohne Veränderung; das Allgemeinbefinden ungestört, höchstens Klage über „innerliche Hitze." Dagegen fast immer örtliche Reactions-Erscheinungen; zuerst Röthung der Haut, die mitunter schon nach Minuten verschwand, in anderen Fällen dagegen tagelang anhielt; nach dem Erblassen wiederholt gelbgrünliche Entfärbung als Metamorphose capillären Blutaustritts. Die In- und Extensität der Röthung hing von der Grösse der Ergotingabe ($\frac{1}{2}$–2 Gran) ab. Hiermit gingen gleichzeitig erhöhte Empfindlichkeit oder selbst Schmerzen einher, öfters durch Anschwellung der Injectionsstelle; namentlich bei stärkeren, nicht filtrirten wässrigen Lösungen kam es später zu Indurationen an der Stichstelle, weniger bei Glycerinlösungen. Therapeutisch benutzte D. die Ergotin-Injectionen zunächst bei tuberculöser Hämoptoe mit günstigem Erfolge; ferner bei typhösen Darmblutungen (einmal mit Erfolg, einmal ohne Wirkung) und bei Scorbut. In einzelnen Fällen bewährt sich, nach D., die subcutane Ergotin-Anwendung noch, wo alle hämostatischen Mittel im Stich lassen; sie ist daher sehr zu empfehlen, wo bei erschöpften Kranken plötzliche, profuse Hämorrhagien ein rasches und energisches Eingreifen erfordern. Glycerin ist als Lösungsmittel für das Ergotin am besten geeignet (5 Gran auf eine Drachme Glycerin, so dass 1 Spritze 1 Gran Ergotin enthält; die Lösung ist vor dem Gebrauch gut umzuschütteln, die Einspritzung muss wegen der dicklichen Beschaffenheit der Flüssigkeit langsam geschehen). Lange fortgesetzte Ergotin-Injectionen können leichte toxische Symptome (Kribbeln, Beugekrämpfe der Hände) zur Folge haben.

Epidermatische Arznei-Application.

1) Marshall, John. On the treatment of „persistent" inflammation by the local application of solutions of the oleates of mercury and morphia. Lancet 27. März. p. 449. — 2) Brémond, expériences physiologiques sur l'absorption cutanée. Compt. rend. LXXIV. N. 20. p. 1343. — 3) Fox, Tilbury, Notes on the general principles of cutaneous therapeutics. Lancet. 11. Mai p. 641 (nur allgemeinere Raisonnements in Bezug auf örtliche Behandlung der Hautkrankheiten).

Marshall (1) empfiehlt besonders bei Behandlung prolongirter oder „persistenter" Entzündungen die örtliche Application einer Auflösung von Quecksilberoxyd in Oelsäure (wobei in Wahrheit das Oelsäuresalz des Quecksilbers in Oelsäure gelöst ist), mit einem Zusatz von Morphium, das sich ebenfalls in der Oelsäure vollständig löst, resp. mit derselben verbindet: also eigentlich ein Doppelsalz der Oelsäuren mit Quecksilber und Morphium. Auf jede Drachme der Quecksilberlösung kommt ein Gran Morphium (natürlich das einfache Alcaloid ohne Verbindung mit Säuren). Zehn bis dreissig Tropfen sind je nach der Grösse der afficirten Stelle, für eine Application ausreichend; dieselbe muss in der Weise geschehen, dass das Mittel nicht aufgerieben, sondern mit einem Pinsel aufgetragen oder mit dem Finger leicht aufgespritzt wird, und muss in den ersten 4–5 Tagen zweimal täglich, in der Folge seltener wiederholt werden. Salivation etc. traten bei diesem Verfahren nicht ein.

Brémond (2) berichtet über Versuche in Betreff der Hautabsorption, die mittelst medicamentöser (jodkaliumhaltiger) Dampfbäder angestellt wurden. Ihm zufolge kann die Absorption nichtflüchtiger Substanzen bei dieser Procedur nicht geleugnet werden; sie erfolgt aber für gewöhnlich erst bei einer Temperatur von 38°, also 1° über die Körpertemperatur. Bei vorgängiger Anwendung eines Dampfbades mit Abseifung und energischen Frictionen kann dagegen Jodkalium schon bei 34—36° zur Absorption gebracht werden. Die Hautabsorption steigt direct proportional der Temperatur und Dauer des Bades und dem Jodkaliumgehalte desselben. — Die Elimination des absorbirten Jodkalium durch den Harn beginnt ca. 2 Stunden nach dem Bade und ist 24 Stunden nachher gänzlich beendigt. Wenn der Kranke 10—12 mal gebadet hat, hält die Ausscheidung 3–4 Tage an; nach 25–30 Bädern, 10—12 Tage. — Die Versuche wurden in einem Kasten angestellt, in der Weise, dass sich der Kopf des Kranken ausserhalb des Kastens befand und der Hals mit einem Tuche umgeben war, so dass die Möglichkeit einer Absorption durch die Luftwege ausgeschlossen werden konnte. Der Wasserdampf enthielt das Jodkalium mechanisch suspendirt, freies Jod oder Jodeisen liessen sich in demselben nicht nachweisen.

Aquapunctur.

(Servajean), Nouvelles applications de l'aquapuncture. Gaz. des hôp. No. 110 p. 846. (Ref. über die Schrift von S. „de l'aquapuncture". Paris.

S. hat die über Aquapunctur (vergl. Jahresbericht 1869 pag. 267) bisher gewonnenen Thatsachen zusammengestellt. Einige neue Versuche wurden auf den Abtheilungen von Sée und Guéneau de Mussy vorgenommen. Sie betrafen Fälle von Ischias, inveterirter hysterischer Cardialgie und Lumbago. In einem Falle von Ischias bewirkte das Verfahren, nachdem andere interne und externe Behandlungsweisen gescheitert, in 8 Tagen Heilung. Im zweiten Falle bestanden seit 11 Jahren Anfälle von ausstrahlendem Schmerz in der Magengegend und schwärzlichem Erbrechen neben einigen hysterischen Symptomen; es wurden innere Mittel, ferner Morphium-Injectionen, Magenpumpe u. s. w. ohne Erfolg angewandt; nach dreitägigem Gebrauche der Aquapunctur (10–13 Einstiche täglich in die Regio epigastrica) schwanden die Schmerzen und später auch das Erbrechen. Eine veraltete, seit 12 Jahren bestehende Lumbago (?) wurde in zwei Sitzungen „geheilt". Eine statistische Zusammenstellung der mit Aquapunctur behandelten Fälle (Neuralgieen der verschiedensten Art, Lähmungen, schmerzhafte Affectionen der Urogenitalsphäre u. s. w.) ergiebt 6 Besserungen und 19 „Heilungen", worunter wohl häufig nur die Beseitigung der Schmerzen verstanden sein soll.

Aërotherapie (incl. Aspiration).

1) Bradley, Cases illustrative of the value of the air-exhausting apparatus in acute diseases, the Cincinnati clinic. 30. März. p. 149 (Theilt besonders kurz, aber ausführlich 8 Fälle von Pleuritis und Pneumonie mit, welche die Wirksamkeit des von ihm erfundenen „Air-Exhausting apparatus" ins Licht setzen sollen). — 2) Hennequin, De l'aspiration comme méthode thérapeutique. Arch. gén. de méd. Nov. u. Decbr. — 3) Bloch, F., Beitrag zur Beurtheilung des therapeutischen Werthes der [illegible] pneumatischen Aspiration. (Wiener med. Wochenschr. p. 8.) — 4) Niemeyer, P., Medicinische Abhandlungen. 1. Bd. Atmiatrie (Athmungs- und Luftheilkunde) eine praktische Studie. Erlangen. — 5) v. Liebig, Die Wirkung des erhöhten Luftdrucks der pneumatischen Kammer auf den Menschen. Deutsche Klin. p. 31 u. 37. — 6) Freund, Mittheilung aus der pneumatischen Heilanstalt im Gutenbade in Wien. Wiener med. Wochenschrift No. 17 u. 18.

Hennequin (2) bespricht eingehend die Methode der Aspiration, d. h. der Aufsaugung flüssiger, luftförmiger oder gemischter Ansammlungen durch eine möglichst kleine Oeffnung. Er will in Bezug auf die Wirkungsweise 4 Classen von Aspiratoren unterscheiden: 1) mechanische (pneumatische Spritze); 2) physikalische (Verdichtung der Dämpfe); 3) chemische (Absorption gasiger oder dampfförmiger Substanzen durch Körper von grosser chemischer Affinität), und 4) „physiologische" (Mund, Kautschukbirne). Er erörtert dann weiter die Bedingungen und Indicationen der Aspiration und beschreibt schliesslich eine verbesserte pneumatische Spritze mit nur einem Hahn, der durch eine Spiralfeder in Bewegung gesetzt wird („robinet automoteur"), während an den bisherigen Apparaten mehrere, abwechselnd zu öffnende und zu schliessende Hähne in Anwendung waren. Später, hofft er, werde man vielleicht die pneumatischen Spritzen zum Zwecke der Aspiration durch chemische Mittel mit Vortheil ersetzen können.

ZIEMK (3) theilt einen Fall von Blutextravasat ins Kniegelenk in Folge eines Hufschlages mit, wobei die Anwendung des „pneumatischen Aspirators" — nach DIEULAFOY — in kürzester Zeit völlige Heilung herbeiführte.

v. LIEBIG (5) erörtert die Wirkungen des erhöhten Luftdruckes in der pneumatischen Kammer. Dieselben bestehen, nach einer längeren Reihe von Sitzungen, wesentlich in einer Zunahme der Athemcapacität, welche pro Tag sehr gering ist, aber im Ganzen bis zu ¼ der anfänglichen Grösse betragen kann. Diese grössere Athemcapacität und erweiterte Ruhestellung der Lungen bleiben auch ausserhalb des höheren Luftdrucks noch lange bestehen und erklären die Nachwirkung der Sitzungen. Ausserdem tritt eine vorübergehende Abnahme der Pulsfrequenz (um wenige bis 25 Schläge in der Minute) ein; bei sehr bedeutender Druckhöhe erst scheint auch hier eine Nachwirkung stattfinden zu können (FOLEY). — Aus der erweiterten Ruhestellung der Lungen unter erhöhtem Druck und der dadurch bedingten Erweiterung ihres Strombettes erkennt man leicht die Wirkung des Druckes bei katarrhalischen Zuständen: der Rückfluss des Blutes wird erleichtert und dadurch die Rückbildung der leidenden Gewebe begünstigt. Rasch tritt die Wirkung ein bei frischen Katarrhen. Die mechanische Wirkung des erhöhten Druckes ist ferner u. A. von grosser Wichtigkeit für die Verbesserung des auf Muskelschwäche beruhenden phthisischen Habitus. In einem solchen Falle, bei einem 30jährigen Manne, wurde durch 90 Sitzungen die Thoraxstellung nachhaltig gebessert und die Lungencapacität um ⅓ andauernd erhöht. — Bei Herzkrankheiten ist der Erfolg zweifelhaft; in einem Falle von Aneurysma Aortae wurden die Beschwerden des Kranken, besonders die neuralgischen Schmerzen, erheblich gemässigt.

FREUD (6) theilt einige Fälle mit, die mittelst comprimirter Luft im Sofienbade in Wien erfolgreich behandelt wurden. Dieselben beziehen sich auf chronischen Bronchialkatarrh, Lungenemphysem, Asthma und Larynxkatarrh mit völliger Aphonie.

Wärmeentziehung, Wärmeregulation, Hydrotherapie.

1) Riegel, F. Ueber Wärmeregulation und Hydrotherapie. Arch. f. klin. Medicin. Bd. IX. p. 591–633. — 2) Rosenberger, Ueber locale Wärmeentziehung. Berl. klin. Wochenschr. No. 29. S. 317. No. 30. S. 318, No. 31. S. 372. — 3) Pool, M. Ueber Körpertemperatur und allgemeine Antiphlogose. Inaug.-Diss. Berlin. (enthält keine eigenen Untersuchungen). — 4) Strauss, (Strassburg) de la valeur de la médication réfrigérante dans les pyrexies, bull. gén. de thér. 30. Mars. p. 241–251. (ebenfalls nichts Eigenes, nur von Raisonnement begleitete Geschichtserzählung, und zuletzt eine sehr schwächliche Polemik gegen die „Liebermeister'sche Methode" der kalten Bäder, welche den für „in Deutschland" [illegible] antipyretischen Ruf nicht rechtfertige, am wenigsten gegenüber den „antipyretischen Mitteln, welche sie zu entthronen prätendire, Digitalis und Chinin." „Ein einziger Trank von 1 Gramm Digitalis unterdrückt das Fieber besser, als eine ganze Reihe kalter Bäder." — 5) Scribner, John. Cold water treatment of fevers. Lancet. 8 Febr. p. 164. (kurze Regeln über Anwendungsform, Indication und Contraindication der kalten Wasserbehandlung). — 6) Glennan, The history and therapeutic use of the turkish bath. Philad. med. and surg. reporter. 26. Octob. No. 812. (wenig Bedeutendes; [illegible] u. A. die Empfehlung der Dampfbäder als „[illegible] und antiperiodisches" Mittel bei hartnäckigen Malaria-Fiebern). — 7) Runge, F., Beobachtungen auf dem Gebiete der Wassercuren und anderer physiologischer Heilmethoden. Wiesbaden. — 8) Conrads, The hot and bath. British med. Journal. 2. Nov. p. 472. — 9. Riegel, F. Ueber Hydrotherapie und locale Wärmeentziehungen. Archiv für klinische Medicin X. S. 513–530.

RIEGEL (1) hat sich bei den von ihm unternommenen Versuchen die Aufgabe gestellt, Werth und Wirkungsgrösse der einzelnen wärmeentziehenden Proceduren vergleichend festzustellen. Die Versuche beziehen sich theils auf die (in Würzburg zur Behandlung des Abdominaltyphus seit Jahren angewandte) Brand'sche Methode, theils auf beträchtlich niedriger temperirte Bäder (von 10° R.). — Alle Versuche, sowohl mit hoch als niedrig temperirten Bädern ergaben übereinstimmend zunächst eine beträchtliche Herabsetzung der Temperatur in Rectum und Achselhöhle; ausserdem aber betrug die vor dem Bade kaum einige Zehntel betragende Temperaturdifferenz zwischen Rectum und Achselhöhle bedeutend mehr, oft 4, 5 und mehr Grade, so dass die Achselhöhlentemperatur nun um ein Beträchtliches niedriger erschien, als die Rectumtemperatur. Die Höhe, welche das Achselhöhlenthermometer unmittelbar nach dem Bade zeigt, ist die niedrigste, welche es überhaupt erreicht; denn es beginnt sofort wieder zu steigen und steigt nur bis zu der früheren oder wenigstens einer sehr nahe kommenden Höhe. Dieses Wiederansteigen erfolgt in den einzelnen Fällen sehr verschieden rasch, und wird durch nachherige Anwendung kalter Compressen (auf Brust und Leib) oder Eisblasen wesentlich verlangsamt. — Dagegen zeigt das Rectum-Thermometer unmittelbar nach dem Bade eine viel geringere Abnahme; meist beträgt der unmittelbar nach dem Bade dort erreichte Abfall zwischen 1–2 Graden, zuweilen weniger, nur selten mehr. Stets aber sinkt jetzt noch während längerer Zeit die Rectum-Temperatur, anfangs rascher, dann langsamer, worauf auch sie in bald rascherem, bald langsamerem Tempo wiederanfzusteigen beginnt. Dieses Wiederansteigen wird ebenfalls durch die nachherige Application von Compressen oder Eisblasen beträchtlich verlangsamt.

Der unmittelbar nach dem Bade zwischen Achselhöhle und Rectum bestehende maximale Temperaturunterschied gleicht sich also mit jeder Minute mehr aus. Man sollte nun erwarten, dass, sobald beide Thermometer die normal zwischen ihnen bestehende Differenz erlangt haben, beide von da an gleichmässig steigen werden. Allein in vielen Fällen erreicht das Achselhöhlenthermometer vorübergehend eine höhere Temperatur im weiteren Verlaufe, als das des Rectum, und bewegt sich auf dieser Höhe einige Zeit fort. Dieses Höhersein des Achselthermometers tritt meistens im Zeitraum des beginnenden Wiederansteigens der Rectumtemperatur ein. Von Einfluss ist hierbei besonders die Temperatur des Bades; die in Rede stehende Erscheinung zeigt sich nämlich fast constant bei Anwendung sehr niedriger Badetemperatur (namentlich fast in allen Versuchen mit 10° R.) — während sie bei Anwendung wärmerer Bäder nur ausnahmsweise beobachtet wurde. Jedoch fehlte sie in einzelnen Badeversuchen mit 10° R., während sie umgekehrt auch in einigen Versuchen mit unmittelbar nach dem Bade vorgenommener continuirlicher Wärmeentziehung beobachtet wurde.

Ein ähnliches Verhalten der Achselhöhlentemperatur hatten schon FIEDLER und HARTENSTEIN bei Bädern von 12—17° R. beobachtet und aus der Wiedererweiterung der verengten Arterien und Capillaren, dem rascheren Strömen des Blutes in denselben und vermehrter Reibung an den Gefässwänden zu erklären gesucht. R. betrachtet diese Erklärung nicht als ausreichend, da allein hiernach die Haut-, resp. Achselhöhlentemperatur niemals höher sein könne, als die des vor Abkühlung sehr geschützten Rectums. Es muss vielmehr noch ein anderer Umstand in Betracht gezogen werden. Die in der Achselhöhle erhaltene Temperatur ist die Resultirende aus der Temperatur der Haut und der Temperatur eines Wärmeheerdes (der darunterliegenden quergestreiften Muskeln). „Unter gewöhnlichen Verhältnissen und bei kurzdauernden Messungen wird eine niedere Temperatur um deswillen erreicht, weil hier die abkühlenden Factoren noch zu sehr wirken, weil die Temperatur der Muskeln erst die beiderseitigen dicken Hautschichten durchdringen müsste. Anders nach einem kühlen Bade. Hier messen wir allerdings zuerst auch nur Hauttemperatur; es werden aber hier durch das feste Anliegen des Thermometers gewiss oft Stauungen erzeugt, allmälig durchdringt die Wärme, die vom Muskel kommt, wenn das Thermometer in solcher Weise stundenlang fest in der Achselhöhle liegen gelassen wird, auch die dicken Hautschichten. Ist nun hier eine langsamere Blutströmung, und eine solche wird gewiss oft schon durch das lange und feste Liegenlassen des Thermometers in der Achselhöhle erzeugt, als an der übrigen Peripherie, dann muss allmälig auch hier die Wärme, die vom wärmebildenden Heerde des Muskels ausgeht, sich kundgeben; das Rectum empfängt zu dieser Zeit noch ein von der übrigen stark abgekühlten Hautperipherie zurückkehrendes Blut. Erwärmt sich allmälig die ganze Hautoberfläche wieder, dann kehrt auch ein warmes Blut zum Centrum zurück, das, indem es auf seinem weiteren Wege immer noch warm, auch nur geringe Mengen neuer Wärme empfängt, ohne abgekühlt zu werden, allmälig durch eben diesen geringen Zuwachs eine höhere Temperatur des Rectums in diesen späteren Stunden wieder bedingen muss."

Was die Wirkungsgrösse der verschiedenen Bade-Proceduren betrifft, so ergab sich im Allgemeinen bei den niedrigeren Badetemperaturen ein etwas grösserer Temperatur-Abfall, als bei den höher temperirten. — Diese ohnehin geringe Differenz ist zu einer vergleichenden Betrachtung der beiderseitigen Bade-Effecte jedoch nicht ausreichend; vielmehr ist auch der weitere Verlauf des Temperaturganges in Rectum und in Achselhöhle von wesentlicher Bedeutung. Mit Berücksichtigung dieses Umstandes erscheint die Differenz in der Wirkungsgrösse lange nicht so erheblich, als man von vorn herein nach der Grösse der Temperaturdifferenz erwarten sollte. Endlich lehrten die Versuche, dass durch nachherige Anwendung von kalten Compressen (mehr noch von Eisbeuteln) der Bade-Effect nicht unbeträchtlich vergrössert werden kann. Es markirt sich dies weniger in einer beträchtlicheren Grösse des primären oder endlichen Temperatur-Abfalls, als in einem bedeutend verlangsamten Wiederansteigen der beiderseitigen Temperaturen. Die Ansicht, dass continuirliche Anwendung kalter Umschläge und Eisblasen die Körpertemperatur beträchtlich herabzusetzen vermag, erfährt durch diese Versuche eine neue Stütze. Die Wirkung der hochtemperirten Bäder (20° R.) mit nachfolgenden Umschlägen ist nicht geringer, als die der niedrig temperirten Bäder (10°), ohne Umschläge; im Gegentheil, häufig war sogar die Differenz zu Ungunsten der letztern. In praxi (beim Abdominaltyphus) stellt sich übrigens der Effect noch viel mehr zu Gunsten der hochtemperirten Bäder, als in den Versuchen, zumal hier die Umschläge oder Eisbeutel in continuo angewandt werden können; die Methode ist entschieden weniger eingreifend, zumal für etwas schwächliche Naturen, als die ganz kühlen Bäder; auch scheint die Gefahr des Eintritts von Darmblutungen bei ihrer Anwendung geringer.

Die Versuche von ROSENKRANZ (2), die auf Veranlassung von RIEGEL angestellt wurden, hängen mit den in der vorstehenden Arbeit behandelten Fragen sehr nahe zusammen. Ihre Ergebnisse präcisirt R. selbst in folgenden Sätzen:

1) Durch die Anwendung kalter Compressen oder Eisblasen ist man im Stande, die Temperatur eines stark fiebernden Organismus mit Sicherheit herabzusetzen.

2) Die Grösse des temperaturherabsetzenden Effectes einer localen Wärme-Entziehung steigt mit zunehmendem Kältegrade derselben.

3) Je grösser die von der Kälte getroffene Fläche ist, desto grösser ist der temperaturherabsetzende Effect derselben.

4) Der temperaturherabsetzende Effect der gleichen localen Wärme-Entziehung ist bei verschiedener Höhe der febrilen Temperatur-Erhöhungen kein verschiedener, im Gegentheil zeigte sich, dass bei der gleichen Intensität und Dauer der Abkühlung der Effect stets ein annähernd gleicher ist, mag nun die febrile Temperaturerhöhung eine sehr beträchtliche oder eine geringe sein.

5) Durch die locale Application der Kälte, in Form von Eisblasen, ist man im Stande, die normale Körper-Temperatur unter die Norm herabzusetzen.

6. Die Grösse des Temperaturabfalls ist bei der gleichen Dauer und Intensität der Wärmeentziehung im fieberlosen Zustande ziemlich analog der bei verschiedener Höhe des Fiebers erreichten.

7. Der fieberlose Organismus hält seine normale Temperatur nicht energischer und mit keinen anderen

Mitteln fest, als der fiebernde Organismus seine krankhafte Temperaturerhöhung.

8. Der Temperaturabfall bei localer Kälteapplication ist in den ersten Zeitmomenten ein sehr geringer, um im weiteren Verlaufe rapid zuzunehmen.

9. In den späteren Zeitabschnitten der localen Kälteapplication sind die dadurch erreichten Temperaturabfälle für gleiche Zeiträume annähernd gleich.

10. Das Wiederansteigen der durch die Kälteapplication herabgedrückten Körpertemperatur erfolgt in den ersten Zeitabschnitten nach Wegfall der Kälte relativ langsam, um aber, in gleicher Weise wie beim Abfall, für gleiche Zeiträume später das annähernd Gleiche zu werden.

RUNGE (7) bespricht auf Grund seiner Beobachtungen im Laufe des Jahres 1871 die Wirkungsweise der sogenannten physicalischen Heilmethoden, wohin ausser den Badecuren noch vorzugsweise Gymnastik und Electricität zu rechnen seien. Er stellt sich speciell die Frage zur Beantwortung: „Wie kommen die unleugbaren Wirkungen der Wassercuren und der physicalischen Heilmethoden zu Stande und welchen Momenten ist das Verfehlen eines Kurzweckes zuzuschreiben?" – Die allgemeine Wirkung einer richtig geleiteten Wasserkur, in Verbindung mit verstärkter Muskelthätigkeit, besteht nach R. in der andauernden Vermehrung des relativen Blutgehalts der Haut und der Muskeln im Gegensatz zu anderen Körperorganen. – Auch das warme Bad bewirkt augenscheinlich eine Vermehrung des relativen Blutgehalts der Haut, indessen mit der Gefahr, dass die Hyperämie der Haut leicht durch äussere Einflüsse in das Gegentheil umschlägt (Erkältung). Um diesen Uebelstand zu beseitigen, dient die Application eines Hautreizes, welcher auch nach dem Bade fortwirkt und den Rückschlag (das Eintreten innerer Hyperämien mit Anämie der Haut) verhindert. Ein solcher Hautreiz kann entweder im Bade selbst durch Einführung eines reizenden Bestandtheiles, oder nach demselben durch mechanische Gewalt, Friction, oder endlich durch ganz kurze Einwirkung der Kälte ausgeübt werden. Hieran schliessen sich auch die heissen Dampf- und Luftbäder (russische und römische Bäder), bei denen ebenfalls eine Abkühlung durch kaltes Wasser stattfinden muss. Römische, russische und Warmwasserbäder ergeben die geeignetste Ergänzung zur Warmwasserkur, indem wir erst durch ihre Hinzunahme in den Stand gesetzt werden, bei der Feststellung eines bestimmten Kurplanes den verschiedensten Individualitäten Rechnung zu tragen.

In ein ähnliches Verhältniss, wie diese Mittel zur Kaltwasserkur, treten zur einfachen Muskelübung durch Spaziergänge, die Heilgymnastik und Electricität (gegen deren planlose, daher oft von Misserfolgen und Discreditirung begleitete Anwendung R. mit Recht eifert). Die Heilgymnastik ist besonders angezeigt, wo der Patient der einfachen Aufforderung zu gehöriger Bewegung nicht nachkommt oder wo specielle Kurzwecke die Uebung specieller Muskeln erfordern. Sind die Muskeln ganz oder theilweise dem Willenseinflusse entzogen, ist Lähmung oder Atrophie vorhanden, so ist die Electricität anzuwenden, und zwar vorzugsweise peripherisch, an den gelähmten Theilen. Die Möglichkeit einer electrischen Erregung beliebiger Partieen des Centralnervensystems stellt R. in Abrede und glaubt die dahin bezogenen Wirkungen auf Erregung vasomotorischer Nerven und dadurch bedingte Veränderung der Blutbahn innerhalb der Centralorgane zurückführen zu dürfen.

Weiterhin erörtert R. die specielle Benutzung der physicalischen Heilmethoden zu bestimmten Heilzwecken: die Entlastung innerer Organe durch Ableitung nach der Haut (bei rheumatischen Erkrankungen, Affectionen des Muskel- und Nervensystems, Unterleibs- und Lungenleiden); die Vermehrung der gesammten Blutmenge und Abhärtung (bei Anämie nach Säfteverlusten, längeren Krankenlagern, angreifenden Kuren etc.). – Sodann bespricht er die Technik der kalten Bäder, deren locale Wirkung nach den verschiedenen Richtungen hin nutzbar zu machen ist: 1) Oertliche Anwendung des kalten Wassers, um auch in den unterliegenden, mit der betreffenden Hautstelle sympathisch verbundenen Theilen Zusammenziehung der Gefässe und Abnahme der Blutmenge zu erzeugen. (Nur bei acuten Affectionen und auf kürzere Zeiträume anwendbar). 2) Oertliche Anwendung der Kälte, um vorübergehend auch die Gefässe der tiefer liegenden Organe zu entleeren und dann durch Erregung einer kräftigen Reaction die Blutmenge nach der Haut zu leiten und dadurch die inneren Organe zu entlasten. (Feuchte Einpackungen, kalte Bäder von kurzer Dauer). 3) Hebung und Ernährung des Blutreichthums eines Theils durch den oft wiederholten Kältereiz (in Verbindung mit kräftiger Muskelerregung durch Electricität oder Gymnastik bei Atrophie einzelner Glieder). 4) Antagonistische Ableitung (besonders von Kopf- und Brustorganen, durch Halb- und Sitzbäder).

Nach diesen allgemeinen Auseinandersetzungen erörtert R. die speciellen Indicationen und die Kurergebnisse der unter seiner Leitung stehenden Kaltwasserheilanstalt Nassau.

CONRADR (8) erörtert kurz die Wirkungsweise der heissen Sandbäder und ihre Indicationen. Der Effect ist ein doppelter, auf die unmittelbar erhitzten Theile und auf ihre Umgebung. Jene werden reichlicher mit Blut gefüllt und die Ausscheidung (namentlich von Wasser) aus dem Blute nimmt zu. In den dem Herzen näher gelegenen Theilen werden die Blutgefässe entlastet, in den entfernteren wird die Fluidität des Blutes verringert. Es ergeben sich daraus zwei Hauptverwendungen; in der ersten Reihe von Fällen kommt es hauptsächlich auf Hervorrufung reichlicher Diaphorese an (so bei Rheumatismus,

Gicht, Exsudationen, Oedemen) — in der anderen dagegen ist Perspiration besser zu vermeiden und nur Verbesserung der Blutcirculation und Herstellung der vitalen Processe anzustreben (so bei Morbus Brightii, frischen Formen durch leichte Compression der Nervenstämme oder frischen partiellen Atrophieen, Menstruationsstörungen ohne Anämie, Scrophulo und Rachitis, torpiden Geschwüren und schlecht heilenden Wunden).

F. Riegel (3) theilt in einer späteren Publication noch Versuche mit, welche den Werth fortgesetzter localer Wärmeentziehungen (bei Typhus) im Vergleich zu der gewöhnlichen Badebehandlung festzustellen bestimmt waren.

Die Versuche geschahen in der Weise, dass der Kranke den einen Tag um 6 oder 7 Uhr Morgens (wo die Temperatur zuerst in Achselhöhle und Rectum gemessen wurde) continuirlich bis um 8 Uhr Abends zwei Eisblasen auf Brust und Unterleib applicirt erhielt. Die Messungen wurden während dieser ganzen Zeit stündlich (in Achselhöhle und Rectum) wiederholt. Am anderen Tage wurde innerhalb des gleichen Zeitraums eine andere Behandlungsmethode, bestehend in möglichst kühlen Vollbädern von 15, 12, selbst 10° R. nach der allgemein gebräuchlichen Methode eingeleitet und zwar wurde, so oft die Achseltemperatur 39,5° erreichte oder überschritt, ein kühles Bad gegeben, in den Zwischenzeiten dagegen keine sonstige Kälteapplication angewandt. Auch hier wurde die Temperatur stündlich gemessen. Aus den beiden von zwei solchen sich entgegenstehenden Versuchstagen erhaltenen Curvenreihen konnte man nun direct einen Maassstab für die Wirkungsgrössen dieser beiden Behandlungsweisen gewinnen und die Differenz beider leicht aus der Berechnung der mittleren Tagestemperatur ersehen.

In allen Versuchen zeigte sich ausnahmslos, dass der Effect der Eisblasen in der gesammten Versuchszeit niemals hinter dem der Behandlung mit kühlen Bädern zurückstand. In zwei Fällen war im Gegentheil ein ganz entschiedenes Uebergewicht auf Seiten derjenigen Versuchstage, an denen nur Eisblasen applicirt wurden. Die mittlere Temperatur betrug z. B. bei letzterem Verfahren in der Achselhöhle 37,40, im Rectum 37,34° C. — bei der Badebehandlung dagegen mit 10grädigen Bädern 39,60 resp. 39,15° C.

Massotherapie.

1) Philippeaux, Contribution à la vulgarisation du massage ou mémoire essentiellement clinique sur cette méthode thérapeutique. Ann. de la soc. de méd. d'Anvers. Jan. p. 33—41; Febr. p. 105—112. — 2) Winternitz, W., Zur rationellen Begründung der Kinesitherapie (Heilgymnastik). Wiener med. Presse No. 15. 18. 28. 31. 43. Theoretische Würdigung der Heilgymnastik auf physiologischer Grundlage).

Philippeaux (1) führt 28 Beobachtungen an, in denen die Anwendung von Massirungen einen günstigen Erfolg hatte. Dieselben betreffen Distorsionen im Tibiotarsalgelenk; Coxalgie; Quetschungen und Verwundungen des Auges: Tumor albus im Tibiotarsalgelenk, Muskelrheumatismus; Torticollis, Quetschungen des Arms, des Fusses und Unterschenkels; Bluterguss in der bursa praepatellaris; Oedem des Handrückens und Vorderarms; Colica renalis; Polyarthritis rheumatica; Paralyse der unteren Extremitäten; Contractur der Flexoren des Unterschenkels; „Chronische Anschwellung“ des Knie- und des Fussgelenks; Lumbago und Ischias. (Die Krankengeschichten sind in diagnostischer Hinsicht sehr oberflächlich.) Bis auf die Fälle, in denen Tumor albus vorhanden war, soll das Verfahren überall zur Heilung ausgereicht haben. Sechs Fälle von Distorsionen (5 acute, 1 chronische) wurden in 35 Sitzungen — also durchschnittlich in je 6 Sitzungen — geheilt. Aehnliche Resultate soll auch Béranger-Féraud gehabt haben. Derselbe heilte 14 Distorsionen in 66 Sitzungen — also 5 Sitzungen durchschnittlich.*) — Beiläufig erwähnt P., dass die Sitzung 5 Francs koste, die Heilung einer Distorsion also billig genug zu stehen komme. — Schliesslich giebt P. den Rath, die Aerzte sollten bei frischen schmerzhaften Affectionen den Kranken nicht bloss „Frictionen“ schlechtweg verordnen, sondern zugleich genau vorschreiben, wie frottirt werden solle, nämlich „von unten nach oben, immer aufsteigend von den Extremitäten zum Herzen, in der Richtung der Sehnen, parallel mit den Muskeln;“ mit allmälig verstärkter Kraft bei Ausführung der Frictionen, und mit nachfolgender Knetung und Erweichung; dadurch werde in der ungeheuren Mehrzahl der Fälle Heilung bewirkt, und dem Chronischwerden des Schmerzes sicher vorgebeugt werden.

Diätetische Behandlung.

1) Benner, Ueber einen Ersatz der Fleischnahrung bei Reconvalescenten, verschiedenen Krankheitszuständen des Magens und Darmkanals, und bei schwindsüchtigen Kranken. Berl. klin. Wochenschr. No. 15. p. 114. — 2) Leube, Ueber die Ernährung der Kranken vom Mastdarm aus. Nach physiologischen Experimenten und klin. Beobachtungen. Leipzig. (Separatabdruck; vgl. Arch. f. klin. Medicin IX. p. 597. X. p. 1.) — 3) Dobell, On diet and regimen in sickness and health, 6 ed London. — 4) Leube, Anwendung von Pankreasglycerin zur Ernährung vom Mastdarm aus. Centralblatt No. 20.

Benner (1) erzählt, dass er die Lebenserhaltung eines seiner Kinder der bekannten Revalenta arabica zu danken habe. Das im 4. Monate befindliche Kind litt an heftigem Erbrechen und konnte weder Kuhmilch, noch Ammenmilch, Fleischbrühe mit Arrowroot u. s. w. bei sich behalten. B. versuchte die Revalenta in der Annahme, dass dieselbe nichts Anderes als ein Leguminosenmehl

*) Béranger-Féraud's Arbeiten über diesen Gegenstand sind veröffentlicht: Bull. de thérapeutique 30 Januar 1867, 30. August und 15. September 1870, und 30. October 1870.

in der feinsten Vertheilung mi – und der Versuch gelang; Suppe mit einem halben Theelöffel Revalenta wurde nicht erbrochen. Das Kind wurde 6 Wochen lang fast nur mit Revalenta ernährt, und gedieh zusehends. – Hierdurch kam B. auf den Gedanken, eine Mischung herzustellen, welche (wie bei den Leguminosen der Fall) das Fleisch, abgesehen von seinem Kreatingehalt, annähernd ersetzen könne. Das in gewöhnlicher Weise hergestellte Leguminosenmehl erschien zu grob und zu schwer verdaulich. Endlich jedoch erhielt B. ein Linsenmehl, das allen Anforderungen genügte, und, in bestimmten Mischungsverhältnissen mit Roggenmehl, als ein ausgezeichnetes Nahrungsmittel für Reconvalescenten, für chronische Krankheiten der Digestionsorgane, besonders (seines niedrigen Preises wegen) bei Unbemittelten gelten konnte. Der gesunde Mensch geniesst nach B. stickstoffhaltige und stickstofffreie Bestandtheile im Verhältniss von 1 : 5. Das Linsenmehl enthält beide Bestandtheile im Verhältniss von 1 : 2, das Roggenmehl von 1 : 5,7; Mischung beider zu gleichen Theilen ergiebt also ein Verhältniss von nahezu 1 : 4 (wie in der Muttermilch). Die benutzten Mehlsorten wurden von van Korpenaal in Amsterdam bezogen und kosten per Kilogrm. Roggenmehl 7 Sgr., Linsenmehl 10 Sgr., während dagegen das Kilogramm „Revalenta" 1 Thlr. 27 Sgr. kostet! — Im Vergleiche mit den Fleischpreisen stellt sich die Wohlfeilheit des Beneke'schen Surrogates bei gleichem Nahrungswerthe sehr evident heraus, indem 2 Kilogramm des Mehls bei fast vierfach höherem Nahrungswerthe erheblich weniger kosten, als 2 Kilogramm Rindfleisch. Ein besonderes Gewicht ist bei der Anwendung auf die äusserst feine Vertheilung der Mehlsorten zu legen, worauf eben ihre leichte Verdaulichkeit beruht. Die Suppen aus obigen Mehlsorten wurden mit etwas Kochsalz versetzt, nachdem das Mehl mit kaltem Wasser aufgerührt und ½–1 Stunde gekocht war; ein kleiner Zusatz von Fleischextract macht sie ganz schmackhaft.

Leube (2) experimentirte zunächst an Thieren in Betreff der Ernährung per anum mit einer Injectionsmasse, welche von der gewöhnlichen Beschaffenheit des Inhaltes der Clysmata nutrientia wesentlich differirte. Die Absicht war, dem Dickdarm eine von seinem gewohnten Inhalt nicht allzu verschiedene Nahrungsform zuzuführen und möglichst natürliche Verhältnisse bei der künstlich producirten Verdauung im Dickdarm herzustellen, indem ein Theil des sonst im Dünndarm sich abspielenden Verdauungsprocesses in den Dickdarm verlegt wurde. Dieser Zweck wurde durch eine ausgedehnte Benutzung der Pancreasdrüsensubstanz bei Zusammensetzung der Nahrungsklystiere erreicht. Die Injectionsmasse wurde folgendermaassen bereitet: Bauchspeicheldrüse vom Schwein oder Rind wurde sorgfältig von Fett gereinigt, und 50—100 Gramm davon fein zerhackt; ebenso wurden 150—300 Gramm Rindfleisch geschabt und zerhackt, hierauf beide Substanzen in der Reibschale mit 50—150 CC. lauwarmem Wasser zu einem dicken Brei angerührt und in eine Klystierspritze mit etwas weiter Oeffnung eingefüllt. (Will man zugleich Fett zur Verdauung bringen, so kann man zu den genannten Ingredienzien noch 25—50 Gramm Fett hinzufügen; auch etwas Amylum kann zugesetzt werden). Der Einspritzung wird eine Stunde vorher ein Reinigungs-Clysma vorausgeschickt.

Die an Hunden vorgenommenen Experimente ergaben Resultate, welche den Nahrungswerth der Pancreas-Klystiere ausser Zweifel stellten. Der nach der Injection entleerte Koth zeigte eine ganz der Norm entsprechende Beschaffenheit und enthielt in der Regel keine Spur von Fleischfasern. Ein im Stickstoffgleichgewicht befindliches Thier bleibt, auch wenn ihm ein grosser Theil der das Gleichgewicht bedingenden N-haltigen Kost entzogen und durch Pancreas-Klystiere ersetzt wird, in unverändertem Gleichgewicht. Ein im Stickstoffhunger befindliches Thier scheidet an dem Tage der Injection mehr Stickstoff aus als an den vorhergehenden Tagen. Auch Fett wird in grösserer Menge durch Pancreaszumischung verdaut, und das der Injectionsmasse zugesetzte Amylum in Zucker verwandelt.

Therapeutisch wurden die Pancreas-Klystiere längere Zeit in 2 Fällen von Carcinom der oberen Theile des Verdauungs-Tractus angewandt, so wie in einem Falle von Ulceration der Magenwandung (durch Verschlucken von Jodtinctur). In letzterem Falle konnte seit mehr als einem Monat wegen anhaltenden Erbrechens jauchiger Massen keine Spur von Nahrung mehr per os eingeführt werden; trotzdem befand sich die Patientin unter Anwendung der Pancreas-Klystiere relativ wohl. Die Einspritzungen erzeugten, wenn sie bloss aus Fleisch und Pancreas bestanden, nie Durchfall, blieben vielmehr in der Regel 12 bis 36 Stunden im Dickdarm liegen; sie erzeugten keine unangenehmen Empfindungen, im Gegentheil, zuweilen ein Wohlgefühl im Unterleibe, Vollerwerden des Pulses, und Besserung des Allgemeinbefindens. Die ersten Clysmata wurden zuweilen nicht gut vertragen; der Darm entleerte wenigstens die eingespritzten Massen anscheinend weniger verdaut, als dies bei den später verabreichten Klystieren der Fall war.

In einer späteren Mittheilung (4) bemerkt Leube, dass im heissen Sommer das Pancreas wegen so rascher Zersetzung nicht gut in der obigen Weise für die Injectionen mehrere Tage hinter einander benutzt werden könne. Es empfiehlt sich daher, die Drüse vor ihrer Benutzung zur Injection mit Glycerin zu extrahiren. Man erhält dadurch ein, der frischen Bauchspeicheldrüse an Verdauungswirksamkeit nicht nachstehendes Extract, in welchem jedenfalls mehrere Wochen lang keine Fäulniss zu bemerken ist. — Merkel in Nürnberg wandte diesen glycerinigen Extract zur Composition der Klystiere mit gleich günstigem Erfolge an wie die reine Drüse. — Das Pancreas vom Rind, welches für 3 Injectionen ausreicht, wurde fein zerhackt, mit 250 Cc. Glycerin versetzt, und in der Reibschale zerrieben; von dieser Mischung wurde dann je ein Drittel zu 120 bis 150 Grm. feingehackten Fleischen hinzugefügt. Die Verdauung ging im Rectum oben so vollständig vor sich, wie die der einfachen Pancreas-Fleischmasse, auch wenn das Pancreas-Präparat schon mehrere Tage alt war. Ist das Pancreas-Extract einmal mit dem Fleische vermischt, so muss die Injection gleich stattfinden, weil beim Stehenbleiben das Fleisch stark quillt und die Einspritzung dadurch sehr erschwert wird.

Medicinische Geographie und Statistik.

Endemische Krankheiten

bearbeitet von

Prof. Dr. A. HIRSCH in Berlin.*)

A. Medicinische Geographie und Statistik.

I. Zur allgemeinen medicinischen Geographie und Statistik: 1) Wasserfuhr, H., Zur Organisation der Sterblichkeitsstatistik. Vierteljahrsschr. für öffentliche Gesundheitspfl. IV. Heft 2. S. 285. — 2) Vele, R., Zur Einführung einer Sterblichkeitsstatistik. Ebendas. S. [illegible] — 3) Cholybdus, Th., Ueber Sterblichkeitsstatistik. Ebendas. Heft 3. S. [illegible] — 4) Battrop, A., De quelques modifications physiologiques importantes produites dans l'économie humaine par les changements de climat. Arch. de méd. navale. Juin p. 471. — 5) Gönsburg, E., Die Kindersterblichkeit im Allgemeinen und die in den Findelhäusern insbesondere im Lichte der [illegible] Theorie betrachtet. Journ. für Kinderkrankh. I. 141. — 6) [illegible], Kindersterblichkeit in Kreuznach und Umgegend. Vierteljahrsschr. für öffentl. Gesundheitspfl. IV. Heft 3. S. [illegible] — 7) Majer, K., Die Sterblichkeit der Kinder während des ersten Lebensjahres in Bayern. Journal für Kinderkrankheiten 1872. Heft 9—10. S. 134. — 8) [illegible], M., Climate in its relations to consumption. Americ. Journ. of med. Sc. Jan. p. 63. (Bohnsome). — 9) Lendendorf, [illegible], Untersuchungen über die [illegible] in [illegible] [illegible] — 10) [illegible] — 11) [illegible] — 12) [illegible]

II. Zur speciellen medicinischen Geographie und Statistik:

a) Italien: 13) [illegible] — 14) [illegible] — 15) [illegible] — 16) Lombroso, C., [illegible] — 17) v. Sigmund, Die Syphilis in Italien. Arch. f. Dermatologie und Syphilis Heft 3. S. [illegible] —

b) Malta: 18) Oaffey, C. P., On rheumatic arthritis as a sequel to fever. Dubl. Journ. of med. Sc. Febr. p. 81.

c) Frankreich: 20) Arnould, J., Des causes de la dépopulation en France et des moyens d'y remédier. Gaz. méd. de Paris No. 48, 50 51. — 21) Ely, C., Paris, étude démographique et médicale. Gaz. hebd. de méd. No. 11, 14, 15. — 22) Besnier, E., Rapport de la constitution médicale à Paris (Octbr. 1871—Sept. 1872) Union méd. No. [illegible] — 23) Bresbard, Du mouvement de la population dans la ville de Lyon. Lyon médical No. 6. — 24) Fenteral, Topographie [illegible] et pathologique de l'année médicale 1870 bis 1871 dans la ville de Lyon. Lyon médical No. 4. (Giebt die im vorigen Jahrgange S. [illegible] Themata in anderer Zusammenstellung und gedrängter Uebersicht). — 25) Dareelhe, Tableau des maladies qui ont régné pendant l'année méd. 1871 bis 1872 dans la ville de Lyon. Ebendas. No. [illegible] — 26) Bergeret, Communication sur la relation qui existe entre la météorologie et la mortalité à St. Etienne. Lyon médical No. [illegible]

d) Belgien: Résumé annuel du mouvement de la population de Bruxelles en 1871 Bull. de l'Acad. de Méd. de Brux. VI. No. 3 p. [illegible]

e) Niederlande: 27) Statistisch, algemeen, van Nederland etc. Aflevering [illegible] Leiden. 1870—1. Deel I. [illegible] — 28) Beerbelders, Statistiek, [illegible] — 29) [illegible] — 30) [illegible] — 31) Ali Cohen, L., [illegible]

f) Deutschland: 32) Hasselberg, H. v., Sterblichkeit und Bevölkerung in [illegible] Vierteljahrsschr. für öffentl. Gesundheitspfl. IV. Heft 3. S. [illegible] — 33) Virchow, R., Ueber die Sterblichkeitsverhältnisse Berlins. Berliner klin. Wochenschrift No. [illegible] — 34) Müller, [illegible], Die Sterblichkeit in Berlin im Jahre 1871. [illegible] — 35) Die Sterblichkeit in Breslau im Jahre 1871 [illegible] — 36) Graetzer, J., Ueber die öffentliche Armen-Krankenpflege Breslau's im Jahre 1872 etc. Breslau [illegible] mit Taf. und Tab. — 37) Flinzer, M., Die Bewegung der Bevölkerung in Chemnitz von 1730—1870. Chemnitz. [illegible] mit Taf. — 38 Pfeiffer, L., Die Gesundheitsverhältnisse in Weimar. [illegible]

*) In der Bearbeitung dieses Referates hat mich Herr Dr. med. Wernich, Privatdocent an der hiesigen Facultät, in dankenswerthester Weise unterstützt. H.

[illegible] — 39) Mittheilungen, statistische, über den Civilstand der Stadt Frankfurt a. M. im Jahre 1871. Frankf. a. — 40) Jahresbericht über die Verwaltung des Medicinalwesens der Stadt Frankfurt a. M. XV. Jahrgang 1871. Frankfurt a. M. — 41) [illegible], F., Krankheits- und Sterblichkeitsstand zu Würzburg im Jahre 1871. [illegible] — 42) Mortalitätsstatistik rhein. Städte. [illegible] — 43) Majer, C., Statistische Studien über den Selbstmord in Bayern. [illegible] — 44) Landenberger, Beiträge zur Württembergischen Selbstmordstatistik. Württemberg. med. Correspondenzbl. [illegible] — 45) Elsgel, Die Mortalität in Stuttgart im Jahre 1870 und 1871. [illegible] — 46) v. [illegible], Medicinal-Jahresbericht aus dem Oberamtsbezirk [illegible] vom Jahre 1871. [illegible] — 47) Sanitätsbericht, [illegible] — 48) Goldschmied, J., Die Sterblichkeit Wiens im Jahre 1870. [illegible]

g) Schweiz: 49) [illegible], F., Mittheilung über die [illegible] vom Jahr 1871 im Canton [illegible]. Correspondenzbl. Schweiz. Aerzte [illegible].

h) Britannien: Haviland, A., The geographical distribution of phthisis. Brit. med. Journ. [illegible] — 51) Scott, A., On the prevalence of [illegible] — 52) Haviland, A., On the geographical distribution of typhoid fever in England and Wales. [illegible] — 53) Wilson, [illegible] — 54) Prince, [illegible]

i) Skandinavien: 55) Bergmann, [illegible] — 56) Hjaltelin, T., [illegible]

k) Indien: 57) Morehead, [illegible] — 57a) de Renzy, A. C. C., Typhoid fever in India. [illegible] — 58) Davidson, [illegible] — 59) Chenet, [illegible]

l) Indischer Archipel: Friedmann, [illegible]

m) Hinterindien: [illegible]

n) China: 62) Smith, F. P., [illegible] — 63) [illegible] — 64) Martin, [illegible]

o) Algier: 65) [illegible]

p) Ost-Africa: [illegible]

q) Süd-Africa: 70) Egan, Ch. J., [illegible] — 71) Egan, C. J., [illegible]

r) Vereinigte Staaten von Nord-America: 72) Report on the diseases of [illegible] — 73) Wells, W. L., [illegible] — 74) [illegible] — 75) Mc Clelland, W. F., The climate of Colorado. [illegible] — 76) Young, E. W., [illegible]

s) Pacific-Küste: 77) [illegible]

t) Guyana: 78) Pollard, [illegible]

u) Mexico: 79) [illegible]

v) Brasilien: 80) [illegible] — 81) Gell, [illegible]

w) Chile: 82) [illegible]

x) Australien: 83) [illegible] — 84) [illegible] — 85) Thomson, W., [illegible] — 86) [illegible]

I. Allgemeine medicinische Geographie und Statistik.

Im Anschlusse an die von Eulenberg (vergl. den vorjähr. Bericht II. S. 250) ausgesprochenen Ansichten über die Bedeutung einer officiellen Mortalitätsstatistik und über die an eine solche zu stellenden Anforderungen, entwickelt Wasserfuhr (1) diejenigen Grundsätze, von deren Durchführung man sich eine möglichst vollkommene Organisation der Sterblichkeits-Statistik, mit specieller Berücksichtigung der deutschen Staaten, versprechen darf. — Hauptsache ist zunächst, dass für ganz Deutschland eine einheitliche Civilstandsführung, durch Staats- oder Gemeinde-Beamte, eventuell, d. h. da wo es an geeigneten derartigen Individuen fehlt, durch besonders beauftragte Geistliche eingeführt werde; die

Anstellung eigentlicher Leichenschauärzte, durch welche jeder Todesfall specificirt zur Kenntniss dieser Beamten gelangt, ist nicht zu empfehlen, da ein solches Institut nur in Städten, resp. in solchen Orten durchführbar ist, wo überhaupt Aerzte wohnen, für die ganze ländliche Bevölkerung daher ein anderer Modus für die Leichenschau gefunden werden müsste, wenn man nicht, wie EULENBERG vorschlägt, auf die wissenschaftlichen Zwecken zugewendete Erhebung der Sterblichkeits-Statistik auf dem flachen Lande ganz verzichten will, womit sich selbstverständlich der Forscher im Gebiete der Aetiologie und Hygiene, welchem jene Mortalitäts-Erhebungen namentlich zu Gute kommen, unmöglich einverstanden erklären kann. Aber auch selbst in Städten hat die Anstellung besonderer Leichenschau-Aerzte, nach dieser Richtung hin, keinen Vortheil, da eine grosse Zahl von Individuen auch städtischer Bevölkerungen ohne ärztliche Behandlung stirbt, die Todesursache in solchen Fällen sich also auch einer exacten Feststellung entzieht, wie die aus den grossen Städten vorliegenden Mortalitäts-Tabellen lehren, in welchen Rubriken, wie „Krämpfe," „Zahnen," „Wassersucht" u. s. w. eine quantitativ hervorragende Stelle einnehmen; die Leichenschauärzte sind unter diesen Umständen immer auf die Aussagen, resp. die Diagnose der Laien aus der Umgebung des Kranken angewiesen, ja man findet derartige Diagnosen sogar auf zahlreichen von den behandelnden Aerzten ausgestellten Leichenscheinen, so dass selbst von dieser Erfahrung her das Institut angestellter Leichenschau-Aerzte sich nicht empfiehlt, wenn man von denselben mehr als eine sichere Constatirung des wirklich erfolgten Todes und anderer in privatstrafrechtlicher und sanitäts-polizeilicher Hinsicht wichtige Angaben erwartet. — W. glaubt, dass nach allen diesen bisher gemachten Erfahrungen über Leichenschau und Ausstellung der Leichenscheine in deutschen Staaten sich das in dieser Beziehung in England gebräuchliche Verfahren noch als das zweckmässigste empfiehlt, demzufolge ausser den behandelnden Aerzten zur Ausstellung von Leichenscheinen befugt, resp. verpflichtet sind:

1) Verwandte oder andere Personen, die beim Tode gegenwärtig waren,

2) Personen, welche den Verstorbenen während der letzten Krankheit pflegten,

3) der Hausbesitzer, oder, wenn dieser selbst gestorben ist,

4) ein Bewohner des Hauses, in welchem der Todesfall sich ereignet hat, mit der gesetzlichen Bestimmung, dass auf den Todtenscheinen, welche nicht von einem qualificirten Arzte ausgestellt sind, dies in der Rubrik, welche den Namen der Todesursache enthält, ausdrücklich bemerkt wird; dass in Fällen, wo der Verstorbene von einem Arzte behandelt worden ist, dieser zur Ausstellung des Todtenscheines gesetzlich verpflichtet ist, sieht W. als selbstverständlich an. Allerdings wird, wie W. zugesteht, die auf diesem Wege gewonnene Erhebung der Todesursachen nur einen bedingten Werth haben, allein auch Laien sind, wie er hinzufügt, häufig in der Lage, Todesursachen richtig angeben zu können, und dies gilt gerade von den ätiologisch und hygienisch wichtigsten, wie der Lungenschwindsucht und den epidemischen Infectionskrankheiten. — Bezüglich der Form der Todtenscheine empfiehlt sich der Gebrauch der sogenannten Zählblättchen, am besten von verschiedener Farbe für beide Geschlechter, welche selbstredend für ganz Deutschland gleichmässig einzurichten sind, nach Vorschlag von W. folgende Rubriken enthalten:

1. Vor- und Zuname, 2. Altersangabe und zwar Geburtsjahr und Alter beim Tode nach Jahren, Monaten und Wochen, 3. Religion, resp. Confession, 4. Stand oder Beruf (bei Kindern, des Vaters), 5. bei Kindern unter 10 Jahren ob ehelich oder unehelich, 6. bei Kindern unter einem Jahre Angabe der Art der Ernährung (ob Mutter-, Ammenbrust, künstliche oder gemischte Ernährung), 7. Angabe ob ledig, verheirathet, verwittwet oder geschieden, 8. Angabe über Wohlhabenheit oder Dürftigkeit (nach der vom Verstorbenen gezahlten Steuern bemessen), 9. Angabe der Wohnung, nach Strasse, Hausnummer, Stockwerk, Vor- oder Hinterhaus, Lage der Wohn- und Schlafräume und Zahl der Bewohner in der Wohnung des Verstorbenen, 10. Angabe der Zeit des Todes nach Monat und Tag, 11. Angabe der Todesursache (wohin auch Todtgeburten gehören), 12. Verificirung des des Todes. Zweckmässig ist noch eine Rubrik für „Bemerkungen" übrig zu lassen. — Die Bearbeitung und Verwerthung des statistischen Materials fällt, nach Vorschlag von W., zunächst den Civilstandsbeamten anheim, insofern dieselben nach den eingegangenen Todtenscheinen wöchentliche Listen anzulegen und diese nebst den Todtenscheinen den Kreisärzten zu übermitteln haben; diese haben die Listen zu prüfen, zu revidiren, zu ergänzen und zu verbessern, nach denselben bearbeitete vierteljährliche Rapporte an die höheren Medicinalbeamten einzusenden, welche in gleicher Weise jährliche statistische Rapporte über die Provinzen zusammenzustellen haben, worauf das ganze in dieser Weise bearbeitete statistische Material an das zu schaffende Reichsgesundheitsamt gelangt, welches einen einheitlichen Bericht über die so gewonnene Statistik der Sterblichkeitsverhältnisse des deutschen Volkes veröffentlicht.

VOLZ (2) erklärt, mit Hinweis auf die oben angeführten Mittheilungen von EULENBERG, dass die von diesem geforderte Erhebung der Todesfälle behufs einer Mortalitätsstatistik im Grossherzogthum Baden seit 20 Jahren bereits factisch existirt, dass die Ausstellung der Todtenscheine durch verpflichtete Leichenschauer (nicht Aerzte) geschieht, und dass die Todesursache in den Todtenscheinen derjenigen Verstorbenen, welche ärztlich behandelt worden sind, von dem betreffenden Arzte, in den übrigen von dem Leichenschauer nach Angabe der Angehörigen eingetragen wird, und theilt hiernach die letzte den Gegenstand betreffende, vom 7. Januar 1870 datirende Verordnung des Ministeriums des Innern ausführlich mit.

CHALYBAEUS (3) glaubt, dass man sich nicht bloss auf eine Mortalitätsstatistik zu beschränken, sondern auch eine Krankheits-(Morbilitäts-)Statistik anzustreben habe; eine solche wird selbstverständlich nur für grössere Städte zu erlangen sein und da auf eine Mitwirkung der Aerzte für Feststellung der Daten nicht zu rechnen ist, sich wesentlich über diejenigen Individuen, welche einer amtlichen oder anderweitigen Controlle unterliegen, zu erstrecken, übrigens nur solche Krankheiten in's Auge zu fassen haben, welche Arbeits-Unfähigkeit und ärztliche Behandlung des Erkrankten bedingen. Das Material für diese Statistik würde den Berichten aus Gebär-, Findel-, Waisenhäusern und Krippen, ferner aus Polikliniken, Hospitälern, Siechenhäusern und Versorgungsanstalten, Armenversorgungsbehörden, aus Arbeitsanstalten, Gefängnissen, Schulen, vom Militair, aus den verschiedenen Krankenkassenvereinen und Lebensversicherungsanstalten, endlich von Seiten der Polizei, Post, Telegraphie, Eisenbahn, so wie der juristischen und Verwaltungsbehörden zu entnehmen sein. Ein solches Material, dessen Verlässlichkeit zudem durch die Quelle, aus der dasselbe fliesst, garantirt ist, würde eine leidlich vollständige Krankheitsstatistik ergeben, denn nur die Minderzahl der sämmtlichen Bewohner einer Stadt rangirt nicht in die eine oder andere dieser Classen und das Material ist um so werthvoller, als man nicht bloss die Zahl der Kranken, sondern auch die der gesunden diesen Kategorien angehörigen Individuen kennt, demnach im Stande ist, nicht nur das absolute, sondern auch das relative Sterblichkeitsverhältniss zu berechnen. Vorbedingung für eine solche Erhebung ist, dass die Obrigkeit sämmtlichen öffentlichen Instituten und Behörden die Pflicht auferlegt, die nöthigen Angaben gewissenhaft und in gleicher Form aufzunehmen, und dem statistischen Bureau rechtzeitig einzureichen. — Auch C. appellirt an die zu schaffende Centralstelle für öffentliche Gesundheitspflege im deutschen Reiche, zu deren wesentlichsten Aufgaben die Einführung dahin zielender Gesetze und Verordnungen gehört.

Ueber Bedeutung, Nutzen und Methoden der Volkszählung, mit besonderer Rücksicht auf die Zählung des Jahres 1871, spricht HELD (11). — Nach einer historischen Uebersicht und kurzen Vergleichung älterer Methoden, über deren geringen Werth man überhaupt jemals kaum zweifelhaft war, wendet sich H. zu den Vortheilen der neuesten (Zählkarten-) Methode, und findet dieselben einmal in einer Verbesserung des Urmaterials. Jede Einrichtung, welche das Vergessen einzelner Individuen erschwert, und welche eine, der Uraufnahme unmittelbar folgende Controlle ermöglicht, ist wünschenswerth; und diese Anforderungen sind in den Zählkarten genügend erfüllt. Den Wegfall der Uebertragung auf Zählblättchen (1867 zur Anwendung gelangt), bedauert Verf. nicht allzu sehr; durch das Zusammenfassen in die Zählkarten wird den Gezählten und Zählern allerdings etwas mehr zugemuthet, dafür aber auch den Verwaltungs-Behörden eine grosse Last abgenommen. Den Hauptvortheil der Zählkarten-Methode sieht H. jedoch in ihrem selfgovernementalen Charakter, wenn man diesen nicht in der Selbsteintragung Seitens der Haushaltungs-Vorstände, sondern in der Verwaltung des Zähler-Amtes durch freiwillige Revisoren sucht. Bei 90 Procent aller sich Eintragenden muss vom Zähler geistig die Hand geführt werden, das Zusammenwirken des Gezählten und eines *freiwilligen* Organs der Statistik ist für Genauigkeit und Vollständigkeit der Uraufnahme die Hauptsache. — Dass nicht der Staat, sondern jede Gemeinde, in welcher sich nicht die erforderliche Zahl freiwilliger Revisoren findet, die Kosten des Aufsichts-Verfahrens trägt, findet Verf. durchaus gerechtfertigt.

RATTRAY (4) macht darauf aufmerksam, dass eine Vorfrage für das Studium der tropischen Krankheiten, die nach den modificirenden Einflüssen des tropischen Klima's und des Klimawechsels auf das physiologische Verhalten des Individuums, vorläufig noch ganz ungelöst ist, dass die bisher angestellten Versuche über den Einfluss hoher Hitzegrade, sehr verdünnter Luft und anderer ähnlicher Momente zur Beantwortung dieser Frage nicht ausreichen, da man es unter den oben genannten Verhältnissen mit einem Complexe verschiedener Einflüsse zu thun hat. — Verf. hat die ihm auf einer grösseren Seereise gebotene Gelegenheit, Versuche über den Einfluss des Klima's auf Respiration, Puls, Körpertemperatur, Urinsecretion und Körpergewicht an der aus verschiedenen Racen und Nationalitäten zusammengesetzten Schiffsmannschaft anzustellen benützt und theilt die hierbei gewonnenen Erfahrungen in der vorliegenden Arbeit mit; Ref. muss sich darauf beschränken aus der in grösster Ausführlichkeit gegebenen, mit zahlreichen Tabellen erläuterten Darstellung die nach den einzelnen, zuvor genannten Gesichtspunkten gewonnenen Resultate hervorzuheben. Bezüglich der Respiration gelangt Verf. zu folgenden Schlüssen: die Lungencapacität wechselt je nach der Temperatur, sie steigt unter tropischem und vermindert sich unter gemässigtem und kaltem Klima in dem Umfange, dass sie, im Verhältniss zur mittlern Capacität in gemässigten Breiten, in den Tropen um 12.24 pCt. gesteigert, in der kalten Zone um 6.52 pCt. vermindert erscheint, während die Tageszeit an den einzelnen Beobachtungsorten in dieser Beziehung keinen Unterschied erkennen lässt; dagegen zeigt sich die Athmungsfrequenz in tropischen Gegenden vermindert, so dass, während sie in gemässigten Breiten ca. 16 in der Minute beträgt, sie in den Tropen auf ca. 13 sinkt; in den einzelnen Tageszeiten aber tritt überall ein Maximum der Athmungsfrequenz Abends und ein Minimum Morgens hervor, das jedoch in gemässigten Breiten viel ausgesprochener (15.68 : 13.09) als in tropischen (14.18 : 13.15) ist. — Bezüglich der Pulsfrequenz ergeben die Untersuchungen: 1) dass die Zahl der Pulsschläge in den Tropen im Mittel 2,5 weniger als in gemässigten Breiten betragen, die Circulation dort also verlangsamt ist, 2) dass sich dieselbe Differenz in den Morgen- und Abendstunden zeigt, 3) dass die mittlere Pulsfrequenz in den Nachmittagstunden innerhalb der Tropen grösser als in höheren Breiten ausfällt, und dass 4) der Morgenpuls sich viel weiter vom Mittel entfernt als der Abendpuls.

Der Einfluss des tropischen Klimas auf die Körpertemperatur lässt sich im Mittel für die gemässigte Zone (unter der Zunge gemessen) auf 36,3° angeben. Für die Tropen berechnet Verf. aus 51 Tagen ein Mittel von 36,° unter dem Aequator ergaben die Messungen von 7 Tagen eine durchschnittliche Körpertemperatur von 37,1°. Für die Beziehungen zwischen der Körper- und Lufttemperatur hat B. ebenfalls eine Tabelle gegeben: es findet ein directes aber sehr ungleichmässiges beiderseitiges Steigen und Sinken statt. — Für die Wasserausscheidung durch die Nieren und die Hautperspiration hat Verf. sehr genaue Werthe gefunden; während die Urinmenge sich um 17,5 pCt. verminderte, stieg die durch die Haut ausgeschiedene Flüssigkeit um 21,5 pCt. Es tritt ferner eine leichte Verminderung des Wassergehalts der Exspirationsluft und eine Vermehrung desselben in den Darmexcretionen hervor. — Der aprioristisch wahrscheinlichen Verminderung des Körpergewichts sucht Verf. ebenfalls eine Zahlenunterlage zu geben. Er fand, dass 64,5 pCt. aller Theilnehmer seiner Fahrt um 5 Pfd. abnahmen. Unter diesen waren die ganz Erwachsenen überwiegend vertreten und zwar noch mehr in dem Alter von 35 Jahren, welches sonst das kräftigste des Seemannslebens ist. Verf. macht jedoch selbst darauf aufmerksam, dass für die Zurückführung dieser Facta auf das Klima eine sorgfältigere Regelung der Nahrung nöthig wäre, als sie auf Schiffen überhaupt möglich ist.

Lent knüpft seine Bemerkungen zur Kinder-Sterblichkeit (12) an den Ministerial-Erlass über die in fremder Pflege befindlichen Kinder im ersten Lebensjahre (15. October 1872) an, und beleuchtet die Schwierigkeiten, auf welche die Beantwortung der Fragen nach dem Geschick dieser Kinder (die präcise nur auf statistischem Wege zu erledigen sind) stossen wird. Mangel jeder ärztlichen Behandlung, Laxheit der Aerzte, Fehler in den polizeilichen Angaben über Ab- und Zuzug dieser Kinder, zuweilen effective Unterschlagung derselben, werden die Richtigkeit der Daten im Anfange dieser Erhebungen sehr beeinträchtigen. Und doch haben wir gerade in Preussen alle Ursache, mit diesen Fragen uns sehr speciell zu beschäftigen. Nur Baden, Oesterreich und Baiern liefern noch grössere Zahlen für die unter einem Jahre Verstorbenen. Der gesammte preussische Staat hat den erheblichen Mortalitätssatz von 236,03 im ersten Lebensjahre Sterbender auf 1000 Lebende; einzelne Provinzen, vor allen Schleswig, Holstein und Lauenburg, aber auch Westphalen und das Jahde-Gebiet, stehen ungleich günstiger da. Einen Fehler, der häufig bei den Berechnungen der Sterblichkeit des ersten Lebensjahres gemacht wird, markirt Verf. in dem Ansatz: Unter 100 Gestorbenen fallen X auf die erste Altersklasse. Ausserdem muss auf dem Sterbezählblättchen aller Kinder unter 2 Jahren die Frage beantwortet werden: Ist das Kind in Pflege a) bei den Eltern? b) bei Fremden?

Gonzaga (5) weist nach, dass die Sterblichkeit der Kinder im ersten Lebensjahre aus zwei Factoren resultirt, einmal aus der Beschaffenheit der äusseren Lebensbedingungen (und aus diesem Momente erklären sich die grossen Differenzen der Kindersterblichkeit in verschiedenen Gegenden zu verschiedenen Zeiten und unter verschiedenen Verhältnissen), sodann aus der natürlichen Anlage, welche unter allen Umständen stets dieselbe ist, und die in dem Gesetze, dass die Zahl der sterbenden Neugeborenen im umgekehrten Verhältnisse zu der Entfernung von dem Zeitpunkte ihrer Geburt steht, ihren bestimmten Ausdruck findet; in der vorliegenden Arbeit versucht Verf. zu zeigen, dass die Darwin'sche Theorie von der natürlichen Auswahl ein derartiges Gesetz an die Hand giebt, von welchem sich sowohl die absolute als auch die relative Mortalität der Neugeborenen ableiten lässt, dem zufolge nemlich aus der Anzahl gleichzeitig geborener Kinder nur ein Theil am Leben und zur Fortpflanzung der Geschlechter erhalten bleibt, während der Rest zu Grunde geht.

Das statistische Material für die Untersuchung entnimmt Verf. dem Berichte des Kaiserl. Findelhauses in Moskau für das Jahr 1870; die Kinder werden hier gleich bei der Aufnahme je nach ihrer Kräftigkeit in 4 Kategorien gebracht: 1. sehr schwache Kinder, mittl. Gewicht 5,08 Pfund (russ. Gew.), mittl. Körperlänge 16,18", schwach entwickeltes Skelett, schlechte Ernährung der Weichtheile, 2. schwache Kinder, mittl. Gewicht 6,56 Pfund, mittl. Längenmass 19,40", mittelmässige Skelettentwickelung, Schlaffheit der Weichtheile, 3. mittelmässige Kinder, von mittler Entwicklung und Ernährung, Gewicht 7,48 Pfund, Körperlänge 20,10", 4. starke Kinder (ältere) gute Entwickelung und Ernährung, Gewicht 9,19 Pfund, Körperlänge 20,83". — In dem genannten Jahre wurden im Ganzen 10,661 aufgenommen, von welchen 7660 im Alter von 5 Tagen, 1716 im Alter von 5–14 Tagen, 714 im Alter von 14–28 Tagen, 571 im Alter über 1 Monat standen; über die biostatischen Verhältnisse der einzelnen Kategorien der Aufgenommenen giebt die folgende Tabelle Aufschluss:

	Zahl der Aufgenommenen	Zahl der Gestorbenen		erreichten ein Lebensalter von			
		absolut	pCt.	7 Tagen	14 Tagen	28 Tagen	über 1 Monat
1. Kategor.	1189	792	66,61	262	149	128	253
2. „	2814	817	29,03	91	220	236	260
3. „	3901	847	21,71	61	236	300	250
4. „	2757	477	17,03	824	153	186	114
Summa	10661	2933	27,51				

Im Zustande ausgesprochener Atrophie befanden sich bei deren Aufnahme in die Anstalt 392 Kinder, von denen 99 älter als einen Monat waren und von welchen 144 (36,73 pCt.) starben. – Von den 10661 Kindern waren im Laufe des Jahres 1870 verschiedenen Krankheiten unterworfen 8006 (77,4 pCt.), und zwar erlagen von 100 Kindern an:

	Atelectasis pulm.	Acute Krankh. der Respirationsorg.	Acute Erkr. des Hirns u. d. Hirnh.	Acute und chron. Magen-Darmkr.	Peritonitis	Dissolut. sanguin. und Septikaemie	Haemorrhagia intracranialis	Angeb. Schwäche und Atrophie
Januar	14,81	47,68	6,66	14,86	4,61	6,66	3,85	1,50
Februar	8,58	39,24	8,32	19,74	3,55	4,18	4,18	1,20
März	3,03	44,39	2,87	31,65	2,87	3,29	3,20	0,87
April	8,36	39,16	8,60	29,27	1,52	8,36	2,66	1,13
Mai	10,62	47,02	4,37	9,37	1,87	13,12	1,87	2,50
Juni	7,89	41,04	3,68	16,25	0,30	13,68	0,20	4,73
Juli	6,32	37,92	4,74	28,43	0,40	11,06	2,70	4,86
August	7,87	48,02	1,57	19,68	1,10	12,20	1,57	3,14
September	9,42	46,71	4,50	17,61	2,45	6,14	1,21	2,45
October	5,92	45,64	6,27	18,46	2,43	11,49	1,74	2,43
November	6,19	47,13	2,38	16,66	3,33	10,95	2,38	6,66
December	3,16	38,90	0,95	12,66	0,45	27,10	1,81	12,21
Sehr schwache	17,04	41,08	4,16	12,63	1,38	8,52	3,03	7,07
Schwache	4,65	41,30	4,65	21,17	1,95	12,36	1,95	3,06
Mittelmässig	3,18	45,37	3,65	23,14	2,00	10,03	2,12	1,36
Starke Kinder*)	4, 4	42,34	4,19	25,15	2,93	12,15	2,09	2,51

Die grösste Zahl der Erkrankten (1394) kam im August, die kleinste (963) im Januar vor. — Nach Darwin's Grundsätzen entspringt das „Gesetz der natürlichen Auswahl" aus der Vereinigung der Principien der individuellen Veränderlichkeit, der Vererbung und des Kampfes um das Leben. Dafür, dass sämmtliche 10661 aufgenommene Kinder von den beiden erstgenannten Principien beeinflusst worden sind, sprechen die verschiedenen Grössen-, Umfangs- und Körpergewichtsverhältnisse, in Bezug auf das Princip der Vererbung ist speciell der Nachweis über 187 Fälle congenitaler Syphilis zu führen; von den 10661 lebend geborenen Kindern erlagen dem Einflusse dieser Momente 2933, und zwar so, dass bei 438 (15 pCt.) die Existenzfähigkeit nicht über 7 Tage betrug, bei 1638 (55 pCt.) dieselbe sich auf 14 Tage, bei 877 (29,5 pCt.) auf einen Monat und darüber erstreckte. – Weiter ergeben die Thatsachen, dass bei einer jährlichen mittlern Sterblichkeit von 27 pCt. die monatlichen Maxima der Sterblichkeit in den Sommer, die Minima in den Winter fallen, dass die Mortalitäts-Schwankungen nahezu im Verhältnisse zu der Quantität von Nahrung stehen, welche den Kindern gewährt werden kann*): in den Monaten Mai-August herrscht constant ein Ammenmangel, da die Frauen durch Feldarbeiten auf dem Lande zurückgehalten werden, und so kamen im Jahre 1870 auf je 100 Kinder

im Mai 99 Ammen, wobei eine Mortalität von 16,02
- Juni 97 - - - - - 21,89
- Juli 68 - - - - - 46,31
- August 71 - - - - - 30,24

Die überlebenden 7485 Kinder hätten bei adäquaten äusseren Lebensbedingungen gedeihen und erhalten werden können, allein „die täglich zuströmenden neuen Mitbewerber um's Leben beanspruchen den Raum und die Pflege im Findelhause," sie werden auf's Land geschickt, und erfahren damit eine ungünstige Veränderung der Lebensverhältnisse (beschränkte Räumlichkeiten, Schmutz, Mangel an Schutz gegen Witterungseinflüsse, fast exclusiv vegetabilische Nahrung u. s. w.), welchen die relativ geringe Widerstandsfähigkeit dieser jugendlichen Individuen nicht gewachsen ist; von den 7485 Kindern erlagen 2440 im Alter von 3, 1630 im Alter von 4–6, 982 im Alter von 6–12 Monaten, in Summa somit 5052, d. i. 67,4 pCt. (nicht, wie Verf. berechnet 64¹⁄₂ pCt.) dem Kampfe um's Leben. – Verf. zieht aus den hier ermittelten Thatsachen den Schluss, dass 1) eine Verminderung der Kindersterblichkeit im ersten Lebensmonate nur durch eine Verbesserung der Factoren der Fortpflanzung, resp. der physiologisch-moralischen Zustände der Eltern;

2) eine Verminderung derselben während des ersten Lebensjahrs durch rationelle hygienische Massregeln erzielt werden kann. – Bezüglich des Werthes von Findelhäusern aber folgt hieraus, dass nicht das Findelhaus es ist, das die Kinder tödtet, sondern das Elend der Eltern, das lebensunfähige Kinder zur Welt bringt, so wie die Armuth der Ammen und Wartefrauen, deren Obhut die Kinder ausserhalb des Findelhauses anvertraut werden.

Karst (6) vergleicht die Sterblichkeit der Kinder unter einem Jahre in Creuznach und in der Umgebung der Stadt nach 7jährigen (1864

*) Diese 4 Colonnen geben die Mortalitätsverhältnisse in Hinsicht auf die 4 Kategorien.

*) Es ist nicht immer Auge zu lassen, dass sich die hier mitgetheilten Thatsachen und alle hieran geknüpften Reflexionen zunächst auf russische Verhältnisse beziehen.

bis 1870) Beobachtungen; die Bevölkerung der Stadt betrug während dieser Zeit im Mittel 11,939; Verf. wählt zur Vergleichung daher 3 benachbarte ländliche Orte (Hüffelsheim, Langenlonsheim und Mandel), deren Gesammtbevölkerung nahe die gleiche Höhe (12,189) hatte. Die folgenden Tabellen geben die Resultate der Untersuchung in übersichtlicher Zusammenstellung:

I. Geburten und Todesfälle in den Jahren 1864–1870 im Verhältniss zur Bevölkerung.

	Bevölkerung im Mittel	Geburten		Todesfälle			
				überhaupt		unter 1 Jahre	
		in den 7 Jahren	auf 1000 Einw. p. Jahr	in den 7 Jahren	auf 1000 E. p. Jahr	in den 7 Jahren	auf 1000 E. p. Jahr
Kreuznach	11,939	3325	39,7	2552	30,5	563	6,7
Landgemeinden	12,189	3001	36,1	2148	25,2	460	5,4

II. Geburten in den Jahren 1864 — 1870.

		Eheliche Geburten			Unehel. Geburten			Zusammen		
		lebend geb.	todt geb.	zusammen	lebend geb.	todt geb.	zusammen	lebend geb.	todt geb.	zusammen
Kreuznach	in den 7 Jahren	3047	128	3175	146	4	150	3193	132	3325
	Procent	96,0	4,0	100	97,3	2,7	100	96,0	4,0	100
		—	—	95,5	—	—	4,5	—	—	100
Landgemeinden	in den 7 Jahren	2867	137	3004	87	—	87	2954	137	3091
	Procent	95,5	4,5	100	100	0	100	95,6	4,4	100
		—	—	97,2	—	—	2,8	—	—	100

III. Todesfälle in den Jahren 1864–1870.

	Todesfälle überhaupt	Todesfälle unter 1 Jahre		
		in den 7 Jahren	pCt. der Gesammtmortalität	auf 100 Lebendgeb. starben im 1. Jahre
Kreuznach	2552	563	22,1	17,6
Landgemeinde	2148	460	21,4	15,5

Es geht hieraus hervor, dass die Kindersterblichkeit sowohl in der Stadt wie auf dem Lande hinter der Norm (19,0 pCt.) zurückbleibt; die geringere Sterblichkeit auf dem Lande erklärt sich daraus, dass die Kinder zumeist von den Müttern gesäugt oder mit stets frischer Milch ernährt werden und sich mehr des Genusses von Licht und frischer Luft als die Kinder in der Stadt erfreuen*); die relativ grosse Zahl der Todtgeburten auf dem Lande resultirt aus dem Mangel an Hülfe von Seiten der Hebammen, die unter Umständen schwer zu beschaffen sind, demnächst aus den relativ häufigen schweren Geburten. Bemerkenswerth ist ferner für die Stadt die Häufigkeit der unehelichen Geburten, sowie die grössere Zahl der Geburten überhaupt, der aber auch eine grössere Sterblichkeit der Neugeborenen gegenübersteht, so dass sich auch hier das Gesetz bewahrheitet: je grösser die Geburtsziffer, um so grösser auch die Sterblichkeitsziffer.

Die Untersuchungen von Majer (7) über die Sterblichkeit der Kinder während des ersten Lebensjahres in Bayern bestätigen die bereits mehrfach erörterte Thatsache, dass dieselbe hier eine abnorme Höhe erreicht und bei einer Vergleichung mit allen übrigen Ländern Europa's nur noch von der in Württemberg übertroffen wird; in den Jahren 1827–1869 sind in Bayern von 6,485,973 lebend geborenen Kindern 1,990,785 d. h. 30.7 pCt. vor vollendetem ersten Lebensjahre gestorben, in den letzten 7 Jahren hat die Sterblichkeit unter den Neugeborenen sogar 32.7 pCt. betragen, sich also der von Württemberg (35.4) sehr genähert. — Den zahlreichen vom Verf. mitgetheilten speciellen Daten sind namentlich folgende Haupt-Gesichtspunkte zu entnehmen: Wie überall, so ist auch in Bayern die Kindersterblichkeit (es ist hier immer von Kindern im ersten Lebensjahre die Rede) unter den Knaben grösser als unter den Mädchen und zwar im Verhältniss = 100: 85.6, und dasselbe gilt für das Sterblichkeitsverhältniss unter ehelich und unehelich Geborenen, das sich = 100: 127 gestaltet; der Unterschied erscheint hier nicht so gross, wie in vielen andern Ländern, weil in Folge der bis auf die neueste Zeit herrschenden administrativen Erschwerung der Eheschliessungen die Zahl der unehelichen Geburten zwar eine relativ sehr grosse ist, die Neugeborenen aber sich einer grösseren Fürsorge nicht blos Seitens der Mutter, sondern auch des aussergesetzlichen Vaters erfreut haben.

*) Vergl. hierzu die oben von Günsburg geschilderten Zustände in Russland.

Sehr bedeutende Differenzen zeigt die relative Grösse der Kindersterblichkeit in den einzelnen Regierungsbezirken des Landes: sie betrug (für die Periode von 1835—69) in Oberbayern 46.6, Schwaben 45.6, Niederbayern 36.7, Mittelfranken 36.0, Oberpfalz 35.2, Unterfranken 29.0, Oberfranken 25.5, Pfalz 24.8 pCt. der Lebendgeborenen. Von sämmtlichen im 1. Lebensjahr Verstorbenen (die Todtgeborenen mit eingerechnet) ist die Hälfte (ca. 40.5 pCt.) schon im ersten Lebensmonate erlegen; scheidet man die Todtgeborenen aus der Statistik aus, so verhält sich die Kindersterblichkeit in den einzelnen Lebensmonaten (für die Jahre 1867—69 berechnet) nach Procenten der Lebendgeborenen folgendermassen:

Verstorbene während des	Summa	männlich	weiblich	ehelich	ausserehel.
1. Lebensmonates	13,9	15,5	12,4	13,3	16,9
2. u. 3. „	7,0	7,4	6,6	6,5	9.2
4. 5. u. 6. „	5,4	5,7	5,1	5,1	6.6
7—12. „	5,7	5,7	5,6	5,6	5,8
1. Lebensjahres	32,0	34,3	29,7	30,5	38,5

Als Haupt-Todesursachen werden Lebensschwäche, Durchfall, Fraisen (Krämpfe) und Abzehrung bezeichnet; in den Jahren 1867–69 sind diesen Krankheiten jährlich 43,251 Kinder, d. h. fast 74 pCt. der Gesammt-Kindersterblichkeit, zum Opfer gefallen. – Bei einer Vergleichung der Kindersterblichkeit zwischen Stadt und Land ergeben sich für Bayern keine wesentlichen Unterschiede, so dass das allgemeine Gesetz, dem zufolge die Sterblichkeit unter Kindern in Städten grösser als auf dem Lande ausfällt, hier eine Ausnahme erleidet, wie die folgende Tabelle zeigt: Von 100 Lebendgeborenen starben in der Zeit von 1862–1869 im ersten Lebensjahre

	in den Städten	in den Bezirks-Ämtern	Summa
Oberbayern	41.1	42.3	42.0
Niederbayern	39.5	35.9	36.1
Oberpfalz	36.4	35.6	35.7
Oberfranken	22.6	22 3	22.3
Mittelfranken	32.5	33.8	33.5
Unterfranken	26.0	25.3	25.4
Schwaben	42.6	41.0	41.2
Bayern diesseits d. Rheins	35.7	34 3	34.5

Gerade in den beiden Regierungsbezirken mit den beiden grössten Städten des Landes (Oberbayern und Mittelfranken mit München und Nürnberg) ist die Kindersterblichkeit in den Städten etwas geringer als auf dem Lande.

Die mehrfach aufgestellte Behauptung, dass die Höhe der Kindersterblichkeit in einem bestimmten Verhältnisse zur Elevation der Wohnorte über der Meeresoberfläche steht, in der Art, dass die Sterblichkeit um so grösser ist, je höher die Lage der Orte, findet in der Gestaltung dieser Verhältnisse in Bayern keine Bestätigung. Die entscheidende Ursache der Kindersterblichkeit, sagt Verf., ist weniger in physikalischen, vom menschlichen Willen und der menschlichen Kunst unabhängigen Einflüssen, als vielmehr von denjenigen Factoren abhängig, welche in der Art und Weise der Ernährung und der Pflege der Kinder gegeben sind; für Bayern kommen in dieser Beziehung namentlich die künstliche Auffütterung der Kinder und (besonders in den Gebirgsgegenden) mangelhafte Reinlichkeit in Betracht. Bemerkenswerth ist der Umstand, dass, so weit das Factum sich feststellen lässt, die Sterblichkeit unter den Kindern der Israeliten bedeutend geringer als bei der übrigen Bevölkerung derselben Wohnorte ist.

Hellstenius (Dödligheten inom första lefnadsåret i Stokholm och Göteborg. Statist. Tidskrift 1871. 2) giebt eine statistische Untersuchung der Sterblichkeit während des ersten Lebensjahres in den Städten Stockholm und Göteborg im Zeitraume 1860–66. Göteborg zeigte eine Sterblichkeit von 19,11 pCt. (eheliche 16,39 und uneheliche 28,29 pCt.) Stockholm 27,10 pCt. (eheliche 21,68 und unehel. 35,88 pCt.). Für die genannte Tabelle der einzelnen Monate wird auf das Original verwiesen.

G. Gerdcken, Kopenhagen.

Herr Leuchsenring (9), med. Lehrer an der Hamburger Navigationsschule, veröffentlicht seit zwei Jahren Nachrichten über die Gesundheitszustände in europäischen und überseeischen Küstenplätzen. Er verbindet mit dieser Arbeit die lobenswerthe Absicht, stets eine genaue Uebersicht über die an den Küstenorten endemisch und epidemisch herrschenden Krankheiten zu gewinnen, welche die Gesundheit der Seefahrenden vorzugsweise gefährden, ferner eine Statistik der Verluste zu gründen, welche die deutsche Marine durch diese Krankheiten erleidet und endlich den Zustand der öffentlichen Gesundheitspflege an den wichtigsten Hafenplätzen kennen zu lernen und event. auf deren Verbesserung einzuwirken. — Das Unternehmen ist an die amtliche Thätigkeit der Deutschen Seewarte in Hamburg geknüpft und sämmtliche deutsche Consuln in überseeischen Küstenorten so wie die Medicinalbeamten und anderweitige Behörden in europäischen Häfen sind veranlasst worden, fortlaufende Berichte nach den genannten Beziehungen hin zu geben, welche von L. zusammengestellt und veröffentlicht werden. Bis jetzt liegen von dieser verdienstvollen Arbeit drei Hefte (aus den Jahren 1871—72) vor, und wenn dieselben vorläufig auch nur ein sparsames Material bieten, so darf man sich von der Zukunft bei weitem bessere Resultate versprechen, da von Seiten des Reichskanzleramtes die deutschen Gesandten und Consein an den betreffenden Orten zur Einsendung regelmässiger Gesundheitsberichte veranlasst worden sind, und auch, wie aus dem letzten Hefte hervorgeht, der Chef der Admiralität dem Unternehmen sein Interesse zugewendet hat.

In dem von KOLACZEK (10) veröffentlichten statistischen Sanitäts-Berichte der österr. Kriegsmarine für das Jahr 1870 (vergl. hierüber das Referat über Militair-Hygiene) liegen med.-geographische Mittheilungen des Dr. WAWRA von der Weltumsegelungsreise der Fregatte Donau und des Dr. BAPTISTA von den Küsten des rothen Meeres vor, denen folgende Daten entnommen sind. — Als eine der gesundesten Stationen der chinesischen Küste wird Cheefoo bezeichnet; in den Monaten Juli—Sept. betrug die mittlere Temperatur bei Tage 25, bei Nacht 20,5° C und eine fast stets herrschende NO.-Brise, gegen welche der Hafen offen ist, brachte während des Tages angenehme Kühlung; man findet hier die besten Lebensmittel zu billigen Preisen und nach den auf der Fregatte gemachten Erfahrungen darf W. diesen Hafen jedem Schiffe besonders während der Sommerzeit empfehlen, welches in den südlichen Häfen Ruhr- und Fieberkranke acquirirt hat; dieselben erholen sich hier schnell bei zweckmässiger Diät, unter Verhältnissen, wie sie kein anderer Küstenplatz China's und selbst Japan nicht darbieten kann. — Im Ganzen allerdings ist Japan bedeutend gesünder als China; der Sommer ist nicht immer heiss, der feuchtwarme S. W. Monsun erreicht nur die südliche Küste, zudem hat Japan als Inselland ein mehr gleichförmiges Klima; Malariafieber und Ruhren kommen nur in mässigen Verhältnissen vor, auf den nördlichen Inseln, deren Territorium mehr aus vulkanischen Gebirgs- und fruchtbaren Hügelketten besteht, fehlen sie ganz. Auch Syphilis wird hier in Folge der staatlichen Ueberwachung der Bordelle in mässige Schranken gehalten. Auf der längere Zeit dauernden Ueberfahrt von Valparaiso nach Montevideo, auf der in Folge schlechter Witterung die Lüftung des Schiffsraumes nur unzulänglich erfolgen konnte, namentlich ein längeres Offenhalten der Stückpforten nur selten gestattet war, zugleich aber Salzfleisch die vorherrschende Kost bildete, traten eine Reihe (15) von Scorbutfällen auf, die jedoch im Hafen von Montevideo schnell zur Heilung kamen; dagegen, sagt W., ist es wunderbar, dass während der 54tägigen Fahrt von Montevideo nach Gibraltar, auf welcher die Schiffsmannschaft nur 8 mal frisches Fleisch erhielt, die Witterung aber höchst angenehm war, sich keine Spur von Scorbut gezeigt hat. — Die schwerste Krankheit auf der Reise bildeten Malariafieber und zwar stammten die bösartigsten Fälle aus Honkong und Shanghai; es waren Tertian- oder unregelmässig verlaufende Fieber, im Anfange mit Diarrhoe complicirt, die im späteren Verlaufe einen dysenterischen Character annahmen, oder meist unregelmässig verlaufende Fieber mit gastrischen Symptomen, Cerebralaffection, Icterus und Leberschwellung. — In Nagasaki erkrankten 17 Mann unter Cholera-artigen Erscheinungen in Folge des Genusses von Fischen (Euxerantis japonica, Sieb.), welche in den Monaten Juli bis September giftige Eigenschaften haben, sie erholten sich jedoch nach Darreichung von Brechmitteln schnell. — In dem von BAPTISTA erstatteten Berichte findet sich eine ausführlichere Mittheilung über das sogenannte Geschwür von Aden; von ca. 60 im Spital für die Eingeborenen zur Zeit des Besuches des Verf. befindlichen Kranken litten fast sämmtliche — zumeist Neger vom Stamme der Somali, die von der gegenüberliegenden africanischen Küste nach Aden gekommen waren — an diesem Uebel. Der dirigirende Arzt des Spitals, Dr. JAMES, erklärte, während seiner sechsjährigen ärztlichen Thätigkeit in Aden nicht einen an dem Geschwüre leidenden Europäer gesehen zu haben, auch konnte er der allgemein verbreiteten Ansicht, dass es immer einer kleinen, wenn auch nur unbedeutenden Verwundung zum Ausbruche der Krankheit bedürfe, nicht beipflichten; er hält das Geschwür vielmehr als Localausdruck eines constitutionellen Leidens, das symptomatologisch dem Scorbut nahe steht; therapeutisch empfiehlt J. eine allgemeine antiscorbutische Behandlung, deren Zweckmässigkeit jedoch von anderen Seiten in Abrede gestellt wird. In Massowah kommt die Krankheit nicht vor. —

II. Specielle medicinische Geographie.

1. Europa.

a. Italien.

Im Anschluss an seine früheren Berichte (Vgl. Jahrg. 1871. S. 262.) giebt BORONI (13) einen Beitrag zur Mortalitätsstatistik Mailands für das Jahr 1871.

Das Ueberwiegen der Todesfälle (6609) über die Zahl der Geburten (5963) trat in der Differenz von 646 noch krasser hervor als in früheren Jahren, da beispielsweise 1870 dieser Unterschied zu Gunsten der Todten nur 420 betrug. Es stellt sich ferner, da der Procentsatz der Gestorbenen für den Anfangs- und Endpunkt des letzten Sexenniums derselbe ist, nämlich 3,32 Todte auf 100 Einwohner sowohl 1866 als 1871, heraus, dass jenes ungünstige Verhältniss auf eine Abnahme der Geburten zurückzuführen ist. Hinsichtlich der beiden Geschlechter ist das weibliche im Vortheil, da auf 100 verstorbene männliche Individuen nur 96,16 Feminina kommen. Die Verhältnisse bis zum Ende des ersten Lebensjahres, welches durchschnittlich in allen Jahrgängen ca. 20 pCt. aller Todten in Anspruch nimmt, hat Vf. noch mehr detaillirt: im ersten Lebensmonat sterben ebenso viele Kinder, wie in den folgenden 5 Monaten zusammen, die letzten 6 Monate des Jahres fordern endlich nur noch 1 Fünftel aller Opfer. Während sich gegen das Vorjahr die Sterblichkeit der ersten 10 Jahre und der über 60 Jahre Alten verminderte, entfielen 201 mehr Todte auf die Periode des mittleren Lebensalters. — Hinsichtlich des Einflusses der Ehe konnte festgestellt werden, dass mehr unverheirathete Männer und Ehemänner starben als Jungfrauen und Ehefrauen, dagegen lieferten die Wittwen einen erheblicheren Mortalitätssatz als die verwittweten Männer. Vf. schliesst sich in seinen Erklärungsversuchen für die besonders stark hervortretende Mortalität der Junggesellen mit Stark und Bertillon der alten Hufeland'schen Erklärung an. — Den Angaben über die zeitliche Vertheilung der Sterblichkeit schickt B. eine kleine meteorologische Tabelle voraus, aus welcher wir besonders die enormen Temperaturdifferenzen hervorheben: während der December eine Kälte von — 9,55° C. brachte, wurden im Juli + 35,00° notirt, der Monat April allein lieferte eine Differenz von 22°. Die durchschnittliche Luftfeuchtigkeit ging im Jahre 1871 tief unter das Mittel hinunter, die Zahl der heiteren Tage war eine besonders grosse: Umstände, denen Vf. für seine subalpine Zone aus Erfahrung einen ungünstigen Einfluss auf den Gesundheitszustand zuschreibt. Während im vorigen Jahre die grösste Sterblichkeit nächst dem Winter (welcher constant für die ungünstigste Jahreszeit zu gelten hat) in den Frühling fiel, ist diesmal vom Winter angefangen die Reihenfolge: Winter, Herbst, Sommer, Frühling; seine Stelle verdankt der Herbst im vorliegenden Falle einer rapiden Steigerung der Blatternepidemie. Von allen Monaten nimmt der December mit 901 Todten die erste Stelle ein. Merkwürdig ist, dass selbst bezüglich der frühzeitigen und nicht lebensfähigen Früchte der Winter die anderen Jahreszeiten mit erheblicher Ziffer überragt. Für die Säuglinge lieferte (wie auch in früheren Jahren) der Sommer die beträchtlichste Mortalität. Die Ursache für diese Thatsache anlangend, scheint Vf., obgleich er eine Scheidung in eheliche und uneheliche Kinder ad hoc nicht vorgenommen, den Ghiglia'schen Anschauungen sich zu nähern. Für die Altersklasse vom 2. Monat bis zum Ende des 2. Lebensjahres ergaben Sommer und Herbst die fast ganz gleiche (höchste) Sterblichkeit. Hier werden die ätiologischen Verhältnisse schon unklarer, weil die Blattern ein grosses Contingent der Verstorbenen liefern. Für die Greisensterblichkeit tritt endlich der Winter wieder in seine vollsten Rechte, da er doppelt soviel Todesfälle aufweist, als jede der anderen Jahreszeiten. — Verschieden äussern sich die Jahreszeiten auch in Bezug auf die Sterblichkeit im Domicil und im Hospital. Dort tritt der Winter, hier der Herbst am ungünstigsten auf. Ueber den Einfluss der Stände eine Mortalitätsübersicht zu geben, erklärt sich B. wegen der schwankenden Bezeichnungen für die einzelnen Beschäftigungen und des Mangels einer consequenten Nomenclatur auf den Todtenscheinen ausser Stande. — Unter den Todesursachen stehen die Blattern mit 12,74 pCt. der Gesammtmortalität obenan; hinsichtlich der Geschlechter findet kaum eine Verschiedenheit statt; die erheblich grössere Mortalität in den Hospitälern erklären die geläufigen Gründe (schwerere Erkrankung, hoffnungsloseres Stadium etc.) für dieses Factum. Wie meistens stellte auch in der 1871 ger Epidemie der Altersabschnitt vom 20.—39. Jahre die schwersten Erkrankungen an Blattern und die grösste Zahl der Todesfälle; unmittelbar darauf folgt die Altersklasse vom 0.—9. Jahre, was kaum anders als durch sehr hinausgeschobene Impftermine für die Kindervaccination erklärt werden kann, da das spätere Kindes- und Jünglingsalter (10.—19. Jahr) eine sehr geringe Mortalität aufweist. — Masern und Scharlach forderten nur wenige Opfer. — Die Tuberculose erscheint mit ihren 12,58 pCt. der Gesammtmortalität gegen 1870 (mit 13,95) milder aufgetreten zu sein. — Affectionen der Brustorgane sind mit 7,32 pCt., Herzfehler mit 4,46 pCt. aller Todesfälle berechnet. — Typhus und typhoide Fieber, in Mailand selten sehr perniciös auftretend, stellten auch besonders in diesem Jahre zur Gesammtmortalität nur 2,79 pCt.; erwähnt zu werden verdient die geringe Besorgniss vor diesen Krankheiten, welche nur eine geringe Anzahl der Befallenen in die Hospitäler gelangen lässt. —

'. In seinem kurzen Ueberblick der klimatischen Verhältnisse des Thales von Riva-Arco (bekanntlich nördlich des Gardasees gelegen) weist Mohl (14) dem Klima von Riva-Arco seinen Platz in der Mitte zwischen dem von Meran und dem der französischen und italienischen Riviera an. Ein Auszug der Tabellen liefert Anhaltspunkte für diese Auffassung besonders in folgenden Zahlen: Die mittlere Jahrestemperatur war 12,25—13°, die mittlere Temperatur der Monate October bis März: 6,81—7,11°, der Monate April bis September: 18,2—18,6°. Der kälteste Monat des Jahres 1871 war der December mit 0,38°, der wärmste, der Juli, mit 23—24°. Die Niederschläge und Windstärken zeigten, nach den Monaten vertheilt, folgendes Verhalten:

	I.	II.	III.	IV.	V.	VI.	VII.	VIII.	IX.	X.	XI.	XII.
Zahl der Tage mit Niederschlägen	3.	1.	7.	9.	8.	10.	8.	12.	7.	5.	11.	2.
Windstärke	1,4.	1,3.	1,7.	0,6.	0,8.	1,1.	1,1.	0,8.	0,8.	0,6.	0,0.	0,9.

Zahl der Tage mit Niederschlag 89, durchschnittliche Windstärke 1,0. Die verhältnissmässig niedere Sommerwärme erklärt sich durch den täglich über den Gardasee herkommenden Südwind. Doch ist gleichzeitig das Abwechseln desselben mit längeren Ruhepausen ein so regelmässiges, dass er, abweichend von den rauhen, ungestümen Frühjahrswinden anderer europäischer Curstationen auch schwächlichen Reconvalescenten im Freien zu sein erlaubt.

Pozzani's Bericht (15) über den schädlichen Einfluss der Reiscultur auf die menschliche Gesundheit mit speciellem Bezug auf die Gemeinde Cerea (Nieder-Verona) schliesst sich den früheren vereinzelten Berichten (vergl. Jahrg. 1868 S. 258) über diesen Gegenstand an. Nach einer geschichtlichen Einleitung, die besonders auch auf die noch 1867 mit ungünstigem Erfolge unternommenen Versuche eines trockenen Reisbaues Rücksicht nimmt, giebt Verf. die in seinem speciellen Bezirk erhobenen statistischen Daten. Er leitet dieselben durch eine vergleichende Uebersicht mit den älteren Erhebungen über die Mortalität von Vercelli, der vorzugsweise mit Reisbau geschädigten Provinz Italiens, ein, vergleicht ferner die Mortalität anderer Sumpfgegenden ohne Reisbau mit der von Reisgegenden und kommt zu dem Schluss, „dass die letzteren die kleinste Zahl von Geburten, das Maximum der Todesfälle und die geringste mittlere Lebensdauer aufzuweisen haben." (Beispielsweise beträgt dieselbe für die männlichen Bewohner von Asiegna 23 Jahre!) — Hinsichtlich der in Reisgegenden vorherrschenden Krankheiten beschränkt sich Verf., da die betreffenden Zahlenerhebungen so klein ausfallen würden, die Affectionen der Reihe nach aufzuzählen; Intermittenten stehen obenan, denen sich gastroenterische Leiden anschliessen. Die Maassregeln, welche P. zur Abhilfe vorschlägt, gipfeln für's Erste in einer sorgfältigen, obrigkeitlichen Controle über alle Eigenthümer, welche Reisbau treiben.

Aus den Tabellen, welche Lombroso (16) seinen Studien über die Vertheilung der Tinea in Italien zu Grunde gelegt hat, zieht er acht Schlussfolgerungen, aus denen wir folgende Daten hervorheben. Das einzige anthropologische Factum scheint eine gewisse Immunität gegen Alopecia und Tinea in den deutschen und französischen Colonien zu sein (z. B. im Kreise Aosta und Biella), während in griechischen und albanischen Niederlassungen die Zahl der Befallenen erheblich ansteigt. Die Gegenden mit kälterem Klima zeigen ebenfalls eine Immunität gegen die Krankheit. Dasselbe ergiebt sich für die Hauptstädte (nach Verf. wegen der besseren Sorge für Reinlichkeit), so dass z. B. Palermo und Neapel sich vor den umliegenden ländlichen Kreisen vortheilhaft auszeichnen. Tritt noch anerkannter Wohlstand hinzu, so nehmen die grösseren Städte eine noch günstigere Stellung in der Krankheitsscala ein (Genua, Livorno). Doch spielt auch der grössere Verkehr mit Menschen eine Rolle: reiche und bevölkerte Gegenden, die abgeschlossener liegen, stellen für die Krankheit wieder ein grösseres Contingent. Unten an stehen Orte, die sich durch wenig Verkehr, Trägheit der Bevölkerung, Mangel an fliessendem Wasser auszeichnen (ganz Calabrien, die Städte Cremona, Lodi, Parma, Lecco, Bergamo etc.) Verf. macht darauf aufmerksam, dass, da seine Tabellen aus dem bei den Militär-Aushebungen erhaltenen Material gearbeitet sind, dieselben für Landstriche, in denen wichtigere Körpermängel, wie Cretinismus, Kropf, kleine Statur etc. endemisch sind, vielleicht zu kleine Zahlen für Tinea bringen, weil man bei der Conscription mehr auf jene grösseren Defecte Rücksicht nahm.

In fragmentarischen Skizzen schildert Simonon (17) die Syphilis in Italien. Aus den Bestimmungen des neuen italienischen Sanitätsgesetzes heben wir Folgendes hervor: Mittellosen Syphilitischen darf die Aufnahme in öffentliche Spitäler nicht versagt werden. In grösseren Städten besteht ein Dispensatorium für solche Syphilitische, die ambulant behandelt werden können. Gefährdete Prostituirte werden in einem besonderen „Sifilicomium" bis zu ihrer Genesung, event. Schwangere bis zum Ablauf des Wochenbettes behalten. Bezüglich der Soldaten, Matrosen etc. sind die hinsichtlich der zwangsweisen regelmässigen Untersuchungen bei uns gültigen Bestimmungen eingeführt. Findelkinder mit Syphilis-Symptomen sind nur an syphilitische Ammen zu überlassen oder künstlich zu ernähren. Die Gesetze haben sich in Ober-Italien ziemlich eingebürgert, während in Mittel- und Unter-Italien, ausgenommen etwa Neapel und Palermo, sowohl die Absonderung der Inficirten, als die Einrichtung der unentgeltlichen Dispensatorien viel zu wünschen übrig liess. — Bezüglich der ärztlichen Behandlung der Syphilitischen ist Abweichendes kaum zu berichten, die italienischen Syphilidologen stehen nach v. S. durchaus auf der Höhe der Wissenschaft. Die Syphilis wird überall mit Mercurialmitteln behandelt; die sonst üblichen Methoden sind augenblicklich etwas verdrängt durch die Injectionscuren mit Sublimat und Calomel. Das System des Hungerns ist ziemlich überall aufgegeben. Für die nothwendige Verbesserung der für die Syphilisheilung so wichtigen hygienischen Bedingungen fehlt das richtige Verständniss sowohl bei den der öffentlichen Gesundheitspflege vorstehenden Behörden, als auch besonders im Volke selbst noch vielfach.

b. Malta.

Duffey (18) bestätigt durch seine Beobachtungen über rheumatische Orchitis als Folgekrankheit von Fieber zunächst die Angaben früherer Armee- und Marineärzte über eine Eigenthümlichkeit der auf Malta grassirenden Fieberkrankheiten. Es ist nicht nur die im Sommer endemisch vorkommende Ephemera protracta, sondern auch eine Reihe unter sehr verschiedenen Namen gehender, typhoider Erkrankungen, bei welchen Schmerzen der grossen Gelenke mit allen anderen sonst dem Gelenkrheumatismus zukommenden Symptomen als Nachkrankheit zu den häufigsten Vorkommnissen zählen. Verf. widmet einer in ähnlicher Weise auftretenden Testikelaffection eine Betrachtung. In allen von ihm beobachteten Fällen war eine Gonorrhoe mit Sicherheit auszuschliessen. Selten noch während des Fiebers, meistens in den ersten Reconvalescenztagen, trat ziemlich plötzlich Schwellung der Epididymis auf. Starke Schmerzen längs des Nabelstranges, heftige Spannung im Scrotum, die bis zum Hervortreiben der einzelnen Venen geht, folgen. Nach 3 Tagen lassen die acuten Erscheinungen nach, und es bleibt eine Vergrösserung und Schwere des Hodens zurück. In dem Falle eines etwas kachektischen Sergeanten beobachtete D. Abscedirung. Zuweilen kam diese Orchitis mit den oben erwähnten

Gelenkaffectionen zusammen vor. – Die Behandlung übte in keiner Gestalt einen nennenswerthen Einfluss auf die Krankheit aus.

e. Frankreich.

Die vom medicinischen Congress zu Lyon aufgestellte Frage nach den Ursachen der Bevölkerungsabnahme in Frankreich gab ARNOULD (19) Veranlassung, folgende Factoren einer Prüfung zu unterwerfen: Die Abnahme der Geburten im Allgemeinen; den Beitrag, welchen dazu die Armee, das Cölibat, der Luxus und der Alkohol liefert. – Nach Berechnungen LÉON le FORT's kommt in den günstigst situirten Ländern 1 Geburt bereits auf 20–24 Einwohner während des Jahres, in Frankreich 1 auf 37,1. Während Sachsen 45, England 52 Jahre braucht, um seine Bevölkerung zu verdoppeln, bedarf es dazu in Frankreich deren 198. Die Optimisten in dieser Frage haben sich vielfach darauf berufen, dass Frankreich unter 10,000 Einwohnern die grösste Anzahl im geschlechtsfähigen Alter stehender Individuen zähle: 5373, ohne dabei zu bedenken, welche Ueberlegungen sich an die verminderte Zahl von Kindern und hochbetagten Personen knüpfen müssen. – Sehr viel Gewicht legt Vf. als auf ein nothwendig zur allmäligen Entvölkerung beitragendes Moment, auf die stehenden Heere. Die Länge der activen Dienstzeit gestattet dem Manne durchschnittlich im Alter von 25 Jahren 9 Monaten die Rückkehr in die Heimath. Rechnet man die Zeit, eine Frau zu finden, noch so kurz, so lässt sich doch der durchschnittliche Heirathstermin erst auf das Alter von 26 Jahren ansetzen, ein Verlust, wie Vf. berechnet, von 11,025 Geburten pro anno durch den Dienst in der Armee. Selbstverständlich kann man die Leistungen der noch im Dienst befindlichen Soldaten für die Zunahme der illegitimen Geburten nur als sehr zweifelhaften Gewinn für die Bevölkerung betrachten. Bei einem anderen grossen Theil wird die Zeugungsfähigkeit in bedenklicher Weise durch Syphilis alterirt, und zwar hat hier die französische Armee noch ein trauriges Vorrecht vor anderen, indem nicht weniger als 93 von tausend Mann inficirt werden (im preussischen Heere 54 pro Mille). Ferner wurde im Recrutirungs-System ein grosser Fehler häufig dadurch begangen, dass die Proportionen der Auszuhebenden nicht nach dem Bestande der wirklich vorhandenen dienstfähigen Männer richtig berechnet waren, so dass in manchem Bezirk, um nur die rücksichtslos vorgeschriebene Zahl zu erreichen, sämmtliche tauglichen Leute zu den Fahnen genommen, und nur die Schwächlinge zurückgelassen wurden. Diese, behaftet mit allen möglichen geistigen und körperlichen, zum grossen Theil vererblichen Gebrechen, blieben durch jene ungerechte territoriale Vertheilung die Träger der Population. Schliesslich darf bei Aufzählung der für die Bevölkerungsabnahme durch eine grosse Armee erwachsenden Schädlichkeiten nicht die erwiesene grössere Sterblichkeit vergessen werden, welcher die im Dienst befindlichen jungen Leute den in civilen Verhältnissen befindlichen Gleichaltrigen gegenüber unterworfen sind, ein Verhältniss, welches selbst für die preussische Armee nachgewiesen ist. – Im religiösen Cölibat befanden sich nach einer Zählung vom Jahre 1861 nicht weniger als 254,437 Individuen beiderlei Geschlechts. Weitere Ausführungen über diesen Punkt giebt Vf. nicht, und ebenso bespricht er den Luxus der Frauen, welcher die Eheschliessung mit jedem Jahre mehr erschwert und die zweifelhaften Resultate der Ehen von Trunksüchtigen nur in allgemein gehaltenen Raisonnements. Er gesteht schliesslich den Moralisten selbst zu, dass man im Grunde alle diese specialisirten Einflüsse zurückführen könne auf die „infériorité de niveau moral et intellectuel de la nation française“.

Seiner demographisch-medicinischen Studie über Paris legt ELY (20) den Zeitraum von 5 Jahren (1865–1869) zu Grunde. Die Einwohnerzahl der Stadt wuchs in dieser Zeit von 1,773,554 auf 1,879,264. Dem Geschlecht nach sind 50,2 pCt. männlich, dem Alter nach befinden sich 6,3 pCt. unterhalb des 5. Lebensjahres. 53,2 pCt. aller Frauen zwischen 15 und 45 Jahren sind verheirathet. – Die Zunahme der Bevölkerung durch Geburten betrug in den besprochenen 5 Jahren 296466, was für jedes Jahr ein Mittel von 59293 ergiebt. Das Verhältniss zur Gesammtzahl der Lebenden ist demnach: 324 Geburten auf 10000 mit 24 Todtgeburten. Betrachtet man die Verhältnissziffer der Geburten durch eine Reihe von Jahren, so ergiebt sich, dass dieselbe mehr und mehr abgenommen hat. Das Verhältniss der Todtgeburten unter den ehelichen und unehelichen Kindern anlangend, so finden sich dieselben unter den letzteren um 5,1 pCt. häufiger. 100 Frauen im zeugungsfähigen Alter produciren 10,48 Kinder p. a. – Den Monaten nach vertheilen sich die Geburten so, dass die meisten (4900) auf den Februar (Conceptionsmonat Mai), die wenigsten (4310) auf den October (Conceptionsmonat Januar) fallen. Vertheilt man die Geburten auf Tage, so ergeben sich für jeden Tag des Februar 167, für jeden Octobertag 144 Geburten durchschnittlich. – Die Zahl der Gestorbenen für die ganzen 5 Jahre beträgt 234155; die Durchschnittsmortalität stellt sich auf 46831. Dem Geschlecht nach sind die Männer mit 51,2 pCt. betheiligt. Das Verhältniss zu den Lebenden (die Resultate zweier Choleraepidemien abgerechnet) ist 242 Gestorbene auf 10000. Den Monaten nach fiel die grösste Sterblichkeit mit 4321 auf den October, die geringste auf Juni mit 3296 Todesfällen. Im Mittel entfallen pro Tag 128 Todesfälle. Die Reihenfolge aller Monate nach der Erfahrung jener 5 Jahre war: X, III, IV, I, VIII, II, XII, VII, XI, V, IX, VI. Hieraus würde sich entnehmen lassen, dass für den Aufenthalt in Paris, soweit der Gesundheitszustand dabei in Frage kommt, die Monate Mai–September die günstigsten sind. – Für das Verhältniss der Mortalität von ganz Frankreich zu der von Paris giebt ELY an, dass dieselbe von 1861–1865 im Lande auf 2,28 pCt. festgestellt wurde. Im Seine-Departement steigt diese Ziffer auf 2,55, in Paris endlich auf

2,61 pCt. Was die einzelnen Stadtgegenden anlangt, so ist die Relation zwischen der grösseren Dichte und einer ansteigenden Mortalität im Ganzen eine directe; auf die specielle Begründung der Schwankungen können wir, als eine zu genaue Localkenntniss voraussetzend, nicht eingehen. – Die Sterblichkeit nach dem Alter anlangend, so liefert die Altersklasse unter 5 Jahren zu 10000 Todesfällen 3097, die Klasse von 5–10 Jahren 252, die folgenden 5 Jahre 120. Unter den übrigen Abtheilungen von je 5 Jahren ist am höchsten die vom 65–70. Jahre (561 auf 10000 Todesfälle im Ganzen), am niedrigsten die vom 15–20. Jahre (267) beziffert.

Aus dem Kapitel über die einzelnen Krankheiten interessiren zunächst die Erhebungen über Typhus. Es ergiebt sich ein Jahresmittel von 1009 hieran Verstorbene. Auf 1000 Todesfälle im Ganzen fielen durchschnittlich 21,6 auf Typhus. Von den einzelnen Monaten forderten die meisten Opfer der October mit 3,72 Typhustodten pro Tag, demnächst der August (3,65) und der September (3,39). Die andern Monate bilden die Reihenfolge:

XII.	XI.	IV.	II.	VII.	I.	III.	V.	VI.
2,93.	2,82.	2,71.	2,50.	2,42.	2,31.	2,28.	1,93.	1,80.

Von den einzelnen Altersklassen hat die vom 15–20. Lebensjahre die grösste Sterblichkeit (1,07 auf 1000 Individuen dieses Alters). Es folgen die Klassen:

20–25:	0–5:	5–10:	10–15:	25–30:	85–95:
1,01.	0,98.	0,86.	0,81.	0,55.	0,44.
30–35:	35–40:	40–45:	45–50:	55–60:	80–85:
0,32.	0,28.	0,24.	0,20.	0,19.	0,19.
65–70:	50–55:	75–80:	60–65:	70–75:	
0,17.	0,16.	0,16.	0,12.	0,12.	

Dem Geschlecht nach steigt die Durchschnittsziffer von 5,51 Typhustodten auf 10000 Lebende für Männer auf 5,92. Intermittensfieber stellen sich mit dem geringen Jahresmittel von 24 Todesfällen bereits. – Blattern forderten im ganzen 5jährigen Zeitraum 3019 Todesfälle, Jahresmittel 604. Im Jahre 1869 kamen auf 1000 Todesfälle 15,5 an Blattern. Die schlimmsten Monate waren (durchschnittlich) December und November, die besten Juli und Juni. Die Sterblichkeit vertheilt sich nach Procenten auf die einzelnen Altersklassen, wie folgt:

0–5:	25–30:	20–25:	30–35:	35–40:	40–45:
33,21.	12,88.	12,44.	10,53.	8,30.	0,67.
15–20:	45–50:	5–10:	50–55:	10–15:	55–60:
6,08.	2,37.	1,94.	1,93.	1,18.	1,06.
65–70:	55–60:	70–75:			
0,59.	0,45.	0,30.			

Masern sind mit dem Jahresmittel von 604 Todesfällen beziffert. Durchschnittlich fielen die meisten derselben auf die Monate April, Mai, Juni; die wenigsten auf September bis November. 891 von tausend Masernkodten sind Kinder unter 1 Jahr. Scharlach hat eine durchschnittliche Jahressterblichkeit von 142. Im Mittel, zu tausend Todesfällen 3 betragend, erhöhte sich diese Ziffer in den Jahren 1868 und 1869 auf 6. — Die Monate Juli bis September waren die schlimmsten. – Croupöse Erkrankungen forderten pro Anno im Mittel 541 Opfer, von denen 471 der Kategorie bis zu 5 Jahren angehören. Die ersten vier Monate des Jahres sind mit den erheblichsten Mortalitätsziffern dieser Affection belastet; Juli und August liefern den geringsten Beitrag. – Lungenphthise hat kein geringeres Sterbecontingent als 82,50 im Jahre. Auf 10,000 Individuen jeder Altersklasse starben an Phthise:

25—30:	30—35:	40—45:	35—40:	45—50:
61,9.	60,4.	59,6.	57,1.	56,6.
20—25:	50—55:	55—60:	15—20:	60—65:
53,8.	48,4.	45,4.	37,5.	32,7.
65—70:	70—75:	75—80:	10—15:	80—85:
20,9.	16,4.	13,3.	12,80.	7,5.
5—10:	85—90:			
7,2.	5,4.			

Die schlimmste Mortalität fällt auf die Monate März bis Mai, die geringste auf Juli und August. — Auf 100 an Lungenphthise Gestorbene kommen 27,7 geborene Pariser und 72,3 ausserhalb Geborene. — Von anderweitigen Krankheiten ist noch besonders die hohe Sterblichkeit an Wochenbett-Krankheiten (404 jährlicher Durchschnitt) hervorzuheben, wonach auf tausend Todesfälle im weiblichen Geschlecht nicht weniger als 17,7 auf Puerperalfieber fallen. – Unter tausend Entbindungen endigten immer 6,82 auf diese traurige Weise ungünstig.

Besnier (21) eröffnet seinen Bericht über die Krankheits-Verhältnisse in Paris mit einer Temperatur-Tabelle, in welcher sich für October bis December 1871 ganz ausserordentlich niedrige Thermometerstände ergeben, deren Einfluss sich in einem fast vollständigen Aufhören der im Sommer besonders heftig gewesenen Darmaffectionen und in einer sehr plötzlichen Zunahme der Todesfälle durch „pseudomembranöse Affectionen" äusserte. Die typhoiden Fieber, über deren fast epidemische Verbreitung seit dem August 1871 bereits berichtet wurde, bestanden fort, und machten im December eine bedeutende numerische Exacerbation. Icterische Affectionen nahmen an verschiedenen Stellen einen geradezu epidemischen Charakter an; es handelte sich, wie dies auch von sonst bekannt gewordenen derartigen Epidemien gilt, um die gewöhnliche benigne Form des Icterus katarrhalis; das Vorkommen von 12 Todesfällen, unter der Bezeichnung Icterus, muss, wie Verf. ganz richtig bemerkt, auch mit Berücksichtigung aller Ungenauigkeiten, als etwas für diese Epidemien Ungewohntes aufgefasst werden. Die unausgesetzte Hinweisung auf die enorme Mortalitätsziffer der Puerperal-Epidemien hatte eine beträchtliche Abnahme der Entbindungen in den Hospitälern zur Folge gehabt. Gegen das letzte Quartal 1869 im hier besprechnen Quartal 1871 fiel die Zahl der Anstaltsgebärenden von 1846 auf 1005.

Die ersten Monate des Jahres 1872 zeichneten sich einmal durch eine sehr milde Witterung, dann aber auch durch eine weit unter die Mortalitätsziffer aller Vorjahre sinkende, geringe Sterblichkeit aus. Während Masern (mit mässiger Sterblichkeit) ziemlich häufig in der Stadt und den Hospitälern (hier schwerer) auftraten, waren Scharlach und Blattern geradezu ausserordentlich selten. Für diese „epidemischen Oscillationen“ eine Erklärung zu geben, wird man ausser Stande sein. B. nimmt besonders für Blattern an, dass sie für eine Zeit ihre contagiöse Beschaffenheit und Uebertragbarkeit, kurz, ihr Wesen als epidemische Krankheiten verlieren. — Die typhoiden Krankheiten nahmen mit Beginn des Jahres 1872 einen verhältnissmässig gutartigen Charakter an. — Fälle von Puerperal-Erkrankungen zeigten sofort, bei einer nur mässigen Zunahme der Anstalts-Entbindungen, besonders im Februar, eine beträchtlich gesteigerte Mortalität. Für März und April ist im Ganzen gleich Günstiges für Morbilität, und besonders auch Mortalität, zu berichten, wie in den vorhergehenden Monaten. Abgesehen davon, dass die pseudomembranösen Affectionen (in Paris endemisch herrschend) mehr als gewöhnlich im April eine epidemische Akme erreichten, ist mit Bezug auf epidemische Krankheiten nur der Masern zu gedenken. Nur Puerperalfieber wüthete mit einer gewissen Heftigkeit, und für die Sterblichkeit in chirurgischen Anstalten wurde das Auftreten von Erysipelen von fataler Bedeutung.

Für Mai und Juni stellte sich heraus, dass die beobachteten Krankheiten nur solche waren, wie sie der Stadt und der Saison zukommen, und dass der ganze Krankheits-Charakter ein sehr gutartiger war.

Auch die letzten Monate (Juli–September 1872), welche der Bericht umfasst, bestätigten die Meinung, dass man es mit einem ganz unvergleichlich günstigen Krankheitsjahr zu thun hatte. Verf. hebt bei diesem Zeitabschnitt nochmals hervor, dass ihm jede ergründliche Deutung dieses Umstandes fehlt. Bemerkenswerth sind manche Zahlen gewiss im höchsten Grade, so beispielsweise, dass im Hôpital militaire de Gros-Caillou von 402 inneren Kranken nur 12 starben und darunter 6 an Lungenphthise. Von einzelnen Krankheiten verdient das Schwinden der Diphteritis-epidemieen Erwähnung; Blattern blieben ausserordentlich selten, doch muss Verf. nachtragen, dass die Annahme einer besonderen Gutartigkeit der vorgekommenen Fälle irrig sein würde. Wenn 1870 die Mortalität 21 pCt. aller davon Befallenen betrug, so hat sie sich für 1872 nur auf 20 pCt. ermässigt. Für die Verhältnisse des Puerperiums stellt sich die Mortalität dauernd als eine höchst ungünstige heraus; sie schwankt von Februar bis September zwischen 4,4 und 7,2 pCt. sämmtlicher in Gebärhäusern Entbundenen.

Schon die von Brochard (22) an der Spitze seines Berichts über die Bevölkerungsbewegung in Lyon gestellte officielle Statistik weist die unleugbaren Zeichen einer fortschreitenden Depopulation nach. Lyon hat bei einer Einwohnerzahl von 323,954 S. bereits seit 1865 nur verhältnissmässig kleine Zahlen für das Ueberwiegen der Geburten über die Todesfälle aufweisen können. Seit 1868 ist die rapide Steigerung der Mortalitätsziffer gegenüber der Zahl der Geborenen, ist ebenso die Zunahme der illegitimen Geburten gegenüber den ehelichen auch nach den officiellen Listen zweifellos. Aber diese Zahlen sind nach B. nichts weniger als exact; die Sterblichkeit des ersten Lebensjahres muss in Berücksichtigung der enormen Anzahl von Neugeborenen, welche zu Ammen in die benachbarten Departements geschickt werden, und der illegitimen Kinder, welche sich ebenfalls der Kontrole entziehen, um 1500 Todte jener Periode erhöht angegeben werden. Legt man diese Correctionen zu Grunde, so ergiebt sich im Jahre 1865 eine Ueberzahl der Todesfälle über die Geburten von 1238, im Jahre 1870 ein gleiches Plus von 4673. Die Mortalitätsziffer des ersten Lebensjahres stellt sich nach dieser Berichtigung auf 32 pCt. aller Todesfälle. Vf. glaubt, dass für Lyon eine genauere medicinische Kontrole dringend nöthig sei und stützt sich dabei noch besonders auf das in der That erschreckende Verhältniss von 7 Todtgeborenen auf 100 Geburten; auf 100 eheliche Kinder kommen 6, auf 100 illegitime 10 Todtgeborene.

Die Fortsetzung der Berichte Fonteret's (21) über die Witterungs- und Krankheitsverhältnisse in Lyon umfasst das Jahr 1871—72. Die feuchtkalte Witterung des Herbstes 1871 machte einer empfindlichen Kälte Platz, welche fast ohne Unterbrechung das ganze Trimester hindurch (bis Ende Februar) anhielt. Wider Erwarten blieb die Zahl der acuten Krankheiten selbst hinter den gewöhnlichen Notirungen zurück; ebenso die Sterblichkeit. Die Hirnapoplexieen verdienen ihrer relativen Häufigkeit wegen einer besonderen Erwähnung. — In den Monaten März—Mai nahmen trotz milder Temperatur die katarrhalischen Erkrankungen an Frequenz bedeutend zu. Der Mai brachte viel Regen und ein sehr entschiedenes Hervortreten des infectiösen Elements. Der Häufigkeit der durch sie verursachten Todesfälle nach folgen die Krankheiten: Lungenschwindsucht, Hirnaffectionen, Pneumonieen, Lungenkatarrhe, Herzkrankheiten. — Erwähnung verdient eine kleine Epidemie von Diarrhöen und eine ungewöhnliche Zahl von Icterusfällen, welche zuweilen bedenkliche Symptome zeigten, aber sämmtlich glücklich endigten. — In den Monaten Juni bis August war die Krankheitsconstitution eine günstige; unter der Militärbesatzung wüthete seit Mai eine Ruhrepidemie, jedoch von mässiger Heftigkeit. — Diarrhöen und Cholerine-Anfälle (oft mit schwereren Symptomen) gehörten nicht zu den Seltenheiten. — Im Herbst war die Luft im Ganzen feucht und warm. Während bis Mitte October noch die Affectionen des Intestinaltractus vorherrschten, überwiegen von da ab die katarrhalischen Erkrankungen der Athmungsorgane. Jedoch war besonders für den Verlauf der letzteren die feuchtwarme Luft sichtlich günstig, so dass die durch sie verursachte Mortalität weit hinter derjenigen der Vorjahre zurückblieb. — Croup und Diphtherie traten nur vereinzelt und verhältnissmässig gutartig auf, während sie in den vorgehenden Monaten epidemisch geherrscht hatten. Im Militärspital wurden besonders typhöse und Malaria-Fieber beobachtet.

Bergeret (25) macht Mittheilungen über die Beziehungen zwischen Witterungsverhältnissen und Mortalität in St. Etienne. Der Ort, 516-517 Meter über dem Meere gelegen, hat eine ziemlich niedrige, mittlere Temperatur (11°) und einen durchschnittlichen Barometerdruck von 722 Mm. Die Menge der atmosphärischen Niederschläge ist sehr bedeutend, Nordwestwind ist vorherrschend. Der Wechsel der Temperatur und des athmosphärischen Drucks ist ein sehr plötzlicher; hohe Tagestemperaturen wechseln mit strengen Nachtfrösten ab; die Oscillationen des Barometers belaufen sich auf 40 Mm., thermometrisch beobachtet man Jahres-Differenzen von −14,50° und +39,50° also 54°. — In Folge dieser Einflüsse nimmt denn auch der Rheumatismus in seinen verschiedenen Formen die erste Stelle unter allen Krankheiten ein; es folgt Tuberculose, Bronchitis, Typhus; einige wenig bezeichnende Rubra wie Albuminurie, Anämie übergehend, notiren wir noch als besonders hervortretend Alkoholismus (auf 96,000 Einw. 71 Fälle; nicht auffallend, wenn nach des Verf's. Berechnung in St. Etienne pro Kopf 204 Litre alkoholischer Getränke und darunter 92 Litre Liqueur (!) im Jahre genossen werden). Die Zahl der Geisteskrankheiten ist in stetiger Zunahme begriffen: pro 1871 sind 72 Männer, 45 Weiber als erkrankt notirt. — Bezüglich der Beziehung zwischen dem atmosphärischen Druck und der Mortalität glaubt B. besonders intime Beziehungen nachgewiesen zu haben und zwar eine Steigerung der Sterblichkeit bei der Verminderung des atmosphärischen Drucks und umgekehrt.

d. Belgien. e. Niederlande.

Der Uebersicht über die demographischen und Morbilitätsverhältnisse in Brüssel für 1871 (26) entnehmen wir folgende Daten: die Zahl der Geburten stand, wenn die Todtgeborenen mitgezählt werden, noch um 386, bei Ausschluss der Todtgeborenen jedoch um 813 hinter der Zahl der Todesfälle zurück. Die grösste Zahl der Lebendgeborenen mit 591 gehört dem Januar, die grösste Zahl der Todesfälle mit 731, dem Mai an. 1835 Heirathen wurden geschlossen, die Mehrzahl (208) im Mai; im Ganzen kamen 15, im Juli allein 3 Ehescheidungen zur Kenntniss. — Unter den vorherrschenden Krankheiten steht Lungenphthisis obenan; an ihr starben von 10,000 Lebenden nicht weniger als 49,7; während von 1000 Todesfällen 153,6 unter diese Rubrum gehören. Es folgen der Gefährlichkeit nach: Blattern, Bronchitis und Pneumonie, Enteritis und Diarrhöen. Alle diese Krankheiten greifen mit ihrer Mortalitätsziffer um ein Bedeutendes, (die Blattern mit 829) über die Durchschnittszahl der Jahre 1862–1870 hinaus. Dagegen standen Herzkrankheiten und besonders auch Typhus (dieser mit 306) hinter jener mittleren Sterblichkeitszahl zurück. Aehnlich günstiges lässt sich noch berichten von Meningitis granulosa, Croup- und Diphtherie, Masern, äusseren Verletzungen, während die überwiegende Mehrzahl der Krankheiten gleich den erstgenannten, mehr Todesopfer als die vorhergehenden Jahre forderte. (Die Statistik der Todesfälle weist leider schliesslich unter der Rubrik: „Andere Ursachen des Todes" noch 753 nicht classificirte Fälle auf).

Die Daten des amtlichen Berichts über die Bevölkerungsbewegung in den Niederlanden für 1869 (28), soweit sie von allgemeinerem Interesse sind, stellen wir in ähnlicher Weise tabellarisch zusammen, wie es bereits früher geschehen ist (vgl. hierzu den Bericht 1870, S. 290).

Provinz	Bevölkerung am 31. December 1868.			Geborenen *) im Jahre 1869.			Todesfälle *) im Jahre 1869.			Bevölkerung am 31. December 1869.		
	Männer	Weiber.	Total.	Männl.	Weibl.	Total.	Männ.	Weib	Total.	Männer.	Weiber	Total.
Nord-Brabant . . .	218,201	216,732	434,933	7,166	7,073	14,239	4,944	4,847	9,791	219,037	217,761	436,798
Gelderland	222,100	214,808	436,908	7,398	7,164	14,562	5,295	4,940	10,235	222,624	215,195	437,819
Süd-Holland	334,701	357,452	692,153	14,988	14,201	29,189	9,845	9,539	19,384	340,180	363,033	703,213
Nord-Holland . . .	284,140	301,786	585,926	10,681	10,038	20,719	7,893	7,655	15,548	286,151	304,303	590,454
Seeland	88,771	90,521	179,292	3,705	3,602	7,307	2,562	2,443	5,005	88,655	90,780	179,435
Utrecht	87,262	89,540	176,802	3,360	3,124	6,484	2,438	2,320	4,758	86,983	89,251	176,234
Friesland	148,693	150,039	298,732	5,271	5,038	10,309	2,933	2,804	5,737	149,876	150,987	300,863
Overyssel	132,254	126,004	258,258	4,445	4,161	8,606	3,721	3,149	6,870	132,788	126,475	259,263
Groningen	114,592	116,489	231,081	4,079	3,685	7,764	2,662	2,374	5,036	115,259	117,014	232,273
Drenthe	55,847	51,750	107,597	1,868	1,669	3,537	1,263	1,138	2,401	56,188	52,069	108,257
Limburg	114,791	111,999	226,790	3,820	3,601	7,421	2,618	2,518	5,136	115,109	112,352	227,461
Total	1,801,115	1,827,053	3,628,168	67,081	63,376	130,457	45,474	43,727	89,201	1,812,550	1,839,520	3,652,070

*) Einschliesslich der Todtgeburten.

Die Zahl der Geburten betrug 2193 weniger als im Jahre 1868; auf 27,80 der Lebenden kam eine Geburt. Von den 130,437 Geborenen waren 126,018 (63,358 M., 62,960 W.) ehelich und 4,419 (2,234 M. und 2,185 W.) ausserehelich. Die Sterblichkeit war um 7,314 geringer als im Jahre 1868; die Zahl der Todtgeburten betrug 6647 (3,722 M. und 2,925 W.); das Verhältniss der Mortalität zur Zahl der Lebenden gestaltete sich = 1 : 40,67. — Die Sterblichkeit (abzüglich der Todtgeburten) in den einzelnen Altersklassen war folgende:

Alter	Zahl der Todesfälle			Auf 1000 Sterbefälle		
	Männer	Weiber	Total	Männer	Weiber	Total
Unter 1 Jahre	12491	10081	22572	[illegible]	247,0	273,1
Von 1—15 Jahren	8409	7652	16061	201,4	187,5	194,5
„ 16—49 Jahren	7955	8566	16521	190,5	209,9	200,3
„ 50 Jahren und darüber .	13355	14495	27850	319,9	355,2	337,5
Unbekannt	31	8	39	0,7	0,2	0,4

Die Zahl der geschlossenen Ehen betrug 27,796, also 116 mehr als im Jahre 1868. — Ueber die Zunahme der Bevölkerung in den einzelnen Provinzen während des Jahres 1869 und das Verhältniss dieser Zunahme zu dem aus der Bevölkerungsbewegung der Jahre 1860–1864 berechneten Mittel giebt folgende Tabelle Aufschluss:

Provinz	Ueberschuss der Geburten über die Todesfälle			Zunahme der Bevölkerung auf 10000 Seelen		
	1869	Mittel von 1860 bis 1864	Differenz	1869	Mittel von 1860 bis 1864	Differenz
Süd-Holland	10005	7206	+ 2799	155	112	+ 43
Seeland	2302	2317	— 15	128	135	— 7
Friesland	4572	2653	+ 1919	152	95	+ 57
Utrecht	1726	1649	+ 77	98	97	+ 1
Groningen	2728	2262	+ 466	117	105	+ 12
Limburg	2285	1823	+ 462	100	83	+ 17
Gelderland	4327	4178	+ 149	104	101	+ 3
Drenthe	1136	1176	— 40	105	117	— 12
Nord-Holland	5171	5477	— 306	87	101	— 14
Nord-Brabant	4748	2640	+ 2108	108	64	+ 44
Overyssel	2236	2123	+ 113	90	88	+ 2

Die grösste Zahl der Geburten fiel wiederum in den Januar, der Todesfälle in den März, der Ehen in den April, die kleinste Zahl der Geburten in den Juni, der Todesfälle in den August, der Ehen in den März.

das Königreich der Niederlande bringt der Sanitätsbericht (29) der statistischen Commission, dessen Ergebnisse wir zunächst in Bezug auf die Vertheilung der Todesursachen in den einzelnen Provinzen übersichtlich zusammenstellen. (Vgl. Jahres-

Während diese Uebersicht einen orientirenden Einblick in die epidemische Verbreitung gewährt, welche die Infectionskrankheiten während des Jahres 1869 in den Niederlanden und in den einzelnen Provinzen erlangten, giebt die folgende Tabelle einen Anhalt für die Beurtheilung der epidemischen Krankheiten in den Monaten und Jahreszeiten.

Krankheiten	Januar. M.	Januar. F.	Febr. M.	Febr. F.	März. M.	März. F.	April. M.	April. F.	Mai. M.	Mai. F.	Juni. M.	Juni. F.	Juli. M.	Juli. F.	August. M.	August. F.	Septbr. M.	Septbr. F.	Octbr. M.	Octbr. F.	Novbr. M.	Novbr. F.	Decbr. M.	Decbr. F.
1. Lebensschwäche u. Atrophia inf.	221	220	254	195	286	236	249	214	279	233	261	231	268	246	345	314	351	302	360	310	302	279	342	[illegible]
2. Marasmus senilis	213	280	210	272	251	334	223	272	176	258	174	217	172	190	172	309	140	154	164	187	195	253	219	31[illegible]
3. Typhus	103	106	140	125	120	118	115	111	101	91	82	76	86	75	77	60	71	74	76	80	78	87	118	[illegible]
4. Typhoide Fieber	58	44	52	53	67	115	47	55	43	53	46	46	42	39	48	49	63	41	31	46	59	39	50	[illegible]
5. Intermittirende Fieber	39	36	36	45	45	49	57	46	47	48	36	32	39	33	25	27	45	43	52	45	34	35	46	[illegible]
6. Blattern	1	1	1	2	6	2	3	1	5	1	4	3	2	4	3	1	2	—	—	1	2	2	2	1
7. Scharlach	13	17	9	5	15	11	9	7	7	4	4	10	19	9	4	5	6	2	24	21	29	26	17	15
8. Masern	46	50	44	42	40	37	41	32	37	42	58	44	25	36	24	17	30	25	72	62	80	68	71	6[illegible]
9. Krämpfe (incl. Chorea u. Epilepsie)	262	200	235	174	276	198	218	184	224	183	201	159	211	207	192	207	244	196	209	196	231	184	269	1[illegible]
10. Geisteskrankheiten u. delirem.	11	4	10	5	12	5	12	4	7	5	11	5	11	3	13	3	13	2	12	3	13	6	12	[illegible]
11. Lungenphthise	358	328	303	370	426	452	346	420	358	437	286	347	277	284	254	308	265	279	294	272	268	305	327	39[illegible]
12. Croup (Laryngitis membranacea)	82	64	65	70	70	71	65	58	62	54	27	34	26	35	33	21	37	25	43	43	65	54	64	5[illegible]
13. Diphtherie (Angina diphtheritica)	33	29	34	25	36	38	25	33	24	31	19	21	20	21	25	20	25	34	24	31	17	28	21	[illegible]
14. Acuter Rheumatismus	17	21	14	13	21	30	19	23	23	20	17	29	25	12	9	9	13	18	14	13	11	19	12	1[illegible]
15. Cholera nostras	1	2	2	1	—	1	1	—	2	—	1	3	6	5	7	14	2	5	—	2	1	1	2	—
16. Acute Krankheit. der Verdauungsorgane	96	94	93	92	105	134	83	98	116	107	88	102	130	110	123	144	161	128	121	116	112	98	94	[illegible]
17. Puerperalfieber	—	38	—	47	—	52	—	31	—	21	—	20	—	23	—	36	—	24	—	43	—	40	—	[illegible]
18. Gewaltsame Todesarten	98	34	62	27	71	33	102	29	104	34	97	34	151	44	99	41	112	23	84	30	88	23	71	[illegible]
19. Unbekannte Todesursachen	555	502	507	454	664	613	647	537	458	406	361	303	282	274	247	238	236	211	274	287	295	299	304	3[illegible]

Der auf die Statistik basirte Gesetzentwurf für die Einrichtung des Sanitätswesens und der Hygieine (29) ist ein so umfassendes und gleichzeitig derart in alle Details ausgearbeitetes Werk, dass eine auszügliche Besprechung auch in den grössten Zügen nicht ausführbar ist und daher auf das Original verwiesen werden muss.

Aus dem speciellen Sterblichkeitsbericht der Gemeinde Groningen, der für 1869 und 1870 von Rossavyon (30) geliefert ist, entnehmen wir, dass (bei einer Bevölkerung von 38,076) auf 1000 Lebende incl. der Todtgebornen 31,3 Sterbefälle kamen. Die Kindersterblichkeit beträgt 27 pCt. aller Todesfälle; von sämmtlichen Kindern unter 1 Jahr starben 15 pCt. Die durch Lungenphthisis bedingte (im Durchschnitt mit 11,3 pCt. der Sterbefälle berechnete) Mortalitätsziffer erlitt für 1869 eine Schwankung in minus: 0,2 pCt., während das Jahr 1870 mit 13,8 pCt. die Vorjahre bedeutend übertraf. — Krankheiten der Athmungsorgane im Allgemeinen forderten 1869 einen hohen Satz: 32,4 pCt. aller Sterbefälle; auch das Jahr 1870 steht mit 29,2 pCt. über der Mittelzahl von 28,7 pCt. Besonders hat die Sterblichkeit an Bronchitis in den letzten drei Jahren erheblich zugenommen.

Als besonders merkwürdig ist das Verhältniss der Todesfälle an Ileotyphus gegenüber den durch Typh. exanthematicus verursachten hervorzuheben: im Jahre 1868 kamen 21 an Typh. exanth., 1 an Ileotyphus Gestorbener zur Kenntniss; 1869 ist mit 4 durch Typh. exanth., 0 durch Ileotyphus verursachten Sterbefällen notirt, für 1870 figuriren an entsprechender Stelle 29 resp. 2.

Für das Jahr 1871 hat Ali Cohen (31) die Mortalitätsverhältnisse von Groningen bearbeitet. Die Bevölkerung stieg auf 38,254 Seelen. Geboren wurden 1374; es starben (incl. der 92 Todtgeborenen) 1571. Unter 1 Jahr starben 308, bis zum 5. Jahre 792 Kinder. Die Todesfälle erfolgten an Typhus und typhoidem Fieber in 61, Blattern in 226, Scharlach in 2, Masern in 175, Croup in 12, Diphtheritis in 2 Fällen. Acute Krankheiten der Athmungsorgane waren 111 Male, chronische Respirationskrankheiten 209 Male Todesursache; darunter sind 106 speciell unter der Benennung Lungenschwindsucht verzeichnet. Die diesmal sehr erhebliche Kindersterblichkeit (bis zum 5. Jahre 40 pCt. aller Todesfälle) ist auf die Masernepidemie zurückzuführen, welche besonders im December wüthete. Ausser ihr trug besonders die Pockenepidemie dazu bei, das besprochene Jahr zu einem sehr ungünstigen zu machen. Verf. muss jedoch speciell auch einige sehr mangelhafte Einrichtungen Groningens in hygieinischer Beziehung zur Erklärung heranziehen. — Unter den 33 gewaltsamen Todesfällen figuriren 8 Selbstmorde, 13 Unglücksfälle durch Ertrinken, 6 durch Fall, 4 durch Erstickung, 2 durch Verbrennung.

I. Deutschland.

Mit grosser Umsicht hat Haselberg (32) die leider nicht ganz lückenlosen Ermittelungen über die Regenmenge und die Sterblichkeit in Stralsund zum Nachweise der Thatsache benutzt, dass sich der Zusammenhang beider Factoren in einem hohen Grade bemerkbar macht. Zur Ergänzung der Messungen der atmosphärischen Niederschläge, welche nur im Jahre 1851—53 in Stralsund selbst gemessen wurden, zog Vf. die auf der meteorologischen Station zu Puthus erhaltenen Resultate heran, für die zwei Jahre, in denen keine Zählung der Bevölkerung stattfand, ist die Einwohnerzahl durch Interpolation berechnet. Die mittlere Regenmenge für Stralsund beträgt gegen 20 Zoll, die mittlere Sterblichkeit etwa 25 pro mille. Es ergiebt sich nun, dass die Jahre 1851, 1854, 1860, 1867, 1870 sich durch eine das Mittel weit übersteigende Regenmenge und eine niedrige Sterblichkeit auszeichnen, während die umgekehrten Verhältnisse durch die Jahre 1853, 1857, 1865, 1869 repräsentirt werden, wobei natürlich für die Jahre mit Pocken- oder gar Choleraepidemien eine besondere Berechnung stattgefunden hat. Für die einzelnen Jahre ist besonders zu bemerken, dass 1851 und 1856 noch besonders durch den günstigen Umstand auf eine sehr niedrige Sterblichkeitsziffer gebracht wurden, weil sie die unmittelbaren Nachfolger von Cholerajahren waren. Die Jahre 1865 und 1857 sind bei ihrer grossen Dürre noch mehr durch den Umstand so sehr ungünstig gemacht, dass die Regenlosigkeit in den ersten 5 Monaten des Jahres eine fast dauernde war. Es ist dies nach H. eine Vertheilung, welche noch ganz besonders ins Gewicht fällt; zum Beweise, dass der Satz auch in seiner Umkehrung richtig ist, kann das Jahr 1854 dienen, in welchem bei beträchtlichster Regenmenge doch eine nur mässig günstige Sterblichkeitsziffer resultirte, weil das bedeutendere Quantum der atmosphärischen Niederschläge erst in die letzten Monate fiel. — Das Jahr 1869, durch Trockenheit unvortheilhaft ausgezeichnet, war das einzige, welches eine wirkliche Typhusepidemie (346 Erkrankungs-, 28 Todes-Fälle) brachte. Den bis zum Juli resp. bis zum August feuchtesten Jahren 1862, 1867 und 1860 entspricht auch eine sehr geringe Mortalität. Nur das Jahr 1863 nimmt einen anscheinend nicht berechtigten Platz in der Zahl der günstigen Jahre ein, da seine Regenmenge unter dem Mittel zurückbleibt. — Je grösser die Schwankungen der Regenmenge sind, desto grösser sind meistens auch diejenigen der Sterblichkeit. — Es könnte nun noch ein Versuch gemacht werden, für die Bedeutung der Niederschläge und ihren salubren Einfluss eine Erklärung zu geben. Wenn es auch nahe liegt, hier besonders an den reinigenden Einfluss des Meteorwassers auf einen sehr verunreinigten Boden, wie er besonders durch die Dichtigkeit einer städtischen Bevölkerung hergestellt wird, zu denken, so kann Vf. diese Deutung doch als allein zutreffend nicht gelten lassen. Denn es stellte sich heraus, dass diese wohlthätige Einwirkung nicht nur in der Stadt Stralsund, sondern auch in dem ganzen, verhältnissmässig nur dünn bevölkerten Regierungsbezirke deutlich zu constatiren war. Der ganze vom Vf. betonte Zusammenhang erscheint um so bedeutungsvoller, als die grosse Vielfältigkeit der Todesursachen nicht im Stande war, ihn zu verwischen.

Virchow (33) hebt in seinem Vortrage über die Sterblichkeit Berlins folgende Puncte hervor: Nimmt man die Mortalitätszahlen, roh wie sie sich aus den Arbeiten des statistischen Bureaus ergeben, so erhält man, die letzten berechneten 15 Jahre in 3 gleiche Perioden eingetheilt, das höchst ungünstige Resultat, dass, wenn die Sterblichkeit der Jahre 1854—1858 gleich 1000 gesetzt wird, sie pro 1859 bis 1863 nicht weniger als 1164, pro 1864—1868 gar 1817 beträgt. Die colossale Steigerung kommt auf Rechnung der Kindersterblichkeit; denn für diese lauten die entsprechenden Verhältnisszahlen:

1854—1858:	1859—1863:	1864—1868:
1000.	1353.	2153.

Anders ausgedrückt betrug die Kindersterblichkeit:

1854—1858:	32,3 pCt.	der Gesammtsterblichkeit.
1859—1863:	37,5 pCt.	- - -
1864—1868:	38,3 pCt.	- - -
im Durchschnitt:	36,6 pCt.	der Gesammtsterblichkeit,

und zwar beziehen sich alle diese letzteren Ziffern auf die Altersklasse der Kinder unter einem Jahre. Wenn dieses Resultat überhaupt alle Angaben über die Gesammtmortalität zu fälschen im Stande ist, so beeinflusst es ganz besonders die zeitliche Vertheilung der Todesfälle auf die Jahreszeiten. In ganz Europa fällt gesetzmässig die Akme der Sterblichkeit gegen Ende des Winters, das Minimum tritt gegen das Ende des Sommers ein. Wenn nun Berlin mit Stockholm und Montpellier, nach Flinzer's Arbeit mit Chemnitz, und, was auf den ersten Blick auffälliger erscheint, mit den grossen Städten der amerikanischen Union, namentlich mit Newyork und Chicago seine grösste Sterblichkeit in den Sommermonaten (Juli und August) hat, so wird auch diese Abnormität nur durch die Kindersterblichkeit in die Totalverhältnisse hineingebracht. Rechnet man die Kinder unter einem Jahre mit, so erhält man jene Akme im Sommer und eine schwache Steigerung im December und Januar. Betrachtet man dagegen nur die Sterblichkeit der Erwachsenen über 15 Jahren, so gilt für Berlin das allgemeine Gesetz: man erhält eine Sommer-Baisse und erst gegen Ende des Jahres steigt die Sterblichkeit wieder mässig an. Eine zweite Steigerung tritt dann im März und April ein. — Der Frage nachgehend, wie man sich die Mortalitätsverhältnisse und ihre localen Schwankungen zu erklären habe, kommt V. zuerst an die Grundwassereinflüsse. Das Grundwasser wird in Berlin sehr regelmässig nach Höhestand und Temperatur beobachtet in einem System eiserner Röhren, welches mit grosser

Gleichmässigkeit über die ganze Stadt vertheilt ist. Bei einem Jahresmittel von 7,94° für 1871 fiel auf Februar dieses Jahres die niedrigste Temperatur von 5,35°, auf den September das Maximum mit 10,82°. Die Brunnen zeigten eine höhere Winter-, eine niedrigere Sommertemperatur. Der Stand des Grundwassers war (nach Bestimmungen aus drei Jahren) der höchste im Anfang des Jahres, während der niedrigste in den Herbst fällt. Was nun die Beziehungen des Grundwassers zu den Wasserläufen betrifft, so besteht allerdings ein constantes Verhältniss, aber nicht so, dass das Wasser der Flüsse in den Boden abfliesst und die Quelle des Grundwassers wird, sondern dass das Grundwasser von den Wänden des Flussthals sich gegen die tieferen Theile desselben hinbewegt und, wenn es hier nicht aufgenommen wird, sich staut. Construirt man also für Berlin die Niveau-Verhältnisse des Grundwassers, so kommt man zu immer grösseren Höhen, je weiter man sich im rechten Winkel von der Spree entfernt. Aus dieser Anschauung ergiebt sich dann auch eine richtige Schätzung des früher mit grosser Uebertreibung hervorgehobenen Dogma's: dass der verdorbene Inhalt der Wasserläufe sich weithin in die Stadt infiltrire und alles verunreinige. Gegen dasselbe sprach auch ein directes Experiment, nach welchem es sich herausstellte, dass die Mortalität am grössten an der Oberspree, am kleinsten an den weiter abwärts gelegenen Puncten war. – In einer Beziehung haben jedoch die Erhebungen über das Grundwasser zu bestimmten Resultaten geführt, nämlich in Bezug auf den Typhus. Mit grosser Beständigkeit zeigt sich, dass die Zunahme des Typhus in die Monate des niedrigsten Grundwasserstandes (August-November) fällt. Auch die meteorologischen Feuchtigkeitsverhältnisse zeigen hier eine sehr regelmässige Beziehung: es fallen schwere Typhus-Epidemieen constant in die Jahre mit geringen Niederschlägen. –

Was nun die Steigerung der Typhus-Sterblichkeit im Verhältniss zur Gesammtsterblichkeit anlangt, so muss man für die erstere dem Jahre 1872 eine exceptionelle Stellung anweisen, während in das vorhergehende Jahr durch die Pockenepidemie eine erhebliche Alteration der allgemeinen Mortalität hineingebracht wurde. Im Ganzen ergibt sich jedoch, dass die Typhussterblichkeit im Verhältniss zur Gesammtsterblichkeit in den letzten Jahren nicht gewachsen ist, sie betrug 1854–1861: 3,82 pCt., dagegen 1862–1871 nur 2,60 pCt. derselben. –

Die sorgfältigen Erhebungen, welche über die Kindersterblichkeit in allen Stadtbezirken gemacht sind, haben bestimmte Relationen erkennen lassen zwischen der zunehmenden Mortalität und der ansteigenden Zahl der Geburten. Weit weniger, wenn auch bis zu einem gewissen Grade hat sich ein Parallelismus der Steuerzahlen und der Art der Wohnungen mit der Sterblichkeit der Kinder herausgestellt. Speciell für die Kellerwohnungen hat sich ergeben, dass dieselben nicht so ungünstig sind, als die sehr hoch belegenen Wohnungen (IV. Etage).

V. betont schliesslich, dass bei der grossen Constanz, welche man an anderen Sterblichkeitsfactoren (Lungenschwindsucht, Skrophulose etc.) nachweisen kann, die epidemischen resp. zymotischen Krankheiten in der That als eigentliche Factoren der Sterblichkeitszunahme betrachtet werden müssen. Sie können jedoch unmöglich alle mit dem Grundwasser in Beziehungen gebracht werden. Das rapide Wachsen Berlins, die Zufuhr neuer Elemente, welche mit den inficirten alten in Verbindung treten, häufig auch der Import neuer Krankheiten von ausserhalb bedingt den Gang der Mortalität und lässt auch die wunderbare Uebereinstimmung Berlins und der nordamerikanischen Städte erklärlicher erscheinen.

Nach dem Berichte von MÜLLER (34) betrug die Sterblichkeit in Berlin für das Jahr 1871 erheblich mehr als die des Vorjahres; für 1870: 25,594, für 1871: 32,369, also ein Plus von 6775. Da die im December 1871 stattgehabte Zählung 828,406 Einwohner ergab, so kommt ein Todesfall auf 25,5 Einwohner. Den Geburten gegenüber stellte sich das hier bis jetzt unerhörte Verhältniss heraus, dass die Zahl der Todesfälle die der Geburten überstieg: die letztere betrug nämlich 29,530 (2413 weniger als 1870), eine Geburt auf 28 Einwohner. Von den Neugeborenen waren 15,101 männlichen, 14,429 weiblichen Geschlechts. Die Todesfälle vertheilen sich auf die einzelnen Monate, resp. Jahreszeiten, wie folgt:

December	2889	7206 Winter.
Januar	2218	
Februar	2099	
März	2405	7229 Frühling.
April	2504	
Mai	2320	
Juni	2711	9764 Sommer.
Juli	3480	
August	3573	
September	3050	8170 Herbst.
October	2603	
November	2517	

Wie fast ausnahmslos war also auch in diesem Jahre die antiklimakterische Reihenfolge: Sommer, Herbst, Frühling, Winter. Von der für Berlin zur Regel gewordenen Thatsache, dass in den Vierteln, welche die geringste Wohlhabenheit zeigen, die meisten Geburten und die meisten Todesfälle vorkommen, machte auch das Jahr 1871 keine Ausnahme; nur trat vielleicht die Differenz zwischen den wohlhabenden und ärmsten Stadtrevieren noch crasser hervor, da die beiden diametralen Endpunkte dieser Scala sich mit 1 Todesfall auf 47 und mit 1 Todesfall auf 17 Einwohner gegenüber stehen.

Dem Geschlecht nach waren unter den

	Männlich absolut	Männlich pCt.	Weiblich absolut	Weiblich pCt.
Geborenen	15,101	51,2	14,429	48,8
Gestorbenen	17,072	52,7	15,297	47,3

Die Zahl der Todesfälle in der Altersklasse bis zum vollendeten ersten Lebensjahre (mit Ausschluss der 1293 Todtgeborenen) betrug 11,160 d. h. 44,2 pCt. der Gesammtmortalität und 37,7 pCt. sämmtlicher Lebendgeborenen. Die Zahl der Todtgeburten, 720 M., 573 W. ist, entsprechend der geringeren Zahl der Geburten geringer als im Jahre 1870 und verhielt sich zur Zahl der Geburten wie 4,3 : 100. Bei den unehelich Geborenen tritt ein bedeutend ungünstigeres Verhältniss mit 7,5 : 100 ein. Die Gesammtzahl der unehelichen Kinder betrug 4564 (2306 M. und 2258 W.): 152 weniger als 1870. Unter den Todesursachen nehmen Pocken (5046, Maximum der Sterblichkeit im Juni, December, November und October), Brechdurchfall (3766, darunter 3211 bei Kindern bis zum ersten und 362 bei solchen vom 1. bis 2. Lebensjahre), Schwindsucht (3503 Fälle), Eklampsie der Kinder (2259 Fälle, darunter 232 im Juli), Pneumonie und Pleuritis (1136, mit einer Akme von 143 im December), Gehirnentzündung (1245 Fälle), typhöse Fieber (774, Maximum im October und December), Diphtherie (621, vorwiegend im October und Januar) die erste Stelle ein. Tod in Folge von Verwundung im Kriege ist mit 86 Fällen, wovon 53 im Januar und Februar, notirt. Die Zahl der Selbstmorde betrug 188 (147 M., 41 W.), darunter 4 Fälle vom 10. bis 15. Lebensjahre. Die Ausführung der That erfolgte 63 Male durch Erhängen, 33 Male durch Ertränken, 38 Male durch Erschiessen, 15 Male durch Vergiften (5 M., 9 W., 1 Knabe), 4 Male mittelst Durchschneidung der Pulsadern (4 M.), 3 Male durch Erstechen, 5 erstickten sich durch Kohlendunst (2 M., 3 W.), endlich stürzten sich 4 M., 1 W. aus dem Fenster. Die Zahl der tödtlichen Unglücksfälle betrug 288 (160 M., 32 W., 54 Knaben, 42 Mädchen), worunter durch mechanische Verletzungen 93 (10 an Beschädigung durch Maschinen), 21 durch Kohlenoxydgasvergiftung, 41 durch Ueberfahren (29 Erwachsene, 12 Kinder) ihren Tod fanden. — Getraut wurden 6245 Paare.

Dem statistischen Bericht über die Sterblichkeit in Breslau im Jahre 1871 (35) entnimmt Ref. folgende Daten. Im Ganzen wurde das beschriebene Jahr, wenn man bis 1832 zurückgeht, an Ungunst der Mortalitätsverhältnisse nur von wenigen übertroffen. Bei einer Gesammtzahl von 196,000 Einwohnern starben nach der polizeilichen Zählung 9004 (4,637 M. und 4,367 W.), nach des Verf. Specialzählung 8840 Personen. Das Sterblichkeitsverhältniss ist nach dieser letzteren Angabe wie 1 : 22 (4,52 pCt.) Es hat sich herausgestellt, dass ein so ungünstiges Mortalitätsverhältniss zwar zu den Seltenheiten gehört, dass aber die Zahl der Jahre, in denen dasselbe günstiger, etwa 1 : 30–31 war, nicht hinreicht, um das Durchschnittsverhältniss besser, als etwa 1 : 24–25 zu stellen. Nur Wien, Posen, Prag, Rom und wenige andere Städte haben eine noch schlimmere Durchschnittsmortalität (vgl. oben Berlin mit 1 : 25,5). Von sämmtlichen Gestorbenen standen im Alter von 0–1 Jahr 3,578. Diese enorme Höhe der Kindersterblichkeit verschiebt für Breslau die Akme der allgemeinen Mortalität vom Winter in den Sommer; denn jene Kindersterblichkeit überwiegt noch sowohl die allgemeine grosse Sterblichkeit des Winters, als die durch Schwindsucht bedingte. Den Jahreszeiten nach starben im Herbst: 2864, im Sommer 2092, im Frühjahr 1905, im Winter 1679. Die schlimmste Woche war die vom 16. bis 23. November, in welcher 230 Menschen starben. Den Krankheiten nach starben an denen der Respirationsorgane 1333 M., 1085 W. (27,31 pCt. der Gesammtmortalität); an Krankheiten des Nervensystems 1032 M., 861 W. (21,37 pCt.), an Blattern 322 M., 422 W., S. 744 (8,52 pCt.), an acuten Hautausschlägen 501 M., 617 W., S. 1118 (12,52 pCt.) Davon entfallen auf Masern 283, auf Scharlach nur 72. Ferner starben an Typhus 96 M., 90 W., S. 186, woraus zu ersehen, dass von einem epidemischen Auftreten desselben nicht die Rede sein kann. 2–3 Fälle waren als Flecktyphus aufgeführt. Durch Bräune, worunter Diphtheritis membranacea mit etwa ⅓ der Fälle vertreten war, sind 118 Todesfälle erfolgt; eine rapide Zunahme war im October zu bemerken. Brechdurchfall ist mit 2,84 pCt. der Gesammtmortalität zu verzeichnen. Obgleich sich hierunter nur 2 Erwachsene befanden, wurde die Furcht vor der Cholera erregt. — Selbstmorde sind 35 (27 an Männern, 8 an Weibern) vorgekommen; darunter 19 durch Erhängen, 6 durch Erschiessen. Breslau gehört in Bezug auf Selbstmorde zu den hochbezifferten Städten, besonders da nach Vf.'s Meinung noch ein Theil der 112 unter dem Rubrum „verunglückt" Aufgeführten in diese Kategorie zu rechnen ist.

In sehr instructiver Weise schliessen sich an diese Angaben und an eigenes wohlgeordnetes Material die Arbeiten GRÄTZER's (36) über die öffentliche Armenkrankenpflege Breslau's im Jahre 1871 an. Die Kosten des Armenwesens haben sich in Breslau, welches in diesem Punkte theils durch eine Reihe speciell dem Zwecke gewidmeter und nebenbei Arme aufnehmender, theils durch ein sehr geregeltes Hausarmenwesen Hervorragendes leistet, während der letzten 4 Jahre stetig vermehrt. Während die Einwohnerzahl sich um 11,64 pCt. vergrösserte, stieg das Armenbudget um 25,94 pCt. Vf. möchte, so lange die Preissteigerung in den Lebensbedürfnissen, das Auftreten grösserer Epidemieen, der Eintritt ländlicher Bezirke in den Communalverband zur Erklärung dieser Thatsache hinreichen, noch nicht den Schluss ziehen, dass die Stadt ärmer geworden sei. — Die Einwohnerzahl Breslau's betrug nach der Volkszählung vom 1. December 1871 : 208,025; die Zahl der Gestorbenen (nach GRÄTZER's Zählung) 8924. In der Armenkrankenpflege wurden behandelt 42,179 Kranke, wovon 3114 starben, was gegen das Jahr 1870 ein Plus von 9021 Kranken und von 1023 Todten ergiebt. Das Ungünstige dieses Resultats wird durch die städtischen Institute verursacht. — Unter den Todesursachen der Armenbevölkerung stehen Krämpfe (bei Kindern) mit 13,13 pCt. der Gesammtsterblichkeit obenan. Es folgen: Lungenschwindsucht mit 8,49, Blattern mit 8,43 pCt., Lungenentzündung ist mit 3,41, Brechdurchfall mit 2,60 pCt. notirt. — Von epidemischen Krankheiten forderten Blattern und Masern absolut und relativ mehr Opfer als 1870. Bezüglich der Jahreszeit erleidet die Steigerung der allgemeinen Sterblichkeit im November und December ebenso wie das Minimum im Februar in der Armenbevölkerung keine Abweichung.

Für den ersten Abschnitt der Arbeit Flinzer's (37) über die Bewegung der Bevölkerung in Chemnitz von 1730–1870 ist das Material nur in den gedruckten Kirchenbüchern vorhanden und für manche Abschnitte leider unvollständig. Wir beschränken uns deshalb für den Zeitraum von 1730–1832, wo zuerst die Angaben eine sichere Grundlage gewinnen, darauf, einige vom Verf. besonders betonte Ergebnisse zu recapituliren. Der allgemeine Satz, dass die Knabengeburten die Zahl der Mädchen überwiegen, wird (106,94 M.: 100 W.) bestätigt; das Verhältniss der unehelichen Geburten mit 10,60 pCt. ist ein erfreuliches, und zwar zeigt die innere Stadt sich hierbei vortheilhafter als die Vorstädte. Der Durchschnittssatz der Todtgebornen mit 2,65 pCt. ist ebenfalls anderen Städten gegenüber als ein sehr niedriger zu bezeichnen. Ueber das Verhältniss der Geburten, Todesfälle und Trauungen zur Bevölkerung giebt folgende, auf zehnjährige Mittelwerthe berechnete Tabelle Aufschluss:

In den Jahren	Kommt eine lebende Geburt auf Einwohner	Kommt ein Todesf. (excl. Todtgeb.) auf Einwohner	Kommt ein getrautes Paar auf Einwohner
1730—1739	26,75	34,61	104
1740—1749	25,21	28,85	111
1750—1759	25,32	25,39	116
1760—1769	22,09	24,32	113
1770—1779	24,45	26,37	118*)
1780—1789	19,39	25,84	110
1790—1799	20,62	25,70	109
1800—1809	19,78	22,93	97
1810—1819	19,30	21,58	110
1820—1829	21,27	28,13	131
1830—1839	22,42	26,67	112

Im Jahre 1832 wurden in Sachsen regelmässige Volkszählungen eingeführt, die sich seitdem alle drei Jahre wiederholten. — Zum Beweise des Satzes, dass Chemnitz sich durch eine hohe und nur in mässigen Grenzen schwankende Fruchtbarkeit auszeichnet, dient die Angabe, dass im Mittel eine Geburt auf 20,94 Einwohner kommt. Das Maximum fällt auf das Jahr 1842 mit 1 Geburt auf 18,74 Einwohner, das Minimum in das Jahr 1855 mit 1: 22,96. Diese Endpunkte liegen um 4,22 aus einander. Für Sachsen kommt im Durchschnitt 1 Geburt auf 24,82 Einwohner. Das Verhältniss der unehelichen zu den ehelichen Geburten hat sich mit durchschnittlich 12,32 pCt. etwas ungünstiger gestaltet, als in der ersten Periode. Was die Vertheilung der Geburten auf die Jahreszeiten anlangt, so findet das Villermé'sche Gesetz, wonach das Maximum der Geburten auf den Februar (Conceptionsmonat Mai) und das Minimum auf den Juni (Conceptionsmonat September) fallen sollte, für Chemnitz keine Anwendung. Es kamen

auf die Monate:	Geburten im Durchschn.
März bis Mai	189,9.
Juni bis August	186,5.
December bis Februar	182,0.
September bis November	178,8.

so dass man das Maximum der Conceptionen auf die Sommermonate, das Minimum auf die Wintermonate berechnen muss. Von den einzelnen Monaten war der Mai (Conceptionsmonat August) der fruchtbarste, der November (Conceptionsmonat Februar) der sterilste. Maxima und Minima fallen bei beiden Geschlechtern zusammen, die Reihenfolge bietet folgende Abweichungen:

Knaben:	V.	VI.	IV.	VII.	II.	VIII.	IX.	III.	X.	I.	XII.	XI.
Mädchen:	V.	II.	IV.	I.	VII.	VI.	III.	X.	IX.	VIII.	XII.	XI.
Kinder:	V.	IV.	VI.	II.	VII.	I.	IX.	III.	VIII.	X.	XII.	XI.
	Maximum.											Minimum.

Es lässt sich jedoch aus diesem Durchschnittsresultat keineswegs ein allgemein gültiges Gesetz ableiten: Schwankungen socialer und politischer Verhältnisse werden mit Nothwendigkeit Verschiebungen in der Rangordnung der einzelnen Monate zur Folge haben.

Hinsichtlich der Todtgeburten stellte sich ein Verhältniss von 2,51 pCt. heraus; die Todtgebornen sind zu 56,89 pCt. Knaben und 43,11 pCt. Mädchen. Unter ihnen finden sich ferner mehr uneheliche, als eheliche Kinder: während von den letzteren erst auf 44 eine Todtgeburt kommt, findet sich eine solche bereits unter jedesmal 34 unehelichen Kindern.

Der hohen Fruchtbarkeit entspricht eine ebenso grosse Sterblichkeit und zwar treten beide Factoren durch die nachgewiesene grosse Mortalität unter den Kindern in ein directes Verhältniss. Das bezüglich der Mortalität günstigste Jahr war 1860, in welchem erst auf 35,74 Lebende ein Todesfall zu notiren ist, ein Verhältniss, welches lediglich der geringen Kindersterblichkeit dieses Jahres zu danken ist. Das in dieser Scala zu unterst stehende Jahr ist 1832 mit 1 Todesfall auf 20,79 Einwohner.

Im Jahre	steigt die Sterblichkeitscurve durch Epidemien von
1843, 1849, 1853	Masern.
1845	Keuchhusten.
1838, 1868	Scharlach.
1832, 1849, 1856, 1864, 1870	Pocken.

Die Cholera hat die Stadt nur einmal (1866) flüchtig berührt. – Im Ganzen (innerhalb der 39 Jahre durchschnittlich) kommt auf 28,50 Einwohner ein Todesfall.

Hinsichtlich der Jahreszeiten ist der Sommer mit der höchsten, der Herbst mit der niedrigsten Sterblichkeit zu notiren. Den Monaten nach wurden die wenigsten Todesfälle am häufigsten im November und Februar, die meisten vorherrschend im August beobachtet. – Nur im Jahre 1853, 1856, 1859 und 1860 war die Sterblichkeit unter der weiblichen Bevölkerung derjenigen der Männer überlegen. Durchschnittlich lieferten 27,68 Männer und 29,50 Weiber einen Todesfall.

Bei der Bedeutung, welche nach Verf. die Kindersterblichkeit auch für seinen Ort hat, folgen wir ihm in der Wiedergabe folgender Uebersichtstabelle:

Es starben von 100 Geborenen:

Im Jahre:	Unter 1 Jahre:	Vom 1-6. J.:	Vom 0-6.:
1850–1854	35,04	9,85	44,89
1855–1859	33,48	10,70	44,18
1860–1864	33,50	11,45	44,95
1865–1869	34,14	10,94	45,38
Mittel aus 20 Jahren:	34,12	10,66	44,85

Die hohe Kindersterblichkeit ist auch in Chemnitz Ursache, dass die Akme der Totalmortalität in den Sommer fällt. (Vergl. oben VIRCHOW, Berlin).

Wir schliessen mit einer Uebersicht der Wachsthumsverhältnisse. Chemnitz hatte im Jahre 1832 1073 bewohnte Gebäude mit 18,401 Einwohnern, im Jahre 1871 wurden durch die Volkszählung 2225 bewohnte Gebäude mit 68229 Einwohnern nachgewiesen. In Procenten stellen sich die Jahre 1844—1846 hinsichtlich der Geburten, die Jahre 1862–1864 hinsichtlich des Zuzuges als die ergiebigsten heraus, die Jahre 1847–1849 dagegen lieferten den geringsten Zuwachs an Geburten, 1835–1837 den geringsten Zuzug von ausserhalb. Dabei characterisirt sich das innere Wachsthum als ein recht gleichmässiges; die beträchtlichen Schwankungen der Zunahme (zwischen 4,79 pCt. und 10,40 pCt.) fallen lediglich der gewaltigen Fluctuation der zuströmenden Bevölkerung zur Last.

Von PFEIFFER (38) sind die Gesundheitsverhältnisse in Weimar und besonders die Ergebnisse der Todtenscheine vom 1. October 1868 bis dahin 1871 besprochen worden. Die Sterblichkeit der Kinder unter einem Jahre beträgt 23 pCt. Die grösste Zahl aller Todesfälle fällt auf die Monate Juni-August. Den Krankheiten nach sind Skrophulose und Schwindsucht mit [illegible], epidemische Krankheiten incl. Brechdurchfall der Kinder mit [illegible] der Gesammtmortalität betheiligt. Der Typhus macht auch in Weimar seinen Hauptangriff im Herbst; epidemische Steigerungen waren zu notiren: im Herbst 1869 mit starker Mortalität bei geringer Ausdehnung und im Herbst 1871 eine viel ausgedehntere aber gutartigere Epidemie. Der westliche Stadttheil, welcher ohne Kellerwasser ist, blieb vom Typhus fast vollständig verschont.

Die Pocken zeichneten sich im Jahre 1871 durch grosse Bösartigkeit aus; Ruhr herrschte 1868 in der Ausdehnung, dass ca. der 12. Einwohner von ihr befallen wurde, von den 15,000 Einwohnern Weimar's waren bereits Ende August 900 erkrankt; später stieg diese Zahl auf 1200, von denen 50 starben. Scharlach, Masern und Keuchhusten haben zwar nach Verf's. Angabe in den betrachteten Jahren auch epidemisch geherrscht, jedoch betrug die Gesammtzahl der Todesfälle nur 75.

Aus den amtlichen Mittheilungen (39) über den Civilstand von Frankfurt a. M. im Jahre 1871 resultiren folgende Daten: Die Zahl der Geburten betrug 2507 (1300 M. 1207 W.), darunter 89 Todtgeborne (49 M. 40 W.). Unehelich geboren waren 359 (182 M. 177 W.), darunter 23 (14 M. 9 W.) todtgeboren. Das Maximum der Geburten (232–258) fiel in die Monate Januar, Februar, März, April, das Minimum (199–190) in die Monate August, December, Juni und Mai. Die Zahl der Ehen betrug 749 (Maximum der Trauungen mit 101 Paare im October), die der Todesfälle, einschliesslich der 89 Todtgeburten 2401 (1294 M. 1107 W.), darunter 535 (274 M. 261 W.) im ersten Lebensjahre, 283 (132 M. 151 W.) in der Altersklasse vom 1–5. Jahre. Die grösste Sterblichkeit (210–251) fiel in die Monate April, Mai, Januar, Juni, die geringste Sterblichkeit mit 141–171 in die Monate November, December, October, September; die grösste Kindersterblichkeit in die Monate August und Juli (72 resp. 59 Fälle des ersten und 33 Fälle der folgenden Lebensjahre). Selbstmorde kamen 28 (27 M. 1 W.), davon 9 durch Erhängen (1 W.), 9 durch Ertränken, 5 durch Erschiessen, 3 durch Vergiften, 2 durch Halsabschneiden vor. Unter den Todesursachen prävaliren Lungenschwindsucht mit 383, Typhus mit 76, Blattern mit 125, Lungenentzündung mit 115, (darunter 32 in der Altersklasse von 0–5 Jahren, 39 von 50 Jahren und darüber), Keuchhusten mit 61, Atrophie der Kinder mit 109, Darmkatarrh derselben mit 65 Todesfällen.

Wesentliche Ergänzungen und Erläuterungen zu diesen nackten Thatsachen finden sich für die verschiedensten Fragen in A. SPIESS' Jahresbericht über die Verwaltung des Medicinalwesens der Stadt Frankfurt a. M. (40). Frankfurt galt stets und nicht ohne Grund für eine gesunde Stadt. Nicht nur in klimatischen und tellurischen Verhältnissen lag der Grund für die frühere niedere Sterblichkeitsziffer (17–19 pro Mille), sondern auch darin, dass die meisten Epidemien nie Wurzel fassen konnten, dass besonders die Kinderkrankheiten nur sehr selten einen bösartigen Charakter annahmen, wozu noch als sehr wichtige Factoren die Zusammensetzung der Bevölkerung und der Wohlstand der Stadt hinzukamen. Seit dem Jahre 1864 haben sich diese Verhältnisse wesentlich geändert: die Gewerbefreiheit und der in erheblicher Weise zunehmende Zuzug der Landbevölkerung, die Erleichterung der Eheschliessungen, die Vermehrung der Geburten und damit auch der Sterblichkeit für das erste Lebensjahr haben die Sterblichkeitsziffer der Stadt stetig zunehmen lassen: sie erreichte pro 1872 bereits 25 pro Mille. Zieht man alle die angegebenen Veränderungen gehörig in Betracht, so wird man aus der Steigerung dieser Verhältnissziffer nicht den Schluss machen, dass Frankfurt als Stadt weniger gesund sei, als früher. – Unter den erwähnten Anlässen der Mortalitätszunahme gestattet eine exacte Besprechung zunächst die Sterblichkeit der Kinder im ersten Lebensjahre, deren erschreckendes Anwachsen in den letzten 20 Jahren folgende kleine Tabelle nachweist.

Es starben im ersten Lebensjahre:

	auf 100 Todesfälle excl. Todtgeb.	auf 100000 Lebende:
1851–1855	17,8	297,9.
1856–1860	18,6	317,5.
1861–1865	19,9	353,8.
1866–1870	24,0	487,1.
1871	24,4	596,3.

Die unbedeutende Zunahme der ersten Ziffer für das Jahr 1871 scheint nur gering durch die sehr erhebliche Steigerung der allgemeinen Sterblichkeit. Die Betrachtung der Todesfälle nach den einzelnen Monaten lässt voraussehen, dass bei annähernd regelmässiger Steigerung auch in Frankfurt die Kindersterblichkeit sehr bald alle übrigen Mortalitätsverhältnisse dominiren wird.

Ein zweiter auf Zahlen zu reducirender Anlass der erhöhten Sterblichkeit ist in dem Verhalten der epidemischen Krankheiten zu suchen. Der Typhus hat sich mit 53 Todesfällen im Jahre 1871 eher günstig verhalten, besonders konnte auch irgend ein Einfluss der Lazarethe und ihrer Typhuskranken auf die Civilbevölkerung constatirt werden. Blattern, ehedem in Frankfurt als Epidemie ganz unbekannt, forderten 120 Opfer, darunter 103 im Rochusspital. Im April hatte die Epidemie ihre Akme, im August konnte man sie als erloschen betrachten. 61 an Keuchhusten, der sich im August bis October epidemisch bemerkbar machte, Verstorbene hatten sämmtlich das vierte Lebensjahr noch nicht erreicht. Masern, welche früher mit fast absoluter Regelmässigkeit eine dreijährige epidemische Wiederkehr inne gehalten hatten, kehrten nach ihrem Erlöschen im Jahre 1869 bereits 1870 wieder und dauerten bis in den Juli 1871. Die Complicationen der 45 tödtlich verlaufenen Fälle erstreckten sich vorwiegend auf die Respirationsorgane. Scharlach mit 19 Todesfällen kann für 1871 kaum unter den Epidemien genannt werden. Meningitis tuberculosa nahm in den letzten Jahren bedeutend zu. Es starben:

1868	1869	1870	1871	
48,7	58,8	57,8	63,6	auf 100000 Lebende.

Meningitis cerebro-spinalis ist mit 9 Todesfällen notirt. Bezüglich der an Phthisis pulmonum Verstorbenen ist gegen das Vorjahr eine Zunahme von 21,6 pCt. nachweisbar. An Krankheiten der Verdauungsorgane starben in den vorhergehenden Jahren im Durchschnitt auf 100000 Lebende 277,4. Das Jahr 1871 figurirt mit 374 Todesfällen, also auf 100000 Lebende 416,9: Zunahme gegen die Vorjahre 50 pCt. – Die Sterblichkeit in den Lazarethen ist wegen des Fehlens der tödtlichen Verwundungen gegen das Vorjahr eine sehr abweichende. Unter den 117 Todesfällen waren 41 durch Phthisis pulmonum, 23 durch Typhus, nur 5 durch Blattern veranlasst.

Als Aeusserung eines wichtigen Fortschrittes auf dem Gebiet hygieinischer Interessen verdienen die im Correspondenzblatt des Niederrheinischen Vereins für öffentliche Gesundheitspflege (42) gebrachten Mortalitäts-Statistiken einer Reihe von Städten der Rheinprovinz die anerkennendste Erwähnung. Sie sind um so wichtiger, als sie eine Probe der durch das von dem Verein aufgestellte sehr ausführliche Schema für Todtenscheine zu erreichenden Resultate geben. Der diesjährige Jahrgang des Berichts bringt die Mortalitäts-Statistik der Städte: Barmen (Brandt), Gemeinde Langenberg (Van de Wall und Frowein), Uerdingen (Heckmann), Essen, Remscheid (Hoffmeister), Stadt Crefeld (Märklin), Gemeinde Solingen (Meinen) für den Jahrgang 1870 und 1871. Den meisten Berichten ist eine topographische und physiographische Skizze der betreffenden Ortschaften, nebst einer meteorologischen Tabelle beigegeben. Von epidemiologischer Seite interessirt in Barmen eine Scharlach-Epidemie (59 Todesfälle), bösartiger Keuchhusten (44), Typhus mit 42 tödtlich verlaufenen Erkrankungen. In Essen wurden notirt an Todesfällen durch: Masern 64, durch Scharlach 195, durch Pocken 123, durch Diphtheritis 48, durch Erysipele 58, durch Typhus 113, durch Wochenbettfieber 21. – In Remscheid wurden durch Diphtheritis 16, durch Typhus 46, durch Wochenbettfieber 11 Todesfälle verursacht. – In Crefeld endlich forderten die Pocken 410, Stickhusten 20, Typhus 77, Puerperal-Fieber 13 Opfer. Von den anderen Orten sind besonders hervortretende Epidemien nicht zu berichten.

Bezüglich der Notizen über die Bevölkerungs-Bewegung folgen wir dem in demselben Correspondenzblatt gegebenen Bericht über die Geburten und Sterbefälle der zum Niederrheinischen Verein für öffentliche Gesundheitspflege gehörigen Städte von Hirschfeld. – Derselbe dehnt sich auf die Jahre 1867 bis 1870 aus, und behandelt zunächst die 37 Städte in den Regierungsbezirken Arnsberg, Düsseldorf und Köln. Stellt man die Zahl der Geburten, Sterbefälle, und den Ueberschuss der ersteren über die Todesfälle in Relation zur Gesammt-Bevölkerung (nach der Volkszählung vom December 1867), so ergiebt sich für den Regierungs-Bezirk Arnsberg das Maximum der relativen Bevölkerungs-Zunahme mit + 2,160 pCt. für die Stadt Witten (5,636 pCt. Geburten, 3,476 pCt. Todesfälle), das Minimum der Zunahme für Herdecke mit 0,825 Procent (4,122 pCt. Geburten, 3,297 pCt. Todesfälle). In dem Regierungsbezirk Düsseldorf steht am günstigsten Ruhrort da mit 2,603 pCt. Bevölkerungs-Zunahme (5,406 pCt. Geburten, 2,803 pCt. Todesfälle), während dieselbe in der Stadt Mörs nur 0,637 pCt. betrug (3,507 pCt. Geburten auf 2,869 Todesfälle). Den übrigen Städten des Regierungsbezirks Köln läuft Deutz mit 1,420 pCt. Zunahme (4,014 pCt. Geburten, 2,593 pCt. Todesfälle) den Rang ab, während Siegburg mit 0,044 pCt. (3,673 pCt. Geburten, 3,628 Procent Todesfälle) den untersten Platz einnimmt. — Todtgeburten ereigneten sich für den Arnsberger Bezirk am häufigsten in Lüdenscheid (0,300 pCt.), am seltensten in Iserlohn (0,078 pCt.); für den Regierungsbezirk Düsseldorf am häufigsten in Remscheid (0,317 pCt.), am seltensten in Cleve (0,119). — Im Kölner Bezirk endlich nahm in Bezug auf Todtgeburten Mülheim a. R. mit 0,271 pCt. der Bevölkerung die erste, Deutz mit 0,133 pCt. die letzte Stelle ein.

Von Seitz (41) liegt der Bericht über den Krankheits- und Sterblichkeits-Zustand in München für das Jahr 1871 vor. Rechnet man die Bevölkerung der Stadt zu 177,000 Einwohnern, so ergiebt sich bei der Steigerung der Sterbefälle von 6891 (1870) auf 7168 eine Zunahme der Mortalität um 4,06 pCt. Die Vertheilung der Todesfälle war gegen die des Vorjahres eine umgekehrte, indem auf die erste Jahreshälfte eine bedeutende Majorität fiel. Den Grund dieser Erscheinung findet S. in der Anwesenheit der 3300 französischen Kriegsgefangenen, unter welchen Blattern, Typhus und Ruhr stark grassirten. — Die grösste Sterblichkeit fiel in den Monat März mit 827 Fällen. Es herrschten im Allgemeinen vor: Tuberculose mit 891, Darmkatarrhe mit 513, Pneumonie mit 310, Typhus mit 220, Croup und Diphtherie zusammen mit 200, Scharlach mit 134, Blattern mit 130 Sterbefällen. Eine dem Jahre 1871 eigenthümliche Krankheitsform war für München die Meningitis cerebro-spinalis. Sie ist mit 73 Todesfällen verzeichnet, von denen allein 52 auf die Monate März, April und Mai fallen. Vorher war die Krankheit, obgleich in Franken ziemlich verbreitet, in München nur in wenigen Fällen zur Beobachtung gekommen. Vf. berichtet von einer Reihe abortiver Fälle der Meningitis cerebro-spinalis, die sich durch Nacken- und Kopfschmerz, Röthung des Gesichts und der Augen markirten, und nach einigen fieberhaften Tagen in Genesung übergingen. Es liess sich eben so wenig wie ein Contagium oder ein localer Einfluss auf die Entstehung, etwa ein Zusammenhang mit den Temperatur-Verhältnissen, nachweisen.

Die statistischen Studien über den Selbstmord in Baiern von Majer (43) erstrecken sich über einen Zeitraum von 14 Jahren. Die Militärangehörigen sind mit inbegriffen. Legt man der Berechnung die Gesammtzahl der Bevölkerung von 4,812,000 Einwohnern zu Grunde, so treffen durchschnittlich in den 14 Jahren auf je 1 Million Einwohner 85 Selbstmörder, auf 1 Million Gestorbener 2807. Das Minimum der Selbstmorde mit 299 fiel auf das Jahr 1862, die grösste Anzahl, 486, auf das Jahr 1868. Im Ganzen hat, wie in andern Ländern, so auch in Baiern, eine Zunahme der Selbstmorde stattgefunden. Die einzelnen Regierungsbezirke Baierns zeigen ein sehr differentes Verhalten; in Mittelfranken (grösstentheils protestantisch) ist der Selbstmord mindestens um das Vierfache häufiger als in den ausschliesslich katholischen Kreisen Niederbaierns und der Oberpfalz. Das Umgekehrte findet bei den Tödtungen statt, indem dieselben, im Verhältniss zum Selbstmord, in Niederbaiern 13 Mal häufiger sind, als in Ober- und Mittelfranken. Constant ist das grosse numerische Uebergewicht der männlichen über die weiblichen Selbstmörder: auf 100 kommen 81 Männer, oder auf 100 weibliche Selbstmörder 427 männliche. — Steht diese Verhältnisszahl mit derjenigen der Geisteskranken in grossem Widerspruch, so wird sie andererseits sehr evident wiederholt in dem Geschlechtsverhältniss der verurtheilten Verbrecher, in welchem sich die Weiber zu den Männern wie 100 : 366 stellen. Das Alter der Selbstmörder unter sich und das Verhältniss zur gleichaltrigen Gesammtbevölkerung giebt folgende Tabelle:

Alters-Periode.	Zahl der Selbstmörder.			Procent-Verhältniss.			Auf je 1 Million Einwohner jeder Altersperiode treffen jährlich Selbstmörder		
	Männer	Weiber	Zus.	Männer	Weiber	Zus.	Männer	Weiber	Zus.
Unter 20 Jahren . . .	236	54	290	5,1	5,0	5,1	18	4	11
Von 20—30 Jahren . .	851	245	1096	18,6	22,8	19,4	145	43	95
„ 30 40 „ . .	807	204	1011	17,6	19,0	17,9	183	44	112
„ 40—50 „ . .	993	200	1193	20,2	18,6	19,9	256	48	139
„ 50—60 „ . .	911	214	1125	19,9	20,0	19,9	292	64	174
„ 60—70 „ . .	631	103	734	13,8	9,6	13,0	305	47	172
„ 70 80 „ . .	184	47	231	4,0	4,4	4,1	249	60	152
Von 80 Jahren u. darüber	38	6	44	0,8	0,1	0,6	385	38	154
Summa	4551	1073	5624	100	100	100	138	31	85

Combinirt man die Altersvertheilung mit einer Sichtung der Fälle nach den einzelnen Regierungsbezirken, so ergiebt sich als überall wiederkehrendes Factum, dass die Frequenz des Selbstmordes im Alter über 50 Jahren am grössten und fast um die Hälfte grösser ist als in der Lebensperiode von 20—50 Jahren. Der schon berührte Unterschied in den Religionen prägt sich in folgenden Verhältnisszahlen aus. Es sind:

Von 100 Selbstmördern 18 katholisch, 47 protestantisch, 35 israelitisch. Bezüglich des Familienstandes bestätigt M. die schon vielfach erwiesene Thatsache, dass der Selbstmord bei Ledigen etwas häufiger als bei Verheiratheten, am häufigsten aber bei verwittweten Personen ist.

Dem Stand anlangend, so kamen in Bayern auf 100 Selbstmörder des Bauernstandes 143 Gewerbtreibende und 650 Angehörige anderer Stände. Die Ermittelungen über die Art der Selbstentleibung geben wir in tabellarischer Zusammenstellung.

Regierungs-Bezirke.	Ertrinken.		Erhängen.		Erschiessen.		Stechen u. Schneiden.		Vergiften.		Andere Mittel.		Sa.
	Zahl	pCt.	Zahl	pCt.	Zahl	pCt.	Zahl	pCt.	Zahl	pCt.	Zahl	pCt.	Zahl
Oberbaiern	215	22,9	417	44,5	199	21,2	54	5,8	32	3,4	21	2,2	938
Niederbaiern	37	13,4	175	63,2	43	15,5	10	3,6	10	3,6	2	0,7	277
Pfalz	141	19,0	431	58,1	134	18,1	20	2,7	9	1,2	7	0,9	742
Oberpfalz	68	22,6	169	56,1	44	14,6	4	1,3	5	1,7	11	3,7	301
Ober-Franken	153	17,1	554	62,0	120	13,4	35	3,9	10	1,1	22	2,5	894
Mittel-Franken	244	23,0	604	57,0	120	11,4	22	2,1	18	1,7	51	4,8	1059
Unter-Franken	143	18,6	415	53,8	101	13,1	65	8,5	16	2,1	30	3,9	770
Schwaben	172	25,6	325	48,3	112	16,6	33	4,9	10	1,5	21	3,1	673
Königreich	1178	20,8	3090	54,6	873	15,4	243	4,3	110	2,0	165	2,9	5654

Drei Viertheile aller Selbstmorde wurden durch Erhängen und Ertränken vollzogen. Die Häufigkeit des Erschiessens in Oberbayern hängt von dessen starker Militärbevölkerung ab. Während die Männer sich vorwiegend erhängen, ziehen die Frauen den Ertränkungstod vor. Für die Frage nach dem Einfluss der Jahreszeiten bestätigt auch diese Statistik, dass die Frühlings- und Sommermonate das grösste Contingent an Selbstmördern (circa 60 pCt.) stellen. Das gleiche Uebergewicht von 60 pCt. nimmt der Tag vor der Nacht in Anspruch.

Da die Beiträge zur württembergischen Selbstmordstatistik von Landenberger (44) nur in wenigen Punkten ein von den eben dargelegten Resultaten abweichendes Facit liefern, genügt neben den absoluten Ziffern nur die Begründung dieser Abweichungen zu geben. Die Bevölkerung Württembergs stieg in dem Zeitraume 1860—1869 von 1,720,708 auf 1,777,210 Einwohner und producirte in diesem Zeitraume 2195 Selbstmorde, von denen 976 auf das erste, 1219 auf das zweite Quinquennium fielen. Genau wie in Bayern hatte das Jahr 1864 die grösste Selbstmordfrequenz, während das Minimum für Württemberg in das Jahr 1860 traf. Die im Allgemeinen zu constatirende Zunahme vertheilt sich auf die einzelnen Kreise derart, dass sie im Neckarkreis 4,8 pCt.,[1] im Schwarzwaldkreis 6,0 pCt., im Donaukreis 6,7 pCt., im Jaxtkreis 2,0 pCt. pro anno betrug. Unter den Städten steht Canstatt mit 1 Selbstmörder auf 4666 Einwohner anscheinend am ungünstigsten da, wobei jedoch zu bemerken, dass ein Theil der Ertränkten eigentlich noch nach Stuttgart (mit 1 : 5000) gehört. — Die erste der oben angedeuteten Abweichungen betrifft die Verhältnisse des Civilstandes. Es nahmen nämlich in Württemberg die Ledigen einen geringeren Antheil der Selbstmorde in Anspruch als die Verheiratheten. Für die Personen des Wittwenstandes tritt die Uebereinstimmung mit dem sonst Bekannten ein. Es brachten sich Einer von 1733 Wittwern, dagegen von Wittwen nur Eine unter 9021 um Leben. Eine Ausnahme von der auch für ganz Württemberg zutreffenden Regel, dass sich die Protestanten überwiegend am Selbstmorde betheiligen (1 Selbstmörder auf 7239 Protestanten, auf 9575 Katholiken, auf 11,000 Israeliten) erleidet der Donaukreis, in dessen überwiegend katholischer Bevölkerung ein sehr starkes Umsichgreifen des Suicidiums in den letzten Jahren nachzuweisen ist. — Unter den Todesarten ist auch in Württemberg Hängen am beliebtesten (1389 Fälle), Ertränken und Erschiessen folgen (347 resp. 279 Fälle), letzteres verhältnissmässig häufiger als in Bayern, die etwas raffinirteren Todesarten, welche im letzteren Staate von Majer nicht besonders notirt wurden, nämlich Ueberfahrenlassen und Aderöffnen figuriren hier mit 20 resp. 13 Fällen. Als Ursache des Selbstmordes konnte L. für Württemberg (was für Bayern sich kaum herausstellte) erhebliche Ziffern von Geisteskranken ermitteln: 810 Irre auf 1600 Selbstmörder, ein Verhältniss, wie es bis jetzt nirgends nachgewiesen ist. Sehr interessant sind endlich die Sectionsresultate: Unter 345 sorgfältiger obducirten Fällen fanden sich 169 Male Veränderungen im Gehirn oder an den Meningen, Hypertrophie und Klappenfehler des Herzens 42, Krankheiten der Lunge und der Pleuren 14, eben so viele Magenerkrankungen, 16 Male (2 M., 14 W.) pathologische Veränderungen an den Genitalien.

Die von Stoll (45) aus dem Material der etwas

unsicheren Todtenregister und Kirchenbücher angestellten Ermittelungen über die Mortalität in Stuttgart im Jahre 1870 und 1871 ergeben:

	1870	1871
Die Einwohnerzahl	60000	61467
„ Gesammtsumme der Todesfälle	2196	2348
„ Zahl der Todtgebornen	149	163
„ „ „ im 1. Jahre Verstorbenen	759	787
„ schlimmsten Monate	III. u. IV.	IV. u. V.
„ besten Monate	XI. u. IX.	VI. u. X.
Der schlimmste Monat der Kindersterblichkeit	VIII.	IX.
Die Krankheitsursache:		
Pocken	134	187
Typhus	50	54
Masern	16	13
Scharlach	9	14
Diphtheritis	21	19
Keuchhusten	39	11
Acute Digest. Krankheiten	213	199
Acute Resp. Krankheiten	228	255
Lungenschwindsucht	211	241
Atrophie	273	385
Altersschwäche	76	81
Die Zahl der gestorbenen Männer	1173	1276
„ „ „ „ Weiber	1016	1072

Unglücksfälle kamen 1870 nur 31, Selbstmorde 14 vor, während das Jahr 1871 mit 40, resp. 18 vertreten ist. – Bemerkenswerth ist die Seltenheit der Puerperalfieber mit 10, resp. 14 Todesfällen.

v. Hauff (46) giebt einen Medicinalbericht aus dem Oberamtsbezirk Kirchheim vom Jahre 1871. Bei einer Bevölkerung von etwas über 26000 Seelen betrug die Zahl der Geborenen im Jahre 1871 (einschliesslich 38 Todtgeborener) 1057 (559 K. 498 M.), die Zahl der Todesfälle (ausschliesslich der Todtgeborenen 800) (davon 337 im ersten Lebensjahre), so dass sich in Bezug auf das allgemeine Sterblichkeitsverhältniss ein noch günstigeres Resultat als im Vorjahre, bezüglich des Plus von Geburten zu Todesfällen ein ähnlich günstiges herausstellt. Von epidemischen Krankheiten ist nur das Hinschleppen einer leichten Blatternepidemie mit dauernd niedriger Mortalitätsziffer zu bemerken. Der ungünstigste Monat war der März. Gegenüber den 2 Selbstmorden ist die Zahl der Unglücksfälle von 12 erheblich; 5 starben durch Herabstürzen, 3 durch Ertrinken, 2 durch unvorsichtiges Erschiessen, 1 wurde überfahren und 1 von einem Mühlrade erdrückt.

In dem amtlichen Sanitätsberichte aus Böhmen für das Jahr 1869 (47) finden sich folgende Notizen über die zur Beobachtung gekommenen epidemischen und contagiösen Krankheiten. Der Typhus, sporadisch im ganzen Lande und zu jeder Jahreszeit zur Wahrnehmung gekommen, herrschte in 17 Ortschaften, deren Gesammtbevölkerung 11720 Einwohner betrug. Hiervon wurden von der Krankheit ergriffen 483 (322 weniger als im Vorjahre); es starben 91. Der bei beiden Geschlechtern annähernd gleiche Sterblichkeitsmaass betrug demnach 18,9 pCt., woraus folgt, dass die Krankheit 1869 mit grösserer Intensität als in den Vorjahren auftrat, deren Mortalitätsprocente bedeutend niedriger waren. – Die Ruhr erfuhr im Monat September eine wahrhaft epidemische Ausbreitung und erlosch erst im December. Es wurden 4 Orte mit einer Bevölkerung von [illegible] Menschen derart befallen, dass 112 erkrankten und unter diesen 15 starben. Das Mortalitätsverhältniss mit 13,4 war gegen das des Vorjahres ein günstiges. – Scharlach trat in den Städten Chrudim und Pisek sehr stürmisch und bösartig auf. Die Gesammtbevölkerung beider Orte beträgt 10[illegible]0 Menschen. Davon wurden zuerst im Jänner, dann nach freier Zwischenzeit im October bis December 26 Knaben und 32 Mädchen ergriffen, von denen genau die Hälfte starb. Die sich so ergebende Mortalitätsziffer von 50 pCt. überragt die des Vorjahres um 22,5 pCt. – Die Masern gewannen in 9 der Amtsgebieten Caroliunenthal, Königgrätz und Pilsen angehörenden Orten mit 8449 Einwohnern eine epidemische Ausbreitung, welche sie, wenn auch mit Unterbrechungen, vom Jänner bis September behaupteten. Es erkrankten 682 Individuen (4 Erwachsene) von denen 11 M., 9 W. starben. Der Sterblichkeitsdurchschnitt beträgt 3 pCt. Ausser den Complicationen mit Pleuritis und Pneumonie, führte das Auftreten diphtherischer Processe zum Tode. Die Schulsperre wurde bis zum Erlöschen der Epidemie aufrecht erhalten. – Pocken endlich grassirten in 17 Orten mit 29697 Seelen, von denen 398, darunter 124 ungeimpfte, 47 „unächt“ und erfolglos geimpfte Individuen ergriffen wurden. Die Sterblichkeit, total 85, belief sich bei den Ungeimpften auf 49,2 pCt., bei den Geimpften auf 8,4 pCt. Gegen das Vorjahr hat sowohl der Erkrankungsprocentsatz, als die Mortalitätsziffer, die letztere mit 2,6 pCt. eine Steigerung erfahren. – Auffällig ist die Anzahl der von verdächtigen Hunden Gebissenen, welche 76 betrug (64 M., 12 W.). 6 Männer und 2 Frauen sind unter den Erscheinungen der Lyssa zu Grunde gegangen. Die Erhöhung der durchschnittlichen Mortalität um 17,4 pCt. hat eine strenge Durchführung der veterinärpolizeilichen Vorschriften zur Folge gehabt.

Ueber die Sterblichkeit Wiens im Jahre 1870 hielt Goldschmid (48) einen Vortrag. Die Gesammtmortalität betrug einschliesslich der Todtgeburten 22,692, d. h. 36,6 pro Mille der Bevölkerung (gegen 35,4 pro Mille des Jahres 1869 und gegen 45 pro Mille des Jahres 1866). Die Todesfälle vertheilten sich mit 12,317 auf das männliche und mit 10,357 auf das weibliche Geschlecht. Während Verf. die ganz excessiv hohe Sterblichkeit des männlichen Geschlechts in früheren Jahren z. Th. auf Tuberculose zurückführen konnte, ist dieselbe im Jahre 1870 der grösseren Säuglingssterblichkeit zu verdanken; immerhin tritt dieselbe noch prägnanter hervor, wenn man sich erinnert, dass in Wien die lebende männliche Bevölkerung im Minus ist; für das vorliegende Jahr 49,4 pCt. Im ersten Lebensjahre starben 7058 Kinder, gegen 6461 des Vorjahres. Während 1869 32 pCt. aller Verstorbenen in diese Altersklasse fielen, nimmt dieselbe 1870 sogar noch 1 pCt. mehr in Anspruch. Während das absolute Sterblichkeitsmaximum in den April fiel, erreichte die Kindersterblichkeit im Mai ihre Akme. Das relative Maximum der Gesammtsterblichkeit wurde im Juli erreicht. Es starben ferner:

	1870:	1869:
a. Vom 2.–20. Lebensjahr:	3402.	3734.
b. „ 20.–60. „	7490.	7019.
c. Ueber 60 Jahr alt:	3007.	2875.

In der Altersklasse a. und b. prävalirt Lungenschwindsucht mit 33,9 pCt. resp. 45,2 pCt.; für c. sind ausser Altersschwäche und Tuberculose noch Entzündungen der Respirationsorgane mit 13,7 pCt. und Carcinom mit 6,5 pCt. hervorzuheben. Sonstige Todesursachen waren: Todtgeburten mit 1308, Lebensschwäche mit 1579, Altersschwäche mit 838, Lungenentzündungen mit 1930, Entzündungen des Darmtractus mit 2175 (90 pCt. aller Fälle kommen auf das Säuglingsalter), sämmtliche ansteckende Krankheiten (Typhus inbegriffen) mit 1702 Todesfällen. Die Mortalität der letzteren vertheilt sich auf Typhus (todt 594), Blattern (todt 295), Masern (todt 93). Diese Krankheiten zeigen gegen das Vorjahr eine merkliche Abnahme. Dagegen stieg Scharlach von 72 Todesfällen des Vorjahres auf 117, woran eine starke Steigerung der Intensität im November die Schuld trug. Ebenso nahmen die durch Keuchhusten verursachten Todesfälle von 121 auf 160, die durch Diphtherie herbeigeführten von 95 auf 126 zu. An der durch diese Seuchen erhöhten Sterblichkeit nahm vorwiegend das männliche Geschlecht Theil. (s. o.) Die Zahl der Selbstmorde nahm gegen 1869 ab: 112, im Jahre 1870 nur 99. Das männliche Geschlecht war mit 78 pCt. vertreten; der Prädilectionsmonat war der Juli, während Januar die wenigsten Selbstmorde lieferte. Wie schon in den Vorjahren griff der relative Plus der Selbstmörder zum Gift (37 Fälle, darunter 17 Male Cyankalium, 7 Mal Phosphor.) Bei den Cyankaliumvergiftungen ist jedoch eine bedeutende Abnahme gegen das Vorjahr zu bemerken, welches 31 Fälle aufwies. Es erhängten sich 32, erschossen sich 12, ertränkten sich nur 7. Die Verunglückungen erlitten den bedeutenden Zuwachs von 282 auf 348 (73 pCt. Männer), von denen 209 durch mechanische Verletzungen herbeigeführt wurden.

g. Schweiz.

Die Resultate der Irrenzählung im Canton Bern im Jahre 1871 theilt Fetscherin (49) mit. Bern nimmt unter 11 anderen mit Anstalten versehenen Cantonen hinsichtlich der Irrenversorgung den letzten Rang ein, einmal weil neben der Heilanstalt keine Pflegeanstalt vorhanden ist, an welche Geisteskranke von durchaus stationärem Zustande abgegeben werden könnten, dann aber auch, weil der Raum der Anstalt auf 1000 Einwohner nicht einmal einen Platz darbietet. Für die Schweiz hat die Erfahrung längst dargethan, dass auf 1000 Einwohner 2 Plätze in den öffentlichen Anstalten vorhanden sein müssten. So befindet sich die Anstalt (Waldau) sehr oft in der Lage, frische Fälle zurückweisen zu müssen, die dann in den Gefängnissen untergebracht werden, so von den im Jahre 1871 überhaupt verpflegten 425 Geisteskranken nicht weniger als 35. Für Bern fand gegen die letzte Zählung des Jahres 1846 im Ganzen eine geringe Abnahme der Geisteskrankheiten statt; der Canton kommt zwischen Aargau (1 Kranker auf 137 Einwohner) und Zürich (1 : 192) zu stehen. — Seit 1855 bis Ende 1871 hat die Berner Anstalt 1513 Kranke aufgenommen, unter denen 41 pCt. genasen, 17 pCt. gebessert wurden, 14 pCt. unverändert blieben und 28 pCt. starben. Am 1. Januar 1872 blieben 320 Kranke Bestand, von denen F. 83 pCt. zu den Unheilbaren rechnet.

h. Britannien.

Das Ueberwiegen von Lungenerkrankungen in Glasgow weist Scott (51) nicht nur in dem Sinne nach, dass in der Stadt die acuten und chronischen Brustleiden einen ungewohnt grossen Antheil an der Gesammtsterblichkeit haben, sondern auch in einem tabellarisch ausgeführten Vergleich mit 7 anderen Städten, worunter Edinburgh, Leith, Dundee und Aberdeen, als den Einflüssen einer östlichen Seeküste ausgesetzt, von vornherein für viel ungünstiger nach dieser Richtung hin so gelten pflegen. Während das aus diesen Orten für Phthise gefundene Mittel der Todesfälle 113 pro Mille beträgt, steigt dieser Antheil in Glasgow auf 128,3 pro Mille. Für Bronchitis, Pneumonie und Pleuritis stellt sich in den anderen Städten eine Sterblichkeitsziffer von 141,3, in Glasgow von 205,3 pro Mille heraus. Der Antheil an der Mortalität durch sämmtliche „zymotische Krankheiten" ist kaum abweichend: 242,7 in den anderen Städten, 242,8 pro Mille in Glasgow. Den Lebensaltern nach vertheilt sich jene Sterblichkeit an Respirationskrankheiten am ungünstigsten auf die Klasse von 0–5 und von 20–60 Jahren. — Für die Aetiologie der Erscheinung kann Verf. vorläufig nur darauf hinweisen, dass eine Sichtung nach Stadtvierteln vielleicht Fingerzeige liefern wird; hinsichtlich der ungünstigsten Monate (December-April incl.) weicht Glasgow von den zum Vergleich herangezogenen Städten nicht ab.

Auch in diesem Jahre bringt Haviland eine Fortsetzung der im Jahre 1870 begonnenen Arbeiten über die geographische Verbreitung der Krankheiten in England und Wales und zwar im vorliegenden Aufsatze (52) eine betreffende Untersuchung über typhoide Fieber. Verf. fand, dass in hoch gelegenen, mit reichlichen atmosphärischen Niederschlägen, daneben aber mit wenig resorptionsfähigem Boden versehenen Gegenden, die auf alten Formationen oder kohlenführendem Kalksteine gelegen sind und die Meteorwässer schnell und rein, in präformirten tiefen Flussbetten abführen, die Bedingungen zur Entwicklung typhoider Krankheiten am wenigsten gegeben sind. Die Umkehrung der

Verhältnisse: geringer atmosphärischer Niederschlag, absorptionsfähiger Boden, träge flache Wasserläufe, ein Untergrund aus den der Eocen-Periode angehörenden Thonformationen bestehend, — ist für die Entstehung der besprochenen Krankheitsformen dagegen sehr günstig. Am meisten exponirt sind diejenigen Orte, welchen ein Küstenwind die zur Zeit der Ebbe blossgelegten organischen Materien, besonders wenn sie aus den Orten mittelst der Wasserläufe hinausgeschafft sind, wieder zuführt. Aus diesen Wahrnehmungen möchte Verf. zunächst einige wichtige Winke für die Anlage von Entwässerungs-Anlagen ableiten; nimmt man auf die angedeuteten Umstände bei Erbauung der letzteren nicht Rücksicht, so „wird der Arme das Gift trinken, der Reiche es einathmen." — Die Art, wie Verf. nun die einzelnen Landstriche unter dem Einfluss des Typhus betrachtet, erleidet den Vorwurf, dass er mehr die Thatsachen den oben erwähnten Sätzen anpasst, als dass er eine unbefangene Kritik eines vollständigen und geordneten Materials lieferte.

Ueber die Krankheitsstatistik von Cheltenham berichtet Wilson (53). Die Stadt ist auf reinem Sandboden, theilweise von sehr durchlässigem Charakter, demnächst auf einem Gemisch von Sand- und Thonboden erbaut; nur an einzelnen Stellen kommt die Thonschicht direct bis zur Oberfläche. An Quellen und Wasserläufen ist kein Mangel, doch ist ein Theil derselben in Privathänden; die sogenannten Hügelquellen liefern den Wasserwerken die nöthige Zufuhr, auf die Anlage guter Brunnen, obgleich dieselben leicht zu beschaffen wären, ist bis jetzt wenig Rücksicht genommen. Doch ist, wenn auch der Gehalt des Brunnenwassers an organischen Materien in ziemlich beträchtlichen Gränzen schwankt, doch im Ganzen dasselbe vor Verunreinigung mittelst Durchsickern der Abflusswässer ziemlich gut geschützt. Cheltenham, welches sich in den Jahren 1861—1871 von 39,693 auf 41,923 Einwohner vergrösserte, wobei Verf. das jährliche Ueberwiegen der Geburten über die Todesfälle auf 281 veranschlagt, hat in den vergleichenden Sanitätslisten Englands immer eine ziemlich günstige Rangnummer inne gehabt. Im Jahre 1871 war die Mortalitätsziffer 17,75 auf 1000 Lebende, während sie für das Königreich 22,6 beträgt. Als ein grosser Theil Englands unter dem Einfluss der Pocken und anderer epidemischer Krankheiten erheblich litt, war der Sterblichkeitssatz dieser Seuchen in Cheltenham 1,11 auf 1000 Lebende. — Die Durchschnittszahl der letzten 7 Jahre war 20,18 Todesfälle pro Mille, wenn man die Armen-Krankenanstalten mitrechnet; mit Ausschluss derselben 18,54. Die Todesziffer durch Alterskrankheiten (jenseits des 60sten Lebensjahres) beträgt nicht weniger als 32,95 pCt. aller Todesfälle, die der Altersklassen unter 5 Jahren 31,35 pCt., während diese letztere durchschnittlich für England auf 42,7 pCt. zu berechnen ist. Kinder unter 1 Jahre liefern in Cheltenham 20 pCt. der Mortalität, im Königreich 26,1. Die Berechnung des durchschnittlichen Lebensalters: 36 Jahre, gegenüber dem sonst geltenden 29, fällt so überraschend günstig aus, dass Verf selbst einige Bedenken dagegen erhebt. — Die einzelnen Krankheiten anlangend, so starben in den letzten 7 Jahren durchschnittlich an Croup 4,7, an Keuchhusten 7,7, an Masern 10,5, an Diphterie 3,7 Personen, Zahlen allerdings, die für eine Stadt von fast 42,000 Einwohnern fast zu winzig sind. Pocken waren sehr selten epidemisch; 1865 verursachten sie 28 Todesfälle (in den ganzen 7 Jahren nur 31), welche meistens Kinder betrafen. Impfung und Revaccination werden mit äusserster Sorgfalt betrieben. Scharlach machte zwei grosse Epidemien, eine mit 34 Todesfällen 1868 und eine mit 61 im darauf folgenden Jahre; die übrigen 5 Jahre hatten zusammen nur 56 Todesfälle. Von wirklichen Typhusfällen werden nur 19 tödtliche notirt; dagegen figurirt typhoides Fieber mit 38, continuirliches Fieber mit 62 lethalen Fällen. — Cholera ist in Cheltenham unbekannt. — Zur Erklärung für die in der That für manche epidemische Krankheiten enorm kleine Sterblichkeitszahlen zieht Verf. auch die günstigen Lebensverhältnisse der Bevölkerung heran. Die Dichtigkeit derselben ist sehr gering auch in den ärmsten Quartieren; freies Feld und frische Luft für Jeden in grösster Nähe. Dagegen lässt der Zustand der Entwässerungskanäle vielfach zu wünschen übrig. In allen so betroffenen Strassen macht sich denn auch mit Evidenz die verhältnissmässig höchste Sterblichkeit bemerklich.

i. Skandinavien.

Hjaltelin (56) beobachtete eine Epidemie von Typhoid auf Reykjavik im Sommer 1871. Die Sommermonate waren ungewöhnlich heiss und trocken; Anfangs Juli kamen die ersten Fälle der Epidemie zur Behandlung, in den Tagen vom 23. bis 29. Juli erreichte dieselbe ihren Höhepunkt. Der Stand des Barometers war in diesen Tagen zwischen 29,561 und 29,982 mit sehr geringen Schwankungen, Thermometer zwischen 58 und 61° (Fahrenheit).

---

1) Wistrand, A. H., Öfversigt af [illegible] i Sverige år 1870, Hygiea 1871. — 2) [illegible] Sundhetskollegiums Ambetsberättelse för 1870 u. 1871. — 3) Bidrag till Sveriges officiela Statistik. A. Befolkningsstatistik. [illegible] 1872. — 4) Grähs, Statistisk öfversigt af [illegible] i Stockholm 1872. — 5) [illegible], Svenska [illegible] öfversigt 1871. (Neue Uebersicht über die schwedische Medicinalverwaltung.) — 6) Wistrand, A. H., [illegible] apothekare 1871. (Eine vollständige Uebersicht über die schwedischen Gesetze des Apothekerwesens). — 7) Grähs, [illegible] 1870 i Stockholm. (Von Februar bis September zeigte sich in Stockholm eine Epidemie von exanthematischem Typhus. Im [illegible] Lazarethe wurden [illegible] Fälle behandelt, wobei 18 pCt. Todesfälle). — 8) [illegible], Den danske Lægestand. (Ein Verzeichniss der dänischen Aerzte, [illegible] etc., nebst einer Uebersicht der Apotheken, [illegible] und Krankenhäuser im ganzen Reiche). — 9) Schleisner, Kjöbenhavns epidemiske Sygdomsforhold i 1871. Ugeskr. f. Læger 1872.

Nach Schleisner (9) hat im Laufe des Jahres 1871

Kopenhagen 131 Fälle von Pocken gehabt (23 Todesfälle); von exanthematischem Typhus 347 Fälle (48 Todte); 6 choleragleichende Fälle (6 Todte) im August und September, 8 Cholerafälle und mehrere Leichname wurden der Stadt von russischen und preussischen Häfen zugeführt. Der exanthematische Typhus hat sich in mehreren Generationen nicht gezeigt, nur einzelne Fälle sind seewärts eingeführt. Nichtsdestoweniger ist 1871 eine Epidemie ausgebrochen, die sich entschieden als Hauskrankheit gezeigt hat und sich besonders zu alten, schlecht eingerichteten und übervölkerten Gebäuden hielt. Rücksichtlich der Ansteckungsfähigkeit der Pocken hat sich gezeigt, dass alle grossen Feiertage, die einen ausserordentlichen Besuch in den öffentlichen Tanzlokalen ergeben, 13–14 Tage später einen ziemlich grossen Zuwachs der Pockenfälle mitgeführt haben. Die zwei jährlichen „Flyttedage" (Tage zum Umzuge) haben dagegen keinen merkbaren Einfluss gehabt. ½ sämmtlicher Fälle wurden isolirt und in Lazarethen behandelt.

Gaedeken (Kopenhagen).

---

2. Asien.

a. Indien.

Mahé ist eine an der Küste von Malabar gelegene französische Colonie, über welche Chanot (59) sehr günstige Angaben hinsichtlich ihrer Salubrität zu machen im Stande ist. Bei einer Bevölkerung von 8073 Einwohnern stellt sich die jährliche Mortalitätsziffer auf 109. Wären die Todesfälle in Mahé denen in Frankreich an Zahl proportional, so würden sie sich auf 187 beziffern. Die Zahl der Geburten übertragte 1808 die der Todesfälle um nicht weniger als 63 pCt. – Verf. ist geneigt, die günstigen Verhältnisse in sehr zweckmässiger Kleidung, reizloser (meistens Fisch-) Nahrung und der fast absoluten Enthaltung alkoholischer Getränke begründet zu sehen. Specielle Angaben über Krankheitsverhältnisse sind nicht gemacht.

b. Indischer Archipel.

Aus dem von Friedmann (60) erstatteten Bericht über die sanitätischen Verhältnisse des Indischen Archipels vom Jahre 1871 sind zunächst die Angaben über Java hervorzuheben. Die Insel übertrifft an Dichtigkeit der Bevölkerung alle Tropenländer der Welt; sie umfasst 2414 Quadratmeilen und 16,452,168 Einwohner, so dass auf einer Quadratmeile 6740 Seelen leben. Die Zunahme der Bevölkerung für das Jahr 1870–1871 betrug 442,054 oder 2,7 pCt. Zur Erklärung dieser ausserordentlichen Vermehrung (1760 betrug die Bevölkerung nur ca. 2 Millionen Seelen) führt Vf. die bessere Ordnung der staatlichen Verhältnisse, dann aber auch wichtige sanitäre Einflüsse an: Austrocknung von Sümpfen, Herstellung freier Luftströmung in engen eingeschlossenen Thälern, Anstellung wissenschaftlicher Aerzte, Einführung der Vaccination, Belehrung der Bevölkerung, fast durchgehends Selbststillungen der Kinder. Der letztere Factor hat besonders eine stetige Abnahme der Säuglingssterblichkeit zur Folge gehabt. Für die Erkrankungen und Todesfälle liegen genaue Zahlenangaben hinsichtlich der Garnison vor; es wurden im Jahre 1870 beim Militär 36,182 Kranke behandelt, von denen 418 starben, was zu den Behandelten ein Verhältniss von 1,15 pCt., zur Stärke der Garnison ein solches von 2,52 pCt. ergiebt. Die vorhergehenden Jahre waren hinsichtlich der Mortalität etwas ungünstiger. Wie fast in allen Tropenländern stellen sich die Krankheitsverhältnisse in den Küstenstrichen ungünstiger als im Binnenlande; besonders ist das Verhältniss der Sterblichkeit ein sehr günstiges für die im Innern garnisonirenden Eingeborenen. – Die einzelnen Todesursachen anlangend, so finden sich unter Febris intermittens 47 lethale Fälle angeführt (unter 10,276 erkrankten Soldaten). Dass der Typhus, wie behauptet worden, im Tropenlande nicht ganz fehlt, beweist das Vorkommen von 20 wohlconstatirten Typhen (mit 11 Todesfällen) auf Java selbst, und von 17 derartigen Kranken auf anderen Inseln des Archipels. Epidemische Cholera wurde auf keiner derselben beobachtet; von sporadischen Fällen ereigneten sich unter dem Militär 20,9 lethale. In Civilhospitälern und Gefängnissen sind ausserdem 125 Kranke als choleraleidend notirt. Lungentuberculose war, wie in allen Tropenländern, sehr selten; von 109 im Jahre 1871 an dieser Krankheit Behandelten starben nur 34. Bei den europäischen Truppen war das Verhältniss der an Tuberculose Verstorbenen zur Lagerstärke 1 : 645. An Beriberi erkrankten 280 Soldaten, starben 20. – In der Civilpraxis ist das Mortalitätsverhältniss durchgehends ein ungünstigeres. Nach den von javanischen Aerzten eingegangenen Berichten wurden hier 106477 Kranke, unter welchen 10532 Todesfälle vorkamen, ausserhalb Java wurden von Civilärzten 53,657 Kranke (mit 5161 Todten) behandelt. — Gewaltsamen Todes starben 1871 auf Java und Madura 2440 Personen, 225 durch Blitz, 681 durch Ertrinken, 344 durch Fall, 165 durch Tiger, Krokodile, Schlangen etc., 127 kamen durch Selbstmord und 701 durch andere Unglücksfälle um's Leben. Im übrigen Theile des Archipels wurden 250 durch Blitz, 1211 durch Ertrinken, 409 durch Fall, 464 durch Thiere, 802 durch andere Unglücksfälle, 168 durch Suicidium getödtet. – Bezüglich der Vaccination bemerkt Verf.: Auf Java und Madura wurden im Jahre 1870 im Ganzen 1,281794 Impfungen (561860 Vaccinationen, 722938 Revaccinationen) vorgenommen, so dass das Verhältniss der ersten Impfungen sich zur Bevölkerung auf 1 : 28,80, das der zweiten auf 1 : 22,45 herausstellt. Von den ausserjavanischen Provinzen begen einige noch einen gewissen Widerwillen gegen die Impfung, der sich jedoch von Jahr zu Jahr mindert. — Die Zahl der Geisteskranken ist eine beträchtliche: 4589 auf Java, ausserhalb Java 2870; 1 Geisteskranker auf 3000 Einwohner.

III. Africa.

a. Algier.

Sézary (57) spricht über die Temperatur der Stadt Algier hinsichtlich der chronischen Brustkrankheiten von einem ziemlich gemässigten Standpuncte. Seine Temperaturermittelungen, welche auf den combinirten Durchschnittsberechnungen verschiedener Autoren in den Jahren 1837 bis 1871 beruhen, ergaben für die einzelnen Monate folgende Höhen:

I.	II.	III.	IV.	V.	VI.
13,91°.	14,17°.	15,23°.	17,59°.	20,72°.	23,79°.
VII.	VIII.	IX.	X.	XI.	XII.
26,36°.	27,17°.	25,60°.	22,29°.	17,50°.	14,89°,

wonach sich ein Temperaturminimum für den Januar mit 13,91°, ein Maximum für den August mit 27,17°, ein langsames Ansteigen in 7 Monaten, ein Abfall, der sich in 5 Monaten vollendet, herausstellt. Bezüglich der Jahreszeiten unterscheidet Verf.:

Temperatur-	I. Eine „frische" Saison:	II. Eine heisse Saison:
Mittel: . . .	+ 14,5°	+ 22°
Maximum: .	+ 21°	+ 30°
Minimum: .	+ 8°	+ 15.

I. umfasst die Monate November bis April, II. reicht vom Mai bis zum October. Die Durchschnitts-Temperatur des Jahres beträgt 19,96°. — Für die Brustkranken macht S. nun zunächst geltend, dass für sie, da die Hitze in Algier ihr grösster Feind ist, die Temperaturdurchschnittszahlen weit weniger Bedeutung haben, als die Kenntniss der Temperatur-Maxima. Diese sind, für die einzelnen Monate nach einer Beobachtung von 16 Jahren folgende:

I.	II.	III.	IV.	V.	VI.
18,77°.	19,72°.	22,62°.	25,38°.	29,05°.	29,99°.
VII.	VIII.	IX.	X.	XI.	XII.
33,28°.	38,38°.	31,71°.	27,77°.	23,91°.	20,15°.

Diese Zahlen beweisen ein brusken Ansteigen der Temperatur-Maxima vom Mai ab (unter dem Einfluss des Sirocco). Es ist deshalb die Eintheilung des Jahres, wie sie oben gegeben ist, für die Brustkranken von principieller Wichtigkeit: sie müssen die heisse Saison (letzte Tage des April bis 1. November) vermeiden. Die übrigen Monate jedoch, in welchen die Maximalcurve 26° nicht überschreitet, hält Verf. zum Aufenthalt Brustkranker in Algier für sehr vortheilhaft und nennt sie „die Saison des Winteraufenthaltes der Phthisiker in Algier." Für den Frühling sind dann nach seinen Erfahrungen die südfranzösischen Kurorte, für den Sommer die Schweiz aufzusuchen.

Aus den sehr umfassenden Studien Bernard's (67) über Klein-Kabylien interessiren zunächst folgende klimatologische Daten. Die mittlere Jahrestemperatur beträgt 20,3°. Der Februar mit einer Durchschnittswärme von 10° ist der kälteste, der August mit einer solchen von 29,8° der wärmste Monat. Die mittlere Temperaturdifferenz zwischen der kälteren und der heissesten Jahreszeit beläuft sich auf 16,5°. Auch in den kältesten Jahren steigt das Thermometer nicht unter + 2° hinab; in Zweien derselben 1859 und 1860 hat Verfasser kein Eis gesehen. Die niedrigste mittlere Tagestemperatur im Februar war 5,5°, die höchste, welche beobachtet wurde, im August 47° im Schatten. — Der Stand des Barometers schwankt zwischen 768 und und 772 Mm., während der Orkane sinkt es auf 755. Auf die Ergebnisse der Hygrometrie sind die Winde von grossem Einfluss; Nordwestwinde, welche über das Mittelmeer herkommen, erheben das Hygrometer bis zum Standpunkt der Sättigung. Unter den Winden sind die Westwinde vorherrschend, besonders in den Monaten October bis Januar. Nordwestwind begleitet in dieser Jahreszeit den Regen. Nordwind direct kommt sehr selten vor; der Südostwind ist der Sirocco; er weht besonders in den Monaten Juni bis September und am häufigsten im Juli. Der Regenfall vertheilt sich nach 3 Jahreszeiten, von denen der bedeutendste in die Monate October-Januar, der geringste in die Monate Juni bis September trifft. Das Jahresmittel der Niederschläge schwankt zwischen 909 und 928 Mm. Nur im October und November ist der Regen kalt, von Stürmen ist er fast immer begleitet; vorherrschend regnet es am Tage. Nebel sind in der heissen Saison sehr häufig, besonders im letzten Theil derselben.

Unter den pathologischen Vorkommnissen lenken die Sumpffieber und die Darmaffectionen in erster Reihe die Aufmerksamkeit auf sich. Unter der 550 M. zählenden aus Eingeborenen und Franzosen bestehenden Garnison in El-Millah erkrankten in toto 127 M., unter ihnen 20 an Wechselfiebern mit quotidianem, ebenso viele an solchen mit tertianem Typus. Verf. unterscheidet ausserdem: remittirende Fieber, algides intermittirendes, perniciöses-comatöses, intermittirendes perniciöses- und pseudocontinuirliches perniciöses Fieber, welche zusammen noch 50 Erkrankungen veranlassten. Dysenterie ist mit 16 Erkrankungsfällen notirt. Die grösste Krankenzahl fiel auf die Monate September und October. Die 6 Todesfälle ereigneten sich ebenfalls theils in diesen Monaten (5), theils im August (1). Die Beschreibung der Formen des perniciösen Fiebers bietet nichts wesentlich Neues. Im „pseudocontinuirlichen perniciösen Fieber" war die Wirkung des Chinins nicht immer prompt. — Die Krankheiten der Eingeborenen gruppiren sich diesen Verhältnissen entsprechend: Wechselfieber und ihre Folgezustände (Kachexieen verschiedenster Form) bilden das grösste Contingent. Es folgen Hautkrankheiten in erheblicher Zahl und Mannigfaltigkeit, gegen welche die Kabylen häufig eine 20 Klm. von El-Millah gelegene Salzquelle von

36° anwenden. Exanthematische Krankheiten kamen mit sehr geringen Zahlen zur Kenntniss, wogegen Darmaffectionen von den einfachen Diarrhoen bis zu den schwersten Dysenterieen erhebliche Erkrankungsprocente lieferten. Syphilitische Affectionen gehören unter den Eingebornen zur Tagesordnung, werden aber wunderbar schnell durch innern Mercurgebrauch geheilt.

Der grössere Theil der von Pomel (68) in einer Reihe feuilletonistischer Artikel über die Sahara gebrachten Einzelnheiten ist von zu fernliegendem Interesse, da es sich darin grösstentheils um geologische Fragen und rein geographische Streitpunkte handelt. Klimatologisch vergleicht Verf. die Wüste mit einem eben trocken gelegten Meeresboden. Wenn schon in den in der Umgebung gelegenen Bergplateaus die ungenügende Menge und die Unregelmässigkeit der Niederschläge den Getreidebau absolut verhindert, so gehört Regen in der Wüste selbst zu den abnormalen Ereignissen; entweder entleert sich mit heftigem Orkan und Gewitter ein Wolkenbruch, oder eine Wasserhose giebt einige zerstreute Güsse ab, die sofort vom Boden aufgesogen und verdunstet werden. Die Luft ist so trocken, dass geringe Reibungen eines wollenen Zeuges oder die Bewegungen eines Pferdeschweifs schon Funken hervorbringen. Für die gewöhnlichen Temperaturen von 36–40° ist der Unterschied im Stande eines trockenen und eines feuchten Thermometers 15°, ja selbst 20°. — Der Mensch findet sich soweit in die Wüste hinein verbreitet, als die Gegenwart von Wasser seine Existenz noch ermöglicht. Die Repräsentanten der weissen Race, einige Berberstämme, berühren, bei dauerndem Aufenthalt in den umgebenden Bergen, die Sahara mehr durch ihre Züge; dauernden Aufenthalt erträgt nur die Negerrace (sudanische Stämme), welche mit Erfolg den Berbervölkern die Besitzungen am Rande der Wüste streitig macht.

g. Süd-Afrika.

Während des Zeitraums vom April 1869 bis zum November 1871 sammelte Egan (70) eine Reihe theils von meteorologischen Daten, theils von solchen über die Sanitätsverhältnisse der südafrikanischen Diamantfelder. Der bedeutendste benachbarte Ort, King Williams Town, der allerdings noch immer 400 englische Meilen von den Diamantenfeldern entfernt liegt, bietet in der Sonne die exorbitante Hitze von 130–135° Fahrenheit. Die Temperaturwechsel sind sehr bedeutend und sehr plötzlich; in den Monaten December und Februar treten sehr heftige Gewitter auf, die Hauptniederschläge finden im November und Februar statt. — Fieberhafte Krankheiten gehören bis jetzt zu den Seltenheiten; Verf. beobachtete nur 9 Fälle, welche er zweifellos als Typhus bezeichnen möchte; auch von typhoiden Fiebern kann man nur sporadische Beobachtungen berichten; und auch diese sind noch seltener geworden, seitdem King Williams Town eine Wasserleitung hat. — In den eigentlichen Diamantgräbereien dagegen kommt typhoides Fieber häufiger vor und zwar, wie Verf. einer brieflichen Mittheilung entnimmt, in zunehmender Weise. Dr. Atherstone, welcher an Ort und Stelle geologische Beobachtungen machte, hält es ohne die Einrichtung besonderer Entwässerungsanlagen für unausbleiblich, dass typhoide Erkrankungen in den auf Alluvialboden gelegenen Diamantthälern noch bedeutend zunehmen müssen. Die Berichte aus den letzteren sind darin einig, dass der Mangel aller Sanitätsvorrichtungen, selbst der geringsten Sorge für das Unterbringen der Leichname, der entsetzliche Stumpfsinn der Einwohner, schon jetzt anfangen eine bedeutende Mortalität zu erzielen und dass die ersten wirklichen Zahlenangaben über dieselbe die Aufmerksamkeit der Regierung im hohen Grade erregen werden.

In den geburtshülflichen Notizen über Englisch Kaffrarien, welche Egan (71) während eines mehrjährigen dortigen Aufenthalts sammelte, erklärt Verf. über die Durchschnittsdauer normaler und pathologischer Geburten keine Angaben machen zu können, da er bei den Eingebornen nur zu abnormen und theilweise aufgegebenen Fällen hinzugezogen wurde. Auch dies Vertrauen gründet sich nur auf einen schweren Fall von Wendung, welchen E. am Anfang seines Aufenthaltes glücklich durchführte. Er glaubt annehmen zu können, dass die Geburtsdauer ziemlich die gleiche, wie bei europäischen sei, doch erholen sich die Kafferweiber bedeutend schneller. Bei der Geburt sitzen dieselben, die Unterschenkel flectirt, die Fersen an das Gesäss gezogen, auf der Flur des Hauses, wobei sie die Schultern an die Stützen des Daches anstemmen. Ein Schutz des Dammes existirt nur insofern, als derselbe sich auf den Fussboden stützt. Metrorrhagieen post partum sind sehr selten, sie fehlen selbst nach sehr schweren Geburten; wie Vf. glaubt wegen der sehr energischen Contraction der Uterusmusculatur. Wenn man im Allgemeinen annehmen kann, dass die Geburten leichter sind, als die europäischen, so ist dies weniger auf die Beckenformation, als auf die Kleinheit des Kindskopfes zurück zuführen. Der Nabelstrang wird entweder erst nach Ausstossung der Placenta abgeschnitten, oder nach dem Austritt des Kindes mit einem Schilfrohr roh durchsägt. Hernia umbilicalis ist sehr häufig, weil die Kinder nicht gewickelt werden, verliert sich jedoch bei geeigneter Behandlung. Von Trismus neonatorum sah E. eine beträchtliche Anzahl von Fällen.

Borchgrevink, C., En kort Skildring af Sygdomme paa Madagascar. Norsk Mag. for Lägevidsk. R. 3. Bd. 2. S. 633.

Verf., der in Antananarivo, der Hauptstadt Madagaskars, practicirte, giebt eine kurze Beschreibung der dortigen Krankheitsverhältnisse. Die Krankheiten sind die gewöhnlichen, einige zeigen aber ein etwas abweichendes Verhalten. Krankheiten der Respirationsorgane sind sehr häufig; die Pneumonieen werden oft mit Pleuritis, Pericarditis und Hepatitis complicirt; kleine Dosen von Aconit wirken günstig, Tart. emet. ebenso. Lungentuberkulose sehr verbreitet über die ganze Insel, häufig erblich. Herzkrankheiten sehr häufig, stehen mit einer ausserordentlich verbreiteten arthritischen Diathese in Verbindung; Rheumatismus acutus kommt so gut wie gar nicht vor. Eine einheimische Pflanze, Tangena venenifera, scheint ein kräftiges Heilmittel gegen acute und chronische Herzkrankheiten zu sein; sie enthält ein Gift, das vorzugsweise auf das Rückenmark und Herz wirkt und Paraplegie hervorruft. Acute Leberatrophie nicht selten. Epilepsie ziemlich verbreitet, Chorea ebenfalls; vor 8 Jahren herrschte eine von politischen Verhältnissen hervorgerufene Epidemie von Chorea major. Steinkrankheiten und Lithotomie häufig, letztere in den meisten Fällen glücklich. Syphilis ungeheuer verbreitet; kaum eine einzige Familie ist völlig davon verschont und man kann täglich die schrecklichsten Formen davon beobachten. Mercur und Jod die gewöhnlichsten, schon lange von der Bevölkerung gekannten Mittel. Lepra stark hervortretend, namentlich L. tuberculosa. Typhus kommt immer vor. Scharlach nie beobachtet. Das sogenannte Madagaskarfieber, „Tose," ist ein bösartiges, inter- oder remittirendes Fieber, welches jedoch nicht so oft, wie man glauben sollte, tödtlich endet; Reconvalescenz sehr langwierig und Recidive häufig. Es kommt namentlich an den Küsten und den angrenzenden Niederungen vor; die Eingeborenen behaupten, dass alle diese Strecken durch eine eigenthümliche Grasart bezeichnet sind. Die einheimischen Bewohner der Fieberdistricte scheinen immun zu sein, während die Kinder der dorthin Gezogenen stark angesteckt sind, selbst wenn sie am Ort geboren sind. Milzschwellung und acute Leberatrophie folgen häufig danach. Chinin und Eisen sind die wirksamsten Mittel.

F. S. Warncke (Kopenhagen).

---

4. Amerika

a. Vereinigte Staaten von Nord-Amerika.

Die Krankheiten in New-York während des Jahres 1871 (72) verursachten eine Gesammtmortalität von 26,976 Personen (193 weniger als 1870); auf 1000 Einwohner fallen 28,6 Todte. Zymotische Krankheiten waren in 8365 Fällen (31 pCt. der ganzen Sterblichkeit) Todesursache, etwas häufiger als im vorhergehenden Jahre. Die hervorragendsten Epidemieen waren in beiden Jahren Blattern. Im Jahre 1870 erlagen dieser Krankheit 805, im folgenden 681 Individuen; trotzdem diese Todesziffern an Blattern für New-York etwas Neues und Erschreckendes hatten, erreichen dieselben doch bei Weitem nicht die anderer schwer von Blattern heimgesuchten Städte. — Keuchhusten forderte 465 Opfer: 269 Mädchen, 196 Knaben, wobei das Ueberwiegen des weiblichen Geschlechts, ohne dass eine Erklärung zu geben wäre, schon seit einigen Jahren Regel ist. Remittirendes Fieber ist mit 165, intermittirendes mit 110, Typho-Malariafieber mit 12 Todesfällen notirt, Zahlen, welche die früher bekannten übersteigen. Die Mehrzahl der Erkrankungen kam in den oberen Stadtvierteln vor. — Unter den constitutionellen Krankheiten macht die Lungenphthise mit 4186 Todesfällen (15½ pCt. der Gesammtmortalität) den Anfang, wobei ein unzweifelhaftes Wachsen derselben gegen die Vorjahre zu constatiren ist. Sonstige Respirationskrankheiten lieferten noch die hohe Todesziffer von 3248 Fällen. — Von allen Todesfällen (26,976) betrafen 7994 Kinder unter 1 Jahre, 10,700 solche unter 2 und 12,970 solche unter 5 Jahren. Die Sterblichkeit der ganzen Altersklasse hat gegen das Vorjahr um 9 pCt. der Gesammtmortalität abgenommen. — 1070 Todesfälle geschahen durch Unglück, 65 durch Mord, 114 durch Selbstmord.

Der Bericht von Wells (73) über die meteorologischen und Krankheits-Verhältnisse in Philadelphia für 1871 betont die hohe Temperatur der Monate März und April: 73 resp. 85° Fahrenheit als Maximum. Die mittlere Temperatur beider Monate war 6,5 bis 7° über dem gewöhnlichen Durchschnitt. Die Hitze im August war ebenfalls grösser als das gewöhnliche Mittel, jedoch niedriger als im Jahre 1870, so dass sich denn auch eine Verminderung der durch Sonnenstich und Cholera infantum Gestorbenen gegenüber diesem Jahre erkennen lässt. — Die Gesammtzahl der Todesfälle war 16,993; den Geschlechtern nach stellte sich ein starkes Ueberwiegen des männlichen heraus; den Jahreszeiten nach war das 4. Quartal das ungünstigste, das 2. das gesündeste. Von epidemischen Krankheiten zeigten eine bedeutende Verminderung gegenüber dem Vorjahre Scharlach (262 gegen 956 im Jahre 1870) Recurrens (7 Todesfälle statt 162 des Vorjahres), Gelbfieber, welches 1871 keinen Todesfall verursachte. Aber auch Typhus, Diphtherie und Croup, Keuchhusten, gastrische Fieber sind mit bescheidenen und gegen 1870 kleineren Zahlen zu notiren. Dagegen war die Mortalität an Krankheiten des Respirations- und Circulations-Systems, an angeborener Lebensschwäche etwas höher und alle Rückstände gegen das Jahr 1870 wurden vollends compensirt durch das Wüthen der Blattern. Sie verursachten in toto während des in Rede stehenden Jahres 1879 Todesfälle, was auf 10,000 Lebende 27 an Blattern Gestorbene ergibt: eine Verhältnisziffer, welche die in London ermittelte noch übertrifft (24:10,000). Bezüglich der Racen fand kein bemerkenswerther Unterschied in der Sterblichkeit statt. In der Altersvertheilung kommen auf die Klasse bis zum 1. Lebensjahre 203 (annähernd ein Neuntel der ganzen Klasse), auf die bis zu 2 Jahren 316; auf die unter 5 Jahre alten 607 (nahezu ein Drittel), auf die Klasse unter 10 Jahren im Ganzen 836 Todesfälle.

Die im Alter von 10–20 Jahren lieferten 323, die von 20–30 Jahren 307 Blatternfälle; jenseits dieses Alters kann nur von einer mässigen Sterblichkeit berichtet werden. Mehrfach wurde in der Epidemie ein Erkranken von Personen constatirt, welche bereits früher (und nicht nur ein-, sondern mehrere Male) Blattern überstanden hatten. (Ueber die sonstige zuweilen hervorgehobene besondere Gefährlichkeit derartiger Wiederholungen wird Nichts berichtet. Ref.) Ueber das Verhältniss der Sterblichkeit zur Vaccination wurden 1180 im Municipal-Hospital Behandelten Erhebungen angestellt. (Unter diesen waren: nie geimpft 390 (es starben 254 = 65,1 pCt.), 331 in der Kindheit geimpft (es starben 33 = 9,9 pCt.) mit guten Narben, mit schlechten Narben 166 (es starben 27 = 16,2 pCt.), fast ohne Narben 302 (Sterblichkeit 68 oder 22,5 pCt.)

Ueber das Thal von San Rafael, den 12 Meilen von San Francisco gelegenen klimatischen Kurort Californiens, giebt Dunom (74) eine sehr günstige Schilderung. Eine ausgezeichnet schöne Gegend, Schutz im Süden, Norden und Nordwesten durch Hügelketten hat den Ort schon lange als Sanitarium gelten lassen. Für die Tages-Temperaturen sind vom Verf. sorgfältige Tabellen angefertigt worden, aus denen sich ergiebt, dass die höchste Temperatur mit 85° F. am 14. September, die niedrigste von 42° F. am 6. December beobachtet wurde; die Schwankung zwischen den extremsten Tages-Temperaturen betrug also nicht mehr als 43° F. (in den Monaten April bis December). Die Zahl der Regentage betrug 34 (in Mentone 60), die Zahl der Tage mit heftigen Winden ist ebenfalls eine sehr geringe. Andauernde Nebel kommen gar nicht vor. Hinsichtlich der bisherigen Temperatur-Messungen bedauert D. über die Nacht-Temperaturen bis jetzt noch keine Auskunft geben zu können. Die Erfolge sind in Zahlen nicht angegeben, scheinen aber sehr günstig. Vor dem Aufenthalt in San Rafael während des März, April und Mai warnt der Verf., da während dieser Zeit die Winde etwas kälter und heftiger sind.

Der medicinischen Beschreibung Young's (76) über die Red-River-Expedition in den Monaten Mai bis October 1870 ist nur zu entnehmen, dass trotz eines durchaus nicht günstigen Klima's der Gesundheitszustand der regulären und freiwilligen Truppen ein sehr günstiger war. Es ist nämlich bereits für die Tages-Temperaturen die Differenz eine so grosse, dass man monatelang eine Morgen-Temperatur von 22° F. und Mittags eine solche von 86° F. beobachtet. Die höchste Temperatur, welche Verf. selbst beobachtet hat, betrug 94° F. im Schatten. Die Soldaten waren sehr sorgfältig ausgerüstet. Ebenso war die tägliche Ration eine vorzüglich zusammengesetzte. — Von irgend einer Epidemie ist nichts zu berichten. Verf. resumirt die Ursachen der günstigen Erfolge in der strengen Zurückweisung aller unkräftigen Leute, der guten Nahrung, dem fortwährenden Leben in freier Luft, sofortigen Einschreiten bei Vermuthung von Krankheit und dem Mangel der Gelegenheit zur syphilitischen Infection.

b. Pacific-Küsten.

Lantoin, erster Schiffsarzt der Fregatte l'Astrée, sammelte auf einer dreijährigen Fahrt (1868–1871) hinsichtlich der medicinischen Topographie verschiedener Küstenstriche des grossen Oceans (77) folgende Notizen. Das Schiff durchfuhr die Magellansstrasse im October 1868 bei einer Temperatur von + 1°, Nebel und Regen. Trotzdem waren katarrhalische Erkrankungen der Mannschaft sehr selten. — In Valparaiso gehörten diese in Form von Anginen, Bronchitiden, ferner Katarrhe des Verdauungstractus, Neuralgien und Muskelrheumatismen zu den häufigeren Vorkommnissen. Ausserdem wurden einige Fälle von intermittirendem Fieber und Dysenterie beobachtet. Bezüglich der unter den Einwohnern Valparaisos grassirenden Krankheiten hebt Verf. typhoides Fieber (ohne Darmaffection, aber mit reichlichem Hautexanthem), Cholerine und Blattern hervor, welche letzteren besonders gegen Ende des Jahres 1870 eine erhebliche Epidemie bildeten. Syphilis ist sehr verbreitet und schreitet sehr schnell von dem ersten Infectionsstadium bis zu den schlimmsten constitutionellen Symptomen vor. — In den kleinen Häfen zwischen Valparaiso und Callao zeigten sich intermittirende Fieber häufig. Die Bevölkerung der kleinen Stadt Tacna war durch das gelbe Fieber decimirt. In der Gegend der Guano (Chinchas-) Inseln versuchte L. vergebens, über etwaige schädliche Einwirkungen des Guanostaubes auf die Lungen der Arbeiter Aufklärung zu erhalten. — In Callao herrscht, wie in ganz Peru, Lungenschwindsucht erheblich, Blattern waren in Callao, wie in Lima eben zu einem kleinen Nachlass gelangt. Gelbfieber hatte eine grössere Epidemie am Anfange des Jahres 1868 verursacht und wüthete mit geringen Intermissionen auch noch 1870. — Ueber das Clima von San Francisco giebt Vf. einige erklärende Notizen hinsichtlich der ausserordentlich geringen Amplitude der Temperaturschwankungen (5,5°) und berichtet kurz über die Frequenz der Krankheiten, unter denen Katarrhe der Respirationswege, Rheumatismen, Dyspepsie und Asthma den ersten Rang einnehmen. Skrophulose ist sehr verbreitet. Endemische Fieber sind sehr selten; von Gelbfieber und Cholera wird angegeben, dass sie, eingeschleppt, in San Francisco keine Verbreitung fanden. Die grösste Epidemie, welche seit dem erheblichen Wachsthum des Ortes bekannt wurde, verursachten die Pocken im Jahre 1869. Syphilis ist, da auch nicht einmal Versuche einer Beschränkung und Controle der Prostitution existiren, ausserordentlich verbreitet. — Von der Insel Vancouvre (zu Britisch-Columbien gehörig, nördlich von der Mündung des Columbia-Flusses gelegen) erzählt Vf., dass sie sich durch das gänzliche Fehlen von Gewittern auszeichne. Höchstens höre man zuweilen in weiter Ferne Donnerschläge, als im Lande selbst. Von den Eingeborenen haben einige Tribus noch die Gewohnheit, die Schädel der Neugeborenen durch äussere Mittel in eine pyramidale Form zu bringen. Bei den ziemlich erheblichen Temperaturdifferenzen, welche das Inselklima aufweist (—9°—+28°) ist das häufige Vorkommen katarrhalischer und dysenterischer Erkrankungen nicht auffallend. Die demnächst durch ihre Zahl auffallenden Affectionen des Herzens und der grossen Gefässe führt Vf. auf Alkoholmissbrauch und Syphilis zurück.

c. Guyana.

Der allerdings eines inneren Grundes durchaus entbehrende, aber, wie es scheint, bis jetzt allgemein gewesene Glaube an das Nichtvorkommen von Hydrophobie in Britisch-Guyana erleidet durch POLLARD's (78) Mittheilung eine Erschütterung. Vf. hält für zweifellos, dass die Krankheit von der Insel Barbadoes eingeschleppt wurde. Der erste Fall an Menschen innerhalb der englischen Colonie betraf ein schwarzes 19jähriges Mädchen. Am 7. Juli gebissen zeigte sie am 30. September exquisite Symptome von Wasserscheu und starb im zweiten Krampfanfalle. Seitdem folgten sich schnell hintereinander 3 weitere Fälle, ebenfalls tödtlichen Verlaufs, was in der That für eine Stadt von 36000 Einwohnern und den Zeitraum von wenigen Wochen als erheblich zu bezeichnen ist.

d. Mexico.

Die Betrachtungen DUGAT's (79) über Tampico geben ein im höchsten Grade ungünstiges Bild der daselbst herrschenden Witterungseinflüsse und Gesundheitszustände. Die Stadt, am linken Ufer des Flusses Panuco erbaut, ist nach allen Seiten von Sümpfen und breiten Lagunen umgeben, deren Ufer und Sandbänke, fortwährend zwischen dem Zustande der Ueberschwemmung und Austrocknung wechselnd, die scheusslichsten Miasmen aushauchen. Einige dieser Gräben sind zu Zeiten schiffbar und reichen bis mitten in die Stadt. Zu den kleineren Schwankungen im Wasserstande dieser Ansammlungen, welche durch die grosse Trockenheit der Atmosphäre bedingt werden, treten die bedeutenderen Wechsel derselben, welche die Regenzeit hervorbringt. Die letztere fällt in die Monate August und September. Der November und die Monate Januar bis incl. Mai sind von einer fast absoluten Trockenheit. Es ist nicht mit Sicherheit festzustellen, dass gerade die sehr trockenen Jahre einen noch ungünstigeren Gesundheitszustand als den gewöhnlichen haben; während dies allerdings im Jahre 1863 während der französischen Occupation sehr hervortretend der Fall war, gehörten die Jahre 1870—1871 mit einer ebenfalls excessiven Trockenheit zu den gesündesten. Schon die kurzen Notizen des Vf.'s lassen noch eine Reihe bis jetzt nicht genügend detaillirter Schädlichkeiten vermuthen; so beobachtete er jähe Temperaturwechsel im Umfange von 27° in demselben Monat und berichtet von höchst empfindlichen Nordwinden. Die Populationsverhältnisse müssen schon an und für sich als sehr traurige imponiren, wenn notirt wird, dass auf eine Gesammtbevölkerung von 4500 Einwohnern im Jahre 1868 die Geburten hinter den Todesfällen um 22, im Jahre 1869 gar um 35 zurückgeblieben sind. Ausserdem steht der Ort unter dem fortdauernden decimirenden Einfluss der Wechselfieber und der Tuberculose. — Die intermittirenden Fieber kommen in allen bekannten und noch nicht beschriebenen Formen vor; sie machen jede Art von Periodicität und intermittirendem Typus durch; sie regieren in den Monaten Juli bis September und noch allgemeiner im October endemisch in jeder nur erdenklichen larvirten oder gleich erkennbaren Gestalt. Tertianer und quartaner Typus sind am häufigsten; nur zu oft bleibt das Chinin, wie sorgsam man seine Anwendung auch überwache, ohne Wirkung. Kinder in jedem Alter werden ergriffen und bieten, da Krämpfe sich nicht selten den Attaquen hinzugesellen, das volle Krankheitsbild einer tuberculösen Meningitis (?) dar. — Die Tuberculose ist die einzige Krankheit, welche den Intermittenten den Rang streitig macht. Die älteren Nachrichten wollen wissen, dass ihr Umsichgreifen in Tampico erst neueren Datums ist, während sie in Vera-Cruz von jeher heimisch war. Mit der Thatsache ihrer Einschleppung im ersteren Orte, der erschreckenden Verbreitung, welche sie nach Vf.'s Meinung (begünstigt durch die Mischlingsracen) in allen Klassen in Tampico gewonnen hat, ist wieder eine Handhabe mehr zur Bekämpfung des von Zeit zu Zeit noch immer behaupteten Antagonismus zwischen Intermittens und Tuberculose gegeben. — Von sonstigen Krankheiten steht Syphilis obenan; Darmaffectionen, besonders chronische Dysenterien und Hautkrankheiten folgen; bei den Frauen sind alle Arten besonders katarrhalischer Erkrankungen des Genitaltractus sehr häufig. —

e. Brasilien und La-Plata-Staaten.

Die Preisschrift BOUREL-RONCIÈRE's (80) behandelt mit grosser Gründlichkeit die Verhältnisse der Flottenstationen an den Küsten Brasiliens und der La-Plata-Staaten, besonders von Rio de Janeiro und Montevideo. Verf. eröffnet seine allgemeinen Betrachtungen über die von Schiffen in diesen Gegenden zu besuchenden Localitäten mit der Frage nach der Acclimatisation. Es ist schon vielfach betont worden, dass man zu diesem mühsamen Werk nicht gerade Jahreszeiten wähle, in denen erfahrungsgemäss eine plötzliche Temperatursteigerung zu erwarten steht. Viel weniger empfindlich wird für das Entstehen von Krankheiten der Uebergang in eine niedrigere Temperatur wahrgenommen. Diese Verhältnisse wiederholen sich auch bei dem Wechseln der Hafenplätze, den möglichst häufig eintreten zu lassen, eines der besten Schutzmittel gegen eine Durchseuchung des Schiffes ist. — Des Verfs. Erfahrungen über die Salubrität der einzelnen Hafenplätze weichen in manchen Punkten von den Resultaten älterer Autoren ab. Montevideo, berühmt wegen seiner guten Gesundheitsverhältnisse, hat in letzter Zeit viel von seinem Renommé eingebüsst. Nicht nur, dass die Cholera in den Jahren 1867–1869 eine erhebliche Epidemie bildete, so traten auch typhoide Fieber in der Stadt endemisch und mit erheblicher Mortalität auf; die Kindersterblichkeit hat gegen früher merklich zugenommen. – Auch in Buenos-Ayres ist die Cholera seit dem Jahre 1867 3 Mal aufgetreten. Doch war sonst, besonders auf der Rhede, der Gesundheitszustand ein guter.

Den folgenden Abschnitt der Arbeit bildet eine sehr erschöpfende *klimatologische* Untersuchung über die Einflüsse, welche Rio in verhältnissmässig kurzer Zeit zu einem so ungesunden Ort gemacht haben. Es ist unzweifelhaft, dass das Klima des Landes bemerkenswerthe Veränderungen erlitten hat, welche es, im Verein mit dem Anwachsen der Bevölkerung und mit den Schattenseiten der Civilisation ermöglichten, dass einerseits endemische Krankheiten in ihrer Häufigkeit und dem Ernst ihres Auftretens zugenommen haben, während früher kaum bekannte, wie die Lungenphthise, das Gelbfieber und die typhoiden Fieber, Scharlach und Cholera vollständig dazu gelangt sind, sich einzubürgern. Welche Verhältnisse bieten sich als Erklärungen für diese nicht wegzuleugnenden Thatsachen dar? — Einmal hat die unglaubliche Indolenz der eingebornen Bevölkerung es noch immer nicht dahin kommen lassen, irgend eine geregelte Einrichtung für die Wegschaffung der menschlichen und thierischen Excremente anzubahnen. Die annähernd 1500000 (nach genauerer Berechnung sogar 1,620,050) Kilogr. faulender organischer Materien, welche die Stadt jährlich producirt, zersetzen sich ungehindert theils in den Strassen und Höfen der Stadt, theils, wenn viel geschieht, in der allernächsten Umgebung. Ebenso werden die Cadaver der gefallenen Thiere einfach ins Wasser geworfen und verfaulen auf der nächsten Sandbank. Seit 1867 ist man durch eine Centraljunta für hygienische Zwecke emsig bemüht, diese Zustände zu heben; doch sind die Nachwirkungen der vorausgegangenen Jahre noch in voller Kraft. Rio ist ferner eine der Hauptstädte der Welt, welche am meisten Gas produciren und verbrennen. Die Mangelhaftigkeit der Leitungen ist aber so gross, dass man auf allen Quais und Strassen unaufhörlich den Geruch sich zersetzenden Gases spürt. — Für Austrocknung der die Stadt nach jeder Richtung einschliessenden Sümpfe geschieht Nichts; Rio steht dauernd unter dem Regime des „Paludismus“, der allen Krankheiten sein Siegel aufdrückt. Diese Factoren, zu denen ebenbürtig noch die excessive Hitze tritt, werden durch das rapide Anwachsen und die zunehmende Dichtigkeit der Bevölkerung zu ihrer vollen Geltung gebracht, welche sich im dauernden Umsichgreifen der oben genannten Seuchen uns allzu deutlich bemerkbar macht.

Wie bereits angedeutet, spielen gewisse *Einflüsse des Klimas* noch ihre besondere Rolle. Die kühle Jahreszeit dauert 5 Monate, vom Mai bis Ende September. Den Rest des Jahres nimmt ein Sommer in Anspruch, welcher eine Durchschnittstemperatur von 25.4° aufweist. Im Allgemeinen erreicht die Hitze im Februar ihr Maximum, der kühlste Monat ist der September. Die heisseste Tageszeit fällt auf 1 Uhr Mittags, der Moment einer verhältnissmässigen Kühle auf 7 Uhr Morgens. In hygrometrischer Beziehung steht Rio sehr hoch: seine Luftfeuchtigkeit ist eine der bedeutendsten der Erdoberfläche und sehr constant. — Dagegen hat (nach Messungen durch 17 Jahre) die *Menge des fallenden Regens* allmälig *merklich abgenommen*, ein Factum, welches sich durch die Abholzung der benachbarten Höhenzüge genügend erklärt. — Gewitter sind in der heissen Jahreszeit ausserordentlich häufig; obenan steht der Monat Januar. Der stärkste Atmosphärendruck findet sich im Juli und Juni, der schwächste im December und Januar. Die angenehmste Jahreszeit ist für Rio die der erfrischenden Winde, welche in die Monate Juni–August fällt.

Für die Betrachtung der *Krankheiten* wählte sich Vf. zwei grosse Gesichtspunkte: *Das Alter und die Jahreszeiten*. Was die statistischen Daten anlangt, so muss von vornherein darauf hingewiesen werden, dass sie sämmtlich, wie auch die im weiteren Verlauf dieser Darstellung zu referirenden, mit grosser Vorsicht aufzunehmen sind. Noch unsicherer sind sie jedoch für die *Kinderjahre* und beschränkt sich Ref. deshalb auf die allgemeine Angabe, dass für die Jahre 1859–1869 die Sterblichkeit der Kinder bis zu 7 Jahren 20 pCt. (aller Kinder) betrug und dass eine Durchschnittsberechnung für die Jahre 1868 bis 1870 die Verhältnissziffer der Todtgeburten zur Zahl aller Geburten auf 1 : 20 feststellte. Hat das Kind die ihm während und gleich nach der Geburt in Gestalt von sehr mangelhafter Abwartung durch die Hebammen, Maltraitiren der Nabelschnur durch reizende Substanzen und schnürende Kleider drohenden Gefahren glücklich überstanden, erlag es den Einflüssen einer höchst unzweckmässigen Anfütterung, eines möglichst traurigen Ammenwesens nicht, so sind es vor Allem der *Tetanus neonatorum*, *Hepatitiden*, *Bronchitiden*, *entzündliche Affectionen des Verdauungstractus*, und neben den *syphilitischen Eruptionen* die *Bouba-Krankheit*, welche ihre Mortalitätsprocente fordern. Ausser den dem kindlichen Alter eigenen *Respirationskrankheiten* spielt bis zum 7. Jahre eine sehr häufige Complication von Pneumonie mit Hepatitis und ein suffocativer Catarrh eine Rolle. Ausserdem sind *Cerebrospinalaffectionen* und *Keuchhusten* endemisch und treten mit einer ziemlich hohen Mortalität auf. *Mesenterial-Tuberculose* reiht sich an. *Diphtheritische Affectionen* sind verhältnissmässig selten. Die *brasilianische Augenkrankheit*, eine sich allmälig über die Conjunctiva, Cornea, Chorioïdea, Retina ausbreitende purulente Entzündung mit schweren Allgemein-Symptomen wüthet besonders unter den Sklaven-Kindern. Verf. neigt dazu, sie weniger als endemisches Leiden, denn als Inanitionskrankheit aufzufassen. — Die Altersperiode von 15—50 Jahren ist zunächst an der Lethalität der miasmatischen Krankheiten am stärksten betheiligt. Die Respirationskrankheiten anlangend, ist der Sterblichkeitsprocentsatz der Befallenen ein höchst ungünstiger, so dass z. B. unter 1000 Pneumoniekranken dieser Altersklasse nicht weniger als 462 starben. Auf die wahrhaft erschreckende Sterblichkeit an Lungenphthise lenkte vor einigen Jahren Wucherer in Bahia bereits die Aufmerksamkeit (Vgl. Jahresbericht 1868 p. 281). Die Krankheit hat seitdem noch mehr Fortschritte gemacht, so dass man eine Mortalität von ½ pCt. der ganzen Bevölkerung und in Rio allein täglich 5 Todesfälle durch Phthise annimmt. B.-R. möchte betonen, dass die Benennung häufig als missbräuchlicher Sammelname angewendet wird, sieht sich aber trotzdem zu dem Geständniss genöthigt, dass das Wachsen der Tuberculose mit jedem Jahre sein Verhältniss zur Augmentationszahl der Bevölkerung im ungünstigen Sinne ändert, dass in wenigen Jahren häufig ganze Familien allein durch Phthise aussterben, dass die Krankheit alterorten, unbekümmert um die hygienischen Verhältnisse, mit gleicher foudroyanter Heftigkeit auftritt. Das männliche Geschlecht ist etwas stärker betheiligt, der Beschäftigung nach liefern die Arbeiter (trabalhadores) das grösste Contingent der Erkrankungs- und Todesfälle. — Neben diesen Sterblichkeitsfactoren verschwinden die übrigen Affectionen verhältnissmässig so sehr, dass nur noch Dysenterieen (endemisch mit zeitweise epidemischen Exacerbationen) Hepatitiden und alle Arten von Dyspepsieen eine besondere Erwähnung verdienen. — Die Krankheiten des Greisenalters bieten ausser der Häufigkeit der Klappenkrankheiten nichts Auffallendes; hundertjährige Personen, besonders unter den Negern sind keine seltenen Erscheinungen. — Aus den sehr eingehenden Nachweisen über die Mortalität während der Entbindungen und des Puerperiums heben wir nur die Häufigkeit der an Eklampsie und in Folge von Uterusruptur Verstorbenen hervor. Die erstere wurde durchschnittlich im November, Metroperitonitiden im März, Hämorrhagieen im Juni am häufigsten beobachtet. —

Es erübrigt eine kurze Schilderung der Mortalität an endemischen und epidemischen Krankheiten nach den Jahreszeiten. Die Mannigfaltigkeit der ersteren, die verwischten Grenzen der letzteren mit den unzähligen Variationen der meteorologischen Bedingungen für jedes Jahr, sind Daten, welche die Lösung jener Aufgabe zu einer schwierigen machen. Verdunkelnd wirkt ausserdem die Lückenhaftigkeit der statistischen Angaben. Im Allgemeinen fällt die grösste Sterblichkeit in den December, demnächst in den Januar, die geringste in den September. Von den Fiebern aller Gattungen lässt sich sagen, dass sie in den Monaten December—März ihre grösste Frequenz erreichen. Ueber Gelbfieber in Rio-de Janeiro gelang es Verf. folgende Saison-Tabelle zusammen zu stellen:

Jahr	Monat												Summa
	I	II	III	IV	V	VI	VII	VIII	IX	X	XI	XII	
1851	14	37	60	165	98	98	9	7	4	19	26	8	475
1852	243	70	303	403	325	169	93	62	62	37	47	109	1943
1853	150	176	142	153	62	73	96	29	7	7	6	2	853
1859	34	109	126	98	48	32	9	11	2	5	8	16	500
1860	32	108	319	340	209	96	47	21	16	19	11	31	1249
1861	47	72	47	37	25	11	5	1	—	—	2	—	247
1862	1	2	—	2	—	—	1	—	—	1	1	4	12
1869	1	—	—	6	13	67	51	33	17	16	15	53	272
1870 (I. Sem.)	896	1186	733	230	196	61	1	—	—	—	—	—	3003

Für Phthise ergaben die Erhebungen für die Jahre 1867 und 1868 folgende Monats-Sterblichkeit:

I. II. III. IV. V. VI. VII VIII.
376. 337. 334. 304. 296. 290. 289. 280.

IX. X. XI. XII.
273. 265. 250. 219.

Für Cholera lassen sich bestimmte Beziehungen zu den Jahreszeiten nicht nachweisen. — Während die miasmatischen Fieber ihre grösste Häufigkeit mit dem Eintritt der warmen Jahreszeit erreichen, wird die kühle Saison (besonders wenn sie für diesen Zweck vom Juni bis October rechnet) von den Eruptionskrankheiten und den Affectionen der Respirationswege beherrscht. (Die Arbeit wird im nächsten Jahre fortgesetzt.)

f. Ecuador.

Es sind die, grösstentheils noch innerhalb des Staates Ecuador gelegenen Flussthäler am obern Laufe des Marañon, mit welchen sich der Bericht von Galt (81) beschäftigt. Das Land hat eine enorm lange Regenzeit, von October bis Mai, auf deren Höhe das niedrig gelegene Land längs des Flusses meilenweit unter Wasser liegt (Januar bis März). Im Juni (ca. den 24.) tritt eine Temperaturverminderung von ca. 3° ein, welche constant und unter der Benennung des „kleinen Winters von St. Johann" bekannt ist. In den Monaten Juli bis September schwankt der Thermometerstand zwischen 19 und 25°. Als Durchschnitt für die Sommerwärme nimmt man am Amazonenstrom 26° an. — Die Frequenz der Krankheiten (nur nach ungefährer Schätzung ohne Zahlenerhebungen) bietet folgende Scala: Obenan Hautaffectionen, dann Geophagie mit ihren Folgen, Malariafieber, heftige Koliken, Trismus neonatorum, Abscesse. Diese heute Reihenfolge wird etwas weniger auffallend, wenn man sich erinnert, dass die Bevölkerung dieser Flussthäler aus einem Gemisch sehr verschieden lebender und civilisirter Nationen besteht, unter denen der südamerikanische Indianer, der Peruvianer aus spanischem Blut, der brasilianische Portugiese die Hauptbestandtheile bilden neben einer kaum berechenbaren Menge von Mischlingen von Negern, nordamerikanischen Angelsachsen etc. Zu dem Heer von Krankheitserscheinungen, welche sich in einer Ueberreizung des Nervensystems zusammenfassen lassen, findet Vf. genügenden Grund in dem enormen Missbrauch des Tabaks, eine Gewohnheit, deren Anfang meist in das 4. oder 5. (?) Lebensjahr zurückzuführen ist. — Die Hautkrankheiten, unter dem Namen „Sarna" zusammengefasst, worunter sowohl Eruptionen als Verfärbungen verstanden werden, beruhen grösstentheils auf Verstopfung und chronischer Entzündung der Talgdrüsen. Während die Indianer und Anglo-Amerikaner meistens hierunter zu leiden haben, zeigt die Spanische und Portugiesische Bevölkerung eine Neigung zu scrophulösen Hautaffectionen, kalten Abscessen und dergl. Lepra im engeren Sinne ist unbekannt. Das Hauptmittel gegen Hautübel besteht in der äusseren Anwendung des Copaiva-Balsams. — Das Erdessen, durch die Neger importirt, wird auch von den Mischlingsdescendenten von Europäern erlernt, meistens im Alter von vier Jahren und überliefert sie durch die Folgezustände, chronische Dysenterie und Hydropsieen, oft schon in 1–2 Jahren dem Tode. Andererseits geht auch eine grosse Anzahl Erwachsener an dieser unnatürlichen Neigung zu Grunde. — Ob das Ankylostoma Duodenale eine Zwischenrolle für die Ausbildung der traurigen Folgezustände übernimmt, darüber hat G. eigene Beobachtungen nicht anstellen können. — Während an den brasilianischen Ufern des Amazonenstroms Malariafieber sehr häufig sind, weist der obere Flusslauf wenige Gegenden auf, in welchen von einem endemischen Vorhandensein derartiger Krankheiten zu sprechen wäre. Epidemieen, welche zuweilen in geringer Ausdehnung beobachtet werden, zeigen ein Gemisch von Fällen wirklicher Intermittens und heftiger remittirender biliöser Fieber. Für eine Reihe von grösseren Ortschaften wird ein absolutes Freisein von febris tertiana ausdrücklich versichert und angenommen. Im Juni beobachtete Vf. in einigen indianischen Dörfern eine Epidemie von intermittirendem Fieber mit plötzlichem Erscheinen von Abscessen, blutiger Expectoration und anderen blutigen Entleerungen. Ueber die Mortalität dieser Krankheit konnte statistisch Nichts ermittelt werden. Eine in Iquitos in ca. 200 Fällen zur Beobachtung gekommenen Influenza-Epidemie stand evident unter der Herrschaft des Chinins. Eine im October in denselben Gegenden erschienene Epidemie, welche sich durch Verstopfung, Gelbfärbung, leichtes Fieber, Kopfschmerz, Ructationen und galliges Erbrechen markirt, reiht sich wohl am Besten den neuerdings von Frankreich und einigen amerikanischen Plätzen aus beschriebenen Epidemieen von Gastro-Duodenal-Katarrh an. Die Reconvalescenz war in den von G. beobachteten Fällen eine sehr langsame. — Gastralgien, ebenso wie sehr häufige und hartnäckige Tympanites kommen beim weiblichen Geschlecht fast habituell als Folgen einer höchst verkehrten Diät vor. — Trismus Neonatorum muss man als ziemlich häufig betrachten, obgleich auch für seine Mortalität, da die Kinder fast nie von Aerzten gesehen werden, jeder statistische Anhalt fehlt. Die Kinder werden sofort nach der Geburt in kaltem Wasser gebadet, und die Wiederholung dieses Aktes gehört zu ihrem täglichen Regime. — Von exanthematischen Fiebern gedenkt Vf. noch der Blattern, welche in den Dörfern des Maranon zuweilen in kleinen Epidemieen auftreten. Ein Impfsystem in irgend einer Form einzuführen, hindert die Indolenz und der Aberglaube der Bevölkerung.

5. Australien.

Die Blattern im Süden Australiens gaben an Ort und Stelle zu manchen Zweifeln und Differenzen Anlass, welche Rocalira (83) durch die speciellere Schilderung einer in die Colonie Victoria durch ein Schiff importirten kleinen Epidemie von Variola vera aufzuklären sucht. Die ersten in der Stadt vorgekommenen Fälle waren entschieden Varicellen, die dann folgenden, besonders auch in dem Dörfchen vorgekommenen, schwere Fälle von Variola vera, endlich machten wieder Varicellen-Erkrankungen den Beschluss, bis nach drei Monaten die Epidemie gänzlich erlosch. Die älteren Aerzte hielten lange an der Ansicht fest, dass es sich nur um die in Victoria endemischen, varicellenähnlich verlaufenden colonialen Blattern handle, bis die schweren und tödtlich endenden Fälle diesen Irrthum beseitigten. Vf. abstrahirt aus den Daten die Identität der Variola und Varicella, constatirt jedoch, dass die erstere unter den günstigen Einflüssen des australischen Klima's (Trockenheit) bald zur Variola modificata werde, und war in der günstigen Lage, diese beruhigende Anschauung und das baldige Erlöschen der Epidemie im „Sidney Morning Herald" vorhersagen zu können.

Der Artikel über die Medicinal-Einrichtungen und vorherrschenden Krankheiten in Victoria (84) bezieht sich hauptsächlich auf die Verhältnisse bei Phthisis, und fusst auf den Ermittelungen Thomson's (s. unten). Es kann kaum mehr zweifelhaft erscheinen, dass der Satz von dem günstigen Einfluss des australischen Klima's auf Lungenschwindsucht ein gefährlicher Irrthum ist. Ausserdem beweisen folgende Zahlen sogar die, von Thomson schon früher allgemein ausgesprochene Ansicht, dass die Verhältnisse für die Phthisiker von Jahr zu Jahr ungünstiger werden. Im Jahre 1865 starben auf 1000 Lebende 2,22 an Phthisis oder 1 auf 11 Todesfälle. 1871 war das Verhältniss bereits 2,7 gestorbene Phthisiker auf 1000 Lebende, ein derartiger Fall auf 8,7 Todte überhaupt oder 11,4 pCt. der Gesammtmortalität. Natürlich liegt als Erklärung hierfür am nächsten die Uebersiedelung vieler Menschen nach den Victoria-Colonien, welche, sei es direct, sei es latent (entschiedene Heredität) den Keim zur Tuberculose in sich tragen. — Indess kann man auch nach Concession dieses Factors nicht zu dem Glauben an einen durch das Klima gewährten Schutz zurückkehren, wenn man berücksichtigt, dass eine überwiegende Mehrzahl aller an Tuberculose in den Jahren 1865 bis 1870 Verstorbenen bereits über fünf Jahre ihren Aufenthalt in Melbourne und dessen nächsten Umgebungen genommen hatten, nämlich 1107. — Die näheren Verhältnisse der Krankheitsdauer und der Länge des Aufenthalts in den Colonien ist in folgenden kleinen Zusammenstellungen wiedergegeben:

Dauer des Aufenthaltes in den Australischen Colonien	Zusammen	Dauer der Krankheit				
		Unter 1 Jahr	1—2 Jahre	2—5 Jahre	Im Ganzen unter 5 Jahren	5 Jahre und darüber.
Unter 1 Jahr	44	15	7	21	43	1
1—2 Jahre	27	15	8	4	27	0
2—5 Jahre	86	47	13	24	84	2
Im Ganzen unter 5 Jahren . .	157	77	28	49	154	3
6—10 Jahre	229	118	51	15	220	9
11—15 Jahre	433	192	112	109	413	20
16—20 Jahre	230	109	48	58	215	15
21—30 Jahre	101	50	22	25	97	4
30 Jahre und darüber	17	7	5	2	14	3
	1167	553	266	294	1113	54

Es beträgt demnach die Durchschnittslänge des Aufenthaltes 12,34 Jahre, die Durchschnittsdauer der Krankheit 1,83 Jahre. Nach Thomsons Ermittlungen bezüglich des Lebensalters stirbt ein Viertel aller Erwachsenen zwischen 20 und 45 Jahren an Phthisis. Anhangsweise spricht sich der Vf. des Artikels über den sehr angepriesenen Nutzen der langen Seereisen für Phthisiker aus, und muss denselben mindestens als höchst problematisch hinstellen. Von allen derartig Kranken, welche er und andere Aerzte nach den betreffenden Reisen untersucht haben, konnte sich nicht ein Einziger zweifellos über eine erfolgte Besserung aussprechen. Die Meinung, dass Lungenkranke weniger unter der Seekrankheit zu leiden haben, ist irrig. Zahlenbelege für diese Ansichten zu geben, ist sehr schwierig, da sich die betreffenden Kranken unterwegs sehr selten an die Schiffsärzte wenden. Doch wurde ermittelt, dass von 28 an Bord der in die Gobson's Bay eingelaufenen Schiffe Verstorbenen nicht weniger als 11 Phthisiker waren.

Seiner bereits früher (6. Jahrg. 1871, pag. 288, und vergl. auch oben) ausgesprochenen Meinung gegen die Immunität der australischen Plätze von Lungenschwindsucht, wie sie bekanntlich noch vielfach behauptet wird, giebt Thomson (85) durch folgende neue Zahlen eine Basis. Es handelt sich dabei besonders um das Verhalten der Phthisis in Melbourne. — Im August 1871 betrug die Zahl sämmtlicher in der Stadt Verstorbenen 275, darunter waren 49 Todesfälle durch Phthisis, so dass sich ein Verhältniss von 17,82 pCt. ergiebt. Verf. gesteht zu, dass die allgemeine Sterblichkeitszahl (275) zurückblieb hinter der gewöhnlichen Durchschnittsziffer (pro Monat 395); aber selbst, wenn er diese einsetzt, beträgt der Satz der verstorbenen Phthisiker noch 12,45 Procent der Gesammt-Mortalität. Berechnet man dieselben im Verhältniss zu 1000 Lebenden, so kommen hierauf in England und Wales 2,82, in Melbourne nicht weniger als 2,88. Hierbei sieht T. sich noch zu der Annahme gezwungen, dass die Zahl von 49 an Lungenschwindsucht Verstorbener des Monats August nur ganz wenig über dem monatlichen Durchschnitt steht. Auch widerspricht er der Meinung, als ob etwa das Contingent der Lungensüchtigen wesentlich aus einer fluctuirenden Bevölkerung herstamme; gerade ein grosser Theil der Kranken starb in Hospitälern, die wesentlich von der festen städtischen Bevölkerung benutzt werden.

9. Endemische Krankheiten.

1. Kropf.

1) Savage, Geo H., Observations on goitre. Lancet Juli 29. — 2) Lane, E. W., On goitre in Georgia and Georgia and Companion in Finland and ... Report October 17.

Savage (1) berichtet über das endemische Vorkommen von Kropf in Nent-Head, einem Dorfe in dem Bleiminendistrict von Alstonmoor in Cumberland, etwa 1500' über der Meeresfläche auf Kalkstein gelegen. Das Wasser, das die Bewohner des Dorfes trinken, ist stark kalkhaltig, allein dieser Umstand ist ohne Bedeutung für das Vorkommen des Kropfes, da viele Leute, welche sich des Wassers bedient haben, von der Krankheit verschont blieben; wesentlich für das Vorkommen derselben ist Vererbung. Im allgemeinen leiden die ärmeren Volksklassen weit mehr, als die besser situirten, besonders Diejenigen, welche Bier oder Spirituosen trinken. Verf. hat eine Zählung der im Dorf befindlichen Kröpfigen angestellt, allein nur diejenigen berücksichtigt, bei welchen es sich um mehr als eine leichte Schwellung handelt, d. h. nur diejenigen in Rechnung gebracht, welche an ausgesprochenem Kropf leiden. Hiernach sind unter 529 Bewohnern 181 von dem Uebel befallen und zwar 58 Männer und 123 Frauen.

In 51 Fällen befindet sich der Kropf auf der rechten, in 20 auf der linken, in 81 ist er über beide Seiten verbreitet. Unter 234 vom Verf. untersuchten Schulkindern waren 168 kröpfig und zwar

	Kröpfig	davon auf der rechten	davon auf der linken	auf beiden Seiten
Von 76 Knaben unter 10 Jahre	51	13	1	38
Von 54 Knaben über 10 Jahre	34	9	0	25
Von 52 Mädchen unter 10 Jahre	41	12	2	27
Von 52 Mädchen über 10 Jahre	40	13	1	27

In dem Bericht von Lane (2) wird auf das Vorherrschen von Kropf unter der weiblichen Bevölkerung eines in der Nähe von Lotts-Creek (Georgia) gelegenen weitläufig gebauten Dorfes aufmerksam gemacht, wo unter etwa 50 Familien nur sehr wenige weibliche Individuen von der Krankheit verschont sind, während kaum ein kröpfiger Mann in jener Ansiedlung gefunden wird. Uebrigens weicht die Krankheit dem Jodgebrauche sehr leicht und die Wirksamkeit dieses Mittels ist den Bewohnern so gut bekannt, dass sie sich desselben ohne ärztlichen Rath bedienen. Bemerkenswerth ist, dass Verf. in der Umgegend jenes Ortes nur sehr selten einen Fall von Kropf angetroffen hat. Der Genuss des Trinkwassers kann auch hier nicht angeschuldigt werden. Malariafieber kommt in der von Kropf ergriffenen Gegend selten vor. Ab und an herrscht Typhoid, übrigens erfreut sich die Gegend eines ausserordentlich günstigen Rufes in Bezug auf ihre Gesundheitsverhältnisse.

2. Aussatz.

1) Gaskoin, Geo., On Leprosy. Med. Times and Gaz. April 27. p. 445. — 2) Shearer, G., On Leprosy at Hankow. Edinb. med. Journ. Jan. p. 585. — 3) Lombilla, F., Étude sur la lèpre tuberculeuse ou éléphantiasis des Grecs. Par. 8. (Dem Ref. noch nicht zugegangen.) — 4) Benson, D., Case of elephantiasis Graecorum (leprosy). Dubl. Journ. of med. Sc. April. p. 290. — 5) Olne, O., Tvä fall af Elephantiasis Graecorum. Upsala Läkarefören. Förh. S. 34. — 6) Hansen, Arm., Om vort Kjendskab til Spedalskhedens Aarsager og om vore Forholdsregler mod Spedalskheden. Norsk Mag. for Lægev. B. 1. — 7) Hjort, J. J., Om Antagerne til den spedalske hygiene. Ibid. p. 103. — 8) Ossam, Spedalskhed opstaaet i Omegnen af Kristiania. Ibid. Selsk. Forhd. S. 139. (Fall bei einer 47jährigen Frau ohne Heredität.) — 9) Buchholz, Om Spedalskheden som Folkesygdom. Christiania. S. 48 pp.

Gaskoin (1) ist zunächst davon überzeugt, dass Aussatz schon vor den Kreuzzügen in Europa, besonders im südlichen Frankreich, verbreitet gewesen ist, dass allerdings aber die Kreuzzüge in Folge des engen Zusammenlebens der Europäer mit den Asiaten wesentlich eine Zunahme der Krankheit bedingt haben (eine nach Ansicht des Ref. ganz unhaltbare Annahme). Verf. glaubt ferner mit Farquhar, dass Aussatz in Indien mit dem Genuss von verdorbenem Reis in causalem Zusammenhang stehe, weil eine dem Aussatz analoge Krankheit in Italien, das Pellagra, gleichen Ursprungs ist, (eine, wie Ref. nachgewiesen hat, ebenfalls durchaus irrige Voraussetzung). Uebrigens ist Gaskoin überzeugt, dass es der Mangel an nährenden Substanzen ist, welcher bei Genuss schlechten Getreides eine Ursache der Krankheit abgiebt, dass unter denselben Umständen auch der Genuss verdorbener Fische zur Ursache von Aussatz werden kann. Daher, sagt Gaskoin, komme Aussatz epidemisch nur bei Völkern vor, welche sich in ungünstigen Nahrungsverhältnissen befinden.

Shearer (2) theilt seine Beobachtungen über das endemische Vorherrschen von Aussatz in der Umgegend von Hankow in der Provinz Hupe (China) in 30°33′ N. B. und 114°20′ O. L. mit, einer der grössten Städte des Landes mit ca. 750,000 Einwohner, am nördlichen Ufer des Jan-Tse-Kiang am Einfluss des Han in denselben, auf einer durch Alluvialboden von sandigem Lehm gebildeten, übrigens gut entwässerten Ebene gelegen und wegen seiner günstigen Gesundheitsverhältnisse geschätzt, während die Umgegend der Stadt mit fettem Kleiboden, der alljährlich unter Wasser gesetzt und von Malariafieber heimgesucht wird, den endemischen Sitz von Fieber bildet. — In der Stadt selbst sowie in den benachbarten am entgegengesetzten Ufer des Flusses in elevirter Lage gelegenen Städten kommt die Krankheit nur ganz vereinzelt vor, so dass von den 194 Fällen von Aussatz, die Verf. im Krankenhause der Eingeborenen in Hankow während seines 2jährigen Aufenthaltes daselbst gesehen hat, die bei weitem meisten aus der Umgegend dahin gekommen sind. Er bringt die Krankheit in directe Beziehung zum Malariaboden und ist davon überzeugt, dass dieselbe nur durch Entfernung des Kranken in höher und trocken gelegene Gegenden heilbar ist. — Die Krankheit beginnt fast immer in der anästhetischen Form und daher bildet in fast allen Fällen das Nervensystem den Ausgangspunkt derselben; tonisirende und umstimmende Arzeneien, wie Liquor arsenicalis oder Sublimat, verbunden mit kräftiger Diät und Einreibung von Oel und Salben in die ergriffenen Theile, zeigt sich in vielen Fällen heilsam. Der wichtigste Factor bei der Behandlung aber blieb immer Ortswechsel. Von den 194 Aussätzigen litten

121 an der anästhetischen, 73 an der knotigen Form; Verf. giebt eine Schilderung von 34 Fällen. Die bei weitem meisten betroffen Männer und zwar Leute, welche Ackerbau getrieben und sich den ungünstigen Einflüssen des feuchten Bodens ausgesetzt haben. Eben dieses Moment ist nach Ansicht des Verf. Ursache der krankhaften Diathese, welche dem Aussatze zu Grunde liegt. Dass derselbe durch den Genuss von Fischen oder anderen bestimmten Nahrungsmitteln erzeugt wird, ist durchaus nicht nachweisbar, ebenso wenig liegt der geringste Beweis eines inneren Zusammenhanges zwischen Aussatz und Syphilis vor. Die Krankheit ist durch Vererbung übertragbar, wiewohl im Ganzen selten auf diese Weise erzeugt, dagegen ist ihre Contagiosität höchst problematisch; die Eingeborenen von China leugnen den contagiösen Character von Aussatz absolut und nehmen daher keinen Anstand, die Leprösen innerhalb des öffentlichen Verkehrs zu dulden; eigentliche Aussatzhäuser existiren in China nicht.

Der von Benson (4) mitgetheilte Fall von Aussatz betrifft einen 47jährigen Irländer aus der Grafschaft Kilkenny, welcher im Jahre 1844, in vollständigem Wohlsein und ohne jemals an Syphilis gelitten zu haben, nach Ostindien ging, daselbst mehrere Anfälle von Ruhr, Fieber und Leberaffectionen überstand und nach einem Aufenthalt von 27 Jahren nach England zurückkehrte, hier noch etwa 1½ Jahre vollkommen gesund blieb und nun unter den Erscheinungen des knotigen Aussatzes erkrankte. Als Benson den Kranken sah, waren bereits starke Affectionen der Schleimhaut, des Mundes, Rachens und Kehlkopfes eingetreten; anästhetische Erscheinungen werden gar nicht erwähnt, so dass hier reiner knotiger Aussatz vorzuliegen scheint.

Glae (5) sah einen Fall von Lepra anaesthetica bei einem 32jährigen Manne entwickelt, dessen Verwandte gesund waren; in seiner Heimath fand sich nur ein ähnlicher Fall bei einem Nicht-Verwandten. Der Anfang der Krankheit fiel in das 10. Lebensjahr des Patienten und hielt sich fast stationär bis in das 18. Jahr, in welchem die Flecken zu wachsen anfingen. Mit dem 22. Jahre begann die Anästhesie sich zu entwickeln, von derselben Zeit ab dann und wann Pemphigus-Ausbrüche. Im 27. Jahre stellte sich Gesichtsparese ein, nachher Varus, Contractur der Finger, bedeutende Muskelatrophie an den Händen; Gesichtsschwäche am rechten Auge und Ulceration in der Fusssohle; Geschwulst der Leistendrüsen. Die Behandlung war ohne Erfolg.

Ein Fall von Lepra tuberculosa entwickelte sich bei einem Arbeiter von gesunden Eltern. Der Anfang zeigte sich schon im 13. Jahre mit Fieber und Schmerzen in den Extremitäten; bald nachher traten kupferrothe Flecken an den Armen und an der Stirn auf. Im Laufe der Jahre stellten sich an ihrer Stelle kleinere und grössere Tuberkeln ein, nach und nach überall, an dem Kopfe wie an dem Körper und an den Extremitäten auftretend; verringertes Hautgefühl; Muskelatrophie an den oberen wie an den unteren Extremitäten; Flexion der Finger und Zehen; Geschlechtstrieb verloren. Die linke Cornea afficirt, die Stimme heiser. An der Gaumenschleimhaut Granulationen.

Hansen (6) behauptet seine bekannten Ansichten vom Aussatze und polemisirt scharf gegen Lochmann. Lochmann ist ausser Stande gewesen, viele der vorkommenden Fälle durch Vererbung oder Import zu erklären; das autochthone, spontane Entstehen der Krankheit muss daher noch festgehalten werden; Erfahrungen von andern Ländern scheinen auch diese Auffassung zu bestätigen. Hansen kann nicht wie Lochmann die Bedeutung der klimatischen und diätetischen Verhältnisse als ätiologische Momente läugnen; er bezieht sich auf Rheumatismen, ihren Zusammenhang mit Erythema nodosum und das Auftreten einer solchen als Vorläufer des Aussatzes; ferner auf die Entwickelung einer Lepra gangraenosa (Thomson) bei den Maoris von Neu-Holland in Folge von verdorbenen Speisen (Kartoffeln und Mais) und in der anerkannten Ursache der Entwickelung von Pellagra. Hansen betont die Möglichkeit des Einflusses von Pilzen als Ursache der Entwickelung von Pellagra wie vom Aussatz, hebt hervor, dass selbst in neuerer Zeit Aussatz mit anderen Krankheiten oft verwechselt werden, und dass somit vorliegende Angaben (Surinam, New-Brunswick) von Import und Ansteckung mit grosser Vorsicht aufgenommen werden müssen. Bezüglich der von Lochmann prätendirten Latenz der Krankheit, als welche er die Genesung bezeichnet, meint H., dass ein Individuum, das keine krankhaften Symptome darbietet und keinen Aussatz producirt, wirklich geheilt ist. H. hat nachgewiesen, dass ein klinisch verschwundener Aussatz sich in der Leber, in der Milz, in den Lymphdrüsen localisirt haben kann; hierdurch wird das erneuerte Auftreten der Krankheit nach einem Verlaufe von vielen Jahren erklärt; klinisch, nicht aber anatomisch ist die Krankheit in dieser Zwischenzeit latent gewesen. Die Versuche von Lochmann, das Ueberspringen der Krankheit durch eine Generation d. h. Atavismus, als Latenz der Krankheit zu erklären, werden von H. zurückgewiesen, so wie die prätendirte Analogie mit Syphilis, bei welcher eben der Atavismus fehlt. Die von Lochmann prätendirte Ansteckungsfähigkeit der Krankheit wird durch Facta gar nicht gestützt; die aus dem bekannten englischen Reports von L. citirten Fällen sollen auf Irrthum beruhen. Hansen hebt ferner gegen L. hervor, dass die Erblichkeitsverhältnisse bei Syphilis und bei Tuberculose an und für sich sehr verschieden seien und zur Erklärung von Verhältnissen des Aussatzes gar nicht benutzt werden können. Ein grosses Gewicht legt H. auf die hygienische Prophylaxe. Die in Norwegen durchgeführten Maassregeln, die besonders die Verbesserung der Hygieine und die Isolation der Angegriffenen berücksichtigt, haben sich, Hansen zufolge, erfolgreich gezeigt, während L. die Bedeutung der Hygieine ohne Grund sehr zu unterschätzen scheint. Auch in der Beurtheilung der Heilungsversuche von Danielssen ist L. ungerecht, obgleich man ihm im Ganzen beipflichten muss, wenn er bemerkt, dass es die Hauptaufgabe sei, den Aussatz als Volkskrankheit, nicht als Krankheit des Individuums zu beseitigen. H. kann daher nicht die Heilanstalten als unnütz betrachten, um so weniger als dieselben auch Pflegestiftungen sind. Hansen will dieselben auch nicht als grossartige Armenhäuser aufgefasst haben, sie sind wirkliche Isolationsgebäude. Die von LOCHMANN vorgeschlagene Massregel mit kleinen zerstreuten Pflegestiftungen fällt viel theurer aus und würde kaum von grösserem Nutzen sein. — Schliesslich liefert H. eine neue Statistik der Aussätzigen Norwegens, von LÖBERG ausgearbeitet: dieselbe zeigt eine allmälige Abnahme der Menge der Aussätzigen; die Anzahl, die sich in 1856 auf 2845 belief, betrug in 1870 2048; der Zugang war in 1857 237, in 1868 134, in 1869 96, in 1870 42.

J. J. HJORT (7) handelt die prätendirten Ursachen des Aussatzes, gegen LOCHMANN polemisirend, ab, der die Krankheit nur durch Vererbung oder Ansteckung entstehen lassen will, die autochthone Entwicklung derselben aber ganz verwirft. Die letzte wird dagegen von H. vertheidigt, der den Aussatz als eine in schlechten hygieinischen Verhältnissen begründete Ernährungskrankheit betrachtet; zum Belege dieser Anschauung folgt ein neuer, ausführlich referirter Krankheitsfall. Der Verfasser behauptet fernerhin die Möglichkeit der Heilbarkeit des Leidens durch Verbesserung der hygieinischen Verhältnisse. Er meint, dass die Angaben über die Erblichkeit der Krankheit sehr übertrieben seien; die Krankheit würde sonst nicht so schnell fast ausgestorben können, wie es auf den Färö-Inseln und an den Küsten des Schottlands der Fall gewesen ist, nachdem die Bevölkerung (seit etwa 1808) die Fischerei mit dem Ackerbau vertauschte, bei derselben Gelegenheit werden die von W. BOECK mitgetheilten, in Nordamerika gesammelten Beobachtungen einer Kritik unterzogen. Die von LOCHMANN so stark hervorgehobene Contagiosität der Krankheit wird von HJORT als noch gar nicht bewiesen bezeichnet. Die in den letzten Jahrzehnten in Norwegen von der Regierung getroffenen Veranstaltungen zur Verbesserung der Hygieine, welche jetzt von LOCHMANN angegriffen werden, haben doch im Laufe von 40 Jahren ein Sinken in der Anzahl der Aussätzigen Norwegens von 1 : 700 bis 1 : 800 hervorgebracht oder von 1,485 bis 1,249 pro Mille.

BUCHHOLZ (9) handelt den Aussatz als Volkskrankheit ab, indem er (im Gegensatze zu ARM. HANSEN und HJORT) die Bedeutung der Erblichkeit sehr stark betont und dabei gegen ARM. HANSEN scharf auftritt.

R. Bergh, Kopenhagen.

---

3. Scherlievo.

BARTH (Bull. d. l'Acad. de méd. de Paris N. 30 und 31) giebt der medicinischen Academie einen Bericht über eine von ihm i. J. 1858 unternommene Reise nach Istrien, um das daselbst herrschende Scherlievo zu studiren. Die Mittheilungen des Vf. beweisen zunächst, dass er wie die meisten seiner Landsleute, eine grobe Unkenntniss der Literatur besitzt, und das alles, was er persönlich erfahren hat, über das, was von früheren Beobachtern bereits mitgetheilt worden ist, nicht hinaus reicht. Auch er ist zu der Ansicht gekommen, dass es sich hierbei um endemisches Vorherrschen von Syphilis in schweren Formen handle, und zwar glaubt er, dass die Unwissenheit und das Elend, in welchem die von der Krankheit befallenen Einwohner jener andem dem Verkehr entfernten Gegend sich befinden, wesentlich Schuld an der allgemeinen Verbreitung und tiefen Einwurzelung des Leidens tragen. Neues, wie gesagt, finden wir in der ganzen Mittheilung nicht. Dass Verfasser zu diesem Leiden die Falcadine, Radesyge, auch die kanadische Krankheit, Pian u. A. zählt, beweist, dass er auf diesem Gebiet der endemischen Krankheiten eben nicht zu Hause ist.

4. Pellagra.

1) Lombroso, C., Studj statistici sulla pellagra in Italia. Rendiconti del Reale Istituto Lombard. Vol. V. Fasc. XV e XVI. — 2) Derselbe, Sulle cause della pellagra. Gaz. med. Lombard. No. 21. 22. 41. — 3) Balardini, L., Sulle cause della pellagra. Ibid. Nr. 24. — 4) Lussana, F., Sulle cause della pellagra. Ibid. Nr. 9. 13. 14. 18. 19. 21. — 5) Cesana, A. M., Il fatto clinico dei stati pellagrosi non fu spiegato colle teorie maidiche. Ibid. Nr. 46. — 6) Derselbe, Dei morti pellagrosi dalle ... Annali univ. di Med. Giugno p. 431. — 7) Klein, A., Ueber Pellagra. Memorabilien. No. 10. — 8) Leonardi, Girol., Sulla cura della pellagra. L'Ippocratico. I, p. 261.

LOMBROSO (1) versucht, bei dem Mangel einer directen Zählung der Pellagrösen in Italien seit dem Jahre 1850, eine Schätzung von der Häufigkeit der Pellagra in den einzelnen Provinzen Italiens aus der Selbstmordstatistik in denselben, und zwar nach den statistischen Ergebnissen der Jahre 1868–1870 zu geben, wobei er von der Voraussetzung ausgeht, dass die Frequenz des Leidens in den verschiedenen Gegenden in einem directen Verhältniss zur Häufigkeit der Fälle von Selbstmord in Folge von Pellagra steht. Die officiellen Angaben über Selbstmord aus Pellagra in den genannten 3 Jahren umfassen 180 Fälle, von welchen die grösste Zahl auf die Provinzen Venetien (67), Lombardei (49), Emilia (55) und die Marken (10), die kleinste auf Piemont (4), Toscana (3) und Ligurien (1) kommen; nimmt man mit BALARDINI an, dass die Fälle von Selbstmord aus Pellagra etwa 28 pro Mille der Pellagrösen beträgt, so dürften sich in Italien etwa 67000 derartige Kranke finden — eine Zahl, die hinter der Wirklichkeit weit zurückbleibt, indem, wie Verf. nachweist, sehr viele Fälle von Selbstmord, die in den amtlichen Listen den Geisteskrankheiten und manchen körperlichen Leiden zugezählt oder unter der Rubrik „Selbstmord durch Ertränkung" aufgeführt worden sind, hierher gerechnet werden müssen; diese Voraussetzung erscheint um so mehr gerechtfertigt, als die Statistik der Selbstmorde aus den letztgenannten Gründen in den einzelnen Provinzen Italiens dieselben grossen Differenzen, wie die oben genannte, zeigt und diese Differenzen der beiden Beobachtungsreihen, innerhalb der einzelnen Provinzen mit einander verglichen nahe dieselben Verhältnisse erkennen lassen. Der Prävalenz der Selbstmorde in

Folge von Pellagra in den oben genannten Gegenden des Landes entsprechend vertheilen sich die der Geisteskrankheiten angezählten 759 Selbstmorde innerhalb 5 Jahren in Italien in der Weise, dass die relativ grösste Zahl der Fälle auf die Provinzen Emilia (149), Piemont (183), Lombardei (111), Toscana (78) und Venetien (48) kommen, während von den 1062 Fällen von Selbstmord durch Ertränken, innerhalb derselben Zeit 272 auf die Provinz Emilia, 214 auf die Lombardei, 179 auf Venetien und 122 auf Piemont kommen. (Dass diese Zahlen keinen auch nur annähernd sicheren Maassstab für die Häufigkeit der Krankheit in den einzelnen Gegenden Italiens abgeben, liegt auf der Hand. Ref.)

Klein, Bezirksarzt in Targ-Okna, giebt (7) einige Mittheilungen über das bereits anderweitig bekannt gewordene Vorkommen von Pellagra in der Moldau; auch seine im Bezirkshospitale seines Wohnortes gemachten Beobachtungen, wo unter etwa 2300 Kranken 85 Fälle von Pellagra vorgekommen sind. Auch hier sind es meist im Freien arbeitende Landleute, welche von der Krankheit ergriffen werden; die Zeit der Erkrankung fällt in die Monate März bis October. Ueber die eigentliche Krankheitsursache weiss Verf. nichts Bestimmtes zu sagen; die Regierung hat in dieser Beziehung unlängst in einer an die Aerzte gerichteten Verordnung auf die Gefahr des Genusses von verdorbenem Maismehl aufmerksam gemacht und somit angedeutet, dass Pellagra generisch vielleicht als ein dem Ergotismus ähnliches Leiden anzusehen sei; Verf. giebt zu, dass der Maisbrand in der That viele Aehnlichkeit mit Secale cornutum bietet, die genannten beiden Krankheiten sich aber doch wesentlich verschieden gestalten. — Die Schilderung, welche Verf. von den Krankheitserscheinungen bei Pellagra giebt, enthält das Bekannte; nach den Mittheilungen des Dr. Müller in Bakau, sterben die Pellagrösen entweder im Zustande von Geisteskrankheit, oder an Anämie in Folge von Affection des Digestionsapparates (schweren Durchfällen etc.), zuweilen an Tuberculose, selten an Gangrän der Extremitäten; die von ihm gemachten Leichenuntersuchungen ergaben die bekannten Veränderungen auf der Haut, Hyperämie der Hirnhäute, das Gehirn fast immer weich und ödematös, tuberculöse Knoten in den Lungen, die übrigen Organe anämisch, die Schleimhaut des Magens, Duodenums und Ileum's mit vielen oberflächlichen Ulcerationen bedeckt, Leber und Nieren im Zustande der amyloiden Degeneration, chronischen Blasencatarrh. — Nur im Anfange des Leidens, d. h. vor Auftreten cerebraler Erscheinungen, kann man sich von einer Behandlung etwas versprechen; Hauptmittel bleibt, neben kräftiger Diät und roborirenden Heilmitteln (China, Eisen u. s. w.) Arsenik, der in Form der Solut. Fowleri zu 5 bis 10 Tropfen (steigend) pro die verordnet wird.

Eine sehr lebhafte Polemik hat sich in diesem Jahre über die Genese von Pellagra zwischen den Herren Lussana (1), Balardini (3) und Lombroso (2) entsponnen, veranlasst durch eine eingehende Kritik, welche der Erstgenannte über die neuerlichst von Lombroso veröffentlichten Arbeiten über Pellagra (vergl. Jahresber. 1870, I. S. 300) abgegeben hat; keiner der genannten Autoren bringt neue Thatsachen bei, um seine Ansicht über die Entstehung der Krankheit zu bekräftigen, jeder beharrt bei der von ihm in dieser Beziehung ausgesprochenen Ueberzeugung, und Gemma (5), welcher ebenfalls die Polemik gegen Lombroso aufnimmt und sich für die von Lussana geltend gemachte Theorie der Pellagra-Genese (mangelhafte Ernährung bei anhaltendem und vorwiegendem Genusse von dem an N-armen Maismehl) ausspricht, macht namentlich auf den rhythmischen Verlauf der Krankheit aufmerksam, der sich keineswegs mit der Annahme, dass es sich bei Pellagra um eine Vergiftungskrankheit handelt, verträgt; Rovasini, welcher sich der Theorie von Balardini angeschlossen hat, und Lombroso haben dieses Bedenken, das ihre Theorie entkräftet, herausgefühlt, die von ihnen gemachten Versuche, dasselbe zu beseitigen, werden jedoch von Gemma als verfehlte bezeichnet.

Der letztgenannte Autor giebt ferner (6) eine Schilderung der im Verlaufe von Pellagra vorkommenden Erkrankungen der Schleimhäute, und zwar im Anschlusse an seine früheren Mittheilungen über pellagröse Hauterkrankungen (vgl. Jahresber. 1871, II. S. 203); Ref. muss sich darauf beschränken aus der mit grosser Breite gegebenen Darstellung nur das Wichtigste hervorzuheben.

Als besonders characteristisch für den pellagrösen Process auf den Schleimhäuten bezeichnet Verf. zunächst eine seröse Durchtränkung und Erweichung des Zungenepithels, das sich später punct- oder inselförmig abstösst, eine Erscheinung, die sich vorzugsweise entwickelt an den Rändern und der Spitze der Zunge zeigt, später auch wohl über den grösseren Theil der Zunge verbreitet, so dass die anfangs wie bei gastrischem Belage weisslich gefärbte Zunge dunkel geröthet und wie polirt erscheint; im weiteren Verlaufe des Leidens findet man die Oberfläche der Zunge mit tiefen Rissen und Schrunden durchkerbt, eine schon von früheren Beobachtern (Rocwski, Lussana, Lombroso u. a.) als besonders characteristisch hervorgehobene Veränderung, welche sich nur langsam ausgleicht und gewöhnlich noch nach vollständiger Heilung der Kranken längere Zeit bestehen bleibt. — Sehr bemerkenswerth ist ferner die livide Färbung der Lippen-, Zahnfleisch- und Mundschleimhaut, welche in manchen Fällen wie mit einer scharfen Linie an der Grenze zwischen dem harten und weichen Gaumen abschneidet und später einer lebhaften Röthe weicht, wenn sich, wie in vielen Fällen beobachtet, eine oft über die ganze Zungen- und Mundschleimhaut verbreitete Stomatitis entwickelt, welche gewöhnlich als oberflächlicher, erythematöser Process verläuft, zuweilen aber auch tiefer greift und zur Vereiterung führt, so dass sich, besonders an den Papillarzäpfchen und Wulstungen der Gaumenschleimhaut kleinere oder bis Wallnuss grosse Abscesse bilden. —

Eben dieselben Veränderungen wie auf der Schleimhaut des Mundes, werden auch auf der des Rachens beobachtet, so namentlich Erweichung und Abstossung des Epithels, livide Färbung und Entzündung (Angina pellagrica); ausserdem macht Verf. auf eine von den Beobachtern bisher unbeachtet gebliebene Erscheinung, eine dem Zittern der Zunge ähnliche oscillatorische Bewegung der Uvula aufmerksam, welche ihren Grund höchst wahrscheinlich in dem krankhaften Zustande des Nerven- und Muskelsystems hat, der dem pellagrischen Processe überhaupt eigenthümlich ist, daher dieses Zittern der Uvula auch nur in Fällen hereditären Pellagra's schon frühzeitig, sonst erst in einer späteren Periode der Krankheit beobachtet wird, in welcher bereits anderweitige nervöse Symptome vorherrschen. — Eine der häufigsten Schleimhauterkrankungen bei Pellagra bildet Bronchitis, welche in jedem Stadium der Krankheit auftreten kann und entweder in acuter Form, zuweilen unter den Erscheinungen einer Bronchitis capillaris oder Bronchopneumonie, oder in chronischer Form als Bronchorrhoë verläuft. Schliesslich erwähnt Verf. des pellagrischen Intestinal-Katarrhs, welcher entweder als Prodromalerscheinung in Form chronischer Diarrhöe dem Auftreten der Krankheit vorhergeht, oder im Verlaufe derselben, nicht selten mit dysenterischem Character sich einstellt und dann bekanntlich als Terminalerscheinung den Verfall des Kranken steigert und den tödtlichen Ausgang der Krankheit beschleunigt.

Leonardi (8) spricht sich nach den von ihm gemachten Erfahrungen sehr günstig über den Erfolg der Arsenikbehandlung bei Pellagra aus, nur in wenigen, durch besondere Umstände modificirten Ausnahmefällen hat das Mittel seine Wirkung versagt, in den bei weitem meisten hat es einen „wahrhaft wunderbaren" Erfolg gehabt, sehr wesentlich ist dabei allerdings, dass neben dem Gebrauche des Arsenik eine möglichst kräftige Diät geführt wird, welche, wie Verf. gesteht, sehr viel zur Heilung beiträgt. — Verf. verordnet eine Solut. acidi arsen. und zwar mit Extr. Chinae q. s. in Pillenform, so dass der Kranke 3 Mal täglich 2 Milligr. der arsenigten Säure nimmt, nach 20 Tagen auf 3 Milligrm. steigt. — In 8 bei dieser Behandlungsmethode geheilten Fällen trat bei 2 Kranken ein Recidiv ein, in beiden Fällen war die Krankheit auf dem Wege der Vererbung entstanden.

5. Beriberi.

1) De Silva Lima, J., Essai sur le béribéri du Brésil. Bahia 1872. (Rev. in Gaz. méd. de Paris. Nr. 51.) — 2) Barry, Remarks on the disease from which the detachment Ceylon Rifles, stationed at Labuan suffered during the year 1868 and portion of 1869. Army med. Reports XII, p. 130.

Aus den Mittheilungen von Silva Lima (1) über das Vorkommen von Beriberi in Bahia erfahren wir, dass die Krankheit daselbst innerhalb der letzten Jahre als ein den Aerzten bis dahin vollkommen unbekanntes Leiden aufgetreten ist, sich allmählig über alle Classen verbreitet und eine erschreckende Sterblichkeit herbeigeführt hat. Die ersten vom Verf. beobachteten Fälle der Krankheit, welche sehr acut und sämmtlich tödtlich verliefen, fallen in das Jahr 1863 und gaben zu einer Verwechselung mit Typhoid Veranlassung. — Verf. unterscheidet 3 Formen der Krankheit: 1) eine paralytische, 2) eine ödematöse, 3) eine gemischte, in welcher die wesentlichen Zufälle der ersten beiden vereinigt sind. — Die erste Form beginnt mit allgemeinem Uebelbefinden, Schwere und Schwäche der Extremitäten, besonders der unteren, worauf ein Gefühl von Eingeschlafensein in denselben und schliesslich unvollkommene Paralyse mit Schmerz in den gelähmten Muskeln erfolgt. Diesen Erscheinungen gesellt sich ein, ebenfalls auf Paralyse der betreffenden Theile beruhendes Gefühl von Beengung und Zusammenschnürung der Brust, Dyspnoë, ein leichter Grad von Cyanose hinzu, die Urinentleerung ist vermindert und eine allmählig sich entwickelnde Asphyxie führt schliesslich den Tod des Kranken herbei. In der zweiten Form sind Beklemmung und Druck auf der Brust mit Dyspnoe die vorherrschenden Symptome, von den Oberschenkeln aus entwickelt sich ein schmerzhaftes Oedem, wobei die Haut prall gespannt erscheint, das sich allmählig abwärts über die Füsse und aufwärts über den ganzen Körper verbreitet und einen enormen Grad erreicht; gewöhnlich sind Hyperämie der Lunge und Leber, zuweilen systolische oder diastolische Geräusche in der Herzspitze nachweisbar; auch in dieser Form erfolgt der Tod entweder asphyktisch oder in Folge einer Embolie der Pulmonal-Arterie oder unter urämischen Erscheinungen. In der dritten Form tritt Oedem und Paralyse gleichzeitig oder nach einander auf und Asphyxie bedingt den tödtlichen Ausgang des Leidens; in einem solchen Falle hat Verf. plötzlich auftretende Amaurose, im andern, besonders bei Frauen und zwar speciell bei Wöchnerinnen, choreaartige Bewegungen beobachtet. — In der paralytischen Form kommt Erbrechen häufig vor, zuweilen Ascites, immer ist der Tastsinn wesentlich beeinträchtigt. — Die Dauer der Krankheit wechselt von einigen Tagen bis auf mehrere Monate; wenn Paralyse und Oedem gleichzeitig auftreten, verläuft die Krankheit und zwar in sehr kurzer Zeit, stets tödtlich; die mittlere Krankheitsdauer beträgt 40—60 Tage. — Von 51 vom Verf. beobachteten Fällen betrafen 28 Männer, 23 Frauen; von den Erkrankten erlagen 38 (74,50 pCt.) und zwar 20 von den männlichen (71,42 pCt.) und 18 von den weiblichen Kranken (78,26 pCt.). Von den 51 Fällen gehörten 28 der paralytischen Form (mit 19 Todten), 12 der ödematösen (mit 9 Todten) und 11 der gemischten Form (mit 10 Todten) an; unter den 23 erkrankten Frauen waren 10 Puerperen, welche ein etwas günstigeres Sterblichkeitsverhältniss als die anderen ergaben. — Die Krankheit kommt bei Frauen vorzugsweise im Alter von 21—30, bei Männern von 41—50 Jahren vor; einige Fälle lassen den Verdacht einer stattgehabten Contagion (? Ref.) zu. Die Heilung kündigte sich stets mit vermehrter Diurese an. — In den Autopsieen fand Verf. Blutreichthum der Meningen, besonders des Rückenmarkes und zwar am ausgesprochensten an den Stellen, an welchen die Rückenmarksnerven abtreten, das Mark erschien etwas weich, demnächst Hyperämie der Lungen und der Leber, Dilatation des Herzens, Oedem und seröse Ergüsse in Pleura und Peritonäum. — Wenn, erklärt Verf., früher auch vielleicht Beriberi vereinzelt in Brasilien vorgekommen ist, so datirt die allgemeine, wie L. sagt, epidemische Verbreitung der Krankheit daselbst doch entschieden erst aus dem Jahre 1866; sie herrscht seitdem gleichzeitig in Bahia und im Innern dieser Provinz, ferner in den Provinzen Rio de Janeiro und Matto Grosso, in der letztgenannten besonders verderblich in der Armee, und zwar sowohl unter den Soldaten wie unter den Pferden; wie behauptet wird, soll die Krankheit in der Armee aufgetreten sein, als dieselbe sumpfige Ebenen besetzt hatte, und mit dem Verlassen dieser und der Occupation hochgelegener Punkte verschwunden sein. Auch am Bord der Kriegsschiffe, welche die Brasilianische Armee vom Flusse Paraguay aus unterstützte, hat Beriberi geherrscht und zahlreiche Fälle der Krankheit sind in Maranhao, Pernambuco, Santa Catarina und Sergipe beobachtet worden; nach den Berichten eines Arztes aus der Provinz Pará, kommen alljährlich im November und December zahlreiche Bewohner von den Ufern des Arrajas mit einer dem Beriberi vollkommen ähnlichen Krankheit behaftet dahin, um sich einer Cur zu unterziehen. — Die Ansicht mehrerer Beobachter, dass die Krankheit Sumpfeinflüssen ihren Ursprung verdanke, kann L. nicht theilen; er gesteht in Bezug auf die der Pathogenese zu Grunde liegenden Ursachen seine volle Unkenntniss und glaubt nur in Anämie eine Prädisposition zur Erkrankung gegeben. — Therapeutisch haben sich die verschiedensten gegen die hydropischen und paralytischen Zufälle angewendeten Mittel erfolglos gezeigt; erst in den letzten Jahren hat L. bei dem Gebrauche von Strychnin und vorzugsweise von Arsenik einen bemerkenswerthen Erfolg erzielt, indem alle Kranken, welche einer Arsenikbehandlung unterworfen wurden, eine wesentliche, oft sehr schnell eintretende Besserung erfahren haben, und auch andere Aerzte in Bahia haben ähnliche Erfahrungen gemacht; in der ädematösen Form soll Ammoniak in Verbindung mit bitteren Mitteln in mehreren Fällen günstige Resultate ergeben haben; bei langer Dauer des Leidens hat ein Wechsel des Klimas sich bewährt. — In einem Nachtrage zu seiner Schrift bemerkt Verf., dass er von den in den Jahren 1866 bis 1869 behandelten 61 Beriberi-Kranken nur 31 (50,81 pCt.) durch den Tod verloren habe und dieses günstige Resultat die Folge theils seiner verbesserten Behandlungsmethode, besonders aber des Clima-Wechsels, resp. der von den Kranken unternommenen Seereisen sei.

Der Bericht von BARRY (2) über das Vorkommen von Beriberi in dem Scharfschützenregimente auf Lahnan in den Jahren 1869 u. 70 giebt eine Ergänzung und Erweiterung der im vorigen Jahre (vergl. Jahresber. 1871 II. S. 236) veröffentlichten Mittheilungen von ROSS. — Die von B. gegebene Schilderung der Erscheinungen und des Verlaufes der Krankheit entspricht fast vollständig der von DA SILVA LIMA entworfenen Schilderung, nur scheint die Krankheit hier vielfach mit Malariafieber complicirt aufgetreten und verlaufen zu sein, was Vf. (nach des Ref. Ansicht irriger Weise) veranlasst hat, dieselbe als Ausdruck des Malariaprocesses anzusehen. — Als besonders characteristische Erscheinungen werden auch von B. die allgemeine Schwäche und Unlust zu Bewegungen, Schmerzhaftigkeit und Parese der Extremitätenmuskeln, Verlust der Sensibilität und besonders des Tastgefühls, Dyspnoe, hydropische Erscheinungen und Verminderung der Urinsecretion angeführt. — Von vier vom Verf. ausführlich mitgetheilten Fällen endeten 2 tödtlich, 2 führten zur Invalidisirung der Individuen; in dem ersten jener Fälle, dessen Dauer ca. 4 Wochen betragen hatte, ergab die Autopsie: grossen Blutreichthum der Hirn- und Rückenmarkshäute, serösen Erguss in den subarachnoidealen Raum, das Gehirn fest und blutreich, Hyperämie und Oedem der Lungen, Dilatation des rechten Ventrikels und fettige Degeneration des Herzmuskels besonders an diesem Abschnitte, Anasarka, geringe Ergüsse in seröse Häute; in dem zweiten innerhalb weniger Tage tödtlich verlaufenen Falle war derselbe Befund, nur erschien hier das Herz gesund, die Leber stark hyperämisch. Auch hier verlief die Krankheit sehr mörderisch, oder führte doch in vielen Fällen zur Invalidisirung der Individuen, die dann nach Europa zurückgeschickt werden mussten. — Die Kinder blieben von dem Leiden ganz verschont, auch unter den Frauen kam in den Jahren 1869 und 70 nur ein Todesfall an Beriberi vor, jedoch traten später unter denselben Krankheitsfälle häufiger auf. — Verf. ist von der Ueberzeugung durchdrungen, dass die Krankheit ihren Ursprung aus Malariaeinflüssen genommen hat; die Gründe, welche er für diese Ansicht geltend macht, beruhen lediglich auf dem Umstande, dass die Insel einen sehr sumpfigen Boden hat, die Krankheit gleichzeitig mit Malariafiebern vorherrschte und dem Auftreten von Beriberi im Individuum jedesmal Malariafieber vorangegangen war. — Auch hier ergaben die verschiedensten gegen die Krankheit angewandten Heilmittel und Methoden sehr ungünstige Resultate; als wirksamstes Mittel gegen die hydropischen Erscheinungen erwies sich Liquor ferri nitrici in Dosen von einer Drachme 3mal täglich, Diuretica und Diaphoretica leisteten dagegen nichts.

6. Schlafsucht. Maladie du sommeil.

P. MANDTEL (Note sur un cas de maladie du sommeil, Lyon médical N. 22. S. 311. 323) berichtet über einen von ihm im Militär-Hospitale in Lyon beobachteten Fall von Schlafsucht, der in manchen Beziehungen an die unter den Negern auf der Westküste von Africa endemisch herrschende Schlafsucht erinnert.

Der Fall betrifft einen 25jährigen Soldaten, der mit Ausnahme geringfügiger traumatischer Erkrankungen, welche zu dem hier zu erörternden Leiden in keiner Beziehung stehen, stets gesund gewesen ist. Am 26. Juli 1870 erhielt er in einem Streite mit einem Kameraden von diesem eine Ohrfeige, wurde unmittelbar darnach von einem allgemeinen Zittern ergriffen und verfiel etwa eine Stunde später plötzlich in einen nicht zu bezwingenden tiefen Schlaf, der 71 Stunden dauerte; derselbe Zufall (mehrtägiger Schlaf) wiederholte sich später, nachdem Pat. als Gefangener aus Metz nach Deutschland gekommen war, mehrmals. So Anfangs November 1870, März 1871 (mit fünftägigem Schlafe), Mai 1871 (zwei Anfälle mit jedesmaligem dreitägigen Schlafe); ferner im Juli und endlich (bis zur Zeit der klinischen Beobachtung) im März 1872, wo ebenfalls zwei Anfälle waren, von denen jeder ungefähr zwei Tage dauerte und während welcher er im Spital beobachtet worden ist. — Bei der Aufnahme war der Kranke in tiefem Schlafe, das Gesicht leicht geröthet, Puls 84, voll und regelmässig, ruhige Respiration (15 in der Minute), Haut warm und feucht; absolute Unempfindlichkeit der Hautoberfläche, so dass Nadeln an verschiedenen Stellen eingestochen werden können, ohne dass die geringste Reflexbewegung erfolgt. Bespritzen des Gesichtes mit kaltem Wasser dagegen ruft Contraction der Gesichtsmuskeln, besonders des Musc. orbicul. palpebr. hervor; der Schlafende wechselt von Zeit zu Zeit seine Lage, so dass er bald auf einer oder der anderen Seite, bald auf dem Rücken, bald auf dem Bauche ruht. — Wird Pat. beunruhigt, indem man die Augen desselben zu öffnen versucht, ihm den Puls fühlt u. s. w., so tritt eine tetanische Starre zuerst der Muskeln an den oberen, sodann an den unteren Extremitäten, später aller willkürlich beweglichen Muskeln, auch des Zwerchfelles, ein, die jedoch nur wenige Secunden andauert; Anwendung des electrischen Stromes, sowohl des anhaltenden, wie des unterbrochenen, ruft convulsive Bewegungen, bei sehr starkem Strome einen heftigen convulsiven Anfall hervor, aus welchem der Kranke erwacht, erstaunt um sich blickt, ihm gereichte Speisen verweigert, bittet, ihn schlafen zu lassen und fünf Minuten später, trotz aller Ermunterungsversuche, wieder einschläft. Zweimal lässt der Kranke den Urin unter sich, was, wie er später erklärt, ihm in den früheren Anfällen nicht passirt ist; nach 71stündiger Dauer des Schlafes erwacht er ohne äussere Veranlassung, zeigt dann an den folgenden 7 Tagen ein normales Verhalten, auch während der Nächte einen ruhigen, normalen Schlaf, in den letzten 4 Tagen hat er mehrmals leichtes Nasenbluten, eine am Abend des 5. Tages auftretende Somnolenz wird durch Caffee und Bewegung des Kranken beseitigt, am Abend des 7. Tages aber zeigt sich auf's Neue Somnolenz und nun folgt, trotz aller von Seiten des Kranken gemachten Anstrengungen, ein neuer Anfall von Schlafsucht, in welchem, und zwar spontan, tonische und klonische Krämpfe von sehr kurzer Dauer eintreten, auch leichtes Nasenbluten; etwa 24 Stunden später erwacht der Kranke nach einem heftigen convulsiven Anfall, lässt reichlich Harn, geniesst etwas, zeigt vollkommene Theilnahme an seiner Umgebung, schläft aber, trotz aller Anstrengungen, wach zu bleiben, nach einer Stunde von Neuem ein und erwacht erst 24 Stunden später, wobei er über Druck im Kopfe und Schwere in den Augen klagt. — Der nächste Anfall erfolgte am 12. April, diesmal von fast 3tägiger Dauer, wobei die Pupillen etwas erweitert und auf Licht wenig reagirend sich zeigten, besonders aber eine über die ganze Körperoberfläche verbreitete Hyperästhesie sich bemerklich machte, so dass selbst leichte Berührungen eine schnell vorübergehende, allgemeine tetanische Starre hervorriefen, während Respiration und Temperatur ganz normal waren; weitere Anfälle erfolgten am 2. Mai von 78stündiger und am 14. Mai von 70stündiger Dauer.

Eine Vergleichung dieser Krankengeschichte mit den von französischen und englischen Aerzten gegebenen Schilderungen der unter den Negern endemisch herrschenden Schlafsucht (vergl. hierzu Jahresbericht 1868 I. S. 293, 1869 I. S. 316 und 1871 I. S. 296) zeigt, wie auch Verf. anerkennt, dass der beschriebene Fall keineswegs vollkommen das Gepräge dieser Krankheit trägt, jedenfalls aber manche Aehnlichkeit mit derselben bietet, und daher der Beachtung in hohem Grade werth erscheint.

7. Tropische Chlorose Hypoaemia intertropicalis.

1) Wucherer, O., Ueber die Anchylostomenkrankheit, tropische Chlorose oder tropische Hypoämie. Deutsch. Arch. für klinische Med. X. 379. — 2) De Moura, J. B., De l'hypoémie intertropicale considérée comme maladie vermineuse (Gaz. méd. de Bahia) Gaz. méd. de Paris. No. 30.

Während, nach den Beobachtungen von Wucherer (1) die eigentliche Chlorose, die sog. Bleichsucht des weiblichen Geschlechtes, eine in den Tropen, zum wenigsten nach seinen Erfahrungen in Brasilien seltene Krankheit ist, kommt die tropische Chlorose (Geophagie, Hypoaemia intertropicalis u. s.) daselbst sehr häufig vor, und zwar unter allen Altersklassen und in den verschiedenen Racen, am häufigsten allerdings unter den Negern, welche unter ungünstigen äusseren Verhältnissen leben, demnächst unter vagabundirenden Europäern aller Nationalitäten, die sich obdachlos umhertreiben und sich nur kümmerlich ernähren; in den grossen Städten ist die Krankheit hier daher selten und die meisten daselbst beobachteten Fälle sind vom Lande eingeschleppt. — In der Schilderung, welche W. von dem Krankheitsverlaufe giebt, erklärt er, dass sich das Leiden stets schleichend mit einem sich nach und nach steigernden Schwächegefühl, Unlust zu Anstrengungen, Schläfrigkeit und Blässe der Haut entwickelt; dazu gesellen sich dyspeptische Beschwerden, Stuhlverstopfung, Kälte und Trockenheit der Haut, Oedeme zuerst an den Augenlidern und Knöcheln, später auch Anasarka der Extremitäten und des Scrotum, Kurzathmigkeit, Schmerzen in der Magengegend, Schwindel, Ohrensausen u. a. Erscheinungen von Anaemie; dabei werden die Kranken immer träger und missmuthiger und es entwickelt sich bei ihnen der vielfach hervorgehobene krankhafte Appetit auf allerlei ungeniessbare Dingen (Kalk, Thon, Kohle, Wolle u. a.); bei Weibern sistirt die Menstruation, zuweilen treten wässrige Ergüsse in die serösen Häute oder Lungenödem auf, gegen Ende der Krankheit tritt an Stelle der Stuhlverstopfung Diarrhoe und schliesslich gehen die Kranken, oft erst nach Monate oder Jahre langem Leiden, wobei bald Besserung, bald Verschlimmerung eintritt, comatös oder asphyktisch zu Grunde. — Die Nekroskopie ergibt, abgesehen von etwa vorhandenen Complicationen (Tuberculose u. a.) allgemeine Anaemie der Organe, die Lungen oft ödematös, das Herz vergrössert (wie es scheint, sagt Verf.), die Magenschleimhaut verdickt, erweicht, aufgelockert, die dünnen Därme häufig auffallend verzogt, auch hier die Schleimhaut verdickt mit zahlreichen Sugillationen oder blutigem Schleim bedeckt und in den Querfalten der Darmschleimhaut 6—8''' lange Würmer (Anchylostomum duodenale) in grosser Zahl, die, wenn sie noch leben, mit ihrem Kopfende der Schleimhaut sehr fest anhaften. — Nach den Untersuchungen, welche Verf. und andere neuere Beobachter der Krankheit in Brasilien angestellt haben, findet die von Griesinger u. A. nachgewiesene Abhängigkeit der Pathogenese ausschliesslich von der Gegenwart dieses Parasiten seine volle Bestätigung. Ueber die Art der Einwanderung der Anchylostomen in den menschlichen Organismus vermag W. nicht mit Sicherheit zu urtheilen, jedoch ist es ihm wahrscheinlich, dass, wie auch Leuckart urtheilt, die in schlammigem Wasser zur vollsten Entwicklung gediehene Brut mit dem Trinkwasser aufgenommen wird. Niemals ist es W. übrigens bis jetzt geglückt, den Parasiten in den Ausleerungen des Kranken zu finden, lebend dürfte er den Darm überhaupt gewiss nur sehr selten verlassen, da er, wie bemerkt, mit dem Kopfe sehr fest an die Schleimhaut angeheftet ist. — Weibliche Individuen, besonders erwachsene, leiden an der Krankheit seltener als Männer; am häufigsten begegnet man ihr bei Leuten, welche sich mit Land- und Gartenbau beschäftigten. Uebrigens kommt die Krankheit in ganz Brasilien, mit Ausnahme des südlichen Theiles, sowohl in tief und hoch gelegenen Gegenden des Binnenlandes, wie an den Küsten vor. — Bei frühzeitigem Einschreiten der Kunst ist die Prognose günstig, spontane Heilung kommt dagegen wohl nur sehr selten vor. — Am wirksamsten gegen die Parasiten zeigen sich Anthelminthica, besonders bewährt hat sich der Saft von Ficus doliaria und Eisen; neuerlichst ist auch die aus dem Extract des Saftes von Peckolt dargestellte Doliarina mit Erfolg gegen das Leiden angewendet worden. In anderen Gegenden Brasiliens erfreut sich als wirksames Mittel gegen diese Krankheit, sowie gegen Entheiminthen überhaupt der Milchsaft der Jaracatia oder Jacatia (bei Martius als Jaracatia aufgeführt) eines, wie es scheint, wohlbegründeten Vertrauens.

Eine wesentliche Bestätigung der hier mitgetheilten Thatsachen über die tropische Chlorose gibt der Bericht von de Moura (2), der sich zudem auf einen von Wucherer beobachteten Fall bezieht, übrigens nichts Neues bietet.

8. Endemische Haematuria.

1) Crevaux, J., De l'hématurie chyleuse ou graisseuse des pays chauds. Paris. 8. 62 pp. — 2) Batho, R., On endemic haematuria of the cape of Good Hope and Natal. Army med. Reports for the year 1870. Vol. XII. p. 502.

Batho (2) bespricht nach eigenen 3jährigen Beobachtungen das endemische Vorherrschen von Hämaturie auf dem Cap der guten Hoffnung und Natal. Er bestätigt zunächst die in früheren Mittheilungen (vergl. Jahresber. 1866, I. 185, 1869, I. 314, 1870, I. 264) gegebenen Nachrichten über die enorme Häufigkeit der Krankheit an den Orten ihres endemischen Sitzes, in Port Elizabeth, Uitenhage, einer kleinen, etwa 20 (engl.) Meilen binnenwärts von der Algoa Bay gelegenen Stadt, und an der Küste von Natal, besonders der Hauptstadt Pieter-Maritzburg, sowie darüber, dass die Küste und die Flussmündungen den ausschliesslichen Sitz der Endemie bilden, so dass u. a. in der 20 (engl.) Meilen von Port Elizabeth gelegenen Stadt Grahamstown die Krankheit sehr selten, und hier, so wie an andern binnenländischen Orten, wenn überhaupt, so nur dahin eingeschleppt vorkommt. Das Leiden entwickelt sich in Natal und den andern, an der Südspitze von Afrika gelegenen Küsten-Orten fast immer nur bei Individuen vor vollkommen entwickelter Pubertät, herrscht daher vorzugsweise unter jungen Leuten, und befällt niemals Individuen mittleren oder hohen Alters; die meisten, von dieser Krankheit Ergriffenen stehen im Alter von 5 bis 30 Jahren, und zwar ist sie nur im männlichen Geschlecht beobachtet worden. — Nachdem sich das Leiden im kindlichen oder jugendlichen Alter des Individuums einmal entwickelt hat, besteht es trotz aller bis jetzt dagegen angewendeten Mittel bis zur vollendeten Pubertät, oder einige Zeit über diese hinaus fort, und verschwindet dann gewöhnlich von selbst, ohne wiederzukehren. — Sowohl Europäer, wie Eingeborene (Zulus) sind der Krankheit unterworfen, auch bei Hunden kommt sie vor; der Urin bei dem an dieser Form von Hämaturie leidenden Kranken ist, abgesehen von seinem Gehalte an dem Parasiten und Blut, stets normal, Niederschläge bilden sich in demselben nur selten und unabhängig von der Krankheit, nur in einem Falle kam gleichzeitig Harnstein vor, und zwar in Port Elizabeth, wo Urolithiasis überhaupt häufiger beobachtet wird. Ueber die Pathogenese herrscht bis jetzt ein vollständiges Dunkel; dagegen, dass der Parasit mit dem Trinkwasser in den Magen oder beim Baden durch die Haut in den Organismus eingeführt wird, spricht, abgesehen von andern Gründen, der Umstand, dass die Krankheit eben nur im männlichen Geschlecht und in den jüngeren Altersklassen vorkommt. Niemals verläuft die Krankheit tödtlich; ein antiparasiticides Mittel zur Abkürzung des Krankheitsverlaufs ist bis jetzt noch nicht gefunden, das Einzige, was sich therapeutisch erzielen lässt, ist Verminderung der übrigens gewöhnlich sehr geringfügigen Blutungen durch innere Anwendung von styptischen Mitteln (Uva Ursi, Eisen, Tannin u. s. w.).

Crevaux (1) berichtet ausführlich über einen von ihm beobachteten, aus Guadeloupe stammenden Fall der unter dem Namen der Chylurie oder Pimelurie bekannten Form endemischer Hämaturie, und über das „endemische Vorherrschen der Krankheit" nach fremden, grösstentheils bekannten Beobachtungen.

Der Fall betrifft einen 15jährigen Creolenknaben; der erste Anfall der Krankheit datirt aus dem Juli 1869 und zwar entleerte der Kranke unter leichten Beschwerden 5 Tage lang einen exquisit blutigen, hierauf 4 Monate hindurch einen milchigen oder milchkaffeeartig gefärbten Harn; vom 15. October 1869 bis 25. Februar 1870 war der Harn vollkommen normal, alsdann erfolgte ein zweiter Anfall, in welchem nur während 12 Stunden blutiger, alsdann 6 Monate lang chylöser Harn entleert wurde. Ein dritter Anfall trat Ende Juni auf der Ueberfahrt des Kranken von Guadeloupe nach Toulon auf, diesmal währte das Blutharnen 6 Tage, worauf wieder Ausleerung eines milchcaffeeartig gefärbten Harns während der folgenden 3 Monate (bis Ende September) erfolgte. Ein vierter Anfall endlich datirt aus dem Mai 1871. Die Krankheit verlief jedesmal ohne wesentliche Symptome einer anderweitigen localen oder allgemeinen Erkrankung, die Veränderungen im Harne bildeten somit die einzige Krankheitserscheinung, und zwar ergab die Untersuchung des Urins stets einen mehr oder weniger reichlichen Gehalt an rothen und farblosen Blutkörperchen und Fettkügelchen, demnächst zuweilen Niederschläge von Ammoniak-Magnesia-Phosphaten (krystallinisch) und einzelne lebende Exemplare des der Krankheit zu Grunde liegenden Parasiten.

(Vergl. hierzu auch das Referat über Entozoen Seite 259.)

9. Veruga.

J. J. v. Tschudi (Die Verrugakrankheit in Peru, Wiener med. Wochenschrift No. 11) giebt eine Kritik der (im vorigen Jahresbericht I. S. 298 mitgetheilten) Arbeit von Dounon (nicht Doulon, wie Verf. sagt), über Verruga, und zwar nach einem, in der Wiener med. Wochenschrift 1871, No. 1 veröffentlichten, sehr mangelhaften Auszuge derselben; der kritischen Besprechung von T. liegen die von demselben vor mehr als 25 Jahren in Peru gemachten, und danach in dem Archiv für physiol. Heilk., IV. 378, mitgetheilten Beobachtungen zu Grunde, so dass es genügen dürfte, den Leser des Jahresberichts, der sich für den Gegenstand interessirt, auf diesen Artikel Behufs Information zu verweisen.

10. Madura-Fuss. Mycetoma.

James Hogg (Fungus-foot disease of India, Transact. of the pathol. Soc. XXIII., pag. 294) berichtet über einen Fall dieser, in Indien jetzt mit dem Namen „Mycetoma" bezeichneten Krankheit und den microskopischen Befund der Krankheitsproducte.

Der Fall, welcher insofern ein besonderes Interesse bietet, als er bei einem sehr jungen Individuum und im ersten Stadium der Krankheit zur Beobachtung und genauen Untersuchung kam, betrifft einen 18jährigen Brahminen aus Kattiawar, der in das Civil-Hospital von Rajkote, wo die in Frage stehende Krankheit häufig vorkommt, wegen eines Leidens an der Sohle des rechten Fusses aufgenommen wurde. Die Untersuchung ergab einen kleinen oberflächlichen Abscess, gegen welchen Breiumschläge verordnet wurden; schon am nächsten Tage aber fand man in dem Eiter kleine trüffel-ähnliche Massen und eine genauere Untersuchung der Gewebe in der Umgegend des Abscesses liess über die Natur der Krankheit keinen Zweifel. — Pat. erklärte, dass er vor etwa 6 Jahren die Fusssohle an einem scharfen Stein verletzt und einige Wochen lang etwas Schmerz an dieser Stelle verspürt, denselben nicht weiter beachtet und den Zufall überhaupt vergessen habe, vor 6 Monaten aber an die Verletzung erinnert worden sei, da an eben jener Stelle auf's Neue ein nagender Schmerz eingetreten sei, der beim Gehen sich wesentlich gesteigert habe, übrigens habe weder er noch irgend Jemand aus seiner Familie an Knochenkrankheiten oder Scrophulose gelitten. Nach Feststellung der Diagnose wurden unter Chloroform-Narkose die erkrankten Gewebstheile, welche übrigens nur bis an die Fascia plantaris reichten, durch das Messer entfernt und zur Zeit der Berichterstattung machte die Heilung schnelle Fortschritte.

Bei der Untersuchung des in Spiritus nach England übersandten Präparates fand H. in der Mitte desselben 2—3 schwarzgefärbte, kleine Flecke; Verf. entfernte diese aus dem umgebenden Gewebe, setzte sie nach Zusatz von Kalilösung einige Minuten lang der Siedehitze aus, wobei eine kleine Quantität des Farbstoffes ausgeschieden wurde, und fand nun bei der mikroskopischen Untersuchung (350 Diam.) zwischen Fragmenten einer orange gefärbten, harzigen Masse, Fettkügelchen, discusartigen Zellen und granulirten Körperchen sehr feine Fasern eingebettet, welche bei einer Vergrösserung von 650 Diam. sich als untereinander verbundene, doppelt contourirte Zellen darstellten, von denen einzelne zu einer bedeutenden Länge ausgewachsen waren, während andere mit einer eiförmigen Anschwellung endeten, einem Sporen-Receptaculum, welches einen oder mehrere Sporen enthielt; demnächst zeigten sich neben der gefärbten Masse einzelne amöbenartige Körperchen von blasser Färbung, welche an die von Haeckel sogenannten Leptocytoden erinnerten. Abgesehen von der Färbung tragen die pflanzlichen Elemente in den einfach articulirten Fäden und der Zellenwucherung mehr den Charakter von Fadenalgen (Conferven) als von einem „trüffelartigen Schwamm".

Vf. glaubt, aus dem Umstande, dass diese pflanzlichen Gebilde sich in dem erkrankten Theile nur in verhältnissmässig geringer Masse vorfanden, den Schluss ziehen zu dürfen, dass diese Pilz-Wucherung nur als secundäre Erscheinung aufzufassen ist, welche allerdings geeignet ist, den Krankheitsverlauf zu erschweren. Es steht fest, dass sich der Kranke sechs Monate vorher, ehe er in ärztliche Behandlung kam, durch einen scharfen Stein, auf den er getreten war, eine tiefe Wunde am Fusse zugezogen hatte, welche mit Kataplasmen behandelt worden war, und so liegt die Vermuthung nahe, dass dabei die Sporen oder Fäden einer Leptothrix oder eines andern Parasiten entweder direct in die Wunde eingedrungen, oder durch die Kataplasmen in dieselbe gebracht waren. H. hat somit seine, über die Natur dieser Krankheit früher ausgesprochene Ansicht (vergl. Jahresber. 1871, I. Seite 300) wesentlich modificirt.

11. Ainhum.

Die Mittheilungen von Wucherer über Ainhum, eine der africanischen Race eigenthümliche Krankheitsform (Virchow Arch. Bd. 56. S. 374.), liegen wesentlich die von da Silva-Lima schon vor einigen Jahren veröffentlichten Nachrichten (vergl. Jahresber. 1867 I. S. 412) zu Grunde. Dass die Krankheit mit Lepra nichts gemein hat, liegt auf der Hand; dennoch, glaubt Wucherer, hat Collas (vergl. Jahresber. l. c.) beide Leiden mit einander verwechselt, wenigstens die eigenthümliche Natur des Ainhum verkannt. — Im Anschlusse an die Mittheilungen von W. giebt Prof. Schüppel (Tübingen) Bericht über die Resultate der anatomischen Untersuchung einer von Ainhum ergriffenen, ihm von W. aus Bahia zugesandten Zehe (Virchow Archiv l. c. S. 381).

Er fand die Zehe kugelig, wie eine runderhaltige Kartoffel von der Grösse einer mässig grossen Kirsche, den Nagel normal, die der Einschnürungsfurche entsprechende Ebene rundlich, etwas weniger als eine Quadratlinie gross; die dritte Phalanx ist intact, das Gelenk zwischen 2. und 3. Phalanx verödet, die 2. Phalanx mit Ausnahme des noch erhaltenen vorderen Endes in einen dünnen fibrösen Strang umgewandelt, von der ersten Phalanx keine Spur; dabei eine mässige Epidermisproduction der Zehe, so dass die Dicke der Epidermis von ½—1 Linie, am stärksten an der Einschnürungsstelle, wo auch Verlängerung der Hautpapillen nachweisbar; die Cutis und das unter derselben gelegene Zellgewebe ganz normal, nirgends Einlagerung zelliger Gebilde, Fett spärlich vorhanden, das fibröse Gewebe in der Nähe der Einschnürung zu einer homogenen Masse eingetrocknet, etwa wie bei anatomischen, in starkem Alkohol aufbewahrten Präparaten.

Ueber das Zustandekommen dieser eigenthümlichen Affection äussert sich S. vermuthungsweise dahin, dass sich zuerst eine Rhagade, d. h. eine Zerklüftung der Epidermis bildet, die allmälig ringförmig um die Zehenwurzel fortschreitet, wobei das Cutisgewebe einschrumpft, als harter Ring auf das unterliegende Gewebe drückt und dasselbe zur Atrophie bringt; dem Grunde der Furche entsprechend bildet sich in der blossgelegten Cutis ein Narbenring, der durch fortschreitende Schrumpfung eine immer zunehmende Einschnürung an der Zehe bedingt und das Schwinden des Knochens zur Folge hat. — Diese durchaus ansprechende Erklärung der Pathogenese benimmt der Krankheit übrigens nichts von ihrer Merkwürdigkeit, welche wesentlich darin zu suchen ist, dass, wie DA SILVA LIMA bemerkt hat, die Affection nur an der kleinen Zehe, nur bei der Negerrace und fast nur bei Männern beobachtet wird.

DRITTE ABTHEILUNG.

Arzneimittellehre, öffentliche Medicin.

Pharmakologie und Toxikologie

bearbeitet von

Prof. Dr. THEODOR HUSEMANN in Göttingen.

I. Allgemeine Werke.

[illegible]

[illegible] Third edition. London XII. and 180 pp. — 20) Dragendorff, G., Untersuchungen aus dem pharmaceutischen Institute in Dorpat. Beiträge zur gerichtlichen Chemie einzelner organischer Gifte. Drittes Heft (Schlussheft). St. Petersburg [illegible].

Bang, O., Pharmacopoea O. B. (Sammlung der nach Vorschrift [illegible] Receptformeln). — Pharmacopoea nosocomii civitatis Havniensis. (Sammlung von Receptformeln, die im Communehospital in Kopenhagen benutzt werden, ohne in der Pharm. von 1868 enthalten zu sein). Wer [illegible] (Kopenhagen).

II. Einige Heilmittel und Gifte.

A. Pharmakologie und Toxikologie der unorganischen Stoffe und ihrer Verbindungen.

1. Sauerstoff.

1) Waldmann, W., Was sind und wie wirken Sauerstoff- und Ozonsauerstoff (?)-Inhalationen. Zur Klärung dieser Frage veröffentlicht. Berlin. 8. 87 SS. — 2) Derselbe, Zur Ozonfrage. [illegible] Klinik. 24. S. 312. — 3) Ewich (Cöln), Die Lender'sche Bedeutung der Kohlensäure. Ibid. 4. S. 62. — 4) Lender (Berlin), das Ozonwasser. Ibid. 12. 14. S. 180. 125. — 5) Schreiber, Jos., (Aussee), Ueber Ozon in chemischer, physiologischer, klinischer und meteorologischer Hinsicht. Wien. med. Presse. 8. 10. 12-14. (Sonderabdruck). — 6) Berend, über Ozontherapie. Deutsche Klin. 12. S. 122.

Das Lender'sche Ozonwasser ist der Gegenstand wiederholter chemischer Untersuchungen geworden, welche dazu beigetragen haben, grössere Klarheit über dasselbe zu verbreiten und namentlich die Löslichkeit des Ozons in Wasser, welche trotz der Versicherung von G. Meissner, von Vielen angezweifelt wurde, ausser Zweifel zu setzen. Die Angaben von Böttger und Klenke, wonach das Ozonwasser kein Ozon, sondern Untersalpetersäure resp. Wasserstoffsuperoxyd enthalte, sind durch eine Analyse von Carius der an ihn von Lender (4) übersandten Ozonwassers (stärkeren, zum äusserlichen Gebrauche bestimmtes, für die innere Benutzung mit Sauerstoffwasser zu verdünnendes) aus der Fabrik von Krebs, Kroll u. Co., das mit Glasstöpsel dicht verschlossen war, analysirte, als widerlegt zu erachten, und ist es wohl anzunehmen, dass die erstgenannten Chemiker ältere, mit Korkstöpsel verschlossene Proben, aus denen das Ozon entwichen war, in Händen gehabt haben. Carius fand das Wasser reich an Ozon, dessen Reactionen auf Jodkalium, Thalliumoxydul, Blattsilber sehr intensiv hervortraten, dagegen frei von Salpetersäure und irgendwie erhebliche Mengen von Wasserstoffsuperoxyd. Diese Ergebnisse stimmen auf das Genaueste mit dem von Pekter 1870 mit Lender'schem Ozonwasser erhaltenen Resultate, und schliesslich hat auch Ludwig in Jena in Ozonwasser aus einer anderen Fabrik (Orkl und Radlacher) in Berlin das Vorhandensein des Ozons constatirt. Lender hat bei Anwendung von Glasstöpseln selbst 10 Monate altes Wasser noch als stark ozonhaltig nachgewiesen und deshalb diese Art des Verschlusses für das Ozonwasser im Allgemeinen angeordnet. Dies ist jedenfalls zweckmässig, da, wie Waldmann (2) richtig hervorhebt, bei Anwesenheit organischer Substanzen und atmosphärischer Luft sehr leicht Oxydationsproducte sich bilden können und da Schreiber (5) in einzelnen Fläschchen Berliner Ozonwasser die Ozonreaction constatirte, in anderen dagegen nicht.

Die Darstellung des Ozonwassers geschieht nach Lender unter Anwendung von concentrirter Schwefelsäure und doppeltchromsaurem, seltener übermangansaurem Kali. Nach Waldmann ist die einfachste und bequemste Methode der Darstellung indifferenten Sauerstoffs aus Chlorkalk und salpetersaurem Kupferoxyd oder Kobaltsuperoxyd (Böttger-Fleitmann'sche Methode) und als das beste Verfahren der Ozonisirung Electrisiren des Sauerstoffgases durch eine starke Inductionsrolle, deren Pole in den Gasometer eindringen.

Zur Casuistik der Behandlung mit Ozon hat Höller (6) einen Fall von septichämischem Rheumatismus (mit Lungen- und Bauchfellentzündung, sowie mit Darmdiphtheritis complicirt), wo nach der Angabe von Berend die Ozonbehandlung einen wesentlichen Einfluss auf die Genesung hatte, mitgetheilt; auch hebt Berend hervor, dass er das Mittel bei den gefährlichsten Fällen von Rachendiphtheritis, bei Scharlach und bei Darmdiphtheritis in äusserstem Collaps bewährt gefunden habe.

Waldmann (1 und 2) redet gegenüber den Ozoninhalationen der Sauerstoffinhalation das Wort und glaubt nach den an sich gemachten Erfahrungen, dass eine länger fortgesetzte Sauerstoffzufuhr den Stoffwechsel erleichtert und vermehrt, indem danach der Appetit gesteigert, der Schlaf gebessert und das Muskelsystem leistungsfähiger wird. Wirkungen von einmaliger Inhalation von 20—40 Lit. O. existiren nach W. nicht; ebensowenig ruft reines Sauerstoffgas die von Jochheim neuerdings wieder als Folge von Oxygeninhalationen bezeichneten febrilen Erscheinungen und Lungenentzündungen hervor. Vom inneren Gebrauche des Ozons hat W. trotz genauester Befolgung von Lender's Angaben keine Wirkung gesehen und glaubt eine solche auch nicht erwarten zu dürfen, weil die Aufnahme von Ozon in das Blut problematisch ist. Eine Wirkung bei äusserer Application des Ozonwassers bei diphtheritischen Processen etc. nimmt W. nicht in Abrede.

Ewich (3) polemisirt gegen Lender's Verdächtigung der Kohlensäure, die nicht, wie L. meint, ein blosser Abfallstoff sei, sondern nothwendig im Blut zur Bildung der eigenthümlichen Bicarbonate des Blutes im Ueberschusse vorhanden sein müsse, und welche, — woran kein Unbefangener zweifeln wird — trotzdem, dass einzelne Individualitäten nur sehr wenig vertragen können, doch bei normässiger Verwendung in manchen Krankheiten äusserst entsprechend sein kann. Ewich hat, während er die sonstigen Contraindicationen der Kohlensäure (active Congestionen nach Gehirn und Lungen, Fieber etc.) anerkennt, eine solche in Blutungen nicht gefunden, vielmehr erwies sich ihm bei passiven Hämorrhoidalblutungen ein kohlensäurereiches, glaubersalz- und kochsalzhaltiges Natronwasser sehr nützlich.

Barresi, F., Sugli effetti terapeutici dell' inalazione dell' ossigeno. (Tesi.) La nuova liguria medica. No. 3.

Barresi liess eine Chlorotische 6 Wochen lang täglich während 15—20 Minuten 20 Liter O. inspiriren. Nach jedesmaliger Anwendung war das Gesicht etwas geröthet, subjectives Wärmegefühl gesteigert und Temperatur durchschnittlich um einige Zehntel erhöht. Nach Beendigung der mit Fleischdiät und Eisengebrauch vervollständigten Kur war die Pulsfrequenz etwas verringert, ebenso die morgendliche der Respiration, die abendliche gesteigert, die Temperatur stets erhöht, Abends sogar um 0,5° C.

Bock (Berlin).

2. Schwefel.

1) Cervello, Nicolo, Solfiti [illegible] dei solfiti. Gaz. clinica di Palermo. Settembre. p. [illegible] — 2) [illegible], Ueber Intoxication mit Senkgruben[illegible]. Diss. Berlin. 4. 32 SS. (Behält die Krankengeschichten von [illegible] auf der Frerichs'schen Klinik behandelten, beim Ausräumen einer Senkgrube bewusstlos gewordenen, aber rasch in frischer Luft geschafften und in wenigen Tagen genesenen Personen, ohne besonders hervorstechende Eigenthümlichkeit. — 3) Palerpo, C., De l'inhalation sulfureuse et de la pulvérisation dans le traitement des voies respiratoires (bronchite, pharyngite, laryngite chronique. 2e ed. Paris. 8 [illegible] pp.

Cervello (1) legt eine Lanze für Polli und die antizymotische Methode ein und opponirt besonders Canteni, der nur eine örtliche antifermentative Action der Sulfite zugiebt und ihren Gebrauch auf die Behandlung gangränöser Wunden und dysenterischer Affectionen beschränkt wissen will. Cervello selbst fand die schwefligsaure Magnesia (zu 2 grm. pro die innerlich und ausserdem in Bädern) von vorzüglicher Wirksamkeit in vier Fällen von Erysipelas neonatorum, wobei es in dem ersten, wo das Medicament erst sehr spät gegeben wurde, gelang, das kranke Kind 14 Tage am Leben zu erhalten, während die übrigen drei Fälle dieser so gefährlichen Affection günstig verliefen. Uebrigens glaubt C., dass keineswegs bei allen sog. zymotischen Affectionen der Werth der Sulfite ein gleicher sei; am höchsten stellt er ihn bei den sog. putriden Fiebern, Pyämie, Septicämie und Puerperalfieber, minder hoch bei Intermittens, wo die Sulfite dem Chinin nicht gleichkommen, aber doch in einzelnen Fällen, wo letzteres unwirksam bleibt, helfen. Bei gutartigen Exanthemen hielt er sie für überflüssig, in malignen Fällen für zweckmässige Adjuvantien tonischer und antizymotischer Mittel. Gegen Rheumatismus hält er sie für indicirt, schreibt aber ihre Wirksamkeit mehr der durch sie hervorgebrachten Diaphorese zu. Endlich weist er auf die von Bellini befürwortete Anwendung der Sulfite und Hyposulfite bei chronischen Metallvergiftungen hin. —

Cervello, Arsenicali e solforosi nel trattamento delle malattie [illegible]. Gazz. clin. di Palermo. No. 10. 11. (Verfasser tadelt Michelacci, der neben Arsenik nicht auch Schwefel als Antidot [illegible].) Bock.

3. Chlor.

Hager, Gustav, (Leipzig) Eine Salzsäure- und eine Aetzkalivergiftung. Arch. der Heilkd. H. 3 und 4. S. 212.

Nacke beschreibt den mikroskopischen Befund bei zwei Vergiftungsfällen mit Salzsäure und Aetzkali (nach Leipziger Präparaten) woraus sich ergiebt, dass die an todten Geweben angestellten Untersuchungen der Einwirkung von Säuren und Alkalien in keiner Weise mit den bei Lebenden gesetzten Veränderungen übereinstimmen.

Bei beiden Vergiftungen findet sich als directe Contactwirkung eine Verhärtung der äusseren Plattenepithelschicht und der Zungenschleimhaut, die in ihrer äusseren Hälfte bräunlich gelb, in der innern hellgelb und durchscheinend ist; die obersten Zellen sind atrophisch und zerfallen, daran schliessen sich dunkelgefärbte und verkleinerte, während in der Tiefe nur die Kerne etwas mehr als normal hervortreten; die Papillen sind mehr gestreckt und näher zusammengerückt, die Gefässe contrahirt. Bei Aetzkalivergiftung ist die eigentlich mumificirte Schicht zwar dünner, aber die darunter liegende Zone getrübter Zellen grösser, stellenweise bis auf den Papillarkörper hinabreichend und die Trübung dunkler, so dass hie und da nur die Kerne sichtbar sind. Im Oesophagus findet sich das oberste Epithel bei Salzsäurevergiftung nicht so hochgradig verändert wie an der Zunge, dagegen die ganze gefässlose Epithelschicht geschrumpft, die Schleimhautpapillen unverhältnissmässig kurz, mit verwischten Umrissen, nur deutlich durch die auffallend veränderten Gefässe, welche als lange, durchscheinend helle, hyaline, korkzieherartig gewundene, dabei aber oben zusammengedrückte als ausgedehnte Schlingen, welche in ihrem Ende unvermehrte Blutkörperchen enthalten, hervortreten. In den tieferen Schichten treten die Umrisse der Kerne viel schärfer als die der Zellen heraus und ist der Inhalt beider durch zahlreiche, feine, dunkle Molecüle getrübt. Die übrigen Gefässe der Schleimhaut enthalten protoplasmaartige, gelbbraune Massen von zusammengeschmolzenen Blutkörperchen, ihre Wandungen sind verdickt, glänzend und homogen, das Lumen durch die nach allen Richtungen erfolgende Ausdehnung der im höchsten Grade aufgequollenen Grundsubstanz nirgends normal erhalten, die Querlinien der glatten Muskelfasern nirgends mehr zu erkennen. Die Bindegewebskörperchen durch moleculäre Trübung zwar deutlicher, aber verkleinert und geschrumpft; das Fasergewebe der Muscularis undeutlich begrenzt, aufgequollen und wie durch beginnende Fettdegeneration stellenweise mit helleren, glänzenden Molecülen durchsetzt; auch die eigentliche Muscularis des Oesophagus getrübt und gequollen, mit nur undeutlicher Querstreifung; an der hinteren Rachenwand die Gefässe in derselben Weise entartet. Bei der Aetzkalivergiftung sind die Epithelien verkleinert, undeutlich contourirt, durch reichliche Albumin- und einzelne Fettmolecüle getrübt, mit meist deutlichen, in gleicher Weise veränderten Kerne, das Epithellager, namentlich zwischen der tiefsten Schicht und der freien Schleimhautoberfläche rissig, das Schleimhautgewebe und das Gewebe der Papillen glänzender, die Bindegewebskörperchen auffallend kurz, schmal, regelmässig einige Fettmolecüle enthaltend, Papillen verkürzt und verschmälert, alle Capillargefässe der obersten Schleimhauthälfte, auch der Papillen, sowie die kleinsten Arterien und Venen auffallend verengt, frei von Blutkörperchen, ihr Rand sehr bedeutend verdickt, homogen, mattglänzend, mit normalen Kernen, Lumen hochgradig verengt, im Längsschnitt gar nicht sichtbar, nach dem Centrum zu erweitert, mit Blutkörperchen strotzend gefüllt, mit wenig verdickter, homogener Wandung, Submucosa bedeutend verdickt, mit Eiterkörperchen infiltrirt (Reactionserscheinung?), mit einzelnen weiten und strotzenden Arterien und Venen, während Capillaren nicht sichtbar waren; die Muscularisfasern kürzer, undeutlich contourirt, mit gleichfalls verkleinerten Kerne. Die Veränderungen im Magen sind nicht vergleichungsfähig, da bei der Vergiftung mit Kali das Gift nicht in den Magen gelangt war, während es bei der Salzsäurevergiftung bis zur Perforation gekommen war, an welchen Stellen völliger Detritus der meisten Häute und graubräunliche Imbibition der Muscularis sich findet, während in den minder verätzten Partieen dieselbe Contraction des ganzen Gewebes und die ähnliche Veränderung der Gefässe wie im Oesophagus sich findet.

4. Jod.

1) Rieger, Sydney, Purpura [illegible] produced by iodide of potassium and iodide of ammonium, [illegible] by iodide of sodium. [illegible] March p. 129. — 2) Lafosse, Injection iodée dans la glande parotide du cheval. Gaz. hebd. de méd. 50. p. 495. — 3) Dujardin-Beaumetz, Des altérations des tubes de caoutchouc par les injections iodées. Gaz. méd. [illegible] p. 171.

Nicht ohne Interesse erscheint die von Rieger (1) mitgetheilte Beobachtung Nankivell's über das Auftreten von Jodexanthem nach dem Gebrauche von Jodkalium und Jodammonium und das Ausbleiben desselben nach Jodnatrium bei demselben Patienten.

Derselbe, 17 J., Reconvalescent von acutem Rheum., erhielt zuerst 3mal täglich 10 Grn. Jodkalium und bekam 5 Tage später zahlreiche Purpuraflecken am Unterschenkel, nachdem vorher etwas Coryza eingetreten war; als nach 5tägigem Aussetzen die Medication reiterirt wurde, traten die Flecken schon nach 3 Dosen ein; 4 Tage später Jodammonium, worauf schon nach zwei 10 Gr.-Dosen das Exanthem auftrat; dagegen wurde Jodnatrium 4 Tage lang 3mal täglich in 10gränigen Dosen genommen, ohne dass Coryza und Flecken erscheinen, welche hierauf eine einzige Dosis Jodammonium in 2 Stunden wiedererzeugte.

Lafosse (2) hat bei Pferden eine Injection von Jodtinctur (rein oder mit 2 Th. Wasser verdünnt) in die Parotis gebracht und dadurch eine Verödung derselben in 14 Tagen erzielt, so dass die geschrumpfte Drüse nur noch ein fibröses Stroma darbot; die Reaction war nicht bedeutend und glaubt L., dass das Verfahren vielleicht zur Heilung von Speichelfisteln sich qualificire.

Das wiederholt vorgekommene Abbrechen von Kautschukkathetern, welche zur Injection reizender Flüssigkeiten in Eiterhöhlen dienten und in letzteren längere Zeit verweilten, hat Dujardin-Beaumetz (3) zur Untersuchung der Ursache dieser Erscheinung veranlasst und führten dieselben zu dem Ergebnisse, dass selbst monatelanges Liegen in Eiter keine Brüchigkeit, sondern nur eine unbedeutende Volumzunahme bedingt, dass wässrige oder alkoholische Lösungen von Carbolsäure, Alkohol, Lösungen von Kali hypermanganicum, Chloral, welches D. oft zu substitutiven Einspritzungen verwendet, die Elasticität und Resistenz derselben nicht verändern, dass dagegen Lösungen von Jod ausserordentlich schädlich sind. Reine Jodtinctur bedingt in wenigen Stunden starke Volumzunahme und Streifung, ohne jedoch die Elasticität zu alteriren, doch brechen bei energischem Zuge in der Längsrichtung die elastischen Röhren leicht; noch viel schädlicher wirken jedoch Verdünnungen von Jodtinctur mit Wasser im Verhältnisse von 1 : 200, die sehr bald Quer- und Längsspalten und in wenigen Tagen völlige Zertrümmerung hervortreten lassen, während dilutirtere Lösungen die Kautschukröhren nur oberflächlich alteriren. Gewöhnlicher und vulcanisirter Kautschuk verhalten sich in dieser Beziehung gleich.

5. Brom.

1) Ultzmann(?). Der pathologisch-[illegible] Werth des Potassium Bromide, [illegible] Bd. 4. [illegible] p. 96. 97. ([illegible]) — 2) Gottwald (Berlin), Ueber die therapeutische Anwendung des Brom. Ibid. [illegible] S. 149. — 3) Derselbe, Weiterer Beitrag zur therapeutischen Anwendung des Brom und gelegentliche Bemerkung über Xylol gegen Masern. Ibid. 24. S. 320. — 4) Lutzkien(?) (Göttingen), Vortrag über Bromkalium. Württemb. med. Correspondenzbl. 14. S. 265. — 5) Thomas, J. G. (Savannah, Ga.), The bromides in dropsies. New York med. Record. Jan. 15. p. 186. — 6) Clarke, Edw. H. and Amory, Robert, (Boston), Des effets physiologiques et thérapeutiques des bromures de potassium et d'ammonium. Trad. par Lubelski-Lagrave. Gaz. hebdom. de méd. 40—49. p. [illegible]

Die von Schütz empfohlene Inhalation einer Lösung von Brom in Bromkaliumsolution (Bromi, Kalii bromati ana 0,3, Aq. destill. 150,0) brachte Gottwald (2) in der Berliner Charité bei 18 F. von Diphtherie und 2 F. von Croup in Anwendung und war in den beiden letzteren der Erfolg ein überraschend günstiger.

Von den 18 Fällen von Diphtherie verliefen zwar 4 ungünstig, davon aber 2 schon am Tage der Aufnahme, während bei den übrigen selbst umfangreiche Geschwürsbildungen unter Gebrauch der Solution, mit der er auch bei Angina und Stomatitis diphtheritica Mund und Schlund bepinselte, heilten. Die Abstossung des diphtheritischen Belags wird nach G. sehr durch 1maliges Touchiren mit dem Köhner'schen Chlorzinkstifte gefördert.

Bei 60 Wöchnerinnen in der Berliner Gebäranstalt, welche von diphtheritisch belegten Ulcerationen der Scheiden und Scheidenportion oder an Endometritis diphtheritica litten, gebrauchte G. Einspritzungen von Brom-Bromkaliumlösung (aus 1 : 400) mit dem günstigsten Resultate bei nicht complicirten Fällen, dagegen ohne Erfolg bei Pyämie und Septicämie, insoweit der tödtliche Effect nicht abgewendet wurde, obschon in einzelnen Fällen die Geschwüre vernarbten. Endlich fand G. die Lösung als Fomentation angewandt vorzüglich wirksam zur Beförderung der Vernarbung bei Wunden, Abscessen und Geschwüren. Im Vergleich mit anderen Antisepticis constatirte G., dass bei diphtheritischen Geschwüren unter Anwendung der Carbolsäure u. a. die degenerirte Schicht härter wurde und sich in grösseren Fetzen abheben liess, während die Brom-Bromkaliumlösung dieselbe erweicht und spontane Abstossung in kleinen Fetzen und Flocken zu Wege bringt und auch bei fortgesetzter Application die Granulationsbildung fördert, nie aber wie die Carbolsäure nach einiger Zeit einen Stillstand der Heilung bedingt.

Später hat Gottwald (3) in einer bösartigen Masernepidemie, wo das Xylol sehr schlechte Resultate lieferte, und bei weiteren 43 Fällen von puerperaler Diphtherie mit dem Mittel ebenso eclatante Erfolge erzielt. Uebrigens ist die betreffende Lösung zuerst 1863 von Galitzinsky, Günsberg und Rudanof in Moskau empfohlen und seit 1862 von Preese in Kiel bei Halsdiphtherie mit dem Erfolge gebraucht, dass von 152 Kranken 140 geheilt wurden.

In einem Vortrage über Bromkalium erwähnt Lutzkien (4) einen von Steinthal beobachteten Fall, wo ein Kranker lange Zeit hindurch $7\frac{1}{2}$ Grm., im Ganzen $9\frac{1}{2}$ Civilpfund und $1\frac{1}{2}$ Loth verbrauchte, ohne dadurch in seiner Gesundheit gestört zu werden und ohne eine Abnahme des Geschlechtstriebes während der Cur zu erfahren. L. constatirte in einer Keuchhustenepidemie, dass Bromkalium, zu 2stündl. 1 Theelöffel einer Mischung von 1,25–5,5 Grm. auf

30 Grm. gegeben, die Anfälle seltener und milder machte und den Verlauf abkürzte, pneumonische Complication bildete dabei keine Contraindication.

THOMAS (5) will durch Dosen von 1 Grm. Bromkalium Hydrops in erstaunlich kurzer Zeit beseitigt haben.

CLARKE und AMORY (6) geben nach eigenen und fremden Beobachtungen eine Darstellung der Wirkung der Bromüre. Beim Bromkalium betonen sie, dass dasselbe in der Regel rasch zur Resorption gelangt, jedoch bei dyspeptischen Zuständen, bei catarrhalischen und entzündlichen oder organischen Leiden des Magens oft nicht resorbirt wird und in einzelnen Fällen selbst Erbrechen hervorruft, weshalb hier die therapeutische Anwendung mit Vorsicht zu geschehen hat. Sie rathen die Darreichung in verdünnter Lösung, weil das Mittel in Substanz oder in concentrirter Solution geradezu auf die Magenschleimhaut irritirend wirkt, und im nüchternen Zustande (¼ St. vor dem Essen oder 3 St. nach demselben) an, weil sie von der im Digestionszustande sich entwickelnden Salzsäure ein Freimachen von Brom und Irritation der Magenschleimhaut durch das letztere befürchten. Vom Rectum aus wird das Mittel minder leicht resorbirt; auch hier sind verdünnte Lösungen (1:60) in Wasser oder Haferschleim concentrirten vorzuziehen, weil sie besser tolerirt und gehalten werden. Hypodermatische Injectionen sind überflüssig und durch Abscessbildung schädlich. Die Elimination geschieht fast oder ganz ausschliesslich durch die Nieren und ist rasch vollendet, weshalb es rathsam erscheint, in Fällen, wo man Blut und Organe längere Zeit im Contact mit demselben lassen will, Bromkalium 3mal täglich in gleichen Zwischenräumen zu geben, oder, wo grössere Mengen auf einmal in das Blut gelangen sollen, rasch hintereinander die passende Gabe zu reichen. Kinder vertragen Bromkalium verhältnissmässig besser als Greise. Als isolirte (hypnotische) Gabe erweist sich beim Gesunden meist erst 1 Grm., selten 0,5 bis 0,75 Grm., beim Kranken erst 1 bis 3 Grm. wirksam, bei Schwangeren und Magenleidenden ist eine solche Gabe besser in getheilten Gaben in kurzen Intervallen zu reichen. Manchmal tritt bei körperlich Ermüdeten kein Schlaf, wohl aber angenehme Insomnie ein, die von Ruhe und Erholung begleitet ist, während nach geistigen Anstrengungen dieselbe Person durch die gleiche Menge Bromkalium in ruhigen Schlaf versetzt wird. Es erklärt sich das aus dem jeweiligen Zustande des Gehirns; bei bestehender Anämie steigert das Mittel dieselbe zu einem Grade, welcher keinen Schlaf zulässt, während die durch geistige Arbeit bedingte Steigerung der Blutzufuhr zum Gehirn, welche den Schlaf unmöglich macht, durch das Mittel beseitigt wird, indem es die Gefässe verengert. Bei normalem Verhalten des Körpers macht dieselbe Gabe den Schlaf tiefer. Hiernach ist das Bromkalium als Hypnoticum bei anämischen Zuständen des Gehirns contraindicirt, z. B. nach Blutverlusten, wo es mit Wein oder Brandy combinirt ist, manchmal Gutes leistet, aber dem Opium und Alkohol nachsteht. Es erklärt sich daraus das schwankende Resultat der hypnotischen Action des Bromkaliums im Typhus. Als indicirt erscheint Bromkalium in allen von Hyperämie des Gehirns begleiteten Fällen von Insomnie, wie solche nach moralischen Scrupeln, angestrengter geistiger Arbeit, bei Hysterie, Schwangerschaft, Zahnweh, Exanthemen, fieberhaften Zuständen und nervöser Excitabilität besonders beobachtet wird. Bei Schlaflosigkeit durch acute Schmerzen ist Bromkalium meist erfolglos, wohl aber hilft es bei Ermattung durch länger dauernde Schmerzen, z. B. im Rheumatismus, wo es den eigentlichen Narcoticis vorzuziehen ist. Im ersten Stadium des Typhus und Erysipelas leistete Bromkalium als Hypnoticum oft sehr gute Dienste. Bisweilen kann das Mittel dazu dienen, vor Opium verabreicht, die Nebenwirkungen desselben zu verhindern und den hypnotischen Effect des Opiums zu sichern, was jedoch niemals bei bestehender Hirnanämie der Fall ist.

Um die therapeutische Wirkung getheilter Dosen beim Erwachsenen hervortreten zu lassen, müssen mindestens dreimal täglich 0,5 Grm. gegeben werden; selten sind dazu mehr als 1 Grm. 6mal täglich oder 2 Grm. 3mal täglich erforderlich; nach mehr als 5 Grm. täglich können einzelne toxische Phänomene resultiren, doch werden in manchen Krankheitszuständen 9 Grm. pro die ohne Inconvenienz ertragen. Acne kommt bei ¾ aller mit getheilten Bromkaliumgaben längere Zeit Behandelten, wie bei hypnotischen Dosen, vor, hauptsächlich auf der Stirn, im Gesicht und auf dem Rücken; von Hirsekorn bis Erbsengrösse, nur selten und vorzüglich bei starker Entwickelung, in Eiterung übergehend, manchmal confluirend, oft rothe Flecken hinterlassend. C. und A. glauben, dass es sich dabei nicht um eine Wirkung des eliminirten Bromkaliums, sondern um eine Trophoneurose wie beim Herpes handle und dass die nur lästige, nicht gefährliche Affection eine Unterbrechung der Bromkaliumcur nicht indicire. Salivation mit Salzgeschmack und fötidem Geruch des Athems sind allerdings Eliminationsphänomene, erscheinen aber erst im Verlaufe längerer Curen. Die Anästhesie des Gaumensegels ist keine Analgesie, vielmehr wird Stechen und Schneiden, nicht aber blosse Lähmung empfunden. Als Sättigungsphänomen sind Modificationen der Stimme, Verlangsamung der Resp., Abnahme von Frequenz und Energie des Herzschlages und Sinken der Temperatur anzusehen. Continuirliche Dosen erzeugen Tendenz zum Schlaf und lässt sich nicht allein die Hypnose dadurch erzielen, wenn Abends eine etwas erhöhte Gabe genommen wird, sondern auch die hypnotische Action von Chloralhydrat, Hyoscyamus, Haschisch, Lactucarium, Aether, Chloroform und bisweilen von Opium durch Vorausschickung kleiner Gaben Bromkalium sicherer erzielen, doch tritt die Wirkung erst dann ein, wenn kleinere Mengen längere Zeit hindurch genommen sind. Die Vermehrung der Urinsecretion durch Bromkalium finden A. und C. nicht ausgesprochen genug, um darauf eine therapeutische Anwendung zu gründen. Anaphrodisie tritt nie nach einer einzigen grossen Gabe auf, sondern erst nach längerem Gebrauche, und ist von verschiedenem Grade und stets vorübergehend.

6. Stickstoff.

1) Tibbits, R. W., (Bristol). On some cases of direct injection of Ammonia into the circulation. Med. Times and Gaz. Nov. 2. p. 481. — 2) Macewen, W., Injection of ammonia into the circulation in a case of opium poisoning. Glasgow med. Journ. Aug. p. 568. — 3) Todd, A. B., Ammonia in poisoning. Transactions of the Med. Soc. of West Virginia. Philadelphia med. and surg. Reporter. January 27. p. 71. — 4) Bellini, Ranieri, Saggi di terapeutica sperimentale. Dell' ammoniaca e degli ammoniacali. Lo Sperimentale. Giugno p. 561. — 5) Falk, Toxikologische Studien über den Harnstoff und die Ammoniaksalze. Virchow's Arch. 41. 43, 44. 47. S. 565, 549, 407, 438, 1871. 77, 73, 94. 96, 77, 96. S. 189, 212, 218, 242, 253, 291. (Giebt nur Versuche über Harnstoff.) — 6) Grahnwald, Carl (Berlin), Das Stickstoffoxydulgas als Anästheticum. Berlin. 8. 67 SS. und 3 lith. Tafeln. — 7) Braine, F., Woodhouse, On the use of nitrous oxide. Lancet. Nov. 23 p. 702.

Tibbits (1) hat in drei Fällen von starkem Collaps in Folge von schweren Verletzungen die Einspritzung von Ammoniakflüssigkeit in die Venen, und zwar in einem Falle mit höchst überraschendem, auf die Lebensrettung offenbar influirendem Erfolge, während in den beiden anderen Fällen eine kurze Verlängerung des Lebens resultirte. In dem einen Falle, wo T. 40 Tropfen des officinellen Liquor Amm. injicirte, trat danach zunächst eine Art epileptischer Anfall (lauter Schrei, Rigidität der Muskeln, Nackenstarre, masticatorischer Krampf) ein, der bei geringerer, sonst ebenso wirksamen Gabe (10 Tropfen mit 2 Unzen warmem Wasser verdünnt) sich nicht zeigte.

Die günstige Wirkung dieses Verfahrens erprobte Macewen (2) in einem Falle von Selbstvergiftung eines 69jährigen Mannes durch 40 Opiumpillen, deren jede 1 Gran enthielt, wo der 8 St. nach der Vergiftung wie leblos gefundene Patient nach Injection von 8 Tr. Liq. Ammon. in 2 Dr. Wasser nach 20 Min. auf laute Fragen antworten konnte und nach Gebrauch der Magenpumpe und starken Kaffee's bald hiernach selbst zu gehen imStande war.

Todd (3) bezeichnet Ammoniak als das beste Heilmittel bei Vergiftungen durch Angehörige der Gattung Rhus, äusserlich in stark verdünnter Lösung in einem emollirenden Kataplasma und bei nervösen Erscheinungen auch innerlich). In gleicher Weise wandte er das Mittel, innerlich sogar in Dosen von 1 Drachme Spiritus Ammonii aromaticus, bei Bissen giftiger Spinnen und Schlangen (Trigonocephalus contortrix, Crotalus durissus) mit dem besten Erfolge an.

Bellini (4) versucht eine neue Theorie der Wirkung der Ammoniakalien, gestützt auf einige Versuche mit verschiedenen Ammoniaksalzen in Contact mit Magensaft, Darmsaft und eiweisshaltigen Körperbestandtheilen und auf Experimente an Fröschen und Vögeln, dahingehend, dass Ammoniakalien nur indirect Beschleunigung der Gefässthätigkeit bewirken, direct aber die Herzthätigkeit herabsetzen. Die Angabe da Ranzi's, dass Inhalation von Ammoniakdämpfen bei Menschen Verlangsamung des Pulses bedinge, fand B. am gefensterten Frosche bestätigt und zwar sowohl bei Einwirkung der Dämpfe auf die Thiere als bei directer Application von Ammoniaklösung und Ammon. carbon auf das Herz. Diese deprimirende Einwirkung auf das Herz, welches in Diastole stillsteht, wenn die peripherischen Nerven und Muskeln zwar herabgesetzt, aber keineswegs völlig gegen Galvanismus unempfänglich sind, ist nach Bellini abhängig theilweise von der Alteration des Blutes und der durch Ammoniak schrumpfig und aufgelöst werdenden Blutkörperchen, da bei blutleer gemachtem Herzen der Stillstand nicht so rasch eintrete, theilweise von einer Wirkung auf das Herz selbst, da das excidirte Herz der mit Ammoniak vergifteten Frösche vermehrte Schlagzahl, aber verminderte Energie der Action zeigt, wenn es in lauwarmes Wasser gebracht wird. Eine excitirende Wirkung kleiner Dosen von Ammoniak oder kohlensaurem Ammoniak giebt B. zu, aber nur in Folge Reizung der Magenschleimhaut bei der Ingestion und der Lungenschleimhaut bei der Elimination des Ammoniaks, von welchem B. annimmt, dass es direct durch die Lunge ausgeschieden werde, ohne in den arteriellen Kreislauf einzutreten. Diese letzte Annahme gründet er darauf, dass bei Einführung von Ammoniakalien unter die Haut sehr rasch der Athem des Thieres Curcumapapier bräunt, während Blut und Urin nur nach grossen Dosen Ammoniak enthalten.

Dass bei Inhalation von Ammoniakdämpfen keine solche reflektorische Reizung des Gefässsystems vorkomme, glaubt B. dadurch erklären zu können, dass der deprimirende Einfluss auf die Herzthätigkeit jene Reizung überwiege, während im entgegengesetzten Falle die sofortige Elimination durch die Lungen die Einwirkung auf das Herz unmöglich mache. (In Wirklichkeit verhält sich die Sache wohl anders; B. hat die Reizung der peripherischen Vagusendigungen durch Ammoniakdämpfe und deren Folgen für die Circulation ganz übersehen und nirgends die von ihm benutzten Quantitäten namhaft gemacht. Ref.)

Auch die diaphoretische und diuretische Wirkung des kohlensauren Ammoniaks ist nach B. nur indirecte Wirkung, dagegen concedirt er demselben eine antiplastische Wirkung, weil es geschlagenes Eiweiss klar und gerinnungsunfähig macht und Blutcoagula, Quecksilberalbuminat und Croupmembranen auflöst, auch Säugethierdarmschleimhaut und Froschhaut erweicht und in den obersten Schichten verflüssigt. Die durch Ammoniak bedingte Krämpfe, welche er bei Fröschen nicht constatirte und welche nicht mit Erhöhung der Reflexaction einhergehen, hält B. für Folge retinirter Kohlensäure, was übrigens dadurch hinfällig wird, dass dieselben unmittelbar nach Einspritzung in das Blut auftreten.

Auch von den übrigen Ammoniaksalzen nimmt Bellini eine gleiche Action an, weil sie sich sämmtlich im Blute und theilweise auch schon im Darmsafte mit dem dort vorhandenen Kalicarbonat umsetzen und deshalb im Athem als kohlensaures Ammoniak erscheinen. Aber auch wenn das Blut sehr arm an Alkalicarbonat ist, z. B. bei Winterfröschen, wo es direct mit Ammoniaksalzen, in Berührung gebracht, kein Ammoniak entweichen lässt, üben nach B. diese

Salze mit Ausnahme des bernsteinsauren, baldriansauren und benzoësauren Ammoniaks dieselbe deprimirende Action auf das Herz aus (Dosis?) und zwar Nitrat und Tartrat mehr als Citrat, Phosphat und Acetat.

Sehen wir von BELLINI's offenbar auf schwachen Füssen stehender Theorie ab, so enthält seine Arbeit manchen Beitrag zur Resorption und Elimination der Ammoniakalien, sowie über deren Verhalten gegen gewisse Körperbestandtheile. Von allen Ammoniakalien werden kaustisches und kohlensaures Ammoniak, sowie die Verbindungen mit flüchtigen Säuren am raschesten resorbirt; Ammoniak, Chlorammonium, Eisen- und Kupfersalmiak werden bei concentrirter Application nicht resorbirt. Kaustisches Ammoniak verwandelt sich im Magen partiell oder total in Lactat und Chlorammonium; in den Darm gelangt, unterliegt es der Einwirkung von Kohlensäure, Schwefelwasserstoff, Buttersäure u. s. w. Im Blute verbindet es sich mit Kohlensäure. Ganz analog verhält sich Ammonium carbonicum. Ammonium citricum und phosphoricum erfahren im Magensafte von Kaninchen keine Veränderung, eben so wenig Chlor- und Bromammonium, während aus Jodammonium nach einiger Zeit Freiwerden von Jod erfolgt. Schwefelammonium zersetzt sich im Magen unter Freiwerden von Schwefel und Schwefelwasserstoff; bei subcutaner Injection finden sich im Urin Sulfite und Hyposulfite oder eine Vermehrung der Sulfate. Auch auf die organisch-sauren Ammoniakverbindungen wirken die Säuren des Magensaftes ein. Auf alle Ammoniaksalze, sowohl die genannten als die Doppelsalze (Eisensalmiak, Eisenammoniumcitrat, ammoniakalischer Eisenweinstein, Kupfersalmiak, Cuprum sulfuricum ammoniacatum findet die Einwirkung von Alkalicarbonat im Blute statt, weshalb bei Darreichung aller kohlensaures Ammonium im Athem auftritt, das bei den organisch-sauren Ammoniumsalzen und Doppelsalzen theilweise auch der Verbrennung der organischen Säuren entstammt. Die Elimination erfolgt nach B. bei kleinen Mengen aller Ammoniumsalze durch den Athem und nicht durch den Urin. Bei Einbringung baldriansauren Ammoniaks unter die Haut bekommt der Athem den charakteristischen Geruch des Salzes.

Von GRUENWALD (6) wird das Stickoxydulgas als das bei Zahnoperationen zweckmässigste Anästheticum empfohlen. Derselbe bedient sich zur Herstellung der Anästhesie des BARTH'schen Apparates, den er mit einem grösseren Gasometer zur Aufbewahrung von Stickoxydulgas in Verbindung setzt, jedoch mit doppelt so weiten (2 Cm.) Hahne und Leitungsrohre für das einzuathmende Gas als der ursprüngliche Apparat hatte. Dem Apparate mit dem einfachen Mundstücke von BARTH, einem mit Luft gefüllten Gummikissen von der Gestalt der Mutterkränze, vindicirt G. den Vorzug vor den mit Ventilen (CLOVER, SAYRE), dass dabei 6 – 7 Liter Gas zur Erzielung der Narkose genügen, während bei letzteren 20–25 nothwendig sind, und dass das Mundstück bei allen Patienten jeden Alters und jeder Configuration des Gesichtes passt. (Bei den CLOVER'schen Apparaten wird nur reines Gas geathmet, während bei dem Apparate von BARTH das ausgeathmete Gas, nachdem die Kohlensäure von einer Kalihydratlösung aufgefangen wurde, immer auf's Neue inhalirt wird.) G. entfernt zunächst durch Aussaugen aus dem Gasbehälter möglichst alle atmosphärische Luft, lässt die beengenden Kleidungsstücke entfernen, giebt dem Kranken eine mehr liegende Position und bringt an die Seite des Mundes, wo nicht operirt werden soll, kleine Klemmer aus vulcanisirtem Kautschuk, welche mit langen Seidenfäden befestigt sind. Völlige Entfernung der Luft aus dem Apparate ist nicht möglich, doch stört das zurückbleibende Minimum die Narkose nicht, schützt aber nicht vor dem Auftreten von Cyanose, welche G. häufig unter Anwendung luftfreien Stickoxydulgases fehlen oder in geringem Masse auftreten sah. G. hat mehr als 3000 Stickstoffoxydulanästhesieen selbst beobachtet, welche ihn von der Ungefährlichkeit des Verfahrens überzeugt haben. Um zu constatiren, ob die Narkose tief genug sei, vermeidet G. die Berührung der Conjunctiva, weil diese sofort Contraction der Augenlider und theilweise Rückkehr des Bewusstseins bedingt, und findet in dem Aussehen der Haut und der Fingernägel, der Athmung und der Pulse hinreichende Anhaltspunkte. Die Extraction eines Zahnes lässt sich schon ausführen, ehe das Athmen stertorös wird, da der Kranke dies nur als Rucken oder Knacken empfindet, während bei Entfernung mehrerer Zähne volle Narkose abzuwarten ist. Besser erscheint es, für jede Operation eine neue Narkose einzuleiten. Nach Beendigung wird der Kopf nach vorn geneigt, um Aspiration des Blutes zu verhüten. Rütteln und Anrufen der Operirten nach der Operation ist zu meiden, weil dieses sie unruhig und hysterische Personen aufgeregt macht. Eigenthümlich leichtes und freies Athmen bedingt die Inhalation von Stickoxydulgas bei Dyspnoe und asthmatischen Beschwerden und sah G. bei sich selbst durch Inhalation bis zu beginnender Narkose nicht nur Erleichterung von letzteren, sondern auch Zunahme der Lungencapacität durch Aufhebung der krampfhaften Contraction des Lungengewebes im Verlaufe der Athmung. Der Schlaf ist angenehm, oft von lustigen Träumen begleitet, worin Schenkel- und Bewegungsgefühle vorwaltend schienen. Bei plethorischen und zu Kopfcongestionen neigenden Individuen kommt von der Narkose nicht selten Ohrensausen, Ohrenklingen und Funkensehen, mit vermehrter Spannung der Gefässe, vor, was G. 17 mal beobachtete. Herzklopfen kam G. nur in einem Falle vor, wo auch sonst Tendenz zu Palpitationen bestand. Die Reihenfolge, in der die einzelnen Nerven afficirt werden, ist die, dass zunächst an Händen und Füssen ein Kriebeln (Gefühl von Einschlafen, electrisches Durchströmen) und Analgesie eintritt, während das Gefühl des Contactes bleibt. Aufschreien der Narkotisirten im Momente der Zahnextraction kommt in Einzelfällen vor, auch bei einzelnen Individuen unaufhörliches Schreien und heftige unbewusste Bewegungen, die unter Umständen die Operation unmöglich machen, bei Frauenzimmern findet das Erwachen, bisweilen mit heftigem Weinen statt, bei anderen unter Lachen und Ausgelassenheit; 3 mal wurde Ohnmacht beim Erwachen aus der Narkose constatirt. — G. hat nicht längere Narkosen mit Stickoxydul eingeleitet, wohl aber in derselben Sitzung 350 mal, das Gas 2 mal, in 50 Fällen nur 3 mal, in 14 Fällen 4 mal und in 3 Fällen 5 mal inhaliren lassen, ohne irgend welche üblen Nachwirkungen zu verspüren. Bei Kindern tritt die Narkose ausserordentlich schnell ein, verschwindet aber auch sehr rasch wieder, so dass in 30 Secunden die ganze Wirkung vorüber ist; Frauen und ältere Personen werden gleichfalls rasch (40 bis 60 Secunden) narkotisirt.

BRAINE (7) hat seit 1869, wo er unter der Anwendung des Stickoxyduls erotische Symptome auftreten sah, eine analoge Beobachtung nicht wieder gemacht und glaubt, dass derartige Erscheinungen bei angemessener Anwendung des Gases überall nicht vorkommen; Beimischung von Luft zu dem Gase bringt sie nicht hervor.

7. Phosphor.

1) Köhler, Herm., Ueber Werth und Bedeutung des sauerstoffhaltigen Terpenthinöls für die Therapie der acuten Phosphorvergiftung. Nach klinischen Beobachtungen und physiologisch-chemischen Experimenten. Halle. 8. 18 SS. — 2) De Renzi, V. G., L'essenza di trementina contro l'avvelenamento del fosforo. Il Morgagni. Disp. III. und IV. p. 318. (Selbstvergiftung einer [illegible]jähr. Frau mit 80 Zündhölzchen in warmem Wasser, Auftreten heftiger gastrischer Erscheinungen, Herstellung unter Anwendung von Ipecac. und Ol. Terebinth., von welchem 1 Grm. 2 Std. nach der Vergiftung gereicht wurde.) — 3) Bamberger, H. v., Ueber Antidote bei acuter Phosphorvergiftung. Wien. med. Presse I. 4. 5. 67, 99. — 4) Köhler, H., Ueber die Antidote bei acuter Phosphorvergiftung. Ibid. 14. 15. 16. S. 313, 339, 356. — 5) Andeol, Empoisonnement par des allumettes chimiques, [illegible], dans une infusion de thé; traitement par l'essence de térébenthine à l'intérieur; guérison. Bull. gén. de Thérap. Mai 30 p. 430. (Von Carreville in Cochinchina beobachteter Fall einer Selbstvergiftung einer Eingeborenen mit einer Maceration einer ganzen Büchse Zündhölzer (wie viel?); Brechmittel, später Terpenthinöl; Genesung.) — 6) Sommeliers, De l'empoisonnement par le phosphore. Bull. de l'Académie de méd. de Belgique. V 5 p. 1042. — 7) Derselbe, Du traitement de l'empoisonnement par le phosphore. Bull. gén. de Thérap. Févr. 29 p. 142. — 8) Lambert, Ernest, Empoisonnement par le phosphore; analyse et appréciation des lésions produites par le poison; mode d'action du phosphore sur l'organisme et ses conséquences. (Hôpital St. Jean. Clinique de Mr. Crocq.) Presse méd. belge. 10 p. 73. (Selbstvergiftung einer [illegible]jähr. Magd mit dem Inhalte einer ganzen Schachtel Zündhölzchen, in Kaffee, Anwendung eines Brechmittels kurz nach der Vergiftung, später von Kalkwasser; Tod am 8. Tage; bei der Section fanden sich zahlreiche und grosse Ecchymosen im subpleuralen Bindegewebe, auf den Lungen, Herzen, Aorta, Bauchfell, in den Extremitäten, fettige Degeneration in Leber, Herz und peripherischen Muskeln, wahrscheinlich auch im Diaphragma und in den Nieren, [illegible] im Ileum, Eiweiss im Urin). — 9) [illegible], Deux cas d'empoisonnement aigu par le phosphore). Ibid. 10 p. 13. — 10) Wegner, G. (Berlin), Der Einfluss des Phosphors auf den Organismus. Arch. für path. Anat. und Physiol. LV. Heft 1 und 2. S. 14. — 11) Phosphornekrosis. Service of J. H. [illegible]. Reported by P. Willard. Philadelphia med. Times. May 15. p. 505. (Klinischer Vortrag über einen Fall von Phosphornekrose, in welchem vor frühzeitigen Operationen am Unterkiefer gewarnt wird, sonst ohne besondere Vorschriften.)

KÖHLER (1) hat seine Versuche über das Terpenthinöl als Antidot bei Phosphorismus acutus (vergl. Ber. für 1870 I. 320.) weiter ausgedehnt und in einer besonderen Schrift beschrieben. Hiernach ist es nicht richtig, dass, wie VETTER (vgl. Ber. f. 1871 I. 311) angiebt, das Oleum Terebinthinae gallicum allein als Gegengift brauchbar sei, vielmehr ist die Abstammung völlig gleichgültig und nur der Sauerstoffgehalt massgebend, so dass alles längere Zeit nicht rectificirte Terpenthinöl benutzt werden kann. Dasselbe wirkt nur dann antidotarisch, wenn es im Magen mit dem Gifte in Contact kommt, nicht aber von andern Applicationsstellen aus. Die Darreichung geschieht am zweckmässigsten in der hundertfachen Menge (1 Grm. auf je 1 Cgrm. Phosphor), und zwar am besten in Gallertkapseln — nicht mit Eidotter emulgirt, da das darin enthaltene Fett die Lösung und Resorption des Phosphors fördern könnte. — und möglichst bald nach Ingestion des Giftes; bei Thierversuchen erwies es sich nach zwei Stunden nach Einführung von Phosphor wirksam, nicht aber 24 Stunden später dargereicht.

Ueber die Wirkungsweise des Antidots hält KÖHLER an seinen früheren Anschauungen fest, wonach das sauerstoffhaltige Terpenthinöl dem Phosphor einerseits den Sauerstoff zur Oxydation zu phosphoriger Säure und andererseits die organischen Elemente (das Radical) bietet, um mit ihm zu der relativ unschädlichen, sehr bald Phosphorsäure haltenden terpenthinphosphorigen Säure zusammenzutreten. Die Bildung dieser Säure erfolgt im Organismus genau so wie ausserhalb desselben und fällt mit der antidotarischen Wirkung um so mehr zusammen, als eine stark riechende, organische, phosphorhaltige und mit Salpetersäure PO_5 liefernde Substanz in das Harndestillat übergeht. Die ausserhalb oder innerhalb des Organismus sich bildende terpenthinphosphorige Säure zieht rapid Sauerstoff aus der atmosphärischen Luft an, wodurch eine Mischung mit PO_5 haltigen harzigen Terpenthinölderivat resultirt, und derselbe Einfluss des Sauerstoffs macht sich auch auf die frisch ausgefällten salzartigen Verbindungen mit Basen geltend.

Gegen die Behandlung des Phosphorismus mit Terpenthinöl ist Bamberger (3) aufgetreten, der, von der Voraussetzung ausgehend, dass der Phosphor in Dampfform zur Resorption gelange, gleiche Mengen von granulirtem Phosphor mit je 5 Ccm. Wasser, Kupfersulfatlösung und Ol. terebinthinae gallicum in Porzellantiegeln im Wasserbade auf 80° erwärmte und dabei constatirte, dass der Phosphor zuerst aus dem Terpenthinöl (in 45 Sec.), dann aus dem Wasser (in 9 Min.) und am spätesten aus der Kupfersulfatlösung — und hier auch nur äusserst wenig — verdampfte, was bei gewöhnlicher Temperatur in der gleichen Reihenfolge stattfand, nur dass noch verhältnissmässig mehr aus dem Terpenthinöl sich verflüchtigte. B. glaubt, dass eine Bildung von terpenthinphosphoriger Säure im Magen nicht erfolge, da er diese Verbindung in einer verschlossenen Flasche, welche Phosphor im Terpenthinöl gelöst enthielt, nicht bei der Temperatur von 80°, sondern erst bei gewöhnlicher Temperatur nach mehreren St. erhielt. Von Kaninchen (von gleichem Gewichte?), welche Phosphor in kleinen Mengen, gleichzeitig mit Terpenthinöl resp. Kupfervitriollösung als Antidot erhielten, starben die mit Terpenthinöl behandelten schon nach 15 bis 20, die anderen erst nach 45 — 75 Mgrm. und zwar letztere viel später. B.'s Versuche scheinen übrigens, wie Köhler (4) hervorhebt, mit rectific. Terpenthinöl gemacht zu sein, und da er die Verdunstung dadurch nachwies, dass an dem mit Silbernitratlösung bestrichenen Deckel des Tiegels ein bräunlicher Anflug sich bildete, so liegt die Annahme nahe, dass mit dem Terpenthinöl nicht Phosphor, sondern die terpenthinphosphorige Säure verdunstete, deren von Köhler constatirte reducirende Wirkung auf Silbernitratlösung zur Abscheidung metallischen Silbers (nicht Phosphorsilbers) Veranlassung gab. Köhler hat hat auch durch Wiederholung der Bamberger'schen Verdunstungsversuche nachgewiesen, dass auch Terpenthinöl ähnliche Beschläge an dem mit Silbernitratlösung befeuchteten Deckel bedingt, jedoch erst nach geraumer Zeit, dass der durch Vermischen von terpenthinphosphoriger Säure mit Silbernitratlösung erhaltene Niederschlag sich fast völlig in verdünnter Salpetersäure auflöst, was Phosphorsilber nicht thut, dass er mit russender Flamme und knoblauchartigem Geruch, wie solchen auf Platinblech verbrannte terpenthinphosphorige Salze entwickeln, verbrennt, ohne nach Art des Phosphors Dämpfe zu geben, dass der mit Salzsäure behandelte Rückstand gar nicht mehr mit Flamme brennt und dass derselbe nach Oxydation nachweislich keine Phosphorsäure enthält (Abwesenheit von Phosphor).

Einen beredten Vertheidiger hat die Terpenthinbehandlung der Phosphorvergiftung in Rommelaere (6 und 7) gefunden, der im Hospital St. Jean drei Fälle von Phosphorismus mit der von Andant angegebenen Mixtur zu behandeln Gelegenheit hatte, die trotz schwerer Symptome günstig verliefen und in der That besser als die Fälle von de Marco (2) und Sorrocille (5) für das Verfahren sprechen.

Die Fälle betreffen Selbstvergiftungen junger Mädchen mit Zündhölzern, in dem einen Falle mit einem Aufgusse von etwa 30 Stück in Kaffee, wobei auch der phosphorhaltige Bodensatz mitverschluckt wurde, im 2. Falle mit einem kalten wässerigen Aufgusse von 100 Zündhölzern, ohne die Köpfe verschluckt, und einem weiteren Aufgusse von 200 Stück, im 3 Falle mit etwa 50 in Kaffee infundirten Zündhölzchen. Im 1. Fall wurde kein anderes Mittel als Terpenthinöl gereicht, während in den beiden übrigen ein Emeticum vor dem Terpenthinöl zur Anwendung kam. R gab das Oleum Terebinthinae Anfangs zu 4 - 5 Grm., später in abnehmenden Dosen, jedoch längere Zeit hindurch, so dass z. B. die eine Kranke in 19 Tagen 87 Gramm erhielt.

Rommelaere verwirft die Brechmittel nicht, ja er glaubt sogar deren Anwendung oft noch in einer späteren Periode der Intoxication von Nutzen, da in einem von Van der Corput beobachteten, am 9. Tage tödtlich verlaufenen Falle bei der Section im Magen noch die Anwesenheit von Zündholzköpfchen constatirt wurde. Mit Recht besteht auch R. auf einer völlig von Fetten freien Diät und auf Vermeidung von Milch und öligen fetten Abführmitteln, denen besser saure Laxirtränke zu substituiren sind.

Rommelaere hat seine Beobachtungen auch benutzt, um daran seine Ansichten über das Wesen des Phosphorismus zu knüpfen und sich namentlich gegen die von Munck und Leyden emanirte Theorie der Auflösung der rothen Blutkörperchen durch die aus dem Phosphor entstehende Phosphorsäure auszusprechen. In dem 1. Falle wurde wiederholt das Harnpigment des secernirten Urins untersucht und eine Verminderung der färbenden Materien im Allgemeinen, namentlich aber Auftreten von Urohaematin, erst in einer sehr späten Periode der Intoxication gefunden, so dass eine Beeinträchtigung des Blutfarbstoffs nicht wahrscheinlich erscheint. Im 2. Falle wurde das Blut der Kranken 9 mal vom 3. Tage der Vergiftung an mikroskopisch untersucht und an den rothen Blutkörperchen keine Alteration wahrgenommen; nur fanden sich einzelne gekörnte und gekerbte Blutkörperchen, wie solche früher von Casper u. A. bei Sectionen an Phosphorismus Verstorbener angetroffen wurden und wie sie R. selbst bei einer Leichenöffnung constatirte, wo er sie jedoch als Cadaverphänomene betrachtete. Die weissen Blutkörperchen waren in diesem Falle sehr stark vermehrt. — In dem 1. Falle zeigte die Temperatur das auffallende Verhalten, dass sie am Morgen constant höher als am Abend war.

Auch Lambert (8), welcher vom Kalkwasser sehr schlechten Erfolg bei Phosphorismus sah und letzteren wegen des Vorhandenseins der Ecchymosen und des Eiweissharnes mit Scorbut in Parallele setzt, bekämpft die Theorie, dass der Phosphor im Blute als Phosphorsäure wirkt, wobei er erwähnt, dass ihm bei zwei Typhuskranken unter der Darreichung von Phosphorsäurelimonade nach 48 St. heftige Koliken wie im Beginne des Phosphorismus vorkamen, welche nach dem Aussetzen des Mittels verschwanden. Die rothen Blutkörperchen waren unverändert, dagegen bestand auch hier in dem von L. mitgetheilten Vergiftungsfalle eine starke Vermehrung der weissen Blutkörperchen (um das 30-40 fache der Zahl.)

Die bösen Folgen des Genusses fetter Substanzen im Verlaufe der Phosphorvergiftung documentirt ein Fall von Marais (9), wo bei einem jungen Mädchen die toxischen Wirkungen des ingerirten Phosphors erst nach 48 Stunden sich geltend machten und die Kranke unter Gebrauch von Terpenthinöl auf der Besserung sich befand, als nach Darreichung von 15 Grm. Ricinusöl, ohne ärztliche Verordnung Somnolenz, Kleinheit des Pulses und Blutungen aus den Schleimhäuten sich einstellten und der Tod am Tage darauf eintrat. Einen anderen Fall heilte M., trotzdem dass eine starke Dosis Phosphor genommen war, durch Anwendung von Oleum terebinthinae; leider fehlen die Details.

Wegner (10) hebt in einem Vortrage über die Wirkung des Phosphors hervor, dass die Fett-Entartung sämmtliche Theile des arteriellen Systems bis zu den feinsten Gefässchen herab betrifft, was am leichtesten im Hirn, im Knorpel, im Knochenmark und in der Leber zu beobachten ist. Diese Alteration kann, wenn die Vergiftung in die Zeit der Menstruation fällt, zur Metrorrhagie und in den Ovarien zur Bildung von

Hämatomen führen, welche entweder auf die Eierstöcke beschränkt bleiben, oder sich in das Cavum peritonei, oder nach vorausgegangener Anlöthung an das Rectum, in dieses entleeren. Bestehen in Folge von Perimetritis stark vascularisirte Bindegewebsmassen im Umfange des Uterus und seiner Adnexa, so erreicht die Blutung ihre grösste Ausdehnung. — In Folge eines in der Charité vorgekommenen Falles, wo ein, früher längere Zeit in Zündholz-Fabriken beschäftigter Mann, bei Gelegenheit einer Läsion am Schenkel, eine ungewöhnlich leichte Ablösbarkeit des Periosts am Femur darbot, und bei der Section neben ossificirender Periostitis am Alveolar-Rande beider Kiefer bei intacten Zähnen verschiedene Knochen-Affectionen constatirt wurden, experimentirte W. zuerst in Gemeinschaft mit Pelikan, dann allein, an Kaninchen über die Einwirkung länger fortgesetzter, sehr kleiner Dosen von Phosphor. Es ergab sich dabei indess gar keine vermehrte Vulnerabilität des Knochensystems, wie sie in dem betreffenden Falle, wo nach Amputation Gangrän und putride Osteomyelitis am Femur auftrat, beobachtet war, jedoch eine Beeinträchtigung des Knochensystems, und zwar nach Dosen, welche das allgemeine Wohlbefinden in keiner Weise alteriren. Bei Steigerung der minimalen Gaben zeigen sich allerdings auch Alterationen des Verdauungs-Apparates, insbesondere von Magen und Leber. Am Magen treten Hyperämie und Schwellung der Schleimhaut, Hämorrhagien und hämorrhagische Infarcte, später flache, grübchenartige Geschwüre auf der Höhe der Falten, mit schmutzigbraunem Rand und Grund, bei monatelanger Reizung Induration und Verdickung der Mucosa um das Zwei- bis Dreifache, und rauchig graue bis braune diffuse Färbung, besonders im Fundus, in Folge massenhafter Einlagerung von Pigmentkörnchen, welche das Mikroskop neben Verlängerung der Drüsen und starker Hypertrophie des interstitiellen Bindegewebes nachweist. In der Leber kommt es zu interstitieller Entzündung (Anfangs Zellenwucherung in dem die portalen Gefässe führenden Zellgewebe, dann Bildung mehr oder weniger breiter Stränge von derbem, faserigem Bindegewebe in der Peripherie der Acini, mit Fettdegeneration der peripheren Leberzellen und Ikterus des ganzen Acinus), mit Ausgang entweder in glatte Induration oder in Hepar lobatum, oder in wirkliche Lebercirrhose, welche letztere sich mit den gewöhnlichen Folge-Erscheinungen (Milzvergrösserung, Ascites etc.) complicirt.

Die Erscheinungen an den Abdominalorganen treten bei interner Einverleibung des Phosphors exquisiter als bei Einathmung von Dämpfen auf, welche letztere manchmal Bronchitis, aber keine secundäre Affectionen des Lungengewebes bedingen.

Wirkt mit Phosphordampf geschwängerte Atmosphäre auf Kaninchen mehrere Wochen und Monate ein, so tritt an den Schädelknochen bis auf ganz feine, eben noch sichtbare osteophytäre Periost-Auflagerungen an den die Nasenhöhle begrenzenden Knochen meist nichts Abnormes auf, nur bei sehr wenigen erfolgt Anschwellung und Auftreibung an Ober- und Unterkiefer, welche so hochgradig werden kann, dass sie den Tod durch Inanition bedingt. — Die Affection charakterisirt sich durch ausgedehnte, oft colossal dicke Knochenauflagerungen, trichterförmige, mit käsigem Exsudat gefüllte Knochen-Geschwüre, oberflächliche oder tiefere partielle Nekrose des alten Knochens, oft mit den neugebildeten Osteophyten. Als Gelegenheitsursache des Leidens sind wohl unbedeutende Periostverletzungen um so mehr anzusehen, als nach Excision von Schleimhautstückchen und Entblössung des Periosts bei den, den Phosphordämpfen ausgesetzten Thieren keine Vernarbung, sondern stets von der Stelle der Läsion aus häufig ossificirende Periostitis mit theilweiser Nekrose sich entwickelt. Letztere kommt nie bei interner Einverleibung des Phosphors, auch nicht bei blossgelegtem Periost, zu Stande. Wenn schon hieraus hervorgeht, dass es sich um locale Action der Phosphordämpfe handelt, so erhellt dies vor Allem daraus, dass nach W.'s Versuchen auch die Tibia nach Excision von Weichtheilen und Entblössung des Periosts sich bei Phosphor-Dämpfen exponirten Kaninchen ähnlich verhält, und viel massenhaftere, jedoch dichtere und stabilere Lagen auf der Knochen-Oberfläche producirt, während ohne Phosphordampf nur eine beschränkte ossificirende Periostitis auftritt.

Schon bei den minimalsten Dosen von Phosphor — $1\frac{1}{2}$ Mgm. 1 mal täglich bei halbwüchsigen Kaninchen, 3 Mgm. bei erwachsenen Kaninchen und Hühnern — stellen sich in kurzer Zeit Veränderungen an den Knochen ein, die am frühesten (in 10 Tagen) und ausgeprägtesten an wachsenden Thieren hervortreten. An diesen erzeugt sich überall, wo aus Knorpel in der Norm spongiöses Knochengewebe sich entwickelt, gleichmässige compacte Substanz, die sich mikroskopisch als wirklicher wohlgebildeter Knochen erweisen und deren Entwickelungsmodus derselbe wie gewöhnlich ist, nur mit dem Unterschiede, dass weitaus die meisten proliferirten Knorpelzellen nicht in Markzellen, sondern in Knorpelkörperchen umgewandelt werden. Durch Fortsetzung der Fütterung wird vermöge fortschreitender weiterer Apposition von Knochenmasse vom intermediären Knorpel an den Röhrenknochen und Einschmelzen der vorher vorhandenen spongiösen Masse zur Markhöhle in einer gewissen Zeit die gesammte normale spongiöse Knochensubstanz an den Enden der Diaphysen durch compacte Substanz ersetzt; doch gelingt es nicht, auch bei weiterer Fütterung völlig solide Knochen mit Obstruction der Markhöhle zu erzielen, weil schliesslich auch die dem Centrum nächsten neugebildeten Lagen zur Markhöhle eingeschmolzen werden. Bei Phosphorfütterung mit Intervallen finden sich vom Intermediärknorpel ausgehend abwechselnd Schichten verdichteter compacter und gewöhnlicher weitmaschiger Substanz. In ganz analoger Weise werden auch die periostealen Appositionsvorgänge modificirt und auf Kosten der Gefässräume der Havers'schen Kanälchen verdichtete Knochenmasse abgelagert.

Die Frage, ob Fütterung mit Phosphor zu einer stärkeren Längenentwicklung der Knochen führe, konnte durch W.'s Versuche nicht mit Sicherheit affirmativ beantwortet werden, obschon es in einer Versuchsreihe allerdings den Anschein hatte, als ob bei Phosphorfütterung kräftigere Entwicklung des Skeletts und der Muskel zu Stande komme. Dagegen ist als Folge der Phosphorzufuhr bei gleichem Umfange eine grössere Dicke der Knochenschale der Diaphyse auf Kosten der Weite der Markhöhle nicht zu verkennen. (Hemmung der Resorption der inneren Schichten durch den Phosphor?).

Bei erwachsenen Thieren kommt es ebenfalls zu Verdichtung des spongiösen Gewebes daneben auch eine Ossification des die grosse Markhöhle ausfüllenden Markgewebes, die bei Säugethieren zwar nur in geringem Grade statthat, bei Hühnern dagegen nach monatelanger Fütterung bis zur Verschliessung der Markhöhle, die der Reihe nach (nicht gleichzeitig) Fusswurzelknochen, Tibia, Vorderarmknochen, Femur und Humerus betrifft. Die chemische Zusammensetzung der Knochen weist in keiner Hinsicht Besonderheiten nach.

Weitere Versuche lehrten W., dass die Knochenbildung bei Fracturen, subperiostalen Resectionen und Periosttransplantationen insofern modificirt wurde, als das traumatisch gereizte Periost stets reichlichere und dichtere solide Knochensubstanz producirte; auch schien die Entwickelung des neuen Gewebes erheblich schneller als gewöhnlich vor sich zu gehen. Amorpher Phosphor und phosphorsaurer Kalk, die bei Kaninchen ohne Schaden in grossen Dosen ertragen werden, äussern auf Magen, Leber oder Knochenapparat nicht den geringsten Einfluss. Phosphorsäure und in geringerem Grade auch phosphorige Säure geben in vielfach grösseren Dosen als den stärksten von W. angewendeten Phosphormengen entsprechen, Veranlassung zu ziemlich heftiger Reizung des Digestionstractus, welche jedoch wesentlich secretorischer Natur ist und durch Anschwellung der Drüsen und Vermehrung der Elemente sich charakterisirt, aber das interstitielle Bindegewebe unafficirt lässt. Dieselben verändern bei Zuführung in kleinen Dosen die Leber nie, so dass als Ursache der durch den Phosphor bedingten Alteration in Magen und Leber nur dieser als solcher in Anspruch genommen werden kann. Auf die Knochen wirken die genannten Säuren allerdings in analoger Weise, indem sie Verdichtung neugebildeter Knochensubstanz bedingen, aber geringer und erst bei Gaben, welche 600-800 mal so hoch wie die entsprechende Phosphormenge sind, so dass die entsprechende Action des Phosphors nicht auf die Säuren zu beziehen ist. Wahrscheinlich übt der in Dampfform circulirende Phosphor einen directen formativen Reiz auf das osteogene Gewebe aus und wirkt nicht etwa durch Ueberladung des Blutes mit phosphorsauren Salzen, da bei verminderter Zufuhr von phosphorsauren Salzen in der Nahrung bei Hühnern die Phosphorfütterung dennoch die Bildung von festen Massen (nicht Knochen, aber dichten osteoiden Gewebe) und nach Anlegung von Fracturen reichlichen dichten Callus von osteoider und theilweise knorpliger Natur producirt. Bei der letzten Methode der Fütterung erfährt der Wachsthumsmodus der Knochen Veränderungen, wie sich dieselben genau bei Rachitis finden, als deren Ursache neben der Verminderung der anorganischen Salze noch ein specifischer Reiz auf die osteogenen Gewebe zu supponiren ist.

Die Einwirkung der acuten und chronischen Phosphorzufuhr kann sich auch auf die im Uterus des gefütterten Thieres befindlichen Jungen äussern, nicht aber auf die säugenden durch die Milch übertragen werden.

Nach Massgabe seiner Versuche glaubt W., dass die Therapie aus dem Phosphor bei schwächlicher Entwickelung des Knochensystems bei Kindern, bei Fracturen (Pseudarthrosen), subperiostalen Resectionen und Periosttransplantationen, sowie sehr wahrscheinlich bei der Osteomalacie Nutzen ziehen kann, vielleicht auch bei der Rachitis.

Die Anwendung der Phosphorsäure und phosphorigen Säure ist minder zweckmässig als die des Phosphors selbst, da erstere in Dosen gegeben werden müssen, welche die Digestion beeinträchtigen. Zur Darreichung des Phosphors in Pillenform empfiehlt W. die folgende Formel: Rp. Phosphori puri Cgrm. 3. Redige in Pulv. subtiliss. ope Syrupi simpl. Dgrm. 75. Calefactis et conquassatis usque ad refrigerationem adde Pulv. rad. Liquirit. Grm. 10, Pulv. Gi Arab. Grm. 5, Pulv. Tragacanth. Dgrm. 25. M. f. pilul. No. 200. Jede Pille enthält 1½ Mgrm. Phosphor.

Wenge, Fosforforgiftning, en [illegible] Undersøgelse. (Norsk Magaz. f. L. [illegible]). (Eine leichte vorübergehende Vergiftung durch den Genuss einer Tasse Thee hervorgerufen. Die quantitative Analyse ergab, dass der Thee 10 Milligramm freien Phosphor und 3,85 Mgrm. Arsen [illegible] enthalten hatte). C. G. Gaedeken.

Grechmann, A. B., Et Tilfälde af akut Fosforforgiftning. Ugeskr. f. Läger. R. 3 Bd. 15. p. 371.

Fall acuter Phosphorvergiftung, nach 4 Tagen lethal; einzelne der gewöhnlichen Kennzeichen (Icterus) fehlten, und die Diagnose wurde erst nach dem Tode festgestellt. Bei der Section wurden von den charakteristischen Symptomen nur Ecchymosen der Pleura und Infarcte der Lungen vermisst. Die chemische Untersuchung der Leber und der Faeces gab, wie vorauszusehen, ein negatives Resultat.

F. Trier.

---

8. Arsen.

1) Schäfer, Friedrich und Böhm, Rud., Ueber den Einfluss des Arsen auf die Wirkung der ungeformten Fermente. Verhandl. der Würzb. phys. med. Ges. III. H. 3. S. 238. — 2) Fokker, A. P., (Gron.), Over den invloed van arsenicum op de stofwisseling. Nederl. Tijdschr. voor geneeskunde. Afd. I. p. 1. — 3) Bergeron, L. D., Intoxication arsenicale externe; [illegible]. Hôpital St. Antoine. Union méd. 129. p. 197. — 4) Fernoni, L. M., Del modo e tempo di preparare gli arseniati e dell' identità della formola colla cura della [illegible]. Ann. univers. di Med. Marzo p. [illegible].

Die Einwirkung des Arsens auf die Wirkung ungeformter Fermente (Magensaft, peptonisirendes und saccharificirendes Pankreasferment) ist nach Versuchen von F. Schäfer und R. Böhm (1) gleich Null, mag dabei arsenige Säure oder arseniksaures Kali benutzt werden. Mit den bei Anwesenheit von arseniger Säure gebildeten Peptonen scheint dieselbe Säure durchaus nicht chemisch gebunden zu sein, indem sie durch Schwefelwasserstoff ausfällbar bleibt und die Peptone ihre gewöhnlichen Reactionen behalten. Auch die Hefegährung wird durch arsenige Säure erst sehr spät beeinflusst und findet Auflösung der Hefepilze nicht statt, wie solche von S. und B. hinsichtlich der in älteren Pancreasaufgüssen gebildeten Pilzvegetationen beobachtet wurde.

Fokker (2), welcher die früheren Versuche von Brettschneider und Stürzwage u. s. w. mit Recht für nicht entscheidend für die Annahme hält, dass Arsen wirklich ein Sparmittel sei, fand bei einem in Stickstoffgleichgewicht befindlichen Hunde wiederholt keine Zunahme der Harnstoffausscheidung und bei jungen Kaninchen unter dem Einflusse sehr kleiner Mengen arseniger Säure keine Zunahme des Körpergewichts sowohl der festen als der flüssigen Theile im Verhältniss zu gleichen, nicht mit Arsen gefütterten Thiere.

Einen in mehrfacher Beziehung interessanten Fall von Arsenicismus subacutus externus verdanken wir Lordereau (3), der im Hôp. St. Antoine einen Mann behandelte, welcher nach 4tägigem Aufenthalt in einer chemischen Fabrik erkrankte, wo er mit dem Hineinlegen von Kuchen von Schweinfurter Grün in einen Trockenofen, Pulverisiren, Sieben und Paketiren des gedachten Giftes beschäftigt war. Es entwickelten sich bei demselben unter Schlaflosigkeit, Kopfschmerz, Appetitlosigkeit und Schmerzen am Scrotum zunächst kleine Knoten an Nase, Gesicht und Hodensack, ohne jede Entzündungsröthe von papulöser Natur, dann sich allmälig vergrössernd und mit Krusten bedeckend, so zwar dass sich z. B. am Scrotum ein Brandschorf von der Grösse eines 5 Francsstückes bildete. Während der Vertheilung der Hautaffection unter Gebrauch von Amylumbädern stellte sich 15 Tage nach der Vergiftung zuerst Schmerzen in den Gliedern sowohl im Verlauf der Muskeln, als besonders in Ellbogen und Knie fühlt ein, welche Abends exacerbirten. Dazu gesellten sich 6—7 Wochen nach der Vergiftung incomplete Paralyse der unteren und oberen Extremität, namentlich der Beine und Finger, mit schmerzhaftem Kriebeln und Verlust der Sensibilität, besonders an der unteren Extremität verbunden. Phosphor schien zu 1—2 Mgrm. einige Tage gegeben von einigem Nutzen, doch trat bald Intoleranz ein. L. hebt hervor, dass die Hautaffection als directe Wirkung des verstäubenden Schweinfurter Grüns, nicht als Eliminations-Wirkung anzusehen ist.

Parsoni (4) giebt im Anschluss an eine Sammlung von Arsenikformeln die folgenden Regeln für die Anwendungsweise der Arsenikalien bei chronischen Hautkrankheiten: Sehr verdünnte Lösungen (Tisanen) sind zu vermeiden, weil sie vermöge der eingeführten grossen Wassermenge leicht Brechen bedingen. Zum inneren Gebrauche empfehlen sich die Fowler'sche Solution und die Donovan'sche Solution, in der Weise modificirt, dass erstere 1 Theil Acidum arsenicosum und letztere 1 Theil der sie constituirenden Jodüre in 100 Theilen enthält, wodurch die Dosenberechnung sich wesentlich erleichtert. Acidum arsenicosum ist in dieser Form pro die zu 1 Mgrm. bis 5 Cgrm. (in 3–4 Einzelgaben) anzuwenden. Man giebt Arsenikalien am besten während der Mahlzeit oder bald nach derselben. Contraindicirt sind dieselben bei wiederholt constatirter Erfolglosigkeit, bei Intoleranz gegen die kleinsten Dosen, sowie bei bei leerem Magen; die Gravidität contraindicirt sie nicht. Speisen mit Schmalz oder Oel, Schleim, Milch, Eiweiss dürfen nicht gleichzeitig gegeben werden. Von den Solutionen sollten in den Apotheken nicht mehr als 100 Grm. vorräthig gehalten werden und zu ihrer Bereitung ist Aqua destillata unumgänglich nothwendig. Alle Formen, welche Arsen in erster Form enthalten, sind verwerflich, weil sie die Magenschleimhaut afficiren. Arsencigaretten, Inhalationen verstäubter Lösungen und Räucherungen, haben keine Bedenken (?), dagegen ist die Subcutaninjection wegen ihrer Gefährlichkeit verwerflich.

---

1) Roncoli, F., L'arsenico contro le malattie nervose. Gazz. med. ital.-lomb. No. 8 — 5) Fornoni, M. L., Del modo e tempo di prescrivere gli arsenicali e dell' identità delle formole nella cura delle malattie cutanee. Ann. univ. di medic. Febr. (Beide Mittheilungen enthalten nichts Besonderes.)

Beck (Berlin.)

---

9. Antimon.

Radziejewski, S., Zur Wirkung des Antimon. Arch. für Anat. und Physiol. S. 278. 1871.

Die Frage, ob die Wirkung des Brechweinsteins durch das Kali oder durch das Antimon bedingt werde, beantwortet Radziejewski in letzterem Sinne. Nach seinen Versuchen mit Brechweinstein wirkt derselbe auf Frösche wenig energisch, erst zu 2–3 Cgrm. tödtlich (und bei grossen Fröschen sogar erst zu 5 Cgrm. in 3–4 Stunden) und bedingt ausser den bekannten Erscheinungen namentlich eine Abnahme der Reflexsensibilität, deren Ursache central ist und zwar auf Störung der Leitung in der Substanz des Rückenmarkes, nicht auf Reizung der Reflexhemmungscentra im Gehirn beruht und welche einen Parallelismus der Antimon- und Arsenwirkung darstellt. Die brechenerregende Wirkung und ebenso die auf das Herz gerichtete Action bei interner Anwendung des Brechweinsteins können keine Resorptionswirkung (also auch keine Kaliumwirkung) sein, weil die Menge, welche dabei resorbirt ist, nicht gross genug erscheint, um bei subcutaner Application brechenerregend oder pulsherabsetzend zu wirken, so wurden in 2 Fällen, wo 0,06 resp. 0,12 Grm. Tartarus stibiatus als Brechmittel gegeben waren, 0,04 resp. 0,11 Grm. im Erbrochenen ermittelt. Durch Versuche mit so verdünnten wässrigen Solutionen einer Lösung von 1 Theil Antimonchlorür in 3 Theilen conc. Weinsäurelösung, dass die toxische Wirkung der Weinsäure auf Frösche ganz ausbleibt, was nach R's Versuchen bei Lösungen von weniger als 8 pCt. der Fall ist, ruft Antimonchlorür dem Brechweinstein völlig analoge Erscheinungen hervor, lähmt durch directe Beeinflussung des Rückenmarks die Reflexsensibilität, sowie gegen thermische und chemische, dann gegen tactile Reize und zuletzt auch gegen Ortsveränderungen und setzt die Herzthätigkeit auch bei Ausschliessung des Einflusses der Medulla oblongata, somit wohl durch Lähmung der motorischen ganglionären Centra im Herzen herab. Bei Säugethieren scheint das Salz den Endapparat des Hemmungsnervensystems im geringen Grade vorübergehend zu lähmen, auch den Herzmuskel direct zu afficiren; die Sensibilitätslähmung ist dieselbe wie bei Fröschen. Stibäthyl (von 53,9 pCt. Antimongehalt), die dem Kakodyl entsprechende Antimonbase, bedingt nur äusserst geringe Abnahme der Herzthätigkeit, lähmt dagegen weit rascher als die erwähnten Antimonpräparate, welche übrigens weniger Antimon enthalten, die Rückenmarksfunction. Natriumbrechweinstein von Buchner in München, welchen Nobiling unwirksam fand, ist dieses nach R.'s Versuchen allerdings, jedoch nur wegen mangelhaften Antimongehaltes, der statt 39,08 pCt., nur 15,7 pCt. betrug. Die günstige Wirkung der Antimonialien in Respirationskrankheiten sucht R. in der Beschränkung der Fortleitung der Hyperästhesie (Hustenreiz) durch das Rückenmark.

Lundlad, Fall af kräkvinsförgiftning. Upsala läkareförens. förh. Bd. 7. S. [illegible]

Eine Frau hatte statt englischen Salzes aus Irrthum einen Esslöffel Tart. emetic., der zugleich im Hause als Veterinärmedicin aufbewahrt wurde, eingenommen. Nach 4 Stunden fand Verf. die Patientin mit Symptomen einer heftigen Gastroenteritis, von kaltem Schweisse bedeckt, mit Krämpfen der Waden und sehr heruntergekommen. Die Behandlung (Eiweiss in Milch gequirlt, Eispillen, Sodawasser, Acid. gallotannic., Caffé, Aether, Spir. camph. und Senfteige) wurde mit vollständigem Erfolge gekrönt, und die Gesundheit binnen kurzem vollständig wiederhergestellt.

A. Jäderholm. F. Trier (Kopenhagen).

---

10. Wismuth.

Pomiès, Note sur une poudre bismutho-calcaire. Lyon médical. [illegible] p. [illegible]

Pomiès empfiehlt statt des Bismuthum subnitricum, welches beim Verschlucken und im Tractus leicht in Schleimhautfalten hängen bleibt, eine Mischung von 50 Th. Wismuthnitrat, 10 Th. kohlensaurem Kalk, 40 Th. Zucker und 4 Th. Vanillezucker oder Elaeosaccharum Cinnamomi. Hinsichtlich der Wirkung des Wismuthsalzes adoptirt P. die Ansichten von Monneret von der Unschädlichkeit des Präparates in Tagesgaben von 25—30 Grm. und darüber; doch erwähnt er einen Fall wo bei Darmverengung das Mittel zu völliger Verstopfung der Passage und damit zum Tode Anlass gab. Von dem continuirlichen Gebrauche von 1—8 Grm. Bismuthum subnitricum sah Verf. nie üble Folgen. Verf. sieht das Wismuthsalz besonders als ein Absorbens von Schwefelwasserstoff bei schlechter Verdauung an und erblickt in der Fötidität der Stühle eine Indication für dessen Anwendung. Das Wismuth-Kalkpulver passt in allen Fällen, wo Wismuth empfohlen wurde und besonders bei Tendenz zu Diarrhoe und wird während der Mahlzeit bei Magen- und Kolikschmerzen zu 1,5—3 Grm., bei Durchfällen Erwachsener zu 20—30 Grm., bei Kindern zu 2—4 Grm. gegeben.

11. Silber.

1) [illegible] (Cöln), Ein Fall von chronischer Vergiftung durch salpetersaures Silber. Berliner klin. Wochenschr. [illegible] — 2) Cowell, George, On the use of nitrate of silver in certain local inflammations (Testitis and Carbuncle). Practitioner. VIII. p. [illegible]

[illegible] (1) sah bei einem Manne, der sich Jahre lang mit einer starken Höllensteinsolution den Bart färbte, nicht allein graublau, bis in's Schwärzliche gehende Verfärbung der Haut an den Wangen und eine ähnliche Pigmentirung an der Schleimhaut der Nase und des Rachens, sondern auch mannigfache Beschwerden, wie allgemeine Abgeschlagenheit, Eingenommenheit des Kopfes mit Gedächtnissschwäche, Schmerzen im Hinterkopf, chronischen Magen- und Darmkatarrh, leichte Schwerhörigkeit mit Ohrensausen, auf Katarrh der Tuben beruhend, endlich Gesichtsschwäche, durch Spasmen verschiedener Augenmuskeln bedingt, welche Symptome einer 5 wöchentlichen Behandlung widerstanden, dagegen von selbst wichen, als die Bartfärbung unterlassen wurde.

Cowell (2) sah sehr rasches Abschwellen bei Orchitis nach Application von Höllenstein in Substanz auf die dem Boden anliegende Partie des Scrotums und empfiehlt dasselbe Mittel bei Carbunkeln und Furunkeln über die ganze entzündete Hautstelle 1 oder 2 mal vor Anwendung von Kataplasmen zu appliciren.

12. Quecksilber.

1) Samelsohn, J., (Cöln) Ueber die Entstehung des Speichelflusses bei Inunctionscuren durch Aufnahme von Quecksilberdämpfen. Berlin. klin. Wochenschr. [illegible] — 2) Byasson, H., L'élimination des sels mercuriels ingérés par l'homme [illegible] Journ. de l'anat. et de la physiol. No. [illegible] pag. [illegible] — 3) [illegible], G. A. (Newton, Long Island), Poisoning by corrosive sublimate. Philad. med. and surg. Report. March 14. p. [illegible]

Samelsohn (1) führt zur Stütze der von Balassa und Kirchgässer vertretenen Anschauung, dass der mercurielle Speichelfluss hauptsächlich durch das Einathmen von Quecksilberdämpfen entstehe, eine eigene Beobachtung an, wo ein der Schmiercur unterworfener Patient erst nach der 13. Einreibung Salivation bekam, während die in demselben geheizten Raume sich aufhaltende Ehefrau, welche mit den Einreibungen Nichts zu thun gehabt hatte, schon 6 Stunden nach der ersten Anwendung der Quecksilbersalbe die Anfänge von Stomatitis mercurialis, die sich am 2. Tage zu grosser Höhe steigerte, zeigte. Die günstige Wirkung der Mercurinunctionen bei Iritis auf Lösung des Exsudates ist nach S. von dem Eintritt des Speichelflusses unabhängig.

Byasson (2) fand bei Selbstversuchen mit Sublimat, dass bei Ingestion von 2 Cgrm. der electrolytische Nachweis von Quecksilber im Urin nach etwa 2 Stunden, im Speichel nach 4 Stunden möglich ist. Die Elimination scheint in 24 Stunden beendet zu sein. Im Schweisse konnte Quecksilber nicht nachgewiesen werden, dagegen fand sich ein Theil in den Fäcalmassen wieder.

Der von Haler (3) berichtete Fall von Vergiftung mit Sublimat ist wegen der hohen Dosis, über 1 Unze einer übersättigten alkoholischen Lösung, trotz welcher die Genesung unter Gebrauch von Aqua lapida, Eiweiss, Milch und Morphin erfolgte, obschon sehr schwere örtliche Erscheinungen (Erbrechen von Blut und Magenschleimhautfetzen, profuse Abgänge von ähnlicher Beschaffenheit nach unten) und intensiver Collapsus sich eingestellt hatten, von besonderer Wichtigkeit.

Woodbury, F., A case of poisoning by corrosive sublimate. Philad. med. Times, 15. Juli.

Eine Frau verschluckte um sich zu vergiften 4,0 Sublimat in alkohol. Lösung, erbrach sofort viel Blut und erhielt erst 3 Stunden später als Gegenmittel eine grosse Zahl roher Eier. Erbrechen und blutige Diarrhöe bestand 2 Tage lang, Abdomen, nicht die Magengegend blieb empfindlich, Uebelkeit und metallischer Geschmack bestand fort, Salivation erfolgte, am 8. Tage Tod an Erschöpfung. Magenschleimhaut, zum Theil auch die des Duodenum entzündet, erweicht, von extravasirtem Blut mischfarbig. Wohl hatte der sofortige Blutorgasm als Gegenmittel gewirkt, war ferner die Abwesenheit von Magenschmerz eine Folge der zerstörten Vitalität der Magenschleimhautnerven, und hatte der resorbirte Theil des Giftes die Sauerstoff-Affinität der Blutkörperchen vermindert.

Bock (Berlin).

---

13. Blei.

1) Roque, F., Des [illegible] [illegible] par l'[illegible] [illegible] [illegible] [illegible] méd. 24. p. 714. — 2) Ripling, W., Cases of lead poison, wrist drop etc. treated with the [illegible] current. Metropolitan free Hospital. Under the care of Dr. G. Drysdale. Med. Press and Circular. Dec. 16. p. 487. — 3) Darin, Accidents saturnins graves provoqués par l'usage du tabac à priser. Observation de docteur Garrod. Gaz. des Hôp. 103. p. 821. — 4) Garrod, On lead poisoning — the relation between lead impregnation and gout [illegible] of gouty persons to become poisoned by lead. (Lecture.) Lancet, Jan. 6. p. 1. — 5) Guelin, Note sur la colique saturnine qui a régné à St. Nicolas en 1871. Arch. méd. Belges III. p. 276. — 6) Korsch, S. (Prag), Zwei Fälle von Bleiintoxication, nebst Angabe der leichtesten Art zur quantitativen und qualitativen Bestimmung des Bleis in [illegible] [illegible] 1870. 17. 2. [illegible] — 7) Kossmann, A. und Maier, R. (Freiburg i. B.) Zur pathologischen Anatomie der chronischen Bleivergiftung. Arch. f. klin. Med. 13. S. 205. — 8) Biermer, Eklamptische Anfälle bei chronischer Bleiintoxication. Correspondenzbl. für Schweizer Aerzte 1872. 1. — 9) Chronic lead poisoning [illegible]. Med. Times and Gaz. June 15. p. [illegible] — 10) Fischer, (Ulm), Chronische Bleivergiftung. Blätter für Wundärzte und Geburtshelfer Bd. 2. S. 67. — 11) Wallis, W. A., [illegible] [illegible] in their relation to lead poisoning. Brit. med. Journ. Dec. 14. p. 651.

Roque (1) theilt verschiedene Fälle mit, welche das häufige Vorkommen von Idiotie und Epilepsie bei Kindern darthun, welche mit Bleipräparaten zu thun haben, ohne dass es nöthig ist, dass die betreffenden Väter an irgend einer Bleiaffection erkrankt sind. Bemerkenswerth ist besonders ein Fall, wo von 9 Kindern eines Anstreichers, welcher an wiederholten Anfällen von Saturnismus litt, eins epileptisch und blödsinnig, ein anderes schwachsinnig war und die übrigen in frühester Jugend an Convulsionen zu Grunde gingen, und ein anderer, wo die ältesten beiden Kinder eines Letterngiessers epileptisch und verwachsen waren, während dieser nach dem Aufgeben der Beschäftigung 4 gesunde Kinder zeugte. In allen Fällen war die Mutter von normaler Beschaffenheit.

Zur Aetiologie der Bleivergiftung ist eine von Darin (3) nach Garrod (4) mitgetheilte Krankengeschichte nicht ohne Interesse, wonach exquisite Bleilähmung bei einem in Ostindien an den Gebrauch von Englischem Schnupftabak gewöhnten Herren entstanden war; der in Bleiplatten verpackte Tabak enthielt Blei in grossen Mengen, und selbst mit dem blossen Auge konnte man kleine weisse Punkte, besonders an den Wänden, aber auch im Centrum der Pakete erkennen, die als Bleicarbonat nachgewiesen wurden. Nach Mittheilung eines Arztes in Calcutta sind dort mehrere Erkrankungen in gleicher Weise durch bleihaltigen Schnupftabak veranlasst. Garrod (4) hat auch wiederholt Fälle von Kopfweh bei Leuten gesehen, welche bleihaltige Haarfärbemittel gebrauchten, — nach H. Lösung von Bleizucker, worin Schwefel suspendirt war — und wo mit dem Aufgeben des Haarfärbens auch die Symptome schwanden. Vor einigen Jahren kamen in England leichte Fälle von Bleikolik in Folge des beliebt gewordenen Gebrauches von Bleizucker gegen Cholerine (bei herrschender Choleraepidemie) wiederholt vor. G. glaubt, dass Intoxication durch bleihaltiges Wasser viel häufiger sei als man gewöhnlich annimmt, zumal da einzelne Individuen durch höchst minimale Mengen Blei erkranken. — Eine Massenvergiftung durch Blei kam, wie Guelin (5) berichtet, in St. Nicolas (Belgien) vor, und zwar hauptsächlich in Form von Digestionsstörungen, Verstopfung und Kolik, aber auch von Epilepsie, Paralysis und Arthralgia saturnina, bedingt durch Bier, welches dadurch bleihaltig geworden war, dass der Bottich mit einem mennigehaltigen Firniss überzogen war; im Biere wurde essigsaures Blei ermittelt. Aus der betreffenden Brauerei gekaufter Kalk führte den Tod von drei Ochsen herbei, in deren Leichen Blei constatirt wurde. — Korsch (6) beschreibt einen Fall von Verstopfung und Convulsionen bei einem 8jährigen Knaben, dem seine Nahrung auf einer Metallschüssel gereicht wurde, welche 15 pCt. Blei enthielt, und überzeugte sich, dass Hunde, denen in der Schüssel mit Fett und Essig bereitetes Futter gegeben wurde, danach blutige Defäcationen und Convulsionen bekamen. In einem anderen, von K. dem Saturnismus zugerechneten Falle von Erkrankung, welche einen Handschuhmacher betraf, scheint die Bearbeitung des Leders mit Kremserweiss (Bleicarbonat) und bleihaltiger kieselsaurer Bittererde — welcher 83 pCt. Bleicarbonat beigemengt war — möglicher Weise Ursache gewesen zu sein. Einen Fall von Bleivergiftung durch längere Zeit fortgesetzte Behandlung eines Fussgeschwüres mit Bleipräparaten (abwechselnd Bleiweisssalbe und Bleizuckerlösung) theilt Fischer (10) mit.

Zur Symptomatologie des Saturnismus bemerkt Garrod (3), dass der blaue Saum des Zahnfleisches ihm in allen von ihm beobachteten Fällen von Saturnismus, wo Zähne vorhanden waren, vorkam und dass er die Blaufärbung wiederholt auf das ganze Zahnfleisch, bisweilen auch stellenweise auf die Lippen, insonderheit die Unterlippe ausgedehnt gefunden habe.

Biermer (8) schloss in zwei Fällen von eklamptischen Zufällen bei chronischer Bleiintoxication aus der grossen Aehnlichkeit mit den nach Kopfweh und psychischer Verstimmung auftretenden eklamptischen Anfällen mit Urämie auf die urämische Natur derselben und constatirte darauf das Vorhandensein von Albuminurie sowohl in diesen Fällen als später wiederholt in anderen Fällen von Saturnismus, wo es jedoch nicht zu eklamptischen Anfällen kam (in 1 F. dagegen zu Kopfweh, Sehstörung und Trübung des Bewusstseins). Degenerative Nephritis bestand dabei nicht, weshalb B. annimmt, dass in Folge der Bleiintoxication veränderte Spannungsverhältnisse im arteriellen Systeme die Ursache der Albuminurie und verminderten Harnabsonderung seien.

Im Hull Infirmary (8) gelangten in den letzten 3 Jahren 4 Fälle von Amaurosis saturnina. In 2 ausführlicher mitgetheilten Fällen wurde mit dem Augenspiegel weisse Atrophie des Sehnerven und Verengerung der Gefässe nachgewiesen. In dem einen Falle waren weder Kolik noch andere Erscheinungen von chronischem Saturnismus vorangegangen, sondern nur 14tägiger heftiger Stirnkopfschmerz und Schmerz in den Augen; in dem anderen Falle fehlten locale Schmerzen, dagegen bestand gleichzeitig Anästhesie der Hände und Arthralgia saturnina und waren früher Kolikanfälle wiederholt dagewesen. Die Pupille war bei beiden Patienten dilatirt und die Iris unbeweglich; beide hatten mehrere Jahre in Bleiweissfabriken gearbeitet, wo die Affection nach Elliott nicht so selten sein soll, wie man gewöhnlich annimmt.

Hollis (11) beobachtete bei vielen Bleikranken Zittern der Muskeln, entweder mit oder ohne Symptome von Paralyse, am häufigsten an den Vorderarmen, bisweilen an den Gesichtsmuskeln und in einem Fall über Rumpf und Beine verbreitet, wo es den Character des Tremor mercurialis trug. Das Zittern kommt nach H. besonders bei solchen Beschäftigungen vor, wo das Blei in heissem Zustande manipulirt wird, während Handwerker, welche mit kalten Bleipräparaten zu thun haben, an Bleikolik und Paralyse ohne Tremor erkranken. H. constatirte den Tremor besonders bei Gelbgiessern, Letterngiessern und Bleiröhrenmachern, dagegen fast nie bei Anstreichern. H. hebt hervor, dass bei Personen, welche mit Bleigiessen und Löthen beschäftigt sind, und bei denen er in einzelnen Fällen Tremor fand, ebenfalls Arbeiten in der Hitze stattfindet und dass in einem Falle, wo die Affection einen mit Verlöthen von Gasröhren beschäftigten Arbeiter betraf, das Zustandekommen der Intoxication dadurch erklärt werden konnte, dass er die Röhren in den Mund nahm, um sich durch Saugen von ihrer Dichtigkeit zu überzeugen. H. nimmt an, dass der Tremor eine Einwirkung auf die Nerven darstelle und zwar auf deren periphere Endigungen, wodurch eine Schwächung einzelner Muskelbündel und in Folge davon intermittirende Contraction entstehe.

Zur pathologischen Anatomie des chronischen Saturnismus bringen Kussmaul und R. Maier (7) einen interessanten Beitrag durch die Section eines Mannes, der als Anstreicher mehr als 20 Jahre mit Bleifarben gearbeitet hatte, viele Jahre an Dyspepsie, Verstopfung und Leibweh — neben blassgelblicher Hautfarbe und Abmagerung — litt und zweimal Anfälle von Colica saturnina hatte, in deren letzterem ein äusserst schmerzhafter, mit Harndrang verbundener Brechdurchfall Collapsus und Tod bedingte. Die Obduction ergab ausser beträchtlicher Abmagerung und mässigem Icterus auffallend stark entwickelte Todtenstarre der Skeletmuskeln und des Herzens, 19 St. nach dem Tode, beträchtliche Erweiterung des Magens; chronischen Katarrh der Schleimhaut des Magens, Darmes und des D. choledochus; Atrophie der Magendrüsen durch fettige Degeneration bis zum Schwunde derselben, leichte Verfettung der Magenmuscularis, namentlich in der Portio pylorica; bedeutende Atrophie der Schleimhaut in Jejunum, Ileum und im oberen Theile des Colon, sowohl ihres Stroma (durch Rarefaction) als ihrer Drüsen (durch fettige Degeneration), insbesondere der Villi intestinales, der Lieberkühn'schen Drüsen, der solitären und Peyer'schen Follikel; stärkere Entwicklung der Submucosa des Magens und weit mehr noch derjenigen des Darmes durch Wucherung ihres areolären Bindegewebes und Verdickung und Verdichtung der Scheidenhaut ihrer Gefässe, insbesondere der kleinen Arterien bis zur Verengung ihres Lumens, bei reichlicher Fettzellenablagerung in den erweiterten Maschenräumen der Submucosa; fettige Entartung der Muskelschichten, namentlich im Dünndarm; mässige Pigment-Atrophie der Muskelfibrillen des Herzens; geringe Periarteriitis am Gehirn, besonders in der Rindensubstanz; endlich Wucherung und Sklerosirung der bindegewebigen Septa mehrerer Ganglien des Sympathicus, insbesondere des Ganglion coeliacum und cervicale supremum, Induration dieser Organe mit Beeinträchtigung ihrer Circulation und Verminderung ihrer nervösen zelligen Elemente. — Die Befunde in Magen und Darm, aus denen sich Dyspepsie und Abmagerung recht wohl erklären, stehen gewissermassen im Gegensatz zu den früheren Beobachtungen, welche niemals Atrophie, sondern wiederholt Verdickung der Darmwandungen und bedeutende Entwicklung der Brunner'schen seltener der Peyer'schen Drüsen constatirten. Auch in K. und M's Falle waren die Brunner'schen Drüsen stark entwickelt und traten wie auch einzelne Follikel im Endstück des Ileums trotz der Atrophie ziemlich stark hervor (fettige Degeneration?). K. und M. lassen es dahin gestellt sein, ob der Dünndarm bei Saturnismus später als die übrigen Darmtheile afficirt werde und glauben, dass die gefundenen enormen Structurveränderungen mit der langen Dauer der Bleieinwirkung im Zusammenhang stehen. Einen Grund für die Atrophie der Drüsen und Zotten erblicken sie in der Verdickung der Submucosa, die vielleicht früher für Verdickung der ganzen Darmwand gehalten wurde, und bringen den reichen Fettgehalt dieses Stratums mit dem normalen Fettreichthum desselben und der Hartnäckigkeit, mit der es ihn im Allgemeinen festhält, in Verbindung. Die Veränderungen in den sympathischen Ganglien, welche Analoga in früheren Befunden von Tanquerel und Segond finden, geben der Deutung Raum, dass die Colica saturnina in irritativen Vorgängen an den Nerven ihren Grund finden möge, die mit irritativer Reizung des die Ganglien umspinnenden und sie durchsetzenden Bindegewebes im Connex stehen. Auch kann die Verdickung der Submucosa für die Genese der Kolik von Bedeutung sein, da gerade hier an den Arterienscheiden die Effecte formativer Reizung sich geltend machen, und die Arterien der Unterleibsorgane nach Colin sensibel sind. Leider konnte das Verhalten der submucösen und musculären Darmnervengeflechte und Ganglien in K's und M's Falle nicht ermittelt werden. Verminderung der Gallensecretion fand bei dem Kranken nicht statt, da das im tödtlichen Anfalle auftretende Erbrechen gallig gefärbt und b. d. Section die Gallenblase mit Galle strotzend gefüllt war.

Bezüglich der Therapie der Bleiparalyse theilt Kirchen (2) drei Fälle mit, wo die Faradisation ohne Nutzen war, während die Anwendung des constanten Stromes Besserung bedingte.

Cellmonet, G., Il citrato di piombo nelle cure delle coliche [illegible] Gazz. med. Ital.-lomb. No. 26. (Verf. berichtet 2 Fälle von Colica saturnina [illegible] in Folge von Vergiftung. Nach [illegible] Behandlung mit plumbum citricum erfolgte Heilung). Buch

---

14. Eisen.

1) Casperi, Ferrum dialysatum solutum. Deut. Klin. [illegible] — 2) Rabuteau, Emploi thérapeutique du protochlorure de fer. Union méd. 53. p. 545. — 3) Ambrosoli, Carlo, Dei joduro [illegible] ferroso e della sua azione terapeutica. Gazz. med. Italiana Lombard. 2. p. 15. — 4) Levié, Een geval van Vergiftiging na het gebruik van Citras ferricum et Chinini. Nederl. Tijdschr. voor Geneesk.-unde. p. 416. — 5) van Hasselt, A. W. M., Ueber denselben Gegenstand. Ebendas. S. 431. — 6) Coventou, Rapport sur l'oxalate de protoxyde de fer de Gibert. Bull. de l'Acad. de méd. de Paris 33. p. 1475. — 7) Gubler, Ueber denselben Gegenstand. Ibid. p. 1448. — 8) Rabuteau, Recherches sur les propriétés physiologiques de l'oxide [illegible]; réduction du perchlorure de fer dans l'organisme. Compt. rend. de l'Acad. LXXV. 4. p. 216.

Casperi (1) empfiehlt das Ferrum dialysatum solutum (nach der Vorschrift von Wagner in Pesth) als dasjenige Eisenpräparat, welches, von den gegen die mildesten Eisenpräparate rebellirenden Mägen, zu 5 Tropfen bis allmälig 20 Tropfen in Wasser 4mal täglich gegeben ertragen wird und bei anämischen Blutbildung und Appetit bessert. Auch bewährte es sich ihm zu 20 Tropfen stündlich bei Blutflüssen ebensogut wie Eisensesquichlorid, ohne wie dieses die Digestion zu stören.

Rabuteau (2) schliesst seinen früheren Mittheilungen über die Wirkung des Eisenchloride (vgl. vorjähr. Ber. I. 305) einige Angaben über die Wirkungen beim Menschen an. 0.5 Gr. in 60 Gr. Wasser und 40 Gr. Alkohol gelöst störten den Appetit in keiner Weise; im Urin fanden sich in den folgenden Tagen nur geringe Mengen wieder; die Stühle waren dabei weniger dunkel als bei anderen Eisenpräparaten, was auf der grösseren Resorptionsfähigkeit des Salzes zu beruhen scheint. Dieses löst sich im Magen von selbst, während Ferrum reductum und Ferrum carbonicum erst durch den Magensaft verändert werden müssen, wobei sich, wie R. constatirte, aus ersterem ein lösliches Oxydulsalz (Eisenchlorür) entwickelt und aus letzterem Kohlensäure frei wird, und ebenfalls Eisenchlorür resultirt. R. theilt noch mehrere Fälle von Anämie, u. A. von Chlorose nach Kohlenoxydvergiftung mit, wo sich das Eisenchlorür als Tonicum bewährte; der Urin enthielt während der Kur noch weniger Eisen als der gesunder Versuchspersonen.

Mit den von Boltieri angegebenen Pillen von Natrium-Eisenjodür, welche leichter als Jodeisenpillen zu ertragen und sehr haltbar sind, erzielte Ambrosoli (3) im ersten Stadium der Phthisis, bei den verschiedensten Formen von Scrophulose und bei Syphilis tertiana aufriedenstellende Resultate.

Rabuteau (8) hat seine Studien über die Reduction des Eisensesquichlorids im Organismus weiter fortgesetzt und gefunden, dass eine solche Reduction äusserst leicht zu Stande kommt, z. B. durch Holz, Papier und noch leichter durch Materien im Körper, so dass Eisensesquichlorid, auf die Haut, Zunge oder unter die Haut gebracht, mit Kaliumeisencyanid Turnbullsblau giebt, welches nach dem mehrere Minuten hindurch stattgefundenen Verweilen von Eisensesquichlorid auf der Hand bei Hinzubringung von Kaliumeisencyanid sofort auftritt, während ein Gemenge beider Substanzen im Contact mit organischen Materien erst in einigen Minuten Blaufärbung zeigt, so dass es sich also nicht um Reduction des Kaliumeisencyanids handeln kann. R. nimmt daher an, dass sich die in den Magen gebrachten Eisenoxydsalze zuerst in Eisensesquichlorid verwandeln, dieses dann aber im Magen in Eisenchlorid übergeht, und dass selbst bei Einspritzung von Eisensesquichlorid in variöse Venen eine theilweise Reduction zu Eisenchlorür stattfindet.

Levié (4) hatte an sich selbst Gelegenheit, eine Vergiftung, die übelen Folgen des Probirens von Mixturen, welche für verdächtig gehalten wurden, zu beobachten, indem er nach einer Quantität Ferro-Chininum citricum, welche bei einer Patientin Vergiftungserscheinungen hervorgerufen haben sollten, in 16stündige Narkose mit Pupillenerweiterung, mässiger Pulsbeschleunigung, Röthung des Gesichtes in Folge mechanischer venöser Stase, Hallucinationen des Gesichts (Sehen von Mücken und Motten, die er zu haschen suchte, Farbensehen, Xanthopsie), automatische Bewegungen ohne eigentliche Krämpfe, Dysurie und Micturition verfiel. Die Symptome, welche in ähnlicher Weise auch bei Levié's Patientin aufgetreten waren und welche zwei Rotterdamer Aerzte vor 11 Jahren durch das Probiren einer Mixtur aus Citras Ferri et Chinini und vor drei Jahren die Frau eines Arztes nach der Verordnung des Doppelsalzes in etwas geringerer Weise verspürten, deuten, wie v. Hasselt (5) richtig hervorhebt, mit Entschiedenheit auf eine Atropinvergiftung, und ist wohl anzunehmen, dass entweder ein Atropinsalz in der Apotheke oder beim Droguisten zu dem Eisenchinincitrat gekommen ist oder bei der Bereitung des Salzes in der chemischen Fabrik Atropin statt Chinin genommen wurde, so dass also vielleicht ein Ferro-Atropinum citricum vorlag.

Coventou und Hérard (6) bestätigen nach ausgedehnten Versuchen an Kranken die Angabe von Hibert, dass das oxalsaure Eisenoxydul zu 1—2 Dgm. pro die nach Art der übrigen Eisenpräparate tonisirend wirke, gut vertragen werde und keine Verstopfung bedinge, ja in Gaben von 3—5 Dgm. sogar den Stuhlgang befördere. Gubler (7) hat dagegen Verdauungsstörungen und Magenschmerzen nach dem Salze auftreten sehen.

15. Zink.

Mcintosh, J. J., A case of poisoning with sulfate of zinc; [illegible]. Lancet. May 25. (Vergiftung eines [illegible] mit 1 Unze Zinkvitriol aus Versehen statt Magnesia [illegible]; [illegible] Erbrechen und Purgiren [illegible]; Genesung ohne jeden Zwischenfall, vier Tage nach der [illegible] in Armen und Beinen, Schmerzen im Abdomen, namentlich in der Nierengegend, Schwindel und Wundsein im Halse, während er am 6. Tage wieder völlig wohl war).

Helberg, Jacob, (Christiania), Assistent bei der chirurg. Klinik zu Königsberg. Om Zinkchlorid. Nord. med. Arkiv Bd. IV. No. 16. III. p. 9.

Verf. hat in Deutschland eine vielfache Anwendung von Chlorzink, wie das Präparat in der preussischen Pharmacopoë vorgeschrieben ist, gemacht. Er glaubt, dass es alle anderen Aetzmittel, von den schwersten an bis zum Ferrum candens, vertreten kann, weil man sich jede beliebige Concentration machen lassen kann. Es hat ferner den grossen Vortheil, dass das Epithellager sowohl der Haut wie der Schleimhäute nicht geätzt wird, sondern es greift nur die entblössten Stellen an. Kleine Ulcerationen und Fissuren im Munde können also geätzt werden (Lösung 1 : 20), ohne dass die Nachbartheile beeinträchtigt werden. Weiche Chanker und zweifelhafte Geschwüre der Genitalien, Spitalbrand und Haemorrhagieen sind mit Erfolg damit behandelt worden. Sehr rühmt er das Mittel bei der Behandlung des Lupus: nachdem erst die weichen Knötchen sorgfältig mit einem Spatel ausgekratzt worden sind, werden an der blutenden Fläche kleine Wattetampons, die mit einer Chlorzinklösung 1 : 2 imbibirt sind, angelegt, und nach 10 bis 15 Minuten wieder entfernt. Soor im Munde schwindet schnell nach Bepinseln mit der Lösung 1 : 20. Ausgezeichnet ist die Wirkung auch an schlaffen atonischen Wundflächen.

Ch. Fenger (Kopenhagen).

---

16. Calcium.

1) Blacke, B., On the use of the lacto-phosphate of lime as an analeptic medicament in adynamic fevers and in convalescence. Practitioner. Febr. p. 65. — 2) Caspari, Calcaria phosphorica bei Nierenblutung. Deutsche Klin. 15. — 3) Begbie, J. Warburton, The therapeutic action of muriate of lime. Edinb. med. Journ. July p. 46.

Blacke (1) theilt verschiedene Beobachtungen mit, wo das Calcium lacto-phosphat (vgl. Bericht für 1868, I, 325. 1870, I. pag. 326) sich als tonisirendes Mittel bei gestörter Verdauung und Körperschwäche im Laufe der Pubertätsperiode, bei Dyspepsie und Adynamie von Greisen, wo Vinum Calcariae lacto-phosphoricae, am Ende der Mahlzeit gegeben, die Verdauung und Assimilation sehr befördert und die Menstruation hebt, endlich bei febrilen Affectionen betagter und erschöpfter Personen, in denen ein adynamischer Zustand sich entwickelt (Fall von adynamischer Pneumonie, mit Parotitis), und bei Typhus, wovon B. eine Menge Fälle während der Belagerung von Paris zu behandeln Gelegenheit hatte, erwies. In der letztgenannten Affection sanken Puls und Respiration in 36 bis 48 Stunden, und der Ausdruck von Stupor nahm ab. Besonders in den Fällen, wo das acute Stadium vorüber ist, und zurückbleibende Prostration die Alimentation nur ungenügend zulässt, oder nach Hebung des Appetits die Digestion in Folge mangelhafter Absonderung von Magensaft stockt, fand B. das Mittel als „chemisches Agens der Digestion und natürlichen Nutritionsreiz“ rasch Hülfe bringend.

Caspari (2) bestätigt den Nutzen des von Stromeyer empfohlenen phosphorsauren Kalks bei Nierenblutung.

Begbie (3) holt aus der Rumpelkammer der Mat. med. das alte Antiscrophulosum, das Chlorcalcium, hervor und rühmt die durch länger fortgesetzte Anwendung (in Milch oder Wasser, nach dem Essen) bei scrophulösen Drüsengeschwülsten am Halse von ihm erzielte Verkleinerung und Heilung, sowie die günstige Wirkung des Mittels bei Tabes mesenterica und in Fällen von Diarrhoe im kindlichen Alter mit Appetitverlust und gerötheten Zungenrändern, endlich (neben Leberthran) bei Lupus, Psoriasis, Ozaena und analogen Affectionen. Die Acidität des Urins nimmt während des Gebrauches ab.

17. Natrium. Kalium.

1) Hermann, Franz, Toxikologische Studien über Kaliumund Natriumchlorid. Diss. Marb. 8. 56 pp. — 2) Falck, [illegible], Ein Beitrag zur Physiologie des Chlornatriums. Arch. für pathol. Anatom. Bd. LVI. H. 3. S. 315. — 3) Rabuteau, A. et Papillon, F., Recherches sur les propriétés antifermentescibles du silicate de soude. Compt. rend. LXXV. 16. p. 1030. — 4) Dieselben, Des effets thérapeutiques du silicate de soude. Compt. rend. LXXV. 25. p. 1514. — 5) Picot, Sur les propriétés antifermentescibles du silicate de soude. Ibid. p. 1516. — 6) Dogg, Uses of chlorate of potass. Boston med. and surg. Journ. March 13. p. 145. — 7) Gée, Leçons de thérapeutique. Les sels de potasse. Union méd. 78. Juillet 4. p. 14. [illegible] — 8) Dorvlee, Recherches sur la nature de l'empoisonnement par le sou[illegible], Bull. de l'Acad. de méd. de Paris. 92 p. 1051.

Falck und Hermanns (1) haben comparativtoxikologische Studien über Chlorkalium und Chlornatrium, welche Verbindungen sie bei Hunden und Kaninchen (in die Venen subcutan und per os applicirt), Fröschen und Fischen versuchten, angestellt, woraus die Verschiedenartigkeit der toxischen Action beider Substanzen in quantitativer und qualitativer Beziehung aufs Neue erhellt. Bei Hunden ist die quantitative Giftigkeitsdifferenz so gross, dass zur Tödtung pr. Kilo 3,74 Gm. Chlornatrium durchschnittlich erforderlich sind, während vom Chlorkalium 0,070 genügen, so dass letzteres 53 mal intensiver wirkt. Die Wirkung des Chlorkaliums als Herzgift ergab sich bei den Säugethieren evident, während beim Chlornatrium im Scheintod das Herz stets weiter pulsirte, andererseits ergab sich ein Unterschied beider in Bezug auf die Respirationsorgane, indem bei den an Säugethieren angestellten Chlornatrium-Versuchen stets Ausfluss aus Mund und Nase und später bei der Section starkes Lungenödem vorkam, was bei Chlorkalium beides fehlte. Ebenso wirkte Chlornatrium unverkennbar auf die Nieren, indem es häufige und starke Urinentleerungen bedingt, nicht aber Chlorkalium.

An ausgeschnittenen Froschherzen bewirkten concentrirte Kochsalzlösungen augenblicklich Stillstand, der bei diluirten Lösungen erst nach zuvoriger Bewegungsbeschleunigung allmälig erfolgte. Süsswasserfische können in (mit Sauerstoff imprägnirten) Salzlösungen von 2½ Procent nicht leben, schwimmen darin anfangs muthig umher, fallen bald unter lebhaftem Agitiren mit Maul und Kiemendeckel zur Seite, bekommen (je nach dem Concentrationsgrade früher oder später) weisse Verfärbung des Pupillargebietes der Augen und verfallen nach vorausgegangenem lebhaftem allgemeinem Muskelzittern, an dem sich auch die Flossen betheiligen, in Asphyxie. Die Einwirkung auf Fische scheint von dem auf die Fischkiemen ausgeübten heftigen Reize, der reflectorisch Respirationshemmung bedingt, herzurühren.

Falck (2) hat die Action des Chlornatriums in toxischen Dosen weiter verfolgt und erklärt dasselbe für intensiver wirkend als phosphorsaures Natron, indem 48 Gm. des letzteren bei Infusion in die Venen einer Hündin von 3 Kgm. erst in 67 Minuten tödteten, während durch 21 und 30 Gm. Chlornatrium der Tod von Hunden in 29 Minuten erfolgte. Das Blut der mit Chlornatrium getödteten Hunde ist überall dunkelroth und röthet sich an der Luft. Bei der Vergiftung ist die Thätigkeit des Herzens herabgesetzt, die Muskeln zucken, vielleicht in Folge von Imprägnation mit dem Salze, häufig. Nach Infusion von phosphorsaurem Natron fand sich weder Ausfluss aus der Nase, noch Lungenödem, dasselbe bewirkte gegenüber dem Chlornatrium Hesitationen der Respiration und rief eine Steigerung der Herzaction hervor. — Durch Controlversuche mit hungernden Hündinnen überzeugte sich FALCK, dass während solche nur äusserst wenig (z. B. pr. Kilo 3,6 Ccm.) Urin produciren, nach Einverleibung von Chlornatrium weit mehr Harn producirt, als Wasser eingenommen wurde (daher Wasserentziehung der Organe, Durst). Bei hungernden und durstenden Thieren zeigte das spec. Gew. des Urins ein successives Fallen mit oder ohne Schwankungen, bei Hündinnen, welche Kochsalzlösungen erhielten, zunächst ein Fallen bedingt durch das einverleibte Wasser, dann ein Steigen. Der Urin war nach Kochsalzeinführung, besonders nach Infusion, alkalisch, enthielt kohlensaures Natron, aber kein Eiweiss oder Zucker. In der Carenz schieden Hündinnen stets geringe Mengen Chlornatrium mit nicht bedeutenden Variationen (pr. Kilo 0,114 Gm.) aus; wurde Kochsalz eingeführt, so trat die gesammte Menge in den meisten Versuchen in 7–8 Stunden in den Harn über, ja es wurde bisweilen sogar noch normales Chlornatrium fortgeschafft. In den ersten Stunden der Einführung war der Kochsalzgehalt beträchtlicher, sank dann etwas, nahm in den folgenden Stunden zu, um von da ab wieder zu fallen. Bei Einverleibung per os geschieht die Ueberführung in den Urin nicht ganz so rasch wie bei Infusion und ist deshalb die Ausscheidung allmälig anwachsend und die Procentmenge des eliminirten Salzes in der ersten Stunde geringer.

DOWS (6) fand in einer schweren Diphtheritis-Epidemie in New-Hampshire das chlorsaure Kali von ganz vorzüglicher Wirkung, wenn es rechtzeitig zur Anwendung kam, desgleichen bei Angina scarlatinosa und syphilitischen Affectionen des Mundes und Schlundes. Bei längerer Darreichung von Quecksilberpräparaten, sowohl bei Syphilis als bei Entzündungen (Kalomel), giebt er das Mittel prophylaktisch zur Verhütung von Mercurialismus; der therapeutische Effect der Mercurialien soll dadurch in keiner Weise gestört werden.

RABUTEAU und PAPILLON (3) constatirten das Ausbleiben der Fäulniss in defibrinirtem Ochsenblut innerhalb 8 Tagen bei Zusatz von 1–3 pCt. kieselsaurem Natron, von welchem eine concentrirte Lösung sowohl Blut- als Eiterkörperchen etwa im Laufe einer Stunde aufzulösen vermag, wie es auch Vibrionen und Bacterien auflöst. Fauler Eiter wurde durch das Mittel, zu 1 pCt. hinzugesetzt, geruchlos und blieb 10 Tage unverändert, ebenso Galle und Hühnereiweiss. Senfpapier in verdünnte Lösung von Natrum silicicum getaucht verlor seine hautröthende Wirkung; auch beseitigte das Mittel die durch Senf bereits entstandene Dermatitis. Traubenzuckergährung wurde durch kleine Mengen desselben 8 Tage verzögert, trat aber dann ein. In Folge dieser Untersuchungen sind, wie R. und P. (4) weiter mittheilten, wiederholte therapeutische Versuche mit dem Mittel angestellt. So beseitigte DUBREUIL durch Einspritzung einer 1 pCt. Lösung in die Blase die Folgezustände von chronischer Prostatahypertrophie und Paralysis vesicae; MARC SÉE und GUNTHER fanden das Präparat bei Urethritis blennorrhoica und Balanitis mit oder ohne specifische Geschwüre die Absonderung aufhebend und die Vernarbung befördernd. Uebrigens ist die interne Anwendung des kieselsauren Natrons nach den Thierversuchen von RABUTEAU und PAPILLON nicht indicirt, da 1–2 Grm. in das Blut bei Hunden injicirt dieselben in 5–10 Tagen tödten, wobei die Section Verfettung der Nieren und Abstossung des Epithels der Tubuli constatirte. In die Blase injicirt vernichtet es die Eiterkügelchen schon bei Anwendung von 0,5 Grm. in 100 Grm. Wasser. Auch PICOT (5) bestätigt die antifermentativen Eigenschaften des Natrum silicicum, denn wenn es ihm auch nicht gelang, die Traubenzuckergährung durch Zusatz von 3—4 pCt. des Salzes völlig zu verhindern, so trat sie doch viel später auf, und der Einfluss von Bierhefe auf Milchzucker, sowie die gewöhnliche Milchsäuregährung wurden schon durch 1 pCt. vernichtet, und durch noch geringere Mengen stark verzögert. Die ammoniacalische und putride Gährung des Urins konnte PICOT wie RABUTEAU und PAPILLON durch 2 pCt. aufheben, die Fäulniss von 50 Ccm. Blut durch 0,1 Grm. 4 Wochen aufhalten. Die Zuckerbildung in der Leber getödteter Thiere wird ebenfalls durch Natrum silicicum aufgehoben. Auch PICOT heilte wiederholt purulente Urethritis bei Frauen mit Einspritzungen von Natronsilicatlösungen.

DAVAINE (8) sucht nachzuweisen, dass die wiederholt bei Schweinen vorgekommenen Vergiftungen mit Salzlake weder auf dem Chlornatriumgehalte derselben noch auf mikroskopischen Vegetabilien beruhen, da er weder Pilze noch Pilzsporen noch Sarcina in derselben nachweisen konnte, sondern in einem sich trotz des Kochsalzes bildenden putriden Fermente, dessen Auftreten keineswegs an die Entwicklung eines üblen Geruches oder von Gas gebunden ist und das seine Wirkung sowohl von dem Tractus als vom subcutanen Bindegewebe aus bei den verschiedensten Thieren (Schwein, Schaf, Hund, Kaninchen, Pferd, Vögel) äussert. Für diese Anschauung spricht, dass bei Kaninchen 20–25 Tropfen verschiedener, zum Einpökeln von Schweinefleisch oder Fischen dienender alter Salzlake, entspr. nur 0,1 bis 0,15 Kochsalz, subcutan injicirt den Tod von Kaninchen herbeiführen, der in 2–7 Tagen erfolgt, und dass von dem Blute der in dieser Weise vergifteten Kaninchen $\frac{1}{3000}$ Tropfen den Tod anderer Kaninchen in 22–36 St. bei subcutaner Injection bedingen kann. Selbst zum Sieden erhitzte Salzlake büsst ihre Giftigkeit nicht ein. Innerlich ist die

Salzsäure minder giftig und scheint Kaninchen erst zu mehr als 2 Grm. zu tödten; das Blut der vergifteten Thiere ist ebenfalls giftig.

Anhang.

Nyström, C., Om Aseptin. Upsala läkareförenings förhandl. Bd. 7. S. 283.

Verf. hat verschiedene Versuche mit den von Gahn dargestellten Präparaten: „Aseptin" (Borsäurelösung), „Amykos-Aseptin" (gesättigte Lösung von Borsäure in einem Nelkendecocte) und „Doppel-Aseptin" (Lösung von 2 Th. Borsäure und 1 Th. Alaun) angestellt, um ihre Einwirkung auf animalische und vegetabilische Stoffe zu entwickeln und dabei folgende Resultate erhalten: Borsäure hemmt die Einwanderung von Bacterien in Flüssigkeiten, die ihnen sonst günstige Lebensbedingungen bieten, und hindert dadurch Fäulniss. Borsäure tödtet Bacterien, hemmt ihre Vermehrung und hemmt somit schon eingetretene Fäulniss. Borsäure tödtet wirkliche Infusorien schnell und in manchen Fällen auch Gliederthiere und ihre Larven, wirkt aber nicht der Schimmelbildung entgegen. Nelkendecoct erschwert und verzögert wohl die Schimmelbildung, vermag aber nicht dieselbe ganz zu verhindern.

Warncke (Kopenhagen).

B. Pharmakologie und Toxikologie der organischen Verbindungen.

a. Künstlich darstellbare Kohlenstoffverbindungen.

1. Kohlenoxyd.

1) Schlüter, August, Ueber Vergiftung durch Kohlenoxyd. Diss. 8. 31 SS. Berlin. (Casuistisches). — 2) Kremnitsch, Intoxication par les gaz de la houille. Arch. méd. Belges. Févr. p. 105 (Leichte Vergiftung von mehreren in dem obersten Etage wohnenden Mitgliedern einer Familie durch Gas, welche aus einem im Erdgeschosse befindlichen, stark mit Steinkohlen geheizten, zur Erwärmung mehrerer Etagen dienenden Ofen stammte; die Hauptkrankheitserscheinungen waren Kopfweh, häufiges Erbrechen, heftige Schmerzen im Epigastrium und grosse Schwäche, sowie bei einzelnen Flimmern vor den Augen; die Zimmerluft besass einen eigenthümlichen Geruch und erregte Kratzen im Halse.)

2. Aethylalkohol.

1) Bouvier, C., Pharmakologische Studien über den Alkohol. Berl. 8. 64 SS. (Mittheilung der Details von Bouvier's Versuchen über den Einfluss des Alkohols auf die postmortale Temperatursteigerung, bei experimentirten Thieren und gesunden und kranken Menschen, wovon die Resultate schon in dem Berichte für 1869 und 1871. I. 366 und 772 referirt sind.) — 2) Marvaud, A., L'alcool, son action physiologique, son utilité et ses applications en hygiène et en thérapeutique. Gaz. de méd. milit. Janv. et Févr. p. 1. Mars et Avril p. 113. Mai et Juin p. 185. — 3) Rabow, Siegfried, Ueber die Wirkung des Alkohols. Strassburg. 8. 60 SS. Diss. — 4) Binz, C., Versuche, welche den Grad der temperaturerniedrigenden Wirkung des Alkohols näher bestimmen. Verhandl. der Niederrhein. Gesellsch. für Natur- und Heilkunde. Berliner klin. Wochenschrift 23. p. 341. (Referat über die auf den Einfluss des Alkohols auf die postmortale Temperatursteigerung bezüglichen Versuche und Anführung der darauf gerichteten Thesen.) — 5) Gentilar de Clenbey, Observations relatives aux faits signalés récemment par Mr. Champouillon, sur la putréfaction [illegible]. Compt. rend. LXXIV. 15. p. 978. (Weist darauf hin, dass die von Champouillon versuchte Erklärung des Umstandes, dass die [illegible] Cadaver sehr langsam in Verwesung übergehen, durch Annahme von Alkoholisation, unstatthaft sei, da viele [illegible] andere Umstände für eine Verlangsamung der Cadaverzersetzung massgebend sein können.) — 6) Jolard, T., Leçons de clinique médicale. Troubles digestifs dus à l'alcoolisme. 8. Paris. 16 pp. — 7) Papier, Démonstrations expérimentales de l'action des boissons dites spiritueuses. Compt. rend. LXXIV. 17. p. 1012. — 8) Clark, J., Lockhart, Alcoholic paresis and paraplegia. Lancet. March 30 p. 427. — 9) Dickinson, W. H., On the morbid effects of alcohol, as shown in persons who trade in liquor. Lancet. Nov. 8 p. 637. — 10) Anstie, Ueber denselben Gegenstand. Ebendas. S. 134. — 11) De Ridder, Louis (Waereghem), De l'alcool en général. Effets physiolog. et thérap.; hygiène; pathologie; médecine légale; traitement; falsifications. Ann. d'Anvers. Sept. p. 229. Octbr. p. 281. — 12) Dupré, A., On the elimination of alcohol. Practitioner VIII. 160. 234. — 13) Derselbe, The physiological action of alcohol, answer to Dr. Subbotin. Practitioner July p. 60. (Kritik der in einem anderen Theile d. Ber. mitzutheilenden Arbeiten von Subbotin über Alcohol). — 14) Eastwood, The use of alcohol in health and disease. Brit. med. Journ. Sept. 7. p. 268. ([illegible] Zusammenstellung bekannter Facta). — 15) Bowditch, H. P. (Boston), Alcohol as a narcotic agent. Boston med. and surg. Journ. June 27. p. 433. (Ohne Bedeutung). — 16) Schwalbe, Carl (Zürich), Ueber die parenchymatöse und subcutane Injection des Alkohols und ähnlich wirkender Stoffe. Arch. f. pathol. Anat. Bd. LVI. H. 1. p. 360. — 17) Caspari (Horn), Ueber die Behandlung des Delirium tremens. Deutsche Klinik 8. (Ohne Bedeutung.)

Rabow (3) fügt zu den von ihm an Kranken gemachten Beobachtungen über den Einfluss des Alkohols auf die Körpertemperatur (vergl. vorj. Ber. I. 323) noch einige Selbstversuche, unter den von Binz und Bouvier angegebenen Cautelen angestellt, welche ihm eine Temperatursteigerung, auch bei Genuss von verdünntem Weingeist (25 Cgm.), von 0,1—0,3°, dagegen keine Veränderung der Pulsfrequenz ergaben.

Marvaud (2) hat schon im Jahre 1869 Studien über die physiologische und therapeutische Anwendung des Alkohols bei Gelegenheit einer Preisausschreibung seitens der Société de méd. von Bordeaux gemacht und in seiner gekrönten Abhandlung auf Grund dieser Versuche und früherer Beobachtungen die folgenden Sätze aufgestellt:

1) Die Wirkung des Alkohols auf den gesunden Organismus hängt theils von der Anwesenheit desselben im freien Zustande im Blute ab, theils von den Veränderungen, die er im Körper erleidet. Im freien Zustande wirkt Alkohol nach Art der Anästhetica und bedingt Veränderungen im Blute und im Nervensystem, und zwar im ersteren Alterationen der Form der Blutkörperchen, der Blutgase und der Zusammensetzung des Serums, ferner der Functionen der Blutkörperchen und der Hämatose in letzterem, Störungen der Intelligenz, der Sensibilität und Motilität bis zur Anästhesie und zum Tode, dann Modificationen der Circulation, der Athmung und der Wärmevertheilung. Durch seine Veränderungen im Blute übt der Alkohol eine eigenthümliche Wirkung auf die Ernährung aus; er ist kein Respirationsmittel, sondern ein Anticalori-

tians und Antideperditorium, denn er vermindert die Quantität der durch die Lungen eliminirten Kohlensäure, setzt die Körpertemperatur herab, beschränkt die Elimination der Auswurfstoffe durch den Urin und begünstigt die Steatose. Seine doppelte Rolle als Excitans des Nervensystems und als Antideperditorium gewährt dem Alkohol eine ansehnliche und nützliche Stellung in der Hygieine als Nahrungsmittel im Elend und bei körperlicher Arbeit; er trägt mächtig zur Function der Muskeln bei.

2) Der Alkohol übt auf den kranken Organismus mehr oder minder complicirte Effecte aus, welche nach dem bestehenden Krankheitszustande und der Dosis des Mittels variiren, aber gleichzeitig von der dreifachen physiologischen Rolle desselben als allgemeines Excitans des Nervensystems, als wärmeverminderndes Medicament und als Antideperditorium abhängig sind. Der Alkohol hat in der Materia medica seine natürliche Stellung unter den Anästhetica (Aether, Chloroform, u. s. w.) und den Antideperditoria (Kaffee, Thee) und bildet das Mittelglied zwischen diesen beiden, ohne Zweifel zu verschmelzenden Reihen.

Diese Anschauungen vertritt MARVAND (3) auch in seiner neueren grösseren Arbeit, in welcher namentlich die therapeutischen Erfahrungen durch umfassende Beobachtungen im Val-de-Grâce (von 500 Krankheitsfällen, davon 80 Typhus, 300 Variola, 25 Scarlatina, 30 Morbilli, 30 Pneumonie und 15 Rheum. art. acutum) erweitert sind.

Aus dem physiologischen Theile dieser Arbeit heben wir hervor, dass M. die Resorption des Alkohols vorzugsweise in den Dünndarm verlegt, während er den Magen zu rasch passire, als dass viel aufgesogen werden könne. Die Wirkung auf die Function der Blutkörperchen denkt sich M. so, dass bei der Anwesenheit einer gewissen Menge Alkohol im Serum dieses dem osmotischen Strome von den Blutkörperchen zum Serum ein Hinderniss bereite und so die Aufspeicherung verbrauchten Materials in den Blutkörperchen bedinge, womit natürlich auch die Zufuhr neuen Nahrungsmaterials verringert werde. Die Einwirkung auf das Gehirn besteht nach M. in einer Circulationsveränderung, indem, wie er sich an trepanirten Kaninchen überzeugte, zunächst Hyperämie, später Hirnanämie, die bis zum Tode eintritt, doch muss daneben noch eine chemische Alteration der Nervensubstanz zur Erklärung der acuten und chronischen Vergiftungserscheinungen angenommen werden. Ueber Einwirkung auf Puls, Temperatur und Nierensecretion hat M. selbst Versuche angestellt, und zwar in Bezug auf den Kreislauf mit Benutzung des Marey'schen Sphygmographen bei 4 gesunden Individuen, die übrigen an sich selbst. Die Veränderung der Pulsfrequenz war nach Ingestion von 30—50 Grm. Branntwein verschieden, indem bei 2 nervösen Personen eine Vermehrung um 4–8 Schläge, bei einem Dritten Sinken und bei einem Vierten Gleichbleiben beobachtet wurde; bei Allen war dagegen die arterielle Spannung verändert. Bei sich constatirte M., wiederholt bei Versuchen (am Nachmittage angestellt) nach 50–150 Grm. Cognac Temperaturabfall von 5—8 Zehntelgraden, 1 Stunde und länger anhaltend und selbst zunehmend. Unter dem Einfluss von 100 Grm. Cognac nahm bei M. die Diurese zu, dagegen nicht nur Harnstoff, sondern auch Harnsäure und die festen Stoffe erheblich ab (Harnstoff von 35,46 bis 31,20; feste Stoffe von 53,84 auf 47,25).

In Hinsicht auf die Anwendung in Fiebern hebt MARVAND zunächst beim Typhus hervor, dass der Triumph der Alkoholbehandlung in der Bekämpfung der Adynamie bestehe und dass in allen Fällen, welche sich der Febris lenta nervosa anreihen und mit Stupor und Depression verbunden sind, welche nach M. am häufigsten mit Darmgeschwüren und hartnäckigen Lungen- und Bronchienentzündungen einhergehen, sich excitirende Getränke (Alkohol, Caffe, Thee, Wein) und Douchen bewähren und dass bei einer solchen Behandlung die Herstellung rasch erfolgt, die Abmagerung gering und die Reconvalescenz von kurzer Dauer ist. Auch schwindet das nervöse Delirium bei adynamischem Typhus durch Alkoholbehandlung, was entweder als Folge der Beseitigung der Anämie oder als solche directer Nervenreizung anzusehen ist. Die dem Typhus eigenthümliche Fiebercurve wird durch die Alkoholbehandlung wesentlich modificirt, indem ihre drei hauptsächlichsten Theile (aufsteigender Schenkel, stationäres Verharren und absteigender Schenkel) viel weniger deutlich ausgeprägt sind (durch Sinken von ½–2½ Grad nach dem Alkohol, das 2–3 Tage anhält und dem dann meistens eine unbeträchtliche abendliche Exacerbation folgt) und indem die Akme niemals so bedeutend ist, meist nicht 39° übersteigt. Das durch abnorm hohe Temperatur erzeugte febrile Delirium konnte M. wiederholt durch grosse Gaben Spirituosen, die einen Temperaturabfall mit sich brachten, beseitigen.

Bei Variola simplex verhinderte Alkohol sowohl im Stadium prodromorum als am 2. oder 3. Tage der Eruptionsperiode gegeben, das Ansteigen der Temperatur und coupirte das damit verbundene Delirium. Bei Variola haemorrhagica primitiva mit beträchtlicher Adynamie leisteten Spirituosen in grossen Dosen (nebst Douchen) so Günstiges, dass von 16 Fällen sechs gerettet wurden; noch besser war der Erfolg bei secundären hämorrhagischen Pocken, wo von 36 Kranken nur 18 starben. Auch bei Scarlatina und Morbilli wirkte die Alkoholtherapie günstig auf Adynamie und Fieber.

In der Pneumonie hatte M. nicht allein Erfolg bei adynamischen Formen, sondern besonders auch bei idiopathischen Pneumonieen mit asthenischem Charakter bei jungen Individuen, so dass er von 30 Kranken keinen einzigen verlor; die Kurve des Fiebers wurde auch hier erheblich modificirt, die stationäre Periode verkürzt und die Periode des Abfalles um einige Tage verfrüht. In einem Falle, wo Delirium alcoholicum eintrat, schwanden die Gehirnerscheinungen nach einer grossen Dosis Alkohol. Von 15 an Rheumatismus articulorum acutus Leidenden genasen 13; die Alkoholtherapie bewirkte Nachlass der Schmerzen und Delirien, beträchtliches Sinken der Pulsfrequenz und – in 9 Fällen mit gesteigerter Diaphorese coincidirend – am 4–11 Tage Sinken der Temperatur, nur in 4 Fällen traten Herzleiden als Complication ein. In allen diesen Fällen gab M. den Alkohol als Excitans des Nervensystems zu 20–60 Grm. Branntwein in

Wasser verdünnt auf 1 Mal, als Antipyreticum zu 50–100–300 Grm. pro die in ständlich oder halbständlich zu nehmenden Einzelgaben.

Dupré (12) hat durch quantitative Untersuchungen von Urin und Athem aufs Neue das Resultat erhalten, dass nur ein geringer Bruchtheil des eingeführten Alkohols den Körper als solcher verlässt und dass die Elimination desselben nicht länger als 9 bis 24 Stunden dauert. In einer Versuchsreihe, wo D. in 12 Tagen 585 Grm. absoluten Alkohol nahm, wurde nur 0,43 Grm. durch die Nieren und 0,22 Grm. durch den Athem eliminirt, in einem 2. Versuche von 24,34 Grm. 0,23 im Athem und 0,18 im Urin. Da sich also auch bei fortwährender Alkoholdiät die Menge des täglich eliminirten Alkohols nicht mehrt, liegt die Annahme einer Destruction im Organismus nahe. Uebrigens findet sich nach Dupré in dem Urine von Personen, welche lange Zeit keine Spirituosen consumirt haben, ein Körper, der alle Alkoholreactionen gibt, ohne Alkohol zu sein, und ist derselbe während der Zeit einer Alkoholdiät in geringerem Maasse vorhanden, während er nach fortgesetzter Abstinenz wieder auf sein normales Maass steigt. Durch Thierkohle ist dieser Stoff nicht zu entfernen. Dupré (13) stellt übrigens nicht in Abrede, dass bei excessiven Dosen Alkohols grössere Mengen eliminirt werden können, wie dies ja auch Seuberth in neuerer Zeit bei Kaninchen constatirte; doch sah D. bei Betrunkenen nie mehr als 1 pCt. eliminirt werden.

Clarke (8) theilt drei Fälle mit, wo der excessive Gebrauch von Spirituosen Paraplegie mit Störungen der Sensibilität bedingte, welche Erscheinungen bei diätetischem Verhalten wichen, aber nach Wiederaufnahme des Trunkes recidivirten.

Dickinson (9) vergleicht den Leichenbefund von 149 im Laufe der letzten 30 Jahre in St. Georges Hospital verstorbenen Personen, welche mit Spirituosen geschäftlich zu thun hatten, mit demjenigen von in demselben Hospital verstorbenen andern Geschäftszweigen Angehörigen. Die letzten hatten im Durchschnittsalter von 40,6, die ersteren nur ein solches von 36,8 Jahren. Cirrhosis hepatis kam bei den mit Spirituosen Beschäftigten häufiger (22 : 6) vor, ebenso Empyem und Tuberculose (30 : 15), namentlich verbreitete Tuberculose (81 : 44) und Tuberculosis cerebri, hepatis, renum, splenis, intestinorum, glandularum mesaraicarum et peritonei (2 : 1), ferner Atherom und fettige Degeneration des Herzens, suppurative Pericarditis und Hypertrophie des l. Ventrikels ohne Klappenfehler, letztere verhältnissmässig mehr als die damit so oft verbundene Nierenerkrankung, ferner entzündliche Affectionen und Hämorrhagieen, sowie seröse Ergüsse in's Gehirn, während gewöhnlich Herzbeutel- und Rippenfellentzündung, sowie Pneumonie seltener bei denselben waren; Heilung von Verletzungen war bei ihnen weit langsamer. Nierenaffectionen waren bei beiden Klassen von derselben Häufigkeit; amyloide Entartung kam minder oft bei den mit Spirituosen beschäftigten Personen vor, Bright'sche Degeneration etwas häufiger (31 : 29), woraus D. schliesst, dass acute Nierenerkrankungen durch Alkohol nicht, chronische nicht sehr bedeutend vermehrt würden und dass überhaupt die Nieren weniger als andere Organe durch Spirituosa afficirt werden, namentlich als Leber und Lungen. Dickinson vindicirt danach dem Alkohol eine befördernde Wirkung auf das Eintreten von Eiterung bei entzündlichen Affectionen und Verletzung, was indessen von Anstie, ebenso wie die grössere Häufigkeit von Cirrhosis hepatis bei Trinkern bestritten wird.

In Bezug auf die letzteren bemerkt Jullard (6) in einem anziehenden klinischen Vortrage über Alcoholismus chronicus, welcher an zwei Fälle von chronischem Erbrechen bei habituellen Trinkerinnen anknüpft, dass man nicht etwa die Cirrhose in einem directen Gegensatz zu der fettigen Degeneration, namentlich in Hinsicht auf das ätiologische Moment stellen dürfe, indem er selbst auch bei Syphilis Fettleber antraf und andererseits Lendet das Vorkommen von Icterus gravis mit gelber Leberatrophie als Folge des Alkohols feststellte. In Bezug auf die Therapie der Gastritis chronica ex abusu spirituosorum mit Erbrechen empfiehlt J. besonders die Narcotica, namentlich Opiate und alkalische Wässer, endermatische Application von Morphin im Scrobiculus cordis; Bismuthum nitricum wird in vielen Fällen erbrochen. Tonica sind oft nöthig, müssen aber mit Vorsicht gegeben werden und namentlich darf die Verabreichung von Martialien nicht zu früh geschehen. Auch die Hydropathie, anfangs kalte Begiessungen, später Douchen auf Lendengegend, Epigastrium und rechtes Hypochondrium (bei Leberanschwellung), leistet gute Dienste.

Pupier (7) hat Versuche an Hühnern und Kaninchen angestellt, um den Einfluss längerer Darreichung von Absinth, Rothwein, Weisswein und Alkohol zu vergleichen. Als dem Rothwein und Weisswein allein zukommend scheint eine nach 2½ Monaten beobachtete Hypertrophie der Hahnenkämme ohne Alteration des Gewebes zu betrachten zu sein, als dem Absinth angehörig eine enorme Abmagerung, während nach den übrigen Getränken der Panniculus adiposus nicht wesentlich alterirt war. Die Leber bot bei allen Versuchsthieren Veränderungen dar; bei den mit Absinth behandelten Thieren war sie hart, derbe, von kleinerem Volumen, auf beiden Flächen uneben, mit zahlreichen, weissen Vertiefungen, in der Mitte rothbraun, und unter dem Mikroskope fanden sich die Gefässe sehr erweitert, die Leberzellen comprimirt und ausserordentlich degenerirt; ein analoges Verhalten boten auch die mit Weisswein behandelten Thiere dar, während nach Rothwein Vergrösserung und Verfettung der Leberzellen zu constatiren war.

Schwalbe (16) findet das Wirksame bei der Behandlung von Struma mit Jodinjectionen im Alkohol, mittelst dessen er nicht allein Kröpfe, sondern auch Lipome verkleinern konnte, in welchen ebenfalls Narbenbildung eintrat, jedoch das Fett schwieriger resorbirt wurde, als die eiweissartige Masse der Strumen. S. meint, dass vielleicht Aether oder verdünnte Kalilauge die Resorption des Fettes fördern und dass die Verkleinerung sehr grosser und blutreicher Lipome durch parenchymatöse Injectionen der Entfernung vorangehen solle. Auch bei der Ergotininjection bei Aneurysmen und Varicen schreibt S. dem dabei benutzten Alkohol und Glycerin die Wirkung zu, die Adventitia zur Narbenbildung und Schrumpfung zu veranlassen, da das Ergotin bei geschwundener Muscularis, wie gewöhnlich bei Aneurysmen der Fall ist, gar keine, bei erhaltener nur eine vorübergehende Wirkung haben kann, wobei auf die Contraction eine Erweiterung folgt. S. behandelte selbst einen Fall von Varicen mit Alkoholinjection glücklich und glaubt, dass der Alkohol vor allen ähnlich wirkenden Mitteln (Glycerin, Jodkaliumlösung) den Vortheil besitze, am schnellsten und sichersten Sklerose des Bindegewebes herbeizuführen.

Bonvier, C., Sull'abbassamento di temperatura post mortem da alcoolismo. (Rec. med. prov. Ven.) Gaz. med. ital.-lomb. No. 13.

Die antipyretische Kraft des Alkohols macht sich auch post mortem geltend. Alkohol kann also nicht, meint Autor, die Respiration, Circulation oder Innervation beeinflussend, sondern nur vermöge seiner antiseptischen Kraft antipyretisch wirken. Vielleicht auch vermag eine geringe Menge im ganzen Organismus vertheilten Alkohols die Myosingerinnung also die Todtenstarre zu verlangsamen und so eine postmortale Temperatursteigerung zu hemmen. Freilich wird Myosin in weniger diluirtem Alkohol gefällt.

Bork (Berlin).

---

3. Aethyläther.

1) Jeffries, B. Joy (Boston), Reintroduction of ether into England. Boston med. Journ. Oct. 3. p. 373. — 2) Ether versus Chloroform. Brit. med. Journ. No. 3. p. 473. — 3) Derselbe, Value of Ether in ophthalmic surgery. Lancet, Aug. 17. (Vortrag im ophthalmologischen Congress). — 4) Haward, Warrington J., On ether and chloroform as anaesthetics. Med. chirurg. Transact. Vol. 55. p. 5. — 5) Morgan, J. (Dublin), Ether versus Chloroform. On the use of ether as an anaesthetic in surgical operations; as a safer and more effective agent than chloroform in producing the avoidance of pain, with the description of an inhaler, and the mode of administration. Med. Press and Circular, July 31. Aug. 7. 21. 28. p. 97. 103. 117. 164. — 6) Derselbe, On ether as an anaesthetic, as a safer and more efficient agent than chloroform. Brit. med. Journ. Oct. 12. Nov. 16. 30. p. 416. 475. 543. — 7) Derselbe, The dangers of chloroform and the safety of ether as a mean of producing insensibility to pain. Dublin Journ. of med. Sc. Nov. p. 385. — 8) Noble, Henry Treesham. (London), Ether as an anaesthetic. Brit. med. Journ. Oct. 26. p. 463. — 9) Jones, Thomas, On anaesthetics. Ibid. Nov. 23. 30. p. 115. 603. — 10) Cooper, Note on the administration of ether. Ibid. p. 603. — 11) The administration of ether as an anaesthetic in Great Britain. Ibid. Nov. 16. p. 554. — 12) Norton, O. Everett, The administration of ether. Ibid. Dec. 7. p. 629. — 13) Greenway, Henry (Plymouth), Ether as an anaesthetic. Ibid. p. 630. — 14) Wight, J. S., Remarks on anaesthetics. Philadelph. med. and surg. Rep. Nov. 16. p. 310. (Plaidoyer für den Aether, der nur in solchen Fällen mit Chloroform vertauscht werden soll, wo die Kranken eine besondere Idiosyncrasie gegen Aether zeigen). — 15) Dunning, W. B., Death from ether. New-York med. Record. Octbr. 1. (Anästhesie mit Aether bei einem 23jährigen Manne mit Fractura femoris etc., nach vorsichtiger Anwendung des Anästheticums in 10 Min. vollendet; nach einigen Minuten ungewöhnlich frequenter und keuchender Athmen bei gutem Pulse, das übrigens nach zweckmässiger Compression des Thorax normal wurde, 5 Minuten später Wiederanwendung des Aethers, dann nach 1—5 Minuten plötzlich Mydriasis, Stillstand der Resp. vor Cessiren des Pulses; Tod trotz Faradisation, welche in 40 Minuten keine Reaction hervorrief; die 1 Stunde nach dem Tode angestellte Section ergab Todtenstarre, Flüssigkeit des Blutes und keine besonderen Veränderungen der Blutgefässe im Gehirn und in Schleimhäuten; in beiden Lungen fanden sich alte Adhäsionen, an der Basis der Aortenklappen etwas Atherom, die Leber war hyperämisch, der untere rechte Lungenlappen hepatisirt; der Aether, von welchem etwa 8 Unzen verbraucht waren, zeigte bei chemischer Untersuchung nichts Besonderes. — 16) Bigelow, Henry J., Death from chloroform and alleged death by ether. Boston med. and surg. Journ. Oct. 24. p. 77. (Bemerkung zu dem Falle von Dunning, in welchem Bigelow keine Aetherintoxication sehen will, wo er vielmehr in der bestehenden Pneumonie mit dem Emphysem den Ausgangspunkt für den tödtlichen Verlauf der Aetherwirkung [illegible]). — 17) Packard, John H., (Philadelphia), On the first insensibility from ether. Philadelphia med. Times. Febr. 15. — 18) Alexander, William (Halifax), On anaesthetics. Brit. med. Journ. Dec. 14. p. 452.

In England, wo unter der Autorität von SIMPSON und SNOW der Aether als anästhesirendes Mittel sehr frühzeitig und fast vollständig durch das Chloroform verdrängt wurde, so dass in den letzten Jahren nur wenige Aerzte und Chirurgen sich des erstgenannten Stoffes bedienten (so besonders WARRINGTON HAWARD im Hospital for sick children, THOMAS JONES im St. Georges Hospital, MORGAN in Dublin), hat JOY JEFFRIES aus Boston (1) während der Sitzung des Ophthalmic Congress durch einen Vortrag über den Werth des Aethers in der Augenheilkunde eine Rehabilitation des Aethers in der öffentlichen Meinung zu bewirken gesucht, und durch Vornahme von Aetherisationen in verschiedenen Londoner Hospitälern in 17 verschiedenen Fällen so zu sagen ad oculos zu demonstriren sich bemüht, dass der Aether ebenso wirksam als Anästheticum sei, wie Chloroform, ohne dessen gefährliche Eigenschaften zu theilen. — Nach JEFFRIES kann Aether in 50 bis 100 Secunden vollständige Narkose bewirken, und bringt durchaus keine Nausea oder Erbrechen zu Wege, wenn man am Abend vor der beabsichtigten Operation nur wenig, und in den Morgenstunden gar keine Speise geniessen lässt, und die Operation dann selbst in den ersten Vormittags-Stunden (9 bis 10 Uhr) ausführt. — Zur Aetherisation benutzte J. ein konisch zusammengerolltes Handtuch mit einem zur Aufnahme des Aethers bestimmten Tuche oder Schwamm im Innern, legt ersteres über Mund und Nase, so dass der Pat. reichlich Aether gleich Anfangs inhalirt, und instruirt denselben dahin, dass, wenn ihm das Einathmen Beschwerde mache, diese am besten durch tiefes Inspiriren gehoben werde, wodurch rasch aller Widerstand beseitigt und Schlaf herbeigeführt wird. J. warnt davor, bei sich sträubenden Pat., welche nach Luft jammern, Luftzutritt zu gestatten, und führt mit der grösstmöglichsten Schnelligkeit, wenn nöthig, unter Anwendung von Gewalt, den Kranken in das Stadium der Narkose über. — JEFFRIES's Bestrebungen haben in England nicht nur die alten Anhänger des Aethers ermuthigt, ihre Erfahrungen mitzutheilen, sondern auch zu neuen Versuchen in Krankenhäusern geführt. Die darüber gemachten Mittheilungen enthalten zwar nicht viel, was früher bei Discussionen über dasselbe Thema nicht hervorgehoben wäre, erfordern indessen doch, bei der Wichtigkeit des Gegenstandes, ein gedrängtes Referat.

In der Discussion über Jeffri's Vortrag im ophthalmologischen Congress betonte zunächst Brudenell Carter (3), dass nach Versuchen in St. Georges Hospital, wo Warrington Haward in ausgedehntem Masse ätherisire, grade für Augenoperationen der Aether am wenigsten empfehlenswerth sei, da hier nicht die für Operationen nöthige Erschlaffung der Recti erfolge, während Jabez Hogg bei Augenoperationen von jedem Anästheticum Abstand genommen wissen wollte.

Warrington Haward (4), welcher keineswegs zu den unbedingten Aetheranhängern gehört, vindicirt dem Chloroform grössere Annehmlichkeit bei der Anwendung, dagegen dem Aether eine geringere Gefährlichkeit, indem die beim Chloroformiren zu befürchtende und nicht vorauszusehende Herzparalyse durch Aether nicht hervorgerufen werde. Der letztere scheint sogar dem Shock entgegenzuwirken, was trotz Lister's Versicherung nach den Erfahrungen von Haward die Narkose (durch Chloroform) allein nicht thut, obschon allerdings bei ängstlichen Personen der Puls sich hebt, sobald mit dem Schwinden des Bewusstseins die Furcht schwindet, während er wiederholt Fälle z. B. bei Amputationen im Hüftgelenk, wo gerade im Momente der Abnahme des Gliedes ein plötzliches Sinken des Pulses und Herzschlages auftrat. H. ist durchaus nicht mit Lister einverstanden, dass bei Anästhesiren mit Chloroform die Beobachtung des Pulses ausser Acht zu lassen sei, weil ihm dieser wiederholt die Zeichen drohender Gefahr gegeben. — In den von H. beobachteten 97 Fällen von Aetherisation wurde der Puls stets grösser und blieb dies während der ganzen Dauer der Anästhesie, und bei einem mit Paralyse (in Folge von Degeneration des Rückenmarks, schwachem Herzen, chronischer Bronchitis und den Anfängen von urämischer Intoxication leidenden) behafteten 73jährigen Mann, an dem der Seitensteinschnitt unter Aetherisation ausgeführt wurde, war der Puls nach der Narkose besser als vor der Operation. H. erblickt ausserdem in dem Umstande, dass Chloroform viel leichter persistentes Erbrechen nach Beendigung der Narkose bedinge, das zu Erschöpfung führe, einen für Aether sprechenden Umstand, da in zwei Fällen, wo das Symptom früher nach Chloroform beobachtet wurde, dasselbe nach Aether ausblieb. In der manchmal von ihm beobachteten lärmenden Excitation nach dem Erwachen aus dem Aetherschlafe und in der Anfüllung des Zimmers mit Aetherdämpfen sieht H. Inconvenienzen der Aetherisation.

Zu Operationen im Munde hält H. den Aether nicht so gut geeignet wie Chloroform, da die Patienten manchmal nach Entfernung des Aethers zu früh erwachen, doch hat er in 6 F. von Operation des Wolfsrachens und in 9 F. von anderen Operationen im Munde mit Erfolg ätherisirt. Um mit dem Aether ebenso schnell wie mit Chloroform Anästhesie herbeizuführen benutzt H. einen mit Taffet überzogenen Kegel von Filz, in dessen oberen Theil ein mit Aether imprägnirter Schwamm gelegt wird den man mit einem anderen, in warmem Wasser liegenden frischen Schwamm vertauscht, sobald die Evaporation gehemmt wird (durch Abkühlung des Schwammes). Eine seichte Rinne im Innern des Filzkegels verhindert den Contact des Aethers mit dem Gesichte des zu Narkotisirenden und eine Oeffnung, deren Grösse mit dem Finger regulirt werden kann, lässt nach Belieben Luft eintreten.

Energisch für die Anwendung des Aethers als Anästheticum plädirt Morgan (5—7) im Hinblick auf die grosse Chloroformsterblichkeit in Grossbritannien, wo wöchentlich 1 Todesfall durch Chloroforminhalation bedingt wird, und unter Berufung auf die statistischen Berichte der ärztlichen Gesellschaft von Virginia, wonach beim Aether 4 Todesfälle auf 92815 (1 : 23204), beim Chloroform 53 T. auf 152260 (1 : 2873), bei Mischung von Chloroform und Aether 2 T. auf 11176 (1 : 5588), beim Methylenbichlorid 2 : 10000 (1 : 5000) Inhalationen fielen, somit Aether 8 mal weniger gefährlich als Chloroform sich erweist. Ferner sah M. wiederholt in eigener Praxis bei Individuen, wo Chloroform Nebenerscheinungen (intensive Narkose, Stadium spasmodicum) bewirkte, Aether ohne solche Anästhesie bedingen und überzeugte sich während der letzten beiden Monate in mehr als 160 Fällen von der gefahrlosen Anwendung bei umfangreichen Eingriffen. Die von Anderen beobachteten Inconvenienzen schiebt M. auf unrichtige Anwendung, und betrachtet namentlich die Excitation als im directen Verhältnisse zu dem gleichzeitig mit dem Aether eingeathmeten Betrage von atmosphärischer Luft stehend, weshalb er sich — wie das ja beim Aether auf dem Continente überall geschieht — eines eigenen Apparates bedient, der den Zutritt möglichst grosser Mengen Aether zu den Lungen ermöglicht. Durch Anwendung dieses Apparates wird das Excitationsstadium in den meisten Fällen völlig umgangen und genügen 2—3—4 Unzen, um in 3—4, selbst in 2 Min. Narkose von 20 Min. Dauer herbeizuführen. Bei dieser Art der Inhalation sah M. nie Uebelkeit, wohl aber häufig bei Zutritt atmosphärischer Luft und wenn kurz zuvor gegessen oder getrunken war. Dem secundiren Bullin (8) unter Hinweis auf die Gefahren des Chloroforms für Kranke mit nicht diagnosticirbarer fettiger Degeneration des Herzens, wo der nicht deprimirend, sondern excitirend auf die Herzaction wirkende Aether durchaus indicirt ist, und Jones (3), welcher nach ausgedehnter eigener Erfahrung im Victoria Hospital erklärt, dass ihn Nichts veranlassen könne, bei sich selbst Chloroform in Anwendung bringen zu lassen. Jones classificirt die Chloroformtodesfälle in unvermeidbare, wo der Tod bei völlig gesunden Individuen durch plötzliche Herzlähmung erfolgt, und vermeidbare, wo entweder respiratorische Störungen sich zu erkennen geben, oder wo die deletäre Action des Chloroforms auf das Herz sich allmählig entwickelt, und dies durch Veränderungen des Pulses zu erkennen giebt, der irregulär und aussetzend oder auffallend schwach wird, und dessen Abnormität sich bei sorgfältigem Fortfahren mit Chloroformiren immer mehr steigert. Einen zu der ersten Kategorie gehörenden Fall beobachtete J. im Jahre 1863 im St. Georges Hospital; Fälle von allmäliger Einwirkung auf das Herz kommen bei Herzkranken, aber auch bei ganz Gesunden vor und sprechen gegen die Ansicht von Lister, dass die Beobachtung des Pulses beim Chloroformiren irrelevant sei. In solchen Fällen muss das Chloroform schleunigst ausgesetzt werden, und kann man nach J.'s Erfahrung die Narkose ohne Gefahr mit Aether fortsetzen, bis sich der Puls wieder hebt oder die Operation vollendet ist. Aether empfiehlt sich noch besonders im Collaps bei schweren Verletzungen, wo eine Operation zu machen ist. Jones hält bei richtiger Anwendung nach Americanischer Manier, oder mit einem Apparate, die Dosis des Aethers für nicht grösser als die des Chloroforms (?). Eine Mischung von Aether und Chloroform verwirft J. gänzlich, hält dagegen für kleine Operationen das Stickoxydul, mittelst dessen er durch wiederholte Application selbst 3 Minuten lange Narkose erzielte, für sehr geeignet, das sie nicht Erbrechen bedingend bei Augenoperationen vorzugsweise indicirt ist.

Couper (10), welcher früher im London Hospital Aetherisationen mit wenig befriedigendem Erfolge ausführte, hat neuerdings mit reinem wasserfreiem Aether im Hospitale zu Moorfields Versuche angestellt, denen zufolge die Aetherisation nicht mehr Zeit als die Chloroformisation in Anspruch nimmt, und durch erstere eine Narkose ohne vorausgehende Exitation erzielt wird, wenn man sich des Americanischen Verfahrens und des Aether purus bedient, welcher letztere allein gleichmässig verdunstet. Als einzige Inconvenienz bezeichnet C. das beim Beginne der Aetherisation auftretende Gefühl von Erstickung, welchem man ihm zufolge am besten dadurch begegnet, dass man dem Patienten einen Zug Luft athmen lässt und dann aufs Neue zu ätherisiren beginnt, indem man ihn auf das baldige Verschwinden des Gefühles aufmerksam macht, während man den etwaigen Widerstand von Seiten zu ätherisirender Kinder mit Gewalt überwindet. C. bezeichnet das Erwachen als aus dem Aetherschlafe als ein gewöhnlich und selbst bei habituellen Trinkern sanftes und formulirt seine Ansicht dahin, dass Aether ausser Stande sei, Syncope zu bedingen, dass danach nicht so leicht hartnäckiges und gefährliches Nausea und Erbrechen wie nach Chloroform (besonders nach Operationen am

Abdomen) resultire, und dass Aether eben so zuverlässig Anästhesie und Muskelerschlaffung wie Chloroform bedinge.

Morgan (5) hat auch Versuche an Kaninchen angestellt, aus denen die grössere Gefährlichkeit des Chloroforms hervorgeht, indem Kaninchen durch unverdünnten Aetherdampf binnen 1½ St. dreimal in Anästhesie versetzt werden können, ohne dass es ihnen schadet, während eine geringe Quantität unverdünnten Chloroformdampfes sie unter Convulsionen rasch tödtet. Auch theilt er sphygmographische Bilder von Aetherisirten und Chloroformirten mit, woraus hervorgeht, dass die Herzaction durch Aether erheblich gesteigert wird. Der Inhalationsapparat von Morgan hat im Innern eine Anzahl von Vorsprüngen, welche die Verflüchtigung des Aethers befördern, am obern Theile ein Diaphragma von Kautschuk, so dass die Ausathmung in den Apparat geschehen kann und ein Mundstück, welches ein Wasserkissen umgiebt. Bei Wiederaufnahme der während einer Operation unterbrochenen Inhalation lässt M. das Mundstück fort und direct aus dem Apparate athmen. Die Wiedereinathmung der Kohlensäure aus dem Apparate schliesst nach M. keine Gefahr ein.

Norton (12) hat neuerdings den Aether in 12 Fällen versucht, zuerst vom Taschentuche aus, was den Patienten und den Operirenden unangenehm war, dann mittelst eines von Hawksley gefertigten Apparates, wo die Inconvenienz fortfiel, er hält Erbrechen und Uebelkeit für ebenso häufig und selbst für energischer als beim Chloroform, jedoch nicht so lange anhaltend; in einzelnen Fällen sah er Speichelfluss danach eintreten. Der von ihm benutzte Apparat besteht aus einer mit Flanell ausgefütterten Metallbüchse, welche durch 5 Bretter, die ebenfalls mit Flanell überzogen und in der Mitte durchlöchert sind, in 6 seitlich durch Oeffnungen communicirende Fächer zerfällt und mit einem Glasreservoir sich verbindet, das einen Hahn zur Aufnahme von Aether und einen zweiten zum raschen oder langsamen Ausfliessen des Aethers in das Metallgefäss hat; die Metallbüchse besitzt eine Klappe zur Aufnahme von atmosphärischer Luft und communicirt mit einer Röhre, welche oben mit einem Snow'schen Mundstücke endigt.

Greenshaw (13) hat die Mischung von Aether, Chloroform und Alkohol in ihrer anästhesirenden Wirkung sehr langsam gefunden, befürwortet dagegen, die Anästhesie mit Aether einzuleiten und mit Chloroform zu beenden, und, im Falle das letztere auf Resp. oder Puls ungünstig wirkt, es durch Aether zu ersetzen.

Nach Packard (17) rufen Aetherdämpfe zuerst ein Stadium der Muskel-Erschlaffung, hierauf ein solches der Excitation, und schliesslich das der ausgeprägten Narkose hervor, und ist das Stadium der Muskel-Erschlaffung mit Analgesie verbunden, so dass es zu kurzen, schmerzhaften Operationen (Onkotomie etc.) wohl zu benutzen ist, wodurch der Pat. von Erbrechen, Kopfweh etc. frei bleibt.

Einen sehr berechtigten Standpunkt in der Aetherfrage nimmt Alexander (18) ein, indem er die Ansicht verficht, dass in allen denjenigen Fällen, wo ein Stimulans indicirt sei, die Aetherisation vorzuziehen sei, und dass in Fällen, wo längere Narkose wünschenswerth ist, und dieselbe mit Chloroform eingeleitet war, die Fortsetzung zweckmässig mit Aether geschieht. — Uebrigens hat auch die Aetherisation einige Schattenseiten, indem sie leicht Husten und Suffocationsgefühl, dagegen nur schwer vollständigen Verlust der Erinnerung an das Geschehene bedingt, und, wie A. wiederholt beobachtet hat, häufig Ejaculationen hervortreten lässt.

4. Aethylschwefelsäure-Verbindungen (Sulfovinate).

Limousin. Sulfovinate de soude, de sa préparation et de ses propriétés purgatives. Bull. gén. de Thérap. Mars 30 p. 284. (Neues Darstellungsverfahren, sonst nur Bekanntes).

5. Aethylidenchlorid.

Steffen, A., Ueber das Aethylidenchlorid. Berl. klin. Wochenschr. 5 p. 56.

Steffen hat, wie schon im vor. Bericht (I. 328) erwähnt wurde, das Aethylidenchlorid wegen seines angenehmeren Geruches besonders in der Kinderpraxis anwendbar gefunden; die Wirkung erfolgt sehr rasch, namentlich wenn man gleich Anfangs viel inhaliren lässt, wie St. empfiehlt, und genügen bei Kindern 3—4 Grm. zur Erzielung einer Narkose bei Operationen von kurzer Dauer, während bei Erwachsenen für längere Operationen 30 Grm. nothwendig werden können. Bei dem Erwachen aus der Narkose kamen in den 20 Fällen, wo St. das Mittel anwandte, keine Beschwerden vor.

6. Methylenbichlorid.

1) Death during the administration of bichloride of methylene. Under the care of Mr. Campbell de Morgan. Brit. med. Journ. Oct. 18 p. 461. (40jähriger [illegible] mit einer Fistula perinaei, vor der Operation sehr [illegible] zur Chloroformanwendung; Inhalation von 5 Drachmen Methylenbichlorid aus dem im Middlesex Hospital gebräuchlichen Apparate; nach wenigen Inhalationen starke Aufregung und [illegible] Krampf, dann nach 5 Min. unter fortgesetzter Anästhesirung Narkose, beim Umlegen des Kranken Lividität, Aufhören der Respiration und Kleinheit des Pulses, Synkope und nach 2 Min. Mydriasis. Tod trotz Sylvester'scher Methode, Galvanismus und Brandy-Klystieren. Bei der Section wurde Hyperämie des Gehirns (schwach), der Lungen (stark, mit Ekchymosen in die Bronchial- und Tracheal-schleimhaut) und der Nieren, Verwachsung der rechten Lunge mit den Rippen, Fluidität und dunkle Färbung des Blutes, Vergrösserung und Verfettung der Leber constatirt, das Herz war gross und welk, leer, auf der Oberfläche mit Fett bedeckt, die Muskelbündel in den ersten Anfängen der fettigen Degeneration). — 2) Richardson, B. W., Methylated ether. Med. Times and Gaz. Nov. 27. p. 474. — 3) Death from bichloride of methylene. Brit. med. Journ. Aug. 21. p. 249. (Tod eines 11jährigen Mannes im Bath Hospital, in der [illegible] Einwirkung eines [illegible] [illegible] Narkose; Respiration und Puls gleichzeitig [illegible]; Lividität des Gesichtes; erfolglose Anwendung von Galvanismus; Sternum hindurch; Herz schlaff, gross, aber nicht krank. Das Anästheticum war im Hause [illegible] und [illegible]).

Richardson (2) spricht sich in der Frage, welches Anaestheticum zu verwenden sei, für eine Mischung von Aether und Methylenbichlorid, welche er an Sicherheit dem schwersten Anästheticum, dem Methyläther, sehr nahe stehend erachtet, aus. Da beide Substanzen fast den gleichen Siedepunct und die nämliche Dampfdichte besitzen, so findet gleichmässige Dampfentwicklung statt. 3—6 Dr. bewirken gute Anästhesie, welche nicht ganz so rasch wie nach Methylenbichlorid eintritt.

7. Chloroform.

1) Hardie, James (Manchester). Two cases of recovery from chloroform asphyxia. Lancet. Apr. 27. p. 176. (Asphyxie eines 10¼jährigen Knaben und einer 48jährigen Frau während der Operation [illegible] in der Chloroformnarkose, Wiederbelebung durch Faradisation des Phrenicus, obschon das Athmen im 1. Fall 2 Min. im 2. 1 Min. cessirt hatte; in dem einen Fall wurde mit Sicherheit constatirt, dass das Athmen vor dem Herzschlage aufhörte). — 2) Didey, F., Quel est l'anesthésique le moins dangereux. Gaz. hebd. de méd. 41. p. 693. [illegible] — 3) Green, Thomas (Bristol), On death from chloroform: its prevention by galvanism. Brit. med. Journ. May 24. p. 551. (Theilt drei im Bristol Royal Infirmary vorgekommene Chloroformtodesfälle, welche übrigens [illegible] sind, aus früheren Jahren mit, sowie 5 Fälle von plötzlichem Sistiren von Puls und Respiration in der Chloroformnarkose, wo die sofortige Anwendung von Galvanismus rasche Wiederherstellung herbeiführte; das Chloroform war in allen Fällen vom [illegible] inhalirt). — 4) Morgan, W. F., Chloroform dangers. Ibid. Juni 1. p. 582. (Berichtet einen weiteren Fall aus dem Bristol Royal Infirmary, wo bei einer Taxis Stillstand des Herzens erfolgte und durch Anwendung der Electricität das Leben gerettet wurde). — 5) Green, Thomas. On death from chloroform. Dec. 7. p. 898. [illegible] — 6) Jeaffreson, Christopher S. (Newcastle), Death from Chloroform. Ibid. Dec. 7. p. 930. — 7) [illegible] — 8) [illegible] — 9) Pérez, G. Vivian, Clinical remarks on chloroform and its administration. Lancet. Oct. 12. [illegible] — 10) Labbé, L. u. Goujon, E., Sur l'action combinée de la morphine et du chloroforme. Compt. rend. [illegible] — 11) Guibert, Action combinée de la morphine et du chloroforme. Compt. rend. [illegible] — 12) Guersant, [illegible] — 13) Demarquay, De l'emploi combiné de la morphine et du chloroforme pendant les opérations chirurgicales. [illegible] — 14) Dersalle, [illegible] — 15) Porlitz, W., Ein Fall von Tod in der Chloroformnarkose; Lebensrettung. [illegible] — 16) Chaffers, Edw., (Keighley). Death from suffocating while inhaling of chloroform; [illegible] — 17) Cabasse, Mort subite pendant la [illegible] de l'ambulance au moyen du chloroforme. Lyon méd. [illegible] — 18) Des cas de mort par le chloroforme et par l'éther. [illegible] — 19) Lebeaski, (Lyon), Note sur le chloroforme. Lyon méd. [illegible] — 20) Deaths from chloroform. Brit. med. Journ. [illegible] (Fälle von Chloroformtod im General Hospital zu Nottingham, nach Mittheilungen von [illegible], und in York, nach Mittheilung von Will. Bird. In dem 1. F. ging die Anästhesirung, [illegible] — 21) Death from chloroform in King's College Hosp. Ibid. Dec. 14. p. 717. [illegible] — 22) Smith, Priestley, Birmingham and Midland Eye Hospital. Death from chloroform. Brit. med. Journ. Apr. 6. [illegible] — 23) [illegible] — 24) Kerrer (Dürrmenz), [illegible] — 25) Thomas, E. Reeves, A new form of drop-bottle for chloroform. Lancet. March 1. p. 308. [illegible] — 26) Freeman, William, Left side hemiplegia, occurring during administration of chloroform. [illegible]

Von verschiedenen Seiten wird die Anwendung des Galvanismus als bestes Mittel zur Lebensrettung bei Sistiren der Respiration und des Herzschlages in der Chloroformnarkose bezeichnet und die Nothwendigkeit betont, in Operationssälen stets einen Apparat in Bereitschaft zu halten, da eben die frühzeitige — sofortige — Anwendung geboten ist. So z. B. von Hardy, der damit auch noch Erfolge erzielte, als die Respiration 1–3 Min. cessirt hatte, und besonders von Green (3) welcher vorzüglich davor warnt, Personen zu chloroformiren, welche mehrere Stunden vorher ohne Nahrung geblieben sind oder aus einem warmen Zimmer in einen kühlen Raum gebracht worden, und der den Apparat von Clover zur Regelung des richtigen Verhältnisses zwischen Luft und Chloroform für sehr zweckmässig hält, übrigens neuerdings die Aethersation überhaupt dem Chloroformiren vorzieht. Dass übrigens auch die auf andere Art prompt und längere Zeit ausgeführte künstliche Respiration für sich lebensrettend wirken kann, beweisen zwei von Jaffarson (6) mitgetheilte Fälle, wo das Leben noch 20–30 Minuten nach Aufhören des Herzschlages und der Respiration wiederkehrte, und welche gewiss eine Mahnung für die Chirurgie darstellen, nicht zu früh mit den Rettungsversuchen innezuhalten.

Erichsen (7) spricht die Ansicht aus, dass der sogen. *synkoptische Tod in der Chloroformnarkose* nicht direct auf Lähmung des Herzens beruhe, sondern auch ein asphyktischer sei, indem Chloroform in allen Fällen eine Tendenz zu Asphyxie setze, besonders im Anfange, wo der Patient mehrere Secunden den Athem anhält, was dann bei Individuen mit schwachem fettigem Herzen eine rasche Füllung der rechten Herzhälfte mit Blut zur Folge habe, das bei der geschwächten Propulsivkraft nicht fortgeschafft werden könne, wodurch dann Stillstand und fast augenblicklicher Tod erfolge. Ist künstliche Respiration eingeleitet, so findet sich bei der Section oft keine besonders starke Dilatation des rechten Herzens und vermöge Abfliessens des flüssigen Blutes nach den abhängigen Theilen Hyperämie derselben bei leerem Herzen. Das Eintreten von Rigidität in der Narkose ist nach E. stets von grosser Gefahr für Patienten mit schwachem Herzen, weil dabei in Folge der Fixirung der Brustmuskeln und Anfüllung der Lungen mit Chloroformdampf der Pulmonarkreislauf stockt und der Druck auf das rechte Herz erheblich zunimmt, weshalb man in solchem Falle den Kranken zweckmässig wieder zu sich kommen lässt und allmälig aufs Neue chloroformirt. Erichsen, der in seiner enormen Praxis nur einen einzigen Chloroformtodesfall hatte, hält in den sogenannten Todesfällen durch Synkope cardiaca Rettungsmittel für kaum zum Ziele führend, da die Wiederherstellung der Contractionen bei einem einmal stillstehenden Herzen kaum je gelingt.

Burritt (8) glaubt, dass die *zuvorige Anwendung von Stimulantien*, insbesondere von Whisky, die durch Chloroform bedingte Narkose verhältnissmässig sicherer mache, indem bei Darreichung grosser Mengen des Stimulans die Depression geringer ausfalle und die Erholung verhältnissmässig rascher geschieht und die entfernten Wirkungen auf das Gehirn, von denen B. die tödtliche Wirkung des Chloroforms ableitet, ausbleiben. In dem oben erwähnten Todesfalle von Bird in New-York war vorher Whisky gereicht.

In einem für Studirende berechneten Vortrage über die Anwendung des Chloroforms als Anästheticum spricht sich *Vivian Poore* (9) bei Chloroformtodesfällen für die combinirte Anwendung der *Sylvester*'schen Methode der künstlichen Respiration und der Faradisation des Phrenicus aus, so dass während des Emporhebens der Arme über den Kopf der 2. Pol zwischen dem 6. und 7. Rippenraume gesetzt wird und beim Pressen der Ellbogen gegen die Seite entfernt wird. P. hat 2 Fälle von Chloroformasphyxie gesehen, wo ihm der Grund in Erschöpfung der beiden Pat. durch langes Fasten vor der Operation zu liegen schien, und räth deshalb an, etwa 6 Stunden vor der Vornahme der Narkose ein substantielles Frühstück und 2 Stunden vorher Suppe und ein Glas Sherry geniessen zu lassen. In den Apparaten sieht P. keine Gewähr gegen Todesfälle, höchstens in dem *Clover*'schen gegen Todesfälle durch zu starken Chloroformgehalt des inhalirten Gasgemenges; andererseits glaubt er, dass keine Contraindicationen für das Mittel beständen, nicht einmal Fettherz, da solches zwar die Gefahren des Chloroforms vergrössere, aber der damit behaftete Pat. bei Vollziehung der Operation ohne Chloroform ebenso leicht an Shok zu Grunde gehen würde, noch weniger in leichten Klappenfehlern, Lungenleiden, intermittirendem Puls, Hysterie u. s. w. Bei der Ueberwachung der zu Anästhesirenden ist der Puls nach P. stets zu berücksichtigen, was am besten seitens des Chloroformirenden an der Schläfenarterie geschieht.

Die von Cl. Bernard bei Thieren constatirte Thatsache, dass *subcutane Injection von Morphin vor Anwendung von Chloroform* weit rascher Eintritt der Narkose bedinge, zu deren Hervorrufung weit weniger Chloroform nöthig sei, hat verschiedene französische Chirurgen zur Prüfung der combinirten Anwendung von Morphin und Chloroform beim Menschen veranlasst, um darauf eine neue Methode der Chloroformanwendung zu basiren, welche übrigens in Deutschland schon mehrere Jahre früher von Uterhart in Rostock (vergl. Jahresber. für 1869, I. 339) ausgeübt wurde. Labbé und Guyon (10) schliessen aus Erfahrungen an 4 Kranken, denen ¼ St. vor dem Chloroformiren 2 Cgm. Morphinum hydrochloratum subcutan injicirt wurden, dass die Narkose früher eintritt und nach geringeren Mengen Chloroform zu Stande kommt, auch länger dauert; doch stehen diese Sätze mit den Versuchen einigermassen in Widerspruch, da die vollständige Anästhesie in 6–7 Minuten eintrat und 18, 25–48 Grm. Chloroform gebraucht wurde. Etwas älteren Datums sind Versuche von Guibert (11), welche zunächst unter Rigault und Sarrazin in Strassburg ausgeführt wurden. Nach G. kann man durch Combination von Morphin und Chloroform zwei ganz verschiedene Zustände herbeiführen. Injicirt man zunächst 1–2 Cgm. Morphinhydrochlorat, so bedingt die Inhalation von Chloroform Anfangs einen Zustand von *Analgesie mit Erhaltung des Bewusstseins*, der Sinnesthätigkeiten und der willkürlichen Bewegung, welcher vollkommen in der Geburtshülfe und zu kleinen chirurgischen Operationen ausreichend ist und welcher ausserordentlich gute Dienste bei schmerzhaften Affectionen, wie Colica saturnina, Gallen- und Nierensteinkolik leisten kann. Solche Analgesie kann schon durch äusserst geringe Mengen Chloroform, z. B. durch in Zwischenräumen wiederholtes Riechen an einer Chloroformflasche erzielt werden und kann ohne Gefahr mehrere Stunden unterhalten werden, z. B. während der Wehenthätigkeit in Anwendung gebracht werden. G. lässt hier nur inhaliren, wenn eine Wehe kommt und hört auf, sobald die Contraction beendet ist, und setzt diese pausenweisen Inhalationen während der ganzen Dauer des Geburtsgeschäftes fort, bei welchem die Kreissende in einem Zustande ausserordentlicher Ruhe und Wohlbehagens sich befindet und injicirt vor dem Durchschneiden des Kopfes noch ein weiteres ½ Cgm. Morphin. Guibert hat in diesem Zustande von Analgesie eine Wendung vollführt, bei welcher die Mutter völlig wach war und auf alle Fragen antwortete. Setzt man das Inhaliren länger fort, so resultirt Schlaf mit completer Anästhesie, wobei G. in einem Falle ein Sinken der Pulszahl von 100 auf 54 constatirte.

Auf die Herabsetzung der Herzthätigkeit und der Temperatur durch combinirte Anwendung von Morphin und Chloroform weist Dremarquai (13, 14) als auf Momente hin, welche Gefahren involviren. Bei Hunden wird nach D. durch Chloroforminhalation um 1°, durch Subcutaninjection von 1 Cgm. Morphin um etwa 2°, durch combinirte Anwendung beider selbst bis um 3½° sinkt. D. hat bei Versuchen an Hunden einen plötzlichen Todesfall durch die Anwendung der Combination eintreten sehen und sah im zweiten Fall der Anwendung beim Menschen ernste Zufälle entstehen. Das Blut der Kranken wurde dunkel, die Kranke bekam eine Reihe von Ohnmachtsanfällen und befand sich den ganzen Tag über in einem sehr beunruhigenden Zustande, welcher D. zu der Frage veranlasst, ob man wohl daran thue, ohnehin in deprimirtem Gemüthszustande befindliche Personen dem Einflusse zweier so deprimirend wirkender Substanzen zu unterwerfen. D. glaubt, dass, wenn man auch durch vorhergehende Subcutaninjection von Morphin weniger Chloroform verbrauche und rascher Narkose erziele, man dadurch doch in keiner Weise die Gefahren der Chloroformnarkose verringere. Dies glaubt er dagegen durch einen neuen Apparat, dessen er sich seit 1 Jahr bedient, erreicht zu haben. Derselbe besteht aus einer aus Flanell gemachten Maske, auf welche das Chloroform tropfenweise aus einer graduirten Flasche gegossen wird, so dass die Verdunstung eine continuirliche ist und das Athmen ohne Anstrengung vor sich geht, was bei anderen Apparaten nicht der Fall ist. Nach D.'s Erfahrungen fehlt bei Anwendung dieses Apparats die Excitationsperiode oft vollständig und nur in einem Falle war sie bei einem jugendlichen Trinker bedeutend entwickelt.

Welche Schwierigkeiten der Statistik der Chloroformtodesfälle erwachsen, beweisen die Beobachtungen von Ficinus (15), Newman (26), Chaffers (16) und Cabasse (17), von denen unseres Erachtens höchstens der erstere als zum Chloroformtod gehörig bezeichnet werden kann, während die beiden letzten zufällige Todesfälle während der Narkose darstellen. In dem Fall von Cabasse trat der Tod bei einem durch Bombensplitter Schwerverletzten, welcher eine sehr heftige Blutung aus der Peronea gehabt hatte, in der nach 2 Min. ohne vorgängige Excitation erfolgten Narkose ein, nachdem die Amputation des Unterschenkels vollzogen war, unter plötzlichem Stillstand des Herzens, auf welchen noch einige Exspirationen folgten. Mit Recht weist Lubanski (19) darauf hin, dass, wenn auch das Chloroform hier die Todesursache war, es doch nur dadurch lethal wurde, dass vorher durch die enorme Blutung eine hochgradige Anämie gesetzt war, welche überhaupt die Anwendung eines Anästheticums contraindicirte. L. glaubt deshalb eine ähnliche, von ihm nach der Schlacht von Sedan gemachte Beobachtung nicht zu den eigentlichen Chloroformtodesfällen rechnen zu müssen, wie er überhaupt namentlich im Hinblick auf die zahllosen Chloroformirten in Strassburg, wo seit der Einführung der Anästhesie nur ein einziger Chloroformtodesfall vorgekommen, die Gefahren des Chloroforms für weniger gross hält, als man dies in der Lyoner Soc. de méd. (10) zu thun gewohnt ist, wo z. B. Pétrequin schon die Summe von 300 Chloroformtodesfällen aus der Literatur gesammelt haben will und wo Diday sogar beabsichtigt, den Chloroformgebrauch durch ein Gesetz förmlich zu untersagen, um dem Äther pur von 65° seine gebührende Stellung zu verschaffen. Diday erwähnt übrigens einen Fall, wo das Chloroform bei einer an eclamptischen Zufällen Leidenden 1½ Stunden lang gefährliches Stocken der Respiration bewirkte, die nur in sehr seltenen Intervallen auf intensiven äusseren Hautreiz eintrat. Uebrigens geht aus der betreffenden Discussion hervor, dass, wie dies namentlich von Marduel betont wurde, Aethertodesfälle nicht in Abrede gestellt werden können, wie z. B. 1870 im Laufe von 3 Mon. in Boston 4 Todesfälle in der Aethernarkose vorkamen, darunter ein dem Fall von Cabasse äusserst ähnlicher „cas de mort foudroyante", wie auch ein solcher in Auxerre vorgekommen ist.

Zwei Fälle von Vergiftung durch verschlucktes Chloroform theilt Busey (24) mit, welche beide unter dem Gebrauche von Stimulantien genasen; in beiden ist auffallend, dass das Coma mit Anaesthesie sich erst entwickelte, als innerlich warmes Wasser zur Erzielung von Erbrechen gegeben war. In dem einen Falle, wo ein 4jähriges Kind einen Theelöffel voll Chloroform erhalten hatte, dauerte die complete Anaesthesie 1 Stunde und das Coma 4 Stunden; in dem zweiten Falle, wo eine Erwachsene ausser Chloroform noch Laudanum und Campbertinctur, alle wohl nicht in lethaler Dosis, nahm, scheint auch die Application von Eisbeuteln längs der Wirbelsäule einigen Nutzen gehabt zu haben.

Kurrer (25) berichtet einen Fall von chronischer Chloroformintoxication, welche ihre schädlichen Folgen besonders als Anämie und Appetitlosigkeit äusserte und mit plötzlichem Tode endigte, wo der Pat. nach Verletzung durch einen Sturz mit dem Pferde sich, um Schlaf zu bekommen, an den Gebrauch der Chloroforminhalationen in der Weise gewöhnte, dass er etwa 1 Drachme Chloroform vom Taschentuche inhalirte, was er, so oft er aufwachte, wiederholte, so dass er Nachts 2—8 Unzen consumirte. In der letzten Zeit seines Lebens, wo er übrigens kaum gehen konnte, scheint er 8 und selbst 12 Unzen verbraucht zu haben.

8. Zweifach Chlorkohlenstoff.

Hardy und Dumontpallier, Sur un anesthésique nouveau dérivé du chlorure de carbone. Bull. gén. de Thérap. Juill. 15. p. 14.

Hardy und Dumontpallier bezeichnen als ein neues Anästheticum eine durch einen constanten Siedepunct (66°) charakterisirte Verbindung von Chlorkohlenstoff und Alkohol, welche man durch Destillation eines Gemenges von beiden erhält und welche durch Wasser zersetzt wird. Bei Hunden wirken 15 Gm. völlig anaesthesirend. Die Periode der Agitation ist unbedeutender als beim Chloroform, dagegen traten in derselben geringe krankhafte Zuckungen ein, was gewiss Vorsicht bei Versuchen am Menschen gebietet. (Ob die betr. sog. Verbindung wirklich eine chemische Verbindung ist, steht dahin; die Zersetzlichkeit durch Wasser wird ohnehin wohl nur eine Wirkung der beiden Componenten gestatten. Ref.)

9. Chloralhydrat.

1) M'Rae, Alexander, Edward, (Penrith), The physiological action of chloral illustrated by experiments. Edinb. med. Journ. Aug. p. 153. — 2) Turnbull, L., Original observations and experiments with hydrate of chloral. Philadelphia med. and surg. Reporter. Aug. 24., 31. p. 162. 182. — 3) Hausberger, Moritz, Zur Casuistik der Behandlung mit Chloralhydrat. Memorabilien. 8. p. 12. (Tetanische Krämpfe bei einer Gravida im neunmonatlichen Zustande; Behandlung mit Morphiuminjectionen und Chloralhydrat später mit Chloralhydrat allein; Heilung, norm. Geburt). — 4) Emploi de chloral contre l'incontinence d'urine et les pollutions nocturnes. Mouvement méd. 11. p. 133. (Mittheilung aus Englischen Journalen). — 5) Coopert (Hers). Ueber die Anwendung des Chloralhydrats als Schlafmittel. Deutsche Klin. 11. — 6) Hunkes, J. (Boswell). The comparative value of chloralhydrate as a hypnotic. Lancet, Jan. 6. p. 8. — 7) Wood, Richard (Bromsgrove), Remarks on hydrate of chloral. Lancet, June 22. p. 816. — 8) Barclay, John, Therapeutic notes on Chloral. Lancet, Sept. 21. p. 404. — 9) Oré, (Bordeaux), Sur les expériences de M. O. Liebreich, tendant à établir que la strychnine est l'antidote du chloral. Compt. rend. LXXIV. 24. p. 1453. 26. p. 1475. LXXV. 4. p. 235. 5. p. 32. — 10) Derselbe, De l'injection intra-veineuse du chloral. Gaz. des Hôp. 88. p. 697. 103. p. 819. 104. p. 827. — 11) Derselbe, Nouvelle note sur l'injection intraveineuse du chloral. Ibid. 79. p. 579. — 12) Husemann, Th., Die Vergiftung mit Chloralhydrat und ihre Behandlung. N. Jahrb. f. Pharm. XXXV. S. 1 1871. — 13) Wetson, Caution of the use of chloralhydrate. Philadelphia med. and surg. Journ. Jan. 27. p. 77. — 14) Jolly, Friedr. (Würzburg). Ueber die Gefahren des Chloralhydrats. Bayr. ärztl. Intelligenzbl. 13, 14. — 15) v. Gellhorn (Halle). Klinische Beobachtungen über Chloralhydrat. Zeitschr. f. Psychiatrie. Bd. 28. p. 143. Sep.-Abdr. — 16) Kirn, L., Ueber chronische Intoxication durch Chloralhydrat. Zeitschr. f. Psychiatrie 28. 2. p. 316. — 17) Crum, C. W., (Columbus). A vindication to the hydrate of chloral. The Cincinnati Clinic. March 9 p. 73. — 18) von Gellhorn, Ueber Hautausschlag nach dem Gebrauche von Chloralhydrat. Allgem. Zeitschr. für Psychiatrie 29. 1. 4. — 19) Langgaard, Alexander, Ueber Chloralkohlenstoff und seine Wirkung auf den thierischen Organismus. 27. SS. 8. Berlin. Diss. — 20) Byasson, H., Note sur le sulfhydrate de chloral (chloral soufré) et sur son action physiologique. Journ. de l'Anat. et de Physiol. 3. p. 297. — 21) Derselbe, Note sur l'action physiologique de l'éther formique. Ibid. p. 310.

M'Rae (1) veröffentlicht eine grössere Anzahl von Versuchen mit Chloralhydrat an Kaninchen, als deren Hauptresultate er Folgendes hervorhebt:

1) Beim Eintritte des Schlafes legen sich die Kaninchen in ihrer natürlichen Schlafposition nieder und scheinen sich ganz behaglich zu befinden.

2) Im Schlafe rühren sie sich bisweilen, als ob sie sich umlegen wollen, und der Schlaf ist nicht continuirlich.

3) Vor völligem Eintritte des Schlafes, wenn die Zahl der Respirationsbewegungen ihr Minimum erreicht hat, gehen die Athembewegungen etwas stossweise vor sich.

4) Ist der Schlaf tief, so ist die Respiration abdominal.

5) Im Chloralschlafe vermögen, wenn nicht vollkommene Anästhesie besteht, laute Geräusche das Thier, wenn nicht aufzuwecken, so doch dessen Respiration zu beschleunigen.

6) Bei vollständiger Anästhesie wird die Resp. weder durch laute Geräusche noch durch Kneifen beschleunigt.

7) Kein Kaninchen, bei welchem vollkommene Anästhesie eingetreten, erholt sich.

8) Im Chloralschlafe erwachen die Thiere häufig, fressen dann und schlafen wieder ein; nach vollständigem Erwachen fressen sie sofort.

9) Dem Schlafe geht Verlangsamung der Athemzüge voraus, deren Sinken unter 28 ein böses Zeichen ist.

10) Im Schlafe deutet Zunahme der Respirationszahl den günstigen Ausgang an.

11) Zittern kommt nur bei günstigem Ausgange vor.

12) 10 Gran können Schlaf bedingen, der bisweilen nach 30 Gran ausbleibt; 60 Gran können tödtlich wirken, veranlassen in anderen Fällen keine Anästhesie.

13) Bisweilen tritt Hyperästhesie von kurzer Dauer ein; in andern Fällen ist ein Stadium der Hyperästhesie kaum wahrnehmbar.

14) Kleine Dosen vergrössern, grosse Dosen setzen die Coordination der Nervenkraft herab (?).

15) Das Gesicht scheint vor dem Gehör, das Gehör vor dem Geruch und der Geruch vor dem Gefühle afficirt zu werden.

16) Nach der Erholung sitzen die Thiere gern an warmen Orten.

17) In der Anästhesie sind die Augenlider in der Regel weit geöffnet.

18) Beim Hinfallen scheint keine Seite mehr als die andere betroffen zu werden.

19) Salivation kommt hier und da vor, manchmal auch Erschlaffung der Sphincteren mit gesteigerter Peristaltik des Rectums und der Blase.

20) Unter die Haut gespritzte Lösung wird ausserordentlich rasch aufgesogen.

21) Nach kleinen Dosen scheinen die Thiere nach dem Vorübergehen der Symptome lebhafter als vor dem Versuche zu sein.

22) Nach Dosen von 10 Gran und darüber scheint nach Beendigung des Schlafes die Coordination der Bewegungen beeinträchtigt: die Hinterbeine werden zuerst betroffen und ihre Function stellt sich am spätesten wieder her.

23) Die Muskeln des Ohres, des Nackens und der Kinnlade büssen ihre Function zuletzt ein.

24) Rigidität tritt unmittelbar nach Aufhören der Respiration, in den Muskeln der hinteren Extr. auch schon früher ein.

25) Die Wirkungen des Chlorals manifestiren sich 4 Minuten nach der Einspritzung.

26) Beim Beginn der Injection ist die Athemfrequenz sehr gesteigert.

27) Die Injection bedingt in der Regel Entzündung mit Ausgang in Zertheilung, Eiterung oder trockenen Brand.

Als Sectionsergebnisse beobachtete M'Rae Leere der oberflächlichen Gefässe und davon abhängiges bleiches Aussehen der betreffenden Körpertheile bei Blutüberfüllung des schlaffen Herzens und der inneren Gefässe, Lungenhyperämie und Extravasate in den Lungen, sowie einen Geruch des Gehirns nach Chloral.

Auch Turnbull (2) hat mit Chloralhydrat Versuche an Thieren angestellt, wonach er drei Stadien der Wirkung unterscheidet, zuerst das hypnotische, dann ein sedatives Stadium, wo mit tiefem Schlafe Veränderung der Sensibilität und ein kataleptischer Zustand mit Rigidität sich verbindet, endlich ein Stadium der Relaxation. Ausserdem hat er das Mittel in verschiedenen krankhaften Zuständen beim Menschen versucht, welche nicht nur die hypnotische Wirkung, sondern auch die Action auf die Temperatur bestätigen. Nach T. entsprechen 70 Gran Chloralhydrat etwa $\frac{1}{4}$ Gran Morphin subcutan und wirken noch 40–50 Gran herabsetzend auf die Sensibilität. Bei Typhus wirkt es günstig, muss aber in kleinen Dosen (5 Gr.) gegeben werden, und bei

Rheumatismus acutus wirkt es am besten bei gleichzeitiger Darreichung von Alkalien. Männer erfordern im Allgemeinen höhere Gaben als Frauen, bei welchen der Menstrualismus eine Steigerung erfährt. Bei den Krankheiten kleiner Kinder, z. B. Kindercholera fand es T. sehr werthvoll, natürlich in kleinen Dosen, 1 Gr. für das erste Lebensjahr und für jedes weitere 4 Gran mehr. Ferner bewährte sich ihm das Mittel bei Phthisis und acuten Lungenkrankheiten, bei nervösen Affectionen z. B. bei starken psychischen Erschütterungen, auch bei den nach Sonnenstich folgenden Erscheinungen von Unruhe und Agrypnie, bei acuter Manie und Convulsionen von Kindern, bei denen hochgradige Anämie das Mittel contraindicirt. Auch bei manchen Augenaffectionen wandte es TURNBULL zur Beseitigung der Schmerzen mit Erfolg an, während in einzelnen Fällen Schwellung, Röthung und Thränenfluss darnach aufgetreten zu sein scheint.

Ein sehr grosser Lobredner des Chloralhydrats ist CRAM (17), der nach Beobachtungen im Hospitale zu Columbus das Chloralhydrat als ein dem Morphin vorzuziehendes Hypnoticum bezeichnet und in 1662 Fällen, wo er es anwandte, keinerlei Nebenerscheinungen sah. Chloralhydrat machte natürlichen Schlaf auch bei solchen Personen, wo Morphin eine Herabsetzung der Respirationszahl auf 5–6 in der Minute hervorrief und wirkte (zu 30 Gran) auch in Fällen hypnotisch, wo Morphin (ob rein?) zu $2\frac{1}{2}$ Gran Nachts genommen, nicht wirkte. Auch in Fällen, wo das Mittel 3—6 Monate hindurch gegeben wurde, kam niemals Hautausschlag vor, so dass CRAM geradezu, jedoch natürlich sehr mit Unrecht, das Vorkommen acuter und chronischer Chloralvergiftung in Zweifel zieht.

Caspari (6) sah in der Praxis, wo ihm das Chloralhydrat besonders als Palliativmittel und Hypnoticum bei schmerzhaften Affectionen, in Verbindung mit Morphin bei frischen Fällen von Melancholie und Manie leistete, nur einen Fall (Schussverletzung im Oberschenkel), wo dasselbe den Dienst versagte, trotzdem dass 2mal 5 Grm. in 1 St. gegeben wurden. In 1 F. bedingten 4 Grm. einen rauschähnlichen Zufall. Sehr günstigen Erfolg sah C. von dem Mittel bei Krampfwehen und schmerzhaften Nachwehen, sowie bei Delirium tremens, wo in 1 F. die einmalige Dosis von 4 Grm. zur Herstellung genügt. Bei einem Herzkranken (Hypertrophie des r. Ventrikels, Anasarka) beseitigte Chloralhydrat Husten und Beängstigung. In e. F. von starker Contraction des Uterus bei Querlage sah C. nach dem Mittel baldigen Nachlass der Spannung und wirft die Frage auf, ob nicht auch bei eingeklemmten Hernien dasselbe Anwendung verdiene.

HAWKES (7) wandte Chloralhydrat bei Unruhe und Schlaflosigkeit psychisch Gestörter entweder zu $\frac{1}{2}$ Dr. vor dem Schlafengehen, oder in drei Dosen von 25—30 Gran am Tage an, und erzielte mit der ersteren Methode in gewöhnlichen Fällen von temporärer Aufregung und Insomnie, mit der letzteren bei habitueller Aufregung in chronischer Manie, und bei chronischen Excitations-Zuständen günstige Erfolge. Ungünstig wirkte dagegen das Mittel bei allgemeiner Paralyse mit Manie, zumal bei älteren Leuten mit schwacher Circulation und gestörter Ernährung, wo die Unruhe nur wenig abnahm, dagegen Schwäche und paralytische Symptome zunahmen, besonders bei Anwendung der letzteren Methode, wo dann Anfangs Trockenheit im Munde, Kopfweh und Schwindel, dagegen kein Schlaf sich zeigt, und die Constitution allmälig untergraben wird. In solchen Fällen empfiehlt H. als Hypnoticum eine Combination von 25—30 Dr. Liquor Opii sedativus, mit $1\frac{1}{2}$ Dr. Tinctura Hyoscyami vor dem Schlafengehen, wozu er bei Tobsüchtigen noch 25 Dr. Digitalis-Tinctur hinzusetzt. Die letztere Mischung giebt H. auch 3 Mal täglich in etwas geringeren Dosen bei Aufregung am Tage. Bromkalium mit Cannabis indica wirkte minder zuverlässig. — In einem Falle von Delirium tremens, wo Chloral zu Dosen von $\frac{1}{2}$ Dr. wirkungslos blieb, bewirkte Liq. Opii sed. mit Bilsenkrauttinctur hypnotisch.

WOOD (6) theilt drei Fälle mit, wo bei Asthma, Bronchitis und Gastralgie mit Erbrechen Chloralhydrat günstig wirkte. In dem Falle von Bronchitis rief Morphin Urticaria hervor, während dasselbe bei Gastralgie erbrochen wurde. Uebrigens hat W. Fälle beobachtet, wo Chloralhydrat schon zu 10 Gran Gedankenverwirrung und Depression der Circulation bedingte.

BARCLAY (8) rühmt das Chloral-Hydrat bei Croup, wo er es in Verbindung mit Ipecacuanha-Tinctur reichte, und selbst bei sehr verzweifelten Fällen Schlaf und Besserung erfolgen sah, und bei Schlaflosigkeit psychisch Gestörter, wo er es allen anderen Mitteln als Hypnoticum vorzieht, wenn es Abends zu $\frac{1}{2}$ Dr. und bei stärkerer Aufregung auch Morgens in derselben Dosis gegeben wird. – In drei Fällen von Epilepsie verringerte das Mittel die Zahl der Anfälle nicht unerheblich, doch traten dieselben wieder ein, sobald es ausgesetzt wurde. Bei Asthma wirkte Chloralhydrat in 2 oder 3 Anfällen günstig, verlor dann aber seine Wirksamkeit ganz, selbst bei Steigerung der Dosis.

Eine eigenthümliche Beobachtung, welche BARCLAY machte, ist die, dass Chloralhydrat, mit Jodkalium verabreicht, die constitutionelle Wirkung des letzteren sehr erheblich steigert. Von 25 Pat., denen B. beide Stoffe zusammen verordnete, bekamen 10 nach der 1. oder 2. Dosis Jodismus; die davon nicht Betroffenen waren Kinder (3) oder Greise.

Ueber den Antagonismus des Strychnins und des Chloralhydrats hat Oré (9) eine Reihe von Experimenten angestellt, welche zwar wohl dem Chloralhydrat als Antidot des Strychnins, nicht aber dem Strychnin als Gegengift des Chloralhydrat sich günstig erwiesen. Die LIEBREICH'sche Angabe, dass Strychnin bei Vergiftung mit Chloralhydrat lebensrettend wirkte, beruht auf dem Fehler, dass LIEBREICH seinen Versuchsthieren nicht absolut lethale Dosen Chloralhydrat gab, als welche bei Kaninchen von 2 Kilgm. Schwere 4 Gm. anzusehen anzusehen sind. Die Effecte dieser Gaben werden durch nicht lethale Gaben von Strychnin bei hypodermatischer Injection und bei Infusion in keiner Weise modificirt, grössere Gaben Strychnin lassen bald spontan, bald in Folge von Reizen reflectorisch Tetanus entstehen und beschleunigen, oder rufen ihrerseits das letale Ende hervor. Die antidotarische Wirksamkeit des Chloralhydrats gegen Strychnin ergab sich Oré besonders in Versuchen, bei denen das Chloralhydrat in die Cruralvene gespritzt wurde und das Strychnin entweder subcutan zur Anwendung kam oder gleichzeitig in die Venen injicirt wurde. Oré glaubt gerade die Infusion des Chloralhydrats besonders befürworten zu müssen, da sie nach seinen Versuchen ungefährlich, aber von weit rascherer und anhaltenderer Wirkung ist, indem 1–1½–2 Grm. in die Cruralvene von Hunden injicirt in 5 resp. 2 Min. resp. sofort Schlaf von 12 Stunden bis 3–4 Tagen Dauer bedingt, während der Schlaf nach 2 Grm. intern erst in 10–20 Min. eintritt und 2–4½ Stunde währt. Hunde, welche 2 Cgm. Strychnin bei subcutaner Anwendung in 5 Minuten tödtet, leben nach Infusion von 2½ Grm. Chloralhydrat noch ½ und selbst 3 Stunden, wobei Krämpfe und Erschlaffung abwechseln, während bis 1 Cgm. Strychnin und 2½ Grm. Chloralhydrat erfolgt, wobei der Nachlass der Strychninkrämpfe allmälig zu Stande kommt. Im Wesentlichen stimmen Oré's Angaben mit den vom Ref. (12) bereits im Jahre 1871 veröffentlichten Versuchsresultaten überein, wonach das Chloralhydrat zu den besseren Mitteln bei Strychninvergiftung gehört, das vor dem Chloroform namentlich in Hinsicht auf die Leichtigkeit der Application Vorzüge besitzt. Aber auch bei dieser Behandlung kann der Tod der vergifteten Thiere eintreten, und zwar nicht nur nach wiederholten kleinen, sondern auch nach grossen, jedoch nicht absolut tödtlichen Gaben Chloralhydrat. Im letzteren Fall tritt nach längerem Schlafe, anscheinend ohne dass das Thier erwacht, plötzlich ein tetanischer Anfall mit nachfolgendem Tode ein, oder das Ende erfolgt im Chloralschlafe ohne Zuckungen. Lethale Dosen beider Gifte neutralisiren ihre Wirkung nicht und Kaninchen von 1–1½ Kgm. Schwere starben stets, wenn über 2½ Grm. Chloralhydrat und 5 Mgm. Strychninnitrat gegeben wurden. Auch durch medicinale Gaben Strychnin werden mit relativ geringen Mengen Chloralhydrats vergiftete Thiere nicht gerettet. Auch Ref. hebt hervor, dass Kaninchen 2 Grm. Chloralhydrat ohne Antidot überstehen können.

Auf die Gefahren der Chloral-Anwendung wird von den verschiedensten Seiten hingewiesen, und zwar sowol in Bezug auf acute, als auf chronische Intoxicationen, welche dadurch hervorgerufen sind.

So berichtet Watson (13) einen Fall von acuter Intoxication einer Frau, welche an Gesichtsschmerz nach Extraction eines Zahnes litt und dagegen am 1. Tage Morgens 2 und Nachmittags 1 Dosis von 10 Gran Chloralhydrat, sowie Abends ein Morphiumpulver vergeblich erhielt, dann nach 20 Gran Chloralhydrat ruhig die Nacht hindurch schlief, am 2. Morgen wieder 2 zehngränige Gaben erhielt, welche ihr kurze Ruhe schafften, worauf sie Nachmittags nach einer weiteren Dosis von 10 Gran (mit nachfolgendem Morphiumpulver verordnet, das aber nicht genommen zu sein scheint) nach kurzer Zeit taub in Händen und Füssen wurde und in einen comatösen Zustand mit schwacher und bisweilen aufgehobener Resp., schwachem, kleinem Pulse und kühlen Extremitäten verfiel, aus welchem sie erst nach mehr als 2 Stunden fortgesetzter Anwendung belebender Mittel gerettet werden konnte, worauf noch einige Stunden Schlafneigung bestand und während der Nacht und an den beiden folgenden Tagen hysterische Erscheinungen, welche sonst nie vorhanden gewesen, auftraten. Die Neuralgie verschwand. W. glaubt, diese sonderbaren Folgen kleiner Gaben Chloralhydrat bei derselben Person auf differentes Verhalten des Alkaligehaltes im Blute, dessen Anwesenheit in grösserer Menge auch Abspaltung grösserer Chloroformmengen bedinge, daher die Gefahr vergrössere, zurückführen und deshalb in allen Fällen das Chloralhydrat, welches er bei Fieber und Krankheitszuständen mit excessiver Molecularbewegung besonders indicirt erachtet, nur in sehr kleinen Dosen, zu 5—10 Gran, wenigstens im Anfange der Darreichung, geben zu müssen.

Jolly (14) macht Mittheilungen über zwei plötzliche Todesfälle bei Geisteskranken im Würzburger Juliusspital, wonach sich die Angabe von Kapff (vgl. vorj. Ber. I. 334), dass dabei die Combination von Chloralhydrat und subcutaner Morphininjection in Frage komme, berichtigt, indem nämlich der Tod beide Male ohne Anwendung von Morphin und ausschliesslich nach einer Abendgabe von 5 Grm. in Rothwein mit Syr. cort. Aur. erfolgte, nachdem dieselbe Menge bei beiden Kranken wiederholt als Schlaftrunk gegeben ward. In dem einen Falle erfolgte der Tod gleich nach dem Einnehmen, als Pat. in sein Schlafzimmer gehen wollte, wo er todt hinstürzte; in dem 2. Falle ¼ St. nachher, wo Pat., nachdem er sich noch eine Zeit lang mit lallender Stimme unterhalten, dann plötzlich zurücksank und unter röchelnden Athemzügen verschied. Die Verstorbenen, Männer von 60 und 42 Jahre, litten an ziemlich frischen Aufregungszuständen, die bei dem Einen mit excessivem Weingenuss in Zusammenhang standen, und zeigten bei der Section dunkle Färbung und spärliche Gerinnung des Blutes, wozu bei dem Einen abnorme Blutvertheilung (Hyperämie der Unterleibsorgane und Hirnanämie) und acutes Lungenödem sich fand. Jolly nimmt in beiden Fällen Tod durch Herzlähmung an und glaubt, die Dosis von 5 Grm. als Schlaftrunk für gefährlich ansehen zu müssen, weshalb er sie zweckmässiger in 2 Gaben, durch 2—3 stündige Intervalle getrennt, vertheilt.

Jolly giebt auch über chronische Chloralvergiftung einige Notizen. Dieselben sind ihm nicht in der von Schüle (vgl. vorj. Ber. II 20) beobachteten Regelmässigkeit vorgekommen, doch sah er in 2 Fällen Urticaria von 1 Tag Dauer auftreten, welche später indess nicht mehr auftrat; bei einzelnen Kranken zeigten sich auch papulöse Exantheme während der Chloralkur in den Morgenstunden, jedoch nie constant, sondern nur an einzelnen Tagen. Dagegen bestätigt Kirn (16) die Erfahrungen von Schüle über den Chloral-Rash, der sich bei manchen Kranken mit grosser Regelmässigkeit einstellt, sobald die Kranken, welche das Chloralhydrat längere Zeit nehmen, Bier oder Wein genossen. So trat z. B. bei einem paralytischen Kranken, der allabendlich 3 Grm. Chloralhydrat erhielt, stets 10 Min. nach eingenommenem Bier unter Verstärkung der Herzaction Roseola auf Stirn, Wange, Nase und Hals, rasch zu fleckigem Erythem confluirend, mit Schwellung und gesteigertem Wärmegefühl der betreffenden Hautpartien, bei einer Maniaca Gedunsensein des ganzen Gesichtes und hochgradige dunkle Röthe auf. Bei einer anderen Patientin beobachtete K. zuerst Erythem, dann ein papulöses Exanthem an den Armen auf gerötheter Basis, in anderen Fällen Urticaria. Auch Röthung und Schwellung der Conjunctiva mit vermehrter Secretion beobachtete K. und bezieht dieselben wie die Erscheinungen auf der Haut auf Störungen der Gefässnerven. Am interessantesten ist ein Fall, welcher sich an die von Crichton Browne (vgl. vorj. Ber. I 335) berichteten über Blutvergiftung durch den chronischen Gebrauch von Chloralhydrat anschliesst. Es handelt sich dabei um eine kräftige, junge, sonst gesunde, an Puerperalmanie leidende

Kranke, welche 10 Wochen hindurch täglich Abends 3—4—6 Grm. Chloralhydrat und an einzelnen Tagen selbst 2 mal diese Gabe erhielt. Am 3. Tage der Behandlung entwickelte sich ein allgemeines Exanthem in Form rother, in Gruppen stehender Flecken, welche bald zu diffuser Röthe confluirten. Am 20. Tage trat Fieber (T. 39,2 P. 120), das an den folgenden Tagen, wo die Temp. sogar auf 41,5° stieg, an Intensität zunahm; grosse Dosen Chinin waren dagegen ohne wesentlichen nur von vorübergehendem Erfolge. Hierzu gesellte sich ödematöse Schwellung des Gesichtes, der Wangen, Augenlider und Ohren. Während der ganzen Krankheit bot die Haut in mannigfach wechselnder Weise das Bild bald des impetiginösen, bald des squamösen, bald des nässenden Ekzems dar, indem viele Wochen lang grosse Epidermoidalschuppen von allen Theilen abgestossen wurden. In der späteren Krankheitsperiode fielen die Kopfhaare aus und wurden sämmtliche Nägel der Hände und Füsse allmählig abgestossen. Zu der Hautaffection gesellten sich Schleimhautleiden, zuerst im Darmkanale, die trotz der verschiedensten Medicationen zu 6 Wochen anhaltenden dünnen Diarrhöen führte, sodann der Blasenhaut und der Bronchien. Von der 6 Woche an bildeten sich eine Reihe grosser Abscesse an beiden Armen über den Schultern und den Achselhöhlen, welche reichlichen Eiter secernirten. Während des Ablaufes dieser Erkrankung bestand über 8 Wochen lang ein continuirliches, bald über 40° exacerbirendes, bald remittirendes Fieber.

Erwähnt werden muss noch, dass Kirn in verschiedenen Fällen Störungen der Respiration nach Chloralhydrat, die sich zu Anfällen von Dyspnoe steigerten, in den meisten Fällen aber auf einer niedrigeren Stufe verharrten, beobachtete. Die Engbrüstigkeit trat entweder zugleich mit dem Rash unter einem Gefühle von Bangigkeit und Angst auf oder verlief ohne die letzteren Erscheinungen. Auch aus fremder Praxis berichtet K. einen Fall, wo es geradezu zu Anfällen von Asphyxie durch das Mittel kam.

Ueber Chloral-Exantheme, welche auch Winkel in Rostock und Liebreich (Scarlatina ähnlicher Ausschlag an Brust und der oberen Extremitäten) beobachteten, hat ferner Gellhorn (18) ausführliche Mittheilungen gemacht, welchen je 2 Fälle von Urticaria und papulösem Exanthem und je 1 Fall von scarlatinösem und von morbillösem Exanthem vorkamen. G. glaubt, dass bei diesen Exanthemen individuelle Ursachen vorliegen, weil in den meisten seiner Beobachtungen noch andere Nebenerscheinungen sich fanden. so coincidirte damit in einem Fall Rash und phlegmonöse Entzündung, in zwei anderen Rash mit Unterdrückung der psychischen Thätigkeitsäusserungen, wozu in einem Diarrhoe und Pulsbeschleunigung kamen, ferner in einem Fall mit Diarrhoe und Marasmus und in einem anderen mit Oedema pedum. Aus dem Auftreten des Rash und dem zweimaligen Vorkommen des Exanthems bei Paralytischen, welche Disposition zu vasomotorischen Störungen haben, schliesst G. auf die Natur der Ausschläge als Gefässneurose, welche je nach der Ausbreitung mit Fieber einhergehen kann. In den schweren Fällen trat Ablauf von 22—30 Tagen auf. Bei dem Zustandekommen scheint nicht die Grösse der einzelnen Dosen, sondern nur der Ablauf einer bestimmten längeren Zeit des Chloralhydrats von Wichtigkeit; für die papulösen und scarlatinösen Exantheme mit nachfolgender Abschuppung ist die Zeitdauer, ehe sie auftreten, grösser als bei Rash und Erythem. Von den durch G. mitgetheilten Fällen ist besonders interessant der einer 29jährigen Frau, welche nach 2mal täglich 2 resp. 1 Grm. Chloralhydrat mit 15 Mgrm. Morph. nach 9 Tagen den ersten Rash bekam, der sich unter Steigerung des Pulses bis 124 einige Male bei Fortgebrauch des Mittels wiederholt, dann am 23. Tage Fieber zeigt, wozu am 29. mit Erhöhung der Dosis ein Exanthem unter Fieberbewegung eintritt, nach dessen Verschwinden noch 2mal fleckige Röthe bei Wiederaufnahme des Chlorals und dann wochenlang andauernd fortgesetzte Pulsbeschleunigung von 100 bis 120 und völlige Apathie eintritt, welche bei den Erscheinungen auch nach Beseitigung des Chlorals noch wochenlang andauern. In diesem Falle supponirt G. eine Veränderung der Herzinnervation durch cumulative Wirkung des Chlorals. Uebrigens hat G. schon in einer früheren Arbeit (15), welche jedoch unserem Referate nicht anheimfällt, die Idiosynkrasien bei gehäuften oder länger fortgesetzten Dosen nach seinen Erfahrungen besprochen und als solche Gliederschmerzen und ähnliche Sensationen, wie körperliche Ermattung, ferner Störungen des vasomotorischen Systems, wohin er Frostgefühl und Lungenödem rechnet, dann Störungen in der Herzaction (Pulsbeschleunigung), weiter Störungen der Verdauung bei gehäuften Dosen (Tendenz zu Diarrhoe), hierauf Abmagerung und Marasmus (Chloralphysiognomie, Leberaffection) und schliesslich Abstumpfung resp. Unterdrückung der psychischen Thätigkeitsäusserungen hervorgehoben.

Langaard (19) hat unter Liebreich das Verhalten der beiden von Jacobsen (1871) entdeckten Chloralharnstoffe, sowohl des im Wasser löslichen von der Formel $C_3 H_3 O Cl_3, OH^2 N^2$, als das in Wasser unlöslichen $2 (CH_2 O Cl_3), CO, N_2$ im Organismus studirt. Ersterer bedingt bei Kaninchen zu 0,5—0,75—1 Grm. ziemlich erhebliche Steigerung der Pulsfrequenz, welche nachher wieder gleichmässig sinkt, neben Herabsetzung der Resp. und sehr wenig ausgesprochener Hypnose, zu 1—2 Grm. spät eintretende, aber lang dauernde Hypnose und zu 4 Grm. Hypnose, Anästhesie und Herzlähmung. Bei wiederholter Injection kleiner Dosen, wo ebenfalls der Tod eintreten kann, bleibt nach der 2. Injection die Pulssteigerung aus. Gleichzeitige Einführung von kohlensaurem Natron in den Organismus verhindert die pulsbeschleunigende Wirkung nicht, lässt aber später die Erscheinungen der Chloralhydratvergiftung folgen. Der unlösliche Chloralharnstoff wirkt in Wasser suspendirt vom Magen aus nicht toxisch, in Natronlauge gelöst, beschleunigt er zu 1 Grm. die Pulsfrequenz und wirkt unbedeutend hypnotisch, zu 2 Grm. bedingt er spät eintretende, nicht sehr tiefe Hypnose von langer Dauer und Tod.

L. glaubt die Wirkungsweise des Chloralharnstoffs mit dessen Verhalten gegen Alkalien in Verbindung bringen zu müssen, indem derselbe sich im Contact mit letzteren in Chloroform und ameisensaures Alkali neben Ammoniak und Alkalicarbonat zersetzt, jedoch entschieden langsamer als Chloralhydrat (am langsamsten der unlösliche). Diese Spaltung findet nach L. auch im Blute statt, doch circulirt gleichzeitig Chloralharnstoff mit seinen Zersetzungsproducten, von denen nur die des Chlorals (nicht aber der Harnstoff und dessen Zersetzungsproducte, weil sie in zu geringer Menge vorhanden sind) Wirkung ausüben. Werden kleine Dosen gegeben, so tritt nach L. Pulsbeschleunigung ein als Wirkung des Chloralharnstoffs, weil nach L. nicht so viel Chloroform abgespalten wird, um die „Aldehydwirkung" paralysiren zu können, während es bei grösseren Gaben zur Bildung erheblicher Mengen Chloroform und dadurch zur Hypnose kommt. Das Verhalten des Herzens nach dem Tode und des Urins war verschieden, indem in 2 Fällen starke Anfüllung aller Ventrikel und Vorhöfe mit Blut, in einem anderen Contraction des l. Ventrikels stattfand. In dem letzteren Falle bedingte Eintreiben eines Gasstromes durch den Harn und ein glühendes Porzellanrohr in eine Silberlösung erst nach

Versetzen des Harns mit Natron Trübung, so dass sicher kein Chloroform vorhanden war, weshalb L. unzersetzte Elimination von Chloralkohlenstoff annimmt; in einem Falle wo die Vergiftung durch 4 Grm. bedingt war, trat Trübung und Niederschlag auch ohne Natronzusatz ein, so dass offenbar Chloroform in dem sehr spärlichen, mehr als 12 Stunden in der Leiche bewahrten Blaseninhalte, dessen Reaction nicht angegeben ist, vorhanden war; im dritten Falle, wo gleichzeitig Natron gegeben war, enthielt der Urin weder Chloral(hydrat) noch Chloroform.

Ueber einen durch Einleiten von Schwefelwasserstoffgas in Chloral entstehenden weissen Körper von sehr unangenehmem Geruche und an Chloralhydrat erinnerndem Geschmacke, welcher als Chloralsulfhydrat oder Schwefelchloral zu bezeichnen ist, und der bei Gegenwart von Wasser sich langsam unter Abscheidung von Schwefel und Entwicklung von Schwefelwasserstoff in Salzsäure, Chloralhydrat und vielleicht in Zweifach Chlorkohlenstoff zersetzt, giebt BYASSON (20) an, dass bei subcutaner Injection der ätherischen Solution bei Meerschweinchen zu 0,2–0,6 Grm. die Temperatur um etwa 1° sinkt, Muskelerschlaffung mit ruhigem Schlafe von 2 St. Dauer ohne Abnahme der Sensibilität und mit geringer Beschleunigung der Herzaction eintritt und später Rückkehr zur Norm erfolgt.

Um seine Theorie, dass das Chloralhydrat nicht allein durch Chloroform, sondern auch durch die sich abspaltende Ameisensäure wirke, hat BYASSON (21) vergleichende Versuche mit Chloroform, Ameisensäure-Aether und Essigsäureäther an Ratten, Meerschweinchen und Hunden angestellt. Hiernach wirkt Ameisensäure-Aether inhalirt sehr rasch, jedoch minder rasch als Chloroform und ruft besonders Zeichen von Asphyxie und Sinken der Temperatur selbst um 3,5° hervor, verursacht aber keine vollkommene Muskelerschlaffung und Anästhesie. Bei subcutaner Anwendung von 1–2 Ccm. bei Ratten und Meerschweinchen und von 4–6 Ccm. bei Hunden ist die Asphyxie weniger bedeutend, die Muskelerschlaffung ausgesprochener, Tendenz zu Schlaf vorhanden, dagegen die Sensibilität nur herabgesetzt. Die Erscheinungen halten mehrere Stunden an. 6–8 Grm. bedingen beim Menschen Schlafneigung ohne andere Symptome; im Urin findet sich Ameisensäure wieder. Essigsäure-Aether brachte bei gleicher Anwendung keine deutlichen Erscheinungen zu wege. B. nimmt an, dass der Ameisensäure-Aether durch das Alkali des Blutes in Alkohol und Ameisensäure zerlegt werde.

1) Porter, T. S., Chloralhydrate in [illegible] (New-York medic. journ. [illegible]) Americ. journ. of med. scienc. Oct. (Chloralhydrat erleichtert die Symptome des [illegible] und kürzt ihre Dauer). — 2) Vanderlipe, W. B., Diplopia following the administration of the hydrate of chloral. Americ. journ. of medic. science [illegible] (Gegen Schlaflosigkeit nahm ein Herr innerhalb einer Stunde 4,0 Chloral, schlief darnach [illegible] die Nacht hindurch [illegible] und litt während 8 Tage an Doppeltsehen und [illegible], während Conjunctiva und Augenlider stark injicirt waren.)

Bach, Berlin

10. Trichlorhydrin.

Romensky, A. (Charkow), Ueber die physiologischen Wirkungen des Trichlorhydrins. Aus d. physiol. Laboratorium in Zürich. Arch. f. die ges. Physiol. V. H. 10 und 11. S. 85.

Von der Idee geleitet, dass verschiedene gechlorte Verbindungen nicht anästhesirender Substanzen, z. B. des Grubengases, das mit ½ Vol. Sauerstoff nach L. HERMANN und M. SIMANOWITSCH an Kaninchen beliebig lange ohne Schaden geathmet werden kann, Anästhetica sind, prüfte R. auch das Trichlorhydrin, $C_3H_5Cl_3$, das dem Chloroform und Aethylidenchlorid homologe Substitutionsproduct des Propylwasserstoffs in dieser Richtung an Fröschen, Kaninchen, Hunden und Menschen und fand in der That hypnotische und anästhetische Effecte bei innerer Application und eine dem Chloroform analoge Wirkung bei Inhalation der Dämpfe; doch wirkt es inhalirt schwieriger als Chloroform und ruft im Magen heftige katarrhalische Reizung hervor, welche sich beim Menschen mehrere Stunden nach dem Einnehmen durch starkes Erbrechen äussert, so dass es als Medicament keine Zukunft hat. Dichlorhydrin wirkt bei Fröschen und Kaninchen wie Trichlorhydrin, jedoch noch stärker reizend auf die Magenschleimhaut, Trichlorhexanol und Chloranil sind bei denselben Thieren ohne Wirkung.

Die Wirkung des Trichlorhydrins tritt beim Frosche nach 1 Tropfen in 15 Minuten ein und dauert 4 Stunden, bei Kaninchen bedingt 0,5—1 Grm. in 5 Minuten Schlaf von 10 Minuten bis mehreren Stunden Dauer; die Reflexe nahmen dabei ab oder schwanden völlig, der Herzschlag ist bei Fröschen verlangsamt, bei Kaninchen etwas beschleunigt, die Respiration verlangsamt. Die Temperatur sinkt bei Kaninchen bis um 3°, der Blutdruck steigt anfangs, fällt dann und wird schliesslich regelmässig. Bei Menschen tritt nach 0,5—1 Grm. nur ausnahmsweise Schlaf ein; bei R. bedingten selbst 2 Grm. nur zweistündige Schläfrigkeit, Hitzegefühl im Gesicht und Kopfweh.

11. Amylnitrit.

1) Bellmann, Anwendungsweise des Amylnitrits. Jahresber. der Dresdener Gesellsch. für Natur- und Heilkunde 1872. 2 S. 80. — 2) Madden, W. Herries (Torquay), Nitrite of amyl in angina pectoris. Practitioner 12. p. 235.

Nach Bellmann's (1) Versuchen im Dresdener Stadtkrankenhause bewirken 3 Tropfen Amylnitrit inhalirt sofort Pulsbeschleunigung, in ½ Minute sichtbares Klopfen der Karotiden, Röthung des Gesichts und in den meisten Fällen Pupillenerweiterung und als subjective Empfindungen Kitzeln im Halse, Hitze, Völle und Klopfen im Kopfe, selten Schwindel; nach 1 Minute erreicht der Puls sein Maximum (96—136) und wird klein, nach 2 Minuten wird er voller, nach 3 Minuten sehr voll, wo dann die übrigen Erscheinungen aufhören. Günstige Effecte wurden bei Hemicrania neuroparalytica erzielt, doch nur palliative, während die Anwendung gegen andere Neurosen ohne Erfolg blieb. Dagegen gebrauchte es Madden (2) bei sich selbst mit grossem Nutzen gegen seine mit Insufficienz der Mitralis in Verbindung stehenden Anfälle von Angina pectoris, die es nicht nur von 20 Minuten auf 2 abkürzte, sondern auch bei längerem Gebrauche verringerte. Das Mittel bewirkte dabei oft Bronchialreizung und Husten, dann ein Gefühl von Spannung in den Schläfen und Brennen der Ohren, hierauf tumultuarische

Herzaction und beschleunigte Respiration; cerebrale Erscheinungen mit Ausnahme von geringen vorübergehendem Kopfschmerz waren nie vorhanden. Eine eigenthümliche subjective Empfindung war das Gefühl von Auftreibung der vorderen Brust zu einer convexen, am unteren Ende des Brustbeins mit einer tiefen Depression nach der Wirbelsäule endigenden Prominenz, welcher objectiv weder Contraction des Zwerchfells noch der Bauchmuskeln entsprach. Leichte Anfälle wurden durch blosses Riechen gebessert, schwere erforderten die volle Action des Mittels (5 Tropfen).

12. Cyanverbindungen.

1) Amory, Rob. (Boston), Experiments illustrating some of the physiological and pathological action of hydrocyanic acid. Proceedings April p. 187. Boston med. and surg. Journ. March 21. p. 177. — 2) Kleihe, Note sur le mode d'action de l'acide cyanhydrique ou prussique. Gazette méd. Juin 1. p. 193 (Spricht sich, gestützt auf die Rapidität der Wirkung und die [illegible] Versuche über den Einfluss der Blausäure auf das Organ[illegible]vermögen der rothen Blutkörperchen [illegible] aus, dass Cyanwasserstoffsäure durch plötzliche Hemmung der Oxydation giftig wirke). — 3) Rabuteau et Massul, Recherches sur les propriétés physiologiques et sur les métamorphoses des cyanates dans l'organisme. Journ. de Pharm. et de chim. Avr. p. 301.

Amory (1) ist durch Thierversuche zu folgenden Schlüssen über die Blausäurevergiftung gelangt: Künstliche Respiration verhindert den Eintritt der Blausäurevergiftung nicht und fördert die Elimination des Giftes nicht wesentlich, weshalb bei Behandlung der Vergiftung die auf die Einleitung artificieller Athmung zielenden Mittel überflüssig sind. Dagegen beugt dieselbe dem Auftreten von Convulsionen und Muskelkrämpfen nach lebensgefährlichen Dosen vor. In Fällen von Blausäurevergiftung, wo künstliche Respiration stattgefunden hat, bleiben Muskel- und Nervenreizbarkeit unafficirt, ehe der Herzschlag aufgehört hat. Die statische Hyperämie der Lungen ist entweder eine Leichenerscheinung oder Folge der von Einigen als Todesursache angesehenen Asphyxie; doch ist neben Asphyxie noch ein anderes Moment (vielleicht Blutvergiftung, am Zustandekommen des Todes betheiligt). Die von Tardieu als Leichenbefund bei Blausäurevergiftung namhaft gemachten von Apoplexieen in Hirn und Rückenmark sind wahrscheinlich wie bei Intoxication mit Stickoxydul Folge von Asphyxie, können daher in nicht durch Asphyxie tödtlichen Fällen fehlen. Bei Amory's Versuchen, in denen stets künstliche Respiration angewendet wurde, trat die Todtenstarre ein mehrere Stunden nach dem Tode, später als das gewöhnlich bei Blausäurevergiftung der Fall ist, was vielleicht mit dem Fehlen der Convulsionen oder mit der fortgesetzten Sauerstoffzufuhr an den Muskeln bis zum Tode in Zusammenhang zu setzen ist.

Cyansaure Verbindungen sind nach Rabuteau und Massul (3) ungiftig, wenn sie nicht eine giftige Basis enthalten, z. B. cyansaures Kali, das zu 1 Grm. in das Blut injicirt (nicht zu 0,25 Grm.) Hunde tödtet, zu 3 Grm. per os nicht toxisch wirkt. Im Urin erscheinen sie als kohlensaure Alkalien, wobei kein kohlensaures Ammoniak auftritt.

13. Carbolsäure.

1) Husemann, Th., Ist die reine Carbolsäure ungiftig? N. Jahrb. für Pharm. Juni und Juli. — 2) Salkowski, E., (Heidelberg), Ueber die Wirkung und das chemische Verhalten des Phenol (Carbolsäure) im thierischen Organismus. Arch. für Phys. V. H. 6 und 7. S. 335. — 3) Hoppe-Seyler, Ueber das Vorkommen von Phenol im thierischen Körper und seine Einwirkung auf Blut und Nerven. Ibid. Bd. V. H. 8 und 9. S. 470. — 4) Bert, Paul und Jolyet, M. P., Recherches sur l'action toxique de l'acide phénique. Gaz. méd. de Paris 14, 17, 18, 19. (Ausführliche Mittheilung der Thierversuche, aus denen die bereits im vorjähr. Bericht I. S. 548 mitgetheilten Resultate [illegible]). — 5) Plugge, P. C. (Groningen), Ueber den Werth der Carbolsäure als Desinfectionsmittel. Arch. für die ges. Phys. Heft 10 und 11. S. 538. — 6) Van Oenen, J. H. [illegible] over de waarde van carbolzuur als desinfectiemiddel. Nederl. Tijdschr. voor Geneesk. Afd. 1. No. 20 p. 429. — 7) Van Ankum, H. J. (Rotterdam), Over carbolzuur als desinfectiemiddel. [illegible] No. 1. [illegible] Nederl. Tijdschr. voor Pharm. Jan. p. 1. — 8) Plugge, Over de [illegible] werking van carbolzuur. [illegible] Nieuw Tijdschr. voor Pharm. Juni, Juli p. 153, 162. — 9) Tidd, W. H. (Middleport), Carbolic acid, its uses and applications. Philadelphia med. and surg. Reporter. March 22. p. 251. (Enthält nur Bekanntes). — 10) Bill, J. H., On carbolic acid, its composition, uses in surgery, and as an internal remedy. Amer. Journ. of med. Science. July p. 11. — 11) Allen, James (New [illegible]), On the internal use of carbolic acid. Brit. med. Journ. Febr. 10. p. 156. — 12) Köhler, R. (Tübingen), Tödtliche Vergiftung durch Carbolsäure als Mittel gegen Krätze. Württemb. med. Correspbl. S. [illegible] 41, 49. — 13) [illegible], R. R. (Appleton Wisc.), Poisoning from the fumes of carbolic acid, recovery. [illegible] med. Journ. Nov. 23. p 575. — 14) Mosler, Fr. (Greifswald), Heilung intensiver Carbolsäurevergiftung mittelst Magenpumpe und depletorischer Venaesection. Arch. für klin. Med. X. 5. 113. — 15) Morley, R. W., Case of poisoning by carbolic acid. Read before the surgical Society of Ireland. Med. Press and Circular. Febr. 14. p. 137 und 146. (Vergiftung eines [illegible]jährigen Knaben mit etwa 1 Unze reiner Carbolsäure, welche er [illegible] Tod in 3½ Stunden; Erscheinungen [illegible], weisse Färbung von Lippen, Zunge, Fauces und Pharynx, [illegible] Carbolsäuregeruch des Athems, [illegible] Athem, Kälte der Haut, [illegible] Carbolsäuregeruch und [illegible] Schaum aus dem Munde [illegible]) — 16) Taylor, W. H., Death from accidental poisoning by carbolic acid. Philadelphia med. Times May 1. p. 734. (Vergiftung eines [illegible] Wärters auf einem amerikanischen Schiffe, der [illegible] Carbolsäure [illegible]; [illegible] und Tod nach 3 Stunden; [illegible] im Magen, Hyperämie der [illegible] und der Galea aponeurotica [illegible]). — 17) Hughes, John, [illegible], Injurious effects of carbolic acid from injudicious local application. Philad. med. and surg. Rep. Dec. 7. p 472. — 18) [illegible], Antonin, Faits cliniques et expérimentaux sur la gangrène des extrémités produite par l'application de l'acide phénique. Bull. gén. de Thérap. Juill. 30. p. 60. — 19) [illegible], Observation d'un cas d'empoisonnement par le phénol [illegible]. Journ. de Pharm. et de Chim. Dec. 1871. p 436. — 20) Petrouillard, Recherches toxicologiques sur le phénol. Ibid. p. 438.

Durch Versuche von Hamberg in Stockholm war die Ansicht verbreitet, dass die reine Carbolsäure nicht besonders giftig sei und die aus unreiner Carbolsäure bei der Destillation unter $+ 170°$ sich abscheidenden Producte die wesentliche Rolle bei der Carbolsäurevergiftung spielen. Diese Ansicht weist Ref. (1) auf Grund von Versuchen mit Calvert's

Carbolic. acid. No. 1, welche noch dann einem besonderen Reinigungsprocesse unterworfen waren, zurück, weil dasselbe Resultat in Bezug auf die Dosis toxica und lethalis erhalten wurde, wie bei seinen früheren Versuchen (vgl. Ber. für 1870. I. 349. 1871. I. 338) und weil die HAMBERG'schen Versuche in der Weise angestellt wurden, dass flüssige Carbolsäure unter die Haut eingespritzt wurde, wodurch eine theilweise Verätzung entstehen musste, die der Resorption des Giftes Hindernisse in den Weg stellte. Unreine Carbolsäure des Handels ist z. Th., namentlich ältere Sorten, schwächer giftig als reine Carbolsäure, während eine neuere Sorte, welche Ref. versuchte, stärker giftig sich auswies und neben den klonischen auch tetanische Krämpfe bedingte.

Auch SALKOWSKY (2) hat die aus benzosulfonsaurem Natron durch Schmelzen mit Kali erhaltene und rectificirte, sowie durch Erhitzen von Salicylsäure mit Glaspulver dargestellte chemisch reine Carbolsäure, welche nach ihrer Darstellung keine Theeröle enthalten konnte, gleich giftig gefunden. Derselbe prüfte krystallisirte Carbolsäure des Handels an Fröschen und Kaninchen, mit Resultaten, welche im Wesentlichen mit den durch Ref. in Gemeinschaft mit UMMETHUN erhaltenen übereinstimmen, so dass ein genaueres Referat über diesen Theil von S.'s Arbeit unnöthig erscheint.

Abweichend fand S. das Verhalten der Frösche, bei denen er Krämpfe nach Art des Strychnins auftreten sah, die Ref. vermisste. Die Krämpfe, welche Carbolsäure bei Warmblütern bedingt, hält S. nach Maassgabe der Wirkung des Phenols nach Durchschneidung des Ischiadicus resp. Ligatur der Iliaca an einer Seite, sowie nach Durchschneidung des Rückenmarkes hier abhängig von der Medulla spinalis. Als Wirkung auf die Resp. giebt er Beschleunigung mit Abnahme der Ergiebigkeit neben Dyspnoe an. Durchschneidung der Vagi nach der Vergiftung bewirkt augenblicklich erhebliches Sinken der gesteigerten Athemfrequenz und Tieferwerden der Athemzüge, wobei die Zwerchfellcontractionen regelmässiger werden; vorherige Vagusdurchschneidung verhindert das Zustandekommen sehr hoher Athemfrequenz, wonach die Respirationsbeschleunigung theils von peripherer Erregung des Vagus, theils von directer Erregung der Medulla oblong. herrührt.

Bei Kranken in der Königsberger Klinik wurden nach medicinalen Dosen von Carbolsäure keine erheblichen Erscheinungen beobachtet, nur trat in einigen Fällen deutliche, aber geringe Abnahme der Pulsfrequenz ein. Bei Lungenbrand schien consequente Anwendung heilenden Einfluss auszuüben. Bei Pocken leistete sie Nichts, wohl aber bei Prurigo. Albuminurie wurde trotz sehr ausgedehnten Gebrauchs nur in 2 Fällen beobachtet (auch in seinen Thierversuchen sah sie S. nicht). Einzelne Kranke bekamen nach der Säure Hustenreiz, Andere Magenschmerzen und alle Symptome des Magenkatarrhs; letzteres war besonders bei Präparaten der Fall, welche auch einigen Tagen widerwärtigen Geruch nach Phenylmercaptan zeigten. (Englisches, anscheinend sehr reines Präparat.) Von Interesse ist der durch SALKOWSKI geführte Beweis von dem Uebergange der Carbolsäure nach medicinalen Dosen in den menschlichen Urin, nach einem Verfahren, dessen Werth das von LANDOLD behauptete Vorkommen normaler Phenylsäure im menschlichen Urin nicht beeinträchtigt, da das sogenannte normale Phenol dadurch nicht nachgewiesen wird.

Salkowski säuert den Urin mit Weinsäure stark an, destillirt über freiem Feuer etwa die Hälfte ab, schüttelt das Destillat zweimal mit dem mehrfachen Vol. Aether, destillirt den Aether ab, löst den Rückstand in einigen Cc. Wasser und stellt damit die Ammoniak-Chlorkalkreaction an, indem er an der Probeflüssigkeit ca. ¼ Ammoniak und vorsichtig einige Tropfen Chlorkalklösung ansetzt, worauf bei Anwesenheit von 1/5000 Carbolsäure (Eisenchlorid weist höchstens 1/2000 nach) intensive Blaufärbung eintritt. Verdünntere Lösungen färben sich nur grün, werden aber wie stärkere durch Schwefelsäure roth, zu viel Chlorkalk hindert die Farbenreaction. Mittelst dieses Verfahrens gelang es Salkowski, die Carbolsäure im Urin an 22 Tagen nach innerlichem Gebrauche bei 5 Patienten und 4 mal nach äusserlichem bei 3 Patienten nachzuweisen, obschon die Ersteren nicht über 0,9, Einer sogar 0,3 Grm. erhielt. Wurde der interne Gebrauch ausgesetzt, so schlug der Nachweis schon am folgenden Tage constant fehl, so dass eine Retention nicht stattfindet. Die im Urin vorhandene Menge der Carbolsäure steht keineswegs im Verhältniss zu der bei Carbolsäurebehandlung häufigen Dunkelfärbung des Urins, auch ganz ungefärbter Urin kann sehr viel Carbolsäure enthalten. Die Färbung deutet somit durchaus keine Sättigung des Organismus mit Carbolsäure an. Im Harn erscheint die Carbolsäure an Alkali gebunden, da der Nachweis misslingt, wenn man den Urin nicht ansäuert, selbst wenn er auch an sich sauer reagirt.

Im Blute mit Carbolsäure vergifteter Kaninchen fand SALKOWSKI dieselbe unter 5 Fällen 3 Mal sicher, (2 Mal nach subcutaner, 1 Mal nach innerlicher Anwendung) und 1 Mal zweifelhaft. In 3 Fällen 2 Mal lieferte das Blut auch als Oxydationsproduct der Carbolsäure Oxalsäure, in minimalen Mengen, aber unzweifelhaft, welche letztere Säure SALKOWSKI im normalen Kaninchenblute nicht fand.

HOPPE-SEYLER (3) bezweifelt das normale Vorkommen der Carbol-Säure im Harn und glaubt, dass dieselbe bei Destillation mit SO_4 angesäuerten Harns durch Einwirkung der letzteren auf Hippursäure oder Indican entstehe, woraus sich das häufigere Auffinden im Kuh- und Pferdeharn erklärt. Nimmt man bei der Destillation Essigsäure, so erhält man kein Phenol. H. hat sich, wie auch schon früher Hof., und neuerdings R. KÖHLER (12), davon überzeugt, dass Thiere auch von der äusseren Haut aus mit Carbolsäure vergiftet werden können, wenn man mit einer Lösung Unterleib oder innere Schenkelfläche, oder selbst nur die Ohren bestreicht. Bei Hunden, die auf diese Weise getödtet wurden, fand sich Phenol 2 Mal in Blut und Gehirn (in letzterem 1 Mal 2) so viel, und das andere Mal fast in gleicher Menge wie im Blute), 1 Mal auch, jedoch in sehr geringer Menge, in Leber und Nieren (mittelst Bromwasser).

Von den Erscheinungen der Carbolsäure-Vergiftung erklärt H. das Sinken der Temperatur für ein secundäres Symptom, da es sich nicht im Anfange der Vergiftung zeigte; der arterielle Blutdruck steigt bei Eintritt des Zuckens etwas, sinkt aber dann unter den früheren Stand; der venöse Blutdruck wird, wie das Anschwellen der Jugularis zeigt, gesteigert.

HOPPE's Versuche stehen im Zusammenhange mit einem von R. KÖHLER (12) genau beschriebenen Falle von Vergiftung zweier 21jährigen Schreinergesellen durch Einreibung einer Carbolsäure-Lösung gegen Krätze, von denen der eine zu Grunde ging, was zur Einleitung einer gerichtlichen, mit Verurtheilung wegen Tödtung aus Fahrlässigkeit endigenden Untersuchung und Verhandlung gegen den verordnenden Wundarzt führte, wobei HOPPE-SEYLER das chemische und KÖHLER das gerichtlich medicinische Gutachten zu erstatten hatte.

Der betreffende Wundarzt hatte 5 Portionen einer Lösung resp. Mischung von 1 Unze Acidum carbolicum in 8 Unzen Wasser und einer zur Lösung nicht genügenden Quantität Alkohol verordnet, wovon je 1 Glas für eine Person bestimmt, vor dem Gebrauche umgeschüttelt und auf einmal auf alle erkrankten Hautstellen eingerieben werden sollte. Die dazu verwendete Carbolsäure war rein (krystallisirte Carbolsäure von Merck). Nach Hoppe-Seyler's chem. Gutachten war von den beiden Männern, welche sich gegenseitig einrieben, gegen 80 Gm. Carbolsäure verbraucht, ohne dass sich mit Sicherheit constatiren liess, dass der Verstorbene mehr als der Ueberlebende erhalten habe. Der Letztere bekam etwa nach 5—7 Minuten langem Reiben einen rauschartigen Zustand mit Bewusstlosigkeit, welchem zuerst Brennen in dem am Ofen warm gewordenen rechten Arm, dann Spannung im Kopfe und Schwindel vorausging. Dieser Rausch, in welchem der Vergiftete mit aufgerissenen starren Augen in der Werkstätte umhertaumelte, und die Bewusstlosigkeit dauerte ungefähr über ½ Stunde; in der folgenden Nacht war der Schlaf unruhig, am folgenden Tage Brennen der Haut und dumpfer Kopfschmerz, am 3. Tage Verstopfung und entzündliche Röthung und Schwellung an verschiedenen Körperstellen, welche erst nach einer Woche völlig beseitigt war. Der Verstorbene hatte ebenfalls starke Schmerzen gehabt und geschwitzt, das Gleichgewicht verloren, so dass er sich stützte, war wie berauscht, dann blass geworden und unter Schliessen der Augen hingesunken, wonach unter zwei schnappenden Respirationen der Tod eingetreten war. Die Section ergab bläuliche Färbung der Nägel, des Lippensaumes und der Ohrläppchen, hellrothe Färbung der Haut an diversen Körperstellen, theils durch die ganze Dicke des Corium gehend, theils auf die oberste Schicht sich beschränkend, dunkles flüssiges Blut in beiden Herzhälften, den Venae cavae, Hirngefässen, den Gefässen der Pia mater und den Blutleitern an der Basis des Gehirns, Röthung der Schleimhaut und Ansammlung schaumigen Schleims in den Bronchien, Hyperämie der hinteren Lungenpartien und der rechten Niere, starkrothe Färbung der Muskeln, dagegen keinen besonderen Geruch in den inneren Organen. Im Blute der Hohlader constatirte Hoppe-Seyler mit Bromwasser geringe Spuren von Carbolsäure, welche nach Aussage des Gerichtsarztes entschieden von Verunreinigung des Blutes bei der Section von der Haut aus nicht herrühren. K. hebt hervor, dass das in der Nähe des Ofens erfolgende Einreiben die Resorption des Giftes förderte und der Umstand, dass Denatus eine sehr zarte Haut (bei rothen Haaren) besass, zur Aufnahme des Giftes von der unverletzten Haut — Excoriationen waren nicht vorhanden — beitrug. Das von K. abgegebene Gutachten lautete dahin, dass der Tod des betreffenden Schreinergesellen gewiss durch das verordnete Mittel herbeigeführt sei, dass die Beschädigung ihrer allgemeinen Natur nach tödtlich sei und den Tod durch ihre wesentlichen unmittelbaren Wirkungen veranlasst habe; dass ein besonderer, individueller, die tödtliche Wirkung begünstigender Umstand mit Sicherheit nicht constatirt sei. Offenbar hatte der Wundarzt die Carbolsäure mit dem carbolsauren Natron verwechselt und die von Zimmermann gegebene Verordnung von 30 Gm. Natron carbolicum und 200 Gm. Wasser in der gefährlichen Weise corrumpirt.

KÖHLER's Thierversuche zeigen, dass selbst 1½ Unzen Carbolsäure mit gleich viel Wasser verdunstet, in Dampfform Kaninchen nicht tödten, und dass dieselben durch 1 U. in Glycerin gelöster Carbolsäure zu Bädern genutzt, nicht afficirt werden, wohl aber bei Einreibungen von ½ Dr. Carbolsäure mit ana Mohnöl Krämpfe bekommen, und nach Anwendung von ½ U. in 32 bis 65 Minuten zu Grunde gehen.

Unter den Vergiftungen mit Carbolsäure verdient die von Unthank (13) mitgetheilte Intoxication eines Farmers, welcher 3 Stunden lang in seinen Viehställen den Dämpfen concentrirter Carbolsäure exponirt war und beim Nachhausegehen Schwindel, Stupor und Convulsionen bekam, Hervorhebung, weil bisher eine Vergiftung durch inhalirte Carbolsäure nicht bekannt ist. Die von U. beobachteten Erscheinungen (heftige Convulsionen mit Trismus, Coma, Cyanose des Gesichts und Nackens, stertoröses Athmen, Kälte der Extremitäten, und kaum fühlbarer Puls) hoben sich nach Anwendung eines warmen Bades; doch blieb noch einige Stunden Schwindel, Carbolsäuregeschmack im Munde und Schlunde, Schmerz im Gesicht und am Halse, sowie längere Zeit gastrische Reizung zurück. — In dem von Mosler (14) behandelten Falle, wo von einem Postboten 11,5 Gm. Carbolsäure mit der gleichen Menge Seifenspiritus als Schnaps genommen waren und in kurzer Zeit Bewusstlosigkeit, Kühle der Extremitäten, Irregularität des Herzschlages, langsames stertoröses Athmen und angeblich auch Convulsionen und intensiver Trismus eingetreten waren, wurde zuerst die Jägermann'sche Magenpumpe, und als nach Entleerung des Mageninhaltes das Bewusstsein nicht zurückkehrte, ein Aderlass von 1 Pfund Blut gemacht, worauf der Kranke wieder zu sich kam und die übrigen Symptome nachliessen. Das entleerte Blut roch deutlich nach Carbolsäure; der Urin hatte in den beiden Tagen nach der Intoxication dunklere Farbe; Gastritis trat nicht ein.

Auf die Gefahren der äusseren Application von Carbolsäure wird von verschiedenen Seiten hingewiesen. So von Hughson (17), welcher bei einem Patienten, der 1 Drachme gradiirte Carbolsäurelösung in die Urethra injiciren sollte, aber bei dem heftigen Schmerze es nicht vermochte, wo dann bei plötzlicher Entfernung der Spritze ein Theil der Injectionsflüssigkeit zwischen Präputium und Glans gerieth, Schwellung der Vorhaut und Geschwürsbildung auf der Innenfläche auftreten sah und mit genauer Noth das Auftreten von Phimose verhütete. Poncet (18) theilt zwei Fälle mit, wo das Eintauchen von Fingern nach kleinen Verletzungen in concentrirte Carbolsäurelösung (flüssige Carbolsäure? Ref.) und Verbinden mit derselben zur Abstossung des Nagelgliedes (und in einem Falle auch der 2 Phalanx) durch trockenen Brand führte. Ollier und Viennois haben in Folge dieser Beobachtungen Versuche an Hühnern und Kaninchen angestellt, ob es nicht möglich sei, Finger- und Zehenglieder mittelst Carbolsäure unblutig zu entfernen, wozu der Umstand aufforderte, dass die betr. Patienten nur leichtes Brennen während des Verbandes empfunden hatten. Bei Kaninchen gelangen die Versuche, während bei Hühnern durch Aufsaugung der Carbolsäure Vergiftungserscheinungen und Tod erfolgte. Ein bei einem Kranken mit Mal perforant der grossen Zehe gemachter Versuch misslang trotz längerer Eintauchung, indem in Folge von Verdickung der Epidermis nur einige Hautfetzen mortificirten und der grösste Theil der Phalanx intact blieb.

Eine Vergiftung durch carbolsaures Natron beobachtete Rendu bei einem Arbeiter, der den Inhalt eines zur Desinfection der öffentlichen Pissoirs in Paris bestimmten Gefässes ausgetrunken hatte und danach in 9

Stunden zu Grunde ging. Die Erscheinungen waren die der Carbolsäurevergiftung, sofort auftretende kalte Schweisse, Nausea und Bewusstlosigkeit, völlige Anästhesie in Mund, Schlund, Nase und Blase, Myosis, Beschleunigung von Puls und Respiration, Stertor, Anurie. Der durch Katheterisiren entleerte Urin war klar, gelb, bei auffallendem Lichte violett, roch nach Carbolsäure und zeigte auf der Oberfläche Oeltröpfchen; Natronsilicat (20) wies in demselben — wie auch im Mageninhalt — die Existenz von Carbolsäure mit Sicherheit nach. Aus den Sectionsresultaten ist hervorzuheben, dass der Cadaver noch nach 36 Stunden wohl erhalten war und nach Carbolsäure roch, dass Mund und Schlund ausser Trockenheit keine besondere Veränderung darboten, dagegen im Oesophagus Röthung und Schwellung und in der mittleren Partie blutige Suffusion bei Integrität der Schleimhaut und im Magen allgemeine Verdickung der Mucosa, die nirgends abgelöst war und an der grossen Curvatur zwei Aetzschorfe mit Röthung dazwischen liegenden Gewebes und Extravasate unter die Schleimhaut constatirt wurden, endlich dass Hyperämie der Leber und Nieren bestand. In letzteren fanden sich nicht nur hämorrhagische Infarkte in der Rinde und Hämorrhagieen unter der Kapsel, sondern auch fettige Degeneration der Epithelien.

In einer von der medicinischen Facultät zu Amsterdam gekrönten Preisschrift weist Plugge (5) zunächst die deletäre Wirkung von Carbolsäure auf Infusorien nach, von denen jedoch die kleineren, wie Monaden und Vibrionen, bei Weitem grössere Resistenz als Colpoda, Paramecium und Vorticella zeigten, so dass zur Tödtung aller Infusorien mindestens 1 Procent. Carbolsäure-Lösung nothwendig ist. Bei den grösseren Infusorien traten während des Aufhörens der Bewegung die von Dujardin beschriebenen, und allmälig zu homogenen Blasen heranwachsenden Fortsätze, und Dunklerwerden des körnigen Inhaltes, welcher schliesslich durch einen Riss nach aussen trat, auf; bei kleineren Infusorien bedingt die Carbolsäure-Lösung, wenn sie zur völligen Hemmung der Bewegungen zu schwach war, doch Hemmung von deren Fortentwickelung. Auch die Schimmelbildung wird durch 1—1$\frac{1}{4}$ Procent Carbolsäure-Lösung nur in Kleister aufgehoben. Den fäulnisswidrigen Einfluss der Carbolsäure constatirte P. an Fleisch, Brot und Harn, und zwar trat die Fäulniss um so später ein, je mehr Carbolsäure angesetzt wurde; beim Harn hielten 1—1$\frac{1}{2}$ Procent Carbolsäure die Fäulniss ganz auf. Bei Milch hatte $\frac{1}{2}$—1 pr. M. Carbolsäure keinen hemmenden Einfluss auf das Sauerwerden, 2 pr. M. verzögerte dasselbe, so dass es erst in 11 Tagen eintrat, und verhütete das Faulen, 2,5 pr. M. verhütete auch die Säuerung. — Alkoholische Gährung wird nach P. schon durch kleine Mengen Carbolsäure gehemmt und durch 4 Procent vollständig aufgehoben, eben so die Milchzuckergährung. Ein Einfluss auf das Ptyalin findet statt, sobald die grösseren Mengen Carbolsäure längere Zeit mit dem Speichel in Contact bleiben, dagegen nicht bei unmittelbarer Mischung von Kleister, Speichel und 1 Procent Carbolsäure, wo das Amylum in Traubenzucker übergeführt wird. Ferner fand P., dass die Peptonbildung aus Eiweiss durch Carbolsäure gehemmt, und selbst (zu $\frac{1}{2}$ pCt.) aufgehoben wird.

Plugge vergleicht die Carbolsäure in Bezug auf ihre antiseptische Wirksamkeit mit Eisenvitriol, Chlorkalk, übermangansaurem Kali, Schwefelsäure u. Chinin. Eisenvitriol verhinderte selbst zu 1$\frac{1}{4}$ pCt. die Fäulniss von Brod nicht; übermangansaures Kali hemmte, selbst zu 3 Procent, die Bewegung der Vibrionen nicht; Schwefelsäure (1 pCt.) hemmt die Fäulniss zwar lange Zeit, doch treten später Monaden und Pilzsporen (nicht Vibrionen und Bacterien) nach einiger Zeit auf. Auch dem Chinin ist nach P. die Carbolsäure in antiseptischer Beziehung überlegen, indem der Zusatz von $\frac{1}{40}$ Carbolsäure Gährung erst nach 13 Tagen, dagegen Zusatz von $\frac{1}{10}$—$\frac{1}{20}$ Chinin (als neutralem Hydrochlorat benutzt) dieselbe nach 36—48 Stunden hervortreten liess. Alkohol wirkt auf niedere Organismen viel minder stark, und tödtet z. B. Chlamydomonas nicht zu 3 Procent (Carbolsäure zu $\frac{1}{4}$ Procent).

P. glaubt auch, gefunden zu haben, dass die geringen Mengen Carbolsäure, welche sich bei gewöhnlicher Temperatur verflüchtigen, in nicht allzu grossen Räumen vollkommen zur Desinfection hinreichend sind, indem unter einer nicht luftdicht schliessenden Glasglocke ein Brodaufguss neben einem einige Grm. Carbolsäure enthaltenen Uhrgläschen sich 7 Wochen unverändert hielt, während ohne Carbolsäure das Präparat schon in einigen Tagen von Vibrionen und Monaden wimmelte.

Auch van Geuns (6) hat über den Einfluss der Carbolsäure auf chemische und organisirte Fermente Versuche angestellt, woraus er schliesst, dass, wenn die Infection als ein, der Action chemischer Fermente analoger Process aufzufassen ist, der Carbolsäure ein grosser Werth als Desinfectionsmittel nicht zukomme, wohl aber, wenn sie auf organisirten Fermenten beruhe.

Wirkung des Emulsins auf Amygdalin wird erst durch Zusatz von 4 pCt. Carbolsäure gehindert, aber nicht zerstört, da bei Verdünnung der Mischung Blausäureentwickelung erfolgt. In gleicher Weise verhält sich die Carbolsäure zu 2,5 pCt. gegen die Peptonbildung durch Pepsin oder Pankreasferment, während die Bildung von Leucin und Tyrosin durch Pankreasferment schon von 0,5 pCt. aufgehoben wird. G. hebt dabei hervor, dass Carbolsäure auf Eiweiss und Fibrin in der Weise wirkt, dass dasselbe nicht aufquillt, was zur Peptonbildung nöthig ist. Alkoholische Gährung und Milchsäuregährung werden dagegen schon durch 0,6 pCt. aufgehoben. Hefezellen werden durch 0,5 getödtet. Verderben von Liebig's Fleischextract wird durch 0,1 pCt., wodurch die sich entwickelnden niederen Organismen ihre Fortpflanzungsfähigkeit verlieren, Fäulniss von Urin durch 0,2 pCt. verhindert. Auf eiweisshaltige Flüssigkeiten wirkt 0,1 pCt. conservirend.

Ueber die Einwirkung von Carbolsäure auf die Blutgerinnung beobachtete van Geuns, dass bei Zusatz einiger Tropfen einer 1,5 pCt. Lösung von Carbolsäure in Blutserum zu einer fibrinogenen Flüssigkeit in 24 St. ein Fibrincoagulum entsteht, dagegen, wenn die Fibrinogen enthaltende Flüssigkeit zur Auflösung von 1,5 oder selbst 1 pCt. Carbolsäure benutzt und dann frisches Blutserum gesetzt wird, Fibrinbildung nicht Platz greift, so dass also die fibrinogene, nicht aber die fibrinoplastische Substanz angegriffen zu werden scheint. 1 pCt. Carbolsäure präcipitirt Eiweiss nicht.

Bezüglich der desinficirenden Wirkung der Carbolsäuredämpfe ist van Ankum (7) zu dem

Resultate gelangt, dass die Bildung niederer Organismen (Vibrio, Paramecium) von Heuaufgüssen, Milch und Urin nicht durch ein Gemenge von atmosphärischer Luft und Carbolsäuregas verhindert wird, welche zur Unterhaltung der Respiration genügt.

Eine sehr interessante Studie über die Wirkung der Carbolsäure, welche er in Zukunft Carbol zu nennen vorschlägt, liefert Bill (10), welcher die Angaben von Lexmann bestätigt, dass 5 pCt. Carbolsäurelösung auf Bildung von ätherischem Senföl resp. Bittermandelöl aus Sinigrin resp. Amygdalin durch Einwirkung von Myrosin und Emulsin, noch auf die Umwandlung von Stärke in Zucker durch Diastase störend einwirkt. Gerinnung des Caseins durch Pepsin wird erst bei Gebrauch von 3 pCt. Lösungen verhindert. Die Abgabe des Carbols von Seiten organischer Körper, mit denen es in Contact gekommen, an die Luft, ist nach B. nicht so leicht, als Lexmann annimmt, da Eiweiss, Harnstoff, Gelatine u. A. es sehr lange retiniren (selbst Monate lang) und hängt sehr von dem Feuchtigkeitsgrade der Atmosphäre ab, da Carbol grosse Affinität zum Wasser besitzt.

In Hinsicht auf die Coagulation des Eiweisses fand B., dass flüssige Carbolsäure und 3 pCt. Lösung Albumin und Globulinlösungen coaguliren, dass letztere durch 3 pCt. Lösung trübe werden, bei Zusatz von neuem Eiweiss sich wieder klären, während sie durch 1 pCt. Lösung nicht alterirt werden. B. glaubt daher, dass das Eiweiss von der Carbolsäure nur vermöge Entziehung von Wasser, nicht aber vermöge Bildung einer chemischen Verbindung, welche nur unter Anwendung von Hitze entstehen kann, coaguliren. Wird geronnenes Eiweiss mit Carbolsäure in mässiger Wärme digerirt, so löst es sich zu einem hellgelben Syrup auf, aus welchem bei Wasserzusatz Eiweiss ausfällt und in der Kälte die überschüssige Carbolsäure auskrystallisirt; der rückständige hellbraune, schwach nach Carbolsäure schmeckende Syrup gibt beim Sieden einen weiteren Theil Carbolsäure ab und gibt beim Erkalten eine braune Gelatine, die an der Luft unter Efflorescenz von Carbolkrystallen weiss, dann wieder durchsichtig wird und endlich in einen copalähnlichen harten Klumpen eintrocknet, der weder fault noch schimmelt und selbst nach 6 Monaten noch Carbolsäure nachweisen lässt. Der bei Contact mit der Haut entstehende weisse Fleck ist nach B. nur theilweise Folge von Eiweisscoagulation, theils solche von Contraction der Gefässe, das Verschwinden desselben beruht auf bald erfolgender Dilatation der Gefässe und Wiederauflösung des Gerinnsels. Mit Leim verbindet sich Carbolsäure auch beim Kochen nicht und verhindert auch dessen Gelatinirung nicht.

Carbolsäure scheint sich nach B. mit fauligen Eiweisskörpern chemisch zu verbinden, da, eine Lösung zu fauliger Eiweisssolution gesetzt, die Carbolsäure nicht mehr chemisch nachweisbar ist, wenn nicht sehr grosse Mengen angewendet werden. Auch frische Eiweisslösung mit C. versetzt, fault nach einiger Zeit, wobei C. nur allmählig verschwindet. B. glaubt dies so erklären zu müssen, dass Carbol, in verdünnten Lösungen nur einen Theil des Eiweisses vor Decomposition schütze, dann aber, sobald das übrige Eiweiss zu faulen begonnen, sich mit diesem verbinde und so desinfectionsunfähig werde, während bei 5 pCt. Lösung die Wasserentziehung und Coagulation die Hauptsache sei, wo es dann wie Alkohol wirke, den es jedoch bei Aufbewahrung anatomischer Präparate nicht ersetzen kann. Gegen Stoffe mit starkem Geruche (Buttersäure, Baldriansäure, Essigsäure, Aepfel- und Birnessenz, sich zersetzendes Legumin, Asa foetida, ätherische Oele u. s. w.) wirkte flüssige Carbolsäure nicht desodorisirend, wie dies Zinkchlorid (10 pCt.) und übermangansaures Kali (1 pCt.) thun. Wie die desinficirende Wirkung zu Stande kommt, lässt B. unentschieden, glaubt aber, der Kosten und der Sicherheit der Wirkung wegen für Schiffe die Desinfection mit überhitztem Wasserdampf vorziehen zu müssen, dem er auch für Hospitäler, wo Erysipelas, Puerperalfieber u. s. w. herrschen, den Vorzug vindicirt. Vaccine büsst durch 3 pCt. Carbolsäurelösung, nicht durch 1 pCt. ihre Inoculationsfähigkeit ein.

Auf Eiter wirkt Carbolsäure in der Weise ein, dass bei Mischung mit gleichen Theilen 1 pCt. Carbolsäure die Zellen zerstört und in gallertartige, mit Körnchen gefüllte Klümpchen, die in gelber Flüssigkeit flottiren, verwandelt werden, während bei überschüssiger C. ein gelbes Liquidum mit darin schwimmenden Körnchen resultirt. Auf Wunden trocknen Eiter und Carbolsäure zu einer harten fettigen Kruste zusammen.

Blutkörperchen werden bei allmähligem Zufluss von Carbolsäure kleiner, runder, dunkler und schliesslich polygonal, schrumpfen stark zusammen, und bei Vogelblutkörperchen, wo die Veränderungen überhaupt deutlicher als beim Menschenblute sind, theilt sich der Kern und in der Mitte entsteht eine Einschnürung der Zellen. Diese Alterationen treten schon bei 1 pCt., stärker bei 3 pCt. Lösung hervor.

Auf Samenfäden und Samenzellen wirkt Carbolsäure erst in 5 pCt. Solution beim Hahn bewegungsvernichtend, beim Kater schon in 1 pCt. Lösungen; 4 pCt. Lösungen bedingen Vergrösserung und schärfere Contourirung.

Bindegewebe und elastische Fasern werden durch verdünnte Carbolsäurelösungen wenig afficirt, in stärkeren körnig und rissig; auch in gesättigten Lösungen tritt selbst bei wochenlangem Stehen und einer Temperatur von 40° keine Auflösung ein. Bei Muskelfasern wird durch 1 pCt. Lösungen die Farbe tiefer und die Streifung deutlicher, durch 4 pCt. werden die Bündel dunkler, zersplittern und lösen sich an den Enden auf.

Nervenzellen und Nervenfasern werden durch 1 pCt. Lösungen deutlicher, durch stärkere Lösungen zu Oeltröpfchen und Detritus aufgelöst.

Milch wird durch 1 pCt. Lösungen nicht afficirt, durch 5 pCt. werden Albumin und Casein coagulirt. Wässrige Lösungen wirken auf die Milchkügelchen nicht, flüssige Carbolsäure vergrössert dieselben, aber zerstört sie nicht.

Bill weist weiter darauf hin, dass bei örtlicher Application der flüssigen Carbolsäure auf die äussere Haut, ebenso, jedoch minder ausgesprochen, nach 5 pCt. wässrigen oder ätherischen Lösungen, nicht nach Lösungen in Glycerin, auch sehr wenig nach Lösungen in Oel, dagegen äusserst ausgeprägt nach Lösungen in Essigsäure, an der weiss werdenden Stelle Anästhesie, welche bis zum Unterhautzellgewebe reicht, deren Akme in 15–20 Min. eintritt. Diese Anästhesie ist so hochgradig, dass Bill die Carbolsäure als örtliches Anästheticum vor der Vornahme von Operationen, welche besonders die Haut betreffen, z. B. Eröffnung von Bubonen, Entfernung von Epitheliomen angewendet hat, worin ihm auch Andere, z. B. TAYLOR (16) gefolgt sind. Nach B. heilen die betreffenden Wunden sehr rasch per primam, wenn flüssige Carbolsäure benutzt wird, dagegen nicht gut nach Essigsäurelösungen. Wird die betreffende Hautpartie vorher mit verdünnter Essigsäure benetzt, so tritt die anästhesirende Wirkung der Carbolsäure um so rascher auf.

Am Fledermausflügel bedingt 5 pCt. Carbolsäurelösung Contraction der Capillaren und kleinen Arterien, dann vollständigen Stillstand der Circulation und Austritt von Farbstoff mit Coagulation an der Aussenseite der Gefässe; später erweitern sich letztere wieder, während das Coagulum zurückbleibt, das allmälig Pigmentveränderungen zeigt und resorbirt wird.

Obschon kein Anhänger der Theorie, auf welche LISTER seine Empfehlung des Carbolsäureverbandes gründet, erklärt BILL doch den Gebrauch der Carbolsäure als Verbandmittel für die beste aller bekannten Verfahren zur Verhütung oder Beseitigung von Entzündungen, da sie sich ihm wiederholt in sehr desperaten Fällen nützlich und heilsam erwies. Fälle, wo Alkohol und Chinarinde indicirt sind, geben bei der Carbolsäurebehandlung schlechte Resultate und wenn das Mittel nicht binnen 24 Stunden die Eiterung sistirt, so ist dasselbe zu entfernen und zur Anwendung von Kataplasmen und tonisirenden Mitteln zu schreiten, weil sonst unter Carbolsäurebehandlung die Entzündung sogar zunimmt. Mehrere Fälle, wo B. schlechten Erfolg sah, waren Wunden der Hand, wo die Carbolsäure Tendenz zur Entzündung der Sehnenscheiden zu bewirken schien, während in anderen Fällen von Wunden der Hand Carbolsäure gut wirkte. Neben dem Sistiren der Entzündung hat Carbolsäure auch noch den grossen Vortheil, dass sie die Sensibilität herabsetzt, so dass, wie B. mehrmals beobachtete, bei früher bestehender Hyperästhesie, welche alle instrumentelle Untersuchung unmöglich macht, nach dem Carbolsäureverbande die letztere schmerzlos von Statten geht. In einem Falle von Pseudarthrose, wo BILL einen mit Carbolsäurelösung getränkten Strang Seide durch die Knochenenden zog, wurde die Einstichstelle der Ausgangspunkt von Erysipelas. BILL's Verfahren nach Operationen besteht darin, dass zuerst die Wunde gehörig mit 5 pCt. Carbolsäurelösung mittelst einer Spritzflasche abgewaschen, dann Cerat oder Oleum Acid. carbolici (1:10) im Ueberschusse applicirt wird, hierauf Nähte angelegt werden, dann auf den Wundrand in Collodium Acidi carbolici (1 : 10) getauchte Seidengaze gelegt wird; um diese kommt eine grosse Menge Werg. Beginnt die Vernarbung, so ist die Stärke der Carbolsäurelösung zu reduciren oder dieselbe mit Oel oder Wasser zu vertauschen, wodurch die der Carbolsäure eigenthümliche verzögernde Action auf die Granulationsbildung beseitigt wird.

Die günstige Wirkung der Carbolsäureverbände leitet B. davon ab, dass das Mittel alle fremden organisirten Körper, wie Eiter, vernichtet, dass es sich mit zersetzenden Albuminoiden verbindet und dadurch die Zersetzung normaler Eiweissstoffe in der Nachbarschaft verhütet und dass es die Nerventhätigkeit herabsetzt, wobei auch eine Verringerung der Erregbarkeit der trophischen Nerven resultire. B glaubt, dass durch die Einwirkung der C. auf die Nerven die Zahl der Tetanusfälle durch die Carbolsäurebehandlung eine Abnahme erfahren werde. Die carbolisirten Darmsaiten-Ligaturen Lister's befürwortet B. nicht, weil nach seinen Experimenten carbolisirte Darmsaiten sich im Contact mit lebendem Gewebe leichter als nicht carbolisirte zersetzen; die sog. living ligature Lister's ist nichts als die Kapsel, welche sich in eine dünne Schnur zusammengezogen hat.

Die innere Anwendung von 6–8 Gran, in einem Weinglas voll Wasser bringt nach wiederholten Erfahrungen BILL's zuerst Verminderung der Sensibilität im Munde und Schlunde hervor, manchmal auch ein Gefühl von Kriebeln, worauf dann ein kühlendes Gefühl (wie bei Pfeffermünze) folgt; dann entsteht leichte Nausea, namentlich bei leerem Magen, mit einem unbehaglichen Gefühle im Unterleibe; hierauf leichter Schwindel, Sausen in den Ohren und Abnahme der Schallperception, ferner Abnahme der Frequenz und Völle des Pulses (um 4–8 Schläge per Minute), ohne Veränderung der Eigenwärme. Nach wiederholten Dosen stellt sich nach 3–4 Tagen anhaltende Diarrhoe ein und bei sehr langem Gebrauche Schwäche der Herzaction, Muskelschwäche und Abnahme der Körperfülle. Beim Aussetzen der Carbolsäure nach mehrtägigem Gebrauche stellt sich gewöhnlich Flatulenz und ein Gefühl von Depression wie beim Opium ein.

In dem Athem von Patienten, welche in 24 Stunden 45 Gran genommen hatten, konnte B. mittelst der BERTHELOT'schen Reaction keine Carbolsäure nachweisen, ebensowenig im Urin, dem ½ pCt. zugesetzt deutlichen Carbolgeruch mittheilt. Bei Anwendung von 30–40 Gran in 24 Stunden behält der Urin seine normale Farbe und Geruch; beim Kochen fallen Phosphate, aber kein Eiweiss aus. Wird der Harn, selbst unter 100°, auf ¼ abgedampft, so färbt er sich braun und setzt ein dunkles Präcipitat ab, welches mit russender Flamme verbrennt und nach dessen Ausfällen der Urin wieder klar wird. B. hält diesen Körper für ein aus dem Hämatin hervorgegangenes Product, oder für eine Verbindung von Hämatin mit Carbol, da der Verbrennungsrückstand Salzsäure, Eisen in grosser Menge und Phosphate enthält. Das Präcipitat löste sich theilweise in heisser verdünnter Kalilauge mit dem Geruche, der bei Einwirkung von Kali auf albuminoide Materien entsteht, und wurde aus dieser Lösung als Globulin ähnliche Masse gefällt; auch Salzsäure wirkte theilweise lösend und gab bei Behandlung mit Alkali Eisen, Phosphat, und einen C- und N-haltenden Körper. Im Wasser und Alkohol war es unlöslich. Das getrocknete Präcipitat wog in einem Falle, wo 45 Gran genommen waren, 20½ Gran. Mit der Braunfärbung des Urins nach Gebrauch von Theer, Kreosot oder Carbol hat dies Phänomen Nichts zu schaffen; der dabei gebildete Körper ist nach BILL wahrscheinlich Chinon, welches analog der aus dem Alkohol gebildeten Essigsäure: $C^4H^6O^2-2H+O^2=C^4H^4O^4$ gebildet wird und durch Behandeln von Carbolsäure mit Kalibichromal entsteht. Dafür spricht die Eigenschaft des Chinons, sich in wässriger Lösung rothbraun und beim Erhitzen und Zusatz von Ammoniak schwarz zu färben, der Umstand, dass der betreffende Urin mit Cl. den eigenthümlichen Geruch gab, welcher dadurch in Carbolsäure- oder in Chinonlösungen entsteht, während die erstere darin nicht durch Berthelot's Verfahren nachgewiesen werden konnte, welches schon $\frac{1}{100}$ pCt. Carbolsäure nachweist. Von den normalen Bestandtheilen des Urins, dessen Farbe und resp. Gewicht unverändert waren, fand B. das Wasser nicht verändert, den Harnstoff schwach und die Phosphate stark vermehrt, die Harnsäure war oft gar nicht vorhanden oder liess sich wegen schlammiger Beschaffenheit des Niederschlages, wie solche der Zusatz von Chinon bedingt, nicht genau bestimmen, der Säuregrad des Urins war vermindert.

Ueber die Anwendung der Carbolsäure in Krankheiten giebt Allan (11) an, dass sich ihm das Mittel vortrefflich bei Behandlung von breiten Condylomen und Schankergeschwüren, 1 mal täglich mit ana Wasser verdünnt zur Aetzung und in wässriger Lösung (1: 60) zu Fomenten benutzt, bewährte und dass er auch bei Syphilis in 2 Fällen die Erscheinungen nach dem internen Gebrauche in wenigen Wochen schwinden sah. In Dosen von 1 Gran gelöst oder in Pillenform bewährte sich ihm die Carbolsäure bei Dyspepsia fermentativa und Ulcus ventriculi, in $\frac{1}{2}$ gränigen Dosen nüchtern genommen bei chronischem Magenkatarrh; Völlig nutzlos und ohne Einfluss auf die Temperatur in dieser Krankheit fand A. das Mittel bei Typhus. Bei Phthisis darf davon natürlich keine Heilung erwartet werden, doch kann Verminderung des Auswurfes danach erfolgen.

Bill (10) hat von der Anwendung in Krankheiten keine besonderen Erfolge gehabt, so sah er durchaus keinen Nutzen von der Inhalation verstäubter Carbolsäurelösung bei Phthisikern im Stadium der Cavernenbildung, von der inneren Application bei acutem Rheumatismus und von der äusseren bei Gonorrhoe und Schnupfen, den das Mittel sogar zu verschlimmern schien. Waschungen mit 2 pCt. Carbolsäurelösung heben das Jucken bei Urticaria, Psoriasis und Ekzem mit Sicherheit auf; sind offene Stellen vorhanden, so eignen sich ölige Lösungen (1: 10) auf Läppchen besser. Auch hat Bill vier Fälle von krebsartigen Geschwülsten mit gutem Erfolge innerlich mit Carbolsäure behandelt, indem zwei Mal in der Narbe recidirende Epitheliome unter mehrwöchentlichem Gebrauche von 16 Gran Carbolsäure schwanden, in einem dritten Falle das Wachsthum eines Markschwammes dadurch verzögert wurde und in einem vierten, bei einem Ulcus rodens der Unterlippe, durch locale und innerliche Anwendung dadurch Verkleinerung und Granulation herbeigeführt wurde.

Zur inneren Anwendung empfiehlt Bill als stärkere Solutionen als 3 Gran auf die Unze zu verwenden. Collodium carbolisatum wirkt bei längerer Aufbewahrung irritirend.

Cisalmarta, Sull' uso interno dell' acido fenico nelle pulmoniti [illegible]. Giulio Tommasi. Il Morgagni. Disp. VIII. 15.

Tommasi gab zwölen Patienten mit chron. eitriger Pneumonie täglich 15 Tropfen einer 27 procentigen Carbolsäurelösung. Ein günstiger Einfluss auf Fieber und Sputum war nach wenigen Tagen ersichtlich. Genesung erfolgte in einigen Wochen.

Seck (Berlin).

---

14. Nitrobenzin.

Wing, Clifton, E. (Boston), Poisoning by nitrobenzene. Boston med. and surg. Journ. Jan. 16. p. 33. (Vergiftung eines Arbeiters durch Zerbrechen eines mit Nitrobenzin gefüllten Gefässes, wodurch seine Kleidung mit dem Gifte [illegible] wurde, und längerem Verweilen in der mit den Dämpfen [illegible] Atmosphäre; Auftreten von Blässe und blauer Färbung des Gesichtes in [illegible], schwererer Umnebelung nach [illegible]. Symptome im tiefsten Coma, Lividität des ganzen Körpers, vollem und langsamem Puls, Dyspnoe. [illegible] und Unbeweglichkeit der Pupille, [illegible]; später [illegible] Puls und mehrmaligem Erbrechen; Coma mehr als 12 St. anhaltend; Genesung unter [illegible] Behandlung. Ein anderer Arbeiter, der ebenfalls Nitrobenzin auf die Kleider bekommen und dieselbe Luft gleich lange geathmet hatte, blieb gesund, ebenso von 3 Arbeitern, welche 2 St. in demselben Raume [illegible] hatten, 2, während bei dem dritten Blässe und blaue Farbe des Gesichtes, sowie Schwindel eintrat).

15. Fuchsin.

Marchi, Pietro, [illegible] Fiorentino a proposito della fucsina. Lo Sperimentale Fuggio p. 414.

Marchi weist auf die Gefahren hin, welche die von ihm constatirte Färbung von Liqueuren und Fruchtsyrupen, sowie namentlich die von Rothwein, mit Fuchsin für die öffentliche Gesundheit hat, da zu dieser Färbung meist billiges arsensäurereiches Fuchsin Verwendung finde. Nach Hugo Schiff sind zur Färbung einer Flasche Weisswein mindestens 5 Cgrm. Fuchsin nöthig, eine Menge, welche in schlechten Sorten 1 Cgrm. Arsensäure enthielt. Die Bemerkung Bellini's, dass reines Fuchsin ungefährlich sei, ist für die Frage ohne Relevanz. (d. u.)

---

1) Romei, G., Nuovo metodo per riscontrare la fucsina. Lo Sperimentale. Aprile. — 2) Bellini, R. Della innocuità dei dolci e dei liquori colorati colla fucsina cristallizzata. Ibid. Aprile.

1) Ammoniak, einer fuchsinhaltigen Flüssigkeit zugesetzt nimmt dieser die Farbe, die nach Verflüchtung des Ammoniaks mittelst Erwärmung wieder erscheint. Unbrauchbar ist diese Reaction, wenn die Färbung nicht allein durch Fuscin hergestellt ist, da bei Ammoniakzusatz die natürliche rothe Färbung von Wein, Fruchtsäften etc. in eine grünliche übergeht. In solchen Fällen mengt Autor gleiche Theile Amyl-Alkohol und Untersuchungs-Flüssigkeit. Enthält diese Fuscin, so ist der bei Ruhestand die obere Hälfte der Flüssigkeit bildende Amylalkohol rothgefärbt. Bei Untersuchung von Rothwein ist etwaiger Rothweinfarbstoff, da er sich gleichfalls in Amyl-Alkohol löst, vorher durch basisch-essigsaures Blei zu fällen.

2) Das jetzt vielgebrauchte Fuscin wird durch Oxydation von 2 Theilen Anilin mittelst 3 Theilen 75 proc. Lösung unterarseniger Säure hergestellt. Das rohe, von arseniger Säure nicht hinreichend gereinigte Fuscin kommt ausnahmsweise in den Handel und ist

auch als höchst diluirtes Färbemittel für Getränke und Naschwerk, giftig. Durchgängig aber enthält das käufliche Fuchsin nach Sonnenschein und anderen ½ — höchstens 1 Procent Arsenik. Um ein Liter weissen Wein roth zu färben, wie in Frankreich viel geschieht, genügen 2 Tropfen einer 5proc. alkoholischen Lösung krystallisirten Fuchsins. Enthielt dieses 1proc. Arsenik so enthält der Liter gefärbten Weines 1/100 Milligramm Arsenik, eine nicht in Betracht kommende Menge. Das Mengenverhältniss des so intensiven Farbstoffs für Zuckerlösungen, Farbstoffe ist das nämliche. — Auch dass das (arsenfreie) Fuchsin an sich giftig sei bestreitet Bellini. Fische und Frösche blieben in stark (?) fuchsinhaltigem Wasser gesund. Einem mittelgrossen Hunde thaten 2 Drachmen Fuchsin keinen Schaden. Darminhalt und Urin getödteter Versuchsthiere war intensiv roth, Mageninhalt aber violett, wohl weil hier bei längerem Aufenthalt dem Fuchsin H. entzogen wird. Vergiftung von Arbeitern in Fuchsin-Fabriken ist allerdings nicht selten, dann aber Folge der zuweilen tödtliche Asphyxie erzeugenden Anilindämpfe oder ungenügender Beseitigung des arsenigen Rückstandes, der bei unvollständigem Abschluss das Wasser 200 Meter entfernter Brunnen giftig macht.

Bert (Berlin).

---

b. Pflanzenstoffe und deren Derivate.

1. Fungi.

Watscher (Radkersburg), Vergiftung mit Fliegenschwamm (Agaricus muscarius). Wien. med. Presse 47. p. 1075. (Vergiftung eines 50jähr. Mannes und einer 48jähr. Frau durch ein Schwammgericht angeblicher Kaiserlinge [illegible], 3 Stück, welche ausserordentlich fein [illegible]; die Schwämme wurden dabei abgebrüht, ausgedrückt, gekocht, eingebrannt und etwas [illegible]; Symptome bei der Frau nach ½ Stunde als „Zittern des Magens" Schwäche in den Gliedern, Uebelkeit mit heftigem Erbrechen [illegible], wodurch die Schwämme wieder erbrochen wurden, dann Zuckungen im ganzen Körper, hauptsächlich in den oberen Extremitäten, so dass Pat. [illegible] in den Händen [illegible] musste, wobei sie sich jedoch [illegible], Flimmern vor den Augen und Trübsehen, bis gegen Abend anhaltend, Neigung zu Strecken und [illegible] auch in der Nacht, wo sie [illegible] schlaflos, fortdauernd. Bei dem Manne, welcher etwas später übel wurde, aber nicht zum Erbrechen kam, traten dieselben Erscheinungen, aber viel intensiver ein und kam es zu grosser Aufregung und Trübung des Bewusstseins; [illegible] 8 Gran Tart. stib. Erbrechen und Genesung. In einem anderen Vergiftungsfalle, wo ein 16j. und ein 30j. Mann Schwämme, darunter einige angeblich Kaiserlinge, in [illegible] gegessen hatten, entwickelten sich die heftigsten Gehirnsymptome und Delirien, Schreien, Fluchen, Zerbrechen der Bettstelle mit übermenschlicher Kraft, so dass 4 Menschen nöthig waren, um ihnen mit Gewalt Brechweinstein zu geben; [illegible] Krämpfe des [illegible] (Dauer in diesen Fällen 14 Stunden).

Spoof, Om Förgiftningar med secale cornutum, [illegible] i Finland. Akad. afh. Helsingfors.

In diesem Jahrhundert hat Finnland zwei grössere Epidemieen von Ergotismus 1840–42 und 1862–63 gehabt. Verf. meint, dass die Ursache in dem Secale nicht allein zu suchen, sondern dass auch andere Pilzgattungen und die Beschaffenheit des Roggens (unreif oder Frost gelitten) zu berücksichtigen sei. Das wesentlichste Moment liegt darin, dass der Roggen in schlechtem Boden und in kalten Sommern sich so spät entwickelt, dass das Secale Zeit hat, seine Sporen zu zerstreuen; folgt dann ein warmer feuchter Sommer, wird sich das Sclerotium des Pilzes reichlich entwickeln. Verf. erwähnt danach die die neuen Beobachtungen über verschiedene Arten von Mutterkorn, die theils auf Roggen, theils auf andern Gramineen vorkommen, und deren Verhältniss zu Ergotismus noch nicht hinlänglich untersucht ist. Das einzige sichere Verfahren, das Vorkommen des Secales zu hindern, besteht darin die einzelnen Körner auszulesen.

G. Gaedeken, Kopenhagen.

---

2. Gramineae.

Becher, O. (Rhenanen), Ueber Vergiftungs-Erscheinungen in Folge des Genusses von Haferbrod und deren Ursache. Arch. d. Pharm. Febr. p. 170.

In Folge des Genusses von Haferbrod bekamen mehrere Personen nach etwa 3 St. ein heftiges Zittern an allen Gliedern, starken Schweiss, Eingenommenheit des Kopfes und starken Schwindel, der drei volle Stunden dauerte. Als Ursache ermittelte B. die Beimengung von etwa ¼ Taumellolch, und zwar die Früchte der Varietät von Lolium temulentum, welche als Lolium macrochaeton A. Br. bezeichnet wird.

3. Melanthaceae.

1) Fick, A. und Böhm, R., Ueber die Wirkung des Veratrins auf die Muskelfaser. Verhandl. der Würzb. phys. med. Gesellsch. III. H. 2 S. 198. — 2) Peugnet, Eugen (New York), A contribution to the knowledge of the chemistry and physiological, therapeutical, and toxical actions of Veratrum album, Veratrum viride, and their alcaloids. New York med. Record. May 1. p. 121. — 3) Jones, D. W., Veratrum viride. Philadelphia med. and surg. Rep. 17. p. 281.

Fick und Böhm (1) widerlegen die Angabe von Bezold, dass bei der durch Veratrin bedingten langdauernden Zusammenziehung des Muskels auf Reize auch der Nerv mitbetheiligt sei. Die Form der Zuckungscurve fanden sie völlig unabhängig davon, ob der Reiz auf Nerv oder Muskel wirkte und nur von dem Zustande des Muskels selbst abhängig und den Einfluss des Veratrins auf den Muskel genau gleich bei curarisirten oder nicht curarisirten Thieren. Negative Schwankungen des Nervenstromes auf Momentanreize kommen bei Veratrinthieren nicht in höherem Maasse vor wie bei gesunden Thieren. Die von Fick und Böhm beobachtete Thatsache, dass bei sehr vollständig veratrinisirten Thieren bisweilen bei einigen Reizungen des Nerven von ihm aus keine Reizung des Muskels bedingt wird, während directe Reizung des Muskels noch Contraction bedingt, lässt nur die Annahme einer Vernichtung der Endapparate der motorischen Nerven, nicht ihres Stammes zu, der die negative Stromesschwankung bei völlig getödtetem Muskel noch lange zeigt. Die Nachdauer der Zusammenziehung als eine Nachdauer des Erregungsprocesses über den Reiz hinaus aufzufassen, halten F. und B. für unzulässig, da der verkürzte Zustand und der Erregungsprocess keineswegs zusammenfallende Begriffe sind, und aus Messungen der Muskelnerven mittelst des Heidenhain'schen Apparates, wonach die Veratrinmuskelzusammenziehung auf einfachen Reiz viel mehr Wärme als eine Normalzuckung giebt, folgern sie, dass die Nachdauer auf einer grösseren Intensität der chemischen Processe, welche die Verkürzung bedingen, beruht, nicht auf einer blossen Verzögerung des Restitutionsprocesses. Auf einer tetanisirenden Reihe von Reizen, selbst wenn dieselbe nur kurze Zeit dauert, entwickelt der Veratrinmuskel noch mehr Wärme als auf einen Einzelreiz. Die durch letzteren hervorgerufene Contraction ist kein Tetanus, indem sie keinen oscillatorischen Charakter trägt und am strompräfenden Froschschenkel keine Spur von secundärem Tetanus erzeugt.

Prevost (2) hat, veranlasst durch einen ihm vorgekommenen Fall von Vergiftung mit homöopathischer Muttertinctur von Veratrum album, Versuche an Thieren mit den von ihm selbst und Spansinmane dargestellten Alkaloiden aus Veratrum viride und V. album angestellt, namentlich mit den von Bullock aufgefundenen und von Wood (vergl. Ber. für 1870, I. 335) physiologisch geprüften Stoffen Veratroidin und Viridin, endlich auch mit Jervin. Hinsichtlich des Veratroidin's, das er auch aus V. album isolirte, bestätigt P. die Angaben von Wood. In Dosen von 1/16 Gran bewirkte das Alkaloid, gleichviel aus welcher Species es hergestellt war, etwas Pulsverlangsamung, leichte Muskelschwäche und nach einigen Stunden geringe gastrische Störung. P. glaubt nicht, dass das Alkaloid oder die beiden Nieswurzeln zu wirklicher Darmentzündung führen können, vielmehr nur Hyperämie bedingen. Hinsichtlich des Viridins stimmt P. nicht völlig mit Wood überein, indem er es fast ohne Einfluss auf die Circulation, wenig auf die Respiration und auch nur unbedeutend auf die Temperatur wirkend fand; local irritirend und auf den Darmcanal wirkend war es nicht, die Pupille war etwas verengert und nach grösseren Dosen traten tetanische Krämpfe ein. Jervin aus Veratrum viride wirkte wie Viridin. P. glaubt, aus diesen Untersuchungen schliessen zu dürfen, dass nicht das Veratrin, sondern das Veratroidin das wirksame Princip von Veratrum viride sei. In der Combination beider Alkaloide, wie sie in der Droge natürlich vorkommen, erblickt er die beste Bürgschaft für die therapeutische Verwerthung. Der Unterschied zwischen Veratrum viride und album, welcher nach P. darin besteht, dass V. album viel mehr irritirend auf den Tractus wirkt, soll in einem in letzterem existirenden Resinoide zu suchen sein. Von 5 Proben von Rhizoma Veratri albi stimmten nicht zwei hinsichtlich ihres Gehaltes von Alkaloid überein.

Der von Pengnet mitgetheilte Vergiftungsfall, welcher eine nervöse junge Frau betraf, welche ½ Unze Tr. Veratri albi, entspr. ½ Drachme Pulvis Veratri albi und zufolge chemischer Analyse ⅓ Gran der Alkaloide aus Veratrum genommen hatte, ist auffallend durch das erst in 3½ Stunde erfolgende Auftreten der Vergiftungserscheinungen, die zuerst in Taubsein in Händen und Füssen, das sich über den ganzen Körper verbreitete, bestanden; hierauf folgte ein ohnmachtähnlicher Anfall und erst später Erbrechen, welchem noch später Diarrhoe sich hinzugesellte, die mit Tenesmus und Blutabgang verbunden, eine Art dysenterischen Character trug. Pupillenerweiterung und intensive Beeinträchtigung des Sehvermögens bestanden in den ersten Stunden der Intoxication, nach deren Beseitigung durch excitirende Mittel noch mehrere Wochen partielle Anästhesie auf der Dorsalfläche des Vorderarmes und im Bereiche des N. cruralis fortdauerte. Ob die einige Tage später auf nach anscheinend völliger Herstellung aufs Neue aufgetretenen dysenterischen Symptome Folge der Vergiftung waren, steht dahin.

Jones (3) empfiehlt Veratrum viride ganz besonders bei acuten Entzündungen, warnt dagegen vor dem übertriebenen Gebrauche bei acuten Exanthemen, wo es niemals bis zur Nausea, sondern nur bis zum Eintritte der Verminderung der Energie und Rapidität des Herzschlages gegeben werden soll und nach J's. Meinung überhaupt nur dann indicirt ist, wenn Hyperämie edler Organe droht.

Collins, J. W., Veratrum viride as a haemostatic. (Am. Practit. Sept. 1872. Amer. Journ. of med. scienc. Oct. (C. erkannte Veratrum viride innerlich als kräftiges Hämostaticum. Es vermindert die Triebkraft des Herzens).

Buck (Berlin).

4. Urticeae.

Villard, F., Étude clinique sur le Haschisch. Montpellier méd. [illegible] p. 111. (Capitel aus einer grösseren Arbeit des Verf., worin er durch Erfahrungen bei einer Reise in Egypten und durch fremde Mittheilungen die Gefahren des Haschischgebrauches darthut, welcher nicht allein zu acuten Geistesstörungen ([illegible], Delirium [illegible]) und narkotischer Vergiftung, sondern bei längerer Fortsetzung zu Imbecillität führt, so dass z. B. in dem von Mohamed-Aly Bey dirigirten Irrenhause [illegible] zu Alexandrien [illegible] 40 [illegible] Haschischesser sind, ein Umstand, welcher dem Egyptischen Gouvernement zum Verbote der Haschisch[illegible] in Egypten Veranlassung gab.)

5. Juglandeae.

Scotti, Giberto (Como), Saggi sul medicinale del noce commune. Annal. univers. di med. CCXXI. Luglio p. 5. (Capitel aus der Flora medica della Provincia di Como des Verf.)

Scotti giebt eine ausführliche medicinische Geschichte der Wallnuss, wobei er als eigene Erfahrung anführt, dass die frische Wurzelrinde in Essig macerirt (weniger bei Maceration in Spiritus) die Haut röthet und das Auflegen von Wallnussblättern ödematöse Anschwellungen beseitigt. Im Extractum aquosum oder spirituosum, oder im Decoct der Blätter sieht er ein treffliches Adstringens, in anderen Präparaten ein Tonico-stomachicum, auch rühmt er die antiscrophulöse Wirkung der Wallnusspräparate, ohne darin etwas Specifisches zu erblicken.

6. Laurineae.

Harley, John, The physiological action of camphor. Practitioner Oct. p. 279.

Harley (1) beschreibt die Symptome, welche bei zwei Patienten auf den Gebrauch von Campher, in wässrigem Spiritus gelöst, in Dosen von 4—35 Gran gekommen, resultirten. Dieselben deuten auf Depression des Grosshirns und der Corpora striata, indem nach Gaben von 5 Gran in dem einen, nach 15 Gran im 2. Falle Schwindel, etwa in ½ Stunde auftretend und 10—20 Minuten in derselben Intensität dauernd, in dem 1. Falle erst nach 1½ Stunde endend, sich einstellte, dem bei höheren Dosen sich Schlafneigung (im 1. Falle bei einer zarten Frau nach 20, im 2. erst nach 35 Gran) hinzugesellte. Subjectives Wärmegefühl im ganzen Körper, bald nach dem Einnehmen auftretend, fehlte bei keinem Versuche; der Puls war wenig beeinflusst (meist wird unbedeutendes Sinken der Pulszahl notirt.) Gesichts- und Appetitsstörung erfolgte nicht. Im 1. Falle wirkten die Camphordosen vorübergehend wohlthätig auf Ovarialschmerzen, im 2. sistirten sie unfreiwilligen Samenabgang, welche Effecte Harley als secundäre, von der Action auf das Gehirn abhängige betrachtet.

Hamilton, A. McL. Mono bromate of camphor in delirium tremens and in Chorea. (New York med. Journ. July) Amer. Journ. of med. Oct. (Fünf Gran Bromkampher, bei Delir. tremens genommen, verschaffen in ½ Stunde Schlaf. Derselbe Mittel dürfte gegen Chorea wirksamer sein als Opiumkampher.)

Beck (Berlin).

7. Scrophularineae.

1) Böhm, R., Untersuchungen über die physiologische Wirkung des Digitalin und des Digitalein. Arch. f. d. ges. Physiologie. V Heft 4 u. 5. S. 153. — 2) Ackermann, Th., (Rostock), Ueber die Wirkung des Digitalins auf den Kreislauf und die Temperatur. Berl. klin. Wochenschr. Jan. 15, S. 27. — 3) Derselbe, Ueber die physiologischen Wirkungen des Digitalins auf den Kreislauf und die Temperatur. Arch. f. klin. Med. XI. H. 2. S. 125. — 4) Cervello, Nicolo, Amice ne' dice parole sulla maniera di agire della digitale purpurea. Gaz. clin. di Palermo. Febbr. e Marzo. p. 49. (Vertheidigung gegen verschiedene Angriffe, welche gegen Cervello's Theorie, dass Digitalis seinen Einfluss auf Herzkrankheiten einer antispastischen Wirkung verdanke, von italienischen Autoren ausgegangen sind). — 5) Brunton, T. Lauder, and Meyer, Action of Digitalis on the blood vessels. Journ. of Anat. and Physiol. VII. p. 135. 1873. — 6) Widal, Note sur l'action thérapeutique de la digitaline cristallisée. Union méd. 173. p. 314. — 7) Derselbe, Expériences thérapeutiques faites avec la digitaline cristallisée d'Homolle. Ibid. 176. p. 435. — 8) Homolle, E., und O. Homolle, La digitaline au point de vue chimique, toxicologique et médico-légal. Union méd. 80. 83. 89. 108. 113. 121. 123. 124. p. 77. 76. 134. 195. 445. 468. 727. 788. — 9) Blaquet, Rapport sur le concours pour le prix Orfila en 1871. Bull. de l'Acad. de méd. 2. p. 82. — 10) Boucher, Sur la digitaline et les autres principes immédiats de la digitale. Bull. de l'Acad. de méd. de Paris. 2. p. 730. — 11) Rosetti, Pietro, Le virtù terapeutiche della graziola. Gaz. med. Lombardia. 27. p. 216. (Referat: Husemann). — 11) Boudet, De la digitaline et de l'ocrodine cristallisée, propositions de nommer une commission pour établir leurs formules. Bull. de l'Acad. de méd. de Paris. 15. p. 414. — 12) Discussion über Boudet's Vortrag. Ibid. p. 526.

Die Wirkung des Digitalins auf das Froschherz lässt sich nach den von Boehm (1) angestellten Versuchen als eine doppelte bezeichnen, indem es einmal die im Herzen gelegenen Hemmungscentra in einen Zustand erhöhter Erregbarkeit versetzt und andererseits in eigenthümlicher Weise den Herzmuskel afficirt. Von der Wirkung auf die Hemmungscentra hängt die allmählige Verlangsamung der Herzschläge bis zum diastolischen Herzstillstand nebst den Erscheinungen bei der Vagusreizung ab, die specifische Action auf den Herzmuskel zeigt sich durch Verstärkung der Contraction im ersten Stadium durch Irregularität im zweiten und durch die eigenthümliche Starre im dritten Stadium. Digitalin vermag den durch Muscarin gesetzten Reizungszustand der Hemmungscentra aufzuheben und bedingt beim atropinisirten Herzen Verlangsamung des Herzschlages durch Verlängerung des zeitlichen Verlaufs der Herzcontractionen. Delphinin scheint die Fähigkeit zu besitzen, den durch Digitalin erzeugten Zustand der Starre lösen zu können. Die von Fothergill behauptete Contraction der Arterien in der Schwimmhaut konnte B. nicht constatiren, wohl aber eine Steigerung des mittleren Blutdruckes, und durch Versuche mit dem Coats'schen Froschpräparate überzeugte er sich, dass Digitalin in kleinen Dosen (¼ bis 3 Mgrm.) eine Steigerung der vom einzelnen Herzschlag geleisteten Arbeit erzeugt, die bei grösseren Dosen allmälig in Abnahme bis Vernichtung der Leistungsfähigkeit übergeht.

Bei Säugethieren fand Boehm den Blutdruck durch mässige Dosen Digitalin stets gesteigert, nur nach sehr grossen Gaben (1—5 Cgm.) bei Hunden nachträgliches Sinken. Mit dem Beginn der Pulsverlangsamung und Blutdrucksteigerung wächst auch der Werth der Druckschwankung des einzelnen Herzschlages, es tritt Grösserwerden des Pulses und Dicrotismus (auf dem der Diastole angehörigen absteigenden Schenkel der Pulscurve) ein, welcher letzterer sich dadurch erklärt, dass die Reizbarkeit des Herzmuskels so gesteigert ist, dass schon die halbe Füllung des Ventrikels als Reiz hinreicht, um eine neue Contraction hervorzurufen. Auch andere Irregularitäten kommen am absteigenden Schenkel vor, welche auf momentanes Verharren nach Absinken auf die halbe Höhe der systolischen Erhöhung oder secundenlanges Stillstehen auf der vollen Höhe der Systole (Intermittens des Pulses bei Digitalis) hindeuten und nach B. auf vermehrte Leistungsfähigkeit des Herzmuskels bezogen werden müssen. In Hinsicht auf das Hemmungsnervensystem findet ein analoges Verhalten wie bei den Fröschen statt. Dass Digitalis die durch Abtrennung des tonischen Gefässnervencentrums bedingte Druckverminderung nicht verändern kann, wie Traube fand, bestätigt B., welcher auf Grund dieser Versuche auch den Einfluss auf das Lumen der peripherischen Arterien läugnet, der somit nicht als Ursache der Drucksteigerung anzusehen ist. Die terminale Pulsbeschleunigung, welche B. selbst nicht beobachtete, lässt sich nach ihm ebensogut durch Erhöhung des Tonus der im Halssympathicus verlaufenden beschleunigenden Herznerven (Bezold) als durch Reizung des hypothetischen musculomotorischen Herznervensystems erklären.

Ackermann (2 und 3) hat eine Reihe von Versuchen an Hunden unter Benutzung eines Traube'schen Kymographion über die Wirkung des Digitalins auf die Circulation ausgeführt und dabei auch besonders das Verhalten der

Temperatur und den Zusammenhang derselben mit den Kreislaufveränderungen ins Auge gefasst. Aus seinen Experimenten geht zunächst hervor, dass unmittelbar nach Injection einer grösseren Digitalinmenge (5 Cgm.) in das Venensystem eine bedeutende Abnahme der Pulsfrequenz erfolgt, an welche sich in der Regel plötzlich eine starke Pulsbeschleunigung schliesst, welcher wieder eine meist mit Arythmie verbundene Verlangsamung, allmäligen Aufhören der Contractionen und schliesslich completer Verlust der Reizbarkeit des Herzens folgt. ACKERMANN bezieht die primäre Pulsverlangsamung auf Vagusreizung, weil sie nach seinen Versuchen vollständig ausbleibt, wenn vorher das regulatorische Herznervensystem durch Atropin gelähmt wird, die Pulsbeschleunigung wenigstens zum Theil auf Vaguslähmung, weil, so lange sie besteht, auch die stärkste Vagusreizung nicht verlangsamend auf die Herzthätigkeit wirkt; die secundäre Pulsverlangsamung ist dagegen nach A. nicht Folge von Vagusreizung, weil während derselben der Vagus selbst nicht auf die stärksten elektrischen Reize reagirt und ebenso, wie der Herzstillstand auf Lähmung des musculomotorischen Apparats zurückzuführen.

Die nach grösseren Digitalis-Dosen auftretende Steigerung des Blutdruckes im Aorten-System hält ACKERMANN mindestens theilweise, und vielleicht allein, durch die Contraction einer Anzahl kleinerer Arterienzweige bedingt, wie solche am Mesenterium sichtbar sind, dagegen nicht an der Einwirkung des in der Medulla oblongata gelegenen vasomotorischen Centrums, da sie nach ACKERMANN's Versuchen auch nach zuvoriger Trennung des Halsmarkes in der Höhe des Epistropheus eintritt, wo auch die Verengung der Mesenterialgefässe nach Digitalin zu Stande kommt. – In dieser Annahme einer Wirkung auf die Gefässe stimmt A. auch mit BRUNTON und A. B. MAYER (5) überein, welche gleichfalls auf Grund sphygmometrischer Untersuchungen aus der geringen Höhe der Blutwelle, und aus dem allmäligen Absinken des absteigenden Schenkels, trotz der Blutdrucksteigerung, auf Gefässcontraction schliessen, und welche auch die Herabsetzung der Pulsfrequenz mindestens theilweise dieser arteriellen Contraction zuschreiben, weil der verlangsamte Puls nach Herabsetzung des Blutdruckes durch Amylnitrit beschleunigt wird. ACKERMANN erscheint eine Einwirkung des Herzens auf die arterielle Drucksteigerung nicht für wahrscheinlich, weil die Steigerungen sowohl als die Senkungen des Druckes gleichzeitig mit den verschiedensten Graden der Frequenz des Pulses und der Stärke der einzelnen Herzcontractionen vorkommen können. A. glaubt an die von TRAUBE u. A. hervorgehobene günstige Wirkung der Digitalis bei venösen Hyperämien durch die vasomotorische Reizung. Eine Erhöhung des Druckes in der Vena iliaca konnte A. nach Digitalis nicht constatiren.

In Bezug auf die Körpertemperatur ermittelte A., dass zugleich mit der durch Digitalin bewirkten Drucksteigerung im Aortensystem eine Abnahme der Temperatur im Körper-Innern (in der Vena cava inferior mit dem von HEIDENHAIN angegebenen Thermometern gemessen) und eine Zunahme an der Körperoberfläche (zwischen den Zehen) eintritt. – Diesen Temperaturwechsel sieht er als in einer mit der arteriellen Blutdruck-Steigerung zusammenhängenden Kreislauf-Veränderung, bestehend in Beschleunigung der Blutbewegung durch die äussere Haut, wodurch die Peripherie des Körpers erwärmt, das Innere aber abgekühlt wird, begründet. Die antipyretische Wirkung der Digitalis lässt sich zwar bei der von HEIDENHAIN als asthenisch bezeichneten Form des Fiebers, wo hohe Innentemperaturen und verhältnissmässig niedere Hauttemperaturen bestehen, mit dieser Wirkung vereinbaren, dagegen nicht die Wirkung bei sthenischem Fieber, und eben so wenig passt dazu die auch von A. constatirte gleichzeitige Abnahme der Temperatur, und der Puls-Frequenz und der Spannung im Aortensystem.

In Frankreich hat in Veranlassung durch den Preis ORFILA das krystallisirte Digitalin wiederum die allgemeine Aufmerksamkeit auf sich gezogen. Die Académie de Médecine hat den Preis NATIVELLE zuerkannt, neben dessen Arbeit übrigens zwei andere nach dem Berichte von BUIGNET (9) zur Preisbewerbung vorlagen, von denen die eine von E. und O. HOMOLLE auch anderweitig Veröffentlichung gefunden hat (8). Sowohl NATIVELLE als HOMOLLE haben aus den Blättern des rothen Fingerhuts krystallinisches Digitalin erhalten, doch war das HOMOLLE'sche viel weniger schön und gab die von HOMOLLE als charakteristisch befürwortete Farbenreaction mit Salzsäure viel weniger rasch als das NATIVELLE'sche, das damit schon nach wenigen Minuten sich prachtvoll smaragdgrün färbte. Beide Digitalinarten sind in Wasser im reinen Zustande unlöslich und verdankt das Digitalin seine Aufnahme in wässrige Fingerhutaufgüsse nur der Beimengung anderer, auf die Herzthätigkeit nicht influirender Substanzen (Digitalide von HOMOLLE).

Nach NATIVELLE findet sich im wässrigen Aufgusse eine in Wasser lösliche amorphe Substanz, das Digitalein und im Rückstande das unlösliche krystallinische Digitalin in Verbindung mit einem amorphen Bitterstoffe. N. zieht daher die Blätter mit 50 pCt. Alkohol, destillirt und concentrirt das Destillat, aus welchem bei Verdünnung mit Wasser fast das ganze Digitalin als unreine, aber von den seiner Krystallisation hinderlichen Massen befreite, Masse ausfällt, welche zunächst auf ein doppeltes Filtrum gebracht, dann mit dem doppelten Gewichte siedenden Alkohols behandelt, woraus beim Erkalten und 8–10tägigem Stehenlassen das Digitalin auskrystallisirt. Diese werden von der Mutterlauge getrennt, in Chloroform gelöst, wobei eine indifferente, geschmackfreie Substanz zurückbleibt, und nochmals in 85° Alkohol gelöst und daraus krystallisiren gelassen. Nach den Versuchen der Commission der Academie liefert das Verfahren stets Digitalin in schönen, weissen Nadeln, welche nach Versuchen von MARROTTE an Kranken viel stärker als das HOMOLLE und QUEVENNE'sche Digitalin wirken, indem schon nach 3 Mgm.

pro die Nausea, Erbrechen, Schwindel, Durchfall, welche 2–3 Tage dauern und selbst nach Aussetzen des Mittels persistiren, während ¼–2 Mgm. täglich gut ertragen wird und 1 Mgm. die exquisite Herzverlangsamung bedingt. VULPIAN fand das Digitalin von NATIVELLE bei Fröschen subcutan in alkoholischer Lösung injicirt von gleicher Wirksamkeit wie das Digitalin von HOMOLLE und QUEVENNE, was er daraus erklärt, dass das reine Digitalin sich minder leicht in Wasser löst und deshalb bei Einspritzungen präcipitirt wird.

WIDAL (6) hat bei zwei Typhuskranken und bei vier an Palpitationen mit oder ohne Herzfehler Leidenden das krystallisirte Digitalin von NATIVELLE versucht und dabei constatirt, dass sich dasselbe recht wohl in der Tagesgabe von 1–2 Mgm. reichen lasse, um Pulsverlangsamung herbeizuführen. 2–4 Mgm. machen den Puls unregelmässig und bedingen Mydriasis und Sehstörungen, die manchmal schon nach kleineren Mengen resultiren, bisweilen auch Kopfweh und Schwindel. Selbst nach 7½ Mgm. im Tage sah W. keine andere toxische Erscheinung wie Nausea eintreten. Einen Einfluss auf die Temperatur hatten erst 2–3 Mgm. und wurde beim Typhus die febrile Temperatur erst durch 4–6 Mgm. auf die Norm herabgesetzt; in der Regel wurde der Puls früher als die Temperatur beeinflusst. Vermehrte Diurese fand bei diesen Versuchen nicht statt, vielmehr in der Hälfte der Fälle Abnahme der Harnmenge. Comparative Versuche mit dem Digitalin von HOMOLLE (Digitaline globulaire crystallisée d' HOMOLLE) zeigten, dass die pulsverlangsamende Wirkung erst durch eine nach der Individualität zwischen 3 und 10 Mgm. schwankende Gesammtgabe eintritt, und zwar auch hier früher als die Herabsetzung der Temperatur, welche erst durch 15 und 30 Mgm. HOMOLLE'sches Digitalin zu Wege gebracht werden kann. Bei nicht febrilen Affectionen war weniger (3–5–10 Mgm.) HOMOLLE'sches Digitalin zur Verlangsamung des Herzschlages nothwendig. WIDAL hält die temperaturerniedrigende Action beider Digitalinsorten für geringer als die der Digitalis selbst.

E. und O. HOMOLLE (7) geben zunächst eine Beschreibung ihres Verfahrens, wodurch sie zur Darstellung krystallisirten Digitalins gelangten, das sie als aus mikroskopischen, in warzenförmigen Gruppen vereinigten, stark das Licht reflectirenden Krystallen bestehend entweder aus dem Digitalin der Pharmakp. oder aus einem kalten wässerigen Aufgusse von Digitalisblättern erhielten, gelangten, geben sodann dessen Eigenschaften und Reactionen, wobei sie die Unlöslichkeit in Wasser, die ausserordentliche Bitterkeit, die er dem Strychnine fast gleichkommt, die smaragdgrüne Färbung, welche Digitalin mit Salzsäure giebt und welche um so reiner hervortreten soll, je weniger fremde Stoffe dem Digitalin beigemengt sind, endlich auch den Umstand betonen, dass Digitalinlösung in Contact mit Eiweiss, Fibrin und Lebergewebe, in geringerem Grade auch mit Kleber und Casein ihre Bitterkeit verliert, dass Digitalin in Magensaft nicht alterirt wird, dagegen im Chymus theilweise seine Bitterkeit einbüsst. Das krystallisirte Digitalin, welches nach H. kein Glykosid ist, verhält sich in seiner Wirkung ziemlich gleich dem durch Chloroform gereinigten Digitalin der Pharmakp. (Digitaline chloroformisée), welches in Folge von Verunreinigung mit einem anderen Digitalisstoffe sich leichter in Alkohol löst. Die Verf. nehmen an, dass ausser dem krystallisirten Digitalin kein auf das Herz wirkender Stoff in den Fingerhutblättern vorhanden sei. Aus dem Digitalin von MERCK konnten sie mit Alkohol und Chloroform etwas krystallisirtes Digitalin ausziehen, fast ⅞ löste sich gar nicht in Alkohol und entsprach dem von E. HOMOLLE sog. „le digitalin“, welches unwirksam ist, aber die Lösung des Digitalins in Wasser befördert. H. bezeichnen deshalb dieses Digitalin als unreines Präparat.

Ferner wird von dem Verfasser die Möglichkeit betont, den Nachweis der Digitalis- und Digitalinvergiftung auf gerichtlich chemischem Wege zu führen und ein Abscheidungsverfahren für solche Fälle, wo eine Fingerhutvergiftung wahrscheinlich ist, angegeben, wobei natürlicher Weise von der Darstellung des Digitalins in krystallisirtem Zustande abgesehen wird.

Man bringt das Erbrochene oder den Mageninhalt auf ein Filter. Die abfiltrirte Flüssigkeit versetzt man zur Entfernung färbender Materien mit etwas Bleioxydhydrat, versetzt sie dann mit dem gleichen Volumen 95° Spiritus, filtrirt und verdunstet bei niederer Temperatur zur Syrupsdicke und schüttelt den Auszug wiederholt mit Chloroform aus, das man auf einem Porcellanschälchen verdunsten lässt. Enthält der Chloroformauszug Fett, so ist er vor dem Verdunsten mit Benzin zu reinigen. Die festere Portion des Mageninhalts und die in Stücke zerschnittenen Magen- und Darmhäute werden mit der gleichen Gewichtsmenge 75° Spiritus einige Stunden unter häufigem Umrühren stehen gelassen, dann die Flüssigkeit decantirt und durch neuen Alkohol ersetzt; nach Wiederholung dieser Procedur die vereinigten und filtrirten Flüssigkeiten mit Bleioxydhydrat geschüttelt und nach abermaligem Filtriren unter 40° zur Honigconsistenz verdunstet; der resultirende Auszug wird sorgfältig mit Benzin gewaschen, dann in Alkohol von 65° aufgenommen, die alkoholische Lösung wieder zur Syrupsconsistenz gebracht und mit Chloroform behandelt. An dem Verdunstungsrückstande prüft man auf bittern Geschmack und auf das Verhalten gegen Salzsäure, bei grösseren Mengen auch gegen Jod und Brom. Um die Salzsäurereaction anzustellen, bringt man einen Theil des Untersuchungsobjectes auf ein Porcellanschälchen und bringt mit einem Glasstäbchen 2–3 Tropfen reine conc. Salzsäure hinzu und erwärmt. Die smaragdgrüne Färbung, welche bei geringen Mengen Digitalin nicht länger als 24 Stunden anhält, lässt sich dadurch permanent machen, dass man in Chloroform auflöst, worauf nach Trockenwerden ein die Farbe nicht mehr ändernder Firniss hinterbleibt.

In Hinsicht der pathologisch-anatomischen Veränderungen heben die Verf. hervor, dass selbst bei Thieren in nicht seltenen Fällen die charakteristische Contraction der Herzventrikel vermisst wird und dass sie bei Menschen bei fortgeschrittener Fäulniss ebenfalls fehlen kann. Nur wo gleichzeitig der contrahirte Zustand des Herzens neben Ekchymosen im Endo- und Pericardium und neben Röthung und Ekchymosirung der Gastrointestinalschleimhaut sich findet, glauben sie den Befund von einigem Werth für die Annahme einer Digitalinvergiftung.

Von den von Homolle neben dem Digitalin aufgefundenen Digitalisstoffen erwies sich nur noch die Digitaleinsäure giftig. Leichte Vergiftungserscheinungen sahen die Verf. bei Selbstversuchen schon nach 2—3 Dgm. Digitalisblätter. In einem Vergiftungsfalle mit Digitaleinsäure, wovon 45 Cgm. Morgens nüchtern genommen waren, stellte sich in den ersten 8 Stunden etwas Uebelkeit, Druck im Epigastrium und Kopfschmerz ein, wozu später alle ½ Stunde repetirendes Erbrechen und Prostration kam, wobei das Bewusstsein intact blieb, der Urin selten abgesondert wurde und sedimentirte, die Defäcation selten und stets mit Brennen erfolgte, Brennen in der Handfläche und Fusssohle bestand; die Symptome dauerten auch an den folgenden Tagen mit grosser Heftigkeit fort, wobei Gesichtsröthung und Sinken des Pulses, am 4. Tage bis auf 48 Schläge sank und selbst bis zum 14. Tage bestanden Gastralgie und Husten mit Auswurf fort.

Weiter betonen die Verf., dass die Prüfung alkoholischer Auszüge aus Leichentheilen oder erbrochenen Massen, wie solche im Process La Pommerais Befürwortung fanden, für das Vorhandensein von Digitalisvergiftung Nichts erweise, da nach ihren Versuchen die Verdunstungsresiduen von zum Aufbewahren anatomischer Präparate benutzten Spiritus, sowie der Rückstand von Chloroformauszügen, ferner alkoholische Extracte des Inhalts von Kälberlabmagen bei beginnender und fortgeschrittener Fäulniss, endlich solche von Ochsengalle bei Fröschen in kleinen Mengen den Herzschlag herabsetzten und meist unter paralytischen, der Chloroformauszug unter convulsivischen Erscheinungen den Tod herbeiführten. Auch bei Meerschweinchen fanden sie das Extract des Kälberlabmagens toxisch und in 70 Min. lethal wirken. Eine physiologische Prüfung darf deshalb nur mit dem durch chemische Analyse erhaltenen reinen Producte ausgeführt werden, kann aber dann, wie die Verf. mit Recht betonen, von grossem Werthe für die Bestätigung der Analyse sein. Sie empfehlen, das Product der Analyse bei einem Frosche mit blossgelegtem Herzen endermatisch zu appliciren und unter gleichzeitiger Beobachtung eines mit einer schwachen Digitalinlösung vergifteten Frosches das Verhalten des Herzens zu prüfen. Tritt allmälige Verlangsamung der Herzcontractionen ein, kommen die eigenthümlichen karmoisinrothen Hervorwölbungen (Buckel) auf blassem Grunde zur Erscheinung, verlieren die willkürlichen Muskeln ihre Reizbarkeit später als das Herz und ist beim Herzstillstand der Ventrikel bei Erweiterung der Vorhöfe stark contrahirt, so ist der Schluss gerechtfertigt, dass ein Herzgift (Scilla, Helleborus, Digitalis) vorliege. Die physiologische Prüfung ist nach dem Verf. in allen Fällen anzuwenden, wo die Analyse ausreichende Quantitäten des Giftes liefert.

Bei Versuchen an Kranken im Hôp. Lariboisière, welche Guyot und E. Homolle anstellten, zeigte sich die Wirkung des krystallisirten Digitalins von Homolle auf Herzaction und Blutdruck nach 1 bis 2 Mgm. pro die, subcutan in Lösung (1:1000) injicirt, wonach örtliche Reizung nicht resultirt, so dass es also von der Digitaline chloroformisée der Phbp. auch in Hinsicht der therapeutischen Gabe nicht differirt.

Bordet (11) macht im Hinblick auf die jetzt vorhandenen krystallisirten activen Principien der Digitalis und des Sturmhutes (Digitaline cristallisée von Nativelle und Aconitine cristallisée von Duquesnel) und auf die Frankreich überschwemmenden, weit minder wirksamen deutschen und englischen Digitalin und Aconitin, auf die Nothwendigkeit aufmerksam, für diese Mittel eine neue feststehende Officinalformel zu geben, was Gubler (12) für unthunlich hält, da nach seinen Thierversuchen das amorphe Digitalin nicht schwächer als das kristallisirte ist, und da von den krystallisirten Stoffen im Handel zu wenig vorhanden sei, um den Ansprüchen zu genügen. Marrotte betont dagegen (12) die Inconstanz der im französischen Handel vorhandenen Granules de Digitaline, die oft in minimalen Mengen zu Vergiftung führen, während ihm andererseits ein Fall bekannt geworden, wo ein drei- bis vierjähriges Kind ohne irgend welche Erscheinungen einen ganzen Flacon voll zu sich genommen hatte.

Roucher (10) glaubt, dass mit der Darstellung des krystallinischen Digitalins keineswegs die völlige Isolirung des wirksamen Princips des Fingerhuts erschöpft sei, weil das in Wasser lösliche Digitalein an Activität dem krystallisirten Digitalin gleichkomme, und weil man in der halben Welt Digitalinarten gebrauche, welche sich in Wasser lösen, was freilich nach Homolle's Erfahrungen die Folge von Beimengung anderer Substanzen zu krystallinischem Digitalin ist (vgl. oben).

8. Solaneae.

1) Perces, Ch. W., (Providence, R. J.), A case of Belladonna poisoning. Boston med. and surg. Journ. June 18. (Vergiftung eines 4jährigen Knaben mit 4 Gran Extr. Belladonnae, in getheilten Gaben binnen 1½ Stunden verbraucht; [illegible]; Herstellung unter Anwendung von [illegible] und Waschungen). — 2) Morelli, G., Storia di certe persone avvelenate dall' estratto di belladonna e guarite. Ann. univ. di med. Luglio. p. 56. — 3) Fraysse, Empoisonnement accidentel par la méthode [illegible] d'atropine en collyre, dans un cas de névralgie [illegible] de la cinquième paire guérie. Gaz. des hôp. 7. 11. p. 31. 34. — 4) Wilson, J. G., Two cases in which the external application of belladonna produced a scarlet efflorescence on the skin. Glasgow med. Journ. Febr. p. 190. — 5) Morrison, J. Bower, The effects of a belladonna plaster. Brit. med. Journ. May 19. p. 529. — 6) Huston, J. D., (Leeds), Effects of belladonna plaster. Brit. med. Journ. June 23. p. 689. — 7) Hemingway, O. A., Poisoning by belladonna plaster. Ibid. June 1. p. 576. (Ohne Bedeutung). — 8) Finny, J. Magee, A case illustrating the general physiological antagonism between atropia and morphia. Dubl. Journ. of med. Sc. July. p. 60. Med. Press and Circular July 31. p. 67. — 9) Sydney Ringer, On the influence of Belladonna in sweating. Practitioner. July. p. 23. — 10) Derselbe, Some additional observations on the action of Atropia in sweating. Ibid. Oct. p. 234. — 11) Rogers, A. W. (Paterson, N. J.), Poisoning by Stramonium. Philad. med. and surg. Rep. Aug. 21. p. 213. (Theilt 3 Fälle von Vergiftung kleiner Kinder durch Stechapfelsamen mit, welche in dem einen Fall im Erbrochenen und in den Stuhlgängen erkannt wurden; Exanthem in beiden fehlend.) — 12) Browning, F., (Cincinnati), Poisoning by Stramonium. Philad. med. and surg. Rep. July 4. p. 20. (Tod eines Knaben, nach Erscheinungen von Bewusstlosigkeit, Erbrechen, Coma und Delirien, Mydriasis und Pulsbeschleunigung, wo die Todesursache Gewaltthätigkeit vermuthet, aber bei der Section erhebliche Mengen von Stechapfelsamen im Magen constatirt wurden). — 13) Clemens, Th., (Frankfurt), Zwei Fälle von chronischer Nicotinvergiftung durch unmässiges Cigarrenrauchen. Deutsche Klin. 27—29. p. 244. 271. — 14) Basch, S. v., und L. Oser, (Wien), Untersuchungen über die Wirkung des Nicotins. Oesterr. med. Jahrb. H. 4. S. 367. — 15) Hombel, Emil, (Bern), Experimentelle Beiträge zur Kenntniss der chemischen Eigenschaften und örtlichen Wirkungen des Tabakrauches. Centralbl. f. d. med. Wissensch. 41. S. 641. — 16) Stella, A., (Clermont), De la [illegible] antagonisme de la strychnine. Union méd. 142. p. 973. (Hebt hervor, dass nicht das Nicotin, welches in kleinen Dosen auf das Rückenmark excitirend wirke, wohl aber die Calabarbohne ein wirklicher Antagonismus dem Strychnin gegenüber zukommt, wie solches auch aus den günstigen Erfahrungen bei Tetanus hervorgehe).

Von den Vergiftungen mit atropinhaltigen Substanzen ist ätiologisch interessant eine Massenvergiftung, welche Martine (2) in einem kleinen Neapolitanischen Orte Pizzone bei der aus sieben Personen bestehenden Familie eines Kräuterhändlers zu beobachten hatte, welcher Letztere ausser Belladonnablättern auch Extractum Belladonnae in die Apotheke zu liefern hatte. Die Vergiftung erfolgte nämlich dadurch, dass in dem zur Aufbewahrung des Extracts benutzten Kochgeschirre ohne vorgängige Reinigung desselben Visbohnen gekocht waren, deren Genuss die bekannten Vergiftungserscheinungen in verschiedener Intensität bei den einzelnen Familienmitgliedern, welche sämmtlich am Leben blieben, hervorrief. Ebenso hat ein Fall von Pronac (3) ätiologisches Interesse, indem der mehrtägige Gebrauch von instillirten Lösung von Atropinsulfat bei einem an typischer Neuralgie des Trigeminus und Corneageschwür leidenden Manne leichte Vergiftungserscheinungen (Subdelirium, Pulsbeschleunigung, Trockenheit im Munde und Schlunde) zu Wege brachte. Das betr. Collyrium enthielt 1 Dgrm. Atropinsulfat auf 20 Grm. Wasser und wurde alle 4 St. zur Einträufelung benutzt.

Wilson (4) beobachtete bei zwei Wöchnerinnen, denen er wegen Anschwellung der Brustdrüsen Belladonnaliniment zur Einreibung gegeben hatte, nach mehrere Tage hindurch fortgesetzter Einreibung das Auftreten eines scharlachähnlichen Exanthems mit leichten Belladonnavergiftungserscheinungen (Trockenheit und Röthe im Halse, Pupillenerweiterung, Pulsbeschleunigung, heisse Haut, etwas Delirium); das Exanthem hielt 3–4 Tage an und verschwand etwas früher als die Pupillenerweiterung; Desquamation der Haut folgte nicht. Auch Harrison (5) machte eine analoge Beobachtung bei einer Stillenden, der er ein Liniment aus Belladonna-Extract und Olivenöl zum Einreiben verordnet hatte und sah noch viel stärker ausgesprochene Intoxication, wobei die Gedankenverwirrung und Gesichtstäuschung am ausgesprochensten waren und vor dem scarlatinösen Ausschlage auftraten, bei einer Dame, welche ein Belladonnapflaster auf den Rücken applicirt erhielt, und zwar an einer Stelle, wo Excoriationen in Folge des einige Tage früher geschehenen Abnehmens des Pflasters bestanden.

Bratén (6) hat einseitige Pupillenerweiterung nach einem Belladonnapflaster auftreten und nach dessen Entfernung schwinden gesehen; das Pflaster war in der Herzgegend applicirt und das linke Auge betroffen; eine zufällige Application auf das betr. Auge soll nicht stattgefunden haben (7).

Finny (8) theilt einen Fall mit, wo er bei einer an Neuralgie leidenden Dame, welcher Einspritzungen von ⅙ Gran essigs. Morphin und $^{1}/_{48}$ Gran Atropinsulfat sehr wohl thaten, in der falschen Voraussetzung dass seine flockig trübe gewordene Atropinsolution an Wirksamkeit eingebüsst habe, $^{1}/_{20}$ Gran Atropin injicirte, worauf nach kurzer Zeit die Erscheinungen der Belladonna-Vergiftung auftraten, welche jedoch durch weitere Einspritzung von ¼ Gran Morph. acet. in wenigen Minuten (bis auf die Mydriasis) schwanden und in 10 Min. gesundem Schlafe Platz machten. Auch in einem Falle von Swiney, wo ein Pat. 30 Tr. Liquor Atropiae statt Liq. Battleys sedative Solution gegeben war, schwanden die Erscheinungen nach Morphin, wovon in 1½ St. 1½ Gran gegeben wurden, und ambulatory treatment, bis auf die noch am folgenden Tage bestehende Mydriasis. Hayden und Hawtrey Benson haben Fälle von Vergiftung durch Belladonnabeeren bei Kindern mit Opium glücklich behandelt; ob aber diese Fälle nicht grade so gut ohne Behandlung genesen wären, was bezüglich der Fälle von Finney und Swiney nicht zweifelhaft ist, steht dahin.

Nach Sydney Ringer (9) sind Atropin und Atropin enthaltende Droguen (Belladonna, Strammonium) trefflich geeignete Mittel zur Bekämpfung profuser Schweisse, wozu sowohl äusserliche Application, in Form von Salbe und Liniment, als interne Anwendung dienen kann, letztere nicht immer mit so gutem Erfolge. Am zweckmässigsten ist die hypodermatische Injection von Atropinsulfat, wovon bei Phthisikern $^{1}/_{120}$ Gran genügt, um den Schweiss während einer Nacht zu verhindern. – Sydney Ringer glaubt auch, dass nach mehrmals wiederholter Injection dieselbe einige Abende unterlassen werden könne, ohne dass die Transpiration zunimmt. Das Schwitzen im russischen Bade lässt sich durch eine solche Subcutan-Injection in wenigen Minuten sistiren. Als Inconvenienz bei der Behandlung ist die auftretende Trockenheit im Schlunde zu bezeichnen. Die schweissvermindernde Wirkung ist nicht die Folge verminderter Blutzufuhr zur Peripherie, weil Röthe des Gesichts dieselbe begleitet.

Basch und Oser (13) haben bei genauerer Untersuchung der Einwirkung des Nikotins auf die Darmbewegung constatirt, dass die Action des Giftes sich in zwei sowohl nach ihrer Erscheinungsweise als nach der Zeit ihres Auftretens wesentlich verschiedene Vorgänge theilt, indem nach dem Darmtetanus und einem darauf folgenden, 4–7 Min. dauernden Ruhestadium sich allmählig eine hochgradige Steigerung der Peristaltik aller Darmschlingen geltend macht, welche allmälig wieder zur Ruhe zurückkehren. Die vor dem Tetanus auftretenden, schwachen und kurzdauernden peristaltischen Bewegungen bilden ein weiteres, jedoch nicht constantes Stadium. Bei kleineren Nikotingaben ist das Verhältniss der Intensität des Darmtetanus und der zweiten peristaltischen Bewegung nicht bestimmt, bei grösseren ist der Darmtetanus heftig und die zweite peristaltische Bewegung gering; bei wiederholten Einspritzungen fällt anfangs die peristaltische Bewegung aus, später werden die Injectionen schwacher Nikotindosen ganz wirkungslos. Das nikotinhaltige Blut entfaltet seine Wirkung, wie früher schon Nasse zeigte, in der Darmwand, doch treten die ersten peristaltischen Bewegungen durch die Erregung von Nervencentren (bei Verschluss der Aorta) ein. Die erste peristaltische Bewegung durch Nikotin geht mit der ersten Pulsverlangsamung und der ersten Steigung des Blutdrucks einher, (Traube's 1. Stadium) die tetanische Contraction mit dem Blasswerden des Darmes entspricht zeitlich der Blutdrucksteigerung, während anfangs die Pulsfrequenz erniedrigt, später vermehrt ist. (Traube's 2. Stadium der Nikotinwirkung) Mit dem Absinken des Blutdrucks und Steigerung der Pulsfrequenz löst sich die Darmcontraction, der Darm wird ruhig und röthet sich in Folge erneuerter Gefässinjection (Beginn des 3. Traube'schen Stadiums). Die zweiten peristaltischen Bewegungen entwickeln sich, während die Pulsfrequenz zum zweiten Male abnimmt und der Blutdruck allmählig absinkt (Ende des 3. Stadiums von Traube). Somit fallen die beiden peristaltischen Bewegungen mit Vagusreizung — wobei gleichzeitig der Darm ausreichend mit Blut versorgt ist, — der Tetanus mit

Reizung des Vagus und der vasomotorischen Gebilde (Blässe des Darmes, Gefässcontraction), die Ruhe mit Herabsetzung der Erregbarkeit beider Partieen zusammen. Dass die Steigerung des Blutdrucks durch Nikotin auf einer aus Erregung des vasomotorischen Centrums hervorgerufenen Verengung der kleinen Arterien beruhe (Schmiedeberg), schliessen B. und O. auch aus dem Verhalten der Blutfüllung im Darm und im Mesenterium während des Tetanus und der peristaltischen Bewegung; sie nehmen aber auch eine periphere Reizung der Gefässe an, weil die auf Gefässcontraction zu beziehende Blässe im Darm auch nach durchschnittenem Halsmarke eintritt.

Nach Heubel (14) wirkt die durch Condensation von Tabaksrauch im Liebig'schen Kühlapparate erhaltene Flüssigkeit von bräunlicher Farbe, scharfem Geschmacke und dem widerwärtigen Geruche des Tabaksaftes bei Fröschen und Warmblütern wie Nikotin und bedingt zu 6–10 Tropfen bei Fröschen unverkennbaren Nikotinkrampf mit nachfolgender Paralyse der Nervencentra und motorischen Nerven. Bei Meerschweinchen und Hunden erzeugt dieselbe ausserdem Myosis. Schon der verdichtete Rauch einer einzigen Cigarre genügt zur Tödtung eines Frosches. Auch chemisch wurde unter Gautier-Bernard Nikotin darin nachgewiesen und zwar als Nikotinsalz, welches nicht so leicht wie das Alkaloid verflüchtigt und destruirt wird. Auch Wasser und Alkohol, durch welche Tabaksrauch geleitet wird, wirken nach Art des Nikotins giftig, jedoch schwächer als der condensirte Rauch und werden stark alkalisch.

Clemens (12) theilt zwei unter Behandlung mit Electricität geheilte oder doch wesentlich gebesserte Fälle von chronischer Nikotinvergiftung mit, welche Cigarrenraucher betrafen, welche die Cigarre fast den ganzen Tag unaufhörlich im Munde hielten und zerkauten, auf welche letztere Procedur C. bezüglich des Zustandekommens der Vergiftung besonderes Gewicht legt, weil so nur die dazu nöthige Menge Nicotin mit dem Speichel verschluckt werde. Die Symptome waren in dem einen Fall Pulsverlangsamung und Schwäche des Herzschlages, Impotenz, Zittern der Hände und lähmungsartige Schwäche des Sphincter ani mit hochgradiger Darmträgheit, in dem zweiten bei allgemeinem körperlichen Verfall Anfälle von Präcordialangst und Verfolgungswahn, daneben Schwäche und Intermittenz des Pulses, Dysurie, herabgesetzter Geschlechtstrieb und Paresе des Sphincter ani. Cl. rühmt beiläufig die ausserordentlich günstige Wirkung des Ozonwassers als Injection in die Blase bei venösen, zu passiven Congestionen und Blutungen aus der Blase geneigten Personen.

9. Oleaceae.

Moore, Daniel (Lancaster), Two cases of poisoning by the leaves of the privet. Brit. med. Journ. Aug. 24. p. 209.

Moore behandelte zwei Knaben, welche die grünen Blätter und jungen Triebe von Ligustrum vulgare gegessen hatten, wonach heftiges Purgiren und ein comatöser Zustand, später auch Convulsionen, anfangs auf die Hände und Füsse beschränkt, später mehr allgemein und durch das Zurückziehen des Kopfes an leichten Opisthotonus erinnernd, ferner Erbrechen, Beschleunigung von Puls und Resp., Erhöhung der Temp. an Kopf und Rumpf, kalter Schweiss eintraten; doch erfolgte Genesung. Die Stühle waren von grüner Farbe und im Erbrochenen wurden Fragmente grüner Blätter gefunden. Die Erholung erfolgte langsam, namentlich persistirte Schwäche der unteren Extr. einige Zeit.

10. Asclepiadeae.

1) Giannuzzi, G. und Bufalini, G., Dell' azione venefica del condurango. Gaz. med. Lombardia. 19. p. 153. — 2) Jaramillo, Teodoro (Guayaquil), Sul Condurango. La nuova med. Liguria. 1. p. 7. — 3) Valsuani, E., Sul Condurango. Annali univ. di med. Gennajo p. 71. — 4) Sur le Condurango quinine de l'Equateur. Bull. gén. de Thérap. Févr. 77. p. 472. (Zusammenstellung aus der Condurango-Literatur des Vorjahres). — 5) Palmesi, V., Alcuni appunti sulla somministrazione. Lo sperimentale. Maggio 29. p. 188. — 6) De Sanctis, F. Paolo, Uso terapeutico del Condurango. Il Raccoglit. med. V. 332. — 7) Hewett, Alfred W., Condurango. Practitioner VIII. p. 321. ([illegible]).

Nach Versuchen von Giannuzzi und Bufalini (1) ist das unter dem Namen Condurango bekannt gewordene Krebsmittel, wovon sie eine authentische Probe untersucht haben wollen, giftig und bringt bei Hunden in Pulverform zu 2–14 Grm. innerlich Convulsionen mit Steigerung der Reflexerregbarkeit hervor, welche auch den Tod zur Folge haben könne. Auch mit Wasser bereits extrahirtes (ausgekochtes) Condurango wirkt in dieser Weise. Bei Fröschen brachte Condurango-Decoct subcutan applicirt zuerst Abgeschlagenheit und Torpor, später tetanische Convulsionen hervor, und nahe dem Tode war die Reizbarkeit der Nerven erloschen, die der Muskeln erhalten; bei anderen Fröschen trat der Tod ohne Krämpfe ein; das Herz stand still, war aber reizbar. An den Applicationsstellen wurden Reizungserscheinungen nicht beobachtet.

Aus dem Vaterlande des Condurango erhalten wir durch Jaramillo (2) Nachrichten über dessen dortige Anwendungsweise, woraus hervorgeht, dass man ursprünglich das Holz ohne die Rinde in Abkochung gebrauchte, später Rinde und Holz zusammen. Jaramillo hatte keine Gelegenheit, sich von der specifischen Wirksamkeit gegen Krebs zu überzeugen, behauptet aber nach vierjähriger Erfahrung, dass es gegen Syphilis und syphilitische Affectionen, Rheumatismus und Hautkrankheiten weit sicherer als Sassaparilla wirke. Auf Hunde wirkt Condurango zu 1 Unze deletär. Menschen gewöhnen sich, wenn sie mit ½ Grm. beginnen, bald an Dosen von 4 Grm. und mehr. Zum internen Gebrauche dienen Aufgüsse von 30 Grm. auf 1 Pfund. Bei Kindern ist die Dosis auf ½ zu reduciren, weil das Mittel hier leicht das Gehirn afficirt. Der weit wirksamere Milchsaft befördert die Vernarbung von Wunden und Geschwüren. Die Kur erfordert Enthaltung von geguhrenen Getränken und sauren Speisen, sowie möglichste Ruhe. Jaramillo leugnet sehr richtig die Identität mit dem Huaco, worunter man übrigens in Ecuador eine andere Pflanze als in Columbien verstehe.

Europäische Untersuchungen, welche an dem Condurango eine Wirkung gegen Krebs indiciren, liegen keine vor; wohl aber haben Bulley und De Morgan im Middlesex Hospital und Pierce im Westminster Hospital (4) sich von der Unwirksamkeit dieses Mittels, dem Pierce eine tonische Wirkung zuerkennt, überzeugt. Die Versuche von Verga und Valsuani (2) im Mailänder Hospitale waren noch nicht abgeschlossen. PALMERI (5), der die ersten Versuche mit Condurango in Italien unternommen zu haben scheint, theilt zwei Fälle von Krebs mit, wo das Leiden unter Condurango-Behandlung entschieden Fortschritte machte, doch schien die örtliche Application schmerzlindernd zu wirken. Sehr wenig günstig lauten die Berichte von DE SANCTIS (6), der es nicht nur in einem Falle von Epithelioma örtlich und innerlich 4 Wochen angewendet, sondern auch bei verschiedenen anderen Hautaffectionen (chronischen Geschwüren, Pemphigus foliaceus, Lepra tuberculosa) ohne Wirkung fand und bei dem Epithelioma auch keine Verringerung der Schmerzen, dagegen beim Pemphigus foliaceus Zunahme des Juckens, bei Lepra geradezu eine Verschlimmerung constatirte. Auf gewöhnliche Wunden hat nach DE SANCTIS die örtliche Behandlung mit Condurangopräparaten keinerlei Einfluss. De S. versuchte bei seinen Leprakranken auch das „Condurangbine Galli von Gasjagali" (Condurango-Tinctur) mit demselben Erfolge. Besonders störende Nebenerscheinungen wurden von ihm nicht beobachtet.

Ueber die Abstammung des Condurango sind wir auch in diesem Jahre noch nicht völlig aufgeklärt; doch scheint mit Sicherheit festzustehen, dass es sich um eine Asclepiadee handelt; ob die Rinde aber einer Gonolobus- oder einer Marsdenia-Art angehört, wie ersteres Triana, letzteres Reichenbach behauptet, oder ob von beiden Asclepiadeen-Gattungen Condurango abstammt, bleibt fraglich.

11. Loganiaceae.

1) Ashmead, George, Poisoning by strychnia treated with Calabar bean. Edinb. med. Journ. Sept. p. [illegible] (Vergiftung einer Frau durch eine 1 Unze Liquor Strychniae enthaltende Mixtur, welche sie statt in getheilten Dosen auf einmal nahm, also mit ½ Gran Strychnin; nach Auftreten [illegible] Darreichung von 3 Kaffeelöffeln einer Lösung von Extr. Fabae Calabaricae 8 Gran in Aqua Camphorae 8 Unzen, wonach die Krämpfe nachliessen, aber ein Zustand von [illegible] eintrat, der unter Gebrauch von [illegible] in einigen St. schwand; Steifigkeit in den Muskeln blieb einige Tage zurück). — 2) Hebb?, John (Newport?), Poisoning with powdered nux vomica treated by tobacco. Ibid. p. [illegible] (Vergiftung einer [illegible] mit 1 Theelöffel (60 Gran) Brechnusspulver, aus Versehen statt Pulv. Liquiritiae comp. genommen, worauf [illegible] Krämpfe [illegible]; durch Ipecacuanha-Wein, Erbrechen von [illegible] Brechnusspulver, ohne Linderung des Krampfes; nach Tabaksklystier (30 Gran auf 8 Unzen), darauf allmälige Abnahme der Krämpfe. [illegible] wird von M. mit den Krämpfen in Zusammenhang gebracht.) — 3) Effects of Strychnia in unusual doses. Philadelphia med. and surg. Reporter. July 12. p. 43. (Heilung eines Mannes, welcher sich mit 1 G. Strychnin vergiftet hatte, [illegible] welche im Wesentlichen nur darin, dass die Schmerzen und Krämpfe in den Wadenmuskeln begannen, und von da auf die oberen Partien des Körpers übergingen, Besonderheiten darboten.) — 4) Moore, Thomas, Poisoning by strychnine treated successfully with tincture of opium. Lancet. Jan. 18. p. 63. (Selbstvergiftung eines jungen kräftigen Mannes mit Rattengift, welches mehr als 1 Gran Strychnin enthielt; Anwendung von Opiumtinctur zu ½ Unze, anfangs in Dosen von 1 Drachme, später von ½ Drachme viertelstündlich, wonach die intensiven Convulsionen aufhörten; Zuckungen einzelner Muskeln persistirten noch 12 Std. lang und selbst während des eingetretenen Schlafes.) — 5) Houghton, Samuel (Dublin), Case of strychnia poisoning successfully treated by nicotin. Brit. med. Journ. June 29. p. [illegible] (Vergiftung eines [illegible] Irländers, der beim Suchen von Kaninchen [illegible] gegessen hatte, in welchen der [illegible] Strychnin zur Vertilgung der Krähen gebracht hatte; [illegible] wurden der [illegible] Krämpfe nach [illegible] Tropfen Nicotin in Whisky dargereicht, und völliges Aufhören der [illegible] nach 4 Tropfen, worauf das Mittel ausgesetzt wurde; am 3 Tage nach der Vergiftung stellten sich [illegible] und grosse Prostration [illegible] ein und dauerten [illegible] Puls schwach [illegible]). — 6) Turner, S. A., Strychnine poisoning treated with hydrate of chloral. Philad. med. and surg. Report. June [illegible] p. [illegible] (Vergiftung eines [illegible], dem eine [illegible] Strychnin im Rum gegeben, [illegible] ein [illegible] Anfälle von Opisthotonus mit Intervallen von 20—30 Secunden [illegible], nach 30 Gran Chloralhydrat ½ Stunde lang und wurden bei weiteren Gaben von 15 und 20 Gran [illegible], bis sie nach der 4 Gabe völlig verschwanden). — 7) Macdonald, Angus, Case of strychnia poisoning, treated by the administration of chloral hydrate. Edinb. med. Journ. April p. [illegible] (Vergiftung eines [illegible], welcher längere Zeit 3 mal täglich 8 Tropfen Liquor Strychniae auf ärztliche Anordnung genommen, [illegible] 8 Tropfen der Flüssigkeit, die einen viel bitteren Geschmack als gewöhnlich gehabt haben soll; Schwindel und unsicherer Gang traten nach ½—¾ Stunden auf einer Promenade ein, dann tetanische Krämpfe, welche Chloroforminhalationen nur zeitweise unterdrückten, Chloralhydrat nach Anwendung von 30 und 25 Gran [illegible] seltener und milder, in 1 St. ganz verschwinden machte.)

12. Apocyneae.

1) Fraser, Thomas R., On the Kombé arrow poison (Strophanthus hispidus D. C.) of Africa. Journ. of Anat. and Physiol. VII. p. [illegible] — 2) Polaillon and Carville, Étude physiologique sur les effets toxiques de l'Inée, poison des Pahouins (Gabon). Arch. de physiol. norm. et pathol. [illegible] p. [illegible] [illegible] p. [illegible]

Das von FRASER (1) untersuchte, von ihm als Kombé arrow poison bezeichnete Pfeilgift, scheint ein in Afrika allgemein verbreitetes zu sein, indem es nicht allein zu Kombé an der afrikanischen Westküste nahe bei dem Aequator, von wo die zur Untersuchung verwandten Früchte stammten und in der Manganja Gegend, in der Nähe von Zanzibar an der Südküste (Kirk, Livingstone), sondern auch im Gabon-District (Pollkan), Guinea (von Hassell) und Senegambien (Baillon) an der Ostküste, wo es als Onage oder Iné bezeichnet wird, sich findet. Die dasselbe liefernde Schlingpflanze ist nach den Untersuchungen von OLIVER eine Strophanthus-Art, entweder Strophanthus hispidus DC. oder eine nahe verwandte besondere Art. FRASER's Versuche sind mit alkoholischem Extract aus dem Samen bei Fröschen, Vögeln und Säugethieren gemacht, worin es ihm gelang, ein besonderes Princip von sehr starker Wirkung zu ermitteln, und beweisen, dass es sich, wie dies schon PELICAN vor Jahren vom Iné nachwies, um ein Herzgift handelt.

Es wirkt nicht durch das cerebrospinale Nervensystem, sondern direct auf den Herzmuskel, wahrscheinlich auch nicht auf die intracardialen Nerven, verlängert zuerst die Herzcontractionen, wobei Irregularitäten im Rythmus und Intermissionen auftreten, und bedingt schliesslichen Herzstillstand. Ferner wirkt das Gift direct destruirend auf die Muskelaction, indem es die willkürlichen Muskeln rasch in einen Zustand von wirklichem Rigor mortis versetzt; von der Herzaction und vom Nervensystem ist diese Wirkung unabhängig. Bald nach der Herzlähmung tritt Aufhören der Reflexfunction ein, doch bleibt die Leitungsfähigkeit der Medulla spinalis und der Nervenstämme erhalten. Die Lymphherzen werden bei Fröschen viel später als das Blutherz gelähmt.

Mit Samen und Blättern derselben Pflanze, sowie mit Giftpfeilen der Pahouins am Gabon experimentirten auch Polaillon und Carville (2), welche die Thatsache, dass es sich um ein Herzgift handelt, an verschiedenen Thierspecies darthaten. Die Blätter wirken schwächer als die Samen. Directe Injection des gelösten alkohol. Samenextractes bewirkt am raschesten Herzstillstand, subcutane Application wirkt schneller als interne Darreichung; der Herzstillstand erfolgt auch bei Fröschen durch interstitielle Imbibition, jedoch weit langsamer als bei normaler Circulation. Die Wirkung erfolgt bei curarisirten Fröschen langsamer, doch besteht kein Antagonismus zwischen beiden Giften. Die erste Wirkung tritt rascher als bei krystallisirtem Digitalin und Antiarin ein, der definitive Herzstillstand etwas langsamer.

Das Extract bedingt auch bei Weinbergschnecken (zu 5 Mgrm.) bei Crustaceen, Fischen, und Schildkröten Herzstillstand und Tod. Kleine Vögel starben nach 3 Mgrm. in 3—5 Minuten; auch grosse Hunde erliegen dieser Gabe; während Katzen der Dosis widerstehen. Bei Hunden lässt sich eine Toleranz durch wiederholte nicht tödtliche Gaben erzielen. Das Herz hat sofort bei den Thieren seine Reizbarkeit verloren und steht bald in Diastole (stets bei den Vertebraten), meist in Systole (regelmässig bei Fröschen und Vögeln) still; bei der Vergiftung besteht constant Dyspnoe und Verlangsamung des Athems, Nausea und Erbrechen (wie bei allen Herzgiften), sowie Muskelschwäche. Mit dem Blute der mit dem Gifte getödteten Frösche lassen sich andere vergiften. Ueber die nicht auf das Herz gerichteten Wirkungen des Giftes geben P. und C. an, was mit Fraser's Resultaten völlig übereinstimmt, dass das excitomotorische Vermögen der Nerven, sowie deren Leitungsvermögen für sensible Reize, ebenso die Reflexfunction des Rückenmarkes und der Sympathicus von dem Gifte nicht afficirt werden, dass es dagegen die Muskelcontractilität vernichtet, und zwar bei Warmblütern viel rascher als bei Kaltblütern. Auch die glatten Muskeln verlieren ihre Contractilität, und zwar noch früher als die quergestreiften; während die Gefässe in der Froschschwimmhaut keine Veränderungen darbieten und die Lymphherzen nicht alterirt werden. Die Wirkung auf das Herz erscheint vom Nervensystem unabhängig, da sie auch nach Zerstörung von Gehirn und Rückenmark, sowie nach Vagusdurchschneidung eintritt und die sonstigen Wirkungen des Sympathicus nicht beeinträchtigt sind. Werden Herzmuskel und andere Muskeln unter gleichen Verhältnissen in Lösungen des Giftes gebracht, so wird die Reizbarkeit beider gleichzeitig vernichtet, so dass das Gift also als ein wahres Muskelgift erscheint; Structurveränderungen der Muskeln sind dabei nicht nachweisbar. Das frühzeitigere Stillstehen des Herzens erklärt sich leicht daraus, dass das Herz mit einer viel grösseren Menge von Gift in Contact kommt, als der einzelne Muskel. Auf Medusen, welche ein Centralorgan der Circulation nicht besitzen, wirkt das Gift nicht toxisch. Die an den Giftpfeilen befindliche Masse, welche den eingedickten Saft der Pflanze darzustellen scheint, wirkte ebenfalls als Herzgift.

18. Rubiaceae.

1) Kerner, G., (Frankfurt), Die weissen Blutkörperchen und ihre Verhinderung durch Chinin. Arch. f. d. ges. Physiol. V. H. 1. S. 17. (Polemik gegen Geltowsky's Angabe, dass nur starke Lösungen von Chininsalzen die amöboiden Bewegungen der weissen Blutkörperchen verhindern, da K. diese gemäss der Angabe von Binz, auch durch neutrales chlorwasserstoffsaures und bromwasserstoffsaures Chinin bei Zusatz im Verhältniss von 1:10000 und gehöriger Mischung constatirte). — 2) Geltowsky, On the action of quinine on the colourless blood corpuscles. Practitioner June. p. 421. — 3) Binz, C., Quinine and the colourless blood corpuscles. Ibid. Sept. p. 161. — 4) Scharrenbroich, C., Das Chinin als Antiphlogisticum. Berl. klin. Wochenschr. 14. p. 189. — 5) Hahn, Wilh., (Strassburg), Ueber den Einfluss des Chinins auf die Auswanderung der weissen Blutkörperchen. Ibid. 20. p. 282. — 6) Collin, Léon, Étude sur les sels de quinine, de leur action physiologiques et médicales. Bull. gén. de Thérap. Juillet 15. p. 4. Juillet 30. p. 48. — 7) Briquet, Réflexions théoriques et pratiques sur le mode d'action et sur le mode d'administration des sels de quinine. Ibid. Oct. 15. Oct. 30. p. 289. 337. — 8) Kohts, Jos., Ueber Chinin als [illegible]. Wien. med. Presse. 21. — 9) Kergely, Jos., (Kaposvár), Ueber die [illegible] Kraft des Chinins. Ibid. 33. — 10) Derselbe, Noch einige Worte über Chinin als [illegible]. Ibid. 45. — 11) Jasch, R. v., (Klagenfurt), Ueber Chinin als [illegible]. Ebendas. 24. — 12) Bardley, James (Circleville), On the supposed oxytocic action of Quinine. Amer. Journ. of med. Sc. July. p. 73. — 13) Bouqué, E., Note sur l'emploi du sulfate de quinine comme [illegible] du seigle ergoté. Ann. de la Soc. de Méd. de Gand. p. 18. — 14) Derselbe, De l'emploi du sulfate de quinine [illegible] des fibres musculaires de la vie organique. Bullet. de la Soc. de méd. de Gand. Août. p. 247. — 15) Monteverdi, Angelo, Contributo alla [illegible] della virtù [illegible] del solfato di chinina di [illegible] [illegible] fibre muscolare, vescica, intestino, vasi sanguigni etc. [illegible] Luglio. p. 142. Settembre p. 311. — 16) Fournier, Note sur les Quinquinas de l'Inde. Rec. de mém. de méd. milit. Mars et Avr. p. 193. ([illegible] Chinin [illegible] 9 pCt. Alkaloide, [illegible]). — 17) Rioche, Note sur la valeur thérapeutique relative des sels de quinine. Bull. de l'Acad. de méd. de Paris. 8. p. 66. — 18) Vulpian, Remarques sur la communication de M. Rioche relative au [illegible] de quinine. Ibid. 9. p. 162. — 19) Rioche, Retour en avant sur le tannate de quinine à propos d'une communication dans le sens de M. Vulpian. Ibid. 5. p. 147. — 20) Briquet, Sur le sulfate de cinchonine. Ibid. 11. p. 282. — 21) Vulpian, Sur le tannate de quinine. Ibid. 6. p. 146. — 22) Regnauld, Remarques relatives au tannate de quinine. Ibid. p. 151. — 23) Bérard, [illegible]. Ibid. p. 152. — 24) Schoteen, Sur le tannate et le gallate de quinine. Gaz. hebdom. de méd. 2. p. 125. — 25) Derselbe, Recherches sur les propriétés physiologiques de l'acide quinique. Compt. rend. LXXV. 4. p. 218. — 26) Aubert, Ueber die physiologische Wirkung des Coffeins. Arch. f. d. ges. Physiol. V. 12. p. 522. — 27) Binz, Ueber die toxische Einwirkung des Coffein. Berl. klin. Wochenschr. 45. p. 548.

Ueber die Einwirkung des Chinins auf farblose Blutkörperchen hat Geltowski (2) mit schwefelsaurem und chlorwasserstoffsaurem Chinin, Methylstrychninsulfat, Harnstoff und Chlornatrium Versuche an dem Blute von Eidechsen, Meerschweinchen und Menschen angestellt, welche die Angabe von Binz, dass dem Chinin die Eigenschaft, die Bewegung der weissen Blutkörperchen zu sistiren, bestätigen. Methylstrychnin und Harnstoff hatten derartige Wirkung nicht. Geltowski weicht von Binz nur darin ab, dass er dem Sulfat und Hydrochlorat des Chinins dieselbe Wirksamkeit auf die weissen Blutkörperchen zuschreibt und dass er Differenzen der Wirkung bei verschiedenen Thierklassen concedirt. Bei Eidechsenblut wird ausserhalb des Körpers die Bewegung der weissen Blutkörperchen durch Chinin, wenn dasselbe im Verhältniss von 1:800 angewandet wird, sistirt; das Blut von Weibchen widersteht länger als das von Männchen, das geschwächter Thiere weniger lange als das frischer Thiere, und es ist gleichgültig, ob das Chinin in Wasser oder in Serum gelöst ist; bei Anwendung alten Serums scheint das

Phänomen eher eintreten. Beim Meerschweinchen und beim Menschen hört die Bewegung auf, wenn 1 Theil Chinin auf 2000 resp. 2100 Blut zugesetzt wird, während 1 : 4000 unwirksam bleibt. Bei Thieren, welche G. mit Chinin tödtlich vergiftete, fand er die Bewegung der weissen Blutkörperchen nicht aufgehoben und glaubt deshalb nicht, dass bei der Heilung von Krankheiten durch Chinin diese Wirkungsweise in Frage komme, um so mehr als bei Menschen mit 15—20 Pfd. Blut fast 1 Drachme Chinin als Einzelgabe erforderlich sei, um das zur Tödtung von weissen Blutkörperchen erforderliche Verhältniss des Chinins zur Flüssigkeit herzustellen. — Binz (3) hält dagegen nach neueren Versuchen an der Angabe, dass Chinin beim Menschen im Verhältnisse von 1 : 4000 die weissen Blutkörperchen bewegungslos mache, fest und hebt hervor, dass der paralysirende Einfluss des Chinins bereits viel früher beginnt, obschon sich unter dem Mikroskope noch Bewegungen manifestiren, und dass es bei Krankheiten sich nicht um Ertödtung der weissen Blutkörperchen, sondern um Verminderung ihrer Zahl und ihrer Lebensfähigkeit handle.

Scharrenbroich (4) dementirt die Annahme von Zahn, dass die antiphlogistische Wirkung des Chinins in einer Hemmung der Auswanderung der weissen Blutkörperchen in Folge der durch das Chinin hervorgebrachten Kreislaufsstörungen beruhe, mit dem Hinweise darauf, dass in den von ihm u. A. unternommenen Versuchen, welche die entzündungswidrige Action des Chinins documentirten, das Verhalten der Herzaction normal war. Zahn (5) hält übrigens an der Anschauung fest, dass auch trotz Chinin Auswanderung erfolgen könne und weist darauf hin, dass auch in den Gefässen sich normal weisse Blutkörperchen finden, die das Aussehen der mit Chinin behandelten zeigen und trotz alledem theilweise zum Auswandern kommen.

Colin (6) giebt mit Berücksichtigung der neueren deutschen Literatur über Chinin eine nicht uninteressante Studie über dessen Wirkung in den verschiedenen Krankheiten. Hinsichtlich der specifischen Action gegen Sumpffieber spricht er seine Ansicht dahin aus, dass die antiseptische Wirkung des Chinins erstere nicht erkläre, weil Alkohol, Phenol, Kreosot und eine grosse Zahl Alkalien und Säuren die Fäulniss vegetabilischer Massen ebenso sicher wie Chinin verhüten, ohne das Wechselfieber in gleicher Weise zu beeinflussen, dass andererseits die experimentelle Pathologie für die Erklärung der antitypischen Action keine Anhaltspunkte liefere, da es nicht möglich sei, bei Thieren Intermittens zu erzeugen, endlich dass die Beobachtungen an Intermittenskranken die Annahme, dass Chinin auf das „Sumpfmiasma" richte, nicht stützen, weil sonst keine Recidive nach enormen Dosen und Entfernung aus dem Sumpfterrain vorkommen könnten und weil sonst das Chinin auch prophylaktisch gegeben das Auftreten von Sumpffiebern verhüten müsste, während nach Colin's Erfahrungen in Algier und Italien Thee, Kaffee oder eine Mahlzeit beim Passiren von Sümpfen besseren Schutz gewährte, als die Darreichung von Chinin in kleinen Dosen, aber allerdings nach wohlconstatirten Erfahrungen der Gebrauch solcher Dosen, welche die Anfälle beseitigen können, eine wirksame Prophylaxe bildet. Bezüglich der antipyretischen Wirkung des Chinins hat C. bei vergleichenden Versuchen in Fällen von Erysipelas, Typhus, Pneumonie und acuter Tuberculose gefunden, dass dieselbe derjenigen der Digitalis nachsteht. Die häufige Erfolglosigkeit im Typhus und Typhus recurrens bringt C. hypothetisch in Verbindung mit der Umwandlung in Dihydroxylchinin, womit er auch den Umstand erklären will, dass bei Febris remittens auf der Höhe angewendet das Chinin fruchtlos bleibt. Colin betrachtet die durch Chinin hervorgebrachten Veränderungen der Circulation als Folge directer Wirkung auf das Herz, während er das dadurch veranlasste Sinken der Temperatur auf Hemmung der Oxydation bezieht, ohne dass dabei in beiden Fällen eine besondere Betheiligung des Nervensystems stattfindet. In der hemmenden Wirkung auf den Stoffwechsel liegt nach C. sowohl die tonische als die antipyretische Action des Chinins. Von der Einwirkung desselben auf die weissen Blutkörperchen verspricht sich Colin Nichts, weil das Chinin bei paludösem Fieber und Leukämie (?) Nichts ausrichte und auch in Fieberzuständen die Blutbeschaffenheit nicht ändere und die bei denselben vorhandene reichliche Zahl der weissen Blutkörperchen nicht (?) vermindere.

Der bekanntlich in früherer Zeit um die Kenntniss der Wirkungen des Chinins hochverdiente Briquet (7) hat gegen Colin's Aufsatz einen jener in Frankreich üblichen chauvinistischen Artikel losgelassen, worin er sämmtliche in der neueren Zeit in Deutschland über Chinin gemachten Entdeckungen als längst bekannt und in Frankreich, meist von ihm selbst aufgefunden hinstellt, wobei es ihm dann freilich nicht darauf ankommt, Infusorien und Insecten zu identificiren und den Deutschen die Ansicht unterzuschreiben, dass alle Fermente animalischer Natur seien. Nach Briquet wirkt das Chinin antitypisch vermittelst einer ziemlich complicirten Beeinflussung des gesammten Nervensystems, indem es anfangs leicht excitirend, dann hyposthenisirend auf die Nervenfasern wirkt und so verhindert, dass die peripherischen Nerven den Frost und das allgemeine Unwohlsein und die Nerven der Circulation und der Respiration das Fieber hervorbringen, so dass es also nicht auf den Fieberanfall selbst, sondern auf dessen präparatorische Acte wirkt und bei zu später Anwendung unwirksam bleibt. (B. gibt das Chinin 6 bis 8 Stunden vor dem Anfalle in getheilten, stündlich zu verabreichenden Dosen). Als Antisepticum intern angewendet, leistet Chinin nach Briquet Nichts, und äusserlich ist seine Application schmerzhaft und minder wirksam als diejenige anderer Substanzen. Als ein Verstärkungsmittel der antitypischen Wirkung des Chinins betrachtet Briquet das Opium, weil es die hyposthenisirende Wirkung auf das Nervensystem erhöhe.

Die von Monteverdi (vgl. vor. Ber. I. 351) neuerdings behauptete ekbolische Wirkung des Chinins wird von verschiedenen Seiten discutirt.

Der auf wenige Fälle gestützten Empfehlung des Mittels in dieser Richtung durch Heble (8) tritt Josch (11) entgegen, welcher es zwar zulässt, dass grosse Dosen Chinin im Anfange der Gravidität gereicht, leicht zu Abortus führen können, dass aber bei zögernder Nachgeburt, wenn hier auch vielleicht das Chinin Uteruscontractionen hervorzurufen vermöge, ein besonderer Nutzen dann nicht zu erwarten sei, weil das Secale cornutum die Anwendung des Chinins überflüssig mache und weil bei Atonie des Uterus, wo das Mittel doch allein in Betracht kommen könne, die Credé'sche Methode viel sicherer zum Ziele führe. Hingegen stellt Bergely (9) einen Einfluss des Chinins auf den Uterus ganz in Abrede, leugnet, dass es Abortus bedinge, der bei Malariakranken oft in Folge von Erschlaffung des Uterus erfolge und durch die tonisirende Action des Chinins verhütet werden könne, und spricht sich dahin aus, dass allerdings bei Atonie des Uterus in der Nachgeburtsperiode das Chinin Günstiges leiste, aber nicht vermöge einer specifischen Action auf den Uterus, sondern in Folge seiner allgemein tonisirenden Wirkung auf Muskel- und Nervensystem. Bordley (12), welcher, wie Bergel, langjährige Erfahrungen aus einer Fiebergegend aufzuweisen hat, sah niemals Abortus selbst nach lange fortgesetztem Gebrauche grosser Dosen Chinin während der Schwangerschaft, dagegen günstige Wirkung von Chinin bei drohendem Abortus im Verlaufe von Malariaaffectionen. Bonqué (13) wandte das Chinin in einem Falle von Abortus an, wo der Fötus in Fäulniss begriffen war, ohne dass in 13 Tagen Uterincontractionen sich gezeigt hätten, während wenige Stunden nach der Anwendung von 5 Dgm. Chininsulfat normale Wehen auftraten, welche Fötus und Nachgeburt entfernten. Bonqué hat auch in einer weiteren Mittheilung mehrere Fälle von Metrorrhagien in den ersten Schwangerschaftsmonaten publicirt, welche unter dem Gebrauche von Chinin rasch gestillt wurden, während in einem Falle von Uterusblutung bei einer Nichtschwangeren das Mittel vergeblich angewendet wurde, und die Blutung durch Digitalis gestillt wurde. B. schliesst sich auch der Theorie von Monteverdi über die Entstehung des Puerperalfiebers an, wonach dasselbe aus der Abwesenheit von Uterincontractionen nach der Entbindung, bedingt durch Erschlaffung der Muskelfasern (Metroparesie) hervorgehe, welche zunächst Störung des Lochialflusses und weiter entzündliche Erscheinungen zur Folge haben. Im Beginn eines solchen febrilen Zustandes mit Schmerzen und Volumszunahme des Uterus gegeben, leistete ihm Chinin treffliche Dienste, während es in einem zweiten Falle — den B. deshalb als nicht durch Inertia uteri bedingt ansieht — unwirksam blieb. In einem Falle von Haemorrhagia post partum, welchen B. beschreibt, wurde nicht allein die Blutung, sondern auch bestehende Diarrhoe gestillt, woran B. die Bemerkung knüpft, dass Chininsulfat im Allgemeinen mehr purgirend als stopfend wirke, wie er wiederholt bei Rheumatismus acutus und an febrilen Affectionen das Mittel wegen eintretender Diarrhoe aussetzen musste und in einem Falle von Phlegmasia alba dolens sogar 20—30 flüssige Dejectionen danach auftreten sah, welche Zusatz von Tannin und Opium nicht beseitigte. Der Umstand, dass auch Billaert Diarrhoe bei gleichzeitiger Uterusparese auf Chiningebrauch schwinden sah, führt B. zu der Ansicht, dass die Diarrhoe auf Relaxation der Darmmuscularis in diesen Fällen beruht habe.

Der Herausgeber der Annali universali di med. Griffini hat eine Sammlung von Fällen veröffentlicht, welche für die Theorie von Monteverdi sprechen. Interessant ist darunter eine Beobachtung von Bianchi, der mit 1 Gm. Chinin bei einer an Orthopnoe und Cardiopalmus leidenden Gravida, deren Leben in früheren Schwangerschaften wiederholt durch Einleitung der künstlichen Frühgeburt gerettet worden war, das Auftreten von Wehen bedingte, welche zwar wieder nachliessen, aber durch eine neue Dosis Chinin aufs Neue hervorgerufen wurden. De Neffe in Genz fand das Mittel nicht nur wirksam in Fällen von Menorrhagie, wo das Eisensesquichlorid seine Hülfe versagt hatte, sondern auch bei Retinitis simplex, wo er stets eine Abnahme der Hyperämie nach dem Chiningebrauche constatiren konnte. Ulisse Bondel bestätigt die günstige Wirkung des Chinins bei Wehenschwäche. C. Cicognini wandte in Folge der Theorie von Monteverdi, dass das Chinin auf erschlaffte glatte Muskelfasern wirke, dasselbe mit Erfolg bei Incontinentia urinae nocturnae einer Erwachsenen an. Gaetano Gerelli veröffentlicht drei Fälle von Wehenschwäche, wo das Chinin treibend wirkte, einen Fall von Epistaxis und einen solchen von Metrorrhagia puerperalis, wo sich das Mittel bewährte. Angelo Ferrari beobachtete rasche Expulsion der Placenta nach Anwendung von Chinin, Antonio Persico Auftreten von Wehen bei Inertia uteri, nachdem Secale cornutum erfolglos angewendet war. F. Blanchard beschreibt einen Fall von Expulsion einer 8 Tage nach stattgefundenem Abortus im Uterus zurückgebliebenen Placenta unmittelbar nach der Anwendung von Chinin. Leopoldo Mezzadri einen Fall von Wehenschwäche bei der Geburt, welche dem Chinin wich.

Wir lassen hier noch die Schlusssätze folgen, welche Monteverdi selbst über die ekbolische Wirkung aufgestellt hat: 1) Das Chinin hat in allen Fällen Erfolg gehabt, wo es zum Zwecke der Austreibung des Mutterkuchens angewendet wurde. 2) Es war in allen Fällen von günstiger Wirkung, wo es sich darum handelte, die geschwächte oder aufgehobene Wehenthätigkeit bei der Geburt zu heben, ausgenommen einen, wo auch Mutterkorn ohne Erfolg blieb. 3) In einem Falle, wo Secale cornutum nicht wehentreibend wirkte, hatte Chinin den gewünschten Effect. 4) Das Kind kam stets lebend zur Welt, wo es nicht schon vorher abgestorben war. 5) Die Mutter verspürte, von leichtem Ohrensausen abgesehen, niemals Unbequemlichkeiten von dem angewendeten Mittel. 6) Diese Resultate wurden mit 1 Gm. Chinin in Lösung oder Pulverform erhalten, welche Menge gewöhnlich in 3 bis 4 Dosen in Intervallen von 1 bis 2 Stunden verabreicht wurde. 7) Das Chininsulfat konnte zu jeder Zeit der Geburt in Verbindung mit oder ohne mechanische Mittel zur Anwendung gebracht werden. 8) In Fällen von einfacher, langsamer Wehenthätigkeit ist eine Mixtur aus Extractum Chinae 3 Gm., Aq. Cinnam., Aq. flor. Naphae, Syrup. Aurant. cort. ana 30 Grm., esslöffelweise halbstündlich (auch vor völliger Erweiterung des Muttermundes und Abfluss des Fruchtwassers) von gutem Erfolge. 9) Die durch Chininsulfat hervorgerufenen Contractionen zeigten sich im Verlaufe einer halben Stunde nach Anwendung des Mittels, und dauerten mindestens 2 Stunden, nahmen allmälig an Stärke zu und waren durch Wehenpausen wie bei normaler Geburt von einander geschieden.

Die Frage über den relativen Werth der einzelnen Chininsalze hat in Frankreich sehr verschiedene Beantwortung gefunden. Colin (6) glaubt auf Grund der Beobachtung von Tomoroff, dass das Chininum hydrochloratum bei den Wechselfiebern im Kaukasus bessere Resultate als das Chininsulfat gab, und wegen des grösseren Chiningehaltes des Hydrochlorats diesem den Vorzug geben zu müssen, wobei er hervorhebt, dass mit Schwefelsäure angesäuerte Lösungen von Chininum sulfuricum leicht Sitz von Pilzbildung werden, ohne dass sie dadurch an Wirksamkeit einbüssen. Briquet (7) hält den stärkeren Chiningehalt des Hydrochlorats für einen Rechnungsfehler und erklärt das Salz für sehr veränderlich und von inconstanter Zusammensetzung.

Auch das Sulfotartrat erklärt B. für minder wirksam als das Sulfat, weil ersteres weniger Chinin enthalte und besonders ungünstig ist er auf das Chinintannat zu sprechen, welches Mialhe (17) ein wegen seiner Zusammensetzung aus zwei ihre Wirkung gegenseitig abschwächenden Stoffe ein „verabscheuungswerthes, aber nicht völlig unwirksames Medicament" nennt, da es im Magen unter Freiwerden von Tannin und Bildung von Chininsalzen theilweise zersetzt werde. Vulpian (18) stellt dagegen vor, dass die Löslichkeit des gerbsauren Chinins nicht sehr von der des basischen Chinins übertroffen werde (1 : 950 gegen 1 : 730) und dass nach neueren von Ottacher angestellten Versuchen bei Kranken nach einer Dosis von 2 Gm Chinin im Urin nachweisbar ist. Auch Regnauld (22) betont die nicht unbedeutende Löslichkeit des Chinintannats bei + 38° und Briard (23) theilt Beobachtungen von Lambron mit, wonach das Salz dieselbe Wirksamkeit gegen Intermittens besitzt wie das Chininsulfat, jedoch in doppelt so grosser Dosis wie letzteres gegeben werden muss. Rabuteau (24) hat bei selbstdargestelltem Chininum tannicum die Löslichkeit in kochendem Wasser = 7 : 1000 und in Wasser von 8° = 1,2 : 1000 gefunden und den Uebergang in den Urin mittelst Jodjodkalium 9 Stunden nach dem Einnehmen deutlich, schwächer nach 15 Stunden und nicht mehr nach 20 Stunden constatirt, dagegen sah er bei sich nach dem Einnehmen von 3 Gm. Chinintannat (etwa 1 Gm. Chininsulfat im Gehalte von Chinin entsprechend) keine Intoxicationserscheinungen, welche die entsprechende Dosis Chininsulfat früher bei ihm hervorbrachte. Im Magensaft löst sich nach Rabuteau das gerbsaure Chinin nicht leichter als in destillirtem Wasser, und selbst bei Zusatz von Schwefelsäure und von Salzsäure zu wässrigen Lösungen wurde die Löslichkeit nicht erhöht, so dass also eine Umwandlung in gallussaures Chinin im Magen nicht statthat, wie auch eine solche Bildung nicht beim Kochen der mit Säure versetzten Lösungen zu Stande kommt. Von gallussaurem Chinin nahm Rabuteau 1 Gm (entspr. 0,8 Gm. Chininsulfat) und bekam danach Intoxicationserscheinungen, jedoch weniger markirt als nach 1 Grm. Chininum sulfuricum, und der Urin zeigte gleichzeitig (3 Stunden nach der Einnahme) deutlich die Anwesenheit des Alkaloids und der Gallussäure (Braunfärbung des Urins nach Ammoniakzusatz), und auch noch nach 24 Stunden war Chinin in geringerer Menge im Harn vorhanden. R. hält es für möglich, dass das Chininum gallicum dieselben Wirkungen gegen Intermittens besitze wie das Chininum sulfuricum, ohne dessen toxische Action in gleichem Masse zu haben. Die Angabe von Rabuteau (25), dass die (als Natronsalz zu 5 Gm beim Hunde in die Venen injicirte und zu 2 Gm bei R. völlig ausbleibliche) Chinasäure im Organismus zu Kohlensäure verbrenne, ist ein falscher Schluss aus der nicht einmal constant beobachteten Alkalescenz des Urins; vielmehr erscheint die Säure bekanntlich als Hippursäure im Harn.

Briquet (20) empfiehlt das Cinchoninum sulfuricum als Surrogat des Chininsulfats. Nach seinen Versuchen an Thieren wirkt Cinchoninsulfat in die Vena jugularis bei Hunden gespritzt, ähnlich wie Chinin herzlähmend, jedoch nicht ganz so stark. Bei 22 Intermittenskranken (4 Hemitertiana, 7 Quotidiana, 11 Quartana) half das Mittel, zu 5—6 Dgm. in der Apyrexie gegeben, bei 9 Kranken sofort, bei 11 trat ein rudimentärer Anfall ein und bei 2 verschwand das Fieber unter Fortgebrauch von Cinchonin nach dem 4. resp. 6. Anfalle, wobei gleichzeitig Kachexie und Milzvergrösserung verschwanden. Auch bei 2 Typhösen und 1 Phthisiker sah B. einen günstigen Einfluss des Cinchonins, desgleichen bei typischer Neuralgie und Rheumatismus articularis. Bei einer durch das Gouvernement veranlassten Prüfung des Mittels durch französische Militärärzte in Fiebergegenden wurden von 205 Intermittenskranken 194 geheilt, darunter 12 nach 3 Anfällen, 2 nach 4 und 2 nach 5 Anfällen. Eine Statistik von 691 in der Civilpraxis verschiedener Aerzte mit Cinchoninsulfat behandelter Fälle weist nur 11 Misserfolge auf. Solche müssen nach B. oft der fehlerhaften Anwendungsweise zugeschrieben werden, indem das Mittel nur in Lösung gegeben werden solle, weil es in Pulverform den Magen irritirt und oft erbrochen wird, das auch aus demselben Grunde nicht während der ganzen Apyrexie, sondern nur in der zur Coupirung des Anfalles nöthigen Dosis gereicht werden darf. Nebenerscheinungen pflegen erst nach Dosen von 0,75—1,25 Gm. einzutreten; sie sind nach B. unbedeutend und vorübergehend und bestehen in Ohrensausen, Schwindel, Gesichtsstörung, Nausea, Erbrechen und Schmerzen im Epigastrium; nur der Kopfschmerz kann 24 Stunden anhalten. B. sucht statistisch darzuthun, dass diese Nebenerscheinungen nach Chinin häufiger als nach Cinchonin vorkommen, jedoch mit Ausnahme der Cephalalgie; auch fand er dieselben bei seinen Kranken beim Chinin intensiver und anhaltender.

Aubert (26) ist bei Versuchen über den Coffeingehalt des Kaffeegetränkes, welche er in Gemeinschaft mit Haase ausführte und wobei Chloroform als Auszugsmittel benutzt wurde, zu dem Resultate gelangt, dass in dem Aufgusse (Filtrate) sehr stark gerösteter Kaffeebohnen ebensoviel — und wenn gleiche Gewichtsmengen angewendet werden, selbst mehr — Coffein und sonstige extrahirbare Materien enthalten seien, als in dem aus schwach gerösteten Bohnen dargestellten Präparate.

Aubert und Haase fanden im grünen Javakaffee durch Extraction mit Chloroform 0,709—0,812 pCt. Coffein, während die Methode von Cazeneuve nur 0,474 pCt. gab. In Perlkaffee fand sich unter Anwendung von Chloroform 2,149 und 2,423 pCt. Beim Infundiren (Filtriren) des gerösteten Kaffees geht fast alles Coffein in das Filtrat über, während im Kaffeesatze kaum $^{1}/_{7}$ bleibt. Aehnlich ist dies beim Anfertigen des Thees nach Holländischer Manier, wo der Aufguss 1,967—2,15 pCt. enthält, während das Decoct der bereits infundirten Blätter nur noch 0,182—0,108 pCt. liefert. Sehr stark geröstete Bohnen geben 0,927, schwach geröstet 0,987 pCt.; aus ersteren wird das Coffein beim Filtriren viel leichter ausgezogen, so dass bei gleichen Gewichtsmengen das Infus aus stark gebranntem Kaffee 0,862, aus schwach gerösteten Bohnen nur 0,823 pCt. enthält. Von sonstigen extrahirbaren Bestandtheilen gingen aus stark geröstetem Kaffee 15,91 pCt., aus schwach gebrannten 13,94 pCt., entsprechend $\frac{1}{4}$—$\frac{1}{5}$ sämmtlicher extractiven Substanz über. Nach Auberts Berechnung consumirt man in einer Tasse Kaffeefiltrat aus 1 Lth. (16,66 Gm.) und aus 1 Tasse Theeinfus aus 5—6 Gm. Theeblätter dieselbe Quantität = 0,1—0,12 Gm. Coffein.

Nach den experimentellen Angaben von Aubert und Haase kann nicht im Coffein die Wirksamkeit des Kaffeeaufgusses begründet sein, indem nicht nur das Kaffeefiltrat auf Kaninchen und Menschen stärker giftig wirkt als die demselben entsprechende Menge Coffeïn, sondern auch qualitativ verschieden wirkt, indem es einmal die Peristaltik beschleunigt, was Coffeïn nicht thut, andererseits der coffeïnfreie Rückstand des Filtrats bei Kaninchen in die Drosselader gespritzt, plötzlichen Herzstillstand, Dyspnoe und Convulsionen (nicht Tetanus) bedingt. Möglicherweise sind an der letzteren Action und an der Action des Kaffeeaufgusses überhaupt die Kalisalze betheiligt, da der Kaffee über 3 pCt. Asche liefert, von welcher die Hälfte nach PAYEN und LEHMANN Kalisalze betrifft.

Bezüglich der physiologischen Wirkung des Coffeïns weist AUBERT mit Recht die Angabe JOHANNSEN's ab, dass Coffeïn keinen Tetanus erzeuge, der vielmehr bei Fröschen nach 5 Mgm subcutan, bei Kaninchen, Katzen und Hunden nach 1, 2–3 Dgm. bei Einbringung in die Venen als charakteristisches Symptom, bei Fröschen häufig und bei Säugern stets ohne das von VOIT und JOHANNSEN beobachtete Prall- und Steifwerden der Muskel erfolgt. Künstliche Respiration hebt den Tetanus auf und zwar rascher als nach einem anderen Gifte (schon in 5 Min.), so dass ein künstlich respirirender Hund selbst durch 3 Gm. Coffeïn nicht getödtet wird. Die Erregbarkeit der Nerven fand A. bei Coffeïnvergiftung bisweilen etwas herabgesetzt, meist, wie die Muskelirritabilität, nicht vermindert; in Coffeïnlösung getauchte Nerven werden rasch unerregbar. Bei Fröschen fand A. eine Abnahme der Herzpulsationen, nach der Grösse der Dosis entweder kaum merklich oder deutlich, stets aber allmählig und gleichmässig, wobei das Herz anfangs stark gefüllt, später bei stärkerer Ausdehnung der Venen mit Blut leerer und blasser war; bei Säugethieren erhebliche Beschleunigung der Herzschlagzahl mit gleichzeitiger Steigerung der Athemfrequenz, Abnahme der Höhe der Pulswellen und Sinken des Blutdruckes, Arythmie und vorübergehender Lähmung des Vagus. Die charakteristische Frequenz und Wellenänderung tritt bisweilen unmittelbar nach der ersten Injection ein, manchmal aber erst nach Wiederholung derselben und zeigt sich sowohl in dem Falle, dass der Herztod rasch erfolgt als wenn dies nicht der Fall ist. Die durch Vagusdurchschneidung hervorgerufene Steigerung der Frequenz des Herzschlages wird durch Coffeïn noch mehr erhöht; Vagusreizung bedingt bei coffeïnisirten Thieren Drucksenkung ohne Aufhören der Pulsationen; das Sinken des Druckes erfolgt bei Coffeïnvergiftung auch, wenn die Thiere vorher atropinisirt waren. Zur Erklärung der Coffeïnwirkung meint AUBERT, dass die durch Coffeïnvergiftung bewirkte Drucksenkung mit kleinen Pulswellen, sowie die Arythmie, auf eine mehr oder weniger intensive Lähmung der von den Ganglien zu den Muskeln gehenden Herznerven (kardiotonische Nerven nach AUBERT) zurückzuführen sei, während er in der Erhöhung der Herzschlagzahl eine erregende Wirkung auf die Beschleunigungsapparate des Herzens sieht.

Bei Selbstversuchen brachten 0,12–0,24 Gm. Coffeïn keine Wirkung hervor, 0,36 Gm. in 1 St. vorübergehende Eingenommenheit des Kopfes; 0,5 Gm. in ½ St. geringe Pulsbeschleunigung, die bald wieder schwand, in 1 St. etwas Eingenommenheit des Kopfes und Zittern der Hände. Das Auftreten schmerzhafter Hämorrhoidalknoten 4 Tage nach Aufhören der Versuche hält A. für Coffeïnwirkung, weil auch bei den vergifteten Thieren die Venen, besonders im Mesenterium, sehr ausgedehnt waren.

Ueber die Einwirkung des Coffeïns auf die Körpertemperatur fand BINZ (27) durch Versuche an Hunden, dass kleinere Gaben ohne besondern Einfluss sind, während mittlere, keine Krämpfe bedingende Gaben Steigerung um 0,6°, toxische, aber nicht lethale Dosen eine solche von 1–1,5°, die in 1–2 Stunden ihr Maximum erreicht, und dann bis zu einem gewissen Punkte fällt, aber mehrfach noch stundenlang über der Norm bleibt, bedingen, und nach Gaben, welche in einigen Stunden tödten, keine, oder nur sehr kurz dauernde Erhöhung der Temp. stattfindet, vielmehr rasch starker Abfall derselben. B. erhielt diese Resultate gleichmässig zur Zeit des Ansteigens und des Abfallens der normalen Körperwärme. An mittlere Dosen Coffeïn scheint leicht Gewöhnung stattzufinden; Kaninchen eignen sich zu Versuchen über den Einfluss des Coffeïns auf die Thier-Körperwärme nicht.

14. Umbelliferae.

Bloc, P., Essai sur l'Oenanthe crocata. Montpellier méd. Octbr. p. 342. Nov. p. 416. Dec. p. 509. (Vortreffliche Zusammenstellung von 10 Vergiftungsgeschichten; Arbeit noch nicht abgeschlossen).

15. Ranunculaceae.

1) Böhm, Rudolf und L. Wartmann, Untersuchungen über die physiologischen Wirkungen des deutschen Aconitins. Verhandl. der Würzb. physiol. Gesellschaft. III H. 1. S. 63. — 2) Case of poisoning by aconite; death; autopsy. Under the care of H. Thompson. Brit. med. Journ. No. [illegible] p. 179. (Vergiftung eines 31jähr. Hausknechts in einer Apotheke mit 1 Unze von Flemings' Tinctur [illegible], worauf sofort Erbrechen eintrat, das durch 2 Gaben Zinkvitriol gefördert wurde; erste Darreichung von schwarzem Kaffe; bestand bei Aufnahme in das Middlesex Hospital starker Collaps, ängstlicher Gesichtsausdruck, kalte Haut, mässig weite Pupillen, Unfähigkeit zu articuliren, sehr rapider und kaum fühlbarer Puls, ausserordentlich unregelmässige Herzaction, so dass die beiden Herztöne kaum auseinanderzuhalten sind; Magenpumpe, alkoholische Stimulantien; nach ½ St. grosse Unruhe des Kranken, Umherwälzen im Bett, Schlucken höchst beschwerlich, Ausfliessen von Speichel aus dem Munde; nach weiterer ½ Stunde Pupille weiter, Pat. im Stande, die Fragen zu beantworten, vermochte die Wörter zu bilden, unfreiwilliger Stuhlabgang; dann wieder Eintreten von Delirien und 3 St. nach der Reception Tod durch Syncope (Resp. den Herzschlag überdauernd); Urin sehr [illegible], nicht eiweisshaltig. Bei der Section (11 St. nach d. Tode) fand sich Rigor mortis stark ausgesprochen, Hyperämie und Oedem in den unteren Lungenpartien, Herz mit dunklem, flüssigem, nur wenig locker geronnenem Blute gefüllt, linker Ventrikel contrahirt, Leber und Nieren hyperämisch, Innenfläche des Magens intensiv geröthet, nach der Cardia zu ekchymosirt, [illegible] und Venen an der Körperoberfläche stark hyperämisch, Gehirnsubstanz normal.) — 3) Keene, Stephen, R. (Providence), A case of poisoning by the external application of Aconite. Boston med. and surg.

Journ. Febr. 1. — 4) Dobie, William (Keighley), Case of poisoning by aconite, treated by Digitalis; recovery. Brit. med. Journ. Dec. 21. p. 695

Boehm und Wartmann (1) verdanken wir neuere Studien über die Wirkung des deutschen Aconitins, deren Resultat in manchen Punkten von denen früherer Forscher abweicht. So konnten sie die von Achscharumow einerseits und von Weyland andererseits behauptete Wirkung auf die Erregbarkeit der peripherischen Nerven nicht constatiren, fanden vielmehr die Erregbarkeits-Aenderungen beim Absterben in ihrem zeitlichen Verlaufe denen des normalen Nerven ganz analog. — Ferner leugnen sie die von Weyland angegebenen Veränderungen der Muskelcurven durch das Gift, und concediren als einzige Giftwirkung an den willkürlichen Muskeln rasch nach der Intoxication auftretende fibrilläre Muskelzuckungen und klonische Krämpfe, von denen erstere vielleicht auf Reizung der intramusculären Nerven-Endigungen zu beziehen sind, da sie nach einseitiger Ligatur local ausbleiben. Nach B. und W. erstreckt Aconitin seine Wirkung zuerst auf die Central-Organe des Rückenmarks, und erzeugt in erster Linie eine Abnahme des Reflex-Vermögens (der Sensibilität) der sensiblen Rückenmarksganglien, die sich allmälig mit einer etwas später beginnenden Erregbarkeits-Abnahme der motorischen Ganglien zu einer totalen Lähmung aller willkürlichen und reflectorischen Bewegungen summirt. Im allerersten Anfange scheinen kleine Dosen häufig Reizung einiger motorischen Rückenmarksganglien zu bewirken, wovon die klonischen Krämpfe und die zur Beobachtung gelangenden Brechbewegungen ähnlichen Bauchmuskelkrämpfe, die bei Fröschen manchmal den Magen zum Rachen hinaustreiben, herrühren können. Eine Reizung des Setschenow'schen Reflexhemmungs-Centra findet nicht statt. Die Aconitinlähmung beginnt an den unteren Extremitäten, und geht anscheinend mit Störung der Coordination der Bewegungen einher. Nach Versuchen an Hunden, Katzen und Kaninchen erzeugt deutsches Aconitin in grossen Dosen bedeutende Verminderung der Zahl der Herzschläge, die in totalen Herzstillstand übergeht, nachdem im letzten Stadium zuweilen vorübergehende Beschleunigung der Herzschläge erfolgt ist. Der mittlere Blutdruck ist bei Kaninchen meist im Anfange erhöht, bei Hunden und Katzen immer bedeutend vermindert, die durch den einzelnen Herzschlag geleistete Arbeit stets vermehrt; im letzten Stadium ist der Blutdruck immer sehr niedrig. Kleine Giftdosen lassen die Wirkungen auf das Herz in eigenthümlichen, von ganz normalen Stadien getrennten Paroxysmen auftreten. B. und W. stellen die von Achscharumow supponirte, centrale Vagus-Reizung in Abrede, weil die Herzwirkung auch bei durchschnittenen Vagi gleich ist; die häufigen diastolischen Stillstände deuten auf Erregung der intracardialen Hemmungscentra, doch stört Atropin die Wirkung des Aconitins auf das Herz nicht. Den Grund der Lähmung des Herzens durch Aconitin, namentlich das Fortpulsiren der Vorhöfe und die Aufhebung des Herzstillstandes durch Vagus-Reizung betrachten B. und W. als zur Zeit völlig unaufgeklärt, und in Bezug auf das Verhalten der Herznerven fanden sie die Einwirkung des Aconitins so mannigfaltig und inconstant, dass sie auf eine Erklärung verzichten. Bei Kaninchen war Abnahme der Erregbarkeit des Vagus bis zu völliger Unerregbarkeit Regel, doch bedingte in wenigen Versuchen Vagusreizung bloss noch Verlangsamung und kein Sinken des Druckes, in anderen trat sogar Drucksteigerung hervor. Bei Hunden kann die Vagus-Erregbarkeit unverändert bleiben (sowohl bei schwacher, als bei starker Vergiftung), in andern Fällen erfolgt Vaguslähmung, in noch andern bedingt Vagusreizung Blutdrucksteigerung bei Pulsverlangsamung, endlich in einzelnen Sinken des Druckes und Zunahme der Pulsfrequenz. Bei curarisirten Thieren sind in Folge von Fehlen der heftigen Respirations-Störungen grössere Dosen Aconitin zur Erzielung des Herzstillstandes nöthig; Digitalin vermag im Stadium des gesunkenen Druckes und der Steigerung der Puls-Frequenz die letztere um ⅓ bis ½ zu reduciren, und letztere um das Drei- bis Vierfache zu heben, wobei der Mitteldruck wesentliche Steigerung nicht erfährt. Weitere Versuche von B. und W. lehren, dass Aconitin den Reflex von den sensiblen Ganglien auf das Gefässnerven-Centrum aufhebt, dadurch, dass es die sensiblen Ganglien unerregbar macht, während das Gefässnerven-Centrum selbst erst kurz vor dem Tode gelähmt wird. — Die durch Aconitin hervorgerufenen Respirations-Störungen — unmittelbar nach der Injection längere Respirations-Pause, dann stürmische Athem-Bewegungen, die allmälig langsamer werden (bis zu $\frac{1}{7}$ bis $\frac{1}{4}$ des ursprünglichen Rhythmus), und einen bestimmten Typus in der Weise annehmen, dass nach jeder Exspiration eine längere Pause eintritt, wobei die Bauchmuskeln sich stark betheiligen — sind centralen Ursprungs, da sie auch bei durchschnittenen Vagi vorkommen, und wohl auf Reizung der Central-Organe im Rückenmarke zu beziehen, die der coordinirten Thätigkeit der Respirations-Hülfsmuskeln vorstehen. Zwerchfell und Phrenicus sind dabei unbetheiligt.

Als constante Aconitinwirkung bezeichnen B. und W. Vermehrung der Speichel- und Harnsecretion, als bisweilen vorkommend vermehrte Defäcation und Diarrhoe, sowie lebhafte Uterusbewegungen.

Die Gefährlichkeit externer Application grösserer Mengen von Aconittinctur scheint ein Fall von Keene (3) zu beweisen, wo ein 15j. Jüngling nach Einreibung einer Mischung von ana ½ U. Tr. Aconiti und Tr. Opii mit den Fingern nach ½ St. Schwindel, Nausea, Trübung des Sehvermögens, Kopfweh, Schmerz im Rücken mit Kältegefühl längs der Wirbelsäule, partiellen Verlust der Motilität und Sensibilität der u. Extremitäten, mit Krampf, Prickeln und Kälte in Beinen und Füssen, ½ St. später auch Prickeln und Parese der Hände bekam, welche Erscheinungen unter Behandlung mit Ammoniak und Chloroform in 4 St. sich legten; doch trat in der Nacht noch ein Anfall von Delirium auf, die Pupille war in diesem Falle erweitert.

Die von Fothergill (vgl. Ber. 1871 I. 344) gemachte Erfahrung, dass beim Frosche der durch Aconit bewirkte Herzstillstand durch Digitalis aufgehoben werde, veranlasste Dobie in einem Falle von Vergiftung mit 1 Unze sehr starker Fleming'scher Aconittinctur bei einem dem Trunke ergebenen Thierwundarzte bei plötzlichem Eintritte von Collaps (bei Gelegenheit eines Versuches, den Kopf behufs Einschütten von Excitantien zu erheben) 20 Tropfen Digitalistinctur zugleich mit Galvanismus in der Herzgegend in Anwendung zu bringen. Die Vergiftung endete günstig, doch muss bemerkt werden, dass wenige Minuten nach dem Verschlucken des Giftes ein Brechmittel mit gutem Erfolge gereicht war. Die fragliche Tinctur tödtete zu 2 Tropfen einen Sperling in 3½ Min., frisch bereitete Tinctur in derselben Dosis ½ Min. später.

16. Xanthoxyleae.

Meschter, G. H., Supposed case of poisoning by the Ailanthus glandulosus or tree of heaven. Philad. med. and surg. Rep. Febr. p. 159

Da die giftigen Eigenschaften des in Ostasien einheimischen Himmels- oder Götterbaumes bisher nicht bekannt waren, hat die Mittheilung von Meschter über die Vergiftung einer ganzen Familie durch den Genuss des Wassers eines Brunnen, welcher von einem als Zierpflanze gezogenen Ailanthus beschattet und umgeben wurde, Interesse. Die Vergiftungserscheinungen, in ikterischer Färbung der Haut und Conjunctiva, Trockenheit der Haut, Pulsbeschleunigung (100–110), dickem, nur an den Rändern und der Spitze der Zunge fehlendem Zungenbelag, Empfindlichkeit der Leber, die in 1 F. vergrössert war, Schmerz im Epigastrium, heftigem, schmerzhaftem, anfallsweise auftretendem Erbrechen, Rückenschmerzen, hartnäckiger Obstruction und in 2 Fällen auch in Beschwerden beim Harnlassen bestehend, schwanden nach dem Aufhören des Gebrauches des von Anderen wegen seines bitteren Geschmackes gemiedenen Brunnenwassers. 1 Pint eines Aufgusses der Rinde rief bei M. starke Nausea hervor. Pferde und Kühe sollen die Blätter von Ailanthus nicht fressen.

17. Papaveraceae.

1) Falck, Ferd. Aug. (Marburg), Toxikologische Studien über das Hydrocotarnin. Marburg. 8. 24 SS. — 2) Caspari (Meinberg), das Narcein als Hypnoticum. Deutsche Klinik. 30. S. 151 — 3) Rabuteau, Recherches sur les propriétés de divers principes immédiats de l'opium. Compt. rend. LXXIV. 17 p. 1109. Journ. de l'anat. et de physiol. 9. p. 303. — 4) Derselbe, Recherches sur les propriétés physiologiques et thérapeutiques de quelques principes immédiats de l'opium. Gaz. hebdom. de méd. 17, 19. p. 265, 296. — 5) Bouchut, Recherches sur l'action des bases et des alcaloïdes tirés de l'opium, tels que la morphine, la codéine, la thébaïne, la narcéine, la papavérine, la narcotine, la méconine, l'acide opianique. Compt. rend. LXXIV. 20 p. 1293 — 6) Derselbe, Recherches thérapeutiques sur les substances et les alcaloïdes tirés de l'opium, tels que la morphine etc. Bull. gén. de Thérap. Avr. 15., Avr. 30. p. 289, 337 — 7) Rabuteau, Sur une note de Mr. Bouchut relative aux alcaloïdes de l'opium. Gaz. hebdom. 24. p. 381. 8) Petrini, Des injections hypodermiques de chlorhydrate de narcéine. Paris. Thèse. 1872. — 9) Quehl, Max, Ueber die physiologischen Wirkungen des Apomorphins. Halle. 8. 30 SS — 10) Loeb (Worms), Ueber den Gebrauch des Apomorphins als Brechmittel. Berl. klin. Wochenschr. 31. S. 409. — 11) Moerz, Al. (München), Beiträge zur practischen Anwendung des salzsauren Apomorphins. Prag. Vierteljahrsschr. 4. Heilbd. 171. S. 76. — 12) Siebert, Kurt, Ueber die Haltbarkeit der Apomorphinlösung. Arch. der Pharm. II. 9 und 6, S. 215. — 13) Baudot, Un nouveau traitement de Mr. Delioux de Savignac. Bull. de l'Acad. de méd. de Paris. 6 p. 343. (Erbrechen). — 14) Loomis, On the use of Opium in uraemic coma and convulsions. New York med. Record. May 1. p. 118. — 15) Otis, Robert, M. (Cambridge), Prolonged use of hypodermic injections of Morphia. Boston med. and surg. Journ. Apr. 11 p. 201. — 16) Smith, Charles, R. and Hand, E. C. (St. Paul, Minnesota), A case of opium poisoning. Artificial respiration the means of saving life. Philad. med. Times, June 1. p. 556. (Selbstvergiftung eines 24jähr. Potators mit 1½ U. Laudanum; Anwendung der Magenpumpe, welche einen nicht nach Opium riechenden Mageninhalt entleerte, subcutane Inj. von $\frac{1}{60}$ und $\frac{1}{40}$ Gran Atropin. Faradisation des Phrenicus, mit künstlicher Respiration 3 St. abwechselnd angewendet, wonach Pat. in 7 St. wieder zum Gehen gebracht werden konnte; Genesung. Auch in einem andern Falle von schwerer Morphinvergiftung (mit 5 Gran) war die 1½ St. fortgesetzte künstliche Respiration lebensrettend.) — 17) Büchner, L. (Georgetown, Ohio), Atropia as an antidote to Opium. Cincinnati Clin. Febr. 3. (Vergiftung eines an Geisteskrankheit leidenden Pat. durch eine grosse Dosis Morphin; rasche Besserung der Circulation und Resp., sowie völlige Wiederherstellung durch 4malige Subcutaninjection von $\frac{1}{60}$ Gran Atropinsulfat. — 18) Graves, T. T. (Lynn), Case of poisoning by laudanum successfully treated. Boston med. and surg. Journ. Dec. 26 p. 278. — 19) Hunt, Israel, T. (Boston), Case of poisoning by Opium. Ibid. Jan. 11. p. 16 (Günstig verlaufene Intoxication eines Geisteskranken (Trinkerin) mit 1 Unze Opiumtinctur; Details ohne Interesse). — 20) Otis, The antidotal properties of preparations of Belladonna. New York med. Rec. May 1. p. 152. — 21) Johnston, James (Shanghai), Sixteen cases showing the effects of atropine as an antidote to opium. Med. Times and Gaz. Sept. 7, p. 265. (16 Fälle von Opiumvergiftung, in denen Atropin zur Anwendung kam, darunter 10 mit Genesung und 5 mit dem Tode endigend; in den meisten Fällen ist auch Zinkvitriol oder eine andere Medication benutzt). — 22) Dulley, F. J. (Liverpool). A singular case of poisoning. Brit. med. Journ. May 4, p. 471.

In den letzten Jahren hat O. Hesse im Opium eine Reihe bisher unbekannter Basen isolirt und als Codamin, Hydrocotarnin, Lanthopin, Laudanin, Laudanosin, Mesonidin und Protopin bezeichnet. Von diesen Alkaloiden, durch welche die Zahl der Opiumbasen sich auf 17 oder 18 stellt, ist das zweitgenannte von F. A. Falck (1) an Kaninchen und Fröschen bezüglich seiner Wirkung studirt, wobei sich herausstellte, dass sie, in Salzsäure gelöst und subcutan injicirt, zu 2 Dgm. Kaninchen von 1 Kgm. Schwere in 15–30 Minuten tödtet, wonach das Hydrocotarnin sich giftiger als Morphin zeigt und sich zwischen dies und Codein stellt. Von Sectionsresultaten ist nur die dunkle Farbe des gesammten Blutes hervorzuheben; das Vergiftungsbild stellt sich bald in einer convulsivischen, bald in einer narkotischen Form dar. In beiden Formen bilden Zunahme der Respirationsfrequenz, Unruhe, Zittern, Mydriasis, Speicheln die Prodromalsymptome, wozu dann bei der convulsivischen Form masticatorischer Krampf, dann 1 oder mehrere Anfälle von Opisthotonus mit unterdrückter Respiration treten, während bei der narkotischen Form Niedersinken des Kopfes und Umfallen erfolgt, doch sind auch in diesem soporösen Zustande convulsivische Bewegungen vorhanden. Bei der convulsivischen Form steigt, bei der narkotischen sinkt die Eigenwärme. – Frösche sind gegen Hydrocotarnin sehr unempfindlich und gehen erst durch 0,1 Gm. zu Grunde (subcutan als Hydrochlorat applicirt.) Auch hier kommt es zu Tetanus und in circa 15 Minuten zu Scheintod, in welchem das

Herz nach 24–36 Stunden fortpulsirt.) Schwache Hydrocotarninlösungen (auch Codeïnlösungen) vermögen das durch Muscarin zum Stillstand gebrachte Herz wieder in Gang zu bringen.

Caspari (2) erhielt vom Narceïn selbst in Gaben von 15 Cgrm. keine hypnotische Wirkung; Nebenerscheinungen beobachtete er nicht. Dagegen hatte Petrini (8) eclatante Erfolge von Subcutaninjectionen mit 1–3 Cgrm. chlorwasserstoffsaurem Narceïn als schmerzstillendem Mittel bei Ischias und anderen neuralgischen Affectionen, so dass er es sogar über das Morphin stellt.

Rabuteau (3 und 4) stellte vergleichende Untersuchungen über die Wirkung der hauptsächlichsten Opiumbestandtheile bei gesunden und kranken Menschen, Hunden, Kaninchen und Fröschen an, wobei er neben der hypnotischen auch die schmerzstillende und verstopfende Wirkung berücksichtigte. Hiernach erscheint Thebaïn als nicht hypnotisch, noch sinnlichverstopfend, dagegen ebenso und vielleicht mehr schmerzstillend als Morphin und beim Menschen nicht so gefährlich, wie es die Thierversuche erwarten lassen, da 10—15 Cgm. chlorwasserstoffsaures Thebaïn keine Unbequemlichkeiten beim Menschen verursachen. Papaverin ist bei Thieren viel weniger toxisch als Thebaïn und afficirt zu 15 resp. 25 Cgm. Kaninchen und Hunde nicht; es besitzt schwache schmerzlindernde, dagegen keine hypnotische und styptische Action. Bei Fröschen erzeugt es Convulsionen. Narcotin ist am wenigsten toxisch, afficirt den Gesunden nicht zu 43 Cgm., stopft Durchfälle nicht, bedingt keine Narkose, macht dagegen bei Fröschen zu 3 Cgm. leichte Zuckungen. Codeïn ist bei Thieren minder gefährlich als Thebaïn und gefährlicher als Morphin, bedingt dagegen bei Menschen zu 5–10 Cgm. Schwere des Kopfes und Schwäche der unteren Extremität, wirkt wenig hypnotisch und schmerzstillend, gar nicht stopfend. Narceïn wirkt bei Thieren sehr hypnotisch, doch bei mittelgrossen Hunden erst zu 5 Cgm. des chlorwasserstoffsauren Salzes; bei Menschen tritt diese Wirkung bei 10–15 Cgm. hervor, und der Schlaf ist ruhiger als der Morphinschlaf, und das Befinden nachher normal; ausserdem wirkt es ausserordentlich schmerzstillend und etwas weniger verstopfend als Morphin, ohne dabei wie dieses die Digestion zu stören. Auf die Urinexcretion wirkt es nicht. Vorzüglich empfiehlt es sich bei Diarrhoe der Phthisiker. Morphin wirkt beim Menschen von allen Opiumbasen am besten hypnotisch, steht dagegen als schmerzstillend dem Thebaïn und Narceïn und als stopfend dem letzteren nach. Mekonsäure wirkt selbst zu 0,5 Gm. in das Blut injicirt bei Hunden gar nicht, ebensowenig als doppeltmekonsaures Kali- oder Natronsalz zu 1—3 Gm. innerlich, wobei der Urin neutral oder alkalisch wird, und die Säure in demselben nachweisbar ist. Meconin ist gleichfalls ohne Wirkung.

Hiernach rangirt R. die Opiumbasen folgendermassen: a) als Hypnotica Morphin, Narceïn, Codeïn; b) als Gifte (beim Menschen) Morphin, Codeïn, Thebaïn, Papaverin, Narceïn, Narcotin; c) als schmerzstillend Narceïn, Morphin, Thebaïn, Papaverin, Codeïn; d) als stopfend Morphin, Narceïn. Wie das Morphin, so ist nach R. auch das Narceïn im Stande, die Chloroformnarkose zu ersetzen und einen Zustand hervorzubringen, in welchem mehrere Stunden lang vollkommene Anästhesie im bewussten Zustande besteht. Codeïn und Papaverin verlängern ebenfalls die Chloroformanästhesie, jedoch weniger intensiv; Narkotin gar nicht. Man kann nach R. derartige Analgesie hervorrufen, wenn man Morphin oder Narceïn subcutan und Chloroform – oder auch Bromoform oder Chloral – per rectum administrirt.

Auch Bouchut (5 und 6) hat Versuche mit den verschiedenen Opiumbasen am Menschen, und zwar vorzugsweise bei Kindern angestellt, denen er Morphin zu 3–5 Cgm., Narceïn zu 50–75 Dgm., Papaverin, Meconin, Opiansäure und Narcotin zu 75 Mgm. und Thebaïn zu 10 Cgm. pro die innerlich oder subcutan applicirte. Bei den Versuchen traten in keinem Falle Convulsionen ein. Hypnotische Effecte wurden nicht erzielt durch Papaverin (selbst bei 1 Gm. intern und 0,1 Gm. subcutan), Narcotin, Thebaïn, Opiansäure (Mekonsäure?) und Meconin, wohl aber durch Morphin, Codeïn od Narceïn. Auch Bouchut stellt Morphin als Hypnoticum obenan, will aber dem Narceïn erst die dritte Stelle zuweisen, während er das Codeïn als Hypnoticum und Anaestheticum an die Seite des Morphins stellt, dem es jedoch nur bei Darreichung in vielfach grösserer Gabe gleichkomme (bei sehr jungen Kindern 6 Cgm., bei älteren 10 bis 30 Cgm.). Uebrigens zeigen, wie Rabuteau (7) hervorhebt, die im Detail mitgetheilten Versuche Bouchut's, dass das Codeïn einen sehr inconstanten hypnotischen Erfolg hatte, indem z. B. ein Kind durch 0,2 Gm. gar nicht afficirt wurde, bei den übrigen durch diese Gabe constant Pupillenverengung und etwas Somnolenz am Morgen, aber kein Schlaf weder am Tage noch in der Nacht eintrat, dann als Nebenerscheinung 2 mal Agitation, 2 mal Schweiss und 1 mal vorübergehende Convulsionen sich geltend machten. Ein 18jähriger Knabe nahm 2 Gm. in 5 Tagen ohne Effect. Obstipation wurde durch Codeïn nicht hervorgerufen. Narceïn wirkte zu 1–10 Cgm., ja selbst bei 40—75 Cgm. nicht hypnotisch, was sich indess vielleicht durch die gewählte Form (Pillen) erklärt.

Quehl (9) hat unter Leitung von H. Köhler die Nervenwirkung des salzsauren Apomorphins an Hunden studirt, bei denen das Präparat subcutan injicirt zu 1–2 Mgm., intern zu 3–4 Cgm., per anum zu 6 Cgm. und auf die Zungenschleimhaut applicirt zu 1–2 Cgm. brechenerregend wirkte. Eine Abnahme der Wirksamkeit ergab sich nicht, obschon dieselbe (sich grünfärbende) Lösung (1:50) 6 Wochen hindurch gebraucht wurde. Frösche erbrachen weder nach dem Apomorphin noch nach Brechweinstein, bei Hunden blieb die Einführung in die Vagina und die Application in Salbenform ohne Effect. Bei grossen Dosen (subcutane Injection von 2 Dgm.) fällt nach Q. die Brechwirkung des Apomorphins fort, und tritt ein geringer Grad von Betäubung, Schwäche der Hinterbeine, Herabsetzung der Reflexerregbarkeit, ferner eigenthümliches Drehen im Kreise und Schwimmbewegungen, meist auch Pupillenerweiterung und starke Injection der Conjunctivalgefässe an deren Stelle, worauf noch 2tägige Depression und Appetitmangel folgen können. Im Urin der mit Apomorphin vergifteten Thiere gelang der Nachweis der Basis nicht. Längere Zeit hindurch öftere wiederholte Darreichung von Apomorphin störte die Ernährung nicht. Bei einigen nach einer grösseren Gabe (3 Dgrm.) und Vagusdurchschneidung gestorbenen Thieren fand sich circumscripte Hyperämie des Pons und der angrenzenden Partieen der Mittelhirnbasis.

Physiologisch ist ein Einfluss des Apomorphins auf die motorischen und sensibeln Nerven, auf die vasomotorischen Nerven und die quergestreiften Muskeln nicht vorhanden. Nach Durchschneidung des Vagus kommt die Brechwirkung weder bei grossen noch bei kleinen Dosen zur Geltung; auch in der completen Chloroformnarkose fällt dieselbe weg. Endlich zeigt Apomorphin keinen lähmenden Einfluss auf den durch das Rückenmark vermittelten Reflexvorgang von den sensibeln Nerven auf das vasomotorische Centrum in der Medulla oblongata.

Lowe (10) hat Apomorphin als Brechmittel wiederholt mit günstigem Erfolge in der Praxis angewandt, so in einem Falle von Vergiftung mit Bittermandelöl, wo die Subcutaninjection von 8 Mgm. in frischer Lösung in 8 Min. das Gift durch Erbrechen entfernte. In einem Falle bedingte 12 Mgm. und 10 Min. später 18 Mgm. subcutan kein Erbrechen; in einem anderen Falle kam es nach 6 Mgm. (in 6 Wochen alter Lösung) nach 10 Min. zu Nausea, dann aber nach weiteren 3 Min. zu heftigem Schwindel, Todtenblässe des Gesichts und kaltem Schweiss, welche Erscheinungen nach Eintreten von Erbrechen rasch schwanden. Zu besonderer Vorsicht räth L. bei Kindern, indem ihm nach 2 Mgm. bei einem 13 monatl. Kinde neben Erbrechen Gesichtsblässe und Rasseln vorkam. Abscessbildung an der Injectionsstelle sah L. nie, wohl aber schmerzhafte Knoten von mehr als 8tägiger Dauer.

Auch Moerz (11) wandte Apomorphin hypodermatisch mit Erfolg bei Opiumvergiftung an. Bei seinen Versuchen am Menschen trat unter 6 Mgm. kein positives Resultat ein; bei Dosen von 6–12 Mgm. schwankte der Zeitpunkt des Eintrittes der Emesis zwischen 3 und 17 Minuten. Oertliche Reizung fehlte mit einer Ausnahme, wo sich urticariaähnliche Infiltration der Cutis mit entzündlicher Röthung an der Einstichsstelle bildete, die sich schon in 10 Min. zertheilte. In allen Fällen stellte sich nach einigen Min. leichtes Hitzegefühl, Schwindel, etwas apathische Stimmung, mässige, manchmal gänzlich mangelnde Verfärbung der Gesichtshaut, vermehrte Speichelsecretion als Vorläufer des Brechactes ein, dem ein meist ruhiger Schlaf folgt. Die Temp. hat auf der Höhe der Erscheinungen eine Zunahme von höchstens 0,2° und kehrte mit Abnahme der Akme wieder bis zur Norm zurück, die Pulsfrequenz bewegte sich in einer Curve, deren Höhepunkt in die Zeit des ersten Erbrechens fiel, bis kurz vor demselben sank und sich darauf schnell zur gewöhnlichen Linie erhob; jäher Abfall kam nur ausnahmsweise vor. Der anfangs volle Puls war später klein, etwas unterdrückt und wurde in 8 Min. wieder normal. In 2 Fällen sah M. Motilitätsstörungen als Nebenwirkung, in denen eine unwillkührliche, 3mal rythmisch ausgeführte Pronation und Supination des rechten Vorderarmes mit gleichzeitiger Beugung und Streckung des betr. Beines, in dem anderen zuckende Bewegung der Schulter, beide Male bei Mädchen und im Halbschlummer. Bei weniger als 6 Mgm. treten die Erscheinungen sehr verschleppter Prodromalstadien (Nausea, Unruhe, Blässe des Gesichtes, Entweichen von Magengasen, Hinfälligkeit, verlängerter Schlaf) auf, wo neben Pupillenerweiterung und Injection der Bindehaut vorkommen können.

Moerz und Lowe heben beide die Annehmlichkeiten (bequeme Application, kleine Dosis) hervor, welche das Apomorphin bietet, dessen Anwendung bei Laryngitis crouposa und diphtheritica, zur Beförderung der Expectoration bei Pneumonie und bei Greisen, geschwächten Individuen, wo ein anderes Brechmittel Collaps befürchten lässt, von Moerz besonders betont wird.

Nach Blaser (12) differirt die Wirkung der Apomorphinlösungen derartig, dass eine frische Lösung in 2½—5 Min., 2 Stunden alte in 6—10 Min. emetisch wirkte, während 12stündige gar keinen Effect hat; doch kann bei dem an demselben Pat. angestellten Versuche möglicherweise eine Gewöhnung stattgefunden haben. Dem Uebelstande der Zersetzbarkeit lässt sich auch durch Aufbewahrung in kleinen völlig gefüllten Gläsern nicht ganz abhelfen, da auch hier etwas Grünfärbung eintritt, wobei Temperaturerhöhung und Licht ohne Einfluss sind; wohl aber hält sich eine Lösung in Syrupus simplex bei Luftabschluss wochenlang unverändert. Das Englische Apomorphin, welches ein klar löslichen cremeweisses krystallinisches Pulver ist, in welchem deutlich wasserhelle, prismatische Krystalle erkennbar sind, ist den deutschen Sorten, welche ein gelbes bis graugelbes amorphes Pulver bilden, das bräunliche Lösungen gibt, an Wirksamkeit bedeutend überlegen.

Im Gegensatze zu der alten Annahme, dass Opium bei Morbus Brightii und bei urämischen Convulsionen schädlich sei, fand Loomis (14) die Subcutaninjection von Morphinlösungen in diesen Leiden nicht allein ohne Gefahr, sondern von trefflichem Erfolge, so dass es in einem Falle von Bright'scher Krankheit und Herzfehler gelang, durch zweimal täglich ausgeführte Einspritzung dem Kranken 6–8 Wochen das Leben zu erhalten, und in einem anderen Fall von acutem Morb. Brightii den comatösen Zustand zu heben und die Diurese wieder herzustellen. Auch Flint (ibid.) sah bei urämischen Convulsionen Nutzen von Morphin, während Sands das Eintreten eines lethalen Ausganges in mehreren Fällen von M. Brightii durch Injection von 5 Tropfen Opiumtinctur behauptet, welches Vorkommen Jacobi auf die Depauperisation des Blutes bei derartigen Kranken, welche deshalb ein Narcoticum nicht ertragen, zurückführen will.

Einen Fall von prolongirter hypodermatischer Morphininjection, welchen Orr (15) mittheilt, glauben wir, wenn auch nicht zur Nachahmung, so doch um darzuthun, wieviel Gift ein Mensch auf die Dauer ertragen kann, mittheilen zu müssen:

Eine an Abscess in der Fossa iliaca leidende Dame erhielt Februar 1868 zuerst eine Subcutaninjection von ¼ Gran Morphin, dann bald 3—4 mal täglich eine solche Einspritzung, und erhielt solche bis Februar 1872 täglich ohne Ausnahme, wobei pro die 2½—16 Gran verbraucht wurden. Die Injection wurde theilweise am Arme, meist an den Extremitäten vorgenommen und bedingte jedesmal an der Einstichstelle ein Geschwür, das sich oft bis zu 1 Zoll Durchmesser ausdehnte. Die Oberfläche des r. Schenkels von der Weiche bis zu den Knöcheln ist in Folge davon mit Borken und Geschwüren bedeckt, während am l. Beine keine zollgrosse Stelle gesunder Haut sich findet! Die Injection muss sehr langsam ausgeführt werden, weil sonst bei intactem Bewusstsein ein apathischer Zustand bei Aufhören des Pulses am Handgelenk, Congestion der ganzen Körperoberfläche, Kriebeln in den Lippen, Brausen im Kopfe und Oppression in der Herzgegend entsteht. Nausea wurde nur ein einziges Mal bei der Einspritzung beobachtet. Pat. ist dabei völlig munter, frisch und heiter, so lange die Geschwüre in Eiterung sind, während, wenn dies nicht der Fall ist, Fieber eintritt und enorme Massen durch Erbrechen oder Stuhl entleert werden. Stuhlgang findet ohne Klystiere nicht statt. Wird die Injection ½ Stunde später als gewöhnlich vorgenommen, so tritt Schmerz und Rigidität ein. Vom 17. Juli 1870 bis zum 31. December 1871 wurden 6 Unzen Morphium sulfuricum injicirt, doch war in diesem Zeitraume weniger als zu anderer Zeit eingespritzt, und mindestens sind im Laufe der 4 Jahre 24 Unzen schwefelsaures Morphin consumirt. Pat. möchte gern sich vom Opium entwöhnen, ist aber nie so wohl gewesen als zur Zeit der Injectionen.

Bei der Seltenheit von reinen Beobachtungen über den Antagonismus von Opium und Belladonna beim Menschen ist der von Graves (18) berichtete Vergiftungsfall bemerkenswerth:

Ein an spirituöse Getränke, aber nicht an Opium gewöhnter „Pferdedoctor" nahm Morgens 6 Uhr 2 Unzen Laudanum und verfiel demnach in einen comatösen Zustand mit Myosis u. s. w., dass G., welcher nach 2 Stunden hinzukam, baldigen Tod erwartete. G. schüttete dem Vergifteten, welcher nicht gebrochen hatte, sofort 1 Drachme von Squibbs Belladonnatinctur in den Schlund, worauf Pat. nach wenigen Momenten einen zweiten Theelöffel voll von selbst schlucken konnte. Er erhielt dann Thayer's Fluid Extr. of Bellad., worauf schon nach der ersten Dosis profuser Schweiss, Pupillenerweiterung und Rückkehr des Bewusstseins und der Sprache erfolgte. Unter weiterer Darreichung des Fluid Extr. (alle 5 Min. einen Tr.) schwand in 1 St. die Narkose ganz und nach 2 St. konnte Pat. ein kaltes Bad nehmen. Nachmittags trat etwas Delirium und später Schläfrigkeit ein, die leicht zu unterbrechen war. Pat. hatte während der ganzen Behandlung nicht gebrochen und erhielt ausser Belladonna nur nach bereits begonnener Besserung schwarzen Kaffee gegen den Durst. Urin und Stuhl wurden erst am Tage nach der Vergiftung entleert.

Auch Otis (2) hat eine reine Beobachtung aus älterer Zeit mitgetheilt, wo er auf einem Dampfer der Pacific-Compagnie eine mit Opium vergiftete Frau, welche nur 4—5 Resp. in der Minute hatte, mit Belladonnatinctur behandelte, wovon er dreistündlich 1 Drachme gab, wonach sich nach der 3. Dosis die Pupille erweiterte und nach 8 Dosen die Gefahr beseitigt war. Derselbe will die antidotarische Behandlung in einer Reihe von Fällen erprobt gefunden haben, die er aber nicht mittheilt. Dagegen will Sands gefunden haben, dass bei gleichzeitiger Anwendung von Atropin und Morphin in Subcutaninjection die narkotische Wirkung entschiedener auftritt.

Seltsam erscheint die in 23 St. tödtlich verlaufene Vergiftung eines 14 Tage alten Kindes, welches einen Theelöffel voll Aqua Anethi erhielt, die in einem Glase geholt war, welches früher die in England gebräuchliche Schlafmixtur Nepenthe enthalten hatte. Nach Bailey (26) dürfte ein Rückstand im Glase geblieben sein, der sich in Dillwasser löste; da aber die fragliche Mixtur eine 2 pCt. Opium entsprechende Menge Morphin enthielt, scheint es nicht unmöglich, dass das in die Apotheke geschickte, als Nepenthe signirte Gefäss nicht mit Dillwasser, sondern mit Nepenthe gefüllt wurde.

Bricz Opiumsforgiftning hos en Nyfödt (Hospitals Tidende 15. 35). Ein Kind, 16 Tage alt, bekam durch eine Irrung 8 Tropfen Tr. Opii crocat., 2⅓ Stunden danach wurde das Kind in folgendem Zustande gefunden: Gesichtsfarbe blass, Puls kaum fühlbar, Pupillen contrahirt, Respiration beschwerlich, schwach, unregelmässig, mit kurzen und längeren Zwischenräumen. Ordination: warme Bäder mit kalten Uebergiessungen, Reibungen u. s. w. Der Zustand verschlechterte sich, Respiration wurde sehr schwach, nur die Herztöne hielten sich regelmässig und recht kräftig. 7 Stunden nach dem Beginne der Vergiftung wurde Electricität bezogen, die gleich tiefe, starke Inspirationen hervorrief, wonach die Cyanose sich verlor. In 6 Stunden wurden abwechselnd Bäder, Elektricität oder andere Incitationsmittel angewendet, wenn die Respiration zu stocken anfing; jetzt aber zeigte sich eine deutliche, zweistündige Remission. Eine neue Verschlechterung indicirte wiederum Elektricität und mehrere Stunden war der Zustand sehr schlecht, ehe sich am nächsten Tage — 36 Stunden nach Beginn der Vergiftung — eine deutliche dauernde Besserung zeigte. Charakteristisch für den Fall war die schwache langsame Respiration, die sich selbst überlassen, oft nur 3—4 Inspirationen in der Minute zeigte, während die Herztöne sich deutlich und regelmässig hielten.

W. Ingerslew. En Opiumsforgiftning (Hosp. Tid. 15. 37). Ein ähnlicher Fall bei einem 6tägigen Kinde (10 Tropfen Tr. Opii croca). Die Respiration war schwach, langsam und unregelmässig, doch nicht in so hohem Grade wie im obigen Falle. Pupillen waren nicht contrahirt, nur etwas weniger für das Licht reagirend. Der Tod trat nach 17⅓ Stunden ein.

Gerlecken (Kopenhagen).

---

18. Myrtaceae.

1) Rabuteau, Recherches chimiques sur l'Eucalyptus Globulus. Compt. rend. LXXV. 19. p. 1[illegible]. (Weist nach, dass die Blätter von Eucalyptus Globulus kein Alkaloid, sondern nur ein gelbes, an der Luft sich [illegible] Harz, welches mit Alkalien Verbindungen eingeht, und Tannin enthalten). — 2) Martin, Gimbert, Sur l'emploi d'Eucalyptus Globulus. Bull. gén. de thérap. Nov. p. 41[illegible]. (Macht darauf aufmerksam, dass die Blätter [illegible] Bäume viel mehr ätherisches Oel enthält als die in Frankreich gewachsenen und deshalb zur Anwendung geeigneter sei).

19. Leguminosae.

1) Williams, S. W. D., The Physostigma venenosum in epilepsy and progressive paralysis of the insane. Practitioner, Febr. p. 71. — 2) Léven et Laborde, Sur l'action physiologique de l'Ésérine, alcaloïde de la fève de Calabar. Bull. gén. de l'Acad. de méd. de Paris. 34. p. 1020. (Vergl. Ber. f. 1870. I. 375.) — 3) Fraser, Th., On the antagonism between the actions of Physostigma and Atropia. From the Transactions of the R. Society of Edinburgh. Vol. XXVI. Pal. p. 149–718. — 4) Bourneville, De l'antagonisme de la fève de Calabar ou Physostigma et de l'atropine. Gaz. hebdom. de méd. Oct. 25. p. 699 (Aus Rev. photogr. des hôp. Juli 1870). — 5) Gubler, Recherches expérimentales de Mr. Fraser entre les actions du physostigma et de l'atropine. Bull. de l'Acad. de méd. 15. p. 577. (Zur Anderen). — 6) Togs, David, (Kirkby Lonsdale). On the use of Pulvis Glycyrrhizae compositus, a valuable preparation of the Prussian Pharmacopoeia. Practitioner VIII. p. 278 (Empfiehlt das bekannte Kurella'sche Brustpulver zu 1 Theel. Abends als das vorzüglichste Mittel bei einfacher Obstipation, sowie bei Verstopfung, welche mit Haemorrhoiden, Fissura ani und Prolapsus in Zusammenhang steht, endlich bei beginnenden Leberaffectionen).

Williams (1) gab 12 Epileptischen $\frac{1}{2}$ Jahr hindurch Calabarbohne im 1. Mon. täglich 2 Mal zu 1 Gran, dann jeden Monat die Dosis um $\frac{1}{4}$ Gran steigernd; bei 6 Patienten nahm die Zahl der Anfälle sehr beträchtlich ab, um nach dem Aussetzen des Mittels sofort wieder zu steigen, bei 6 zeigte sich unbedeutende Zunahme der Anfallszahl. Sieben nahmen während der Kur an Körpergewicht zu, 5 verloren an Schwere und 1 blieb stationär, so dass ein bestimmter Einfluss der Calabarbohne auf die Ernährung sich nicht herausstellte (ebenso wenig auch ein Connex zwischen der Besserung der Epilepsie und der Gewichtsveränderung). Bezüglich der gebesserten Fälle konnte W. keine besonderen Differenzen von den ungebesserten finden. W. glaubt, dass die durch kleine Dosen Calabar bedingte Abnahme des Pulses an Volumen und Frequenz mit der günstigen Wirkung in Zusammenhang stehe, in seinen Fällen nahm der Puls um 5–10 Schläge, die Temperatur um $\frac{1}{4}$–$\frac{1}{2}$° ab, womit oft Indolenz und Muskelerschlaffung sich verband. Paralysis progressiva wird nach W.'s Erfahrungen durch das Mittel nicht günstig beeinflusst.

Auf die vorzügliche Arbeit von Fraser (3), aus welcher wir die Hauptsachen bereits im Berichte für 1869 (I. 361) referirten, müssen wir um so mehr hinweisen, als sie ausserordentlich zahlreiche Belege für den Antagonismus des Physostigmins und Atropins liefert, von welchem auch Bourneville (4), der schon 1867 ein mit Calabarbohne vergiftetes Kaninchen durch subcutane Injection von Atropin rettete, durch einige neuere Versuche sich überzeugt hat.

Anhang.

D. Th. Forssmann, Et förgiftningsfall. Finska läk. Sällsk. handl. Bd. 14 p. 84.

Ein $1\frac{1}{2}$ Jahr altes Kind hatte den Blattstiel von Arum odorum abgebissen, fing unmittelbar danach an zu schreien und einige Minuten später war die Zunge und Mundhöhle geschwollen und stark roth. Während eines 5 Stunden dauernden, ruhigen Schlafes bildeten sich kleine rothe Flecken über den ganzen Körper; der Puls war langsam, das Gesicht glühend. Beim Erwachen war das Kind schläfrig und fiel bald wieder in einen tiefen und lange dauernden Schlaf. Nächsten Tag war das Kind gesund.

V. S. Warncke (Kopenhagen).

c. Thierstoffe und deren Derivate.

1. Mollusken.

Crumpe, Francis. Observations on the Mytilus venenosus and on its use in tetanus. Dubl. Journ. of med. Sc. p. 297.

Nach Crumpe findet sich an der irländischen Küste eine giftige Muschel, welche gewöhnlich grösser als die essbare Muschel (Mytilus edulis?) und von dunkler Orangefarbe sein soll. Drei Kinder, welche solche Muscheln gekocht genossen, gingen unter Erscheinungen von Uebelkeit, Collapsus und Adynamie in wenigen Stunden zu Grunde; die Section wies starke Gasansammlung und rothgefärbten Schleim in den Gedärmen nach. Bei einem anderen Kinde, welches wenige Muscheln ungekocht gegessen, beobachtete C. Lividität des Gesichtes und Sprachlosigkeit, Adynamie, Schäumen des Mundes, doch trat Genesung ein. Auch auf Hühner wirkten die Muscheln toxisch. Crumpe hielt sich berechtigt, einen in seiner Behandlung befindlichen Fall von Tetanus mit den Giftmuscheln zu behandeln, sah nach drei Muscheln rasch die Muskelstarre weichen und glaubt, dass das active Princip derselben ein kräftiges Antispasmodicum darstelle.

2. Fische.

Decaisne, Sur l'usage et le mode d'action de l'huile de foie de morue en thérapeutique. Compt. rend. de l'Acad. LXXV. 23. p. 1714.

Aus Versuchen an 12 Rachitischen, 36 Scrophulösen und 51 Phthisikern schliesst Decaisne, dass Leberthran besonders heilsam bei Rachitis sei, dagegen bei Scrophulose und Tuberculose nicht curativ wirke und dass die tonisirende Wirkung des Mittels bei allen Kachexieen zu verwerthen sei. Die Gewichtszunahme der rachitischen und scrophulösen Kinder unter dem Einflusse der Leberthrankur hört auf, sobald die Dosis eine gewisse, bei den einzelnen Individuen verschiedene Grenze überschreitet, wobei gleichzeitig der Appetit sich verringert. Diese Zunahme kann über das normale Körpergewicht hinausgehen. Bei Phthisis sah D. günstige Wirkung nur im 1. und im Anfange des 2. Stadium, bei Abwesenheit von Fieber. D. räth, den Leberthran während der Mahlzeit zu geben, damit eine gehörige Einwirkung des Succus pancreaticus statthaben könne.

Reiss, Forgiftning af fire Individer i en Familie ved Sild i Gelé. (Hosp. Tid. 15. 33). In einer Familie aus 6 Individuen bestehend, bekamen 4 früh Morgens ganz ähnliche Krankheitssymptome (Uebelkeit, Erbrechen und Cardialgie mit starker Mattigkeit). Da alle 4 sich gut befunden hatten, Nachts recht wohl geschlafen, gleichzeitig aber von ganz ähnlichen Symptomen befallen worden waren, wurde der Gedanke an eine Vergiftung rege. Am vorigen Tage hatte die ganze Familie ihre letzte gemeinsame Mahlzeit um 2 Uhr genommen. Das eine Gericht bestand aus Heringen in Gelé gekocht, war aber 8 Tage alt (August), schon von Schimmel überzogen und hatte einen deutlich unangenehmen Geschmack. Zwei Mitglieder der Familie (die nicht angegriffen wurden) assen davon nichts, einer (der am wenigsten angegriffene) nur wenig, drei (die am stärksten angegriffenen) assen dagegen sehr viel. Die Abendmahlzeit wurde nicht gemeinschaftlich genossen (drei assen zu Hause, drei an einem Vergnügungsorte). Das Ueberbleibsel der Heringe wurde als verdorben weggeworfen. Eine genaue Untersuchung im Hause vermochte kein Gift, das eine Verwechselung bedingen konnte, aufzuweisen. Die Gewürze zum verdächtigen Gericht waren von dem grösseren Vorrathe des Hauses, wovon man früher gebraucht hatte, genommen. Das Geschirr war rein und unverletzt, kein Verdacht auf ein Verbrechen möglich. Die Symptome, die also 16 Stunden nach der Vergiftung angefangen hatten, stimmten bei allen ganz überein: Kardialgie, Erbrechen, Depression, Angst, kalte, trockene Haut, rauhe, trockene Zunge, Durst, sparsame Urinmenge, kleiner ruhiger Puls, beschwerliche Aussprache und zusammenschnürende Schmerzen längs des Schlundes und Speiseröhres. Der meist Angegriffene, ein Knabe (12 Jahre), zeigte Oesophagismus, Aphonie, Urinsuppression, kleinen, unfühlbaren Puls, ausgedehnte Pupille, Schielen und Ptosis, 24 Stunden nach dem Ausbruche der Krankheit starb er. Die Section zeigte leichte Gastritis, die Nieren waren etwas hyperämisch, die Blase leer. Die chemische Analyse gab ein negatives Resultat. Verf. nimmt eine Vergiftung durch verdorbene Nahrungsmittel an und hebt hervor, dass man nicht selten nach dem Genusse von Fischen und Caviar ähnliche gefährliche Symptome sieht.

Gaedeken (Kopenhagen).

---

3. Säugethiere.

1) Gabell, On the use of pancreatic emulsion in the wasting diseases of children. Practitioner. Oct. p. 251. (Speculationen über die Wirkung des im Ber. f. 1868. S. 369 erwähnten Pancreatins bei Atrophie im kindlichen Lebensalter). — 2) Caspari (Meinberg), Ueber die Anwendung der Pepsinessenz. Deutsche Klin. 37. p. 343. — 3) Stahlberg (Seraboje-Kaabe), Einiges über die Wirkung des Kumys. Wien. med. Presse 30—32. S. 673. 716. 731. — 4) Schwalbe, Carl (Zürich), Bereitung des Kumys aus condensirter Milch. Berl. klin. Wochenschrift 23. S. 262. — 5) George, James T. (Keith). Kumys Blanda, Syra, Sugre or Airan. Brit. med. Journ. Sept. 21. p. 325.

Stahlberg (3) schliesst an seine früheren Mittheilungen über Kumys (vgl. Ber. 1868, I. p. 371) einige weitere Daten an. Nach der Analyse von Hartig geht die Gährung des Kumys sogar auf dem Eise fort, wie der Zucker- und Alkoholgehalt ausweist:

Alter des Kumys:		1 Tag	2 Tage	3 Tage	4 Tage	6 Tage	8 Tage	10 Tage	16 Tage
Milchzucker:	pCt.	3,04	1,63	1,51	1,50	1,43	0,67	0,50	0.
Alkohol:	pCt.	1,63	2,20	2,12	2,10	2,43	—	2,72	2,82.

Verdorbener Kumys ruft acuten Magenkatarrh hervor; muss, z. B. gegen chronische folliculäre Diarrhoe, alter Kumys gegeben werden, so muss derselbe stark moussiren, und darf nicht den Geruch von ranzigem Fett haben, doch beseitigt 3tägiger Kumys bei strenger Diät jeden Durchfall. Die günstige Wirkung von altem Kumys, z. B. bei Diarrhoe, glaubt St. dem vermehrten Milchsäuregehalte zuschreiben zu dürfen. — Der von Nowakowsky und Przemsansky in Warschau bereitete Kumys ist kein solcher, sondern moussirende Molke. Offenbar ist auch der von Schwalbe (4) empfohlene, aus condensirter Milch bereitete, sog. Kumys, den der Erfinder zwar nicht als Specificum bei Schwindsucht, aber als wesentlich die Heilerfolge bei Schwindsucht und chronischen Ernährungs-Störungen fördernd angesehen wissen will, nur ein Surrogat des echten Kumys.

Zur Bereitung des Schwalbe'schen Präparates nimmt man 100 Ccm. condensirte Milch, löst dieselbe mit wenig kaltem Wasser, setzt 1 Grm. Milchsäure, 0,5 Gm. vorher in Wasser gelöste Citronensäure und 15 Gm. Rum hinzu und verdünnt dann bis 1000—1500 Ccm., imprägnirt das Gemisch in einer Liebig'schen Flasche mit Kohlensäure und lässt es in einer warmen Stube 2—4 Tage stehen. Dieses Milchpräparat hält sich 8 Tage lang und lässt sich, indem man statt des Rums andere Spirituosen oder statt Citronensäure andre Säuren nimmt, dem Geschmacke und der jeweiligen Krankheitsbeschaffenheit der Pat. anpassen. Das Casein soll darin viel feiner als im Davoser Kumys vertheilt sein und besser schmecken.

George (5) hat seit 20 Jahren Kumys aus Kuhmilch in der Weise hergestellt, dass er frische Milch mit ¼ stark saurer Milch, oder besser altem Kumys versetzt, und in einem bedeckten Gefässe 24 Stunden stehen lässt, dann die sich oben ansammelnde dicke Masse mittelst eines Stockes mit der Flüssigkeit innig mischt, und das Umrühren wiederholt, bis das Ganze eine homogene Masse bildet, und dann auf Flaschen giebt, welche nicht ganz gefüllt sein dürfen, und nach Art von Brausenflüssigkeiten enthaltenden Flaschen zu schliessen sind. In solchen hält sich die sauer-süsse Flüssigkeit lange Zeit, welche G. als Tonicum bei Schwäche-Zuständen verschiedener Art, bei Hysterischen und Hypochondrischen, Typhus-Kranken, Dyspeptischen, Phthisikern, mit bestem Erfolge anwandte, und als kühlendes Antisepticum, mildes Stimulans und werthvolles Nutriens betrachtet.

Caspari (2) fand die von Liebreich angegebene Pepsinessenz (Vinum Pepsini) bei schwacher Verdauung von zufriedenstellendem Erfolge, besonders glänzend aber in Verbindung mit Atropin bei einer Dame, welche an Cardialgie, besonders nach schwerverdaulichen Speisen litt, wo beide Mittel allein nicht halfen.

Aus einer grösseren Versuchsreihe Falck's (6) über die toxische Wirkung des Harnstoffs ergiebt sich, dass ersterer zwar zu den Giften zu zählen ist, aber in weit geringerem Maasse toxisch wirkt wie die Ammoniaksalze. Bei Kaninchen sind mehr als 5 Gm. pro Kilo erforderlich, um subcutan injicirt den Tod herbeizuführen, der bei Anwendung von 8 Gm. erst nach mehr als 24 Stunden, von 10 Gm. schon in 2—4 Stunden eintritt. Auch Fleischfresser erliegen der toxischen Wirkung des Harnstoffs, wenn ihnen (Hund oder Katze) 5 Gm. pro Kilo direct in das Blut injicirt werden. Bei Kaninchen charakterisirt sich die lethale Intoxication durch ein Prodromalstadium mit gesteigerter Respirationsfrequenz, Zittern, Injection der Ohrläppchen und öfterem Harnlassen, ein Stadium paroxystischer tetanoïder, aber ohne Respirationshemmung verlaufender Krämpfe, in deren Intervallen das Athmen sehr beschleunigt ist, und ein Stadium der Paralyse, mit Dyspnoe oder Asphyxie. Die Injection ist schmerzhaft und ruft Oedem, bei Hunden auch Abmagerung hervor. Nicht tödtliche Gaben erzeugen keine Convulsionen, sondern tiefes Coma. Die Infusion lethaler Harnstoffmengen bei Hunden und Katzen hat analoge Symptome zur Folge, hier kommen auch Uebelkeit und Erbrechen, sowie Mydriasis (bei Kaninchen ausnahmsweise) vor. Ausgeschnittene Froschherzen stehen in 10 pCt. Harnstofflösung in 10—15, in 50 pCt. in 30—40 Minuten stille.

Rabuteau (7) schliesst aus Selbstversuchen mit Harnstoff, dass derselbe zu 5 Grm. keine evidente diuretische Wirkung hat und dass die Elimination desselben und zwar in toto, in 25 Stunden erfolgt, wobei in den ersteren Stunden [illegible] durch den Urin ausgeschieden wird. Auch im Speichel scheint Ausscheidung des Harnstoffs stattzufinden; doch kommt nach Rabuteau's Analysen auch im normalen Speichel Harnstoff (zu [illegible]) vor.

III. Allgemeine pharmakologische und toxikologische Studien.

1) Buchheim, Rud. (Giessen), Die Heilmittellehre und die organische Chemie. Arch. f. pathol. Anat. Bd LVI. H. 1 u. 2. p. 1. — 2) Boeck, H. v., Untersuchungen über die Zersetzung des Eiweisses unter dem Einflusse von Morphium, Chinin und arseniger Säure. Zeitschrift f. Biolog. VII. H. 4. p. 416. (Nach der Brochüre des Verf. bereits im vorj. Ber. I. 373 referirt). — 3) Rolin, Edouard, Mode d'action des composés métalliques sur les [illegible] [illegible]. Hebdomad. [illegible] 17. p. 187. [illegible] — 4) Kiell, Patrick, and Moseop, Isaac, (Bradford), On the action of some [illegible] on the cerebral circulation. British and for. medico-chir. Rev. July. p. [illegible]. — 5) Buchheim, R., Ueber die scharfen Stoffe. Arch. d. Heilk. [illegible] p. 1. — 6) Schroff, jun. C. v., Mittheilungen aus dem pharmakologischen Institute der Wiener Universität. Oesterr. med. Jahrb. H. [illegible] — 7) Dragendorff, G., Ueber [illegible] [illegible]. Separat-Abdruck aus der Russ. Zeitschr. für Pharmacie. Sep.-Abdr. Petersburg [illegible] — 8) Dougall, John, (Glasgow), Notes on five cases of poisoning occurring in private practice. Glasgow med. Journ. May. p. 338. (Vergiftung mit Polishing Composition — Salpetersäure — Opium — Oxalsäure — verdorbene Pflaumen). — 9) Stevenson, Toxicological cases. Guy's Hosp. Rep. [illegible] XVII. p. 213. — 10) Bailey, F. K., (Knoxville, Tenn.), Cases in Toxicology. Philad. med. and surg. Rep. June 27. p. 7[illegible]. — 11) Tidy, C. Meymott, Toxicological gleanings. Lancet, July 15 p. 41. — 12) Calvert, F. Grace, On two recent cases of poisoning at Manchester. Med. Times and Gaz. May 13. p. 5[illegible]

Buchheim (1) giebt in einer Erörterung der Schrift von A. W. Hofmann über die Beziehungen der organischen Chemie zur Heilmittellehre die Notiz, dass er bereits 1861 von der Voraussetzung der Spaltung des Chlorals ausgehend dasselbe versuchte und die narkotischen Wirkungen entdeckte, auch das Mittel als schlafmachendes Medicament in der Dorpater Klinik erprobte. Er hebt hervor, dass der Organismus nicht allen Stoffen gegenüber sich in gleicher Weise thätig verhalte u. z. B. die mit chemischen Reactionen so schwer angreifbare Bernsteinsäure fast völlig destruire, während das leicht zersetzliche Wasserstoffsuperoxyd zum Theil sogar in den Urin übergehe. Der Kakodylsäure und dem Tetrăthylarsonium, sowie den Stibaminverbindungen gegenüber verhielt er sich in auffallender Weise passiv; den Weingeist zersetzt er fast vollständig, während er das äthylschwefelsaure Natrium fast unverändert in den Harn gelangen lässt.

Buchheim bezeichnet die chemischen Kunstproducte als weit weniger afficirbar wie die Producte des pflanzlichen und thierischen Lebens. Ueber die Abhängigkeit der Wirkung einzelner Arzneikörper, von deren chemischer Constitution erinnert B. an das differente purgirende Verhalten der Oelsäure und der Ricinölsäure, die zwar eine ziemlich gleiche Formel, aber sehr verschiedene Constitution besitzen und erörtert genauer das Piperin, neben welchem er im schwarzen Pfeffer noch eine zweite, durch grössere Löslichkeit in Aether und geringe Neigung zum Krystallisiren (sog. Pfefferharz), das Chavicin, auffand. Piperin zerlegt sich bei Behandeln mit alkalischer Kalilösung unter Aufnahme von Wasser in eine flüchtige Base, das Piperidin, $C_5H_{11}N$ und Piperinsäure, $C_{12}H_{10}O_4$. Das Piperidin ist als Ammoniak aufzufassen, in welchem 2 Atome H durch die Kohlenwasserstoffe C_4H_7 und CH_3 ersetzt sind, während im Piperin noch das dritte Wasserstoffatom durch den Rest der Piperinsäure vertreten ist. Chavicin spaltet sich mit alkoholischer Kalilösung in Piperidin und eine von der Piperinsäure wesentlich verschiedene Säure. Ebenso findet sich im Kraute von Spilanthes oleracea und in der Radix Pyrethri ein bisher als scharfes Harz bezeichnetes Alkaloid, Pyrethrin, welches sich in Piperidin und eine dritte besondere Säure spaltet. Alle diese Stoffe, welche Piperidin darstellen, in welchem das eine Wasserstoffatom durch den Rest einer Säure vertreten ist, sind scharf, während die Piperidinsalze wie Ammoniaksalze wirken und die Säuren unwirksam sind. B. vermuthet, das auch in anderen unter sich ähnlich wirkenden Alkaloïden sich eine gleiche Kernbasis und verschiedene Säurereste finden, was bis jetzt nicht erwiesen werden konnte, da bei den chemischen Spaltungen von Morphin u. s. w. die Kernbasis selbst Veränderungen erlitt.

Buchheim (5) weist darauf hin, dass viele der sog. scharfen Stoffe aus dem Pflanzenreiche ihre Wirkung Principien verdanken, welche bei Gegenwart von Kali sich durch Aufnahme von Wasser in Säure verwandeln, also Anhydride gewisser Säuren sind, denen ihrerseits die scharfe Wirkung nicht oder in geringerem Grade zukommt. Im Euphorbiumharze ist nicht das indifferente Harz von Rose (Flückiger's Euphorbon) das scharfe Princip, was auch mit den neueren Versuchen des Ref. übereinstimmt, sondern die nach Entfernung desselben mittelst Benzol restirende colophoniumfarbige Harzmasse, welche sich in Weingeist und Aether leicht, in Petroleumäther und fetten Oelen wenig löst. Dieselbe verhält sich in Pulverform auf der Epidermis ziemlich indifferent, bedingt aber in geringster Menge Niesen und selbst heftiges Nasenbluten, in kleineren Dosen Erbrechen und Durchfall (Euphorbon bleibt zu 5 Gm. ohne Einfluss auf den Tractus), in grösseren Darmentzündung, in alkoholischer Lösung an zarteren Hautstellen (Gesicht) entzündliche Hautaffection und im Munde brennendes Gefühl, das besonders auf der Rachenschleimhaut stundenlang anhält, in Wunden und Geschwüren heftige Entzündung bis zu brandiger Zerstörung. Eine weingeistige Lösung des Harzrestes wird durch Kalihydrat in der Kälte und noch rascher in der Wärme braun und giebt in Wasser geschüttet und mit Säure übersättigt einen reichlichen Niederschlag, der ausgewaschen und getrocknet eine dunkelbraune pulverige Masse von widerlich bitterem Geschmack, aber ohne Schärfe darstellt. Aus demselben lässt sich mit Aether eine von Buchheim als Umwandlungsproduct von Euphorbon angesehene terpenthinartige Masse ausziehen; die Hauptmenge löst sich in Weingeist mit dunkelbrauner Farbe, dagegen wenig in Aether und zeigt alle Eigenschaften einer Säure. Diese sogenannte Euphorbinsäure löst sich in verdünnter Kalilauge, wird aber durch den geringsten Ueberschuss von Kalilauge oder durch Zusatz von Kochsalz präcipitirt. Sie ist in der Drogue nicht präformirt (in einer mit kaltem Weingeist bereiteten Euphorbiumtinctur giebt alkoholische Bleizuckerlösung keinen Niederschlag), scheint sich beim längeren Aufbewahren der Tinctur zu bilden und constituirt den Niederschlag in der nach Entfernung des Euphorbons mit Benzol ätherischen Lösung des Harzes. Das Extractum Mezerei aethereum enthält ebenfalls eine dem Euphorbon ähnliche Substanz, dann ein fettes Oel, welche beide mit der scharfen Wirkung nichts zu thun haben, und ein gelbbraunes glänzendes, nicht krystallinisches Harz, das sich in Aether und Weingeist leicht, in Petroleumäther fast gar nicht löst, und dessen spirituöse Lösung mit essigsaurem Blei nur eine leichte Trübung giebt. Es ruft in spirituöser Lösung nach einiger Zeit Brennen und Kratzen auf der Rachenschleimhaut von stundenlanger Dauer hervor, zieht bei grösserer Dosis Blasen im Munde und erregt in Pulverform heftiges Niesen. Aus demselben entsteht bei Behandeln mit Kali ein dunkelbraunes, glänzendes, in alkoholischer Lösung bitter schmeckendes Harz mit sauren Eigenschaften, Buchheim's Mezereinsäure, die sich sehr leicht auch ohne Einwirkung von Alkalien bildet und sowohl in ätherischem Extracte als noch mehr im alkoholischen Extracte der Seidelbastrinde sich findet.

Analog verhält es sich mit dem Podophyllin (vergl. Jahresber. für 1869, I. 366) und mit dem Elaterin, das als das Anhydrid einer Säure erscheint, die zu 1 Gm. ausser bitterem Geschmack keine Veränderung im Organismus bedingt. Vom Convolvulin, Jalapin, Turpethin (und Tampicin, Ref.) ist das gleiche chemische Verhalten längst bekannt und durch Elementaranalyse festgestellt, wie auch von der Convolvulinsäure und Jalapinsäure das verringerte drastische Vermögen experimentell feststeht. Auch in Thapsia Silphium scheint nach B. ein ähnliches Anhydrid vorzukommen, wie er ein solches auch noch im Colophonium (neben der nicht purgirenden Abietinsäure), im Boletus laricis (neben einem unwirksamen sauren krystallinischen Harze) und im Copaivabalsam vermuthet. Auch das Anemonin aus Pulsatilla verhält sich wässeriger Kalilösung gegenüber wie ein Anhydrid und wandelt sich schon bei gewöhnlicher Temperatur fast augenblicklich in nicht scharfe Anemoninsäure um, wogegen Buchheim (gegen Fehling) kein weiteres krystallinisches Product auftreten sah.

B. erwähnt dabei, dass das Anemonin seine Schärfe bei wiederholtem Umkrystallisiren beibehält und rügt das Verfahren der Ph. Germ., vom alkoholischen Extract der Pulsatilla, bei dessen Bereitung der scharfe Stoff mit den Wasserdämpfen sich verflüchtigt, 2 Dgm. als Maximaldosis festzusetzen, da er selbst nach 8 Gm. Extract nichts als einen geringen Druck in der Magengegend verspürte.

B. glaubt, den Grund der Wirksamkeit dieser Anhydride in ihrer Umwandlung in Säuren suchen zu müssen, welche seiner Ansicht nach jedoch nicht durch Entziehung von Wasser zu Stande kommt, sondern wobei die eiweissartigen Körper vielleicht die Rolle des Wassers spielen und die Durchtränkung der Gewebe mit einer schwach alkalischen Flüssigkeit, die vielleicht an gewissen Stellen (Darmwegen) stärkere Alkalinität zeigen, von Einfluss sein könnte. B. hat indess durch Schütteln von Jalapin und Euphorbinsäure-Anhydrid mit Kali-Albuminat keine Eiweissverbindungen hervorbringen können.

Eine weitere Abtheilung von Purgantien verdankt ihre Wirksamkeit Glykosiden, welche in Wasser mehr oder weniger löslich sind und von denen einzelne neutral (Aloin, Colocynthin) sind, andere Säuren (Cathartinsäure, Frangulinsäure, wahrscheinlich auch das wirksame Princip des Rhabarbers) von ziemlich complicirter Zusammensetzung darstellen, die vielleicht mit den in den Droguen stets gleichzeitig enthaltenen Farbstoffen im gewissen Zusammenhange stehen. Diese Abführmittel unterscheiden sich nach B. von den anderen abführenden Substanzen (Anhydriden, Crotonöl) dadurch, dass sie die oberen Partieen des Tractus weniger irritiren, daher keine Nausea und Borborygmen, dagegen heftige Kolikschmerzen und Tenesmus bedingen, welche bei jenen nicht vorkommen und auf eine Reizung der unteren Darmpartieen hindeuten, die bei der Senna vielleicht, wie Buchheim vermuthet, durch eine Spaltung der Schwefel und Stickstoff enthaltenden Cathartinsäure vermöge des als starkes Ferment wirkenden Dickdarmsecrets in einen dem Senföl vergleichbaren Körper resultirt. Diese Wirkung setzt ein sehr geringes Diffusionsvermögen voraus, ohne welches die betreffenden Stoffe nicht unresorbirt bis zum Dickdarme gelangen könnten, was auch bezüglich des Aloëtins und noch mehr der Kalkverbindung der Cathartinsäure feststeht, und das vielleicht beim Aloëtin viel geringer als bei dem krystallinischen Aloïn ist, welches letztere sich nach Ref. als drastisch unwirksam erwiesen hat.

Nicol und Mossop (4) haben mittelst des Augenspiegels den Einfluss verschiedener Stoffe auf die Circulation des Gehirns zu studiren gesucht, indem sie dafür die mehr oder weniger rothe Färbung in der Nähe des Sehnerveneintrittes zum Maassstabe nahmen. Hiernach scheint Chloral, Chinin und Mutterkorn contrahirend, Bromkalium, Belladonna und Alkohol erweiternd auf die Capillaren des Gehirns zu wirken. Beim Kaninchen wirkt Atropin nicht so stark hyperämisirend als beim Menschen auf die Gefässe im Augenhintergrund.

Schroff jun. (6) giebt in einem Berichte über die Arbeiten im Wiener pharmakologischen Institute während der Jahre 1869–72 interessante Beiträge über verschiedene toxikologische Gegenstände, von denen wir die folgenden hervorheben:

Die Wurzel von Veratrum Lobelianum Bernh., aus dem Riesengebirge, ist weniger giftig als diejenige von V. album, indem 0,4 Gm. alk. Extr. nur häufige Kaubewegungen und Herabsetzung von Puls- und Athemfrequenz bei Kaninchen, nicht aber den Tod bedingen. Das Extract der Nebenwurzeln ist etwas stärker als das des Rhizoms. Reines Sabadillin, als welches sich ein von Merck geliefertes Jervin answies, wirkt wie Veratrin, aber schwächer, indem es erst zu 0,1 Gm. kleine Kaninchen tödtet.

Curare lässt sich hinsichtlich seiner Stärke nicht, wie Cl. Bernard angiebt, nach dem Verpackungsmaterial unterscheiden, vielmehr kommt Curare in Töpfen vor, das nur halb so stark wie Calebassen-Curare wirkt.

Condurango besitzt keine an Strychnin erinnernde Wirksamkeit, ist jedoch nicht völlig ungiftig, indem daraus bereitetes alkoholisches Extract zu 2–4 Gm. bei Kaninchen die Respirationsfrequenz stark herabsetzt und Verdauung und Appetit stört und in geringeren Mengen bei Fröschen Adynamie, Trägheit der Bewegungen, Abnahme der Reflexsensibilität, sowie bedeutende Herabsetzung von Puls und Respiration bewirkt. Krämpfe fehlen bei beiden Thierklassen.

Die von Schroff sen. constatirte geringere Giftigkeit der Conium-Extracte documentiren auch nach Grandval im Vacuum und nach Pharm. Bor. bereitete, die zu 2–4 Gm. auf Kaninchen nicht eigentlich toxisch wirken.

Die Angabe von Leven, dass die Wirkung von Coffein, je nachdem es aus Caffee oder Thee bereitet wurde, quantitativ verschieden sei, beruht auf Irrthum; dagegen scheint Chelerythrin (Sanguinarin) nach dem Darstellungsmateriale Differenzen der Wirkung zu zeigen. Aus Sanguinaria dargestellt ruft es bei Fröschen klonische Krämpfe und frühzeitigen Herzstillstand, im 1. Stadium Steigerung der Reflexerregbarkeit und sehr spät Paralyse und Reflexlähmung hervor. Aus Chelidonium majus dargestelltes bedingt keine Krämpfe noch Steigerung der Reflexerregbarkeit, dagegen frühzeitig Lähmung und Reflexlosigkeit, während es auf das Herz fast gleich wirkt. Ob hier indessen nicht die Reinheit der Präparate im Spiele ist, steht dahin.

Im Kraute von Aconitum septentrionale findet sich ein giftiges Alkaloid, jedoch nur in geringer Menge (0,176 pCt.), so dass der letztere Umstand die Ungiftigkeit des Krautes erklärt.

Das in Abyssinien gegen Rheumatismus im Aufguss benutzte, als Kosokoliso bezeichnete Gemenge von Pflanzentheilen besteht der Hauptmasse nach aus unbekannten Blättern und Stengeln von narkotischer Wirkung. Zwar beeinflusst das daraus dargestellte alk. Extr. zu 3–6 Dgm. das Befinden eines erwachsenen Menschen nicht wesentlich, aber 5–6 Gm. tödten Kaninchen unter rascher Herabdrückung der Respirationsfrequenz durch Lähmung der Med. oblong. in 2 Stunden resp. 53 Min. Das untersuchte Kosokoliso enthält ausser den unbekannten Blättern Stücke von Cort. Mussenae und Früchte und Samen von Ricinus.

Zu einigen Versuchen mit Petroleum gab ein von Strassburg beobachteter Fall von Vergiftung einer 45jährigen Frau mit 1 Seidel Petroleum, wonach flüssige Stuhlentleerung, Druck in der Magengegend, Petroleumgeruch der Hautausdünstung, aber nicht des Athems, Katarrh der Nierenkelche und der Blase eintreten und wobei mit dem Urin 50 Cc. Petroleum in natura ausgeschieden sein sollten. Letzteres war wohl absichtlich vorgetäuscht, da 15–25 Gm. beim Kaninchen zwar Geruch des Urins nach Petroleum, der nach 25 Gm. auch am 2. Tage noch bestand, aber keine tropfenweise Ausscheidung bedingte.

Arsenigsaures und arsensaures Kali und Natron rufen die Erscheinungen des Arsenicismus hervor, wobei namentlich die lähmende Wirkung auf das Herz hervortritt und bei arsensauren Salzen nach subcutaner Injection auch Reizungen im Darm vorkommen. Die Kalisalze beider Säuren wirken unbedeutend stärker als die Natronsalze, dagegen sind die gleichen Salze der arsenigen Säure weit giftiger als die der Arsensäure. Salpetersaures Silberoxyd-Ammoniak wirkt als starkes Aetzmittel.

Der grösste Theil des Schroff'schen Berichtes bezieht sich auf den Antagonismus des Strychnins zu verschiedenen Giften und des Atropins zum Physostigmin und zu den Cyanverbindungen. Was zunächst das Atropin anlangt, so fand S. den Gegensatz desselben und des Physostigmins prägnant und bestätigte Fraser's Angaben, dass eine die geringste tödtliche Gabe Physostigmin bedeutend übersteigende Dosis durch Atropin in einer weit unter der geringsten lethalen stehenden Gabe paralysirt werden kann, wobei es übrigens nöthig ist, die Gabe zu wiederholen, wenn der Stand der Pupille eine Calabarwirkung andeutet. Bei grossen Dosen von Cyankalium und selbst von dem langsamer wirkenden Cyanzink wirkt Atropin nicht lebensrettend, leistet dagegen bei protrahirten und leichteren Fällen von Cyankaliumvergiftung anscheinend Günstiges.

In Hinsicht des Strychnins untersuchte Schroff Bromkalium, Amylnitrit, Chloral, Crotonchloral, Curare, Deutsches Aconitin, Papaverin, Physostigmin und Methylstrychnin. Hiervon zeigten Crotonchloral und Papaverin überhaupt keinen Einfluss auf den Strychnintetanus; Aconitin hob denselben weder bei grösseren noch bei kleineren Gaben vollständig auf und gleichzeitige Application von Aconitin und Strychnin führte rascher zu vollständiger Reflexlosigkeit als die eines der beiden Gifte. Auch Curare vermochte weder bei nachfolgender, noch bei gleichzeitiger noch selbst vorhergehender Application die Strychninkrämpfe zu sistiren und, nachdem anfangs beide Gifte ihre Wirkung neben einander geltend gemacht hatten, überwog später die zum Tode führende Curarewirkung. Das ähnlich wie Curare wirkende Methylstrychnin, schien antidotarisch besser zu wirken, da in 2 Versuchen die Strychninerscheinungen sehr spät eintraten und der Verlauf günstig war. Hinsichtlich des Antagonismus von Strychnin und Chloral gelangte S. zu dem Resultate, dass bei grossen Chloral- und Strychnindosen der Ausgang ungünstig ist, wie dies auch Ref. früher gefunden hatte, dass bei einem in tiefer Chloralnarkose befindlichen Thiere durch eine lethale Dosis Strychnin keine Strychninwirkung zum Vorschein gebracht wird, und dass nach Einführung tödtlicher Chloralgaben Strychnin das Leben nicht erhält, das unter allmäligem Sinken der Respirationsfrequenz erlischt. Auch bei Bromkalium resp. Physostigmin und Strychnin gleicht sich die schädliche Wirkung grosser Dosen keineswegs aus, doch übt Physostigmin und manchmal auch Bromkalium deutlich modificirenden Einfluss auf die Zeit des Eintrittes und die Intensität der Strychninkrämpfe aus.

In Bezug auf Amylnitrit untersuchte S. den Einfluss der Strychninwirkung auf das schon der vollen Amylnitritwirkung unterliegende Thier und fand, dass selbst 16 Minuten nach völlig geschwundener Reaction auf Reize Strychnin die Reflexerregbarkeit für kurze Zeit zurückruft, ohne jedoch das Leben zu erhalten.

Dragendorff (7) hat durch Petzholdt aus Turkestan eine Reihe von Arzneikörpern erhalten, welche dort Volksheilmittel sind oder von Aerzten benutzt werden, zugleich mit Notizen aus dem Arzneibuche des in Turkestan weit berühmten Persischen Arztes Doblanochtenmedu, welche es ausser Zweifel setzen, dass man in Turkestan noch heute nach den Vorschriften von Avicenna und anderen Arabern curirt. Die Droguen, welche zum Theil von Palm früher beschrieben und irrthümlich als in Europa unbekannt bezeichnet sind, verrathen theilweise auch noch durch ihren Namen ihre arabische Abstammung. Die Folgenden sind von Dragendorff beschrieben und charakterisirt:

1) Baladur, die bei den Arabern ebenso oder als Baladsir bezeichneten Ostindischen Elephantenläuse, in Turkestan als harntreibend, ferner bei schlechtem Gedächtniss benutzt.

2) Tscharim-Derä, jodhaltige Algen (Laminaria, Physcocerus crispa, Chordaria Filum, Ulven), aus Kaschgar und vielleicht aus China stammend, gegen Kropf benutzt, vielleicht der von Ebn Baithar als Dharis bezeichneten Alge entsprechend.

3) Ispaghul, die Samen von Plantago Ispaghula Roxb., den Flohsamen vertretend und im Decoct gegen Diarrhoe, in Form von Compressen gegen Hitze im Kopfe angewendet.

4) Akel-kara, Wurzel eines dem Pyrethrum romanum ähnlichen in Turkestan einheimischen Anacyclus, mit reichlicheren Balsambehältern und dicker, gegen Impotenz, bei Nachtschweissen und überhaupt als Tonicum gebraucht, offenbar das Akkhir Karaba der Araber (Pyrethrum).

5) Tschmak, Blüthen von Sophora japonica, zum Gelbfärben dienend, aus China bezogen.

6) Schiresch (Scharasch von Palm), Wurzelknollen von Asphodelus ramosus, gegen sartische Geschwüre in Form von Pflastern gebraucht.

7) Sapistan, Frucht von Cordia Myxa (Sebestenen), gegen Husten und Heiserkeit, auch als Diureticum und Anthelminthicum benutzt, bei den Arabern unter derselben Bezeichnung.

8) Goschna, ein angeblich beim Schwarzfärben gebrauchter Pilz, morchelartig, der jedoch nach Dragendorffs Untersuchungen keinen Farbstoff enthält und wohl nur seines Schleimes wegen als Verdickungsmittel dient.

9) Churfa, Samen von Portulaca oleracea, aus den Ebenen um Samarkand stammend, im Aufguss gegen Rheumatismus und Gelenkkrankheiten; bei den Arabern heisst die Pflanze auch ähnlich klingend Farfa.

10) Sufa, angeblich aus der Umgebung von Mekka stammend, Theile einer bisher nicht beschriebenen Nepeta-Art; die Zufa der alten Araber entspricht dem Hyssopus von Dioscorides, welcher nicht unser Hyssopus (vielleicht die vorliegende Pflanze, und nicht, wie man nach Sprengel annimmt, Origanum aegyptiacum), innerlich gegen den Biss giftiger Thiere, gegen Geschwüre am Bart, äusserlich gegen Blutstockungen gebraucht.

11) Tatam, Früchte von Rhus coriaria, von den Arabern meist Sumah, aber auch Tumtum genannt, in Turkestan im Decoct als Gurgelwasser bei Halsentzündungen gebraucht.

12) Halilei Sia, schwarze Myrobalanen, unreife Früchte von Terminaliaarten (Halilidsch bei Arabischen Schriftstellern) aus Kabul bezogen und bei verdicktem Blute und Hallucinationen dienlich.

13) Halilei Sart, fast reife Myrobalanenfrüchte, von Terminalia Chebula, gebraucht, wenn „vornehme Herren essen und Erbrechen bekommen."

14) Balilige (Balilidsch bei Palm), Myrobalanen von Terminalia bellirica, Balilidsch der alten Araber, gegen Hallucinationen und Appetitlosigkeit.

15) Omilja, Frucht von Emblica officinarum Gaertn., bei Lungen- und Augenentzündung, Augenschwäche, Hemeralopie.

16) Kisil-Jousouroul, die Samen von Oralisia officinalis, in Samarkand einheimisch, den Arabern, wie D. wahrscheinlich macht, unbekannt. Gegen Uebelkeiten und Erbrechen, auch als Abführmittel in Gebrauch.

17) Machmili Petschon, Frucht einer Helicteris, wahrscheinlich Helicteris Isora, gegen Durchfall und Gelenkkrankheiten; die Pflanze wächst angeblich „hinter dem Amu Darja auf den Bergen." Den Arabern unbekannt.

18) Busgunsch, Buchonische Gallläpfel von Pistacia vera abstammend, nach Wals 32 und nach der neueren Untersuchung von Palm sogar 43 pCt. Tannin enthaltend.

19, Dschausa Bava, der innere Theil einer Palmenfrucht von sehr beträchtlichen Dimensionen, als deren Ursprungsstätte Indien bezeichnet wird und welche man in Turkestan als Mittel gegen Verdauungsbeschwerden, Vollblütigkeit, Mund- und Augenkrämpfe benutzt. Djauz bedeutet Arabisch Nuss oder Frucht, meist die Muscatnuss.

20) Sirawandi Mudacharadatsch, eine Knolle aus den Gebirgen Chorassans, entweder von einem Crocus oder Gladiolus oder von einem Arum oder Pimellia stammend (vielleicht auch von einer Eulophia oder von Aponogeton monostachys L.), gegen Lungenkrankheiten und Ohrenschmerzen. Mit dem Zirawand der alten Araber nicht vergleichbar, da dieser Aristolochia bedeutet.

21) Saurin Dschan, Hermodactyli, welche die alten Araber Tourengian nennen, in Turkestan als krampfstillend und äusserlich gegen Contusionen benutzt.

22) Habbi Nil, Same von Pharbitis Nil, bei Samarkand wild, als Wurmmittel und gegen Aussatz verwendet. Habb Ennil wird als Indischer Samen schon von Serapion und Rhazes (als brechenerregend) genannt und ist dieser Same, nicht der von Indigofera-Arten, wie Einzelne irrig annehmen.

23) Chilba-Dona (Hulba bei Palm), Samen einer Trigonella, von den Samen der T. Foenum graecum nur durch hellere Farbe, grösseren Umfang und bestäubte Oberfläche unterschieden. Die Samen der erwähnten Species heissen bei Arabischen Schriftstellern Helbar, Holbe und ähnlich; Hulba und Chulbe sind noch jetzt Bezeichnungen dafür in Mesopotamien und Aegypten. In Turkestan gegen Sugillationen u. s. w. äusserlich benutzt.

24) Tschmi-reihan, Frucht von einer Labiate, höchst wahrscheinlich von Ocimum basilicum, im Aufguss als kühlendes Mittel bei Blutandrang gebraucht. Raihan und Rihan bedeuten bei den alten Arabern verschiedene wohlriechende Pflanzen und wiederholt auch Basilicum, das noch verschiedene andere Namen führt.

25) Igir, Rhizoma Calami, jedoch reicher an ätherischem Oele wie unser Calmus; in Samarkand gesammelt und bei Seitenstechen, Harnverhaltung u. s. w. verwendet. Der Name Idchir kommt bei den alten Arabern für Andropogon Schoenanthus vor, während der Kalmus Khasal el Dharira heisst.

26) Assarum, Rhizoma einer Valeriana, die in Geschmack und Geruch mit unserer Baldrianwurzel übereinstimmt, wahrscheinlich von Valeriana tuberosa L. Aus China. Der Name ist das aus dem Griechischen ins Arabische übernommene Asaron (Asarum), das stets nur für Asarum europaeum gebraucht wird.

27) Tschmi-Kosni, Achänien einer in Samarkand wilden und in Gärten wachsenden Composite, wahrscheinlich einer Vernoniacee (Vernonia chinensis?), in Abkochung gegen Leberschmerzen und Icterus gebraucht.

28) Kasil-isich, die zerschnittene Wurzel von Bryonia dioica, gegen Leibschmerzen bei schwangeren Frauen, wenn das Kind nicht zu gross ist, und gegen Bandwurm benutzt. Die Bezeichnung ist nicht Arabisch.

29) Sipori, Same einer Palme, wahrscheinlich einer Areca, herbe und minder bitter wie bei A. Catechu.

30) Katschul, die Central- und Lateralknollen von Curcuma Zedoaria (Djedwar bei Avicenna).

31) Kanapscha, die Nüsschen einer Salvia, die bei Samarkand wachsen soll, wahrscheinlich S. Sclarea. Zu Kataplasmen bei Filaria und anderen entzündlichen Geschwülsten.

32) Gulli Chairu, Blüthe der in Samarkand wilden und die Althaea officinalis ersetzenden Althaea ficifolia Cav. Die Arabischen Benennungen lauten anders.

33) Sirenvandi Tavil, die Wurzel von Atropa Mandragora, aus Chorassan stammend. Der Name bezeichnet bei den alten Arabern Aristolochia longa.

34. Uerbi Badian, Wurzelrinde einer Malvacee, vielleicht von Althaea ficifolia, vielleicht das Ba-tsi-tian der Chinesen. In Pflasterform beim Biss toller Hunde angewendet.

35 Kabuba-Dabauwo, die aus China stammende Frucht von Xanthoxylum piperitum, bei übelriechendem Schweisse gekaut, zu Teig gemacht „beim Beischlaf“ verwendet. Kababe offenbar Cubeba.

36 Apchal, Frucht eines Juniperus oder einer verwandten Pflanze, von 3—7 Lin. Durchmesser. Die in den Bergen von Samarkand eingesammelt werden soll. Aschschal bezeichnet bei Ebn Alawwam eine sehr aromatische Frucht.

Das Turkestanische Opium hat die Stangenform und Farbe des Persischen, enthält nach Palm 12—14 pCt., nach einer Untersuchung von Würthner 7,71—8 pCt. (schwarzes Stückenopium von Chodzhent 6,1 pCt.) Morphin. Der Turkestanische Rhabarber, wahrscheinlich von Rheum leucorrhizum, ist schlecht, sehr leicht, locker, an Kalkoxalat arm, wenig locker und sehr schleimig.

Unter den von Dougall (8) mitgetheilten Vergiftungsfällen ist ätiologisch interessant eine Vergiftung durch Adam's Patent Composition zum Poliren, einer neutralen, seifenartigen Substanz von starkem Terpenthin- und Ammoniakgeruche, und wahrscheinlich eine Mischung von Leinöl und den Stoffen, wonach sie riecht, darstellend, während eine Intoxication durch verdorbene Pflaumen durch die Symptomatologie auffallend und einigermaassen verdächtig ist.

Von der Politur hatte ein 3½jähriges Mädchen 1 Esslöffel voll geschluckt, gerieth danach in einen Zustand allgemeiner Depression mit kleinem und schnellem Pulse und blassem Gesichte, welche Erscheinungen, trotz Anwendung von Ipecacuanha und Essig, erst in einigen Tagen schwanden; der Urin hatte Terpenthingeruch. Die durch verdorbene Pflaumen angeblich bedingte Vergiftung, welche unter der Form von schwerer Variola haemorrhagica verlaufen sein soll, ist um so verdächtiger, als noch mehrere Kinder von den decayed plums genossen hatten, ohne in irgend welcher Weise zu erkranken.

Stevenson (9) theilt vier Vergiftungsfälle mit, welche sämmtlich interessante Punkte enthalten.

So ist bei der Selbstvergiftung eines 24jährigen Mannes mit Acidum nitricum, welche in 17 Stunden tödlich verlief, die gefundene Perforation des Magens beachtungswerth, welche übrigens nach dem Tode oder kurze Zeit vor demselben stattgefunden haben muss, da in der Umgebung der Rissstelle keine plastische Lymphe exsudirt war und die Schmerzen des Patienten in den letzten Stunden geringer als zuvor waren. Die gleichzeitig gefundene Colitis ulcerosa betrachtet St. als mit dem Gifte nicht in Connex stehend. Die Selbstvergiftung mit conc. Ammoniakliquor (1 Theelöffel voll) bot den plötzlich erfolgte Tod ohne Zeichen von Asphyxie; die Section wies Oedem der Epiglottis und Glottis, Injection der Tracheal- und Bronchialschleimhaut und Hybrida und Oedem der Lungen nach. In einem Falle von Atropinvergiftung (mit ½ Gran, aus Versehen innerlich applicirt), bei einem 6jährigen Mädchen bewirkte die Subcutaninjection von ¼ Gran Morphin in 10 Minuten Schlaf nebenbei, doch bestand noch 7 Stunden später Incohärenz der Sprache. In einem Falle von Vergiftung durch Pilze (Species unbekannt), wo der Tod eines 8jährigen Knaben 54 Stunden nach dem Genusse der Pilze eintrat, und die im Hospital nicht beobachteten Symptome in Magen- und Kopfschmerzen, wiederholtem Erbrechen und Fieber bestanden haben sollen, fand sich Hyperämie der Darmschleimhaut und die von Ref. früher als der Pilzvergiftung angehörig bezeichnete Fettleber.

Von drei durch BAILEY (10) mitgetheilten Vergiftungsfällen betrifft der eine Salpeter, von welchem nicht weniger als 4 Unzen (statt Magnesia sulfurica) in Wasser aufgelöst genommen waren; die Symptome bestanden zuerst in brennendem Schmerz in Magen und Unterleib, Nausea ohne Erbrechen, bei kleinem Pulse, kalter Haut und heissem Kopfe, doch trat nach einigen Stunden Vollwerden des Pulses, grosse Hitze, Kopfcongestion und furibundes Delirium auf, wonach nach Venäsection wieder ein Zustand von Collaps folgte, dem sich eine zweite Exacerbation von Excitation, und dann am folgenden Tage ein intensiver Collapsus mit Pulslosigkeit und Bewusstlosigkeit anschloss; die am dritten Tage beginnende Reconvalescenz dauerte 2 bis 3 Monate bis zu völliger Genesung. Der 2. Fall betrifft die Vergiftung eines 16jährigen Mädchens mit 16 Tropfen weissen Cedern-Oeles, dem Oele von Cupressus thyoides, nach deren Genusse unmittelbar klonische Krämpfe, Trismus, später epileptiforme Convulsionen von einigen Stunden Dauer auftraten; nach der Erholung blieb Reizbarkeit des Magens und Darmes ½ Jahr zurück.

Auch TIDY's (11) Fälle sind von toxikologischem Interesse.

Derselbe untersuchte den Mageninhalt einer unter tonischen Krämpfen und Trismus zu Grunde gegangenen Gravida und fand statt des erwarteten Strychnins Reste von Sabina, die offenbar mit dem Tode in Zusammenhang standen. In einem andern Falle starb ein Mann ½ Stunde nach dem Einnehmen einer Mixtur, welche 170 Gran Chinoidin enthielt; die Symptome bestanden in heftigem Erbrechen, die Section wies Hirnhyperämie und fettige Degeneration des Herzens nach. Der dritte Fall betrifft eine Vergiftung zweier Matronen, in Folge eines genommenen Black draught; die eine erbrach dunkelbraune Massen und zeigte auch nervöse Erscheinungen; der zweite verfiel in einen comatösen Zustand und starb in 5 Stunden. Die Section wies starke Hirnhyperämie nach, während die chemische Analyse im Magen der Vergifteten grosse Mengen Oxalsäure constatirte.

CALVERT (12) beschreibt das von ihm eingeschlagene Verfahren zur Abscheidung von Atropin und Strychnin aus Leichentheilen in zwei in Manchester vorgekommenen Vergiftungsfällen, welches auf Anwendung der Dialyse und des Chloroforms basirt.

Der Fall von Atropinvergiftung ist von besonderem Interesse, weil es sich um die absichtliche Vergiftung des Oberarztes im Workhouse Hospital durch eine Wärterin handelt, welche ihm das Gift (etwa 3½ Gran) in Milch verabreicht hatte, nach welcher zwei andere Wärterinnen, die sie probirten und darin einen bittern Geschmack constatirten, Erbrechen, Schlingbeschwerden und Pupillenerweiterung bekamen. Der Tod erfolgte bei dem Vergifteten im comatösen Zustande trotz künstlicher Resp. und Anwendung von Electricität in 7—8 Stunden; die Section wies Hirnhyperämie nach. Calvert fand im Herzblute der Verstorbenen, im Mageninhalt, im Erbrochenen, welches von einer der Wärterinnen stammte, welche die Milch geschmeckt hatten, und im Reste der vergifteten Milch Atropin. Zur Abscheidung desselben erwärmte er die betreffenden Massen zunächst mit Salzsäure, setzte Alkohol zu und überliess das Gemenge 36 St. der Dialyse, verdampfte dann zur Trockne und schüttelte nach Zusatz von Kalilauge mit Chloroform, liess letzteres verdunsten und löste den Rückstand in mit Salzsäure angesäuertem Wasser. Die nach abermaliger Verdunstung und Wiederauflösen in dest. Wasser erhaltene Flüssigkeit wirkte bei Hunden auf das Auge applicirt stark pupillenerweiternd und gab die charakteristischen chemischen Reactionen des Atropins. Von letzteren hebt Calvert als besonders empfindlich die mit wässriger Jodlösung und Lösung von Kaliumquecksilberjodid hervor, welche auch in 20000facher Verdünnung eintreten und fast so empfindlich wie die physiologische Reaction sind.

Elektrotherapie

bearbeitet von

Prof. Dr. W. ERB in Heidelberg.

I. Allgemeine Arbeiten. Physiologisches. Methoden.

1) Ziemssen, H. v., Die Electricität in der Medicin. 4. Auflage. 1. Hälfte (Physikalisch-physiologischer Theil) Berlin. [illegible] mit Abbild. — 2) Rosenthal, M. (Wien), Electrotherapie und deren besondere Verwerthung bei Nerven- und Muskelkrankheiten. 2 Aufl. Wien 1873. [illegible] mit Abbild. — 3) Onimus, E. et Ch. Legros (Paris), Traité d'électricité médicale, recherches physiologiques et cliniques. [illegible] pp. — 4) Erb, W., Ueber die Anwendung der Electricität in der inneren Medicin. Volkmann's Sammlung klin. Vorträge No. 46. [illegible] — 5) Althaus, J., On the medical use of electricity and galvanism. New edit. London. — 6) Powell, Practice of medical electricity. [illegible] edit. London. — 7) Reynolds, J. R., Lectures on the clinical uses of electricity delivered in University Coll. Hosp. London. [illegible] — 8) White, William (Prof. in the New York medical College for women?) Medical electricity, a manual for students. New York. [illegible] pp. — 9) Hitzig (Berlin), Ueber den relativen Werth der electrischen Heilmethoden. Tageblatt der 44. Versamml. deutsch. Naturforscher und Aerzte in Leipzig. S. 182. [illegible] der Grundlagen der [illegible] Methode [illegible] — [illegible]

[illegible] gar keine, eine noch keine polare Wirkung elektrid. [illegible]) — 10) Ciniselli, L., Sulle correnti galvaniche continue. Lettera al Dott. Schivardi. Gaz. med. Ital. Lomb. No. 37. — 11) Le Fort, De la substitution des courants continus [illegible]. Gaz. des hôp. No. [illegible] Gaz. hebdom. No. 17 und 19. — 12) Meyer, M., A new mode of applying the galvanic current. Philad. med. Tim. May 15. — 13) Eulenburg, A., Ueber einige Erscheinungen der galvanischen Nervenreizung. Berl. klin. Wochenschrift No. 51. — 14) [illegible], Const. J., Ueber die elektrolytischen und katalytischen Einwirkungen des galvan. Stroms. Arch. für klin. Med. X. S. 167—194. (Kein compilatorische Arbeit; keine neuen Thatsachen oder Ideen; [illegible] der Fälle ausgelassen) — 15) Benedikt, M., Ueber die Einwirkung des el. Stroms auf die Centren, Sinnesorgane und Haut. Allgem. Wien. med. Zeit. No. 37 und 38. (Abdruck eines Abschnittes aus dem Buche desselben Verf. s. o. N. 8) — 16) Brückner, A. (Schwerin), Neuer Bericht über die electrotherapeutischen Erfolge [illegible] der letzten Jahre. Deutsche Klin. No 41. und 42. (Sehr kurze Krankheitsskizzen, gewöhnliche Resultate; einem Anfänger nicht [illegible].) — 17) Berger, L., (Wien), Bericht über Elektrotherapie (Krankenhaus Wieden 1870. Oesterr. Zeitschr. für prakt. Heilkunde No. 31 41, 48. 14. (Casuistik ohne besonderen Werth) — 18) Gasparini, Giovanni, L'elettroterapia nell' Ospedale Provinciale di Genova. Resoconto etc. Annal. univ. Febr. p. [illegible]. (Werthlos) — 19) Santopadre, Tommaso, Relazione di [illegible] fatte coll' elettricità. L'Ippocratico. Giugn. 30 und 33. (Casuistik ohne Bedeutung; nur Inductionsstrom.) — 20) Beard, G. M. Recent researches in electrotherapeutics. New York med. Journ. March. 1872. 10 pp. — 21) Derselbe, Certain queries in electrophysiology and electrotherapeutics. Sep.-Abdruck 11 SS. (New York med. Journ.)

Von dem bekannten vortrefflichen Buche von Ziemssen ist in diesem Jahre eine 4. Auflage theilweise (1) erschienen, nämlich die erste Hälfte des Buches, welche den physikalisch-physiologischen Theil enthält und den grössten Theil des Inhalts der letzten Auflage in sehr vermehrter und ganz umgearbeiteter Weise wiedergibt. Dieser Theil enthält in ausgezeichnet klarer und lichtvoller Darstellung die Ergebnisse der physiologischen Untersuchungen über Electricitätswirkung an Thieren und Menschen, die Beschreibung der gebräuchlichsten elektrotherapeutischen Apparate und die Details der localisirten Faradisation sämmtlicher erreichbaren Körpermuskeln. — Bereichert ist diese Auflage in vieler Beziehung, zunächst durch eine Reihe hier zuerst mitgetheilter Untersuchungen des Verfassers über verschiedene elektrophysiologische Gegenstände; wir heben daraus hervor: Kontrolversuche, welche die Erreichbarkeit der Centralorgane des Nervensystems durch elektrische Ströme darthun und welche eine auffallend grosse Leitungsfähigkeit der Gehirnsubstanz und der Augäpfel ergeben; Versuche, welche die Angaben von Burckhardt (s. Ber. pro 1870. I. p. 384) über die Möglichkeit der Einführung eines Stromes von bestimmter Richtung in verschiedenen Nerven bestätigen; Versuche über die Polwirkung auf die äussere Haut, welche die früheren Versuchsergebnisse corrigiren und genauer präcisiren; Bestätigung des von Brenner aufgestellten polaren Zuckungsgesetzes der motorischen Nerven; neue Versuche über die Wärmebildung im faradisirten (quergestreiften und platten) Muskel u. a. m. Der physiologische Theil enthält eine vollständige und nüchterne Darstellung aller für den Elektrotherapeuten interessanten Thatsachen, welche sich bei der elektrischen Reizung der verschiedensten Körperorgane ergeben und repräsentirt den neuesten Stand unserer Kenntnisse in diesen Dingen. — Der physikalische Theil ist bereichert durch die Beschreibung verschiedener neuer Inductionsapparate und galvanischer Batterien, welche sich in den letzten Jahren Eingang in die Praxis verschafft haben. — Im letzten Theil endlich finden wir eine Reihe neuer Holzschnitte, welche die physiologische Wirkung der Verkürzung verschiedener Muskeln (bes. des Gesichts und der Hände) in sehr hübscher Weise wiedergeben. Möge der zweite, diagnostisch-therapeutische Theil des Buches diesem ersten, dessen Studium wir nur auf das Angelegentlichste empfehlen können, recht bald nachfolgen!

Von M. Rosenthal's „Elektrotherapie“ (2) ist in diesem Jahre eine zweite erheblich vermehrte Auflage erschienen. Das Buch hat erheblich an Volumen gewonnen, ist durch eine Anzahl neuer Abschnitte bereichert worden, und es ist bei der Lectüre desselben ersichtlich, dass Verf. ernstlich bemüht gewesen ist durch eine bessere Anordnung des Stoffs, wie durch Zufügung alles seit dem Erscheinen der 1. Auflage bekannt gewordenen Materials das Buch auf der Höhe der Wissenschaft zu erhalten. Ref. kann jedoch nicht verhehlen, dass ihm eine vollständige Durchdringung des Buches mit den geläuterten Anschauungen der neuesten Zeit nicht überall erreicht scheint, dass vielmehr manche Unklarheiten, Widersprüche und Ungenauigkeiten aus der früheren Auflage mit herübergekommen sind, die füglich hätten vermieden werden sollen. Dies gilt besonders von manchen elektrodiagnostischen Angaben und von der Formulirung der elektrotherapeutischen Indicationen und ihrer Methodik. — Es kann hier nur auf Einzelnes hingewiesen werden. Im physiologischen Theil hat Verf. die polare Untersuchungsmethode adoptirt und folgt in seiner Darstellung des motorischen Zuckungsgesetzes den bekannten Angaben von Brenner, ohne sich jedoch vollständig von allen Bedenken gegen die polare Methode frei zu machen. Bei Besprechung der Schwindelerscheinungen erwähnt Verf. ganz flüchtig nur eine höchst bemerkenswerthe Thatsache, deren genauere Constatirung und Bestätigung von anderer Seite sehr erwünscht wäre, nämlich dass nach länger fortgesetztem Durchleiten von schwindelerregenden Strömen durch den Kopf die galvanische Erregbarkeit der Nervenstämme der Extremitäten eine merklich erhöhte sei. —

Verf. findet mit anderen die bisherigen physiologischen Grundlagen der sogenannten Sympathicusgalvanisation mangelhaft. — Seine Versuche über die galvanische Reizung des Acusticus haben ihn zu einer völligen Bestätigung der Brenner'schen Normalformel geführt — In dem therapeutischen Theil finden wir eine sehr vollständige Aufzählung aller Krankheitszustände aus den Gebieten der inneren Medizin, Chirurgie, Geburtshülfe, Gynaekologie und Augenheilkunde, bei welchen die Elektricität in ihren verschiedenen Formen von Nutzen sein kann. Doch vermissen wir gerade in diesem Theil an vielen Stellen die Klarheit und Präcision in der Darstellung sowohl der Untersuchungsergebnisse, wie der speciellen Indicationen für die verschiedenen Stromesarten und der eigentlichen Methodik, wie sie von einem besonders für practische Aerzte und Nicht-Specialisten berechneten Buche verlangt werden könnten. Immerhin wird man nicht ohne Interesse und mannigfache Belehrung diese wichtigsten Abschnitte lesen. Besonders verdienstvoll sind die bereits anderweitig publicirten Untersuchungen des Verfassers über den Ablauf der elektrischen Erregbarkeit der absterbenden menschlichen Muskeln und die dadurch ermöglichte frühere Diagnose des Scheintods. Die faradische Exploration zeigt nämlich beim wirklichen Tode schon nach wenigen Stunden das Erlöschen der Muskel- und Nervenerregbarkeit, während dieselbe beim Scheintod erhalten bleibt.

Die Herren Onimus und Legros (3) haben in einem dickleibigen Bande ihre früher bereits erschienenen zahlreichen Abhandlungen gesammelt herausgegeben und zu einem Handbuch der medicin. Elektricität erweitert und umgewandelt. Viel Neues wird man also darin nicht erwarten dürfen, und Ref. bezweifelt auch, ob die Arbeiten der Verfasser viel von dauerndem wissenschaftlichem Werthe geliefert haben. Die Verfasser sind entschiedene Anhänger des galvanischen Stroms und der Richtungswirkung desselben. Sie finden, dass die verschiedenen Stromesrichtungen auf Gefässe und Circulation, auf Secretion, motorische und sensible Nerven, auf Gehirn und Rückenmark, auf die Darmbewegung u. s. w. sehr verschiedene und oft geradezu entgegengesetzte Wirkungen haben und gründen darauf auch ihre therapeutischen Methoden. Leider sind aber die diesen Anschauungen zu Grunde liegenden physiologischen Experimente und pathologischen Beobachtungen durchaus nicht vorwurfsfrei und lassen bei aufmerksamer Betrachtung sehr bedenkliche Schwächen erkennen. Ausserdem befleissigen sich die Verf. in vielen Beziehungen einer beklagenswerthen Einseitigkeit und tragen eine Unkenntniss der deutschen elektrotherapeutischen Arbeiten zur Schau, welche zwar nicht neu, aber doch gegenüber gerade den deutschen Leistungen des letzten Jahrzehnts sehr erstaunlich ist. Zum Beweise dessen möge das einzige Factum genügen, dass der Name Brenner's in dem ganzen Buche nicht genannt ist. — Dagegen ist sehr viel Raum verschwendet an weitschichtige physiologische Hypothesen, deren Begründung sehr viel zu wünschen übrig lässt. — Auch die praktischen Theile des Buches bieten — abgesehen von einzelnen interessanten Beobachtungen — wenig Neues und sind so vergraben in den physiologischen und theoretischen Partien, dass es dem Praktiker wenig Vergnügen machen wird, sie daraus zusammen zu suchen. Wenn sonach unser Urtheil dahin geht, dass dieses Buch weder in Bezug auf den wissenschaftlichen Werth der darin niedergelegten Untersuchungen noch in Bezug auf praktische Brauchbarkeit den Anforderungen entspricht, welche deutsche Fachgenossen an eine solche zu stellen pflegen, so wird man uns von einer eingehenden Analyse desselben entbinden. Immerhin werden Specialisten nicht bereuen, sich mit dem Standpunkt der Verff. bekannt zu machen.

Erb (1) hat in Gestalt eines Vortrages eine kurze Darstellung des heutigen Standpunktes der Elektrotherapie, ihrer Hülfsmittel und Methoden, ihrer physiologischen Grundlagen und ihrer therapeutischen Principien und Indicationen zu geben versucht. Nach einer kurzen physikalischen Einleitung wird das thatsächlich Festgestellte und praktisch Verwerthbare aus der Elektrophysiologie mitgetheilt, wobei Verf. aus verschiedenen Gründen die polare Untersuchungsmethode und die polare Bezeichnung der Untersuchungsergebnisse unbedingt verlangt. Es folgt dann eine kurze Mittheilung der bisher bekannten pathologischen el. Erregbarkeitsveränderungen und ihres diagnostischen Werthes, besonders an motorischen Nerven und Muskeln; dabei macht Verf. den Vorschlag, den Complex von qualitativen und quantitativen Erregbarkeitsveränderungen, wie er typisch bei traumatischen Lähmungen im Nerven und Muskel zu beobachten ist, der Kürze und leichten Verständlichkeit wegen mit dem Namen „Entartungsreaction“ zu bezeichnen. Bei Besprechung des therapeutischen Werthes der Electricität wird u. A. die „Sympathicusfrage“ in den Kreis der Betrachtung gezogen. Verf. ist der Meinung, dass hier noch viel Unbewiesenes und Unsicheres behauptet wird, und dass es noch sehr eingehender Untersuchungen bedarf, um diese Frage der Lösung näher zu bringen. Dabei wird nicht geleugnet, dass die unter dem Namen der „Sympathicusgalvanisation“ gangbare Behandlungsmethode manche auffallenden Resultate aufzuweisen hat. — In Bezug auf die therapeutischen Methoden ist Verf. entschiedener Verfechter der polaren Methode und zwar vorwiegend wegen ihrer mit zwingenden Gründen zu erweisenden, technischen Zweckmässigkeit. Dabei wird betont, dass die Thatsachen zur wissenschaftlichen Begründung dieser Methode noch sehr spärlich sind, und dass überhaupt nur die empirische Prüfung einer solchen Methode endgültig über ihren therapeutischen Werth entscheiden kann. Zugleich wird die von Hitzig auf der letzten Naturforscherversammlung gegen die polare Methode gerichtete, aus den Erscheinungen der Querleitung des Stroms im Nerven entnommene Schlussfolgerung als unberechtigt zurückgewiesen. Nach Anführung einiger allgemeinen Grundsätze und praktischen Winke für die elektrotherapeutische Behandlung werden die einzelnen Indicationen und Methoden für die Elektrotherapie der verschiedenen Nerven- und Muskelkrankheiten und sonstiger in neuerer Zeit der el. Behandlung zugänglich gemachten Krankheitsformen kurz aufgezählt, mit möglichster Vermeidung alles noch nicht sicher Festgestellten.

Eines der wunderbarsten Erzeugnisse der diesjährigen elektrotherapeutischen Literatur ist unstreitig das Buch von WITTE(8); der Verf. beginnt mit nichts Geringerem als mit dem Chaos und der Erschaffung der Welt und führt den erstaunten Leser durch die Schöpfungs- und Entwickelungsgeschichte des Menschengeschlechts, bei welcher er die elektrischen Gegensätze und ihr Gleichgewicht eine erhebliche Rolle spielen lässt, schliesslich zu einer „Philosophie der Krankheitsbehandlung". Alle Krankheiten ohne Ausnahme beruhen auf Störungen des elektr. Gleichgewichts' und können also durch Herstellung dieses Gleichgewichts gebessert und geheilt werden. Die Methoden dazu werden dann ausführlich für so ziemlich alle acuten und chronischen Krankheiten der speciellen Pathologie, einschliesslich gynaekologischer Krankheiten, Syphilis, verschiedener chirurgischen Krankheiten u. s. w. festgestellt. Wohlweislich aber verschweigt der gelehrte Verf. die Resultate, welche er mit seinen Methoden bei all den zahllosen aufgeführten Krankheiten erzielt hat. Ein merkwürdiger Beitrag zur Geschichte menschlicher Thorheiten!

CINISELLI (10) bringt die bereits früher von ihm empfohlene (s. Jahresber. f. 1867, Bd. I., pag. 515) Methode der continuirlichen Application eines einfachen galvanischen Elementes (zwei durch einen Draht verbundene Platten von verschiedenen Metallen) wieder in empfehlende Erinnerung. Diese Methode ist zweckmässiger als das Tragen der verschiedenen galvan. Ketten, und es können die Platten leicht für jede beliebige Körperstelle passend angefertigt, leicht angelegt, und continuirlich Tag und Nacht, auch während der Arbeit, getragen werden. Verf. theilt hier wieder verschiedene Krankheitsfälle mit (Lähmungen, Neuralgien etc.), in welchen sich diese Application selbst bei hartnäckigen Leiden sehr nützlich erwies, und es muntern diese Beobachtungen zu weiteren ähnlichen Versuchen auf.

LE FORT (11) las in der Pariser Gesellschaft für Chirurgie eine lange Abhandlung, um zu beweisen, dass sehr schwache, aber continuirlich (Stunden- und Tagelang) angewendete galvanische Ströme im Stande seien, die gewöhnlich angewendeten, kurzdauernden Applicationen stärkerer Ströme zu ersetzen, wie es scheint, ganz ohne Kenntniss von einer ähnlichen Empfehlung, die vor einigen Jahren schon von CINISELLI (s. Jahresber. 1867, I. S. 515) ausging.

Er führt zunächst einen Fall an, wo nach einer Distorsion des Handgelenks eine lähmungsartige Schwäche der Vorderarm- und Handgelenkmusculatur mit geringer Atrophie derselben sich entwickelt hatte. Vier Wochen nach dem Trauma kam Patient in Behandlung: die faradische Erregbarkeit der Muskeln soll vermindert gewesen sein (sehr mangelhafte Untersuchung). Faradisation während zwei Wochen brachte keine Besserung. Es wurde dann ein continuirlicher galvanischer Strom von 2 Elementen (Callot-Trouvé-Zinkkupfer ohne Diaphragma) angewendet, die Anode am Oberarm, die Kathode oberhalb des Handgelenks applicirt (beides Kupferplatten von ca. 8 Cm. Durchmesser, mit feuchter Leinwand). Vom zweiten Tage an ist die Anschwellung am Handgelenk verschwunden, die Gelenksteifigkeit vermindert, die Beweglichkeit der Finger wiedergekehrt. Diese Application wurde continuirlich 3 Wochen lang fortgesetzt, mit Ausnahme zweier halben Tage in jeder Woche. Der Patient wird dann als fast geheilt entlassen. — Einen ähnlichen günstigen Erfolg hatte dieselbe Application in einem Falle von Contractur mit Atrophie der Waden- und Fusssohlenmuskeln, welche sich im Laufe von 8 Monaten nach einer leichten Distorsion entwickelt hatte. Schon nach eintägiger Application des Stromes von 2 Elementen war die Steifigkeit geringer; die Zahl der Elemente wird auf 4 vermehrt, und nach 4 Wochen der gleichen ausdauernden Anwendung wie im ersten Fall wird Pat. geheilt entlassen. — Weniger beweisend ist ein dritter Fall von Lähmung des ganzen Arms nach Schulterluxation, welcher erst im Beginn des 5. Monats zur Behandlung kam und so langsam in der Besserung fortschritt, dass erst gegen den 9. Monat hin die Herstellung eine kaum vollständige war — wie das in solchen Fällen auch ohne jede Behandlung zu geschehen pflegt.

Auf Grund dieser Beobachtungen vindicirt Verf. den schwachen aber continuirlichen galvanischen Strömen eine gewisse Wirksamkeit und empfiehlt dieselben besonders auch der Billigkeit ihrer Herstellung wegen. — Das Referat über die theoretischen Betrachtungen des Verf. darüber, wie etwa die Wirkungsweise solcher schwachen continuirlichen Ströme zu denken sei, wird man uns ersparen; es sei nur noch erwähnt, dass Verf. sie für indicirt hält bei allen Lähmungen mit einfacher oder fettiger Atrophie der Muskeln, besonders bei den Reflexlähmungen (? Ref.) in Folge von Contusionen; dann in allen Fällen, wo man auf die Ernährung der Muskeln zu wirken wünscht, endlich in Fällen von Contractur mit oder ohne Lähmung. Verf. glaubt, dass diese Applicationen in vielen Fällen die gebräuchlichen Anwendungsarten des galvanischen Stromes ersetzen können.

N. MAYER (12) schlägt für manche Krankheitsformen eine continuirliche Anwendung eines schwachen galvanischen Stromes am Kopfe vor. Die Stromquelle besteht aus kleinen Scheibchen von Platin und Zink, die durch befeuchtete Scheiben von Baumwollenzeug von einander getrennt sind. Die Plättchen werden durch eine centrale Schraube zu einem Säulchen verbunden, und je ein Säulchen auf jeder Seite des Kopfs angebracht; beide Säulchen dann durch einen Draht, oder am besten durch ein metallenes Brillengestell mit einander in Verbindung gesetzt. Der Kopf vertritt dabei die Stelle einer feuchten Scheibe. Der Strom ist so schwach, dass er dauernd angewendet werden kann, und wird vom Verf. bei folgenden Zuständen empfohlen: Verlust der physischen Energie, Hypochondrie, Trunkfälligkeit, Cerebral-Lähmung (?), Sacral-Lähmung, Hemiplegie, Kopfschmerz, Gedächtnissschwäche, nervöse Taubheit, Gesichtsschmerz, Migräne etc.

A. EULENBURG (13) hat bei percutaner Galvanisation der motorischen Nerven eine Reihe von Erscheinungen gefunden, welche sich nicht den gewöhnlichen Anschauungen conform zu verhalten scheinen. Nämlich: Wenn die Ka sich auf einem Bewegungs-Nerven, die An auf einer nahe gelegenen, aber relativ indifferenten Körperstelle befindet, so wird die minimale Ka SZ des armirten Nerven bei einer gewissen, durch Stromwähler und Rheostat in bekannter Weise messbaren Stromstärke erhalten. — Rückt man nun, nach vorheriger Unterbrechung des Stroms, mit der An auf irgend einen andern, zu demselben Stamme, Plexus oder Rückenmarksabschnitt gehörigen, oberflächlich gelegenen Bewegungsnerv, so zwar, dass die intrapolare Strecke jetzt beliebig grösser sein kann, als bei der vorherigen Anordnung, so tritt alsbald in dem ersten, mit der Ka armirten Nerven eine beträchtliche Verstärkung der Schliessungs-Reaction ein, — resp. die minimale SZ wird bei einer erheblich verminderten Stromstärke erhalten. — Dasselbe gilt, mut. mutand. für die An OZ., wenn der zu prüfende Nerv mit der An armirt ist. Verf. fasst die gefundenen Thatsachen folgendermassen zusammen: Die charakterist. Reaction im Gebiete jeder Elektrode wird erhöht, wenn sich die 2. Elektrode auf einem andern, demselben Stamme, Plexus oder Rückenmarks-Abschnitt, angehörigen Nerven befindet. Selbst bei bedeutender Vergrösserung der intrapolaren Strecke ist die Reaction in diesem Fall weit stärker, als wenn die 2. Elektrode auf einer indifferenten Körperstelle applicirt, die intrapolare Strecke aber sehr klein ist. (Dabei ist bedauerlicher Weise der Nachweis vergessen, dass bei dem Wechsel der Ansatzstellen nicht auch die Gesammtstromstärke im Schliessungsbogen gewachsen ist, da dieselbe bekanntlich weit mehr von dem ungemein wechselnden Widerstande der Epidermis, als von der Länge der intrapolaren Strecke abhängt. Man denke nur an die Verstärkung der Ka SZ im Peronäus, wenn man die An von der Lenden-Wirbelsäule auf die Halswirbelsäule verrückt. Ref.)

Als Erklärung für das beschriebene Phänomen stellt Vf. eine Hypothese auf, welche sich an die von Filehne aufgestellte Anschauung der „peripolaren" Reizung anlehnt, und die von Dubois-Reymond gegebene Erklärung der sog. secundären und paradoxen Zuckung auf die gegebenen Thatsachen anwendet. Das möge man im Original nachlesen.

In einer neuen Publication kommt Beard (20) zurück auf eine Methode der galvan. Behandlung, die er bereits im vor. Jahre unter dem Namen centrale Galvanisation beschrieben hat (s. Jahresber. für 1871, I. p. 376), und welcher er sehr bedeutende Heilwirkungen zuschreibt. Sie besteht darin, dass die Kathode in das Epigastrium gesetzt wird, während die Anode auf den Kopf, längs des Sympathicus und die ganze Wirbelsäule entlang, applicirt wird, um das Gehirn, den Vagus, das Rückenmark und die Haupttheile des Sympathicus unter den Einfluss des Stroms zu bringen. Die Details der Methode sind folgende: Die breite Kathode wird im Epigastrium fixirt; mit der geeignet gestalteten Anode wird dann zunächst die Stirn von einer Seite zur andern sanft bestrichen, dann das „Schädelcentrum" — der Scheitel zwischen den Ohren, welche Stelle Verf. für die wichtigste am Kopfe hält — 1 bis 2 Minuten lang berührt (Strom von 3 bis 8 Elem.); dann wird die Anode längs des innern Randes der Sternocleidomast. auf und ab bewegt, beiderseits je 1 bis 5 Min.; endlich labile Galvanisation längs der ganzen Wirbelsäule auf und ab, mit besonderer Berücksichtigung des Halstheils der Wirbelsäule (3—6 Min.) Diese Methode soll besser wirken als die localisirte Galvanisation der genannten Centralapparate mit den gebräuchlichen Methoden. Sie kann in ihrer Wirkung nur verglichen werden mit der „allgemeinen Faradisation" (s. Jahresber. f. 1867—1871). — Der Hauptunterschied zwischen beiden ist, dass die centrale Galvanisation vorwiegend das centrale Nervensystem beeinflusst, während die allgemeine Faradisation auf den grössten Theil der Muskeloberfläche des Körpers wirkt. Daraus ergibt sich die specielle Indication für die „centrale Galvanisation" überall da, wo bei den verschiedensten Neurosen die Muskelkraft und die allgem. Ernährung verhältnissmässig unversehrt sind. Vf. vindicirt dieser Methode glänzende Erfolge bei Hysterie, Hypochondrie, Gastralgie, Angina pectoris, Chorea, nervöser Dyspepsie, Neurasthenie, spinaler und cerebraler Erschöpfung etc.; besonders wirksam war in manchen Fällen eine alternirende Anwendung der allgem. Faradis. und der centralen Galvanisation.

Beard (21) bespricht in einem Vortrage verschiedene Fragen, deren richtige Lösung von dem grössten Interesse für Elektrophysiologie und Elektrotherapie sein würde. Die erste Frage lautet: Ist es möglich, Hautkrankheiten bloss durch „centrale Galvanisation" (s. o.), ohne directe Application auf die kranke Oberfläche zu beeinflussen? und sie wird vom Verf. in bejahendem Sinne beantwortet. Er gründet diese Antwort auf folgende, fragmentarisch mitgetheilte Thatsachen:

Chronisches Ekzem des Beins bei einer Frau mittleren Alters, seit 8 Jahren vergeblich behandelt; unmittelbare Erleichterung der subjectiven Beschwerden durch 2 Sitzungen mit centraler Galvanisation; in weniger als einer Woche viel besseres Aussehen des Beines; in 6 Wochen fast völlige Heilung; nach 3 Monaten Wiederherstellung der normalen Hautbeschaffenheit.

Allgemeiner Prurigo seit 6 Jahren bei einem elfjährigen Knaben, mit heftigstem Jucken: unmittelbar Erleichterung, nach 8 Wochen fast geheilt.

Kind, bedeckt mit ekzematischen Stellen am ganzen Körper, in zwei Wochen durch centralen Galvanismus geheilt.

Zwei Fälle von Akne, bedeutend gebessert durch mehrmonatliche Behandlung. — Ebenso syphilitisches Ekzem der Hände und Füsse und lange bestehender Lichen der unteren Extremitäten.

Es liegt auf der Hand, welch' enorme Wichtigkeit eine weitere Bestätigung und Vermehrung dieser Thatsachen für gewisse physiologische und pathologische Fragen (trophische Nerven, neurotischer Ursprung von Krankheiten etc.) haben müsste.

Die zweite Frage: in welcher Ausdehnung eine Beeinflussung des Halssympathicus durch percutane Elektrisirung zu erreichen sei? wird vom Verf. nach seinen Versuchen am Menschen, wobei die Retina das Beobachtungsfeld bildete, mit etwa folgenden Sätzen beantwortet: Galvanische oder farad. Erregung der Gegend des Halssympathicus hat ausgesprochenen Einfluss auf die Circulation in der Retina. Der faradische Strom wirkt ebenso, nur langsamer wie der galvanische, schwache und kurze Ströme bewirken Verengung, starke und lange Applicationen Erweiterung der Gefässe. Ist das betr. Individ. in einem aufgeregten Zustand, so tritt die Erweiterung leichter ein. Nach der Sitzung tritt häufig der entgegengesetzte Zustand in den Blutgefässen ein, wie während der Sitzung.

Verf. glaubt, diese Wirkung auf den Sympath. beziehen zu dürfen. Für praktische Zwecke hält er die „centrale Galvanisation" für viel werthvoller als die „Galvan. des Sympathicus."

Die 3. Frage: Ist es möglich, die allgemeine Ernährung schwächlicher und heruntergekommener Kinder durch allgemeine Faradisation zu bessern? wird vom Verf. entschieden bejaht. Er erzählt sehr aufmunternde Erfahrungen von dieser Application selbst bei ganz kleinen, wenige Wochen alten Kindern, welche dieselben sehr gut ertragen. Ausserdem folgendes Experiment: Von 4 jungen Hunden des gleichen Wurfs wurden zwei jeden andern Tag Min. lang der allgemeinen Faradisation unterworfen, die beiden andern nicht. Alle wurden von der Mutter genährt. Nach 4 Wochen hatten die beiden elektrisirten Hunde um 5 resp. 11 Unzen mehr an Gewicht zugenommen als die beiden andern und zeichneten sich deutlich durch ihre Grösse und bessere Ernährung aus.

Die Frage, ob gewisse Constitutionen für die Behandlung in irgend welcher Form ungeeignet seien, wird ebenfalls bejaht. Er findet, dass gewisse Personen und selbst ganze Familien die Elektricität absolut nicht und in keiner Form ertragen, während Andere sie ausgezeichnet gut ertragen. Eine Erklärung für dies Verhalten (Idiosynkrasie) lässt sich ebenso wenig geben, wie es möglich ist, von vornherein zu sagen, welche Personen dieselbe zeigen. Sicher scheint nur zu sein, dass die Idiosynkrasie gegen Elektricität häufiger ist in den höheren Klassen der Gesellschaft, als in den niedern.

Endlich spricht sich Verf dahin aus, dass die langsamschlägigen Inductionsströme durchaus keinen andern therapeutischen Werth haben, als die schnellschlägigen und dass die Ströme von der primären und von der secundären Spirale sich in ihrem therapeutischen Werth nicht in der Weise unterscheiden, wie dies von DUCHENNE behauptet worden ist.

II. Elektrotherapie der Nerven- und Muskelkrankheiten.

1) Arndt, R., (Greifswald), Zur galvan. Behandlung der Psychosen. Zeitschr. f. Psych. Bd. 28. Sep.-Abdr. 61 SS. — 2) Benedikt, Beiträge zur neuropathischen und elektrotherap. Casuistik. I. 2. [illegible] der progressiven Lähmung der Gehirnnerven (Paralysis glosso-labio-pharyng., Bulbärparalyse.) Arch. f. klin. Med. 8). p. 510–572. — 3) Clemens, Th., (Frankfurt a.M.) Die angewandte Heilelektricität. Krankheiten des Rückenmarks etc. 4. Die Verdichtungsmethoden der Spinalparalysen. Die gastrische Darminnervation. Deutsch. Klin. 3. 52. 53. u. 57. (Fortsetzung der früheren Artikel über denselben Thema, mit [illegible] Krankheitsgeschichten. Einige [illegible] Bemerkungen über [illegible] Anwendung starker Spannungselektricität.) — 4) Krafft-Ebing v., Ueber Heilung und Heilbarkeit der Tabes dorsualis durch den const. galv. Strom. Arch. f. klin. Med. 13. p. 574–582. — 5) Hitzig, E. und Jürgensen, Th., Zur Therapie der Kinderlähmung. Ebendas. 13. p. [illegible]–[illegible]. — 6) Fiddian, Alex. F., Magneto-electricity in the treatment of [illegible] atrophy. Med. Tim. July [illegible]. p. [illegible]. (Wahrscheinlich ein Fall von Spinalleiden, sogenannter Paralysis atrophica, jedenfalls keine gewöhnliche Muskelatrophie, welcher in einigen Monaten durch die örtliche Einwirkung mit einem [illegible] geheilt ward.) — 7) Holst, V., (Riga), Ueber das Wesen des Hemikranie und ihre elektrotherapeutische Behandlung nach der polaren Methode. Dorpat. med. Zeitschr. II. Heft 4. S. 341–[illegible]. — 8) Stephenson, Wm., (Edinburg) On the treatment of sciatica by the voltaic current of electricity. Med. Press and Circ. Jan. 3. (Erzählt 8 Fälle, in welchen die [illegible] Anwendung erhebliche Besserung, aber erst die [illegible] wirkliche Heilung brachte.) — 9) Berger, L., (Abhandlung über Neuralgie, besonders [illegible]) Wien. med. Pr. No. 54. 57. [illegible] und [illegible]. ([illegible] und [illegible]. Verf. empfiehlt [illegible] die Behandlung [illegible] durch die [illegible] Untersuchung [illegible] Stellen an der Wirbelsäule.) — 10) Benedikt, M., Ein neues Verfahren der galv. Behandlung der Ischias. Wien. med. Pr. No. 31 u. 33. — 11) Finlayson, James, Four cases of facial paralysis successfully treated with electricity. Glasg. med. Journ. Nov. p. 171–183. (Nichts Besonderes.) — 12) Chvostek (Wien), Weitere Beiträge zur Pathologie und Elektrotherapie der Basedow'schen Krankheit. Wien. med. Pr. No. [illegible] 61 63 64 65 u. 66. — 13) Meyer, M., Ueber Galvanisation des Sympath. in der Basedow'schen Krankheit. Berl. klin. Wochenschr. No. 22. — Drysdale, C., Clinical uses of faradisation. Med. Pr. and Circul. Jan. 24. (Ganz werthloses Casuistik.)

ARNDT (1) verdanken wir eine neue Publication über die galvan. Behandlung der Psychosen, welche geeignet ist, die Aufmerksamkeit der Irrenärzte in erhöhtem Maasse auf diesen so äusserst wichtigen und vielversprechenden Gegenstand hinzulenken. Er theilt von 10 geheilten oder auf den Zustand vor der Erkrankung zurückgeführten Fällen eine Auswahl von 4 Fällen mit, in welchen der galvan. Strom nach erfolgloser Anwendung aller möglichen andern energischen Heilmittel, frappante Erfolge aufzuweisen hatte. Die vier, mit grosser, durch die Wichtigkeit der Sache gerechtfertigter Ausführlichkeit mitgetheilten Krankheitsgeschichten sind eines Auszugs nicht fähig; Jeder, der sich für die Sache interessirt, wird sie selbst nachlesen müssen. Es handelt sich um Fälle (3 Weiber, 1 Mann), welche bei aller Verschiedenheit in den einzelnen Symptomen, doch in den Grundzügen eine unverkennbare Aehnlichkeit besitzen: Erbliche Anlage oder Acquisition von reizbarer Schwäche; Ausbildung stärkerer nervöser Störungen unter der Einwirkung schädlicher Momente, daraus hervorgehende Beeinträchtigung der psychischen Functionen. Besonders hervortretend sind im Krankheitsbild Krampfanfälle im Gebiet der Circulations- und Respirationsorgane, daraus entspringende Angstgefühle und Veränderung des Gemeingefühls; anfangs mehr melanchol. Verstimmung, später heftigere Erregung, grosse Unruhe, tobsüchtige Erregung. Die begleitenden Nutritionsstörungen tragen vorwiegend den Charakter der Anämie und der schlechten Ernährung der verschiedensten Theile; die Psychose war in zwei Fällen noch im Stadium der primären Exaltation, in den 2 andern dagegen schon, weiter vorgerückt in das Stadium des Nachlasses der Erregung, wo Schwäche überwiegt und Paralyse droht.

In allen 4 Fällen, deren genauere psychiatrische Beurtheilung wir hier nicht wiedergeben können, wurde der galvan. Strom als Ultimum refugium angewendet, nachdem alle möglichen mächtigen, medicamentösen wie diätetischen Mitteln vergebens versucht worden waren. Die Anwendung geschah nach den vom Verf. in einer früheren Arbeit ausführlich erörterten Grundsätzen (s. Jahresber. pro 1870, I. S. 390) und war besonders gegen die supponirten Störungen gerichtet, welche ihren Sitz im Gehirnstamm und im Rückenmark haben (Erkrankung des Centrum vasomotorium, respiratorium und des Vaguskerns). Es wurde gewöhnlich der absteigende Strom, ziemlich stark und lange, angewendet, der aufsteigende nur in einem Falle, wo sich der absteigende schädlich erwiesen hatte. In allen Fällen trat baldige Milderung aller Symptome und nach kürzerer oder längerer Zeit dauernde Beruhigung resp. Heilung ein. Dass der galvan. Strom wirklich die besagten Erfolge hatte, geht unzweifelhaft daraus hervor, dass alle vorher planmässig und mit Ausdauer angewendeten Mittel sich erfolglos erwiesen hatten, ferner aus den Recidiven, welche allemal eintraten, wenn mit der galv. Behandlung vor erfolgter Genesung eingehalten wurde, und welche nach Wiederaufnahme der Behandlung rasch wieder verschwanden. – Mit Uebergehung zahlreicher Details, die man im Original nachlesen möge, wollen wir nur einige Schlussfolgerungen noch hervorheben, die z. Th. nur Bestätigungen bereits früher vom Verf. ausgesprochner Sätze darstellen. Zunächst, dass der galvanische Strom vergeblich gegen solche psychische Erkrankungen wird angewandt werden, welche auf tiefer greifenden organischen Veränderungen beruhen, oder bereits zu solchen geführt haben, dass er aber auch hier noch mit Vortheil angewendet werden kann, wenn man auf Heilung verzichtet und nur Beruhigung erreichen will. — Der galvanische Strom ist ein unzweifelhaftes Sedativum mit dem grossen Vorzug vor andern Mitteln, dass er nicht die Ernährung untergräbt — Sehr evident ist die direct einschläfernde Wirkung des Stroms und zwar je nach den vorliegenden Verhältnissen sowohl bei der einen wie bei der andern Stromesrichtung. — Es ist durchaus nicht gleichgültig, in welcher Weise man ihn anwendet, es geht vielmehr aus den vorliegenden Beobachtungen hervor, dass die eine Stromesrichtung heilt in einem Falle, wo die andere erfolglos geblieben war oder selbst direct geschadet hat. — Die el. Erregbarkeitsverhältnisse sind bei den Kranken sehr verschieden und sie können wohl als Maassstab und Fingerzeig für die Intensität und Dauer der einzelnen galvanischen Einwirkungen dienen; in dieser Beziehung hat das frühe und leichte Auftreten von Oeffnungszuckungen eine gewisse Bedeutung. — Nach allen seinen Erfahrungen hält sich Verf. zu dem Ausspruch berechtigt, dass die Elektricität ein Mittel ist, das von Seiten der Irrenärzte Vertrauen verdient. Möge es nur recht vielfach versucht und nach allen Richtungen durchexperimentirt werden!

BENEDICT (2) publicirt 16 Beobachtungen von Centralaffectionen unter dem Namen der „Progressiven Lähmung der Gehirnnerven“ oder „Bulbärparalyse“, in welchen die galvanische Behandlung von verhältnissmässig günstigen Resultaten begleitet war. Die Krankengeschichten sind nur sehr fragmentarisch gegeben, so dass bestimmte Schlüsse auf die Diagnose nicht wohl gezogen werden können; es will jedoch dem Ref. scheinen, als wenn die meisten mitgetheilten Fälle dem typischen Bilde der Bulbärparalyse, wie es von DUCHENNE, TROUSSEAU, LEYDEN u. A. aufgestellt worden ist, keineswegs entsprächen.

Die beiden einzigen Fälle (13 und 15), welche unzweifelhaft in diese Kategorie gehören, erfahren durch die galvan. Behandlung keine Besserung. Immerhin hat es sich jedenfalls um cerebrale Symptomencomplexe gehandelt, die zum Theil schon sehr bedenkliche Grade erreicht hatten und durch die galvanische Behandlung theils geheilt, theils gebessert, theils in ihrem deletären Verlaufe entschieden aufgehalten wurden; es ist damit jedenfalls eine dankenswerthe Bereicherung der elektrotherapeutischen Casuistik gegeben. BENEDICT behandelte diese Fälle folgendermassen: Galvanisation des Sympathicus am Halse, beiderseits je ½ Minute; Galvanisation durch die Proc. mastoid., ½ Minute; Auslösung von Schlingbewegungen (An im Nacken, Ka am Kehlkopf, VOLTA'sche Alternativen); bei Zwerchfellslähmung Galvanisation der Phrenici, bei Augenmuskellähmung, ebenso bei allen möglichen anderen Complicationen die entsprechende locale Behandlung. Die epikritischen Bemerkungen des Verf. über die Pathologie dieser Krankheitsformen müssen wir dem Referat über Nervenkrankheiten überlassen. – Zur besondern Beherzigung aber wollen wir den Lesern einen eingeschalteten Excurs BENEDICT's über die Art und Weise, wie die Elektrotherapie noch von manchen Seiten angesehen und gehandhabt wird, empfehlen.

v. KRAFFT-EBING (4) theilt einige auffallende Erfolge der galvan. Behandlung bei Tabes dorsualis mit. Er empfiehlt dieselbe besonders in den ersten Stadien der Krankheit und bemerkt, dass sie nie Schaden bringe, während man schon nach 6 bis 8 maliger Application sich durch die eintretende Besserung ein Urtheil über den Erfolg der Kur bilden könne. (? Ref.) Verf. benutzt einfach Ströme, welche mit breiten Elektroden durch die Wirbelsäule geleitet werden und betrachtet die Stromesrichtung als gleichgültig für den Heilerfolg. Der eine Pol wird auf's Kreuzbein, der andere auf einen dem Sitz der Krankheit entsprechenden hohen Punct der Wirbelsäule gesetzt, die Stromstärke so hoch genommen, wie sie Pat. eben verträgt, tägliche Sitzungen von 4 bis 6 Minuten. Bei vorhandenen Anästhesieen dann noch labile Ka-Reizung der Nervenstämme der unteren Extremitäten (An auf der Wirbelsäule); directe Behandlung der etwa complicirenden Augenmuskellähmungen. — Verf. glaubt, dass die Erfolge den katalytischen Wirkungen des Stromes zuzuschreiben seien und dass sie deshalb besonders in jenem Stadium der Tabes eintreten, wo nur exsudative Hyperämie der Glia bestehe, während bei primärer oder secundärer Atrophie der Nervenelemente selbst kein Erfolg zu erwarten sei. Dabei spricht Verf. aus, dass auch nach seinen Erfahrungen Thermalbäder über 26° R. bei Tabes eher schaden als nützen. — Die 4 mitgetheilten, im Original nachzulesenden Krankheitsgeschichten berichten von ganz erstaunlichen Resultaten der galvan. Behandlung bei z. Th. ganz ausgesprochner Tabes. Verf. fügt hinzu, dass er in 19 weiteren Fällen negative oder geringe Erfolge erzielt habe.

Hitzig und Jürgensen traten beide auf der Rostocker Naturforscherversammlung der von Volkmann (Klinische Vorträge) ausgesprochenen Behauptung entgegen, dass mit der Elektrotherapie bei der spinalen Kinderlähmung wenig oder nichts zu erreichen sei, und haben ihre Bemerkungen nachträglich ausführlich publicirt (5). Es sei daraus hier nur hervorgehoben, dass Hitzig die elektr. Behandlung dieser Krankheit für eine — wenn auch schwere — Pflicht des Arztes hält, da man durch ausdauernde und wiederholte Behandlung selbst in veralteten und schweren Fällen noch Vieles erreichen könne; während Jürgensen an der Hand eines gleichzeitig mitgetheilten Krankheitsfalles die meisten der von Volkmann aufgestellten Behauptungen über diesen Gegenstand geradezu für unrichtig erklärt. Auch er ist der Meinung, dass mit grosser Ausdauer von Seiten des Patienten und des Arztes Erfolge errungen werden können, und dass einer consequenten galvan. Behandlung auch Fälle von Kinderlähmung zugänglich sind, die verloren scheinen.

Eine interessante und für die Begründung und Weiterentwicklung der polaren Methode wichtige Arbeit hat Holst (7) über Hemikranie und ihre elektrische Behandlung geliefert. Nach einer kurzen Entwicklung der Grundthatsachen der Brenner'schen polaren Methode wendet sich Verf. zur Besprechung des Wesens der Hemikranie, speciell der beiden jetzt noch discutirten Theorieen derselben, von welchen die eine die Hemikranie durch Krampf der Gefässnerven (Dubois-Reymond) die andere sie durch Lähmung der Gefässnerven (Möllendorff) zu erklären sucht. Verf. fasst seine Meinung dahin zusammen, dass die Hemikranie eine vasomotorische Neurose ist, deren Sitz im Halstheil des Sympathicus oder im Centrum der Kopfgefässnerven im Cervicaltheil des Rückenmarks zu suchen ist. Sie besteht in einer abnorm erhöhten Erregbarkeit der Nervenmolecüle. Diese führt entweder zu einem tonischen Krampf der betreffenden Gefässmuskeln und dadurch zum Migräneanfall (Hemikrania sympathicotonica) oder aber nach kurzdauerndem tonischen Krampf zu einer secundären mehr oder weniger langdauernden Erschlaffung (Hemikrania neuroparalytica.). Verf. hält also das Vorkommen beider Formen für constatirt, die erstere sei jedoch häufiger. Die Schmerzen sollen in beiden Fällen (nach A. Eulenburg's Theorie) durch Schwankungen der arteriellen Blutzufuhr (bald Hyperämie, bald Anämie) entstehen. Ihr eigentlicher Sitz ist aber noch unbekannt. — Als Bestätigung dieser Anschauungen führt Verf. die bei der Galvanisation des Sympathicus während der Anfälle von Migräne auftretenden Erscheinungen an. Wenn während eines Anfalls einer sympathicotonischen Hemikranie die Anode auf den Halstheil des Sympath. applicirt (Kathode auf einen indifferenten Punct) und dann eine Kette von 10—20 El. Stöhr geschlossen wurde, so trat jedes Mal nach einigen Secunden subjectives Wohlbefinden ein. Wurde die Kette dann plötzlich geöffnet, so kehrte der Kopfschmerz meist sehr bald wieder; wurde dagegen der Strom ausgeschlichen und dadurch die Oeffnungsreizung umgangen, so war in den meisten Fällen der Erfolg ein bleibender. (Dieser Erfolg tritt auch bei dem Gebrauch von Amylnitrit in dem Moment ein, wo die Röthe des Gesichts eine Erschlaffung der Gefässe anzeigt.) Das entgegengesetzte Verhalten beobachtete Verf. in einem Falle, der als neuroparalytischer aufzufassen war, und in welchem sich die oben beschriebene Einwirkung der Anode auf den Sympathicus wirkungslos erwies; wurden hier mehrere, plötzliche Kathodenschliessungen applicirt, so trat der gewünschte Erfolg ein; derselbe in vorübergehender Weise bei Stromwendungen von der An auf die Ka.

Die Diagnose, ob tonische oder paralytische Migräne, ist darnach von grosser Wichtigkeit für die Wahl der Behandlungsmethode; diese Diagnose ist jedoch nicht immer leicht und sicher zu stellen, da wahrscheinlich Mischformen vorkommen, vielleicht auch Hemikranieen, die gar nicht vasomotorischen Ursprungs sind. Unterstützend für die Diagnose kann das oft sehr pronuncirte Gefühl von Hitze oder Kälte im Kopf während des Anfalls sein.

Nach kurzer Besprechung der gebräuchlichsten medicamentösen sowohl wie elektrotherap. Behandlungsmethoden stellt Verf. folgende Grundsätze für die galvan. Behandlung der Migräne nach der polaren Methode auf. Der Grenzstrang des Sympath. selbst wird mittelst einer balkenförmigen Elektrode armirt, die längs des ganzen innern Randes des Sternokleidomastoid. applicirt wird. Die 2. Elektrode kommt auf die Handfläche zu stehen. Bei der spastischen Form ist am Sympathicus die Anode, der Strom wird mit 10—15 El. Stöhr geschlossen und dann nach 2–4 Minuten Dauer allmälig ausgeschlichen. Bei der paralytischen Form wird die Kathode am Sympathicus applicirt, und plötzliche Schliessungen im metallischen Theile der Kette gemacht; kein Ausschleichen, sondern plötzliches Oeffnen der Kette. Nach jeder Sitzung sollen die Kranken etwa 1 Stunde Ruhe halten. Sitzungen jeden 2. Tag, selten täglich. Es ist sehr zu bedauern, dass Verf. gar nichts Näheres über seine mit dieser Methode erzielten Heilresultate anführt.

Benedikt (10) empfiehlt für besonders hartnäckige

Fälle von Ischias die locale Behandlung der Nervenplexus und -wurzeln per rectum. Ein einfach cylindrischer Rheophor wird in den Mastdarm eingeführt und der andere Rheophor über der Regio sacrolumbaris und den verschiedenen Punctis dolorosis applicirt. Ein besonders widerspenstiger Fall wurde mit dieser Methode geheilt. — Daran knüpft Verf. noch einige Bemerkungen über die Pathologie der Neuralgieen.

Auch in diesem Jahre veröffentlichte Chvostek (12) eine Reihe von Fällen von Morb. Basedowii, welche z. Th. von grossem Interesse sind und durch die galvanische Behandlung wesentlich gebessert wurden. Behandlungsmethode so, wie im vorigen Jahresbericht (pro 1871. I. S. 379) angegeben; Galvanisation der Sympathici, durch die Warzenfortsätze und die Wirbelsäule, immer mit sehr schwachen Strömen. Erfolge in einzelnen Fällen sehr bemerkenswerth.

Auch M. Meyer (13) theilt 4 Fälle von Basedow'scher Krankheit mit, in welchen der Erfolg der Galvanisation des Sympathicus ein vortrefflicher war. Es äusserte sich dieser Erfolg besonders durch rasche Rückbildung des Exophthalmus und der Struma, auch durch Verbesserung der Blutbereitung und des Allgemeinbefindens und durch Regulirung der Menstruation, während ein Einfluss auf die Pulsfrequenz und die Herzpalpitationen nicht in deutlicher Weise hervortrat. Die Fälle sind kurz folgende:

1. Frl. E., 19 Jahre, ausgebildete Chlorose mit Exophthalmus und Struma (bes. rechts) und lebhaftem Herzklopfen. Behandlung: Schwacher aufsteigender Strom beiderseits durch den Sympathicus, ferner 1 Pol auf die Submaxillargegend, der andere auf das geschlossene Auge oder die Struma, circa 2—3 Minuten lang. Schon nach wenig Sitzungen Nachlass aller krankhaften Erscheinungen. Nach 52 Sitzungen erhebliche Besserung, Auftreten der Menses, die 4 Jahre cessirt hatten.

2. Frau v. S., 38 Jahre, Anämie, fahles, gelbliches Aussehen, beträchtlicher Exophthalmus, bes. rechts, Struma ebenso, hohe Pulsfrequenz, schmerzhaftes Herzklopfen. Nach 21 Sitzungen schon sehr bedeutende Besserung, Allgemeinbefinden und Aussehen weit besser. Nach 72 Sitzungen fast völlige Heilung.

3. Hausmädchen N., 30 Jahre, Chlorose mit starkem Herzklopfen, Struma und Exophthalmus. Nach 36 Sitzungen Struma und Exophthalmus geringer, Herzklopfen unverändert. — Nach 60 Sitzungen: Struma und Exophthalmus geschwunden, aber Anämie, Herzklopfen und Schlaflosigkeit dauern fort.

4. Frl. v. M., 46 Jahre, hochgradiger Exophthalmus, keine Struma. Schon nach 14 Tagen bedeutende Besserung. Nach der 84. Sitzung nahezu vollständige Heilung.

III. Elektrotherapie bei Krankheiten der Sinnesorgane.

1) Giraud-Teulon, Bericht über die galvanische Behandlung von Augenleiden. Gaz. des hôp. No. 33. (Bei Gelegenheit einer Discussion in der Soc. de Chir. berichtet G. kurz über Erfolge der Galvanisation bei Augenmuskellähmungen, Contracturen, Glaskörpertrübungen (4 Erfolge, 1 Misserfolg) u. s. w., ohne genauere Details zu geben.) — 2) Driver (Chemnitz), Ueber die Behandlung einiger Augenleiden mit dem constanten Strom. Knapp und Moos Arch. f. Augen- u. Ohrenheilk. II. 2. Abth. p. 15–40. — 3) Pye-Smith, R. J., Amaurosis of the optic nerves treated by Galvanism. Brit. med. Journ. May 18. p. 531. — Fraser, Donald, Contribution to electrotherapeutics. Case of amblyopia. Glasg. med. Journ. Febr. p. 163–170. — 5) Die galvan. Reaction des Acusticus. Tageblatt d. 45. Versamml. der Naturf. und Aerzte in Leipzig. S. 162. f. — 6) Benedict, M., Elektrische Studien am gesunden und kranken Ohre. Allg. Wien. med. Ztg. No. 41. 43. 44. — 7) Wreden, R., (Petersburg), Zwei demonstrative Vorträge über elektr. Reizung des Gehörorgans. Pflüger's Arch. f. Physiol. VI. S. 171–182. — 8) Rosenthal, (Elektrotherapie, s. o. No. 3.) (Bestätigt die Brenner'sche Normalformel.) — 9) Nettel, W., (New-York), Abnorme Reaction des Hörnervenapparates in der Chlorose und Bright'schen Nierenkrankheit. Vorl. Mitth. Centralbl. f. d. med. Wiss. No. 41. — 10) Loewenberg, (Paris) Ueber ein Verfahren, die Einwirkung elektrischer Ströme auf die sogenannten Binnenmuskeln des Ohrs zu untersuchen. Monatsschr. f. Ohrenheilk. No. 8.

Driver (2) veröffentlicht einige Mittheilungen über seine Erfolge mit galvanischer Behandlung von Augenleiden, aus welchen wir Folgendes hervorheben. Die Applicationsweise besteht (je nach Art und Sitz der Krankheit) im Galvanisiren längs und quer durch den Kopf, im Galvanisiren des Sympathicus am Halse und endlich local am Auge, wobei Verf. die Anode in den Nacken, die Kathode stabil oder labil am Auge selbst applicirt.

Bei Neuroretinitis symptomatica hat Vf. günstige Erfolge durch die beiderseitige Galvanisation des Sympathicus erzielt. — Bei Amblyopien ohne ophthalmoskopischen Befund sind die Resultate wenig ermunternd. Dagegen tritt bei Atrophie des N. opticus, wenn dieselbe eine primäre reine Form bei sonst gutem physischen und psychischen Zustande des Patienten ist, in vielen Fällen eine beträchtliche, in einigen sogar eine staunenswerthe Besserung durch die galvanische Behandlung ein. In diesen Fällen sucht Verf. direct erregend auf den N. opticus einzuwirken und spricht sich bei der Gelegenheit gegen die Benedict'sche Theorie von der reflectorischen Reizung desselben aus. Einige kurz mitgetheilte Fälle zeigen die Erfolge bei diesen Formen von Atrophie. Bei Lähmung der Augenmuskeln hat Verf. ebenso günstige Erfolge wie sie von Benedict und dem Ref. bereits früher mitgetheilt wurden. — Bei Insufficienz der Recti interni macht Verf. ausgedehnte Anwendung von dem Galvanismus und hat damit brillante Erfolge erzielt. — Auch gegen die Schmerzen bei Herpes zoster ophthalmic. hat sich der galvanische Strom in ausgezeichneter Weise bewährt. — Negativ dagegen waren die Resultate des Verf. bei Flecken und Leukomen der Hornhaut.

Pye-Smith (3) berichtet über 6 Fälle von uncomplicirter weisser Sehnervenatrophie, welche galvanisch behandelt wurden (Anode auf die geschlossenen Augenlider, Kathode hinter's Ohr, mehrmaliges Schliessen von 6–10 Secunden Dauer mit ebenso langen Pausen, 3 Sitzungen wöchentlich). Die Resultate sind nicht sehr ermuthigend. In 1 Fall nur trat bedeutende Besserung ein, in 1 Fall geringe, in 2 Fällen zweifelhafte Besserung und endlich in 1 Fall Verschlimmerung. — Ein College theilt dem Verf. mit, dass er bei 5 Frauen und 6 Männern mit derselben Affection nur ganz unbefriedigende Resultate erzielt habe.

Im Gegensatz dazu theilt DONALD FRASER (4) folgenden bemerkenswerthen Fall von Amblyopie in Folge von *weisser Atrophie des Sehnerven* mit, der durch den galvan. Strom auffallend gebessert wurde. — 59jähr. Weber bemerkt seit 5 Jahren Abnahme der Sehschärfe, welche aber erst seit ½ Jahren beunruhigend wurde. Auftreten eines Nebels vor den Augen, besonders bei Tage, während Abends noch Lesen möglich. Am 8. Sept. 1871: Pat. liest No. 20 Snellen auf 4 Zoll mit dem rechten, auf 8" mit dem linken Auge. Ophthalmoskopisch die äussern zwei Drittel des Opticus weiss und glänzend, das innere Drittel hyperämisch, Venen gewunden und weit, Arterien vermindert an Zahl und Kaliber; längs einiger Gefässe weisse Streifen, charakteristisch für Neuritis descendens. Kein Zeichen einer Gehirnaffection. Diagnose: primäre Degeneration der Sehnerven. (Bestätigt von Dr. Reid in Glasgow). Pat. wurde zuerst einer Merkurial- und Jodkur unterworfen, die er 4 Wochen gebrauchte, ohne wesentlichen Erfolg. — Am 8. October liest Pat. No. 20 auf 7½ Zoll (mit beiden Augen, früher 6 Zoll). Vf. liess jetzt einen Strom von 6 El. Stöhr. 20 Sec. lang durch die Schläfen gehen, danach liest Pat. No. 20 auf 10 Zoll. Zwei Tage nachher las er noch auf 8¼ Zoll, unmittelbar nach dem Galvanisiren wieder auf 10 Zoll. — Die galvan. Behandlung wurde nun eingeleitet und regelmässig, fast täglich, fortgesetzt. — Querleitung durch die Schläfe und Längsleitung durch den Kopf war die gewöhnliche Methode; zuletzt von der Stirn zur Zunge — Nach 3 Monaten liest Pat. No. 5½ mit derselben Leichtigkeit wie im Beginne No. 20. Die Erfolge, die sich von Tag zu Tag constatiren liessen, und unmittelbar nach dem Galvanisiren immer in erhöhtem Maasse vorhanden waren, sind tabellarisch mitgetheilt. Anfangs Januar 1872 constatirte Vf. eine deutliche Besserung auch des ophthalmoscopischen Befunds: besonders die Arterien weiter, während die Venen enger und weniger gewunden erschienen. Verf. verspricht sich in diesem Falle einen dauernden Erfolg; berichtet in einem Nachtrag, dass der Kranke nach weiteren vierzehn Tagen einzelne Worte von No. 4½ SNELLEN lesen konnte.

Bei der letzten Naturforscherversammlung in Leipzig ist auch die *Acusticusreaction* gelegentlich zur Sprache gekommen. (5.) ERDMANN verlas eine gegen WEBER u. SCHWARTZE gerichtete Erklärung BRENNER's, worin von diesem mehrere durch Jene vorgebrachten Einwände gegen die BRENNER'schen Sätze widerlegt werden. HITZIG u. ERDMANN sprechen sich mit Entschiedenheit für die Richtigkeit der BRENNER'schen Normalformel aus, nachdem BENEDIKT dieselbe als unsicher und falsch bezeichnet hatte.

BENEDIKT (6) hat, ermuthigt durch seine vermeintlichen Erfolge auf der Naturforscherversammlung in Leipzig, eine Polemik gegen die polare Methode überhaupt und speciell gegen die BRENNER'schen Angaben in der Elektrootiatrik veröffentlicht, „um eine Grenzmarke aufzustellen, an welcher die allein sachgemässen Discussionen und Forschungen wieder beginnen werden." Wie dies angesichts dieses von lächerlichem Gezänk und persönlichen Invectiven strotzenden Aufsatzes möglich sein soll, ist dem Ref. unerfindlich geblieben.

Thatsächliches, was nicht schon öfter von BENEDICT vorgebracht worden wäre, enthält der Aufsatz wenig. Die Hauptsache sind Betrachtungen über die Heilwirkung des Stroms bei Ohrenkrankheiten, die Verf. vorwiegend auf Analyse zurückführen will. Erwähnenswerth ist ferner, dass BENEDICT hier ausdrücklich seine abenteuerliche Reflextheorie aufgiebt und die directe Erregung des Acusticus beim Galvanisiren jetzt für das Wahrscheinlichste hält. — Schliesslich stellt Verf. in einigen Sätzen seine eigenen Ansichten über Elektrootiatrik zusammen und bezeichnet das als eine „Zusammenfassung des heutigen Standes der Elektrootiatrik."

WEBER (7) hat seine Methode der elektrischen Reizung des *Gehörorgans* von der Tuba und der Paukenhöhle aus öffentlich demonstrirt und sich die Richtigkeit der von ihm aufgestellten Sätze und vorgeführten Thatsachen von 14 Collegen bescheinigen lassen. Auf Grund dieser Versuche sind folgende, vom Verfasser in Form eines „Programms" zusammengestellte, Ergebnisse zu verzeichnen.

1. *Tympanale Reizung.* (Elektrode A in der Paukenhöhle, 40Mm. tief, B im Nacken.) *Faraday'sche Ströme* erzeugen bei gewissen Stromstärken heftige Reizungserscheinungen bloss im Gebiet des N. facialis und keine in dem des 3. Trigeminusastes. — *Galvanische Ströme* erzeugen mit Leichtigkeit subjective, individuell verschiedene Gehörsensationen, welche bei allmäliger Verstärkung des Stroms zuerst bei KaS, hierauf AnS, dann AnO und schliesslich KaO auftreten. Begleiterscheinungen: Zuckungen in den Gesichtsmuskeln, bei grösseren Stromstärken auch in den Kaumuskeln; Gefühl von Schlägen ins Ohr; Geschmacksempfindung, Speichelfluss etc.

2. *Tubale Reizung. Faraday'sche Ströme* erzeugen bei gewissen Stromstärken heftige Reizungserscheinungen im Gebiete des 3. Trigeminusastes, und gar keine im Bereich des N. facialis. *Galvanische Ströme* erzeugen nur mit Schwierigkeit subjective Gehörsensationen, d. h. Stromstärken, welche bei tympanaler Reizung schon die volle Reactionsformel liefern, geben hier bloss Bruchstücke derselben (z. B. KaS allein, oder AnS, oder KaS, AnS u. AnO werden mit Gehörsensationen beantwortet, während KaO unbeantwortet bleibt). Die Herstellung der *vollen* galvanischen Reactionsformel gelingt jedoch stets bei Anwendung genügend grosser Stromstärken. Genügend abgeschwächte galvanische Ströme liefern bei der tubalen Applikation Reizungserscheinungen bloss von Seiten des 3. Trigeminusastes, während hohe Stromstärken nicht bloss letzteren, sondern zugleich auch den N. facialis erregen.

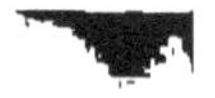

3. Wird die Elektrode B in den Gehörgang placirt, (während A in der Tuba sich befindet) so zeigt der Versuch, dass die tubale Elektrode die differente ist.

4) Die Elektrode B wird auf den Nacken, die Elektrode A vor das Ohr resp. Tragus auf die Wange applicirt und dabei die volle Reactionsformel erhalten.

Die Versuchsprotokolle, welche die vorstehenden Sätze beweisen und besonders für die Richtigkeit der unter 1 und 2 angeführten Angaben, weniger für die unter 3 und 4 gemachten sprechen, möge man im Original nachsehen.

NEFTEL (9) hat abnorme galvanische Reaction des Hörnerven bei ziemlich zahlreichen chlorotischen Frauen gefunden, welche neben den Erscheinungen der Chlorose gleichzeitig an Ohrensausen, Benommenheit des Kopfes, Schwindel u. dgl. litten. Es bestand meist qualitative Veränderung der Reactionsformel, selten Torpor des Hörnerven; in acut entstandenen Fällen (unter den Erscheinungen der Menière'schen Krankheit) war Hyperästhesie des Acusticus vorhanden. Auch in einigen Fällen von sehr chronisch verlaufendem Morb. Brightii will Verf. Torpor des Hörnerven mit Schwerhörigkeit beobachtet haben. — Die näheren Belege für alle diese Angaben fehlen noch.

LÖWENBERG (10) beschreibt ein Verfahren, um etwaige, beim Elektrisiren des Ohres eintretende Contractionen der Binnenmuskeln des Ohrs und dadurch bedingte Wölbungsänderungen des Trommelfells nachzuweisen. Er benutzt dazu ein gewöhnliches Gehörgangsmanometer, in welches für die Zuleitung des Stromes noch ein Kupferdraht eingelassen ist. Da man aber jetzt gewöhnlich den Hörnerven durch die äussere Versuchsanordnung zu erregen pflegt, dürfte ein gewöhnliches Gehörgangmanometer schon genügen. Es könnte mit Hülfe desselben die Controverse entschieden werden, ob die Binnenmuskeln beim Zustandekommen der galvanischen Gehörsempfindungen eine Rolle spielen oder nicht. Von eigenen Versuchen berichtet Verf. nichts.

IV. Elektrotherapie bei Krankheiten der übrigen Organe. Galvanochirurgie.

1) Murray, Alex., Cases in electrotherapeutics. New Y. med. Record. Jan. 15. — 2) Schwalbe, (Zürich) Erfahrungen auf dem Gebiete der Elektrotherapie. Correspondenzbl. f. Schweiz. Aerzte No. 9. — 3) Althaus, J., (London) On the treatment of rheumatic gout by the aid of the constant galv. current. Brit. med. Journ. Sept. 27. — 4) Rockwell and Beard, Clinical researches in electro surgery. New-York med. Rec. Oct 11. (Dem Ref. nicht vollständig zugegangen. Aufzählung einer Reihe von merkwürdigen Fällen von verschiedenen Geschwulstbildungen, welche mit Elektrolyse mit mehr oder weniger grossem Erfolge behandelt wurden. Für die Casuistik der elektrolytischen Geschwulstbehandlung von Bedeutung.) — 5) Onimus et Blum, De l'emploi de l'électricité en chirurgie. Bull. gén. de thérap. Janv. 15. p. 18–26. (Aufzählung bekannter Dinge.) — 6) Sinclair Holden, Treatment of tumours by the continuous electric current. Brit. med. Journ. March 15. (Kurze Notiz über einen Fall, wo die Elektrolyse nach längerer und oft wiederholter Anwendung bei einem rasch wachsenden Fibroid einer erheblich [illegible] gewirkt hatte; es waren immer 2 Elektroden [illegible] mit 4 in den Tumor eingestochenen Nadeln (2 posit. u. 2 negat.) angewendet worden.) — 7) Delvall, C., Bons effets de l'électricité dans l'étranglement et l'engouement intestinal. Bull. génér. de thérap. 30 Juill. p. 75–78. (Ein Fall von innerer Einklemmung und Ileus, wo am 6. Tage durch Faradisation die Heilung herbeigeführt wurde, und ein Fall von Kothanhäufung in einem Bruch, wo nach der Faradisation die Taxis möglich war.) — 8) Mallez, Contributions de l'électric. à la thérapeut. des maladies des organ. urinaire et génital. Gaz. des hôp. No. 38. 40. 41. (Zusammenstellung der el. Behandlung der verschiedensten Affectionen des Urogenitalapparats: Blasenschwäche, Incontinenz, Katarrhe, Hodenanschwellung, Prostatahypertrophie, Hydrocele, Stricturen etc. Nichts Neues.) — 9) Pierreson, Paralysie de la vessie consécutive à un empoisonnement par l'opium, guérison par l'électricité. Bull. génér. de thérap. Juin 15. p. 511–516. — 10) Boekensteijn, De l'engorgement et sa guérison par l'électricité statique. — 11) Fox, Charles, Galvano-cautery. Brit. med. Journ. Nov. 8. — 12) Callender, George W., Notes of clinical lectures on some cases in which the galvanic cautery current was used. Brit. med. Journ. Febr. 15. — 13) Althaus, J., Electrolysis and the galvanic cautery. Brit. med. Journ. March 15. — 14) Beard, George M., Electricity in the treatment of diseases of the skin. Amer. Journ. of syphilograph. and dermatol. Jan. 1873. 13. 22.

MURRAY (1) giebt kurze Notizen über eine Anzahl von Krankheiten, die er mit dem elektrischen Strom behandelt hat.

Hydrocele.

1. Mann von 40 Jahren, traumatische Hydrocele, 7mal in 18 Monaten punktirt. Bei der 8. Punktion vor der Entleerung der Flüssigkeit Einführung eines Platindrahtes durch den Troicar, und Verbindung desselben mit der Kathode, während die Anode am Scrotum aufgesetzt wird; 30 Minuten Einwirkung eines leicht schmerzhaften Stromes, dann Entleerung der Flüssigkeit, und weitere 5 Minuten Einwirkung des Stromes. — Nach 6 Monaten keine Wiederansammlung der Flüssigkeit.

2. Farbiger Mann von 43 Jahren, mit Hydrocele und Impotenz. Labile Galvanisation des Scrotums, 30 Minuten lang jeden dritten Tag; nach 3 Sitzungen Verminderung des Ergusses; dann Elektropunktur mit 2 Platinnadeln, mit gleichzeitiger Entleerung eines Theils der Flüssigkeit und der elektrolytisch entwickelten Gase. — Nach zwei Monaten keine Wiederansammlung. Impotenz gebessert durch allgemeine und örtliche Faradisation in vier Sitzungen.

3. Kind von 18 Monaten mit Hydrocele des Samenstranges wurde mit Galvanopunctur und dann mit percutaner Galvanisation in 3 Tagen von der Flüssigkeitsansammlung befreit.

Fissuren der Brustwarze. Application einer Platin- oder Silberelektrode direct auf die Schrunden bei mässigem galvanischem Strom, bis aschgraue Färbung entstand. Heilung nach 1–2 Tagen.

Mastdarmfistel geheilt durch Aetzung mittelst eines eingeführten, als Elektrode dienenden Platindrahts (welcher Pol? Ref.).

Fussgeschwüre wurden mit plattenförmigen Elektroden von Platin oder Silber belegt und ein möglichst starker Strom bis zur Entstehung eines Schorfs hindurch geleitet. Heilung an den mit der Anode belegten Geschwüren rascher als an den mit der Kathode belegten.

Die Resultate bei mangelhafter Milchsecretion sind sehr fragmentarisch mitgetheilt. Der Rotationsapparat soll dabei am meisten geleistet haben.

Der Bericht über SCHWALBE's (2) elektrotherapeutische Mittheilungen ist sehr dürftig. Er er-

erwähnt zuerst die Erfolge, die bei Varicen, Erysipel und Elephantiasis durch elektrische Geisselung erzielt werden und die in der bewirkten Contraction der Gefässe ihre Erklärung finden. – Elektrolyse betreffend erkennt Verf. in der Kathode ein Aetzmittel, ausgezeichnet durch die Leichtigkeit, mit der sich seine Form dem einzelnen Falle anpassen lässt. Strumen werden zweckmässig mit nadelförmigen Kathoden behandelt; beide Pole mit Nadeln in die Struma einzuführen, ist nicht räthlich. – Chronische, seröse Ergüsse in das Knie- und Ellbogengelenk hat Schwalbe ebenfalls erfolgreich sowohl percutan als mit Elektropunctur behandelt.

Althaus (8) hat einen kleinen Aufsatz über die galvanische Behandlung der *Arthritis deformans* (Rheumatic gout) geschrieben, von welcher er auffallender Weise behauptet, dass sie fast nur bei ältern Leuten, von über 45 Jahren, vorkomme. Er findet, dass die galvan. Behandlung solchen Kranken, wenn sie ihnen auch keine völlige Heilung bringe, doch in verschiedener Weise nützlich sein könne, und zwar: 1) dadurch, dass der galvan. Strom als allgemeines Tonicum wirke; bei den meisten Kranken der Art fände sich Dyspepsie, functionelle Schwäche der Unterleibsorgane etc., gegen welche sich der galv. Strom sehr nützlich erweise. Verf. applicirt ihn so, dass die Anode auf die Halswirbelsäule, die Kathode in's Epigastrium gesetzt wird, während ein schwacher Strom 3—5 Minuten lang hindurch geht; 2) dadurch, dass dieselbe Application die bei solchen Kranken bestehende Schlaflosigkeit bewältige, welche den gewöhnlichen Mitteln, Morphium und Chloral, oft Widerstand leiste; 3) dadurch, dass der Strom in oft magischer Weise den Schmerz in den leidenden Theilen beseitige; dazu genügt es, die Anode auf den schmerzenden Theil, die etwas grössere Kathode in der Nachbarschaft zu appliciren, und einen etwas stärkern Strom 2 bis 5 Minuten lang einwirken zu lassen; endlich 4) dadurch, dass eine solche lange fortgesetzte Application auch selbst erhebliche Difformitäten der Gelenke wieder zur Ausgleichung bringe. – Mit dieser galv. Behandlung sind nöthigenfalls auch geeignete interne Mittel zu verbinden. – Die Behandlung muss immer eine sehr andauernde sein (6 Wochen und länger, bei 4—6 Sitzungen wöchentl.); denn nur bei grosser Andauer sind die Resultate befriedigend. (Verf. erwähnt hier gar nicht die von M. Meyer in die Behandlung der Arthritis deformans eingeführte Sympathicus-Galvanisation. Ref.)

Pirasson (9) hat in einem Falle von *Blasen-Lähmung*, die nach einer mächtigen Opiumvergiftung bei einem jungen Menschen von 20 Jahren zurück geblieben war, und 8 Tage lang den gewöhnlichen Mitteln vollständig getrotzt hatte, durch die Faradisation der Blase einen glänzenden Erfolg erzielt. Er führte einen metallenen Katheter in die Blase ein, der mit einem Pol des Inductions-Apparats verbunden war, während der andere auf's Hypogastrium applicirt wurde. Nach der ersten Sitzung schon trat Besserung, nach 6 Sitzungen völlige und dauernde Heilung ein.

Ch. Fox (11) producirte bei 2, durch Schwämme vergifteten Kindern, welche sich im hochgradigsten Collaps befanden, und anscheinend sterbend waren, dadurch Erbrechen, dass er den einen Pol des Inductions-Stromes in den Anfangstheil des Oesophagus einführte, und den andern im Epigastrium applicirte. – Es trat unmittelbar Erbrechen ein und die Kinder genasen. Die mechanische Reizung, als Ursache des Erbrechens, glaubt Vf. zurückweisen zu dürfen, weil die Kinder unempfindlich gegen „the strong liquor ammoniae" waren.

Callender (13) beschreibt 3 Fälle von bösartigen Neubildungen, bei welchen die Elektrolyse mit wenig Erfolg angewendet wurde. Nur in einem Falle wurde ein kleiner, von der Exstirpations-Wunde wieder hervorwachsender Tumor durch 2 elektrolyt. Applicationen zerstört und zum Verschwinden gebracht. Vf. schliesst aus seinen Beobachtungen, dass der Strom — abgesehen von seinen ätzenden Einwirkungen — keine andere heilende Wirkung auf solche Tumoren entfalte; dagegen schätzt er die ätzenden Wirkungen stärkerer Ströme sehr hoch, und hält sie zur Zerstörung kleinerer, besonders recidivirender Tumoren für sehr geeignet. – Die in diesem Aufsatze enthaltenen sachlichen und sprachlichen Irrthümer und Missverständnisse werden von Althaus in einer kurzen Note (13) richtig gestellt und constatirt, dass Callender aus seinen Beobachtungen nur den Schluss zu ziehen berechtigt war, dass in vielen Fällen von Tumoren ein schwacher Strom wenig oder keinen, ein starker Strom dagegen guten Erfolg hat.

Beard (14) kam aus verschiedenen ganz plausiblen Gründen (Schmerz und Kitzel sind ein besonders dankbares Object der Elektrotherapie; Geschwüre, Fisteln u. s. w. werden mit Erfolg der el. Behandlung unterworfen; Tumoren und krankhafte Neubildungen der verschiedensten Art sind Gegenstand der elektr. Behandlung; el. Ströme bewirken Resorption bei chron. Entzündungen etc.) zu dem Schluss gekommen, dass die *Hautkrankheiten* ein ganz besonders zu berücksichtigendes Object der Electrotherapie sein müssten, umsomehr als gewisse Formen derselben nervösen Ursprungs sind, und als man die kranken Theile direct unter den Einfluss des Heilagens bringen kann. Er bespricht deshalb – gleichsam als Aneiferung und Anleitung für die Dermatologen — seine Apparate und Methoden der Behandlung von Hautkrankheiten und theilt Einiges über die dabei erzielten Resultate mit. — Der faradische und der galvan. Strom können angewendet werden, der letztere vielseitiger; breite, biegsame Elektroden sind am zweckmässigsten. Die Applicationsmethoden sind: *Elektrisirung der kranken Oberfläche*, Anode auf den zuführenden Nervenstamm, Kathode stabil oder labil in möglichster Ausdehnung auf die erkrankten Stellen, (oder beide Elektroden auf die kranke Hautfläche). *Generalisirte Lokal-Elektrisirung*: beide Elektroden werden in einer bestimmten Distanz von einander zusammen hin weggeführt über die erkrankten Hautstellen des ganzen

Körpers. Allgemeine Elektrisirung — besonders bei gleichzeitiger allgemeiner Schwäche anzuwenden. Trockne Faradisation und elektr. Bürste — besonders bei lebhaftem Jucken oder bei Anästhesie anzuwenden. Elektrolyse — mit eingeführten Nadeln. — Mit diesen verschiedenen Methoden hat Verf. Erfolge erzielt bei Eczema (besonders Kathodenstabil auf die erkrankte Fläche, rasche Beseitigung der Schmerzen, allmälige Heilung); bei Psoriasis (vorwiegend Ka., nur ein Theil der Fälle weicht.) Prurigo (bedeutende Erfolge durch trockne Faradisation oder allgemeine Elektrisirung), Anaesthesia (in der gewöhnlichen Weise). — Genauere Beobachtungen und exactere Mittheilungen darüber wären in hohem Grade wünschenswerth. — Eine Erklärung der Heilwirkungen der Elektricität bei Hautkrankheiten wird vom Verf. z. Z. noch nicht versucht.

V. Elektrotherapeutische Apparate.

1) Eulenburg, A., Demonstration einer transportablen Batterie f. den constanten Strom. Berl. klin. Wochenschr. No. 14. Verh. d. Berl. med. Gesellsch. — 2) Beetz, W., Säule mit constantem Strom f. therapeutische Zwecke. Arch. f. klin. Med. XX. S. 119. — 3) Schwanda, M., Ueber die neue Thermosäule des Herrn Noë in Wien. Wien. med. Pr. No. 39 u. 41. — 4) Meyer-Meissner's selfregistering galvano-[illegible] battery. Lancet. Nov. 2. (Apparat gleichzeitig für galvan. und farad. Strom; enthält 20 Zinkkohlenelemente. Genaueres aus der Beschreibung und Abbildung nicht zu ersehen.) — 5) Bartholow, Rob., The electrical room of the good Samaritan Hospital. Cincinn. Clin. Febr. 24. (Beschreibung der elektr. Apparate in dem mit rühmenswerther Vollständigkeit ausgerüsteten elektr. Zimmer des Hospitals, welches sich durch eine grosse Thätigkeit in Elektrisirungen aus.)

Eulenburg (1) demonstrirte eine von Hirschmann in Berlin angefertigte, leicht transportable galvanische Batterie. Dieselbe wiegt nur 12 Pfund und enthält 40 Zinkkohlenelemente, welche in eine Lösung von schwefelsaurem Quecksilberoxydul eintauchen (mit Hebevorrichtung). Sehr einfaches Princip zum Ein- und Ausschalten beliebiger Elementenzahlen ohne Stromunterbrechung durch Gabelung eines Leitungsdrahtes. Die elektrolytischen und physiologischen Wirkungen der Batterie sollen mit den Leistungen einer gleichen Zahl Siemens'scher Elemente der gewöhnlichen stationären Batterien concurriren. Der Preis der Batterie (ohne Stromwender) ist nur 35 Thlr. (Wenn Eulenburg das Problem, compendiöse und leicht transportable galvanische Batterien herzustellen, als bisher ungelöst bezeichnet, so kann dem gegenüber wohl auf die von Stöhrer in Dresden verfertigten sog. Hausbatterien von 20 resp. 30 Zinkkohlenelementen mit Schwefelsäurefüllung (Gewicht 12 resp. 18 Pfund, Preis 36 resp. 56 Thlr.) hingewiesen werden, welche in jeder Hinsicht das Vorzüglichste leisten und in hohem Grade praktisch brauchbar und dauerhaft sind. Ref.)

Die von Beetz (2) beschriebene Säule mit constantem Strom vereinigt die Wirksamkeit und Haltbarkeit der Leclanché'schen Elemente mit den Dimensionen der Pincus'schen Säule. Die einzelnen Elemente haben die Grösse von Reagensgläsern und sind bis zu ⅓ ihrer Höhe mit einem Gemenge von Braunstein und Retortenkohle gefüllt; dieses Gemenge dann bis zum zweiten Drittel mit concentrirt. Salmiaklösung übergossen. Die Oeffnung der Röhre ist durch einen Kautschukpfropf geschlossen, in welchem ein Zinkstab eingelassen ist, welcher z. Th. in die Flüssigkeit eintaucht. Für die weiteren Details siehe das Original. — Solcher Elemente sind 24 an einem Gestelle von 25 Cm. Länge, 20 Cm. Höhe und 7 Cm. Breite zu einer Säule vereinigt. Die Ein- und Ausschaltung der Elemente geschieht durch einen gegabelten Leitungsdraht. Die elektromotorische Kraft der Elemente wurde von Beetz auf 1,4 Dan. bestimmt, so dass die Säule von 24 El. etwa einer solchen von 24 Daniells gleich käme. Der Apparat wird von M. Th. Edelmann in München für 60 fl. geliefert; jedes Element mehr 2 fl. — (Da der Apparat bei 24 Elem., wie sich Ref. persönlich überzeugt hat, eine nicht für alle therapeut. Zwecke ausreichende Stromstärke liefert, müssen mehr Elemente genommen werden und erscheint deshalb der Preis verhältnissmässig hoch. Immerhin scheint diese Form der Leclanchéelemente eine gute Zukunft zu haben, wenn sie sich als dauerhaft erweisen wird.

Schwanda (3) giebt Beschreibung und Abbildung einer neuen 20elementigen Thermosäule von Noë in Wien, welche sich als Elektricitätsquelle für Inductionsapparate gut qualificirt. Die Beschreibung des Instrumentes, welches sich durch handliche und dauerhafte Construction und bequeme Gebrauchsweise auszeichnet, möge im Original nachgesehen werden. Es hat die Form eines Hohlcylinders und kann, wie ein Hut, über die zur Heizung dienende Spiritus- oder Bunsen'sche Lampe gestülpt werden. Die nöthige Abkühlung geschieht durch die Luft vermittelst gebogener Metallstreifen von grosser Oberfläche. Die Bestimmung der elektromot. Kraft der Säule ergab, dass 9—10 Noë'sche Elemente gleich sind einem Daniell'schen; die 20element. Säule ist im Stande, ein Bunsen'sches Zinkkohlenelement zu ersetzen. Die Constanz der Säule dauert so lange, als die Heizung gleich stark bleibt. Eine Prüfung an verschiedenen Inductionsapparaten ergab, dass diese Thermosäule viel stärker wirkte als ein Paar Leclanché-Elemente, nahezu ebenso stark wie ein Bunsen'sches Element und etwas stärker als zwei Zinkchlorsilber-Elemente von Gaiffe. Der Verbrauch an Spiritus stellt sich bei gerade genügender Heizung auf 2½ kr. ö. W. per Stunde. Die Leistungsfähigkeit des Apparates vermindert sich im Verlaufe jahrelangen Gebrauchs nicht; es dürfte sich somit derselbe als äusserst zweckmässig als Stromquelle für Inductionsapparate herausstellen. Der Apparat ist mit Spirituslampe bei Herrn Noë (Wien, Fünfhaus, Tellgasse Nr. 10) für 12 Gulden öst. W. zu beziehen.

In dem Buche von Onimus und Legros (s. o. I. Nr. 3) ist eine Batterie von Trouvé beschrieben, die sich durch grosse Billigkeit (1 Element kostet nur ½ Frank = 4 Silbergroschen) leichte Handhabung und Herstellung auszeichnet. Das Element ist ein Daniell'sches ohne Diaphragma; die Metalle sind aufgerollter Kupfer- und Zinkdraht, die Füllungsflüssigkeit gesättigte Lösung von Kupfervitriol. Die nähere Beschreibung siehe am angeführten Ort. Solche billige und leicht herzustellende Batterien haben gewiss ihre Zukunft.

Klimatotherapie und Balneotherapie

bearbeitet von

Dr. B. M. LERSCH in Aachen.

Alle Temperatur-Angaben dieses Berichts sind in Celsius-Graden zu verstehen.

Zeitschriften.

(Alle enthalten auch klimatologische Aufsätze.)

1) Kisch, Jahrbuch für Balneologie, Hydrologie und Klimatologie. [illegible] — 2) Annales de la société d'hydrologie de Paris [illegible] — 3) [illegible], Deutsche Badezeitung. Jede Woche 1 Nummer. 14. Jahrg. — 4) [illegible] u. Hamberger, Oesterreichische Badezeitung. Organ für die Interessen der europäischen Kurorte und der Kurgesellschaften. [illegible] 1. Jahrg. — 5) Fleckles jun., Der Sprudel. Allgemeines deutsches Bade-Journal, [illegible] Jahrg. — 7) Hirschfeld, Der Kurgast, [illegible]. Organ für europäische Kurorte, [illegible] — 8) Robert, Revue d'hydrologie médicale française et étrangère. [illegible] — 9) Berrault, Gazette des Eaux etc. — 10) Monde Thermal.

A. Klimatotherapie.

I. Schriften allgemeinen Inhalts.

10) Schreiber, Ueber den heutigen Standpunkt der Klimatologie. [illegible] — 11) Smith, R. A., Air and Rain. The beginnings of a chemical climatology. [illegible] — 12) Dove, H. W., Klimatologie [illegible] — 13) Derselbe, [illegible] — 14) Schreiber, [illegible]

15) Niemeyer, Paul, [illegible] [illegible] — 16) [illegible] — 17) Liebig, G. v., [illegible] — 18) Beyer, C. v., [illegible] [illegible] — 19) Spengler, [illegible] — 20) [illegible] — 21) [illegible]

22) Lender, [illegible] — 23) Müller, [illegible] — 24) [illegible] — 25) [illegible]

26) Roberts, Ch., [illegible] — 27) [illegible]

28) Jochheim, [illegible]

29) Biermann, A., Klimatische Kurorte und ihre [illegible]

II. Länderklima und klimatische Kurorte.

30) Guerrard, [illegible] — 31) [illegible] — 32) [illegible] — 33) Lebet, [illegible]

34) Pfeiffer, L., Thüringens Bade- und Kurorte und Sommerfrischen. [illegible]

[illegible]. 200 SS. und 1 Karte. — 35) Pelletier, Der Kurort Görbersdorf in Schlesien, Heilanstalt für Lungenkranke. Berlin (Kastner). — 36) Kohn, Königswart in Böhmen als Kurort [illegible]. [illegible] 11. 63.
37) Rudl. Ein Tag im Taunus. Union. (In Falkenstein unweit Cronberg [illegible] die Pension Falkenstein [illegible].)
38) Williams, C. Th., Ueber die Höhenkurorte in den Alpen. Lancet. II. 2. Aug. — 39) Lochmann, Ueber Heilanstalten im Hochgebirge. [illegible]. I. 1871. — 40) Heggli(n). Notice sur l'établissement hydrothérapique et le climat climatérique de Schoenbrunn, avec 1 vue, 1 carte. 62 pp. 1872. (Anzeige in: Rev. d'hydr. No. 5, 7, 8, 9.) — 41) Holmes, [illegible] auf die [illegible] Aerzte in Bozen. Deutsch. Kl. [illegible]. — 42) Ein Führer in den Umgebungen von Thun. Für die Besucher des Etablissements Bellevue. Thun. (Das dortige [illegible] Hôtel [illegible].) — 43) Jaccoud, La station médicale de Saint-Moritz. (Engadine.)
44) Reimer, H., Ueber einige klimatische Winterkurorte, insbesondere über Bozen, Lugano und Arco. D. Klin. 1, 3, 4. —
45) Bennet, J. H., Ueber die physikalische Geographie und das Klima von Spanien und seinen Kurorten. Brit. med. Journal 1871. Sept. 23. — 46) Une [illegible] climatérique de Cannes [illegible], von El Sigle 1870. Rev. d'hydr. 11. (Siehe in Spanien.)
47) Valcourt, Cannes et son climat. Paris. (Mittlere Temperatur Dec.—Febr. 9,6° C., Frühling 13,8, Jahresmittel 16,6. [illegible] Der Mistral scheint dem Verf. ziemlich unerheblich.)
48) Biermann, A., Italische Winterkurorte. D. Klin. 17—21. (Auch als Separat-Abdruck 11 SS.) — 49) Reimer, Bericht über Arco. Deutsch. Klin. No. 1 und 4. — 50) Lindemann, B., Ueber Arco in Südtirol. D. Klin. 26. — 51) Mehrere Artikel von Dr. Lindemann über Arco in der Union und in der [illegible] und von den Vertheidigern Arco's, namentlich von Dr. Rudl. Cf. [illegible] D. Klin. No. 41. — 52) Rudl, Klimatische Verhältnisse des Thales von Riva-Arco. Bayr. ärztl. Intelligenzblatt XIX. 28. — 53) Schneider, C., Pisa als klimatischer Kurort. Für Aerzte und Heilbedürftige 112 SS. (Wegen der [illegible] Verhältnisse [illegible] des Letzteren zu empfehlen. [illegible]. Die meteorologischen Tabellen nach 16jähr. Beobachtungen geben nur die Temperatur-Extreme.) — 54) Brehking, Pisa und sein Klima. Berl. klin. Wochenschr. No. 43, 45, 46. — 55) Thomson, J., La Spezia als klimatischer Winterkurort. Union 171. — 56) Derselbe, Aus den italienischen Winterkurorten. Union 134. (La Spezia, San Remo, Pisa.) — 57) Lippert, Ein Winter in Neapel (1870—71.) Medicinische Skizze. Berlin klin. Wochenschr. No. 7—16. (Einiges Material zur Beurtheilung des Werthes dieser Stadt als klimatischen Aufenthaltes.) — 58) Ohlsen, Ueber das Klima Palermo's im Vergleich zu dem übrigen Hauptstationen Italiens. D. Klin. No. 34. 35. — 59) Reyer, A., Catania als klimat. Kurort. Wiener med. Woch. 37. — 60) Schneider, O., Von Algier nach Tunis und Constantine. (Fortsetzung der Schrift: Der klimatische Kurort Algier.) 187 SS. (Rothält [illegible] in medicinischer Hinsicht Wichtiges, wie die Bemerkung, dass Tunis sich nicht zum klimatischen Aufenthalte eigne.)
61) Jorie, Madeira als klimatischer Kurort. Oesterr. Badezeitg. No. 11. Ders., Bemerkungen über die Reise nach Madeira. Ibid. No. 26. (Mittlere Temperatur Dec. 1870 Febr. 71: 13°, Nachm. 2. 4 14° ob C. [illegible] Mittlere Feucht. 74 pCt.) — 62) Mahever (Wiesbaden) Malaga als klimatischer Kurort. [illegible] 4. und [illegible] No. 5.

v. Wallenstedt hat in einem Prospecte zur Theilnahme an einer fünfmonatlichen Küstenfahrt auf einem eigenen Schiffe eingeladen, um den Genuss der Seeluft während des Winters zu ermöglichen, wobei gleichzeitig die beim Aufenthalte an der Küste häufig vorkommenden Uebelstände (unzweckmässige Wohnung und Verpflegung) vermieden werden sollen.

Die Wirkung eines längeren Aufenthaltes an der Seeküste auf Kranke, insonderheit scrophulöse und tuberkulöse Leiden, kann man am besten in Margate studiren. Drei grössere Etablissements: Royal Sea-bathing Infirmary, nur für 6 Monate geöffnet, Metropolitain Establishment, Chateau Bellevue, beide auch den ganzen Winter offen, zusammen mit fast 500 Betten, liefern das Beobachtungsmaterial. Ueber die vortrefflichen, in diesen Anstalten erlangten Resultate hat Brenner sich schon früher (Phys. and Pathol. des phosphors. und oxals. Kalkes 1850) wiederholt auch endlich wieder ausgesprochen (184). „Was die in allen 3 Anstalten vorkommenden Krankheiten anbetrifft, so gehören sie fast sämmtlich der einen grossen Klasse der Scrophulösen oder Tuberculösen an. Die grosse Mehrzahl der Patienten sind Kinder; die meisten im Alter von 6—15 Jahren. Anschwellungen der Halsdrüsen, Ulcerationen an den verschiedensten Körpertheilen, Impetigines, Blepharadenitiden, namentlich aber cariöse Gelenkleiden habe ich in Menge bei ihnen gefunden. Erwachsene bilden etwa ⅕ der Patienten; bei ihnen kamen häufiger Leiden der Respirationsorgane vor. Caries war in mehreren Fällen mit Lungenleiden complicirt.“ Kaum 20 scrophulöse Patienten unter 400 fand B., welche sich nicht in Besserung befanden, aber ein Aufenthalt von einigen Monaten reicht nicht hin, um nachhaltige Wirkungen hervorzurufen, wenn Jahre erforderlich sind. Erstes Hauptgesetz für den Kranken, deren Räume übrigens sehr gut ventilirt sind, ist so viel als möglich in der freien Luft zu sein. Man gebraucht vielfach die Seebäder.

Die wichtige Frage, wo der beste Aufenthaltsort für Schwindsüchtige sei, will Brenner nicht entscheiden, glaubt aber nach allen ihm vorliegenden Erfahrungen die Ansicht aussprechen zu dürfen, dass einzelne Küstenplätze am Canal eine vielleicht höhere Bedeutung in dieser Hinsicht haben, als die viel genannten und aufgesuchten Küstenplätze des nördlichen Ufers des mittelländischen Meeres. Weiter vorgeschrittene schwindsüchtige Lungenleiden werden nirgends dauernd geheilt, aber in den ersten Stadien, selbst beginnende Cavernenbildung bei local noch beschränktem Leiden eingeschlossen, und namentlich in den allerersten Zeiten der Spitzenkatarrhe und die begleitender Verdichtungen, sowie der allgemeinen Kraftabnahme, lässt sich noch unendlich viel erreichen. „Hier steht die Tonisirung des ganzen Organismus, meines Erachtens, als Heilaufgabe oben an, und sind dabei die localen Verhältnisse der Art, dass Bronchialreizungen durch Luft, Wind, Staub etc. ausgeschlossen werden, so sind Orte, welche jene Tonisirung herbeiführen, besonders in's Auge zu fassen.“ In dieser Hinsicht glaubt er nun auf die Inseln der Nordsee, besonders Wight hinweisen zu müssen. Andererseits bemerkt er, dass die aufrichtigen Aerzte Mentone's von wirklichen Heilungen schwindsüchtiger Zustände mit gründlicher Veränderung der Gesammtconstitution nicht oft zu berichten wissen, wohl aber von dort erfolgten unaufhaltsamen Fortschritten des Leidens.

Als Vorzüge des Hochgebirgsklima's von Norwegen vor jenem Südeuropa's hebt LACHMANN (39) hervor: die beträchtliche Länge der Zeit, welche die Sonne über dem Horizont ist, die verhältnissmässig grosse Wärme, welche der Erdboden während dieser Zeit aufnimmt, die Kürze der Nacht und als natürliche Folge davon den geringen Wärmeverlust im Vergleiche zu den Verhältnissen in der Schweiz und in den Pyrenäen, wo es früh am Abend kalt und dunkel wird. Der Kranke bringt auf dem norwegischen Hochgebirge beinahe Tag und Nacht in einer kaum abgekühlten Atmosphäre zu. Im Gegensatze zur Schweiz bildet das norwegische Hochgebirge zusammenhängende Hochebenen und zeigt im Winter milderes Wetter, als die Thäler. Auch spricht die Immunität von Struma und Kretinismus zu Gunsten dieses Klima's. Als besonders empfehlenswerth bezeichnet Verf. die Hochfläche zwischen Gulbrandsdal und Oesterdal. Da kein Land eine so geringe Sterblichkeit zeigt und keine Stelle auf Erden bei gleichem nördlichem Breitegrade so ausnahmsweis glückliche klimatische und meteorologische Verhältnisse, so viel Licht und Wärme und andere günstige Lebensbedingungen besitzt, so glaubt Verf., dass Norwegen zur Sommerzeit ein europäisches Sanatorium werden könne.

Die Ozon-Messungen, welche von LENDER (22) und Genossen zu Meniere und verschiedenen Badeorten angestellt wurden, haben für die Klimatologen ein grosses Interesse. Unmittelbar nach einem Gewitter wurde auf dem höchsten Standorte der Umgebung von Marienbad die höchste Ozon-Nummer constatirt; doch senkte sich allmälig das Ozon aus der Höhe in die Tiefe. Die Vegetation producirte viel Ozon; ein Unterschied zwischen Fichten- und Eichenwald war nicht zu finden. Während des Nebels liess sich kein Ozon nachweisen. In Kissingen wurde Verf. an den Gradirwerken auf die Production des Ozons durch Verdunstung aufmerksam. Doch muss diese Production im Allgemeinen nicht stark sein, wenn fünf, 3 Fuss lange und breite Thonkasten mit Salzwasser über einander auf die Oberfläche eines geheizten Ofens gesetzt, nicht ausreichten, um eine Ozon-Reaction zu erlangen. Ebenso führten zerquetschte Tannenzapfen, Harz von Fichten und Kiefern reichlich im Zimmer zerstreut nicht zu diesem Nachweis. Die Ansammlung des Ozons, in und an den Gradirwerken ist je nach der Grösse des Luftwechsels an verschiedenen Stellen mehr oder minder stark.

Aus den 13jährigen meteorologischen Beobachtungen, welche DIRUF (315) über Kissingen mittheilte, hebe ich nur die Temperatur-Mittel für die Jahreszeiten hervor. Winter 0°, Frühling 8,7° C., Sommer 17,2, Herbst 8,5 C.

Das Städtchen Elche der Intendanz Valencia in Spanien, 7 Meilen von der Westküste des Mittelmeeres, 63 Meilen von Madrid, ist in der Mitte eines weiten Palmenstriches höchst malerisch gelegen. Die Luft daselbst wird als frei von Nebel und Feuchtigkeit, als höchst milde und durchsichtig geschildert und soll für Erschöpfte, für Phthisiker und Magenkranke sehr heilsam sein. Es wird von den Engländern empfohlen. An comfortablen Einrichtungen fehlt es ganz. (46.)

Riviera di Ponente. Bei Bordighera, bekannt durch seine Palmen, reichen die Berge nach Westen vom Orte zu einem weiten Bogen von der See zurück und bilden so ein grösseres Vorland, auf welchem man dem Einflusse der See weniger exponirt ist. Die schützende Bergkette ist hier, wenn auch nicht sehr hoch und nahe, doch geschlossen und hindert directen Thalluftzug. Klima mild, wenig feucht. Unterkunft gut, ohne grosse Auswahl. Frequenz nicht gross.

Einen grösseren Aufschwung hat San-Remo seit 8 Jahren genommen. Dieser Ort ist von allen an der Riviera di Ponente der geschützteste. Der nordöstliche bei Genua an der Küste herabfallende Nordwind reicht nicht bis dahin und der Mistral ist, selbst wenn er heftig auftritt, dort wenig mehr zu bemerken. Die schützenden Höhen sind nicht durch Flussthäler unterbrochen; der mit Oliven besetzte Bergkamm ist nicht zu schroff abgeschnitten, so dass die Winde weniger ins Thal abfallen. Zwei Vorberge brechen die die Küste entlang streichenden Winde. Durchschnittstemperatur im Winter 9,8° C. In socialer Hinsicht hat San-Remo in letzter Zeit viel gewonnen, wozu die Bahnverbindung zwischen Genua und Marseille beigetragen hat. Sechs grössere Hotels, 30 Villa's. Spaziergänge beschränkt. Seebäder mangelhaft. Frequenz 200 Engländer, 60 Deutsche. Italien. und engl. Apotheke.

Oestlich von San-Remo haben sich in neuerer Zeit zu Porto-Maurizio, Oneglia, Alassio und Albenga einzelne Fremde angesiedelt. Mehr besucht aber ist Pegli, von Genua mit der Bahn in ½ St. zu erreichen. Die nördliche Bergkette ist jedoch hier schon niedriger und bietet weniger directen Schutz, indessen die schöne Vegetation der Umgegend, die ziemlich hohe Luftfeuchtigkeit, der Comfort einiger Hotels und die Nähe Genua's haben eine ziemliche Fremdenfrequenz herbeigeführt (48).

Zu den Kurorten Meran, Gries, Botzen hat sich jetzt in officieller Weise ein neuer gesellt, das in der Nähe von Botzen reizend gelegene Eppan. (Union.)

Unter den oberitalienischen Seen ist nach Biermann (47) der Gardasee mit seinen nächsten Umgebungen klimatisch wohl der bevorzugteste und hat die Combination der Station Riva-Arco wohl am ersten den Anspruch auf einen Aufenthalt für Herbst, Winter und Frühling zusammen. Beide Plätze sind noch österreichisch. Man erreicht sie durch Postomnibus von der Bahnstation Mori aus in 1½ Stunden. Arco liegt etwa 1 Stunde oberhalb der Mündung der Sarca. Im Osten und Westen wird das Thal durch eine ununterbrochene Kette von 5—8000 Fuss hohen Bergen umschlossen (5- bis 6000 Fuss sind die Berge hoch nach Modl's Angabe), von der westlichen Seite springt rechtwinklich eine quer gegen das Thal gerichtete Bergwand vor, die es so verengt, dass die Sarca hier nur einen schmalen Durchgang hat. Südlich von jener Felswand liegt gegen directe Nordwinde geschützt Arco. Das Thal erweitert sich hier, um selbst im Winter der Sonne bis zum Abend freien Zutritt zu gestatten. Eine halbe Stunde südlich von der Stadt am Nordende des Sees steigt mitten im Thale ein einzelner Berg empor, welcher die Winde des Gardasees bricht. (S. jedoch den folgenden Bericht.) Auch Modl rühmt, dass die täglich das Thal durchstreichende Ora im Sommer die Hitze mässige, während Nachts Nordwind herrsche und dass dieser Wind, durch Passatwind verstärkt, zur Aequinoctialzeit bei längerem Verweilen des Schnees auf den Apenninen empfindlich werde. Das Thal hat eine südliche Vegetation. Der Unterschied zwischen Arco und Meran besteht darin, dass jenes etwas feuchtere Luft hat, und im Winter stark um 2,5° C. wärmer ist als dieses. Hinsichtlich der Luftströmungen würde für Kranke der Aufenthalt bei den Dörfern Plaino und Misone, die ¼—½ Stunde mehr westlich liegen (die aber nach Lindemann nicht existiren, wenn nicht Chiarano und der Berg Misone darunter gemeint sein sollen), unmittelbar an der mächtigen und steilen westlichen Bergkette noch günstiger sein. In Arco ist bereits ein Kurgarten angelegt. Milch und Trauben sind reichlich geboten. Frequenz ca. 65 Personen im Winter 71 - 72. — Riva liegt am Nordrande des Gardasees. Seine Temperatur ist niedriger. Die Sonne verschwindet im Winter schon um 2 Uhr hinter den Bergen. Die südlichen Luftströmungen vom Gardasee her sind bedeutend. Der Ort eignet sich mehr für Frühjahr und Herbst als für den Winter. Er hat vorzügliche Seebäder. Nach Modl (53) ist der Nordwind selten und schwach, die Ora im Sommer regelmässig von 10—1 oder 2; um 4½ geht im Sommer die Sonne unter.

Lindemann's Bericht (50) stimmt in mancher Hinsicht nicht mit Biermann überein, der nach seiner Angabe nur 5 Stunden in Arco war. In den Tabellen des Kurcomité's, die sich übrigens auf die Station Riva beziehen, sind von 181 Wintertagen 49 in der Berechnung weggeblieben. Lindemann rechnet für den Winter 88 trübe, 93 Sonnentage. Die Temperaturen wechseln oft und rasch. Vormittags herrscht meist N-Wind, Nachm. S. Weder der Schlossberg, noch der Berg Brione schützt gegen Winde, oder doch nur sehr wenig, denn der N-Wind kommt von Trient, aus dem Sarcathale, wird vom Schlossberge nur so gebrochen, dass er eine Richtung nach SW einnimmt; NO-Winde haben den freiesten Zutritt. Der Berg Brione schützt ebenfalls sehr wenig, denn er lässt zu beiden Seiten noch ganz respectable Thäler, die nach ihrer Vereinigung das vor Arco liegende Thal bilden; also nach der einen Seite ein Thal, das von hohen schneebedeckten Bergen eingeschlossen ist, nach der andern Seite ein See, der durch seine Stürme schon aus der klassischen Zeit bekannt ist. Auch Modl giebt zu, dass Arco durch Nordwinde und durch die Abkühlung, welche der Sarcafluss erzeugt, etwas beeinträchtigt werde, wenn auch weniger als Bolognano, wo jedoch im Winter die Sonne ½ Stunde später, nämlich im Mittel um 5 Uhr untergehe. Lindemann ist überzeugt, dass kein Arzt, der einen ganzen Winter dort zugebracht hat, jemals einen Brustkranken hinschicken wird. Relative Feuchtigkeit hoch, für die 5 Wintermonate 67—77, im Mittel 73 pCt. Barometer beträchtlich. Blutungen sehr häufig, selbst bei Patienten, die früher keine solche hatten. Sociale Verhältnisse und Hotel-Einrichtungen nicht einladend. Mit den Olivenpflanzungen ist es auch nicht weit her.

Erst seit drei Jahren ist Arco als Winteraufenthalt von deutschen Blättern gepriesen worden. Prinzi hatte bereits vor mehreren Jahren auf die Milde des Klimas von Arco hingewiesen und den Ort mit den besten Kurplätzen Ober-Italiens verglichen. Auch hatte er die lange Lebensdauer der Einwohner und die Seltenheit der Schwindsucht bemerkt. Und noch früher schrieb Lewald (Tirol, 2. Aufl.): „Arco ist der Aufenthalt aller Brustkranken der Umgegend, die in diesem milden, gegen Stürme geschützten Winkel mit dem Reste ihrer Gesundheit noch lange haushalten können.“ Erzherzog Albrecht lässt sich eine Villa dort bauen.

Das Kur-Komité hat über Arco folgende Temperatur-Mittel veröffentlicht. Okt. 11,27, Nov. 6,26, Dez. 3,12, Jan. 1,82 (also sehr nahe dem Frostpunkt: Ref.), Febr. 4,01, März 6,55, April 10,72. Oefen und gedielte Fussböden sind allgemein im Gebrauch. Doch bemerkt das Diz. geogr. del Trentino, dass die Kälte selten über 3 Grad steige und dass Schnee selten sei. Vom halben März bis Ende April ist die Witterung in manchen Jahren wegen der ungestümen Winde rauh. Zu Riva besteht seit 1869 eine meteorologische Station, deren Beobachtungen in den Mittheilungen des k. k. Ackerbauministeriums 1871 und 72 auszugsweise in einem Aufsatze der Union veröffentlicht sind. Mittlere Jahres-Temperatur 12,25—13°, Oktob.-März 6,81—7,11, April-September 16,2—18,6; kältester Monat, Dez. 1869 5°, 1870 4,7°, 1871 0,38. Das rasch fliessende Sarcawasser wirkt abkühlend.

Nach Modl's Bericht haben Ost- und Westwinde fast keinen Zutritt ins Thal und wird heftiger NO-Wind, welcher im Winter regelmässig vom Monte Bragnollo ins Thal gegen die Sarca-Mündung herabsteige, an seinem Vordringen durch den Monte Brione aufgehalten. Der Boden des Thales ist fest und trocken.

Nach Modl sind Chiarano, Vigno und Varignano fast ganz windfrei und liegen nach Norden absolut geschützt, wogegen Torbole zwischen dem Monte Brione und der östlichen Thalwand durch den täglich Vormittags auftretenden heftigen NO-Wind leidet.

Am westlichen Ufer des Gardasees liegt Gargnano, welches zwar noch nicht als Kurplatz benutzt wird, aber nach Biermann (48) wegen seiner klimatischen Eigenthümlichkeiten Aufmerksamkeit verdient. Der See ist hier breiter und die Ufer weniger steil, als bei Arco, doch bieten die hohen Felswände einen guten Schutz gegen Nord und West, während es nach Süd und Südost den Sonnenstrahlen offen steht. Die stärkern Luftströmungen entstehen erst weiter oben auf dem See.

Der Comosee ist in klimatischer Hinsicht nicht bevorzugt. Seine schmale, langgestreckte von Nord nach Süd laufende Form, die in Ost und West bis an den Wasserspiegel ziemlich steil abfallenden Berge bedingen einerseits nicht unbedeutende, von den Alpen kommende Luftströmungen, andererseits einen Mangel an ebenen Spaziergängen. Die Orte Bellaggio und Menaggio haben zwar gute Einrichtungen, eignen sich aber nur zu Uebergangsstationen. (Biermann in No. 48.)

Wesentlich günstiger ist der Luganer-See und Lugano gestaltet. Durch die Gebirge werden die nördlichen Winde mehr abgehalten. Die Wärme ist wesentlich höher als am Genfer See, fällt aber öfter bis 0°. Einrichtungen comfortabel. Fremdenbesuch nicht unansehnlich. Sehr gute Herbst- und Frühjahrs-Station.

Die Umgebungen des Lago-Maggiore haben eine niedrigere Luftwärme als die der anderen Seen. Es ist dort namentlich Pallanza, vorzugsweise ein Erholungs- und Erfrischungs-Ort, weniger jedoch für eigentliche Brustkranke. (48.)

Brückner (54) lieferte eine beachtenswerthe Arbeit über Pisa, deren Lektüre wir Denen besonders empfehlen, welche diese Stadt zu ihrem Aufenthaltsorte zu nehmen gedenken.

Dieser einige Meilen von Livorno und vom Meere

entfernte Kurort liegt in einer grossen, wasserreichen Ebene, nach Nordwesten durch die 6000' hohen Carrarischen Alpen, nach Norden, Nordosten durch die 3000' hohen Pisaner Berge, noch mehr aber durch die dahinter liegenden 6000' hohen Apenninen vor scharfen Winden geschützt. Auch die heftigern Südostwinde sind durch Hügel bedeutend gemässigt. Die Eintrittsstelle des Arno bietet ein offenes Thor für die kühlern, trocknern Winde. Der nördliche Quai am Arno, Lung-Arno, welcher sehr breit und 20 Minuten lang ist, ist für chronisch Kranke in den strengern Wintermonaten fast der einzige Spaziergang, stets trocken und reinlich, doch nicht frei von Kloakengasen. Die Lufttemperatur war nach 5jähr. Beobachtungsreihe (Morg. und Ab. 8, Mitt. 12) für Nov. 10,2 C. Dez. 7,5, Jan. 5, Febr. 7,9, März 9,5. Im Winter 1869—70 war Pisa um 2,1—2,5° kälter als die Orte der Riviera. An keinem Kurorte, Ajaccio ausgenommen, findet sich eine solche Gleichmässigkeit der Temperatur, wie zu Pisa, doch kommt Mentone ihm nahe. Relative Feuchtigkeit der 5 kältesten Monate zweier Jahre 78,8 pCt., Dunstdruck 6,74 Millim. Mittler Barom. 762 Millim. Regentage Nov.—Jan. 46,5, Febr.—März 17,2 — Schnee selten. Nebel fast nie. Himmel meist bedeckt. Stärkere Winde selten, Ost u. Nord häufig.

Das milde, feuchte Klima Pisas bewirkt eine grössere Blutfülle der Haut u. der Lungenschleimhaut, Verminderung der Perspiration, Steigerung der Harnabsonderung. Rheumatismen und Ekzem werden dadurch verschlimmert. Die Schleimsecretion wird erleichtert, Hustenreiz vermindert. Hartnäckige asthmatische Anfälle verlieren sich. Chronische Katarrhe werden nur sehr langsam gebessert. Bestehende käsige Exsudate zerfallen leichter unter Verminderung des Fiebers. Der Puls wird ruhig. Auch das Nervensystem wird beruhigt. Das Klima von Pisa passt im Allgemeinen bei allen erethischen Krankheitsformen und bei Schwächezuständen, wenn es sich darum handelt, die Functionen zu erleichtern, doch darf die Schwäche nicht zu gross sein.

Bei Constitutionsfehlern werden in Pisa überraschende Erfolge erzielt; bei der erethischen Form der Scrophulose mögen die Patienten bloss eine Wintercur machen, um die erhöhte Nerventhätigkeit herabzusetzen und Reizzustände, Congestionen der Luftwege zu verhüten, oder mögen die Kranken erst den Süden aufsuchen, wenn fieberhafte Katarrhe, öfter sich wiederholende leichte Blutungen Schlimmeres befürchten lassen. — Ein stürmischer Krankheitsverlauf ist bei diesen delicaten Kranken die Regel; kommt er ausnahmsweise auch bei chronischen Erkrankungen sonst torpider Individuen vor, finden sich auch hier öfter entzündliche Recidive, besteht lange Zeit grosse Aufregung im Gefässapparate und im Nervensystem, so hat Pisa denselben beruhigenden, abkürzenden, heilenden Einfluss. —

Als specielle Indicationen gelten für Pisa zunächst und vorzugsweise die Katarrhe des Rachens und des Kehlkopfs. Die einfachen Pharyngealkatarrhe, wie auch die mehr granulösen Katarrhe scrophulöser Individuen bessern sich in Pisa sehr. Kranke mit Kehlkopfkatarrhen kamen öfter nach Pisa; die idiopathischen Formen können bei gleichzeitiger Localbehandlung in einem Winter sicher gehoben werden, complicirende, secundäre Katarrhe bei chronischer Phthisis werden stets gebessert.

Von chronischen Bronchialkatarrhen passen vorzugsweise die Katarrhe der feineren Bronchien, Catarrh sec mit sehr sparsamer Absonderung und öfteren asthmatischen Anfällen nach Pisa. — Heftige Blennorrhöen können sich in dem feuchten Klima nur verschlimmern. — Einseitige Katarrhe, meist an der Spitze, bessern sich erheblich und verschwinden wohl stets in einem Winter, passive Katarrhe bei Herzfehlern bessern sich mit dem Grundleiden.

Chronische Pneumonien passen vorzugsweise nach Pisa, so lange sie einen mehr erethischen Charakter haben, so lange noch Neigung zu Recidiven, sei es zu Fieber, zu entzündlichen Processen oder zu neuer Blutung, besteht, so lange das Gefäss- und Nervensystem sehr leicht erregt wird und stärkerer Reizhusten besteht. Auch selbst bei subacuter, florider Phthisis kann in Pisa noch eher auf ein Stillstehen der Krankheit gerechnet werden, als anderswo. Wie beim Katarrh, gilt schliesslich auch bei den entzündlichen Erkrankungen eine sparsame und mühsame Secretion, sei es auf der Schleimhaut oder in schon bestehenden Cavernen als Indication für Pisa.

In späteren Stadien chronischer Tuberculose mögen die Erfolge in Pisa wohl gerade so unbedeutend sein, als an anderen Curorten.

Pleuritis oder vielmehr ältere pleuritische Exsudate werden in Pisa meist geheilt; der oft bestehende lästige Hustenreiz schwindet, auch die Gefahr der Recidive, die Resorption wird meist rasch eingeleitet, die comprimirten Lungentheile dehnen sich bei den tieferen Athemzügen in wünschenswerther Weise wieder aus.

Herzkrankheiten passen so lange nach Pisa, als nur Hypertrophie und mässige Dilatation besteht und es sich darum handelt, durch Beruhigung des Gefässsystems grössere Dilatation zu verhindern. — Hat das Uebel lange Jahre bestanden, haben sich die Herzhöhlen bedeutend erweitert, so kann Pisa auch noch klimatisch verwerthet werden; beginnen dagegen mit Entartung der Herzmuskulatur Compensationsstörungen, so ist Pisa contraindicirt, sobald man genöthigt wird, solchen Kranken Excitantia zu geben, muss man auch ein mehr roborirendes, tonisirendes See- oder subalpines Höhenklima für dieselben aussuchen. Da die meisten Herzfehler aus Rheumatismen sich entwickeln, bleibt Pisa auch für solche Kranke contraindicirt, sobald das Grundleiden nicht vollständig beseitigt ist.

Vor Allem sollen Kranke, welche an Rheumatismus, an Ekzem, an Nierenkrankheiten leiden, von Pisa fern bleiben, ebenso verschlimmern sich alle Katarrhe mit zu profuser Secretion, seien es nun Bronchial-, Vaginal-, Uterinalkatarrhe oder chronische Darmkatarrhe. Selbstredend können daher auch Phthisiker mit Neigung zu Diarrhöen während der feuchten Monate November bis Januar auf keine Besserung rechnen; Phthisiker mit zu grosser Schwäche, mit grosser Anlage zu Hypochondrie müssen Pisa schleunigst verlassen.

Schandein (53) gibt mit folgenden Worten die Fälle an, in denen der Aufenthalt zu Pisa nutzbringend ist. „Tuberculöse Infiltrationen neueren Datums nicht torpiden Charakters und ohne ausgebreitete Cavernenbildung eignen sich besonders gut für die feuchtwarme Luft Pisa's. Blutungen aus oberflächlich gelegenen Gefässen, namentlich der Lungengefässe, stehen meistens ohne besondere Medication. Katarrhalische Affectionen der Bronchialschleimhäute, wenn sie nicht mit übermässiger Schleimabsonderung einhergehen, verschwinden meistentheils gänzlich. Emphysematiker und solche, die an Bronchialkrampf leiden, bleiben während ihres Aufenthalts in Pisa meistentheils von den quälenden Anfällen verschont, von denen sie jeden Winter in der Heimat heimgesucht waren. Exsudate der serösen Häute und seien sie auch älteren Datums, kommen oft in überraschend kurzer Zeit zur Resorption. Krankheiten des Lymphdrüsensystems namentlich Scrophulose und nicht zu lange bestehende leukaemische Processe mit bedeutender Schwellung der Axillar- und Cervicaldrüsen bessern sich entschieden, wenn auch von letzterer Erkrankung bis jetzt kein Fall von Heilung bekannt geworden. Infiltrationen des Lungenparenchyms, als Residuen der verschiedenen pneumonischen Processe, mag der Verdacht käsiger Metamorphose vorliegen oder nicht, kommen daselbst eher zur Resorption, als an irgend einem andern Orte. Schwangere, welche den Verdacht irgend welchen ernstlichen Lungenleidens bieten, können mit entschiedenem Vortheile dahin geschickt werden. Neigt jedoch ein P. mit vorstehenden Affectionen der Athmungsorgane zu Erkrankung der Milz, oder hat er an Intermittens gelitten, so wird ihm der Aufenthalt in Pisa entschiedenen Nachtheil bringen . . . Complicationen der Leber, sofern sie nicht Erkrankungen der Lebersubstanz einschliessen, sind weniger zu beachten. . . . Tuberculose, mit torpidem Verlaufe, ausgedehnte Cavernenbildung, in raschem Zerfalle begriffene, über grössere Lungenparthien ausgebreitete Infiltration, katarrhalische Entzündung der Bronchialschleimhaut mit profuser Schleimabsonderung, hochgradige Bronchiektasie passen nicht für die klimatischen Verhältnisse Pisa's . . . Die Erkrankungen der (sic) Larynx ohne Ausnahme werden Besserung, beziehungsweise Heilung dort erfahren. Dasselbe gilt von den Brustaffectionen auf syphilitischer Basis, besonders wenn nicht angezeigte oder schlecht geleitete Mercurialkuren vorausgingen. Von den Erkrankungen der Kreislaufsorgane ist es nur die Schwäche der Wandungen peripher gelegener, zu Blutungen geneigter Gefässe, welche daselbst geheilt werden können.

Des Verf. Rathschläge hinsichtlich der Auswahl der Wohnung etc. zeigen, dass eine Vernachlässigung der nöthigen Vorsicht zu Pisa wohl mehr als anderswo von schlimmen Folgen sein kann.

Das Littorale von Genua nach Spezia, Riviera di Levante, vom südwestlichen Abfalle der Appenninen gebildet, hat einen geringeren Schutz gegen polare Strömungen als die Riviera di Ponente. Hier ist sodann der Südostwind, welcher die Küste entlang zieht, als roborirendes Agens zu beachten. Besonders in der villenreichen Bucht von Chiavari, einer in 2 St. von Genua aus per Bahn zu erreichenden Stadt, vermittelt das ziemlich breite, von SW nach NO laufende Flussthal eine gewisse Frische des Luftwechsels, Seebäder schliessen sich daran an. Für Brustkranke ist dies Klima jedoch zu irritirend.

Als Winterstation verdient an der Riviera di Levante Nervi Beachtung.

Es ist von Genua in ½ Stunde durch die Bahn zu erreichen. Die Appenninen ziehen sich hier in gewaltigen Bergmassen bis dicht an das Gestade heran und umfassen den kleinen Ort von Norden her vollständig. Zwischen den Bergabhängen und der See bleibt nur wenig Raum, das Terrain erhebt sich in rascher Steigung. Klima milde, warm. Vegetation reich. Südöstliche Luftströmung constant. Ein geräumiges Hotel. Grosser Park. Sonstige Promenaden mangelhaft. Frequenz 40 Personen.

Die Riviera des Golfes von Salerno, von Salerno bis Positano wird geschützt durch 3–4000' hohe Gebirgsmassen, welche nach S hin schroff zum Meere abfallen. Sie ist die wärmste der Rivieren Italiens. Die Zahl der Fremden, welche sich hier aufhalten, ist schon bedeutend. Der Comfort ist schon weiter fortgeschritten, als man gewöhnlich glaubt. Die Gegend ist malerisch schön, frei von Malaria. Die afrikanischen Winde sind durch Calabrien und Sicilien gemindert. Die Gegend eignet sich zum Winteraufenthalt für solche, welche gegen niedere Temperaturen empfindlich sind. Hier liegt in einer kleinen Ebene von Bergen im W, N und NO umschlossen das gut gebaute Salerno gegen S die See, gegen SO das Land. Die Lage ist ziemlich frei, daher ist die Luftwärme nicht so hoch, wie anderwärts. Salerno bietet Seebäder, gute Hotels und manche Zerstreuung. In seiner Nähe liegen in muldenförmigen Erweiterungen der Bergwände die kleinen Orte Minori und Atrani. Vor allem ist es aber das etwa 2 Fahrstunden von Salerno entfernte Amalfi, welches Fremden Aufenthalt bietet. Die in S und W steil vorspringenden Bergwände bilden eine kleine Bucht, worin das Städtchen liegt. Der schroffe Bergkranz ist ganz zusammenhängend und geht in N herum. Ein kräftiger Gebirgsbach rauscht im Orte hinunter. Zwei gute Hotels, das eine einige 100 F. hoch am Berge. Die Thalenge hat nur eine kleine Strecke Chaussee als ebenen Spaziergang (46).

Grössere Seebuchten ohne vollständigen Formationsschutz, deshalb mit bewegterer Luft und mehr anregendem Klima, sind die von Spezia und von Neapel. Spezia liegt am nordwestlichen Ende einer weiten Bucht, nach Süden frei, gegen Westwinde durch Ausläufer der Appenninen, besonders aber im Osten durch eine geschlossene Bergwand geschützt, weniger gegen Norden, von wo ein Waldstrom eindringt. Für den Winter ist die Lage, mit Ausnahme einiger Stellen, nicht genügend, wohl für die übrigen Jahreszeiten. Schattige, ebene Promenaden, ziemlich gute Hotels. Noch aufregender ist das Klima von Neapel. Die Bergformation ist niedriger, geräumiger, die Luft bewegt. Als Haupt-Fremden-Aufenthalt dient das westliche Ende der Stadt, wo ein langgestreckter Berghügel Schutz gegen Norden bietet. Ost- und Südostwinde werden oft unangenehm. Der wärmste Punkt in der Umgegend Neapels ist Puzzuoli in tief eingezogener Bucht, wo man auch gute Seebäder findet. Ischia und Capri liegen allen Winden offen. Auch Sorrent ist kein Winteraufenthaltsort, es liegt gegen Norden frei, während ein Bergkamm im Süden die Sonne abhält; wohl ist es eine gute Station für Frühjahr und Herbst. Noch ärmer an Sonne ist Castellamare (48).

La Spezia, dessen Werth als Kurort Thomas (56) schildert, an der Riviera di Levante gelegen, ist eine aufblühende Stadt von 11500 Einwohnern. Die Lage ist bezaubernd schön. Der ausgezeichnete 3 Stunden breite Hafen dient als Kriegshafen, er ist von 3 Seiten von hohen Bergen eingeschlossen, nur nach Südosten geöffnet. Im nordwestlichen Winkel schmiegt sich die Stadt an den Hafen an, nach Norden durch einen Hügel gedeckt. Die Engländer haben daher seit einigen Jahren den Werth dieser Station erkannt, obwohl Bennett, dem nur ein trockenes warmes Klima für Brustkranke zuträglich schien, sich ungünstig über La Spezia aussprach. Seit dieser Zeit hat sich aber dort auch vieles verbessert. Das dortige Klima wird von den Verfassern der gangbarsten deutschen Reisehandbücher als mild gepriesen. Nach den Regenschauern und Gewittern des Herbstes folgt ein milder kurzer Winter. Die bekannten am Meere vom und zum Lande stehenden Winde haben ihre bestimmte Zeit und können deshalb vermieden werden. Vom Mistral ist keine Rede. Chaussee-Staub gibt es freilich hier auch, doch gibt es genug andere prächtige Spaziergänge. Die Vegetation ist üppig. Am wenigsten ausreichend sind noch die Wohnungen. Das Leben ist verhältnissmässig billig. Die Einrichtungen zu Seebädern sind zweckmässig. Schliesslich ist noch auf das Werkchen von Prof. Schollenberg (Im Golfo von La Spezia und am Comersee, 1866) zu verweisen.

Nervi, das im Winter 1871 auf 72 mehr als vorher besucht wurde, ist nach Th. ein herrlicher Platz mit sehr mildem Klima.

Oetker (58) hat auch in diesem Jahre wieder einen Aufsatz über das Klima Palermo's geschrieben, wobei er Tacchini's Beobachtungen zu Grunde legte. Die mittlere Temperatur (in C°, ebenso VT., wie manche Andere, vergass, dies zu bemerken) ist an nachbenannten Orten:

	1791—1868	1821—1860	1821—1859	1837—1852	1806—1825	1833—1856	1836—1860
	Palermo	Neapel	Rom	Florenz	Nizza	Genua	Venedig
November	+ 15,55	12,81	12,35	10,75	13,65	12,16	8,25
December	12,34	9,30	9,07	6,63	10,00	9,57	3,88
Januar	10,91	8,07	8,05	6,13	8,51	8,17	2,38
Februar	11,15	8,51	9,10	7,50	10,24	8,78	4,13
März	12,46	10,11	11,31	10,00	12,14	10,84	7,50
Winter Dec. — Febr.	11,47	8,63	8,74	6,75	9,58	8,84	8,46.

Palermo ist also der wärmste der genannten Orte. Die Stadt liegt gleichsam im Centrum einer Riesen-Schale, die, von einer Kette niedriger Berge amphitheatralisch eingefasst, zum Meere hin offen liegt. Die Berge gewähren nicht bloss Schutz, sondern von den Sonnenstrahlen am Tage erhitzt, bilden sie auch ein Wärme-Reservoir, und erhalten über Nacht die Ebene in einer höheren Temperatur. Die mittleren täglichen Excursionen der Wärme sind fast für das ganze Jahr constant, für November bis März 5,1–5,9. Catania, in dessen Nähe der schneebedeckte Aetna, ist im Winter nicht so warm, und zeigt auch grössere Schwankungen. Die relative Feuchtigkeit ist von November bis April zu Catania grösser als zu Palermo.

Catania. Der Aufenthalt der Kranken concentrirt sich meistens auf das, einige hundert Schritt vom Meere gelegene Schweizerhotel, das jetzt sechszehn Zimmer hat. Die Stadt besitzt einige gute Promenaden. Im Ganzen ist sie wärmer als Palermo bei gleichem Wintermittel; die Temperatur-Differenzen sind aber etwas grösser; Südwind und nördliche kalte Strömungen vom Schneegipfel des Aetna treffen die Stadt. Weniger Malaria als an andern Orten.

Biermann (48) beschreibt die Lage von Syrakus und der Insel Lipari. Das Klima von Syrakus glaubt er als das von Venedig oder Pisa ohne Kälte, erfrischt durch den umgebenden See, bezeichnen zu können. Rücksichtlich der Gleichmässigkeit der atmosphärischen Verhältnisse und der Milde der Luft sei Lipari, sagt er, in Europa vielleicht das beste, reine Insel-Klima zu einem Winter-Aufenthalte.

Mahover's Arbeit über Malaga (62) ist immerhin sehr beachtenswerth, da der Verf. mehrere Monate dort zugebracht hat und ältere Schriften über diesen Kurort hinsichtlich der meteorologischen Beobachtungen consultirt hat. Hinsichtlich der verschiedenen Reiserouten gibt er genaue Nachrichten und empfiehlt die Reise mit dem Schiff von Gibraltar aus als schnell, angenehm und billig, oder die direkte Seereise von Havre aus. Nach S und SO wird Malaga vom mittelländischen Meere bespült. Die Stadt, vom SW nach O sich erstreckend, lehnt sich an Berggabhänge, Ausläufer der Sierra Nevada. In unmittelbarer Nähe der Stadt steigt das Gebirge nur zu einer geringen Höhe. Am meisten ist die Stadt gegen N-Winde geschützt, viel weniger gegen W- und O-Winde, fast gar nicht gegen NW. Der O-Wind ist der häufigste; im Winter bringt er Feuchtigkeit und Kühle: SO weht vorzugsweise im Frühjahr und Sommer. Süd weht selten im Winter, häufiger SW, der Begleiter von Seestürmen, feucht und kalt. Im Herbst und Winter wehen vorzugsweise Landwinde. Als solcher fesselt NW-Wind den Kurgast im Winter häufig ans Zimmer; die Herrschaft desselben ist jedoch meist von kurzer Dauer. Martinez y Montès's Topogr. de Mal. 1852 gibt als mittle Temperatur an: Herbst 16,28° C, Winter 13,12, Frühling 20,18, für Januar 11,73 C. Niedrigste Temperatur in 9 Jahren: 6,1 C., 1872 jedoch 3°7. Schnee fast nie. Bendsen's Beobachtungen für 1870 und 71 ergaben 8.5 als niedrigsten Stand. Grosse Unterschiede zwischen Sonne und Schatten. Barometerschwankungen nicht bedeutend. Regentage nur 29 per Jahr; im Sommer sehr selten; Nebel kaum an 2 Tagen. Luft ausserordentlich trocken (Kaum möglich: Ref.) Umgebendes Gebirge kahl. Keine Endemieen. Malerische Lage der zum grössten Theile eng gebauten, doch sauberen Stadt. Wenige schöne Promenaden. Bewegtes merkantilisches Treiben. Nur an der Ostseite kann man am Strande die Seeluft geniessen. Colossale Bettelei. Heiz-Vorrichtungen für die Zimmer fehlen. Da das ruhige Sitzen im Zimmer mit nur 10—12° C. sehr ungemüthlich wird, ist die Wahl eines nach S gelegenen Zimmers nöthig. Wohnungen für Kranke auf wenige Strassen beschränkt. Es bestehen 3 grosse Hotels, mehrere Pensionen. Zerstreuungen nicht häufig geboten. Die deutsche Colonie bietet viel Hülfe. Es besteht keine Spur von einer für Kurgäste getroffenen Einrichtung.

Sehr sensible, reizbare Kranke werden nach M. immer gut thun, Malaga zu meiden, da die trocknen, kalten Landwinde zu häufig sind. Ganz vorzüglich scheint ihm der spanische Kurort geeignet zu sein für chron. Bronchial-Katarrhe mit starker Secretion, für Emphyseme und Bronchi-Ektasieen, mit begleitendem Katarrh, für chronisch-pneumonische Infiltrationen bei älteren Personen, wo noch keine oft wiederkehrenden Fieber-Erscheinungen vorhanden sind. Doch sind derartige Kranke dort noch nicht anzutreffen. Auch scheint ihm Malaga indicirt zu sein, wenn bei Personen mit bescheidenen Ansprüchen an Comfort sich in Folge grosser körperlicher oder geistiger Anstrengung andere, als Lungen- und Kehlkopfsleiden, z. B. Nervenleiden, ausgebildet haben. Auch scheint ihm der Aufenthaltsort vorzüglich zu sein für eine grosse Zahl von Nierenkranken, besonders solchen, welche an Albuminurie in Folge von Knocheneiterungen und constitutioneller Syphilis leiden, überhaupt für schwersyphilitische Affectionen, während es bei rheumatischen und gichtischen Leiden nicht passt. In Malaga sind 2 deutsche Aerzte.

Ctersing O. R., [illegible] og Sydens [illegible] med [illegible] [illegible] Sande og Syge. En [illegible] Haandbog for Nordens [illegible] Læger og Sydens Vintergæster. Kbhvn. 1872. (Eine halb [illegible] Darstellung der medicinischen Klimatologie Süd-Europas, nach fremden, vornehmlich englischen Quellen bearbeitet.)

F. Trier.

(Anhang zur Klimatotherapie.)

Diätetische Kurmethoden.

63) Robert, Les cures alimentaires, 3) la cure [illegible]. Rev. [illegible] No. 5. 8. (Noch nicht vollendete Abhandlung über [illegible], grösstentheils Auszug aus dem [illegible] mit [illegible] durch mit vielen Zusätzen.) — 64) Richter, H. E., Ueber Milch- und Molkenkuren. Zweiter, [illegible] Abdruck aus Schmidt's Jahrb. 61. [illegible] (Sehr empfehlenswerthe Zusammenstellung des Neuesten.) — 65) Grubenmann, Correspondenz über Teufen. [illegible] 310. — 66) Schwalbe, Anleitung zur Bereitung von Kumys auf [illegible] Wege, im Schweiz. Correspondenzbl. 13. S. 310, Berl. klin. Wochenschr. [illegible] 71. — 67) Stahlberg, E., Ueber die Wirkung des Kumys. Wien. med. Pr. XIII. 20—23. — 68) [illegible], Joh., Der Kumys und dessen Anwendung in der Therapie.

Der industrielle Flecken Teufen, der zweitgrösste im Kanton Appenzell, hat als Molken-Kurort nach GRUBENMANN (65) hinsichtlich seiner Lage bedeutende Vorzüge vor Heiden, das gegen die Nordwinde durchaus ungeschützt ist, wogegen für Teufen eine gegen Norden und Osten sich hinziehende Bergkette Schutz bietet. Auch Gais liegt weniger geschützt als das bedeutend über dem Meeresniveau liegende Teufen.

SCHWALBE (66) lehrte Kumys in folgender Weise zu bereiten. Man versetzt 100 Kubikcent. condensirte Milch mit wenig kaltem Wasser, mit 1 Grm. Milchsäure, $\frac{1}{2}$ Grm. in Wasser gelöster Citronensäure und 15 Grm. Rum, setzt Wasser zu, bis das Ganze $1-1\frac{1}{2}$ L. ist, imprägnirt die Flüssigkeit in der Lizars'schen Flasche mit Kohlensäure, und lässt sie 2—4 Tage in warmer Stube stehen, bis starke Schaumbildung und feine Gerinnung eingetreten. Dieser Kumys ist leicht verdaulich und angenehm zu nehmen, zudem auch wohlfeil.

B. Balneotherapie.

Schriften allgemeinen Inhalts. (Cf. No. 1—9).

69) Büchting, A., Bibliotheca balneologica et hydrotherapeutica oder Verzeichniss aller auf dem Gebiete der Bäderlehre und Wasserheilkunde in den letzten 5 Jahren 1867 [illegible] im deutschen Buchhandel erschienenen Bücher und Zeitschriften. Mit Einschluss der Bücher über klimatische Kurorte, Molken- und Traubenkurorte u. s. w. 4183. (Fortsetzung der früher erschienenen Bibliotheca [illegible].) — 70) Durand-Fardel, Plan d'un cours sur les eaux minérales et leurs applications thérapeutiques 1871. — 71) Williams, J., Modern hydropathy; with practical remarks upon baths and medical treatment in acute and chronic diseases and certain diseases of females. [illegible] — 72) K., aus der neuern französ. balneologischen Literatur, J. f. Baln. 1873. I. 24. — 73) Jimenez y Sanchez, Petr., Ueber med. Hydrologie im Allgemeinen und in Spanien insbesondere, [illegible] 1871, etc. — 74) Camondré, Les eaux minérales en 1871, Gaz. des Eaux 1871 No. 661. — 75) Kisch, H., Balneologisch-[illegible] Kapitel in Wien. med. Wochenschr. XXII. 70. — 76) Germond de Lavigne, La législation des eaux minérales en France.

4. Naturwissenschaftliche und technische Hydrologie.

a) Hydrophysik.

77) Mohl, Die Farbe des Wassers, J. f. Baln. I.

78) Schuster, Untersuchungen über das elektrische Verhalten der Thermalwasser von Aachen und Burtscheid, Arch. d. Heilk. [illegible] S. 53—62. (Versuche über das Ausschlagen der Magnetnadel des Multiplicators, wobei die Platte in mehr oder minder warmes Thermalwasser, das andere in destillirtes Wasser taucht. Beide Wasser waren durch die Thonzelle geschieden. Ausschlag immer negativ. Die Grösse desselben entsprach ungefähr dem procentischen Gehalte der Wasser an Schwefelnatrium.) — 79) Müller, Untersuchung der Driburger Quellen auf ihren Gehalt an Eisen [illegible]. D. Kl. No. 58.

80) Die Geyser im neuen Wunderlande am obern Yellowstone (Nordamerika), Globus 384, aus Hayden's Beschreibung auch im Jahrb. f. Baln. II, 211. Eine vollständige Schilderung dieser Geyser-Region findet man in Petermann's Geog. Mittheilungen.

81) Petrequin, J. E., Ueber die Mineralquellen von Bagnes (Puy de Dome), nebst einer neuen Theorie über den Ursprung der Thermen in Gaz. de Par. 81. 85.

b) Hydrochemie und chemische Hydrotechnik.

Alle hier gegebenen Analysen sind auf 10000 Gewichtstheile zu beziehen, Salze und Gase sind in Gewichtszahlen berechnet, deren Ganze Gramme bedeuten.

82) Quincke, H., Balneologische Tafeln. Graphische Darstellung der Zusammensetzung und Temperatur der wichtigsten Heilquellen. 11 Taf. in Buntdruck [illegible]. (Originelle Arbeit, zum schnellen Vergleichen der bekanntern Wässer geeignet, doch dadurch umständlicher, als eine Vergleichung in Zahlentabellen, weil man zuerst die Bedeutung der einzelnen Farben und Zeichen aufsuchen muss; bei längerm Ansehen sogar verwirrend, wenigstens für den Anfänger.)

83) Durand-Fardel, Étude d'une nouvelle classification des eaux minérales, Ann. d'hyg. XVII. 491—[illegible].

84) Warte, J., Recherche de la lithine dans les eaux minérales, Gaz. des Hôp. No 101. (Die Abweichung der quantitativen Analyse von der gewöhnlichen Methode beruht auf der Trennung der von Phosphaten befreiten, aus dem Analysen dargestellten Sulfate von Lithium und Calcium durch Alkohol. Im Wasser von Vals fand er Lithium.) — 85) Chatin, A., Recherche de l'iode dans les eaux de Vals. Gaz. des hôp. No. 114. — 86) Bouchardat, Sur les dépôts [illegible] des eaux [illegible] de la Dominique (Vals), Gaz. des hôp. 116.

87) Aimée, Trichomonas-Untersuchungen. [illegible] No. 8. (Enthält auch einige chemische Untersuchungen über das Wasser des [illegible]. Wasser einer hydrotherapeutischen Anstalt.)

88) Miolhe, Rapports sur l'eau de [illegible] (Allier), sur l'eau de Forges-les-Bains, sur l'eau de [illegible] (Hongrie), Bull. de l'Acad. No. 44.

89) Analysen [illegible] Wässer [illegible] (Chem. News, 26. Fol., 265).

90) de Pascale, The mineral waters of Amphion. The med. Press. Sept. 16. (Mittheilung der [illegible] Analysen, wonach diese Wässer [illegible] im Gehalt sind, selbst an Eisen und Kohlensäure. Lob der prachtvollen Lage.) — 91) Rapport sur l'eau de Brocolé (Landes). Bull. de l'Acad. de méd. No. 6. — 92) Rapport sur l'eau de Charlieu (Loire). Bull. de l'Acad. de méd. No. 6. — 93) Neue Eisensäuerquelle bei Chur. Dalen, nach Lorenz' Monographie. — 94) Fresenius, Chemische Untersuchung des [illegible], Fürstenbrunnens, Kronenbrunnens und der neuen Badequelle zu Bad Ems. 61 Bd. Auch im Journ. für pr. Chem. N. F. 6 Bd. — 95) Rapport sur les eaux d'Boret (Gard). Bull. de l'Acad. de méd. No. 6. — 96) Rapport sur l'eau de la Fresnillerie (Sarthe). Bull. de l'Acad. de méd. No. 6. — 97) Rapport sur les eaux de Saint-Galmier (Loire), [illegible] Bull. de l'Acad. de méd. No. 6. — 98) Wittstein, G. C., Chem. Untersuchung der Gutiquelle bei Partenkirchen. Wittst. Vierteljahrsschr. f. pr. Ph. XXI. — 99) Schneider, F. C. (und J. [illegible]), Analyse der Mineralquellen des Herkules-Bades nächst Mehadia. Sitzungsbericht der Wien. Acad. LXIV. Abth. II. 371—427. — 100) Rapport sur la source St. Julien de Mercola (Ardèche). Bull. de l'Acad. de méd. No. 6. — 101) Diett, M. J. (Innsbruck), Mittheilungen über die Ferdinandsquelle in Marienbad. D. Klin. No. 16. (Als Nachtrag zu den Untersuchungen über die Wirkung kohlensäurehaltiger Bäder von S. v. Buch und Diett in den Med. Jahrb. 1870, 4. H., jedoch nur analytischen Inhalts.) — 102) Jacquemin, Analyse des eaux minérales de Martigny les Bains (Vosges). — 103) Rapport sur l'eau de Moncobin (Pas de Calais). Bull. de l'Acad. de méd. No. 6. — 104) Rapport sur la source de Nogués, commune de Saint-Boès (Basses-Pyr.) Bull. de l'Ac. d. m. No. 6. — 105) Jolliard, Étude analytique des eaux des Ouled Ansear (Algérie). Gaz. méd. de l'Alg. No. 6. — 106) Hitteregger, J., Chemische Analyse des Rabbier Sauerbrunnens, mit einem Anhange; „Charakteristik des genannten Sauerbrunnens“ von C. F. Heuss. 19 SS. — 107) Rapport sur la source de Ronzigne (Puy-de-Dôme). Bull. de l'Acad. de méd. No. 6. — 108) Werner, Roy-Darkau in Oesterreichisch-Schlesien. Lotos No. 12?. — 109) Ullinger, Die neue Stahlquelle in Steben. Bayr. ärztl. Int. No. 18. — 110) Husemann, A., Neue chemische Untersuchung der Heilquellen in Tarasp im Unterengadin. Sep.-Abdr. aus Jahrb. f. Pharm. 1877. Neu. 1873. — 111) Poggiale, Rapport sur l'eau minérale de Saint-Pierre à Vals. Bull. de l'Acad. de méd. No. 6. — 112) Dorecthe, Rapport sur six nouvelles sources minérales situées sur le territoire de Vals et désignées sous le nom de Vivaraises. Ibid. — 113) Rapport sur les eaux de Vichy. Bull. de l'Acad. d. m. 6. — 114) Sione, C. S., Analisi qualitativa et quantitativa del [illegible] di Solu-foul, 37 pp. [illegible]

Künstliche Mineralwässer.

115) Förster, C., Führer für Brunnenbesucher der Rigaer Mineralwasser-Anstalt, 5. verm. Aufl. (61). — 116) Weiss, Th., Die Darstellung künstlicher Mineralwässer 161). 68 SS. — 117) Ewich, Offenes Sendschreiben an H. Dr. M. R. Richter, Prof. in Dresden. Monatsbl. f. med. Stat. No. 8 (Vertheidigung seines Glaubersalzwassers gegen die Aufnahme unter die „Geheimmittel“ in R.'s „Geheimmittel-Unwesen“.)

Meerwasser, Salzsee'n.

118) Mähren, Ueber die Beschaffenheit des Wassers der Ostsee. Jahrb. f. Baln. I. 107. — 119) Schneider, Geo., Ueber d. Salzgehalt des todten Meeres, Gaea VII. (Das Wasser des todten Meeres enthält 1,67—7,07 Brom in 1000, nach Terrell's.)

I. An Kohlensäure arme Wässer.

a) Stoffarme (indifferente) Wässer.

Amphion. Dr PASCALE theilte folgende Analysen mit, welche 1862 im Laboratorium der Minenschule gemacht wurden. **Amphionquelle:** Natron 0,08, Kali, Magnesia, Eisen, Thonerde in Spuren, Kalk 1,02, Chlor, Schwefels. Spuren, Kiesels. 0,21, CO_2 2,23, davon 1,18 gebunden nur 1,05 als halbgebunden angegeben. Ergiebigkeit 150 Liter in der Minute.

Das Amphionwasser hat 8° C. Wärme, leichten Eisen- und Schwefelgeschmack. Ausserdem giebt es noch 3 sogenannte alkalische Quellen, davon eine 12 bis 13° C., 8 bis 12 Liter in der Minute je nach der Jahreszeit. 2) Alkal. Quelle, 1861 entdeckt unter a. (b) ist Bonnerie-Quelle von Evian, c) Cachatquelle von Evian zum Vergleiche).

		a	(b	Evian c)*)
Phosphors. Natron			0,01	0,01
Zweif. kohlens.	Natron	0,17	0,20	0,20
„ „	Kali		0,07	0,06
„ „	Magn.	0,06	0,15	0,13
„ „	Kalk	1,67	2,21	1,34
Kieselsäure		0,07		
Summa		1,97	2,64	2,34
CO_2		2,77**)	0,37	0,61

*) Alle 3 enthalten nur Spuren Chlor u. Schwefels., die Quelle von Amphion noch Spuren von Eisen und Kali.

**) Die CO_2 ist hier bezeichnet als freie und solche der Bicarbonate 1,32, als solche der Carbonate 1,45, was unverständlich und unmöglich ist.

Ein alter Brunnen von **Forges-les-Bains** (88) gibt täglich 3—14 Kubikmeter Wasser je nach der Tiefe des Abflusses. Die Zusammensetzung ist ähnlich derjenigen der andern dortigen Quellen. Das aus der Piscine genommene Wasser enthielt: Chlornatr. 0,27, schwefelsaures Natron 0,16, Kalk-Bicarbonat 22, Eisenoxyd 0,03, Kieselsäure 0,2, Spuren von Salpetersäure, Ammon, organ. Substanz. Das Wasser dient zur Alimentirung einer vollständigen Bade-Einrichtung.

b) Eisenwässer.

Roy-Darkau, ein Dörfchen in Oesterr.-Schlesien, $1\frac{1}{2}$ Meilen von der preussischen Grenze, dessen bromhaltige Quelle vor 5 Jahren entdeckt wurde, ist mit einer neuen Quelle der Johannisquelle bereichert worden, welche WERNER (108) untersucht hat.

Chlornatrium	0,0019	Sehr gehaltarmes Wasser.
Chlorkalium	0,0116	Noch kein Zehntausendtel
Schwefels. Kali	0,0120	Salzgehalt! Die hier gege-
„ Natron	0,0737	benen Salze sind unzulässi-
„ Magn.	0,0501	gerweise vervielfältigt, der ge-
„ Kalk	0,0272	wöhnlichen Ansicht nach mit-
Kohlens. Natron	0,0107	einander in Widerspruch.
Anderthalb kohlens.		Das anderthalb kohlensaure
Natron	0,0090	Eisensalz taucht hier zum
Kohlens. Magn.	0,0349	ersten Male auf. CO_2 0,836
„ Kalk	0,1022	Volumprocent; sie ist aber
„ Eisenoxydul	0,1282	wohl schon bei den gegebe-
Anderthalb kohlens.		nen Carbonaten verwerthet.
Eisenoxydul	0,0307	
Kohlens. Mangan-		
oxydul	0,0349	
Kieselsäure	0,0275	
Harz	0,0083	
Extractivstoffe	0,0893	

Die kalte Quelle von Bronelé (91), 2 Kilom. von Villeneuve-de-Marsan ist wenig ergiebig, 5,7 Lit. in der Minute. Sie enthält nach Bouis:

Chlornatrium	0,13	Gemeines Eisenwasser ohne CO_2, mit Badeeinrichtung.
Schwefels. Natron	0,10	
Kohlens. Magn.	0,10	
„ Kalk	1,50	
„ Eisenoxydul	0,43	
Unlösliches	0,12	
	2,37.	

Die Quelle von Lalizolle (88) liegt 4 Kilom. vom Schlosse Veauce, gibt etwa 1 Liter Wasser jede Minute, welches enthält nach Bouis: Chlornatrium 0,11, schwefels. Kalk 0,15, kohlens. Magnesia 0,19, kohlensauren Kalk 0,32, Eisen- und Mangan-Oxyd 0,35, Unlösliches 0,12, Spuren Arsen, organ. Substanz, im Ganzen 1,24.

Das kalte Wasser eines Brunnens von Charlieu wurde als medicinisch brauchbar anerkannt. Nach der folgenden Analyse von Bouis (92) verdiente es dies nicht. Chlor 1,57, Schwefels. 0,82, CO_2 2,42, Kiesels. 0,10, Natron 2,01, Magnesia 0,58, Kalk 2,3, Eisen- und Manganoxyd 0,6, im Ganzen 10,4. Combinirt: Chlornatrium 2,6, schwefels. Natron 1,45, kohls. Magnesia 1,2, kohls. Kalk 4,1, Eisen und Kiesels. wie oben.

Der Schwelmer Gesundbrunnen wurde im Laboratorium von Stolberg untersucht (358).

Chlornatrium	0,160
Schwefels. Natron	0,101
„ Kalk	10,181
Kohlens. Magnesia	0,380
„ Kalk	0,625
„ Eisenoxydul	0,766
„ Zinkoxyd	0,191
Thonerde	0,025
Kieselsäure	0,127
Feste Bestandtheile	12,756
CO_2 ohne 2. Atom	1,906.

Zu St. Galmier, Loire, wurden zwei neue Quellen entdeckt; die eine, Martiale, kommt aus einem Bohrloch im Granit und giebt etwa 1000 L. täglich; die andere, du Pont, 10–12 mal so viel. Beide sind gasreich. Bouis (97) fand darin, in Martiale (M), du Pont (P):

	M.	P.
Chlor	1,23	0,58
Schwefelsäure	0,45	0,28
Kohlensäure geb.	7,72	6,61
Natron	3,05	2,61
Magnesia	2,58	1,54
Kalk	4,00	3,70
Eisenoxyd	0,30	Spur
Unlösl. Rest	0,45	0,18
Summe	20,66	16,55.

Combinirt:

	M.	P.
Chlornatrium	2,00	0,95
Schwefels. Natron	0,80	0,50
Kohlens. Natron	4,39	4,93
„ Magn.	5,36	3,24
„ Kalk	7,10	6,60
„ Eisenoxydul	0,43	Spur
Rest	0,45	0,18
Fester Gehalt	20,53	16,40.

c) Schwefel- und Sulphat-Wässer.

Serres (2) hat das Thermalwasser von Dax, nämlich das der Hauptquelle des Baselons, der 39°,8 warmen Badequelle untersucht. Er fand in 10000 Grammen:

Chlornatrium	3,008	Spuren von Kali, Eisen, Mangan, Jod, Brom, Phosphors., Organ. Stoff.
Schwefels. Natron	0,431	
„ Magn.	1,689	
„ Kalk	3,592	
Kohlens. Magn.	0,156	
„ Kalk	0,915	
Kiesels. Kalk	0,432	
Summe	10,223	Spontane Gase
CO_2	39 C.C.	1,62
O	34 „	0,35
N	114 „	98,03 p. C.

Ein Gypswasser ohne SH! Ergiebigkeit 50 KM. täglich.

Wittstein (98) untersuchte das Wasser der Gutiquelle bei Partenkirchen. Sie entspringt 120 Minuten östlich von diesem Orte, ¼ Stunde westlich vom Kainzenbad (2306?) ist nicht mit der früher untersuchten Kainzenquelle zu verwechseln. Sie gibt stündlich 112¾ baier. Maass Wasser von 6°6. Sie enthält, ausser unwägbaren Antheilen von Lithion, Baryt, Brom, Borsäure, Salpetersäure:

Chlor	0,149	Kali	0,237
Schwefels.	0,506	Natron	2,528
Unterschwefels.	0,003	Ammoniak	0,035
Schwefelwass.	0,179	Magnesia	0,087
Phosphors.	0,009	Kalk	0,455
Kiesels.	0,120	Eisenoxydul	0,006
Organisches	0,184	Summe	6,897.

oder folgende Salze:

Chlornatrium	0,247
Schwefels. Natron	0,547
„ Kali	0,437
Unterschwefligs. Natron	0,0049
Phosphors. Natron	0,0115
Zweif. kohlens. Natron	5,166
„ „ Ammon	0,096
„ „ Magnesia	0,278
„ „ Kalk	1,171
„ „ Eisenoxydul	0,010
Kiesels.	0,120
CO_2	0,100
SH	0,179
	8,863

Jaillard (105) analysirt ein 16° warmes Schwefelwasser von Oued-Anteur, einige Kilometer von Boghar entspringend. Fest. Gehalt: 11,48: Natron 2,135, Magnesia 0,664, Kalk 2,745, Salzsäure 2,397, Schwefelwasserstoffsäure 0,167 (in beiden zusammen 0,682 Wasser berechnet), Schwefels. 1,474, Kiesels. 0,15, CO_2 3,814 (die Hälfte davon als 2. Atom), Organ. Stoff 0,38. Gase in 10 L.: N 120, CO_2 200, Acide sulfhydrique 130 C.C. Gypshaltiges Schwefelcalcium-Wasser. Schwefel im Ganzen: 0,415.

Die Hontlicquelle von Saint-Boès, Arrond d'Orthez (Basses-Pyrénées) kommt aus Kalkstein und spendet täglich etwa 1200 Liter Wasser, welches im-

oder mit einer 3-4 Millimeter dicken Schicht Petroleum bedeckt ist. Temp. 12°. Sie enthält nach Bouis (104) ausser org. Stoff:

Chlor	0,59	Natron	0,51
Schwefelsäure	5,83	Magnesia	0,32
Kohlensäure	0,79	Kalk	4,71
Unlöslicher Rest	0,40	Schwefel	0,28 „als Sulfür"
			13,85

Combination:

Chlornatrium	0,97
Schwefels. Kalk	8,69
Kohlens. Magnesia	0,67
„ Kalk	1,00
Unlösliches	0,40
Schwefelcalcium	0,63
	12,36

Wie ganz anders ist das Ergebniss der Analyse von Garrigou (277)!

Die Quelle von Saint-Boës enthält nach ihm:

Chlor	1,613	Kali	0,300
Schwefelsäure	4,098	Natron	0,505
Salpetersäure	0,006	Ammoniak	0,014
Kieselsäure	0,086	Magnesia	0,284
Kohlensäure	13,209	Kalk	10,266
Ameisensäure	0,013	Strontian	0,075
Schwefelwasserstoff	0,571	Manganoxyd	0,007
		Thon. und Eisen	0,062
Organische Materie	1,380		
Darin:			
Alkohol-Extractiv	0,041—0,064	Jod, Lithion, Essigsäure	Spuren
Naphthaöl	0,052 - 0,099	Das Eisenoxyd ist arsenhaltig	0,004

Die von Garrigou versuchte Gruppirung der grössten Zahl der genannten Stoffe, welche unnöthig viel Combinationen voraussetzt, z. B. 3 Chlor-, 5 Sulfat-Verbindungen, darunter 3,64 Kalk-Sulfat, Natron-Silicat, Kalk-Bicarbonat 20,63, einen Ueberschuss von Chlor (0,062) neben Schwefelwasserstoff und freier CO, 1,3, kann übergangen werden. Das Wasser ist arm an Kohlensäure.

Bei der Anlage eines Brunnenlochs von 240 Meter Tiefe im Kohlenterrain von Meurchin, Pas de Calais, kam man auf reichliches Wasser, welches oben noch 32° hatte und täglich 1000-1200 Hectoliter spendet; auch wurde die im Kalk angelegte Galerie damit überschwemmt. In diesem Wasser fand Bouis (103):

Chlor	6,80	Natron	8,93
Schwefelsäure	11,33	Magnesia	1,09
Schwefelwass.	0,29	Kalk	3,69
Unlösliches	0,15		32,27

Combinirt:

Chlornatrium	11,20
Schwefels. Natron	6,85
„ Magn.	3,29
„ Kalk	8,96
Rest	0,15
Fester Gehalt	30,45
Schwefelwasserstoff	0,29

Die Anstalt von Euzet (Gard) ist mit 2 neuen Quellen bereichert worden. Wegen unvollständiger Fassung wurde die Exploitirung (95) nicht gestattet. Es sind dies wahrscheinlich dieselben Quellen, welche A. Béchamp (Ann. d'hydrol.) sehr sorgfältig zugleich mit der alten Quelle Lavalette untersucht hat. Letztere ist 13—14°5 warm und riecht schweflig, schmeckt auch bituminös. Die Quelle A ist 13°2 warm und schmeckt nicht unangenehm. B ist 12° warm und schmeckt weniger nach Eisen als A.

	Lav.	A.	B.
Chlor	0,125	0,105	0,309
Schwefelsäure	13,732	4,269	9,091
Unterschweflige S.	0,204		
Kieselsäure	0,590	0,150	0,360
Kohlensäure	1,259	2,579	4,324
Essigsäure (auch Buttersr.)	0,014	0,009	Spur
Kali	0,117	0,065**)	0,013
Natron	0,961	0,125	0,278
Magnesia	1,552	0,857	1,157
Kalk	8,435*)	2,854	5,600
Thonerde	0,022	0,010	0,028
Eisenoxydul	0,032	0,010***)	0,021***)
Bitumen	0,251		
Fester Gehalt	28,835	9,9	20,6
N 200 C. C. in 10 Liter		138	141
O 1,4 C. C.		1,3	8
Schwefelwasserstoff	0,0022 Grm. in 10 Liter.		

*) Im Text steht 8,35, was wohl Druckfehler ist. Spuren von Ammon., Kupfer, Mang., flücht. u. fester organ. Verbindung, kein Arsen, keine Borsäure.

**) Spuren von Lithium in beiden neuen Quellen.

***) Hier Oxyd. Auch Spuren Kupfer.

Euzet. Combinirte Analysen nach Béchamp (1871 und 72):

	Lav.	A.	B.
Chlornatrium	0,206	0,173	0,509
Schwefels. Kali	0,217	0,121	0,025
„ Natron	1,632	0,075	0,019
„ Magn.	1,910	0,142	1,616
„ Kalk	20,185	6,231	13,601
Unterschwefligs. Natr.	0,336		
Kiesels. Magn.	0,660	0,150*)	0,360*)
Kohlens. Magn.	1,963	2,541**)	1,917**)
Essigs. Natron	0,020	0,012	Spur
Thonerde	0,022	0,010	0,029
Eisenoxydul	0,032	0,010***)	0,022***)
Bitumen	0,251		
		10,204	18,016
SH	0,0022		
CO_2 freie		0,793	3,016

*) Kieselsäure. **) Bicarbonat. ***) Oxyd.

F. C. Schneider theilte Analysen der Quellen des Herkules-Bades mit (99). Alle diese Quellen sind dem Meteorwasser zugänglich und wechseln, wie keine andern, dem entsprechend in Wassermenge, Wärme und Salzgehalt, so dass Analysen nur einen beschränkten Werth haben. Selbst die Vergleichung der verschiedenen Quellen gewinnt dadurch kaum einen Anhaltspunkt, wenn nicht an demselben Tage alle Quellen das der Analyse unterworfene Wasser hergaben. Verf. hat alles Wasser im Nov. 1867 den Quellen entnommen. Ombrometrische Angaben über diesen Monat fehlen. Im Allgemeinen war bei dieser Analyse jedoch der Gesammt-Gehalt an festen Bestandtheilen ungefähr so gross, wie zur Zeit (1847), als Ragski untersuchte, wie aus folgender Zusammenstellung hervorgeht. 1) Herkules- 2) Karls- 3) Ludwigs - 6) Kaiserbad - 7) Ferdinands - 8) Augenbad - 9) Fussbad - 10) Franzensquelle - 11) Warme Quellen. (9—11 finden nur beschränkte Anwendung.)

Nach	1	2	3	6	7	8	9	10	11
Ragsky	25,65	15,4	20,0	62,8	55,5	68,9	72,3	78,8	3,9
Schneider	34,40	25,2	31,4	58,7	60,5	67,8	68,1	71,9	7,2

Die Unterschiede bei 2 und 3 sind um so unerklärlicher, als beide Forscher hier fast die gleiche Wärme antrafen. In 100 Volumen der spontanen Quellgase, worin sich nur Spuren Schwefelwasserstoff, kein Kohlenoxysulfid, kein Aethylen, kein Acetylen, kein Kohlenoxyd nachweisen liess, waren bei der 1) Ferdinands — 2) Augenbad — 3) Fussbad — 4) Franzensbad-Quelle:

	1	2	3	4
Kohlensäure	3,03	2,16	3,32	2,61
Sumpfgas	55,73	59,17	59,20	50,70
Stickstoff	41,24	38,37	37,48	46,69

Ich gebe nachfolgend nur die Werthe der Einzelbestandtheile; hinsichtlich der Combination nur bemerkend, dass fast der ganze Salzbestand aus Chlor-Natrium und -Calcium besteht. Lithium, Brom und Jod sind in allen Quellen; auch Phosphor und Thonerde wurden nachgewiesen; Fluor, Strontium, Caesium, Rubidium, Kupfer, Eisen fehlten.

Thermen des Herkulesbades (Nov. 1867) nach SCHNEIDER.

Einzelbestandtheile. In 10000 Theilen sind enthalten:

Namen	H_2S	S_2O_2	SO_3	Cl	Br	J	CO_2	SiO_2	NaCl*)	KCl*)	CaO	MgO	Abdampfrückstand
Herkulesquelle*	—	—	1,122	19,17	—	—	0,654	0,391	18,08	1,63	6,34	0,078	34,40
Karlsquelle	0,1125	—	0,816	13,71	—	—	0,5117	0,343	13,07	2,57	4,65	0,074	25,17
Ludwigsquelle	0,143	0,056	0,695	17,61	0,0054	0,0026	0,375	0,432	17,73	2,68	5,78	0,058	31,49
Karolinenquelle 1867	0,371	—	0,307	19,65	—	—	—	0,581	20,599		6,33	0,12	34,67
Karolinenquelle 1868	0,214	—	0,519	11,5	—	—	—	0,240	12,01		4,97	0,15	20,77
Elisenquelle	0,508	—	0,083	33,75	—	—	—	0,455	31,61	3,18	10,47	0,09	55,45
Kaiserquelle	0,511	0,105	0,170	34,72	—	—	—	0,140	30,18	6,56	10,87	0,122	58,78
Ferdinandsquelle	0,588*	0,021	0,074	35,65	—	-	—	0,413	31,27	6,40	11,90	0,069	61,16
Augenbadquelle	0,412	—	0,518	40,55	0,0076	0,0068	—	0,164	38,53	3,54	12,09	0,079	67,86
Josefsbrunnen	0,529		0,156	40,31	—	—	—	0,454	37,07	4,11	12,99	0,083	67,79
Fussbad	0,547	—	0,583	40,41	—	—	—	0,488	38,30	3,50	13,08	0,068	68,09
Franzensquelle	0,748	0,020	0,011	43,13	-	—	0,128	0,531	39,40	4,25	14,04	0,118	71,94
Warme Quellen oberhalb des Quellengebiets	0,050	—	0,983	2,73	-	—	0,306	0,457	5,76		0,452	0,004	7,24

*) Ein kleiner Theil des berechneten Alkalis ist in der Combination nicht mit Chlor verbunden. Die Chlorverbindung steht hier nur als Repräsentant entsprechender Menge von Alkalimetall. L.

Das Wasser der Seen in den Grotten von Monsummano enthält in 10000:

Chlornatrium	2,378	
Schwefels. Natron	0,332	
" Magnes.	4,092	
" Kalk	4,898	
Kohlens. Kalk	5,340	
Kiesels., Eis., Thon	1,000	
Fester Gehalt		18,04
Gase des Wassers: atm. Luft		56,4
(in 100 Gas) CO2		42,1
N		1,5

Wolff's Referat (160) hat den Gehalt zehnmal stärker angegeben, was nicht sein kann.

Die Fraucillerie-Quelle der Gemeinde Mans (Sarthe), in einem 30 Meter tiefen Bohrloch entspringend, wenigstens 40 Liter stündlich spendend, gibt ein styptisches Wasser, welches nach Bouis (96) enthält: Schwefelsäure 26,01, Thonerde 8,9, Eisenoxyd 4,1, Rest 0,85, im Ganzen 39,86.

Das Ofener Bitterwasser (Hunyadi-János Bittersalzquelle), wovon im Jahre 1871 455000 Flaschen versendet wurden, stammt aus einem Complex von 6 Brunnen. Jeder dieser Brunnen enthält, mit Wasser gefüllt, etwa 6,4 K.-Meter Bitterwasser, welches sich nach dem Ausschöpfen binnen wenigen Stunden ersetzt. Die Temperatur wechselt von 7—13; Mittel 10°9. Der Salzgehalt dieses Wassers ist, wie dies auch bei andern Bitterwässern der Fall ist, etwas schwankend: in 10000 höchstens 449 (Clex), mindestens 350,3 (Knapp). Sonnenschein's Analyse (1871) ergab 372,5, darin schwefelsaure Magnesia 182,4, schwefelsaures Natron 169,1. Die uncombinirte Analyse von 3 Chemikern, die von 1860—70 das Wasser untersucht haben, zeigt folgende Aufstellung:

	Knapp	Ulex	Schwarz
Chlor	7,92	10,17	8,56
Schwefelsäure	236,19	313,12	229,24 *)
Gebund. Kohlens.	10,10	8,60	15,36
Kieselsäure	0,01	0,14	0,00
Kalium	0,38	0,71	1,01
Natrium	60,14	69,72	66,29
Magnesium	32,03	44,84	31,72
Calcium	3,73	4,45	3,69
Eisen	0,03	0,04	0,01.

Der Berechnung nach ist SO_4 gemeint; in ähnlicher Weise auch $CO_3 + O$. 48 Theile SO_4 entsprechen 40 Theilen SO_3, als welche bisheran immer die Schwefelsäure der Mineralwässer berechnet wurde.

Das Chlor tritt also gegen die Schwefelsäure sehr zurück; Magnesium steht zwar absolut zurück gegen Natrium, ist jedoch mit diesem ungefähr gleichwerthig in chemischer Hinsicht (304).

Das von SAXLEHNER an die Akademie gesandte Wasser ergab abgedampft 430 Zehntausendtel Rückstand (68).

d) Chlornatrium-Wässer.

Durch Nachgrabungen gingen alle alten Quellen von Bourbonle verloren; man erhielt dafür neue, wovon die Ecole des mines eine Analyse 1870 veranstaltete. In 10 Liter waren Gramme folgender Substanzen:

Natron	28,584	Salzsäure (sic)	19,115
Kali	0,769	Schwefelsäure	1,167
Magnesia	0,073	Arseniksäure	0,122 (!)
Kalk	0,550	CO_2 der Bicarbonate	14,371
Eisenoxydul	0,080	CO_2 freie	1,622
Fester Gehalt 51,25.		Spuren organischer Stoffe.	

Chlornatrium und Natronbicarbonat sind also die vorwiegenden Combinationen. Der Arsengehalt war von LEFORT früher etwa um ½ geringer gefunden worden. 0,122 acide arsénique entsprechen 0,18 arséniate de soude. Es wird wohl kein arsenreicheres Thermalwasser bekannt sein. (2)

II. Sauerwässer.

Die neue Bohrquelle in Steben, deren Analyse von REICHARDT 1871 (109) vorgenommen wurde, ist viel reicher an Kohlensäure und Eisen, als die alte, welche jetzt von den meisten Kurgästen verlassen worden. Sie enthält:

Chlor	0,005	Kali	0,030
Schwefelsäure	0,035	Natron	0,308
Phosphorsäure	0,006	Lithion	0,001
Kieselsäure	0,844	Magnesia	0,460
Kohlensäure	27,506	Kalk	1,861

davon:

Kohlens. ganz frei	17,896	Eisenoxyd	0,335
" " gebunden	4,805	Manganoxydl.	0,098
" halb "	4,805	Thonerde	0,039

oder folgende Salze:

Chlornatrium	0,008	
Schwefels. Kali	0,054	
" Natron	0,016	
Zweif. kohlens. Natron	0,715	
" " Lithion	0,002	Spontane Gase
" " Magnesia	1,455	CO_2 85,2
" " Kalkerde	4,712	N 12,7
" " Manganoxydl.	0,200	O 2,1
" " Eisenoxydul	0,670*)	
Phosphorsäure	0,006	
Thonerde	0,039	
Kieselsäure	0,044	
Summa	8,583	
Freie CO_2	22,701.	

*) Davon blieb in gut verkorkten Flaschen 0,64 in Lösung. In einem Bade von 32°5 C. waren neben 22,5 pCt. der CO_2 noch 0,53 Eisenbicarbonat.

In der Quelle von Renlaigue, Dorf Laine, Gemeinde St. Didry, ein kaltes Sauerwasser, welches 40 Liter in der Minute gibt, fand BOUIS (107):

Chlor	2,62 !	Natron	4,79
Schwefelsäure	0,14	Magnesia	1,18
Kohlensäure	3,99	Kalk	1,21
Unlösliches	0,60	Eisenoxyd	0,58
		Thonerde	0,12
			15,23

Combinirt:

Chlornatrium	4,31
Schwefels. Natron	0,24
Kohlens. Natron	4,17
" Magnesia	2,17
" Kalk	2,16
" Eisenoxydul	0,81
Thonerde	0,12
Unlösliches	0,60
	14,58

Es ist also ein schwach alkalischer Säuerling mit viel Eisen.

FRESENIUS (94) hat im Juni 1871 geschöpftes Wasser der Emser Thermen untersucht. Er fand im Kränchen (Kr.) Fürstenbrunnen (F.), Kesselbrunnen (K.) und in der neuen Badequelle (N. B.):

	Kr.	F.	K.	N.B.
Chlornatrium	9,631	10,110	10,313	9,271
Schwefels. Kali	0,368	0,485	0,437	0,441
Kohlens. Natron	13,988	14,395	14,063	14,309
" Magn.	1,358	1,349	1,197	1,390
" Kalk*)	1,578	1,707	1,525	1,531
" Eisenoxydul	0,014	0,014	0,021	0,029
Kieselsäure	0,497	0,499	0,485	0,475
Fester Gehalt	27,983	28,621	28,324	28,176
CO_2 halbfreie	7,210	7,378	7,191	7,178
CO_2 ganz freie	10,400	10,295	9,302	7,463

*) Inclus. Strontian und Baryt.

Die neue von BOUIS analysirte St. Pierre-Quelle zu Vals (111 und 112) ist ein alkalisches Sauerwasser, wie die alten Quellen dieses Ortes. Ergiebigkeit 51 Liter stündlich. Wärme 13–14°.

Chlor	0,21
Kohlensäure	6,85 (nur?)
Natron	3,29
Magnesia	0,58
Kalk	1,20
Thon. und Eisen	0,20
Unlösliches	0,65
Spuren von Schwefel und Borsäure.	

Combinirt:

Chlornatrium	0,55
Natronbicarbonat	18,96
Magnesiabicarbonat	1,82
Kalkcarbonat	2,80
Ferner	0,85
Summa	24,98.

Durch Bohrarbeiten wurden noch 6 andere gasreiche Wässer zu Vals gefunden. Die 3 ersten liegen etwa 50 Meter von der Hauptquellspalte, die 6. sehr nahe diesem Quarzgange. No. 3 ist intermittirend.

	1	2	3	4	5	6
Tiefe des Bohrlochs, Meter	4	18	30	30	30	6,5
Ergiebigkeit, Liter p. Min.	1,66	2,7	3	1,25	2,7	1
Wärme, C.	12,9	8	14	9,5	8	10,3

Bouis fand darin, ausser Spuren von Borsäure in allen und 0,2 Eisenoxydul in der ersten:

	1	2	3	4	5	6
Chlor	0,36	0,42	0,51	0,72	0,76	0,20
Schwefelsäure	2,82	0,13	0,16	0,17	0,20	0,12
Kieselsäure	0,60	0,71	0,76	0,80	0,95	0,75
Kohlensäure	6,11	11,29	12,98	18,14	23,35	7,80
Natron	10,55	15,32	17,38	24,65	31,81	10,86
Magnesia	0,15	0,30	0,55	0,59	0,60	0,17
Kalk	0,16	0,57	0,63	0,68	0,90	0,18
	20,95	28,90	32,95	45,75	58,57	20,17

Hier ist nur die gebundene Kohlensäure der Bicarbonate gerechnet.

Combination mit Bicarbonaten:

	1	2	3	4	5	6
Chlornatrium	0,59	0,70	0,85	1,20	1,25	0,49
Schwefels. Natron	5,00	0,20	0,25	0,27	0,35	0,18
Dopp. kohlens.						
Natron	19,50	36,00	40,50	57,85	75,00	25,47
do. Magnesia	0,45	1,15	1,75	1,83	1,90	0,56
do. Kalk	0,40	1,44	1,60	1,73	2,30	0,46
do. Eisenoxydul	0,45	—	—	—	—	—
Kieselsäure	0,60	0,71	0,76	0,80	0,95	0,75
	26,99	40,20	45,71	63,68	81,75	27,91

Die Quelle St. Julien beim Dorfe Marcols, Ardèche, nur 1,13 Liter Wasser p. Minute spendend, ist sehr reich an CO_2. Sie enthält nach Bouis (100):

Chlor	0,99	Natron	11,04
Schwefelsäure	0,05	Magnesia	0,73
Kohlens. geb.	8,77	Kalk	1,00
Kiesels. und ?	0,50	Eisenoxyd	0,16
			23,24

Combinirt:

Chlornatrium	1,63	Kalkbicarbonat	2,60
Schwefels. Natron	0,10	Eisenbicarb.	0,36
Natronbicarbonat	24,50	Kiesels. etc.	0,50
Magnesiabic.	2,31	Summe	32,00

Da die Célestiner-Quelle von Vichy nicht mehr dem Bedarf genügte, wurde im Mai 1870 der Felsen bei dieser Quelle gesprengt und eine stärkere Quelle erhalten, die jetzt täglich 22500 Liter täglich von 14—15° C. gibt, während die alte Quelle vor wie nach nur 200 Liter gibt. Von der Akademie wurde das Wasser der neuen Quelle analysirt, a in der Grotte, b am Ursprung, und damit das der alten Quelle (c) verglichen. Die Analyse, welche sich auf die Hauptstoffe beschränkte, zeigte eine grosse Uebereinstimmung beider Quellen.

	a	b	c
Chlornatrium	5,79	5,40	5,34
Schwefelsaures Natron	3,00	2,80	2,95
Kohlensaures Natron	36,40	36,80	37,30
Kohlensaures Magnesia	0,38	0,60	0,60
Kohlensaures Kalk	4,85	4,80	4,30
Rückstand	50,60	50,90	51,20

CHATIN (85) theilt mit, dass, obgleich BOUQUET in den Wässern von VICHY kein Jod nachzuweisen vermochte, er doch darin so viel Jod fand, wie in guten Trinkwässern. (Deutsche haben es schon vor langer Zeit gefunden.) Mehr Jod fand er in den Quellen von Vals; es betrug in 10000 Grm.

der Quelle:	Gramm:	
Rigolette	0,0004	
Madeleine	0,00033	
Précieuse	0,0002	stark
Désirée	0,0002	„
St. Jean	0,0002	
Dominique	Spur.	

Die Heilquellen von Tarasp wurden von A. HUSEMANN (110) untersucht.

L. Luciusquelle 6°7 C., Wassermenge 871 C. C. per Minute.

E. Emeritaquelle, 6°7, Menge 1180 C. C. Beide zufolge der Analyse denselben Urquelle angehörend.

B. Bonifaciusquelle, 6°8., I. Wasser vom Juli, II. vom August; letzteres war im Ganzen etwas schwächer, doch nicht im Natron.

C. Carolaquelle, 7°5. Fassung undicht. Gehalt gefallen.

Uncombinirte Bestandtheile.

	L	E	B. I	C
Chlor	22,310	22,380	0,237	0,196
Brom	0,164	0,167	—	—
Jod	0,007	0,007	0,008	—
Schwefelsäure	13,577	13,519	1,644	0,931
Phosphorsäure	0,004	0,004	0,001	—
Borsäure!	0,912	0,934	—	—
Salpetersäure	0,005	0,006	—	—
Kieselsäure	0,090	0,091	0,148	0,131
Kohlensäure, alle	71,220	70,819	48,755 *)	22,500
gebunden	25,411	25,461	14,584	2,687
halbgebunden	25,411	25,461	14,584	2,687
ganz frei	20,398	19,897	10,587	17,126
Natron	49,673	49,698	6,407	0,330
Kali	2,073	2,177	0,387	0,071
Lithion	0,011	0,009	0,005	—
Ammoniumoxyd	0,245	0,245	0,046	—
Magnesia	3,069	3,077	1,685	0,627
Kalk	9,520	9,506	11,395	2,870
Strontian	0,001	0,003	0,014	—
Eisenoxydul	0,097	0,095	0,110	0,065
Manganoxydul	0,001	0,001	0,009	—
Thonerde	0,003	0,002	0,002	—
Feste Bestandtheile	122,089	122,315	36,984	7,834.

In L und E Spuren von Barium, Rubidium, Caesium, Thallium, organ. Materie; in B Spuren von Barium, Brom, org. Mat., nicht von Rub., Caes., Thall.

*) S. 57 ist 49,755 unrichtig.

Combinirte Analyse der Quellen von Tarasp. (Die der Emeritaquelle wurde als identisch mit der Luciusquelle weggelassen. Ebenso die der schwankenden Carolaquelle.)

	Lucius-		Bonifacius-Quelle	
Chlornatrium	36,740		0,371	
Chlorlithium	0,010		0,014	
Bromnatrium	0,212			
Jodnatrium	0,008		0,003	
Schwefelsaures Kali	3,797		0,715	
" Natron	21,004		2,336	
Salpetersaures Natron	0,008			
Borsaures Natron	1,722	Bicarbonate		Bicarbon.
Kohlensaures Natron	34,437	48,731	8,873	12,554
" Ammon	0,453	0,661	0,084	0,123
" Magnesia	6,430	9,797	3,620	5,355
" Kalk	16,999	24,479	20,348	29,301
" Strontian	0,005	0,007	0,006	0,007
" Eisenoxydul	0,156	0,214	0,177	0,244
" Manganoxydul	0,002	0,003	0,014	0,020
Kieselerde etc.	0,096		0,151	
Feste Bestandtheile	128,099	147,510	36,613	51,197
Kohlensäure	45,809	20,398	34,171	19,587

Das Wasser des Marienbader Ferdinandsbrunnens gelangt zuerst durch eine 16 Klafter lange emaillirte Röhre in den Stiefel einer Druckpumpe, von da in einer 732 Kl. lange Röhre und dann in 3 grosse Reservoirs von je 280 K. F., die 148 W. F. höher liegen als die Sohle des Brunnens. Die Druckpumpe wird durch eine 8-Pferdekraft habende Maschine in Bewegung gesetzt; sie treibt jede Minute (nur ? L.) 3 K. F. Wasser in die Leitung zu den Reservoirs, den Bädern und der Trinkquelle. Dietl (101) bestimmte nun (meist in 2 Versuchen) den Gehalt des an verschiedenen Stellen genommenen Wassers an Gesammtkohlensäure (G), woraus sich mit Zugrundelegung der alten Analyse, welcher auch die Bestimmungen an der Quelle (1) angehören, die freie und halbgebundene CO_2 (fr. h.) und die freie (fr.) berechnen lassen.

Neben 2 stehen die neuen Bestimmungen an der Trinkstelle, neben 3 die des versendeten Wassers, neben 4 die des Reservoirs, neben 5 die des kalten Badewassers von 11°25; neben 5b die des auf 41°25 durch Einströmen von Dampf erwärmten Wassers, das bei 5c mit kaltem Mineralwasser auf 30° hinuntergebracht war, bei 6 die des auf 30° direct erwärmten Vollbades, bei 6b die desselben Wassers, das aber mit Mineralwasser wieder auf 25° abgekühlt war, bei 7 die eines in gewöhnlicher Weise zuerst auf 37°5 erwärmten und dann mit Mineralwasser auf 32°5 abgekühlten Bades, bei 7b die desselben Wassers nach viertelstündigem Stehen. Alle Bestimmungen sind in Grammgewicht ausgedrückt und gelten für 10 Liter. Die nebenstehenden Procentberechnungen beziehen sich auf den ursprünglichen Gehalt an der Quelle.

		G.	fr. h.	(pCt.)	fr.	(pCt.)
1 Quelle		48,39	33,19		22,99	
2 Trinkstelle		44,48	34,28		24,08	
3 Vers. Wasser		44,10				
4 Reservoir		41,47	31,27	(94,5)	21,07	(91,6)
5 Bad kalt		38,45	28,25	(85,1)	18,05	(78,4).
5b Wasser von	41°	29,48				
5c " "	30°	32,37				
6 Vollbad	30°	32,37				
6b "	25°	36,80				
7 "	32°5	31,68				
7b " gestanden		31,68.				

Daraus ergiebt sich die Zweckmässigkeit der Bade- und Füll-Vorrichtungen. Der Kohlensäuregehalt des Badewassers macht sich auch dem Gefühle der Badenden sehr bemerklich, so dass er sich unter Umständen zu einem schon nicht mehr angenehmen Brennen steigert und sensible Personen es nicht immer die vorgeschriebene Zeit aushalten.

Unweit der Passegger Quelle und dem alten Belvedra-Säuerling wurde 1862 eine zweite und dann eine dritte Belvedraquelle gefunden, welche ausser Eisen besonders viel kohlensaures Natron enthalten.

Anhang.

Analysen von Moorerde, Moorlauge, Fichtennadel-Präparaten.

170) Bamberger, H. v., Ueber Franzensbader Moorlauge als Ersatz zu Bädern. Berl. klin. Wochenschr. No. 20 —
171) Kisielnsky, Präparate aus den Krummholzkiefernöle für Inhalationen und für Bäder. Oesterr. Badezeitung No. 1.

Die Moorlauge, ein nahe bis zum Krystallisirpunkte der Salze abgedampfter wässeriger Extract des Franzensbader Moors, enthält vorzugsweise schwefelsaures Eisenoxyd und Humusstoffe, auch etwas freie Schwefelsäure. Die Zusammensetzung muss jedoch, wie die des Moors, je nach dem Grade der Verwitterung, den dieser erfuhr, sehr wechseln. Es ist eine syrupdicke dunkelbraune Flüssigkeit. Specifisches Gewicht 1,35.

Ein völliges Ersatzmittel des Moors kann die Moorlauge nicht sein; eher kann ihn das Moorsalz vertreten, ein ungleichmässiges Präparat ohne Humusstoffe, welches an der Luft Feuchtigkeit anzieht und theurer als Moorlauge ist (120).

Die Moorerde von Oettilichsthal a. d. Saale, welche man zum häuslichen Gebrauche verwendet, besteht nach WERNER's Analyse (Unien) in 1000 Theilen aus:

Organischer Substanz mit 11,2 N 611,0,
" stickstofffrei 140,9,

ausserdem Natron 0,2, Kali 2,1, Magnesia 1,1, Kalk 16,1, Eisenoxyd 19,9, Eisenoxydoloxyd 11,8, Eisenoxydul 4,8, Thonerde 16,4, Kieselsäure unlöslich 39,2, amorph 30, Quarz 44,9, Schwefelsäure Spuren, Wasser, gebundenem u. hygroskopischem 36,1.

Die Moorerde des Louisenbades bei Polzin wurde von WERNER (Unien) analysirt. Es waren in 1000 Theilen:

Organische Substanz mit 28,1 N 715,4,
" " ohne N, mit 10,4 Harz 153,6,

ausserdem Natron 3,7, Kali 2,6, Magn. 3,0, Eisenoxyd 23,9, Eisenoxydul 18,5, Manganoxyd 6,4, Manganoxydul 2,1, Thonerde 10,4, Kieselsäure 55,4, (darin 31,4 lösliche), Phosphorsäure 3,9, Kiesels. 1,1. (Diese Angaben weichen von den im vorigen Berichte gegebenen Zahlen ab.)

Nach KLETZINSKY (121) geben die frischen Nadeln der Krummkiefer, mit Wasser destillirt, etwa 2 Promille eines lieblichen ätherischen Oeles, Beinidol, dass ein kräftiger Ozonerreger ist. Das grüne dickflüssige Kiefernadelextract enthält in 1000 (hier nicht 10000) Theilen:

Wasser	464,2
Glycerin	151,9
Pectosen und Gummosen	131,5
Glycosen (Melezitose)	40,5
Balsame (Harze u. ätherische Oele)	63,8
Abietinsäure	6,5
Aepfelsäure	2,5
Bernsteinsäure	5,5
Ameisensäure	3,6
Gallussäure	2,5
Gerbstoff	20,8
Chlorophyll (Wachs)	61,5
Albuminoide Stoffe	7,5
Bitterstoffe } und Varianten	2,7
Extractivstoffe } und Varianten	21,3
Asche	25,0
Stickstoffgehalt p. m.	8,2
Polarisation (links)	15 Grad

Björnström, F., Af Prof. C. B. Bergstrande [illegible] Upsala [illegible] Bd. V. S. 211.

Besprechung der vom Prof. BERGSTRAND angestellten Untersuchungen über die Ursachen der merklichen Verbesserung der Quellen bei Sätra, die in den letzten Jahren durch verschiedene locale Arbeiten erlangt ist. Ein neues, in der Nähe von Sätra entdecktes Bademoor enthielt nach vollständigem Trocknen 44,1 pCt. organische Stoffe und 55,9 pCt. Aschenbestandtheile.

Warncke (Kopenhagen).

B. Theoretische Balneologie und Hydropesie. Methodik.

129) Heymann, E., Zur Reform der balneologischen Grundprincipien. Jahrb. für Baln. I. 1–10. — 123) Böhrig, Zur Theorie der Balneotherapie. Jahrb. f. Baln. I. [illegible]

124) Winternitz, W., Beiträge zur Lehre von der Wärmeregulation. Separatabdruck aus Virchow's Arch. 56, S. 181–196. — 125) Winternitz, W., Der Einfluss von Wärmeentziehungen auf die Wärmeproduction. Kritisch experimentelle Studie. Wien. med. Jahrb. [illegible] — 126) Riegel, F., Ueber Wärmeregulation und Hydrotherapie. D. Arch. f. kl. M. [illegible] — 127) Rosenberger, Ueber locale Wärmeentziehung. Berl. kl. Wochenschr. No. [illegible] (Ueber 126 und 127 s. allgem. Therapie, S. [illegible])

127a) Roth, E., Die Bäder zu Wiesbaden gehören zu der Klasse der beruhigenden Bäder. [illegible] No. 19. [illegible]

128) Janin et de Laurès, Sur les changements de poids que le corps humain éprouve dans les bains. Compt. rend. de l'Acad. des Sciences [illegible] (S. physiol. Chemie S. 153.) — 129) Lersch, De l'absorption des sels contenus dans les bains. Traduction du Dr. Hagel. [illegible] — 130) Anspitz, E., Ueber die Resorption durch die Haut. [illegible] Jahrb. f. Baln. I. 69–72. 131) Fleischmann (W.m.), Ueber die Resorptionsfähigkeit der Haut. Jahrb. f. Baln. II. [illegible] — 132) Röhrig, A., Experimentell-kritische Untersuchung über die flüssige Hautabsonderung. [illegible] Arch. XIII. [illegible] — 133) Derselbe, Die Physiologie der Hautathmung, experimentell und kritisch [illegible] (Ueber 132 und 133 s. physiol. Chemie S. 152.)

134) [illegible], Die Lender'sche Bedeutung der Kohlensäure. [illegible] — 135) Dieselbe, Quelques mots sur l'action des alcalins. Extrait d'un rapport sur les eaux minérales présenté à l'Acad. de méd. [illegible] (Die durch Alkalien herbeigeführte Kachexie ist nach dem Verf. bisher [illegible])

136) Tillot, Em., Le pseudo [illegible] eaux minérales de St. Christau. Ann. d'hydr. XVII. 149–[illegible]. — 137) Liebermeister, C., Untersuchungen [illegible] A. Arnold, Ueber die Kohlensäureproduction bei der Anwendung von Wärmeentziehungen. D. Arch. f. klin. Med. X. [illegible]–109. (S. allg. Pathologie S. 131.)

138) Runge, F., Beobachtungen auf dem Gebiete der Wasserkuren und anderer physikalischer Heilmethoden, 1868. (S. allgemeine Therapie S. [illegible]) — 139) Pucci, B., [illegible] Il Morg., XIV. disp. V. p. [illegible] (Der Leiter der [illegible] Wasserheilanstalt, welcher im vorhergehenden Jahrgange der genannten Zeitschrift über den innerlichen Gebrauch des Wassers geschrieben hat, unterscheidet folgende Methoden der innerlichen Anwendung: [illegible])

140) Pascal, De la persévérance en thérapeutique. [illegible] No. 19. (Vertheidigung der langen Dauer der hydrotherapeutischen Kuren. [illegible]) — 141) Le Bret, Labat, Durand-Fardel, Laudet, Verjon, Charmasson de Puylaval, Discussion sur la durée du traitement thermal. Annal. d'hydrol. XVII. [illegible] — 142) [illegible] Une saison de bains en huit jours. [illegible] No. 61. et 62.

143) Charvet, H., De l'emploi [illegible] des eaux bicarbonatées sodiques et des eaux ferrugineuses [illegible]. Gaz. des hôp. 14.,

31., 28. mars et No. 41 auch in Separat-Abdruck. (Bezieht sich auf die Wärme aus [illegible]. Der Gebrauch des Brunnen-Wassers bei Tisch und nach Tisch wird mit Rücksicht auf die Beförderung der Verdauung verordnet. Enthält 123 ausführlich erzählte Beobachtungen.)
146) Winternitz, W., [illegible] hydriatische Methoden. Wien. med. Woch. XXII. No. 21.
145) Runge, Technik der kalten Bäder. Jahrb. f. Baln. II. 107.
146) Fossati, Peroni, Olori, Die Behandlung der Hautkrankheiten mittelst hypodermatischer Injection von Mineralwasser, namentlich des Wassers von Levico. Jahrb. f. Baln. II 61–63. Arch. f. Dermatol. [illegible].
147) Boren, L'établissement d'Allevard, 1870

Winternitz (146) spricht sich kurz und klar über die antecongestive Methode aus, die jedoch nicht bloss in einem hydriatischen Verfahren, sondern auch in gymnastischen Bewegungen, zum Zwecke der Ableitung des Blutes besteht. Hinsichtlich der Hydriatik unterscheidet er 5 Methoden, die Blutmenge der congestionirten Theile zu vermindern. Bei oberflächlich liegenden Organen erregt man durch locale Wärme-Entziehung Contraction der Gefässe. Die Kälte darf dabei nicht zu stark angewendet werden. Die Einwirkung der Kälte soll nicht continuirlich sein, sondern unterbrochen, aber häufig wiederholt werden, die Theile sind flüchtig, aber oft mit Wasser von 10 bis 16° (R.?) zu benässen, ohne nachher bedeckt oder abgetrocknet zu werden. Häufig ist ein unbedeckter, nicht zu dicker, alle 2—10 Minuten zu wechselnder Umschlag mit Wasser von jener Temperatur zweckmässig. Wo diese Methode nicht anwendbar ist, bleibt öfters die andere, eine Contraction der blutzuführenden Arterien, zu bewirken. W. hat mit Sphygmograph und Thermometer erwiesen, dass die, längs eines Gefäss-Stammes applicirte Kälte die Blutzufuhr in dem Verästelungsgebiete dieses Gefässes vermindert. Hier gilt eine consequente Anwendung einer sehr niedrigen Temperatur, mit häufigem Wechsel des Umschlags als Princip. Als dritte Methode, die bei den meisten inneren Organen anwendbar sein soll (?), wird man sich bemühen, von gewissen Reflexpunkten aus die Contraction der congestionirten Gefässe zu bewirken, z. B. durch fliessende Fussbäder bei Kopfleiden, bei den Lungencongestionen durch Umschläge über die Schulter, bei den Beckenorganen durch Umschläge auf die Kreuz- und Unterbauchgegend. — (Diese Methode ist jedenfalls die unsicherste von allen, insofern sie nicht der ersten oder vierten Einwirkungsweise angehört. Sie mag jedoch als solche nicht bestritten werden, da ja die Temperatur der einen Hand sinkt, wenn man die andere abkühlt. Ref.) Die vierte Methode beruht in der Congestionirung andrer Organe durch den Kältereiz. Namentlich lobt der Vf. die erregenden Waden-Umschläge, Nachts angewendet, als mächtig beruhigend bei Kopfcongestionen. Die fünfte Einwirkungsweise bezweckt, die Herzthätigkeit zu verlangsamen, durch Umschläge auf die Herzgegend (12—14° R.?) vor der vollständigen Erwärmung zu wechseln, durch Halbbäder von 6 bis 30 Min., 18—22°, oder feuchte, gewechselte Einpackungen, mit darauf folgendem Halbbade von 16—18° (R.?).

C. Geschichte der Balneologie. Statistik der Badeorte.

148) Meyer-Ahrens, Die altrömischen Bäder in der Schweiz, zu Pompeji und zu Rom. Die illustrirte Schweiz, Unterhaltungsblatt No. 16 etc. — 149) Beer, Jul., Kampf der Bader und Barbiere in Berlin, im 18. Jahrh. D. Klin. 14 [illegible] — 150) Cooper[?], Geschichtliches über [illegible] D. Klin. No. 32. ([illegible]) — 151) Body, Albin, Pierre le Grand aux eaux de Spa. 101 pp. (Hat nur Local-Interesse.)
152) Genovés y Tio, Sobre Estadistica y Administracion de las aguas minerales [illegible], in El Siglo méd. 778, etc.

Meyer-Ahrens beschreibt in einem ausführlichen, mit vielen Abbildungen ausgestatteten Aufsatze das römische Bad, wie es in Rom, in Pompeji und in der Schweiz aufgefunden worden ist. Unter diesen Abbildungen sind die der Hypokausta und Lakonika mehrerer schweizer Ortschaften aus.

D. Balneotherapie im engern Sinne.

153) Berin[?], Comparaison de l'hydrothérapie et de l'hydriatrie au point de vue de leur action sur les maladies. Rév. d'hydrol. No. 5. (Vorlesung.) — 154) Uhlersperger, Les médications hydrothérapiques, hydrominérale et balnéothérapique de la syphilis, traduit par l'allemand par Le Dr Nagel. Rev. d'hydrol. No. 10. (Aus Kisch's Jahrbuch).

a) Kur mit gemeinem Wasser. Dampfbäder. Sandbäder.

155) [illegible], Rojas, Hidroterapia [illegible]. Valparaiso 1871
156) [illegible], Clinique de l'hydrothérapie [illegible]. Institut hydrothérapique de Passy. Paris. [illegible] Application de l'hydrothérapie [illegible]. Gaz. des Hôp. Mars. méd. Juin 16. — [illegible] par l'hydrothérapie. [illegible] Juin 22. — 157) [illegible], [illegible] gastralgie, céphalalgie, [illegible]; Traitement par l'hydrothérapie [illegible]. Le mouv. méd. No. [illegible]. ([illegible]) — 158) [illegible], Institut hydrothérapique de Passy. Mouv. méd. No. [illegible]. ([illegible]) — 159) Fleury, L., De la pathogénie et du traitement de certaines [illegible]. Mouv. méd. No. [illegible]. ([illegible] durch Hydrotherapie.)
160) [illegible], G., [illegible] progressive Bewegungsataxie. [illegible], Behandlung mittels Hydrotherapie, Genesung. Gaz. des Hôp. 109.
161) Beni-Barde, Du rôle de l'hydrothérapie dans la maladie bronzée [illegible] maladie d'Addison. Ann. de la soc. d'hydrol. t. XVII. [illegible]. — 162) [illegible], [illegible] clinique à propos de l'emploi de l'hydrothérapie dans quelques maladies chroniques du coeur, Rev. d'hydr. No. 11. Gaz. méd. de Strasbourg. — 163) [illegible], Ueber Hydrotherapie bei [illegible]. [illegible] — 164) [illegible], Aménorrhée datant de cinq mois, chloro-anémie, hystérie [illegible]. Prescription de l'hydrothérapie. Guérison. Mouv. méd. No. [illegible].
165) [illegible], Wold., [illegible] Therapie. ([illegible]) [illegible]. — 166) [illegible], Behandlung fieberhafter Krankheiten, speciell Pneumonie durch kalte Bäder ([illegible]) und Wein. Württemb. Correspondenzbl. [illegible] — [illegible]

Liebermeister, C., Ueber Kaltwasserbehandlung in fieberhaften Krankheiten. Jahrb. f. Baln. II (Auszug aus dessen klin. Vorträge über die Behandlung des Fiebers.) — 168) Göetz, O., Beobachtungen und Erfahrungen über die Anwendung des kalten Wassers bei Typhus. Prag. Vierteljahrsschr. 112 Bd. [illegible]—30. — 169) Das Hydrotherapie des Typhus (aus Jahresber. d. Dresd. Ges. f. N. u. Heilk. 1871). Riecoloner, Zur Kaltwasserbehandlung des Typhus (aus med. Jahrb. d. Ges. d. Aerzte 1871). Brand, Was versteht man unter Hydrotherapie des Typhus (aus Wien. med. Woch. No. 8 u. 9) in J. f. Baln. I, 117—153. — 170) Wunderlich, C. A. V., Ueber Darmblutungen bei Typhus abdominalis unter der Kaltwasserbehandlung. Arch. f. Heilk. XIII. 463. — 171) Collie, AL. Percival, Ueber Anwendung kalter Bäder bei Typhus. Lancet II. 13 u. 18 Sept. (Auszug gegen Bd. f. Heilwissensch. 84). — 172) Leedenberger, Ueber die Kaltwasserbehandlung beim Ileotyphus. Württ. med. Correspondenzbl. Okt. 26. — 173) Riegel, Ueber die Resultate der Kaltwasserbehandlung des Unterleibstyphus. Jahrb. f. Baln. II. 108. — 174) Lambert, J. L., Du l'emploi des affusions froides dans le traitement de la fièvre typhoïde et des fièvres éruptives, 1876. — 175) Dombrowsky u. Rörschelmann, Colote und kühle Bäder beim Typhus. Dorpat. med. Zeitschr. 1871, 9, 189.

176) Von Oisson, B. B., Ueber die Anwendung der türkischen Bäder. Philad. m. a. s. Rep. XXVII. 381. [illegible] — 177) Richter, H. E., Das irisch-römische und russische Bad. 14 SS. (Sep.-Abdr. aus Altona's Zeitschr. Die Gesundheitspflege des Volkes.) — 178) Rittl'e, A., (in Vaisse) Bett- und Partial-Dampfbäder. Mit 1 lith. Taf. 2. Aufl.

179) Kalchbrenth-Rohonwelde, Die Grotte von Monsummano. Jahrb. f. Baln. II. — 180) Wolff (Lippspringe), Die Grotte von Monsummano. Berl. klin. Wochenschr. 12. No. 34. (Nach eigener Anschauung und nach dem Schriftchen von Turchetti 1869.) — 181) Brehring (Soden), Die Grotte von Monsummano, Berl. kl. Wochenschr. No. 35

182) Conrade, Ueber Sandbäder. Brit. med. Journ. Bet. 2.

Brai-Barnn (161) hat in der dritten Periode der Bronze-Krankheit die Hydrotherapie ohne allen Nutzen versucht; doch zufolge der merklichen Besserung, welche er damit in einem Falle erzielte, glaubt er, dass der Anfang der Krankheit, wenn sie noch in einer nervösen Alteration beruht, oder selbst die zweite Periode, wenn schon eine Blutentartung stattfindet, mit Vortheil dadurch bekämpft werden könne.

Die populäre Abhandlung von Richter (Nr. 177) gibt natürlicher Weise für unsern Bericht nur wenig Neues. Nach seiner richtigen Bemerkung passt das russische Bad wegen seiner schnellen und stärkeren Einwirkung mehr für robuste Naturen, das mildere römisch-irische mehr für schwächliche, ängstliche, feinfühlende Personen, wo man mehr des Wohlbehagens wegen badet, oder gerade die Hautausdünstung stark begünstigen will. Ein spezifischer Unterschied beider Badearten besteht nicht. Auch ist es unrichtig, dass die Luft im römisch-irischen Bade trocken sein müsse, um besser zu schwitzen. Durch die Anregung des Stoffwechsels schützen die römisch-irischen Bäder vor Erkältung, obwohl nach unzweckmässigem Gebrauche, bei unzureichender Abkühlung am Schlusse, oder unvorsichtiger Abkühlung, zu langem Verweilen im Frigidarium Erkältungen öfters vorkommen. Dampfbad und Heissluftbad heben den Katarrh in seinem Beginne; ist aber schon fieberhafter Zustand vorhanden, so sah Verfasser mehrmals entzündliche Krankheiten danach entstehen. Ob das römisch-irische Bad die Neigung zum Branntweingenusse vermindere, lässt R. unentschieden; er kennt aber Personen genug, die nach dem Bade zum bairischen Biere eilen.

Wolff (180) beschreibt die Grotte von Monsummano. „Sie liegt auf der Südseite und am Fusse des Berges Albano, in dem fruchtbaren Thale von Nievole. Man erreicht sie zu Wagen von der Station Pieve a Nievole der Lucca-Pistojabahn in circa 15 Minuten, von dem Städtchen Monsummano in der Hälfte der Zeit. Ausser dem Curhause, welches 16 Zimmer hat, befindet sich dort kein Etablissement. Durch einen Corridor dieses Hauses vorbei an den Auskleidezellen und dem Douchenraume steigt man eine Treppe hinunter zur Höhle. Sie ist durch eine Thür geschlossen und wird nur durch Kerzen erhellt. Ueberall hängen die bizarren Tropfsteinbildungen herab, halb verhüllt durch den schimmernden Schleier der Wasserdämpfe, und auch dem Boden entstreben ähnliche Formationen, die sich in dem unendlich klaren Wasser spiegeln. Der Raum dem Eingange gegenüber wird als Vorhalle bezeichnet; in ihr verweilen die Patienten, bis sie nach den wärmeren Orten der Höhle gehen. Von der Vorhalle, deren Lufttemperatur von 27 ° C. ist, dehnt sich die Grotte nach links und rechts aus. Verfolgt man den Weg zur Rechten, so nimmt die Temperatur ab. 50 Meter weiter liegt die Grotta bianca, weisse Grotte, von den ausgezeichnet weissen Stalaktiten so genannt, darin der Lago Ghiaccio oder Eissee, von 26 ° C. Von der weissen Grotte giebt es noch eine Fortsetzung, die wegen zu grosser Enge nicht zu passiren ist. Links von der Vorhalle geht man durch eine kleinere Höhle zur Zweitheilung der Grotte. Der rechte Gang davon ist nur 17 Meter lang und hat eine Temperatur von 31° C. Der linke ist von grosser Ausdehnung, ist wiederholt durchsetzt durch wassergefüllte Spalten und Untiefen, deren Wassertemperatur 33 ° C. übersteigt. Nach einer langen Wanderung an baufälligen Geländern vorbei, auf schlüpfrigem Boden, gelangt man zu einer Erweiterung des Ganges, welcher Sudatorio (Schwitzstation) heisst, und in welchem sich der Lago maggiore, ein Wasserbecken von 8 Metern Breite und 20 Metern Länge befindet. Er ist oft von unergründlicher Tiefe, die Temperatur von 34 ° C. Hier ist die Luft auf den Wassergehalt untersucht worden. Es sind bei einer Temperatur von 33,75 ° C. und einem barometrischen Druck von 753 MM. in 1000 CCM. 4 CCM. in Dampfform aufgelöstes Wasser enthalten. Von dem Sudatorio kann man noch 70 Meter weit vordringen bis zur Höhle des Endsee's Lago Termine oder der Hölle. Hier erreicht die Temperatur der Luft, sowie des in einem Bassin von 11 Metern Durchmesser enthaltenen Wassers den höchsten Grad, 35 ° C. Die ganze Höhle, in einer Ausdehnung von 300 M., ist mit Wasserdämpfen erfüllt, die den verschiedenen Wasserbassins entströmen. Die Luft hat nach den verschiedenen Theilen der Grotte eine Temperatur von 27—35 ° C. Sie ist gut athembar. Es findet jedenfalls eine Ventilation statt, wahrscheinlich von dem nach rechts gelegenen Theile der Grotte. Doch findet kein merkbarer Zug statt. Die chemische Untersuchung von 1000 CCM. Luft ergab:

Kohlensäure	3,65
Atmosphärische Luft	95,54
Ueberschüssiger Stickstoff .	0,81
	100,00

Es frappirt der bedeutende Kohlensäuregehalt, doch genirt derselbe die in der Grotte Verweilenden durchaus nicht, obgleich einzelne Personen sich bis 5 Stunden in derselben aufgehalten haben."

„Wie die Grotte von Monsummano nichts weiter ist als ein grosses Dampfbad, so unterscheidet sich die Behandlungsweise in nichts von dem Bekannten. Die Leidenden verweilen täglich oder einen Tag um den andern eine halbe Stunde bis zwei Stunden darin und schwitzen. Man hüllt sie dann in der Vorhalle in wollene Decken, worauf sie in ihre Zellen wandern, um dort nachzuschwitzen, oder sich abzukühlen. Den Schluss macht eine kalte Douche und Abreibung. Gelingt es nicht, den Kranken zum Schwitzen zu bringen, und Turchetti behauptet, dass grade die kranken Theile am spätesten Schweiss zeigen, so bekommt der Leidende vor dem Bade eine kalte Douche, oder während des Bades ein Glas kaltes Wasser, zuweilen auch eine geringe

Quantität alkoholischen Getränkes. Unter ausgiebigem, kritischem Schweisse heilen, wie Turchetti versichert, eine grosse Anzahl von Krankheiten nach wenigen Bädern, und in der That, was ich in Bekanntenkreisen über die Erfolge höre, ist wunderbar. Heilung resp. Besserung finden nach der Turchetti'schen Casuistik folgende Krankheiten: chronischer Gelenkrheumatismus, Muskelrheumatismus, Gicht, Neuralgieen, Hemikranie, constitutionelle Syphilis, Taubheit u. a. Es sind eine grosse Anzahl von Fällen mitgetheilt, jedoch ohne rechte Ordnung und exacte Beschreibung. Unter chronischem Gelenkrheumatismus figuriren 33 Fälle, meist multiartikulär, wo Schmerzhaftigkeit, Anschwellung und Behinderung der Bewegung in den Gelenken vorhanden war. Oft war auch der Ernährungszustand des Patienten sehr heruntergekommen; es bestand Schlaflosigkeit, Dyspepsie u. s. w. Die Dauer des Leidens war meistens eine längere, von einigen Monaten bis zu 3 und sogar 17 Jahren. Vielfach war die Krankheit das Residuum eines acuten Gelenkrheumatismus, nach wenigen Bädern schwand meist der Schmerz, bei Fortsetzung derselben auch die Unbeweglichkeit und Anschwellung. Ueber 20 Bäder habe ich nicht verzeichnet gefunden. Ungeheilt verliess von den 33 mitgetheilten Fällen nur einer die Grotte. Zwei hatten unvollkommene Resultate. Auch Garibaldi heilte dort einen Rheumatismus des Fussgelenkes und führte auch eine alte Wunde von Aspromonte zur Vernarbung. Einige Fälle theilt W. auszugsweise mit.

Muskelrheumatismus, zweimal complicirt mit Ischias, einmal mit Gelenkrheumatismus, wurde in 25 Fällen nach wenigen Bädern geheilt. Etwa 4 Fälle erreichten die volle Besserung erst nach wiederholten Kuren in aufeinander folgenden Jahren.

Zwei Fälle von Hemikranie, sowie ein über den ganzen Kopf verbreiteter Schmerz wurden mit gutem Erfolge behandelt.

Von den Gichtkranken erhielten die meisten schon nach wenigen Bädern einen Nachlass des Schmerzes. Die Auftreibung der Gelenke schwand in wenigen Fällen.

Die an Neuralgieen Leidenden haben meist eine Linderung während des Bades. Nach einigen Bädern verstärkt sich der Schmerz und lässt nach dem 6. bis 7. Bade in den günstigen Fällen ganz nach.

Namentlich ist Ischias wiederholt geheilt.

Bei constitutioneller Syphilis wurden die verschiedensten Formen geheilt: Ischias, Drüsengeschwülste, Entzündungen des Periostes, Affection der Knochen u. s. w.

Die grösste Zahl der Kranken muss in Monsummano, Pieve a Nievole oder im Bade Montecatini Unterkommen finden.

Badcuino's Aufsatz (181) über denselben Gegenstand giebt noch einige werthvolle Bemerkungen. Der Eingang zur Grotte ist im Frühjahr angenehm kühl. B. fand in der ersten Abtheilung das Wasser 32° C. warm, die Luft 27°. Nach anhaltenden Regengüssen ist der Zufluss des Wassers wahrscheinlich stärker; wenigstens füllen sich dann die unteren Abtheilungen der Höhle ganz mit Wasser und sind dann nicht mehr zugänglich. Der Wasserstand in der Höhle lässt sich schon aus der Höhe des Wassers eines Sumpfs, der 1 St. davon entfernt liegt, erkennen. Diese Ueberfluthung der Höhle war schuld, dass die Badesaison erst mit Juni anfing. Vom Nov. bis März war zu viel Wasser darin. In der wärmeren Abtheilung, welche 35–36° warm ist, wird man sehr bald in heftigen Schweiss versetzt, wobei die Herzthätigkeit erheblich gesteigert wird. Herzkranken ist die Grotte zu verbieten. Tabes dorsualis wird nach Sedell's Ansicht dadurch verschlimmert. Kranke aller Art (Flechtenkranke, Rheumatische etc.) baden durcheinander. Veraltete Syphilis soll noch gute Resultate geben. Günstig wirkt das Dampfbad bei Blennorrhöen der Bronchien, des Magens und Darmkanals, der Vagina. Der dort geheilte Garibaldi litt an einer Mundfistel, die sich nach der Kur schloss. Man sieht aus diesen Berichten, dass die Kur zu Monsummano noch allerlei Unangenehmes mit sich bringt, namentlich den Aufenthalt in einem sehr kleinen Kurhause ohne Comfort, oder, wenn man Montecatini zur Wohnung wählt, die einstündige Entfernung des Wohnortes von der Grotte und das Zusammenbaden.

b. Kur mit Mineralwasser.

α Kur mit Seewasser.

153) Goracuchi, Alex., Ritter v., Die Adria und ihre Küsten mit Betrachtungen über Triest als Badeort nebst einer Erörterung über das Seewasser und dessen heilbringende Wirkung. 2. Aufl. 264 SS. (Sehr fleissige Arbeit besonders in naturwissenschaftlicher und topographischer Hinsicht!) — 154) Beneke, Zur Bedeutung der Seebäder und ihrer Wirkungen. Berliner klin. Wochenschrift. Nr. 33. 36. 38. 39. — 155) Foubert, Note sur l'emploi des bains de mer chauds. Ann. d'hydr. XVII. 335–341.

Anhang. Kur mit künstlichen Salzbädern: 156) C. Schwalbe, Warme Salzbäder bei [illegible] Gliedern. Virch. Arch. 53. B. [illegible]. (Vorläufige Mittheilung.)

β. Kur mit Mineralquellen.

157) Basch, Balneotherapeutische Aphorismen. Wien. med. Pr. Nr. 26. 27. 30. 31. 33. — 158) Boggs, A., Ueber die therapeutische Wirkung und die Indicationen der Mineralwässer. In Gaz. de Par. 33. — 159) Durand-Fardel, Leçon sur la pathologie des maladies chroniques, les états constitutionnels et les diathèses. Cours sur les eaux minérales. (Siehe Krankheitsursachen.) — 160) Kirchhoffer, Neueste chemisch-medicinische Erfahrungen über Anwendung und Wirkung der Mineralquellen. 32 SS.

161) Fideau, Maladies qu'on traite à Vichy transformées par l'abus des eaux alcalines en maladies qu'on traite aux Eaux-bonnes. Régénération des malades de Vichy par les eaux d'Eaux-bonnes. Conséquences pratiques. L'Un. méd. Nr. 68. 81.

162) Minnich, Baden en Suisse et ses sources. Rhumatismes chroniques et indurations des glandes. Rev. d'hydr. 1871. Nr. 10.

163a) Brugna, Giov., Ueber die Kur Scrofulöser mit dem salzigen Jod-Wasser von Sales-maggiore. Ann. univ. CCXXIII. 21 pp.

[illegible]) Gebauer, Bemerkungen über die Art der Einwirkung der Schwefelthermen bei Hydrargyrose und bei Syphilis. Berl. klin. Wochenschrift. Nr. 14. — 164) Güntz, Die Einreibungskur bei Syphilis in Verbindung mit Schwefelwässern; zur Unterweisung für Kranke während der Kur. 16 SS. (Verf. empfiehlt bei der Einreibungskur Aachener oder Weilbacher Wasser trinken zu lassen. Eigene Erfahrungen über diese Kuren ausserhalb der Badeorte scheint er nicht zu haben.)

165) Roth, H., Die Wirkung des Wiesbadener Mineralwassers bei einem Gichtkranken. Virch. Arch. [illegible]. (Der Kranke war starker Weintrinker, auch Biertrinker. Allmähliges Verschwinden der Harnsäure im Blute.) — 166) Heymann, C., Zur Therapie des chronischen Rheumatismus. Berliner klin. Wochenschr. Nr. 37.

167) Kisch, Die Verwerthung des Marienbader Kreuzbrunnens und Ferdinandsbrunnens bei Krankheiten des Nervensystems. Prag. med.-chir. Presse. VIII. 30. 31. — 168) Scholz, G., Ueber Rückenmarksleiden und deren Behandlung durch Cu-

[illegible]

C. Heymann (196) macht einige Bemerkungen über die thermische Behandlung chronischer Rheumatismen, welche er für eine entzündliche Ernährungsstörung mit stärkerer Production neuer Elemente und rascherer Zerstörung neuer, ausserdem mit reichlicherer Zufuhr von Entzündungsmaterial ansieht. Um eine verminderte Secretion und erhöhte Resorption in den ergriffenen Geweben zu erreichen, sind die Thermen das wirksamste Mittel. Im warmen Bade erweitern sich die Hautgefässe ohne Vermittelung der Nerven, den kranken Organen wird so das Blut entzogen, die Exsudation vermindert, die Resorption durch den geringen Füllungsgrad der Gefässe erhöht. Andere Nebenwirkungen der Bäder sind durch die chemische Constitution des Badewassers bedingt; die gasreichen Soolthermen und die Schwefelthermen rufen nicht nur eine directe, sondern auch eine durch Reflexlähmung der vasomotorischen Nerven erzeugte indirecte Erschlaffung der Hautgefässe hervor und bewirken eine starke Erregung des Centralnervensystems. Die durch Bäder bewirkte Hauthyperämie kann bei Schlaffheit des Herzens gefährlich werden. Individuen mit atheromatösen Ablagerungen sterben zuweilen im Warmbade. Abgesehen von dieser und von anderen Contraindicationen finden chronisch entzündliche Exsudationen in den Thermen häufig Heilung oder Besserung. Doch ist eine methodische Leitung der Bedekur erfordert. Dauer und Wärme des Bades sind nach der Individualität abzumessen. Bei Hartnäckigkeit des Leidens muss Patient anfangs constant, nach eingetretener Besserung nach 5–6 Stunden lang nach dem Bade die Hauthyperämie unterhalten. Ist die Schmerzhaftigkeit geschwunden, so beginnt man vorsichtig mit passiven und activen Bewegungen. Hat man es später mit blossen Residuen zu thun, so können bei altem indolentem Verhalten derselben mitunter augewendete Douchen applicirt werden. Ausserdem empfiehlt Verf. sehr die Milchdiät.

Die günstigen Wirkungen der Kur zu Neuenahr bei Diabetes mellitus haben die Aufmerksamkeit mehrerer ärztlichen Autoritäten auf sich gezogen. Nach den Mittheilungen, welche RICH. SCHMITZ (200) über die Kur-Erfolge bei 43 Diabetikern machte, genasen davon 12 vollständig, obgleich der Zuckergehalt in einzelnen Fällen 6 pCt. betrug, und die Krankheit schon Jahre lang bestand; die Kranken blieben bei Befolgung einer richtigen Diät Jahre lang frei von allen Krankheitssymptomen. Bei 21 wurde der Zucker auf ein Minimum reducirt. Bei 10 wurde Nichts erreicht, theils waren sie eigentlich nicht als Kurgäste anzurechnen.

BOUCHARDAT (201) zieht seit einigen Jahren die versendeten alkalischen Wässer von Vals bei Diabetes denen von Vichy vor. Weil sie mehr oder minder gehaltreich sind, kann man unter ihnen dem Bedürfnisse entsprechend wählen. Wenn harnsaurer Bodensatz im Urin ist, wählt er die Quelle Précieuse (1 Liter den Tag, 3—4 halbe Gläser Morgens, das Uebrige mit Wein beim Essen, so 10—15 Tage lang und, wenn nöthig, wiederholt nach einer ebenso langen Pause). St. Jean ist ein angenehmes Sauerwasser zum täglichen Gebrauch. Wo bei Diabetes eine stärkere Kur mit Alkalien wirksam ist, nimmt man Quelle Madelaine. Bei Verstopfung wird etwas Cremor tart. zugesetzt. Bei einer Anzahl diabetischer, wo der Appetit abnimmt, Anthrax, Ekzema oder andere Hautkrankheiten sich zeigen, oder wiederholte Bronchitiden vorkommen, verschreibt er die Dominique-Quelle.

GUÉNOT (25) hatte Gelegenheit, die Wirkung der Wässer von Salins im Jura besonders bei Scrophelkranken zu erproben. Die Zertheilung der geschwollenen Drüsen geschieht sehr schnell, wenn die Eiterung noch nicht eingetreten und die einzelnen Drüsen noch isolirt sind. Aber auch die Fistelgänge kommen zur Heilung, selbst die Narben verlieren die Weinhefen-Farbe und werden weisser. Auf Kropf übt die Kur einen günstigen Einfluss, aber auch auf Leber- und Milz-Anschwellungen, die von Sumpfkachexie abhängen. Die Hoden-Verhärtungen, die Verstopfung der Canal. deferentes, der reizbare Hoden und besonders die Hoden-Tuberkeln mit oder ohne Eiterung werden durch diese Badekur mehr als durch jede andere beeinflusst. Er hatte mehrere Beispiele vor Augen, in denen Fisteln des Scrotums, Perinäeum und der Aftergegend, welche jedoch keinen Zusammenhang mit den Urinwegen hatten, allen Mitteln widerstanden, aber endlich zu Salins heilten. Die häufigen scrophulösen Geschwülste der Mamma, mit oder ohne Hypertrophie, mit Drüsen-Anschwellungen bis zur Achsel, heilen schnell, selbst wenn sich Fistelgänge gebildet haben. Ueberhaupt heilen die Verhärtungen, Alterationen der Lymphdrüsen unter dieser Kur leicht. Die Auftreibung der Mesenterialdrüsen wird dadurch sicher, wenn auch langsam, gehoben, sobald kein anhaltendes Fieber damit verbunden ist; der Bauch wird wieder weich, die abgemagerten Glieder werden wieder stärker, die trockene Haut weicher, der Appetit und die Munterkeit kehren wieder. Hautkrankheiten, Syphiliden sowohl als Scrophuliden, namentlich Rupia, chron. Ekthyma, Psoriasis, Ekzeme, Furunkeln, Frostbeulen, erfahren durch diese Badecur eine günstige Veränderung. Besonders findet dies auch beim Lupus exedens statt, sei dessen Sitz wo er wolle; meistens wird er durch locale Anwendung der Mutterlauge, als Douche oder Compresse in Verbindung mit den Allgemein-Bädern geheilt. Der Lupus serpiginosus dagegen erfährt davon kaum eine Veränderung. Auch die scrophulöse Conjunctivitis wird bei der topischen Anwendung der Wässer von Salins schnell besser. Bei scrophulösen Erkrankungen der Nase bringt die Nasal-Douche grossen Nutzen. Bei katarrhalischen Affectionen des Gehörganges und der Eustachischen Röhre bedarf es einer grösseren Ausdauer in der Anwendung der Bäder und der Lokalbehandlung mit Injectionen und Gargarismen. Brustkatarrhe, welche im Sommer an Stelle von Hautausschlägen besonders von Ekzem erscheinen, werden durch Salins gebessert. Verf. sah, dass Lungencavernen, worin Blutungen stattgefunden hatten, dort heilten. Vaginal- und Uterinal-Katarrhe heilen durch Salins. Uterus-Myome von der Grösse des Kopfes eines zeitigen Fötus verloren bei zweimaligem Besuche des Bades zwei Drittel ihres Umfangs. Verf. sah zu Salins mehrere Heilungen der Entzündung der Wirbelsäule (mal vertébral) mit vollständiger Paraplegie. Ueberhaupt bildet die Heilung aller scrophulösen Knochen-Erkrankungen den Glanzpunkt der therapeutischen Erfolge Salins; die Fisteln, welche von tiefliegenden Eiterheerden ausgehen, heilen zu, die Gelenkköpfe kommen auf ihr ursprüngliches Volumen zurück, die entblössten Oberflächen der Knochen erlangen wieder eine neue Decke. Nach Ablauf der schmerzhaften Periode, worin der BONNET'sche Verband die besten Dienste leistet, wird die Coxalgie vortheilhaft mit diesen Bädern behandelt. Nicht selten heilen dort die beginnenden Verkrümmungen der Wirbelsäule junger Mädchen, wobei die Douchen, starke Bäder, das Trinken des Salzwassers, später die Hydrotherapie gute Dienste leisten. Der gute Erfolg der Kur auf rheumatische Affectionen und bei plastischen Ergüssen erstreckt sich auch auf die serösen Häute. Verf. konnte bei 4 Kranken, die wegen anderer Uebel zur Kur kamen, constatiren, dass anormale organische Herzgeräusche dabei verschwanden.

CAULET (204) theilt einige Fälle von Herzkrankheiten mit, in denen eine Badekur von Nutzen war. Es sind folgende: a) Insufficienz der Aorta, zu grosse Reizbarkeit des Herzens, guter Erfolg der Wässer von Enghien und Forges, b) Atonische Gicht, Dyspepsie, Herzstörungen, gute Wirkung von Wiesbaden, c) Neurosthenie, Dyspepsie, Herzsymptome, zweimalige Behandlung mit Wasser von Forges, Heilung, d) Herzwassersucht? Heilung durch die Thermen von Bourbon „Lancy", e) Organische Herzkrankheit (Fettsucht wahrscheinlich), Behandlung mit den Schwefelthermen von Bagnols

bei Fettleibigen beobachteten Sterilität mag in den bei diesen vorkommenden Menstruationsanomalieen liegen, oder in hartnäckigem chronischem Katarrh der Uterinalschleimhaut, oder zuweilen in dadurch übermässige Ansammlung von Fett verursachten Lageveränderungen des Uterus, welche der Conception hinderlich im Wege stehen, oder (wie wir in einzelnen Fällen nachweisen konnten) darin bestehen, dass die hochgradige Fettansammlung im Unterleibe mechanisch die geeignete Vollziehung des Coitus behinderte; in vielen Fällen allerdings können wir gar keinen näher liegenden Grund der Sterilität derartig fettleibiger Frauen nachweisen, müssen aber doch den Zusammenhang der Sterilität mit Fettleibigkeit ex juvantibus zugestehen. Bei mehreren jungen, sterilen Frauen im Alter von 20 bis 32 Jahren, welche seit längerer Zeit an grosser Fettleibigkeit gelitten haben, und bei denen die Untersuchung keine specielle Ursache der Sterilität nachweisen konnte (Deviation des Uterus, Uterinalkatarrh etc.), sahen wir kurze Zeit nach einer mehrwöchentlichen Brunnen- und Badekur in Marienbad, welche eine ganz wesentliche Abnahme des übermässig angesammelten Fettes bewirkte, Conception und Schwangerschaft eintreten."

Klein (722) theilte eine Anzahl Beobachtungen mit, die er über den günstigen Einfluss des Niederbronner Wassers bei einfacher oder puerperaler chronischer Peritonitis, selbst bei complicirten Fällen gemacht hat. Die Resultate der Behandlung, wobei jenes Wasser innerlich als Solvens oder Laxans, äusserlich als besänftigendes oder anregendes Bad angewendet wurde, sind sehr beachtenswerth. Die Unterleibszufälle, namentlich die Schmerzen, die Störungen der Verdauung und die Verstopfung wurden gehoben; die Exsudat-Bänder sollen ganz oder doch theilweise resorbirt werden.

Der deutsch-französische Krieg gab Stabel (725) Gelegenheit, die gute Wirkung der Kreuznacher Kur auf consecutive Zufälle nach schweren Verletzungen zu beobachten, namentlich bei eiternden Fisteln, Knochenverletzungen, Exsudaten. Das Soolwasser wurde nicht bloss innerlich gebraucht, sondern es wurden auch die Wunden täglich damit bespült und, wo es nur anging, wurden damit hydropathische Einwickelungen gemacht.

Nach Müller's Bericht (723) waren im Jahre 1871 zur Kur in Rehme-Oeynhausen 230 verwundete und erkrankte Militärs anwesend. Besonders waren unter diesen die Neurosen und Lähmungen vertreten. Bei Tabes dorsualis, vorzugsweise durch Erkältung entstanden, waren die Fälle vollkommener Heilung sehr selten, in den meisten Fällen wurde ein Stillstand der Krankheit erzielt. Unter den 2 Fällen von Paralysis agitans wurde nur einer vollkommen geheilt. Spinalirritation wurde immer erleichtert mit merkbarer Abnahme der Empfindlichkeit und Reizbarkeit. In den Fällen von Kachexie und Anämie nach Verwundungen leistete das Bad eine schnell belebende, kräftigende Wirkung. Ebenso entfaltete die Therme dort eine vorzügliche Heilkraft, wo es galt, Exsudate zu Resorption zu bringen, welche nach traumatischer oder rheumatischer Einwirkung, oder nach anderweitig bedingten Entzündungsprocessen im Zellgewebe, in den Sehnenscheiden, in den Gelenken oder nach Meningitis spinalis zurückgeblieben waren. Unverkennbar war die günstige Einwirkung des Soolbades auf die noch offenen Schusskanäle, Eitergänge und Fisteln. Die schlaffen Wunden bekamen kräftigere Granulationen, die Absonderung wurde in Qualität und Quantität besser und die Vernarbung in kurzer Zeit herbeigeführt. Wo aber nekrotische Knochenstücke noch in der Tiefe der Wunde lagen oder durch das Projectil fremde Körper in das Fleisch hineingebohrt waren, entstand durch den Reiz des Bades eine kräftige Eiterung, durch welche der fremde Körper von seiner Umgebung gelockert, der Oberfläche genähert und mehr oder weniger bloss gelegt wurde, so dass er leicht entfernt werden konnte. Auf diese Weise wurden Knochensplitter grössern oder kleinern Umfanges in grosser Menge entfernt. Am günstigsten war der Erfolg bei den nach Verwundungen eingetretenen Anästhesien ohne grössere Continuitätstrennung. Von 10 Ischialgien wurden einige vollständig geheilt, andere gebessert. Das sonst interessante Detail der Beobachtungen können wir hier um so eher übergehen, als die Anwendung der Elektricität dabei eine sehr häufige Rolle spielte und daher die Ergebnisse, wenn sie auch in praktischer Hinsicht desto erfreulicher waren, für die Balneologie um so weniger Bedeutung haben.

Eisen-Arseniat ist von Betty gegen scrophulöse fressende Hautausschläge, Ekzem, Lichen, Lepra etc. in Pillen zu je 3 Milligrm. gegeben worden. Auch Duchesne-Duparc lobte es neulich sehr bei kleinen und schuppenartigen Ausschlägen. Bouchardat (86) bediente sich nun des Ockers der Quelle Dominique von Vals, in Form von Zeltchen, wovon jedes 5 Centigrm. Eisen-Verbindung mit ½ Milligrm. Eisen-Arseniat enthielt, bei einer Chlorotischen mit auffallendem Erfolg. Nach Chatin (85) enthält dieser Quell-Ocker auch 1 Zehntausendtel Jod.

Schliffner (300) rühmt die örtlichen und allgemeinen Ockerbäder besonders bei Gelenksteifigkeiten leichtern Grades und bei Schwäche der Gelenkbänder nach Rheumatismus, Verletzungen etc. Er skizzirt auch einzelne Fälle, darunter folgende. a) Steifheit des Zeigefingers seit einigen Wochen (Nähkrampf). Der Finger kann nur mit passiver (?) Gewalt gebeugt werden. 3 Wochen lang täglich ½-stündige Arm-Ockerbäder haben das Uebel vollständig gehoben. Kein Rückfall. b) Zehen beider Füsse erfroren. Noch vorhanden livide Geschwulst an beiden Füssen und schmerzhafte Empfindlichkeit, wodurch das Gehen fast unmöglich. Nach 3 wöchentl. Badegebrauch (Ockerbäder) Geschwulst weg, Aussehen der Füsse gesund, Berührung und Bewegung nicht mehr schmerzhaft, einstündiges Gehen möglich.

[illegible] Gen. (Graubünden besitzt an 140 Mineralquellen, wovon [illegible] in Gebrauch stehen. In der [illegible] fand Husemann [illegible] in [illegible] Menge.)

[illegible]) Berrault, Ern., Parallèle des eaux minérales de France et d'Allemagne. Avec une introduction par M. le Dr. Durand-Fardel. Paris [illegible] pp. — [illegible]) Berrault, Ern., Études sur les eaux chlorurées sodiques françaises et allemandes. Gaz. des eaux 1871, No. [illegible] et suiv. — [illegible]) Garrigou, Valeur comparative des eaux minérales de la France et de l'Allemagne. Gaz. hebd. de méd. 1871 No. [illegible] et Gaz. des Eaux No. [illegible] et suiv. — [illegible] N. O., Indications sur quelques établissements d'eaux minérales comme succédanés des eaux d'Allemagne. Gaz. hebd. de méd. 1871, No. [illegible]. — [illegible]) Durand-Fardel (rapporteur d'une commission), Les eaux minérales de la France mises au regard des eaux minérales de l'Allemagne. Ann. d'hydrol. XVII. [illegible]. — [illegible]) Delarue, Examen des principales eaux de l'Allemagne et de la France. (Auszug im J. f. Baln. I. [illegible]). — [illegible]) Guyénot, F., (Lyon) Étude sur les eaux [illegible] de France et d'Allemagne. Lyon méd. No. [illegible] [illegible] — [illegible]) Bougard, Les eaux chlorurées sodiques thermales de Bourbonne-les-Bains (Haute Marne) et les eaux similaires d'Allemagne. Ann. d'hydr. XVII. [illegible]. Auch Sep.-Abdr. — [illegible]) Delmas et Lorenzo, Étude comparative sur les stations des bains min. françaises et allemandes. Ann. d'hydr. XVII. [illegible], auch als Sep.-Abdr. — ([illegible]) sind alle in der Absicht geschrieben, französische Mineralbäder statt deutscher zu empfehlen).

[illegible]) Gabler, A., Ueber die Mineralwässer Frankreichs. Gaz. des hôp. [illegible]. — [illegible]) [illegible], Berichte über französische Mineralwässer: Vichy, St. Julien de [illegible], [illegible], [illegible], La Preste [illegible], Bourbonne, Charlieu, [illegible]. Bull. de l'Acad. [illegible]

[illegible]) [illegible], Fils, Die Mineralwässer der Provinz [illegible]. Gaz. Lomb. [illegible] —

[illegible]) [illegible], Ueber einige spanische Mineralwässer (Agua de los [illegible], Agua de [illegible]). El Siglo med. Dic. [illegible]

[illegible]) Marchand, C., Ueber Kurorte in Europa. Edinb. med. Journ. XVII. p. [illegible] — [illegible]) Macpherson, John, [illegible] Lancet [illegible]

[illegible]) Liebau ([illegible]), Die Mineralwässer des [illegible], [illegible] Bade-Ztg. [illegible] — [illegible]) Klech (nach Liban's Arbeit), Die Mineralquellen am [illegible]. Jahrb. f. Baln. [illegible]

[illegible]) [illegible], Die Mineralquellen der Insel [illegible]. Oesterr. [illegible]

[illegible]) [illegible], Jahresber. über Armenbehandlung in der Republik Chile. [illegible] (Enthält Notizen über die Mineralwässer Chile's.)

Einzelne Badeorte.

[illegible]) Aachen und seine Umgebungen, Handbuch f. Kurgäste; [illegible] gänzlich umgearbeitete Aufl. darin [illegible]; Beaumont, Abhandlung über die Thermen von Aachen und Burtscheid in ihrer Wirkung und Anwendung. — [illegible]

[illegible]

[illegible] Atmosphäre als Druckfaktor vor — S. auch [illegible]) — [illegible] — [illegible]) Armieux, Études médicales sur Barèges. 1871. — Belvedra [illegible]. — [illegible]) Meyer-Ahrens, Die Schwefelquellen und die Bäder von Bex im Canton Wallis. [illegible] — S. auch oben [illegible]. — [illegible]) Rambert, L., Bex et ses environs. Guide et souvenir. [illegible] pp. 1871. (Das neue grosse Hôtel bildet den Mittelpunkt einer üppigen Landschaft. Zur Hydrotherapie wird nur [illegible] warmes Wasser benutzt. Bäder aller Art, auch [illegible] und russische. Arzt Dr Cossy.) — [illegible]) Garrigou, Première étude clinique sur l'eau sulfureuse et bitumineuse de Saint-Boès [illegible] (Basses-Pyrénées). L'Un. méd. No. [illegible]. (Die Analyse ist auch in besonderer Brochure mitgetheilt.) — Bourbonne [illegible]. — [illegible]) Pérler, Guide aux eaux de Bourbon l'Archambault [illegible]. — [illegible]) Bougard, Les eaux chlorurées sodiques thermales de Bourbonne-les-Bains (Haute Marne) et les eaux similaires d'Allemagne ([illegible] Analyse. [illegible]) [illegible] Revue clinique. De quelques affections des voies respiratoires à forme herpétique (asthme, bronchite, angine) [illegible] — [illegible]) Willoell, Die Bäder in Brocca in der Türkei. J. f. Baln. [illegible] (aus Wien. med. Woch.) — [illegible]) Hirschfeld, M., Der Kurort Bacles und seine Stahlquellen, [illegible] mit Holzschn. 1871. — Buxtow [illegible] — [illegible]

[illegible]

[illegible]

Die neu aufgefundene FRANZENSBADER Stahlquelle (295) ist der uralte, im 16. Jahrhundert hochberühmte, seither verschollene Egerbrunnen oder Egerer Stadtsäuerling, der vor Aufnahme des Schladaer Säuerlings, der heutigen Franzensquelle, am häufigsten in Gebrauch war, aber von den Schriftstellern des 18. Jahrhunderts nicht mehr erwähnt wird. Erst seit dem Jahre 1865 wird sie zum innern Gebrauche angewendet, vordem nur zur Bereitung von Bädern. Das Trinken der wenig salzreichen Stahlquelle mit geringem Gehalte an Kochsalz (6), Natron-Bicarbonat (5), aber doch schon einem mittlern Antheile von Natron-Sulfat (16) bildet eine wesentliche Ergänzung der Franzensbader Kurmittel, indem diese Quelle bei Magenkatarrh und von Anämischen öfters in kleinen Gaben vertragen wird und heilsam ist, wo auch die kleinsten Dosen der stärkern Glaubersalzwässer die Verdauung stören.

Die längst vernachlässigten, an der Westgrenze der preussischen Rheinprovinz gelegenen, schwach-alkalischen Eisen-Säuerlinge von MALMEDY, über welche Ref. eine kleine Monographie (326) veröffentlichte und deren Analyse im vorigjährigen Berichte mitgetheilt wurde, sind auf's Neue in die Reihe der Kurwässer eingetreten. Sie ähneln dem Eisengehalte nach den benachbarten, 2 Meilen davon entfernten Stahlwässern von Spaa; doch ist der Salzgehalt bedeutend grösser (12,7 in 10000); es besteht derselbe fast ganz aus kohlensaurem Kalk und etwas Magnesia, in ähnlicher Weise wie die Quellen von Steben und Niedernau. Zur Trinkkur ist die neugefasste Inselquelle, welche schon einen grossen Versandt erlangt hat, sehr zu empfehlen. Bäder sind noch nicht eingerichtet.

Der im Jahre 1804 unterdrückte Brunnen zu OBERSELTERS, 7 Min. von der bekannten Quelle zu Niederselters gelegen, wurde neu aufgesucht und gefasst. Das Wasser ist 14°4 C. warm. Die Ergiebigkeit ist gross.

[illegible] — 2) Ebbesen, [illegible] Sandefjords Bad [illegible]

(2) Bericht über die Resultate der Krankenbehandlung in Sandefjord (Norwegen) während der letzten 10 Jahre. Die eisenhaltigen Schwefelquellen in Verbindung mit der milden Meeresluft und die Seebäder sind sehr heilsam gegen Schwächekrankheiten, als Chlorose und Debilitas nervosa. Von Hautkrankheiten wurden namentlich Ekzem und Psoriasis behandelt. Die Hälfte der behandelten Gelenkkrankheiten waren Arthrocacen im Knie und in der Hüfte; Moorumschläge und Einreibungen, Douche, Schwefelwasser und Bestreichung mit Medusen waren die angewandten Mittel. Letztere wurden auch mit Nutzen gegen Neuralgieen benutzt. Im Ganzen wurden im genannten Zeitraume 2762 Kranke behandelt, von welchen 633 genasen, 1500 bedeutend gebessert wurden, 335 einige Besserung erlangten, während 290 ungeheilt blieben und 4 starben.

F. S. Warncke (Kopenhagen).

Gerichtsarzneikunde

bearbeitet von

Prof. Dr. LIMAN in Berlin.

I. Das Gesammtgebiet der gerichtlichen Medicin umfassende Werke.

1) Buchner, E., Lehrbuch der gerichtlichen Medicin für Aerzte und Juristen. Nach eigenen und fremden Erfahrungen. [illegible] 2 Aufl., hrsg. von C. Hecker. München. (Das Werk ist vom Ref. bereits in der ersten Auflage (1867) besprochen, dass dasselbe unter der Hand des erfahrenen Hecker gewonnen hat, bedarf keiner Erwähnung.) — 2) Liman, C., Praktisches Handbuch d. gerichtlichen Medicin von J. L. Casper. Neu bearbeitet und vermehrt. 5 Aufl. I. Bd. (biologischer Theil) Berlin. Hirschwald. — 3) Krone, L. G., und W. Pichler, encyclopäd. Wörterbuch der Staatsarzneikunde. Bd. I. Erlangen. (Das Werk umfasst die gerichtliche Medicin, Sanitäts- und Veterinärpolizei, [illegible], [illegible] und Militärhygiene und ist eine brauchbare Compilation.) — 4) Emmert, Gerichtlich-Medicinisches. 14. Bern. (Ist bisher nicht zugegangen, wird im nächsten Bericht besprochen werden.) — 5) Maschka, J., Sammlung gerichtsärztlicher Gutachten aus den Verhandlungen der Prager medicinischen Facultät u. nach eigenen Erfahrungen. Leipzig 1873. — 6) Crecchio. Lezioni di Medicina legale secondo i codici del regno d'Italia. parte I. e Dispense 1. 2. 3. 4. 1871 bis 1873. — 7) Idem. [illegible] [illegible] legale, [illegible] [illegible] [illegible] Ann. I. Napoli. S. 167. (Crecchio veröffentlicht in dieser ersten Serie 13 Fälle und Gutachten, welche sich auf die verschiedensten Fragen der gerichtlichen Medicin beziehen.) — 8) Innhauser u. Nusser, Jahresberichte des Wiener Stadtphysikates über seine Amtsthätigkeit im Jahre 1871. Wien. [illegible] Ss. u. [illegible], Tabellen.

Mit dem 1. Bande von Liman's (2) Herausgabe des Casper'schen Handbuches, ist dies vollständig erschienen. Auch dieser Band hat bedeutende Vermehrung und dem heutigen Stand der Wissenschaft entsprechende Zusätze erfahren. Besonders umgearbeitet ist die Neuropsychologie.

Die von Maschka (5) veröffentlichten und mit bekannter Prägnanz abgefassten Gutachten der Med. Facultät behandeln Verletzungen und gewaltsame Todesarten, Todesarten Neugeborner, Vergiftungen (wobei Vergiftung zweier Kinder mit Alkohol, Vergiftung mit bitteren Mandeln, Vergiftung durch Chloralhydrat) streitige Geisteszustände und diverse Gegenstände (Beischlafsunfähigkeit, Nothzucht, Fruchtabtreibung, Blutflecke.)

Crecchio (6) veröffentlicht einen Kurs von Vorlesungen, den er an der Universität zu Neapel hält, in welchem er die Aufgabe verfolgt, nicht allein für Mediciner, sondern auch für die Rechtsgelehrten zu schreiben und zwar so, dass auch die schwierigsten wissenschaftlichen Puncte denselben verständlich gemacht werden, um unter den Juristen die nöthigen und nützlichen Kenntnisse zu popularisiren, welche zur Handhabung der Rechtspflege ihm unentbehrlich erscheinen.

In den bisher erschienenen Abhandlungen werden die auf die geschlechtlichen Verhältnisse Bezug habenden Themata behandelt.

Die Uebersicht über die Amtsthätigkeit des Wiener Stadtphysikates (1a) giebt eine erfreuliche Uebersicht über dessen umfangreiche Thätigkeit. Vergeblich sehen wir uns nach einer ähnlichen Zusammenstellung der Thätigkeit unserer 10 Bezirksphysiker um, denn das vorliegende Werk hat lediglich Sanitätspolizeiliche Untersuchungen zur Grundlage. Das eine Factum, dass in Wien in einem Jahre 573 sanitätspolizeiliche Obductionen, d. h. solche Todesfälle, bei denen die Schuld einer anderen Person nicht in Frage steht, gemacht wurden, gegenüber keiner hier zu Lande in öffentlichem Interesse unternommenen Leichenbesichtigung, charakterisirt den verschiedenen Standpunkt der massgebenden Behörden.

Voss (Praktisk medicina forensis in Norsk Mag. f. L. 3. R.) berichtet über 134 legale Sectionen sammt etlichen damit in Verbindung stehenden Untersuchungen, die er als Universitätsdocent unternommen.

S. Gaedeken, Kopenhagen.

II. Monographien und Journal-Aufsätze.

A. Untersuchungen an Lebenden.

1. Allgemeines.

1) Ortolan, Débats de la médecine légale en Europe comme institution pratique et comme science. Ann. d'hygiène. [illegible]. — 2) Leidesdorf, Vorschläge zur Verbesserung einiger Puncte der österreichischen Strafgesetzgebung. Wien. Med. Wochenschrift. No. 51. — 3) Tarnier, Rapport et discussion sur la question, si dans l'état actuel de la législation, il est possible [illegible] [illegible] [illegible] [illegible] [illegible] [illegible] [illegible] pour un accouchement prématuré de la grossesse

[illegible] à se faire délivrer [illegible] par un pharmacien. Bull. de l'Acad. [illegible] — 4) Beranger, Albert, On medico-legal investigations in medico-legal cases and on evidence in courts of law. — 5) Guerrier et Rénard, Disposition testamentaire faite en faveur d'un médecin. Ann. d'hygiène. Janvier.

Ortolan (1) setzt auseinander, dass die gerichtliche Medicin ihre Entstehung und ihre Bearbeitung als Wissenschaft, nicht wie allgemein angenommen werde, Deutschland verdanke. (Wir überlassen die Kritik dieser Arbeit Historikern. Ref.)

Landsberger's (2) Vorschläge beziehen sich auf die Ueberführung eines Geisteskranken in eine Irrenanstalt und auf die Entlassung aus derselben, so wie auf die gesetzlichen Bestimmungen über die „Curatelsverhängung eines Irren."

In Bezug auf den Tarnier'schen (3) Rapport über die Anwendung des Mutterkornes von Seiten der Hebammen beschloss die Academie: Trotz unleugbarer Inconvenienzen bietet das Mutterkorn so grosse Vortheile in der Geburtshilflichen Praxis, dass es nothwendig ist, die Hebammen zum Verschreiben desselben zu autorisiren. Der Rest der Beschlüsse interessirt nur die französische Gesetzgebung, mit der dieser Beschluss in Widerspruch steht, die aber reformirt werden müsse.

Bernays (4) sprach vor einer Versammlung von Aerzten über Schmid's forensische Untersuchungen und zwar nicht über die Sache selbst, sondern über die Procedur. Obgleich für England bestimmt, können wir hier uns dennoch Manches daraus entnehmen: „Die Untersuchung sollte nicht Einem überlassen werden, wie talentvoll er auch sei." Bei uns zu Lande wird ebenfalls einem Chemiker die Analyse überlassen, man stützt sich auf seinen Zeugeneid, und nach den neuesten Erfahrungen hält der Untersuchungsrichter auch nicht mehr für erforderlich, wie die Criminalordnung dies vorschreibt, gleichzeitig den obducirenden Arzt mit der Untersuchung zu beauftragen, „weil es ihm nach der neueren Beweistheorie frei stehe, einen oder mehrere Sachverständige zu befragen." Bernays will mit Recht nicht nur zwei Chemiker, sondern auch den Arzt zugezogen sehen. Sehr richtig sagt er, abgesehen von dem, was sich für zwei Chemiker anführen lässt, dass Jemand ein guter Chemiker, aber kein geübter Mikroskopiker sein könne, dass der Arzt physiologische, durch Experimente an Thieren zu lösende Fragen in Betreff der zu untersuchenden Substanz vorschlagen und ausführen könne, zu denen vielleicht wieder ihm der Chemiker zunächst die Darstellung des fraglichen Alcaloids rathen könne u. s. w. Kurz er verlangt, wie das auch im Sinne des Gesetzgebers der preussischen Criminalordnung gelegen, ein collegialisches Verfahren.

Die übrigen von ihm geforderten Bedingungen übergehe ich, weil sie grösstentheils durch das bei uns übliche Verfahren erfüllt sind.

Guerrier et Renard (5). Sitzung der société de med. legale. Nach französischem Recht kann ein Arzt nicht erben, der den Kranken in letzter Krankheit behandelt hat. Französische Juristen haben erfahrungsgemässe Restrictionen an dieser Bestimmung gemacht dahin gehend, dass hierunter dauernde Behandlung, nicht eine freundschaftliche Visite mit gutem Rath zu verstehen sei, dass die Behandlung in der Todeskrankheit nicht etwa früher stattgefunden haben müsse, dass die testamentarische Bestimmung um ungültig zu sein, auch aus der letzten Krankheit datiren müsse und nicht etwa von früher her. Der Bericht der Gesellschaft setzt auseinander, dass das Testament, welches das Gericht für ungültig erklärt hatte, gültig sei, da die Krankheit seit Mai, das Testament seit Januar desselben Jahres bestanden habe, und weil die Krankheit, an welcher der Arzt den Kranken behandelt habe, nicht den Tod herbeigeführt habe.

2. Streitige geschlechtliche Verhältnisse.

1) Société de méd. légale, sur la valeur de l'existence de la membrane hymen comme signe de virginité à propos d'une demande en nullité de mariage. Ann. d'hygiène Octobre [illegible]. — 2) Hubrich, Casuistischer Beitrag zur Lehre von der Zeugungsfähigkeit. Blätter für ger. Med. Heft 6 S. 128. — 3) Courty, Consultation médico-légale à l'appui d'une demande en nullité de mariage. Montpellier médical. Juin. — 4) Ettmüller, Frau Caroline Wilhelmine P. geb. K. hat die in Folge einer Ehescheidungsklage vom K. Appellgericht zu B. beantragten gerichtsärztlichen Untersuchung als Mann erkannt. Vierteljahrsschr. f. ger. Med. Jan. — 5) Tardieu, A., Mémoire sur la question méd. lég. de l'identité considérée au point de vue des anomalies qui peuvent entraîner dans l'état civil de la personne les vices de conformation des organes sexuels [illegible] d'un individu que [illegible] erreur [illegible]. Ann. d'hygiène Juillet et Octbr. — 6) Schumacher, Verführung mit [illegible]. Blätter f. ger. Med. Heft 2.

Hubrich (2) theilt den Fall mit, wo bei einem 32jährigen kräftigen Manne mit gesund aussehenden und zu fühlenden Genitalien bei der Ejaculation ein grüngelber Saamen abgesondert wurde, der keine Spermatozoen enthielt. — Ein sehr lehrreicher Beitrag zu den von uns (S. 120 des Handbuches) zuerst veröffentlichten Fällen. Wie Verf. uns den Vorwurf macht, bei Gelegenheit der Untersuchungen der beiderseitigen resp. Leistungsfähigkeit diesen Umstand nicht berücksichtigt zu haben, sondern den Lehrsatz aufgestellt zu haben, „dass ein Mann gesund und kräftig als zeugungsfähig angesehen werden müsse, wenn an dessen Zeugungsorganen durch Untersuchung per inspectionem et palpationem eine krankhafte Beschaffenheit nicht nachgewiesen sei", so ist er im Unrecht. Wir haben gesagt: (S. 63) „dass bei jedem gesunden Mann innerhalb der äusserlichen Altersgrenzen diese Functionen vorausgesetzt werden müssen, so lange nicht nachweisbar vorliegende Hinderungsgründe irgend welcher Art ein entgegengesetztes Urtheil zu begründen vermögen," und führen hierüber, wo wir von den Behinderungsmitteln der Fruchtbarkeit eines Beischlafes Seitens des Mannes sprechen (S. 73) gerade die hier besprochene Anomalie an. (S. 81 u. S. 129)

Der Fall von Courty (13) ist sehr gelehrt begutachtet, aber es fehlt ihm die eigene Untersuchung als Grundlage. Diese bildet ausser den Aussagen der betreffenden, das Attest des Dr. Carcuhorn, welches folgendermassen lautet: „Madame Justine James ist in ihrer Erscheinung vollkommen weiblich nach der äusseren Bildung der Geschlechtstheile, grosse und kleine Schaamlefzen, Clitoris und Harnröhrenmündung, alles wie bei einem Weibe, aber es fehlte die Scheide, oder vielmehr es ist der Canal, wenn er existiren sollte, imperforirt. Demnach ist der Beischlaf ebenso unmöglich, als die Befruchtung. Die Lenden sind wenig entwickelt, das Becken schmal, aber in keiner Weise wird man an das männliche Geschlecht erinnert.“ (Zum Zweck der Nichtigkeit der Ehe dürfte dies allerdings genügen. – Ueber Uterus und Ovarien ist nichts gesagt. Ref.)

Im Fall von Ettmüller war es ein hochgradig hypospadiäischer Mann, der als Weib mitgelaufen war, und geheirathet hatte, weil sie sich von Kindheit an bis jetzt noch für weiblichen Geschlechts gehalten, und weibliche Thätigkeit geübt habe. Sie habe geglaubt, es würde ihrem Mann wohl nicht so sehr darauf ankommen, auch hätte sie gehofft, es würde sich bei ihr noch einrichten, wie bei andern Mädchen. Sie hat ihren Zustand geheim zu halten und sie bei den Weibern zu belassen.

Tardieu (15) bespricht in dieser Abhandlung mehrere Fälle von Bildungsfehlern der Genitalien, die zu sehr ernsten Gerichtshändeln Veranlassung gegeben haben. Der erste ist der von Justiane D., deren Ehemann auf Scheidung klagte, und von der man sagt, sie sei nicht ein Weib, mit einer Verbildung der Genitalien, sondern gehöre dem männlichen Geschlechte an. Er citirt gleichzeitig die Untersuchung des Prof. Courty der von ihr sagt, dass sie nur zum Theil äusserlich scheinbar weibliche Geschlechtstheile habe, aber das Charakteristischste, die Breite des Beckens ihr abgehe, sie könne keinen Coitus ausüben, nicht befruchtet werden, sie habe keine inneren weiblichen Geschlechtstheile, sondern höchst wahrscheinlich rudimentäre männliche, sie habe eigentlich gar kein Geschlecht. — Ausserdem bespricht er noch 6 Fälle von „Hermaphroditen“, welche Männer waren, deren einige dadurch interessant sind, dass diese Individuen gleichzeitig Päderasten waren, und einer sich, nachdem er 22 Jahre als Mädchen existirt hatte, das Leben nahm, nachdem sein Geschlecht constatirt war. Das Individuum hat Memoiren hinterlassen, welche sehr rührend zu lesen sein sollen, und deren Publication Tardieu später verspricht. Interessant ist auch die Erwähnung einer gewissen Maria Arcano, die 84 Jahr alt starb, stets für ein Weib galt, in der Ehe lebte und erst bei der Obduction als Mann erklärt wurde. Leider ist die Quelle, aus der diese Thatsache geschöpft ist, nicht angegeben.

Schumacher's (6) Fall betrifft einen Lehrer, der sich von den Knaben unter dem Vorgeben, von ihnen die Hosen in der Gegend der Geschlechtstheile reinigen zu lassen, wollüstig befriedigen liess.

3. Verletzungen ohne tödtlichen Ausgang.

1) v. Langenbeck, Superarbitrium d. Kgl. wissenschaftl. Deputation in der Untersuchungssache wider A. Vierteljahrsschr. f. gerichtl. Med. I. — 2) Skrzeczka, Bemerkungen zu § 224 des deutschen Strafgesetzbuches. Vierteljahrsschr. f. gerichtl. Med. October. — 3) Liman, Die Dignität der Verletzungen nach dem Strafgesetz vom 31. Mai 1870. Deutsche Klinik No. 42. — 4) Maier, Schlag auf den Kopf, epileptiforme Convulsionen, Geistesschwäche, bleibende Krankheit. Blätter f. gerichtl. Med. Heft 2. — 5) v. Langenbeck, Superarbitrium der k. wissenschaftl. Dep. f. d. Med. Wesen in der Untersuchungssache A. H. und G. C. Vierteljahrsschr. f. ger. Med. April. (Fall von Brustfellentzündung in Folge penetrirender Brustwunde; ohne weiteres Interesse.) — 6) Steppes, Einige Fälle von penetrirenden Bauchhöhlenverletzungen als ein Beitrag der gerichtsärztlichen Beurtheilung solcher [illegible]. Allg. Wien. med. Zeitung No. 44. — 7) Auer, Ueber Bruchbildung. Untersuchung gegen J. D. und A. A. wegen Körperverletzung. Blätter f. ger. Med. Heft 1. — 8) Lindwurm, Stich in den Vorderarm. Untersuchung wegen Körperverletzung. Blätter f. ger. Med. No. 3. — 9) v. Nussbaum, Bruch der Ulna und Luxation der Speiche. Untersuchung gegen den Bauern J. F. wegen Vergehens der Körperverletzung. Blätter f. ger. Med. Heft 1. — 10) Pollitzer, Ueber traumatische Trommelfellrupturen mit besonderer Rücksicht auf die forensische Praxis. Wien. Med. Wochenschr. 35 und 36. — 11) Lauber, Gutachten in der Untersuchung A. B. wegen Versuches zum Verbrechen des Mordes. Blätter f. ger. Med. Heft 1. — 12) Lauber, Jul., [illegible] ob Folge von Körperverletzung. Blätter f. ger. Med. Heft IV. (Die Krankheit nicht Folge der Verletzung.) — 13) Needham, a medico-legal possibility. Journ. of mental science. January.

Wie Ref. in seinem Handbuch der gerichtlichen Medicin 299 und 300 auseinandergesetzt und vorausgesagt hatte, ist bereits der §. 224 des D. Str. G. so controvers geworden, dass das Stadtgericht über denselben bis an die wissenschaftliche Deputation zu gehen genöthigt war, was noch öfter passiren wird. In dem betreffenden Falle (1) handelt es sich um eine Stichwunde mit Zellgewebs-Vereiterung und zurückgebliebener unvollkommener Lähmung und Unbrauchbarkeit der Hand und Finger, welche der erste Sachverständige (der Ref. beiläufig nicht war) als „Lähmung“ nicht anerkennen konnte. Die wissenschaftl. Deputation sagt, sie habe den Paragraphen gemacht, und sei daher in der Lage, ein maassgebendes Urtheil auszusprechen. Der Begriff „Lähmung“ sei von ihr gewählt worden im Gegensatze zu dem höchst zweideutigen Begriff der Verstümmelung, es sei unter „Lähmung“ kurzweg zu verstehen, die Unfähigkeit, einen bestimmten Bewegungs-Apparat des Körpers zu denjenigen Bewegungen zu gebrauchen, für welche er von Natur eingerichtet ist. (Diese Definition der „Lähmung“ ist doch mindestens ebenso wenig medicinisch, als juridisch, als dem gewöhnlichen Sprach-Gebrauch nach fest begrenzt, — bekanntlich die Gründe, warum die Verstümmelung perhorrescirt ist. Was würde Herr v. L. sagen, wenn ein Examinand eine Ankylose, Luxation oder Contractur, vielleicht noch einen Amputations-Stumpf „kurzweg“ als eine Lähmung bezeichnen wollte; oder wenn er das Königl. Obertribunal ersucht hätte um eine Namhaftmachung der Arten rechtswidriger Zueignung, und dieses ihm geantwortet hätte, „Diebstahl“ und „Unterschlagung“, und nun bei einem vorgekommenen Betrug erwiderte, „Betrug ist kurzweg auch Diebstahl!“ Ref.)

Skrzeczka (2) bespricht in dieser Abhandlung die neuen Bestimmungen des §. 224. Mit dem

Ref. (wie dieser das in seinem Handbuch der gerichtlichen Medicin entwickelt hat) hält er die Aufhebung aller Kategorieen für das Richtige. Wenn er der Meinung ist, dass es darauf ankäme, den Wortlaut des Gesetzes zu interpretiren, wie es eben billig wäre, d. h. Verletzungen als schwere zu bezeichnen, die in dem Paragraphen nicht genannt sind, und umgekehrt, Verletzungen, die eigentlich hineingehörten, obgleich sie die Bedingungen des §. 224 erfüllen, doch gerichts-ärztlicherseits nicht als solche zu bezeichnen, so ist das sehr — liebenswürdig und gutmüthig, aber die Erfahrung wird Herr S. wohl auch schon gemacht haben, — er führt ja Seite 257 selbst einen solchen Fall an, — dass Vertheidiger und Staatsanwalt in dieser Beziehung eben keinen Spass verstehen, sondern mit (sit ven. verb.) Eigensinn ihren Weg verfolgen, und von dem Sachverständigen den Beweis verlangen, warum ihre Auffassung nicht die richtige sei. Vf. geht die einzelnen Bestimmungen, Verlust eines wichtigen Gliedes, Entstellung, Siechthum, Lähmung durch, und kennzeichnet die Stellung, welche der Gerichtsarzt ihnen gegenüber einzunehmen hat. Es ist hier nicht der Ort, Kritik zu üben, wir behalten sie uns für ein andermal vor. Was den Begriff der „Lähmung" betrifft, so tritt S faute de mieux der Definition der wiss. Dep. bei: „Unfähigkeit, einen bestimmten Bewegungsapparat des Körpers zu denjenigen Bewegungen zu gebrauchen, für welche er von Natur eingerichtet ist", also z. B. Ankylose oder Contractur durch Narben etc., um „mit gegebenen Grössen zu einem für die Sache befriedigenden Resultat zu gelangen", d. h. auf deutsch: der Paragraph entspricht nicht dem praktischen Bedürfniss, also müssen wir hineininterpretiren, was nicht darin steht. Hinterher kommt ihm aber doch nun noch das Bedenken, ob denn nun die Interpretation ihres allgemeinen Gesetzes Seitens der wiss. Dep., für einen concreten Fall, auch ausreichend sein würde, denn es könne doch die Beweglichkeit in einem mehr oder weniger hohen Grade beschränkt sein. (Aha!) S. zieht in dieser Beziehung den Ausspruch des Obertribunals an: „der Gebrauch eines Gliedes als Bewegungs-Apparat müsse gänzlich oder in seiner Hauptbeziehung aufgehoben sein, wenn eine Lähmung angenommen werden darf", und nachdem S. die verschiedenen Bewegungsapparate durchgegangen, kommt er zu dem praktischen Schluss, dass ein Mensch als in Lähmung verfallen anzusehen ist, wenn er durch die Verletzung den Gebrauch eines wichtigen Gliedes, oder sonstigen, zu wichtigen Functionen bestimmten Bewegungsapparates gänzlich oder in seiner Hauptbeziehung und dauernd verloren hat. (Es wäre sehr zu wünschen gewesen, dass die wissenschaftliche Deputation eine derartige Gesetzesfassung vorgeschlagen hätte. Es wäre dann nicht nothwendig gewesen, zu interpretiren.)

LION sen. (3) äussert seine Bedenken und sein Missfallen über § 224 St. G., wie dies bereits Ref. im Handbuch f. ger. Medicin gethan. Das Gesetz ist aber noch zu neu, um auf Grund von Erfahrungen Veränderungen vorzuschlagen, wovon sich übrigens auch LION fern gehalten hat.

STEFFAN (6) theilt solche Fälle von penetrirenden Bauchwunden zum Theil mit Vorfall der Eingeweide mit, welche bei zweckmässiger Behandlung geheilt wurden ohne bleibenden Nachtheil zu hinterlassen, Thatsachen, welche für die forensische Beurtheilung derartiger Verletzungen vorsichtig machen müssen.

AUER (7) führt in seinem Gutachten aus, dass der Bruch höchst wahrscheinlich schon längere Zeit vor der erlittenen Misshandlung unvermerkt bestanden habe und nicht durch die erlittene Misshandlung primär angefügt worden ist, weil ohne Prädisposition auch gewaltsame Einwirkungen keine Hernien hervorbringen.

Die Arbeit von POLITZER (10) ist für die forensische Praxis nicht unwichtig.

In gerichtlichen Fällen handelt es sich vornehmlich um solche Trommelfellrupturen, welche durch einen Schlag mit der flachen Hand auf die Ohrgegend (Ohrfeige) entstanden sind. Im Moment der Verletzung fühlen Einzelne einen heftigen Knall im Ohre, Andere einen starken Schmerz. Reizungen, Schwindel und Ohrensausen, welche nach einigen Stunden an Intensität abnehmen, doch schwach noch einige Tage anhalten können. Die Ruptur im Trommelfell stellt eine sehr stark klaffende Oeffnung, ein Loch dar, durch welches hindurch man deutlich die innere Trommelhöhlenwand sehen kann. Die Stelle des Einrisses ist häufiger an der hinteren oder unteren als an der vorderen Hälfte der Membran, meist liegt die Oeffnung in der Mitte zwischen Griff und Ringwulst, nur selten dehnt sie sich knapp vom Hammergriff bis zum Sehnenring aus. Die Form der Ruptur ist entweder rundlich, wie mit einem Locheisen herausgeschlagen, meist aber länglich oval mit zugespitzten oder abgerundeten Enden und liegt die Längsaxe des Ovals parallel mit der Richtung der radiären Fasern. Die Ränder erscheinen scharf abgegrenzt und entweder im ganzen Umfang oder nur stellenweis mit einem schwärzlichen Blutcoagulum bedeckt. Das übrige Trommelfell ist nicht krankhaft verändert. Die Schwerhörigkeit ist um so bedeutender, weil nebst der Ruptur noch eine Erschütterung des Labyrinthes durch den Schlag erfolgt ist. Die Fälle, wo das Trommelfell einreisst, und das Labyrinth intact bleibt, sind die günstigeren. Die Hörweite für eine Uhr kann mehrere Fuss, für Flüstersprache mehrere Klafter betragen. Das Uhrticken wird an der Schläfe der verletzten Seite deutlich percipirt, der Ton der an den Scheitel angesetzten Stimmgabel wird nur im verletzten Ohr empfunden. In anderen Fällen hingegen bleibt das Trommelfell unversehrt. Es sind dies die entschieden ungünstigeren Formen, in denen durch den Schlag die lebendige Kraft sich nicht am Trommelfelle erschöpft, sondern durch die plötzliche Einwärtstreibung der Kette der Gehörknöchelchen erschütternd auf die Endausbreitung der Hörnerven im Labyrinth wirkt. Durch die starke Erschütterung des Labyrinthwassers sind die zarten Endigungen der Hörnerven auseinander geworfen, zum Theil gelähmt und in einen abnormen Reizzustand versetzt worden, wodurch subjective Gehörsempfindungen ausgelöst werden. In seltneren Fällen ist beides, Trommelfellruptur und Labyrinth-Erschütterung combinirt. In diesen Fällen, wie in denen von Labyrintherschütterung ohne Trommelfellruptur wird die Tonempfindung der auf die Kopfknochen aufgesetzten schwingenden Stimmgabel nur im normalen Ohre vernommen und fehlt im afficirten.

Ferner von Wichtigkeit ist das Auscultationsgeräusch der bei dem VALSALVA'schen Versuch durch die Rupturöffnung strömenden Luft. Während bei Perforationen, welche in Folge von Erkrankungen des Mittelohres entstehen, die durch die Tuba in das Mittelohr eingepresste Luft selbst bei grossen Substanzverlusten mit einem scharfen zischenden Geräusch aus dem Ohre entweicht, hört man bei traumatischen Trommelfellrupturen, wenn die Verletzung ein normales Ohr betroffen hat, die Luft mit einem sehr breiten, tiefen und heulenden Geräusch aus dem Ohre strömen. Dabei beobachtet man, dass, während bei pathologischen Perforationen eine mehr oder weniger bedeutende Kraftanstrengung nothwendig ist, um bei dem VALSALVA'schen Versuch die Luft durch die Tuba in das Mittelohr zu pressen, bei den traumatischen Rupturen hier nur ein auffallend geringer Kraftaufwand erforderlich ist, weil bei chronischen Krankheiten der Trommelhöhlenschleimhaut die der Tuba in Mitleidenschaft gezogen wird.

Die nicht mit Labyrintherschütterung combinirten Rupturen heilen relativ schnell. Nach mehreren Wochen erhält das Trommelfell das normale Aussehen, ohne dass man später die Rissstelle zu entdecken im Stande wäre.

Selten ist der Uebergang in Entzündung des Trommelfelles und Mittelohrauskleidung mit Eiterbildung im Mittelohr, meist durch unzweckmässige Behandlung der Ruptur mit Einträufelung reizender Oele bedingt. Auch hier ist vollständige Heilung indess nicht ausgeschlossen und zwar ebenfalls nach mehreren Wochen. In einzelnen Fällen wird der Process chronisch, es entwickeln sich Granulationen, später bleibt eine persistente Lücke im Trommelfell oder Adhäsionen zwischen Trommelfell und Promontorium. In diesen Fällen, sowie in denen, wo Ruptur mit Labyrintherschütterung verbunden war, bleiben Zerstörungen.

Man wird daher eine traumatische Ruptur forensisch nur dann aussprechen können, wenn neben dem geschilderten Befund die Heilung unter Beobachtung des Arztes vor sich geht, weil möglicherweise sonst eine Verletzung in Folge früherer bereits abgelaufener Eiterungsprocesse vorliegen könnte. In jedem Falle ist eine längere, Monate währende Beobachtung erforderlich, weil Labyrintherschütterungen nach dieser Zeit heilen können.

In Lambor's (11) Fall wurde von seinen Eltern der 4½ jährige Sohn vielfach mit Stockstreichen misshandelt, unzureichend bekleidet und schlecht genährt. Er musste öfters in dem kalten Stall schlafen und war ohne genügende Bedeckung. Am 10. März sperrten sie ihn früh nackt in den Stall, gaben ihm nur ein kleines Polster als Zudecke und verliessen den Ort, bis Nachmittags durch das Wimmern des hungernden und frierenden Knaben die Nachbarn aufmerksam gemacht, denselbe befreiten.

Es fand sich 1. Schwellung und Blutunterlaufung beider Augenlider und der Nase, 2. bleiches gedunsenes Gesicht, 3. Beulen auf dem Kopf, 4. Striemen am Rücken, dem Podex, den Schultern, dem Oberarm und den Lenden, 5. Schwellung und Röthung der Unterextremitäten bis herauf zur Mitte der Oberschenkel.

Am 15. April wurde der Knabe gesund befunden.

Das Gutachten musste dahin gehen, dass trotzdem das Verfahren wegen besonderer Unmenschlichkeit und Ueberschreitung des elterlichen Strafrechtes zu missbilligen sei, das Kind doch nur in eine 8 tägige Krankheit versetzt worden sei und keinen weiteren Nachtheil an seinem Körper und seiner Gesundheit erlitten habe, und dass die Einwirkung der Kälte, der Mangel an Nahrung und Kleidung bei längerem Verbleiben des Kindes sehr bald eine Krankheit hätten erzeugen können, die leicht einen tödtlichen Ausgang hätte nehmen können; denn nach allgemeinen Grundsätzen über die Existenzbedingungen des menschlichen Organismus kann ein so jugendlicher Körper diesen Schädlichkeiten, die auf Herabsetzung der Wärmeproduction hinwirken, nicht lange Widerstand leisten. — Es wurde verurtheilt wegen vorsätzlicher Körperverletzung.

4) Streitiger Körperzustand und Simulation körperlicher Krankheit.

1) Extraordinary case of feigned disease, hemiplegia, tetanus etc. (Under the care of eleven hospital physicians and surgeons). Lancet Feb. 27. — 2) The extraordinary case of feigned disease hemiplegia, tetanus etc. Lancet April. (Giebt einige weitere Notizen über den im Febr. in Lancet mitgetheilten (vorigen) Fall, die hierdurch ohne weiteres Interesse sind.) — 3) Buchner, E., Bemerkung über Haftfähigkeit. Blätter f. ger. Med. Heft 4. S. 262. (Eierstockleiden und Abgang von Sand und Gries werden als kein Hinderungsgrund zur Strafverbüssung erachtet.) — 4) Buchendahl, Krankheit oder Simulation? Vierteljahrsschr. f. ger. Med. Jan.

In der betreffenden Nummer der Lancet (1) ist ein Fall von ausserordentlicher ungewöhnlicher Simulation veröffentlicht, um so merkwürdiger, als er Krankheitszustände betrifft, welche gewöhnlich als Simulation für unmöglich gehalten werden, und als er nach einander in vielen Hospitälern erschien, dort auch Nachts von aufmerksamen Studenten und Practikanten beobachtet wurde, und diese, wie die Aerzte und Wundärzte der Abtheilungen täuschte.

Wer sollte es für möglich erachten, eine Woche, oder 10, 12 Tage lang und mehr, Tetanus zu simuliren, noch dazu ohne eigentlich hinreichenden Grund so grosse Kraftanstrengung aufzuwenden, ununterbrochen Tag und Nacht und dabei eine Anzahl von Behandlungsarten auszuhalten, die mancher nur ungern erträgt, wenn es sich um wirkliche Abhülfe ernster Krankheitszustände handelt?

Der Mensch gehörte den besseren Ständen an, hatte einige Kenntniss im Griechischen und Lateinischen und in modernen Sprachen, gab sich bald für einen Medicinalpareen, bald für einen Ingenieur, bald für einen Chemiker aus; doch scheint er eigentlich nichts als ein Schwindler gewesen zu sein, der von den „Stärkungsmethoden" in den Hospitälern, von Brandy, Mortarlesuppe u. s. w. profitiren wollte, denn ein anderes Motiv wird aus der Mittheilung nicht ersichtlich, ist aber unserer (Ref.) Ansicht und Erfahrung nach auch ein ganz vollgültiges.

Er befand sich nach einander in St. Bartholomew's (zweimal), University College (zweimal), Middlesex, St. Georges Charing Cross, St. Bartholomew's Hospital at Chatam und überall etwa 14 Tage lang. Professoren und Studenten interessirten sich angelegentlichst für ihn, und die sorgfältigen und genauen Krankengeschichten bezeugen in ihrer Ausführlichkeit die Aufmerksamkeit, die man dem „seltenen Fall" widmete, mehr als einmal wurde er Nachts von einem fleissigen Studenten bewacht, der sorgfältig jeden Krampfanfall u. s. w. notirte. Opium, Morphium hat er innerlich, per rectum, und als Injection bekommen; Cubeben, Belladonna, Bromkalium, Jodkalium, Chloroform, Chloralhydrat in enormen Quantitäten verschluckt. Eisblasen auf die Wirbelsäule und den Kopf; und in zwei Hospitälern wendete man die Aetherdouche auf den Nacken an, jedoch schien dies seine „Krämpfe" sehr unsanft zu berühren. Bei einer Gelegenheit fing der Aether Feuer und er trug leichte Verbrennungen davon, was eine merkliche Verbesserung zur Folge hatte.

Nach etwa 14 Tagen begann die Ungewöhnlichkeit seiner Erscheinungen meistens Verdacht zu erregen, und wenn dann Jemand aus seiner Umgebung das Wort „Verstellung" fallen liess, so verliess er das Hospital lärmend und sich geberdend als ob er beleidigt worden wäre. Man sah den „Hemiplegischen" alsdann mehrmals ohne Beschwerde über den Hof gehen.

Seine „Krankheitserscheinungen" waren nämlich gewöhnlich Hemiplegie mit grosser Rigidität der paralytischen Muskeln, tetanische Krämpfe an der entgegengesetzten Seite. Einmal zeigte er alle Erscheinungen des wahren traumatischen Tetanus. Einmal wurde eine Temperaturerhöhung bis zu 107 F. notirt, und erst als er das Hospital verlassen, wurde entdeckt, dass er die Thermometerkugel an einer Lichtflamme erwärmt hatte.

Durch den Aufenthalt in den Hospitälern vervollkommnete er sich. Einmal wurde bemerkt, dass es auffallend sei, dass die Bauchmuskeln schlaff seien, und beim nächsten Tetanus waren sie hart wie ein Brett. In einem Hospital machte er einer Wärterin einen Heirathsantrag und brachte sie so auf seine Seite, so dass sie ihn mit Geld unterstützte und ihm keine Arznei gab. Er hatte gewöhnlich sein eigenes Zimmer, und da er „der Unterstützung der Kräfte" bedurfte, so bekam er vollauf Stimulantien.

Es wird von dem Verf. seine Geschichte durch alle Hospitäler verfolgt und schliesslich vor ihm gewarnt.

Rockendahl (4) giebt eine weitere Charakteristik Tim Tode's (vgl. vorjährigen Bericht, S. 418) durch Mittheilung und motivirte Begutachtung einer Simulation desselben, die als solche das Gutachten überzeugend nachweist.

Den alborgske Simulanteng. Ugesk. f. L. 1872.

Ein recht merkwürdiges Beispiel einer mit sehr grosser Hartnäckigkeit durchgeführten Simulation eines dänischen Rekruten. Nach wiederholten Untersuchungen wurde seine Schiefheit bestimmt als simulirt erwiesen.

C. G. Gaedeken (Kopenhagen).

---

5) Streitige geistige Zustände.

1) Tardieu, Amb., Étude médico-légale sur la folie. [illegible] fac-similés d'écriture d'aliénés. Paris. — 1a) Schroeder, [illegible] des [illegible] Depression [illegible] Med.-Wesen, betreffend die Terminologie bei Geisteskrankheiten. Vierteljahrsschr. f. ger. Med. October. — 2) Legrand du Saulle, Étude médico-légale sur l'[illegible] des aliénés et sur le [illegible] judiciaire. Ann. d'hygiène. Janvier, Avril et Juillet. — 3) Krafft-Ebing, R., Grundzüge der Criminalpsychologie auf Grundlage d. [illegible] des deutschen Reichs f. Aerzte und Juristen. Erlangen. — 4) Pleyne, [illegible] Zurechnungsfähigkeit. Vierteljahrsschr. f. ger. Med. July. — 5) v. Krafft-Ebing, Die Zurechnungsfähigkeit der Hysterischen. Blätter für gerichtl. Med. Heft 1. — 6) Voisin, De l'[illegible] de quelques [illegible] de suicide, de crimes et des maladies [illegible]. Bull. de l'Acad. de Méd. 14. — 7) Mitchell, Arthur, [illegible] in Lunacy for Scotland. Some of the medico-legal relations of insanity in Will-Making. Edinb. med. Journ. February, April, June. — 8) Moy, George, On the aspects of law and medicine in relation to our criminal jurisprudence with special reference to cases of insanity. British med. Journ. March 1. — 9) Russel, Reynolds, On the scientific value of the legal tests of insanity. British medical Journal. June. — 10) Forbes Winslow, the cases of Mr. Watson and Christiana Edmunds medico-psychologically analysed. Lancet, Jan. 27. — 11) von Dell, A., Beiträge zur Frage über die [illegible]. Blätter f. ger. Med. Heft 5. ([illegible] eines Geisteskranken, der mehrere [illegible], einen [illegible], das Feuer anlegte und [illegible] Kindesmörderin.) — 12) Sheppard, Edgar, the case of Arthur O'Connor. Lancet. April. — 13) Harrington, Tuke, On case of Arthur O'Connor. Lancet. April. — 14) Insanity and homicide. Journal of mental science. April. — 15) Insanity and homicide. Journal of mental science. July. — 16) Needham, homicidal impulse. Journ. of mental science. July. — 17) Batty, Tuke, Notes on the case of Agnes Leitch or Tetartier, who was tried for murder before the court of justiciary at Perth. April 25. Journ. of mental science. July. — 18) Hoose, a review of the recent trial of Mrs. Elizabeth G. Wharton on the charge of poisoning General W. S. Ketchum. Amer. Journ. of med. sciences. April. ([illegible] Fall. Annahme einer Vergiftung mit Brechweinstein.) — 19) v. Krafft-Ebing, Mord [illegible] oder Simulation. Blätter f. ger. Med. Heft 2. — 20) Bartholow, Some medico-legal questions in the Wesner-[illegible] murder case. The Cincinnati clinic. Febr. 3 ([illegible]) — 21) Ritzmüller, Gutachten über den Geisteszustand des [illegible] in [illegible] bei Freiburg bei Tödtung seiner Frau. Vierteljahrsschr. f. ger. Med. April. — 22) Blanche et Motet, [illegible] des persécutions, tentative de meurtre. — Ordonnance de non lieu. Rapport médico-légal. Annales méd.-psychol. Mars. ([illegible] Fall von Verfolgungswahn, der zu einer [illegible] Handlung führte.) — 23) Boiard, Aliénation. [illegible]; ordonnance de non lieu. Ann. méd. psych. Sept. — 24) Manie à forme [illegible]. [illegible] de [illegible]. Gaz. des hôp. Nr. 44. — 25) Klos, L., Verurtheilung eines Geisteskranken. Blätter f. ger. Med. Heft 4. — 26) Scholz, Krankhafter [illegible]. Vierteljahrsschrift f. ger. Med. Juli. — 27) Kelp, War der Dienstknecht W. B. aus O. zurechnungsfähig, als er die [illegible] beging? Vierteljahrsschrift f. ger. Med. Juli. — 28) Arndt, Rudolf, Krankheit oder Schamlosigkeit? Vierteljahrsschrift f. ger. Med. Juli. — 29) Scholz, [illegible] auf [illegible]. War der Beschuldigte zurechnungsfähig oder nicht? Vierteljahrsschrift f. ger. Med. Januar. ([illegible] eines an Verfolgungswahn leidenden Menschen. Der Fall bietet keine besonderen Eigenthümlichkeiten.) — 30) Sander, W., Gutachten über den Geisteszustand der [illegible] Clara B. geb. F. Vierteljahrsschrift f. ger. Med. October. — 31) Arndt, Freie Willensbestimmung oder nicht? Vierteljahrsschrift f. ger. Med. October. — 32) Hagen, Studien auf dem Gebiete der ärztlichen Seelenkunde. Neue Folge. [illegible] Eine gerichtlich psychologische Untersuchung. Erlangen. — 33) Fischer, Die [illegible] Selbstmord. Zeitschrift für Wundärzte und Ge-

...schrift, No. IV. 1871. 5) Tardieu et Laugier, [illegible] Contribution [illegible] médico-légale. Annal. méd. psych. Janvier.

Das Gutachten der wissenschaftlichen Deputation (1) bezieht sich darauf, ob es gerechtfertigt sei, dass in O. die Aerzte jemand für blödsinnig im Sinne des Gesetzes erklären, während das Allgemeine Landrecht in O. nicht gültig sei. Welches Recht in O. gelte, und ob die Bestimmung des Allgemeinen Landrechtes etwa auch für O. gelte, erfahren wir aus dem Gutachten nicht, vielmehr nur, dass wenn in O. das Landrecht nicht gelte, es unzulässig sei, den Ausdruck „blödsinnig“ im Sinne des Allgemeinen Landrechtes zu gebrauchen,“ dagegen entbehre die Phrase blödsinnig i. G. d. nicht jeder bestimmten Bedeutung, wenn das Gesetz in O. für „blödsinnige“ die Curatel anordne. (Wir meinen, es wäre zweckmässig gewesen anzuführen, was denn eigentlich in O. Gesetz sei, was doch nicht schwer zu ermitteln gewesen wäre und können wir überhaupt nicht begreifen, von welcher Tragweite das Gutachten ist, dass es die Mittheilung Seitens der wissenschaftlichen Deputationen erfordert hätte.)

Legrand du Saulle (2) bespricht in der genannten Abhandlung: 1. in welchen Fällen und aus welchen Gründen die Interdiction veranlasst werden kann; 2. von wem und in welcher Form sie gefordert werden kann; 3. welches ihre Folgen sind; 4. wie sie wieder aufgehoben werden kann. Alle jene Fragen werden nach dem bestehenden französischen Rechte erörtert.

v. Krafft-Ebing (3), durch seine zahlreichen und wichtigen Arbeiten auf dem Gebiete der Criminalpsychologie allseitig bekannt, hat in dem obigen Werke mit musterhafter Klarheit und Kürze die Früchte langjähriger Erfahrungen und Studien in einer zusammenhängenden und vollständigen Abhandlung niedergelegt, die Aerzten und Juristen als ein Leitfaden dringend empfohlen zu werden verdient; letzteren namentlich auch um deshalb, weil ihnen ja die Initiative in solchen Untersuchungen zufällt und sie berufen sind, ein wachsames Auge auf den Gemüthszustand des Angeschuldigten zu haben, ehe die Sache an den Arzt gedeiht. Vor Allem interessirt uns der materielle Theil des Werkes, der sich mit dem kindlichen und jugendlichen Alter in foro, den psychischen Entwickelungshemmungen und Entartungen, (Blödsinn, Schwachsinn, Moral insanity und deren Kriterien der Unterscheidung von der rein ethischen Degeneration des Verbrechers) den Geisteskrankheiten (Formen des Irreseins), den Zuständen krankhafter Bewusstlosigkeit beschäftigt. Es folgt diesem materiellen ein formeller Theil, in welchem die Einseitigkeit der Beurtheilung des Seelenzustandes aus allgemein psychologischen Gesichtspunkten besprochen wird. Auf Einzelnes einzugehen ist hier nicht der Ort. Es genüge auf das Werk als Ganzes hinzuweisen, das seine Früchte tragen wird. —

Pincus (4) theilt ein Gutachten über zwei Querulanten mit, darin die partielle Unzurechnungsfähigkeit gestützt auf partielle Erkrankung des Geistes vertheidigend. Die oft wiederholte Anregung der Molekularbewegung, mit welcher jede geistige Empfindung verbunden ist, in einer bestimmten Richtung und örtlichen Begrenzung, bedinge die Fähigkeiten, welche wir als Gedächtniss, Gedankenschärfe etc. zu bewundern Gelegenheit haben, die wir aber auch als excessive Triebe und Laster auftreten sehen. Diese leichte Erregbarkeit durch äussere Eindrücke, wie durch innere Selbstbestimmung kann aber auch, indem organische, durch Missbrauch bedingte, bleibende Veränderungen eintreten, eventuell entarten, so dass es einestheils nicht mehr äusserer Eindrücke bedarf, um ihre Wirkungen hervorzurufen, anderntheils die Wirkungen auch ohne die selbstbewusste innere Bewegung ja wider den Willen des Menschen selbst unwiderstehlich hervorbrechen. Der Mensch ist dann in Bezug auf diesen Punkt unfrei. — (Nun lese man aber, wie sich die beiden Menschen im Audienztermine benehmen, auf Fragen nach ihrem Namen, Alter etc. nicht antworten, mit nicht zu unterbrechender Beredsamkeit nicht auf die Sache eingehen, Wiederaufnahme ihres Civilprocesses beantragen etc. und man wird wohl überzeugt sein, dass sie nicht partiell verrückt, sondern allgemein schwachsinnig sind. Ref.)

v. Krafft-Ebing (5) sagt mit Recht, dass die Zurechnungsfähigkeitsfrage der Hysterischen eine der schwierigsten im concreten Fall und nur concret entscheidbar ist. Während die Zurechnungsfähigkeit einer einfach Hysterischen und die Unzurechnungsfähigkeit einer hysterisch Seelengestörten keinem Zweifel unterliegt, ergeben sich zwischen diesen beiden Polen der Krankheit eine Anzahl Mittelzustände psychischen Gesund- und Krankseins mit krankhaften Stimmungen und Affecten, perversen und doch aus der Krankheit hervorgegangenen Trieben bei gleichzeitig energielosem und durch mancherlei formale und inhaltliche Störungen der Vorstellungsprocesse gestörtem Wollen, Bizarrerien und Excentricitäten, die bald als scheinbare Launen sich kundgeben, bald zur Verletzung der Rechtssphäre Anderer führen können, eigenthümliche Störungen und veränderte Reactionen der gesammten Denk- und Empfindungsweise bis zur Immoralität und Gemüthlosigkeit, kurz eine Suite von normalen psychischen Zuständen, die zwar äusserlich durchaus als Leidenschaften, moralische Gebrechen, unsittliche Reizungen sich darstellen; innerlich aber mehr oder weniger nur der Reflex krankhafter Stimmungen und Strebungen sind und deswegen nicht unbedingt als zurechenbar sich betrachten lassen. Zu alledem kommt noch die Neigung zu übertreiben, zu lügen und zu simuliren. — Vf. bespricht alsdann die elementaren Störungen und zeigt, wie deren Steigerungen bereits die Aufmerksamkeit des Gerichtsarztes verdienen, belegt durch Beobachtungen aus der Literatur die Neigung Hysterischer mit krankhafter Reizung des Geschlechtstriebes unsittliche Handlungen männlichen Personen ihrer Umgebung zur Last zu legen, ferner die Diebstähle Hysterischer, ihre Sucht zu intriguiren und zu simuliren, ihre gesteigerte Gemüthsreizbarkeit, die zu hochgradigen Affecten führt und weiter die Associationen mit verschiedenen idiopathischen Symptomencomplexen. Ferner die transitorischen Anfälle, und die chronische Geistesstörung auch die in Form der folie raisonnante auftretende. Die lehrreiche Abhandlung ist durch viele Beobachtungen illustrirt.

Voisin (16) sucht in einer, wie uns scheint, ziemlich oberflächlichen Abhandlung den Satz zu verfechten, der wohl eigentlich von niemand bestritten wird, dass je nach der Individualität und Anlage dieselbe Ursache den einen zum Selbstmord treibt, dem andern den Verstand raubt und den dritten zum Verbrecher macht. Obwohl in der Abhandlung manches von Zurechnungsfähigkeit gesprochen wird, wird man vergeblich nach Kriterien suchen, die nach einer oder der anderen Richtung hin als entscheidend angesehen werden können. Dass der Geisteskranke unzurechnungsfähig ist, wissen wir alle auch ohne Herrn Voisin und dass nicht jeder Selbstmörder, und Verbrecher unzurechnungsfähig sei, giebt er selbst zu.

Mitchell (7) bespricht in drei Abtheilungen 1. Den sogenannten partiellen Wahnsinn in Bezug auf Testatfähigkeit, d. h. in Zuständen, in welchen der Geist nur nach einer Richtung hin oder in einem Punkt seine Krankheit verräth, während er gesund und normal nach jeder anderen Richtung fungirt. 2. Die luciden Intervalle in Bezug auf die Validität von Testamenten und endlich 3. die physische Schwäche in Bezug auf denselben Gegenstand. — Die Abhandlung ist lesenswerth, enthält aber im wesentlichen nichts Neues. In Bezug auf den partiellen Wahnsinn ist immer die Hauptfrage, ob es einen solchen giebt, die betreffenden Krankengeschichten nicht eben mangelhafte Beobachtungen sind? Die Thatsache des partiellen Wahnsinns ist aber in der Abhandlung als selbstverständlich vorausgesetzt, und sowohl in diesem wie in dem Abschnitt über die luciden Intervalle auf Casper's Aussprüche recurrirt. — Es ist eben jeder Fall, und darin treten wir dem Verf. vollkommen bei, als ein concreter aufzufassen.

Im dritten Abschnitt macht er die Imbecillität und den Schwachsinn in Bezug auf die Gültigkeit von letztwilligen Verfügungen, die aus ihnen hervorgegangen, zum Gegenstand der Erörterung. — Die Schwierigkeit des Gegenstandes liegt darin, dass eine feste Grenze zwischen Geistesschwäche und Geistesgesundheit nicht existirt, dass unzählige Abstufungen zwischen dem Idiotismus und der Integrität des gesunden Geistes vorhanden sind, eine Schwierigkeit, welche weder Wissenschaft noch Gesetz aufheben können.

Wer ist, fragt Verf., imbecill und wie behandelt die Imbecillen das Gesetz? — Idiotismus und Imbecillität sind nur graduell verschieden. Imbecillität ist ein niederer Grad. Man betrachtet beide Zustände als angeboren, während sie sehr häufig „postfötal" erworben sind. Sie sind beide mehr ein psychischer Defect, als Entartung, mehr Amentia als Dementia. Aber hier handelt es sich nicht um die Genese, sondern um die Feststellung dieses Zustandes. Die Imbecillität des Gesetzes ist umfassender als die der med. Wissenschaft. Die Imbecillen der letzteren waren es stets, während der Gesetzgeber nicht danach fragt, ob der Schwachsinn nur ein acquirirter ist. Und dass die Auffassung des Gesetzes keine unrichtige ist, geht daraus hervor, dass auch der geschickteste Arzt nicht entscheiden kann, ob der Schwachsinn angeboren oder erworben ist, wenn ihm nicht die Entwickelungsgeschichte des Zustandes bekannt ist. Beide Zustände haben das gemein, dass nicht nur ein Mangel an Wissen vorhanden ist, sondern dass derselbe durchaus nicht überwunden werden kann. Eine Ausnahme hiervon macht nur der Zustand der Kindheit, welchen der Gesetzgeber in Bezug auf Immunität und Incapacität gleichstellt der Imbecillität.

Was die Validität letztwilliger Verfügungen Imbeciller betrifft, so lassen sich allgemeine Regeln nicht aufstellen, vielmehr ist jeder Fall als ein concreter zu betrachten. Aber es lassen sich einige allgemeine Grundsätze als Leitfaden aufstellen.

Der erste ist, dass das Gesetz eifersüchtig wacht über das Recht letztwilliger Verfügung gegen frivole Prätensionen, der zweite, dass das Gesetz nicht einen hohen Grad von Intelligenz für erforderlich hält zur Capacität einer letztwilligen Verfügung, dass es diesen Act z. B. als einen einfacheren ansieht, wie den An- oder Verkauf von Inventarien, das Anlegen von Geldern etc. und die Unfähigkeit zu letzterem aus Schwachsinn würde noch nicht ohne weiteres die Invalidität zur Testirung einschliessen. Diese beiden Punkte sind bei der Beurtheilung niemals aus den Augen zu lassen.

In wie weit ein Mensch, der sich zwischen einem Idioten und einem gewöhnlichen (Durchschnitts-) Menschen befindet testatfähig sei, ist eine Streitfrage, welche in jedem einzelnen Fall nach gewissen Umständen zu entscheiden ist. Das Gesetz verlangt, dass der Testator sei „of sound mind, memory and understanding, talked and discoursed rationally and sensibly and was fully capable of any rational act requiring thought, judgment and reflection."

Wenn die Gültigkeit eines Testamentes nicht bestritten werden kann, wo diese Eigenschaften bei dem Testator vorhanden waren, so folgt daraus nicht, dass eine Beeinträchtigung dieser Eigenschaften die Invalidität nach sich zöge, weil es verschiedene Grade psychischer Schwäche giebt. Die vorzüglichsten Merkmale der Imbecillität sind dieselben, welche der Kindheit angehören: nichtige Zwecke, Betonen und Hervorheben von Kleinigkeiten, Unthätigkeit des Geistes, Gedankenarmuth, Schüchternheit, Furchtsamkeit, Unterwerfen unter Controlle, Abhängigkeit u. dgl. m. Diese von einem Juristen gegebene Erklärung ist besser als die vieler Aerzte. Es ist einleuchtend, dass in jedem einzelnen Fall die Ausdehnung und der Charakter des psychischen Defectes festgestellt werden muss. Es kann die Gültigkeit der Verfügung eines Schwachsinnigen anerkannt werden müssen, wenn sie wirklich seinen Willen ausdrückt und verweigert werden müssen, wenn bewiesen ist, dass er fremden Einflüssen gewichen ist, das heisst, es ist jemand „relativ blödsinnig," eine Doctrin, die ebenso berechtigt ist, wie die von der „relativen Gesundheit," die jedem geläufig ist, denn füglich sind gesunde Menschen zu einer Sache fähig, für die andere ebenfalls gesunde sich unfähig erweisen. Diese relative Dispositionsfähigkeit ist vollkommen durch das englische Gesetz anerkannt, indem Minorenne über bewegliche Güter, nicht aber über Grundbesitz letztwillig verfügen können, und dieses Alter von 21 Jahren wieder noch nicht genügt zur Uebernahme anderer Pflichten, z. B. zur Stimmfähigkeit für ein Parlaments- oder Stadtraths-Mitglied etc. Diese gesetzlichen Bestimmungen ergeben sich aus der allgemeinen Beobachtung. Ein wichtiger Punkt in der Beurtheilung der Validität letztwilliger Verfügungen von Imbecillen ist die Beurtheilung der qu. Verfügungen selbst, die, wenn vernünftig, dadurch beweisen, dass der Betreffende irrthümlicherweise in dieser Beziehung für einen „Idioten" gehalten worden ist, und, wenn unvernünftig und thöricht, angefochten werden müssen.

May (8) entwickelt in Kurzem die Incongruenz der englischen Gesetzgebung mit dem durch die neuere Psychiatrie entwickelten Standpunkte, hervorgerufen durch die Fälle von Watson und Chr. Edmunds. Es sei Zeit, sagt er, dass im Namen der Gerechtigkeit und Menschlichkeit, der Ehre und Würde des ärztlichen Standes, eine Aenderung der Gesetzgebung angestrebt werde in Betreff der Fälle zweifelhafter Geisteskrankheit.

Russel Reynold's (9) Arbeit, die eine Verständigung zwischen Juristen und Medicinern in Bezug auf die „Insanity" herbeizuführen wünscht, führt im Wesentlichen in der für uns Deutsche nichts Neues bietenden Argumentation aus, dass das Vorhandensein der Wahnvorstellung nicht allein die Geisteskrankheit bedinge, dass sie ein werthvolles Zeichen sei, welches aber nicht stets angetroffen werde, und wenn vorhanden, auch von geringerer Bedeutung sein könne. Zu bemerken ist aber, dass dem Begriffe „Wahnvorstellung" der Verfasser die Definition Sheldon's zu Grunde legt: „Der Glaube an Thatsachen, die ein vernünftiger Mensch nie glauben wird."

Winslow (10) thut in dem ersten Falle dar, dass die Untersuchung nicht ausgereicht habe, dafür, dass eine Geisteskrankheit den „Learned and aged clergyman" zum Gattenmord nicht veranlasst habe, dass vielmehr dies sehr wahrscheinlich sei. — Es fehlt aber Seitens des Vfs. jede directe Beobachtung, so dass der Fall für die Kritik werthlos ist. — Dasselbe gilt von dem Falle der Chr. Edmunds, von der geurtheilt wurde, dass sie auf der psychologischen Landkarte dem „Grenzgebiet zwischen Verbrechen und Wahnsinn" angehöre. — Es könne kein Zweifel sein, dass ein solches neutrales Gebiet existire, ein Tertium quid, dessen Länge und Breite weder die „Medico-psychological Association" noch die „Royal Geographical Society" klar gelegt hätten, das eben doch mit einer Menge Volkes bevölkert sei. (Doch damit kommen wir wohl nicht weiter. Ref.)

Shepperd (12), „der jährlich einige Hundert Geisteskranke sieht" hielt O'Connor, der einen Mordversuch auf die Königin machte, um sie zu erschrecken, nicht für geisteskrank. O'Connor, sagt er, ist ein delicater fein besaiteter, impressionabler junger Mensch, mit schlechten hereditären Neigungen und von schwächlicher Constitution. Er ist von Anlagen, aus denen bei schlechter Leitung oft Geisteskrankheit entsteht, aber auch bei guter Leitung eine gute Intelligenz entwickelt wird, bei sorgsamer Pflege, guter Diät, Genuss frischer Luft und gutem Unterricht wird sich dies in psychischer und physischer Beziehung herausstellen. Seine Vertheidiger haben seine missverstandenen harmlosen aber thörichten politischen Ueberzeugungen für Wahnvorstellung und einen Act von falschem Heroismus für einen „krankhaften Antrieb" aufgefasst; er leidet weder an Wahnvorstellungen noch an Illusionen oder Hallucinationen. Er ist schlecht geleitet worden und hat aus sich einen jungen Thoren gemacht. Wenn ihn die Zukunft oder vielmehr er die Zukunft — anders anfassen wird, so wird er ein verständiger (wenngleich nie ein ernster) und gefühlvoller Mann werden. —

Das Schriftstück, welches als von ihm verfasst bei Gericht producirt worden ist, ist ein überspannt-hysterischer Schrei von Victor-Hugoismus. Es zeugt nicht mehr von Wahnsinn, als manches unsinnige Geschrei welches Victor Hugo an seine Landsleute zur Zeit der deutschen Occupation Frankreichs richtete. Ich möchte die Werke dieses Autors und Dumas' mit „Gift" signiren und sie unter Bereich der Tugend Britanniens stellen. —

Auch Tuke (13) beschäftigt sich mit dem Fall O'Connor, und betrachtet den Angeschuldigten als einen Geisteskranken. Er beschreibt ihn als schwächlich und von weiblicher Erscheinung, sein Kopf kleiner als normal, den Gaumen hoch gewölbt, die Pupillen stark erweitert, die Augen glänzend, seine Ausdrucksweise gefällig, über Kopfschmerz und Verdauungsbeschwerden klagend, an einer Knochenkrankheit leidend, hustend mit Blutauswurf. Seine Beschwerden trug er mit hypochondrischer Gemüthsstimmung vor. Vor vier Jahren war er unter einen Wagen gerathen und mit einer Kopfwunde besinnungslos in das Hospital gebracht worden. Letztens hatte er an Kopfschmerz und Schlaflosigkeit gelitten. Bruder und Schwester waren Somnambulen, und, was wichtiger, Tuke hat selbst seinen Grossonkel an schwerer, und tödtlicher psychischer Gehirnkrankheit behandelt, und hält den Excedenten für einen schwachsinnigen Knaben, der durch Krankheit und hereditäre Disposition zeitweise in Paroxysmen und Irrsinn verfällt.

In dem Aufsatz: Insanity and homicide (11) wird abermals das Missverhältniss zwischen englischer Gesetzgebung und ihrer Handhabung gegenüber den ärztlichen Gutachten auseinander gesetzt. Und in der That, wenn ein englischer Oberprocurator, Baron Martin, so weit geht, zu sagen: „dass arme Leute selten an Geisteskrankheit leiden, und dieser Einwand nur aufgeworfen werde, wenn bemittelte Leute eines Verbrechens beschuldigt werden", so hat der Autor obigen Aufsatzes nicht Unrecht mit seiner Polemik gegen einen Mann, den Ref. schon anderweit verdientermaassen dem Mitleid der Sachverständigen anempfohlen zu haben glaubt. Abgesehen hiervon, enthält der Aufsatz mehrere Fälle, namentlich den des Pfarrers WATSON und den der CHRISTIANA EDMUNDS. Ersterer reiht sich offenbar den bekannten Fällen von Melancholie mit gewaltthätigen Handlungen an, letzterer ist unseres Erachtens nicht genügend beobachtet, um ein Urtheil zu fällen. — Wir glauben nicht, dass auf ein so ungenügendes Material ein hiesiger Sachverständiger ein Urtheil für oder gegen Geistes-Krankheit gefällt haben würde. Die Fälle selbst in extenso hier mitzutheilen, würde einen ungebührlichen Raum einnehmen. Wir verweisen in dieser Beziehung auf das Original selbst.

In einem zweiten Artikel (15) unter der Ueberschrift „Insanity and homicide" wird ein weiterer Fall mitgetheilt von Mord Seitens eines an Verfolgungswahn leidenden Mannes, von welchem der Autor selbst sagt, dass er kein besonderes Interesse für Sachkenner darbiete, sondern nur für die Lehre von der Zurechnung. Dass diese zur Zeit noch in England auf sehr geschrobenen Füssen steht, ist bekannt, und wenn es noch eines Zeugnisses bedarf, so ist es die Deduction der Irren-Verwalter, die darauf gerichtet war, dass nicht erweislich, dass ein directer Zusammenhang zwischen den Wahnvorstellungen und der That des Angeschuldigten bestehe. Wenn ein Mann, der in anderer Beziehung Recht und Unrecht unterscheiden kann, die verrücktesten Vorstellungen habe, und einen Mord begeht, und wenn nicht ein directer Zusammenhang zwischen Wahnvorstellung und Mord erwiesen werden kann, so mag er nach englischem Gesetz als eine Warnung (!) für andere Geisteskranke zum Tode verurtheilt werden etc.

NEEDHAM (16) führt gelegentlich der im Process WATSON gefallenen Bemerkung, dass kein Fall beobachtet sei von impulsiver Mordsucht bei Personen, welche nicht unverkennbare Zeichen von Geistesstörungen gezeigt hätten, zwei Fälle an, um zu erweisen, dass der Impuls zu tödten ohne andere Symptome von Geisteskrankheit beobachtet werde und dass die nicht geschehene Ausführung entweder daher kommt, dass hinreichende Selbstcontrolle vorhanden ist, dem Impuls zu widerstehen, oder die That in ihren Resultaten zur Tödtung nicht zureicht. Gleichzeitig sollen diese Fälle erweisen, dass es häufig ein Zufall ist und bedingt durch Mangel an Muth und Umstände, ob der Impuls selbstmörderisch oder mörderisch ist. Beide bilden denselben psychologischen Process. — Dieselben beweisen aber nicht was sie sollen, sondern das Gegentheil. Der erste betrifft einen Fall, wie ich sie in meinem Handbuch der gerichtlichen Medicin, S. 734, gewürdigt habe; der zweite aber gehört gar nicht dahin, sondern betrifft einen schwachsinnig gewordenen melancholischen Hypochonder, der übrigens nicht den Trieb zu tödten hatte, sondern allerhand dumme und niederträchtige Streiche vollführt, und der in Freiheit gesetzt, einem Frauenzimmer Schwefelsäure in das Gesicht spritzte, „weil er glaubte, sie hätte ihn beleidigt". Und das führt ein Irrenarzt als Beleg dafür an, dass der Trieb zu tödten bestehen könne, without previous unmistakeable evidence of insanity! Welche Kritik!

Der Fall von Tuke (7) betrifft eine Hereditaria, welche im Rausch ihrer kleinen von ihr geliebten sechsjährigen Tochter Halsschnittwunden beibrachte und sie tödtete. Eine unbefangene Würdigung der erhobenen Thatsachen — (die allerdings nach unseren Begriffen von Erhebung der Antecedentien und Beobachtungen der Angeschuldigten höchst ungenügend sind) führt zu dem Schluss, dass die Angeschuldigte geisteskrank und unzurechnungsfähig war. Dieser Fall zeigt aufs Neue, dass etwa durch unzureichende Beobachtung die Sachverständigen sich in Discussionen über ontologische Begriffe — hier homicidal mania — verlieren. Die Geschworenen sprachen das Nichtschuldig. Tuke aber ist der Meinung, dass die That aus selbstverschuldeter Trunkenheit, und damit transitorischer Geistesstörung hervorgegangen ist, und dass die Familiengeschichte der Angeschuldigten nur geeignet gewesen wäre, mildernde Umstände zuzuerkennen.

Der von Krafft-Ebing (19) mitgetheilte mörderische Angriff betrifft einen entschieden geisteskranken, mit Wahnvorstellungen und Visionen behafteten Menschen, der nach der That in der Irrenanstalt in Melancholia stupida verfiel. Er blieb zwei Monate stumm, verweigerte die Nahrung, so dass er gefüttert werden musste, kam sehr von Kräften, es entwickelte sich doppelseitiges Hämatoma auriculae, ohne dass eine traumatische Ursache auffindbar gewesen wäre.

Der Fall Ettmüller's (21) betrifft die Tödtung eines Betrunkenen und das Gutachten dreht sich um die Frage der „Bewusstlosigkeit." Verf. sagt, dass der Zustand des Thäters „an und durch sich allein nicht an Bewusstlosigkeit mit ausgeschlossener Befähigung zur Selbstbestimmung grenzte," sondern dass der Thäter „sich in einer momentanen Verwirrung der Sinne und des Verstandes befand, welche ihn bei gleichzeitigem Bestehen der Trunkenheit in einen an Bewusstlosigkeit angrenzenden Zustand versetzte." (Uns wäre erwünscht gewesen, über die Exploration des Inculpaten etwas mehr thatsächliches zu hören. Ref.)

Der von Baird (23) mitgetheilte Fall betrifft einen Alkoholisten. Von einem Trunkenbold stammend fanden sich bei ihm: delirium tremens, später schreckhafte Delirien, Wahnvorstellungen von Grösse, Reichthum; Gedächtnissschwäche, Schwachsinn, Gemüthlosigkeit, Zittern der Hände. Der Kranke hatte übrigens während seines Aufenthalts in der Anstalt ein päderastisches Verhältniss mit einem Wärter angeknüpft, bei dem man die zügellosesten und ausschweifendsten Briefe von seiner Hand fand. Nachdem der Wärter entfernt war, hatte er ihn 8 Tage nachher vergessen und dachte nicht mehr an ihn, während er unmittelbar nach seiner Entfernung sich hatte das Leben nehmen wollen.

In der Revue clinique (24) findet sich ein neues recht eclatantes Beispiel zu der alten Erfahrung, dass Geisteskranke dissimuliren.

Ein aus erblicher Anlage Geisteskranker, der bereits Tobanfälle gehabt und der Beschreibung nach sich im Uebergangsstadium der Verrücktheit zum Schwachsinn befindet, bei dem ein grosser Wechsel der Wahnvorstellungen bald mystischer Natur, bald hypochondrische, bald dem Verfolgungswahn angehörende, bald auf Ueberschätzung beruhende wahrgenommen werden, und der zeitweise so erregt wird, dass er thätlich und gefährlich wird, würde für gesund erklärt werden können und harmlos, wenn man ihn flüchtig und selten beobachtete, oder in Gegenwart von Personen, deren Urtheil über ihn er fürchtete. Seit 7 Monaten seines Aufenthaltes in der Anstalt besitzt er Herrschaft genug, um sich in Schranken zu halten, und den Aerzten während der Visitenzeit zu imponiren. Ist er, oder glaubt er sich unbeobachtet, so tritt sein Wahnsinn klar zu Tage.

Die Mittheilung von Klein (25) ist in forensischer Beziehung hoch interessant, indem dieselbe einen nicht gewöhnlichen Fall und seine Begutachtung betrifft. Es waren über eine Angeschuldigte Seitens der Begutachter sehr verschiedene Urtheile vorhanden, so war sie für eine hysterische, nicht simulirende Kranke von dem einen, für eine Simulantin von einem andern gehalten worden; der Eine behauptet, dass ihr nervöses Leiden Folge einer vorausgegangenen Misshandlung sei, der andere stellt es in Abrede. Wegen Brandstiftung wird sie verhaftet. Abermals divergirende Gutachten, bis sie zur Beobachtung in die Irrenanstalt geschickt wird, von wo nach 4monatlicher Beobachtung über sie ein, den neueren Grundsätzen der Psychiatrie entsprechendes Gutachten abgegeben wird und sie als eine erblich veranlagte, geistig beschränkte, reizbar zu lebhaften Affecten, welche sich zu Ausbrüchen tobenden Zorns steigern können, disponirende Person geschildert wird, die seit längerer Zeit an einer Erkrankung des Nervensystems, namentlich der Empfindungsnerven leidet, welche getragen von einem wahren und tiefen Krankheitsgefühl einen hochgradigen Einfluss auf ihren Verstand und ihr Gemüth ausübt, die nicht simulirt und deren Vorstellen, Fühlen und Handeln einem unbezwinglichen Zwange unterworfen sind, welcher die freie Selbstbestimmung aufhebt.

Das Gutachten, welches den Kernpunkt der Mittheilung bildet, können wir nicht excerpiren, weil es eben gelesen werden muss. Wir hätten gewünscht, dass es abgesehen von den so wichtigen und schönen Detailangaben über die simulirten Symptome, noch detaillirter über die psychischen Symptome sich verbreitet hätte, namentlich aber die Exploranda redend vorgeführt hätte, wodurch sowohl ihr Schwachsinn, als auch das krankhafte ihrer Vorstellungen prägnanter geworden wäre. Es würde alsdann das Gutachten auf die Geschworenen vielleicht überzeugender gewirkt haben. Diese urtheilten schuldig und nicht unzurechnungsfähig. Doch wurde Verf. gerechtfertigt, dadurch, dass Explorata bereits 3 Monate nach Antritt der Strafe als geisteskrank der Irrenanstalt zurückgeschickt wurde mit einem sehr überzeugenden und nüchternen Gutachten des Gefängnissarztes. Ihr folgte sehr bald ihre Schwester, die Mitangeschuldigte, während eine andere Schwester bereits in der Anstalt war.

Verf. benutzt diese Gelegenheit zu Expectorationen über die Nothwendigkeit, dass Gerichtsärzte etwas von Psychiatrie verstehen sollten, und über das „moralische Irresein." Wir begegnen hier zu unserer Genugthuung Zeichnungen von Irren, wie wir sie in unseren „zweifelhaften Geisteszuständen" bei Gelegenheit des hysterischen Irreseins versucht haben. Wir begrüssen auch mit Freuden eine Stelle in dieser Anmerkung, welche unseren Auseinandersetzungen sowohl am genannten Ort, als im „Handbuch der gerichtlichen Medizin" entspricht, und die wir anzuführen uns nicht versagen können:

„Die Wissenschaft hat ihre Rechnung mit der Lehre der sogenannten partiellen Geistesstörung vollkommen abgeschlossen. Sie hat den Beweis geliefert, dass alle Geistesstörungen, auch die partiell scheinenden, das gesammte Bewusstsein beeinflussen. Sie scheut sich daher im concreten Falle abzuwägen, wie weit die geistige Freiheit für irgend eine fragliche Handlung erhalten oder verloren sei, sie hält die Frage der Zurechnungsfähigkeit in Bezug auf eine That nicht mehr für statthaft, sie verlangt dagegen den Nachweis für das Bestehen oder das Fehlen einer Geisteskrankheit. Ist dieser geliefert, so spricht sie sich vor dem Forum im ersten Falle für geistige Unfreiheit, im zweiten für geistige Freiheit aus."

Scholz's Fall (26) bildet abermals einen sehr guten Beitrag für und gegen die Kleptomanie; denn er betrifft einen schwachsinnigen, an menstrualischer Erregtheit leidenden Menschen.

Dem vorigen schliesst sich Kelp's Fall (27) an, in welchem es sich ebenfalls um einen Geisteskranken, an Melancholia activa leidenden Menschen handelt.

Das Gutachten von Arndt (28) betrifft unsittliche, ganz exorbitante Handlungen eines Studiosus med., der jungen Damen auf offener Strasse, mochten sie einzeln oder in Gesellschaft sein, denen er zufällig begegnete, seine aus den Beinkleidern heraushängenden, völlig entblössten Geschlechtstheile, die er bis dahin bloss mit dem Paletot bedeckt hatte, gezeigt, in einzelnen Fällen die jungen Damen sodann verfolgt und, wenn er sie eingeholt, sich an sie herangedrängt und sie mit seinem Urin beschmutzt hatte. Mit keiner dieser Damen hatte er je in einem Verhältniss gestanden, während seiner Handlungen kein Wort gesprochen, seine Handlungen auf offener Strasse, an öffentlichen, von Menschen besuchten Orten am hellen Tage ausgeführt, ohne Rücksicht, ob er beobachtet wurde oder nicht. Das Gutachten ist überaus schwierig, insofern eine Geisteskrankheit im gewöhnlichen Sinne nicht vorliegt. Wohl aber weist derselbe überzeugend die neuropathische Natur des Explorandus nach, der an epileptoiden Zufällen offenbar gelitten hat und betont vornehmlich das Zwangsmässige seiner Handlungen.

Das Gutachten verdient, gelesen zu werden, es dürfte auch den Gerichtshof überzeugen, — aber, erlauben wir uns zu fragen, wenn Explorand nicht ein gebildeter Stud. med. gewesen wäre, sondern der niedern Volksklasse angehörte, ein „Bauernbursche", und damit eine Menge Argumente des Gutachtens fortfielen, würde dasselbe ebenso den Laien zu überzeugen im Stande sein? Hier kann aber nur eine längere Beobachtung entscheiden.

Das von Sander (29) abgegebene, wie man nicht anders erwarten kann, vorzügliche Gutachten betrifft eine Epileptische.

Eine Frau, sagt er, welche an häufigen epileptischen Anfällen leidet (die NB. von früheren Beobachtern verkannt worden waren), welche so nervös und reizbar ist, dass sie durch ihr unangenehme Geräusche verstimmt und zu Zornausbrüchen gereizt wird, welche, im Allgemeinen schwachsinnig, eine ziemlich bedeutende Gedächtnissschwäche und Urtheilslosigkeit zeigt; welche sich willenlos und indifferent bei wichtigen Lebensverhältnissen zeigt; welche für gewöhnlich deprimirter Stimmung ist, in ihrer Stimmung aber durch jede körperliche Störung oder äussere Einwirkung beherrscht wird; welche zeitweis Sinnestäuschungen unterworfen ist und dieselben in ihr Bewusstsein, wie wirklich Erlebtes aufnimmt; welche endlich Anfällen unterworfen ist, in denen sie unbewusst und ohne sich dessen später erinnern zu können, verschiedene Handlungen begeht, und die ausserdem öfters Selbstmordversuche gemacht hat, eine solche Frau kann nicht für fähig gehalten werden, die Folge ihrer Handlungen zu überlegen.

Sander macht auf eine Lücke des § 176 aufmerksam, wonach der Beischlaf mit einer „Geisteskranken" bestraft werde, als zu hart, da nicht von Jedem immer so leicht eine Geisteskrankheit erkannt werde. Zu seiner Beruhigung kann ich ihm mittheilen, dass in den bisher mir vorgekommenen Fällen der Richter stets gefragt hat, ob die etc. geisteskrank sei und zwar in einer Weise, dass dies dem Angeschuldigten nicht füglich habe entgehen können, und dass, wenn dies auch ausgesprochen ist, die Geschworenen recht häufig noch weit entfernt sind, dies zu acceptiren!

Arndt's Gutachten (30), welches sehr eingehend motivirt ist, betrifft eine epileptische Schwachsinnige, welche sogenannte lucide Intervalle hat, und in einem solchen einen Diebstahl beging. Arndt führt aus, was es mit diesen freien Zwischenräumen auf sich habe, und wie Schwachsinnige ihren oder den von

Anderen ihnen octroyrten Impulse folgen, so wie bei ihnen die freie Willensbestimmung ausgeschlossen sei. Das Gutachten ist höchst lesenswerth, doch wünschen wir, dass — es nicht missverstanden und schlecht nachgeahmt würde, was eine psychiatrische Erfahrung der Fall sein könnte.

Wistrand (Bidrag till rättsmedicinska undersökningar om sinnes beskaffenheten u. s. w. Hygiea 1871) berichtet über einen Fall, in welchem Inculpant mehrere Jahre an Epilepsie gelitten und nach den Anfällen Verwirrung gezeigt hatte. Als es sich ergab, dass er kurz vor einem von ihm begangenen Verbrechen einen epileptischen Anfall gehabt hatte, wurde er für unzurechnungsfähig erklärt.

Goedeckes (Kopenhagen).

Die Monographie von Hagen (31) über den Fall Chorinski lässt noch einmal diesen hochwichtigen Process an uns in ausführlicher Weise vorübergehen. Sie giebt das thatsächliche Material in zusammenhängender Darstellung, aus der wir das Vorleben, das Verbrechen und den Aufenthalt im Gefängniss und Irrenanstalt actenmässig belegt erfahren, und knüpft hieran nun das 120 Seiten lange Gutachten, welches sich mit der Diagnose der Krankheitsform (Paralyse oder wenigstens ihr verwandte Form), ihren möglichen Ursachen, und der Zurechnungsfrage beschäftigt. Verfasser hält Chorinski seit der That für einen im hohen Grade psychisch krankhaft disponirten Menschen, der sich im Zustand verminderter Zurechnungsfähigkeit befunden habe, die man leugnen könne, so lange es sich um weiter nichts als um Disputirübungen handle, wobei man denn aber von der Wirklichkeit factische Niederlagen erleide (Wäre es dem Verfasser möglich gewesen, sich etwas kürzer zu fassen, so würde er sicherlich so viele aufmerksame Leser finden, als sein Vortrag verdient. Ref.).

Fischer (32) erzählt den Fall eines Mannes, der wiederholentlich syphilitisch, schliesslich wegen Krebs des Penis diesen durch Amputation verlor, endlich aber, da die Leistendrüsen krebsig degenerirten und er für unheilbar erklärt wurde, sich erhängte.

Der von Tardieu und Laroyne (33) mitgetheilte Fall betrifft die Eheschliessung mit einem Sterbenden, welcher nicht mehr des Gebrauchs seiner Vernunft mächtig war, seitens seiner Maitresse, die ein von ihm nicht anerkanntes Kind hatte. Es waren zu Gunsten beider 70000 Fr. ausgesetzt. Das Tribunal erklärte die Ehe nach ärztlichem Gutachten, dass der Verstorbene zur Zeit der Eheschliessung des Gebrauchs seiner intellectuellen Fähigkeiten nicht mehr mächtig gewesen sei, für nichtig.

B. Untersuchungen an leblosen Gegenständen.

1. Untersuchungen an Blutflecken.

1) Sonnenschein, Ueber ein neues Reagens auf Blut und Anwendung desselben in der forensischen Chemie. Vierteljahrsschr. f. ger. Med. Octbr. (Gesättigte Lösung von Wolframsaurem Natron mit Essigsäure oder basischer Phosphorsäure stark angesäuert). — 2) Falk, Zur spectroskopischen Blut-Untersuchung. Deutsche Klinik 44. — 3) Derselbe, Ueber eine Blutprobe. Berlin. klin. Wochenschr. No. 45.

FALK (2) stellt spectralanalytisch fest, dass nach Vergiftung mit SH_2, sowie mit Strychnin das Blut verschieden von dem erstickter Thiere sich noch unverkennbar sauerstoffhaltig zeigte.

Derselbe (3) empfiehlt folgende Blutprobe als einfach und zweckmässig vor Anstellung der spectroskopischen Untersuchung auf Häminkrystalle.

Die Blutlösung 1: 20 bis 1: 100 wird mit einem Glasstab auf ungeleimte Papierstreifen aufgetragen, welche in Lösung von Guajactinctur getaucht und getrocknet sind. Man bereitet eine Lösung von 1 Harz auf 6 Theile 8 pCt. Alkohol mit der Vorsicht, dass man die Flasche, in welcher das Harz gelöst wird nur zur Hälfte füllt, indem die in ihr enthaltene Luft hinreicht, das Harz bläuungsfähig zu machen. Das Verfahren ist auch für alte Blutflecken, welche in Wasser zuvor gelöst werden müssen, anwendbar und empfehle sich mehr, als die van Deen-Liman'sche Probe.

2. Untersuchungen an Leichen.

a) Allgemeines.

1) Falk, Ueber die Widerstandsfähigkeit einzelner Organe im Leben und nach dem Tode. Berl. klin. Wochenschr. No. 25. — 2) Derselbe, Spasmus glottidis bei gewaltsamen Todesarten. Vierteljahrsschr. f. ger. Med. Januar. — 3) Mason, A. T., on the appearances presented by the bodies of two children exhumed at St. Helen's churchyard. Brit. med. Journal. — 4) Sander, gerichtsärztliche Mittheilungen. Correspondenzbl. f. Schweizer Aerzte. No 19. 20. (Fälle von Vergiftungen (Strychnin und Phosphor), Erhängen, zufälliger Tod, (Chloroform und [illegible]) [illegible] (Selbstmord) und zwei Fälle von Kindesmord, sämmtlich ohne weiteres Interesse.)

FALK (1) bestätigt nach von ihm angestellten Versuchen, dass durch gewisse nach dem Tode mit Nothwendigkeit vor sich gehende Processe die Widerstandsfähigkeit der Weichtheile und der Hartgebilde, wenn auch nur innerhalb enger Grenzen erhöht werden könne.

Derselbe (2) beweist auf Grund experimenteller Beobachtung, dass bei Einathmung von Chlorgas, bei Vergiftung durch Strychnin, Cyankalium, Kohlensäure, Anilin und Tod durch Verblutung, Glottiskrampf eintrete, jedoch nur selten als wirkliche Todesursache angesehen werden kann. Ebensowenig erscheint es zweifellos, dass der idiopathische Spasmus glottidis eine so häufige Todesursache darstelle, wie es nach einigen, selbst officiellen Sterbelisten erscheinen könnte.

Mason (3) berichtet über die Körper zweier nach sechs Monaten ausgegrabener Kinder, in denen Arsenik gefunden wurde. Mumification war theilweise vorhanden. Am meisten decomponirt von allen inneren Organen waren die Lungen. Das Herz des Jüngeren sehr gut erhalten. Die Geschlechtstheile beider Kinder in Adipocire verwandelt, das Geschlecht an ihnen bestimmbar.

b) Gewaltsame Todesarten.

1) Schumacher, Todtschlag. Blätter f. ger. Med. Heft 3. (Tod durch Kopfverletzungen.) — 2) Wendele, Vorsätzliche Körperverletzung mit nachgefolgtem Tode. Memorabilien No. 11. 1872. — 3) Häberlein, Ein forensischer Fall. Tod durch eine Ohrfeige. Württemb. med. Correspondenzbl. No. 5. — 4) Moses et Saint Pierre, Étude médico-légale à propos d'un cas de fracture du crâne par un coup de bâton sur la tête. Ann. d'hygiène. Janv. — 5) Berlin, Ob Gehirnerschütterung oder Hirnentzündung? Vierteljahrsschr. f. ger. Med. Octbr. — 6) Neustadtl, Ein Fall von Zertrümmerung des Schädelgewölbes. Blutergüsse unter die Hirnhäute und Entzündung derselben. Wien.

Med. Presse. No. 44. — 7) Reimann, Ein seltener Fall von Verletzung der Halswirbelsäule. Blätter f. ger. Med. Heft 4. — 8) Schumacher, Ein Meuchelmord. Blätter f. ger. Med. Heft 2. — 9) Leudehe, Traumatische Darmruptur. Vierteljahrsschr. f. ger. Med. April. (Die Ruptur des Dünndarms in sehr geringer Ausdehnung mit nachfolgender Peritonitis erfolgte in Folge eines Faustschlages in die rechte Regio iliaca.) — 10) Speck, Ueber das Zerreissen der Lungenbläschen bei Erstickung. Vierteljahrsschrift für ger. Med. April. — 11) Fiebler, Der Tod durch Ertränkung. Wien. med. Presse. No. 17, 19, 21, 22. (Compilation. Das [illegible] wird an den [illegible] Gerichtsarzt [illegible]) — 12) Waldele, Tod eines 8 Tage alten Kindes durch Erdrücken im Bette der Mutter. Memorabilien No. 2. (Die Frage nach der Absicht konnte selbstverständlich nicht erledigt werden.) — 13) Mair, Aussetzung oder Ertränkung eines acht Wochen alten Kindes. — Geisteszustand der Thäterin. Blätter f. ger. Med. Heft 1. — 14) Brenner, Anklage wegen Giftmordes (Arsenikvergiftung). Blätter f. gerichtl. Med. Heft 3. — 15) Skrzeczka, Selbstmord durch Erhängen oder Mord. Vierteljahrsschr. f. ger. Med. April. — 16) Moschka, Erhängt, erdrosselt oder auf andere Weise getödtet und erst nach dem Tode aufgehängt? Vierteljahrsschr. f. ger. Med. April. — 17) Otto, Gerichtsärztliche Mittheilungen. Tod eines 4½jährigen Kindes durch angebliche Alkoholvergiftung. Memorabil. 1 u. 3. (Zur Annahme einer Alkoholvergiftung lag kein Material vor.) — 18) van Bastelaer, Note sur un moyen de séparer dans les recherches toxicologiques le phosphore libre des matières organiques et de le recueillir à l'état de corps simple pur. Bull. de l'Acad. de méd. de Belgique. No. 7. — 19) Forsell, Death from the inhalation of nitrous acide gas. Philad. med. and surg. Reporter. April. — 20) Schoenberg, Beiträge zur gerichtsärztlichen Toxicologie. Vierteljahrsschr. f. ger. Med. Januar. (Zwei Vergiftungen durch Kohlenoxyd und Schwefelsäure.) — 21) Schoofer, Vergiftung durch Opium. Vierteljahrsschr. für ger. Med. April. — 22) Fischer, Arsenik- und Phosphorvergiftung. Vierteljahrsschr. f. ger. Med. Juli. — 23) Chevallier, A., Des accidents déterminés par la [illegible] de potasse. Ann. d'hygiène. Juillet.

Der in Waldele's Fall (12) am Schädel in der linken Seitenwandgegend durch Fissur mit Depression Verletzte zeigte nach seinem am dritten Tage nach der Verletzung erfolgten Tode bereits einen in der linken Hemisphäre befindlichen, dicht unter den Hirnhäuten befindlichen Hirnabscess, aus dem zwei Esslöffel Eiter entleert wurden.

Zufolge Häberlein's (3) Mittheilung hatte ein betrunkener Mann von einem Metzger eine derbe Ohrfeige an den Hinterkopf erhalten, sich hiernach sofort an seinen Tisch niedergesetzt, einige unverständliche Worte vor sich hingemurmelt, den Kopf mit untergebreiteten Armen auf den Tisch, als wolle er schlafen: Er schnarchte tief und wurde eine halbe Stunde darauf todt gefunden. — Bei der Section fand man zwischen Hinterhauptsmuskel und Lederhaut linkerseits eine guldengrosse Blutanhäufung von circa Liniendicke. Der Occipitalmuskel ist in weitem Umfang braunroth gefärbt. Schädel ziemlich dick. Bluterguss auf die Basis des Gehirnes und in die Ventrikel. Schädel unverletzt.

Manin und Saint Pierre (4) setzen auseinander, dass die Fracturen der Schädelbasis, welche durch Schläge auf den Scheitel entstehen, nicht durch Contre-coup sondern durch Propagation bewirkt werden und deshalb nach relativ geringer Gewalt entstehen.

Der Fall von Neustadtl (6) ist wichtig und interessant. Er zeigt, dass mit bedeutenden Schädelverletzungen noch ordnungsmässige Verrichtungen möglich sind.

Ein Eisenbahnbeamter hatte gegen Morgen des 23. November die gleich zu bezeichnenden Verletzungen davon getragen. Er ging eine halbe Stunde Weges, sprach mit dem ihm begegnenden Wächter der Bahnstrecke, liess um 4, 6 und 7 Uhr die vorbeifahrenden Züge dienstreglementsmässig, d. h. bei Anwesenheit vor seinem Bahnhäuschen, vorbeipassiren und meldete sich erst dann krank. Er starb in der Nacht vom 24./25. November. Bei der Obduction äusserlich keine Verletzung, die Knochen des Schädeldaches links gespalten, in den Meningen Bluterguss. (Wieder beiläufig ein sehr lehrreicher Fall für die beliebten „gerichtlichen" Besichtigungen! Ref.)

Reimann's (7) Fall betrifft einen Mann, der mit einem anderen eine Kraftproduction machte, wobei der Nacken stark ins Spiel gezogen war. Er stürzte schwach und bewusstlos nieder. Bei der Obduction zeigte sich der ganze hintere und der rechte Seitentheil des Halses blauroth und geschwollen. Die Beweglichkeit des Kopfes auf den Halswirbeln auffallend gross. Nach Durchschneidung der Haut zeigen sich nicht nur grosse geronnene Blutextravasate am hinteren Theile des Halses, sondern auch alle weichen Theile bis zu den Wirbeln mit Blut durchtränkt. Die Bänder der ersten drei Halswirbel theilweise zerrissen, der Processus spinosus des dritten Halswirbels abgebrochen, die drei Wirbel nach allen Seiten beweglich. Die Höhle der Halswirbelsäule mit Blutklumpen erfüllt, welche von allen Seiten das Rückenmark umgeben. Das Mark und seine Häute selbst unverletzt. Im Uebrigen die Erscheinungen wie bei dem Erstickungstod in Folge der Lähmung der respiratorischen Nerven durch Druck des Blutes auf die Halswirbelsäule.

Der von Schumacher (8) beschriebene Meuchelmord durch Erwürgen ist hochinteressant, weil die Obductionsbefunde, die Erwürgungsspuren und der Erstickungstod, so wie die sonstigen an der Leiche vorgefundenen Verletzungen vollkommen mit den Eingeständnissen des Thäters übereinstimmen.

Speck (10) beobachtete in einem Fall von Erstickung eines Neugeborenen Zerreissung der Lungenbläschen mit nachfolgendem Hautemphysem. (In dem Protokoll ist nichts erwähnt von einem Rippenbruch. Auch der negative Befund wäre bei einem so seltenen Vorkommnisse erwünscht gewesen. Ref.)

An dem Mair'schen (13) Fall ist interessant, dass an dem Kinde ein vollständig negativer Leichenbefund erhoben wurde, obwohl dasselbe offenbar in Folge der Einwirkung der Kälte zu Grunde gegangen war.

Es hatte, 8 Wochen alt, eine Nacht bei 4° Kälte im Freien gelegen. — Nach einem Jahre trat die Verurtheilte mit der Angabe hervor, dass sie ihr Kind nicht nur ausgesetzt, sondern im Zustand höchster Aufregung ertränkt habe. Sie habe es am anderen Morgen wieder aus dem Wasser herausgefischt und dann verscharrt. Durch diese Angabe gab sie Veranlassung zu einem Gutachten über ihren Geisteszustand zur Zeit der Ertränkung. Das Gutachten ist ein lediglich psychologisches, aus dem man von einer Exploration der Thäterin gar nichts erfährt. Sehr auffallend ist, dass auf das Unwahrscheinliche der Angabe der Verurtheilten gar nicht hingewiesen ist, denn nicht nur, dass das Obductionsprotocoll von inneren, dem Ertrinkungstod entsprechenden Befunden nichts enthält, auch von äusseren Merkmalen ist nichts angeführt, woraus schon bei der Obduction hätte der Verdacht entstehen können, dass die Leiche — und zwar 12 Stunden — im Wasser gelegen hatte.

BRUNNER's Fall (14) ist interessant nicht sowohl allein des thatsächlichen Inhaltes wegen, der Krankenpflege, Obduction und chemischen Untersuchung, die Arsenikvergiftung beweisen, sondern auch der das Kranksein und Sterben begleitenden Umstände wegen, welche die Schuld der Ehefrau des Verstorbenen unzweideutig an den Tag legten. Nichtsdestoweniger erfolgte Seitens der Geschworenen das Nichtschuldig.

BARZECZKA's (15) Gutachten motivirt ausführlich 1. dass Denata an Erstickung gestorben, 2. dass diese durch gewaltsamen Verschluss der Athemwege von aussen herbeigeführt sei, 3. dass nicht mit einiger Sicherheit zu erweisen, dass die Erstickung gewaltsamer Weise durch eine dritte Person — etwa durch Zuhalten von Nase und Mund — herbeigeführt sei, vielmehr 4. die Möglichkeit, dass die Verstorbene, nachdem sie mancherlei Misshandlungen erlitten, sich selbstmörderisch durch Erhängen zum Tode gebracht habe, dem Befunde nach nicht auszuschliessen sei.

MASCHKA's (16) Fall von zweifelhaftem Strangulationstod ist sehr lesenswerth. Die Einzelheiten entziehen sich der Excerpirung. Das Gutachten weist nach, dass der Tod der Verstorbenen gewaltsam erfolgt sei, dass sämmtliche vorgefundenen Verletzungen bei Lebzeiten erzeugt sind, aber nicht die Veranlassung des Todes gewesen sein können, dass der Tod vielmehr durch Strangulation erfolgt sei, dass Selbstmord und Erhängen ausgeschlossen seien, dass somit Erdrosselung vorliege, die bei den Zeichen vorangegangenen Kampfes, von einer anderen Person (resp. mehreren) ausgeführt sei.

In Purzell's (19) Fall wurde der Zahnarzt verurtheilt, weil er weder reines Gas angewendet hatte, noch eine hinreichend sichere Methode zur Anwendung gebracht hatte.

Nach Schaefer (21) verstarb ein Kind, welches aus Versehen des Apothekers, anstatt Calomel innerhalb 2 Stunden 5 Cigr. Opium erhalten hatte, unter Krämpfen. Die Obduction zeigte vornehmlich Blutfülle der Kopforgane. Die chemische Untersuchung erwies noch in dem Magen geringe Spuren von Opium.

FISCHER's (22) Fälle von Arsenik- und Phosphorvergiftung, bilden einen recht interessanten Beitrag zur Casuistik dieser Vergiftungen, obwohl sie wesentlich Neues nicht beibringen. Es wäre wünschenswerth gewesen, Näheres über die im 2. Fall in Menge auf der Magenschleimhaut zerstreut vorgefundenen gelblichen grieskorngrossen Körnchen zu erfahren, welche auch auf der Durchschnittsfläche der Leber vorhanden waren. Dass dies Arsenik nicht gewesen, ist ja selbstverständlich. Sehr hübsch ist aber, dass bei der Phosphorvergiftung Verf. auf der Schleimhaut weissgelbliche Körnchen und Pünktchen in ziemlicher Anzahl entdeckte, von denen er eines auf die Fingerspitze brachte und auf den trockenen Theil des Sectionstisches strich, wobei er Phosphorescenz auf der Streichstelle und Abgang von Phosphordampf bemerkte. (Es war Phosphorpaste angewendet worden.)

CHEVALLIER (23) bespricht Vergiftungsfälle durch Schwefelkalium welche Verunreinigungen durch Arsenik, Blei, Kupfer, Quecksilber, Zink und vegetabilische Beimischungen bedingt waren oder sein konnten.

e. Kunstfehler.

1) Schuhmacher, Wundarzt D., angeklagt des Vergehens gegen die Sicherheit des Lebens nach § 357 (Oesterr. St.-G.) Wiener med. Presse. 1873. S. 324. 344. 364. 414. 437. 441. — 2) Hecker, Anklage wegen Kunstfehlers. Wiener med. Pr. No. 10 u. 11.

Der von SCHUHMACHER (1) mitgetheilte Fall reiht sich an diejenigen geburtshülflichen Kunstfehler an, die ebenso selten als schauerlich sind.

Es wurde bei Lösung der Placenta der Uterus — dessen Wandungen abnorm dünn waren — eingerissen, ein Theil des Netzes und der Därme vorgezogen und eingerissen. Das Gutachten der Sachverständigen nimmt an, dass der Wundarzt beim Durchgehen durch den engen harten Muttermund den ganzen Uterus, der von aussen nicht entgegengehalten wurde, in die Höhe schob und so dessen Lostrennung von der Scheide bewirkte, wobei die Dünnheit des Uterus eine Prädisposition zu einem Riss möglicherweise abgegeben hat. Es können zwar durch einen Gebärmutterriss die Gedärme und Netz wohl von selbst in die Scheide herabfallen, im vorliegenden Falle aber wurde das Abreissen des Netzes und der Gedärme auf mechanische Weise durch bedeutende Gewaltanwendung hervorgebracht. Nur auf diese Weise war erklärlich, dass Grimm- und Dünndarm und Netz weit aus den Geschlechtstheilen heraushingen.

HECKER (2) resumirt sein Gutachten, welches nach den thatsächlichen Leichenbefunden und sehr klaren wissenschaftlichen Grundsätzen gearbeitet ist, dahin: 1. Frau C. ist an spontaner Gebärmutterzerreissung gestorben. Der Tod des Kindes wurde durch den Tod der Mutter veranlasst. 2. Da der Dr. A. diese Zerreissung nicht voraussehen konnte, so bestand für ihn auch keine Aufforderung, durch künstliche Entbindung der Frau C. derselben vorzubeugen. Zudem waren die Bedingungen der glücklichen Ausführung einer solchen Operation nicht vorhanden, und deshalb erwächst dem Dr. A. aus dem Unterlassen derselben nicht nur kein Vorwurf, sondern die zutreffende Methode war die einzig berechtigte. 3. Wenn auch gegen den Dr. A. der formelle Einwand erhoben werden wollte, dass er nach dem Tode der Frau C. die künstliche Entbindung auf dem gewöhnlichen Wege oder durch den Kaiserschnitt auszuführen unterlassen hat, so steht doch fest, dass im concreten Falle auf diese Weise unter keinen Umständen das Leben des Kindes hätte erhalten werden können.

Der denuncirende Arzt hatte bei kronenthalergross geöffnetem Muttermund und im Beckeneingang befindlichem Kopfe die Anlegung der Zange verlangt und das Unterlassen dieser Operation seinem Collegen zum Vorwurf gemacht! Abgesehen hiervon hatte er behauptet, dass 12—24 Stunden nach dem Ableben der Mutter durch den Kaiserschnitt noch ein lebendes Kind gewonnen werden könne. HECKER beschränkt die Möglichkeit des Erfolges auf höchstens 15–20 Minuten.

3. Kindesmord.

1) Tardieu, Question médico-légale de la viabilité. Annales d'hygiène etc. Janvier. — 2) Devergie, A., Des observations à faire sur les organes de la respiration et des règles à suivre dans la pratique de la docimasie pulmonaire hydrostatique dans les expertises judiciaires en matière d'infanticide. Annal. d'hygiène. Juillet. (Eine dreissige Instruction bei, angesichts der Nachlässigkeit, mit der in Frankreich die Lungenprobe angestellt wird, sehr Noth, und die société de méd. légale hat H. Devergie zu einem solchen Vortrag veranlasst, den jedes gute deutsche Handbuch enthält.) — 3) Budin, De certains cas dans lesquels la docimasie pulmonaire hydrostatique est impuissante à donner la preuve de la respiration. Mouvement médical. No. 3. — 4) Weidele, Fall von [illegible]. Memorabil. No. 2. (Protocoll wenig erschöpfend.) — 5) Douillard, Rapport sur un cas d'infanticide. Ann. d'hygiène. Avril. (Société de méd. légale. Nichts Besonderes.) — 6) Ders., Sur un cas d'infanticide. Docimasie pulmonaire hydrostatique pratiquée après le séjour prolongé du poumon dans l'eau. Ann. d'hygiène. Janv. 7) Hecker, Zwei Fälle v. Kindesmord. Blätter f. ger. Med. Heft 2. 8) Ders. Kindesmord. Ebendas. Heft 4. — 9) Bechner, K., Kindestödtung. Ebendaselbst. Heft IV. (Nichts Ungewöhnliches.) — 10) Schohmacher, Ein Kindesmord. Ebendaselbst. Heft 1. — 11) Koeball, Anklage auf Kindesmord. Tödtung eines unehelichen Kindes. § 139 des Oesterr. St.-G. Freisprechung. Wien. med. Pr. Nr. 11.

Tardieu (1) erfordert als Nachweis der Lebensfähigkeit eines Kindes, dass es lebend geboren sei, ein anderes als fötales Leben geführt habe, eine Entwickelung und Bildung zeige, welche mit der Fortdauer des Lebens nicht vollkommen unverträglich ist. Diese sehr weite Definition führt ihn dahin zu erklären, dass das reife Kind, welches nach schwieriger Geburt nur offenbar schwach geathmet hatte, wie die Lungenprobe ergab, da die Lungen grösstentheils noch fötalen Character hatten, nicht gelebt habe und nicht lebensfähig gewesen sei. Tardieu rechtfertigt seine Ansdeutung damit, dass er sagt, man könne ja sonach dann alle todtgeborenen reifen, mit gesunden Organen geborenen Kinder für lebensfähig erklären, obgleich sie nicht lebten und nicht gelebt hätten (worin wir nicht die Bizarrerie finden die Tardieu darin erblickt. Ref.). Und wenn er, consequent, zu dem Ausspruch kommt, dass er überzeugt wäre, dass, läge ein Criminalfall vor, Niemand ein solches Kind, (welches eben unvollständig geathmet hat nach allen Kriterien der Athemprobe) welches nicht mehr gelebt und nicht mehr geathmet habe als das in Rede stehende, eventuell als das Opfer eines Kindermordes ansehen werde, so glauben wir vielmehr, Herr Tardieu steht allein da mit seiner Behauptung und seiner Autorität, und wird so lange allein stehen, bis ein Jurist — wir wollen uns dem Präsidenten der Academie und Decan der Facultät gegenüber so etwas nicht erlauben — ihm beweisen wird, dass auch ein Sterbender noch getödtet werden kann, und dass es gleichgültig ist, ob dieser Sterbende 1 Jahr oder 1 Minute alt ist. —

Budin's (3) Beobachtung ist eine französische, d. h. die Lungenprobe ist nicht mit der Sorgfalt angestellt, wie wir es gewohnt sind. Wie man bei einem 6 monatlichen Kinde, das lebensschwach ist und einige Stunden geathmet hat, aus der rechten Lunge „einige Stückchen" ausschneidet die rechte und die linke zu anderweiten Experimenten benutzt, denn — soll man kein Mémoire veröffentlichen über den Werth der Lungenprobe. Uebrigens war in beiden Fällen Schaum aus den Bronchien auszudrücken. Gehört das nicht auch zur Lungenprobe?

Die Mittheilung Douillard's (6) bezieht sich nicht auf einen Kindermord, denn davon ist keine Rede, auch kein Beweis, sondern auf eine Lungenprobe, die nur in einer Schwimmprobe der ganzen Lungen besteht, die unterbrochen und fortgesetzt wurde, und über deren Resultat man im Zweifel ist, weil solche Fälle in Handbüchern nicht beschrieben wurden. Also die Lungen eines ausgetragenen Kindes, welches gefunden wurde, nachdem es bei Sommerhitze sechs Wochen im Wasser gelegen hat, schwimmen mit sämmtlichen Brustorganen und auch allein. Ob Herz und Thymus ohne sie schwimmen, ist nicht gesagt. Auf der Oberfläche der Lungen befinden sich keine Fäulnissbläschen (auch wirklich? Ref.), dagegen sehr viele auf der Leber. Welche Farbe die Lungen hatten und wie sie ausgedehnt waren, ist nicht gesagt (!! Ref.). Die Lungen also schwimmen, und aus Furcht, es möchte doch nur Fäulniss sein, knetet der Arzt sie unter Wasser, wobei einige Luftbläschen aufsteigen, aber sie schwimmen weiter. Somit schliesst der Dr., das Kind habe geathmet. Er hört nun, dass andern Tages das Gericht kommen werde und hebt die Lungen in einem Gefäss mit etwas Wasser auf. Etwa 18 Stunden später erscheint das Gericht mit einem Collegen, und nun wird noch einmal die Lungenprobe gemacht. Auch jetzt ist noch von keiner Farbe oder Ausdehnung etc. die Rede, sondern o Wunder! sie sinken! (Werden aber natürlich auch jetzt noch nicht zerschnitten. Ref.) Der zweite Dr. kann also nicht sagen, ob das Kind gelebt habe. So kommt der Fall vor die Société de méd. légale, die, anstatt über eine unvollständige Beobachtung zur Tagesordnung zu gehen, anbeisst und über diese neue Thatsache sich Bericht erstatten lässt. Zur Aufklärung des Problems wird folgendes Experiment (Eins! Ref.) angestellt. Am 18. October werden die Brustorgane eines mit 7 Monaten geborenen Kindes, das nach 6 Tagen verstorben war, auf Wasser gelegt, wo sie schwimmen. Am 21. October Morgens werden die Organe aus dem Wasser, in welchem sie macerirten, herausgenommen und in einen Eimer Wasser gelegt, wo sie noch schwimmen. Unter Wasser geknetet crepitiren sie, es entweichen zwei oder drei sehr kleine Luftblasen. Ein Stückchen des unteren Lappens der linken Lunge wird darauf abgeschnitten, unter Wasser geknetet, das Wasser wird schaumig, aber es schwimmt noch. Am 22. October schwimmen die Lungen noch, aber das geknetete Stück geht unter. Am 23. October schwammen die beiden oberen Lappen der linken Lunge noch. Man legt sie wieder ins Wasser. Am 24. October sanken die oberen Lappen der linken Lunge, der rechte schwamm. Am 24. October wird der untere Lappen der rechten Lunge geknetet und sinkt, die oberen schwammen.

Hieraus wird der Schluss gezogen, dass das Kind wahrscheinlich gelebt hatte.

Der zweite der von Hecker (7) mitgetheilten Kindsmordfälle ist beachtenswerther als der erste, weil das Gutachten nicht ganz gewöhnliche Vorkommnisse betrifft.

Das Kind war lebend geboren und zwar, wie das Gutachten der Behauptung der Mutter entsprechend angieht, durch Sturz geboren. Es war der Mutter, nachdem der Kopf durchgetreten, und sie sich noch in knieender Stellung befand, mit den Händen nachhelfend, bei der Geburt entglitten. Diese Angaben wurden durch Nägelkratzwunden und durch eine halbguldenstückgrosse Kopfblutgeschwulst über mangelhaft verknöcherten Schädelknochen unterstützt. Es fanden sich die Zeichen der Erstickung als Todesursache und das Gutachten deducirt nun weiter, dass, da ein Grund, weshalb der Athmungsprocess unterbrochen worden sei, durch die Obduction nicht ersichtlich, so sei es wahrscheinlich, dass dieser Tod durch mechanische, auf Entziehung des Athmens gerichtete Einwirkung und nicht durch einen vom Willen der Gebärenden unabhängigen inneren Process verursacht worden ist. Es komme zwar vor, dass Kinder, die nach der Geburt gut geathmet haben, plötzlich verfallen und trotz aller Sorgfalt nicht am Leben erhalten werden können, ohne dass man die Ursache dieses plötzlichen Todes anzuführen im Stande wäre, aber dieser immerhin seltene Vorgang könne hier deswegen nicht mit irgend einem Grad von Wahrscheinlichkeit angenommen werden, weil die Blutvertheilung in solchen Fällen nicht so enorm zu sein pflegt, wie sie hier war. Welche gewaltsame Einwirkung von Seiten der Mutter stattgefunden habe, darüber lasse sich keine bestimmte Ansicht aussprechen. Die Untersuchung wurde hienach (Mit Recht. Ref.) eingestellt. (Ist nicht die nach dem Sturz, der doch stark genug gewesen sein muss, eine Gefässzerreissung zu erzeugen, folgende Gehirnerschütterung ein Moment, welches einen plötzlichen Collapsus zur Folge haben kann? Ref.)

Hecher (8) bezweifelt in dem sonst nichts Ungewöhnliches bietenden Falle, dass die Angeschuldigte am 8. Juli geboren habe, weil bei dem am 10. Juli aufgefundenen Kinde neben andern Erscheinungen weit vorgeschrittener Fäulniss bereits die Nieren durchweg schon schwimmfähig gefunden worden waren, und datirt die Geburt früher, so dass eine andere Angabe der Angeschuldigten, wonach sie am 27. Juni geboren habe, wahrscheinlicher wird.

Der von Schumacher (10) mitgetheilte Fall betrifft einen Kindesmord durch Stich- und Schnittwunden, welche von der linken Wange trichterförmig durch den harten Gaumen eingedrungen, Schlundkopf, Rachenhöhlen und den Basaltheil des Hinterhauptknochens dringt. Diesem objectiven Befunde gegenüber, hilft das Leugnen der Angeschuldigten nicht, welche verurtheilt wurde.

Der Fall von Rochell (11) ist etwas aphoristisch mitgetheilt. Eine „Kindesmörderin, welche in den Abtritt hineingeboren, wird für nichtschuldig erklärt. Sie ist sehr beschränkt, ist wenige Tage vor der Entbindung durch Untersuchung eines Arztes in dem Glauben bestärkt worden, dass sie nicht schwanger sei. Glaublich mag daher ihre Aussage sein, dass sie von dem Bestehen ihrer Schwangerschaft nichts gewusst habe. Aber dass die Entbindung von einem ausgetragenen Kinde spurlos an ihr vorübergegangen und sie auf dem Abtritt sitzend nichts weiter gemerkt habe, als dass ihr „etwas Blut" abgegangen sei, widerspricht der Präsumption und der Erfahrung; und können wir so ohne Weiteres nicht adoptiren. Diese Ausrede ist ebenso leicht als sie — häufig vorgebracht wird.

Sanitäts-Polizei und Zoonosen

bearbeitet von

Prof. Dr. SKRZECZKA in Berlin.

A. Allgemeines.

1) Reich, Ed., Grundriss der Hygieine. Würzbg. — 2) Rosenfeld, L., Die ärztliche Praxis. Freiheit und ihre Folgen. [illegible] — 3) Vaberine, A., Projet de service médical des pauvres dans les communes rurales de la province du Luxembourg. Journ. de Méd. de Bruxelles. May. p. 163. — 4) Merzinc, C., Ist die unentgeltliche Behandlung der Armen Amtspflicht der Bezirks-Aerzte. Bayer. ärztl. Intell.-Bl. No. 22. — 5) Flegge, Th., Warum und wie hat die [illegible] [illegible] [illegible] No. 12. — 6) Jacobi, L., Apotheken-Schutz oder Apotheken-Freiheit. Berlin. July 1873. 31 SS. — 7) Hartmann, O., (Magdeburg). Ein Wort zur Aufklärung über die Einführung der Gewerbefreiheit für Apotheken. — Entwurf zu einer Denkschrift im Auftrage des deutschen Apotheker-Vereins als Manuscript gedruckt. — 8) Bergl, F., (Passau). Ueber Freigebung des Apotheker-Gewerbes und Dispensirfreiheit der Aerzte. Bayer. ärztl. Intell.-Bl. No. 43. — 9) Siebert, F., Staatliche Beaufsichtigung oder Freigebung des Verkaufs der Arzneiwaaren. Vierteljahrsschr. f. ger. Med. und öffentl. Sanitäts.-Wes. April. S. 291. — 10) Gutachten der kgl. Wissenschaftlichen Deputation für d. Medic.-Wes., die Verwaltungs-Organisation der [illegible] [illegible] im Norddeutschen Bunde betreffend (Erster Referent Virchow) 1868. April. S. 67. — 11) Virchow, R., Bemerkungen über das Reichs-Gesundheits-Amt. Ebendas. Juli. p. 36. — 12) Gmelin, Die Stellung der Aerzte zu den Lebensversicherungs-Anstalten. Erwiederung an Herrn [illegible] und [illegible] D. Hopf in Gotha. Ebendas. April. S. 211. — 13) G. Hopf, (Gotha) Die Stellung der Aerzte zu den Lebensversicherungs-Anstalten. Eine Replik. Ebendas. Octob. S. 128. — 14) Oldendorff, A. Die Stellung der Aerzte zu den Lebensversicherungs-Anstalten. Ebendas. Octob. S. 348. — 15) Lion, etc. Die Physicats-Prüfung und die Physicats-Reorganisation. Ebendas. Juli. S. 129. — 16) Discussion sur le cours d'hygiène des lycées. Bull. de l'Acad. de Méd. No. 2. — 17) Popper, M., Die menschliche Kleidung vom wissenschaftlichen Standpunkt. Oesterr. Zeitschr. f. prakt. Heilkunde No. 13. 16 17. — 18) Sitzung der

städtischen Sanitäts-Commission in Bukarest. *) Correspond.-Blatt d. Niederrheinischen Vereins f. öffentl. ges. Pfl. [illegible] — 18) v. Sybel, H., Ueber die Wirksamkeit der Staatsgewalt in sozialen und ökonomischen Fragen. Vortrag. Ebendas. S. 189. — 19) Die Gründung einer chemisch-mikroskopischen Untersuchungs-Station des Niederrhein. Vereins f. öffentl. Ges.-Pfl. Ebendas. S. 201. — 21) Aus der chemisch-mikroskopischen Station: 1. Untersuchung auf Kaffee, 2. Untersuchung auf Arsenik. Ebendas. S. 274. — 22) Bona, L., L'ufficio medico municipale di Milano nell' anno amministrativo 1869–70 con proposte di vari provvedimenti igienici. Annali univ. di Medicina. Marzo apr. e Mag. 1871.

B. Specielles.

I. Neugeborene. Ammen.

Ministerialerlass über die in fremder Pflege befindlichen Kinder im ersten Lebensjahre. Corresp.-Bl. des Niederrhein. Vereins für öff. Ges. Pflege p. 250.

II. Wohnstätten und deren Complexe als Infectionsheerde.

1) Gruber, Alois, Anforderungen der Hygieine an die Baupolizei. Oest. Zeitschr. f. Heilkunde. Nr. 39—40. — 2) Goppelsroeder, Fr., Zur Infection des Bodens und Bodenwassers. Mit 5 Tafeln [illegible]. — 3) Varrentrapp, G., Die directen und indirecten Aufgaben einer systematischen Städteentwässerung. Deutsche Vierteljahrsschrift f. öff. Ges.-Pflege IV. 4. Heft. p. 581. — 4) [illegible] Heft 1. p. 74. — 5) Müller, Alex., Ueber den Untergrund der Wohnhäuser. Ebendas. Heft 2. p. 226. — 6) [illegible], Ueber die sog. „[illegible]", [illegible] Kanäle. Ebendas. Heft 4. p. 465. — 7) Wiebe, Eduard, Ueber die Reinigung des Flusswassers. Bericht über einige in England bestehende Rieselanlagen. Ebendas. p. 597. — 8) Reinigung und Entwässerung Berlins. Heft I, 2, 3. — 9) Schwabe, E., [illegible] Berlin. Vierteljahrsschrift für ger. Med. und Sanitätswesen. Januar. p. 109. 10) Hobrecht, Zur Kanalisation von Berlin. Deutsche Vierteljahrsschrift für öff. Ges.-Pflege IV. Heft 4. p. 641. — 11) Zur Kanalisation [illegible]. Ebendas. p. 639 — 12) Emmert, C., Ueber Städtereinigung und über die Kanalisation der Stadt Bern. Bern. — 13) [illegible], Accidents [illegible] de l'inflammation ou de [illegible]. Ann. d'hyg. publ. Juillet. p. 78 — 14) [illegible], Moyens de combattre l'infection provenant des fosses d'aisances. Ebendas. p. [illegible] — 15) [illegible], Moyens de combattre l'infection provenant des fosses d'aisances. Ebendas. p. 87. — 16) Fergus, Andrew (Glasgow), On the sanitary aspect of the sewage question, with remarks on a little noticed cause of Typhoid Fever and other Zymotics. Edinb. med. Journ. Febr. p. 717. — 16a) [illegible], On the perforation of soil pipes by sewer gas as a cause of enteric fever and other diseases (With plate). Glasgow med. Journ. February. p. 150. — 17) [illegible] (Stuttgart), Ueber die versuchsweise Einführung des Liernur'schen Systems zur Entleerung der Fäkalstoffe. Württemb. med. Corr.-Bl. No. 5–8 — 18) Jeannel, De plantation d'arbres dans l'intérieur des villes. Rec. de mém. de méd. milit. Nov. et Dec. p. 487. — 19) Wiebe, Ueber die Reinigung und Entwässerung von Dortmund. Corr.-Bl. des Niederrh. Ver. f. öff. Gesundheitspflege. p. 84. — 20) Becker, Ueber die Reinigung der Aborte in Amsterdam und Leiden nach Liernur'schem System mit 1 Taf. Zeichnungen. Ebendas. p. 129 — 21) Becker, Die Wohnhäuser für Beamte und Arbeiter der Rheinischen Eisenbahn-Gesellschaft mit 1 Taf. Zeichnungen. Ebendas. p. 187. — 22) [illegible], Die Gladbacher Actien-Bau-Gesellschaft. Mit 1 Taf. Zeichnungen. Ebendaselbst. p. 93. — 23) Auszug aus dem 1. Jahresber. der Gladbacher Actien-Bau-Gesellschaft. Ebendas. p. 204. — 24) Lindley, Die Kanalisation der Stadt Düsseldorf. Mit einem Plane von Düsseldorf und Umgebung. Bericht von Ober-Bürgermeister [illegible], Ebendas. p. 230. — 25) [illegible], W., Beob. über Grundwasserbewegungen in den wasserdurchlassenden Schichten des Rheinthals bei Bonn. Ebendas. Nr. [illegible]. — 26) Zum pneumatischen Städtereinigungs-System Liernur's. Ebendas. p. [illegible]. — 27) Keller, Ueber die Grundzüge einer zu erlassenden Bauordnung vom Standpunkt der sanitätlichen Anforderungen. Ebendaselbst. p. 282. — 28) Wiebe, E., Die Grundwasser-Frage Ebendas. p. 278.

Gruber (1) sucht in einem vor der wissenschaftlichen Plenar-Versammlung des Wiener Doctoren-Collegiums gehaltenen Vortrage festzustellen, welche Anforderungen die Hygieine an die Baupolizei zu machen habe. Er stellt zunächst 5 allgemeine Postulate für die Herstellung gesunder Wohnungen auf: 1. Reine Luft; Vermeidung der Ueberfüllung der Wohnräume, Ventilations-Vorkehrungen in jedem Wohnraume und Fernhaltung aller Quellen der Luftverunreinigung: enge Höfe, Abtrittsgruben, Kanäle. Er empfiehlt Abfuhr der Unreinigkeiten unter Anwendung des Tonnensystems, richtet seine Angriffe gegen Kanalisation jedoch offenbar lediglich mit Rücksicht auf die alten Canäle ohne Spülung, die nur verlängerte Abtrittgruben darstellen ohne nur im Mindesten Notiz zu nehmen von den Bestrebungen der Neuzeit, durch systematische Anlage gutgebauter Kanäle verbunden mit Spülung und unschädlicher Beseitigung des Kanal-Inhaltes die Städtereinigung zu bewirken. Ferner verlangt er Beseitigung aller Gewerbebetriebe, welche die Luft verunreinigen aus den Städten und Verbesserung der Stadtluft durch Baumpflanzungen.

2. Trockenheit der Wohnungen ist durch passende Wahl des Baugrundes, Benutzung eines trockenen Materials, Schutzdächer gegen Regen über der Baustelle während des Baues (?) wasserdichte Verkleidung der Wetterseite des Gebäudes zu erzielen. 3. Sehr wichtig ist genügendes Sonnenlicht für die Wohnräume. Zur leichteren Erwärmung im Winter sollen zu hohe Stuben vermieden werden (nicht über 9–10') (Art der Heizungs-Vorrichtungen? R). Das 4. Postulat bezieht sich auf den Comfort der Wohnungen. Es soll durch Haus- oder nahe gelegene öffentliche Brunnen für ausreichendes Wasser gesorgt werden (Von Wasserleitungen wird nicht gesprochen R.), für genügende Wirthschafts-Räume; Ställe und dergleichen dürfen nicht zu nah den Wohnungen liegen etc.; 5. wird verlangt, dass alle baulichen Veränderungen in alten Häusern controlirt und nicht ohne Berücksichtigung der hygieinischen Verhältnisse ausgeführt werden dürfen. — G. macht darauf auf einige fehlerhafte Bestimmungen der Baupolizei-Ordnung für Niederösterreich von 1870 aufmerksam, zeigt dass andere ganz zweckmässige in praxi nicht befolgt werden (Verbot der Kellerwohnungen, des zu frühen Beziehens neuer Wohnungen etc.) und entwirft ein ziemlich abschreckendes Bild der Wohnungs-Verhältnisse Wiens

---

Das Correspondenz-Blatt, dessen zweiter Band in gross Quart [illegible] Seiten erschienen ist, ging mir erst so spät (Ende Juli) zu, dass ein Referat über die zahlreichen und werthvollen Artikel nicht mehr möglich war, doch sind wenigstens die Titel derselben noch zur Aufnahme gekommen. Ein Referat über dieselben erfolgt im nächsten Jahre. R.

Um den wesentlichen Postulaten der Hygieine an die Baupolizei allmälig Geltung zu schaffen wird eine besondere Landes-Sanitätsbehörde als erforderlich bezeichnet, welche eine Section der Landesregierung bilden würde u. der in den Gemeinden, Bezirken etc. angestellten Sanitätspersonen vorgesetzt wäre. Sie hätte im Verein mit der technischen Landesbehörde eine Bauordnung zu entwerfen und ärztliche Bau-Wohnungs- Fabrik- und Schul-Inspectoren mit Instructionen zu versehen. Schliesslich wird als radicales Mittel zur Verbesserung der Wohnungs Verhältnisse grosser Städte, die Entleerung derselben vorgeschlagen. Armen- Versorgungs- Waisen- Straf- Arbeitshäuser und ähnliche Institute, Kasernen, alle Geschäftszweige und Etablissements, welche „ohne zur Befriedigung des Localbedarfs dringend nothwendig zu sein,“ Luft und Boden verunreinigen, sollen aus den grossen Städten entfernt und über das flache Land vertheilt werden. Für Wien soll speciell verboten werden das Areal der Stadt und der Vororte weiter zu bebauen. Nach so erfolgter Verminderung der Einwohnerzahl sollen dann enge Höfe erweitert, die Wohnungsräume vergrössert, die Strassen verbreitert, freie Plätze angelegt werden etc. —

VARRENTRAPP (2) legt auf's Neue in kurzen Sätzen die directen und indirecten Aufgaben einer systematischen Städteentwässerung durch Spülkanäle dar. Es wird dadurch bewirkt 1. schleunigste und vollständige Entfernung allen flüssigen Unraths aus den Häusern und der Stadt; 2. Rein- und Trockenlegung des Bodens, Regulirung des Grundwassers (Verbesserung der Brunnen, Trockenwerden der Erdgeschosse der Häuser etc.) 3. Fernhalten nicht nur der Excremente sondern jedes flüssigen Unraths von den Flüssen, 4. Ueberlieferung sämmtlicher düngenden Stoffe und zwar in geeignetster Verdünnung an den Boden und 5, Beförderung der Production von Fleisch, Milch und Gemüse, welche dadurch billiger und als wesentlichste Nahrungsmittel auch den armen Klassen zugängig werden. Die starke Gras- und Viehproduction in der Nähe der grossen Städte wird den Bau der Körnerfrüchte in mehr entlegene Gegenden zurückdrängen. Der durch das Vieh producirte Stalldünger kann bequem den letzteren zugeführt werden und wird sie für den Körnerbau ergiebiger machen.

Einen eclatanten Beleg dafür, dass die Versorgung einer Stadt mit Wasser durch Zuleitung desselben von ausserhalb unbedingt auch die Fürsorge für Ableitung der Gebrauchswässer durch Canalisation nothwendig macht, giebt GÖTTISHEIM (3). Seit dem Frühjahr 1867 zeigen die Häuser in Basel, welche im Birsigthale unterhalb des westlichen dasselbe begrenzenden Plateaus liegen, Wasser in den Kellern, die Erdgeschosse der Häuser werden feucht, das Wasser steigt in den Wänden auch in die höheren Stockwerke; nachtheiliger Einfluss auf die Gesundheit der Einwohner ist nicht zu verkennen. Man suchte sich die Erscheinung auf verschiedene Art zu erklären und hoffte auf ein Sinken des Grundwassers, welchen die Keller wieder trocken legen würde. G. weist überzeugend nach, dass die Häuser im Birsig-Thale überschwemmt werden von dem darüber gelegenen Plateau aus. Die Ueberschwemmung wird bewirkt durch die Wassermassen, welche die seit 1867 im vollen Betrieb befindliche Grellinger Wasserleitung der Stadt zuführt. Auf dem in Rede stehenden Plateau haben diejenigen Strassen (wie auch viele andre in Basel), deren Grundwasser das Gefälle nach dem Birsigthale hat, entweder nur ganz durchlässige Dohlen zur Ableitung der Hauswässer oder leiten dasselbe in Cysternen aus denen es in den Boden sickern soll und wirklich sickert. G. berechnet, dass pro Stunde 5–6000 Kubf. Wasser dem Grundwasser hin zugeführt werden. Das Plateau besteht aus losem Geröll, unter welchem sich eine undurchlässige Lettenschicht hinzieht, die letztere fällt gegen das Birsigthal steil ab und tritt in demselben so weit der Oberfläche nahe, dass sie stellenweise zu Tage liegt. — Das Grundwasser, dessen Menge durch das den Haushaltungen zugeführte und nach erfolgter Benutzung von diesen dem Boden übergebene Leitungswasser seit 1867 so erheblich zugenommen hat, fliesst direct den tief gelegenen Häusern zu und überschwemmt ihre Keller. G. stützt seine Ansicht durch die Ergebnisse der Brunnenmessungen welche Prof. RÜTIMEYER seit Jahren in Basel angestellt hat. – Es erhellt, dass nur eine systematische Kanalisation dem Uebelstande abhelfen kann.

MÜLLER (5) erinnert an die Kritik, welche seine Schrift über die Reinhaltung der Wohnungen (Dresden 1867) in einigen Punkten durch Baumeister v. HASELBERG durch dessen Aufsatz über den Baugrund der Wohnhäuser (Dtsche. Vierteljahrs-Schft. f. Oeff. Ges.-Pfl. 1870, pag. 35) erfahren hat und legt seine Ansichten, die mit denen von HASELBERG's nicht gerade im Gegensatz stehen, nochmals klar. Er erhebt Protest „gegen alle Kanalisationsfanatiker, welche ihren Kanälen die herrliche Mausfallen-Eigenschaft zuerkennen, durch die unvermeidlichen Undichtheiten alles Grundwasser hinein — aber kein Schmutzwasser herauszulassen.“ Für das Grundwasser, welches in dem am Platz einsickernden Meteor- und Tagewasser besteht, ist leicht zu sorgen. Regen- und Schneewasser, sowie Haus- und Fabrikwasser sind durch undurchlässige Kanäle abzuführen, dann dringt nur wenig Tagewasser in den Untergrund und dieses ist durch gewöhnliche poröse Thonröhren zu beseitigen und kann eventuell noch z. B. zur Speisung von Teichen benutzt werden. — Dasjenige Grundwasser, welches durch einzelne Quelladern von dem versickerten Tagewasser der Umgegend unterirdisch zufliesst, macht grössere Schwierigkeiten. Sein Niveau muss möglichst tief gehalten werden, es jedoch unter das Niveau der tiefsten Keller zu senken, würde zu kostspielig sein. Soll das Grundwasser-Niveau nur bis zu 2 Meter unterhalb der Bodenoberfläche gesenkt werden, so können es die Schwemmkanäle durch ihre oberen Einlassöffnungen aufnehmen, es würde aber unwirthschaftlich sein, durch die Kanäle mehr erzielen zu wollen. Tiefere Senkung des Grundwassers würde durch Hof- und Strassenbrunnen zu erzielen sein, wobei noch der Vortheil sich ergäbe, dass man ein zu manchen Zwecken, wenn auch nicht zum Trinken, brauchbares Wasser erhielte und so die Ansprüche an die Wasserleitungen herabsetzen könnte.

Dass die Schwemmkanäle in gewissem Sinne und bis zu einem gewissen Grade wirklich eine „Mausfallen"-Eigenschaft besitzen, gibt Vf. MÜLLER an einem andern Orte (6), wo er über die Beschaffenheit der Schwemmkanälen-Wände ausführlich spricht, sich selbst berichtigend zu. Liegen die Kanäle unterhalb des tiefsten Grundwasser-Niveau's, so tritt wegen der Druckdifferenz nur Wasser in sie hinein, von ihrem Inhalte aber nichts heraus; liegen sie höher, so dass sie zeitweise von Grundwasser nicht umgeben sind, so kann trotzdem die sich bald bildende Sielhaut nach Art eines Ventils wirken, d. h. bei starkem Druck von Aussen Flüssigkeit eintreten lassen, aber falls der äussere Druck sich verändert, doch das Austreten von Kanalinhalt verhindern. Nur zu Zeiten, wo durch starke Regengüsse u. dergl. die Röhren gefüllt werden, und sich innerhalb derselben der Druck erheblich steigert, wird Kanalinhalt nach Aussen durchsickern. Ausserdem wird auf dem Wege der Diffusion Kanalwasser durch die Röhrwand ins Erdreich gelangen. M. unterscheidet sich soweit in seinem Urtheil über die Kanalwände nicht wesentlich von VARRENTRAPP u. A. seiner Richtung, hebt jedoch hervor, dass auch diese relativ geringen Verunreinigungen des Bodens um die Röhren und des Grundwassers nicht ohne Bedeutung sind. Es ist schwer, den Grad der Bodenverunreinigung, der in dieser Art erfolgt, sicher festzustellen. Der äussere Augenschein, den man Betreffs der Hamburger Siele als entscheidend hingestellt hatte, beweist nichts. Auch der Umstand, dass die Kanäle den Pumpstationen mehr Flüssigkeit zuführen, als ihnen durch die Haushaltungen etc. übergeben ist, beweist nicht, dass sie nur Grundwasser aufnehmen, aber keinen Kanalinhalt an dasselbe abgeben. Neben den Kanälen bilden sich in dem lockern Boden meist Rinnsale für das Grundwasser und es erfolgt in dieser Art eine nicht beabsichtigte Drainirung des Bodens. Das neben den Kanälen fortfliessende Grundwasser gelangt gleichfalls in die Pumpreservoirs. M. spricht es bestimmt aus, dass er, obgleich er der Ansicht ist, dass die unvermeidlichen Undichtheiten und die Porosität der Kanäle Nachtheile bereiten, trotzdem in der Kanalisation die einzige Methode erkennt, in der grössere Städte gereinigt und die Abgänge derselben für die Landwirthschaft nutzbar gemacht werden können. — Um den Grad der Verunreinigung des Grundwassers durch undichte und poröse Kanäle festzustellen, schlägt er vor, das Grundwasser in der Nähe der Kanäle unter Anwendung von Röhren, die in den Boden gesenkt werden, dicht unter und über dem Kanal endigen, periodisch zu untersuchen.

WIEBE (7) hat verschiedene grössere Rieselanlagen in England besichtigt und schildert dieselben, sowie den ganzen Betrieb der Rieselwirthschaften vom technischen Standpunkte. Erwähnenswerth ist der Bericht über Merthir-Tydoill, einer Stadt im südlichen Wales, wo die intermittirende Filtration an Stelle der Rieselung mit Erfolg in Anwendung kam, weil die Anlage der Rieselfelder zum gebotenen Zeitpunkt nicht vollendet werden konnte. W. empfiehlt das Verfahren für solche Orte, wo es nicht möglich ist, das für die Einwohnerzahl erforderliche Terrain zu Rieselanlagen (1 Hectare für 250—400 Einwohner) zu beschaffen. Für die Filtration soll 1 Hectare auf 5500 Einwohner genügend sein.

Die Vorarbeiten zur Reinigung und Entwässerung Berlins sind mit Eifer fortgesetzt worden und 3 neue Hefte berichten über dieselben (8). Das 7te Heft theilt die sehr wichtigen Beobachtungen mit, welche an dem Berliner Versuchs-Riesel-Felde im Winter 1870/71 gemacht worden sind. Sie haben ergeben, dass der strenge Winter Norddeutschlands die Ueberrieselung von Land mit Kanalwasser nicht hindert, dass sogar durch Schwemmkanäle die grosse Menge der Abwässer einer grossen Stadt ungestörter und unendlich viel billiger aus derselben entfernt werden, als es geschieht, wenn man jenes Schmutzwasser als Eis durch Wagen abführt, dass ferner nur ein kleiner Procentsatz der Wassermasse auf dem Rieselfelde sich in Eis verwandelt, während das meiste auch im Winter ununterbrochen vom Erdboden aufgenommen wird. Nicht völlig erledigt ist die Frage, in wie weit das im Winter aufgenommene Kanalwasser vom Erdboden gereinigt wird. — Diese Reinigung wird unvollkommen sein, wenn das Wasser einem vegetationslosen Boden zugeführt wird (Winterbrache), der nur filtrirt; es wird gehofft, dass wenn erst eine völlig geschlossene Gras-Narbe, dauerndes Wiesenterrain der Ueberrieselung dargeboten werden kann, die Reinigung ebenso erfolgen wird, wie im Sommer.

Der Special-Bericht des Bauraths HOBRECHT stellt in einer Tabelle die an den einzelnen Tagen geleistete Arbeit, (Arbeitszeit, Menge des geförderten Kanalwassers), den Kohlen-Verbrauch, angewandten Dampfdruck, die Maximal- und Minimal-Temperaturen der Luft an den einzelnen Tagen, so wie die Wärme des Kanalwassers am Ausfluss zusammen. Trotz der zeitweisen strengen Kälte (bis gegen 19°) konnte die Rieselung vom 1 Decbr. 70 bis 4. März 71 ununterbrochen fortgesetzt werden. Eine Unordnung an einer Pumpe zwang die Arbeit vom 4.–24. März, als es nicht mehr fror, auszusetzen, worauf sie wieder bis zum letzten März ihren Fortgang hatte. In der kältesten Zeit hatte das Kanalwasser nur $1\frac{1}{2}$–2° Wärme, während nach den englischen Erfahrungen eine viel höhere Temperatur erwartet wurde. Es erklärt sich dies daraus, dass man in den meisten Berliner Haushaltungen bei strengem Frost, um das Einfrieren der Wasserleitung zu verhindern, die Wasserhähne etwas geöffnet stehen lässt, so dass in die Kanäle eine grosse Menge Was-

Leitungswasser einströmte, welches nicht vorher durch Benutzung im Haushalt erwärmt worden war.

Die gesammte Eismasse, welche sich auf dem Rieselfelde gebildet hat, berechnet HOBRECHT als gleich einem Rieselwasserquantum von 3½ Tagen. Das Aufthauen des Eises ging im Frühjahr schnell von statten und war am 12. März vollendet. – Die Grasvegetation zeigte sich zum Theil zerstört, was H. auf die Unvollkommenheit der im Herbste vorhandenen Grasnarbe und die zu reichliche, der nur 7 Morgen grossen Fläche zugeführte Wassermenge schreibt. – Vielleicht wäre es nützlich, eine Winterbrache bereit zu halten, welche während des Winters einen Theil des Wassers aufnehmen könnte. – Hervorzuheben ist noch der finanzielle Punkt: In 24 Stunden wurden ca. 22,000 Kub. F. Kanalwasser mit einem Kostenaufwand von 10 Thlr. aus der Stadt auf das Feld geführt.

Wäre dieses Wasser in den Rinnsteinen gefroren, so würden ca. 550 Fuhren erforderlich gewesen sein, um das Eis fortzuschaffen, was nebst dem Tagelohn für das Aufeisen der Rinnsteine 550–1100 Thlr. Kosten machen würde. Prof MÜLLER schildert in seinem Special-Bericht genauer den ganzen Hergang der Eisbildung auf dem Rieselfelde. Die chemische Untersuchung des Kanalwassers in verschiedenen Rieselgräben zeigt, dass es durch die Eisbildung concentrirter und durch das Rieseln über den gefrorenen Boden wenig gereinigt wird; das Eis selbst ist, wo es aufliegt durch angefrorenen Schlamm verunreinigt, sonst aber arm an Chlor und Ammoniak. Nach dem Aufthauen zeigte sich das Feld stellenweise stark mit schwärzlichem Schlamme bedeckt, welcher im Laufe des Winters für dasselbe eine Düngung herbeigeführt hatte, wie sie etwa der durch 5 Ctr. Guano pro Morgen entspräche. Da von dem Rieselfelde nichts abgeflossen ist und das Eis nur einen sehr kleinen Theil der Kanalwasser-Menge repräsentirt, ist das Meiste in den Untergrund versunken. Da mit dem Aufhören der Vegetation eine Reinigung desselben durch Wurzelthätigkeit nicht mehr erfolgt, der Zutritt des Luftsauerstoffs während des Frostes gehemmt ist, so wird der Boden zwar einen Theil der Pflanzen-Nährstoffe absorbiren, aber seine Fähigkeit Kanalwasser zu reinigen, sehr vermindert sein. Es wird demnach während des Frostes ein sehr unvollkommen gereinigtes, namentlich an löslichen Stickstoff-Verbindungen reiches Kanalwasser in das Grundwasser der Rieselfelder übergeben. Brunnen für Trinkwasser dürften also in der Nähe der Rieselfelder nicht ohne Bedenken angelegt und benutzt werden. – Ist der Boden nicht wie auf dem Versuchsfelde rein-sandig, sondern mehr fett, thonhaltig, so wirkt er bei der einfachen Filtration, die im Winter stattfindet, viel mehr reinigend. Prof. MÜLLER hält es für Berlin und ähnliche Verhältnisse für das Beste, „dass man die Berieselung von Grasland stets abbricht, sobald die eintretende Kälte eine normale Vertheilung und Reinigung der Spüljauche hindert und während der Frostperiode zur Filtrirung in passende Eindämmungen einlässt. Das filtrirte Wasser so zu behandeln, dass es, wenn auch nicht wieder ausgenutzt, doch wenigstens sanitär unschädlich gemacht würde, ist eine Aufgabe, die sich wohl auf die eine oder die andere Art leichter lösen lässt, als die einer normalen Winterrieselung.“ Prof. DÜNKELBERG (Poppelsdorf) zeigt, dass der Rieselversuch im letzten Winter unter ungünstigen Umständen gemacht worden ist. Es ist erforderlich, dass bereits eine geschlossene Grasnarbe den Boden überzieht, der zum Rieseln benutzt werden soll, und der Bedarf grösserer Mengen von Kanalwasser, als sie zur Verwendung gekommen sind. Wenn diese Bedingungen erfüllt sind, wird auch die Winter-Rieselung eine genügende Reinigung des Wassers ergeben. Die Ueberrieselung eines Brachfeldes im Winter wird dasselbe zwar düngen, kann aber das Kanalwasser nur wenig reinigen.

Im 8. Hefte wird über den weiteren Fortgang der Riesel-Versuche vom 1. April bis 1. November 71 in der früheren Art berichtet und ein höchst erfreuliches Bild von den Erträgen des Rieselfeldes von Gras, wohlschmeckenden Gemüsen, Erdbeeren, Mais etc. entworfen. – Ueber die in der königl. Thierarznei-Schule mit dem Grase des Rieselfeldes angestellten Fütterungs-Versuche berichtet Prof. GERLACH. An dem Grünfutter ist nach Aussehen und Geruch nichts Auffälliges, es wurde von den Kühen gern gefressen und hat nicht den mindesten nachtheiligen Einfluss auf ihr Befinden ausgeübt. Die Nährkraft war dieselbe, wie die jedes andern guten Grünfutters. Die Versuchsthiere nahmen im Gewicht zu und gaben reichliche und gute Milch, die etwas mehr an festen Bestandtheilen (Fett, Käsestoff, Milchzucker, Salze) enthielt, als bei denselben Thieren die Milch vor der Versuchsfütterung, welche vier Wochen fortgesetzt wurde, enthalten hatte. Professor MÜLLER theilt die Ergebnisse seiner chemischen Untersuchungen mit. Das Kanalwasser, was zur Rieselung in Anwendung kam, hat im Durchschnitt 20° Härte mit 75 Milli. Kalk, 25 Magnesia; 30–40 Milli. Kali, 20–25 Phosphorsäure und 90–100 Stickstoff, was ungefähr der mittleren Zusammensetzung der normalen (englischen) Spüljauche gleichkommt. Durch dieses Wasser wird den Pflanzen, namentlich dem Grase verhältnissmässig zu viel Stickstoff zugeführt und seine vollständige Ausnutzung würde durch gleichzeitige mineralische Düngung erzielt werden können. Durch weitere Untersuchungen wird festgestellt, in welcher Art sich der Boden durch die Rieselung veränderte, um wie viel er durch die Winterrieselung an Dünger bereichert worden ist und ferner, in wie weit die oberflächlich über Grasboden ablaufende Spüljauche gereinigt wird. – In Bezug auf den letzteren Punkt stellte sich heraus, dass auf dem leichten Boden der Rieselfelder trotz der Schlamm-Ablagerung während der Winterrieselung und trotz der Wurzelverfilzung der üppigen Vegetation alles Wasser so schnell aufgesogen wurde, dass nur bei übermässig starkem Rieseln etwas davon frei über die Fläche ablief; dieses war dann allerdings unvollkommen gereinigt, und enthielt 60 Milli. Ammoniak und viel Chlor.

Um zu prüfen, in wie fern die in den Boden einsickernde und ins Grundwasser gelangende Spüljauche gereinigt wird, wurden an verschiedenen Stellen der Rieselanlage eiserne Röhren nach Art der Abessinischen Rammbrunnen in den Boden bis in das Grundwasser eingesenkt und das aus ihnen entnommene Wasser mehrfach untersucht. Es stellte sich heraus, dass „in der Gartenkultur der Boden und die Vegetation nicht im Stande gewesen sind, die daselbst allerdings ganz ausserordentlich massenhafte eingestaute und versunkene Spüljauche so weit zu reinigen, als vom sanitären Standpunkt zu verlangen ist; dagegen dürften wir zu der Annahme berechtigt sein, dass die üppig grünende Grasfläche nicht nur in vollbefriedigender Weise das ihr zuertheilte Maass Spüljauche gereinigt, sondern auch verbessernd auf das unter ihr hinwegströmende, von der Gartenkultur inficirte Grundwasser gewirkt hat."

Das durch die Gartenkultur inficirte Grundwasser enthält 3 Milli. Ammoniak, 54 Milli. Salpetersäure, 6 Milli. Stickstoff-Bestandtheile, Mengen, welche zwar nicht das Maximum in hierorts geschätztem Trinkwasser ausmachen, aber doch zur Vorsicht ermahnen.

Auch die während der Ueberrieselung erzeugten Pflanzen sind chemisch analysirt worden. – Das Rieselgras zeigt in seiner Zusammensetzung eine überraschende Aehnlichkeit mit Grünklee, die Futter-Runkeln zeichnen sich durch hohen Stickstoff-Gehalt aus, die Zuckerrunkeln stellen sich durch hohen Gehalt an Stickstoff und Chlor denen gleich, welche in Nord-Frankreich durch starke Düngung für die Spiritus-Fabrikation und zum Futter producirt werden.

In seinen Schlussbemerkungen weist MÜLLER auf die Bedeutung der reichlichen Wasserzufuhr und der Durchfeuchtung des Bodens an sich für die Agrikultur hin, hebt hervor, dass eine genügende Reinigung des Kanalwassers abhängig ist von seiner genügenden landwirthschaftlichen Ausnutzung und deshalb um den zu grossen Stickstoff-Gehalt der Spüljauche auszugleichen, Zusatz mineralischen Düngers nothwendig ist. — Der Anbau von Gemüsen ist rentabel, aber trägt zur Reinigung des Kanalwassers zu wenig bei, und die Gefahr, dass durch den Genuss ungekochten Riesel-Gemüses Entozoen-Eier verbreitet werden könnten, ist nicht von der Hand zu weisen. (Siehe COBBOLD im vorigen Jahresbericht R.)

Das 9. Heft berichtet über Versuche, die mit verschiedenen Trocken-Closets angestellt worden sind. — Zwei MUELLER-SCHÜR'sche Closets von A. TOEPFER in Stettin wurden auf der Männer-Kranken-Abtheilung des Berliner Arbeitshauses versuchsweise in Anwendung gezogen. Wenn der Nachtstuhl zum Uriniren nicht mitbenutzt wurde, betrug der Preis des Desinfections-Mittels (20—35 Thle. gebrannter Kalk, 2 Thle. trocknes Holzkohlenpulver und Sägespähne mit Carbolsäure imprägnirt,) pro Kopf und Jahr 20½ Sgr.; bei 40 Kranken musste der Eimer täglich etwa einmal, das Urinbecken viermal entleert werden. Die mit dem Streupulver bedeckten Faeces entwickelten einen penetranten leichenartigen Geruch. — Zwei Erdclosets wurden in derselben Anstalt aufgestellt und es zeigte sich, dass gesiebte und getrocknete Gartenerde, wenn sie die Faeces völlig bedeckt, jeden Geruch unterdrückt. Ist der Kotheimer bis zu ein Drittel gefüllt, so wird der ferner dazu kommende Koth durch den Streuapparat erst unvollkommen, dann gar nicht mehr mit Erde bedeckt. Ein Stuhlgang erforderte 0,25 Kubf. Erde oder 0,16 Cubf. Torfasche, welche übrigens wie trockene Erde wirkte. Auch getrockneter und gesiebter Lehm (0,15 Kubf. pro Stuhlgang) bewirkte völlige Geruchlosigkeit. Durchschnittlich werden somit ca. 7 Pfd. Erde bei jedem Stuhlgang verbraucht und es dürfte in gewöhnlichen Haushaltungen schwer sein, das erforderliche Quantum für jeden Tag zu trocknen. Die Entleerung des Kotheimers muss etwa 10 Mal so oft erfolgen, als es sonst nothwendig wäre; für die entleerten Abgänge würde sich in Haushaltungen schwer ein besonderer Platz finden und die Abfuhrkosten würden sehr bedeutend sein. Erdclosets mit selbstthätigem Streu-Apparat eignen sich hiernach nicht zur systematischen Anwendung in den Haushaltungen einer grossen Stadt (HOBRECHT).

Nach Prof. MUELLER's Untersuchungen würde, selbst wenn nach MOULE die Menge des Streumaterials auf das fünffache der Excremente eingeschränkt werden könnte, der landwirthschaftliche Werth derselben nur 1½ Sgr pro Centner betragen. Das MOULE'sche Erdcloset ist vom pecuniären Standpunkt nur zu empfehlen, wo die Erde ohne Kosten zu erlangen ist und nach der Benutzung sogleich in nächster Nähe verwendet werden kann, d. h. auf dem Lande, in Gärtnereien etc., oder wo Torf- und Kohlenasche vorhanden ist, die so wie so abgefahren werden muss. Die Desinfection wird durch Erde, Asche etc. genügend bewirkt, eine wiederholte Benutzung des Streumaterials ist aber nicht ausführbar, weil dasselbe bei unserm Klima an der Luft nicht genügend trocknet.

Prof. MUELLER berichtet, dass das MUELLER-SCHÜR'sche Closet, nachdem eine gehörige Ventilation der Abtrittskammer, vollständige Ableitung des Urins nach ausserhalb und Desinfection desselben in Anwendung gezogen war, von einem Geruch in den Abtritträumen nichts mehr dargeboten hat. Ein Hof-Trocken-Closet, bei welchem die Fäces (bei Fernhalten des Urins) mit ungelöschtem Aetzkalk bestreut und von Zeit zu Zeit mit demselben durch Harken gemischt wurden, lieferte anfangs eine geruchlose Poudrette indem die ammoniakalischen Dünste durch zeitweises Aufstreuen von Torfmüll, das mit etwas Schwefelsäure befeuchtet war, gebunden wurde. Später als die Beaufsichtigung der Häuslinge weniger streng war, streuten dieselben nicht gehörig Kalk und Torf auf ihre Entleerungen, unterliessen das Durchharken und der Zweck wurde verfehlt. – Was den Werth der Kalkpoudrette betrifft, so dürfte der Preis derselben 22–25 Sgr. pro Ctr. betragen und würde selbst die mit Torfasche gewonnenen Poudrette durch ihren Werth die Abfuhrkosten decken. – Wird der Harn allein aufgefangen und bei der Zersetzung vor Ammoniak-Verlust bewahrt, so würde sein Werth am Productions-Ort ½ Thlr. pro Centner zu schätzen sein und es lohnt wohl überall die Abfuhr auf das Land. „Der reine Harn ist im frischen Zustande geruchlos, lässt sich leicht und lange vor übelriechender Zersetzung bewahren, und kann als ein fast vollständig mineralisirtes Verdauungs-Product in ziemlich grossen Menge den öffentlichen Flussläufen übergeben werden, ehe eine Verpestung derselben zu befürchten ist". (Prof. A. Mueller's Bericht).

Hobrecht (10) erörtert mehrere wichtige Punkte betreffs der Art und Weise, wie die Kanalisation von Berlin auszuführen ist. Er verwirft die staatliche Beihülfe bei der Herstellung der Bauten, ebenso die Inanspruchnahme der Kommunalfonds und will, dass die Kosten von den Grundstückbesitzern getragen werden. Er berechnet, dass der Grundstückbesitzer für den Anschluss an die Kanalisation 27 Thlr. 3 Sgr. 5 Pf. jährlich zu zahlen haben würde. So viel kostet ihm aber jetzt die Abfuhr der Faecalien und er würde bei Anschluss an die Kanalisation die Entwässerung des Grundstücks und Trockenlegung der Keller in den Kauf bekommen und dabei die Kosten für das Aufeisen des Rinnsteins und für die Abfuhr des Eises ersparen. Ausserdem würden die Senkgruben auf den Höfen, der Zungenrinnstein und die Rinnsteinbrücke in Wegfall kommen. Die Kosten einer vollständigen Kanalisation von ganz Berlin werden auf 8,314,000 Thlr., die jährlichen Betriebskosten auf 75,117 Thlr. 10 Gr. berechnet.

Die Deutsche Vierteljahrsschrift f. öffentl. Gesundhts.-Pflege (11) theilt den Bericht mit, welchen eine Deputation des Magistrats und der Stadtverordneten-Versammlung Berlins über die von ihr vorgenommene Besichtigung der Kanalisations-Einrichtungen in Danzig erstattet hat. Die Hälfte der Häuser Danzigs hat bereits Anschluss an die Kanäle, die in einem Hause entleerten Unreinigkeiten gebrauchen etwa 1½ —2 Stunden, um auf dem Rieselfelde zu erscheinen, das Rieselfeld ist vorläufig noch nicht in geordnetem landwirthschaftlichen Betriebe. Mehrere Beilagen theilen das Ortsstatut vom 10. Mai 1870, betreff. die Kanalisation und Wasserleitung zu Danzig, die Polizeiverordnung vom 30. Mai 1872, betr. denselben Gegenstand und die Instruction für die Ausführung der Entwässerungsanlagen in den Häusern und Höfen mit.

Fraser (16) fährt fort gegen die Entfernung der Excremente durch Spülkanäle zu sprechen. Er schildert die nachtheiligen Folgen, welche die Kanalgase, indem sie in die Häuser eindringen, herbeiführen. Die Bleiröhren, welche zu den Hausleitungen benutzt werden, werden mit der Zeit alle undicht, indem nicht der flüssige Inhalt, sondern die sich aus demselben entwickelnden Gase das Blei corrodiren. Dies geschieht bei nicht ventilirten Röhren durchschnittlich in 12 Jahren, bei ventilirten in der doppelten Zeit. In einem besonderen diese Seite des Gegenstandes behandelnden Aufsatze (16a) werden durch Abbildungen die Zerstörungen an älteren Röhren veranschaulicht. Die ausströmenden Gase inficiren die Luft der Häuser, unter Umständen die Wassercysternen. Dass der Kanalinhalt noch unzersetzt aus den Häusern u. der Stadt auf das Land abfliesse, erklärt F. für einen Irrthum, da derselbe nicht so leicht fliesse als Wasser. Die Ueberrieselung mit Kanalwasser hält er für unausführbar bei grossen Städten, weil das dazu erforderliche grosse Terrain nicht zu beschaffen sein würde. Er verlangt, dass keine Excremente in die Kanäle, Wasserläufe oder Flüsse gelassen werden dürfen, ebensowenig Abgänge aus Fabriken, welche organischen Stickstoff und Kohlenstoff enthalten, dass vielmehr alle derartigen Stoffe in 24 Stunden nach ihrer Erscheinung dem Erdboden übergeben sein oder auf chemischem Wege der Fäulniss entzogen werden müssen. – Die Schwierigkeiten des Moule'schen Erdclosets in grossen Städten erkennt er an, jedoch sollen sie beseitigt werden, wenn nach Stanford statt der trockenen Erde Holzkohle als Streupulver benutzt wird. Gegen das Liernur'sche System spricht, dass es eine vollständig neue Art der Bodenbestellung nach sich ziehen würde, welche übrigens durch Frost gestört werden würde. Wo Waterclosets bestehen, empfiehlt es sich, die Flüssigkeiten, welche von denselben geliefert werden, in einem Reservoir aufzufangen und nach Strang's System durch aufsteigende Filtration mittelst Kohle, Asche u. dgl. zu reinigen oder sie unter Benutzung von möglichst wenig Wasser nach Hoey's Plan mit Schwefelsäure desinficirt durch Luftdruck in ein Reservoir zu schaffen, von wo sie abgefahren und später durch Verdunstung des Wassers zu Poudrette verarbeitet werden. (? B.)

Reuss (17) macht auf die grosse Mangelhaftigkeit der Abtrittverhältnisse in Stuttgart aufmerksam. Trotz derselben ist allerdings die Sterblichkeit eine sehr geringe; 1846—67 starb durchschnittlich jährlich 1 von 45,6 d. h. 21,9 auf 1000 Einwohner, ein Verhältniss, das günstiger ist als das von Liverpool trotz aller seiner Sanitätsreformen. Doch könnte sich durch Beseitigung offenbarer Missstände die Sterblichkeitsziffer vielleicht noch weiter drücken lassen. Reuss geht die verschiedenen Arten der Entfernung der Excremente aus den Städten kritisch durch und da er das Schwemmsystem für Stuttgart nicht durchführbar und zu kostspielig hält, empfiehlt er einen Versuch mit Einführung des Liernur'schen Systems in einem beschränkteren Häuser-Complex, bei dem namentlich auch ermittelt werden soll, wie sich die Kosten der Einrichtung und des Betriebs im Vergleich mit dem Tonnensystem gestalten würden.

Die Arbeiten von Perrin (13), Potier (14) und Hennezel (15) stehen mit einander in organischem Zusammenhange und bilden eine Art Fortsetzung des Berichtes, den Hennezel im Namen der Commission des logements insalubres 1868 über die Abtrittgruben in Paris, Ventilation derselben und Unglücksfälle durch mephitische Gase erstattet hat (S. Jahresber. 1868 I. pag. 451). Der Gegenstand hat an Interesse verloren, seitdem man allgemein darüber einig ist, dass die alten Abtrittgruben nicht zu verbessern, sondern ganz zu beseitigen sind. Prenaren berichtet über einige Fälle, in denen die in schlecht ventilirten Abtrittgruben angesammelten Gase explodirten. Nur in dem einen Fall wurde die Veranlassung ermittelt: sie bestand darin, dass ein brennendes Zündhölzchen in den Abtritt geworfen worden war. Ein paar Fälle von Asphyxie bei Arbeitern, die Abtrittgruben ausräumten, sind ziemlich oberflächlich beschrieben. — Petter bespricht ohne dem älteren Hennezel'schen Berichte gegenüber wesentlich Neues beizubringen die verschiedenen Arten der Ventilation der Abtrittgruben. — Hennezel zeigt, dass unter Umständen das einfache Ventilationsverfahren, welches in Paris reglementarisch vorgeschrieben ist, nicht ausreicht, empfiehlt bekannte Mittel zu kräftigerer Ventilation und hermetisch schliessende Deckel für die Sitzöffnungen.

Jeannel (18) tritt der sehr verbreiteten Ansicht entgegen, dass Baumpflanzungen in grossen Städten einen vortheilhaften Einfluss auf die Beschaffenheit der Luft ausüben. Er zeigt, dass die Absorption von Kohlensäure durch die Baumblätter im Vergleich zu der massenhaften Production dieses Gases durch Athmung der Menschen und Verbrennung von Holzkohlen etc. in einer Stadt gar nicht in Betracht kommen kann, dass dagegen die Bäume und parkartigen Anlagen nachtheilig wirken können, in dem sie die freie Bewegung der Luft hemmen, den Häusern das Licht entziehen und die Atmosphäre feuchter machen. Auch eine Reinigung der oberflächlichen Bodenschichten durch die Baumwurzeln kann keinen Nutzen schaffen, weil da, wo die Bäume stehen, an grossen Promenaden, in öffentlichen Gärten etc. das Erdreich nicht erheblich verunreinigt ist. Die sehr wesentliche Verunreinigung des Erdbodens durch Leuchtgas wird durch die Baumwurzeln nicht beseitigt, letztere werden vielmehr durch das Gas getödtet. — Jeannel berechnet wie viel Kohle ein Mensch in Paris jeden Tag verbrennt, um allen seinen Bedürfnissen zu genügen und und bezieht seine Rechnung speciell auf die 339 Einwohner des Militair-Hospitals Saint-Martin. Diese wurden hiernach in einem Jahr verbrennen durch den Respirationsprocess 50,021 K., 873 Kohle und ausserdem an Oel, Holz, Leuchtgas etc. so viel, dass eine jährliche Totalsumme von 234,220 K., 871 herauskäme oder für 1 Bewohner des Lazareths 690 K., 913. Kohle.

Dagegen erzeugt ein Hectare Land von mittlerer Fruchtbarkeit jährlich 5,300 K. trocknes Holz = 2011 K. reine Kohle. Nimmt man an, dass diese ganze Kohlenmenge von den Bäumen aus der Kohlensäure der Atmosphäre gezogen wird, so würde doch ein Hectare mit Bäumen bestandenen Land erforderlich sein um die Kohlensäure aufzusaugen, welche nur 3 Menschen produciren. Der dritte Theil der Fläche von ganz Paris müsste ein Wald sein, um die Kohlensäure, welche von 7800 Menschen herstammt, zu beseitigen. Hierbei ist noch gar nicht in Betracht gezogen, welche grosse Mengen von Kohlen durch Fabriken u. dgl. in der Stadt zu Kohlensäure verbrannt werden. — Wie wenig die Vegetation mit der Beseitigung der Kohlensäure zu thun hat, zeigt die gleichmässige Zusammensetzung der Luft auf der ganzen Erde, auch im Winter, wo in nördlichen Gegenden monatelang die Vegetation aufhört; dass sich die Kohlensäure nicht in schädlicher Menge anhäuft wird lediglich durch die dauernden Luftströmungen bewirkt, welche durch Baumanlagen in Städten nur gehemmt werden. Nur die aromatischen Gewächse könnten die Atmosphäre verbessern (? R.) und es empfiehlt sich allenfalls Eucalyptus globulus in südlichen Klimaten, sonst Juglans americana und fraxinifolia zu Anpflanzungen; die Baupolizei müsste darauf achten, dass auf Promenaden die Bäume nicht zu nahe aneinander und dass sie vor allem nicht zu nahe an den Häusern gepflanzt werden.

3. Desinfection.

1) Lex, R., Ueber Fäulniss und verwandte Processe. Deutsche Vierteljahrsschr. f. öffentl. Gesundheitspflege IV. 1. Heft p. 41. — 2) Liebreich, Ueber [illegible] Desinfectionsmittel. Bericht über einen Vortrag in der deutsch. Ges. f. öffentl. Gesundheitspfl. Berliner klin. Wochenschr. No. 18. — 3) Crace Calvert, On the relative power of various substances in preventing putrefaction. Med. Times and Gaz. Oct. 19. — 4) Dougall, J., Powers of various substances in preventing the appearance of animalcules in organic fluids. Ibidem. April 21. 5) Derselbe, On putrefiers and antiseptics. Glasgow, medic. Journ. Nov. p. 41. — 6) Cameron, Charles A., On the application of Gases as a Means of Destroying Contagion. Dublin Journ. of med. science. June p. 495. — 7) Pinot, Sur les propriétés antifermentescibles du silicate de soude. Compt. rend. LXXV. No. 10. — 8) Clemens, Th. (Erfurt), Zur Desinfectionslehre. Vernichtung eines gefährlichen epidemischen Blatternheerdes durch [illegible]. Deutsche Klinik No. 33. — 9) Sansom, Ernest, On the desinfection of air. The british medic. Journ. Oct. 5. p. 375. — 10) Garner, Rob., Experimental observations on the appearance of the lower forms of life. The Lancet. Jan. 13 p. 35. — 11) Bander, F., Beschreibung der Desinfectionsapparate der Stadt Liverpool. Corresp.-Bl. des Niederrhein. Ver. f. öffentl. Gesundheitspflege p. 1[illegible].

Aus der Abhandlung von Lex (1), welche einen Abschnitt des im Erscheinen begriffenen Handbuches der Militairgesundheitspflege von Roth und Lex bilden wird und welche in ebenso eingehender als klarer Weise eine Darstellung der Theorie der Fäulniss und Verwesung (so wie ähnlicher Processe) bringt und namentlich die Beschaffenheit der Bacterien, ihre Bedeutung für die Fäulniss, die Bedingungen ihrer Entwicklung, die Mittel ihrer Vernichtung schildert, wobei sich der Verf. vielfach auf eigne Untersuchungen und Beobachtungen stützt, können wir an dieser Stelle nur den Schluss näher berücksichtigen, welcher kurz die Art der Wirkung der Desinfectionsmittel charakterisirt. — Wenn man die lebendigen Fermente von fäulnissfähiger Materie fernhalten kann, so tritt keine Fäulniss ein, doch kann dieses Mittel nur angewendet werden unter ähnlichen Verhältnissen, wie bei der Conservirung von Nahrungsmitteln in luftdicht verschlossenen Büchsen, nachdem durch Erhitzen etwa schon in ihnen enthalten gewesene Keime zerstört worden waren – In der Regel wird man die lebendigen Fermente zu tödten oder doch entwicklungsunfähig zu machen haben. Der kann geschehen a) durch zerstörende chemische oder physikalische Einwirkungen; b) dadurch, dass man einzelne der nothwendigen äussern Lebens- und Entwickelungsbedingungen der Bacterien beseitigt und zwar abgesehen von der Wärme 1) das Wasser (durch chemische oder physikalische Mittel) 2) die Phosphorsäure; die Phosphate scheinen ein den Bacterien unentbehrlicher Nährstoff zu sein und L. spricht die Vermuthung aus, dass Mittel wie Kalkhydrat, Chlor-Magnesium, Chlorammonium und andere Metallsalze zum Theil dadurch desinficirend wirken dürften, dass sie das Auftreten löslicher Phosphate verhindern oder beschränken; — 3) den Sauerstoff; wahrscheinlich wirken einzelne Desinfectionsmittel, wie schwefelige Säure, Eisenoxydul hauptsächlich dadurch, dass sie den Sauerstoff absorbiren oder seine Aufnahme durch die Fermente stören. L. weist darauf hin, dass nach Schönbein jene beiden Körper die ozonisirende Wirkung frischer Pflanzensäfte aufheben. Auch die Blausäure lähmt die Wasserstoffhyperoxyd katalysirende Eigenschaft der rothen Blutkörper, der Hefepilze, der Pflanzensamen. Chinin und vielleicht auch Phenol könnten in dieselbe Kategorie gehören. – Endlich nimmt L. specifische Gifte für die Bacterien an, wie Chloroform und eigentlich auch die zuletzt unter b) aufgeführten Stoffe.

Cameron (6) entwickelt die Gründe, welche dafür sprechen, dass die ansteckenden Krankheiten durch Vermittlung körperlicher Krankheitskeime animalischer oder vegetabilischer Natur übertragen werden, die für jede Krankheit verschieden sind, so dass die bei Pocken sich entwickelnden Keime nur Pocken, die bei einem Typhösen sich bildenden nur Typhus erzeugen können. Dass die Bacterien, Vibrionen oder Mikrozymen selbst diese Krankheitskeime seien, ist nicht erwiesen, jedoch ist ihre Anwesenheit im Körper bei vielen der zymotischen Krankheiten festgestellt und bei der Uebertragung derselben wandern auch sie von einem Individuum auf das andere. Eine Reihe von Experimenten, die C. angestellt hat, beweist, dass die gewöhnlich angewandten desinficirenden Gase, Chlordämpfe, schwefelige Säure, die in einer Flüssigkeit enthaltenen Bacterien nicht zerstören, selbst wenn sie in sehr concentrirter Form zur Einwirkung gelangen. Hieraus ist mit höchster Wahrscheinlichkeit zu entnehmen, dass jene Art der Desinfection auch die Krankheitskeime nicht ertödten kann. Dieses dürften nur concentrirte Lösungen der betreffenden Desinfectionsmittel zu thun im Stande sein, oder eine Hitze von 320° F., wenn sie 8 Stunden einwirkt; wichtig für Desinfection der Krankenräume ist ausserdem die gründlichste Reinigung derselben (Waschungen des Bodens, Abkratzen der Wände) und kräftige Ventilation. Wenn desinficirende Räucherungen einen Nutzen haben, so ist es nur, indem sie wegen des schlechten Geruches Veranlassung geben, Thür und Fenster zu öffnen. — Cameron's in der medical society of the college of physicians zu Dublin gehaltener Vortrag gibt zu einer lebhaften Diskussion Veranlassung, bei der Ohrmschrow und Dorby die Annahme, dass die contagiösen Krankheiten durch materielle Keime übertragen werden, bekämpfen, wobei sie namentlich aus der Art des Auftretens und der Verbreitung mancher Epidemieen ihre Argumente hernehmen.

Dougall (4) hat eine grosse Reihe von Experimenten mit verschiedenen chemischen Substanzen angestellt, um zu ermitteln, in wie weit dieselben fähig sind, die Erscheinung von animalischen Organismen (Bacterien, Vibrionen, Monaden, Amoeben, Torulae etc.) in organischen Flüssigkeiten zu verhindern.

Es wurden 67 verschiedene Substanzen, reizende, narkotische, narkotisch reizende Gifte und solche Stoffe, die als Desinficientien einen Ruf haben, geprüft. Die organischen Flüssigkeiten, die bei jedem der 67 Stoffe benutzt wurden, waren Heu-Infus, Urin und eine Mischung von Fleischsaft mit Eiweisslösung. Zur Controle wurden diese Flüssigkeiten nur mit etwas Wasser verdünnt, aber ohne weiteren Zusatz gleichfalls beobachtet. Alle Probegläschen wurden derselben Temperatur ausgesetzt. Bei sämmtlichen der Versuchsstoffe wurde festgestellt, wie viel von ihnen dazu gehörte, um für 6 Tage die Entstehung von Bacterien etc. zu verhindern, resp. in welcher Zeit bei Anwendung gleich starker Lösungen die ersten Spuren animalischen Lebens in der organischen Flüssigkeit sich zeigten. —

D. theilt nur die allgemeinen Resultate seiner Versuche mit. Von den metallischen Salzen wirkte schwefelsaures Kupfer am stärksten, Höllensteinlösung (wegen ihrer Zersetzbarkeit) am schwächsten. Von den organischen Säuren nimmt Benzoe-Säure den ersten, Carbol-Säure den 5., Essigsäure den 7. und letzten Platz ein. Von den Salzen der alkalischen Erden wirkte Chlor-Ammonium am stärksten, die unorganischen alkalischen Salze waren mit Ausnahme des doppelchromsauren Kali alle von sehr geringer Kraft, die aromatischen Oele übten im Urin und der Eiweisslösung keine Wirkung aus, eine gute dagegen in dem Heuinfusum; Canthariden-Tinctur und die giftigen vegetabilischen Extracte waren wirkungslos. — Im Allgemeinen ging die Entwicklung der Vibrionen etc. in dem Heuinfusum am langsamsten, in dem Fleischwasser am schnellsten vor sich. Auffallend war bei den Versuchen, dass Carbolsäure eine relativ nur geringe Kraft, die Entstehung von Bacterien etc. zu verhindern oder die schon vorhandenen zu tödten, bewies. Es wird darauf aufmerksam gemacht, dass fast alle bekannteren desinficirenden Substanzen wie schweflige und salpetrige Säure, übermangansaures Kali, schwefelsaures Eisen, Zinkchlorid etc., das Schwefelwasserstoffgas zersetzen, dass dies Carbolsäure aber nicht thut. Kaustisches Kali verhinderte in sehr concentrirter Lösung (1 : 10) das Auftreten der Bacterien, aber auch dann nicht die Fäulniss. Diese schien sogar in dem Fleischwasser beschleunigt zu werden. Am intensivsten wirkte Chromsäure, die schon in einer Lösung von 1:2000 kein Leben aufkommen liess, Carbolsäure erst in einer Lösung von 1:200. Auch bei weiteren Versuchen bewies die Chromsäure eine alle übrigen Stoffe weit übertreffende Kraft Fäulniss zu verhindern oder zu unterdrücken.

Eine zweite Reihe von Versuchen, welche Dougall (5) ausführlich mittheilt, während über die erste nur summarisch berichtet ist, hat er über die Beschleunigung der Fäulniss organischer Gemische (Fleischsaft, Heuinfus) durch Zusatz verschiedener Stoffe angestellt. — Es wurden in dieser Beziehung geprüft: Soda, doppelt borsaures, schwefelsaures, unterschwefligsaures, chlorsaures, stearinsaures (Seife) Natron; Kali, salpetersaures, chlorsaures, übermangansaures Kali, Ammoniaksalze, Pepsin, Kali, Spiritus nitrico-aethereus, Aceton, essigsaures Morphium, Zucker, schwefelsaure Magnesia, Holzkohle. Alle diese beschleunigten, in verdünnter Lösung, resp. in kleinen Mengen angewandt, wie Controlversuche mit den reinen fäulnissfähigen Flüssigkeiten darlegten, mehr oder weniger die Fäulniss, nur das übermangansaure Kali wirkte antiseptisch, Ammoniak und doppelt borsaures Natron beschleunigten in einigen Versuchen die Fäulniss nicht. Schwefelwasserstoff-Lösungen hielten die Fäulniss auf, so lange das Gemisch sauer reagirte, so wie die Reaction neutral wurde, beschleunigten sie dieselbe, während bei den Versuchen der ersten Reihe als Merkmal und Beweis der Fäulniss lediglich das Auftreten animalischer Organismen berücksichtigt wurde, richtete D. in einer dritten Reihe die Aufmerksamkeit auch auf den Zeitpunkt der Erscheinung von Pilz- und Schimmel-Vegetationen in faulenden Substanzen unter der Einwirkung verschiedener Antiseptica. In der von D. zusammengestellten Tabelle werden aufgeführt die einzelnen als Desinficientien benutzten chemischen Stoffe (34), ihre chemische Reaction, Zeit des Auftritts animalischer Organismen, Reaction der Mischung in diesem Zeitpunkt, Zeit des Auftretens vegetabilischer Bildungen, Reaction der Flüssigkeit, Zeit des Auftretens von Fäulnissgeruch. — Drei solche Tabellen geben die Resultate der Versuche mit Fleisch-Saft, Eiweiss-Lösung und einer Mischung von beiden mit frischem Menschen-Harn. — Eine Fortsetzung der Arbeit, welche auch die aus den Versuchen zu ziehenden Schlüsse bringen wird, ist in Aussicht gestellt.

Calvert (3) hat ebenfalls über denselben Gegenstand Versuche angestellt und zwar fast nach demselben Schema als Dougall. Als fäulnissfähige Flüssigkeit wurde Eiweisslösung benutzt, als Desinficientien wurden geprüft verschiedene Säuren, Alkalien, Chlor-Verbindungen, Schwefelverbindungen, Phosphate, Uebermangansaures Kali, Carbol- und Cresylsäure, Sulphocarbonate, schwefels. Chinin, Pikrinsäure, Terpenthin, Holzkohle. Zwei Eiweisslösungen ohne weiteren Zusatz wurden zur Controle beobachtet und zwar eine die im Laboratorium, eine andere die in freier Luft aufgestellt war. — Carbol- und Cresylsäure verhinderten die Entstehung von Pilzen, wie von Vibrionen und Fäulnissgeruch, Chlor-Zink und Quecksilberchlorid verhinderten die Entstehung von Vibrionen, nicht die von Pilzen; bei Zusatz von Kalk, schwefelsaurem Chinin, Pfeffer, Terpenthin, Blausäure entstanden Vibrionen aber keine Pilze, während bei Anwendung der übrigen 25 Stoffe sich sowohl Pilze als Vibrionen entwickelten. Die Säuren, namentlich Schwefelsäure und Essigsäure begünstigen das Wachsthum der Pilze, die Alkalien die Entwicklung der Vibrionen. Als besonders auffällig wird hervorgehoben, dass in der bei allen Stoffen benutzten Verdünnung von 1:1000, Chlor und Chlorkalk die Entstehung von Vibrionen nicht hinderte, dass vielmehr wie besondere Versuche zeigten, um diesen Effect zu erzielen, beträchtliche Mengen beider Stoffe erforderlich waren. Aus der Art der Wirkung der Chinin-Solution zieht C. die Folgerung, dass Intermittens verursacht wird durch Einwanderung von Pilzkeimen in den menschlichen Körper. Kohle hindert die Fäulniss nicht, sondern nur die Emanation der Fäulnissgase, welche sie condensirt und zur Oxydation bringt.

Der vom Prof. Liebreich (2) in der neu constituirten „Deutschen Gesellschaft für öffentliche Gesundheits-Pflege zu Berlin" gehaltene Vortrag über präcipitirende Desinfectionsmittel ist in der B. Kl. W. Schrift nur kurz referirt. L. bezeichnet die Zersetzungsproducte der Eiweissstoffe, welche man in Flüssigkeiten zu desinficiren bemüht ist, weil ihre Fäulnissproducte zum Theil höchst schädliche Eigenschaften haben, und welche das Material für die Bildung pflanzlicher und animaler Organismen abgeben, als pepton-ähnliche Körper; dieselben aus einer Flüssigkeit völlig auszufällen ist unmöglich. Die Niederschläge, die man hervorruft, reissen allerdings alle schon in der Flüssigkeit vorhandenen organischen Zellbildungen zu Boden und befreien die erstere von denselben, ob man aber die Muttersubstanz mitentfernen kann, bleibt zweifelhaft und Fäulniss und Gährung können nach der Fällung in der Flüssigkeit wieder beginnen. Auch die destruirenden Methoden, obgleich sie den präcipitirenden vorgehen, können das spätere Wiederauftreten der Fäulniss nicht hindern, da selbst übermangansaures Kali die Extractiv-Stoffe nicht vollständig oxydirt. Bei der sich an den Vortrag anschliessenden Discussion wird in Zweifel gestellt, dass die betreffenden Körper mit Recht als „pepton-ähnliche" bezeichnet werden können, ihre Fällbarkeit behauptet und namentlich auf die von Liebreich gegenüber den sich bei der Fäulniss bildenden giftigen chemischen Körpern zu wenig berücksichtigten organischen Bildungen und ihre hohe Bedeutung hingewiesen. Es wird eine Commission aus fünf Mitgliedern gewählt um die Frage der Desinfection zu untersuchen.

Picot (7) hat im Anschluss an eine Note von

RABUTEAU und PAPILLON durch Versuche festgestellt, dass kieselsaures Natron bereits in kleiner Dosis die directe und indirecte Alkohol-Gährung und auch die Fäulniss in erheblicher Weise hemmt.

CLEMENS (8) fand bei der letzten Pockenepidemie, dass Chlor-Kupferdämpfe eine vorzügliche desinficirende Wirkung entfalten und entschieden mehr leisteten als Chlorkalk und Carbolsäure. Der Raum, in dem eine an confluirenden Blattern sehr schwer kranke Person lag, wurde dauernd mit diesen Dämpfen erfüllt, die Kranke selbst mit Chlor-Kupferspiritus in Wasser (1 Unze auf 11 Pfd.) gewaschen und es erfolgte keine weitere Ansteckung anderer Personen, obgleich die localen Verhältnisse eine solche im hohen Grade begünstigten.

SANSOM (8), von der Voraussetzung ausgehend, dass bei einer grossen Zahl der ansteckenden Krankheiten — Variola, Scarlatina, Keuchhusten, Pyämie, Erysipelas, Diphtheritis — die Ansteckung durch die Luft erfolgt, welche durch den Kranken verunreinigt ist, und, sich stützend auf die Versuche von CHAUVEAU und SANDERSON, welche gezeigt haben, dass die Lymphe der Kuhpocke, der Variola und Schafpocke, durch Diffusion ihre Wirkung verliert, schliesst, dass in ihr, und somit wahrscheinlich in allen analogen Krankheiten, das Krankheitsgift ein fester, unlöslicher, und nicht diffusibler Körper ist, woraus sich dann mit hoher Wahrscheinlichkeit ergiebt, dass eine belebte Materie, d. h. animalische und vegetabilische Organisationen, die Träger der Ansteckung sind. Von diesem Gesichtspunkt aus hat er die Mittel geprüft, welche geeignet wären, die Luft zu desinficiren, d. h. in ihr enthaltene lebende Keime zu tödten.

Von den übermangansauren Salzen ist von vorn herein keine Wirkung zu erwarten. Ob Lösungen derselben in offenen Schalen aufgestellt werden, ob im feinen Staubregen durch die Luft vertheilt, immer könnten sie, da sie nicht flüchtig sind, günstigsten Falles diejenigen Keime durch Oxydation tödten, mit denen sie gerade in Berührung kommen, d. h. einen sehr kleinen Theil der vorhandenen. Ausserdem zeigt sich der Sauerstoff der Luft und des Wassers so wenig fähig, jene Keime zu zerstören, dass wahrscheinlich die kleinen Quantitäten Sauerstoff, welche jene Salze abgeben, gar nicht in Betracht kommen. Chlor ist flüchtig, deshalb den übermangansauren Salzen vorzuziehen, es desodorisirt kräftig, wirkt aber schwach auf Gährung, Fäulniss und die dabei in Betracht kommenden Organismen. Joddämpfe sind viel wirksamer, weil sie die Mikrozymen tödten, die Zersetzung aufhalten. — Eben so kräftig wirkt in dieser Beziehung schweflige Säure, welche zugleich desodorisirt. Carbolsäure hat die letztere Wirkung nicht, ist aber sehr flüchtig, in der Luft leicht diffusibel, und hat von allen Körpern am meisten die Kraft, die niedrigen Organismen zu zerstören.

Directe Experimente über die Einwirkung verdampfter oder sonst gasförmiger Desinfections-Mittel auf Bacterien und Monaden, welche S. angestellt und genauer geschildert hat, sind die Grundlagen des über sie gefällten Urtheils.

Was die praktische Anwendung der wirksamen Luftdesinficientien betrifft, wird Folgendes empfohlen: 1) Schweflige Säure. Ist der Raum unbewohnt, so sind alle gefärbten Gegenstände zu entfernen, der Raum zu schliessen, alle Ritzen und Spalten mit Papier zu verkleben. Dann werden Schwefelblumen auf glühende Asche gestreut, oder in Gefässen wird der Schwefel erhitzt. In bewohnten Räumen ist die reizende Einwirkung auf die Athemorgane zu befürchten, und man darf nur kleinere Portionen Schwefelblüthe auf eine heisse Schaufel streuen, dieses aber drei- bis viermal täglich wiederholen. 2) Jod wird einfach so am besten angewandt, dass man es in Stücken in offenen Glasgefässen oder Schalen an verschiedenen Stellen des Raums aufstellt. 3) Carbolsäure. Unbewohnte Räume sind gut zu verschliessen, und rohe Carbol-Säure auf heisse Metallplatten oder Steine zu tröpfeln, Wände, Decken, Fussböden mit wässriger Carbolsäure-Lösung gründlich zu waschen. Auch SAVORY's und MOORE's Verdampfungs-Apparat ist zu empfehlen. — Derselbe lässt die Carbolsäure tropfenweis auf eine heisse Platte fallen, und ist auch 2 bis 3 Mal täglich in Krankenräumen selbst brauchbar. Etwas Thymian-Oel zur Carbolsäure gesetzt, verdeckt den schlechten Geruch derselben. — SAVORY und MOORE haben nach S.'s Anweisung einen kleinen Apparat construirt, bei welchem ein Stück Canevas durch Druck auf eine Feder mit Carbolsäure-Lösung betröpfelt wird. Sobald es trocken ist, wird es von Neuem benetzt. — Die Räume mit Sägespähnen u. dgl., welche mit Carbol-Säure angefeuchtet sind, auszustreuen, hat mancherlei Inconvenienzen.

GARNIER (11) theilt eine grössere Reihe von Experimenten mit, bei denen er in fäulnissfähigen Materien, trotzdem sie mehrere Stunden gekocht, von atmosphärischer Luft gänzlich abgeschlossen, oder nur mit ausgeglühter Luft in Berührung gelassen worden, und angeblich mit grösster Vorsicht Alles vermieden war, wodurch animalische oder vegetabilische Keime von aussen her zu den betreffenden Materien hätten gelangen können, doch stets mehr oder weniger reichlich Bacterien, Monaden, Vibrionen gefunden haben will. Den Arbeiten von PASTEUR macht er den Vorwurf ungenügender mikroskopischer Untersuchung, und behauptet die spontane Entstehung der niedrigsten Lebensformen. Er fügte hinzu, dass auch Carbol-Säure, schweflige Säure (1:60) etc. das Leben der Bacterien etc. nicht zerstören.

4. Luft.

1) Pettenkofer, M. v., Beziehung der Luft zu Kleidung, Nahrung, Wohnung und Boden. Drei populäre Vorlesungen geh. im Albertverein zu Dresden am 21. 23. 25. März 1872. [illegible] Braunschweig. — 2) Leeds, L. W., a treatise on ventilation; comprising seven lectures delivered before the Franklin Institute, Philadelphia. — 3) Breiting, C., Untersuchungen betr. den Kohlensäuregehalt der Luft in Schulzimmern. Bericht an das Sanitätscollegium zu Basel-Stadt. Basel. — 4)

Pettenkofer, M. v., Ueber den Kohlensäuregehalt der Grundluft im Geröllboden von München in verschiedenen Tiefen und zu verschiedenen Zeiten. Zeitschrift für Biologie VII. Heft 4. S. 395. — 3) Derselbe, Sitzungsber. der Bayer. Akademie 1871. Heft 3 S. 373. — 4) Vogt, A., Eine Untersuchung der Luft in Krankenzimmern. Corresp.-Blatt der Schweizer Aerzte. No. 5 u. [illegible] — 7) Popper, M. (Prag), Der Staub in der atmosphärischen Luft. Oest. Zeitschr. f. praktische Heilkunde. No. 49. 50. 51 — 8) [illegible] Compt. rend. LXXV. No. 21 p. 1312.

9) Dyes, Aug. (Hildesheim), Systematische ununterbrochene Ventilation der Krankenzimmer. (Nichts Neues.) Journ. für Kinderkrankheiten Heft 1 u. 2 p. 18. — 10) Moss, [illegible], On the nitrogenous organic matter in air. The Lancet. No. 1 p. [illegible] — 11) [illegible], Ernest, On the disinfection of air. The british med. journ. Oct. 5 p. 375. (Siehe Desinfection.) — 12) [illegible], L., Die physiologischen Vorgänge bei der Athmung des Menschen. Vortrag. Corresp.-Bl. des Niederrh. Vereins für öffentl. Gesundheitspflege S. 106. — 13) Neumann, (Berlin), Ueber Ventilation. Ebendaselbst p. 230. — 14) Jarvis, Edw., Ventilation of dwellings and sick rooms. Read before the Norfolk medical society. January 10. Boston med. and surg. journ. March 7. (Nichts Neues.)

PETTENKOFER (1) hat im Albert-Verein zu Dresden drei Vorlesungen über die **Beziehungen der Luft zu Kleidung, Wohnung und Boden** gehalten, welche zwar für das grössere gebildete Publikum bestimmt waren, aber auch von dem Fachmann mit Befriedigung werden gelesen werden. In sehr ansprechender Form werden die mannigfachen sich aus dem Thema ergebenden Fragen behandelt, wobei P. grösstentheils auf seinen eigenen Forschungen in dem Gebiete der Hygieine fusst, aber auch eine Fülle anderweiten Materials herbeigezogen und verarbeitet hat.

Der von PETTENKOFER in der Bayerischen Akademie gehaltene (3) aber auch in der Zeitschrift f. Biologie (4) veröffentlichte Vortrag über **Kohlensäuregehalt der Luft im Boden** (Grundluft) von München in verschiedenen Tiefen und zu verschiedenen Zeiten veröffentlicht die Resultate von Untersuchungen, die er bereits seit Jahren unternommen hat und mit seinen Arbeiten über das Grundwasser im engsten Zusammenhange stehen. — Um sich die zu fortlaufenden Untersuchungen erforderliche Grundluft zu verschaffen verfuhr P. folgendermassen: in der Nähe des physiologischen Instituts an einer Stelle, die von dem Verdacht irgend welcher besonderen auffälligen Verunreinigung des Bodens frei war, wurde ein 4 Meter tiefer Schacht ausgegraben, der nach dem dortigen Stande des Grundwassers sich dem Spiegel desselben bis auf 1–2 F. nähert. In den Schacht wurden 5 Bleiröhren von 1 Ctmtr. Durchmesser eingehängt, welche je zu $\frac{1}{2}$, $1\frac{1}{2}$, $2\frac{1}{2}$, 3 und 4 Meter unter die Bodenoberfläche reichten und dann der Schacht wieder mit dem ausgehobenen Erdreich gefüllt und letzteres möglichst festgestampft. Von der Oberfläche wurden die fünf Bleiröhren in das physiologische Laboratorium geleitet. Selbst aus dem tiefsten Rohre konnte man ohne erhebliche Anstrengung mit dem Munde oder mit einem Saugapparat beliebige Mengen Luft aus dem Boden hervorsaugen, nicht anders als wenn das Rohr frei in die Luft gemündet hätte. Es wurden nun von Sept. 70 bis Nov. 71 wöchentlich mehrmals, namentlich regelmässig durch die beiden zu 4 und $1\frac{1}{2}$ Meter Tiefe reichenden Röhren Luft aus dem Boden hervorgeholt und auf den Gehalt an Kohlensäure untersucht. Eine Tabelle, in der die Kohlensäure auf 1000 Vol. Luft bei 0°C. und 760 Mm. Barometerstand berechnet ist, ergiebt die Resultate von 250 Untersuchungen, und ausserdem zeigt eine graphische Darstellung die Veränderungen des Kohlensäuregehalts der Luft, welche jenen beiden Röhren entnommen wurde. Die Luft aus der oberen Bodenschicht enthält den grössten Theil des Jahres stets weniger Kohlensäure, als die Luft aus der unteren Schicht, nur im Juni und Juli ist das Verhältniss umgekehrt, gleich darauf aber nimmt die Kohlensäure in der tiefen Schicht so bedeutend zu, dass sie im August und September die grössesten absoluten Mengen enthält und auch die der oberen Schicht am meisten überragt. Von September zu October nimmt die Kohlensäuremenge fast ebenso plötzlich, als sie gestiegen war, wieder ab. Die Maximal- und Minimal-Zunahme und Abnahme der Kohlensäure correspondiren im Allgemeinen in der oberflächlichen und tiefen Bodenschicht, doch ist die Kohlensäure-Entwicklung oder Vermehrung in der oberen Bodenschicht eine beständigere und gleichmässigere, als in den tieferen. „Die namentlich in der untersten Schicht so plötzliche, fast explosionsartige Vermehrung der Kohlensäure im August und September und das noch steilere Abfallen vom September auf den October erinnert in überraschender Weise an das zeitliche Bild vom Verlauf gewisser Epidemien, welche mit Bodeneinflüssen zusammenhängen. In den verschiedenen Jahren ist in den entsprechenden Monaten, wie bereits aus den bisherigen Beobachtungen hervorgeht, der Gehalt der Grundluft an Kohlensäure sehr verschieden. Die grösste Kohlensäuremenge scheint mit der grössten Wärme des Bodens zusammenzufallen und dies erinnert an die Beziehungen, welche DELBRÜCK und PFEIFFER zwischen Cholera und Bodentemperatur annehmen. Was den Ursprung der Kohlensäure im Boden betrifft, so stammt dieselbe nicht aus dem Grundwasser her. Das Grundwasser zeigte einen viel constanteren Kohlensäure-Gehalt als die Grundluft und wenn auch die bedeutenden Schwankungen derselben in der letzteren durch Annahme einer zweiten Kohlensäurequelle neben dem Grundwasser und durch die Ventilation der oberen Bodenschichten sich allenfalls erklären liesse, so führen doch einfache Erwägungen zu dem Schlusse, dass das Grundwasser selbst seine Kohlensäure durch die Zersetzung organischer Stoffe in den über seinem Spiegel gelegenen Bodenschichten erhalte, und es ist daher der poröse Boden sowohl die Quelle der Kohlensäure für das Wasser als auch für die Luft in ihm. Directe Beobachtungen und Versuche über den Gehalt des Grundwassers und der darübergelegenen Bodenschichten an Kohlensäure und über die Mengen von Kohlensäure, welche solches Grundwasser an die Luft abzugeben im Stande ist, beweisen die oben aufgestellte Ansicht zweifellos.

Welche Processe im Münchner Geröllboden die Kohlensäure produciren, lässt sich noch nicht feststellen. Von der sehr spärlichen Humusschicht kann die Kohlensäure nicht herrühren, am Wahrscheinlichsten ist es P., „dass organische Processe im Boden, welche vom Leben der niedrigsten Gebilde, den Protisten, wie sie Huxley, Haeckel und Andere auf dem Grunde des Meeres gefunden haben, auch die Hauptquelle der Kohlensäure im Boden sind." Das vegetabilische organische Leben consumirt, das animalische producirt Kohlensäure, das Verhältniss, in dem beide im Boden zu einander stehen, wird die Kohlensäuremenge bestimmen. Die Ursache, weshalb die Kohlensäure in den verschiedenen Tiefen verschieden reichlich ist, ist in dem Luftwechsel innerhalb des Bodens, in der Ventilation desselben zu suchen. Temperaturdifferenzen und Winde üben auch auf die Luft im Boden einen grossen Einfluss aus, und es ist nicht unwahrscheinlich, dass der Wechsel im Kohlensäure-Gehalt der äusseren Luft bedingt ist durch die Mengen von Kohlensäure, welche sie von der Grundluft erhält.

Popper (7) schildert die Zusammensetzung des Staubes in der atmosphärischen Luft, besonders des organischen, sowie die Methoden zur Untersuchung desselben, wobei er das Pouchet'sche Aeroskop u. die Methode von Pasteur empfiehlt. Schutz gegen den Luftstaub giebt die Ventilation, welche die organischen Keime fortführt, gleichsam verdünnt. Die Ozonentwicklung ist von noch sehr zweifelhafter Wirkung, obgleich die Versuche von Mantegazza zu ihren Gunsten sprechen, welcher gegen Sumpfmiasmen die Anpflanzung von Blumen empfiehlt, die durch ihre aromatischen Blüthen Ozon entwickeln sollen. Die Anpflanzung der Sonnenblume und des Eucalyptus globulus soll in Fiebergegenden die Luft verbessert und die Malaria zur Abnahme gebracht haben. Andererseits hat künstlich entwickeltes Ozon bei seiner Anwendung in Krankenhäusern vielfach ganz im Stiche gelassen. Vielleicht wird es nach der Houzeau'schen Methode bereitet, sich wirksamer erweisen. Für den Nutzen der Verdampfung von Carbolsäure sprechen Erfahrungen von Snow bei Keuchhusten, von Löwius bei Pocken. Ein radicales Mittel wäre die Verbrennung des Luftstaubes, doch ist sie bisher praktisch nicht ausführbar gewesen. Die Luft aus Unrathkanälen durch Aspirations-Oefen auszuziehen und zugleich durch Verbrennung zu reinigen, würde enorme Kosten (Bazalgette) verursachen und doch nur geringen Effect haben. Auch das Wo[illegible]'sche Project, in ähnlicher Weise die Luft der Krankensäle zu reinigen, ist von competenter Seite zurückgewiesen (Es handelt sich dabei eigentlich darum zu verhindern, dass die durch Ventilation aus Krankensälen entfernten Keime nicht anderweitig schädliche Wirkungen ausüben. S. Jahresbericht 1870, I, p. 453. R.) Schliesslich wird auf die Baumwollen-Respiratoren von Hoffmann, Pick und Tyndall zum Schutz solcher Personen, welche verunreinigte Luft einzuathmen gezwungen sind, aufmerksam gemacht.

Vogt (6) hat während der Herrschaft einer Epidemie von Abdominal-Typhus im Dorfe Reconvilier (im Bernischen Jura) in zwei von einander ziemlich entfernten Arbeiterwohnungen und zwar in Zimmern, wo Typhuskranke lagen, die Luft untersucht. Er stellte hierzu eine gewöhnliche Halbmaass-Flasche mit gut gereinigter Aussenfläche auf einen reinen Teller in der Stube auf und füllte sie mit einer Kältemischung aus Schnee und Kochsalz. Zur Kontrole wurde je eine gleiche Flasche im Freien dicht an den betreffenden Räumen aufgestellt. Der sich aus dem niedergeschlagenen Condensations-Wasser an der Aussenfläche der Flaschen bildende Reif wurde abgekratzt und in separate, gut gereinigte Fläschchen gethan. Die hieraus erhaltene Flüssigkeit hatte ein sehr verschiedenes Aussehn. Das Condensationswasser aus den Krankenstuben hatte eine grünlich-bräunliche opalisirende Färbung, das aus der freien Luft war heller und durchsichtiger. Die mikroskopische Untersuchung ergab in dem Condensations-Wasser aus den Zimmern ein enormes Gewimmel von Bacterien und Vibrionen mit lebhaftester Bewegung, in dem Condensations-Wasser aus der freien Luft fand sich eine nur geringe Zahl Bacterien in Form kurzer Stäbchen, sehr selten die geschlängelten und mehrgliederigen Vibrionen, die alle nur sehr geringe, träge Bewegungen zeigten. Der sonstige in dem Wasser gefundene Staub wurde vom Prof. Fischer untersucht. Er enthielt Pilzsporen mit hefeartiger Sprossung, Mycelium-Fragmente, Bastfasern, Pflanzenhaare, Stärkekörner etc.

Bertin (8) hat der Pariser Academie eine Studie über die Ventilation der unteren Räume von Transportschiffen, namentlich von solchen, die Pferde und Vieh zu transportiren haben, vorgelegt. Die früher in Anwendung gebrachten mechanischen Ventilationen waren unzulänglich und verhinderten nicht, dass auf langen Seereisen die Thiere sehr litten. Bertin hat auf dem Vieh-Transportschiff Calvados durch Benutzung der Aspirations-Kraft der Maschinenfeuerung, wenn das Schiff in Gang war, der Küchenfeuerungen und besonderer Ventilations-Feuerungen, wenn das Schiff ruhig lag, eine kräftige Ventilation der unteren Schiffsräume erzielt. Es wurden dadurch mehr als 35,000 Cubmet. Luft in der Stunde d. i. ungefähr 150 Cubmet. pro Stunde und Pferd entleert.

Moss (10) setzt die Gründe auseinander, weshalb die Menge stickstoffhaltiger Materien, welche in der Luft enthalten sind, von der grössten Wichtigkeit für die Beurtheilung der Reinheit u. gesunden Beschaffenheit derselben sein müssen. Dieselben werden in 3 Klassen getheilt: a. Ammoniak-Salze, Carbonate, Chloride, Nitrate und Nitrite, herstammend aus den mannigfaltigen sich zersetzenden stickstoffhaltigen Abgängen und den Ausscheidungen aus Lunge und Haut gesunder wie kranker Menschen. Freies Ammoniak existirt in der Luft nicht. b. Stickstoffhaltige

Materien aus denselben Quellen, und c. salpetrige Säure und Salpetersäure, gebildet durch Oxydation aus den Stoffen bei a und b, durch elektrische Vorgänge in der Luft oder herstammend aus Fabriken und dgl.

Zur Ermittelung der Mengen stickstoffhaltiger Substanzen in der Luft ist die titrirte Lösung von übermangansaurem Kali nicht genügend und M. verfuhr folgendermassen: Eine bestimmte Quantität Luft wurde mittelst eines Aspirators durch ein System von 4 Waschgläsern zu 100 Cc. geleitet, von denen ein jedes 50 Cc. reines destillirtes Wasser, das erste gemischt 5 Cc. reiner Salzsäure enthielt. Die Menge der Luft wurde berechnet auf 0°. und 30 Zoll Barometer. Das Wasser der Gläschen wurde dann in einen Kolben gebracht, der 4 Cc. einer 20procentigen Kali-Lösung enthielt und destillirt, wobei in der Vorlage 10 Cc. reines destillirtes Wasser enthalten war. Nachdem 100 Cc. übergegangen waren, wurde das Destillat mit dem Nessler'schen Reagens geprüft. — Der Rest des Kolbeninhalts wurde dann bis 200 Cc. mit destillirtem Wasser ergänzt, 10 Cc. übermangansaurer Kali-Lösung zugesetzt, wieder filtrirt und dann nochmals mit dem Nessler'schen Reagens behandelt. — Besonders hervorgehoben wird die Nothwendigkeit dafür zu sorgen, dass das destillirte Wasser und die übermangansaure Kali-Lösung möglichst frei von Ammoniak sind. Das gewöhnliche käufliche destillirte Wasser ist nicht zu gebrauchen. — M. hat die Resultate seiner Versuche in 2 Tabellen zusammengestellt. Die erste Tabelle bezieht sich auf die Versuche mit Luft, die in Portsmouth im Freien entnommen war, die zweite auf Luft aus Krankensälen, Abtritten etc., Ausathmungsluft eines Menschen. In den Tabellen wird angegeben die Menge der benutzten Luft (bei der ersten Reihe meistens 3—4 hunderttausend Cub.-Cent., bei der zweiten Reihe weniger), dann der Gehalt an Ammoniak und zwar nach Milligramm und Cub.-Cent. in 1 Cub.-Met. Luft und die dem entsprechende Stickstoffmenge, ferner die Menge der stickstoffhaltigen Materie als Albuminoid, Ammoniak und organischer Stickstoff, dann die Totalmenge des Stickstoffs. Nebenbei wird für jedes Experiment notirt Windes-Richtung, und Stärke und Ozongehalt. Der Wind zeigte sich einflussreich, da er dem Garnisons-Hospital, wo die Versuche angestellt wurden, bald Luft von der Stadt her, bald mehr aus unbebauten Gegenden zuführte. Der Ozon-Gehalt der Luft liess sich mit der Menge an stickstoffhaltigen Materien, die dieselbe enthielt, nicht in Verbindung bringen. Bei der zweiten Tabelle wird noch angeführt das Verhältniss des Ammoniak zum Albuminoid-Ammoniak und betreffs der Experimente mit Luft aus Krankenstuben, wieviel Luftraum in denselben auf jeden Kranken kam. In der ersten Tabelle schwanken die Mengen des Stickstoffs überhaupt zwischen 0,072—0,274 Milligr., des Albuminoid-Ammoniak zwischen 0,035—0,192; in der zweiten Tabelle dagegen: Gesammt-Stickstoff 0,228 — 1,719 Milligr. und Albuminoid - Ammoniak 0,099—1,307 Mgrm.

5. Wasser.

1) Möhring, Rud., Ueber die hygieinische Bedeutung des Trinkwassers im Besonderen für die Marine. Dissert. inaug. Berlin. — 2) Morin, H., Note sur la détermination des proportions des substances végétales dans les eaux potables au [illegible]. Compt. rend. LXXV. No. 25. — 3) Dumont, A., Note sur la distribution des eaux du Rhône à Nimes. Ibid. LXXIV. No. [illegible] — 4) Pétrequin, T. E., Recherches sur les eaux potables de Clermont-Ferrand comparées à celles de quelques villes de France pour servir à l'hygiène des eaux potables dans les grands centres de population. Ann. d'hyg. publ. Janv. p. 75—101. — 5) Franklin, Parsons, On the influence of lime in drinking water on the production of stone in the bladder. Brit. med. Journ. Novbr. 2. — 6) Murray, John C., On the influence of lime and magnesia in drinking water in the production of stone. Brit. med. Journ. Sept. 28. — 7) Hummers, Das Wasserwerk der Stadt Düsseldorf. Correspondenzbl. d. Niederrhein. Ver. f. öffentl. Ges. Pfl. S. 45. — 8) Kleine, R., Ueber die Brunnenwasser der Umgegend von Bonn. Ebendas. S. 161. — 9) Buerdecker, F., Ueber die Gründung der städtischen Wasserwerke in Wien und die Resultate des Betriebes. Ebendas. S. [illegible] — 10) Reichardt, E., Grundlagen zur Beurtheilung des Trinkwassers, zugleich mit Berücksichtigung seiner Brauchbarkeit für gewerbliche Zwecke, nebst Anleitung zur Prüfung des Wassers. Zweite, vermehrte und verbesserte Aufl. Mit 1 Tafel Abbildungen. Jena, 21 SS.

Möhring (1) legt in seiner Dissertation kurz die Wichtigkeit guten Trinkwassers für die Schiffsmannschaft bei längeren Seereisen, resp. die übeln Folgen des Gebrauches von schlechtem Wasser dar, erwähnt die Verunreinigung des Wassers durch organische Stoffe, den Nachweis der salpetersauren Salze und des Ammoniaks, die unvollkommene Reinigung, die meist durch Filtration erzielt wird, um etwas eingehender den Gebrauch destill. Wassers zu beleuchten und an der Hand bekannter Forscher zu entwickeln, inwiefern derselbe Gelegenheit zur Bleivergiftung geben kann. Der Gebrauch eiserner Wasserbehälter wird als unter Umständen besonders günstig dargestellt, weil der dadurch bedingte Eisengehalt des Wassers bei der Neigung zu Anämie in den Tropen vortheilhaft ist. Eine Carré'sche Eismaschine, welche wenig Raum einnimmt, wird zur Schiffsausrüstung empfohlen, um das Trinkwasser durch Abkühlung erfrischender zu machen.

Morin (2) berichtet über einige Wasser-Untersuchungen, die er nach der von ihm schon am 11. Mai 1860 empfohlenen Methode mittelst titrirter Lösung von übermangansaurem Kali angestellt hat, um den Gehalt des Wassers an organischen Stoffen festzustellen.

Das Wasser der Dhuys (1 Liter) zersetzt 0,5 Mgr. übermangansaures Kali, dass der Seine zu Bercy 4,5, von Pont royal 5,7, zu Courbevoye 5,0 — 5,8, in dem Arm von Clichy, 500 Meter von Asnières, wo ein Theil des Unraths von Paris in die Seine gelangt 11,0 — 18,0, weiter unterhalb zu Saint Ouen 7,6, zu St. Germain 7,4, zu Poissy 5,1. — St. Germain ist 30 Kilometer von Asnières entfernt und es erhellt, wie nach einem so langen Laufe das Wasser der Seine sich noch sehr unvollkommen von den verunreinigenden Beimischungen befreit hat, die ihr zu Asnières zugeführt wurden.

Dumont (3) theilt mit, dass das von ihm entworfene grosse Project, die Stadt Nimes mit ausreichendem filtrirtem Rhone-Wasser zu versehen, zur Ausführung gekommen ist, und dass täglich 30,000 Cub.-Meter Wasser, d. i. pro Tag und Einwohner 500 Liter geliefert werden.

Neben und unter vielen Strömen befinden sich correspondirende unterirdische Wasserläufe, welche sich nur dadurch bilden, dass das Wasser des Stromes nach den Seiten und nach unten in's Erdreich eindringt, bis es durch relativ undurchlässige Schichten abgegränzt und zusammengehalten wird. Dieses Wasser ist vollständig durch Filtration gereinigt und stets von derselben Zusammensetzung. Zur Seite der Rhone, da wo die Durance in dieselbe mündet, ist eine dem Flusse parallele unterirdische Gallerie von 500 Meter Länge und 11 Meter Breite — die grösste derartige, welche existirt — angelegt und füllt sich mit dem durch das Rhonebett filtrirten Wasser. Zwei Maschinen von 200 Pferdekraft schaffen das Wasser 9960 Meter weit durch eine Leitung von 0,80 Meter Durchmesser. Die Maschinen verbrauchen pro Stunde und Pferdekraft 1,40 Kilogr. Kohlen.

Dumont glaubt, dass viele Städte in ähnlicher Weise mit filtrirtem Flusswasser reichlicher, besser und billiger mit Wasser zu versorgen sein würden, als durch Zuleitung von Quellwasser.

Murray (5) stellt historisch die englischen Autoren zusammen, welche die Neigung zu Harngries und Nierensteinen mit dem Gebrauch eines zu harten, an Kalk- und Magnesiasalzen reichen Wassers in Verbindung gebracht haben und theilt mehrere Fälle mit, wo sehr weiches oder destillirtes Trinkwasser die erfolglose Medication wesentlich unterstützte und es ermöglichte, jene Krankheiten zu heilen. Ueberschuss an Kalk und Magnesia im Trinkwasser neutralisirt theilweise den Magensaft, führt zu Dyspepsie und diese kann die Oxalsäurebildung zur weiteren Folge haben. Auch alle Arten von pathologischen Verkalkungen im menschlichen Körper, viele Hautkrankheiten, Kropf und Cretinismus werden auf zu hartes Trinkwasser zurückgeführt.

Parsons (6) beanstandet die Ausführungen Murray's zum grossen Theil, indem er Gegenden mit sehr kalkhaltigem Wasser anführt, in denen Neigung zu Nierenstein nicht vorkommt und weist darauf hin, dass im Süden von England die Männer so wenig Wasser zum Trinken consumiren, dass es nur zulässig wäre, auf den Gehalt des Trinkwassers an Kalk derartige Schlüsse zu bauen, wenn in Murray's Heimath, im Norden, die Lebensgewohnheiten der Männer wesentlich andere wären.

Petrequin (4) hat das Wasser, welches die Stadt Clermont-Ferrand mittelst einer Leitung von den Abhängen des volkan. Gravenoire erhält, untersucht, bespricht seine hygieinische Bedeutung und vergleicht es mit dem Wasser anderer Städte Frankreichs. Seine Untersuchungen beschränken sich auf drei Punkte 1. die Temperatur, 2. den Luftgehalt und 3. den Gehalt an mineralischen Substanzen. Filtrirtes Flusswasser hat meistens im Sommer eine zu hohe Temperatur, wie z. B. das in Lyon. Das Wasser in Clermont kommt den Brunnenwässern in Strassburg an Frische gleich und hat im Haupt-Reservoir eine Temperatur von 12°, in den verschiedenen Fontainen der Stadt von 13°. — Auf den Luftgehalt des Wassers muss grosses Gewicht gelegt werden. Die Kohlensäure und der Sauerstoff machen das Wasser leichter verdaulich und wirken „stimulirend". Boussingault schreibt die Entstehung des Kropfes dem zu geringen Luftgehalt des Trinkwassers zu (S. Murray. R.). P. stellt die Ansichten verschiedener Autoren über den für gutes Trinkwasser erforderlichen Luftgehalt, und den Luftgehalt, den die Wässer verschiedener französischer Städte darbieten, zusammen und schlägt vor, 30–35 Cub.-Cent. Luft pro Liter als das erforderliche Luftquantum anzunehmen. In derselben Weise stellt er mehrere Notizen über den Kohlensäure- und Sauerstoffgehalt der Wasser der Seine, Rhone, Saone etc. zusammen, verlangt 8–10 Cub.-Cent. Kohlensäure pro Liter für gutes Trinkwasser und 3–4 Cub.-Cent. Sauerstoff im Anschluss an Barreswill u. Girard. Das Wasser von Clermont bleibt hinter diesen Anforderungen zurück und enthält nur 14 Cub.-Cent. atmosphärische Luft und 7 Cub.-Cent. Kohlensäure, P. schlägt daher vor, demselben in den verschiedenen Reservoirs durch feine Zertheilung Luft zuzuführen und ausserdem eine bisher nicht benützte, etwas entfernter gelegene Quelle der Art der Wasserleitung zuzuführen, dass man das Wasser derselben, ehe es in die letztere sich ergiesst, eine grössere Strecke weit in einem offenen Kanal fliessen lässt.

Was die mineralischen Bestandtheilen betrifft, so enthält davon die Loire 0,14 Gramm, die Garonne 0,136, Rhone 0,182, der Rhein 0,231, der Doubs 0,232, die Seine 0,254, die Marne 0,511, und P. schliesst daraus, dass gutes Trinkwasser zwischen 0,15 und 0,35–0,40 Gramm enthalten müsse, wobei er betont, dass auch der zu geringe Gehalt an mineralischen Bestandtheilen ein Mangel des Trinkwassers sei. Was die Quantität der Salze betrifft, so giebt P. eine Zusammenstellung der Härte-Grade des Wassers verschiedener französischer Städte ohne weitere daran sich knüpfende Bemerkungen und bezeichnet dann als schädliche Bestandtheile des Trinkwassers nach Dupasquier: 1. Organische Materien in zu grosser Menge und namentlich im Zustande der Fäulniss (eine weitere Berücksichtigung finden dieselben in der ganzen Arbeit nicht. R.); 2. schwefelsauren Kalk; 3. Chlorcalcium und salpetersauren Kalk, wenn sie im Verhältniss zu den übrigen festen Bestandtheilen in zu grosser Menge vorhanden sind. Als nützliche Bestandtheile des Trinkwassers führt P. auch Kochsalz und kohlensauren Kalk auf, auf deren Wichtigkeit für die Ernährung und namentlich die Knochenbildung schon vor Boussingault Dupasquier hingewiesen hatte. In welchen Mengen diese beiden Salze im Trinkwasser erforderlich oder zulässig sind, wird nicht festgestellt.

Eine Analyse des Wassers von Clermont ergiebt in 500 Gramm Wasser: Kohlensäure 0,041 Gramm, Kieselsäure 0,080, Kali 0,020, Kalk 0,017, Magnesia 0,011, Eisen Spuren, organische Stoffe unbestimmt, — also im Ganzen zu wenig mineralische Stoffe. P. hält dafür, dass es dadurch zu verbessern wäre, dass man es über Kalkblöcke hinleitet.

6. Hygieine der Nahrungs- und Genussmittel.

a) Allgemeines.

1) Jeannel, J., Note sur la cuisson des aliments à une température inférieure à 100 degrés. Annales d'hyg. publ. Janv. p. 161. — 1a) Jeannel, Note sur la marmite Norwégienne et sur la cuisson des aliments à une température à 100°. l'Union médic. No. 31. p. 411. — 2) [illegible], Sur un nouveau procédé de conservation des substances alimentaires par l'acide de [illegible]. Compt. rend. LXXV. No. 4.

b) Animalische Nahrungsmittel.

3) Arieo (Jean), Ueber den Fleischextract und insbesondere über eine neue Wirkung desselben. Wiener medic. Zeitg. No. 2. — 4) Kuborn, Note sur un point d'hygiène publ. relatif aux viandes d'animaux malades. Bull. de l'acad. de méd. de Belgique No. 7. — 5) Schüttleben, H., Die Einfuhr präservirten Fleisches in den Zollvereins-Tarif. Deutsche Vierteljahrsschr. f. öffentl. Ges. Pfl. IV. 3 H. S. 377. — 6) Condensed milk. The Lancet, Sept. 1. p. 323. — 7) Müller (Bern), Die Anfälschungen u. Anpreisungen unserer Nahrungs- und Genussmittel. Correspondenzbl. Schweizer Aerzte No. 19. — 8) Herdy, Vétérinaire etc. Des propriétés physiques, organoleptiques et alimentaires de la viande de boucherie. Arch. médical. Belges. Juin. (Siehe Brust)

c) Vegetabilische Nahrungs- und Genussmittel.

9) Liechti, Paul, Arsenikhaltige Anilinfarben als Färbemittel für Fruchtsäfte. Amtliche Mittheil. aus Baden No. 16. — 9) Zimmermann (Göttingen), Gefährliche Rauch-Kerzen. Vierteljahrsschr. f. ger. Med. u. öffentl. Sanit.-Wes. April. S. 302. — 10) Jaillard, Note sur un vin arsenicale. Gaz. médic. No. 6. — 11) Rousset, Théophile, De l'impôt des boissons et en particulier des lois du 1 Sept. 1871 und 26 March. 1872 dans leurs rapports avec l'hyg. publ. Bullet. de l'Acad. de Méd. No. 7. — 12) Pavillo, Arb., Moyens pratiques de combattre l'ivrognerie proposés ou appliqués en France, en Angleterre et en Amérique. Annales d'hyg. publ. Janv. p. 5 u. 270. — 13) Bergeron, Jules, Rapport sur la répression de l'alcoolisme. Ibid. Juillet p. 5. — 14) Jonsen, Aug., De l'influence d'une nourriture [illegible] de l'usage et de l'abus des alcooliques sur la santé des ouvriers. Annal. de la société méd. d'Anvers. Janv. p. 15, Févr. p. 60, Mars p. 141, Avril et May p. 171, Juin p. 229, Juillet et Août p. 293. — 15) Annal. de la société de méd. de Gand p. 77. (Eine umfangreiche, halb populair gehaltene Abhandlung über die Getränke (Alcoholica, Thee, Kaffee, Mineralwasser etc.), ihre Bereitung, Anwendung, Wirkungen, die wissenschaftlich nichts Neues bietet. R.) — 16) Vogel, Aug., Nahrungs- und Genussmittel aus dem Pflanzenreich. — Anleitung zum richtigen Erkennen und Prüfen der wichtigsten im Handel vorkommenden Nahrungsmittel, Genussmittel und Gewürze mit Hülfe des Mikroskopes. Mit 116 feinen Holzschnittbildern. Wien. S. 186. (Für den Nachweis von Verfälschungen ist das Buch durch die Güte der zahlreichen Abbildungen ein schätzbares Hülfsmittel. R.)

Der Umstand, dass in hohen Gebirgen die Zubereitung der Speisen ganz ebenso erfolgen kann wie anderswo, obgleich des geringeren Luftdruckes wegen die Flüssigkeiten schon bei einer niederen Temperatur, als es in der Ebene geschieht, zum Kochen gelangen und die vorzüglichen Erfolge des sog. norwegischen Topfes führten Jeannel (1) dazu, Experimente anzustellen über die Erfolge einer **Zubereitung der Speisen ohne wirkliches Kochen**, bei einer Temperatur von 95°. Es fragte sich, ob beim wirklichen Kochen nicht vermeidbare Verluste eintreten, ob bei 95° die Speisen gar werden, ob eine Ersparniss am Feuerungs-Material im letzteren Falle erzielt werde. Zunächst wurden Fleisch, Wasser und die nach dem Reglement der Militärhospitäler zu einer guten Suppe erforderlichen Zuthaten in einem Kolben gekocht, der verkorkt- und durch eine gebogene Glasröhre mit einer Vorlage verbunden war. Was sonst beim Kochen als Dampf davongeht, condensirte sich und wurde in der Vorlage aufgefangen. Bei dem Parallel-Versuche wurde der Kolben nur Anfangs für 15 Minuten bis zum Kochen des Inhaltes erhitzt, um abschäumen zu können, dann aber die Temperatur auf 95° gehalten. Bei vier derartigen Versuchen wurde die Zeit, das Brennmaterial, die Beschaffenheit der erhaltenen Speise, Verlust an Wasser und an Fleischgewicht constatirt. — Die in die Vorlage übergehende Flüssigkeit (auf 50 Kilog. angesetzten Wassers 12 Kilog.) war sehr aromatisch. Anfangs gingen mit dem Dampfe die essentiellen Oele der Gemüse über, dann eine Flüssigkeit die nach gekochtem Fleische roch und gekocht und gesalzen, wie schwache Bouillon schmeckte. Weitere Versuche wurden mit verschiedenen Gemüsen angestellt, über die Zeit, welche es erforderte, um sie bei 95° gar zu machen.

Die Resultate waren folgende: 1) das wirkliche Kochen des Fleisches und der Gemüse hat nur den Vorzug, dass jeder Koch an dem Aufwallen der Flüssigkeit erkennen kann, dass die Temperatur genügend hoch ist, die Speise gar zu machen. Das Kochen bis zum Garwerden zu unterhalten ist überflüssig, führt zu einem Verlust aromatischer Substanzen, welche der Dampf mit sich fortführt, benachtheiligt dadurch den Wohlgeschmack der Speise und ausserdem bedingt es unnützen Aufwand an Brennmaterial. 2) Fleisch und frische wie trockne Gemüse werden bei einer Temperatur von 95° vollständig gar. 3. Die Zubereitung bei 95° verlangt etwas mehr Zeit als das Kochen bei Siedhitze und zwar im Verhältniss von 16: 15 oder 14 für Suppe und Fleisch, im Verhältniss von 5: 4 für Kartoffeln und getrocknete Gemüse. 4. Die Ersparniss an Brennmaterial bei der Zubereitung ohne Kochen beträgt 40 pCt. 5. Fleisch und Bouillon sind, nur 15 Minuten gekocht und dann bei 95° zubereitet, viel schmackhafter. 6. Man erhält auf diese Art an gekochtem Fleisch im Vergleich zu dem angewandten rohen Fleisch 3 pCt. mehr als beim dauernden Kochen und 10 pCt. mehr Brühe. J. empfiehlt daher diese Methode den Kasernen, Hospitälern und ähnlichen Anstalten und macht Vorschläge, wie in einer einfachen, für die Köche leicht fasslichen Weise die Regulirung der Temperatur erfolgen kann.

Wegen des norwegischen Topfes, dessen Jeannel lobend erwähnte, wies ein Artikel des Journal de pharmacie et de chemie (Janv. 1872) darauf hin, dass bereits vor einigen Jahren im Auftrage des Kriegs-Ministers eine Commission denselben geprüft und zu dem Schlusse gekommen wäre, dass er das

Fleisch nicht gar koche und nur brauchbar sei, um zubereitete Speisen eine Zeit lang warm zu halten. JEANNEL (10) tritt diesem absprechenden Urtheil entgegen und unterstützt seine Ansicht durch Mittheilung verschiedener Zuschriften von Personen und namentlich von Vorstehern verschiedener Anstalten, die den norwegischen Topf seit längerer Zeit in Gebrauch haben und ihm das beste Lob geben. Der Marine-Minister hat 1869 bereits die Einführung des norwegischen Topfes für den Gebrauch bei der Marine angeordnet. Dieser von SÖRENSEN erfundene Apparat erfordert nur ein ganz kurzes Kochen der Speise, — nur bei sehr grossen Fleischstücken eine Stunde, — dann wird der Deckel geschlossen und der Topf in eine Büchse gestellt, welche verhindert, dass er seine Wärme verliert, so dass die Speisen sich selbst überlassen ohne zu kochen gar werden. Bei einer Capacität des Topfes von 8—10 Lit. beträgt die Abkühlung in 72 Stunden kaum 1° pro Stunde, so dass die Speise, wenn sie kochend in die Büchse gelangte, nach 3 Tagen noch 30° warm ist. Die Vortheile dieses Apparates für die Soldaten traten so deutlich hervor, dass derselbe seit 2 Jahren bei der norwegischen Garde eingeführt ist.

SACC (2) empfiehlt ein neues Verfahren zur Conservirung von Nahrungsmitteln, von Fleisch und von Vegetabilien.

Die Fleischstücke werden in ein Gefäss schichtweise gelegt und zwischen je zwei Schichten eine Lage von essigsaurem Natron, wovon ca. ½ des Gewichts an Fleisch erforderlich ist. Die Gefässe bleiben 27 Min. bei 20° Wärme stehen, dann werden die Fleischstücke umgelegt, so dass die obersten nach unten kommen. Nach ferneren 48 Min. wird das Fleisch entweder herausgenommen und an der Luft getrocknet, oder es bleibt in den Gefässen, die nun geschlossen werden, eingepökelt. Im letzteren Falle müssen die Gefässe ganz gefüllt sein, eventuell füllt man sie mit einer Lösung des essigsauren Natrons (1 : 8) auf. Aus der Lake kann man die Hälfte des Salzes durch Krystallisiren wieder gewinnen. Die Mutterlauge stellt einen vorzüglichen Fleischextract dar, der etwa 3 pCt. des angewandten Fleisches enthält. Setzt man in diesem Verhältniss den Fleischextract bei der Zubereitung dem conservirten Fleische zu, so erhält es ganz den Geschmack des frischen Fleisches. Bei dem Einpökeln verliert das Fleisch ein Viertel seines Gewichtes, ein zweites beim Trocknen. Auch ganze Thiere können, wenn sie vorher ausgenommen sind, in dieser Weise conservirt werden, jedoch sind manche Fische, wie Lachse, nicht zu trocknen, weil dabei ihr Fett ausfliesst. Zum Gebrauch wird das Fleisch nach der Grösse des Stückes 12—24 St. eingewässert in lauwarmem Wasser, dem 10 Grm. Salmiak pro Liter zugesetzt sind. Es bildet sich Kochsalz und essigsaures Ammoniak, welches das Fleisch quellen macht und ihm auch Geruch und Reaction des frischen Fleisches verleiht.

Gemüse werden ebenso behandelt und verlieren eine ½ ihres Gewichts, Kohlarten nur ⅓. Zum Gebrauch werden sie nur in frischem Wasser eingeweicht und dann wie frische behandelt. Vor dem Einsalzen müssen sie etwas erhitzt werden, nach 24 St. werden sie ausgedrückt und getrocknet.

Pilze verlieren ⅔ ihres Gewichtes; rohe Kartoffeln sind in dieser Art nicht zu conserviren, gekochte können wie Gemüse behandelt werden.

SENFTLEBEN (5) giebt in kurzer kritischer Besprechung die verschiedenen Methoden durch, nach denen man sich bemüht das Fleisch der grossen Heerden Südamerika's und Australien's derartig zu präserviren, dass es den Transport nach Europa erträgt und hier ein gangbarer Marktartikel werden kann. Das Verfahren von HOGLEY (Pressen und Trocknen), die chemische Präparation mit Desinfections- und Absorptionsmitteln, wie auch die von GAMGEE in London (Tödtung der Thiere durch Kohlenoxyd-Gas und Imprägnirung des Fleisches mit demselben) und Anwendung der Kälte haben alle nur unvollkommene Erfolge gehabt; am Besten bewährt hat sich die Verpackung des Fleisches in Blechbüchsen, Auskochung der Luft und hermetischer Verschluss der Gefässe. — Die in Australien bestehenden Fabriken dieser Art Fleischpräserven vergrössern den Umfang ihres Betriebes von Jahr zu Jahr. In der englischen und französischen Marine gehört dieses Fleisch zur reglementsmässigen Verpflegung der Mannschaften, wird auf Handels- und Passagierschiffen, in Volksküchen, Arbeitshäusern und sogar in Pensionaten und Familien mehr und mehr verwandt. Die Einfuhr in die britischen Häfen betrug 1866 nur 321 Pf. St. an Werth, 1868—45746; 1870—200874 Pf. St. und für 1871 wird die Ziffer von 600000 erwartet. — S. macht nun darauf aufmerksam, dass nach dem Tarif des Zollvereins Fleisch, eingesalzen, geräuchert, gekocht und sonst zubereitet, Schinken, Speck, Würste nur 15 Sgr. pro Centner, frisches ausgeschlachtetes Fleisch, zum feineren Tafelgenuss zubereitetes, in Blechbüchsen und hermetisch verschlossen, 5 Thlr. pro Centner Steuer tragen muss. Wenn die überseeischen Fleischpräserven für die Ernährung des Volkes resp. der Armee und Marine herangezogen werden sollen, muss der Tarif entweder geändert oder die mitgetheilte dritte Position so ausgelegt werden, dass jene Präserven nicht unter dieselben subsummirt werden.

ANTUS (3) empfiehlt ein neues Verfahren zur Herstellung eines Fleischextractes, das vor dem LIEBIG'schen den Vorzug haben soll, dass es auch den grössten Theil des Eiweisses, Leims und Kreatins enthält, somit wirklich ein plastisches Nahrungsmittel abgiebt.

Das Verfahren besteht darin, dass das zerhackte Fleisch erst mehrmals mit kaltem Wasser extrahirt, der Rückstand im Papin'schen Topfe gekocht und ausgepresst und die erhaltenen Flüssigkeiten gemischt und im Sandbade oder im Vacuum-Apparat zur gehörigen Consistenz eingedampft werden. — Der Rückstand soll mit Mehl zur Herstellung eines Fleischzwiebacks verwandt werden. (Ob die Methode schon praktisch erprobt ist, geht aus den Mittheilungen nicht hervor.)

KUHNAST (4) auf die Nachtheile hinweisend, die der Genuss des Fleisches von kranken Thieren haben kann und auf die geringe Sorgfalt, die oft bei Beerdigung der Cadaver, selbst an Rinderpest, Milzbrand etc. gestorbener Thiere verwandt wird, empfiehlt dieselben zu verbrennen. Auf dem Lande kann man eine einfache Grube graben, Holz und

Reisig hineinwerfen, darüber auf eine Art Rost den Cadaver legen, und wenn derselbe mit Petroleum begossen, Petroleum in die Höhlen resp. die Gefässe injicirt worden ist, brennt er schnell und das Verfahren ist nicht kostspielig. Für grössere Städte empfiehlt K. eine Art von Ofen, welcher den Vortheil hat, die sich entwickelnden Dämpfe in der eigenen Feuerung zu verbrennen und das aus dem Cadaver ausschmelzende Fett vor dem Verbrennen zu bewahren, so dass es frei abfliesst und für technische Zwecke benutzt werden kann. Einige Zeichnungen veranschaulichen die Beschreibung des Ofens.

SMITH hatte in einem Vortrage den Fabriken condensirter Milch den Vorwurf gemacht, dass sie die Milch vor der Bearbeitung abrahmen, um nebenbei Butter zu gewinnen. THE LANCET (6) nimmt sie dagegen in Schutz, beschreibt den umfangreichen und in jeder Beziehung correcten Betrieb der English condensed Milk company, welche täglich 3 bis 4000 Gallonen frische Milch verarbeitet und 100 Menschen beschäftigt. Verdünnt man die condensirte Milch mit dem 3fachen an Wasser und stellt sie auf, so scheidet sich wie bei frischer Milch eine reichliche Schicht Sahne ab. Die chemische Analyse ergiebt: Wasser 25,10, Fett 11,73, Casein 15,17, Milchzucker 16,24 Rohrzucker 29,46, Aschenbestandtheile 2,30 auf 100 Theile.

Die Milch wird in der Nachbarschaft der Fabrik der frischen vergezogen, welche oft von den Milchhändlern schlecht geliefert wird. Zur Ernährung kleiner Kinder empfiehlt sich die condensirte Milch gleichfalls und steht wegen ihres grösseren Zuckergehaltes im Verhältniss zum Casein der menschlichen Milch näher als die gewöhnliche Kuhmilch.

MÜLLER (7) hat das von „J. LINKE's Kumys-Institut in Berlin" als „zum Versand präparirte Steppenmilch" ausgegebene Fabrikat genauer untersucht und berichtet über die Ergebnisse seiner Untersuchung im ärztlichen Central-Verein zu Olten. Mit Prof. v. LINKE hängt die Sache nicht zusammen, sondern ein Chemiker JULIUS LINKE benutzt die Namensähnlichkeit um das Publikum irre zu führen.

Die von dem „Kumys-Institut" verkauften Fläschchen enthalten etwa 7 Loth. Oben steht eine wasserhelle Flüssigkeit, das untere Viertel des Raumes wird von einem weissen Pulver eingenommen, auf dessen Oberfläche sich eine dünne schwarzbraune Schicht abgelagert hat. Der weisse Bodensatz ist reiner Milchzucker, die braunschwarze Schicht besteht aus organischer Substanz (ohne Hefezellen); die klare Flüssigkeit ist eine gesättigte (12,5 pCt.) Milchzucker-Lösung, welche viel freie Kohlensäure und 0,38 pCt. Natr. bicarbonicum enthält, aber keine Spur von Proteinstoffen.

Setzt man wie die Vorschrift verlangt von dieser präpar. Steppenmilch etwas zu gewöhnlicher Kuhmilch, so wird die Mischung nicht die geringste Aehnlichkeit mit Kumys haben, welche freie Kohlensäure, Alkohol und freie Milchsäure — durch Gährung aus Milchzucker gebildet — enthält. Nach Dr. LERSCH wird in Russland der Kumys zur Kur täglich frisch bereitet und enthält dann auch die Proteinstoffe mit der Butter, was bei altem Kumys, der eine Art Molkenwein darstellt nicht der Fall ist. Der in neuester Zeit im Handel erschienene Kumys von Davos sieht aus wie geronnene Milch und enthält ausser dem Fett und den Proteinstoffen der Milch, freie Kohlensäure und ferner: Milchzucker 1,56 pCt., freie Säure als Milchsäure berechnet 0,77 pCt., Alkohol 1,54, feste Bestandtheile überhaupt 4,29, Asche 0,77 pCt., kann somit sehr wohl durch geistige Gährung der Milch zu Stande gekommen sein. Ein anderes Fläschchen, ein älteres Präparat enthaltend, ergab mehr Alkohol und musste wohl aus abgerahmter Milch, der Milchzucker zugesetzt war, bereitet sein. Jedenfalls steht dieses Präparat dem russischen, allerdings aus Stutenmilch bereiteten, Kumys sehr nahe. — Prof. NAUNYN hebt hervor bei der auf den MÜLLER'schen Vortrag folgenden Discussion, dass der ächte Kumys nicht exportirt werden könne und schon in Petersburg selten sei. MÜLLER erwähnt nebenher der Farine lactée (Kindermehl) von HENRY NESTLÉ in Vevey. Das Präparat wird dargestellt aus feinem Weizenmehl, bei welchem in einem Dampfofen unter hohem Druck bei 130° das Amylon in Dextrin verwandelt ist, und frischer Kuhmilch. Die Mischung wird bei 40° im Vacuum getrocknet und enthält mit 3 Theilen Wasser aufgekocht in 1000 Theilen 232,770 organische Stoffe, 4,875 Salze und 5,300 Stickstoff. Es empfiehlt sich zur Kinderernährung.

Im März v. J. kam in Pforzheim eine ökonomische Vergiftung mit roth gefärbten Conditorwaaren vor (8), und es wurde nachgewiesen, dass zur Färbung derselben arsenikhaltiges Anilin benutzt worden war. In Folge dessen wurde in Baden das Färben von Genussmitteln mit Anilin und deren Verkauf verboten. Die Aufmerksamkeit lenkte sich in Folge jenes Falles auf die schön roth gefärbten Fruchtsäfte, welche beim Ausschank in den Selterwasser-Buden dem Wasser zugegeben werden. — In Karlsruhe wurden durch die Polizei von sämmtlichen Inhabern solcher Buden Proben aus ihrem Vorrath an Himbeersyrup entnommen und deren chemische Untersuchung veranlasst — sie erwiesen sich alle mehr oder weniger arsenikhaltig. Ob der Färbung wegen schon in den Fabriken, aus denen die Fruchtsäfte bezogen waren, Anilin dem Syrup zugesetzt war, oder es erst später zum Zweck des Ausschankes in den Selterwasserbuden geschah, scheint nicht festgestellt. Zu einer verlässigen Probe auf Färbung eines Fruchtsaftes mit Anilin wird empfohlen, Zusatz von Salpetersäure, welche das Anilin-Roth zerstört, rothe Fruchtsäfte nicht alterirt. —

ZIMMERMANN (9) lenkt die Aufmerksamkeit auf eine (nicht weiter bedenkliche) Fälschung der Muskatnüsse. Bei dem en gros Handel mit denselben, werden als geringste Sorte die wurmstichigen separat verkauft. Durch wälzen derselben in Kreidebrei werden die kleinen Löchelchen verstopft. Nach dem Trocknen werden die Nüsse in einem Zuber mit einem Besen umgerührt, um sie von der Kreide äusserlich zu reinigen, doch sehen sie nachher immer etwas heller, wie bestäubt aus.

JAILLARD (16) erhielt in Algier Gelegenheit einen Wein zu untersuchen, von dessen Genuss mehre Menschen mit Uebelkeit, Erbrechen, Leibschmerz, Diarrhoe erkrankt waren. Die untersuchte Probe und das ganze Fass, dem dieselbe entnommen war, zeigte sich erheblich arsenikhaltig. Wie der Arsenik in das Weinfass gekommen, blieb unaufgeklärt.

In Frankreich beschäftigte der Alkoholismus, seine Folgen für das Individuum, die Familie und den Staat und die Mittel, mit denen gegen ihn anzukämpfen sei, auch in diesem Jahr mehrere Forscher.

Ueber den Rapport, den BERGERON (13) auf Grund der Einzelarbeiten von JOLLY, ROUSSEL, JEANNEL, LUNIER der Akademie erstattet hat, haben wir schon im vorigen Jahre berichtet (l. S. 449). Sehr interessant ist die umfangreiche Arbeit von FOVILLE (12), welcher namentlich mit grossem Fleisse fremde Litteratur zusammengetragen hat, um die Mittel, welche zur Bekämpfung der Trunksucht nicht nur in Frankreich sondern auch und vorzüglich in Amerika und England angewandt worden sind, zu schildern und kritisch zu beleuchten.

Der erste Theil der Arbeit schildert die gegenwärtige Bewegung gegen den Alkoholismus in Frankreich und bespricht beistimmend die Gesetzesvorschläge von ROUSSEL und JEANNEL und die neuen Gesetze, welche den Alkohol mit höheren Steuern belegen, wobei auch zum Theil auf die Discussion des letzteren Gegenstandes im gesetzgebenden Körper zurückgegangen wird. BOCHER zeigte in derselben an dem Beispiel Englands, dass die Erhöhung der Alkohol-Steuern die Trinksucht nicht vermindere und dass eine zu hohe Steuer nur den Schmuggel zur Folge habe und die Steuer wegen der Kosten der Ueberwachung und Controle weniger einträglich mache. Der zweite Theil der Arbeit ist der wesentlichste und beschreibt in seinem 1. Abschnitt historisch bis zur Jetztzeit den Gang der Temperanz-Bewegung in Amerika und England. Die Geschichte der Temperanz-Gesellschaften wird bis zum Jahre 1836 fast ausschliesslich nach BAIRD (Histoire des sociétés de tempérance d'Amérique Paris 1836) gegeben und namentlich hervorgehoben, dass alle Gesellschaften, die sich darauf beschränkten, nur Mässigkeit im Genuss alkoholischer Getränke zu erstreben sehr bald zu Grunde gingen und irgend welche Erfolge nicht hatten. Der Gebrauch ist immer der Uebergang zum Missbrauch, und nur das Princip der völligen Enthaltsamkeit in seiner ganzen Schärfe hingestellt, hat zahlreiche und eifrige Anhänger und ist im Stande, auf die Massen zu wirken. Es ist auch nicht sowohl das Ziel der Gesellschaften, Trunkenbolde zu bekehren, als die Mässigen zu vereinigen, damit sie hierdurch aneinander eine Stütze finden und ein Beispiel geben. Die Trunkenbolde müssen, sich selbst überlassen, allmälig aussterben und so muss (BAIRD) die Trunksucht verschwinden. Die Gesellschaften wirken durch Versammlungen, Vorträge, Predigten reisender Mässigkeitsapostel, populäre Schriften und Bildwerke, welche ermahnen oder abschrecken sollen; es gibt aber auch Sparkassen, Kredit-Institute, Versicherungsgesellschaften, lediglich für Temperanzmänner, in anderen grossen Städten Temperanz-Hôtels, in denen kein alkoholisches Getränk gereicht wird, und eine Art Kaffeehäuser (British Workman), welche dem Arbeiter Erfrischung, Unterhaltung, Geselligkeit, Lectüre bieten, nur keinen Alkohol.

Einen Maassstab für die Bedeutung der grösseren Mässigkeitsgesellschaften Englands geben deren Einnahmen im Jahre 1870: die Britische Temperance League (1835 zu Manchester gegründet) nahm ein: 41,200 Fcs., die schottische Gesellschaft gleichen Namens (1844 Glasgow) 147,750 Fcs., the United Kingdom Alliance (1858 Manchester) 355,375 Fcs., the Glasgow Abstainer Union (1854) 241,625 Fcs. United Kingdom Band of Hope Union (1855 London) 64,250 Fcs., the National Temperance League (1856 London) 103,850 Fcs.; diese 6 Gesellschaften zusammen nahmen also 1870 ein 954,050 Fcs.

Was die Erfolge der Mässigkeits-Gesellschaften betrifft, so liegt es auf der Hand, dass es schwer sein muss, die Grösse derselben durch zweifellose statistische Daten darzulegen, doch hat F. mancherlei gesammelt, was eine erfolgreiche Wirksamkeit der Vereine bekundet. — Auffällig waren die Erfolge, welche 1840 CARL MATHEW in Irland errang (aber wohl vorübergehend R.). In fünf Jahren hat er 5,640,000 Personen bewegt, den Eid der Enthaltsamkeit abzulegen, und namentlich in Dublin nahm die Zahl der Verbrecher erheblich ab, ein Gefängniss musste ganz geschlossen werden; 1840 gingen 277 Branntweinschänken in Dublin ein und in den ersten 8 Monaten von 1841 wurden 20,000 Fcs. in die Sparkasse der Stadt mehr niedergelegt als in demselben Zeitraum des vorangegangenen Jahres. Die Temperanz-Bewegung in England begann 1835 und 1835 bis 1837 wurde an Malz zu Bier verbraucht 185,126,420 Scheffel, 1849—53 nur 150,709,227; an spirituösen Flüssigkeiten wurden in England producirt 1835 bis 1839: 5,715,000 Hectoliter, 1849—53 dagegen 5,265,000 Hectol., wobei noch die in der Zeit erfolgte Zunahme der Bevölkerung zu berücksichtigen ist. — Im Jahre 1851 sind in England 28 Millionen Pfund Thee, Chocolade und Kaffee mehr consumirt als 1836, dagegen 40 Millionen Gallonen (1 Mill. 800,000 Hectol.) weniger an Spirituosen.

Die Temperanz-Bewegung von 1835 fand in Frankreich keinen Boden und nur zu Amiens bildete sich eine Gesellschaft, die jedoch ihre Mitglieder nicht zu gänzlicher Enthaltsamkeit, sondern nur zur Mässigkeit des Genusses verpflichtete und irgend einen nennenswerthen Einfluss nicht auszuüben im Stande war. Dem neuerdings von BERGERON gemachten Vorschlage, eine Ligue gegen den Alkoholismus zu stiften, gibt F. einen bestimmten Inhalt. Da sich in Frankreich gegen den Weingenuss nicht ankämpfen liesse und derselbe auch mehr Nutzen als Schaden stiftet, die Bekämpfung des Missbrauchs der alkoholischen Getränke aber für eine Temperanz-

Gesellschaft ein zu unbestimmtes Programm gibt, empfiehlt F., dass jedes Mitglied der zu bildenden Gesellschaften sich verpflichten soll, niemals ein Kaffeehaus oder irgend ein ähnliches Haus zu betreten, in dem alkoholische Getränke verkauft werden.

Die Gesellschaften sollen mit allen Mitteln die Bildung von Cirkeln hervorrufen und begünstigen, in denen keine alkoholischen Getränke genossen würden, sonst aber jede Gelegenheit zu anständiger, geselliger Unterhaltung, namentlich für die arbeitende Klasse, geboten würde. Diesem Ziel müsste man mit allen den Mitteln nachstreben, welche sich bei den Temperanz-Gesellschaften Englands und Amerikas bewährt haben.

Der 2. Abschnitt gibt eine ausführliche Darstellung der in Amerika seit 1857 bestehenden Asyle für Trunksüchtige und der Pläne, die man zur Zeit in England für die Errichtung ähnlicher Anstalten entworfen hat. Es werden beschrieben die Einrichtungen des 1857 gegründeten Washingtonian Home in Boston, das sich unter ALBERT DAY's Leitung aus kleinen Anfängen kräftig entwickelte, dann das Staatsasyl zu Binghampton bei New-York, welches hotelartig eingerichtet, namentlich von Kranken der besseren Stände (gegen eine Pension von 20 Dollars die Woche) benutzt wird, und damit in Zusammenhang stehend, das INEBRIATE's Home for Kings-County meistens für Arbeiter bestimmt, die in den Werkstätten der Anstalt Gelegenheit finden zu arbeiten, ferner das Asyl der Insel Ward in New-York mit drei verschiedenen Verpflegungsklassen für zahlende und für arme Kranke, dann Washingtonian Home zu Chicago, das Sanitarium von Pennsylvanien zu Media, eine Privat-Anstalt für 20 zahlende Kranke und ein ähnliches in der Nähe von Boston, das Greenwood-Institut. — Alle diese Anstalten beruhen auf dem Princip, dass die Trunksucht mehr eine Krankheit als ein Laster ist, jeder Gewohnheits-Trinker eine Art von Dipsomane, der durch eine krankhafte Störung des Willens ausser Stande gesetzt wird, dem Anreiz zum Trinken zu widerstehen. Dem entsprechend sind jene Institute als Krankenhäuser resp. Heilanstalten aufzufassen. Die Behandlung besteht zunächst darin, die meistens vorhandene physische Verkommenheit so weit thunlich zu beseitigen, dann aber ist sie eine psychische. Eine streitige Frage ist es noch immer, in wie weit man den Gewohnheits-Trinkern Willensfreiheit zuschreiben darf resp. in wie fern man berechtigt ist, gegen sie einen Zwang auszuüben. Die Wirksamkeit der Asyle wird dadurch sehr beschränkt, dass die Pfleglinge dieselben zu früh wieder verlassen. Solvente Kranke werden einigermassen dadurch gefesselt, dass sie eine mehrmonatliche Pension bei der Aufnahme vorausbezahlen müssen. Die Aufnahme erfolgt meist auf Wunsch der Kranken, nur die wegen Trunksucht zu Gefängnissstrafen Verurtheilten werden in einzelne der Staats-Anstalten zur Verbüssung der Strafen übergeführt, und unter Kuratel gestellte Säufer können zwangsweise auf Antrag ihrer Angehörigen den Anstalten übergeben und bis 1 Jahr lang in denselben zurückgehalten werden (siehe übrigens LINDSAY, Jahresber. 1870 I. S. 463). Welche reellen Erfolge die Asyle gehabt haben, ist schwer festzustellen, da eine weitere Kontrolle der Entlassenen meistens unausführbar ist, ungefähr dürfte ein Drittel der Pfleglinge als unheilbar, ein Drittel gebessert aber mit der Wahrscheinlichkeit der Recidive, ein Drittel wirklich für die Dauer geheilt entlassen werden.

In England bestehen bisher derartige Asyle nicht, wenigstens nicht für die Männer, dagegen zwei kleine Privatanstalten für trunksüchtige Frauen der besseren Klassen Queensbury Lodge zu Edinburg, und ein Sanitarium von Nordengland in Northumberland. — Dr. DALRYMPLE hat schon mehrmals einen Gesetzvorschlag dem Parlamente über die Behandlung der Gewohnheitstrinker, und Errichtung von Asylen für dieselben vorgelegt, und das Interesse für diesen Gegenstand ist im Wachsen. — Er verlangt, dass die Asyle den Irren-Anstalten ähnlich, aber nie mit diesen verbunden sein sollen. Die Aufnahme erfolgt auf eigenen Antrag oder auf Antrag der Familie; letzteres aber nur dann, wenn der Betreffende bereits für einen Gewohnheitstrinker erklärt worden ist. Für einen Gewohnheitstrinker kann Jeder erklärt werden (durch welches Verfahren? R.), welcher in Folge des Trunkes unvermögend geworden ist, sich selbst zu leiten, dauernd seine Angelegenheiten zu besorgen, oder aber durch den Trunk sich oder Andern gefährlich ist (? R.). Der Aufenthalt der Pfleglinge in den Anstalten muss mindestens 3 Monate dauern, darf aber 1 Jahr nicht überschreiten, wenn nicht eine Behörde, oder ein Irren-Inspector anders bestimmen.

Der dritte Abschnitt behandelt die Gesetze, welche in verschiedenen Staaten den Detail-Verkauf der Spirituosen beschränken oder verbieten. In Nordamerika bestand lange das Verbot, am Sonntag irgend welche Spirituosen zu verkaufen, dann aber entwickelte sich ein Kampf gegen dasselbe, der in den verschiedenen Staaten, je nach dem die Prohibitionisten die Oberhand erhielten oder unterlagen, schnelle Wechsel in der Gesetzgebung zur Folge hatte. — Die jetzigen Gesetze des Staates New-York bringen ein neues Princip zur Geltung. Der Verkauf von destillirten Getränken und Wein ist absolut verboten, der von Bier und Cider nur am Sonntag und an Feiertagen, während er an Wochentagen bedingungsweise gestattet ist. In jeder Stadt wird am ersten Mittwoch des Mai durch allgemeine Abstimmung der Bürger festgesetzt, ob für das laufende Jahr der Detail-Verkauf von Bier und Cider an Wochentagen gestattet sein soll oder nicht. Die Kaufleute, welche gegen die gesetzlichen Bestimmungen Spirituosen verkaufen, werden mit hohen Strafen belegt, und sie werden auch in sehr weitgehender Weise für alles das verantwortlich gemacht, was ein Mensch im Rausche begeht, dem sie die Mittel, sich zu betrinken, dargeboten haben. — Die heilsamen Wirkungen der Prohibitivgesetze sollen an mehreren Orten in ganz eklatanter Weise, durch Abnahme der Zahl der Verbrecher, der Geisteskranken und der Armen hervorgetreten sein. In England, wo seit Jahrzehnten ein ähnlicher Kampf gekämpft wird, wie in Amerika, bestehen nicht weniger als 6 Gesellschaften, welche dahin streben, durch die Gesetzgebung den Verkauf von Spirituosen am Sonntag zu verbieten, und überhaupt möglichst zu beschränken. Am 4. April 1872 ist durch den Minister des Innern dem Parlament eine Vorlage gemacht, durch welche die Ertheilung der Concessionen zum Detail-Verkauf von Spirituosen gesetzlich geregelt wird. — Im Allgemeinen soll in Orten unter 1500 Einwohnern nur 1 Ausschank, unter 3000 E. 2, unter 4000 E. 3 gestattet sein, und so fort auf 1000 E. ein Ausschank gerechnet werden, auf dem flachen Lande jedoch auf 600 Einwohner. Die Verkaufsstellen sollen nicht vor 7 Uhr Morgens eröffnet werden, damit die Arbeiter nicht vor Beginn der Arbeit trinken, geschlossen sollen sie werden in London um 12 Uhr, in Städten von mehr als 10,000 E. um 11 Uhr, sonst um 10 Uhr, wo jedoch die Majorität der Bürger dafür stimmt, schon um 9 Uhr. Am Sonntag findet der Verkauf nur von 1—3 Uhr Nachm. und von 7—9 Uhr Abends statt. Ausserdem schreibt das Gesetz eine genaue Controle der Verkaufsstellen und die Conventional-Strafen vor, und verschärft die Strafe für Trunkenheit an öffentlichen Orten.

In Schweden und Norwegen wurde 1870 durch Wieselgren eine Temperenz-Bewegung ins Leben gerufen, welche in den 40er Jahren zu dem noch bestehenden strengen Gesetz führte. — Die Fabrikation und der Detail-Verkauf der Spirituosen sind aufs Aeusserste beschränkt und mit sehr hohen Abgaben belastet. Am Sonntag sind auf dem Lande die Schänken gänzlich geschlossen, in Städten können sie in Folge besonderer Erlaubniss, mit Ausnahme der Zeit während des Gottesdienstes, geöffnet bleiben; die Trunkenheit an öffentlichen Orten wird bestraft; die Wirthe dürfen an Schüler, Lehrlinge, Soldaten nicht ohne Weiteres Getränke verabfolgen und werden bestraft, wenn sie einen Menschen, der sich in ihrem Local berauscht hat, eher fortgehen lassen, als bis er nüchtern geworden ist. Asyle existiren in Schweden nicht, vagabondirende Trunkenbolde werden in die Arbeitshäuser geschickt. Diese seit einem Menschenalter in Kraft stehenden Gesetze haben den vortheilhaftesten Einfluss auf die Bevölkerung ausgeübt. — In der 3. Hauptabtheilung der Arbeit wird über die übertriebene Anwendung des Alkohol als Heilmittel in England gehandelt und dargelegt, dass sich dagegen von Seiten namhafter Gelehrter bereits eine energische Opposition geltend gemacht hat. Schliesslich werden die neuen französischen Steuergesetze in Bezug auf Spirituosen besprochen, die dem Verf. noch nicht scharf genug erscheinen und endlich der Gesetzvorschlag gegen die Trunksucht, welcher von einer hierzu gewählten parlamentarischen Commission der gesetzgebenden Versammlung vom 8. Januar 1872 vorgelegt worden ist. Derselbe unterscheidet sich von dem Roussel'schen Gesetz-Vorschlage namentlich dadurch, dass die Frage der Zurechnungsfähigkeit für Verbrechen und Vergehen, die im Rausche oder von Trunksüchtigen verübt werden, ganz unberührt bleibt, und dass die Interdiction als Strafe für Gewohnheitstrinker nicht aufgestellt wird, dagegen kann einem solchen die Wählbarkeit, das active Wahlrecht, die Fähigkeit öffentliche Aemter zu bekleiden und das Recht Waffen zu tragen aberkannt werden. — Ohne weitere Kritik wird noch das Statut der neuen Association française contre l'abus des boissons alcooliques mitgetheilt.

Janssens (14) hat in einer von der Medic. Gesellschaft zu Anvers mit der goldenen Medaille prämiirten Abhandlung den Einfluss besprochen, den der Gebrauch und Missbrauch der Alkoholica auf die Gesundheit der Arbeiter ausüben. Im ersten Capitel werden die physiologische Wirkung des Alcohols, die Erscheinungen der acuten und chronischen Alkohol-Vergiftung von Lebenden und die pathologisch-anatomischen Veränderungen geschildert, welche sie bewirken, auf die Entartung der Race durch Trunksucht und die üblen moralischen Folgen wird hingewiesen. Als Alcoholica, welche von der arbeitenden Klasse vorzugsweise genossen werden, werden Bier und Branntwein kurz besprochen, der Alcohol-Gehalt mehrerer Belgischer Biere angeführt und mitgetheilt, dass der Verbrauch an Bier in Belgien mit der immer grösseren Verbreitung des Branntwein-Trinkens abgenommen hat; 1836—1840 wurden pro Kopf und Jahr 2 Hectoliter 11 Liter, 1841—45 1 Hectoliter 70 Liter consumirt. Das zweite Kapitel bespricht den Einfluss des Alkoholgenusses auf die arbeitende Klasse, zunächst wird der Zustand derselben im Allgemeinen und der Einfluss der Lebensweise auf die Gesundheits-Verhältnisse beleuchtet. Ein günstiger Einfluss wird hergeleitet aus der körperlichen Anstrengung an sich, namentlich bei den ländlichen Arbeitern, die Reihe der ungünstig wirkenden Verhältnisse ist dagegen eine beträchtliche. Betreffs der Kinder der arbeitenden Klasse wird nur erwähnt, dass sie im zu frühen Alter zu arbeiten beginnen und dann oft bereits sich den Trunk angewöhnen, betreffs des weiblichen Geschlechts weist J. auf die sich mehr und mehr steigernde Zahl der in Fabriken beschäftigten Frauen hin. Im Jahre 1840 gab es in Belgien 104,300 Fabrikarbeiterinnen, 1856 schon 134,140. Bei den Kohlenarbeiten zählte man 1841 auf 1000 männliche Arbeiter 70 weibliche, 1865 bereits 148. Diese Arbeiterinnen sind häufig dem Trunke ergeben. Ungünstig beeinflusst wird der Arbeiterstand durch die meistens, namentlich in alten Fabrikstädten sehr schlechten, fast stets überfüllten Wohnungen, unzureichende Kleidung und Ernährung, woraus denn eine im Allgemeinen schwächliche Constitution resultirt. Hierzu kommen meist deprimirende moralische Einflüsse, Sorge, Kummer, die zum Trunk führen. Ungünstigen klimatischen Einflüssen widersteht der Arbeiter schlechter als andere Personen und ist ihnen mehr ausgesetzt. Besonders hervorgehoben wird der nachtheilige Einfluss des häufigen und dauernden Aufenthaltes in den Schänken. Der Verfälschung des Bieres und Branntweins wird schliesslich oberflächlich gedacht. Im 3. Kapitel werden in allgemeinen Zügen die Schädlichkeiten skizzirt, die den Arbeiter je nach der Art der Arbeit treffen und der mit andauerndem Sitzen, mit übergrosser Körperanstrengung verbundenen Professionen, der Arbeiten in der Luft bei erhöhter Temperatur, im Wasser gedacht, so wie der Beschäftigung mit schädlichen resp. giftigen Stoffen. Im 4. und 5. Kapitel wird dann die eigentliche Frage behandelt, welchen Einfluss der Alkohol auf die Arbeiter ausübt. Im allgemeinen hält Verf. ihn nicht für unentbehrlich. Die Gefangenen, obwohl denselben bei ihrer Lebensweise etwas Alcoholgenuss nicht schaden würde, ertragen die vollständige Entbehrung desselben meistens recht gut, auch die Erfahrungen über den Gesundheitszustand der Mitglieder von strengen Temperanz-Gesellschaften zeigt den Nutzen gänzlicher Enthaltsamkeit. Es muss aber anerkannt werden, dass der Alcohol ein therapeutisches Mittel ist, welches unter Umständen sehr reellen Nutzen schafft, wenn er mit Verstand angewandt wird, namentlich in sumpfigen Gegenden, bei Einathmung putrider Gase, zeitweise bei übergrosser Körperanstrengung während der Arbeit, bei Arbeiten in kaltem und feuchtem Wetter oder wenn übergrosse Hitze Erschlaffung herbeigeführt hat. Seine toxischen Wirkungen treten, abgesehen von der Anwendung in zu grosser Menge, besonders hervor, wenn er nüchtern und zwischen den Mahlzeiten genossen wird, und er ist besonders gefährlich bei Menschen, welche eine Disposition zum Blutandrang nach dem Gehirn, den Lungen, der Leber haben oder mit Herzfehlern behaftet sind. Unter den Arbeitern werden am nachtheiligsten durch Alkoholgenuss beeinflusst die Metallschmelzer und überhaupt alle Feuerarbeiter. Um den kaum ganz zu beseitigenden Genuss des Alcohols zu regeln und die üblen Folgen der Trunksucht zu mässigen, müssten folgende Maassregeln angewandt werden. Zunächst muss die materielle Lage der Arbeiter gebessert werden, sie müssen durch populäre Schriften, Vorträge etc. über die nachtheiligen Folgen des Trunkes belehrt werden und durch Begründung von geselligen Vereinigungen, in denen sie Unterhaltung und Erfrischung ohne Spirituosen finden, den Branntweinschänken entzogen werden. In dieser Richtung werden namentlich Mässigkeits- und Enthaltsamkeits-Gesellschaften, die bisher in Belgien noch keinen Boden gefunden haben, wirken müssen. Der Staat seinerseits muss die Aufklärung des Arbeiterstandes durch gute Schulen und Schulzwang begünstigen, die Bestrebungen der Mässigkeits-Gesellschaften und aller, die das Wohl der Arbeiter bezwecken, unterstützen und, wenn der Alkohol-Verkauf nicht ganz unterdrückt werden kann, was allerdings das Beste wäre, wenigstens die Production der Spirituosen und den Verkauf derselben durch hohe Steuern belasten, die Zahl der Branntweinschänken möglichst herabdrücken, dagegen dafür sorgen, dass an Stelle des Branntweins der arbeitenden Klasse ein gesundes, nicht zu schwaches und billiges Bier geboten würde. Dieses schafft allen Nutzen, den man sich von Alkoholicis unter Umständen versprechen darf, während die nachtheiligen Folgen selbst bei unmässigem Genuss unvergleichlich viel geringer sind. Die Steuern auf Bier, namentlich auf die geringeren Sorten, welche der Arbeiter trinkt, sind zu beseitigen, die Brauerei in jeder Weise zu begünstigen, aber auch zu überwachen, damit ein gesundes und nicht zu verdünntes Getränk geliefert werde. — Neben diesen Präventiv-Maassregeln sind auch repressive zu empfehlen. Die Arbeitgeber müssten sich verbinden, keine Trinker in der Werkstätte zu dulden, und der Staat muss durch Gesetze gegen die Trunksucht vorgehen, etwa in der Art, wie es Roussel in seinem Gesetzvorschlage ausgeführt hat.

7. Ansteckende Krankheiten.

a) Syphilis.

1) Homo, Étude sur la prostitution dans la ville de Chateau-Gontier suivie de considérations sur la prostitution en général. Paris. 188 pp. 8. — 2) Cambon, Prophylaxie de la syphilis. Annal. de Dermatolog. et de Syphiligraph. No. 2. 3) Charpi, Des organes génitaux externes chez les prostituées. Ibidem No. 4.

b) Pocken.

4) Sauer ([illegible]), Entwurf zu einer allgemeinen deutschen Verordnung über die Impfung der Schutzpocken. Deutsche Vierteljahrsschr. für öffentl. Gesundheitspflege IV, Bd., 2. Heft, S. 310. — 5) Lindwurm, Nothwendigkeit der Zwangs-Revaccination. Bayer. med. Intelligbl. No 11. — 6) Kolenberg, Uebertragung der Syphilis durch Vaccination. Vortrag und Discussion. Berliner klinische Wochenschrift No. 12. — 7) Hoesner, Ueber Pocken und Impfung. Corresp.-Blatt des Niederrhein. Gesellschaft f. öffentl. Gesundheitspflege S. 17. [illegible] 8) Grassi, G., [illegible] per l'uomo [illegible] del [illegible] [illegible] di [illegible] [illegible], Annal. univ. di Med. [illegible]. (Vergl. unten den Bericht von Bose.)

Homo (1) giebt zunächst eine Schilderung der Prostitutions-Verhältnisse zu Chateau-Gontier, wo er seit Jahren mit der ärztlichen Ueberwachung der Prostituirten betraut ist, gelangt dann aber auf Grund seiner Erfahrungen zu einer allgemeinen Betrachtung der Prostitution, ihrer Ursachen und Folgen und der Mittel, die zu ihrer Beschränkung anzuwenden sind. Chateau-Gontier ist ein Städtchen von 7000 Einwohnern, das Beobachtungs-Material, das dem Verf. vorliegt, ist somit kein grosses, er hat es aber verstanden, ihm eine besondere Bedeutung zu geben durch eine derartige Genauigkeit der Feststellung aller in Betracht kommenden Beziehungen, wie sie eben nur möglich ist in einem kleinen Orte, dessen Bevölkerung völlig klar übersehen werden kann. Für die Zeit, in welcher er dem Sicherheits-Dienst vorsteht, hat er betreffs der überwiegenden Mehrzahl der inscribirten Prostituirten festgestellt, wo sie herstammen, wohin sie gingen, wann sie den Ort verliessen, wie lange sie sich in Gontier aufhielten, ob in den Bordells, oder in eignen Wohnungen, den Grad der Bildung, die sie genossen, ob und bis zu welchem Jahre sie eine Schule besucht hatten, ihre Profession und die Existenzmittel, die sie sich durch Arbeit zu schaffen im Stande wären, so wie das Alter, in dem sie zu arbeiten aufgehört hatten, das Alter, in dem sie deflorirt und in dem sie inscribirt wurden; in welcher Stadt dies geschah, unter welchen Umständen und ob sie, ehe sie in ein Bordell eintraten, bereits von Jemandem ausgehalten worden waren. Ausserdem wurde festgestellt, ob sie eheliche oder uneheliche Kinder waren und in einzelnen Fällen mancherlei und interessante Details, die auf die Ursachen und den Weg der moralischen Verirrung nicht unwichtige Streiflichter werfen. Sogar betreffs der heimlichen Prostitution, welche in dem kleinen Orte doch kaum zu verbergen, wenn auch von der Polizei übersehen ist, sind verhältnissmässig genaue Mittheilungen gemacht. Die allgemeinen Schlüsse, zu denen Homo gelangt, sind im Wesentlichen folgende: Die Prostitution ist in der Regel nicht die Folge von Gelegenheitsursachen, wie Mangel an Arbeit, Noth, Verführung, Putzsucht, sondern wo diese wirksam werden, sind meistens die Mädchen bereits moralisch herabgedrückt gewesen durch Vernachlässigung seitens der Eltern, welche sich nicht genügend um sie kümmerten, durch schlechtes Beispiel, das dieselben ihnen gaben oder weil sie die Mädchen direct zur Liederlichkeit antrieben. Bei den Gefahren, welche der Gesellschaft durch die Prostitution bereitet werden, ist es geboten, dass der Staat gegen dieselbe einschreitet. Als Präventiv-Maassregeln sind anzuwenden: 1) ausreichender und unentgeltlicher Unterricht in Volksschulen, Sorge für religiöse und moralische Erziehung, 2) Wohlthätigkeits-Anstalten, wo junge Mädchen ein Asyl und Arbeit finden, aber auch Gelegenheit irgend eine Profession zu lernen, und von wo aus für ihr Unterkommen in einem passenden Geschäfte oder Dienste gesorgt wird, 3) ein Gesetz, welches gestattet junge Mädchen der Autorität ihrer Eltern zu entziehen und geeigneten Personen zur Erziehung oder Leitung anzuvertrauen „wenn sie im Elternhause nicht Gegenstand derjenigen Sorgfalt sind, welche die Moral verlangt“ (? wohl zu unbestimmt. H.). 4) Strenge Bestrafung der Kuppelei, namentlich, wenn die Eltern ihre eigenen Kinder zur Unzucht verleiten. – Als Maassregeln, welche geeignet sind, die Gefahren der Prostitution für die Gesellschaft zu mildern, werden angerathen: 1) Inscription aller notorisch Prostituirten, 2) unablässige Verfolgung der heimlichen Prostitution, namentlich auch der sog. Filles entretenues, welche kein Privilegium haben dürfen, 3) Erleichterung der Ueberwachung dadurch, dass man die Prostituirten zu bewegen sucht, in Bordelle einzutreten, 4) Begünstigung der Vermehrung der Bordelle, 5) möglichste Beschränkung der Syphilis durch ärztliche Besichtigung der Inscribirten nicht nur, sondern aller Personen, Männer oder Frauen, auf welche unter Umständen dem Staate gesetzlich eine solche Einwirkung zusteht (Gefangene, Vagabunden, Soldaten, Arbeiter in Staats-Anstalten u. dgl.), ferner zwangsmässige Unterbringung der krank befundenen in Hospitälern bis zur Heilung, unentgeltliche Ertheilung ärztlicher Hülfe an Syphilitische, Erleichterung der Aufnahme derselben in Hospitälern, wenn sie dieselbe freiwillig anstreben. Besonders wäre es praktisch, wenn dieselben Aerzte, welche die Visitationen der Prostituirten zu besorgen haben, zugleich auch deren Behandlung in den Hospitälern leiten würden.

Neben den strengen Maassregeln, die der Staat gegen die Prostitution anwendet, muss er in jeder Weise Wohlthätigkeits-Gesellschaften begünstigen, welche zum Zweck haben, die Prostituirten zu einem moralischen Lebenswandel zurückzuführen.

Camnas (2), der im Allgemeinen nichts Erwähnenswerthes über die Prophylaxe der Syphilis anführt, macht einige Mittheilungen über die Prostitutions-Verhältnisse in Madrid. Der Gouverneur von Madrid führte zuerst 1859 eine Controle der Prostituirten, Inscriptionen, ärztliche Visiten, Ueberwachung und Reglementirung des Bordellwesens ein und erzielte damit so grosse Erfolge, dass nach einigen Monaten nicht ein Kranker sich auf der syphilitischen Abtheilung des Militär-Hospitals befand bei einer Garnison von 12000 Mann. Die straffe Zucht, die er eingeführt hat, bestand nicht lange; nach einigen Jahren war die ganze Sache eingeschlafen, und 1869 erst wurde ein neues Reglement von einem andern Gouverneur erlassen, welches mitgetheilt und kritisirt wird, übrigens durch dessen Nachfolger in nächster Zeit umgestaltet werden soll. Es beschäftigt sich hauptsächlich mit Feststellung der Angaben und Taxen, welche die Bordellwirthinnen und die einzeln lebenden Prostituirten zu zahlen haben, dem Modus ihrer Erhebung und Disciplinarstrafen, welche sich besonders auf unregelmässige Zahlung der Abgaben beziehen. Der eigentliche sachliche Inhalt ist sehr dürftig, die Anordnungen über polizeiliche Controle und ärztliche Visitation lückenhaft und in mancher Beziehung unpraktisch. C. verlangt eine Specialpolizei zur Ueberwachung der Prostituirten, Inscription aller Prostituirten ohne Ausnahme, häufige ärztliche Visitation (2 Mal wöchentlich und zwar mit Anwendung des Speculum), tägliche Untersuchung derjenigen Frauenzimmer, welche constitutionell syphilitisch gefunden werden, wenigstens 4 Monate lang nach ihrer anscheinend erfolgten Heilung. Statt dass bisher die bei der Visitation fehlenden nur in Geldstrafe genommen wurden und so mehrere Besichtigungstermine versäumen konnten, sollen sie sofort zur Untersuchung sistirt werden.

Weil die Angst vor dem Krankenhause die inscirten Frauenzimmer zum Latitiren veranlasst, sollen Dispensatorien errichtet werden, in denen sie (doch nicht ambulant? Ref.) behandelt werden, die unter Leitung der controlirenden Aerzte stehen, und in deren Local auch die gewöhnlichen Besichtigungen vorgenommen werden können. Die für die Visitationen anzustellenden Aerzte (médecins hygiénistes) sollen ein besonderes Examen machen.

Charpy (3) beschreibt die Veränderungen, welche die äusseren Genital-Organe der

Prostituirten mit der Zeit erleiden, nach den Beobachtungen, die er an 800 Prostituirten jeden Alters gemacht hat. Dieselben lassen sich dahin zusammenfassen, dass eine stärkere Pigmentirung eintritt, eine Erweiterung der Orificien und Kanäle und theilweise Hypertrophie und Induration, theilweise Schwund der Gewebe.

Die grossen Schaamlippen sind oft sehr entwickelt, sei es durch Fettablagerung oder durch ein Oedem in Folge von Bubonen, syphilitischen Geschwüren, Vulvitis oder durch eine Art Infiltration. Die kleinen Lippen sind mitunter ganz klein, atrophisch, kaum bemerkbar, oft aber hypertrophisch und zwar in Form langer Lappen, von unregelmässiger Form, ausgefranzt, gefaltet, von schiefergrauer oder gelb-brauner Farbe. Von den zufälligen Veränderungen, wie sie namentlich durch syphilitische Affectionen, Narben etc. hervorgebracht werden, erwähnen wir nur die häufigen Cysten der Gland. vulvo-vaginales, Akne, Herpes u. A. nicht specifische, aber oft vorkommende Eruptionen. Die Clitoris zeigt namentlich bei den Personen, die in Bordells wohnen und oft der Onanie und Tribadie ergeben sind, eine bedeutende Entwicklung, eine erhebliche Vergrösserung und Schlaffheit der Vorhaut. Die Harnröhren-Mündung liegt meistens sehr hoch, ist mitunter in Folge von Masturbation trichterartig erweitert. Die Schleimhautdrüsen des vorderen Endes der Harnröhre sind meist Sitz einer chronischen (nicht specifischen) Entzündung, sondern etwas Schleim ab, sind geschwellt und oft tritt die gewulstete schlaffe Schleimhaut als ein kleiner blaurother Prolapsus aus der Harnröhrenmündung hervor. Der Scheideneingang ist erweitert, klaffend, der Schliessmuskel gelähmt, aus den Carunkeln bilden sich oft unregelmässige zottige, franzenartige Anhängsel, die Schleimhaut ist schlaff, neigt oft zum Prolapsus, der Harnröhrenwulst ist stark entwickelt. Bei allen Personen wird die Schleimhaut wie gegerbt, gelbweiss gefärbt, glatt, verhärtet, lederartig. Am After trifft man oft die charakteristische trichterförmige Einsenkung mit Erschlaffung des Anus. (Eine Berücksichtigung etwa stattgehabter Entbindungen wäre wohl nützlich gewesen. R.)

Ein von Eulenberg (6) in der Berl. Med. Gesellschaft gehaltener (uns noch nicht vorliegender R.) Vortrag über Vaccinal-Syphilis gab zu einer längeren Discussion des Gegenstandes Veranlassung. Fraenkel berichtet über den Verlauf einer Untersuchung, welche von einer Commission der Gesellschaft im Februar 1870 betreffs einiger in Berlin vorgekommener Fälle von Vaccinal-Syphilis angestellt worden war. Am 10. Januar waren in einem Hause 18 Kinder vaccinirt worden und sollten, wie namentlich politische Zeitungen mittheilten, sämmtlich oder meistens dadurch syphilitisch inficirt worden sein. Die Commission untersuchte die Kinder mehrfach bis Ende April. Bei einem Kinde waren die Pocken nicht angegangen, bei zweien entwickelten sie sich und verliefen durchaus regelmässig, bei zwölf kamen anomale Erscheinungen hervor, drei entzogen sich der Beobachtung. Bei den Erkrankten zeigte sich Impetigo, theils an der Impfstelle (10 Mal), theils an anderen Orten (5 Mal), Lichen (3 Mal), Furunkeln (2 Mal); 1 Mal Eczem, Intertrigo, Akne und Papeln, letztere bei einem entschieden scrophulösen Kinde und nur an der Impfstelle. — Drüsenschwellungen (Cervical-Submaxillar-Inguinal- oder Axillar-Drüsen, nie Cubital-Drüsen) zeigten sich 7 Mal, aber nur in geringer Entwicklung, nie indurirt. Der Pharynx blieb mit Ausnahme eines rasch heilenden Follicular-Abcesses, bei allen Kindern frei, ebenso Genital- und Aftergegend. — Von den 12 anomalen Fällen entzogen sich 4 (sämmtlich leicht) mit der Zeit der Beobachtung, die übrigen acht heilten ohne anti-syphilitische Behandlung vollständig, und die Commission erklärt mit Bestimmtheit, dass es sich um Syphilis bei den Kindern nicht gehandelt habe. Lewin, Mitglied der Commission erörtert die Differential-Diagnose eingehender und hebt namentlich hervor das Fehlen jeder Induration, der Schwellung der benachbarten Drüsen und der gewöhnlich auftretenden Eruptionen auf der äusseren Haut, der Schleimhaut des Mundes etc. Die vorhandenen Exantheme traten nicht an den Stellen auf, die sonst bei Syphilis gewöhnlich befallen werden, hinterliessen nicht die charakteristische Färbung nach dem Abheilen. Dass alle Fälle spontan heilten, ist auch beweisend gegen Syphilis. Eulenberg stellt folgende Sätze auf: 1. Angeborene Syphilis kann während der ersten 3 Monate latent bleiben. 2. Syphilis ist durch Vaccination nicht übertragbar, wenn nur ganz reine Lymphe genommen wird. 4. Minimale Mengen von Blut oder Schorf können Träger des syphilitischen Contagiums werden. 4. Wenn die Uebertragung durch Blut oder Schorf stattfindet, so ist es gleichgültig, ob man durch einen Schnitt oder mit der Nadel impfte. 5. Sehr wahrscheinlich ist es, dass die Vaccine einen Einfluss auf den langsameren Verlauf der Syphilis habe. 6. Es verdient erwogen zu werden, ob nicht die Behandlung der Lymphe mit Glycerin die Gefährlichkeit der Uebertragung vermindert. — Lewin meint, dass unter den 400 Fällen angeblicher Vaccinal-Syphilis, die die Literatur bisher bietet, eine Menge auf diagnostischen Irrthümern beruhe, und dass in manchen Fällen vielleicht aus Versehen von einer syphilitischen Pustel statt von einer Impfpustel geimpft worden sei. Senator hebt hervor, dass, wenn man überhaupt die Möglichkeit der Uebertragung der Syphilis durch das Blut zugiebt, man auch zugeben müsse, dass durch die Vaccination Syphilis übertragen werden könne, da die Lymphe meistens etwas Blut enthalte. — Eulenberg theilt kurz einen Fall von Erkrankung nach Vaccination mit: Im Monat April wurden in Danzig von vollkommen gesunden Kindern 13 Matrosen geimpft. Zwei Tage darauf erkrankte einer mit Uebelkeit und fieberhaften Erscheinungen, wogegen er Chinin erhielt. Er ging trotzdem auf die Reise nach Helsingör und ehe man da ankam, war dieser Matrose und noch ein zweiter, dem später ein dritter folgte, gestorben. Von der Impfstelle aus hatte sich bei Dreien Erysipelas gangraenosum entwickelt, welches zu Pyaemie geführt hatte.

Lindwurm (5) fordert auf Grund folgender statistischer Daten, die er mittheilt, dass auf gesetzlichem Wege der Revaccinations-Zwang eingeführt werde. Vom 1. Januar–31. December 1871 sind im Krankenhause zu München 627 Blatternkranke – 306 M., 321 W. – behandelt, von denen 64=10,2 pCt. starben. Nicht vaccinirt waren von allen Kranken nur 2, von denen einer starb, revaccinirt waren von den 627 Kranken nur 50 und zwar nur 14 mit Erfolg. Von den letzteren waren 3 erst 10–12 Tage vor Ausbruch einer Krankheit bei ihnen, also nach erfolgter Infection revaccinirt, 6 waren vor 16–40 Jahren revaccinirt worden, es bleiben also nur 5 Fälle, weniger als 1 pCt., in denen Personen erkrankten, die innerhalb der letzten 12 Jahre revaccinirt worden waren.

Baum (4) legt einen Entwurf zu einer allgemeinen deutschen Impfordnung vor. Er schliesst sich an die Bestimmungen an, welche seit 1829 in dem ehem. Kurhessen geltend waren. Dem Entwurfe sind alle erforderlichen Formulare beigegeben. Das Land ist in Impfbezirke mit besonderen Impfärzten getheilt, jeder Bezirk in eine Anzahl Impfstationen. Die Impfungen und Revisionen erfolgen im Frühjahr. Schon vor der Impfung sind genaue Listen der Impfpflichtigen aufzustellen, die sich ergeben aus den Geburtsregistern, denen die vom Jahre vorher als nochmals zu impfen übernommen waren, den von Auswärts ungeimpft Zugezogenen, während die Gestorbenen und die ungeimpft in einen andern Bezirk Verzogenen in Abgang zu stellen sind. Die Genauigkeit dieser Listen ist die Garantie des Erfolgs des ganzen Impfgeschäftes. Impfpflichtig ist jedes Kind, das bis zum 31. December des vorhergehenden Jahres geboren und vor den Menschenblattern noch nicht geschützt ist. — Die Vorladungen zur Impfung erfolgen namentlich gegen Empfangs-Bescheinigung, die Vorimpfungen sind unentgeltlich, die Eltern der Vorimpflinge erhalten eine Remuneration. Der Ausfall der Impfung wird natürlich in den Listen bemerkt, die Impfstraffälligen eingetragen, die Impfscheine den mit Erfolg Geimpften ausgestellt. Privatimpfungen sollen nur durch die angestellten Impfärzte des Districtes erfolgen, weil sonst Unordnungen gar nicht zu vermeiden sind. Mit Conventionalstrafen gegen Säumige oder Renitente ist ernstlich vorzugehen, die Impfung eventuell zwangsweise zu vollziehen. Die nach vollendeter Impfung abgeschlossenen Listen reicht der Impfarzt zunächst der betreffenden Verwaltungs-Behörde zur Repartition der Kosten, Kenntnissnahme der Straffälligen etc. zu, dann aber einen allgemeineren Bericht über den Ausfall des Impfgeschäftes an die Regierung.

Bono, L., Sulle vaccinazioni pubbliche praticate in Milano nel 1. semestre 1871. Annali univ. di medic. Febbr. 1872. –

Eben so sicher wie humanisirte erzeugt Kuh-Lymphe ächte Vaccinepusteln. Nur ist letztere nicht in Röhrchen aufzubewahren, sondern erst kurz vor der Anwendung zu präpariren, indem die dem Euter entnommenen ganzen Pusteln in ein wenig Wasser zerpflückt werden. Eine Kuh lieferte durchschnittlich 60 Pusteln, deren jede zur Impfung von etwa 10 Menschen ausreicht. – Autor dringt auf obligatorische Impfung, auch für Italien.

Beck (Berlin).

Skyddskoppympningen i Stockholm. Hygiea 1871.

Die gegenwärtige Ordnung der Vaccination in in Stockholm hat sich sehr mangelhaft erwiesen, was besonders daraus hervorgeht, dass das Pockenlazareth in den Jahren 1861-70 2780 Fälle empfangen hat (Tödtlichkeit 10 pCt.) und die Communal-Aerzte über 5000 Fälle ausserhalb des Hospitals behandelt haben während der Zeit von 1864-70. Neue Controllbestimmungen werden in Vorschlag gebracht.

C. B. Gaedeken (Kopenhagen).

---

8. Hygieine der verschiedenen Beschäftigungen und Gewerbe.

1) Blaschko, (Berlin), Ueber die Gesundheitsverhältnisse der Baumwollenweber. Vierteljahrsschr. f. ger. Med. und öffentliche San.-Wesen. October. S. 277. — 2) Schuler, Die glarnerische Baumwollenindustrie und ihr Einfluss auf die Gesundheit der Arbeiter. Deutsche Vierteljahrsschr. f. öffentliche Gesundheitspflege IV., 1. Heft p. 80. — 3) Instructionen für die Beobachtungen bei den physikalischen Stationen der Steinkohlengruben St. Ingbert und Mittelbexbach. Ibidem Heft 3 S. 572. — 4) Lewis, Alfred, Employment of women in white lead manufactories. Med. times and gaz. Nov. 16 p. 139. — 5) Hillairet, Note sur un nouveau moyen de préparer sans mercure les poils de lièvre et de lapin destinés à la fabrication des chapeaux de feutre, suivie d'un mémoire sur l'intoxication mercurielle professionnelle. — Rapport. Bull. de l'Acad. de Méd. No. 35 p. 1061. — 6) Ollivier, Aug., Note sur une coloration particulière de la peau chez les polisseurs sur argent, pouvant constituer un signe d'identité. Gaz. méd. de Paris No. 30 p. 187.

Blaschko (1) weist auf die Nothwendigkeit hin, in Berlin genauere Untersuchungen über den Gesundheitszustand der Baumwollenweber anzustellen. Die Baumwollen-Industrie hat sich in Berlin sehr gehoben, die Statistik ergibt, dass Lungenkrankheiten daselbst stets eine grosse Rolle in den Sterblichkeits-Tabellen spielen und gerade Lungenkrankheiten werden durch die Baumwollenweberei hervorgerufen und begünstigt. In England ist der üble Einfluss, den diese Industrie auf die Gesundheit der Arbeiter ausübt, in jüngster Zeit auffällig geworden, Buchanan (Lancet Juin 1.) hat Untersuchungen darüber angestellt und gefunden, dass die Benutzung einer mehr kurzfaserigen Baumwolle und die damit zusammenhängende jetzt gebräuchliche Methode des Leimens die Ursache sind, dass sich beim Weben ein überaus reichlicher Staub entwickelt. Derselbe färbt Haare und Kleider der Weber ganz weiss und erzeugt eine sehr bedeutende Reizung in der Nase, eine geringere in den Augen und der Brust. Ausser Dyspepsie und Nasenbluten wird dadurch Kurzathmigkeit, Emphysem und Bronchitis erzeugt. — Früher, als noch vorzugsweise langfaserige Baumwolle verarbeitet wurde, wurde zum Leimen nur Kleister und Talg benutzt und etwas Chinaerde zugesetzt, um zu verhindern, dass beim Gebrauche schlechter Mehlsorten die Baumwollenstoffe eine braune schlechte Farbe bekämen. Bei der kurzfaserigen Baumwolle ist mehr Leimungsmasse erforderlich, und man benutzt als solche Mehl und Talg, denen Epsom Salze, Magnesiumchlorid, schwefels. Zink und Zinkchlorid zugesetzt ist. — Damit die Baumwolle nicht austrocknet und der Leim nicht bricht, wird in den Werkstätten auf Feuchtigkeit der Luft und Vermeidung jeden Luftzuges gehalten.

In ebenso anziehender als gründlicher Weise legt SCHULER (2) die **Bedeutung der Baumwollenindustrie auf die hygieinischen Verhältnisse** der mit derselben befassten Arbeiter im Canton Glarus dar. — Diese Industrie wurde hier bereits 1712 eingeführt, es entstanden zunächst Spinnereien, dann Handwebereien und Druckerei, und zur Zeit ist fast ein Drittel der Bevölkerung in Baumwollen-Manufactoren beschäftigt. Verf. hat als Mitglied der Fabrik-Inspection Gelegenheit gehabt, die Lage dieser Arbeiter nach allen Seiten hin genau zu studiren. Ihre Zahl beträgt ca. 9500 (worunter 1510 Kinder unter 16 Jahren), von denen für oder in Druckereien 5000 (worunter 820 Kinder) und für oder in Webereien 3000 (600 Kinder) beschäftigt sind. Verf. schildert zunächst die hygieinischen Verhältnisse der Fabriken, ihre Ventilation, Heizung, Beleuchtung, dann die Schädlichkeiten, die aus der Arbeit für den Arbeiter entspringen, namentlich das Färben, Drucken und die durch den Fabrikbetrieb bedingten mechanischen Gefährdungen durch Maschinen und dgl., dann Arbeitszeit und Eintheilung, Ernährung, Kleidung und Wohnung der Arbeiter, wobei Hautpflege und Reinlichkeit noch besonders berücksichtigt werden, die Lage der Arbeiterfamilien: Kindererziehung, geschlechtliche Verhältnisse und Ehe, ökonomische Zustände und schliesslich die Krankheiten der Arbeiter. — Bei allen diesen Punkten gestattet ihm ein reichliches Material von älteren Inspections-Berichten, auf die er sich stützt, den Einfluss zu berücksichtigen, den im Laufe der Jahre Aenderungen in der Technik und im Fabrikbetriebe ausgeübt haben und geeignete Vorschläge für Abstellung von vorhandenen Uebelständen zu machen. — In den Fabriken ist die Luft namentlich in den Drucksälen eine schlechte, weil hier die Quellen der Verunreinigung mannigfaltiger sind und die Zahl der darin beschäftigten Arbeiter die relativ grösste ist. In Spinn- und Kardensälen kommen 3100 Kubf. Luftraum auf den Kopf, in den Webereien 1400 (in den älteren 1000, den neueren durchschnittlich 1500, in einzelnen 2000 Kbf.) in den älteren Drucksälen durchschnittlich nur 640 Kbf., doch bieten einige nur 500 Kbf., die neueren durchschnittlich 1000 Kbf. Alte und neue Drucksäle zusammengerechnet ergeben 800 Kbf. pro Kopf. — In den Spinnereien sind meistens gar keine Ventilationsvorrichtungen vorhanden, in einigen einzelne im Charnier halb herunter zu klappende Fensterscheiben, die Windrädchen („Was ist das?“) in den Fenstern sind ganz abgekommen. In den Druckereien sind Luftschachte allgemein verbreitet, die jedoch sehr roh construirt sind, gewöhnlich nicht weit genug herunterreichen, sondern erst in der Nähe der Decken ihre Mündung haben und die Luft zum Dache emporführen. Selten wird eine kräftigere Aspiration durch Benutzung der Dampfrohre erzeugt, vielmehr die Ventilation lediglich durch die Differenz der äusseren und inneren Temperatur bewirkt. In einigen Fabriken giebt es mechanische durch Aspiration wirkende Ventilatoren, welche gut wirken. Sehr gut bewährt hat sich in einigen Druckereien die Verbindung von Zuleitung reiner Luft in einen Hitzkasten mit der Abfuhr durch Luftkamine. Ueber die Wirksamkeit dieser Vorkehrungen sind spezielle Beobachtungen mitgetheilt. Als besonderen Vorzug der Luftheizung wird hervorgehoben, dass dabei die Luft in den Räumen erheblich weniger Wasserdampf führt, als in den auf gewöhnliche Art geheizten und ventilirten. — Verf. hält für besonders wesentlich, dass bei den Ventilations-Einrichtungen nur erwärmte Luft durch Aspiration eingeführt werde, weil in den Druckereien zu viel kalte und feuchte Luft das Trocknen der gedruckten Tücher erschwert und die Farben zusammenfliessen macht, die Spinnereien eine zu stark bewegte Luft nicht ertragen und sie auch dem Arbeiter nicht angenehm ist, der sonst aus Unverstand geneigt ist, die Wirksamkeit aller Ventilations-Vorkehrungen nach Kräften zu hemmen.

Was die Heizung betrifft, so findet man in den älteren Etablissements meistens Glockenöfen, doch geben sie eine sehr schwankende Temperatur und die Mengen Staub, welche an den eisernen Röhren verbrennen, verderben die Luft. Die grösseren neueren Werkstätten haben Dampfheizung, die auch für Ventilationszwecke gut verwerthbar und den Arbeitern angenehmer ist als Luftheizung. Die Höhe der Temperatur, welche die Fabrikation erforderlich macht, ist nicht gerade übermässig, in Spinnsälen 18° R., in Druckereien bis 22°, nur in den sogen. Heisshängen der Rothfärbereien steigt die Temperatur bis auf 50°, doch betreten den Raum die Arbeiter zum Herausnehmen der Tücher erst, wenn er bis auf 35 – 30° abgekühlt ist und nur auf kurze Zeit. — Vielfach wird die Temperatur über das erforderliche Maass hinaus in den Fabrikräumen gesteigert.

Die gewöhnlichen Verunreinigungen, welche die Luft erleidet, sind ausser den Exhalationen der Arbeiter und grossen Mengen verdunstenden Wassers in den Druckereien, folgende. In den Druckereien enthält die Luft viel Essigsäure. In einem nicht ventilirten Saale fand S. 0,406 Grm. in 100 Kbf. Luft, in einem gut ventilirten 0,19 Grm. Sie stammt ber von der essigsauren Thonerde und holzessigsaurem Eisen, die als Beizen benutzt werden, ist dem Arbeiter sehr lästig, erzeugt Reizung der Augen, der Respirationsorgane, allerlei Hautausschläge, soll auch Chlorose bewirken, was jedoch S. in Abrede stellt. Da in Schnellessigfabriken die erwähnten Krankheitserscheinungen nicht beobachtet werden, ist es möglich, dass sich mit der Essigsäure noch andere schädlichere Substanzen verflüchtigen und zur Einwirkung gelangen. — Meist enthält die Luft auch Salzsäure, welche bei der Darstellung der Farben aus salzsaurem Anilin frei wird. — Sehr verunreinigt wird die Luft in Spinnereien und Webereien durch die Dämpfe des Oels, welches als Beleuchtungsmaterial und zum Schmieren der Maschinen benutzt wird. Zur Beleuchtung wäre möglichst Gas anzuwenden, als Schmiermittel werden Olivenöl, Klauenöle und mineralische Oele benutzt. Die Oele werden ranzig und faulen, das verharzende Olivenöl verunreinigt die Haut des Arbeiters in hohem Grade und dies hat noch besondere Bedeutung, weil der Oelschmutz auch von den Maschinentheilen herrührende fein vertheilte Metalltheile (Kupfer) enthält. Die Oeldämpfe — namentlich die des Vulkanöls — riechen sehr widerlich und erzeugen Eingenommenheit des Kopfes, bei Schwangeren vermehrte Neigung zum Erbrechen. — In Spinnereien und Webereien ist der Staub sehr gross, der aus Baumwollenfasern, Stärkemehlkörnern und anorganischer Substanz (wahrscheinlich vom Boden der Baumwollenfelder stammend) besteht, Pilzsporen in sehr geringer Zahl enthält und Emphysem, Asthma und Blennorrhöen erzeugt. In den Druckereien ist die Menge des Staubes geringer, seine Qualität aber bedenklicher; er enthält auch Farbenpartikelchen und unzweifelhaft Arsenik, von dem stark angewandten arsensauren Kali herrührend. — Starke Ventilation dieser Räume ist von zweifelhaftem Nutzen, weil dadurch der Staub aufgewirbelt wird.

Beim Färben und Drucken treten folgende Schädlichkeiten hervor. — Terpenthinöl wird als *Lösungsmittel* für das sog. Giftgrün — oelsaures Kupferoxyd — benutzt, wenn gleich nicht mehr so allgemein, wie sonst; die damit beschäftigten Arbeiter magern ab, verlieren den Appetit, der Stuhl wird retardirt, der Durst vermehrt. Der Puls wird schnell, es tritt allgemeine Schlaffheit und Kraftlosigkeit, Benommenheit, Kopfschmerz, Augenentzündung, in schweren Fällen Gliederzittern ein. Die Genesung erfolgt, wenn die Arbeit einige Zeit ausgesetzt wird. S. bezieht diese Erscheinungen nicht auf das Kupfersalz, sondern auf die Terpenthindämpfe, welche nach Versuchen von Lersch an Thieren ganz analoge Erscheinungen hervorrufen. Kolik-Anfälle, Diarrhoe, kupferartiger Geschmack u. dgl. wurden nicht beobachtet. Ueber die Chlor-Dämpfe, welche sich aus den Chlorkalk-Küpen und in den Farbeküchen entwickeln, werden wenig Klagen laut. Bei der Verwendung von gelbem Blutlaugensalz, wenn die frische Farbenmischung heiss gerührt wird, sollen mitunter Blausäure-Dämpfe sich derart entwickeln, dass leichte Intoxications-Erscheinungen und sogar eine chronische Intoxication (Schwindel, Ohrensausen, Herzklopfen, Kopfschmerz, Stomatitis, Nausea, Dysphagie, Dyspnoe, selbst Krämpfe) auftritt. Verf. hat derartiges nie beobachtet. Der statt des Weingeistes als Lösungsmittel für Farben massenhaft benutzte Holzgeist wird von den Arbeitern als gesundheitsschädlich betrachtet. Er riecht sehr unangenehm, und es wäre möglich, dass sich der Methyl-Alkohol mit dem Arsen vieler Präparate zu dem giftigen Kakodyl verbände. — Giftige Farbendroguen verstauben und kommen so zur Wirkung, vielleicht werden auch bei rascher Verdunstung kleine Partikelchen mit den Dämpfen fortgerissen. Kupfervergiftungen hat Verf. nie beobachtet, obgleich hie und da noch Grünspankugeln von blosser Hand, statt von Maschinen gepulvert werden. — Von Bleisalzen werden Bleizucker (zur Bereitung der essigsauren Thonerde) salpeters. Bleioxyd und Mennige in Anwendung gebracht. Die letztere staubt nach dem Drucken leicht vom Stoffe ab, bietet mehr Gefahr für die Consumenten. Weder von Bleipräparaten noch von chromsauren Salzen haben sich bei den Arbeitern üble Wirkungen gezeigt. Bedenklicher sind die Quecksilberpräparate (Sublimat wird oft im Verhältniss von 32 bis 400 (?) Gramm auf 1 Liter Farbe genommen) und erzeugt namentlich Brustaffectionen (Asthma, Blutspeien, Husten). Am gefährlichsten sind die Anilin-Farben und Arsenikpräparate. — Letztere (arsenigs. Natron) machen oft 5 pCt. der farbigen Anilin-Farben Mischung aus.

Auch das Lösungsmittel der Anilin-Farben (Essigsäure, Holzgeist) kommt in Betracht. Reine arsenige Säure wird wenig mehr benutzt, sie ist durch Weinsäure und Citronensäure verdrängt. Verf. ist zu der Ueberzeugung gelangt, dass Arsenik durch die unverletzte Haut nicht resorbirt werde (? Ref.) und fasst den Symptomencomplex, der sich nicht selten bei den mit der Fuchsin-Bereitung beschäftigten Arbeitern nach andern Beobachtern zeigen soll, nicht als Arsenik-Vergiftung auf und hat selbst bei den Druckern nur Hautkrankheiten an Händen, Armen, mitunter auch am Nacken und der Brust entstehen sehen: Eczema, Pusteln, Knoten welche eitrig zerfallen. Nachtheilig wirkt der Arsenik dagegen auch sonst, wo er verstäubt z. B. beim Auseinandernehmen jener ganz dünnen Gewebe, von denen 2—3 Schichten auf einmal bedruckt werden, weil die Farbe durch mehrere Lagen durchdringt. Nach dem Trocknen kleben sie ziemlich fest aneinander und beim Auseinandernehmen erfüllt sich die Luft mit Farbenstaub.

Betreffs der mechanischen Schädlichkeiten, Verunglückungen an Maschinen, Dampfkessel-Explosionen etc., sei nur erwähnt, dass Verf. der dauernden Erschütterung des Bodens durch die Dampfmaschinen die zahlreichen Senkungen und Vorfälle der Gebärmutter bei Druckerinnen zuschreibt. — Die Dauer der Arbeitszeit wäre namentlich mit Rücksicht auf die Hausfrauen nach S.'s Ansicht von 12 Stunden auf 11 Stunden herabzusetzen, Sonntag müsste statt um 6 Uhr Abends schon um 2 Uhr Nachmittags die Arbeit beendet, die Mittags-Esszeit etwas verlängert, eine kurze Rastzeit zum Essen am Vor- und Nachmittag bewilligt werden. — Für die Kinder ist eine Verkürzung der Arbeitszeit besonders nothwendig, da ihre Arbeit aber mit der der Erwachsenen zusammenhängt, nur so zu erreichen, dass die Kinder halbe Arbeitszeit erhalten, und sich Mittags ablösen.

Die Ernährung ist dem bessern Erwerb entsprechend, im Allgemeinen besser geworden, die Speisen werden aber wegen der Kürze der Mittagszeit schlecht zubereitet und bedingen hierdurch mancherlei Verdauungs-Beschwerden. Die Frauen müssten besser kochen lernen, die hier und da bestehenden Suppen-Anstalten zu Volksküchen erweitert, eigne kleine Arbeiterrestaurationen und Pensionen mit Verpflegung für Unverheirathete eingerichtet werden. Consum-Vereine sind zu begünstigen. An Getränken werden in Glarus consumirt etwa 31 Maass Wein und 3 Maass Branntwein pro Kopf jährlich, so dass auf jeden Arbeiter jedenfalls ein viel grösseres Quantum kommt. „Es ist nicht abzusehen, dass andere unschuldige Getränke den Schnaps allmälig verdrängen werden." Das Bier ist theuer und schlecht. —

Die Arbeits-Kleidung ist meist schlecht und bietet namentlich nicht genügenden Schutz vor Verunreinigung der Haut, welche durch wollene Hemden sehr begünstigt wird. — Die Betten sind meist sehr gut, auch ziemlich reinlich, werden aber noch immer häufig von mehreren Personen gemeinschaftlich benutzt. Die Ueberfüllung der Wohnungen steigert sich jährlich. Im Canton Zürich kommen 80, Aargau 77, Bern 66, in der ganzen Schweiz durchschnittlich 81, im Glarus dagegen 97 Seelen auf 100 bewohnte Räume. Die nicht seltenen Fabrikwohnhäuser sind zwar kasernenartig eingerichtet, aber meistens in gutem Zustande; in neuerer Zeit haben Privat-Speculanten kleine Arbeiterwohnungen hergestellt, die gut aber noch zu theuer sind. Im Allgemeinen bemüht sich der Arbeiter gesonderte Räume für das Wohnen, Schlafen und die Küche zu haben und nur sehr heruntergekommene Familien entbehren dies, auch werden die Wohnungen reinlich gehalten, und es zeigt sich Sinn für das Schöne und ein gefälliges Aeussere. Für die Pflege der Haut geschieht wenig, und die Herstellung von Bade-Einrichtungen wäre sehr wünschenswerth.

Die Kindersterblichkeit und Zahl der Todtgeborenen ist sehr gross; letztere machten in den 3 letzten Jahren 5,69 pCt. der Todesfälle aus. Es starben von 100 Lebendgeborenen im ersten Jahre 24,8. — Schwangere und Wöchnerinnen bleiben gesetzlich im Ganzen 6 Wochen aus der Fabrik fort. Die Mütter stillen die Kinder nicht selbst und geben sie zu sog. Gäumerinnen, die sie pflegen. Neben der Kuh- und Ziegenmilch bekommen sie oft ungeeignete Nahrung. Die Ehen werden in sehr jugendlichem Alter geschlossen. Von den weiblichen Personen stehen in den Trauungslisten 28,37 pCt., von den männlichen 5,52 pCt. im Alter von 20 Jahren oder darunter. Aussereheliche Geburten sind sehr selten (1,51 pCt.). Syphilis kommt nur in vereinzelten Fällen vor, eine eigentliche Prostitution giebt es kaum. Letztere Umstände halten den Nachtheilen der zu frühen Eheschliessungen wohl das Gleichgewicht. — S. schlägt vor, dass die freien 6 Wochen für die Wöchnerinnen vom Tage der Entbindung an gezählt werden sollen, weil viele Frauen von dem Privilegium schon in der letzten Zeit der Schwangerschaft Gebrauch machen und dann bald nach der Entbindung wieder in die Fabrik gehen. — Die Gesundheit der Arbeiter ist im Ganzen abhängig von der Grösse des Erwerbes, und die Baumwollen-Arbeiter, die eine lohnende Arbeit haben, scheinen durch die Art derselben in keiner Weise geschädigt zu werden. Auf 36,89 Einwohner kommt 1 Todesfall (incl. der Todtgebornen). Die Todesfälle im Alter von 70–80 Jahren bilden 10,42 pCt., im Alter von 81–100 Jahren 3,96 pCt. aller Todesfälle. In der Krankenkasse für erwachsene Männer zu Glarus, die von Leuten aus allen Berufsarten gebildet ist, stellte sich heraus, dass von Fabrikarbeitern 19 pCt. jährlich mit einer Krankheitsdauer von 39,1 Tag erkrankten, von den Nichtfabrikarbeitern 16,9 pCt. mit einer Krankheitsdauer von 26,7 Tagen. Auf je einen Fabrikarbeiter kommen jährlich 7,4 Krankheitstage, auf je ein anderes Mitglied der Krankenkasse 4,5 Tage. Zu berücksichtigen ist, dass sich der Fabrikarbeit viel mehr von vornherein Schwächliche zuwenden. Von den Krankheiten sind sehr häufig: Hautkrankheiten (Eczeme, variköse Geschwüre, pustulöse Eruptionen, Comedonen, Seborrhö). Lungenkrankheiten sind bei den Fabrikarbeitern nicht häufiger als bei den Bauern, namentlich ist Tuberkulose selten, ebenso acute Entzündungen der Athmungs-Organe. Häufiger sind chronische Pneumonieen (bei den Kindern), Katarrhe werden bei Druckern und Spinnern leicht chronisch, Emphysem und Asthma ist bei den mit der Baumwollenreinigung beschäftigten Batteurs und Kardern häufig, Magenkatarrh und übermässige Säurebildung sind Folgen der ungeeigneten Ernährung (s. oben), hartnäckige Conjunctivitis Folge des Staubes. Bei den Frauen sind Fluor albus und Infarcte der Gebärmutter häufig, bedingt durch das anhaltende Stehen, die Bodenerschütterungen und die feuchtwarme Luft. Scrophulose hat an Zahl und Intensität der Fälle in den letzten Jahren ganz bedeutend abgenommen, wird hauptsächlich bei den Kindern fremder, in elendem Zustande einwandernder Arbeiter gefunden. Die allgemeine Körperbildung wird durch die Arbeit beeinflusst, Arme und Brustmuskeln sind kräftig entwickelt, die Beine schwach, die Haltung ist meist gekrümmt, die untere Thoraxpartie eingedrückt.

In den Steinkohlengruben St. Ingbert und Mittelbexbach sind physikalische Stationen eingerichtet worden, um durch vergleichende Beobachtungen zu ermitteln, in wie weit der Wetterstrom in den Gruben von dem Verhalten der äusseren Atmosphäre abhängig ist, welche Veränderungen die den unterirdischen Arbeitsräumen zugeführte frische Luft in diesen erleidet und auf welchem Wege ein für den Gesundheitszustand der Bergleute möglichst vortheilhafter Wetterzug erzeugt werden kann". Die Beobachtungen werden über Tag und in der Grube gemacht, und eine Instruction (3) ordnet Zeit, Ort und Art der Untersuchung (Luftdruck, Temperatur, Feuchtigkeitsgrad, Ozongehalt, Wind, Regen- und Schneemenge) genauer an.

Lewis (4) lenkt die Aufmerksamkeit darauf hin, dass in Bleiweissfabriken eine grosse Anzahl von jungen Mädchen beschäftigt werden. Dieselben haben bei einer Arbeitszeit von 9 Stunden täglich das gefahrvolle Geschäft die Gefässe mit Blei und Essigsäure zu füllen und auszuladen und leiden in sehr hohem Grade unter der Einwirkung des Bleis, das in Dampf- und Staubform die Luft erfüllt, die Hände verunreinigt, eingeathmet und mit den Mundflüssigkeiten verschluckt wird. Die jungen Mädchen sehen, wie auch die anderen Arbeiter, auffallend bleich aus, an dem blassen Zahnfleisch tritt der Bleisaum deutlich hervor. Alle leiden an hochgradiger Chlorose, die Menses bleiben aus oder stellen sich bei denen, die sie noch nicht hatten, gar nicht ein. Auffällig ist, dass die verschiedenen Erscheinungen der Bleiintoxication, die sich sonst im Verlauf längerer Zeit allmälig entwickeln fast gleichzeitig auftreten. Mit den Koliken verbinden sich oft bereits Symptome der Affection der Central-Nerven-Apparate, epileptiforme Anfälle, Chorea. Die schlimmsten Formen der Hysterie sind häufig. – Prophylaktische Maassregeln werden nicht überall getroffen, und wo es der Fall ist, häufig nicht sorgsam und regelmässig genug ausgeführt. Der Respirator wird oft bei Seite gelassen, das Waschen der Hände vor dem Essen vernachlässigt, von dem mit Schwefelsäure angesäuerten Wasser als Getränk wenig Gebrauch gemacht.

Es erhellt, dass die Aufseher der Werkstätten über die Nothwendigkeit prophylaktischer Maassregeln besser unterrichtet werden und strenger auf deren Durchführung achten müssen. Jede Arbeiterin, welche die ersten Krankheitszeichen darbietet, müsste fortgeschickt oder auf einige Zeit anders als gewöhnlich beschäftigt werden.

Hillairet (5) hat ein neues Verfahren erfunden, um die Hasen- und Kaninchen-Haare für die Fabrikation von Filzhüten zu präpariren ohne Quecksilber anzuwenden, welches häufig zu Intoxicationen der Arbeiter Veranlassung gab. Delpech berichtet in günstiger Weise darüber, indem er zugleich eine Skizze der Technik bei der Hutfabrikation entwirft. Das Präpariren der Hasen- und Kaninchenhaare wird jetzt in Frankreich nur noch selten in den Hutfabriken vorgenommen, sondern diese beziehen die Haare schon präparirt aus besonderen Fabriken, die sich allein damit beschäftigen. Hillairet hat unter dem Mikroskop die Art der Einwirkung der bisher gebräuchlichen Quecksilberlösung (aus metallischem Quecksilber, Salpetersäure und Wasser hergestellt) auf die Haare verfolgt und erzielt eine ganz gleiche, wenn er die Haare zuerst mit Melasse, Dextrin- oder Zuckerlösung imprägnirte und dann mit verdünnter Salpetersäure behandelte. Ebenso wie bei dem alten Verfahren entwickelt sich dabei salpetrige Säure und Untersalpetersäure, welche die eigentlich wirksamen Agentien dabei sind. Es sind bereits mit dem neuen Verfahren praktische Versuche angestellt und gelungen. Die Handarbeit ist etwas grösser dabei, die Haare trocknen schwer, es wird mehr Brennmaterial verbraucht, doch gleicht sich dies dadurch aus, dass man mehr präparirte Haare erhält und von den so bereiteten (secretirten) Haaren zur Herstellung der Fabrikate ein geringeres Quantum gebraucht als von den nach der alten Methode behandelten. — Delpech berechnet, um die Wichtigkeit der neuen Erfindung hervorzuheben, dass in Frankreich etwa 10490 Personen täglich bei der Hutfabrikation beschäftigt und somit mehr oder weniger den Gefahren der Quecksilber-Vergiftung ausgesetzt sind.

Ollivier (6) macht auf eine eigenthümliche Färbung der Haut bei den Arbeiterinnen aufmerksam, welche lange Zeit mit dem Poliren von Silber beschäftigt gewesen sind und die so charakteristisch sein soll, dass man daran die Art der Beschäftigung der Personen erkennen kann. Bei einer 72jährigen Frau, welche seit 50 Jahren mit Poliren von Silbersachen in Fabriken beschäftigt war, hatte das Gesicht und die Vorderarme eine schmutzig blassblaue Farbe. Im Gesicht war die Färbung ziemlich gleichmässig, aber weniger stark an den hervorspringenden Stellen als in den Vertiefungen, die Haare um das Gesicht herum waren noch vollständig schwarz, die am Hinterkopf ganz grau, an den Vorderarmen trat die blaue Färbung in dichtstehenden kleinen Flecken auf und war am deutlichsten ausgesprochen am innern Rande des linken Vorderarmes, welcher bei der Arbeit auf dem mit Metallstaub bedeckten Tische zu ruhen pflegt. – Am Zahnfleisch fand sich kein grauer Ring. Waschungen verschiedener Art änderten die Farbe nicht, die also durch Eindringen des Silberstaubes in die Dicke der Haut bedingt ist.

---

8. Boromi (sul lavoro dei fanciulli negli opifici, proposte presentate al consiglio provinciale di sanità di Como. Annali univ. di medic. Agosto 1872.) hinweisend auf den statistischen Nachweis der grossen Sterblichkeit und mangelhaften Entwicklung der in den Fabriken der Bezirke von Como, Lecco und Varese beschäftigten Kinder, beantragt beim Provincial-Gesundheitsrath in Como, dass kein Kind unter 9 oder 10 Jahren in einer Fabrik arbeite, die Tagesarbeit 9 bis 12jähriger nicht länger als 8 Stunden mit Intervallen für den Schulbesuch, ferner 12–16jähriger nur 12 Stunden mit 3 Pausen dauere, und unterachtzehnjährige Personen ganz von Nachtarbeit frei blieben. Es solle wöchentlich ein Tag arbeitsfrei sein, die Tagarbeit nie vor 5 Uhr früh beginnen, nicht nach

8 Uhr Abend enden, Sonderung der Knaben u. Mädchen innegehalten werden, ein Tauf-, ein Vaccinationsattest und solche von dem aufzunehmenden Kinde mitgebracht werden, die hinreichende körperliche Entwicklung und die rudimentären Schulkenntnisse nachweisen. Vertrauenspersonen müssten die Ausführung der nöthigen Bestimmungen controlliren.

Beck (Berlin).

J. PETERSEN (om Helbred sorhaldes hos Arbeiderer ved Kjobenhavns Gasvaerke. Hygiein. Meddel. VII. (9)) hat, als es sich ergeben hatte, dass die Morbilität unter den Gaswerksarbeitern in Kopenhagen ziemlich gross war, öffentlicher Veranlassung gemäss, diese Verhältnisse genauer untersucht. Die Morbilität des Kranken-Vereins der Gasarbeiter war mehr als doppelt so gross, wie die anderer Krankenvereine in Kopenhagen. Vier Fünftel aller Krankheitsfälle waren: 1) chronische, oder subacute Affectionen der Respirations-Organe; sie waren die häufigsten, denn tiefere, mehr chronische Leiden fanden sich bei 11 pCt. aller Arbeiter, acute, croupöse Pneumonie dagegen selten (2 Mal in einem Jahre); 2) chirurgische Läsionen, als Contusionen und Verbrennungen; 3) katarrhalische Affectionen des Digestions-Kanals, acute während der warmen Zeit des Jahres, sonst chronische, oft mit Alkoholismus complicirt; 4) charakteristischer Debilitätszustand mit Fieber, kachektischem, fahlem Aussehen, Mattigkeit etc. 5) rheumatische Affectionen. Asphyktische Vergiftungen haben sich nicht gezeigt. Die Arbeit in den Retorthäusern führt mehr Krankheit mit sich, als in der freien Luft; die Ursache hieran ist besonders der reichliche Kohlenstaub und die irritirenden Luftarten, welche häufige und langdauernde Katarrhe hervorbringen. Digestions-Krankheiten werden durch unheilsame Diät hervorgerufen, da die Arbeit in den aufgehitzten Räumen starken Durst und schlechte Esslust giebt. Die Debilität wird theils durch die erwähnten Verhältnisse, theils durch Ueberanstrengungen bedingt. Verf. schlägt folgende Veränderungen vor: 1) Kürzere Arbeitszeit im Retorthause; 2) täglichen, regelmässigen Gebrauch warmer Bäder; 3) verbesserte Diät; 4) Aufführung von Arbeiter-Wohnungen in der unmittelbaren Nähe der Fabrik, und 5) erhöhten Tagelohn.

HORNEMANN (Om Barns Anvendelse i Fabriker. Hygieinisk. Meddel. 7, 3) behandelt in einem, im nordischen Industrie-Congress gehaltenen Vortrage, nach einer Uebersicht der in England, Frankreich, Deutschland, Schweiz, Belgien und Nordamerika gewonnenen Erfahrungen, und den gesetzlichen Bestimmungen gegen rücksichtslosen Gebrauch von Kindern und jungen Menschen in den Fabriken, die Verhältnisse in den 3 nordischen Reichen. Nur in Schweden findet sich eine Anordnung vom 18. Juni 1864, welche verbietet: 1) Kinder vor dem 12. Jahr in Fabriken zu benutzen, 2) junge Menschen unterm 18. Jahre zur Nachtarbeit zu brauchen, ferner sollen nun: 3) die Fabriken für den Schulgang der Kinder sorgen. In Dänemark und Norwegen giebt es keine besondere Bestimmung für Kinder. In Schweden sind 20 pCt. sämmtlicher Fabrikarbeiter zwischen 12 und 18 Jahren, die Arbeitszeit beträgt durchschnittlich 12 Stunden täglich. In Dänemark findet sich ein Wenig über 20 pCt. Kinder unter den Fabrikarbeitern; Krankheiten oder Vergiftungen, in Fabriken entstanden, finden sich nur ausnahmsweise (Brustkrankheiten durch Staub, Blei- und Phosphorvergiftungen). Der Schulgang der Kinder ist sehr gut besorgt. Ob auch die Verhältnisse der Fabrik-Kinder bis jetzt nicht günstig sind, so ist es doch wünschenswerth, so früh als möglich gemeinsame Gesetzbestimmungen in allen 3 Reichen einzuführen, um sich gegen künftigen Missbrauch zu sichern.

Gerdelrn (Kopenhagen).

---

9. Oeffentliche Anstalten.

a. Krankenhäuser.

1) Werleg, E. J., [illegible]-Hospitäler, ihre Zwecke, ihre Vorzüge, ihre Einrichtung. Mit 1 Taf. Berlin. — 2) Jaeger et Sehnrend, Étude sur les hôpitaux baraques. — 3) Rothmund, v., Zur Spitalfrage. Repert. ärztl. Intell.-Bl. Nr. 19. — 4) Sapp, Ueber den Nutzen der Epidemieen-Häuser. Ebendaselbst. Nr. 1. — 5) Beimerincq, v., Ueber die Anlage permanenter Blattern-häuser in grossen Städten. Ebendaselbst. Nr. 20. — 6) Steele, J. C., An account of the recent additions made to the hospital buildings. Guy's Hosp. Report XVII. p. 171. — 7) Greenway, Henry, On a new mode of hospital construction. The british medic. journ. May 11. — 8) Parts of Tyne [illegible] Cholera hospital. The Lancet, Jan 5. — 9) Mencke, W., Das Krankenpflegehaus in Wilster. Seine Entstehung, Einrichtung und einjährige Thätigkeit. Wilster. J. P. A. Schwarz. 18 pp. (Rechenschaftsbericht über die Anlage und einjährige Verwaltung eines kleinen Krankenhauses von 8 Betten in Wilster (Holstein) M.) — 10) Wellber, Die Ueberfüllung der Irrenanstalten, ihre Ursachen und Verhütung. Norbled. — 11) Lasch, Die Fieberinrichtung im Reit-Lazareth des Garnison-Lazareths in Köln. Mit 1 Taf. Zeichn. Corresp.-Blatt des Niederrhein. Vereins für öff. Ges.-Pflege p. 90. — 12) Sander, F., Das neue St. Thomas-Krankenhaus in London. Mit 1 Taf. Zeichnungen. Ebendaselbst. p. 173.

v. ROTHMUND (3) legt in kurzen aphoristischen Sätzen seine Ansichten über mehre die Einrichtung und Verwaltung von Krankenhäusern betreffende Punkte dar. Er ist gegen die grossen Spitalbauten und empfiehlt, wo es sich um die Unterbringung der Kranken eines grösseren resp. stark bevölkerten Districtes handelt, mehre kleinere Krankenhäuser anzulegen. Sie dürfen nur 500 Kranke fassen, höchstens Anstalten für den klinischen Unterricht könnten auf 1000 Kranke eingerichtet werden. Ausschliessliche Corridor-Spitäler sind zu verwerfen, eine geeignete Combination des Pavillon- und Corridor-Systems ist zulässig, das Pavillon-System verdient den Vorzug unbedingt. Den Pavillons gleich zu achten sind die massiven Baracken, die nicht massiven sind als Nothbehelf für stabile Feldlazarethe zweckmässig und können durch Zeltlazarethe ersetzt werden. Baracken sind sehr zweckdienlich, wenn es erforderlich ist, gewisse Kranke zu isoliren, geben aber kein besseres Mortalitäts- resp. Heilungsverhältniss als zweckmässig eingerichtete Hospitäler. Die Ursache der Pyaemie sucht Verf. weniger in einer Infection als in einer unzweckmässigen chirurgischen Behandlung, unnützen Sondiren, Zerrungen bei der Operation, der Behandlung der Wunden (Amputationsstümpfe) mit reizenden Flüssigkeiten wie Carbolsäure, Chlorwasser etc. (? Ref.) — Die Krankensäle sollen nur je höchstens 12 Betten halten und bei sonst zweckmässiger Anlage der Anstalt soll jede künstliche Ventilation unnütz sein.

Rapp (4) berichtet über das Epidemieenhaus, welches seit 3 Jahren in Bamberg besteht. Dasselbe ist in unmittelbarer Nähe der städtischen Krankenanstalt erbaut, mit derselben durch einen offenen Gang verbunden. Die Behandlung der Kranken, deren 80 darin Platz finden können, geschieht durch das Personal des Krankenhauses und die Verwaltung des letzteren liefert auch die Wäsche, Beköstigung etc. für das Epidemieen-Haus. Die medicinische Polizei des letzteren wird durch den Verwaltungs-Arzt der Stadt streng gehandhabt, als Portier ist ein Polizeisoldat eingesetzt. — Seit seinem Bestehen hat das Epidemieen-Haus nur in der Blattern-Epidemie Verwendung gefunden und andere als Blattern-Kranke nicht aufgenommen. Jeder Fall von Blattern-Erkrankung wurde dem Magistrat und dem Verwaltungs-Arzte gemeldet. Der letztere begab sich sofort in die Wohnung des Erkrankten und hat stets durch Ueberredung oder durch die Drohung, dass die gefürchtete schwarze Tafel an das Haus gehängt werden würde, zu bewirken gewusst, dass der Kranke in's Epidemieen-Haus geschafft wurde. „Es wurde, so lange dieses Haus besteht, nicht ein Blatternkranker mehr, weder in der Stadt noch im allgemeinen Krankenhause, noch im Militär-Hospital oder in den Kasernen behandelt, sondern alle wurden in das Epidemieenhaus gebracht." Selbst bei den Kranken der besten Familien gelang es, die Ueberzeugung zu bewirken, dass diese Massregel eine nothwendige und heilsame sei. Sofort nach Fortschaffung der Kranken erschien der Polizei-Arzt in der Wohnung und in seiner Anwesenheit wurden die Krankenzimmer, Wäsche der Kranken und sämmtliche gebrauchten Utensilien gründlich desinficirt, sämmtliche Bewohner des Hauses revaccinirt. — Die Wirkung dieser Massregeln war eine höchst segensreiche. Nur in einem Falle erkrankte in einem Hause nach dem ersten Krankheitsfalle noch ein zweiter Mensch, und es erkrankten nur 62 Menschen aus der Stadt, von denen die meisten von auswärts angesteckt waren. Dazu kamen noch 23 Erkrankungen unter den 800 französischen Kriegsgefangenen und 5 unter den deutschen Soldaten, im Ganzen also 90 Fälle bei 24–25,000 Einwohnern, was unter den damaligen Umständen, (Truppendurchzüge, Kriegsgefangene) als sehr günstig anzusehen ist.

v. Bulmerincq (5) zeigt wie durch die Behandlung der Blatternkranken in ihrer Behausung und durch die Aufnahme derselben in die gewöhnlichen Krankenhäuser an verschiedenen Orten die Pocken-Epidemieen sich ausgebreitet und an Intensität zugenommen haben. Schon 1556 bestand ein besonderes Blatternhaus zu Augsburg, 1746 wurde eines zu London gegründet. Seit die Kuhpocken-Impfung bekannt und immer allgemeiner eingeführt wurde, hielt man im Allgemeinen besondere Blatternhäuser nicht mehr für nothwendig, aber wie die Neuzeit zeigt, mit Unrecht. Die zunehmende Bevölkerung der grösseren Städte, der gesteigerte Verkehr, die Wohnungsnoth und das daraus folgende enge Zusammenwohnen begünstigten die Uebertragung der Pocken in hohem Grade. Es ist festgestellt, dass in den meisten grossen Städten die Pocken längst endemisch sind, unter leichten Formen längere Zeit ohne Todesfälle leise fortwuchern, um von Zeit zu Zeit, wenn die Zahl der nicht Geimpften und nicht Revaccinirten gross genug geworden ist, sich zu mehr oder weniger heftigen Epidemieen zu erheben und je grösser die Bevölkerung einer Stadt ist, desto häufiger geschieht dies. — Sogenannte Epidemieenhäuser, in die nicht nur Pocken-Kranke, sondern auch Masern-, Scharlach-, Typhus-, Cholera-Kranke etc. aufgenommen werden, sind nicht zu empfehlen, da auch Personen, die z. B. an Masern und Scharlach u. s. w. leiden, noch dazu mit Pocken angesteckt werden können. In Dresden will man ein solches Epidemieenhaus einrichten und zwar im Areal des Stadt-Krankenhauses oder in der Nähe desselben. Letzteres erzeugt die Gefahr, dass vom Epidemieenhause aus das allgemeine Krankenhaus inficirt werde. In Bamberg (S. oben), wo das Epidemieenhaus nur wenige Schritte vom allgemeinen Krankenhaus entfernt ist und mit demselben gemeinschaftlich verwaltet wird, ist allerdings dieser Uebelstand bisher nicht eingetreten, die Gefahr ist aber trotzdem in hohem Grade vorhanden. v. B. verlangt (zunächst für Dresden) ein permanentes Blatternhaus, welches ausschliesslich für Blatternkranke bestimmt, ausserhalb der Stadt und isolirt gelegen ist, und eine eigene Verwaltung hat. Die Aerzte müssen im Areal des Blatternhauses wohnen und dürfen keine Kranke ausserhalb desselben behandeln. (Sollte dieses durchführbar sein? Jahrelang können möglicherweise nur wenige Kranke im Hause liegen und die Aerzte sind ohne Beschäftigung. R.) Neben dem Blatternhause bedarf es eines permanenten Convalescenten-Hauses. Ein Reichs-Gesetz müsste bestimmen, dass „jeder Blatternkranke, falls er nach ärztlichem Zeugniss in seiner Wohnung nicht vollständig isolirt werden kann, ohne Verzug ins Blatternhaus zu schaffen ist." Um die Verheimlichung von Blattern-Kranken unmöglich zu machen, müssten Polizeibeamte die Stadttheile, die von armer Bevölkerung dicht bewohnt sind, sowie auch die Orte der Prostitution häufig revidiren und falls sie der Blattern verdächtige Individuen antreffen, die ärztliche Besichtigung herbeiführen. Grosse Städte wie Berlin würden mehre permanente Blattern- und Convalescentenhäuser gebrauchen.

Stwels (6) beschreibt die neuen baulichen Veränderungen, welche namentlich mit Bezug auf Heizung und Ventilation in dem nördlichen

Flügel von GUY's Hospital gemacht worden sind. Mehrere Zeichnungen erläutern die Beschreibung, welche ohne die ersteren sich nur schwer in verständlicher Weise wiedergeben lassen würde.

GREENWAY (7) empfiehlt eine neue Art der Construction für Krankenhäuser, durch welche die Infection des Hauses selbst und die Verbreitung ansteckender Krankheiten innerhalb des Hauses von einem Kranken zum andern vermieden werden soll. Das Haus soll nur klein sein, nur ein Stockwerk zu ebener Erde oder höchstens noch ein zweites besitzen, jeder Kranke soll eine Zelle für sich haben. Ursprünglich wollte G., dass das ganze Gebäude aus Eisen und Glas aufgeführt würde, giebt aber jetzt für die Aussenwände gewöhnliches Mauerwerk zu, jedoch soll die innere Fläche mit glasirten Ziegeln, oder mit gewalzten Bleiplatten (?) oder Zink ausgelegt sein. Das ganze Gebäude ist durch eine gläserne Wand der Länge nach in zwei völlig getrennte Theile geschieden, die nur durch die an den Giebelenden gelegenen Wärter-Zimmer zusammenhängen. Um jede Hälfte läuft längs der Aussenwand ein Korridor. Die Wand welche diesen von den Zellen trennt ist von Glas, ebenso die Scheidewände der einzelnen Zellen. Jede Zelle hat nur eine Thür nach dem Korridor, welcher gegenüber in der Aussenwand des Korridors sich ein grosses Fenster befindet. Der an je eine Zelle stossende Theil des Korridors lässt sich erforderlichenfalls durch in demselben befindliche Zwischenthüren so absperren, dass er einen Vorraum zur Zelle bildet. Die frische Luft wird für jede Zelle abgesehen von den Korridorfenstern durch einen Luftcanal geliefert, der am Boden der Zelle unter dem Bette mündet. Aus jeder Zelle führt an der Decke ein Abzugsrohr für die verdorbene Luft. Die Abzugsröhre je zweier Zellen laufen nebeneinander hin, aber getrennt von einander und in der Scheidewand verläuft ein Rohr mit heissem Wasser, wodurch eine Aspiration bewirkt wird. Zur Erleichterung der Lufterneuerung ist die Decke der Zellen nicht horizontal, sondern der Neigung des Giebeldaches entsprechend gelegt. Badezimmer, Closets, Wärterzimmer befinden sich in Quergebäuden an den Giebelenden, so dass das Ganze eine I-Form erhält. Die Heizung wird durch Röhren mit heissem Wasser oder statt dessen mit einer Art heissen Paraffin-Oele bewirkt. Die Wärter können von ihrem Zimmer aus die sämmtlichen Kranken durch die Glaswände hindurch übersehen, ausserdem besitzt jede Zelle ihren Glockenzug und durch die Korridors muss stets ein Wärter die Runde machen. Jede Zelle und beide Korridors können wegen des Materials, aus dem sie bestehen, aufs Vollständigste gereinigt werden, doch muss bei zweistöckigen Gebäuden die Zwischendecke wasserdicht sein. Praktisch ausgeführt ist die Sache noch nicht; G. berechnet die Kosten der Anstalt auf ca. 150 Pfd. pro Bett.

In Lancet (8) ist die Beschreibung eines schwimmenden Cholera-Hospitals gegeben, welches in einem alten eisernen Tyne-Dampfer eingerichtet ist. Es nimmt die ganze Länge des Dampfers ein, enthält 14 Betten, am hintern Ende des Schiffes Water-Closets, am vordern einen Raum für die Wärter, ist 43 F. 6 Z. lang, 23 F. 6 Z. breit und 12 F. 6 Z. hoch. Ausserdem enthält der Krankenraum einen eisernen Ofen, eine Badewanne, eine Cysterne mit heissem Wasser, einige Schubkasten und dgl. An jeder Seitenwand befinden sich 6 Fenster von 7 F. 6 Z. Höhe, über dem Krankenraum befinden sich die Küche, die Schlafräume für die Wärter und die Waschanstalt.

---

1. Aarsberetning fra Frederiksbergshospital 1871. 2. Frederiks Hospital Aarsberetning 1872. 3. Kommunehospitalet's Aarsberetning 1872. 4. Diakonisse Stiftelsens Beretning 1872. 5. Beretning om Födsels og Plejestiftelsen i Kjöbenhavn 1872.

Im Laufe der drei letzten Jahre ist eine bestimmte isolirte Sonderung zwischen Gebärabtheilungen und Abtheilungen für Wöchnerinnen nebst einer sorgfältigen Carboldesinfection im Gebärhause Kopenhagens eingeführt worden. Diese Veränderung scheint bessere Resultate geben zu wollen, indem die Puerperalmortalität auf 1,3 pCt. (im letzten Jahre zu 1,1 pCt.) gesunken ist.

C. G. Gadeken (Kopenhagen).

---

b) Schulen.

1) Klevesahl, Th., Ueber die Lehne der Schulbänke. Petersb. med. Zeitschr. [illegible] Heft 4 u. 5. — 2) Tilbury, Fox, Ringworm in schools. The Lancet. Jan. 5. — 3) Valérius, A., Quelques considérations sur l'hygiène des enfants, qui fréquentent les écoles primaires. Journ. de méd. de Bruxelles. Juin. (Einige oberflächliche Bemerkungen, die nichts Neues enthalten. R.) — 4) Thomé, Ueber Schulgesundheitspflege. Corresp.-Bl. d. Niederrhein. Gesellschaft f. öffentl. Gesundheitspflege S. 112. — 5) Samelson, Der Schulbesuch und sein Einfluss auf Entwickelung und Verbreitung von Augenkrankheiten. Ebendaselbst S. 133. — 6) v. Hirschfeld, Bericht der Commission für Schulgesundheitspflege. Ebendaselbst. S. 117. 183—211. 230. — 7) H. in Gladbach, Für Schulgesundheitspflege — mit Bemerkungen von Dr. Samelson. Ebendas. S. [illegible] — 8) Buchner (Crefeld), Zur Schulgesundheitspflege. Ebendas. S. 254.

KLEVESAHL (1) ist mit der FAHRNER'schen Kreuzlehne nicht einverstanden. Wenn FAHRNER behauptet, die Lendengegend müsse, als schwächster Theil der Wirbelsäule, gestützt werden, so sei dies nicht richtig. Beim Sitzen werden, durch die zum Rumpfe rechtwinklige Stellung der Schenkel, die Extensoren u. Adductoren der Oberschenkel gespannt, dadurch der hintere Theil des Beckens herabgezogen, die Lendenwirbel müssen in Folge dessen nach hinten ausweichen, und krümmen sich in diesem Sinne, während der obere Theil der Wirbelsäule, um das Gleichgewicht herzustellen, sich nach vorn neigt. Um nun bei dem Sitzen dem Körper eine gerade Haltung zu geben, müssen die Strecker des ganzen Rückens eine dauernde und bedeutende Thätigkeit ausüben. Diese ist ohne Ermüdung nicht lange auszuhalten, und die Spannung der vom hinteren Theil des Beckens zum Oberschenkel gehenden Muskeln und Fascien wird bald lästig empfunden. Durch die FAHRNER'sche Kreuzlehne wird den Lenden-Wirbeln eine nahezu senkrechte Stellung gegeben, aber noch nicht die beim Stehen und Gehen natürliche, etwas nach vorn gekrümmte, und es müssen die Rückenmuskeln für die Erhaltung der aufrechten Haltung um so viel mehr Kraftaufwand, als beim Stehen und Gehen verwenden, als die Last beträgt, welche bei normaler Krümmung der Lendengegend der Wirbelsäule selbst zufällt, und endlich dieser Kraft-Aufwand dauernd, ohne Ablösung durch antagonistische Muskelgruppen, wirksam bleiben. — Aus diesen Gründen muss sich an die Kreuzlehne eine Rückenlehne anschliessen, deren Neigung der Wölbung des Rückens entspricht, im Uebrigen aber ziemlich senkrecht aufsteigt, weil bei zu schräger Stellung (wie bei der FAHRNER'schen Rücken-Kreuzlehne und der von BOCK vorgeschlagenen) das Becken nach vorn rutscht. Ausserdem muss die Lehne so weit dem Tischrande genähert werden, als es ohne zu grosse Einengung des Sitzenden geschehen kann.

FOX (2) macht auf die Bedeutung der Tinea tonsurans und circinata für die Schul-Hygiene aufmerksam. Er hat in einer öffentlichen Anstalt bei London 300 Zöglinge daran erkranken gesehen und hat gefunden, dass auch der in der Luft suspendirte Staub die Tinea-Pilze und -Sporen enthielt, welche ihr durch das Kratzen und Kämmen der afficirten Stellen mitgetheilt werden. Auch die Pilze der Tinea circinata des Körpers erzeugen, wenn sie auf den Kopf gelangen, Tinea tonsurans. Er empfiehlt, sorgsame Besichtigung der Zöglinge, damit die erste Entstehung der Krankheit nicht übersehen werde, erfolgt aber eine weitere Verbreitung, so sollen nicht alle Erkrankten in denselben Raum kommen, sondern für die leichten und schweren Fälle und die Reconvalescenten besondere Abtheilungen eingerichtet werden, damit namentlich nicht die Letzteren auf's Neue Pilz-Keime empfangen. Die Bürsten und Kämme müssen öfter gebrüht, und die Luft der Krankenräume mit brennendem Schwefel desinficirt werden. Es ist sehr schwierig, festzustellen, wann die völlige Heilung erfolgt ist, und der Zögling die Klasse wieder besuchen darf. Massgebend wird nur die mikroskopische Untersuchung der Haare sein, die ergiebt, ob namentlich an den Wurzeln noch Pilze sitzen. Das Vorkommen abgebrochener Haare an einzelnen Stellen des Kopfes muss Verdacht erregen. — F. hält dafür, dass, wenn sich Tinea in einem Institut ausbreitet, die Diät der Zöglinge möglichst kräftig sein muss, weil schwächliche und schlecht genährte Individuen der Entwickelung der Tineapilze einen günstigen Boden darbieten.

c) Findelhäuser.

Jacobi, Abraham, On foundlings and foundling institutions. The New-York medical record. Novbr. 15.

Die medicinische Gesellschaft des Staates New-York hatte eine Commission erwählt, um eine Untersuchung über Findlinge und Findlings-Anstalten anzustellen und Dr. ABRAHAM JACOBI hat im Namen derselben einen sehr ausführlichen Bericht über den Gegenstand erstattet.

Der Staat muss es sich aus moralischen und ökonomischen Gründen zur Pflicht machen, für die Erhaltung und Erziehung verlassener Kinder zu sorgen, wo die Mittel der Commune nicht ausreichen. Zunächst müssen arme Familien oder Mütter unterstützt werden, um es ihnen zu ermöglichen, ihre Kinder selbst aufzuziehen, namentlich dem neugeborenen Kinde die Mutterbrust zu gewähren. Findelanstalten, welche es der Mutter zu leicht machen, sich jeder Verpflichtung gegen ihr Kind zu entziehen, in denen die Findlinge ohne irgend welche weitere Erkundigungen (Drehlade) aufgenommen werden, sind verwerflich und führen dazu, dass Tausende von ehelichen Kindern dem Staate aufgebürdet werden. Trotzdem ist die Hauptsache, dass die Kinder erhalten werden, und der Staat hat die Pflicht dazu, ob das Kind ehelich oder unehelich sei. Verf. sucht darzuthun, dass in Europa, ausser Russland, nur die katholischen Staaten ihre Verpflichtung den verlassenen Kindern gegenüber richtig erfassten und ihr genügten, während die protestantischen dieselbe verkennen. (7) Er weist auf die grosse Sterblichkeit der Haltekinder in Berlin hin, welche von den ehelichen Müttern selbst in Pflege gegeben werden, während die von der Stadt übernommenen besser daran seien. In London werden allerdings nur wenige ausgesetzte lebende Kinder angetroffen (1864 — 23, 1865—22, 1866—30, 1867—39, 1868—35), dafür aber desto mehr beseitigte Kinderleichen, die Verf. kurzweg alle als gemordete Kinder ansieht, nämlich 1867 — 225, 1865 — 169, 1866 — 237, 1867 — 173, 1868 — 170. Hierauf schildert Verf. in welcher Weise in den verschiedenen europäischen Staaten für die verlassenen Kinder gesorgt wird, ohne dabei zwischen den eigentlichen Findel-Anstalten, den Kinderbewahr-Anstalten und Waisenhäusern zu unterscheiden, und beginnt mit England. Das London Foundling Hospital hält Verf., wie es scheint, wegen der Schwierigkeiten bei der Aufnahme, für mehr geeignet, die Kinder auszuschliessen als sie aufzunehmen und zu erziehen, obgleich die Kinder auf das Land gegeben werden und die Sterblichkeit im ersten Lebensjahr nur 20 pCt. beträgt. Mehr geschieht in anderen englischen Städten und namentlich in Schottland und Irland. Die verschiedenen Anstalten werden geschildert nach FLORENCE HILL (Children of the State, the training of juvenile paupers. London; Macmillan and Comp. 1868) und WILLIAM ANDERSON (Children rescued from pauperism, or the boarding-out system in Scotland-Edinburgh; JOHN MENZIES and COMP. 1871). Betreffs der Schilderungen, die J. von den Zuständen in Frankreich, Italien, Russland, Oesterreich und Deutschland giebt, sind die Quellen nicht überall ersichtlich, aus denen er geschöpft hat. Genauere Statistiken der Findelanstalten, aus denen zugleich ihre Erfolge hervorgehen, erhalten wir nicht ausser den oft angeführten älteren und neueren über

Petersburg und Wien, dagegen sind aus grösstentheils bekannteren Quellen ziemlich reichliche statistische Angaben über die Sterblichkeit der ehelichen und unehelichen Kinder in den ersten Lebensjahren zusammengetragen. — Genauere Mittheilungen werden über die 3 in New-York vorhandenen Anstalten gemacht. In dem Findlings-Asyl der barmherzigen Schwestern in der City von New-York sind in den Jahren 1869 und 70 aufgenommen 2,560 Findlinge, von denen zu Beginn des Jahres 1871 nur noch 554 am Leben waren (21,64 pCt.), so dass also die Sterblichkeit 78,36 pCt. betrug. In dem Kinder-Hospital von Randall's-island wurden in 4 Jahren 240 Kinder am Leben erhalten, von den Aufgenommenen starben 65,8 pCt., wobei nicht in Anschlag gebracht ist, dass auch von den lebend Entlassenen ein Theil in Kurzem gestorben sein dürfte. Unter den aufgenommenen Kindern befanden sich 1868, 1869, 1870 zusammen 231 Findlinge im engeren Sinn und von diesen wurden 17 nach kurzer Frist von ihren Müttern abgeholt, 19 wurden adoptirt und 195 starben. In dem Nursery and Childs-Hospital in der Lexington Avenue zu New-York kamen 1870 bei 377 Aufgenommenen 2000 ernste Erkrankungen vor, 1871 bei 358 Aufgenommenen 1400 Erkrankungen. Von 253 Kindern, die vom October 1870 bis October 1871 aufgenommen waren, wurden 128 nach einem durchschnittlichen Aufenthalt von 1 Mon. 21,4 Tagen aus der Anstalt wieder entlassen, von den übrigen 125, die längere Zeit in der Anstalt blieben und gesund aufgenommen waren, starben 70 nach einem durchschnittlichen Aufenthalt von 10 Mon. 7 Tagen. Von den 70 Todesfällen betrafen 18 Kinder über 1 Jahr, 52 Kinder im 1. Lebensjahr. — Von den 135 unter einem Jahr alten aufgenommenen Kindern (durchschnittlich 2 Mon. 23,8 Tage alt) wurden 52 sehr bald entlassen, 83 blieben in der Anstalt und von diesen starben 55, also 66,26 pCt. — Ueber Aufnahme-Bedingungen und Einrichtung der Anstalten wird nichts Näheres mitgetheilt. Das nächste Resultat, zu welchem J. kommt, ist, dass selbst die bestens eingerichteten und verwalteten Findelhäuser eine ganz abnorme Mortalität haben, dass das Anhäufen vieler kleiner Kinder in grossen Gebäuden einer grossen Stadt, wo für dieselben nicht ausreichende Ammen und nicht einmal gute Kuhmilch besorgt werden kann, ganz aufgegeben werden muss, und man nur der Art für die Kinder sorgen darf, dass man sie zu Familien auf das Land giebt, die Pflegemütter sorgfältig auswählt und controlirt. J. macht dann mit speciellem Bezuge auf New-York weitere Vorschläge. In der Stadt soll eine Findel-Anstalt bestehen bleiben, die jedoch nur als Depot dient, von dem aus die Kinder auf das Land geschickt werden, die jetzt bestehenden grossen Gebäude und Anstalten sollen anders verwerthet werden, zum Theil für die aus der Landpflege zurückkehrenden Findlinge, zum Theil zu Schulen, Kinderhospitälern etc. J. rechnet, dass von den ausgegebenen Kindern etwa 25–30 pCt. im ersten Jahre sterben werden und stellt nun eine vergleichende Rechnung auf zwischen dem Werth der geretteten Leben und den Kosten, die dem Staate erwachsen. Haben die Kinder auf dem Lande das 6. Lebensjahr erreicht und somit die gefährlichste Periode hinter sich, so sind sie in die Städte zurückzuführen und können nun in Waisenhäusern oder ähnlichen Anstalten weiter erzogen und unterrichtet werden. Nicht genügend festgestellt wird, welche Kinder als Findlinge der staatlichen Sorge anheimfallen sollen; die Pflicht der Eltern zur Erhaltung und Erziehung ihrer Kinder wird nirgends betont.

Privat-Gesellschaften und Vereinen kann die Sorge für die Findlinge zum Theil vom Staate überlassen werden, jedoch muss er dieselben controliren und sofort einschreiten, wenn die Resultate ihrer Bestrebungen schlechte sind. Staatsunterstützungen an solche Vereine zu geben, ist unrichtig; Privatwohlthätigkeit muss aus privaten, nicht aus Staatsmitteln geübt werden.

d) Gefängnisse.

Nicolson, Dav., Statistics of mortality among prisoners, being an inquiry into the death-rate of the government prisons of England, its causes and the circumstances affecting it; with pathological observations. Brit. and for. med.-chir. Review July p. 172.

Nicolson theilt eine interessante statistische Zusammenstellung der Sterblichkeitsverhältnisse in den englischen Staats-Gefängnissen mit, die speciell genug ist, um aus derselben die Ursachen der Sterblichkeit und die sie bedingenden Umstände zu erkennen, und die er mit mancherlei pathologischen Beobachtungen illustrirt. — Die Strafgefangenen werden nach ihrer Verurtheilung zuerst in die Gefängnisse von Pentonville und Millbank in London gebracht, wo sie etwa 4 Monate separirt bleiben, dann werden die gesunden und kräftigen in die öffentlichen Gefängnisse für Strafarbeit zu Portland, Chatham und Portsmouth gebracht, die invaliden und schwächlichen nach Brixton, Parkhurst, Dartmoor und Woking, wo sie nur leichte oder gar keine Arbeit erhalten. Weibliche Gefangene sind ausschliesslich in Fulham, und ausserdem in Millbank und Woking. Die Zahl der Gefangenen, die bereits krank und elend eingeliefert werden, ist sehr gross, und 1868 kamen auf je 14 frisch eingelieferte Gefangene 5, welche invalide und zu jeder Arbeit unfähig waren. In den 15 Jahren von 1856 bis 1870, auf welche sich die Statistik bezieht, sind jährlich in sämmtlichen Straf-Anstalten durchschnittlich 7551 Gefangene gewesen (6419 M. 1132 W.), von denen jährlich starben 101 (85,9 M. 15,2 W.), so dass auf 1000 Gefangene kamen 13,38 Todesfälle bei Männern, 14,07 bei Weibern, im Ganzen 13,4, wovon 5,5 an Phthisis zu Grunde gingen. An Krankheiten des Gehirns und Nerven-Systems (Geisteskranke nicht in Rechnung gebracht, weil sie in Irren-Anstalten entlassen werden) starben 139, d. i. 9 pCt. der Todesfälle sind durch diese Krankheiten bedingt worden. Von diesen betrafen Apoplexie 49 (40 M. 9 W.), Gehirn-Erweichung 16 (11 M. 5 W.), Gehirnentzündung 14,

Abscess 5, Tumor 3, verschiedene Krankheiten 19, Paralysis 17, Epilepsie 8, Rückenmarksleiden 8. — Unter den 40 männlichen Apoplektikern erlagen nur 9 einer wirklichen blutigen Apoplexie, 21 einer serösen, bei 10 Fällen war nichts Genaueres festgestellt. Zum Anhalt für die Beurtheilung der Sterblichkeit der 432 Sträflinge, welche 1856—70 wegen Geisteskrankheit entlassen wurden, mag dienen, dass in dem Staats-Asyl zu Broadmoor von den 173 Criminal-Irren, welche seit 1863 daselbst aufgenommen, 23 gestorben sind. An Krankheiten der Respirations-Organe starben, und zwar: a) an Phthisis 631 (527 M. 104 W.), d. i. von 1000 Gefangenen jährlich 5,57, oder 41,29 der Todesfälle; b) an anderen Krankheiten 173 (155 M. 18 W.), d. i. 1,52 von 1000 Gefangenen jährl., oder 11,32 pCt. der Todesfälle. Zu bemerken ist der schleichende und versteckte Verlauf dieser Krankheiten, die Abwesenheit acuter Symptome selbst bei den Menschen, die als kräftig und zu schwerer Arbeit geeignet angesehen wurden. Die Phthise ist nur zum kleineren Theil eine Tuberculose, meist entwickelt sie sich nach chronischen Pneumonien, käsigen Infiltrationen. Nach N.'s Ansicht sind die Gefängnisse „mehr das Reservoir als die Quelle der Phthise"; ein grosser Theil der Gefangenen bringt die Keime derselben bereits mit. Von den 527 Männern, welche phthisisch starben, waren bei der Aufnahme gesund nur 157.

An Krankheiten des Circulations-Systems starben 130 (107 M. 23 W.), d. i. 1,14 pro 1000 Gefangenen jährlich, oder 8,50 pCt. der Todesfälle, davon betrafen Herzkrankheiten 104, Aneurysma (meist auf syphilitischer Basis) 15, Pericarditis 8, Ruptur grosser Gefässe 3 Fälle. Die Todesfälle durch Herzkrankheit haben im Laufe der 15 Jahre bei den Männern stetig an Häufigkeit zugenommen, bei den Frauen starben in den letzten 5 Jahren sogar drei Mal mehr, als in den ersten 5 Jahren an diesen Krankheiten, während die zweite fünfjährige Periode einen Nachlass zeigt. (Die Ursache ist nicht aufgeklärt. R.) An Krankheiten des Digestions-Apparates starben 133 (108 M. 25 W.) d. i. 1,17 von 1000 Gefangenen jährlich oder 8,70 pCt. der Todesfälle. An Peritonitis und Enteritis starben 52, an Dysenterie und Diarrhoe 35, Leberkrankheiten 27, Hernien 10, unbestimmbaren Formen 9. — An Krankheiten der Harnorgane starben 55 (45 M. 10 W.), — meistens an Nierenverfettung, seltener amyloider Degeneration, mit Wassersucht. Constitutionelle Krankheiten gaben 193 Todesfälle (161 M. 32 W.), d. i. 1,70 auf 1000 Gef. jährlich oder 12,59 pCt. der Todesfälle. — In diese Kategorie ist sehr Verschiedenartiges und unbestimmt Charakterisirtes zusammengeworfen; der Zahl nach kamen besonders in Betracht: Drüsen-Leiden und Lumbal- resp. Psoas-Abscesse 53 Fälle, Krebs 29 F., Wassersucht 18 F., Fieber 19 F., Erysipelas 10 F. etc. — Zymotische Krankheiten gaben 66 Todesfälle (55 M. 11 W.), d. i. 0,58 auf 1000 Gefangene jährlich oder 4,3 pCt. der Todesfälle. Dies Verhältniss muss als ein überaus günstiges besonders hervorgehoben werden, und beweist, dass sich die Gefangenen-Anstalten in einem vorzüglichen Zustande befinden, so wie die Umsicht und Sorgfalt, mit welcher Einschleppung und Verbreitung der Krankheiten vermieden worden sind. — An Diarrhoe und Dysenterie starben 35 (26 M. 9 W.), Typhus 6 (5 M. 1 W.), Typhoid 6 (5 M. 1 W.), unbestimmter Krankheit 5 M., Pocken 1 M., Erysipelas 10 M., Rheumatismus 3 M. Eines gewaltsamen Todes starben 74 Gef. 49 verunglückt, 24 durch Selbstmord, 1 durch Mord. Die Unglücksfälle kamen grösstentheils bei der Arbeit in den Anstalten zu Portland (23 F.), Chatham (9 F.), und Portsmouth (7 F.) vor. Der Selbstmord erfolgte 16 mal durch Erhängen, 4 mal durch Halsabschneiden, 2 mal durch Sturz aus der Höhe, 2 Fälle sind nicht genau festgestellt. Theilt man die 15 Jahre in drei 5jährige Perioden, so ist eine Zunahme der Sterblichkeit ersichtlich. Es starben 1856—60 12,8 pr. Mille (an Phthisis 5,5), 1861—65 13,6 pr. M. (5,8 Phth.), 1866—70 14 pr. M. (5,3 Phth.). Zu berücksichtigen ist, dass die Sterblichkeit erhöht ist dadurch, dass in den letzten beiden Perioden, in Folge ministerieller Anordnungen, sehr viel seltener als früher Gefangene auf ärztliches Gutachten wegen Krankheit entlassen wurden, so dass eine grössere Zahl erheblich Kranker in den Gefängnissen verblieb. Dies wird jedoch dadurch ausgeglichen, dass die Deportationen, welche früher gerade die kräftigsten Leute den Gefängnissen entzogen, in der letzten Periode seltener geworden sind. Die Zunahme der Sterblichkeit ist zu erklären dadurch, dass in den letzten Jahren der Gesundheitszustand der Gefangenen bei der Aufnahme ein schlechterer war, und dadurch, dass 1864 die Diät beschränkt worden ist, wodurch nicht gerade Krankheiten erzeugt sind, aber die Widerstandsfähigkeit der Gefangenen herabgesetzt ist. Was die einzelnen Krankheitsgruppen betrifft, so hat, im Vergleich der ersten und letzten fünfjährigen Periode, die Sterblichkeit zugenommen an Hirn- und Nervenkrankheiten um 0,5 pr. M., an den Krankheiten des Respirations-Systems (ohne Phthisis) um 0,3 p. M., der Circulation um 0,7 p. M., der Verdauungs-Organe um 0,1 p. M., der Harnorgane um 0,3 p. M.; die gewaltsamen Todesarten waren um 0,4 p. M. häufiger. Eine Abnahme der Zahl der Todesfälle zeigte sich bei Phthisis um 0,2 pr. M., und bei constitutionellen Leiden um 0,9 p. M. Im Ganzen hat also die Zunahme 1,2 p. M. betragen. Zum Schlusse wird die Sterblichkeit in den englischen Gefängnissen verglichen mit der in den schottischen und irischen. In England starben in den 15 Jahren durchschnittlich von 1000 Gefangenen 13,5, in Schottland 13,0, in Irland 15,3, jedoch zeigen die einzelnen Jahre starke Schwankungen.

c) Schlachthäuser.

Schöthe, (Essen), Ueber Schlachthäuseranlagen. Corresp.-Bl. d. Niederrh. Gesellschaft f. öffentl. Gesundheitspflege 9. III.

II. Gefährdung der Gesundheit durch besondere Schädlichkeiten.

1) Felix, J., (Bukarest), Hygieinische Studien über Petroleum u. seine Destillate. Deutsche Vierteljahrsschr. f. öffentl. Gesundh.:

heitspflege IV. Bd. 3 Heft S. 798. — 2) Chevallier, A., Recherches sur le pétrole, son origine, sa nature, ses propriétés, ses divers emplois, les dangers qu'il présente et les moyens de prévenir ces dangers. Ann. d'hygiène publ. Juillet p. 271. — 3) Alter, Herm., Das Dynamit in seiner Zusammensetzung, Verwendung und gesundheitsschädlichen Wirkung. Allgemeine Militairärztl. Ztg. No. [illegible] — 4) de Fourielle, Note sur les moyens de protéger les habitations contre les dangers d'une inflammation par les tuyaux de gaz, etc. Compt. rend. LXXIV. No 11. — 5) Munier, Aug., Zur Casuistik und Aetiologie der Vergiftungen durch [illegible]. Arch. f. klinische Med. IX. p. [illegible] — 6) [illegible], A., Notes a case of lead-poisoning. Brit. med. journ. Febr. 10. — 7) Préparation [illegible] vendue sous le nom de sulfate de potasse. L'Union méd. No. 84 p. 671. — 8) Lagarde, Acétate de baryte livré sous le nom de sulfate de soude; empoisonnement; mort. L'Union méd. No. 118 p. 147.

Felix (1) beschreibt die physikalisch-chemischen Eigenschaften des Petroleums, charakterisirt die verschiedenen im Handel vorkommenden Destillate und Gemische, die aus Petroleum dargestellt werden (Rhigolene, Gasoline, Benzin, Petroleum-Aether, Ligroïn, Photogen, Kerosen-Solaröl, schweres Petroleum-Oel), und führt einzelne polizeiliche Vorschriften an, die in England und Oesterreich über den Handel mit Petroleum erlassen worden sind. Da durch dieselben viele unreine und leicht flüchtige Mineral-Oele von dem englischen und österreichischen Kleinhandel ausgeschlossen werden, wird eine Menge derselben, namentlich Ligroin und Benzin in Rumänien importirt, wo es 50—60 pCt. billiger verkauft wird als gereinigtes Petroleum. Sie werden nach dem schweren Mineralöl zugesetzt, um dasselbe mehr leuchtend zu machen. In Rumänien kommen Petroleum-Destillate im Handel vor, die sich bei weniger als 10° C. entzünden, der schlechte Geruch derselben hält das Publicum zum Theil von dem Gebrauch zurück. Die Verschlechterung der Luft, welche durch die starke Verdunstung dieser Brennstoffe erzeugt wird, wird durch die ozonerregende Eigenschaft des Petroleum nicht verhindert, da dasselbe sich bei diesem Uebergang mit dem Luftsauerstoff nicht verbindet und unverändert bestehen bleibt. Felix hat mit verschiedenen Petroleum-Destillaten Versuche an Thieren und auch (im Central-Gefängniss zu Bukarest) an Menschen angestellt. In einem genügend grossen Glaskasten wurde chemisch reines Benzin ausgegossen, so dass es verdunstend sich der Luft in dem Kasten beimischte, und dann wurden junge Hunde und Katzen in diese Atmosphäre gebracht. Geringere Mengen (bis 10 Grm.) erzeugten Unruhe und dann Schläfrigkeit; bei Anwendung von 20—25 Grm. bekommen die Thiere nach 1 Min. Schüttelfrost, Injection der Conjunctiven, sie klagten, die Respiration wurde beschleunigt, aus Nase und Mund floss dünner Schleim, häufig folgten dann klonische Krämpfe, und nach 7—9 Min. lagen die Thiere betäubt da, ohne sichtbare Athembewegungen mit unfühlbarem Pulse. Selbst nachdem sie 12 Min. in dem Kasten gewesen waren, konnten die Thiere durch künstliche Athmung noch wieder belebt werden. Bei Anwendung von 30—60 Grm. starben die Thiere in 8—12 Min. unter epileptiformen Krämpfen. Die Section ergab: Blut flüssig, kirschbraun, Blutüberfüllung der Hirnhäute, Oedem des Gehirns, blutiges Serum in seinen Höhlen, bisweilen Blutaustritt zwischen den Hirnhäuten und an der Schädelbasis, Congestion des Rückenmarks und seiner Häute, Blutextravasate in den Pleurasäcken, Lungen klein und blutleer, Herz leer. — Zu den Versuchen an Menschen wurde eine Papierdüte, deren Spitze abgeschnitten war, lose mit Baumwolle gefüllt, auf letztere Benzin aufgetröpfelt, und nun die Düte, wie beim Chloroformiren, vor Nase und Mund des Menschen gehalten. In den ersten 8 Min. stieg die Pulsfrequenz, dann sank sie schnell. 5—15 Grm. Benzin 7—12 M. eingeathmet bewirkten Schwindel, Uebelkeit, Brechreiz, Injection der Conjunctiven, mitunter Husten, Brennen auf der Brust und Schläfrigkeit. 20—40 Grm. 8—20 M. eingeathmet erzeugten Schlaf und völlige Anästhesie wie Chloroform. Die Betäubung dauerte 2—8 Min., nach dem Erwachen Uebelkeit, Schwindel, anhaltender Kopfschmerz, Abgeschlagenheit und Schläfrigkeit. Nach 10—20 Min. verlor sich die Verlangsamung des Pulses. Im Urin manchmal Benzoësäure nachweisbar. Einzelne Leute vertrugen die Einathmung von 50—55 Grm. Benzin ohne andauernde Störung. Ligroïn- und Petroleumäther wirkten ebenso auf Menschen und Thiere. Der letztere enthält übrigens in den rumänischen Präparaten nicht wie der canadische, mit dem Eulenberg experimentirte, Schwefelkohlenstoff und Schwefelwasserstoff. Amylwasserstoff wirkte sehr viel schwächer als Benzin, mit Butylwasserstoff wurden Experimente nicht angestellt.

Von der breiter angelegten Arbeit Chevallier's über das Petroleum ist bisher nur der Anfang erschienen (2). Er beginnt mit einer kurzen historischen Darstellung der Entdeckung der wichtigsten Petroleum-Quellen, um dann ausführlicher die verschiedenen Arten der Verwendung zu besprechen: im Alterthum zum Einbalsamiren von Leichen, bei der Bereitung des Mörtels, und wie jetzt Theer, zum Kalfatern der Böte, zum Conserviren von Holzbalken, dann schon 1802 folgte zu Genua die Anwendung des Petroleums durch Pooss zur Beleuchtung der Stadt; mehrfach wurde der Versuch gemacht, Dampfmaschinen namentlich auf Seeschiffen damit zu heizen. In der Technik wurde es zur Vulcanisirung des Kautschuk, bei der Fabrication vieler Farben und Firnisse benutzt und ist ein vorzügliches Mittel zur Vertilgung von Insecten. — Die leichteren Oele, welche beim Brennen die gefährlichsten sind, werden zu diesen Zwecken namentlich benutzt. Ferner wird die Petroleum-Essenz zur Extraction der Oleo-Resina (namentlich Cubeben) viel angewandt. Laronne empfiehlt es in der Chemie als Reagens auf Jod. Als Medicament wird es gegen Taenia, äusserlich bei Erfrierungen und Hautkrankheiten, namentlich parasitären empfohlen, von Brunlow ist es als locales Anästheticum angewandt worden. — Ueber die physiologische Wirkung und die Zusammensetzung des Petroleums giebt Ch. nur einige sehr kurze Andeutungen, um dann ausführlicher den Transport des Petroleums und die Art der Verpackung zu besprechen, welche am besten die Gefahr und den Verlust durch Verdunstung und Ausfliessen vermeidet und doch nicht zu kostspielig ist. — In polizeilicher Hinsicht verdienen besonderer Beachtung die Fabriken, in denen Petroleum destillirt wird und die Petroleumlager. Sie belästigen die Nachbarschaft durch den schlechten Geruch und sind sehr feuergefährlich. Der Gesundheits-Rath in Paris hat über diesen Gegenstand Vorschriften erlassen, die jedoch nur auf bestimmte Fälle Bezug hatten und keine allgemeine Geltung erhielten. Einer Fabrik, in der Canadisches Petroleum destillirt wurde, ist aufgegeben, gewisse Aenderungen mit dem Destillir-Apparate selbst vorzunehmen, namentlich für gehörige Abkühlung zur Condensirung der leichten Oele zu sorgen; 2) die Destillation nur in Gebäuden vorzunehmen, die aus unverbrennbaren Materialien gebaut, mit Eisenblech bedeckt sind und einen Dampfschornstein haben; 3) sollen die Thüren der Werkstätten von Eisen sein; 4) die Oefen nicht von den Werkstätten aus geheizt werden; 5) die Gase, welche nicht condensirt werden können, müssen in Heerde geleitet werden, wo sie in ungefährlicher Weise verbrennen; 6) eine grössere Quantität Sand muss als Löschmaterial für den Fall einer Feuersbrunst stets bereit sein; 7) die gewonnenen Destillate müssen in besonderen feuersicheren Gebäuden, welche gehörig ventilirt werden müssen, entfernt von dem rohen Petroleum aufbewahrt werden; 8) der Fussboden der Werkstätten muss so gelegt sein, dass vergossenes Petroleum in einem Reservoir sich sammelt, und nicht nach Aussen gelangt. Aehnliche Vorschriften sind für Petroleum-Lager erlassen. Dieselben erhalten eine besondere Gefährlichkeit dadurch, dass die leichten Oele selbst durch völlig unverletzte Fässer hindurch verdunsten und die Atmosphäre des Lagerraums erfüllen. — Sie müssen entfernt von Wohnungen angelegt werden, in feuersicheren Gebäuden mit eisernen Thüren, die reichlich ventilirt werden müssen. – Die Fussböden müssen cementirt und wie in den Destillationen so geneigt sein, dass sich das Ueberfliessende in einer Cisterne (gleichfalls cementirt) ansammelt. Am Besten ist es, das Petroleum zum Lagern in Behälter von Eisenblech oder Gusseisen umzufüllen. Die Lagerräume müssen von Tageslicht erleuchtet sein und dürfen mit Licht oder Laternen nicht betreten werden. – Kleinere Quantitäten von Petroleum sind diesen Vorschriften nicht unterworfen und nach den allgemeinen Vorschriften über gefährliche Stoffe (Decret vom 27. Jan. 1872, Section III.) zu behandeln. Bei dem Detailverkauf darf die Petroleum-Essenz nur in besonders zu dem Zweck bestimmten Gefässen verabfolgt werden, und dieselben müssen eine Aufschrift erhalten, welche auf die Gefährlichkeit des Inhalts aufmerksam macht. Das gewöhnliche Petroleum zum Brennen muss in Metallgefässen von höchstens 1 Liter Inhalt abgegeben werden. Der Hals der Gefässe muss passend geformt sein, damit beim Füllen der Lampen nicht leicht etwas vergossen wird.

ALTER (3) hat als Militär-Arzt Gelegenheit gehabt, bei Sprengversuchen, welche mit Dynamit angestellt wurden, Beobachtungen über die Wirkungen der Explosions-Gase zu machen. Er schickt eine kurze Geschichte des Dynamit (Gemenge aus 75 Gew.-Theilen Nitro-Glycerin und 25 Thl. sog. Kieselguhr – fast reiner Kieselsäure, aus den Kieselpanzern der Diatomeen, einer Algengattung in Oberlohe bei Unterlüss in Hannover gewonnen) voraus und eine Beschreibung seiner physikalischen Eigenschaften, wie sie in österr. militair-wissenschaftlichen Journalen gegeben wird. Seine eigenen Beobachtungen waren folgende: – Die Mannschaften welche mit den Patronen zu manipuliren hatten, trugen starke lederne Handschuhe, wenn sie jedoch mit diesen, die mit dem Dynamit etwas verunreinigt waren, sich das Gesicht wischten, Nase oder Lippen berührten, so entstand an diesen Theilen ein Prickeln und Brennen mit mässiger Röthung, die durch einfaches Waschen mit Wasser wieder verschwanden. Einzelne Leute, die mit der Herrichtung der Patronen längere Zeit in einem offenen Bretterschuppen zu thun hatten, empfanden Kopfschmerzen, hie und da Uebelkeiten, die einige Stunden anhielten, andere blieben unter denselben Umständen ganz frei davon. Mehrere Officiere, die sofort nach den Explosionen in den Dampf hineinliefen, um den Erfolg zu constatiren, bekamen sehr heftige Kopfschmerzen mit Klopfen in den Schläfen und dem Hinterhaupte, heftiges Schlagen der Pulse, Schwindel, allgemeine Abgeschlagenheit, Uebelkeiten, wiederholtes Erbrechen; bei einem Officier trat noch ein durchströmendes Hitzegefühl, später Frösteln und cardialgische Schmerzen hinzu. Bettruhe in einem gut gelüfteten Zimmer, Eisumschläge auf den Kopf, Eispillen innerlich beseitigten das ernstliche Unwohlsein in einigen Stunden und nach einem ruhigen Schlafe fühlte sich der Kranke ganz hergestellt. Nach einer Sprengung eines Brückenjoches, die an der Donau unter Wasser ausgeführt wurde, schwammen eine Menge Fische, unverletzt aber wie betäubt auf dem Rücken an der Oberfläche des Stromes. A. theilt hierauf die Beobachtungen mit, welche SCHNEIDER, SCHUCHARDT, TRAUZL und WURM über die Wirkungen des Dynamit resp. Nitroglycerin gemacht und veröffentlicht haben, und kommt zu dem Schlusse, dass das Dynamit bei den besonderen Vortheilen, die es in der Technik bietet, gegenüber dem schwarzen Pulver und der durch Explosionen desselben bedingten Minenkrankheit nur geringe Nachtheile habe, die sich durch die gehörige Vorsicht so weit herabmindern lassen, dass nur vorübergehende, nie anhaltende Gesundheitsstörungen resultiren. – In den Dynamitfabriken sind allerdings, um Explosionen zu vermeiden, ganz besondere Vorsichtsmassregeln erforderlich, ebenso für die Aufbewahrung und den Transport. A. theilt dieselben nach den „Notizen über neuere kriegstechnische Gegenstände" (Wien 1871) mit. Betreffs der Arbeiter in den Werkstätten und derjenigen Personen, welche den Explosions-Gasen ausgesetzt sind, wird Folgendes vorgeschrieben: Bei der Herrichtung und Verwendung der Dynamit-Patronen sind starke Filzhandschuhe zu benutzen. Die Verunreinigung der Haut ist sorgfältig zu vermeiden, die zufällig verunreinigte Haut mit verdünnter Kalilauge und Wasser zu waschen, das Essen in den Arbeitsräumen ist untersagt. Besonders empfindliche Arbeiter sind von der Arbeit zu entfernen, hingegen jene, welche nach 1–2 Wochen weniger durch die vorübergehenden schädlichen Einwirkungen beeinflusst werden, bei derselben zu belassen. Nach geschehener Explosion soll man auch im Freien nicht gleich in den Qualm der Explosions-Gase hineinlaufen. Bei Minen, Tunnelarbeiten und dergl. ist gute Ventilation durchaus erforderlich. Zur Ventilation werden gewöhnliche Blasebälge oder bei Abwesenheit aller Apparate ein Regenschirm empfohlen, der mit der Spitze nach unten an einer langen Stange in den mit den Dämpfen gefüllten Raum hinabgesenkt wird, wobei er zuklappt und beim schnellen Heraufziehen sich öffnet und die oberhalb befindliche Luft heraustreibt. Bei öfterer Wiederholung soll dies Manöver gute Dienste liefern. Vor und nach der Arbeit ist es nützlich eine Tasse schwarzen Kaffee zu trinken und $\frac{1}{4}$–$\frac{1}{2}$ Gran Morph. acet. pro die in steigender Dosis wird als Prophylacticum und Heilmittel gegen die Wirkungen des Nitroglycerins angerathen. — A. empfiehlt auf Grund theoretischer Erwägungen, ohne jedoch sich auf Erfahrungen zu stützen, gegen ernstere Intoxications-Erscheinungen das Aetzammoniak, weil es das Nitroglycerin neutralisirt oder das Ozon, welches das Nitroglycerin in Salpetersäure und Glycerin-Säure spaltet, zu versuchen.

Fonvilla (4) macht darauf aufmerksam, dass es leicht üble Folgen haben könne, wenn **Gasleitungsröhren in der Nähe von Blitzableitern** verlaufen. Er empfiehlt den Technikern darauf zu sehen, dass die Gasleitungsröhren nach unten ohne Unterbrechung bis in den feuchten Erdboden verlängert werden und dass die Gaszähler in der Nähe des allgemeinen Wasserreservoirs, entfernt von der Wand des Gebäudes aufgestellt werden, welche in der Regel dem Anprall der Stürme ausgesetzt sind. In ihrer Nähe sind brennbare Materialien nicht aufzuhäufen. — Auch die Regenwasser-Rinnen erscheinen F. nicht unbedenklich und er hält es namentlich für gefährlich, an ihnen, wie es mitunter geschieht, mittelst eiserner Klammern die Blitzableiter zu befestigen.

Matzner (5) hat aus der Literatur die zu verschiedenen Zeiten in Paris, München, Wien, Altona, Amiens vorgekommenen und in ihrer Aetiologie noch immer nicht genügend erklärten Fälle zusammengestellt, in denen auf den **Genuss von Vanille-Eis Vergiftungs-Erscheinungen** aufgetreten sind. Hieran knüpft er die Mittheilung einer selbst gemachten Beobachtung.

Bei sechs Mitgliedern einer Familie und bei 5 anderen Personen, die an demselben Mittagessen theilgenommen hatten, traten $1\frac{1}{2}$–2 Uhr nach dem Essen heftiges Erbrechen mit oder ohne Durchfall, Magen- oder Leibschmerzen ein. Neun andere Personen, die von denselben Speisen genossen hatten, blieben gesund. Da von den 20 Personen mehrere nur eine oder die andere Speise und Vanille-Eis, andere kein Vanille-Eis aber von allen anderen Speisen genossen hatten, sich auch jede Möglichkeit einer anderweitigen Vergiftung ausschliessen liess, so konnte festgestellt werden, dass nichts anderes als das Eis die Vergiftungserscheinungen hervorgerufen haben musste.

Weshalb das Eis giftig gewirkt hatte, liess sich nicht ermitteln. Es hatte keinen auffälligen Geschmack, war in zinnernen (nicht verzinnten) Gefässen bereitet, frisch; die noch reichlich vorhandenen Vanille-Schoten wurden ferner ohne Schaden angewendet, die grünen Zuckerblätter, welche die Eistorte zierten, waren wie Gorup-Besanez feststellte, mit unschädlichem Chlorophyllgrün gefärbt. — Die Kranken — selbst die beiden, bei welchen es bis zu einem geringen Grad von Collapsus gekommen war – erholten sich in mehreren Stunden gänzlich. Die Behandlung war eine symptomatische: Eispillen, Brausepulver, Tr. thebaica, Analeptica. Als eine einfache Erkältungskrankheit sind diese Eisvergiftungen nicht anzusehen, sie müssten sonst häufiger und mehr sporadisch auftreten. Fruchteis hat derartige üble Folgen nie gehabt, ebenso wenig therapeutisch angewandtes rohes Eis. Einige Pharmakologen schreiben der Vanille die schädliche Wirkung zu. — Martius vermuthete, der Vanille-Kampher der ostindischen Vanille, der eine andere Krystallform hat als der der mexicanischen, könne die Schuld der giftigen Wirkung tragen. Schroff wies darauf hin, dass die Vanilleschoten mit verschiedenen Oelen bestrichen werden, um sie geschmeidig zu halten. Hierzu wird auch Acajou-Oel benutzt, welches aus den Samen von Anacardium occidentale oder orientale stammt und mitunter verunreinigt ist von einer scharfen in den Kapseln der Samen enthaltenen Substanz. — Andererseits lenkte Schroff die Aufmerksamkeit darauf, dass ausser den aus Benzoë- und Donka-Säure bestehenden Krystallen an der Oberfläche der Vanille, noch andere in den äusseren Schichten des Parenchyms vorkommen, die Aehnlichkeit mit den irritirend wirkenden Krystallen in der Squilla haben, aber, wie er glaubt, nur aus oxalsaurem Kalk bestehen. Dafür, dass die Vanille die vergiftende Substanz in das Eis bringe, spricht der Umstand, dass bisher Vergiftungserscheinungen nur nach Vanille-Eis, nie nach Fruchteis beobachtet sind, und ferner, dass die Vanille, mit welcher das giftig wirkende Eis in Bergen bereitet war, aus einer Conditorei in Altona stammte, in welcher kurz vorher auch Vergiftungen durch Vanille-Eis erfolgt waren. Dagegen ist zu bemerken, dass andere mit Vanille zubereitete Speisen, z. B. Saucen, nie giftig gewirkt haben, sondern nur Vanille-Eis. — In Amiens schienen die Gefässe, in denen das Eis bereitet war, die Schuld seiner Wirkung zu tragen; es waren unreinliche Zinngefässe, das Eis enthielt Spuren von Blei, ziemlich viel Eisen und viel Zinn. Auch in Altona fand man in dem giftigen Eis Zinn und etwas Eisen. Das Zinn wird in dem leicht säuernden Vanille-Eis sehr leicht Gelegenheit erhalten, sich zu milchsaurem Zinn zu verbinden, welches nach GREEN die vorerwähnten Vergiftungs-Erscheinungen hervorbringen soll. Versuche von M. an Hunden bewiesen die Unschädlichkeit ziemlich grosser Mengen des Zinnsalzes und es ist bekannt, dass auch saure Speisen in Zinngefässen längere Zeit ohne Schaden aufbewahrt werden. — Zinn enthält allerdings manchmal Blei oder Zink und könnte dadurch schädlich werden. Die Vanille ist oft in Zinnfolie verpackt. Schliesslich ist zu erwähnen, dass auch Milch durch abnorme Gährungs-Vorgänge mitunter Erbrechen, Durchfall und ähnliche Vergiftungs-Erscheinungen erregt und dass vielleicht der Rahm im Vanille-Eis die giftige Potenz sein könnte.

HOLLIS (6) hat bei zwei Metalldrehern, die ausser mit Eisen und Stahl nur mit Messing zu thun hatten, Erscheinungen chronischer Blei-Vergiftung beobachtet; Muskellähmung namentlich der Extensoren an den Armen, blaue Linien am Zahnfleisch, bei dem einen auch Tremor und einen Kolikanfall.

Die Union médicale (7) berichtet, dass ein Drogen-Geschäft in Paris statt Kali sulfuricum eine Mischung dieses Salzes mit arsenigsaurem Kali (als Sal de duobus) verkauft hat und tadelt die darauf angeordneten polizeilichen Massregeln. Kali sulfuricum wird als Abführmittel selten gebraucht, aber findet als Bestandtheil des Dower'schen Pulvers häufige Anwendung.

Lagarde (8) in Verdun verschrieb einem Patienten bei einem leichten Unwohlsein eine Mixtur, welche Natron sulfuricum enthalten sollte, in die aber von dem Apotheker statt dieses Salzes essigsaures Baryt gethan wurde. Es trat allgemeiner Collapsus, kalter Schweiss, Unfähigkeit zu jeder Bewegung, kleiner Puls, beschleunigter flacher Athem ein; dann Uebelkeit, Erbrechen, involuntäre Stühle — keine Reizungserscheinungen, Sensorium klar, keine Schmerzen. Tod in etwa 24 Stunden. Bei der Section fand sich Lungenapoplexie, viel schwarzes flüssiges Blut im Herzen, Congestion des Gehirns und seiner Häute. Im Magen und Duodenum einige geröthete Flecken, die Venen blutreich, sonst nichts Abnormes. Am Peritonäum leichte Entzündungsspuren, injicirte Stellen mit einem Anfang von Exsudation. L. nahm, von der Unschädlichkeit der Mixtur überzeugt, ein wenig von derselben und erkrankte gleichfalls: es trat ein allgemeines Unwohlsein, grosse Muskelschwäche und eigenthümliche Empfindungen in der Haut ein, dann Uebelkeit, einige dünne Stühle, leichenhafte Blässe des Gesichts. Hierauf (etwa nach 8 Stunden) begannen sich Lähmungen zu entwickeln, erst an der linken Hand und dem Vorderarm, dann den Beinen, dann den Muskeln des Rumpfes von unten nach oben bis zum Halse fortschreitend, so dass L. sich nicht bewegen, dann nicht husten, räuspern, nicht tief athmen, nur schwer sprechen konnte. Sensibilität und Sensorium frei, Puls verlangsamt, aber regelmässig, Haut kalt, keine Art von Schmerzen, nur ein sehr unangenehmer Geschmack im Munde und heftiger Durst. Blasen- und Mastdarm-Sphincteren gelähmt. Nach 24 Stunden fingen die Lähmungen an zu weichen in derselben Reihenfolge, in der sie erschienen waren und waren in 48 Stunden ziemlich verschwunden. Schwäche, Diärrhoe und Abmagerung hielten länger als einen Monat an.

L. glaubt, dass das essigsaure Baryt als Gegengift gegen Strychnin zu brauchen wäre, in dem es die excito-motorische Kraft des Rückenmarkes in so hohem Grade herabsetzt. Auch bei Tetanus und überall wo Chloral, Chloroform, Curare, Amyl-Nitrit im Stiche lassen, könnte es angewandt werden.

BIOSKANDTHORK (Fall af chronisk arsenikförgiftning genom tapeter. Upsala Läkaref. Förh. VII. 10) erwähnt 3 Fälle von chronischer Vergiftung durch arsenhaltige Tapeten, obwohl diese mit einem Papier überklebt worden waren. Die Fälle waren ziemlich stark, dauerten bei einem Kranken 1½ Jahr und wurden erst mit der Entfernung der Tapete beseitigt.

C. G. Gaedeken (Kopenhagen).

---

11. Tod. Scheintod. Wiederbelebung.

1) Magnus, R., Ein sicheres Zeichen des eingetretenen Todes für Aerzte und Laien. Virchow's Archiv. Bd. 55. S. 511. — 2) Rosenthal, L. (Wien). Untersuchungen und Beobachtungen über das Absterben der Muskeln und den Scheintod. Wien. med. Presse No. 18. — 3) Le Bon, Recherches expérimentales sur le traitement de l'asphyxie. Rev. Compt. rend. LXXV No. 21.

MAGNUS (1) hat, angeregt durch eine von der Pariser Akademie 1870 gestellte Preisaufgabe, sich damit beschäftigt, ein auch für den Laien ohne besondere Apparate erkennbares Zeichen zu suchen, durch welches der Eintritt des Todes erkannt und seine Unterscheidung vom Scheintode ermöglicht wird, aber die beginnende Fäulniss bestehende Zweifel löst. Er glaubt es in Folgendem gefunden zu haben. Man umschliesst einen Finger des anscheinend Todten fest mit einer Schnur, wird dann der abgeschnürte Theil blauroth, so besteht das Leben noch, bleibt er blass, so ist die letzte Spur von Circulation erloschen und somit der wirkliche Tod eingetreten. Sind die Finger, wie bei Arbeitern, mit einer sehr dicken Epidermis versehen, so tritt die blaurothe Färbung selbst beim Lebenden nicht deutlich genug hervor, und es empfiehlt sich, in einem solchen Falle einen anderen passenden Körpertheil, z. B. ein Ohrläppchen zu umschnüren.

ROSENTHAL (2) hat an frischen Leichen und amputirten Gliedmassen Versuche über die Andauer der elektrischen Reizbarkeit nach dem Tode angestellt. Sie erlischt schneller, wo der Tod in Folge chronischer Krankheiten eintrat, als nach plötzlichem Tode, erhält sich bei kräftigen Individuen länger, als bei heruntergekommenen, abgezehrten Subjecten. Die Zeit des Erlöschens der Erregbarkeit schwankte zwischen 1½ und 3 Stunden p. m. Um diese Zeit beträgt die Temperatur im Mastdarm noch 37–38°, in der Achselhöhle 32,5–33° C., die Gelenke sind noch völlig biegsam. In einem Falle von hysterischen Scheintod hat R. diese Erfahrungen zur Feststellung desselben und Ausschluss des wirklichen Todes praktisch verwerthet.

Le Bon (3) erklärt sich gegen die gewöhnlichen Wiederbelebungs-Methoden bei Asphyxirten: Lufteinblasen in den Mund oder die Nase, treibt die Luft nur in den Magen. Lufteinblasen in die Trachea füllt die Lungen zu sehr und führt zu Compression der Capillaren, schafft somit neue Circulations-Hindernisse. Die Silvester'sche Methode führt eben zu viel als zu wenig Luft in die Lunge, dieselbe kann aber keinen nützlichen Effect haben, weil meistens die Circulation so darniederliegt, dass eine Blutbewegung in den Lungen kaum stattfindet. Alle Methoden, die mit Druck auf das Sternum (zur Herbeiführung der Exspiration) verbunden sind, schaden, weil dieser Druck das nur noch schwach pulsirende Herz zum Stillstand bringt. Nur die rhythmische elektrische Reizung des Herzens und Zwerchfells mittelst der Electropunctur vermag Athmung und Circulation anzuregen. Dieses geschieht namentlich wirkungsreich, wenn der Körper in einem Bade von ca. 37° vorher erwärmt worden war, wie Versuche an Thieren gezeigt haben. Dass die Wiederbelebung Ertrunkener so grosse Schwierigkeiten macht, und es schwerer gelingt, ein Kaninchen das 4–5 Minuten unter Wasser gewesen ist, wieder zum Leben zu bringen, als eines, welches 10–15 Minuten Kohlensäure geathmet hat, findet seine Erklärung darin, dass beim Ertrinkungstode die Versuchsthiere stets eine Menge fest geronnenen Blutes im Herzen hatten. Ist diese Gerinnung schon eingetreten, so kann weder künstliche Athmung noch künstliche Anregung der Herzbewegung irgend einen Effect haben.

Zoonosen.

1. Allgemeines.

1) Pauli, Ueber die gegenwärtigen Viehverkehrsverhältnisse in den osteuropäischen Ländern in veterinärpolizeilicher Beziehung. Vierteljahrsschr. f. ger. Med. u. öffentl. San.-Wes. Januar S. 114. — 2) Pauli, Ueber die Desinfection der Eisenbahn-Viehtransportwagen. Ebendas. Juli. S. 122. — 3) Bále, E. A., L'enfouissement, la crémation etc. appliqués aux cadavres des animaux atteints de maladies contagieuses. Journ. de Méd. de Bruxelles. Août p. 115.

Obgleich die beiden Arbeiten von Pauli zunächst die Verbreitung von Seuchen bei den Thieren ins Auge fassen, liegt es auf der Hand, dass sie mittelbar auch innige Beziehungen haben zu der Uebertragung von Thierkrankheiten auf das Menschengeschlecht und eine Besprechung an dieser Stelle gestatten.

Pauli schildert in grossen Umrissen den Viehverkehr, wie er sich gestaltet hat zwischen den russischen Steppen, den westlichen Grenzländern Oesterreichs und den österreichischen Culturländern sowie Preussen, namentlich die grossen Centralmärkte zu Wien und Berlin berücksichtigend.

Er beschreibt die verschiedenen Racen des Viehes, das von Osten her nach Oesterreich und Preussen eingeführt wird, erörtert, welche die meiste Gefahr in Bezug auf die Verbreitung von Viehseuchen bereiten, — obenan steht allen graue Steppenvieh und die zunächst aus demselben entsprungenen Racen in Galizien und Moldau, — Das schon gemästete Vieh ist weniger bedenklich als das Weidevieh, — beweist dass das Vieh aus den Hinterländern in keiner Weise entbehrt werden kann, und dass darin die Gefahr der ewigen Einschleppung der Rinderpest beruhe. An der ostgalizischen Grenze und der Bukowina befinden sich allerdings Contumaz-Anstalten, in denen das einzuführende Vieh Quarantaine halten muss, dieselben sind aber nicht zweckmässig eingerichtet und nicht genügend überwacht. Es findet ein grossartiger Schmuggelhandel statt, und in den Anstalten selbst ist die Sonderung der verschiedenen Heerden ungenügend, so dass die Quarantaine keine Sicherheit gewährt. In Galizien ist die Rinderpest permanent. Sämmtliches Vieh kommt zunächst auf die grossen Vormärkte zu Oswiecim und Slipnik und geht von hier nach Wien und Berlin. Diese Vormärkte (für Preussen namentlich Oswiecim) sind für die Verbreitung der Pest die gefährlichsten Orte, indem hier eine ungeheure Ansammlung von Vieh aller Racen stattfindet. Um sich zu schützen, ist Wien mit der Einrichtung eines besonderen Seuchenhofs neben dem neuen Viehhof vorgegangen, und es besteht in Floridsdorf bei Wien eine Central-Reinigungs- und Desinfections-Anstalt für Eisenbahn-Viehtransportwagen. — Ein grosser Theil des Viehes wird in Slipnik und Oswiecim auf die Vormärkte gebracht, weil es nothwendig ist, auf dem langen Transport dasselbe auszuladen, um es einmal zu tränken und zu füttern. Man hat Versuche mit Transportwagen angestellt, die es ermöglichen, das Vieh auf der Fahrt zu versorgen und die gefährliche Rast in den beiden Orten zu vermeiden, und es hat sich namentlich der von dem Schotten William Reid construirte Wagen bewährt. — Wie derselbe jetzt beschaffen ist, können jedoch zu wenig Häupter in einem Wagen Platz finden, und der Transport wird dadurch übermässig vertheuert, jedoch könnte er modificirt, namentlich verlängert werden. Für den preussischen Viehverkehr mit Oesterreich würde es sich empfehlen, 1) den Viehmarkt von Oswiecim in das Innere des Landes, am besten an die russische Grenze in die Nähe einer grossen Contumaz-Anstalt zu verlegen, 2) das Mastvieh von dem Weide- und Brackenvieh auf dem Markte strenge zu sondern oder 3) das Mastvieh vom Markte ganz auszuschliessen, 4) strenge Control-Maassregeln über das Vieh auf den

Viehmärkten durch Brandzeichen (welche nach überstandener Contumaz ertheilt werden) und thierärztliche Ueberwachung, 5) die Erlaubniss der österreichischen Regierung, diese Märkte auch durch preussische Sachverständige controliren zu lassen. Zur Vermeidung der Ueberschleppung der Viehseuchen von Russland nach Oesterreich ist zu empfehlen: 1) Beschränkung des Schmuggelhandels an der russisch-österreichischen Grenze durch perpetuirliche Grenzbesetzung, Verbreiterung der Grenz-Control-Districte und Verschärfung der Strafen bei Umgehung der Contumaz, 2) zweckmässigere Einrichtung dieser Anstalten. In Preussen ist zu empfehlen: 1) Einführung des Schlachtzwanges für Berlin und die anderen grossen Städte, damit neues Vieh direct auf die Schlachtviehmärkte und in die Schlachthäuser gelangt. 2) Einrichtung eines Nebenviehhofs für russisches und österreichisches Vieh, damit der Hauptmarkt intact bleibt. 3) Reinigung und Desinfection aller Eisenbahn-Viehtransportwagen nach jeder Entladung, obligatorisch eingeführt für das ganze deutsche Reich und Centralisation der Desinfection in den Städten, die ihr Vieh durch verschiedene Bahnen erhalten, wie in Berlin, Breslau, Hamburg, Mainz. 4) Allmälige Anschaffung von Wagen, welche Fütterung und Tränkung des Viehs ohne Ausladung gestatten. Der Desinfection der Viehwagen widmet PAULI noch einen besonderen Aufsatz (2). Er beschreibt die grosse Desinfectionsanstalt in Wien, in welcher jede Woche an zwei bestimmten Tagen über 40 Wagen desinficirt werden. Auch im deutschen Reich steht ein Gesetz über die obligatorische Desinfection sämmtlicher Eisenbahn-Viehtransportwagen bevor. In Berlin ist nahe dem neuen Viehhof eine Desinfections-Anstalt begründet worden. Sofort nach der Entladung werden sämmtliche Viehwagen auf zwei Schienensträngen der Anstalt zugeführt, sofort gründlich (ehe der Schmutz angetrocknet ist) gereinigt und dann so lange mit Wasser von 80°C. ausgespritzt bis in den geschlossenen Wagen jeder animalische Geruch verschwunden ist. Dann werden die Wagen geöffnet und getrocknet und alle feucht bleibenden Stellen, an denen das Holz angesteckt oder faul zu sein pflegt, mit unverdünnter Carbolsäure bestrichen. Der aus den Wagen entfernte Dünger wird sofort verladen und unter gutem Verschluss fortgefahren. Der Boden unter den Wagen ist an der Reinigungsstelle cementirt oder mit Klinkern angelegt und wird schliesslich noch sorgfältig gereinigt. Künftig sollen die Viehwagen aller Berliner Bahnen hier gereinigt werden. Eine Centralisation des Desinfections-Geschäftes ist aus naheliegenden Gründen durchaus als nothwendig anzusehen.

DELE (3) macht auf die Gefahren der Beerdigung der Cadaver von Thieren aufmerksam, welche an ansteckenden Krankheiten gestorben sind. Trotzdem kennt das Belgische Gesetz nur diese Art der Beseitigung der Cadaver. D. empfiehlt dringend die Verbrennung (Siehe hierzu Niederer bei „Rinderpest." R.).

B. Specielles.

1) Hundswuth.

1) Fleming, G., Rabies and hydrophobia: their history, nature, causes etc. With 8 illustr. London. — 2) Derselbe, Rabies and hydrophobia, their history, nature, causes, symptoms prevention. With 8 illustr. London. — 2a) Majer, C., Fälle von Wasserscheu in Bayern im Jahre 1869 u. 70. Bayer. ärztl. Intell.-Bl. Nr. 7. — 3) Genser, M., (Wien) Ein Fall von Lyssa humana. Memorabilien No. 4. — 4) Sporch, J., Fall von Lyssa humana. Bayer. ärztl. Intell. Bl. No. 35. 36. — 5) Beecher, Ein Fall von Wasserscheu (Lyssa) beim Menschen. Württemb. med. Correspondenzbl. No. 12. — 6) Heilmann, Ein Fall von Wasserscheu. Ebendas. No. 46. — 7) Stern, Adolf, Ein Fall von Hydrophobie ohne vorausgegangenen Hundebiss oder sonstigen Thierbiss bei einem 10jährigen Mädchen; Oesterr. Wien. med. Wochenschr. No. 31. — 8) Ein Fall von Wasserscheu beim Menschen. Beobachtet im städtischen Krankenhause zu Fiume. Ebendas. No. 52. — 9) Stromer, (Halle) Ein Fall von Lyssa humana. Berl. klin. Wochenschrift No. 4. — 10) Wolff, Hydrophobie. Ebendas. No. 13. — 11) Livingstone, Thomas, On a case of hydrophobia. The Lancet Octbr. 28. p. 538. — 12) Dobson, C., Case of hydrophobia. The British med. Journ. Nov. 6 p. 503. — 13) Braithwaite, On hydrophobia. Philadelph. med. and surg. reporter. Novemb. 14. p. 503. — 14) Heyman, August, Hydrophobia nine months after the bite of a dog. Brit. med. Journ. May 6. — 15) Balaresi, Chloral in Hydrophobia. The Lancet. April 29. p. 502. — 16) Lawson Prince, The employment of the [illegible] (of roy) as a preventive against hydrophobia and rabies. British med. Journ. Oct. 17. — 17) Armand, Cas de rage observé sur un enfant de quatre ans. Lyon médical No. 29. p. 165. — 18) Laschkewitsch, (Charkow) L'inhalation de l'oxygène pur dans le traitement de l'hydrophobie. Gaz. méd. de Paris. No. 36 p. 409. (Bereits Allgem. Wien. med. Ztg. 1871 No. 38. publicirt. S. Jahresber. 1871, Bd. I. S. 410.)

MAJER (2a) theilt mit, dass in Bayern vom 1. October 1869 bis 30. September 1870 14 Personen (11 M., 3 W.) an Wasserscheu in Folge des Bisses wuthkranker Thiere gestorben sind. Die meisten Fälle kamen in den südbayerischen Bezirken vor, in der Pfalz und Oberpfalz kein Fall. Die Verstorbenen befanden sich zwischen dem 10. und 60. Lebensjahre. Im Monat October kamen 4, August 2, September 3, December, Januar, März, Juli je 1 Fall vor. Dazu kamen im 4. Quartal 1870 noch 2 Fälle im October und 3 im November.

Es werden zwei Fälle mitgetheilt, in welchen 2 Personen, welche von wuthverdächtigen Hunden gebissen worden waren, einer 6wöchentlichen Contumaz unterzogen wurden, in dieser keine Symptome der Rabies zeigten und dann doch der eine 3, der andere 2 Monate nach ihrer Freilassung erkrankten, und M. schliesst hieraus auf die Möglichkeit eines längeren Incubations-Stadiums bei Hunden. (Sie konnten auch nach Aufhebung der Contumaz auf's Neue gebissen und nun erst inficirt worden sein. Ref.)

GACSTER (4) beschreibt einen Fall von Lyssa, zeigt die Unterschiede von Tetanus traumaticus und Chorea gegen LOSSMANN und MASCHKA opponirend und weist darauf hin, wie leicht man durch negativen Erfolg anamnestischer Erhebungen betreffs der Aetiologie getäuscht werden kann. Jede Verletzung durch Hundebiss wurde hartnäckig in Abrede gestellt und erst nach dem Tode des Kranken gestand dessen Wittwe, dass ihr Mann 4 Monate vor der Erkrankung von seinem, der Beschreibung nach offenbar wuthkranken Hündchen, das damals sofort getödtet worden, in den rechten Fuss gebissen worden war. Hier war bereits vorher von G. eine ganz kleine, linsengrosse, oberflächliche Narbe, die etwas empfindlich bei Druck war, am äusseren Sohlenrande bemerkt worden.

Der 30jährige kräftige Arbeiter bekam an einem Freitag Nachmittag Frösteln, und wurde still. Sonnabend Abend wollte er nicht essen, in der Nacht zum Sonntag erwachte er mit Nackenschmerz und bekam bei den mehrfachen Versuchen zu trinken jedes Mal Schlingkrämpfe. G. fand ihn Sonntags Morgens mit angstentstelltem Gesicht, heiserer Stimme. Der Mund war meist halb offen, er machte oft Schlingbewegungen, wobei er den Unterkiefer vorschob, und schnappte häufig umher. Es machte nicht den Eindruck, als ob er beissen wollte, sondern als ob er nach Luft schnappe. Kopf warm, klebriger Schweiss, etwas erweiterte, aber gut reagirende Pupillen, Conjunctiva injicirt. Die Zunge roth, mit klebrigem Schleime bedeckt, Masseteren höchst selten und nur vorübergehend zusammengezogen, in den Schlingmuskeln am Halse beständige klonische Krämpfe. Temperatur erhöht, Puls 108, härtlich. In den Nackenmuskeln oft tetanische Contractionen, manchmal leichter Opisthotonus. Er machte sitzend einen Versuch zu trinken, warf sich jedoch sofort zurück, das Wasser floss ab, es schüttelte ihn am ganzen Körper; dann kamen Nackenkrämpfe, Opisthotonus, dann schleuderte er sich empor, so dass er wieder halb sass, heftig zitternd. Hierauf lag er erschöpft da, und es traten die Schlingkrämpfe wieder hervor. Sensorium frei. Nach Morphium (⅓ Gran hypodermatisch) einige Ruhe, der Kranke konnte schlucken. Nach etwa 2 Stunden traten die früheren Erscheinungen wieder auf und steigerten sich an Häufigkeit und Heftigkeit. Fünf Stunden darauf waren die tetanischen Erscheinungen geschwunden, nur noch Contraction im Nacken, dafür aber grosse psychische Erregung, die sich trotz einer neuen Morphiuminjection zu einem tobsüchtigen Zustande steigerte. Kopf heiss, Pupillen erweitert, träge, Puls 110, Blick unstät, Miene ängstlich. Beim Versuch zu trinken heftige Schling- und Athmungskrämpfe. Sehr deutliche geschlechtliche Aufregung, die sich in seinem Benehmen gegen die anwesende Frau bekundet. Rücksichtslos einen zähen Speichel umherspuckend, sprang er herum, wollte fliehen, wurde aggressiv, schrie, betete und musste endlich gefesselt werden. Nach einer neuen Morphiuminjection vorübergehende Beruhigung. Häufiger trockener Husten. Nach 1–1½ Stunden erneute Raserei, Delirien, Krämpfe in den Schlingorganen und im Nacken. In der Nacht konnte er mit grosser Mühe, jedoch nicht ohne dass darauf Hustenreiz und Stickkrampf eintrat, einige Male trinken. Gegen Morgen Unbesinnlichkeit, die Krämpfe wurden stärker, Opisthotonus, der Unterkiefer hängt meist schlaff herab, der Speichel fliesst aus. Am Montag häufig allgemeine Convulsionen, dann Erschlaffung und Mittags der Tod.

Die Frau und eine 8jährige Tochter verspürten, wohl aus Furcht und durch Einwirkung auf die Phantasie, fünf Tage hindurch Ziehen im Nacken und leichtere Zusammenziehungen der Nackenmuskeln. Als Symptome, die einen Unterschied zwischen diesem Falle und denen von Tetanus oder Chorea ausmachen, führt G. namentlich an: das Unvermögen zu schlingen ohne Trismus, die Angst, sowie die Reflexerscheinungen beim Trinkversuche, die intercurrirende Psychose in maniacalischer Form.

Auch in dem Falle von SPAETH (4) tritt die psychische Alteration neben den Krämpfen in den Vordergrund; anfangs Depression und Angst, dann maniacalische Aufregung, in welcher der Tod ziemlich rasch erfolgte.

Der 39jährige Mann erkrankte, nachdem er 8 Wochen vorher von einem wuthverdächtigen Hunde in den rechten Daumen gebissen war. An diesem Daumen und zwar an der Dorsalfläche des Metacarpophalangealgelenkes, hatte er bei der Aufnahme in das Krankenhaus eine etwas mehr als erbsengrosse, bläulich gefärbte, aus dicker verhornter Epidermis bestehende warzenähnliche Excrescenz und etwa einen Zoll oberhalb an der Innenseite eine Halb-Gulden grosse weisslich glänzende Anschwellung. Die blaue Warze sollte erst 8 Tage vor der Erkrankung entstanden sein. Die Krankheit begann am 22. October mit einem eigenthümlichen Gefühl in der rechten Schulter, einem Gruseln und Stossen von unten herauf, welches den Mann in der Nacht erweckte. Am 23. gastrische Erscheinungen, Uebelkeit, Erbrechen, Klage über Schmerz in der Schulter. Nachmittags heftiges Gefühl von Beklemmung auf der Brust, Schweratmigkeit, Schwindel und Sausen im Kopf. Kein Fieber. Grosse Angst, Unruhe, die sich zur Nacht steigerte. Am 24. früh, Röthung des Gesichtes, starrer Blick, Pupillenerweiterung, Sprache abgebrochen, Schling- und Athmungskrämpfe beim Versuche zu trinken. Dieselben Krämpfe traten dann auch ein beim Anblick des Wassers, bei Luftzug, jedes Geräusch jagte ihm Angst und Schrecken ein. Er hatte die Empfindung, als käme es von unten herauf. Bei dem Athmungskrampf steht der Thorax mehrere Secunden in Inspirationsstellung. Der vorangegangenen Depression folgt nun sich mehr und mehr steigernde Erregung bei ruhigem Puls und normaler Temperatur. In der Tobsucht entwickelte er eine ungeheure Muskelkraft, stiess heulende Töne aus, als schnüre ihm Jemand den Hals zu, fletschte mit den Zähnen, verletzte sich selbst. In diesem Zustande starb er am 26. Nachmittags. Sehr bemerkenswerth ist die, wenn auch nur vorübergehende doch sehr deutliche palliative Wirkung des Chloralhydrats in diesem Falle. Als Morphium-Injection ganz erfolglos versucht worden war, wurden dem Kranken am 24. Abends 7 Uhr 3,0 Gramm Chloralhydrat im Clysma beigebracht. Er schlief ein, fühlte sich nach dem Erwachen um 9 Uhr wohl, er konnte, ohne Krämpfe zu bekommen, trinken, die vorher erweiterten Pupillen waren normal geworden, keine Unruhe, ruhiger Athem. Diese Ruhe hielt bis 1½ Uhr Nachts an, dann aber trat die Tobsucht desto heftiger wieder hervor. Am 25. Nachmittags wurden ihm allmählig 8,0 Gramm Chloralhydrat in etwas Bier eingeflösst und wiederum schlief er mehrere Stunden, blieb nach dem Erwachen noch längere Zeit ruhig, nur sprach er viel. Am Morgen des 26. bewirkten 2,5 Gram des Mittels nur 2 Stunden Ruhe, dann begann die Tobsucht und die Krämpfe wieder und dauerten bis zum Tode.

Von den Obductionsbefunden ist zu erwähnen: gelbliche Färbung der Haut, starker Blutreichthum der Diploe des Schädeldachs, der Dura und Pia mater mit etwas Oedem der letzteren, starke Injection der Rückenmarkshäute. Das Mark selbst war in der Gegend des 7–9 Brustwirbels breiig weich, die graue Substanz derselben Partie sehr blass, nicht markirt. Bei der mikroskopischen Untersuchung dieser Stelle fand sich fettige Degeneration der Ganglienzellen, namentlich in den grossen Zellen des Vorderhornes. Schleimhaut des Pharynx, Larynx, der Trachea blass, Lungen nur hinten blutreich und etwas ödematös, im Herzen weiches Gerinnsel und flüssiges, theerartiges Blut. Milz von normaler Grösse, blutreich, weich.

S. schliesst an den Bericht des Falles epikritische Bemerkungen, weist nach, dass weder eingebildete Wuth, noch Tetanus traum. vorliegen könne, und stellt die Beweiskraft der Beobachtungen von

MASCHKA, welche er Pr. Vierteljahrsschrift 1871 zur Begründung seiner Ansicht, dass die Lyssa humana nicht specifisch sei, angeführt hat, in Abrede. Im ersten M.'schen Falle könne der Kranke, ohne es zu wissen, inficirt worden sein, im zweiten Falle könne der Hund trotz des Anscheins vom Gegentheil krank gewesen sein. Mitunter ist der Speichel eines Hundes, der von einem anderen tollen gebissen worden, schon fähig zu inficiren, längere Zeit, ehe bei ihm die Symptome der Lyssa hervortreten.

SAINTER (15) will in einem Falle von Lyssa in 5 Tagen, während welchen er 360 Gran Chloralhydrat in Dosen von 20 Gran gegeben hatte, völlige Heilung erzielt haben.

Der 40jährige Kranke war von einem verdächtigen Hunde in die Hand gebissen worden. Nach 4—5 Monaten bekam er ein Prickeln in der Hand, die Narbe schwoll an, und ein constanter Schmerz zog von derselben durch den ganzen Arm. Er bekam Kopfweh, Frösteln, Hitze, Magenverstimmung, war ruhelos, reizbar, verwirrt, fühlte beim Gehen öfter plötzlich den Trieb zu unregelmässigen Bewegungen, z. B. sich plötzlich umzudrehen, stehen zu bleiben, vorwärts zu stürzen u. dgl. Nachdem dies einige Tage gedauert hatte, bekam er eine Ohnmachtsanwandlung, wurde unklar, bekam Nackensteifigkeit, Krämpfe des Zwerchfells, der Muskeln des Pharynx und Larynx, spie Speichel um sich, tobte, delirirte, zeigte Bewusstlosigkeit. Das Schlucken war sehr erschwert. Der fortgesetzte Gebrauch des Chloralhydrat linderte erst die Erscheinungen, schaffte dann Schlaf und allgemeines Wohlsein. In den nächsten Tagen traten nur Zuckungen der Gesichtsmuskeln auf, die bei Fortgebrauch des Mittels auch schwanden. Die Reconvalescenz war langwierig, die Entkräftung eine sehr grosse. (Diagnose nicht sicher. R.)

PRINCE (16) hat ermittelt, dass ein in England viel angewandtes Geheimmittel gegen Hundswuth, hauptsächlich aus Lichen cinereus terrestris besteht. Er zeigt, dass es bereits in alter Zeit einen grossen Ruf hatte und giebt an, dass es in 9 Fällen, die er controlirt hat, zweifellos Menschen, die von tollen Hunden gebissen waren, vor der Lyssa bewahrt habe. Andere zugleich von denselben Hunden gebissene Personen, die das Mittel nicht anwandten, starben an Lyssa. Alle genaueren Angaben über die Fälle fehlen.

In dem von Becher (5) mitgetheilten Falle trat bei einem 34jährigen Manne am 8. Januar gastrische Verstimmung ein, am 9. erfolgte nach unruhiger Nacht Erbrechen und grösseres Wohlbefinden, so dass der Mann seinem Geschäft als Kaminfeger nachgehen konnte. Abends Frost, dann Hitze, Schmerz in der rechten Hand und dem rechten Arm, sich auf Schulter, Nacken, Hals und Brust ausbreitend, Schmerzen in allen Gliedern, Oppression. B. traf ihn am 10. Morgens im Bett, stark schwitzend, Puls 130, Temperatur 39,5° C. Er war ängstlich erregt, Pupillen verengt. Er war sehr reizbar, konnte helles Licht, lautes Sprechen nicht vertragen. Bei der Berührung traten Reflexkrämpfe des ganzen Körpers ein. — Zum Trinken genöthigt, wandte er sich erschrocken ab, streckte dann den Kopf weit hervor, schnappte „hundeartig", beim Versuch zu schlucken krampfhafte Zusammenziehung im Rachen, wobei die Flüssigkeit zurückgestossen wird. Abends war Pulsfrequenz und Temperatur gesteigert, der Kranke spuckte viel, die Reflexkrämpfe waren vermehrt, zeitweise grosse Oppression und Angst, grosse Aufregung. Am 11. Morgens, nach einer in Delirien und lebhaftiger Aufregung verbrachten Nacht, in welcher auch dauernde geschlechtliche Aufregung bemerkt worden war (obscöne Delirien, Priapismus), trat ein Nachlass der Erscheinungen ein, bald aber wieder eine Verschlimmerung sämmtlicher Symptome: maniacalische Erregung, Reflexkrämpfe, Unmöglichkeit zu schlucken mit Schlundkrämpfen. Die Tobsucht steigerte sich, erreichte in der Nacht zum 12. einen sehr hohen Grad. Am 12. Morgens: fahles Gesicht, Haut kühl, klebriger Schweiss, Puls 134, Temp. 36,5°, der Speichel fliesst aus den Mundwinkeln, von Zeit zu Zeit convulsivische Erschütterungen des ganzen Körpers. Der Versuch, eine Morphiuminjection zu machen, rief einen heftigen Wuthanfall hervor, er konnte mit grosser Mühe gebändigt werden, biss mehrere Personen, auch sich selbst biss er einen Finger halb durch. Um 10 Uhr beruhigte er sich, das Sensorium wurde wieder klar, die convulsivischen Erschütterungen wurden seltener und schwächer, Erschöpfung, um 11½ Uhr ruhiger Tod. Keine Section. — Der Kranke war öfter gelegentlich von Hunden gebissen worden, hatte mehrere kleine Narben an den Händen, etwas Bestimmtes wurde über die Aetiologie nicht ermittelt. (Auch dieser Fall enthält manche, dem Bilde der Lyssa nicht ganz entsprechende Züge. Ref.)

Der Fall von Hartmann (6), in welchem die Incubationszeit 1 Jahr betragen haben soll und der in 3 Tagen und 2 Stunden (einschliesslich der Prodrome) tödtlich verlief, ist gleichfalls zweifelhaft. Der 15jährige Kaufmannslehrling erkrankte am 10. November Nachmittags 3 Uhr mit Frösteln und Halsweh. Die Nacht war unruhig, am 11. fand ihn H. Morgens mässig fiebernd. Er klagte über Schmerz und Stechen in der linken Oberbrust. Mittags 12 Uhr trat Dysphagie ein, der Pharynx war geröthet, der Kranke war unruhig, ängstlich. Abends Puls 120, Klagen über Schmerz und Schleim im Halse, Schmerzen im Nacken und Arm. Der Kranke spuckte viel um sich. Nacht sehr unruhig. Am 12. Morgens Unfähigkeit, Flüssigkeiten zu schlucken, feste Speisen wurden mit Anstrengung geschluckt. Klage über einen dauernden, unangenehmen Geruch. Mittags psychische Erregung, der Kranke declamirt mit Pathos, hält eine Rede, spricht von seinem Tode, bittet die Angehörigen um Vergebung, wenn er sie beleidigt habe. Der Puls ist klein, sehr schnell, die Haut kühl. Er bleibt in fortwährendem Schwärmen, giebt aber klare Antworten. Nach einiger Zeit bat er ihn, im Bette, auf dessen Rand er gesessen hatte, niederzulegen, sobald dies aber geschehen war, starb er. Die Section ergab nichts besonders Bemerkenswerthes: Dura und Pia mater mit flüssigem, schwarzem Blute überfüllt, Gehirn nicht blutreich, etwas weich. Ausserdem hypostatische Blutfülle in den Lungen, dünner, flüssiger Schleim in Trachea und Kehlkopf, in der Mund- und Rachenhöhle. (Sonstige Beschaffenheit der letzteren? Ref.)

Der Fall von STERN (7) ist zu oberflächlich beschrieben, als dass man irgend welche Schlüsse daraus ziehen könnte, jedenfalls nicht die vom Verf. daraus gezogenen.

Ein 14jähriges Mädchen hatte Dysphagie, beim Versuch zu trinken traten Schlingkrämpfe und Erstickungsgefahr ein. Sie war sehr unruhig. Nach dreitägiger Krankheit trat zum ersten Male die Menstruation und damit Genesung ein. Verf. glaubt, dass dieser Fall von Hydrophobie „für die Leugner der Hundswuth als Krankheit sui generis eine passende Handhabe bieten könnte." Das Mädchen war nie von einem Hunde oder sonst einem Thier gebissen worden.

Eine genaue Beobachtung eines wohlcharakterisirten Falles von Lyssa bei einem 8½jährigen Mädchen theilt STRAUSS (9) mit.

Das Kind wurde am 16. August von einem später als toll erkannten Hunde in den linken Unterschenkel gebissen. Die Wunde wurde nach 10 Minuten mit Kochsalz ausgewaschen, gleich darauf unter Chloroform gründlich mit Kali causticum geätzt, 7 Wochen mit reizenden Salben in Eiterung gehalten, trotzdem traten am 15. October die ersten Vorboten der Lyssa ein. Das Prodromalstadium dauerte auffallend lange, nämlich 6 Tage. Zuerst traten stechende Schmerzen im linken Beine ein, am 18. unruhiger Schlaf, ängstliche Träume, Schmerzen in der Narbe, die, dem Verlauf der Nerven folgend, sich nach oben verbreiteten. Dabei war die Narbe bei Druck nicht empfindlich, die Leistendrüsen nicht geschwollen. Dyspeptische Erscheinungen, nervöse Reizbarkeit. Am 20. Vormittags Puls 94,5 Temperatur 38,2° C. Abneigung gegen den Genuss flüssiger Sachen, ohne dass jedoch das Schlucken unmöglich wäre. Leichte Röthung der Gaumenbögen, keine Bläschen unter der Zunge. Das Kind ist unruhig, spielt aber noch. Nachmittags Rückenschmerzen, hastige Bewegungen in ihrer Nähe beunruhigen sie. Milch und Wasser konnte in ihre Nähe gebracht werden, die Aufforderung zum Trinken versetzt sie in Angst. Abends Temperatur 38,5, Puls 96. Nachts sehr unruhig, Morgens am 21. wäscht sie sich ohne Scheu die Hände. — Heftiger Zorn bei der Aufforderung zum Trinken, ein Stückchen Apfel wurde Abends vorher geschluckt, jetzt macht jeder Schlingversuch Schling- und Athmungskrämpfe. Jedes Geräusch, Luftzug, leise Berührung rufen convulsivische Zuckungen hervor. Grosse psychische Erregung. Kaumuskeln und Nackenmuskeln nicht gespannt. Gegen Abend unter leichter Chloroformnarcose ein Klysma mit Chloralhydrat und Tinct. Opii. Darauf ruhiger Schlaf bis 10 Uhr, nach dem Erwachen grosse Unruhe, aber ohne Krampf, gegen 11½ Uhr ein gleiches Klystier und Schlaf bis 4½ Uhr Morgens. Am 22. um 6 Uhr grosse Erregung, Angst, Hast und Energie in den Bewegungen, lebhaftes, dauerndes Sprechen in trotzigem Ton. Respirationskrämpfe sehr heftig, in kurzen Pausen auftretend, dazwischen Erschöpfung. Bei nach hinten gezogenem Kopfe ziehen sich die Sternocleidom. krampfhaft zusammen, die oberen Extremitäten zucken. Aus dem Munde tritt schaumiger Speichel, wird aber nicht fortgespuckt. Ideenflucht, Selbstmord- und Todesgedanken. Sinnesthätigkeit gesteigert, Empfindlichkeit gegen Licht, Schall, Geruchseindrücke, keine Hallucinationen. Intelligenz ungestört. Sie hat keinen Verdacht wegen der Natur der Krankheit. Puls 160—180, klein, Haut trocken und heiss, Urin spärlich, Stuhl verhalten. Mehrere Klystiere mit Chloralhydrat, unter Chloroform applicirt, haben nur vorübergehenden Erfolg. Im Laufe des Vormittags nehmen bei starkem Kräfteverfall die Krämpfe ab. Gegen 1 Uhr Nachmittags ruhiger Tod, keine Section. In den epikritischen Bemerkungen, die sich aus der Natur des Falles ergeben, tritt Verf. gegen Lorinser und Maschka auf und stimmt der Romberg'schen Auffassung über das Wesen der Lyssa bei. Professor Wolff (11) schlägt, durch den vorstehenden Fall angeregt, nach einem Rückblick auf die früheren, von ihm in der Charité vergeblich angewandten Methoden bei Behandlung der Lyssa vor, einen Versuch mit Application des Glüheisens im Nacken zu machen, da die aus dem Basilartheil des Gehirns entspringenden Nerven am Nacken sich bei der Krankheit vorzugsweise betheiligt zeigen.

Der aus Fiume berichtete Fall von Wasserscheu (8) betrifft einen 21jährigen Tyroler, welcher als Eisenbahnarbeiter nach Fiume gekommen war. Er wurde im Krankenhause nur einige Stunden beobachtet, während welcher er psychisch sehr aufgeregt, geschwätzig war, über Zusammenschnürungen der Brust und des Halses klagte, viel spie und zeitweise heftige krampfhafte Zuckungen des ganzen Körpers hatte. — Bouillon und Wasser konnte er nicht trinken, trank aber mit Gier etwas rothen Wein.

Angeblich war er vor ca. 2 Monaten von einem wuthverdächtigen Hunde in die linke Wange gebissen worden, und 5 Tage vor seiner Aufnahme zuerst erkrankt. Die Krankheit begann mit grosser Aufgeregtheit, die Narbe wurde angeblich blauroth und schmerzhaft, es stellten sich Hallucinationen, Delirien, Lichtscheu, Zuckungen in allen Gliedern, rheumatische Schmerzen in denselben und dann das Gefühl von Zusammenschnüren der Kehle und die starke Brustbeklemmung ein, worauf der Kranke dem Hospital zugeführt wurde.

Die Behandlung mit Chloroform-Inhalationen, Morphium hypodermatisch, Chloralhydrat und Belladonna war wirkungslos. Gegen ein Bad, welches versucht wurde sträubte sich der Kranke heftig. — Der Tod erfolgte plötzlich in einem Anfalle äusserster Erstickungsnoth.

Section: Eine kreuzergrosse Narbe an der linken Wange, blauroth, aus deren Centrum eine serös-eiterige Flüssigkeit tröpfelt. Keine Marochetti'schen Bläschen. „In den verschiedenen Höhlen des Körpers sind die bezüglichen Organe stark hyperämisch, serös infiltrirt und mit kleinen apoplektischen Heerden besät, von denen einige schon den suppurativen Process eingegangen sind, vorzugsweise bemerkt wurde Letzteres in den Hirnhäuten, im Gehirn und verlängerten Mark." Ausserdem werden kranke Nieren mit blutig-eitriger Flüssigkeit in den Nierenbecken und Kelchen, Eiter- und Faserstoffcylindern in den Harnkanälchen (wie die mikroskopische Untersuchung ergiebt) beschrieben. (Diagnose sehr zweifelhaft. Ref.)

Livingstone (11) theilt folgenden Fall von Hydrophobie mit:

Ein kräftiger Arbeiter von 31 Jahren war von einem tollen Hunde tief in den Ballen des rechten Daumens gebissen. Die Wunde heilte gut. Nach ca. 9 Monaten bemerkte er eine eigenthümliche Empfindung an der innern Seite des rechten Ellenbogens und fühlte sich unwohl. Am 29. August war weder an der Narbe noch am Arme eine Veränderung bemerkbar, in der Narbe aber ein leichtes Kitzeln. Der Appetit verlor sich, die Zunge war belegt oder feucht, Schmerz in der Magen- und Lendengegend. Dann Schlingbeschwerden. Er nimmt auf Zureden den Mund voll Wasser, beim Versuch zu schlucken, wird es gewaltsam ausgeworfen und er schnappt nach Luft. Ueberwindet er diesen Zustand, so gelingt es ihm beim 3.—4. Versuch zu schlucken. Am 30. Aug. stärkere Pharynx- und Zwerchfellkrämpfe, gänzliche Unfähigkeit zu Schlucken. Ruhelosigkeit, Angst, kein Fieber. Anfälle von Athmungskrampf und Krämpfen im ganzen Körper. Grosser Durst, Hallucinationen. Grosse Reflexerregbarkeit; jede Erschütterung, ein Luftzug, das Wort „Trinken," veranlassen Krämpfe. Die folgende Nacht schlaflos und sehr unruhig. Am 31. derselbe Zustand, völlig klares Sensorium, kein Fieber. Wenn der Krampfanfall beginnt, ist es, als wollte der Kranke sich den Kopf voraus, aus dem Bette, in dem er sitzt, mitten ins Zimmer stürzen. Ein Versuch, die Temperatur zu bestimmen, misslang, weil die Berührung des Thermometers Krämpfe hervorrief. Im Laufe des Tages wurden die Krämpfe häufiger und heftiger. Die Stimme wurde etwas rauh, er spie zähen Speichel aus. Gegen Abend Delirien, Cyanose des Gesichtes, fast alle 5 Minuten Pharynx-Krampf, Haut feucht und kühl, Puls klein, unregelmässig, um 8 Uhr Tod, kaum 24 Stunden nach dem Beginn der Krankheits-Erscheinungen. Die Behandlung — anfangs Morphium, dann Atropin — war ganz erfolglos. — Im vorliegenden Falle ist bemerkenswerth die lange Dauer der Incubation und der sehr acute Verlauf. L. glaubt, dass die sehr kräftige Constitution des Kranken die Ursache der ersteren war, und dass man dem entsprechend durch tonisirende Behandlung des Inficirten im Incubationsstadium vielleicht den Körper so kräftigen könne, dass derselbe das Gift ganz und gar überwinde. (? R.) Die Section ist nicht gemacht.

Der Fall von Dobson (12) ist im St. Thomas Hospital beobachtet worden:

John W., 57 Jahr, Schlosser, bleich, aber kräftig gebaut, war von einem grossen Hunde angefallen und hatte tiefe Bisswunden und einige Kratzwunden an beiden Vorderarmen davongetragen. Er kam sofort in das Hospital (15. Aug. 1865), die Wunden wurden mit Argt. nitr. in Substanz energisch geätzt und heilten in 7 Wochen vollständig. Am 23. Nov 1867 — also länger als 15 Monate nach seiner Verletzung — kam er unwohl ins Hospital, klagte, dass er den Tag über nichts habe schlucken können, und ein Versuch hierzu rief eine tiefe, krampfhafte Inspiration hervor. Er hatte sich schon den Tag vorher krank gefühlt, gebrochen, die Nacht nicht geschlafen. Die Narben an den Armen zeigten nichts Auffallendes, Zunge belegt, Puls 100, Temp. 97,2°. Als der Kranke sich ins Bett legte, trat ein leichter Respirationskrampf ein, welchem dann heftigere häufiger folgten. Puls 100, Temp. 99°. Der Kranke wird ängstlich, schon die Erwähnung des Trinkens bedingt einen Paroxysmus. Nachts kein Schlaf; am 24. dauern die Pausen zwischen den immer heftigeren Krampfanfällen nur noch 5 Minuten. Puls 100. Grosse Angst und Athembeschwerden, Oppression. Sensorium frei. Keine vermehrte Empfindlichkeit der Haut. Nachmittags steigt die Temperatur auf 99,8°, leichte Delirien, dazwischen freies Sensorium, klares Gefühl des herannahenden Todes. Abends etwas Speichel vor dem Munde, zunehmende Schwäche, Hände und Füsse werden kalt, Pupillen weit. 10½ Uhr Abends Tod. Keine Section. — Der Hund war getödtet worden, ohne dass Rabies constatirt wurde. Mehrere andere Personen die er in jener Zeit gebissen hatte, sind gesund geblieben.

Die Behandlung hatte in Darreichung von Morphium bestanden und war ohne allen Einfluss auf den Verlauf.

Satterthwait (13) berichtet über 2 von ihm vor Jahren beobachtete Fälle von Lyssa ohne jedoch eine eigentliche Krankengeschichte zu geben.

Im ersteren Fall war ein 78jähr. Mann am 27. December durch einen Hund gebissen, erkrankte den 6. Februar und starb am 3. Tage; im zweiten Falle wurde ein 9jähriges Mädchen im Februar gebissen, erkrankte am 7. Mai und starb ebenfalls am 3. Tage.

In dem von Newman mitgetheilten Falle (14) betrug die Incubationszeit 9 Monate. Dann folgten 3 Tage lang Prodromal-Erscheinungen, Schmerz in der gebissenen Seite des Gesichtes, dyspeptische Symptome, Unruhe; am 2. Tage Schlingbeschwerden. Am 4 Tage Schlingkrämpfe, gesteigerte Reflexerregbarkeit, tetanische Krämpfe, Opisthotonus. Delirien und Tod um 12 Uhr Nachts. — Derselbe Hund der diesen Kranken gebissen hatte, hatte in derselben Zeit einen andern Mann verletzt, und auch dieser starb 2 Monate später unter denselben Erscheinungen.

Der Fall von Armand (17) zeichnet sich aus durch die überaus kurze Incubationszeit von 14 Tagen und durch den langen Verlauf, in dem der Tod erst am 6. Tage eintrat.

Trotz der Scheu vor dem Trinken war mehrere Tage das Schlucken von Flüssigkeit doch möglich. Eigentliche Respirationskrämpfe sind in der Schilderung der Symptome nicht zu erkennen; eine Obduction fand nicht statt.

Ein 4jähriger Knabe war am 3. August von einem Hunde, dessen Tollwuth später constatirt wurde, im Gesichte gebissen worden. Die Wunde blutete stark, wurde sofort ausgewaschen und noch innerhalb der ersten 20 Minuten 2 Mal mit Ammoniak und dann mit Spiessglanzbutter geätzt. Später wurden ein paar etwas eiternde Excoriationen an der Schleimhaut der Unterlippe bemerkt, die vielleicht auch vom Bisse herrührten und nicht geheilt worden waren. Am 17. Abends fiel bei dem Kinde ein aufgeregtes Wesen auf, die Nacht war unruhig. Am 18. war es traurig, matt, appetitlos, trank aber gut. Am 19. wurden Flüssigkeiten zurückgewiesen, ein Versuch zu trinken ruft „convulsivische Bewegungen" hervor, die Aufregung dauert an, das Kind nimmt weder Speise noch Trank zu sich. Die folgende Nacht gar kein Schlaf. Den 20. wird es der Charité übergeben. Das Gesicht ist blass, Zunge weiss, Puls etwas beschleunigt. Das Kind ist heiter und spielt, erscheint aber aufgeregt, unruhig, der Gang ist unsicher, taumelnd. Es wird ihm Wein mit Wasser angeboten, das Kind weicht davor zurück, schluckt aber etwas ohne Krampf, als ihm der Wein mit Gewalt eingeflösst wird. Es versucht dann mehrmals allein zu trinken, bekommt aber wieder „convulsivische Bewegungen," sowie die Lippen das Glas berühren. Ein Versuch ihm etwas einzuflössen, gelingt wiederum, und auch noch theilweise Abends 10 Uhr, obgleich ein Theil des Getränkes durch Erbrechen zurückkommt. 2 Gramm Chloralhydrat per Clysma bewirken 4stündigen Schlaf. Am 21. Morgens etwas mehr Ruhe, dieselbe Scheu vor dem Trinken, aber die ihm mit Gewalt eingeflösste Tisane verschluckt das Kind. Dann folgen Hallucinationen nicht näher beschriebener Art, Abends wird die Aufregung wieder grösser. Um 10 Uhr wird die eingeflösste Flüssigkeit alsbald in Form von Schaum zurückgebracht, und es gelingt von jetzt an nicht mehr, das Kind zum Schlucken zu bringen. Um 11 Uhr Wiederholung des Chloralhydrats, Schlaf bis 2 Uhr Morgens, um 3 Uhr dieselbe Dosis Chloral und Schlaf bis nach 8 Uhr Morgens. Den 22. Gesicht congestionirt, Puls 140. Temp 39,6°. Athem ruhig. Um 8½ Uhr convulsivische Bewegungen, ein involuntairer, diarrhoischer Stuhl mit Blutbeimischung. Pupillen zusammengezogen, Erection des Penis. Somnolenz, Singultus. Mittags wurden die krampfhaften Bewegungen heftiger und häufiger, Puls 160. Nachmittags 3 Uhr mehr Ruhe, das Kind trinkt etwas. 11 Uhr Abends unregelmässige, ängstliche Respiration, allgemeine klonische Krämpfe, namentlich beim Anblick von Flüssigkeit und bei der Aufforderung zum Trinken. Man erreicht, dass es etwas trinkt, einige Secunden darauf heftiger Krampf. Zwischen den Krämpfen schläft das Kind etwas. In der Nacht grosse Unruhe, die sich am 23. noch steigerte, heftige und häufige Convulsionen, schnappende Bewegungen mit dem Munde, aus dem Munde tritt viel Schaum mit etwas Blut, das Kind erkennt noch seine Eltern. Mittags fast fortwährende Krämpfe, welche durch die leiseste Berührung hervorgerufen werden. Der Athem wird immer mühsamer, um 2 Uhr Tod in einem Krampfanfall. (Diagnose zweifelhaft R.)

2. Milzbrand.

1) Wasservogl, C., Beitrag zur Lehre vom contagiösen Carbunkel. Wien med. Ztg. No. 8. — 2) Nicolai, Alphons, Erfahrungen u. Notizen über Milzbranderkrankungen bei Mensch u. Thier. Zeitschrift für Epidemiol. u. öffentl. Gesundheitspfl. Bd. I. Juni [illegible]

Wasservogl (1) findet, dass die Localaffectionen beim Milzbrand im Allgemeinen zu wenig genau beschrieben werden und giebt daher eine genauere Schilderung der wichtigsten und häufigsten Form derselben, der Pustula prominens, wegen der übrigen auf eine demnächst erscheinende grössere Arbeit über den Milzbrand verweisend. Ein flüchtiger Stich, ähnlich dem von einem Insekt, kündigt oft den Ausbruch des Uebels an, immer ist ein kleiner rother flohstich-ähnlicher Fleck in der Mitte mit einem schwarzen Punkte die erste sichtbare Erscheinung. Der Fleck verwandelt sich anschwellend in ein juckendes Knötchen. Auf der Höhe desselben erscheint eine kleine klare, meist röthliche oder bläuliche Blase, die sich vergrössert, platzt und eine dunkelrothe Grundfläche erkennen lässt. Dieses ist die eigentliche Milzbrandblatter. Meist wird sie aufgekratzt ehe sie Erbsengrösse erreicht hat. Die excoriirte Stelle wird trocken, bräunlich oder livide und stirbt ab. Um die Blatter bildet sich durch Schwellung des Zellgewebes ein wulstartiger rother oder violetter Hof und um diesen meist ein blassgelblicher oder bläulicher Ring, auf welchem hanfkorngrosse Bläschen entstehen. Dieselben umgeben oft den Schorf wie ein Kranz. Der Inhalt der Bläschen, eine gelbliche, röthliche und schwärzliche Flüssigkeit ist ätzend und erzeugt neue Blasen. Der Hof mit den Bläschen fehlt nicht selten. Der Schorf ist rund, lederartig, hart, sinkt in der Mitte tellerförmig ein, vergrössert sich in Ausdehnung und Tiefe, mit ihm breitet sich der wulstartige Rand aus. Unterhalb des Schorfes und des ganzen Knotens findet man beim Einschnitt eine gelbliche oder röthlichgelbe Sülze. W. traf den Schorf meist nur einige Linien gross, höchstens bis zur Grösse eines Viertelguldenstücks, den ganzen Knoten Erbsen- bis Nussgross. Letzterer ist meist hart oder teigig weich. Die Dauer der Entwicklung ist verschieden. Mitunter sterben der Wall und der Blasenkranz ab, die Haut wird in grösserem Umfange livide, und es entsteht verbreiteter Brand. Vorher ist die Haut hart infiltrirt, oft die Epidermis in flachen mit röthlichem Serum gefüllten Blasen erhoben. Die Zellgewebsinfiltration breitet sich um den Carbunkel, namentlich am Halse, oft sehr weit aus und wird an sich gefährlich. Sie ist entweder hart oder teigig oder emphysematös, mehr oder weniger geröthet und bald kühl bald erhitzt. Auf ihr zeigen sich oft den Lymphgefässen entsprechende rothe Stränge und Streifen, die Lymphdrüsen schwellen mitunter an. Der locale Schmerz ist meist nicht bedeutend. Die Abstossung des Schorfes erfolgt entweder durch Eiterung oder nachdem sich eine Demarcationslinie gebildet hat, ohne merkbare Eiterung, die Dauer des Verlaufs beträgt 4–5 Wochen.

Dr. Nicolas (2) hat Gelegenheit gehabt, in einem verhältnissmässig kleinen Districte von etwa 4 Meilen Durchmesser um das Städtchen Greussen in Thüringen herum in der Zeit von 1859—72 nicht weniger als 209 Fälle von Milzbrandblattern bei Menschen zu beobachten und theilt nun seine Erfahrungen namentlich betreffs der Genese der Krankheit mit. Er entwirft eine Schilderung der geologischen Beschaffenheit der Umgebung Greussens und giebt dann mehre Tabellen, in denen die 207 Fälle nach den Ortschaften, in denen sie vorkamen und den Jahren, ferner nach den Monaten jeden Jahres, nach dem Geschlecht der Erkrankten, nach Stand und Beschäftigung, sowie dem Lebensalter derselben und nach dem Sitz der Pocken gruppirt aufgeführt werden. Zum Vergleich werden analoge Tabellen von Koranyi, Szogyel und Gulpen mitgetheilt. Die meisten Fälle kommen in den Orten Greussen, Lützensömmern, Westgreussen, Clingen, in den Jahren 1868 (40 Fälle) 1865 (36 Fälle) und 1869 (28 Fällen) vor, die meisten Erkrankungen trafen auf die Monate August, September, Juli, October. – Als Quelle der Ansteckung nimmt N. nur eine directe Infection, eine Impfung mit dem fixen Milzbrand-Contagium an, die auf verschiedene Weise erfolgen kann. Als einen der gewöhnlichsten Wege betrachtet er die Infection durch Insecten, welche mit Milzbrand-Contagium verunreinigt waren, Kratzen mit verunreinigten Nägeln etc. Der Genuss kranken Fleisches ist nicht schädlich, wofür einige beweisende Fälle mitgetheilt werden, eine spontane Entstehung des Milzbrandes bei Menschen oder vielmehr eine allgemeine Infection ohne Inoculation, die dann symptomatisch Blattern hervorbrechen lässt, ist für Deutschland jedenfalls nicht anzunehmen, vielleicht erfolgt sie in Ungarn oder Sibirien, wie behauptet wird, weil dort das Milzbrandgift eine grössere Intensität der Wirkung entfalten mag. – Von 228 einzelnen Pocken sassen 192 an unbedeckten Körpertheilen (74 Gesicht, 53 Unterarm, 51 Hand und Fingern), von den 36 die an gewöhnlich bedeckt getragenen Körpertheilen sich fanden, war bei vielen ihre Entstehung durch die Art der Kleidung (wie bei Kindern) erklärbar, und es war direct erwiesen, dass sie durch Kratzen, Fliegenstich etc. entstanden waren. – Auch die Beschäftigungen der Erkrankten wiesen auf directe Inoculation hin: Gerber, Fleischer, Kürschner, Fellhändler zählten zu den Erkrankten und vor allen kamen 38 Fälle bei Schäfern und deren Angehörigen vor. Die 53 erkrankten Kinder gehörten den ärmeren Klassen an und boten durch ihr Umherstreifen im Freien bei mangelhafter Bekleidung Gelegenheit zur Aufnahme des Giftes. In Arnstadt war die Pustula maligna früher unbekannt; erst nachdem bedeutende Mengen Schaf- und Ziegenfelle aus Ungarn für die dortigen Handschuhfabriken eingeführt worden waren, traten hin und wieder Fälle von Milzbrandblattern auf. In 11 Fällen traten mehrere Blattern bei derselben Person auf.

3. Rotz.

1) Maschka, Ein Fall von Rotzerkrankung. Wien. med. Wochenschrift No. 4. — 2) Kelp, Rotzkrankheit beim Menschen. Vierteljahrsschr. f. gerichtl. Med. u. öffentl. Gesundheitspflege Juli S. 95. — 3) Keppler, Ein Fall von [illegible]. Wien. med. Presse No 31 p. 799. — 4) Sidney, Coupland, On a case of acute glanders in the human subject. Med. times and gaz. Oct. 5 p. 372.

Maschka beschreibt folgenden Fall (1) von acutem Rotz.

Ein 36jähriger Hausknecht wurde am 14. September von einem rotzkranken Pferde in das linke Ohr gebissen. Nach 2 Tagen Entzündung und Anschwellung desselben, sich auf die Wange verbreitend. Am 24. September wurde er in das Krankenhaus aufgenommen. Er war in lebhaftem Fieber, das Sensorium benommen, schien leicht zu deliriren. Die linke Wange war roth, stark geschwollen, hart, empfindlich. Die linke Ohrmuschel mit unregelmässigen, zum Theil confluirenden Geschwüren bedeckt, deren Grund speckig war. Aus dem stark angeschwollenen Gehörgang tritt Eiter. Linkes oberes Augenlid stark geschwollen, Conjunctiva katarrhalisch gereizt an beiden Augen. Auf der Gesichtshaut mehrere, mit röthlich gelbem Eiter gefüllte Pusteln. An der Innenfläche des linken Vorderarmes eine furunkelartige, bläuliche Hervorragung, mit einer dunkelrothen Kruste bedeckt. Am rechten Arm und den Beinen zahlreiche, zum Theil confluirende Pusteln. Dicht über dem linken Fussgelenk zwei fluctuirende, etwas angeschwollene röthliche Stellen. Der Kranke wurde isolirt, die Geschwüre gereinigt, innerlich Chinin. Am Tage darauf hatte sich die Zahl der Pusteln sehr vermehrt, namentlich fanden sie sich in verschiedener Grösse, die grössten 5 Linien im Durchmesser haltend, am Rumpfe. — Unter zunehmendem Collapsus trat Abends der Tod ein. Die Obduction ergab ausser den beschriebenen Veränderungen auf der Haut Folgendes. Einschnitte in das linke Ohr liessen Eiter aus der Tiefe hervortreten, der Ohrknorpel war zum Theil zerstört, der äussere Gehörgang mit Eiter gefüllt. Nasenschleimhaut normal. An der linken Wange war das Zellgewebe vom Jochbogen bis zum Unterkiefer von reichlichem Eiter infiltrirt. Im linken Schläfenmuskel ein nussgrosser Eiterheerd und viele Eiterpunkte. Die weiche Hirnhaut war etwas getrübt und wie das Grosshirn ödematös. Am Zungengrunde, dem Kehldeckel, im Kehlkopf und Schlundkopf zahlreiche erbsengrosse Abscesse mit härtlicher, gerötheter Umgebung. Auf der Schleimhaut der Luftröhre Ekchymosen. Die unteren Lappen beider Lungen hart, brüchig, von eitrig zerfallenen Infarcten durchsetzt, im Uebrigen ödematös; Milz stark vergrössert, braunroth, zerfliessend.

Einen Fall von chronischem Rotz beim Menschen hat Dr. IVERSEN in Jever (Oldenburg) beobachtet. Seinen Bericht theilt Medic.-Rath Dr. KELP (2) mit:

Ein Landmann, der mit einem rotzkranken Pferde zu thun gehabt hatte, erkrankte am 15. Februar. Er bekam eine entzündliche Geschwulst zwischen Nase und Auge, 1—1½ Quadratzoll gross, dunkelroth. Tiefe Einschnitte entleerten etwas dunkles Blut, in 10 Tagen Heilung durch Eiterung. Anfang Mai stellte er sich wieder ein. Er sah elend aus, klagte über Müdigkeit, Schmerzen in den Gliedern. In der Mitte der Innenfläche des einen Unterarms ein harter, taubeneigrosser Knoten, der auf dem Muskelgewebe fest sass. Bis Ende Mai verlor sich der Knoten bei Gebrauch von Jodsalbe. Im Juni und Juli ähnliche Knoten an der Streckseite der Beine, allgemeines Uebelbefinden. Die Knoten schwanden allmählig ohne Eiterung. Lymphdrüsen frei. Anfangs August trat eine subacute Entzündung um das rechte Kniegelenk mit lebhaftem Fieber ein, verschwand aber allmählig nach Eis und Blutegeln, bald darauf folgte eine ähnliche Entzündung am Fussgelenk, nach 14 Tagen am Fussrücken, letztere in Form eines Karbunkels. Täglich entwickelten sich ähnliche Knoten wie im Mai und Juni an der Beugeseite des Oberarms und der Wade des anderen Beins. Der Karbunkel wurde brandig und ging bis auf die Sehnen und Knochen. Gleichzeitig starke Rasselgeräusche in den Unterlappen beider Lungen, jedoch keine Verdichtung. Ende September Oedem eines Augenlides, das wieder verschwand, dann eine Anschwellung am anderen Auge nahe der Nasenwurzel. Darauf folgte Fieber, Eingenommenheit des Kopfes. Am 3. October verschwand plötzlich die Anschwellung am Auge und es entstand ein Karbunkel an der Nasenspitze, der bald die ganze Nase einnahm — dann Sopor, Collapsus und Tod am 7. October. Bemerkenswerth ist, dass die Lymphgefässe und Drüsen bis zuletzt nie afficirt wurden und die Nasenschleimhaut normal war. Die Section wurde nicht gemacht.

Der Fall von Keppler (3) betrifft einen 42jährigen Tagelöhner. Derselbe kam in den letzten Tagen des Juni mehrmals mit einem rotzkranken Pferde in Berührung. Schon am Tage, nachdem dies zum ersten Male geschehen war, trat Kopfschmerz, Unwohlsein, Appetitmangel ein. Dies Unwohlsein nahm in den nächsten Tagen zu, es trat Diarrhoe ein und Schmerzen erst im rechten Fuss, dann auch in den andern Gliedern. Mitte Juli wurde er stark fiebernd in's Spital gebracht. Er bot das Bild eines schweren Typhuskranken dar, Sensorium getrübt. Am rechten Fussrücken, der rechten Mittelhand, an der äusseren Hälfte des linken Fusses erysipelatöse, sehr schmerzhafte Entzündungen. Auf der Haut zahlreiche linsengrosse rothe Knötchen, erbsengrosse Eiterpusteln mit geröthetem Hof und am rechten Bein mehrere tiefer sitzende, etwas prominirende, haselnussgrosse, schwach geröthete Knoten. Conjunctiva geröthet, Zunge belegt, Bronchial-Katarrh, Milzvergrösserung. Seit 2 Tagen keine Diarrhoe. Am Tage darauf Temperatur 40,2°, Puls 120; die kleinen Knötchen der Haut in Eiterpusteln verwandelt, die grossen Knoten dunkelbraun, gangränescirend, neue Knoten an anderen Orten. Auch die erysipelatösen Stellen sind bräunlich verfärbt. Am Nachmittage schneller Verfall und Tod am Abend. An den Augen war ein dünnes eiterartiges Secret bemerkt worden, an der Mund- und Nasenschleimhaut dagegen nichts Auffälliges.

Bei der Section zeigten sich ausser den erwähnten Hauteruptionen zahlreiche Heerde in den Muskeln und dem subcutanen Zellgewebe der Extremitäten. Dieselben wurden theils durch einen starren, gelblichweissen Eiter gebildet, theils von einer schleimartigen, blutig-bräunlichen Flüssigkeit. Die ersteren waren begrenzt von stark gerötheter, die andern von zerfliessendem Muskelgewebe. An der hintern Rachenwand in den Gaumenbögen prominirende stecknadelkopfgrosse Eiterheerde. Die Lungen gedunsen, blutreich, ödematös, im Unterlappen der linken Lunge einzelne erbsengrosse, verdichtete, gekörnte, schwarzrothe Stellen, in der rechten Lunge einige ebenso grosse Eiterheerde, um die herum das Gewebe, bei den oberflächlichen die Pleura geröthet ist. Blut flüssig, schwarzroth, Milz blutreich, weich, vergrössert, Nieren blutreich und schlaff. — Sonst nichts Bemerkenswerthes.

COUPLAND (4) theilt einen im Middlesex hospital beobachteten Fall von acutem Rotz ohne Affection der Nasenschleimhaut mit, der sich durch die genaue mikroskopische Untersuchung der pathologischen Producte auszeichnet.

Ein 35jähriger Mann hatte vom 12.—19. April ein rotzkrankes Pferd gepflegt. Am 20. fühlte er sich unwohl und hatte mehrmals Frösteln, ging aber seiner Arbeit nach. Am 21. bekam er nach dem Bericht seiner Frau Ausschlag an der Stirn und einen grösseren Knoten am linken Schenkel und blieb bettlägerig. Am 23. folgten Ausschläge an der Stirn, den beiden Schenkeln und Armen, am 29. kam er ins Hospital. — Er befand sich im Zustand grosser Prostration, klagte aber über nichts, war benommen und verwirrt. Das linke Auge war durch Geschwulst der Lider geschlossen, auch die Lider des rechten Auges angeschwollen, die Bindehaut injicirt. Häufiger Husten mit schwieriger Expectoration, kein Nasenausfluss, weicher Gaumen und Fauces injicirt aber ohne Ausschlag.

Die Haut des ganzen Körpers war mehr oder weniger bedeckt mit papulösem und pustulösem Ausschlag. Die Papeln hatten meist einen Viertelzoll im Durchmesser, waren flach mit breiter rother Basis. Andere waren durchaus Variolapusteln ähnlich, namentlich am Bauche, wo sie eine deutliche Delle hatten. Der Ausschlag war im Gesicht und an den Gliedern reichlicher als am Stamme, wo mehr vereinzelte Pusteln vorhanden waren. Im Gesichte waren die Pusteln flach und hart, der Rücken der rechten Hand war geschwollen und ödematös, das Handgelenk stark geschwollen, fluctuirend. Eine Röthung der Haut zog sich vom Handgelenk an der Ulnarseite zum Vorderarm. Hier fand sich kein Ausschlag. Die linke Hand zeigte weder Anschwellung noch Ausschlag, dagegen war der Ellenbogen geschwollen und direkt darunter befanden sich am Vorderarm 3—4 fluctuirende Anschwellungen. An der Aussenseite des linken Oberschenkels befand sich ein tiefes ovales Geschwür, 1½ Zoll lang, 1 Zoll breit, längsgestellt, mit zerfressenen Rändern, dunklem, von zersetztem Eiter bedeckten Grunde, dasselbe rührte von dem am 21. entstandenen Knoten her, welcher durch einen Arzt geöffnet worden war. An der vorderen und inneren Fläche des Schenkels mehrere subcutane Abscesse. Einer am linken innern Knöchel glich vollständig einem Karbunkel.

Der Radialpuls war nicht zu fühlen, statt der Herztöne ein blasendes Geräusch zu hören. Herzschlag sehr schwach, 128 in der Minute, Respiration 40, kurz und flach. Athmungsgeräusch rauh, zischende Rhonchi und verschärftes Exspirations-Geräusch. Am Abend gänzliche Bewusstlosigkeit, Temperatur 102, 8° F., Puls 128. Ein Tropfen Blut aus einem Finger wurde mikroskopisch untersucht; weisse Körperchen stark vermehrt, die rothen waren gekerbt, hafteten sich hie und da zu unregelmässigen Massen zusammen, in denen die einzelnen Blutkörperchen nicht mehr zu unterscheiden waren. Ausserdem fanden sich kleine stark lichtbrechende Körperchen, theils in jenen Massen zusammengeballter Blutkörperchen, theils isolirt. Das ganze Gesichtsfeld war bedeckt mit einem Netzwerk feiner Fäden von geronnenem Fibrin. Bacterien oder Vibrionen oder ähnliche Gebilde fanden sich nicht. — Am Abend lebhafte Delirien, Stupor, grosse Hitze und Durst, dann Coma. Am Tage darauf Temp. 103°, Respiration 56, Tod 10 Stunden nach der Aufnahme. Sieben Stunden darauf wurde die Section gemacht: Körper gut genährt, noch warm, Leichenstarre. Die Röthe der Ausschläge und entzündeten Stellen war grösstentheils geschwunden. Die Pusteln zeigten eine feste Oberfläche und eher mehr käsigen als eitrigen Inhalt. Einige der subcutanen Abscesse wurden geöffnet und entleerten sanguinösen Eiter. Lymphdrüsen nicht geschwollen, Muskeln roth, Dura und Pia mater blutreich, namentlich die letztere über den Stirnlappen stark injicirt. Das Gehirn war fest, normal beschaffen. Das Rückenmark erschien bei der mikroskopischen Untersuchung normal. Die rechte Lunge war dunkel, stark congestionirt, das Gewebe sehr brüchig, besonders in ihren hinteren Theile, durchsetzt mit erbsengrossen, festen, granulösen, nicht eingekapselten, aber sich vom Lungengewebe scharf absetzenden Knoten. Die linke Lunge war ebenso beschaffen, enthielt jedoch ausserdem in der adhärenten Spitze eine kleine, Sperlingsei grosse Höhle mit sero-purulenter Materie gefüllt und mit fester fibröser Kapsel. — Pyämische Abscesse fehlten. Das Herzfleisch war ungewöhnlich roth, die Aorten-Klappen etwas verdickt, in der Aorta einige atheromatöse Ablagerungen. Die Leber war stark vergrössert, blass, verfettet, brüchig. Am oberen Rande des linken Lappens, unmittelbar unter dem Peritonaeum befand sich ein grauweisser, nicht eingekapselter Knoten, von ½ Zoll Durchmesser. Ein ähnlicher Knoten befand sich am unteren Rande, dicht unter der Gallenblase, die Milz war sehr roth und pulpös, die Mesenterialdrüsen vergrössert. — Die Lungen- und Leberknoten, Hautpapeln und das Rückenmark wurden mikroskopisch untersucht. Die Befunde sind durch Zeichnungen veranschaulicht. — In den Papeln wurde nur eine starke Zellenwucherung um die Haarbälge herum bemerkt. Die Lungenknoten zeigten sich gebildet durch um die Blutgefässe gelagerte Kern-Elemente, welche auch zum Theil die Alveolen füllten, andere Alveolen enthielten reichliche Kernzellen und körniges Exsudat. In den Leberknoten war das Lebergewebe noch deutlich erkennbar, das intralobuläre Bindegewebe indess stark vermehrt, und dazwischen fanden sich namentlich um die Pfortadergefässe zahlreiche Kerne, ähnlich denen in den Lungenknoten. Das Ganze glich in histologischer Beziehung dem ersten Stadium der Cirrhose.

Das Rückenmark zeigte acute Entzündung und Wucherung des Bindegewebes des Markes und der Gefässe. Ein centraler Kanal war nirgends zu erkennen, seine Stelle eingenommen von Zellen, welche den Leucocyten glichen und von Karmin intensiv gefärbt wurden. Gleiche Zellen fanden sich hie und da in der grauen Substanz, auch in der weissen Substanz zwischen den Nervenröhren und längs der grösseren Gefässe vor. C. macht auf die Aehnlichkeit dieser Befunde mit denen bei Paralysis agitans aufmerksam. Wegen der Details müssen wir auf das Original und die Abbildungen verweisen.

4. Rinderpest.

Fiedler, Ueber Rinderpest. — Vortrag. Referat. Jahresbericht d. Dresdner Gesellschaft f. Natur- u. Heilkunde 1871—72 p. 87.

Nach Niedner's Mittheilungen wurden im vorigen Jahre in Dresden 20 St. Rindvieh, die an Rinderpest erkrankt waren, getödtet und die Cadaver den polizeilichen Vorschriften gemäss ausserhalb der Stadt vergraben. Auf Beschwerden eines anwohnenden Besitzers wurde constatirt, ob das Grundwasser in der Nachbarschaft gelitten habe. Es wurden 4 Bohrlöcher 7 Ellen tief in verschiedener Entfernung (wie weit ist nicht angegeben. R.) von der Umgrabungsstelle angelegt, und das Grundwasser untersucht. Dasselbe hatte einen zum Theil sehr penetranten Fäulnissgeruch und enthielt je nach der Entfernung des Bohrlochs von der Infections-Quelle 0,3 bis 2,3 pr. Mille an milch- und buttersauren Kalk, so wie auch etwas freie Fettsäure. — Die Cadaver mussten mit grosser Mühe aufgedeckt, das in der Grube angesammelte Wasser abgelassen und desinficirt werden. Die Körper waren noch gut erhalten, nur oberflächlich angefault und sollten nun verbrannt werden. Dieses erwies sich als sehr schwierig. Die 9 Cadaver erforderten 22 Schock Gebundholz, 5 Fass Theer und mehrere Fuder Stroh, im Werth von im Ganzen 180 Thaler. Der Scheiterhaufen musste bis zur völligen Einäscherung der Cadaver 36 Stunden in Brand gehalten werden und verursachte einen gewaltigen Qualm.

5. Maul- und Klauenseuche.

1) Briscoe, William T., A case of foot and mouth disease in the human subject. The British med. journ. Oct. 26. — 2) Streber, M., Beobachtungen über Maul- und Klauenseuche. Corresp. Schweizer Aerzte No. 5.

Briscoe (1) hat in Folge von Ansteckung durch Maul- und Klauenseuche eine recht ernste Erkrankung bei einem schwächlichen, anämischen jungen Mädchen gesehen.

Sie hatte kranke Kühe gemolken und auch von der Milch derselben viel getrunken. Sie war schon längere Zeit leidend als B. sie sah. Es bestand eine intensive Stomatitis bei geringem Fieber, dann aber bildete sich eine Glossitis aus. Die Zunge ragte 1½ Zoll aus dem Munde heraus, das Sprechen wurde unmöglich, das Schlucken sehr erschwert, der Athem beengt. Die Krankheit dauerte 4 Wochen, während welcher die Kranke nur Milch geniessen konnte und anfangs lebhaft fieberte. Auf der Mundschleimhaut hatten sich ausgebreitete Ulceratiopen gebildet. Ausschlag war auf der äusseren Haut der Lippen, an Fingern und Zehen nicht vorhanden.

Bucrum (2) schildert den bekannten Verlauf der Krankheit bei Thieren. Die Milch fand er bei Ziegen und Kühen im Fieberstadium herb schmeckend. Nach 12 Stunden setzte sich oft ein dickliches gelbliches Sediment von ekelerregendem ranzigem Geschmack ab. Die Milch war dann meistens schon sauer und gerann noch vor der Siedhitze zu einer schmierig-breiigen Masse. Ist die fieberhafte Periode vorüber, so wird die Milch reichlicher, jedoch steckt sie die jungen damit gefütterten Thiere an. Verdünnung mit Wasser und Aufkochen nimmt der Milch die Ansteckungskraft.

Die Menschen, welche jene schon mit einem Sediment versehene, aber von diesem abgegossene Milch getrunken hatten, erkrankten bald darauf mit allgemeinem Unwohlsein, Fieber, Schüttelfrost, der Mund brannte, Lippen und Zunge schwollen an, die Schleimhaut des Mundes secernirte dünnflüssigen Schleim, an den Lippen, Zungenrändern und am Gaumen entstanden erbsengrosse Blasen. Dieselben platzten und hinterliessen kleine, unebne Geschwüre. Dann traten heftige Diarrhoen ein und mit dem zehnten Tage Heilung. In einem Falle soll ein nicht genauer beobachteter allgemeiner Hautausschlag vorhanden gewesen sein.

Verf. schlägt vor, den Verkauf der Milch an Maul- und Klauenseuche kranker Thiere so lange zu verbieten, als die Thiere fiebern, und sich in der Milch der gelbliche Bodensatz bildet.

6. Finnen-Aussatz.

1) Lancereaux, E., Sur la ladrerie chez l'homme. Arch. gén. de méd. Novbr. p. 513. — 2) Bericht über das Vorige im Bull. de l'acad. de méd. No. 7.

Lancereaux beschreibt nach einem kurzen Rückblick auf die Geschichte des Cysticercus cellulosae einen von ihm beobachteten Fall.

Eine 43jährige Lumpensammlerin, welche wegen einer Brucheinklemmung in das Hospital Saint-Antoine aufgenommen wurde, zeigte überaus zahlreiche Geschwülste am ganzen Körper. Alle waren Haselnuss- oder Olivenkerngross, von ellipsoider Form und standen mit dem grössten Durchmesser in der Richtung der darunter gelegenen Muskelfasern. Sie sassen im Unterhautzellgewebe, waren beweglich, schmerzlos beim stärksten Druck, hart. Eine dieser Geschwülste wurde geöffnet, der Inhalt mikroskopisch untersucht und die Diagnose durch Nachweis des Cysticercus sicher gestellt. Die Zahl der Geschwülste wird auf etwa 1000 geschätzt. Die Frau war im Allgemeinen schwächlich und dürftig genährt, klagte über leichte Ermüdung bei körperlicher Anstrengung und war mit einem chronischen Bronchial-Katarrh behaftet. Im Uebrigen war sie nach Reposition der Hernie gesund. Es fehlte jeder Anhalt für die Annahme, dass auch die inneren Organe mit Cysticercus behaftet wären. Eine Geschwulst sass übrigens auch unter der Zunge, eine Stelle, an der beim Schweine die Finnen besonders häufig gefunden werden. Die ersten Geschwülste sollen sich 2 Jahre vorher gezeigt haben. An Bandwurm wollte die Frau nie gelitten haben, und L. vermuthet als ätiologisches Moment den Genuss schlecht gereinigten Salates, rohen Schinkens oder zufällige Einfuhr der Eier bei der Beschäftigung mit allerlei schmutzigen Lappen. L. referirt ausserdem über einen zweiten Fall, welcher 1862 im Hotel Dieu beobachtet und von Bonbonne (Compt. rend. de la société de biologie, et Gaz. méd. 1863 p. 657) genauer beschrieben ist. Er betraf einen 77jährigen Mann, der wegen einer Schenkelfractur in dem Hospital aufgenommen war, und in Folge derselben starb. Man fand 900 Cysticercus-Blasen in den Muskeln, etwa 2000 im subcutanen Zellgewebe, eine an der Basis der Zunge, im Pancreas, mehrere in den Parotiden, 3–4 an den Seiten des Larynx, 16 in den Lungen, 111 in den Nerven-Centren und zwar 22 in den Meningen, 84 im Grosshirn, 4 im Kleinhirn, eine im verlängerten Mark.

7. Trichinen.

Liman, Der Werth der mikroskopischen Untersuchung für das Auffinden der Trichinen im Schweinefleisch. Vierteljahrsschr. f. ger. Med. u. öffentl. Gesundheitspflege p. 211.

In einem gerichtlichen Falle hatte Liman ein Gutachten darüber abzugeben: „Ob die mikroskopische Untersuchung geeignet ist, völlige Gewissheit darüber zu geben, ob in Schweinefleisch Trichinen enthalten sind." Der Beantwortung dieser Frage schickt L. eine übersichtliche Darstellung der Einführung, der Wanderungen und Wandlungen der Trichinen im Anschluss an die Forschungen von Gerlach (die Trichinen. Hannover 1866) voraus, wobei namentlich auch die Zeitdauer berücksichtigt wird, welche von den einzelnen Phasen der Entwicklung in Anspruch genommen wird. Obgleich eine Obduction der Leiche nicht gemacht worden war, weist L. nach, dass der verstorbene B. an Trichinosis gestorben sei. B. hatte in der dem Tode vorangegangenen Krankheit an ödematöser Anschwellung des Gesichtes, namentlich der Augenlider, dann der Waden, an Hinfälligkeit, Schwäche und Schwerbeweglichkeit der Extremitäten gelitten, später stellten sich Schlingbeschwerden und Athemnoth ein, für welche die Untersuchung der Brust keine Erklärung gab. Hierzu kam, dass ähnliche Erkrankungen in der Familie des B. in derselben Zeit vorkamen, noch weitere bei anderen Personen derselben Stadtgegend, die ebenfalls zu einer gewissen Zeit von dem Schlächter Fleisch bezogen hatten. Schliesslich waren in einem Stückchen Muskelfleisch, welches dem Biceps der verstorbenen B. entnommen worden war, 4 aufgerollte aber mit an den Enden noch offenen oder eben geschlossenen, jedenfalls zarten und ungetrübten Kapseln versehene, also frisch eingewanderte Trichinen gefunden. Da die neugeborenen Trichinen etwa 8 Tage nach Einführung der Mutter-Trichinen den Darm verlassen, 13–14 Tage nach der Einführung embryonale Trichinen in den Muskeln gefunden worden, 30–40 Tage nach der Einführung der Krankheits-Process seine Höhe erreicht, schloss L., dass bei B. die Einführung der Trichinen etwa 4 Wochen vor dem Tode erfolgt sei.

Was den Werth der mikroskopischen Untersuchung des Schweinefleisches betrifft, so können allerdings, da doch nur immer kleine Theile des Thieres untersucht werden, bei Anwesenheit spärlicher Trichinen in einem Schweine, dieselben der Untersuchung entgehen, und es geschieht dies um so leichter, wenn in den Muskeln erst noch nicht aufgerollte durchsichtige Trichinen-Embryonen enthalten sind. Hierdurch verliert die mikroskopische Untersuchung aber nichts an Werth. Sind die Trichinen im Schweinefleisch so spärlich, dass sie einer genaueren Untersuchung entgehen können, so hat der Genuss des Fleisches auch keine üblen Folgen, da dieselben durchaus abhängig sind von der Menge der eingeführten Trichinen. Die frisch eingewanderten Trichinen-Embryonen, welche, auch wenn sie reichlicher vorhanden sind, vielleicht übersehen werden könnten, sind anfangs (bis zum 19. Tage nach der Einführung der Mutterthiere in den Körper der Schweine), wenn sie in den Darm des Menschen gelangen, nicht fähig, sich zu geschlechtsreifen Trichinen zu entwickeln und stiften daher keinen Schaden. Nach GERLACH ist bisjetzt keine Trichinen-Epidemie nach dem Genuss des sachverständig mikroskopisch untersuchten Fleisches vorgekommen. L. verlangt hiernach eine obligatorische mikroskopische Untersuchung des Schweinefleisches in Districten, wo Trichinen vorkommen. Wenn der Staat die Controle nicht glaubt übernehmen zu können, ist jedenfalls der zum Verkauf Schlachtende, da er verantwortlich ist, verbunden sich zu sichern. (Siehe auch SCHAUENBURG, Beitrag zur Lehre von der Tödtlichkeit trichinöser Einwanderung. Vierteljschft. f. ger. Med. und öff. Sanitätswesen. October. S. 194.)

Militair-Sanitätswesen

bearbeitet von

Generalarzt Dr. WILHELM ROTH in Dresden*).

I. Historisches.

1) Das Einst und Jetzt der feldärztlichen Wirksamkeit. Feldarzt No. 2 u. 3. 2) Guardia, Le service de santé des armées dans l'antiquité. Revue des médecins des armées. Beilage zum Bulletin de médecine militaire.

Der Artikel über das Einst und Jetzt der feldärztlichen Wirksamkeit (1) zieht eine kurze Parallele über die Vorsorge für die Verwundeten in der Vergangenheit und Gegenwart. Die Beispiele der Vergangenheit gelten dem 7jährigen Kriege und dem russischen Kriege 1812. Gewiss ist die Notiz von Interesse, dass im 7jährigen Kriege alle nicht katholischen österreichischen Feldärzte entlassen wurden. Weiter werden die bekannten Berichte von REIL über die Zustände nach der Schlacht bei Leipzig angeführt. Gegenüber den damaligen Zuständen bilden die des Feldzuges 1870 einen wohlthuenden Contrast. Hieran schliesst sich die specielle Betrachtung der Schrift von HEYFELDER, Beiträge zur internen Kriegs-Medicin, welche wir bereits im vorigen Jahrgang, S. 502 besprochen haben.

GUARDIA (2) bringt in einem noch nicht vollendeten Artikel, welcher auch während der Belagerung von Paris im Temps erschienen ist, eine sehr gelehrte Untersuchung über den Sanitätsdienst im Alterthum. Bei der grossen Menge gelehrter Citate und Detailangaben muss auf den Inhalt dieses umfassenden Artikels verwiesen werden.

II. Organisation.

A. Allgemeiner Theil.

1) Haisl, Die Militär-Sanitäts-Einrichtungen fremder Staaten. Militärarzt No. 1, 12, 13 und 14. 2) Organisation du service de santé dans différentes armées. Archives médicales belges. Theil 1. p. 434. (Kurze Uebersicht der Organisation des Sanitätsdienstes in Nordamerika, England, Russland, Italien und Spanien.) 3) Léon le Fort, La Chirurgie militaire et les sociétés de secours en France et à l'Étranger. 404 pp.

B. Specieller Theil.

1) Deutschland.

4) Bestimmung über die Einführung von Chefärzten in die Friedenslazarethe. Armee-Verordnungsblatt No. 27, Beilage. 5) Instruction, betreffend das Etappen- und Eisenbahnwesen und die obere Leitung des Feld-Intendantur-, Feld-Sanitäts-, Militair-Telegraphen- und Feldpost-Wesens im Kriege vom 20. Juli 1872. 380 SS. 6) Kiefer, Ueber die Truppenärzte im Felde. Nach eigenen Erlebnissen und Erfahrungen. 7) Schiess, Bericht über die Organisation des Militair-Sanitätsdienstes im Felde, den Dienstbetrieb und die Ausstattung der einzelnen Formationen während des deutsch-französischen Krieges. Allgemeine militairärztliche Zeitung No. 9, 8, 10, 11 und 12. 8) Der Militairdienst der Pharmaceuten. Apotheker-Zeitung. Correspondenzblatt für Apotheker, Aerzte, Droguisten und Chemiker No. 12.

*) Mit freundlicher Unterstützung der Herren Credé, Brede, Perle, Friederich und Evers, Assistenz-Aerzte im Königlich Sächsischen Sanitäts-Corps.

9) Léon le Fort, La Chirurgie militaire dans l'armée prussienne aus La Revue scientifique. Archives médicales belges. Theil I. S. 310. (Referat über die Organisation des deutschen Sanitätsdienstes nach den officiellen Unterlagen.) 10) v. Bothmer, Aphorismen über das bayerische Militairsanitätswesen. Bayerisches Intelligenzblatt No. 6. 11) Gerald, Fife, The Field Medical service of the prussian army. Army medical report. 1870. S. 512. (Uebersetzung und Auszug der Instruction für den Sanitätsdienst im Felde. Vergl. auch Beck, Chirurgie der Schussverletzungen. Siehe Militairkrankenpflege.)

2. Oesterreich.

12) Allgemeine militairärztliche Zeitung. Beilage zur Wiener medicinischen Presse. 13) Der Militairarzt. Beilage zur Wiener medicinischen Wochenschrift. 14) Der Feldarzt. Beilage zur allgemeinen Wiener medicinischen Zeitung. 15) Derblich, Zur Geschichte der Feld-Sanitätseinrichtungen, mit besonderer Beziehung auf Oesterreich. Militairarzt No. 9, 10, 11, 14, 15, 18. 16) Léon le Fort, La Chirurgie militaire dans l'armée autrichienne. Archives médicales belges. Theil I, S. 194 aus La Revue scientifique. (Ist ein Referat über die österreichische Instruction für den Sanitätsdienst der Armee im Felde.)

3. Frankreich.

17) Bulletin de la Médecine et de la Pharmacie militaires p. 780. Deutsche militairärztliche Zeitung, S. 481. 18) Bulletin de la Médecine et de la Pharmacie militaires, p. 320. 19) Bulletin de la Médecine et de la Pharmacie, p. 638. Deutsche militairärztliche Zeitung, S. 482.

4. Russland.

20) Grimm, J., Kurzer vergleichender Ueberblick über die russische und deutsche Militair-Medicinalverwaltung für die Dauer eines Krieges. Petersburger medicinische Jahrbücher, Heft 5, S. 183–194. Vergl. auch das Rückblick in dem Aufsatz von Metzl (1).

5. Italien.

21) Giornale di Medicina, Farmacia e Veterinaria militare, dell' Esercito Italiano, S. 251. Deutsche militairärztliche Zeitung, S. 510.

6. Schweiz.

22) Schnyder, S., Ueber Organisation des Gesundheitsdienstes der eidgenössischen Armee. Bemerkungen zum bezüglichen Entwurfe des Herrn eidgenössischen Oberst B. Rothpelz. S. 23 ff.

A. Allgemeiner Theil.

Metzl (1), welcher seine Arbeit mit dem regen Interesse motivirt, das die Organisation des fremdländischen, das heisst ausserösterreichischen Militair-Sanitätswesens bei jedem Fachmanne findet, hat zu seinen Darstellungen officielle Quellen benutzt. Unter den zahlreichen Angaben finden sich indess manche veraltete und auch einige irrige. Es wird bei allen Ländern Flächenraum, Einwohnerzahl sowie kurz die Eintheilung der Armee gegeben, an letztere schliesst sich das eigentliche Thema an.

Die Organisation des Militair-Sanitätswesens des russischen Reichs ist folgende: Das Kriegsministerium als oberste Militairbehörde zerfällt in 12 Hauptverwaltungen, deren sechste, die „Militair-Medicinal-Hauptverwaltung", die Standesevidenz des Sanitätspersonals führt und das ganze Sanitäts- und Medicamentenwesen leitet, während eine zweite Behörde, das Militair-Spitals-Hauptcomité, dem Kriegsrathe der zweiten Hauptverwaltung als berathendes Organ zur Seite steht. Ganz Russland zerfällt in 14 Militairbezirke und in die Provinz der Don'schen Kosaken, jeder mit einer Militair-Bezirksverwaltung als höchste Behörde, an deren Spitze ein commandirender General steht. Die sechste Abtheilung ist die Bezirks-Militair-Medicinalverwaltung, die Bezirks-Inspection für die Militairspitäler ist indess dem Chefs der Localtruppen anvertraut. Diese Angaben weichen nicht unwesentlich von denen des russischen Militairarztes Grimm ab, von dem wir bei Russland eine Arbeit bringen. Derselbe bezeichnet die Medicinal-Inspectoren der Militairkreise als Chefs obiger Behörde, welche er Kreis-Medicinal-Militairverwaltung nennt. Im Felde sind der Inspector der Armeespitäler und der Inspector der militairärztlichen Branche, beide dem Generalstabschef untergeordnet, die höchsten ärztlichen Organe. Entsprechend der administrativen und factischen Eintheilung der Armee in Divisionen finden sich bei diesen Divisionsärzte.

Es bestehen folgende Feld-Sanitätsanstalten:

1) Feldspitäler für einen Krankenbestand von 630 Köpfen, eventuell in drei selbstständige Sectionen zerfallend. Sie folgen der Armee in geringer Distanz und haben einen Train zur Ueberführung der Kranken in rückwärts gelegene Lazarethe. Die europäische Armee hat 84 Feldspitäler. Das Personal besteht aus einem Officier als Chef, 14 Aerzten und Apothekern, 24 Feldscheeren, 6 Beamten, 138 Krankenwärtern, sowie zahlreichen Professionisten und Trainsoldaten.

2) Mobile Divisionslazarethe. Sie sind eine Combination unserer deutschen Feldlazarethe und Sanitätsdetachements, können in zwei Abtheilungen zerfallen und haben für 166 Kranke Raum. Auf dem Etat stehen 6 Aerzte und Apotheker, 17 Feldscheerer, 50 Krankenwärter, ausserdem auch hier zahlreiche Beamte etc. Hierzu gehört ferner eine Blessirtenträgercompagnie von 200 Mann. Jede Division erhält ein solches Lazareth zugetheilt, die Blessirtenträger werden im Frieden von Aerzten vorgebildet. Das übrige Personal wird den im Frieden bestehenden Spitälern entnommen.

3) Die mobilen Feld-Apotheken mit einem viermonatlichen Vorrath ausgerüstet, eigenem Train und Personal. Diese Eintheilung der Feld-Sanitätsanstalten stimmt mit der von Grimm ebenfalls in mehreren Punkten nicht.

Als Friedens-Sanitätsanstalten werden 38 mit Apotheken versehene Garnisonspitäler aufgeführt, die nach ihrer Belegfähigkeit in 5 Classen rangiren. An der Spitze steht ein Officier, ein Chefarzt und ein Spitals-Inspector, analog den bei uns bis vor Kurzem bestandenen Lazarethcommissionen.

Das militairärztliche Personal besteht nur aus graduirten Aerzten, welche Beamte sind mit dem ihrer Diätenclasse entsprechenden Titel und Sold. Der Effectivbestand betrug im October 1870 2199 gegenüber einem Kriegsbedarf von 3213. Die Diensteseintheilung bei den einzelnen Truppentheilen ist der in Deutschland sehr ähnlich. Das niedere Sanitätspersonal, wenigstens die Feldscheerer, ein unseren Lazarethgehülfen analoger Begriff, wird auf eigenen Schulen ausgebildet, welche mit den Militärspitälern in Petersburg, Moskau und Kiew verbunden sind. Zur Heranbildung von Militairärzten dient die medicinisch-chirurgische Akademie in Petersburg. Das Studium daselbst dauert 5 Jahre, dann folgt eine zweijährige praktische Ausbildung in den Spitälern, worauf das Doctorexamen zu absolviren ist, ein Jahr darauf ist eine Dissertation zu verfassen. Besonders befähigte Doctoren werden zur weiteren Ausbildung ins Ausland auf Staatskosten geschickt und erhalten eine jährliche Zulage von 1000 Rubel. Der Abschnitt schliesst mit dem Sanitätswesen der Marine. An der Spitze steht die sechste Abtheilung des Marineministeriums mit einem Generalstabsarzt als Chef. Die baltische Flotte besteht aus 10½ Equipagen mit 9 Aerzten und ebensoviel Feldscheeren für jede.

Beim Militairsanitätswesen des deutschen Reiches finden sich einige irrthümliche Angaben, so bezeichnet Motal die Militairärzte als Beamte mit Officiersrang, ferner wird bei der Uniformirung der preussischen Aerzte dunkelblauer Waffenrock mit rothem Kragen angeführt und Helm mit weissem Adler. Im Abschnitt „Sachsen" vermissen wir die Erwähnung des vierzemestrigen militairärztlichen Cursus in Dresden, während unter Bayern eines Operationscursus in München gedacht wird; ferner ist die Angabe, nur in Dresden bestehe ein Garnisonlazareth, in den übrigen Garnisonen würden die erkrankten Soldaten den Civilheilanstalten übergeben, gänzlich irrig, indem es 23 Garnisonlazarethe gibt.

Türkei. Beim Kriegsministerium besteht ein oberster Sanitätsrath mit 2 Abtheilungen, Präses ist der Chef du conseil. Das stehende Heer zerfällt in 6 Corps, im Frieden besteht weder Divisions- noch Brigadeverband, daher die Corpscommandanten in directer Verbindung mit den Truppen stehen. Sie zerfallen in den Corpsstab und den Corpsrath, zum ersteren gehört ein Generalstabsarzt, zum zweiten ein Chefarzt. Bei der Infanterie befindet sich 1 Regimentsarzt, 8 Assistenzärzte, bei der Kavallerie 1 Regimentsarzt, 7 Assistenzärzte, bei jedem Jägerbataillon 1 Arzt. Stabile Militairlazarethe gibt es in Constantinopel und zwar 8 mit Belagsraum für 2000 Kranke, ferner in den grösseren Garnisonen, die Leiter sind Militairärzte. In Stambul werden auf der dem obersten Sanitätsrathe unterstehenden Militair-Medicinalschule jährlich 10 — 12 Zöglinge ausgebildet, welche nach dreijährigem Studium als Doctoren in die Militairspitäler der Hauptstadt treten, um nach weiteren zwei Jahren und abgelegter Prüfung über praktisches Heilverfahren als Aerzte in die Provinz geschickt zu werden. Die Distinctionszeichen finden sich in Form von Borten an den Aermelaufschlägen, für den Krieg fehlen alle sanitären Organisationsvorschriften, eine Instruirung von Krankenträgern im Frieden findet nicht statt.

Egypten. Es besteht nur in Ramse bei Alexandrien ein Militairhospital für 400 Kranke, dessen Vorstand der Chef des Sanitätswesens ist. Jedes Regiment hat im Frieden 3 Aerzte und eine Feldapotheke, im Kriege werden Regiments-Feldlazarethe errichtet, doch gibt es keine bestimmten Vorschriften hierüber.

Moldau und Walachei. Die Militairärzte sind Beamte, ihr Chef ist der General-Sanitätsinspector, die Zahl der Aerzte bei den Regimentern ist unseren Verhältnissen analog.

Serbien. Das Sanitätspersonal hat Officiersrang und folgende Abstufungen. Feldarzt — Hauptchirurg (Stabsofficier), Arzt — Chirurg — Apotheker (Hauptmann 1. und 2. Classe), Gehülfe des Arztes u. s. w. 1. und 2. Classe (Lieutenant und Unterlieutenant). Die Aerzte stehen nicht bei den Truppen, sondern bei den von Officieren geleiteten Lazarethen Belgrad und Kragujewac.

Griechenland zählt in der Sanitätsbranche im Frieden 70 Aerzte mit Officiersrang und 20 Gehülfen im Range von Fähnrichen. Eine eigene Sanitätsmannschaft existirt nicht, im Frieden werden Mannschaften der Truppen in die Spitäler commandirt und erhalten dort Unterricht im Feldsanitätsdienst.

Louis le Fort (3) giebt in seinem ausgezeichneten Buche eine sehr genaue Uebersicht über die Organisation des Sanitätsdienstes der verschiedenen europäischen Länder. Die beiden ersten Abschnitte beschäftigen sich hiermit für Frieden und Krieg. Nach einer Darlegung der vollständigen Insufficienz des französischen Sanitätsdienstes werden die Autonomie des Sanitätsdienstes, Stellung und Rekrutirung desselben in den verschiedenen Staaten besprochen. Besonders genau sind Oesterreich und Preussen gewürdigt.

B. Specieller Theil.

1. Deutschland.

Die Bestimmungen über die Einführung von Chefärzten in die Friedenslazarethe (4) bilden weitaus die wichtigste organisatorische Thatsache, welche für den Friedens-Sanitäts-Dienst des deutschen Reiches aus dem Jahre 1872 zu registriren ist. Dieselben sind eine Ausführung des § 16 der Organisation des Sanitätscorps vom 20. Februar 1868, welche demnächst noch wichtige Vervollständigungen principieller Natur zu gewärtigen hat.

Durch die Disciplinar-Straf-Ordnung vom 31. October 1872, § 22 ist die Disciplinarstrafgewalt der Mitglieder des Sanitäts-Corps dahin erweitert worden, dass die Chefärzte der Feldlazarethe Strafbefugniss gegenüber dem ganzen zum Lazareth gehörigen Personal erhalten haben, während dieselbe für die anderen Chargen sich nur auf das den Sanitätsdienst ausübende Personal erstreckt.

Die Instruction betreffend das Etappen- und Eisenbahnwesen (5) enthält genaue Vorschriften über die obere Leitung des Feld-Sanitätswesens im Kriege. Nach derselben besteht in Zukunft eine Centralinstanz im grossen Hauptquartier, der General-Inspecteur des Etappen- und Eisenbahnwesens, welchem das Etappenwesen, das Eisenbahnwesen, die Feld-Intendantur, das Feld-Sanitätswesen, die Etappen-Telegraphie und das Feldpostwesen direct unterstellt sind. An der Spitze jeder dieser Branche steht ein Chef, welcher innerhalb derselben die Verantwortlichkeit für den gesammten Dienstbetrieb trägt. Die bei den operirenden Armeen befindlichen Intendantur-, Sanitäts- und Post-Behörden können, soweit dies unbeschadet der Befugnisse ihrer Truppen-Commandos möglich ist, ebenfalls Weisungen durch den General-Inspecteur erhalten. Die Gliederung des territorialen Sanitätsdienstes, welcher in der Hauptsache unter dem Chef des Feldsanitätsdienstes steht, ist folgende:

An der Spitze steht der Chef des Feldsanitätswesens (entweder der Generalstabsarzt der preussischen Armee oder ein Generalarzt), über seine Function sagt § 16 der Instruction: Der Chef des Feld-Sanitätswesens bildet die Centralstelle für die Leitung des Sanitätsdienstes auf dem Kriegsschauplatze. Für die Sicherstellung dieses Dienstes hat er durch ununterbrochene Verbindung mit den betreffenden Kriegs-Ministerien Sorge zu tragen, an welche er die entsprechenden Requisitionen zu richten und durch die er sich auf dem Laufenden über die in der Heimath getroffenen Anordnungen zu erhalten hat. Vom General-Inspecteur erhält der Chef die Anweisungen und Mittheilungen, welche ihn befähigen, in Verbindung mit den Etappen- und Eisenbahn-Behörden, sowohl den augenblicklichen Bedürfnisse für Unterbringung, Pflege und Evacuation der Kranken und Verwundeten zu entsprechen, als auch Vorsorge zu treffen für die nach dem Gange der

Operation zu erwartenden Anforderungen an die Organisation des Feld-Sanitätswesens. — Eine Anzahl von Sanitätszügen steht zur Verfügung des Chefs, der dieselben in Uebereinstimmung mit dem Chef des Feldeisenbahnwesens heranziehen und, wie die Krankenzüge, durch die Militair-Eisenbahn-Direction dorthin führen lässt, wo die für das Detail der Krankenzerstreuung eingesetzten Commissionen sie in Empfang nehmen und die weitere Einsendung an diejenigen Orte bewirken, welche zur Aufnahme der Kranken vorbereitet sind. Diese letzteren Transporte werden durch Inanspruchnahme der Linien-Commandanturen ausgeführt.

Die nächste unter dem Chef des Feld-Sanitätswesens stehende Instanz ist der Etappen-Generalarzt, welcher sich bei einer Etappen-Inspection befindet, je eine derselben soll künftig für jede Armee vorhanden sein. Nach § 30 der Instruction hat der Generalarzt der Etappen-Inspection die Errichtung, Belegung und Leerung der Lazarethe innerhalb des Rayons zu leiten, die Thätigkeit der Lazareth-Directoren nach den Weisungen des Chefs des Feld-Sanitäts-Wesens zu regeln, für die geeignete Verwendung des Lazareth-Reserve-Personals Sorge zu tragen und mit Hülfe des Delegirten der freiwilligen Krankenpflege die Vertheilung der freiwilligen Krankenpfleger und Krankenpflegerinnen an die einzelnen Lazarethe nach dem Bedürfnisse zu bewirken.

In Bezug auf die Zurückführung der Kranken in weiter rückwärts, ausserhalb seines Rayons gelegene Lazarethe, hat er seine Anträge an den Chef des Feld-Sanitätswesens zu richten und zugleich die dazu erforderliche Zahl von Sanitätszügen und Krankenzügen anzugeben.

Der General-Arzt hat darauf zu halten, dass die Chefärzte die etatsmässigen Bedarfsstücke für die ihnen untergebenen Lazarethe zunächst bei dem Lazareth-Reserve-Depot requiriren und der freiwilligen Krankenpflege ausschliesslich die Lieferung derjenigen Gegenstände anheimgeben, welche der Staat bestimmungsmässig nicht zu liefern hat, und auch ausnahmsweise zu liefern nicht beabsichtigt. Die Geheilten und Invaliden hat der General-Arzt an die nächste Etappen-Commandantur überweisen zu lassen. Er hat die Kranken-Rapporte für den Etappen-Rayon zu führen.

Unter dem Etappen-Generalarzt stehen mehrere Feld-lazareth-Directoren, welche die in einem gewissen Rayon liegenden Feld-, stehenden Kriegs- und Etappen-Lazarethe zu beaufsichtigen und für deren Evacuation zu sorgen haben.

Etappenärzte werden den Etappen-Commandanturen, wenn nöthig, zugetheilt, falls die Etablirung von Etappen-Lazarethen im Orte oder Rayon der Commandantur erforderlich erscheint. Die Mitwirkung und Benutzung der im Orte befindlichen Aerzte für diesen Zweck sich zu sichern, muss der Etappen-Commandant selbst in Feindesland versuchen. — Vorbereitungen zur Unterbringung durchpassirender Kranken etc. sind im Etappen-Orte jedenfalls erforderlich, ohne dass dadurch an sich das Bedürfniss der Anstellung eines eigenen Arztes für die Commandantur gerechtfertigt wird. Mannschaften, die der Simulation von Krankheiten verdächtig sind, sind an Orte zu befördern, wo sie in Behandlung von Militairärzten treten können.

Den Eisenbahn-Behörden sind ebenfalls Aerzte zugetheilt. Die Militair-Eisenbahn-Direction hat bei der Transport-Abtheilung einen Stabsarzt, zu den Linien-Commandanturen (den leitenden Behörden für die Militairtransporte im Inlande) gehört ebenfalls ein Arzt, welcher die aus der Krankenzerstreuung sich ergebenden Geschäfte dieser Behörden zu bearbeiten hat.

Die Kranken-Transport-Commissionen, bestehend aus 1 Offizier, 1 Arzt und 1 Verwaltungsbeamten, haben sich mit den Linien-Commandanturen hierzu in engster Verbindung zu halten.

Auch für den Sanitätsdienst wichtig sind die allgemeinen über die Etappenlinien niedergelegten Bestimmungen. Die wesentlichen Punkte einer Etappenlinie sind:

1) Der Etappen-Anfangsort. Derselbe wird vom stellvertretenden General-Commando im Einverständniss mit dem Reichskanzleramt bestimmt und muss eine Haupt-Eisenbahn-Station sein. Alles was aus dem Bezirk zur Armee zu befördern ist, wird hier concentrirt und alles von der Armee Ankommende von hier aus nach den Bestimmungsorten geleitet.

Hiervon ausgenommen sind nur die Kranken und Verwundeten, für welche die Zielpunkte von den Linien-Commandanturen bestimmt werden. Wegen der hier stattfindenden Anhäufung von todtem und lebendigem Material bedarf es grosser Bahnhöfe, doch ist immer auf möglichste Reducirung der Massen Bedacht zu nehmen.

2) Der Etappen-Hauptort ist der Stationsort in welchem die Eisenbahn hinter der Armee endigt. So viel Eisenbahnen zur Armee führen, so viel Endstationen werden sich ergeben. Je nach dem Gange der Operationen wird die Lage dieser Orte wechseln und die Station, welche als Etappen-Hauptort eine grosse Wichtigkeit hatte, verliert diese Bedeutung mit dem Vorrücken der Eisenbahn-Verbindung. Von dem Etappen-Hauptort erfolgt die Vertheilung und die Absendung zu und von der Armee gehender Personen und Güter des lebenden und todten Armee-Materials, weshalb gute Strassenverbindung, geräumige Bahnhöfe und die Möglichkeit der Unterkunft für Menschen, Thiere und Wagen hier erforderlich sind.

3) Die Sammel-Station, vom General-Inspecteur bestimmt, befindet sich je eine auf jeder zur Armee führenden Eisenbahnlinie und zwar noch vor der Uebergangsstation. Dieselben dienen dazu, in nicht zu grosser Entfernung vom Kriegsschauplatze Vorräthe aller Art bereit zu halten, und bilden gleichzeitig einen Regulator für das Vorströmen der Güter etc. Von diesen Stationen aus erfolgt das Vorschieben der Züge in möglichst einfacher Weise und dem bei der Armee bestehenden jeweiligen Bedürfnisse entsprechend. An den Sammelstationen werden grosse stehende Magazine angelegt, welche unter oberer Leitung des Militair-Oeconomie-Departements des Königlich Preussischen Kriegsministeriums zur alleinigen Verfügung des General-Intendanten stehen und von einem eigenen Personal verwaltet werden.

Die Sammelstationen bilden gleichzeitig die Punkte, an welchen alle zur Armee zu führenden Güter, Lazarethbedürfnisse etc., sowie auch sämmtliche Lieferungen der freiwilligen Krankenpflege zusammenfliessen. Zur Unterbringung dieser Gegenstände wird an jeder Sammelstation ein besonderes Güterdepot errichtet, welches ebenfalls von besonderem Depot-Personal verwaltet wird. Sämmtliche von rückwärts kommende, mit Militairgut beladene Züge sind zunächst nur bis nach der betreffenden Sammelstation zu expediren. Truppen- und Munitionszüge durchfahren die Sammelstationen in der Regel ohne Aufenthalt. Alle von der Armee kommenden Züge sind möglichst ohne grösseren Aufenthalt durch die Sammelstationen hindurch zu führen.

Dagegen werden die von rückwärts her zufliessenden Verpflegungs- und sonstigen Güter-Transporte in der Regel an den Sammelstationen entladen. Alle von den Sammelstationen aus expedirten resp. dieselben ausnahmsweise durchfahrenden Züge mit Militairgut werden auf diesen Stationen von Packmeistern der Militair-Eisenbahn-Direction übernommen und bis zum Bestimmungsorte begleitet.

4) Die Uebergangs-Station ist diejenige, an welcher der Betrieb von dem gewöhnlichen in den Kriegs-Betrieb übergeht.

5) Land-Etappen werden alle drei Meilen an den Etappenstrassen angelegt und erhalten eine Etappen-Commandantur, deren Function genau bezeichnet ist. Für die Stellung der Etappen-Commandanten stehen den Etappen-Inspectionen Offiziere zur Disposition.

Hinsichtlich des Rücktransportes und der Zerstreuung der Kranken etc. hat der General-Inspecteur entsprechende Einrichtung treffen zu lassen, wobei als Regel anzunehmen ist, dass die Züge geschlossen bis auf die im Friedensbetriebe befindlichen Bahnen geführt werden. Die Evacuation der Verwundeten und Kranken wird durch den Chef des Feld-Sanitäts-Wesens geregelt. Durch diese Centralstelle allein erfolgt auch, in Communication mit dem Chef des Feld-Eisenbahn-Wesens, die Verfügung über die besonders formirten Sanitätszüge, sowohl bezüglich ihrer Aufstellung, als der Herrichtung und Absendung. Die Formation neuer Sanitätszüge wird nach dem etwaigen Bedarfe durch den Chef des Feld-Eisenbahn-Wesens bei dem Reichskanzleramte beantragt. — Verwundete und Kranke, deren Zustand der Transport in Krankenzügen statthaft erscheinen lässt, sind von der Aufnahme in die Sanitätszüge auszuschliessen.

Die Anmeldung der Krankentransporte bewirken die Chefärzte der Feld-, stehenden Kriegs- und Etappen-Lazarethe bei dem Feld-Lazareth-Director resp. dem Corps-Generalarzte und dieser bei der Militair-Eisenbahn-Direction. Die von den Sammelstationen aus mit Lieferungen der freiwilligen Krankenpflege, sowie die mit Lazarethbedürfnissen zur Ergänzung des Lazareth-Reserve-Depots vorzuführenden Züge, werden nach Anordnung des Chefs des Feld-Sanitäts-Wesens beladen und dorthin geschafft, wo der Bedarf sich geltend macht. Solche Züge können durch geeignete Mitglieder der Organe für freiwillige Krankenpflege an ihren Zielpunkt begleitet werden. Militairgüter, d. h. Effecten jeder Art zum Dienstgebrauche des Heeres, sind durch die Ersatz-Truppentheile oder durch die sonst dazu besonders anzuweisenden Militair-Behörden, nach vorheriger Anmeldung, den Eisenbahn-Verwaltungen zur Beförderung, zunächst nach den Sammelstationen zu übergeben. Die von Privaten und Vereinen für die Truppen oder bestimmte Heerestheile aufgebrachten freiwilligen Gaben werden wie Militairgüter behandelt und sind allein durch Ersatztruppentheile, selbstständig oder in Verbindung mit anderen Gegenständen, zunächst nach den Sammelstationen zu befördern. Die aufgebenden Personen sind daher durch die Bahnhofs-Commandanturen an diese Truppentheile zu weisen, die directe Beförderung der Güter selbst aber ist jedenfalls und ohne Rücksicht auf grösseren oder geringeren Umfang der Sendung von den Eisenbahnen zu verweigern, da deren Annahme in den Sammelstationen untersagt ist. Private oder spendende Vereine dürfen ihre Gaben von dem Garnisonorte des betreffenden Ersatz-Truppentheils aus durch ihre Beauftragten begleiten lassen. Auch diese Güter sind zunächst nur nach den Sammelstationen zu expediren.

Diese Instruction, welche eine grosse Lücke in den bisherigen Bestimmungen ausfüllt, ist auch für den Sanitätsdienst als ein wichtiger Fortschritt zu betrachten.

KÜSTER (2) welcher den letzten Feldzug als Assistenzarzt der Reserve beim Brandenburgischen Husarenregiment (Ziethen'schen Husaren-Regiment) Nr. 3 mitmachte, kommt zu folgenden Postulaten:

Ein selbstständiges Sanitätscorps, wenn die Mannschaften eigens ausgehoben werden. — Vollkommene Gleichstellung mit den Officieren. Die Studenten der Medicin können vor Absolvirung des Staats-Examens ihrer einjährigen Dienstpflicht mit der Waffe nachkommen, (was längst höheren Orts als erwünscht bezeichnet worden ist) — Gleiches Avancement für alle Militairärzte gleichgültig ob active oder Reservisten. — Gleiche Sanitätsuniform in allen Ländern. — Möglichst unabhängige Stellung der Divisionsärzte und Truppenärzte, welche directe Vorgesetzte ihres Unterpersonals sein müssen. Zweckmässige Verwendung der Truppenärzte, deren Zahl erheblich zu verringern ist während der Schlacht, indem dieselben sämmtlich sich auf dem vom Divisionsarzte bestimmten Verbandplatze zu versammeln haben. — Die Leitung der Krankentransporte, speciell auch der Sanitätszüge und die Behandlung der kranken und verwundeten Soldaten sind auch im Feindesland einheitlich in den Händen von Militärärzten. — (Die besprochenen Verhältnisse können nur durch objective Behandlung derselben gefördert werden, keineswegs aber durch die, wenn auch aus patriotischen Motiven entsprungene, so doch gereizte Anschauungsweise des Verfassers. Die neueste Reform hat eine theilweise Realisirung der obigen Wünsche gebracht. (W. R.)

SCHLOTT (7) bezeichnet die Organisation des Sanitätsdienstes bei den taktischen Truppenkörpern als vorzüglich: Es hat etatsmässig jede Artillerieabtheilung 2 Aerzte, den Oberarzt bei der sogenannten Stabsbatterie, den Hilfsarzt bei der andern; jede mit einem gut geschulten Lazarethgehilfen. Die Bataillone haben je 1 Oberarzt und 1 Hilfsarzt mit 4 Lazarethgehilfen; das Kavallerieregiment zu 4 Schwadronen 1 Oberarzt, 2 Hilfsärzte und 4 Lazarethgehilfen. Für die Infanterie und Artillerie genügt die Zahl, für die Kavallerie ist im Interesse des Dienstes bei der so häufigen Auflösung des Regiments noch ein dritter Hilfsarzt wünschenswerth. Die Ansichten des Verfassers sind hierin den von KÜSTER ausgesprochenen (s. oben) in wesentlichen Punkten diametral entgegengesetzt, und doch waren beide Aerzte während des Krieges bei der Truppe und sogar bei derselben Waffengattung, der Kavallerie. Während KÜSTER als einen seiner Hauptpostulate Verminderung der Zahl der Truppenärzte für nothwendig erklärt, verlangt unser Autor gerade eine Vermehrung derselben, wenn schon er selbst zugiebt, dass eine solche bei dem absoluten Mangel an Aerzten im Felde gewagt erscheinen könne. Das Regiment des Verfassers, das im Winterfeldzug gegen die Loire-Armee der Divisionskavallerie angehörte, war nur einmal geschlossen aufmarschirt, sonst immer in Schwadronen und Züge aufgelöst; hatte Verf., was öfters vorkam, grössere Operationen oder Verbände zumachen, wobei er seinen Hilfsarzt gebrauchte, so sah er oft erst Abends wieder zum Regimente; für solche Fälle wäre ein zweiter Hilfsarzt erwünscht gewesen. Um nun die nöthige etatsmässige Zahl von Truppenärzten zu erreichen, welche dringend erforderlich ist, um die erste Hilfe auf dem Schlachtfeld selbst ausreichend zu leisten, empfiehlt es sich, für die Feldlazarethe ältere Aerzte aus dem Civil zu verwenden. Verf. schlägt vor: Jeder taktische Truppenkörper hat einen Oberarzt, bei der Artillerie und dem Kavallerie-Regiment mit je 3 Hilfsärzten, bei den Bataillonen mit je einem Hilfsarzt; dazu für jede Schwadron, Batterie oder Kompagnie 1 ausgebildeten Lazarethgehilfen; jede Kolonne hat 1 Hilfsarzt und 1 Lazarethgehilfen. Im Interesse läge es wohl auch, die Machtbefugnisse der Divisionsärzte zu erweitern, um schneller eingreifen und Personal und Material selbstständiger verwenden zu können. Um das zu erreichen, müssten dem Corpsgeneralarzt 2 Assistenten (1 Stabsarzt als Bureauchef und 1 Assistenzarzt als Adjutant) zur Seite gestellt werden, dem Divisionsarzt ein Assistenzarzt als Stütze beigegeben werden, die für beide Stellen etatsmässigen Lazarethgehülfen sollten beritten sein, um auf dem Schlachtfelde etc. Befehle überbringen zu können. Ebenso wie die Feldlazarethe müssten auch die Sanitätsdetachements durch Chefärzte selbstständig geleitet werden.

Dadurch dass nur dem verschwindend kleinen Theile der Militäroberärzte der Majorrang bewilligt ist, ergaben sich viele Missverhältnisse, z. B. waren der Feldgeneralarzt des 13. Armeecorps und der Divisionsarzt der 17. Division Oberstabsärzte mit Hauptmannsrang, während es bei den betreffenden Truppen resp. Lazarethen Oberstabsärzte mit Majorsrang gab. Es müsste den Militairärzten besseres Avancement bewilligt werden, Oberärzte nach dem Dienstalter in höhern Rang und höhern Gehalt nach der Anciennität aufrücken. Gegen die peinliche Lage der Unterärzte empfiehlt sich als Abhilfe vorher Dienst mit der Waffe, dann Unterarzt mit Secondelieutenantsrang, Assistenzarzt mit Premierlieutenantsrang. Die Divisionsarztstellen wären auch im Frieden zu besetzen durch einen Oberstabsarzt mit dem Range als Oberstlieutenant resp. Oberst. Es müssten die Titel der Oberärzte umgewandelt werden in Oberarzt-Hauptmann, dann Stabsarzt-Major; der Generalarzt müsste den Rang als Generalmajor, der Generalstabsarzt den Rang als Generallieutenant, General bekommen. Ebenso müssten die Gehaltsverhältnisse aufgebessert werden, speciell die Gehaltsfrage der Stabsärzte in Oberstabs- resp. Regimentsarztstellen zu deren Gunsten entschieden werden. Zur Aufbewahrung des Taschenbestecks empfiehlt sich Einführung der Cartouche mit Bandelier von schwarz lackirtem Leder, für die Gehilfen, die ebenfalls Bestecke tragen, von schwarzem Leder. Für die Lazarethgehilfen bei der Infanterie ist die in Mecklenburg gebräuchliche Tasche empfehlenswerth, welche an einem schnallbaren Riemen um die Schulter getragen wird; für die berittenen Gehilfen bei der Kavallerie die preussische Form als rechte Satteltasche, ebenso der Schleppsäbel. Damit die Aerzte sich im Reiten ausbilden könnten, müssten alle im Frieden Rationen bekommen mit der Verpflichtung ein Pferd zu halten. Im Kriege müssten die Stabs- oder Hülfsärzte bei der Kavallerie 2 Pferde haben, um ihren Trainsoldaten bei der Hand haben zu können.

Den Pharmaceuten wird mit Rücksicht auf die ungerechte Stellung in der Armee in dem Artikel „Der Militärdienst des Pharmazeuten" (8) gerathen; sämmtlich ihr Jahr mit der Waffe abzudienen. Aus den jetzigen Verhältnissen, in welchen der Pharmaceut in der preussischen Armee Civilkleider tragen kann, wird sich sicher keine andere Rechtsstelle entwickeln, dagegen wird sich dieselbe von selbst finden, wenn durch den Mangel an Pharmaceuten Angebot und Nachfrage in ein anderes Verhältniss treten.

ROTHMUND beurtheilt das Militär-Sanitätspersonal der königl. bayerischen Armee nach dem vorigen Kriege (10). Die Thätigkeit der Blessirtenträger war in der Hauptsache von ihrer Direction abhängig, wie diese für das ganze Sanitätspersonal überhaupt sehr ins Gewicht fällt. Die Sanitätscompagnieen welche gegenüber der weiblichen Krankenpflege in den Lazarethen in den Hintergrund treten, sollten möglichst gehoben werden, indem sie verstärkt würden und aus den besten Unterofficieren derselben eine Elitetruppe von Spitalsgehülfen gebildet würde, welche zu längerer Dienstzeit mit höherem Gehalt sich verpflichteten.

(Wir können diesen Vorschlag nicht als richtig anerkennen, da derselbe eine neue Klasse von Compagniechirurgen schafft; zweckentsprechender dürfte es sein, mit tüchtigen Sanitätsunterofficieren alle Verwaltungsstellen in Lazarethen zu besetzen W. R.) Das ärztliche Personal hat seine Schuldigkeit vollständig gethan. Hierbei nimmt ROTHMUND Gelegenheit sich gegen RUPPRECHT auszusprechen, welcher die vollständige Gleichstellung der Militärärzte mit den Officieren verlangt hat. Die Motive sind: die kaum zu verweigernde Forderung ausser Dienst Civilkleider zu tragen, das ärarische Interesse, dass ferner der Arzt in erster Linie Arzt sein müsse und in zweiter Soldat sein könne, endlich das Zurückschrecken tüchtiger Kräfte.

(Die thatsächliche Organisation des Sanitätscorps, welche die Militärärzte zu Officieren gemacht hat, hat diese Fragen in der allein richtigen Weise beantwortet, weil nach den preussischen Principien alle Autorität, ohne welche wieder keine Verantwortlichkeit denkbar ist, allein von der formellen Stellung des Officiers abhängt. Es ist dies eine Anschauung, die jeder Arzt gewinnt, welcher in Kriegen eine selbstständige verantwortliche Thätigkeit zu erfüllen gehabt hat, und deren Richtigkeit hoffentlich in dem ganzen ärztlichen Stande, welcher fast überall der Autorität entbehrt, Eingang finden wird. W. R.)

Zur Hebung des ärztlichen Standes wünscht ROTHMUND ein besseres Avancement und macht dafür folgende Vorschläge: 1. Bezüglich der Vertheilung des ärztlichen Personals könnten im Friedensstande für jedes Linien-Regiment sowie für jedes Artillerie-Regiment je 3 Aerzte, ebenso für jedes Kavallerie-Regiment oder Jäger-Bataillon je 2 Aerzte als ganz genügend zu erachten sein. Ausserdem wären aber für jede Festung oder jede grössere Garnison 3–4 Aerzte nöthig, welche, keiner Truppenabtheilung speciell zugetheilt, den Charakter von „Garnisonärzten" hätten, und denen sich noch die den General- etc. Divisionscommandos zugehörenden directiven Oberstabsärzte anreihen würden. — Diese Garnisonärzte sollen unter sich einen Sanitätsrath bilden, und zu denselben vorzugsweise Specialisten genommen werden. 2. da die Qualität der einzelnen Garnisonen eine höchst verschiedene ist, so erscheint es berechtigt, dass unter den Militärärzten ein öfterer Garnisonswechsel stattfinde; es dürfte auch den Aerzten das Recht zuerkannt werden, nach einem je dreijährigen Aufenthalte in einer Garnison eine Versetzung beanspruchen zu können. – Hierzu wird bemerkt, dass ein Militärarzt nicht das Recht auf Civilpraxis geltend machen könne. (Gerade diese Anschauung lässt die wirkliche Officiersstellung des Militärarztes naturgemäss erscheinen W. R.) 3. Es wird die Forderung gestellt werden dürfen, dass auch den Militärärzten – ohne Rücksicht der Charge – für besondere vermehrte Dienstesleistung, für Substitution Anderer etc. eine entsprechende Remuneration (Servis) gewährt werde. Billigerweise wäre auch bei Feldzügen den in den rückwärtigen Spitälern Dienst thuenden Aerzten halbe Gage-Zulage zuzuerkennen. – Die übrigens sehr beachtenswerthen Vorschläge finden sich bei der militär-ärztlichen Fachausbildung.

2. Oesterreich.

Der österreichische Armee-Sanitätsdienst, welcher durch das Statut vom 16. Juli 1870 eine neue, in sachlicher Beziehung viel Gutes enthaltende Organisation bekommen hat, lässt für das Jahr 1872 keine wesentlichen Neuerungen registriren. Eine neue Pharmakopöe (s. Technische Ausrüstung) ist herausgegeben worden, ausserdem besteht eine rege Thätigkeit in statistischen Arbeiten (s. Statistik). – Ausserdem wichtig sind die in diesem Jahre eingeführten praktischen Uebungen des Feld-Sanitätsdienstes in grösserem Umfange. – Die militär-ärztlichen Fachzeitungen (12 bis 14) fahren fort, wirkliche oder vermeintliche Mängel mit grosser Heftigkeit zu bekämpfen. Der berechtigtste Vorwurf gegen die jetzigen Verhältnisse liegt gewiss in dem Fortbestehen der Sanitätstruppe, als eines geschlossenen Ganzen, neben dem militär-ärztlichen Offizier-Corps, eine Einrichtung, welche den Einfluss der Aerzte auf den Sanitätsdienst lediglich von Compromissen mit den Offizieren der Sanitäts-Truppe abhängig macht. – Gegen den hieraus hervorgehenden, überwiegenden Einfluss der Offiziere wendet sich der Artikel: „Der militärische Geist in der Sanitätstruppe“ (Mil. Zeit. No 27 und 28), dessen Pflege ausschliesslich dem Commandanten derselben übertragen ist. — Die übrigen Angriffe behandeln Fragen persönlicher Natur, namentlich Avancement und Placirung. – Das Avancement ausser Tour wird namentlich als ungerecht bezeichnet, und in dem Artikel „die Beförderung ausser der Rangstour bei dem militär-ärztlichen Offizierscorps“ (Allg. Mil. Zeit. 1872, No. 14 und 15) sogar eine persönliche Kritik der für eine ausserordentliche Beförderung zum Stabsarzt in Betracht kommenden Regimentsärzte ausgeübt. Hiergegen wendet sich der Militär-Arzt in No. 8 mit dem Artikel „Ausser der Rangstour.“ - Weitere Angriffe enthält der Artikel „Zum November-Avancement“ (Militärarzt 1872, No. 21 und 21), welcher der 14. Abtheilung des Kriegs-Ministeriums geradezu „Protections-Wesen“ vorwirft. Dasselbe wird in Bezug auf die Versetzungen in dem Artikel „Was der Schematismus spricht“ (Militärarzt 1872, No. 13) behauptet, während die Leistungsfähigkeit der höheren Chargen wegen vorgerückten Alters in dem Artikel „Effectiv – invalid und doch – activ“ (Militärarzt 1872, No. 10) in Zweifel gezogen wird. Wir beschränken uns, auf diese Polemik einfach hinzuweisen.

DERBLICH (15) bespricht in der Einleitung durch Nachweis aus der Geschichte die stiefmütterliche Behandlung, die das Feld-Sanitätswesen gegenüber den andern Zweigen der Kriegswissenschaft seit den ältesten Zeiten und bei allen Völkern erfahren hat. Erst nach dem noch im unserm Jahrhundert zunächst die Napoleonischen und später der Krim- und der italienische Krieg in wahrhaft entsetzlicher Weise die Vernachlässigung gezeigt hatten, die das Loos der Verwundeten auf dem Schlachtfelde war, entschlossen sich die Regierungen – folgend dem leuchtenden Beispiel, das ihnen Amerika in seinem Bürgerkriege gegeben hatte - zu energischen und tiefgreifenden Reformen im Feld-Sanitätswesen.

Verf. betont es, dass sich Oesterreich den gemachten Erfahrungen nicht verschlossen habe, und bespricht dann die nach längeren Berathungen einer Enquêtecommission entstandene C. V. vom 16. Juli 1870. Sowie die Armee auf den Kriegsfuss gesetzt ist, wird der ganze Sanitätsapparat, enthaltend Aerzte, Blessirtenträger, Sanitätssoldaten, Administrationsbeamte, Transportmittel, Tragbahren, Wagen und Pferde, reglementsmässig geschlossen, zusammenhängend und unter einheitlicher Leitung in Bewegung gesetzt. Die Sanitätsanstalten sind bei den Divisionen und nicht mehr bei den Armeecorps eingetheilt. Bei Gefechtsstellung werden die Verwundeten durch die Blessirtenträger auf den 1000–1200 Schritt entfernten Hilfsplatz und nach Anlegung der nöthigsten Verbände auf den weitern 1500 Schritt entfernten Verbandplatz gebracht, wo alle nicht auf dem Hilfsplatz beschäftigten Aerzte concentrirt sind. Hier werden unumgänglich nothwendige chirurgische Operationen gemacht sowie Verbände angelegt bezügl. die schon angelegten revidirt; darauf werden die Verwundeten in die rückwärtigen Anstalten und zwar zunächst in die mit 1 Officier, 3 Aerzten, 15 Mann und 3 Wagen ausgestatteten Ambulanzen und von diesen in die Feldspitäler abgesendet. Jede Truppendivision hat zwei theilbare Feldspitäler für je 600 Kranke, überdies noch jedes Armeecorps ein untheilbares für 500 Kranke. Weiter gibt es Feld-Marodehäuser und Kranken-Haltstationen. — Der Verf. legt den grössten Werth auf die während des Friedens vorzunehmende Ausbildung der Blessirtenträger; ihre Zahl - 1 Feldwebel per Regiment, 1 Unterofficier Bataillon und 3 Mann per Kompagnie – hält er für viel zu niedrig. – Den Sanitätssoldaten, die erst seit der Cir. Verordnung vom 8. Juli 1871 direct den Aerzten untergeordnet sind, liegt die Wartung und Pflege der Kranken und Verwundeten ob; ihre Zahl ist im

Kriege 262 Officiere und 13738 Mann. Verf. spricht den dringenden Wunsch aus, dass sowohl die Aushebung wie Ueberweisung von Soldaten anderer Truppenkörper zur Sanitätstruppe lediglich dem assentirenden Militairarzt anheimgegeben werde. – Zu Militairärzten werden nur noch graduirte Aerzte genommen. Ihre Zahl ist im Frieden 852. Im Kriege bleiben bei den im Lande weilenden Militairbehörden, Truppen und Anstalten 1 Generalstabsarzt, 10 Oberstabsärzte erster und 9 zweiter Classe, 7 Stabs-, 130 Regiments- und 111 Ober- oder Assistenzärzte – 278 Militairärzte; für die Armee im Felde sind erforderlich (wenn das Heer in 2 Armeecorps eingetheilt ist), 1 Generalstabsarzt, 4 Oberstabsärzte erster und 6 zweiter Klasse, 85 Stabs-, 577 Regiments- und 744 Ober- oder Assistenzärzte – 1417, in Allem 1695 Militärärzte. Es ergibt sich, dass für eine Mobilisirung ein Deficit und namentlich in den höhern Chargen eintritt, und dass der Civilstand in Contribution gesetzt werden muss. Immerhin aber sollen tüchtige Berufs-Militairärzte, die den Dienst und die militärischen Verhältnisse kennen und selbständig – ohne Impuls von oben – zu handeln wissen, die Hauptstütze der Militär-Sanitätspflege sein, sie sollen auch im Frieden durch mannichfaltige theoretische und praktische Uebungen in steter Vorbereitung für den Krieg bleiben. Verf. wünscht, dass sich die Aerzte statt der ihnen zustehenden Reitpferde eines leichten, einspännigen Wagens bedienen mögen, und dass die Verbandrequisiten in einer kleidsamen, auch in Friedenszeiten als Dienstzeichen geltenden Tasche getragen werden. — Er erkennt dankbar an, dass auch im tiefsten Frieden für ausgiebige, zweckmässige und jederzeit vollkommen brauchbare Vorräthe von Sanitäts-Materialien gesorgt wird und dass die alten, unlenksamen Fahrwerke, die plumpen Medicamentenkasten und die schwerfälligen Instrumentenetuis durch zweckmässigere, neuere ersetzt werden, wenngleich ihm auch noch Manches der neu eingeführten Sachen wie z. B. der Verband- und Medicamententornister der Verbesserung und Vereinfachung bedürftig erscheint. Speciell vermisst Verf. Wasserglas, Laminaria digitata zur Erweiterung der Schusskanäle, grössere Mengen Watte zum Verband, dann Thermometer (!), Mikroskop, einen galvanokaustischen Apparat und Ohren-, Augen- und Kehlkopfspiegel. Er will die zum Transport der Blessirten dienende Feldtrage nicht mit Sackzwillich, sondern mit einem wasserdichten Stoff eingerichtet und mit hölzernen Fusschen zum Hinstellen versehen und statt der eingeführten Tragbahren, die von durchlöcherten Eisenblech mit mehreren Charnieren versehen sind, die alten hölzernen, gepolsterten beibehalten wissen. Bei den Fahrzeugen wünscht er die beiden alten, schwerfälligen Proben sowie die allerneueste mit 4 complicirten Tragbahren abgeschafft und die zuletzt vorher eingeführte wieder angenommen, die leicht, vorzüglich lenkbar ist und aussen 6 Sitzende und innen 2 breite Rollbahren sowie noch mehrere sitzende Blessirte aufnehmen kann. In Betreff des Transportes Verwundeter mittelst Eisenbahnen wird ohne nähere Beschreibung nur auf eine gleichzeitig in derselben Zeitschrift erscheinende und speciell dies Thema behandelnde Preisschrift verwiesen und nur behauptet, dass die österreichischen Einrichtungen zweckmässig und dem Interesse der Verwundeten vollkommen entsprechend sind.

3. Frankreich.

Der Sanitätsdienst der französischen Armee hat im Jahre 1872 noch keine principielle Umformung erlitten, so dringend dieselbe auch gewünscht wird. Als ein Fortschritt dürfte es anzusehen sein, dass der höchsten militairischen consultativen Behörde (conseil supérieur de l'armée) auch ein médecin inspecteur beigegeben worden ist. Eine weitere wichtige Bestimmung ist die, dass die Truppenärzte, ohne dadurch von ihren Regimentern getrennt zu werden, auch zu dem Dienst in den Lazarethen mit herangezogen werden (17). Zufolge dieser Bestimmung können auch médecin major 1. Classe künftig zu médecin principaux 2. Classe von der Truppe aus avanciren (18).

An Stelle des bisherigen Recrutirungsmodus des französischen Sanitätscorps ist nach Wegfall der Schule in Strassburg, deren Eleven ihre Studien zu Paris und Montpellier beendigen, folgender Modus eingeführt worden (19). Jedes Jahr im Monat September findet eine Concurrenzprüfung zum Eintritt als élève du service de santé statt, für welche das Kriegs-Ministerium am 1. Mai das Programm veröffentlicht. Als Eleven der Medicin können solche Studenten zugelassen werden, welche die Baccalaureats-Prüfungen bestanden haben, und solche, welche 4,8 und 12 Vorlesungen besucht und mit Erfolg die Prüfung am Ende jeden Studienjahres abgelegt haben. Als Eleven der Pharmacie finden ebenfalls zwei Classen Berücksichtigung: diejenigen, welche das Examen des Baccalaureus zurückgelegt, und die, welche 4 oder 8 Vorlesungen unter günstigem Erfolg ihrer viermonatlichen Prüfung besucht haben. – Die übrigen Bedingungen sind Franzose zu sein, je nach dem Studienalter zwischen 17 und 24 Jahren zu stehen, völlige Militairdienstfähigkeit, Verpflichtung zu einem 10jährigen Dienst von der Anstellung als Aide-major ab gerechnet. Keine dieser Bedingungen kann erlassen werden. Die Prüfungs-Commission besteht aus einem Inspecteur als Präsidenten, zwei Militairärzten und zwei Apothekern. Die mit Erfolg geprüften Eleven zerfallen in zwei Classen. Die jüngere derselben, die weniger als 12 Vorlesungen als Mediciner und 8 als Pharmaceuten besucht haben, werden nach ihrer Wahl in zwölf Städte, einschliesslich Paris, vertheilt, woselbst sich eine Facultät der Medizin resp. Vorbereitungsschule oder eine pharmaceutische Schule gleichzeitig mit einem Militair- oder Civillazareth befinden. Sie werden dem Militairlazareth attachirt, stehen unter dem Chefarzt und thun pharmaceutischen resp. ärztlichen Dienst. Zu gleicher

Zeit besuchen sie die Vorlesungen der genannten Lehranstalten und haben die Examina zu den festgesetzten Terminen abzulegen (diese Orte sind einer Bestimmung vom 14. April 1873 Paris, Montpellier, Nancy, Lyon, Marseille, Toulouse, Bordeaux, Rennes, Lille, Besançons, Grenoble und Algier). Diese Studirende tragen nicht Uniform, können aber, wenn sie dem Prytaneum angehört haben, in Paris 1200, in Lyon und Marseille 1000 und in den anderen Orten 800 Francs erhalten, sonst bekommen sie nichts. — Die zweite Classe der Eleven, welche bereits die Vorlesungen für das Doctorat oder die Pharmaceuten 1. Classe gehört haben, werden nach Paris berufen und unter den Director des Val de Grace gestellt. Sie vollenden ihre Studien und Examina während zwei Jahren und zwar zahlt die Regierung die Kosten derselben. Besteht ein Eleve das Examen zum zweiten Mal nicht, so wird er entlassen und hat Alles, was er erhalten hat, zurückzuzahlen. Die Eleven dieser Categorie tragen Uniform und erhalten das Gehalt, welches früher dem Sous-aide zustand. In jedem der beiden Jahre machen sowohl die Aerzte wie Pharmaceuten einen praktischen Cursus (stage) durch, welcher vom 1. Mai bis 1. September dauert.

4. Russland.

Gaines (20) giebt in vorliegender Arbeit eine klare objective Parallele des Militair-Sanitätswesens Russlands und des deutschen Reichs, welche um so mehr Anspruch auf Beachtung verdient, als Verfasser den letzten Krieg beim 4. Feldlazareth des XII. (sächsischen) Armee-Corps mitgemacht hat und also unsere militairärztlichen Einrichtungen gründlich kennen lernte, Institutionen, denen er das Lob zollt, sich im Grossen und Ganzen gut und praktisch bewährt zu haben. Der Vergleich zwischen der Militair-Medicinal-Verwaltung beider Länder stellt eine grosse Analogie heraus, nämlich sowohl im russischen Reich wie in Deutschland als höchste Behörde die Medicinal-Abtheilung des Kriegs-Ministeriums, deren Chefs Aerzte sind, in Russland der Chef der Haupt-Medicinalverwaltung, in Preussen der Generalstabsarzt der Armee. Direct unter dieser Behörde stehen in Russland die Kreis-Militair-Medicinal-Verwaltungen mit dem Militair-Medicinal-Inspector als Chef, in Preussen die Corps-Medicinal-Verwaltungen, deren Chefs die Corps-Generalärzte sind. Diesen wieder untergeordnet sind in beiden Staaten die Divisionsärzte, sodann die Regimentsärzte. Bei Ausbruch eines Krieges bleiben beiderseits die Chefs des ganzen Militär-Sanitätswesens im Inlande, dagegen wird für jede mobile Armee ein Haupt-Medicinal-Inspector respective, ein Armee-Arzt ernannt. Dem letztern sind in Preussen die Corps-Generalärzte der zur betreffenden Armee gehörigen Armee-Corps untergeordnet. Hier differiren die russischen Verhältnisse, indem Corps-Generalärzte nicht existiren, vielmehr sind die Divisionsärzte direct den Haupt-Medicinal-Inspectoren untergeben. Dieselben fungiren als Chefärzte der Divisionslazarethe, während in Deutschland der Divisionsarzt nur einen administrativen Posten bekleidet. Nicht unwesentlich ist ferner die sociale Stellung der Militairärzte in beiden Reichen verschieden. Während in Russland dieselben noch immer Beamte sind, wenigstens in Bezug auf die Rangverhältnisse, deutet Verfasser schon das in kurzer Zeit in Aussicht stehende Sanitäts-Corps für Deutschland an; auch was die Besoldung anbetrifft, befinden sich die russischen Militairärzte in einer ungünstigen Situation. Als Vorzug der russischen Verhältnisse dagegen Behörden und Personen gegenüber hebt der Autor den höheren Rang seiner Collegen hervor. Um das Sanitätswesen Russlands zu vervollkommnen, wünscht er ferner den Militair-Agenten im Auslande Militair-Medicinal-Agenten beigegeben zu sehen und zwar für Berlin, London, Paris, Wien und Washington.

Die russischen Medicinal-Einrichtungen im Felde sind folgende:

1. Detachements-Lazarethe, eine schon im Frieden bestehende Institution, aus denen bei einer Mobilmachung die mobilen Divisions-Lazarethe formirt werden. Im verkleinerten Maassstabe kommen sie im Felde bei den Regimentern zur Verwendung, können jedoch ausnahmsweise auch für einige Zeit etablirt werden.

2. Mobile Divisions-Lazarethe. Ihre Bildung wurde soeben erwähnt, ihre Bestimmung ist die Pflege der auf dem Marsche erkrankten Krieger, und Ueberführung derselben in die nächsten beständigen oder zeitweiligen Kriegs-Lazarethe, ferner die Aufsuchung der Verwundeten auf dem Schlachtfelde, Gewährung der ersten Pflege für sie und der Transport derselben. Bei Waffenstillständen, Cernirungen etc. besorgen sie auch die Evacuation von Kranken aus einem Hospital in ein anderes. Sie haben Belegraum für 166 Köpfe, im Etat befinden sich ausser dem Chef (Divisionsarzt) 8 Aerzte, 1 Apotheker, 16 Feldscheerer, eine ökonomische Abtheilung, zu der 2 Priester gehören, ferner 22 Handwerker, 210 Krankenträger mit einem eigenen Commandeur, 52 Krankenwärter und 115 Trainmannschaften.

3. Mobile Hospitäler, eine Combination von mehreren unter 2 besprochenen mobilen Divisions-Lazarethen.

Die ausser Function tretenden Divisionsärzte bleiben bei ihrer Division.

4. Zeitweilige Kriegshospitäler, für 630 Köpfe berechnet, können in 3 selbstständige Abtheilungen zerfallen. Die Zahl der mobil zu machenden Lazarethe dieser Art bestimmt das Kriegsministerium nach dem Principalsatze ein Krankenbett auf 8 Soldaten, doch werden hierbei die Plätze in den beständigen Kriegshospitälern, welche im Rayon der kriegerischen Operationen liegen, mitgezählt. Die Kriegshospitäler werden linienweise etablirt, um beständige Communication mit der Armee zu ermöglichen. Der Etat weist nach: 1 Chef, 1 Oberarzt für das medicinische Personal mit 9 Ordinatoren, 21 Feldscheerern, 7 Pharmaceuten, ein 20 Köpfe starkes Oekonomie-Personal, in der Abtheilung „Krankenbedienung" 135 Mann, 11 niedere Beamte, 39 Handwerker, 60 Trainmannschaften und 27 Wagen.

Diesen Einrichtungen werden die deutschen gegenübergestellt; die bei den Truppen befindlichen Krankendepots, die Functionen der Truppenärzte im Gefechte, die Etablirung der Nothverbandplätze und das bei den Regimentern etc. befindliche Sanitätsmaterial, sowie die Thätigkeit der Hülfskrankenträger. Dann werden die Sanitäts-Detachements mit ihrem Etat, sowie ihr Dienstbetrieb auf dem Hauptverbandplatze beschrieben, ferner die Organisation der Feldlazarethe und Lazareth-Reserve-Depots. Hervorzuheben haben wir als vielleicht weniger bekannt, dass bei den Württembergern statt der Sanitäts-Detachements für jede Brigade ein Sanitätszug etwa einer Section eines preussischen Detachements entsprechend bestand, sowie dass der Etat der Feld-Lazarethe dieses Landes 32 Krankenwärter nachwies.

Als Resultat des Vergleichs stellt sich nun heraus, dass der Personalbestand und das Inventar des russischen Sanitätswesens viel zahlreicher ist, als des deutschen, in Folge dessen ist ein sehr grosser Train vorhanden, die betreffenden Organisationen sind also schwer beweglich und nicht leicht theilbar. Unser Autor hebt aber gerade als Vorzug der deutschen Sanitätseinrichtungen ihre Mobilität und Theilbarkeit hervor, weshalb dieselben den schärfsten Marschbewegungen zu folgen vermögen. Eine Tabelle, in welcher 2 mobile Divisionslazarethe und 4 zeitweilige Kriegsspitäler zweier russischen Divisionen den 3 Sanitätsdetachements und 12 Feldlazarethen eines preussischen Armeecorps gegenübergestellt werden, lässt die Vorzüge unserer Organisation klar hervortreten, es ergiebt sich speciell für Russland eine geringere Zahl von Aerzten 58: 81, ebenso von Feldscheerern (Lazarethgehülfen) 104: 132, Krankenträgern 410: 447, dagegen eine bedeutend grössere Zahl von Apothekern 26: 12, von Oeconomiebeamten 86: 39, von Krankenwärtern 656: 168, wozu noch 200 Handwerker kommen, welche bei den deutschen Einrichtungen ganz fehlen. Der russische Train, wobei zu bemerken, dass alle Sanitäts-Fahrzeuge durchgängig 4spännig sind, verhält sich zum preussischen wie 200: 90.

5. Italien.

Durch Königliches Decret vom 17. November 1872 ist in der italienischen Armee ebenfalls das Institut der Chefärzte eingeführt. Die darüber gegebenen Bestimmungen sind folgende (21):

Die Stellung des Lazareth-Directors in jeder Territorial-Division, welche durch das Decret vom 13. November 1870 geschaffen worden ist, wird einem Chef-Arzt (medico capo) oder einem Directions-Arzt (medico direttore) anvertraut, welcher durch königliches Decret ernannt wird. — Der Directions-Sanitätsofficier in den Divisions-Lazarethen hat ausser der technischen Leitung des Sanitätsdienstes auch die administrative und disciplinare; es wird demselben sowohl bezüglich des Personals als auch des Materials und des Dienstes selbst die ganze Autorität eines commandirenden Officiers (capo di corpo) übertragen. — Der permanente Verwaltungsrath jeder Direction der Divisionslazarethe wird zusammengesetzt aus dem dirigirenden Arzt als Präsidenten, zwei demselben im Range oder der Anciennität folgenden Militair-Aerzten als Mitgliedern und dem rechnungsführenden Officier als Secretair. — Die Leitung eines jeden Hülfs-Militair-Lazareths (ospedale militare succursale) hat der Rang- oder Dienstälteste der bei demselben befindlichen Aerzte, und besteht der Verwaltungsrath aus dem dirigirenden Arzte als Präsidenten, zwei auf denselben nach Rang- und Dienstalter folgenden Militairärzten als Mitglieder und dem rechnungsführenden Officier als Secretair. — Der Verwaltungsrath muss immer aus wenigstens drei Personen bestehen, die Vertretung des Präsidenten oder der Mitglieder geschieht immer durch den im Range oder Dienstalter folgenden Sanitätsofficier. — Den Vertreter des rechnungsführenden Officiers hat der Präsident des Verwaltungsraths zu bezeichnen. — An der Constituirung der genannten Verwaltungsräthe nehmen alle Militair-Aerzte, welche bei den Lazarethen Dienst leisten, Theil. — Alle entgegenstehenden Bestimmungen werden abgeschafft und tritt dieses Decret vom 1. Januar 1873 ab in Kraft.

6. Schweiz.

SCHNYDER (22) kritisirt ein Gutachten, welches der eidgenössische Oberst ROTHPLETZ über die Organisation des Sanitätswesens abgegeben hat, und welches die Abstimmung des Verf. bei der Divisionsärztlichen Conferenz (s. S. 452 des vorigen Jahresberichts) motivirt. Besonders wird gegen das System der Ablösung oder der Uebertragung der Kranken und Verwundeten aus einer ersten Art von Feld-Sanitätsanstalten (Detachements) in eine zweite gesprochen. Die Ambulance soll die Einheit sein, von welcher aus Feld-Sanitätsanstalten organisirt werden. Bezüglich der ersten Hülfe auf dem Schlachtfelde will der Verf. überhaupt nur ärztliches Personal auf dem ersten Haupt-Verbandplatz concentriren; die Truppenärzte sollen sich in möglichst geschützten Lagen vorläufig auf Nothverbandplätzen zusammen thun und die Verwundeten sich zutragen und zuführen lassen. Die Divisionsambulancen sollen sich nicht in mehr als zwei Abtheilungen trennen können, zu kleine Theile sind administrativ unhaltbar, am meisten würden sich kleine selbstständige Lazarethe empfehlen, deren Zurücklassung auch im Falle des Rückzuges die wenigsten Schwierigkeiten hat. Es wird der Vorschlag einer so organisirten Ambulance gemacht, die ungefähr den deutschen Feldlazarethen entspricht, jedoch etwas kleiner ist (5 Aerzte, 1 Commissär, 40 Mann.) Jede Division soll sechs solche Ambulancen haben. Dieselben sind als Ambulancen-Brigade unter gemeinsamem Obercommando gestellt und bilden eine eigene Transport-Colonne.

III. Förderung der Ausbildung für den Sanitätsdienst.

1. Besondere Ausbildung des Sanitätspersonals und Prüfungen.

1) Operationscursus für die Königlich Preussische Armee. Deutsche militärärztl. Zeitschrift 1873 S. 309 u. 1875 S. 183. — 2) Roth, Die militärärztlichen Fortbildungscurse für das Königl. Sächs. Sanitätscorps mit allgemeinen Bemerkungen über specielle militärärztliche Fortbildung. Ebendas. S. 5—17. — 3) Provisorische Bestimmungen bezüglich der theoretisch-praktischen Ausbildung der [illegible] Heilgehülfen und Pharmaceuten. Verordnungsbl. f. das k. k. Heer vom 15. Januar. — 4) Rothmund, Aphorismen über das bayerische Militär-Sanitätswesen. Aerztl. Intelligenzbl. No. 4. — 5) Programm für Uebungen der Feld-Sanitätsabtheilungen. Allgemeine militärärztliche Zeitung No. 19—22. 6) Lowson, Report on the medical arrangements for the army corps assembled at Aldershot for the autumn manoeuvres. Army medical report 1873 p. 291. — 7) The Training

of Hospital attendants at the Royal Victoria Hospital, Netley. Army medical Report p. 544.

2. Militärärztliche Arbeiten in wissenschaftlichen Versammlungen.

8) Bericht der Verhandlungen der Section für das Militär-Sanitätswesen der 45. Versammlung deutscher Naturforscher u. Aerzte in Leipzig. Allgem. militärärztliche Ztg. No. 41—44. Deutsche militärärztl. Zeitschr. S. 549 u. 661. — 9) Verhandlungen der militärärztlichen Gesellschaft zu Orleans 1870—71. Deutsche militärärztl. Zeitschrift. S. 57, 260 u. 478.

3. Preisaufgaben.

10) Preisfragen für die k. k. Herren Militärärzte zur Erlangung der Stiftung des k. k. Stabsfeldarztes Brendel von Sternberg. Feldarzt No. 4 und Allgemeine Militärärztliche Zeitung No. 16 u. 17.

4. Militärärztliche Journalistik.

11) Deutsche militärärztliche Zeitschrift, herausgegeben vom Oberstabsarzt Dr. Leuthold im Invalidenhause zu Berlin. 1. Jahrgang 1872. 813 SS. dazu ein amtliches Beiblatt 19. SS. — 12) [illegible], Aerztliches Intelligenzblatt 1872 No. 8. — 13) Modifications dans la publication du Recueil de mémoires de médecine, de chirurgie et de pharmacie militaires. Bulletin de la médecine et de la pharmacie militaires p. 118.

1. Besondere militair-ärztliche Fachausbildung und Prüfungen.

Die in der Verordnung über die Organisation des Sanitätscorps §. 24 in Aussicht genommenen Operations-Curse für das königlich preussische Sanitätscorps sind Ende 1872 in's Leben getreten. In 2 getrennten Cursen, an deren jedem 30 Oberstabs- und Stabsärzte Theil nehmen, finden die Operations-Uebungen unter Leitung des Herrn v. LANGENBECK, die Sectionsübungen unter Leitung des Herrn REICHERT statt. Ein ophthalmoskopischer Curs ist ebenfalls eingerichtet (1).

ROTH (2) bespricht die Fortbildungs-Curse für das kgl. sächsische Sanitätscorps. Das Motiv dieser Curse ist die Nothwendigkeit besonderer specifischer Fachausbildung, welche das Studium auf den Universitäten den Militär-Aerzten nicht, oder nur unvollkommen bietet; auch erheischt dieselbe Auffrischung des Gelernten. So sind beispielsweise Organisation des Militair-Sanitätswesens und eigenthümliche Anwendung der ärztlichen Wissenschaft auf militairische Zwecke überhaupt nicht Lehrgegenstand auf den Hochschulen; Fertigkeit im Operiren, technische Untersuchungs-Methoden in Specialfächern, Ausführungen von Sectionen gerathen, wenn nicht geübt, leicht in Vergessenheit. Nach einer kurzen Betrachtung der in andern Ländern von dieser Anschauungsweise aus gegründeten Institutionen, wie der École d'application de médecine et de pharmacie militaire in Paris, der United service medical School im Royal-Victoria-Hospital zu Netley, der Fortbildungscurse in Oesterreich, bei den einzelnen Garnison-Spitälern, der sanitären Instructions-Curse in der Schweiz, und der Operationscurse der Militairärzte in Baiern, folgt der Lehrplan der seit 1871 jährlich wiederkehrenden militair-ärztlichen Curse in Sachsen. — Die Vorlesungen dauern vom 1. October bis 1. Februar des folgenden Jahres, und werden in Dresden abgehalten. Sie erstreckten sich im genannten Jahre auf: 1) Operations-Uebungen an der Leiche, 2) Pathologische Sectionen, 3) Ophthalmoskopische Untersuchungen, 4) Untersuchungen des Gehör-Organs, 5) Praktische Vorträge über Hygieine, Untersuchung des Wassers, Luft und Nahrungsmittel, 6) Theoretische Vorträge über Militair-Hygieine, 7) Reitcursus. Der Leichenbedarf wurde dadurch gedeckt, dass die Selbstmörder aus der Ober-Lausitz, dem Stadtbezirk Dresden und 11 Amtsbezirken für die Dauer des Operationscursus an das Garnisonlazareth zu Dresden abgeliefert wurden. So konnten 20 Militairärzte an jeder Leiche 41 Operationen ausführen. Für die Specialcurse in Ohren- und Augen-Krankheiten waren sämmtliche transportable derartige Kranke im Garnisonlazareth Dresden concentrirt worden, und kamen auf die Augenheilkunde 67 Kranke, excl. 20 ambulatorischen, es wurde vorzüglich Ophthalmoskopie geübt. Auf die Ohren-Heilkunde kamen 62 Kranke excl. 32 poliklinischen. Die Militairhygieine wurde in 2 Cursen behandelt, in einem praktischen, und einem theoretischen, natürlich in schlichtlicher Weise. Die Sectionen fanden im Stadtkrankenhause mit seinem reichen Materiale statt. Die Kosten belaufen sich etwa auf höchstens 1800 Thaler.

Die Circular-Verordnung vom 10. Jänner 1872 enthält provisorische Bestimmungen bezüglich der theoretisch-praktischen Ausbildung der einjährig freiwilligen Mediciner und Pharmaceuten der k. k. Armee (3). Der Lehrcursus wird in jedem Spitale ertheilt, wo einjährig Freiwillige den Präsenzdienst ableisten; zum Besuche sowie zur Ablegung der Prüfung ist jeder Assistenzarzt, militärärztliche Eleve, Medicamenten-Eleve und Apotheker-Gehilfe während des freiwilligen Jahres verpflichtet. Als Lehrer fungiren Militärärzte resp. Medicamenten-Beamte. Der Cursus zerfällt in 2 Halbjahre. Die Oberaufsicht führt der Spitals-Chefarzt, welchem auch die Stundenordnung und eine zweimonatliche Abhaltung von Collegien obliegt. Eine sehr eingehende Anweisung auf welche hier verwiesen werden muss, regelt sowohl die Lehrgegenstände als die Examina.

ROTENHORN (4) schlägt vor, den süddeutschen Militärärzten eine besondere militärärztliche Ausbildung zu geben. Es sollen die neu eingehenden Aerzte, welche im Range eines Bataillonsarztes eintreten, zu einer mehrjährigen Dienstzeit sich verpflichten (wie dies z. B. in Oesterreich der Fall ist), während deren vielleicht folgender Dienstgang statthaben könnte.

I. Jahr.

3 Monate in der Apotheke und bei der Sanitäts-Compagnie, 3 Monate auf der Interninternabtheilung, 2 Monate auf der Externisternabtheilung, 2 Monate bei der Sanitäts-Commission, 2 Monate beim Operationscursus.

II. Jahr.

3 Monate auf der Internisten-Abtheilung, 2 Monate bei der Sanitäts-Commission, 2 Monate auf der Externisten-abtheilung, 1 Monat auf der Syphilis-Abtheilung, 2 Monate bei der Ober-Sanitäts-Commission, 2 Monate beim Operationscursus.

Das 3 und 4 Dienstjahr wären bei der Kavallerie oder Artillerie zuzubringen, um sich im Reiten genügend auszubilden. 5. und 6 Dienstjahr aber bei einem Infanterie-Regimente oder Jäger-Bataillon. Mit dem vollendeten 6. Dienstjahr mag die Berechtigung zur Theilnahme an einer theoretisch-praktischen Prüfung erlangt sein, deren Resultat die Normirung der Rangliste ergeben sollte.

Zur Vermeidung eines Zurückbleibens in scientifischer Beziehung wird es förderlich erscheinen, dass allen jenen Militärärzten, welche darum nachsuchen, reglementsmässig in einem fortlaufenden Turnus ein zeitweiser, 3–6monatlicher Besuch von grösseren Universitätsstädten, von Militäranstalten im Auslande, von grösseren Uebungslagern etc. zum Zwecke des Studiums, insbesondere des Militärsanitätswesens ermöglicht werde. Auch hier würde wie bei officiellen Beorderungen ins Ausland mit Nutzen das Oefteren die Richtung der zu machenden Studien vorzuzeichnen, und in jedem einzelnen Falle ein auf Dienstpflicht zu fertigender Reisebericht zur Bedingung zu machen sein.

Im Lager zu Bruck an der Leitha wurden 1872 Instructionen ausgegeben, welche den Zweck hatten, den Sanitätsdienst systematisch für das Feld vorzubereiten. Ein Auszug aus denselben lautet: (5)

Die Sanitäts-Feldübungen sind entweder von den Sanitäts-Abtheilungen allein oder mit Beiziehung von Blessirtenträgern vorzunehmen. — Jeder Feldübung soll ein Uebungsprogramm zu Grunde liegen, welches von dem Chefarzte und dem Abtheilungs-Commandanten gemeinschaftlich zu verfassen und den den Uebungen beiwohnenden Militairärzten, sowie zur Uebung beigezogenen Officieren der Linientruppen mitzutheilen ist. Hierbei ist sowohl die Gefechtslinie zu markiren, als Hülfsplätze und ein Verbandplatz zu errichten und die Ambulance zu etabliren.

Die Mannschaft ist nicht nur über die Fuhrwerke und das sonstige Ausrüstungsmaterial in Kenntniss zu setzen, sondern muss auch mit der Verpackung und Verladung genau bekannt gemacht werden, was für das ärztliche Ausrüstungsmaterial von einem Militairarzt gelehrt werden muss. — Ferner ist die Mannschaft mit den Handgriffen bei dem Hinauf- und Herabheben der Verwundeten in die Blessirtenwagen neuester Construction vertraut zu machen. Die Leichen sind dabei genau zu markiren.

Der Hülfsdienst der Feldsanitäts-Anstalten erster Linie erstreckt sich auf die Truppen, während des Marsches, Bivouaks und Kantonirungen. Während der Märsche handelt es sich um Aufnahme der Erschöpften und Marschunfähigen, zu deren Darstellung Soldaten vorauszuschicken und im Nothfall im Fahren aufzuladen sind. Im Lager oder im Bivouak wird das Abholen und Ueberführen der Erkrankten in Heilanstalten geübt, in Kantonirungen das Aufschlagen oder Abbrechen von Marodenanstalten.

Die Uebungen vor einem Gefecht sind danach verschieden, ob sich dasselbe unvermuthet oder in einer selbst gewählten Position entwickelt. In ersterem Falle hat die Sanitätsanstalt bis zu den Hilfsplätzen zurückzugehen und erst wenn diese etablirt sind, sich auf eine weitere Entfernung zurückzuziehen.

Die Uebungen während des Gefechtes bestehen im Markiren der Gefechtslinie und Aufnahme der Verwundeten, die nicht alle zusammen liegen dürfen.

Für die Uebungen auf den Hülfs- und Verbandplätzen ist zuerst zu berücksichtigen, dass dieselben nicht nach vorn gelegt werden, um eine klare Uebersicht über die Wechselbeziehung zu den Hülfsplätzen zu gewähren; später sind die vorschriftsmässigen Entfernungen einzuhalten. — Bei den Ambulancen umfasst der Dienst, deren Etablirung und Verlegung das Auf- und Abpacken des Materials, die Aufnahme, Labung und Pflege der Verwundeten und Kranken. Besonders sind die Unterofficiere zu unterweisen. Der Transport der Verwundeten ist genau nach den Vorschriften und mit Berücksichtigung aller etwaigen auf dem Transport möglichen übeln Zufälle zu üben. Für den Dienst nach einem Gefecht sind die Modalitäten für Vor- und Rückwärts-Bewegungen zu instruiren. Aus dieser Periode ist auch das Abpatrouilliren des Schlachtfeldes und das Ausheben von Gräbern praktisch zu üben. — Alle diese Uebungen sind erst Abschnittsweise und später im Zusammenhange vorzunehmen und wird zu ihrer vollkommeneren Durchführung auf ein genaues Einvernehmen zwischen den Officieren des ärztlichen Corps und jenen der ärztlichen Truppen hingewiesen. — (Die hier skizzirten Uebungen sind als eine absolute Nothwendigkeit zu betrachten und es ist nur zu bedauern, dass dieselben in der deutschen Armee noch fehlen. R.)

Bei den Herbstmanövern im Lager von Aldershot (6) haben ebenfalls Uebungen im Krankenträgerdienst stattgefunden; jedoch bestand das hierzu bestimmte Detachement nur aus einem Officier und 20 Mann mit einem Arzt. Wegen dieser geringen Zahl, welche nur sechs Tragen formirte, konnte die Uebung nur in sehr kleinem Maassstabe ausgeführt werden. Zweimal wurde dieselbe speciell vorgenommen und zwar fand sie ganz in der in Deutschland gebräuchlichen Weise statt; die Verwundeten waren mit Etiquets bezeichnet.

In dem Royal Victoria Hospital zu Netley wird den Mannschaften des Army Hospital Corps und denjenigen, welche für den Dienst in den Regiments-Hospitälern ausgebildet werden, ein Unterricht ertheilt, welcher durch die Regulations for Hospital Servants geregelt ist: Der theoretische Theil dauert fünf Wochen fünf Mal wöchentlich von 2–4, der praktische findet im Hospital selbst statt. Die Gegenstände sind:

1. Allgemeine menschliche Anatomie. 2. Anfertigung und Anlegung verschiedener Bandagen. 3. Verschiedenartige Knochenbrüche. 4. Der Verband von äusseren Verletzungen und Geschwüren. 5. Das Eingeben von Medicamenten und ihre äusserliche Anwendung. 6. Die Sorge für die Krankenräume und für hülflose Kranke. 7. Hülfeleistung bei Ertrunkenen und Epileptischen. 8. Bereitung der Krankenkost. 9. Namen und Gebrauch der chirurgischen Instrumente und Verbände. 10. Die erste Hülfe für Verwundete auf dem Schlachtfelde. 11.–16. Der Verwundeten-Transport mittelst Tragen, Wagen, Eisenbahnen und improvisirten Mitteln. 17. Feld-Hospital-Ausrüstung. 18. und 19. Specielle Ausbildung im Dispensiren und im Bureaudienst der Chefärzte. 20. Anleitung für Unterofficiere und Soldaten über das Verhalten gegenüber Wahnsinnigen.

2. Militairärztliche Arbeiten in wissenschaftlichen Versammlungen.

Die schon 1871 in Rostock vereinbarte Tagesordnung für die Verhandlungen der Section für Militair-Sanitätswesen zu Leipzig 1872 (8) enthält folgende Fragen:

1) Welche vollkommeneren Mittel als bisher sind nach den Erfahrungen des letzten Krieges für die erste Hilfe der Verwundeten und die Räumung der Schlachtfelder an Personal und Material im Frieden vorzubereiten. 2) Welches ist das zweckmässigste Brustmessungsverfahren? Bei der Discussion des ersten Themas bezeichnet ROTH den Mangel einer Stammmannschaft im Frieden für die Abräumung der Schlachtfelder als Uebelstand, welchem allein durch Aufbesserung des vorhandenen Personals und Materials, und durch eine ganz in sich geschlossene, klar bewusste und rechtzeitig alle Kräfte verwendende Organisation aufzuhelfen sei. Stabsarzt von MUNDY wünscht Vermehrung des Sanitätsbudgets, des technischen Transportmaterials und einen internationalen Sanitätscodex. FRIEDRICH spricht sich für ein eignes und zum Schutze gegen eine feindliche Bevölkerung bewaffnetes Sanitätspersonal aus mit streng militairischer Erziehung, das Commando müsse Aerzten anvertraut werden, welche in allen Staaten die gleiche Uniform zu tragen hätten. Von RÜHLEMANN wird eine gründlichere Ausbildung der Krankenwärter im Frieden als nothwendig hingestellt. Das Resultat der Verhandlung ergiebt das Bedürfniss für eine eigene Sanitätsgruppe im Frieden unter Leitung von Aerzten.

Ueber die 2. Frage referirt FRÖLICH, welcher den Begriff Brustumfang mathematisch als die ganze den Brustbezirk überall in Höhe, Breite und Tiefe umspannende Fläche prädicirt. Die Brustmessungsverfahren sind sehr zahlreich, daher ihre Resultate nicht allgemein verständlich, am empfehlenswerthesten ist nach Referent das folgende: Der zu Untersuchende hebt bei ruhiger Inspiration beide Arme bis zur Wagerechten. Das Maassband wird dicht unter den unteren Schulterblattwinkeln und den Brustwarzen angelegt und einmal nach tiefster Einathmung sodann nach vollständigster Ausathmung abgelesen. Uebrigens spricht sich Redner gegen den Zwang des Brustmessungsverfahrens bei der Recrutirung aus. — Den Schluss macht eine Berichterstattung über Sanitätszüge.

BÖRNER verlangt für dieselben militairärztliche Leitung, möglichst wenig wechselndes Personal, mehr Raum für das Gepäck und die Küche, einen Officierkrankenwagen, reichlicheren Vorrath an Verbandmitteln, sowie in Betreff der Verpflegung frisches Fleisch statt der oft mangelhaften Fleischconserven. Die Auswahl der Kranken müsse dem Zug-Chefarzt zustehen, Pockenkranke seien nicht aufzunehmen. FAHRMANN aus Dresden proponirt, jeder Sanitätszug sei mit frischem Trinkwasser sowie mit starken Excitantien, besonders schweren Weinen zu versehen, welche letzteren bei den während des Transportes häufig eintretenden Collapsen besonders Typhöser unentbehrlich seien.

Als Programm für die nächste Versammlung wurden nachstehende Fragen aufgestellt: Welcher Brustumfang schliesst die Militairtauglichkeit aus? Wie viel Sanitäts-Personal und Material braucht eine Armee im Felde? Sind stabile Baracken für die Militairkrankenpflege eine Nothwendigkeit? Welche statistischen Grundzüge empfehlen sich für die Feststellung der Morbilität und Mortalität der Heere?

Die Verhandlungen der militärärztlichen Gesellschaft in Orleans (9) während der Besetzung dieser Stadt im Winter 1870—1871 liefern den Beweis für ein reges wissenschaftliches Interesse der dort thätigen Aerzte. Dieselben fanden unter dem Vorsitz des Herrn VON LANGENBECK statt und beschäftigten sich hauptsächlich mit kriegschirurgischen Fragen. Es wurde über prophylaktische Tracheotomie, über Resectionen im Hüftgelenk, über Behandlung der Schusswunden des Knies und der Oberschenkelschussfracturen, wie auch besonders eingehend über das Verhältniss von Primär- und Secundär-Amputationen gesprochen, worüber die speciellen Referate in den betreffenden Gebieten einzusehen sind.

(Es ist zu bedauern, dass bisher die Verhandlungen der in den verschiedenen Theilen Deutschlands bestehenden militärärztlichen Gesellschaften nicht veröffentlicht werden. Aus den zahlreichen Sitzungen könnte sich ein werthvolles Material ergeben, während bisher das Referat über die wissenschaftlichen Arbeiten in Versammlungen gegenüber dem wirklich in denselben Geleisteten unverhältnissmässig mager erscheint. W. R.)

3. Preisaufgaben.

Die jährlich wiederkehrenden Preisfragen für die k. k. Herren Militair-Aerzte zur Erlangung der Stiftung des k. k. Stabs-, Feld-Arztes BERNHARD VON STERNBERG (10) sind diesmal: a) Ursachen und Vorbeugungsmittel des Scorbuts; b) wie weit geht die Berechtigung der conservativen Chirurgie bei splittrigen Schussfracturen.

Der Preis besteht für a) aus drei, für b) aus einer goldenen Medaille, jede im Werthe von 40 fl. Concurriren können alle Militairärzte der k. k. Armee, mit Ausnahme der General-Stabs-Aerzte und der Mitglieder des k. k. Militair-Sanitäts-Comité's.

Von den im Jahre 1871 ausgeschriebenen Preisfragen wurde die erste „welche Erfahrungen wurden bisher bei dem Transporte Verwundeter mittelst Eisenbahnen gemacht?“ „Wie soll derselbe überhaupt beschaffen sein und welche Normen wären im Allgemeinen hierfür festzustellen?“ von dem Oberarzte Dr. ALEXANDER HAGEN vom Reserve-Commando des Infanterie-Regiments Friedrich Franz, Grossherzog von Mecklenburg No. 57; — die zweite „wieviel Last an Armatur und Gepäck darf dem Manne aufgebürdet werden — wie soll sie getragen und befestigt werden — welche Gesundheitsstörungen sind nachweisbar die Folgen von unzweckmässigem Gebahren in dieser Beziehung?“ vom Regimentsarzt Dr. KRATZ, 2. Bataillon des Garde-Regiments Kaiser Franz Joseph

Nr. 1 und die sechste „Entwurf einer den wissenschaftlichen Anforderungen entsprechenden Diät-Ordnung und Kranken-Speisung für die Militair-Heilanstalten," vom Regimentsarzt Dr. Hacker, vom Ergänzungs-Bataillon Cadre des Infanterie-Regiments Albert, Kronprinz von Sachsen, Nr. 11, preiswürdig beantwortet. Ueber die beiden Bearbeitungen von Hausser und Krage wird in den Abschnitten „Militairkrankenpflege" resp. „Militair-Gesundheitspflege" referirt.

4. Militairärztliche Journalistik.

Die deutsche militairärztliche Zeitschrift (11) ist bestimmt, einem fühlbaren Mangel des deutschen Sanitäts-Corps abzuhelfen, welcher um so mehr hervorgetreten ist, als die Aufnahme der preussischen militairärztlichen Zeitung (1860 bis 62) die Nothwendigkeit und Lebensfähigkeit eines solchen Organs klar bewiesen hatte. Die neue Zeitschrift bringt, da sie aus dem Material der Königlich Preussischen Medicinal-Abtheilung schöpft, einen reichen Stoff, dessen einzelne Artikel sich in diesem Referate wiederfinden.

Rothmund (12) spricht den Wunsch nach einem süddeutschen militairärztlichen Journal aus.

Das Recueil des mémoires de médecine, de chirurgie et de pharmacie militaires (13) ist durch eine ministerielle Entscheidung vom 8. December 1871 in der Weise umgeformt worden, dass künftig nur alle zwei Monate ein Heft erscheint. Der Name eines Redacteurs fällt vom Titel weg und tritt an dessen Stelle die Bemerkung: publié par ordre du Ministre de la guerre, sous la direction du Conseil de santé des armées. Der Secretair dieses Conseil führt die Oberleitung. — Die Namen derjenigen Aerzte, welche sich durch besonders gute Arbeiten auszeichnen, werden in dem Journal officiel militaire veröffentlicht werden.

Ueber die Geschichte dieses ältesten militairärztlichen Journals sagt derselbe Artikel, dass dasselbe 1782 gestiftet und 1789 wieder unterdrückt worden sei; 1807 sollte die Zeitschrift unter Ernennung eines besonderen Redacteurs wieder ins Leben gerufen werden, jedoch erfolgte dies erst wirklich am 22. December 1814 und zwar wurde die ursprüngliche Zahl von 4 Lieferungen auf jährlich 6 erhöht; der Titel lautete: Journal de médicine de Ch. et de Ph. militaires, im Jahre 1817, bis zu welcher Zeit die Menge des Materials den Umfang auf zwei Bände jährlich gesteigert hatte, wurde der jetzige Titel angenommen. Die grössere Entwicklung der Journalistik überhaupt macht jetzt eine Reduction des Journals möglich, wobei gleichzeitig die Zahl der Redacteure, welche seit 1856 drei betrug, auf einen zurückgeführt wird. Die jetzige Gestaltung des Blattes ist dieselbe wie sie die Organe des Generalstabes und der Intendanz bereits angenommen haben. (Das Organ ist ein rein officielles und schliesst jede Discussion aus, alle Artikel gelangen in dasselbe durch das conseil de santé. Angaben über die Literatur der Armee-Gesundheitspflege siehe in Band 1. der deutschen Vierteljahrsschrift für öffentliche Gesundheitspflege S. 412.)

IV. Militairgesundheitspflege

A. Allgemeine Arbeiten.

1) Roth und Lex, Handbuch der Militairgesundheitspflege. I. Bd. 2. Lieferg. S. [illegible]–416. — 2) Coppy, Études d'hygiène militaire [illegible]. — 3) Rothmund, Aphorismen über das bayerische Militairgesundheitswesen. Aerztl. Intelligenzbl. No. 6. — 4) Parkes, Report on hygiene for 1871. Army medical report 1870. S. 276–[illegible]. — 5) Ein Kapitel zur Conservirung des Menschen. Militairwochenbl. No. 18.

B. Specielle Arbeiten.

1. Unterkunft der Truppen.

a) Kasernen.

6) Morache, Sur les Casernes et les Camps permanents. Ann. d'hygiène publique, Octbr. (Nach einem besonderen Artikel über den im nächsten Jahre berichtet werden wird). — 7) Boussinière, Ueber Compagnien als Wohnräume. Deutsche militairärztliche Zeitschr. S. 311. und Roth und Lex, Handbuch der Militairgesundheitspflege. Bd. I. S. 436–[illegible]

b) Lager.

8) Das Baracken-Lager zur Unterbringung französischer Kriegsgefangener am Rhein. Deutsche militairärztliche Zeitschr. S. 299 — 9) Parkes, On a [illegible]. Army Medical Report 1870. p. [illegible] — 10) Morache, Sur les Casernes et les Camps permanents. Annales d'hygiène publique. (vergl. oben No. 6).

2. Verpflegung.

11) Fröhlich, Der Hausmann'sche Dampfkochapparat. Deutsche militairärztliche Zeitschr. S. 173. (Vergleiche den Aufsatz von Krause in Bekleidung und Ausrüstung und den von Morache über Lager.)

3. Bekleidung und Ausrüstung.

12) Kraus, Wie viel von Armatur und Gepäck darf dem Manne aufgebürdet werden — wie soll sie getragen werden — welche Gesundheitsstörungen sind nachweisbar? Die Folgen von unzweckmässigem Gebahren in dieser Beziehung! Allgem. [illegible] Zeitung No. 14–16 und [illegible]. — 13) Taurelane, Note sur la chaussure de l'infanterie. Recueil de mémoires de médecine militaire. Januar und Februar. Vergl. Parkes [illegible]. Siehe Seger.

4. Desinfection.

14) Fröhlich, Zu der Gesundheitspflege auf den Schlachtfeldern. Deutsche militairärztliche Zeitschr. S. [illegible] und S. [illegible]–[illegible].

5. Gesundheitsmassregeln bei besonderen militairischen Unternehmungen.

15) Young, Medical history of the red river expedition, in the months of mar. Octbr. 1870. (Army medical report 1870. p. [illegible]–[illegible]. — 16) Lawson, Report on the medical arrangements for the army corps assembled at Aldershot for the autumn manoeuvres. (Army medical report. 1870. p. 270 bis 307.)

6. Militair-Sanitäts-Polizei.

17) Alter, Das Dynamit in seiner Zusammensetzung, Verwendung, und gesundheitsschädlichen Wirkung. (Allgemeine militairärztl. Zeitung No. 1–3.)

A. Allgemeine Arbeiten.

Die zweite Lieferung von Roth und Lex (1) enthält die Abschnitte: Allgemeine Hygiene der Wohnungen. (Lage, Construction, Heizung, Beleuchtung, Beseitigung der Auswurfstoffe, Desinfection und militärische Wohnungsanlagen in Garnisonen) nebst Inhaltsverzeichniss und Einleitung des ganzen Werkes. Die allgemeinen Gesichtspunkte des Buches sind bereits im vorigen Jahrgange erörtert. Die im Jahre 1873 erscheinende 1. Lieferung des zweiten Bandes wird Lager, Bivouaks, allgemeine Garnisonsanlagen (Schlachthäuser, Begräbnissplätze etc.) Invalidenhäuser, Kadettenhäuser, Lazarethe und Verpflegung behandeln.

Dupuy (2) giebt eine kritische Uebersicht der hygienischen Verhältnisse der französischen Armee. Der erste Abschnitt betrifft die Kasernen, welche mit Recht zum grössten Theil bitter getadelt werden, namentlich die in Paris, die Salles de police werden geradezu als gesundheitsschädliche Localitäten wegen der Ueberfüllung bezeichnet. Die mangelhaften Reinlichkeitsanlagen der Kasernen sind weiter ein Gegenstand des Tadels. Der zweite Abschnitt beschäftigt sich mit der Verpflegung nach bekannten Quellen. Der dritte hauptsächlich aus Vallin gearbeitet eine Uebersicht über den Einfluss des Militairlebens auf die Gesundheit überhaupt, und endlich betrachtet der vierte den Einfluss des Garnisonlebens auf den Soldaten, in welchem letzteren bittere Selbsterkenntniss über den Mangel von Disciplin niedergelegt ist, welcher hauptsächlich die Niederlage durch die „Barbaren" verschuldet hat.

Rothmund (3) bespricht das bayrische Militair-Sanitätswesen und zwar sowohl mit Rücksicht auf Hygiene als auf die ärztliche Feldausrüstung und die Transportmittel.

Bezüglich der Verpflegung wird dem Rindfleisch die erste Stelle angewiesen. Die Einförmigkeit ist bei demselben noch am Erträglichsten, Hammelfleisch befriedigt ebensowenig, und verursacht Darmkatarrhe und Icterus; Pöckelfleisch erregt heftigen Durst, ein Vorwurf, der auch die Erbswurst trifft. Der Widerwille gegen das Rindfleisch muss durch Zusatz vegetabilischer Stoffe und die Abwechslung mit Fleischpräserven bekämpft werden. Zucker und Salz müssen zum täglichen Gebrauch bereit sein wie Kaffee und Brod. Bezüglich letzteren bedarf es einer Revision der Feldbäckereien. Ausser diesen Nahrungsmitteln bedarf es gehöriger Quantitäten Wein und Schnaps, welchem letzterem Stoffe R. gegenüber dem reichlichen Fettgenuss und als Zusatz zu unreinem Trinkwasser einen hohen Werth zuerkennt. Es werden schliesslich folgende Vorschläge gemacht: a. es möge eine eigene, ständige Commission niedergesetzt werden, welche sich mit der Prüfung aller auf die Verbesserung der Armeeverpflegung einschlägigen Fragen zu beschäftigen hat; b) es mögen bei den nächsten grösseren Truppenbildungen (Herbstlager) in dieser Beziehung die ausgedehntesten Versuche gemacht, und über das Resultat der stattgehabten Proben sowohl von den Truppenärzten als von den Verwaltungsbeamten genaue Referate erholt werden; c. es möge bei der mobilen Armee einem jedweden Bataillon, jeder Cavallerie-Division, jeder Batterie, jeder Sanitäts- und Genie-Compagnie ein Marketender zugetheilt werden, welcher für gute Lebensmittel verantwortlich ist, vom Aerar besoldet wird und als neutrale Person gilt.

Bezüglich der Bekleidung wird gewünscht, dass jeder Soldat mit der nöthigen Leibwäsche unentgeldlich versehen und auch für regelmässige unentgeldliche Reinigung derselben gesorgt werde, damit der Soldat den nöthigen Wechsel der Wäsche nicht aus Mittellosigkeit über die Gebühr verzögere. Für den Winter und für den Felddienst sollten wollene Hemden, ausserdem jedem Soldaten eine Flanellleibbinde geliefert werden. Für den Sommer empfehlen sich Fusslappen (Leinenstücke) mehr als Socken. Von den grossen Uniformstücken wird an den Waffenröcken der stehende Kragen getadelt, der Mantel soll einen breiteren Kragen haben und widerstandsfähiger gegen Nässe sein. Die Reithosen der Cavallerie werden besser durch hohe Stiefeln ersetzt. Die Kravatte ist in der warmen Jahreszeit lästig und giebt im Winter nicht ausreichenden Schutz. Die wichtigsten Einwände sind gegen die Stiefeln in ihrer jetzigen Beschaffenheit zu machen, sie passen nicht, weil die Modelle nicht ausreichend sind. Diese Frage sollte ebenfalls durch eine Commission, vielleicht dieselbe, welche über Verpflegung verhandeln soll, besprochen werden. Helme und Cürasse stellen eine zu schwere Belastung der Mannschaften vor. (Ein Theil dieser Ausstellungen ist bereits durch die neusten Bestimmungen beseitigt. W. R.) Die Marschfähigkeit sollte durch ausgedehnte Uebungsmärsche möglichst erhöht werden. Bei der Wahl von Lager- und Bivouaks-Plätzen ist besonders auf das Vorhandensein guten Trinkwassers zu achten, und zur Verbesserung desselben könnte eine Quantität doppelkohlensauren Natrons mitgeführt werden. Dasselbe wäre sowie auch Kohlenfilter aus dem Arznei-Verband-Wagen unterzubringen. Bei länger andauernden Bivouaks könnten auch Norton'sche Brunnen in Frage kommen. Besondere Aufmerksamkeit verlangt die Concentration und die Unschädlichmachung der Auswurfsstoffe. — Zur Mitführung der nothwendigsten entbehrten Gegenstände sollten jedem Bataillon zwei Requisitenwagen beigegeben werden, welche zugleich als Krankentransportwagen und zur Ablegung von Rüstungsgegenständen dienten. Auf denselben sollten auch die Kochgeschirre und Trinkbecher, sowie Wassereimer aus Kautschuk untergebracht werden, von letzterem Stoff müsste überhaupt der ausgedehnteste Gebrauch gemacht werden.

Für absolut nothwendig werden endlich Zelte erklärt unter Hinweis auf den höchst nachtheiligen Einfluss der Durchnässung. Wenn man nicht die in der französischen Armee gebräuchlichen Schutzzelte auch bei uns einführen will, so könnte man durch wasserdichtes Zeug und Stäbe eine ähnliche Construction gewiss zu Stande kriegen, wofür eine Concurrenz der Techniker die nöthigen Formen finden wird. Der übrige Theil des Artikels wird unter Militairkrankenpflege behandelt werden.

Parkes (4) giebt eine genaue Uebersicht über die Leistungen auf dem Gebiet der Gesundheitspflege während des Jahres 1871, welche jährlich wiederkehrt. Dieselbe giebt zuerst eine Aufzählung der grösseren hygieinischen Arbeiten der verschiedenen Nationen, auf welche die speciellen Themata: Luft, Wasser, Nahrung, Abfälle, specifische Krankheiten, parasitischer Ursprung der Krankheiten, das Wesen der Ansteckung, Märsche und Tornister und Kriegslazarethe folgen. Alles bedeutende Material des betreffenden Jahres ist verarbeitet, namentlich ist diese Uebersicht eine vortreffliche Quelle zur Kenntniss englischen und amerikanischen Materials. – Mit Rücksicht auf die allgemeine Wehrpflicht macht der Artikel „ein Kapitel zur Conservirung des Magens" auf das Missverhältniss aufmerksam, welches zwischen den grossartigsten Kriegsvorbereitungen und dem übertriebenen Sparsystem bezüglich der Armee-Verwaltung besteht (5). Die kurze Dienstzeit verlangt von der auszubildenden Mannschaft unverhältnissmässig grössere Anstrengungen namentlich bei den Cantonnirungen, sowohl Unterkunft als Verpflegung sind mangelhaft, beim Bivouakiren fehlt es an Feuerungsmaterial, um durchnässte Kleider zu trocknen. Die zu eilige Ausbildung und die daraus entstehenden Krankheiten sind ein Hauptgrund der zahlreichen Invalidisirungen.

Poulsen (Om Forfolkets Marcher betragtede fra et hygieinisk Synspunct, Tidsskrift for Krigsvaesen 1872) spricht über die Märsche der Infanterie. Die Abhandlung ist namentlich für Officiere und Unterofficiere bestimmt und ihre Form ist populär und leicht verständlich. Wissenschaftliches bringt sie nichts Neues.

Bornemann (Om Sundhedsvaesenet ved en Armee paa Feltfod. Kjöbenh. 61 SS.) seit vielen Jahren Stabsarzt (Oberarzt) in der Armee und jetzt als Mitglied einer Commission, die das Reglement für das Sanitätswesen im Felde revidiren und umarbeiten soll, legt im obengenannten Büchelchen seine Erfahrungen aus den Kriegen 1848 und 64 nieder. Die Details anlangend muss auf den Aufsatz hingewiesen werden.

Ch. Fenger (Kopenhagen).

Der Artikel von Bornfeld (7) die Kasematten als Wohnräume und der Abschnitt über Kasernements in festen Plätzen in Roth und Lex sind aus den gleichen Quellen gearbeitet. Es werden schliesslich folgende Postulate aufgestellt:

1. Der Baugrund werde so trocken als möglich gelegt, wozu namentlich eine gründliche Drainage nöthig wird. Zur Abhaltung der Seitenfeuchtigkeit bedarf es aller durch die Technik gegebenen Mittel. Die Dielen werden auf eine isolirte Unterpflasterung gelegt und, wenn möglich, stellt man einen Luftraum zwischen Fussboden und Erdreich her. Das Holz wird, wo irgend angänglich, durch Eisen oder Wölbung ersetzt. 2. Die Trockenheit des Gewölbes ist immer durch Abwässerung nach Aussen zu sichern, die Abwässerung nach Innen ist durchaus zu verwerfen. – 3. Bei allen bombensichern Gebäuden ist eine recht lange Austrocknungs-Periode (von mindestens 3 Jahren) einzuhalten. Dieselbe wird um so wirksamer, je freier das Gebäude steht. – 4. Sowohl im Interesse der Trockenheit, als zur Erhöhung der Temperatur müssen kasemattirte Räume im Sommer und Winter geheizt werden, wobei auf die Luft-Verschlechterung durch eiserne Oefen Rücksicht zu nehmen ist. – 5. Zur Verbesserung der Luftbeschaffenheit sind alle militärisch zulässigen Mittel zu empfehlen, welche eine Vermehrung des Kubikraums herbeiführen. – 6. Eine möglichst vollständige natürliche Ventilation ist anzustreben, wozu in querer Richtung die Vermehrung der Fenster und Thüren und nach oben eine entsprechende Zahl von Dunströhren dienen. Die Rauchröhren der Oefen können zur Unterstützung beitragen. – 7. Bombensichere Räume, die zu Wohnungen bestimmt sind, dürfen nicht zur Aufbewahrung von Material, namentlich von fäulnissfähigen Substanzen dienen. — 8. Luftverunreinigungen von der Umgebung aus sind durch Anlegung zweckmässiger Latrinen, sowie die Ueberwachung der Wallgräben möglichst zu verhüten. — 9. Die natürliche Beleuchtung der kasemattirten Räume bedarf dringend einer Verbesserung. — 10. Bombensichere Räume dürfen nur nach vorangegangener Lüftung und Desinfection bezogen werden.

b. Baracken.

Der Aufsatz: Die Barackenlager zur Unterbringung französischer Kriegsgefangener am Rhein (8) schildert die Anlagen, welche besonders für diesen Zweck geschaffen werden mussten, nachdem alle fiscalischen Gebäude und sonstigen geeigneten Localitäten in Anspruch genommen waren. Zur Unterbringung wurden sämmtliche Festungen und andere geeigneten Orte bestimmt. Am Rhein fand die Errichtung von Barackenlagern bei Wesel für 20000, Köln 17550, Coblenz 20000 und Mainz 25000 Mann statt, in Summa für über 82,500 Mann mit 25–30 Quadratfuss Raum pro Kopf.

Grösstentheils waren die Baracken von Holz construirt, theilweise aber mit ausgemauerten Fachwerkswänden, einige wurden sogar massiv hergestellt. Die Holzbaracken hatten doppelte oder dreifache Brettbekleidung mit zwischengeklebter Dachpappe, der Raum zwischen innerer und äusserer Brettwand wurde mit Stroh, Lohe etc. ausgefüllt, zum Schlafen dienten Pritschen, getheilt war nur der Raum zwischen diesen. Ein Theil der erbauten Baracken haben jedoch ausgemauerte Fachwerkswände erhalten, und in einigen Fällen sind dieselben sogar massiv hergestellt, je nachdem das Material vorhanden und der beabsichtigte Zweck auf die beste Weise erreicht werden konnte. – Bei ihrer Ankunft wurden die Gefangenen in Compagnien à 250 Mann, welche Zahl später zur Ersparung von Aufsichts-Personal auf 500 erhöht wurde, eingetheilt; je 1 bis 10 derartige Compagnien bildeten ein Bataillon. Jedem besonderen selbstständigen Lager stand ein älterer Officier als Lager-Commandant vor. — Alle Kriegsgefangenen erhielten die Brodverpflegung nach preussischen Sätzen, nur wurde später, da den Kriegsgefangenen das preussische Soldatenbrod nicht behagte, ein ihren Gewohnheiten entsprechendes feineres Brod gebacken und [illegible] täg-

kleinen Portionen von 1 Pfund 9 Loth verabreicht, doch wurde von den Gefangenen auch in vielen Fällen nach kurzer Zeit das grössere Brod dem kleinern vorgezogen. In Wesel waren zwei Lager, das eine auf der Büdericher Insel für 10,000 Mann mit 20 Mannschaftsbaracken à 500 Mann, 1 Officierbaracke, 7 Lazarethbaracken mit zwei Sälen für je 32 Mann, ausserdem Küchen-, Latrineneinrichtungen etc. Das andere Lager auf der Speller Haide zerfiel in die permanenten, deshalb von Stein erbauten und in die provisorischen Baracken, jede dieser Abtheilungen fasste 5000 Mann, die permanenten Baracken waren für 150 bis 300 Mann, die provisorischen für 500 angelegt. Von letzteren waren 10 Mannschaftsbaracken, 1 Lazareth-, 1 Kasernements-, 1 Küchenbaracke vorhanden, das Lazareth fasste 1000 Kranke. Die Baukosten für sämmtliche Anlagen in Wesel betrugen 469,000 Thlr.

Jeder Kriegsgefangene erhielt einen Strohsack, ein Strohkopfpolster, ein Handtuch und zuerst eine, später zum Winter zwei wollene Decken, und waren die Baracken auch mit dem nöthigen Utensilement — Tische, Bänke, Hakenriegel, Brodbretter, Wasch- und Trinkgeschirr — ausgestattet. — Früh, Mittags und Abends erhielten die Kriegsgefangenen warme Kost, welche in besonderen Küchen mit Kesselheizung bereitet wurde. — Verabreicht wurde: Morgens ½ Loth Kaffee, ½ Loth Zucker, 1 weisses Brödchen. — Mittags 10 bis 12 Loth Fleisch oder 6 bis 7½ Loth Speck zu 7½ Loth Erbsen resp. 7½ Loth Bohnen resp. 5 Loth Reis, resp. 7 Loth Graupen und 1 Pfund Kartoffeln, oder 14 Loth Erbsen, resp. 7½ Loth Reis, resp. 10 Loth Graupen ohne Kartoffeln, oder 1½ Pfund Kartoffeln, ½ Pfund Weisskohl und Mohrrüben (ein französisches Gericht). Abends: Suppe von 3 Loth Reis mit 3 Loth Mehl, ½ Pfund Butter oder Schmalz, oder 3 Loth Griesmehl mit 2 Loth Mehl, ½ Loth Corinthen, oder 5 Loth Reis mit ½ Loth Zimmet und ½ Loth Zucker, oder 1½ Pfund Wurst oder 1 Hering, Gewürz zu jeder Mahlzeit nach Bedarf. Die Kosten der Verpflegung beliefen sich pro Kopf und Tag auf 4 Sgr. 3 Pf. bis 4 Sgr. 4 Pf., während der Etatssatz 4 Sgr. 6 Pf. bis 4 Sgr. 7 Pf. betrug, rund 504,800 Thlr.

Für die Unterbringung der Kranken mussten Baracken-Lazarethe gebaut werden. Im Ganzen sind 7867 Kriegsgefangene im Lazareth behandelt worden, von denen 2052 an Typhus, 1107 an Ruhr und 931 an den Pocken litten, 723 derselben sind gestorben. Als Aerzte fungirten, abgesehen von den wenigen Militairärzten der Garnison, Civilärzte und holländische vom Hauptkomitee für Kranke und Verwundete abgeschickte Aerzte, sowie Studenten der Medicin. — Wenn auch mit ausserordentlichen Schwierigkeiten, so hat doch mit diesem Personal eine ausgiebige ärztliche Behandlung der Kranken ermöglicht werden können. — Die gesunden Kriegsgefangenen wurden hauptsächlich mit Erdarbeiten an den Festungswerken und bei den Bauten zu ihrer eigenen Unterbringung beschäftigt; auch wurde die Instandhaltung und Ergänzung ihrer Bekleidung durch die Gefangenen selbst bewirkt.

— Die Barackenanlagen bei Cöln befanden sich theils auf dem Artillerie-Schiessplatze der Wahner Haide, theils vor dem Feldthore von Deutz, beide waren Anfangs nur Zelte und Hüttenlager, das Deutzer allerdings mit gedielten und mit doppeltem Zeltmantel versehenen Zelten. Das Lager auf dem Schiessplatze gewährte kaum für 10,500 Kriegsgefangene und 1200 Bewachungsmannschaften, das andere für 1750 Gefangene und 200 Mann Wache. Zur Winterunterkunft wurde ausser der Herrichtung militairfiscalischer Gebäude dauernd beizubehaltende Baracken auf der Wahner Haide construirt, in welchen 5000 Mann untergebracht wurden.

Zur Ausführung kamen 25 Baracken mit 26604 Quadratfuss Grundfläche, 1 Lazareth für 200 Kranke, 3 Wachtbaracken, 5 Küchen u. s. w. Jede Wohnbaracke war in 2 Abtheilungen für je 100 Mann getheilt und wurde mit 2 eisernen Öfen geheizt. Ferner wurde Ende October mit dem Bau eines provisorischen Barackenlagers am Grenzberge für 8000 Mann begonnen, es wurden 14 Wohnbaracken für Kriegsgefangene mit 4 Abtheilungen für 60 Mann, ferner 20 Küchenbaracken, 8 Baracken für Bewachungsmannschaften errichtet. Die Kranken wurden Anfangs im Garnison-Lazarethe und in Privatwohnungen untergebracht, später in 8 umgeformten Lazarethbaracken. Anfangs December konnten dieselben 600—700 Kranke bei 60—70 Quadratfuss Lagerraum aufnehmen. Die Gesammtkosten der Barackenbauten beliefen sich auf 571,000 Thlr., die stärkste Belegung fällt auf Monat December mit rund 14,000 Mann, die Verpflegung kostete 507,400 Thlr., die Lazarethverpflegung 213,000 Thlr. Es starben 554 Kriegsgefangene auch hier meist an Ruhr, Typhus und Pocken. — Die Anlagen bei Coblenz werden als durch den Bericht von Dr. Heyfelder bekannt nur kurz erwähnt, wir bemerken, dass zwei Lager vorhanden waren, für die Winterunterkunft wurden in jedem 72 hölzerne Baracken, 6 zweistöckige Fachwerksgebäude und 8 Lazarethbaracken für 600 Mann errichtet. Gestorben sind im ganzen 1033 Mann, davon an Brustkrankheiten 197, an Typhus 401, an Ruhr 147 und an Pocken 110 Mann. — Bei Mainz wurden die Gefangenen Anfangs in einem Zeltlager untergebracht, für den Winter genügte selbst hier die grosse Zahl militair-fiscalischer Gebäude nicht, es wurde deshalb ein Barackenlager mit 76 Wohnbaracken für 16—17,000 Mann angelegt. Jede Baracke fasste 250 Mann. Die stärkste Belegung des Mainzer Depots trat Januar 1871 ein mit beinahe 22,000 Mann. Die Baukosten betrugen 186,000 Thlr., die der Verpflegung 225,000 Thlr.

Dreimal täglich, wie überall, erhielten die Kriegsgefangenen warme Nahrung: — die Speisen wurden in einer Dampfküche, deren Einrichtungskosten für Schuppen, Locomobile, Kessel und Dampfleitung sich auf 2100 Thlr. belaufen haben, zubereitet, waren stets sehr schmackhaft, wie sich denn überhaupt die ganze Einrichtung als sehr vortheilhaft erwies. — Durch die Zubereitung der Speisen in der Dampfküche sind so bedeutende Ersparnisse erzielt worden, dass es möglich wurde, den Kriegsgefangenen neben Bestreitung der Kosten für ihre kleinen Bedürfnisse von noch täglich 7 bis 8 Pf. zum Ankauf von Butter, Eiern und auch Tabak, deren Beschaffung im Ganzen sich nützlich zeigte, baar auszuzahlen. Zwei Blätter mit Plänen sind dem Aufsatze beigelegt.

Parkes (9) empfiehlt ein Mantelzelt (cape-tent), welches gleichzeitig einen vollständigen Schutz, sowohl während des Marsches als im Liegen gewährt.

Dasselbe besteht aus einem viereckigen Stück wasserdichten Zeuges 7 Fuss 4 Zoll lang und 2 Fuss 3 Zoll (englisch) breit. Auf einer der langen Seite ist eine Reihe von Bändern oder Knöpfen, auf der anderen Seite sind zwei dreieckige leicht abgerundete Stücke, deren jedes an der Basis 3 Fuss 6 Zoll misst und 3 Fuss lang ist, entlang der inneren Kante jedes befindet sich ebenfalls eine Reihe Knöpfe. Beim Gebrauch als Mantel fallen die beiden dreieckigen Stücke vorn herunter und werden zusammengeknöpft, das viereckige Stück bedeckt die Schultern, die beiden Enden werden hinten zusammengeknöpft. Das Ganze ist weit genug um das Gepäck und die Büchse darunter zu tragen. Der Körper wird bis zur Mitte des Schenkels bedeckt. Beim Liegen auf der Erde kommt die eine Hälfte auf den Boden, die andere über den Körper. Soll ein Zelt daraus gemacht werden, so bedarf es dünner Schnüre mit kleinen Pflöckchen, welche in Taschen stecken. Das Gewehr dient als Zeltträger, um welches ein Mantel ein Halbzelt bildet. Nimmt man einen zweiten Mantel hinzu, so bekommt man für zwei Mann einen sehr guten Schutz, unter welchem die Leute so liegen, dass der Kopf des einen dem des anderen entspricht. Die Gewehre lassen sich sehr leicht wegnehmen, in 6 bis 8 Sekunden kann ein Mann mit seinem Gewehr zum Dienst fertig sein. Für die Gewehre ist diese Unterbringung sehr gut. Eine vortheilhafte Art der Zeltverwendung ist auch die, dass aus einem Mantel ein Halbzelt gebildet wird und sich die Leute mit dem anderen Mantel zudecken. Das Gewicht eines solchen Mantelpelzes mit Schnüren und Pflöcken beträgt 3 Pfund. Nach den Versuchen bei den letzten Manövern haben sich diese Zelte gut erwiesen, doch erachtet man für besser den Zeltträger durch eine Stange zu ersetzen. Die beste Art diesen Mantel zu tragen ist die en bandelier über die linke Schulter. Statt Knöpfen und Knopflöchern würden sich mehr Hacken und Oesen empfehlen.

2. Verpflegung.

Fröhlich schildert die Vorzüge des Beckerl'schen Dampfkochtopfes (11). Derselbe ist ein Bestandtheil des Materialetats der neuen österreichischen Ambulancen, auch in Russland und Frankreich mit günstigem Erfolge geprüft, ist eine Modification des Papinianischen Topfes für militairische Verhältnisse. Er hat den Zweck des Garkochens der Speisen durch Retention von Wasserdampf und ist folgendermassen construirt:

Doppelt konische Form, der Deckel durch vier Flügelschrauben befestigt, zwischen ihm und dem Topfe ein Verschlussring von Filz, Hanf, Kautschuck oder Pappe, im Deckel ein Gewichtsventil mit 2,5 Pfund Belastung, wodurch Oeffnung desselben bei einer Atmosphäre Ueberdruck erzielt wird. Hierin passt ein Stift, mit dem das Ventil nach Entfernung des Topfes vom Feuer abgesperrt wird. Die Wände des Gefässes aus verzinntem Dampfkesselblech sind 1—2 Wiener Zoll dick und halten 5 Atmosphären Druck aus. Der Preis eines für 8 Personen berechneten Topfes beträgt $3\frac{1}{2}$ Thaler. Behufs Kochens der Speisen, wozu jedes beliebige Brennmaterial verwendbar, wird der Topf bis auf einen Raum von 4 Querfinger Breite für die sich entwickelnden Dämpfe gefüllt, das Garkochen erfordert durchschnittlich $1\frac{1}{2}$ Stunde.

Die Vortheile dieses Dampfkochtopfes sind 1) Schutz vor zufälligen Speiseverunreinigungen durch Staub, Regen u. s. w. und sichere Ueberbringung der Speisen auf Transporten, 2) Beschleunigung des Garwerdens und Conservirung der Wärme durch die am Entweichen verhinderten Wasserdämpfe, 3) Ersparung von Heizmaterial, indem der Dampf an sich digerirend wirkt, 4) grössere Schmackhaftigkeit der Speisen.

3. Bekleidung und Ausrüstung.

Kraus (12) giebt in einer gekrönten Preisschrift eine umfangreiche Besprechung über die Möglichkeit der Belastung des Soldaten und aller für die Leistungsfähigkeit des Körpers in Betracht kommenden Verhältnisse. Eine physiologische Grundlage lässt sich, da wir als Maass für den Nutzeffect kaum etwas anderes haben, als das absolute Gewicht der Muskeln, nicht geben. Es muss daher die Arbeit nach Empirie und Statistik behandelt werden.

Nachdem constatirt worden, dass der österreichische Infanterist im Frieden mit voller Marsch-Ausrüstung 38 Pfund $10\frac{3}{7}$ Loth und im Kriege mit voller Feldausrüstung 41 Pfund $16\frac{1}{2}$ Loth trägt, wird ausgeführt, dass physiologische Betrachtungen über den Einfluss dieser Belastung auf die militairische Leistungsfähigkeit keinen bestimmten Werth ergeben und an die Erfahrung appellirt, wenn 6 Fragen aufgestellt werden. Die erste derselben: Welche Erfahrungen haben die Feldzüge der früheren Jahre mit einer nahezu gleichen Belastung des Mannes geliefert? wird dahin beantwortet, dass die jetzige Ausrüstung leichter ist als die frühere, dass aber auch letztere, sofern überhaupt nicht Panik unter den Truppen eintrat, die Marschfähigkeit nicht alterirt habe. Die zweite Frage, welche über den Einfluss der jetzigen Friedensbelastung bei Märschen und Manövern Auskunft verlangt, wird auf die Erfahrungen bei einem Regiment hin günstig für die jetzige Ausrüstung beantwortet. In Betreff des dritten Punktes, von der Belastung der Civil-Lastträger gegenüber dem Soldaten handelnd, stehen dem Verfasser keine exacten Materialien zu Gebote, doch glaubt er, dieselbe höher anschlagen zu können. Die verschiedenartige Belastung des Infanteristen in den verschiedenen Armeen (vierte Frage) wird nach Kirchner (beiläufig ohne Angabe ob die Gewichte gleichmässig berechnet sind) aufgezählt, und soll hiernach die Differenz zwischen der Belastung eines österreichischen und eines deutschen Infanteristen 14,96 Pfund betragen. Hieran schliesst sich die Erörterung (fünfte Frage), ob diese Belastung zur Erreichung der Kriegszwecke nöthig oder noch reducirbar ist. Bei der Beantwortung entscheidet sich K. für die Ueberflüssigkeit des Kopftheils der Kautschuk-Kapuze, welche der österreichische Soldat noch ausser dem Mantel hat, es soll der wasserdichte Kragen am Mantel befestigt werden. Als Kopfschutz scheint die Feldmütze ausreichend. Von den den Rumpf deckenden Kleidungsstücken, (Blouse, Aermelleibel, Leibbinde und Hemd) soll Leibbinde und Aermelleibel durch ein dichtes langes Wollhemd ersetzt werden. Statt der jetzt vorhandenen Schnürschuhe sollten allgemein Halbstiefeln eingeführt werden. Um die Wärmeleitung in denselben herabzusetzen empfiehlt sich die Fusslappen mit Stroh zu umwickeln. Die Belastung wird durch die Stiefel-Einführung keine wesentlich höhere (ein Paar Stiefeln 2 Pfund 21 Loth, ein Paar Schuhe 2 Pfund 7 Loth), weil bei der deutschen Infanterie neben den Schuhen, Kamaschen hinzukommen (12 Loth). Will man an den Schuhen vom Standpunkt der Marschfähigkeit festhalten, so dürfen sie nur bei trockenem Wetter gebraucht werden und sollten leichter sein, für nasses Wetter würden immer Halbstiefeln einzuführen sein; an Stelle der ungarischen Hosen sollten jedenfalls weitere Tuchhosen treten (erstere wiegen 1 Pfund $13\frac{1}{2}$ Loth, letztere $17\frac{3}{4}$ Loth). Es werden die in der preussischen Armee eingeführten Stiefeln bis zur halben Wade besonders empfohlen. Statt der leinenen sollten im Winter eine wollene Gatte vorhanden sein. Die Fausthandschuhe ($13\frac{3}{4}$ Loth) könnten handlicher sein. Die Feldflasche, deren Füllung 26 Loth wiegt, soll nur im wirklichen Bedarfsfalle gefüllt werden. Bezüglich der im Felde mitzutragenden Etappen-Ration (2 Pfund 30 Loth schwer) könnten eine Verminderung durch Einführung von Zwieback statt des Brodes erreicht werden. Auch für die Gleichmässigkeit der Belastung der einzelnen Leute könnte dadurch etwas geschehen, dass von zwei Mann einer das für beide gemeinschaftliche Kochgeschirr (2 Pfund 2[illegible] Loth), der andere die beiden Essschalen (30 Loth) und den Spaten (1 Pfund 18 Loth) trüge. Etwas Verbandmaterial (Esmarchischen Tuch und Charpie 3[illegible] Loth) sollte der jetzigen Ausrüstung hinzugefügt werden.

Es wird hieraus gefolgert, dass an der Belastung selbst sich verhältnissmässig wenig ändern lässt, und hier noch die sechste Frage besprochen, welche Mittel anzuwenden sind, um den Mann mit der gegenwärtigen Belastung vollkommen kriegstüchtig zu machen. Hierzu wird empfohlen:

a) die Wehrkraft des Volkes im Ganzen zu erhöhen. Dies geschehe durch obligatorischen Unterricht in den Schulen; b) man assentire nur kriegstüchtige Leute. Der Begriff der Entwicklungsfähigkeit schwacher Leute muss sehr vorsichtig aufgefasst werden. Bei Menschen mit 29" Brustbreite bedarf es der Berücksichtigung des Maximal-Durchschnitts-Gewichts, bei 31" ist das Verhältniss der Körpergrösse zum Körpergewicht massgebend. Als Altersgrenze für die Dienstfähigkeit sind 20–21 Jahre zu betrachten; c) die Belastungsfähigkeit des Soldaten ist durch Turnen, Exerciren und Manövriren systematisch zu entwickeln; d) man suche die moralische Kraft des Soldaten zu erheben und e) man nähre den Soldaten allen Anforderungen, die an ihn gestellt werden, entsprechend. Hieran schliesst sich eine Kritik der österreichischen Armee-Verpflegung. Dieselbe ist folgende: im Frieden Fleisch [illegible] Pfund, Kernfett 1 Loth, Brod 1 Pfund 18 Loth; Gemüse [illegible] Pfund, Weizenmehl 4 Loth, Hülsenfrüchte 8 Loth, Graupen 6[illegible] Loth, Grütze 8 Loth, Hirse 1 Pfund, Erdäpfel 6 Loth, Reis 1 Seidel, Sauerkraut 9 Loth, Knoblauch, Zwiebel $\frac{5}{8}$ Loth, [illegible] Seidel Essig, 1 Loth Salz.

Im Kriege besteht die Etappen-Verpflegung: a) bei kalter Jahreszeit: Früh [illegible] Seidel Rum oder [illegible] Seidel Branntwein oder 1[illegible] Seidel Einbrennsuppe; Mittags aus [illegible] Pfund Rindfleisch, 2 Seidel Suppe und Gemüse; Abend aus [illegible] Pfund Rindfleisch und halb so viel Gemüse als menagemässig für Mittag gebührt; b) bei warmer Jahreszeit: Früh und Mittag wie oben, Abends [illegible] Seidel Branntwein oder 1 Seidel Wein oder 2 Seidel Bier.

Die mitzutragende Etappenration besteht aus 50 Loth (1 Pfund 18 Loth) Brod, 2 Portionen Fleischgries à 7 Loth, 8 Loth Gemüse, 1 Loth Salz, [illegible] Loth Pfeffer, [illegible] Loth Kaffee und [illegible] Loth Zucker, 5 Loth Branntwein, 2 Loth Taback.

Es wird hieraus gefolgert, dass dem Soldaten an der Normal-Diät im Frieden 5,4 Loth Fleisch ([illegible] statt [illegible] Pfund), fehlen, im Kriege erhält er statt 1 Pfund nur [illegible] Pfund, es fehlt ihm daher [illegible] Pfund. Auch die Gemüse genügen nicht und muss deshalb die Brodportion um ein [illegible] oder eine täglich erhöht werden. Es folgt hierauf eine Berechnung des Nährwerths der österreichischen Menage nach den von Kirchner gemachten Angaben und der Entwurf des folgenden Normalspeisezettels für 14 Tage.

Tage.	Fleisch-Ration.	Suppe.	Uebrige Kost.	Anmerkung.
1.	½	—	Gulyasfleisch mit Nockerln.	
2.	[illegible]	Gries.	Knödel mit Kraut.	
3.	[illegible]	Nudeln.	Gedämpfter Reis.	
4.	[illegible]	Graupen.	Nudeln m. Primsenkäs.	Procent-Gehalt des Käses an Eiweissstoffen = 35,4
5.	[illegible]	Erdäpfel.	Polenta m. Topfen.	
6.	[illegible]	Nudeln.	Eingebrannte saure Linsen.	
7.	[illegible]	Reis.	Erdäpfelschmarn mit Speck.	
8.	[illegible]	Fleckerln.	Eingebrannte Erbsen.	
9.	[illegible]	Graupen.	Knödel m. Kraut.	
10.	[illegible]	Gries.	Gedämpfter Reis.	
11.	[illegible]	Reis.	Nudeln m. Primsenkäs.	
12.	[illegible]	Knödel.	Erdäpfelschmarn m. Speck.	
13.	½	Nudeln.	Leberreis.	2 Pfd. Leber = 1 Pfd. Fleisch aber billiger als dieses.
14.	¼	Erdäpfel.	Nudeln m. Topfen	

Die Nothwendigkeit eines reglementsmässigen Instruction im Kochen wird betont.

Die Art, in welcher das Gepäck getragen und befestigt werden soll, wird anatomisch und physiologisch betrachtet, und die massgebenden Gesichtspunkte für das Tragen der Last besprochen. Die Belastung der beiden Körperhälften wird als ziemlich gleich constatirt. Bezüglich der Befestigung wird hervorgehoben, dass alle Belastungsgegenstände Tornister, Mantel, Brodsack, Feldflasche) auf der Brust ruhen oder dort ihre Befestigung finden, wodurch die Athmung erschwert wird. Zur Ausgleichung bedarf es einer möglichst geringen Zusammendrückung des Bauches. Die Tragweise und Befestigungsart geben nicht zu ernsten Einwänden Veranlassung.

Zur Feststellung der Frage, welche Gesundheitsstörungen nachweisbar sind, wird zunächst erörtert, dass die jetzige Belastung nach den Grundsätzen der Physiologie, Mechanik und Erfahrung keinen nachtheiligen Einfluss auf die Tauglichkeit eines dienstfähigen Mannes ausübt, gegenüber dem Schutz vor Erkältungen wird sogar ein Mehr der Belastung verlangt, erst bei gehörigem Schutz vor Erkältung kann von Abhärten gesprochen werden. Bezüglich des Zu-

zusammenhanges zwischen der Belastung des Soldaten und den Leibesübungen als ursächliche Momente für Krankheiten wird Vorsicht bei Rekruten empfohlen, deren Herzthätigkeit noch nicht den an sie zu stellenden Anforderungen gewachsen ist. Auch muss derselbe Gesichtspunkt Platz greifen, wo durch unzweckmässige Ausrüstungsgegenstände die Athmung erschwert ist. Zur Vermeidung des Hitzschlages muss die ganze Marschordnung mitwirken. Auf die Entstehung von Unterleibs-Brüchen wird die Belastung um so weniger von Einfluss sein, je sorgfältiger bei Aushebungen die Bruchgegend untersucht wird. Die durch das Schuhwerk herbeigeführten Druckerscheinungen, Einwachsen der Nägel etc. müssen durch sorgfältige Anfertigung des Schuhwerks und Cultur der Füsse bekämpft werden. Endlich kommt der Verfasser zu folgendem Resumé. Die Belastung des österreichischen Infanteristen ist in Bezug auf das Gewicht von 41 Pfund $16\frac{1}{4}$ Loth mustergiltig; ebenso ist die Tragart und Befestigungsweise eine, allen hygieinischen und militairischen Zwecken im allgemeinen entsprechende, und die geringen angegebenen Modificationen in der Adjustirung, Ausrüstung und den Feldrequisiten würden auch diese dazu machen.

Tourainne (13) spricht über das Schuhzeug des Infanteristen und begründet die Wichtigkeit des Gegenstandes mit dem Umstande, dass in den ersten Tagen des Marsches von 100 Mann Infanteristen 25–30 an den Füssen Verletzungen haben und 10 ärztliche Hülfe suchen. Der Grund hierfür wird in einer schlechten Form, Anfertigung und Behandlung des Schuhwerks gesucht.

Den Fuss betrachtet T. als aus zwei abgestumpften Dreiecken zusammengesetzt, welche mit ihrer Grundfläche an einander stossen. Wichtig für die Form ist am hintern Dreieck die über dem Hacken befindliche Einsenkung, über welcher sich nach hinten die Achillessehne erhebt und der Vorsprung des fünften Mittelfussknochens am äusseren Rande. Das vordere Dreieck besteht bei der natürlichen Fussform nicht, vielmehr hat dieser Theil bei Kindern und Personen, die gewohnt sind, barfuss zu gehen, eine viereckige Form. Das Dreieck wird künstlich durch die Schuhmacher, welche der Fussbekleidung eine zugespitzte Form geben, hervorgebracht. Bei dem natürlichen Fuss liegen die Zehen fast in derselben Linie. Die grosse Zehe liegt fast in der Verlängerung des Innenrandes und weicht nicht um 1 cm. nach Aussen von demselben ab. Der Vergleich mehrerer Füsse lehrt, dass eine andere Stellung durch das Oberleder und die Sohle herbeigeführt wird, welche der grossen Zehe nicht ihre Richtung nach innen lassen. Es entstehen hierdurch Schmerzen im Ballen und Einwachsen der Nägel. Bezüglich der Horizontalebene bemerkt man zwei Wölbungen, von welchen die eine im hinteren Theil des Fusses von hinten nach vorn verläuft und am inneren Fussrande am meisten hervortritt. Die andere wird durch die Vereinigung der Zehengelenke mit dem Mittelfussknochen gebildet und ist schräg von innen nach aussen gerichtet, so dass sie zur ersteren fast senkrecht steht. Zu diesen Wölbungen tragen ausser den Knochen und Bändern zahlreiche Muskeln bei, welche bei Bergbewohnern so stark entwickelt sein können, dass sie an dem hinteren Fussgewölbe am inneren Rande fast einen Plattfuss zu bilden scheinen. Die Gefässe und Nerven der Fusssohle liegen so tief, dass sie vor jedem Druck geschützt sind, dagegen können die des Fussrückens leicht durch Druck mit Schmerz verbundene Störungen erleiden. Von den Erscheinungen, welche bei der Bewegung sich physiologisch wahrnehmen lassen, ist am wichtigsten eine venöse oberflächliche Blutüberfüllung, durch sie ist es zu erklären, dass bei Schuhwerk, welches den Bewegungen des Fusses nicht folgt, sehr leicht Verletzungen zu Stande kommen, die namentlich am Hacken sehr schwer heilen. Weiter sind die Schweisse wichtig, das Wesentlichste aber ist die Zunahme des Längen- und Breiten-Durchmessers, welche auf den gewölbten nachgiebigen Fuss zu Stande kommt.

Bedingungen eines guten Schuhwerkes sind: *Es muss den Fuss vollständig schützen, ihm anliegen ohne zu drücken und allen Bewegungen folgen, sich endlich leicht aus- und anziehen lassen.*

In der französischen Armee ist die Infanterie mit Schuhen bekleidet. Dieselben bestehen aus der Sohle, dem Fersenleder, dem Hacken und den Absätzen. Dieselben sind viel ungleichmässig gearbeitet, factisch nur über wenige Leisten, die Aufsicht betrifft nur die Anzahl, alle anderen Momente, Qualität, Arbeit etc. bleiben trotz aller Vorschriften und Reglements unberücksichtigt. Die Centralmagazine müssen alles Schuhwerk nehmen, welches den Prüfungsstempel trägt.

Die Fabrikation wird in folgender Weise betrieben: Man nimmt ein Stück Leder, setzt einen Leisten darauf und sucht nun ohne Rücksicht auf die Richtung soviel als möglich Sohlen, Oberleder und Hacken daraus zu schneiden. Dies Verfahren ist fehlerhaft, weil ein solches Stück in seiner inneren Beschaffenheit vielfach ungleich ist und indem die Häute von Thieren mit gekrümmten Flächen sich bei einem unvollkommenen Gerben werfen, sobald sie mit Flüssigkeit in Berührung kommen. Holzstifte, welche oft Vorsprünge machen und Blasen verursachen, dürfen gar nicht angewendet werden, auf Märschen entstehen durch sie zahlreiche Marode. Es sollten immer eiserne Stifte gebraucht werden. Das Oberleder ist oft zu eng und lässt keinen Raum für die grosse Zehe, die Sohle läuft spitz zu und wird hierdurch die grosse Zehe nach oben und aussen gedrängt. Die Hacken sind zwar gut geformt, aber mangelhaft befestigt. Im Ganzen ist der Schuh zu eng und zu kurz, die Leute fürchten ihn des Abends auszuziehen, weil er des Morgens schwer wieder angeht. Auch hält sich der Schuh nicht selbst am Fuss, sondern dies geschieht durch die Kamaschen und die Sprungriemen. — Die Kamaschen sind doppelter Art, von Leder und von Leinwand. Die ledernen, zum Zuschnüren eingerichteten Kamaschen sind schlecht gegerbt und werden bei längerem Liegen steinhart, wodurch Aufreibungen der Haut hervorgebracht werden. Bei Marsch giebt das Schnürband am Sprunggelenk nach und schnürt dann den Unterschenkel ein. Dies findet namentlich statt, wenn der untere Theil der Hosen mit in die Kamasche eingeschnürt wird, was die Soldaten gern thun. Die leinenen Kamaschen werden zugeknöpft und sitzen sehr fest, wodurch sie beim Nasswerden unerträglich drücken. Die Sprungriemen reissen sehr leicht ab. Ueberhaupt schützen Kamaschen mit Sprungriemen durchaus nicht gegen den Schmutz und ihre Unterhaltung ist umständlich, sie sind deshalb zu verwerfen. — Lange Stiefeln sind für die Infanterie zu schwer. Halbstiefeln werden seit dem letzten Kriege sehr gelobt, weil ihnen die Preussen ihre Marschfähigkeit verdankt haben sollen, doch ist dies Schuhwerk zu schwer. Der Marsch in denselben, welchen T. oft in Metz des Nachts hörte, klang als wenn sich Rinnsteinkehrer an die Arbeit begaben. Die Gründe, weshalb die Franzosen so langsam marschirt seien, will T. nicht untersuchen; in Afrika und Mexico sind sie trotz des schlechten Schuhwerks schneller marschirt, als es die Preussen jemals können werden! Die Halbstiefeln sind sehr schwer und haben nur den Vorzug, dass sie den Fuss vor Wasser und Schmutz schützen. Für eine Armee sind sie nur dann brauchbar, wenn sie für jedes Individuum gemacht sind, sind sie zu gross oder zu klein, so muss der Fuss beschädigt werden. Solche Verletzungen sind durchaus nicht unschuldig und man wird preussischer Seits sich hüten zuzugestehen, wieviel Fälle von tödtlichem Tetanus durch die Halbstiefeln verursacht worden sind (!!) Auch in ökonomischer Beziehung kosten dieselben mehr Leder und stehen daher hinter den Schuhen zurück. Man hat versucht zu weite Stiefeln dadurch passend zu machen, dass ein Riemen an der Innenseite des Spann befestigt wurde, welcher in einer Schnalle an der Aussenseite eingeschnallt wurde, wodurch sich das Leder in Falten legte, auch der Schmutz in Menge anhing. Kurz in jeder Beziehung ist der Halbstiefel verwerflich.

Strümpfe werden für einen Luxus erklärt, der nur für Officiere in Betracht kommen könne, ausserdem aber vielleicht dürften sie sich bei Mannschaften nur bei sehr kaltem Wetter rechtfertigen.

Brodequins unterscheiden sich darin von Halbstiefeln, dass sie sich im Spannen enger und weiter machen lassen. Von den hierzu anwendbaren Mitteln (elastische Gewebe, Knöpfe, Schnüre, Riemen mit Schnalle) werden Knöpfe am meisten empfohlen, aber auch dieser Einrichtung die Mängel der Kamasche zugeschrieben. Man schneidet ein gutes Schuhwerk in folgender Weise zu:

Ein Fuss wird ganz senkrecht auf ein Sohlenleder gestellt und vom Ursprung der kleinen Zeh aus mit einem Pfriemen eine Linie gezogen, welche den Umriss des Fusses bis zum Ballen umgrenzt. 15 Mm. vor der Spitze der grossen Zeh zieht man eine zur Achse des Fusses senkrechte (also querverlaufende) Linie und vereinigt mittelst einer am Innenrande des Fusses um 5 Mm. nach innen verlegten diese mit der erst gezeichneten Contur. Auf der Seite der kleinen Zehe verfährt man ebenso, lässt aber nach aussen nur 3 Mm. Spielraum, dann wird die Sohle geschnitten und hiernach die andere genommen, wiewohl beide Füsse sehr selten ganz gleich sind. Nach mehreren Formen werden dann Mustersohlen geschnitten. Zum Oberleder bedient man sich eines besonderen Rindleders (petite vache), welches sehr gut gegerbt und nicht gespalten sein darf, die Haarseite nach aussen. Das Zuschneiden muss in der Richtung des Leders erfolgen. Auf die grosse Zehe und die vordere Wölbung am Spann muss Rücksicht genommen werden. Die Kappe muss elliptisch sein und um 3 Cm. die gebogene Linie, die hinten um den Hacken herumläuft überragen. Bei der Vereinigung der Theile muss die Naht zwischen Fersenleder und Oberleder vor dem Vorsprung des fünften Mittelfuss-Knochens liegen. Mittelst der inneren Naht vereinigt man Fersenleder, Sohle und Oberleder, überzieht dann die Sohle mit Pech und leimt eine zweite darauf. Das Pech darf weder zu hart, noch zu weich sein. Es dient in manchem Falle dazu, die Sohle undurchdringlich zu machen. Die Sohle wird wie gewöhnlich genäht und zwar so eng als möglich mit Fersenleder und Oberleder, damit die entstehende Nahtfurche möglichst dicht ist. Die Sohle darf höchstens 1 Mm. über das Oberleder vorspringen, und soll mit dem Theil, der auf den Boden aufliegt leicht gewölbt sein. Der Hacken sei gross und breit, und darf höchstens 15 bis 20 Mm. hoch sein. Er wird mittelst einer senkrechten Naht in seinen einzelnen Theilen und einer schrägen, welche ihn mit der Kappe und dem Fersenleder vereinigt, festgehalten. Alle Nähte müssen mit gut gewichsten Fäden hergestellt werden.

T. beschreibt hierauf die Befestigung des von ihm empfohlenen Brodequin:

Derselbe ist vorn aufgeschnitten und zwar greift die innere Klappe 2 Cm. über die äussere hinweg. Der Verschluss derselben geschieht durch zwei Schnallen von eigener Construction (Ringe, in welche eine Platte passt, wie die Koppel der Marineoffiziere). Die eine derselben befindet sich vorn in der Einsenkung vor dem Höker des fünften Mittelfussknochens. Die andere hinter derselben 15 Mm. vor dem äusseren Knöchel. Eine besondere Construction der entsprechenden Riemen gestattet eine Verlängerung oder Verkürzung. Es wird versichert, dass nach den Erfahrungen auf der Jagd sich dieser Mechanismus vortrefflich bewährt hat. Der obere Theil des Brodequin wird zugeknöpft und zwar dienen hierzu drei Knöpfe, an denen auch die Beinkleider befestigt werden können. Die Anwendung dieses Schuhes fordert nichts weiter, als dass derselbe im Allgemeinen passe, die Befestigung durch die Schnallen kann für jeden Fuss passend eingerichtet werden, wenn man dieselben erst nach dem Anprobiren annäht. Die jetzt gebräuchlichen Nägel sind mangelhaft. Es wird vorgeschlagen, ein kleines Hufeisen durch Kopfnägel am Hacken zu bilden und ausserdem in der Mitte desselben drei Nägel anzubringen. Am Rande der Sohle sollen zweiköpfige Nägel und in der Mitte solche mit facettirten konischen Köpfen angebracht werden. Die ganze Sohle muss beschlagen sein. Runde Stahlstifte werden verworfen, weil sie zu lang seien und sich zwischen ihnen zu viel Schmutz ansetzt.

Der Preis dieser Brodequins stellt sich auf 13 Frcs., wenn man das Leder nach der Richtung schneidet; berücksichtigt man dieselbe nicht, nur auf 11 Frcs. Die Tragezeit beträgt 8 Monate, ohne jede Reparatur. Jeder Mann müsste 2 Paar haben, wovon das eine, nachdem es 14 Tage getragen ist, auf die Kammer käme. Märsche mit neuem Schuhwerk anzufangen, ist höchst unvorsichtig. — An Stelle des jetzigen Systems sollte man mit den Schuhmachern ein jährliches Abonnement für jeden Mann schliessen, um sie für die Haltbarkeit ihrer Lieferung zu interessiren. Gegenüber den jetzigen Centralmagazinen empfehlen sich solche der einzelnen Truppencorps, wenn man die ersteren nicht viel strenger überwacht. Die Unterhaltung des Schuhwerks geschieht am schlechtesten durch Wichse, welche dasselbe brüchig macht. – Von den Schmieren verlangen die animalischen Fette eine zu häufige Wiederholung, von den Petroleum-Rückständen ist zu befürchten, dass sie das Leder angreifen. T. empfiehlt folgendes Recept: Hammeltalg 120 Gr., Schweineschmalz 60 Gr., gelbes Wachs, Oliven-Oel, Terpenthin ana 30 Gr. – Die Fette müssen ganz rein von Blut sein, in heissem Wasser gelöst, und dann durchgepresst werden, und zwar jedes einzeln. Nach dem Erkalten schmilzt man sie im Wasserbade mit dem Wachs und Oel zusammen, setzt aber den Terpenthin erst zu, wenn sie nicht mehr zu warm sind. Die Mischung hält sich 3 Jahre ohne Veränderung, und kann auch zum Einschmieren der Waffen gebraucht werden. Die Anwendung auf das Schuhwerk geschieht in der Weise, dass man erst das Leder abwischt, und hierauf eine Lage der Schmiere so lange herüberstreicht, bis das Leder vollständig durchdrungen ist, worauf das Schuhwerk vorsichtig erwärmt wird. Das überschüssige Fett wird durch Abreiben mit einem Tuchstück weggenommen. – Eine gründliche Einfettung hält 6 Monate vor. Das Leder, welches fahl und ohne jeden Ueberzug sein muss, wird heilgrau.

(Der obige Artikel schliesst sich in seinem Inhalt an den im vorigen Jahre gegebenen von CHAMPOUILLON an. Leider beweist derselbe wieder, wie wenig unsere Nachbarn Politik und Wissenschaft auseinander zu halten im Stande sind, denn die ganze Kritik der preussischen Halbstiefeln ist ohne einen soliden Grund. W. R.)

4. Desinfection.

FRÖHLICH (14) bespricht die Gesundheitspflege auf den Schlachtfeldern ausgehend von folgenden Fragen: 1) Was hat die Gesundheitspflege in früherer Zeit für die Todten und insbesondere für die auf den Schlachtfeldern Gebliebenen gethan? 2) Was ist in dem letzten deutsch-französischen Feldzuge für letztere geschehen? 3) Genügten die bisherigen Bestattungs-Verfahren den Forderungen der Gesundheitspflege? 4) Wie soll sich die Gesundheitspflege in kommenden Kriegen gegen die Schlachtfeldleichen verhalten?

Nach einem historischen Ueberblick über die Methoden des Begrabens, Einbalsamirens und Verbrennens folgt die Betrachtung dessen, was in dem Feldzug 1870/71 mit den Todten der Schlachtfelder geschehen ist. Es wird zuerst constatirt, dass um Metz und Sedan eine enorme Anhäufung von Menschen- und Thierleichen stattgefunden hat. Nach der Untersuchung einer Ende 1870 eingesetzten Commission waren allein nach der Schlacht vom 16. Aug. bei Metz 30,000 Menschenleichen begraben. Die Commission constatirte das Vorhandensein von stinkenden Gasen, eine Verschlechterung des Brunnenwassers und eine gesteigerte Morbilität und Mortalität der Bevölkerung. Die Desinfectionsarbeiten, welche durch Pioniere ausgeführt wurden, erstreckten sich auf die früheren Lagerplätze, die Dörfer und auf die Schlachtfelder selbst. Auf den Lagerplätzen, auf welchen Monate lang die Bazaine'sche Armee gelegen hatte, wurden die faulenden Holzüberreste verbrannt, die Uniformstücke sowie die thierischen Abfälle mit gebranntem Kalk überschüttet in tiefe Löcher geworfen; die schlecht bedeckten Latrinen ebenfalls mit Kalk bedeckt und 1½ Fuss hoch mit Erde geschlossen; überall wurde die Umackerung und Besämung des Terrains mit Hafer, Wicken und Klee angeordnet. Die Schlachthäuser der Isle Chambière wurden gründlich gereinigt, die alte Pflasterung aufgerissen, die blutgetränkte Unterfüllung entfernt, eine Mischung von Kalk und Steinkohlen dafür eingeschüttet und eine dichte Pflasterung angeordnet, Wände und Decken wurden abgekratzt und neu überstrichen. – In den Dörfern wurden die Strassen gründlich gesäubert, die Dungmassen und Jauchenpfützen beseitigt, neue festgemauerte und mit getheerten Bretern bedeckte Dungstätten fern von den Brunnen angelegt; faulende freiliegende organische Stoffe aller Art wurden unter Beimengung von Chlorkalk und Carbolsäure entfernt. – Bezüglich der Gräberregulirung waren viel umfassendere Arbeiten nothwendig. Jedes ungenügend bedeckte Einzelgrab erhielt eine Erdaufschüttung von mindestens 3 Fuss die Leichenoberfläche überragender Höhe, wozu die dem Grabe zunächst gelegene Erde nicht, sondern ferngelegene verwendet wurde, auch musste die Hügelbasis die Flächenausdehnung des Grabes um 2–3 Fuss überragen, und die Böschung betrug 60°. — Um vor dem Regeneinflusse zu schützen, wurden die Hügel gestampft und mit Rasen bewirkt. Auch wurde die Umgebung besäet und bepflanzt mit Akazien, Kastanien und Eschen. Lagen die Gräber feucht, stach man 12 Fuss von ihnen einen Abzugsgraben. Ganz flach namentlich an Abhängen gelegene Leichen wurden in eine neue dicht angrenzende Grube unter Anwendung von Chlorkalk und Holzkohle umbestattet. – Auch musste man dort transhumiren, wo die Leichen nahe an Brunnen oder Wasserleitungen lagen. Doch geschah dies nur nothgedrungen und ausnahmsweise. Die Exhumation geschah dann partiell fortschreitend unter reichlicher Anwendung von Chlorkalk und Kohlenpulver auf die entblössten Fäulnissherde. Das alte Grab wurde mit ungelöschtem Kalk und mit Erde erfüllt und der Inhalt festgestampft. – Die Verbrennungsmethoden, welche auch bei Metz die Commission anwendete, verliefen höchst unbefriedigend, es wurden hier nur Pferdeleichen verwendet. Man hob die Cadaver und lagerte sie auf eine Art Heerd von Feldsteinen. Nach Entzündung des Theers, Petroleums und Strohes entwickelte sich eine gewaltige Flamme, die jedoch nach ½ Stunde nachliess und das Nachschütten von Brennmaterial verlangte. Nach 2 Stunden waren die dickeren Fleischmassen immer noch nicht verkohlt, sondern nur geröstet und von einer Pechschicht umgeben, welche das Eindringen der Hitze in die Tiefe hinderte. Der Verkohlung widerstand auch das Fleisch hie und da dann noch, wenn die Brennmaterialien mittelst Einschnitte in das Innere des Thieres geführt worden waren. — Die Verbrennungsmethode war nach Allem kostspielig, zeitraubend, mit Exhumation und Verbrennungsgefahren verbunden und zumal bei Massengräbern ohne Erfolg. Und so sah die Commission sehr bald wieder von diesem Verfahren ab. Es folgt hierauf eine topographische Schilderung der Umgegend von Sedan, in welcher nach der Schlacht nur höchst mangelhaft für das Begräbniss der Todten gesorgt worden war. Die Leichen waren durchweg zu oberflächlich begraben, so dass sie durch Regengüsse zum Vorschein kamen, auch von Thieren angefressen werden konnten. Auch in der Maas lagen zahlreiche Leichen. Ueber die Desinfectionsarbeiten selbst ist bereits im vorigen Jahrgange (siehe Seite 404) berichtet worden. Frölich erwähnt noch, dass zwischen den Mitgliedern der belgischen Commission, namentlich den Herrn Lante und Creteur bedeutende Differenzen über die Zahl der Gräber bestanden haben. Nach Lante soll Creteur in Bezug auf die Zahl der ausgebrannten Gräber bedeutend übertrieben haben. Mit den vom Ingenieur Michel ausgeführten Arbeiten (Bedecken der Leichen mit Kalkschichten, Aufwerfen von Hügeln und Ziehen von Gräben) sind im Ganzen 1925 Gräber desinficirt worden. Unter Hinweis auf die neuesten Resultate der physiologischen Forschung werden endlich folgende allgemeine Sätze aufgestellt:

a) Für die Gesammtmedicin. 1) Die bei animalischen Fäulnissprocessen beobachteten Organismen (Micrococcen) haben ähnliche Eigenschaften, wie solche, welche bei menschlichen Krankheiten gefunden werden, und sind mit Wahrscheinlichkeit als dem Menschenkörper feindselige Körper (als Gifte) zu betrachten. 2) Da die Luft und namentlich das Grundwasser die günstigen Bedingungen für die Aufnahme dieser Gifte enthalten, so ist es die Aufgabe der Gesundheitspflege, nicht nur die Luft, sondern vornehmlich auch die Erdrinde vor fauligen Verunreinigungen zu schützen. 3) Das jetzige Bestattungswesen — die Beerdigung — widerspricht diesen Forderungen der heutigen Gesundheitspflege, weil es die Fäulniss begünstigt und die Erzeugnisse der letztern dem Boden und dem Grundwasser einverleibt. 4) Sicherer als die Beerdigung — selbst wenn sie sich mit Desinfection vereinigt — schützt die Leichenverbrennung oder Leichenverkohlung, weil dieselbe der Fäulnissentwicklung vorgreift und selbst schon vorhandene Fäulnissproducte aller Art vernichtet. 5) Die Ohnmacht unserer Verbrennungsmittel und die Macht menschengesellschaftlicher Gewohnheiten sind Momente, welche sich der Einführung der Bestattung mittelst Flamme — widersetzen. 6) Gleichwohl mag die Einführung der Leichenverbrennung oder Leichenverkohlung als allgemeines Bestattungsverfahren auf dem Wege der Auffindung wirksamerer Verbrennungsmittel und durch Volksbelehrung, sowie durch die vorläufige Anwendung dieses Verfahrens auf gefallene Thiere angestrebt und verbreitet werden. b) Für die Militairmedicin. 7) Die Pflicht der Militairmedicin, die Sätze der allgemeinen Gesundheitspflege auf die besonderen Verhältnisse des Militairs anzuwenden, gebietet der Militair-Gesundheitspflege, die Fäulnissprozesse namentlich dort, wo sie in grossen Dimensionen — auf Schlachtfeldern — aufzutreten pflegen, zu beschränken oder, wenn irgend möglich, zu vereiteln. 8) Dieser Aufgabe gerecht zu werden, ist es nothwendig, dass die Bestattungsarbeiten nach Schlachten ohne Verzug und definitiv vollführt werden. 9) Man beschränke sich bei diesen Arbeiten nur dann auf die Desinfections-Beerdigung, wenn die Leichenverbrennung oder Leichenverkohlung unausführbar ist. 10) Zur Verbürgung einer gesundheitsmässigen Bestattung der Schlachtfeldleichen organisire man einen Schlachtfeld-Gesundheitsdienst, mit dessen Ausübung die auf 4 pro Armeecorps zu vermehrenden Sanitäts-Detachements, und mit dessen Leitung ein Bataillonscommandeur, ein im Friedensdienst vorzubereitender erfahrener Arzt zu betrauen ist.

3. Gesundheitsmaassregeln bei besonderen militärischen Unternehmungen.

Young (15) giebt einen ausführlichen Bericht über die Expedition nach dem Red River zu Canada während der Monate Mai bis October 1870. Dieselbe wurde von der Reichsregierung zusammen mit der von Canada unter folgenden Verhältnissen unternommen:

Die kleine von Lord Selkirch in Nopartsland im Jahre 1812 gegründete Niederlassung an den Ufern des rothen Flusses ging von diesem an die Hudsonsbay-Compagnie über, unter welcher sie sich als „Red River Settlement" eines raschen Aufblühens erfreute. Die ungefähr 10,000 Seelen starke Bevölkerung ist zusammengesetzt aus Franzosen, Engländern, (bez. Schotten), Galen, amerikanischen Indianern und Mischlingen dieser Stämme. Nachdem der Besitz der Colonie von der Hudsons-Bay-Gesellschaft an die Regierung von Canada übergegangen war, bildeten sich, auf die Entfernung vom Regierungssitz und die grossen Schwierigkeiten der Communication vertrauend, unter der Führung von Louis Riel, einem französischen Kanadier, eine Partei, welche sich unabhängig erklärte, sich des Fort Garry, des Stützpunktes der Gegend, mit seinen Waffen, Munition und Vorräthen bemächtigte und den Gouverneur gefangen setzte. Der zum Präsidenten der Republik gewählte Riel kerkerte mit Hülfe seiner 50 Mann starken Leibgarde, die widerspänstigen Kolonisten ein und confiscirte ihre Güter, liess auch einen erschiessen. Nachdem die gutgesinnten Einwohner dringend um Hülfe gebeten hatten, beschloss die Regierung von Canada die Colonie unter dem Namen „Manitobah" zu incorporiren, die Rebellen aus Fort Garry zu vertreiben und die Ordnung wieder herzustellen; die Streitkräfte sollten aus königlichen

Truppen und Canadischen Volontairs zusammengesetzt sein. Die Expedition konnte auf mehreren Wegen vorgehen, von denen der eine 1846 vom 6. Infanterie-Regiment, der andere 1860 von den Canadischen Schützen benutzt worden war.

Der eine Weg ging von der Hudsons-Bay und der York Factory über den Hill River nach dem Winnepeg See und dem Red River; da aber dieser Weg in der benutzbaren Jahreszeit nur einmal zurückgelegt werden konnte und die Truppen vor Winters Anfang wieder zurückkehren sollten, wurde von ihm abgesehen. Der beste Weg führte durch das Gebiet der Vereinigten Staaten über Chicago und St. Cloud, konnte aber eben deshalb nicht benutzt werden. Man beschloss daher von der Westseite des oberen Sees auszugehen, die Strecke längs des sehr schwierig und gefährlich zu passirenden Flusses Kaministiquia zu Land zurückzulegen, dann in kleinen Booten das langgezogene Fluss- und Seegebiet bis zum See Winnepeg zu passiren und von dort durch den rothen Fluss nach Fort Garry zu gelangen. — Oberst WOLSELEY, General-Quartiermeister von Canada, erhielt den Oberbefehl der Expedition, und er war es, der die Pläne und Details derselben ausarbeitete. Alle Vorbereitungen für diese Expedition, welche durch unbewohnte Gegenden, durch zum Theil unerforschte Seen und Flüsse und durch Urwälder mehrals 600 Meilen zurückgelegt werden musste, waren auf das umsichtigste angelegt und erfolgreichste durchgeführt. 150 Boote wurden gebaut, gross genug für den Transport der Truppen und des Gepäcks, schmal und flach genug, um die zahllosen Untiefen zu passiren und handlich genug, um bei den häufigen Wasserfällen und Felspartien über Land transportirt zu werden. Wagen und Karren mit Schirrzeug etc. für die Fortschaffung der Collis und Boote und Dampf- und Segelschiffe wieder hergestellt für den Transport von Collingwood aus, dem am nächsten an Toronto, dem Ausgangspunkte der Expedition, gelegenen Hafen. —

Am 10. Mai 1870 wurde in Montreal die General-Ordre über die Details der Expedition ausgegeben, die Truppenstärke war folgende: 1 Detachement Königl. Artillerie, 1 Detachement Königl. Pioniere, 7 Comp. vom 1. Bat. des 60. (Schützen)-Regiments, 1 Detachement vom Sanitätscorps und Armee-Verwaltungscorps, 2 Bat. Volontärs. Chefarzt der Expedition wurde Surgeon major YOUNG, M. D. 60. (Schütz.)-Reg., ihm beigegeben waren zwei Oberärzte und zwei Assistenzärzte.

Die den Unterofficieren und Mannschaften vom Tage des Abmarsches an gegebene Verpflegung belief sich pro Tag und Mann auf: 1 Pfd. Biscuit, oder $1\frac{1}{2}$ Pfd. Brod, 1 Pfd. gesalzenes Schweinefleisch oder $1\frac{1}{2}$ Pfd. frisches Fleisch, 2 oz. Zucker, 1 oz. Thee, $\frac{1}{4}$ oz. Salz, (wenn frisches Fleisch geliefert wurde), $\frac{1}{4}$ Pint Bohnen oder $\frac{1}{4}$ Pfd. conservirte Kartoffeln), $\frac{1}{36}$ oz. Pfeffer, Tabak und Seife im Depot vorräthig und den Mannschaften gegen Bezahlung abzulassen. In Berücksichtigung der ganz besonderen Natur des Dienstes in dieser Expedition, wurde den Unterofficieren und Mannschaften kostenfrei ferner noch geliefert: 1 Leinwandkittel, 1 wollene Nachtmütze, 1 Paar Leinwandhosen, 1 Mütze mit Nackenschutz, 1 Paar rindslederne Stiefel, 1 Stück Mosquito-Netz, 2 Paar wollene Strümpfe, 1 Taschenmesser, 2 Flanell-Hemden, 1 Zinnbecher, 1 Nähtasche, 1 Zinnschüssel. Allen betheiligten Officieren wurde eine ausserordentliche Feldration bewilligt und das Mitnehmen von 90 Pfund Gepäck, einschliesslich Bettzeug und Kochgeschirr sowie den Utensilien für die Messe. Jeder Officier musste ein Gewehr und 60 Patronen, wie der Mann tragen. Der Plan der Expedition war folgender: Auf der Eisenbahn sollten die Truppen von Collingwood nach Toronto befördert werden, von dort mittelst Dampfschiff durch die Georgian Bay, den Huron See und Obersee nach Thunder Bay, dort sollte ein Lager bezogen werden bis alles Nothwendige vereinigt sei, dann zu Wagen bis nach dem Shebandowan See, von hier sollten die Truppen zu Boot in kleinen Detachements nach einander ohne Unterbrechung bis nach Fort Garry vorrücken. Der Inspectorgeneral MAC WILLIAM ernannte die Aerzte und beschaffte die medicinische Ausrüstung, die Zelteinrichtungen etc. für die Feldlazarethe in Thunder Bay und Fort Francis (auf dem halben Wege gelegen), sowie das Nöthige für die Truppen. Alle Gegenstände sollten in Kollis von höchstens 90 Pfund zusammengepackt werden, wenn ein Transport auf den Rücken nothwendig wurde. Jeder Militairarzt bekam ein Reglement, nach welchem er verpflichtet war, über alles Militairische, Medicinische, über alles was das Klima, die Gegend, das Wasser, die Nahrung, die Gesundheitsverhältnisse etc. betraf, sorgfältige Notizen zu machen. Hierdurch sind höchst interessante Data gewonnen worden. Eine Schwierigkeit beim Beginn war gleich die, dass der Canal, welcher den Huron und Oberen See verbindet zum Theil durch das Gebiet der Vereinigten Staaten geht, und man genöthigt war auf einer Strecke von 2 Meilen alles über Land zu transportiren. Zum Schutze der Ueberführung blieben 2 Compagnien an dieser Stelle stehen.

Nachdem alle Vorbereitungen beendet und eine sorgfältige ärztliche Untersuchung der Mannschaften vorgenommen war, verliess der Stab mit einer Compagnie der Schützen am 21. Mai Toronto und wurde denselben Abend in Collingwood eingeschifft; an demselben Tage wurden noch 4 Compagnien und das Sanitätsdetachement auf einen anderen Dampfer eingeschifft. Diese Abtheilung kam am 25. Mai in Thunder Bay an und bezog daselbst ein Lager. Baracken für Vorräthe und Pferde wurden gebaut, ein Feldhospital aufgeschlagen, Latrinen angelegt, Abzugsgräben ausgehoben. Das Lager lag in einer Waldlichtung im Thale, umgeben von dichtem Walde, der zum Theil vor kurzem bis auf die halbverkohlten Stämme heruntergebrannt war. Dieser Landungsplatz, welchem vom Obersten der Name „Prince Arthurs Landing" gegeben wurde, liegt 4 Meilen nördlich von Fort William, einem Haupt-Depotplatz der

Hudson Bay Compagnie, in der Nähe der Mündung des Flusses Kaministiquia in 48° 23½' nördlicher Breite und 89° 22' westlicher Länge. Der Boden gehört der Silurschicht an, besteht oberflächlich aus Lehm und Braunkohle und einzelnen hervortretenden Granitfelsen.

Die ganze Umgebung ist sehr romantisch, so erhebt sich das Thunder Cap ganz steil bis zu einer Höhe von 1350 Fuss, die Höhen und Thäler sind dicht bewachsen mit Kiefern, Fichten und Birken, die Berge sind reich an Mineralien, besonders an Silber, welches an einigen Stellen von amerikanischen Gesellschaften gewonnen wird.

Bis zum 21. Juni waren alle Truppen hier versammelt, ausser denselben hatten sich noch gegen 300 Reisende, Berichterstatter etc. eingefunden, um die Expedition zu begleiten. – Der Weg von hier bis zu den Seeen war die ersten 26 Meilen gut, leidlich gut die weiteren 10 Meilen und Urwald die letzten 10 bis 12 Meilen. Zahlreiche Iroquois Indianer und Kanadier wurden engagirt, um die Truppen in ihren schweren Arbeiten, namentlich der Weg-Bereitung zu unterstützen. Das Wetter war ungünstig feucht, und unter dem Einfluss des Regens wurden die neuangelegten Wege bald morastartig, sodass die Pferde tief einsanken und die Wagen stecken blieben. Viele Pferde wurden krank und konnten gar nicht beschäftigt werden. Unter solchen Verhältnissen wurde es dem Obersten WOLSELEY klar, dass, wenn man nicht rascher vom Flecke käme, man vor Winters-Anfang nicht zurück sein könne; da nun die Landwege ganz unpassirbar geworden waren, so wurde auf den Rath von Beamten der Hudsons Bay Compagnie beschlossen, den gefährlichen Wasserweg auf dem Flusse Kaministiquia zu versuchen. Zu diesem Zwecke fuhren 34 Mann vom 60. Regiment, die sich freiwillig dazu gemeldet hatten unter dem Hauptmann YOUNG am 4. Juni ab, mit 2 grossen Boten, 2 schmalen Flachboten und 36 Tage Provision, Oberarzt Dr. CHATERTON ging als Arzt mit; 18 mit der Gegend vertrauten Indianer leisteten Führerdienste. In den ersten zwanzig Meilen macht der Fluss viele Windungen, hat zahlreiche Untiefen und stellenweise sehr starken Strom, so dass die Bote vom Lande aus gezogen und mit Rucken fortgebracht werden mussten. 26 Meilen vor dem Fort William bildet er einen 121 Fuss hohen Wasserfall, den „Kakabeka Fall“ und hier war es, wo zum ersten Male auf eine Länge von einer Meile und bei einer Steigung von 33° die Bote über Land geschafft werden mussten. – Kurz sei erwähnt, wie die Bote hier und in all den zahlreichen, folgenden Fällen über Land transportirt wurden. Zuerst wurde sämmtlicher Botinhalt gelandet, dann lichtete ein Theil der Leute das Terrain, indem sie Bäume und Buschwerk entfernten, dann wurden gefällte Bäume in regelmässigen Abständen so gelegt, dass sie zu dem darüber hingezogenen Kiel des Schiffes rechtwinklig lagen. Nachdem dann an dem vordern untern Ende des Kieles ein langes Tau befestigt war, spannten sich eine entsprechende Anzahl Leute davor, während Andere zu beiden Seiten des Bootes gingen, theils um die Balance zu halten, theils um den vorderen Theil des Bootes über Hindernisse hinwegzuheben. Vor dem Transport des Bootes wurde immer das Gepäck auf provisorisch aus Baumstämmen hergestellten leiterähnlichen Tragen über Anhöhen getragen. Es war auffallend, wie schnell auf diese Weise die Boote vom Flecke kamen, und es genügte meistens für je ein Boot eine Bootsmannschaft zum Ziehen, welches nach Commandos in ruckartigen Bewegungen geschah. — Nach einer halben Meile Wasserfahrt traten in kurzen Pausen wieder mehrere Wasserfälle auf, die einen erneuten Landtransport nöthig machten; in 6 Meilen waren es 4, ausserdem 5 Strudel, die zu passirende Landstrecke betrug von 40 bis 500 Yard. Das nächste Hinderniss bot die Kaministiquia-Brücke, welche den Fluss an einer Stelle überschreitet, wo er ungefähr 100 Yard breit ist und wo zahllose Felsblöcke im Wasser liegen, so dass die Soldaten theils durch das Wasser watend, theils schwimmend das Land erreichen, die Bäume fällen und darüber einen Weg herstellen mussten. Zu den an und für sich schon schweren Arbeiten kam, dass es bald regnete, bald heiss war, so dass die Soldaten jetzt von der Feuchtigkeit, dann von Mosquitos, Sandfliegen und andern Insecten sehr belästigt und oft am Schlafen verhindert wurden. Da sich herausstellte, dass der Wasserweg, wenn auch mühsam aber doch zu passiren war, so rückten die andern Abtheilungen nach einander nach, so dass die letzte am 4. Juli Thunder Bay verliess. Viele Boote wurden natürlich beschädigt, selten aber war der Defect so bedeutend, dass sie nicht hätten ausgebessert werden können. — Der Weg führte wieder durch den Matawan-Fluss, um dessen Brücke herum, an welcher, gleich wie an der vorigen ein provisorisches Lebensmitteldepot errichtet wurde, an einer Reihe von Strudeln herum und hindurch bis zum Oskondagee Creek, wo sich der Fluss in sein Quellengebiet auflöst und zum Boottransport nicht mehr genügend Wasser hat; von hier bis zum Schebandowan-See musste 3 Meilen weit alles auf Landwegen fortgeschafft werden. Am Ufer dieses See's, von wo aus der Wasserweg Schwierigkeiten bot, schlug Oberst Wolseley ein Lager und sein Hauptquartier auf, welchem der Namen „Dam-site“ gegeben wurde, und wo die Versammlung der ganzen Truppenmacht abgewartet wurde. Erfrischend für das Auge war es, dass hier, nach den langen Märschen, wegen der nicht ganz heruntergebrannten Wälder, die Gegend mit frischem Grün bedeckt war; von Bäumen sah man vorwiegend Tamaro, Fichten, Balsam, Pappeln, Birken und Pinien, das dicke Unterholz bestand meist aus Haselnuss, Kirschen, Stachelbeeren, Himbeeren, wilden Zwiebeln, Gemüsearten und Mais.

Am 16. Juli waren alle Reparaturen vollendet, alle Truppen versammelt, sodass mit der Einschiffung begonnen wurde, und zwar in der Weise, dass 13 Tage hintereinander täglich ein Detachement abfuhr, bei jedem ein Arzt oder Oberlazarethgehülfe (Hospitalsergeant). — Die medicinischen Gegenstände, die jeder Abtheilung beigegeben wurden, bestanden in: 1 Verbandtasche, 1 Anordnung zur Wiederbelebung Ertrunkener, 3 Flaschen Cognac, 2 Pfund Arrowroot, 4 Büchsen Fleischthee, ½ Pfund Zucker, ¼ Pfund Salz, eine kleine Quantität von Alaun zur Reinigung des Wassers, eine Flasche Doppelweinsteinsauren Kali als erfrischendes und antiscorbutisches Mittel.

Oberst WOLSELEY war mit einem Adjudanten allein in einem Boote, um leichter mit allen Abtheilungen communiciren zu können und fuhr erst nach allen Detachements ab. Eine Compagnie Volontäre blieb als Besatzung im Lager von Prince Arthurs Landing zurück. Die jedem Officiere gegebene Karte der Gegend war sehr ungenau und vielfach falsch, weil die Gegend noch nicht gründlich erforscht worden war, daher passirte es namentlich den ersten Detachements ziemlich oft, dass sie sich verirrten. Um diesem Uebelstande wenigstens bei den nachfolgenden Abtheilungen abzuhelfen, liess Oberst WOLSELEY den Weg dadurch kenntlich machen, dass er an solchen Bäumen, die durch ihre Lage besonders in die Augen sprangen, die Rinde abschälen liess. Auf dem Rückwege kamen in Folge der verbesserten Karten und genauen Aufzeichnungen Irrungen sehr selten vor. Jedes Detachement war in 2 Brigaden getheilt, jede meistens von der Stärke einer Compagnie, jedes Boot führte Lebensmittel auf 62 Tage mit sich.

Hier folgt der Bericht einer Tabelle, aus welcher ersichtlich ist, dass jedes Boot 25–30 Fuss Länge, 6–7 Fuss Breite und 2–3 Fuss Tiefe hatte, dass die Besatzung einer Brigade von 6 Booten aus 4 Officieren, 49 Unterofficieren und Mannschaften und 12 Reisenden bestand, dass ausser der oben erwähnten Nahrung in jedem Boote verladen war: das Gepäck der Insassen, 1 Zelt für 10 Mann, 1 Baumaxt, 1 Spitzaxt, 1 Spaten, 1 Schaufel, 2 Handbeile, 2 Kessel, 2 Bratpfannen, 2 Masten, 2 Segel, 2 Bootshaken, 8 bis 10 Ruder, Taucher, Eimer, Farbe und Pinsel, 80 Yard Tau, eine Kanne mit Mosquito-Oel, ein Werkzeugkasten und ein Fischnetz. In jedem Bote, in welchem ein Arzt war, befand sich ausserdem 1 Lazareth-Gehülfe, 2 Medicinkasten, Verbandtasche, und ein Kasten mit medicinischen Utensilien. — Das Gewicht des Officiergepäcks betrug 90 Pfund, das des Mannes 40½ Pfd. Der gesammte Inhalt des Botes, ohne Besatzung, wog 2 Tons, mit letzterer 3½ Tons. Die Gegend, welche die Expedition von nun an zu passiren hatte, zeichnete sich durch ihren wilden Gebirgscharakter aus, steile Felsen, schroffe Vorgebirge, romantische Inseln, Strudel und Untiefen, Wasserfälle und enge Felspassagen, die Steinart war vorherrschend Granit und Gneis. Nach Passirung des Sees Shebandowan musste die Mannschaft bis zum See Rainy nicht weniger als 18 mal zur Umgehung von Wasserfällen, Felsen etc. Ladung und Bote über Land transportiren, was fast immer auf die oben beschriebene Weise bewerkstelligt wurde. — Vom Ausgange dieses Sees an, wo Fort Francis liegt, einem kleinen Depotplatz der Hudsons-Bay-Gesellschaft, durch den Rainyfluss und den Waldsee, boten sich auf ca. 150 Meilen Länge keine wesentlichen Hindernisse dar; auch verliert hier die Gegend mehr ihren rauhen Charakter, indem hier die obern Erdschichten jüngeren Zeitperioden angehören, und vielfach mit fruchtbaren Humus-Schichten bedeckt sind. — Vom Waldsee an dagegen mehren sich wieder die Wasserfälle und Klippen, und auf der Fahrt durch den gegen hundert Meilen langen Fluss Winnipeg waren 16 Hindernisse auf dem Landwege zu umgehen. An der Einmündung des Flusses, in den grossen gleichnamigen See, liegt Fort Alexander, dabei, in fruchtbarer Gegend, mehrere Farmen. Hier wurde ein Lager bezogen, und die Vereinigung aller Detachements abgewartet. Am 21. August verliess Oberst WOLSELEY mit den regulären Truppen (die Volontairs folgten einige Tage später) das Lager, und lief, nach einer raschen Seefahrt, bei gutem Wetter und günstigem Winde, schon am 22. August in den Rothen Fluss ein. Auf der gegen 40 Meilen langen Fahrt auf diesem Flusse waren Schwierigkeiten nicht mehr zu überwinden. Bei Passirung eines Indianer-Dorfes nahm Oberst Wolseley die Unterthänigkeitserklärungen und Geschenke des Prinzen Heinrich, eines Chippewa-Häuptlings, entgegen. Am 23. August fuhr man am Steinfort vorbei, und wurde von den mehr zahlreichen Ansiedlern in dieser Gegend auch sofort mit Büchsenschüssen und Glockenläuten auf's Freundlichste begrüsst; in diesem Fort wurden dauerhafte Baracken und ein Hospital für das Quebeker Volontair-Bataillon erbaut, welches hier verbleiben sollte. In zwei weiteren Tagen wurden die letzten 23 Meilen bis zum Fort Garry zurückgelegt. Eine Meile vorher wurde gelandet, Gefechtsformation gebildet, die Gebirgskanonen in Position gebracht und Patrouillen ausgesandt. Den südlichen Eingang des Forts fand man verschlossen und mit grossen Geschützen besetzt, jedoch wurde vom Feinde nichts bemerkt, das gegenüberliegende Thor fand man offen und man erfuhr daselbst, dass Riel vergebens seine Leute zum Widerstande aufgefordert habe und vor einer Stunde mit Hinterlassung all seiner Papiere das Heil in der Flucht gesucht habe. Förmlicher Besitz vom Fort wurde genommen, die britischen Fahnen aufgezogen und Freudenschüsse abgefeuert. Ein Lager für die Truppen wurde aufgeschlagen und Vorbereitungen zur Herstellung massiver Baracken getroffen, in welchen das erste Bataillon Ontario-Volontairs garnisoniren sollte. Ein bis dahin als Gefängniss benutztes Haus wurde zum Hospitale eingerichtet. Das Fort Garry liegt 600 Fuss über der See und besteht aus steinernen Wällen und Bastionen, die Niederung in seiner Umgebung ist sehr fruchtbar, an einzelnen Stellen etwas morastig; die 1 Meile entfernt gelegene Stadt Winnipeg macht durch ihre elenden Holzhütten, durch die Verkommenheit ihrer weissen und farbigen Einwohner, die während der Anwesenheit der Expedition fortwährend betrunken waren, einen traurigen Eindruck. Der Rothe Fluss hat eine Länge von 600 Meilen, bildet 100 Meilen weit die Grenze mit den Vereinigten Staaten (dies stimmt mit unseren Atlanten nicht überein. W. R.) und ist bei dem Fort Garry 230 Fuss breit. Das Klima der Gegend zeichnet sich durch seine extreme Hitze und Kälte aus, die Fruchtbarkeit des ungepflegten Bodens ist sehr bedeutend, der Ertrag eines Ackers schwankt zwischen 30 und 40 Scheffel.

Da der Zweck der Expedition erfüllt und der Gesundheitszustand ein ausgezeichneter war, so beschloss man den Rückweg anzutreten. Mit Ausnahme der beiden zurückbleibenden Besatzungsbataillone gingen die Detachements vom 29. August bis 3. September nacheinander ab. Theils um eine leidliche Strasse nach Fort Garry herzustellen, theils um den beschwerlichen Winnipeg-Fluss zu umgehen, wählte man auf der Rückkehr bis zum Waldsee den Landweg, der 100 Meilen kürzer ist, als die auf dem Hermarsch eingeschlagene Route. Von dem 110 Meilen langen Landweg waren 70 so leidlich passirbar, die übrigen 40 konnten nur mit grösster Mühe zurückgelegt werden, weil sie durch Urwald und Sümpfe führten. Vom Waldsee bis Thunder Bay wurde der alte Wasserweg wieder benutzt. In den Tagen vom 5. bis 12. October waren alle Truppen in guter Gesundheit und Stimmung wieder in Montreal eingetroffen. Der Hinmarsch war 602 Meilen lang, wovon 15,000 Yard Länge Landtransport zur Umgehung von Hindernissen, bei letzteren waren fast überall Latrinen angelegt worden.

Die von dem Proviantamte den Truppen während der Expedition gelieferten Lebensmittel hatten sich ausgezeichnet bewährt und waren stets von der besten Qualität. Kartoffeln waren so oft wie nur möglich, wenn nicht frisch, so conservirt ausgegeben worden, und schreibt der Chefarzt Young es besonders diesem Umstande zu, dass die Mannschaft von Scorbut verschont blieb, gegen welche Krankheit Kartoffeln ein bekanntes Präservativ sind. Thee wird sehr viel besonders in den heissen Tagen als Durst löschendes Getränk consumirt, nur war die Zuckerportion zu klein bemessen.

Das in den transportablen Backöfen bereitete Brod war immer gut, die mitgenommenen Bisquits dagegen häufig feucht, weil die Kisten zur Aufbewahrung nicht wasserdicht waren. Das gesalzene Fleisch war ebenfalls stets gut, die meisten Leute assen es gern, nur Einige konnten ihre Abneigung dagegen nicht überwinden. Bohnen wurden später gar nicht mehr verwendet, weil ihr Kochen zu lange Zeit erforderte, die man entweder nicht hatte oder aus Müdigkeit nicht abgewartet wurde. — Als Hauptmangel stellte sich die geringe Abwechselung der Kost heraus und sollte bei einer zukünftigen ähnlichen Expedition conservirtes Fleisch und Vegetabilien mitgenommen werden. — Der Fischfang wurde von den Officieren und Mannschaften aller Boote fast täglich betrieben und oft mit bedeutendem Erfolge, besonders fing man Hechte. Spirituosen wurden gar nicht ausgegeben, was durchaus nicht nachtheilig wirkte, wie der gute Gesundheitszustand der Truppen beweist. Die Bekleidungsstücke erwiesen sich als durchaus praktisch, besonders bewährte sich die wasserdichte Decke, welche den Mann bei Nacht und bei Tage vor der Feuchtigkeit des Bodens und der Atmosphäre bewahrten, vielleicht wäre jedoch ein wasserdichter Mantel dieser Decke noch vorzuziehen gewesen. Die Decken waren jedoch viel zu dünn und bei kaltem Wetter nicht ausreichend, für den Rückmarsch wurden von der Hudsonsbaygesellschaft neue von sehr guter Qualität geliefert.

Wie die dem Berichte beigefügten Tabellen beweisen, war der Gesundheitszustand ein ganz unerwartet guter. Die dem Hospital überwiesenen Fälle waren zum grössten Theile leichter Natur und vielfach vor Beginn des Abmarsches schon erworben, so einige Fälle von Syphilis, von Phthisis incipiens, eine Scarlatina etc. Ausserdem kam von inneren Krankheiten fast nur Diarrhoe vor, welche nach kurzer Zeit meistens immer beseitigt wurde, 2 Fälle von dysenterischer Diarrhoe waren von etwas längerer Dauer, 1 Fall von Pneumonie mit Delirium tremens musste in Fort Garry zurückgelassen werden, ist jedoch auch wiederhergestellt worden. Verhältnissmässig häufig waren oberflächliche Verletzungen, meistens vom ungeschickten Gebrauche scharfer Handwerkszeuge herrührend, die aber, ebenso wie ein durch Unvorsichtigkeit entstandener Pistolenschusskanal der Brust, ohne Complication verliefen und rasch heilten. Es kann also das schöne Resultat constatirt werden, dass die Expedition keinen Todesfall hatte, dass von den regulären Truppen im Ganzen 2,53 pCt., von den Volontairs 0,95 pCt., von den Officieren der ersteren 0,17 pCt., der Letzteren 0,41 pCt. erkrankten und dass nur 5 Mann von der 1112 Mann starken Truppenmacht invalidisirt werden mussten. — Fragt man sich nach den Ursachen dieser überaus günstigen Gesundheitsverhältnisse, so müssen sie in Folgendem gesucht werden: 1) in der militärärztlichen Untersuchung aller Mannschaften vor dem Ausmarsch und in der Zurückweisung aller solcher, welche durch zarten Körper, oder kürzlich stattgefundene Hospitalbehandlung untüchtig erschienen; 2) in dem anregenden Moment, welches in dem fortwährenden Wechsel der umgebenden Verhältnisse liegt; 3) in dem Leben in freier Luft bei viel Arbeit und guter Kost; 4., in der Unmöglichkeit nach irgend einer Richtung hin auszuschweifen; 5., in der fortwährenden Gegenwart eines Militärarztes, der die hygienischen Verhältnisse überwachte und bei Verletzungen und Krankheiten sofort mit Hilfe bei der Hand war; 6) in dem gesunden Klima. Berichterstatter sagt zum Schluss, dass man sich Glück wünschen könne, eine so schwierige Expedition mit unerfahrenen Leuten nach allen Richtungen hin mit so gutem Erfolge durchgeführt zu haben.

Lawson berichtet über den ärztlichen Dienst bei den Manövern des zu Aldershot für die Herbstmanöver 1872 zusammengezogenen Armee-Corps. Es waren zu dieser Zeit circa 24000 Mann in drei Divisionen bei Aldershot vereinigt, welche vom 12–21 September ausserhalb des

Lagerterrains manövrirten; dieselben bestanden aus 20420 Mann Linie, 5158 Mann Miliz und 1900 Volontairs. Jeder Division war ein Divisionsarzt beigegeben, welcher den gesammten ärztlichen Dienst zu leiten hatte; bei jeder befanden sich drei Feldlazarethe. Jedes Infanterie-Bataillon, Cavallerie-Regiment und jede Batterie Artillerie hatten einen Arzt bei sich, welcher eine medical field companion (eine ziemlich vollständige Lazarethgehülfentasche) zu seiner Disposition hatte, eine Ordonnanz trug dieselbe. Ausserdem hatte ein Mann eine Feldbahre zu tragen. Der Divisionsarzt hatte 20 Ambulance-Wagen von der Intendantur für den allgemeinen Dienst zu verlangen. Bei jedem Feldlazareth waren ein Staff-Surgeon (Oberarzt) und zwei Assistenzärzte nebst dem nöthigen Unterpersonal eingetheilt; es konnten 45 Betten aufgeschlagen werden, für welche auch die nöthigen Zelte vorhanden waren. Innerhalb jedes Lazareths hatte nur der Chefarzt zu befehlen, die Verwendung war Sache des Divisionsarztes; die Kranken der Feldlazarethe erhielten Feld-Verpflegung, welche aber nach der Angabe des Chefarztes zubereitet werden musste. – Der Gesundheitszustand war im Ganzen sehr gut. Von 1000 Mann kamen von der Linie nach der jährlichen Reihe 250, von der Miliz 223 ins Lazareth. Todesfälle sind gar nicht vorgekommen. Leute mit Blasen an den Füssen wurden nur im Verhältniss von 1 zu 1000 dienstunfähig. Es war vorgeschrieben, dass alle die Mannschaften des Abends besichtigt und durch den Arzt das Einziehen von Wollenfäden controlirt würde. Die Verpflegung bestand in $1\frac{1}{2}$ Pfund Brod, $\frac{3}{4}$ Pfund Fleisch, $\frac{1}{2}$ Unze Thee, $\frac{1}{3}$ Unze Caffee, 2 Unzen Zucker, $\frac{1}{4}$ Unze Salz und $\frac{1}{36}$ Unze Pfeffer. Die Brod-Ration bestand in $1\frac{1}{2}$ Pfund, was sich als zuviel erwies. In der Caserne erhält der Mann nur $1\frac{1}{4}$ Pfund Brod was völlig ausreicht. Bisquit wurde mehrmals ausgegeben; doch zogen die Mannschaften weiches Brod vor. Eine Vermehrung des Fleisches von $\frac{3}{4}$ Pfund auf 1 Pfund wäre bei längerer Dauer der Manöver wünschenswerth gewesen. Australisches Fleisch wurde mehrmals gereicht und fand Beifall, dagegen Wurst nicht; ebensowenig conservirte Gemüsesuppe. Gegen die Hinzufügung von Käse zur Feldration spricht die Schwierigkeit seiner Conservirung, welche ihn auch hat in der Schiffsverpflegung aufgeben lassen.

Die Hospitalzelte (Hospital Marquee) sind im Allgemeinen zu schwer, eine leichtere Construction derselben ist durchaus wünschenswerth. Es wurde zu Aldershot eine leichtere Probe nach amerikanischem Muster von quadratischer Form versucht, die zwar nur halb soviel wog, (246 Pfund) aber weder die Tüchtigkeit noch Festigkeit des officiellen Hospitalzeltes besass. Ausserdem fanden noch andere aus Indien stammende Zelte probeweise Anwendung, welche mit einem Mittel und 4 Eckpfosten construirt waren, sowie konische Zelte aus Calico und Leinwand. Alle diese Zelte bieten nahezu gleichen Cubikraum wie das officielle Hospitalzelt und sind dabei bedeutend leichter; allein sie sind weder wasserdicht noch fest. Man könnte zu Versuchen in Zukunft zwei quadratische Zelte mit Mittelpfosten (Whiyate tent) an Stelle eines grossen Hospitalzeltes benutzen. Der Mangel besonderer Zwecke für den ärztlichen Dienst im Lager wurde mehrfach hervorgehoben. Eine nicht unbedeutende Schwierigkeit liegt in der Auffindung der Lazarethe, welche sowohl ihre Form als auch die nächtlichen rothen Laternen mit andern Anlagen gemein haben. – Zum Kochen der Speisen wurden bei mehreren Regimentern stählerne Kochgeschirre gebraucht, welche sich sehr gut bewährt haben – beim Aufschlagen der Hospitalzelte sind Haken unentbehrlich. – Bezüglich der Wasserfilter wird vorgeschlagen, dass man dieselben am zweckmässigsten in den Füllungsöffnungen der Wasserwagen einsetzte. – Der Mangel an Tischen und Stühlen in den Dienstzelten der Lazarethe wird stark betont.

Die zwanzig Ambulance-Wagen jeder Division sollten zur allgemeinen Disposition des Divisionsarztes stehen, in der That hielten sie sich aber zu einzelnen Regimentern, so dass für den ursprünglichen Zweck nur wenige vorhanden waren. Ferner hatte Niemand eine wirkliche Aufsicht über diese Wagen, deren Inhalt dadurch verloren ging. Man empfiehlt daher dringend das deutsche System, solche Wagen unter den Befehl der Aerzte zu stellen, was die jetzige Organisation in England nicht gestattet. In Zukunft werden für eine Division dreissig solcher Wagen erforderlich.

Zu Anfang der Manöver wurden die Ambulancewagen als Vorrathswagen benutzt, was durch einen Befehl des General-Commandos verboten wurde. Bei den Manövern sollten alle Aerzte beritten sein. Für das Army service corps muss künftig ein besonderer Arzt bestimmt werden; während der letzten Manöver wurden diese Mannschaften von den Lazarethgehülfen versorgt. Die Stärke des Army hospital corps wird von den englischen Militairärzten selbst sehr verschieden verlangt, bei den Regimentern sind zur Begleitung der Ambulancewagen keine besondern Mannschaften dieses Corps erforderlich. Die Bewaffnung der zu Krankenträgern bestimmten Mannschaften des Army hospital corps mit Seitengewehren wird als sehr hinderlich für diesen Dienst bezeichnet.

Die in den Lazarethen aufgenommenen Kranken erhielten ihre Ration für den Aufnahmetag von ihrem Truppentheil; dies führte nicht selten zu erheblichen Störungen, wenn die Ausgabe der Verpflegung von den Truppen nicht regelrecht erfolgte.

Nach den Instructionen für den Lazarethdienst waren alle Aerzte bei demselben beritten. Die Aerzte im Stabsofficiersrange konnten 80 Pfund die übrigen 60 Pfund Gepäck bei sich haben.

6. Militair-Sanitätspolizei.

Alten beobachtete bei Pionierübungen die gesundheitsschädliche Einwirkung des Dynamits und seiner Explosionsgase (17).

Das Dynamit, welches zu diesen Sprengungen verwendet wurde, ist ein inniges mechanisches Gemenge aus 75 Gewichtstheilen Nitroglycerin und 25 Gewichtstheilen fast ganz reiner Kieselerde, sogenannter Kieselguhr.

Nach einer Schilderung der chemischen Eigenschaften des Nitroglycerins, welches bei der Explosion entweder in Stickstoff, Kohlensäure und Wasser oder in Wasser, Sauerstoff, Kohlensäure und Stickstoff zerlegt wird, ist angegeben, dass die Zersetzungsgase des Nitroglycerins das 1300fache Volumen einnehmen, während dasselbe beim Schiesspulver das 193fache beträgt; durch die bei der Explosion erhöhte Temperatur erreichen diese Gase nach Nobel's Berechnungen eine 10,384fache Ausdehnung, während jene des Pulvers nur die 800fache erreicht. — Da beim Nitroglycerin die Raumvergrösserung während der Explosion 10,000, beim Schwarzpulver nur 800 beträgt und die ausdehnende Kraft sich auf den entgegenstehenden Widerstand plötzlich überträgt, so lässt sich hierdurch der überwiegende Vortheil des Dynamits in der Zerstörungswirkung bei Sprengungen gegenüber dem Schwarzpulver am besten wahrnehmen. Der zweite indifferente Bestandtheil des Dynamits, die Kieselguhr, (eine lösliche Varietät der Kieselerde, besteht aus den Kieselpanzern der Diatomeen, einer Algengattung in Oberlohe, bei Unterlüss in Hannover gewonnen) ist ein feines, leichtes, zerstaubbares, mehlartiges, sehr lockeres Pulver, welches grosse Flüssigkeitsmengen aufnimmt und diese auch bei stärkerem Drucke beibehält, wodurch das Nitroglycerin weniger gefährlich, leichter zu verarbeiten und für die Aufbewahrung, Versendung, sowie für den Verbrauch tauglicher gemacht ist. Dasselbe bildet bei gewöhnlicher Temperatur eine gelbbraune pulverförmige, weiche Masse, welche schon bei 8° Cels. gefriert und dann weissliche feste Crystalle darstellt; erst bei längerer Berührung mit Wasser zersetzt es sich. Ungefroren verträgt es starke mechanische Erschütterungen, explodirt aber sofort durch Zündhütchen, während es im offenen Feuer ruhig abbrennt. Gefrornes Dynamit explodirt sehr leicht durch Erschütterungen.

Zur Vermeidung freiwilliger Explosionen ist es es wichtig, dass Dynamit durchaus nicht sauer reagirt; Säure-Entwickelung kann bei geschlossener Aufbewahrung zur Explosion führen. — Bei der Bereitung von Patronen wurden durch die längere Berührung mit Dynamit auf der Haut oder Schleimhaut unter geringer Röthung, Brennen und Prickeln erzeugt, welche sich durch Abwaschen verloren; bei einzelnen Personen traten Uebelkeit und Kopfschmerzen auf. Bei einer Sprengung empfanden die Officiere, welche zunächst in den Qualm der Explosionsgase hineingelaufen waren, sehr heftige Kopfschmerzen, Schwindel, Mattigkeit, wobei gleichzeitig Uebelkeiten und Erbrechen auftraten, welche Erscheinungen bis zum andern Tage bei zweckmässiger Behandlung ohne weitere Folgen vorübergingen. Auch schienen nach der Brücken-Sprengung, welche mit 35 Pfund Dynamit ausgeführt war, eine Anzahl von Fischen durch toxische Einflüsse betäubt. Es werden weiter Angaben über die bisherigen Beobachtungen der physiologischen Nitroglycerinwirkung gemacht, welche darin übereinstimmen, dass auf der Haut Brennen, Kopfschmerz, grosse Aufregung der Herzthätigkeit, Bewusstlosigkeit und Lähmung entstehen. Ueber die Schädlichkeit der Explosionsgase sind die Ansichten sehr verschieden, im Allgemeinen sind die Gesundheitsstörungen nur vorübergehend und beschränken sich auf Uebelkeit und Kopfschmerzen ohne Fieber. Ueber die Verarbeitung der Nitroglycerinpräparate sind specielle Vorschriften gegeben (siehe vorigen Jahrgang, Seite 496). In Prag wurden in neuerer Zeit einzelne durch Erdaufwürfe getrennte, kleine gut ventilirte Arbeitshütten aufgeführt, in welchen die Temperatur 12 bis 18° Cels. erhalten wird. Die Arbeitshütten sollen einen möglichst ebenen Boden (Lehmtenne) haben, der leicht zu reinigen ist. Holzgegenstände, im Gebrauche stehende Geräthe, Papier, Lappen, welche durch ausgesickertes Nitroglycerin verunreinigt wurden, sind entweder mit Kalilauge und Wasser zu reinigen, oder sowie das Kehricht aus der Laborirhütte im offenen Feuer zu verbrennen oder in tiefen Gruben zu vergraben.

Nicht vollständig entsäuertes oder in Zersetzung begriffenes Dynamit muss gleichfalls im offenen Feuer sogleich verbrannt, oder in tiefen Gruben vergraben werden. Für Aufbewahrung und Transport müssen strenge Vorschriften eingehalten werden. Ammoniakentwickelungsquellen dürfen sich nicht in der Nähe der Aufbewahrungsorte befinden, weil es das Nitroglycerin in explosible Verbindungen überführt. Die Aufbewahrungslokale dürfen auch an heissen Sommertagen nicht über 40° C. warm werden. Beim Transport müssen Dynamit-Patronen auf Unterlagen gelegt werden, die etwa ausfliessendes Nitroglycerin aufsaugen (Sägespähne etc.). Grosser Sonnenhitze dürfen Dynamitpatronen nicht ausgesetzt werden; gefrorner Dynamit muss bei 30° C. aufgethaut werden und sind die einzelnen Patronen mit den Händen wegzunehmen, er darf nie geschnitten oder gehackt werden. Zur Waschung der beschmutzten Haut dient Kalilauge. Die Schleuderung der Sprengstücke erfolgt beim Dynamit auf die der angelegten Patrone entgegengesetzte Seite; deswegen stellt sich der Mineur in diesen Fällen 30, 50, 80 Schritte entfernt auf jene Seite, auf der die Sprengladung angebracht ist, indem sämmtliche Sprengversuche nachwiesen (Lauer), dass hierbei keine seitliche Schleuderung stattfindet; auf die entgegengesetzte Seite wurden 20 bis 30 Pfund schwere Eisenstücke 300 bis 400 Schritte fortgeworfen. — Nach geschehener Explosion soll man auch im Freien nicht gleich in den Qualm der Explosionsgase hineinlaufen, sondern diese sich erst verziehen lassen; um so wichtiger ist eine gute Ventilation bei Minen-Tunnelarbeiten und dergl. — Hierbei kann beim Mangel eines gewöhnlichen Blasebalges oder anderer Ventilationsapparate ein an einer Stange oder an einem Seile befestigter, mit der Spitze nach unten gekehrter Regenschirm, der beim Hinablassen zuklappt, beim raschen Emporziehen sich öffnet und die oberhalb befindliche Luft herausfördert, bei öfterer Wiederholung dieses Manövers gute Dienste leisten. Vor der Arbeit werden schwarzer Kaffee und kleine Morphiumdosen als Schutzmittel empfohlen, die Behandlung der Vergiftungserscheinungen selbst bietet keine Schwierigkeit. Von Seiten der

Chemie böte sich Aetzkalilösung, Jodwasserstoffsäure und Ammoniak dar, um das Dynamit, resp. das Nitroglycerin in unschädliche Verbindungen, salpetersaure Salze zu überführen. Die beiden ersten bewirken dieses erst in höherer Temperatur und sind für den lebenden Organismus nicht zu verwerthen; es bliebe noch das Ammoniakgas oder das Aetzammoniak, welches die Neutralisation des Nitroglycerins auch schon bei gewöhnlicher Temperatur bewirkt und noch den Vortheil bietet, dass es nebst der innerlichen Anwendung (die Aetzammoniakflüssigkeit und das kohlensaure Salz in einem schleimigen Vehikel) auch noch in Dampfform mit hinreichender Luft benützt werden könnte. Für die gerichtliche Medicin ist das Nitroglycerin, (das zuweilen sträflich in Branntwein gegeben und genossen wurde,) aus dem Mageninhalte mit Chloroform oder Aether auszuziehen und sowohl mit Anilin 2 bis 6 Tropfen und Schwefelsäure 1 Tropfen an der rothen Färbung, welche sich beim Verdünnen mit Wasser grün färbt, als durch Brucin und Schwefelsäure gleichfalls an der kaiserrothen Färbung nachzuweisen; jedoch muss bei letzterer Probe sicher gestellt sein, dass ausserdem zu ermittelnden Nitroglycerin im Leben nicht Salpetersäure, salpetersaure Salze oder Spiritus nitri dulcis gegeben wurde.

V. Recrutirung und Invalidisirung.

1) Kratz, Recrutirung und Invalidisirung 1873. 8. 197 S. — 2) Instruction zur ärztlichen Untersuchung der Wehrpflichtigen 8. 34 S. — 3) Körber, Recensionen von 1680 Recruten in Bezug auf die Körperlänge, den Brustumfang, das Gewicht, die vitale Lungencapacität und die Kräfte derselben, Petersburger medicinische Zeitung 8, 114—189. — 4) Mayer, Die Ergebnisse des Ersatzgeschäftes aus den Wehrpflichtigen des Jahres 1850 (Altersklasse 1849). Bayerisches ärztliches Intelligenzblatt No. 45. — 5) Fiori, Alcune riflessioni su 297 Coscritti della Classe 1848. Giornale di medicina militare, p. 65—79. — 6) Bonalumi, Sullo stato degli inscritti di leva della classe 18 [illegible]. Giornale di medicina militare p. 17 bis 129. — 7) Grossheim, Macht „Klauenkrankheit" zum Militärdienst unbrauchbar? Deutsche militärärztl. Zeitschrift Heft 7 S. 313. — 8) Helbig, Bericht über die bei dem Ersatzgeschäfte 1871 angestellte Voruntersuchung betreffend den Einfluss der Blattern auf die Militairtauglichkeit, Deutsche militärärztliche Zeitschrift No. 12. — 9) Arnould, La loi militaire. — Son influence probable sur l'état physique de l'armée et de la population. — Droits reservés à la profession médicale. — Intervention des médecins dans l'application, Gazette médicale de Paris No. 16. — 10) Berthold, Statistik der durch den Feldzug 1870—71 invalide gewordenen Mannschaften des 10. Armeecorps. Deutsche militärärztliche Zeitschrift S. 477—484, 449—478, 565—575, 565—591. — 11) Löwenhardt, Ein Vorschlag zur Verringerung der Invaliditätserklärungen beim Militär. Berliner klinische Wochenschrift No. 17. — 12) Ein Wort zur Invalidisirung, Militairarzt No. 11. — 13) Bemerkungen, bezüglich der Ausstellungen von Invaliditätsattesten, Deutsche militärärztliche Zeitschrift S. 183—191. — 14) Mitner, militärärztl. Atteste und Gutachten, Berlin 1873 8. 196 S. (Vergleiche Statistik No. 2. Ueber Recrutirung des k. k. Heeres. Statistisches Jahrbuch 1870.)

Kratz (1) geht in seiner Schrift über Recrutirung und Invalidisirung von dem Gedanken aus, dass es namentlich dem Militärarzte Noth thut — sowohl im Interesse der Armee als im eigenen Standesinteresse — sein Urtheil überall wo es verlangt wird möglichst von einseitigen, individuellen Anschauungen frei zu halten, dasselbe vielmehr durch feststehende Thatsachen und Grundsätze sowie durch logische Consequenzen möglichst mathematisch zu begründen. Er legt daher in seiner Arbeit die Resultate der modernen Wissenschaft zusammen mit den reichen Ergebnissen einer langjährigen Erfahrung hauptsächlich von dem Standpunkte aus dar, den der Arzt beim Musterungsgeschäft ins Auge zu fassen hat. Im ersten Theil giebt er allgemeine diagnostische Gesichtspunkte für die Rekrutirung und Invalidisirung. Zunächst bespricht er die vollkommen dienstfähigen, die unvollkommen dienstfähigen Mannschaften, die zeitweise oder gänzliche Befreiung vom Militärdienst und die Invalidenversorgung. Darauf kommt er auf besondere Modificationen und Störungen der militärärztlichen Untersuchung, wie sie sich weniger in den gewöhnlichen Dienstverhältnissen als hauptsächlich beim Musterungsgeschäft durch die beschränkten Zeit- und Localverhältnisse, durch Eigenthümlichkeiten der Explorandes, durch Simulationen und Dissimulationen darstellen. Rücksichtlich dieser letzteren beiden Punkte tadelt er entschieden, dass in den Loosungsscheinen von früheren Musterungen die Ursache der Zurückstellung eingetragen werde, weil man damit den Leuten, die sonst oft gar Nichts von ihrem Leiden wissen, ein sehr gutes und durch dienstwillige Hausärzte noch verbessertes Simulationsmittel in die Hände giebt. — Es folgen dann Rathschläge zur Beseitigung der diagnostischen Schwierigkeiten. Alle Krankheiten und körperlichen Fehler sollen den Arzt beim Musterungsgeschäft nur insoweit interessiren, als sie für die Dienstfähigkeit des Betreffenden von Einfluss sind; hat also Jemand z. B. eine Skoliose, die ihn zum Dienst untauglich macht, so ist es gleichgültig, ob er ausserdem noch einen Herzfehler, ein Ohrenleiden u. s. w. hat. Dann sollen Leute mit Fehlern, welche die Dienstuntauglichkeit bedingen und nicht heilbar sind, auch sofort definitiv ausgeschlossen sein, um nicht jedes Jahr wieder mit demselben negativen Erfolge untersucht werden zu müssen. Hierzu verlangt Verf. die wissenschaftliche Unterstützung der Truppenärzte durch sorgfältig ausgeführte Dienstuntauglichkeitszeugnisse, aus denen sich am besten erkennen lässt, welche Gebrechen heilbar sind oder mit Nothwendigkeit Dienstunbrauchbarkeit herbeiführen. Dagegen soll der Militärarzt nie auf mitgebrachte ärztliche Atteste Rücksicht nehmen. Bei den Simulanten empfiehlt Verf. folgende Gesichtspunkte, die leicht zur Entdeckung der Wahrheit führen: 1) der Simulant stellt fast immer das Maximum der augenfälligen Symptome dar, 2) der Simulant ist über die Anamnese seines Leidens selten im Klaren, 3) beim Simulanten wird der Einfluss der vermeintlichen Krankheit auf allgemeine und specielle Entwickelung und Ernährung des Körpers vermisst, 4) das von dem Simulanten betriebene Handwerk steht oft in directem Widerspruch mit seinem angeblichen Leiden. — Verf. weist darauf hin, wie schwierig es in Ermangelung positiver Zahlen ist, die Dienstunbrauchbarkeit zu bestimmen oder nicht; dauernde Dienstunbrauchbarkeit wird nach ihm kurz bedingt: 1) durch Krankheiten (oder ausgesprochene Anlagen zu denselben), die erfahrungsgemäss eine dauernde Heilung nicht zulassen, oder die eine dauernde Beeinträchtigung (militairisch) wichtiger Körperfunctionen bedingen, 2) durch bleibende, von Geburt an bestehende oder durch Krankheiten oder mangelhafte Körperentwickelung bedingte Formveränderungen, die entweder (militärisch) wichtige Functionen des Körpers wesentlich beeinträchtigen oder auffallende Verunstaltung desselben bewirken. — Die zweifelhaften Fälle soll man stets auf die Seite der Unbrauchbarkeit stellen. — Weiter bespricht Vrf. die Bedingungen und verschiedenen Ansprüche der Invalidität und giebt eine Uebersicht der Unterbeamtenstellen, die ausschliesslich mit Militair-Anwärtern zu besetzen sind. — Im letzten Kapitel des ersten Theiles werden dann die Erfordernisse für die verschiedenen Waffengattungen gegeben. Der Infanterist ist das Prototyp des Soldaten, er soll also ein kraftvoller gesunder Mann sein, der einen starken Nacken, breite Schultern, eine gut gewölbte Brust, gelenkige Arme und Hände und gesunde Füsse hat. Für das Garde-Corps sind speciell grosse und körperlich wie geistig begabte Rekruten auszuheben. Für die Artillerie dürfen nicht Leute mit zweifelhafter Brauchbarkeit, auch nicht mit Kurzsichtigkeit genommen werden; die reitenden Artilleristen müssen auch noch die für die Cavalleristen erforderlichen Eigenschaften haben. Cavalleristen sollen möglichst schon mit Pferden umzugehen wissen; ihr Dienst erfordert eine weniger stark gebaute Brust als bei der Infanterie und Artillerie. Jäger-Rekruten dürfen nur eine bestimmte Grösse haben, müssen lesen und schreiben können und scharfe Sehkraft haben.

Im zweiten Theil giebt Verf. eine Zusammenstellung der hauptsächlichsten, in Bezug auf die Militairdienstfähigkeit in Frage kommenden Krankheitszustände unter Berücksichtigung der Simulationen. Er bespricht Nervenkrankheiten, Blindheit, Erweiterung und Verengerung der Pupillen, sonstige Störungen des Sehvermögens, Taubheit und Schwerhörigkeit, Ohrenflüsse, Lungenschwindsucht mit dem Anhang Malariacachexie, Herzkrankheiten mit dem Anhang Krampfadern, Leberkrankheiten, Unterleibsbrüche, Deformitäten (hohe Schulter, hohe Hüfte, X-Beine u. O-Beine, Krümmung eines Armes, Steifheit und Krümmung der Finger, Plattfüsse) und endlich Hautkrankheiten.

Die neue Instruction zur ärztlichen Untersuchung der Wehrpflichtigen für das k. k. österreichische Heer (2) bestimmt, dass der Militärarzt sowohl nach den Angaben des zu Untersuchenden wie nach eigener genauer Prüfung sein Urtheil abgeben soll. Giebt der Wehrpflichtige ein Leiden an, das erst durch längere Beobachtung erkannt werden kann, so kommt er in ein Militärspital; erkennt der Arzt ein Gebrechen, das längstens innerhalb 4 Monate und ohne chirurgische Operation heilbar ist, so wird der Betreffende in ein Civilspital abgegeben. Der Arzt hat zunächst die allgemeinen Merkmale einer kräftigen Leibesbeschaffenheit (aufrecht getragenen Kopf, starken Nacken, gesunde Gesichtsfarbe, muntere Augen, gute Zähne, festes rothes Zahnfleisch, breiten gewölbten Brustkorb, starke flachliegende Schulterblätter, ein langsames, tiefes, leichtes und andauernd ruhiges Athmen, starken regelmässigen Puls, feste elastische Haut, kräftige Muskeln, starke Knochen, festen Gang) zu prüfen und geht dann zur speciellen Untersuchung der einzelnen Körpertheile über. Hierbei sei erwähnt, dass bei allen Wehrpflichtigen die Messung des Brustumfanges und zwar während der Athempause gemacht werden soll, indem die oberen Extremitäten wagerecht ausgestreckt werden und das Band horizontal über beide Brustwarzen um den Thorax geführt wird. Ein Brustumfang von weniger als 29 Zoll schliesst die Tauglichkeit aus. Sind bei dieser Untersuchung alle Körpertheile berücksichtigt, so hat sich der Arzt auszusprechen für eine der drei Kategorien:

1) Diensttauglich, und zwar: a) ohne Gebrechen, b) mit dem Gebrechen N. N., wenn der Betreffende bei einer starken und Ausdauer versprechenden Körperbeschaffenheit gesund oder nur mit solchen niederen Gebrechen behaftet ist, welche seine Verwendung für Kriegsdienste nicht hindern.

2) Derzeit untauglich wegen des Gebrechens N. N., wenn bei dem Betreffenden eine Kräftigung des schwächlichen Körpers zu erwarten ist, oder wenn die vorhandenen Gebrechen eine die Diensttauglichkeit bedingende Besserung oder völlige Heilung hoffen lassen.

3) Für immer untauglich wegen des Gebrechens N. N., wenn durch unheilbare Leiden die freie Bewegung des Körpers gehindert, wichtige Verrichtungen des Organismus gestört, oder der nöthige Aufwand von Geistes- oder Körperkräften versagt ist.

Der Arzt muss dafür Sorge tragen, dass die nichtärztlichen Commissions-Glieder sich von den vorgefundenen Gebrechen überzeugen. — Beigegeben sind Beilagen mit dem heutigen Stande der Diagnostik entsprechenden, topographisch geordneten Verzeichnissen von Krankheiten und Gebrechen, welche entweder für immer oder zeitig oder gar nicht dienstuntauglich machen.

Könnus (3) erhielt vom General-Stabs-Doctor der russischen Flotte den Auftrag, die Matrosen der letzten zwei Rekrutenaushebungen (1866 und 1867) einer Prüfung ihres Gesundheitszustandes zu unterwerfen. Dieselben stammten in der Hauptsache aus den drei nördlichen Gouvernements Wologda, Olonez und Archangel, der Rest vertheilte sich gleichmässig auf Twer, Astrachan und Esthland.

An Instrumenten wurden dazu verwendet: 1) ein Dynamometrograph nach Burg, an dem die Kraft der Hände und der Lenden gemessen wurde. 2) eine Wage (Salter's spring balance). 3) ein Maassband und 4) ein Maassstab, beide mit Centimetereintheilung, ein Spirometer nach Bernard. Bei der Messung des Brustkastens wurde der Umfang der Brust in der Höhe der Brustwarzen gemessen und zwar zunächst bei herabhängenden Arme (grösstmögliche Inspiration) und darauf nach möglichst tiefer Exspiration und aus der Differenz beider Werthe die Brustbeweglichkeit gefunden. Weiter wurde noch gemessen der Abstand beider Brustwarzen und die Länge des Brustbeins vom Manubrium an bis zur Ansatzstelle der letzten Rippenknorpel. Es betrug nun bei den untersuchten 1306 Matrosen im Durchschnitt die Länge 164,15 Cm., das Gewicht 155,47 Pfd. russ., der Brustumfang 94,54 Cm. —

Für Oesterreich waren für ein Regiment die Werthe: Länge 163,1 Cm.; Gewicht 145 Pfd. russ.; Brustumfang 85,3 Cm.

Für England die Länge der Recruten in den Jahren 1860—62 168,96 Cm.; oder die Länge der Armee 174,0 Cm., das Gewicht 142,8 Pfd. russ.

Für Frankreich die Länge 163,83 Cm.; für Belgien aus der ganzen Bevölkerung im Alter von 20 Jahren berechnet 176,4 Cm., das Gewicht 146,5 Pfd. russ.

K. kommt zu dem Resultat, dass die Russen erheblich kräftiger sein müssen als die Oesterreicher, indem sie sowohl den Brustumfang in der Athmungspause übertreffen, als auch etwa 10 Pfund bei gleicher Länge schwerer sind. Noch ungünstiger stellt sich dies Verhältniss gegenüber den Engländern und Belgiern, jedoch kommen bei ersteren jüngere Altersklassen zur Einstellung.

Verf. versucht durch tabellarische Zusammenstellung aller seiner gefundenen Werthe das Verhältniss, in dem sich dieselben gegenseitig bedingen, festzustellen. Er fand zwar im Allgemeinen, dass mit dem Steigen der Körperlänge auch eine Zunahme im Gewicht, im Brustumfang, in der vitalen Lungencapacität u. s. w. stattfindet; doch war diese Zunahme durchaus keine mathematisch genaue, in einzelnen Fällen verringerten sich sogar beim Steigen der Länge die einzelnen Factoren. Das Gewicht nahm am constantesten zu und zwar auf je 1 Cm. Länge 2 Pfd. russisch. Viel weniger genau und regelmässig war die Zunahme des Brustumfanges bei steigender Länge; es lässt sich nur sagen, dass im Durchschnitt ein Cm. Zunahme in der Länge entsprechend ist ½ Cm. Zunahme im Brustumfang. Dasselbe gilt von der Lungencapacität, die um 50 Ccm. auf je 1 Cm. der Körperlänge steigt. Bemerkenswerth ist, dass KÖRBER durchschnittlich eine sehr hohe Lungencapacität fand (3925 Ccm.); HUTCHINSON fand nur 3510, ARNOLD 3325, SIMON 3128 Ccm.; dagegen stimmt er mit diesen drei Forschern ziemlich genau in Bezug auf das Verhältniss zwischen Zunahme der Körperlänge und der Lungencapacität: KÖRBER fand für 1 Ccm. Längenzunahme ein Wachsen der Lungencapacität um 50, HUTCHINSON und SCHNEEVOGT um 52, SIMON und ARNOLD um 60 Ccm. — Weiter fand KÖRBER dass im Durchschnitt bei 1 Cm. Längenzunahme die Händekraft um 1½ Pfd., die Lendenkraft um 4 Pfd., zunimmt.

Im Allgemeinen dürfte sich folgendes Gesetz aufstellen lassen: in den Händen muss ein Mann eine Kraft besitzen, die seinem Körpergewicht nahezu gleich kommt (6 bis 12 Pfund weniger), in den Lenden eine Kraft, die zum wenigsten dem doppelten Körpergewicht gleich kommt. — Das Sternum richtet sich, wie aus der Tab. ersichtlich, ganz genau nach der Körperlänge, und zwar nimmt ersteres um 1/10 Cm. auf 1 Cm. Körperlänge zu, so dass also das Sternum gleich ist dem 0,3. Theile der ganzen Körperlänge. Die Thoraxbeweglichkeit nimmt wol auch mit steigender Körperlänge zu, doch ist diese Zunahme fast verschwindend klein. Auf 10 Cm. Körperlänge kommt erst ½ Cm. Thoraxbeweglichkeit hinzu. Verf. konnte also wol für eine bestimmte Körperlänge ein bestimmtes Gewicht, einen bestimmten Brustumfang u. s. w. berechnen; aber die in praxi genommenen Masse stimmten nur selten mit dem theoretisch berechneten Mittel. Da Verf. lauter schon ausgehobene und als diensttüchtig befundene Mannschaften vor sich hatte, konnte er nicht wol behaupten, dass ein Sinken der einzelnen Werthe unter den von ihm berechneten Mittelzahlen — wie das nur zu häufig bei den untersuchten 1306 Mann stattfand — die Dienstuntauglichkeit ausschliesse. Um solche Zahlen nun zu finden, die als äusserste Grenze der Brauchbarkeit dienen sollten, schlug Verf. folgendes Verfahren ein: alle Mannschaften von derselben Grösse ordnete er nach der Zunahme ihres Gewichts, demnächst ihres Brustumfanges, ihrer vitalen Lungencapacität, ihrer Lendenkraft u. s. w., theilte sie danach in 3 Drittel, nahm je aus dem ersten Drittel, in dem also die Leichtesten, die mit dem geringsten Brustumfang u. s. w. waren, und dann aus dem letzten Drittel, in dem also die Schwersten sich befanden, das Mittel; und das Mittel aus diesen beiden Werthen soll dann die Zahl sein, unter welche bei der angenommenen Körperlänge das an dem zu Untersuchenden gefundene Mass nicht erheblich sinken soll, ohne ihn dienstuntauglich zu machen. Wenngleich diese Zahlen schon in einem weit regelmässigeren Verhältniss zu einander stehen, finden sich doch auch hierbei sehr viele Abweichungen. Während z. B. für die Grösse von 160 Cm. ein Gewicht von 149,9 Pfd. berechnet war, ergeben sich für 161 Cm. nicht etwa mehr, sondern weniger (148,2 Pfd.); während die Grösse von 160 Cm. einen Brustumfang von 94,1 Cm. zeigt, haben die Grössen von 161, 162 und 163 Cm. nur 93,4, 93,8 bezw. 93,8 Cm. u. s. w. In ähnlicher Weise legte er dann das Gewicht, den Brustumfang u. s. w. zu Grunde und suchte durch Berechnung von Mittelzahlen der übrigen Werthe die gegenseitigen Verhältnisse zu fixiren.

Darauf zeigt Verf., dass der Brustumfang, durch die Brustbeweglichkeit dividirt, in allen Classen fast genau denselben Quotienten giebt (9,81); dasselbe gilt von Brustumfang und Brustwarzenabstand, wo der Quotient 4,43 ist. Weiter tritt er den Autoren (BERNSTEIN, PARKES) entgegen, die den Brustumfang mit der halben Körperlänge vergleichen, indem er den Brustumfang stets bei weitem grösser fand als die halbe Körperlänge. Auch die von BAXTER aufgestellten Sätze (Minimalbrustumfang ist gleich ½ Körperlänge — 1/40 der Länge; mittlerer Umfang gleich ½ Körperlänge, 1/20 der Länge; Maximalumfang gleich ½ der Körperlänge) hält er nach seinen Erfahrungen für durchaus nicht zutreffend.

Indem Verf. zum Schluss zugiebt, dass mit seinen theoretisch construirten Werthen in praktischer Beziehung noch wenig gewonnen ist, wünscht er dass die Bemühungen zur Aufsuchung von Grenzwerthen fortgesetzt werden, welche bei der Recrutirung und Invalidisirung massgebend sein sollen. — Hierzu könnten verschiedene Methoden angewendet werden, bei welchen es sich wesentlich darum handeln würde, genaue Angaben über die körperlichen Verhältnisse der zweifelhaft dienstfähigen, namentlich aus Lazarethen, zusammenzustellen und zu verfolgen. Wenn die Messungen in derselben Weise wie bisher fortgesetzt werden sollen, so genügt Feststellung von Länge, Gewicht, Brustumfang und Brustbeweglichkeit, sowie die Kraftmessung; selbstverständlich müssen genaue Notirungen gemacht werden. Endlich will K. auch auf diesem Wege prüfen, ob die Nahrung der Matrosen den an sie geleisteten Anforderungen entsprechend sei. Am Anfang und am Ende bestimmter Perioden der Thätigkeit, z. B. der Frühjahrsausrüstung, der Seefahrt u. s. w. sollen bei den Mannschaften alle Masse genommen werden; sind dieselben gleich geblieben, so standen Nahrung und Arbeitsleistung in richtigem Verhältniss; haben dagegen die Masse alle oder einzelne abgenommen, so war die Nahrung nicht ausreichend und muss verbessert werden.

Majer (4) gibt im Anschluss an seine Arbeiten 1868 und 1869 eine **Uebersicht über die Ergebnisse des Ersatzgeschäftes in der K. bayerischen Armee** aus den Wehrpflichtigen des Jahres 1870. Die Gegenüberstellung der Resultate 1869 und 1870 ergiebt, dass 1868 34,4, 1869 45,4 und 1870, 55,6 pCt. von den Wehrpflichtigen für untauglich erklärt wurden. Der Grund der häufigeren Untauglichkeitserklärungen liegt in der Verschärfung der Instruction für die Aerzte bei Vornahme der körperlichen Untersuchung der Wehrpflichtigen, wozu die in den letzten Jahren aufgetauchten häufigen Klagen über unverhältnissmässig zahlreiche Einreihungen von Dienstuntauglichen Veranlassung gegeben hat. — Was den Unterschied zwischen Stadt und Land betrifft, so war im Jahre 1870 die Untauglichkeit der städtischen Wehrpflichtigen im Ganzen um 8,2 pCt. grösser als die der ländlichen Pflichtigen und zwar traf ein mehr oder minder grösseres Plus der Untauglichkeit auf jede der drei Hauptkategorieen der Untauglichkeit, Mindermaass 5,0 pCt., Körperschwäche 11,8 pCt. und Gebrechen 38,8 pCt. Nur in Oberbayern ergaben die unmittelbaren Städte ein günstigeres Tauglichkeits-Verhältniss, als die ländlichen Bezirke, was zumeist auf Rechnung der Hauptstadt zu setzen ist. Dagegen kommt den mittelfränkischen Städten eine um 16 bis 17 pCt. grössere Militair-Untauglichkeit zu, als den Bezirksämtern dieses Kreises, und sind hier besonders die Städte Erlangen mit 78,8 pCt. Schwabach mit 79,9 pCt. und Nürnberg mit 84,7 pCt. ausserordentlich ungünstig gestellt. — Nach den einzelnen Gebrechen haben allgemeine Schwächlichkeit, Mindermaass, Kropf, auffallend schmale Brust, Eingeweidebrüche, chronische Augenkrankheiten, Plattfüsse, Verunstaltungen des Körpers (besonders des Rückens), Venen-Erweiterungen, behindernde Narben, Steifhals sich in der aufgeführten Reihenfolge als die häufigsten Ursachen der körperlichen Dienstuntauglichkeit herausgestellt. Die Mindermässigkeit ist auch in diesem Jahre wieder in den Landwehrbezirken der 8. Brigade (Pfalz) am stärksten vertreten, diesseits des Rheins in Mittelfranken. Die granulöse Augenentzündung hat im Ergänzungsbezirke Hof in diesem Jahre noch höhere Zahlen ausgewiesen als in den Vorjahren.

Abermals repräsentirt das General-Commando München eine grössere Wehrfähigkeit seiner männlichen Jugend, als das General-Commando Würzburg. Denn während von den im Jahre 1869 Untersuchten die zum General-Commando München gehörigen Pflichtigen eine Untauglichkeit von 44,77 pCt. ergaben, stieg die Untauglichkeit beim General-Commando Würzburg auf 45,83 pCt. und während im Jahre 1870 die Untauglichen des General-Commando München 54,01 pCt. sämmtlicher Untersuchten betrugen, erhob sich das Untauglichkeits-Verhältniss beim General-Commando Würzburg auf 56,87 pCt. Die körperliche Constitution der altbayerischen und schwäbischen Bevölkerung, die sich vornehmlich mit Ackerbau und Viehzucht beschäftigt, ist im Allgemeinen eine kräftigere, als die der fränkischen und pfälzischen Bevölkerung, bei welcher Gewerbe und Industrie eine höhere Bedeutung gewonnen haben. Die Hauptgruppen der Untauglichkeitsgründe gestalten sich im Ganzen bei den Ersatzgeschäften 1870 folgendermassen: Mindermaass 5,04, örtliche Krankheiten und Gebrechen an verschiedenen Theilen des Körpers etc. 24,18, Krankheiten und Mängel am Kopfe 5,12, Krankheiten und Mängel am Halse und an den Brustorganen 8,03, Krankheiten und Mängel am Unterleibe 5,11, Krankheiten und Mängel an den Extremitäten 8,11, anderweitige Gebrechen 0,04 pCt.

Fiori (5) macht Bemerkungen über 207 **Recruten des 43. Italienischen Infanterie-Regiments.** Dieselben gehörten sowohl Nord- wie Süditalien an, die durchschnittliche Grösse betrug 1,63 M., der Brustumfang 86½ Cm. Die kräftigsten Naturen kamen aus der Emilia und Romania, die schwächsten aus Calabrien. Die Schwankungen der Grösse lagen zwischen 1,56 und 1,72 M., die des Brustumfanges zwischen 79 und 91. 18 wurden als untüchtig wieder entlassen. Der Aufsatz bietet weiter eine Anzahl specieller Beobachtungen dar.

Santini (6) spricht über die Resultate, welche die Beobachtung von **Gestellungspflichtigen im Divisionslazareth zu Florenz** ergeben hat. Es geht hieraus hervor, dass verhältnissmässig grosse Zahlen Dienstpflichtiger im Lazareth zur Beobachtung kommen. So wurden von der Klasse 1848 in dem genannten Lazareth 184 von der 1849 177 beobachtet, von welchen 83 resp. 49 für unbrauchbar erklärt wurden. Die hauptsächlichsten zweifelhaften Fälle betreffen das Sehorgan, von diesen Wehrpflichtigen ist fast die Hälfte für unbrauchbar erklärt worden. S. spricht sich über die Schwierigkeit der Bestimmung der Sehschärfe bei Simulation eingehend an.

GROSSHEIM (7) beantwortet nach einem im Königlich Würtembergischen Armee-Corps vorgekommenen Falle die Frage, ob ein an Bluterkrankheit leidender Mann dienstfähig sei, dahin, dass dieses Leiden die Militärunbrauchbarkeit für immer begründet. Eine bezügliche Bemerkung müsste in die Ersatz-Instruction aufgenommen werden.

HELBIG (8) hat nach den in dem Königl. Sächs. 12. Armee-Corps angestellten Erhebungen die Frage zu beantworten versucht, welchen Einfluss die Blatternkrankheit auf die Militärtauglichkeit ausübe. Das aus den Berichten von 16 aushebenden Aerzten hervorgegangene Resultat lautet: Die Militärtauglichkeit der Leute, welche Blattern überstanden haben, ist eine sehr grosse; sie ist grösser, als die durchschnittliche Tauglichkeit der Gestellten überhaupt, ja sogar als die der Nichtgeimpften und nicht Geblatterten. Die blos Geimpften, nicht von Blattern Befallenen, stellen einen merklich geringeren Procentsatz an vollkommenen Dienstfähigen, als die Nichtgeimpften, bez. Geblatterten und Geimpften. Die ganze Untersuchung trägt einen provisorischen Charakter, und sind noch weitere Resultate abzuwarten. Für die etwanigen weiteren Arbeiten in dieser Richtung empfehlen sich die der Arbeit beigegebenen Tabellen als Muster.

ARNOULD (9) bespricht das neue französische Wehrgesetz vom ärztlichen Gesichtspunkte. Das Alter von 20 Jahren wird als ein zu junges gegenüber den Anforderungen des Dienstes bezeichnet. In Süd-Frankreich sind die Mannschaften mit 23, im Nord-Osten mit 25, im Westen mit 27 bis 28 Jahren erst dienstfähig. Soll eine Ausbildung so junger Leute stattfinden, so kann dies mit dem besten Erfolge dann geschehen, wenn den Gesundheitsbedingungen, namentlich durch vielfachen Aufenthalt in freier Luft die nöthige Rechnung getragen wird. Hierzu wird ganz besonders der Aufenthalt in den Lagern beitragen. Ein weiterer Einwand gilt die Grösse. Dieselbe ist auf 1 M. 54 Cm. herabgesetzt worden. Man sollte gar keine Grenze annehmen und dies den Aushebungsbezirken überlassen, weil eine Anzahl ganz gesunder Menschen hierdurch befreit werden. In der Bretagne kommen auf 1000 Militärpflichtige 75 mit Mindermaass, von denen bei Annahme des Vorschlages vielleicht noch 60 namentlich zur leichten Kavallerie brauchbar werden (?). Die Maassregel des Aufschubs der Einstellung auf 1 und 2 Jahre wird aus dem obigen Gesichtspunkt als eine günstige betrachtet. Weiter beurtheilt A. die Verhältnisse der einzelnen durch das Gesetz beschaffnen Klassen. Nach demselben beträgt die aus 300,000 Wehrpflichtigen jährlich auszuhebende Quote 150,000 Mann, von welchen 75000 fünf Jahre, 75000 sechs Monate dienen. Nach dem Grade der Dienstfähigkeit sollen diese 150,000 vollständig brauchbar sein. Die zweite Classe umfasst die vollständig Unbrauchbaren, die dritte die nur zu Hülfsdiensten Brauchbaren und die vierte endlich die Zurückgestellten. Es wird nun befürchtet, dass die dritte Klasse unverhältnissmässig zahlreich sein wird, und dass namentlich zurückgestellte Leute für etwanige Hülfsdienste brauchbar befunden werden. — Gegenüber den fünf activen Dienstjahren von 75000 Mann wird eine grosse Anhäufung der künftig präsenten 450,000 Mann befürchtet, für welche wieder die Lager Abhülfe schaffen sollen. — Ein weiterer Einwand ist die gezwungene Ehelosigkeit. Frankreich steht so wie so sehr schwach in Bezug auf die Zahl der Geburten, so dass es nicht gleichgültig ist, wenn sich die 5 Jahre Dienenden erst mit dem 27. Lebensjahre verheirathen können. Dass die zur Disposition Entlassenen sich ohne Erlaubniss verheirathen dürfen, wird an dem Gesetz gerühmt.

BERTHOLD, Generalarzt des 10. Armeecorps giebt (10) eine Zusammenstellung über 2162 Invaliden dieses Armeecorps. Nach einer kurzen Einleitung über das Invalidengesetz vom 27. Juni 1871 wird ausgeführt, dass die aufzustellenden Tabellen den Grad der Erwerbsunfähigkeit zur Grundlage nehmen sollen. Hierdurch wiegen die Verletzungen der für die Arbeit wichtigen Theile unverhältnissmässig schwer gegenüber anderen Verletzungen wichtiger Organe, eine weitere Schwierigkeit liegt in der Abstufung der Erwerbsfähigkeit (gänzlich, grösstentheils, theilweise), welche keine feststehenden Unterschiede ergiebt. Nur für gänzliche Erwerbsunfähigkeit ergiebt §. 38 der Ersatz-Instruction Anweisung.

Die 1804 durch Feindes-Waffen invalide gewordenen Mannschaften kommen auf einen Gesammtverlust von 6000 Mann, gleich 21,3 pCt. des ca. 31000 Mann starken Armeecorps. Von 1738 Verwundeten sind 2934 ohne Beeinträchtigung der Felddienstfähigkeit geheilt worden. Unter den 1804 Invaliden kommen auf Verletzungen des Kopfes 7,04 pCt., des Rumpfes 12,42 pCt., der Ober-Extremitäten 40,03 pCt., der Unter-Extremitäten 40,01 pCt. Diese Zahlen weichen namentlich von STROMEYER ab, der für die Ober-Extremitäten nur 27 pCt. aufstellt. Es erklärt sich dies aus der Wichtigkeit der Ober-Extremitäten für die Arbeit. Von den 1804 Wunden waren 99,5 durch Schüsse, 0,5 durch die blanke Waffe herbeigeführt. Beide Körperhälften sind im Allgemeinen gleich getroffen, das Plus für die linke Körperhälfte beträgt nur 0,5 pCt. Bei einzelnen Theilen war die Differenz grösser, z. B. war die rechte Brust 41, die linke 21 mal betheiligt. Bei der weitaus grössten Mehrzahl der Invaliden war nur die Verwundung eines Körpertheiles vorhanden und zwar bei 87,5 pCt., während 12,5 pCt. mehrfach verwundet waren. Verwundungen an zwei verschiedenen Körpertheilen hatten 182, an drei 29, an vier 10, an fünf 2, an sechs 1. Der sechsfach Verletzte war durch Bayonnetstiche verwundet und ist unter den perforirenden Brustwunden enthalten. Von den 1804 Invaliden erhielten 32,4 pCt. Weichtheilverletzungen, 17,1 pCt. Knochencontusionen, 44,7 pCt. Knochenbrüche, 5,7 pCt.

Eingeweideverletzungen. — Von Lähmungen kamen 4,7 pCt. vor, (86 Fälle), davon 4 vom Gehirn, 1 vom Rückenmark, 81 von einzelnen Nerven aus. Bei 6 pCt. der Invaliden waren 109 grosse Operationen gemacht; 3 Exartikulationen des Schultergelenks, 16 Amputationen des Oberarms, 6 des Vorderarms, 12 des Oberschenkels, 22 des Unterschenkels, ferner 5 Resectionen des Schultergelenks, 11 des Ellenbogengelenks, 2 des Handgelenks, 1 des Kniegelenks und 4 des Fussgelenks. Die Zahl von 59 Amputationen und 23 Resectionen ist verhältnissmässig klein. Str. hatte nach Langensalza bei 1393 Verwundeten 91 Amputationen und 29 Resectionen.

Den Invaliditätsgrad anlangend, wurden von den 1804 Invaliden 1. dauernd ganzinvalide, dauernd gänzlich erwerbsunfähig und dauernd verstümmelt 4 pCt., 2. dauernd ganzinvalide, temporär gänzlich erwerbsunfähig und verstümmelt 9,9 pCt., 3. dauernd ganzinvalide und temporär gänzlich erwerbsunfähig 9,9 pCt., 4. dauernd ganzinvalide und temporär grösstentheils erwerbsunfähig 16,7 pCt., 5. dauernd ganzinvalide und temporär theilweise erwerbsunfähig 8,8 pCt., 6. dauernd ganzinvalide und erwerbsfähig 0,4 pCt., 7. temporär ganzinvalide, temporär gänzlich erwerbsunfähig und verstümmelt 0,5 pCt. 8. temporär ganzinvalide, temporär ganzinvalide, temporär grösstentheils erwerbsunfähig 11,9 pCt., 9. temporär ganzinvalide, temporär gänzlich erwerbsunfähig 4,3 pCt., 10. temporär ganzinvalide, temporär theilweise erwerbsunfähig 25,3 pCt., 11. temporär ganzinvalide und erwerbsfähig 0,9 pCt., 12. halbinvalide 6,5 pCt. 8,3 pCt. waren verhindert vom Civilversorgungsschein Gebrauch zu machen. 3 Invaliden wurden als doppelt verstümmelt anerkannt. — Die gesammte monatliche Pension beträgt 13,687 Thaler, der Durchschnittssatz für den einzelnen Invaliden 7 Thlr. 20 Sgr. Die höchsten Pensionen erhalten als Durchschnittssätze die Verletzungen der Blase und des Hüftgelenks mit 16 resp. 15$\frac{2}{3}$ Thlr., die geringsten die des Schlüsselbeins, der Bauchwandung und der Geschlechtstheile mit 5$\frac{1}{3}$ Thlr. Es folgt hierauf eine Zusammenstellung der Verletzungen nach den verschiedenen Körpertheilen, indem sich daraus ergaben: Invaliditätsgrade und Pensionen, welche im Aufsatze selbst eingesehen werden müssen. — Von 2016 äusserlich Verletzten sind 108 gleich 5,3 pCt. oder 0,35 pCt. des Armee-Corps invalide geworden; die durchschnittliche Pension beträgt 8$\frac{2}{3}$ Thlr. — Die durch Erkrankungen invalide gewordenen Mannschaften betragen 250 (1,7 pCt. der Lazarethkranken 0,8 pCt. der Corpsstärke.) Die grössten Zahlen derselben kommen auf Typhus, Ruhr, Rheumatismus und Lungenschwindsucht: durchschnittlich erhielt jeder Invalide monatlich 8 Thlr. 15 Sgr.

Das Resultat der ganzen Zusammenstellung ist, dass vom ganzen Armeecorps 7 pCt. invalide geworden sind, von welchen 1804 = 83,4 pCt. auf Verwundungen, 108 = 5 pCt. auf andere äussere Verletzungen, 250 = 5 pCt. auf Krankheiten kommen.

LÖWENHARDT (11) macht einen Vorschlag zur Verringerung der Invaliditäts-Erklärungen, indem er bespricht, wie häufig Ankylose einzelner Gelenke dazu führt, das betreffende Individuum invalide zu machen. Nach heftigen Contusionen oder Fracturen geräth das zunächst, und besonders das unterhalb der Beschädigung gelegene Gelenk durch entzündliche Irritation und vermehrten Säftezufluss, welcher letztere nur zu oft durch einen angelegten, festen Verband begünstigt wird, in Ankylose. Aehnlich wirken auch die Verletzungen der Weichtheile: Verschrumpfung, Quetschung, Narben, Rheumatismus etc. können zu Contracturen von Sehnen und Muskeln führen, und somit auch ein Glied unbrauchbar machen. Diese Verwachsungen im Gelenk und Contracturen von Sehnen und Muskeln lassen sich nun im Anfang leicht durch gewaltsame Streckung oder durch Tenotomie beseitigen, und durch eine geeignete orthopädische Behandlung kann die Unbrauchbarkeit des Gliedes verhütet werden. Grade dem Militairarzt aber, dem dergleichen Zustände häufig vorkommen, passirt es nicht ganz selten, dass die Kranken — theils weil sie die Operation scheuen, theils weil sie durch die beabsichtigte Heilung ihrer Pensions-Ansprüche verlustig gehen — sich auf ihr Recht zur Verweigerung der Operation steifen, und dass sie dann als Invaliden mit Pension entlassen werden müssen. Diesen Uebelstand will Verf. abgeändert wissen. Er verlangt, dass der Soldat — so gut, wie er exerciren muss, um diensttauglich zu sein — auch verpflichtet sein müsse, sich einer ganz unerheblichen Operation zu unterziehen, um sich fortan militairdienstfähig zu erhalten. Natürlich soll aber bei Operationen mit zweifelhaftem, lebensgefährdendem Ausgang stets die Einwilligung der Kranken eingeholt werden.

Zum Schluss giebt Verf. eine Krankengeschichte, wo es ihm gelang, durch Extraction eines Kugelstückes zwischen den Sehnen der Fingerbeuger den Kranken in Zeit von 12 Tagen wieder dienstfähig zu machen, während derselbe vorher nicht die Hand zum Umfassen des Gewehrs schliessen konnte, und ohne diese kleine Operation also als Invalide mit Pension hätte entlassen werden müssen.

Der Verfasser des Artikels: „Ein Wort zur Invalidisirung" (12) führt aus dem ersten statistischen österreichischen Jahresbericht an, dass der verhältnissmässig hohe Mortalitäts-Procentsatz des Sanitäts- und Wartepersonals theils den schädlichen Einflüssen des Berufs, theils aber auch dem Umstande zuzuschreiben sei, dass „unter den 36 Todesfällen 11 Fälle alte, mit Gebrechen behaftete Soldaten des Warte-Personals betrafen, welche schon längst ihrer chronischen Gebrechen wegen aus dem Militair-Verbande hätten ausgeschieden werden sollen." Hieran anknüpfend, verlangt Verf. Reformen in der Vornahme der Invalidisirung. Er will, dass die Truppen-Aerzte von dem ihnen zustehenden Recht, eine Superarbitrirungs-Commission zur Invalidisirung zu beantragen, einen ausgedehnteren Gebrauch machen, und nicht jeden, für dienstuntauglich erkannten Mann erst in's Spital abgeben. — Denn dort kann entweder, trotz des restimmenden Urtheils aller Abtheilungsärzte, der Spitals- resp. Chefarzt durch seinen Widerspruch die sich vernothwendigende Invalidisirung verhindern, oder aber derselbe wird, nachdem er vielleicht selbst die Krankheit erkannt, und in Folge dessen die Invalidisirung beantragt hat, gewöhnlich nun auch wieder zum Mitgliede der dann zusammentretenden Superarbitrirungs-Commission berufen, und diese also damit zu einer leeren Formalität herabgedrückt. — Weiter verlangt dann der Verf., dass, wenn einmal der Antrag auf Invalidisirung gestellt sei, die Superarbitrirungs-Commission sich nur mit dem Modus der Invalidisirung vom staats-ökonomischen Standpunkte aus, und nicht mehr mit der Frage zu beschäftigen habe, ob der Mann überhaupt zu entlassen sei oder nicht.

Der Artikel: „Bemerkungen, bezüglich Ausstellung von Invaliditäts-Attesten" (13) giebt sehr klare, übersichtliche Erklärungen, bezüglich der Ausstellung der Invaliditäts-Atteste, und ist seine Beachtung bei Ausstellung der dienstlichen Atteste nur dringend zu empfehlen.

Ettmer (14) hat demselben Gegenstande ein sehr gründliches Werk gewidmet. Dasselbe behandelt in der Einleitung die allgemeinen Bestimmungen über die Ausstellung ärztlicher Atteste überhaupt. Der erste Theil umfasst die Bestimmungen über die Ausführung der ärztlichen Atteste, und zerfällt in 3 Abschnitte, welche die Atteste vor dem Eintritt, während der Dienstzeit und Behufs des Austritts behandeln; ein Anhang bespricht die Zeugnisse für versorgungsberechtigte Militairpersonen Behufs des Uebertritts in andere Stellungen. Der 2. Theil enthält die gesetzlichen Bestimmungen, welche bei Abfassung gerichtlich-medicinischer Gutachten der Militair-Aerzte in Betracht kommen. Beilagen bilden das Regulativ über das Verfahren der Gerichtsärzte bei Obductionen vom 15. November 1858, und eine alphabetische Ordnung der Körpertheile für Beurtheilung der Dienstuntauglichkeit. — Das ganze Werk ist eine praktisch sehr nützliche Arbeit.

VI. Armeekrankheiten.

1) Stecher, Beobachtungen der Kaltwasserbehandlung im Abdominal-Typhus oder Mittheilungen über die Typhusepidemie im (Königl. Sächs.) Armee-Corps, während der Belagerung von Paris. Deutsche militairärztl. Zeitschr. S. 133—204 und 2[illegible]—[illegible]. — 2) Tosi, Memorie originali, della frequenza della tisi polmonare nell' esercito italiano in confronto, ad altri eserciti, ed alla popolazione civile. Rivista clinica. Febbrar. No. 2. — 3) Brach, Bemerkungen über die, besonders nach Feldzügen beobachtete Meningitis spinalis der Officiere. Deutsche militairärztl. Zeitschr. S. 115—123. — 4) Psychiatrie und Militairwesen. Feldarzt. No. 7. — 5) Ehrhard, Das Gehörorgan als Object der Kriegsheilkunde. Deutsche militairärztl. Zeitschr. S. 155—166. 6) Döring, Eine Typhusepidemie unter den französischen Kriegsgefangenen der Festung Ingolstadt. Deutsche militairärztl. Zeitschr. S. 216—219. — 7) Rothmund, Ueber die venerischen Erkrankungen in der bayerischen Armee. Aerztl. Intelligenzblatt No. 33. — 8) Froment, Des moyens de prévenir la propagation de la syphilis dans l'armée, et spécialement dans la Garnison d'Anvers. Archives médicales belges. — 9) Weyland, Ueber die sichere Vertilgung der [illegible], der [illegible] der Armeen im Felde und im Bivouak. Militairarzt. No. 11. — 10) Eine neue Behandlung der [illegible] beim Militär. Allgemeine militairärztl. Zeitung. No. 2. — 11) Thorn, Die Entstehung von Krankheiten als directe Folge anstrengender Märsche (Marschkrankheiten). [illegible]

1. Typhus.

Stecher (1) schildert die Resultate der Kaltwasserbehandlung im Unterleibstyphus, einer Epidemie, welche im 12. Königlich Sächsischen Armee-Corps während der Belagerung von Paris herrschte. Es wurden 193 Typhusfälle, von denen 140 der Kaltwasserbehandlung unterworfen wurden, beobachtet. Die Sterblichkeit betrug 8,2 pCt. Siehe die nähere Besprechung dieses sehr werthvollen Artikels bei innerer Medicin.

2. Lungenschwindsucht.

Tosi (2) giebt eine Uebersicht über die Verbreitung der Lungenschwindsucht in der italienischen Armee, während der Jahre 1862 bis 1864. In dieser Periode waren von 11358 Todesfällen 2173 durch Lungenschwindsucht verursacht, und wurden 1218 Mann aus demselben Grunde als dienstuntauglich entlassen. Es ergiebt dies einen Procentsatz von 19,10 pCt. auf je 100 Todesfälle. Der Vergleich mit andern Armeen zeigt, dass dies Verhältniss noch höher ist, für Frankreich 22,00, Preussen 25, Bayern 26, Russland 31,70, Schweden 37,50. In der früheren sardinischen Armee betrug dies Verhältniss nur 9,50. Auf 1000 Lebende starben in der italienischen Armee 2,60 an Schwindsucht, der Vergleich mit den anderen Staaten ergiebt dagegen für Sardinien 1,40, Frankreich 2, Preussen 3,10, England 6,20, Russland 12,50. Vergleicht man hiermit die Civilbevölkerung von Mailand und Turin, welche zwischen 20 und 30 Jahren steht, so beträgt die durchschnittliche Sterblichkeit derselben an Schwindsucht auf 100 Todesfälle 32,60 resp. 30,50 und auf je 1000 Lebende 4,20 resp. 3,60, welchen Zahlen also in der Armee 19,10 resp. 2,80 gegenüberstehen. Rechnet man zu letzteren die als dienstuntauglich Entlassenen hinzu, so verliert die Armee auf 1000 Lebende 4,30. Hieraus ergiebt sich 1) die Schwindsucht ist in der italienischen Armee weniger verbreitet als in vielen andern, 2) als Krankheit überwiegt die Schwindsucht in der Armee gegenüber der Civilbevölkerung. Eine beigegebene Karte zeigt die Vertheilung der Entlassungen wegen Schwindsucht. Dieselbe ergiebt folgende allgemeine Sätze: 1) Schwindsucht ist im südlichen Italien bei Militairpflichtigen häufiger als im nördlichen, 2) dieselbe ist in Küstenländern häufiger als in den mitten im Lande gelegenen, ausgenommen die Alpenthäler.

3. Gehirn- und Rückenmarks-Krankheiten.

Brach (3) beobachtete unter den von ihm behandelten 1200 Rückenmarkskranken verhältnissmässig viel Officiere und zwar nur der unteren Chargen, die an Meningitis spinalis litten, und er fand, dass bei diesen die Krankheit, die sonst eine ziemlich gute

Prognose bietet, gewöhnlich einen schlimmen Ausgang nimmt. Er erklärt dies auf folgende Weise: Die Disposition zu der fraglichen Krankheit wird durch verschiedene, den Körper schwächende Momente gegeben, als welche B. acute Exantheme und andere Infectionskrankheiten, chronische schwächende Zustände, Nicotinmissbrauch und endlich grosse körperliche Anstrengungen, wie sie namentlich das Campagneleben bietet, bezeichnet. Letzteres verbindet das Moment schlechter Ernährung mit heftigen Erkältungen, welche besonders gefährlich bei einer bestehenden Disposition zu Rückenmarkskrankheiten sind. Die Krankheit ist eine im Verhältniss zu Rückenmarkskrankheiten überhaupt häufige und kommt namentlich bei den bessern Ständen vor. Von den Offizieren werden besonders die Chargen bis zum Hauptmann ergriffen. Ueber den Regimentscommandeur hinaus kam kein Fall vor, auch befand sich unter den Erkrankten nur ein Artillerist und ein Ingenieur. Gegenüber dem günstigen Verlauf bei Kindern und nach acuten Krankheiten verläuft das Leiden bei Erwachsenen nach chronisch begründeter Disposition oft ungünstig, weil bei fieberlosem schleichenden Verlauf leicht die für die Behandlung wichtigste Periode vorübergeht. Bei Offizieren bedarf die acute Meningitis besonderer Aufmerksamkeit, weil die Reconvalescenz die grösste Schonung verlangt. Der Verlauf der chronischen Meningitis, welche hier am häufigsten vorkommt, ist sehr täuschend. Die ersten schleichenden Symptome (Schmerzen und Steifheit in den unteren Extremitäten) werden gewöhnlich übersehen oder falsch gedeutet; der Offizier scheut sich, wegen so leichter Beschwerden im richtigen Augenblicken der Campagne das Lazareth aufzusuchen, bis er dann paralytisch zusammenbricht. Dann handelt es sich aber schon nicht um mehr blosse Hyperämie, sondern um ein Exsudat, um Bindegewebswucherungen von der Adventitia der Gefässe aus, kurz um chronische Entzündung in den Meningen; es ist die beste Zeit für eine erfolgreiche Behandlung vorbei, und leider lässt sich gewöhnlich auch im Felde nicht einmal eine passende Therapie (streng warmes Verhalten, warme Bäder, Jod, Quecksilbersalbe) anwenden. Der Kranke wird, wenn es dann absolut nöthig ist, gewöhnlich in ein Bad geschickt. Die Wirksamkeit desselben wie sie BRAUN als Badearzt in Oeynhausen beobachtete, richtet sich nach der Erfüllung folgender Indicationen. Die einzelnen Bäder sind im Allgemeinen lange anzuwenden; je indifferenter die Quelle, um so länger das Bad, Soolbäder um so kürzer, je stärker der Salzgehalt, was noch mehr von kohlensäurereichen Bädern gilt; auch das Verhältniss der Wärme muss sich hiernach richten. Bei bedeutendem Exsudat müssen sich Jod-Quecksilberkuren mit dem Gebrauch der Bäder verbinden. Electricität und Kaltwasserbehandlung gehören nur der Nachkur nach resorbirtem Exsudat an. Im Allgemeinen wird die volle Leistungsfähigkeit des Rückenmarks nicht wieder gewonnen, eine höchst schonende Lebensart ist der einzige Weg zur Wiederherstellung, weil die Prognose wesentlich von den äussern Verhältnissen und der Behandlung abhängt. Aus diesem Grunde sind die Aussichten für Kranke vom Civil sehr viel günstiger als für Offiziere.

4. Geisteskrankheiten.

Der anonyme Verfasser bespricht im Anschluss an einen im „Irrenfreund" von Dr. Koster erschienenen Artikel das häufige Vorkommen leichter Fälle von Geisteskrankheiten (4). Die leichteren Grade werden beim Musterungsgeschäft nur zu häufig übersehen, und die Leute eingestellt. Werden sie dann der strengen Disciplin, den ungewohnten Verhältnissen strenger Zucht und Ordnung und Strafe unterworfen, so tritt nur zu oft ausgesprochene Geisteskrankheit ein; Beweis ist die stetig zunehmende Zahl der Selbstmorde im Militair, von denen der grösste Theil nach ihren Motiven unerklärt bleibt. Der Verfasser wünscht einmal, dass eine sorgfältige Statistik geführt werde, um näheren Aufschluss über Ursache, Erblichkeit u. s. w. der Geisteskrankheiten und den Einfluss derselben auf Dienstuntauglichkeit zu erlangen; dann will er, dass die Militairärzte sich mit Psychiatrie befassen, um auch leichtere Psychosen erkennen und deren Einstellung ins Heer verhindern zu können. Nach eigenen Erfahrungen in 21 Fällen würden die Fragen nach der Entstehung der Geisteskrankheit sich so zu stellen haben, ob dieselbe schon vor dem Eintritt in den Dienst bestanden habe, ob sie während des Dienstes bei vorhandener Disposition oder ohne dieselbe entstanden sei.

5. Krankheiten der Sinneswerkzeuge.

ERHARD betrachtet das **Gehörorgan als einen Gegenstand der Kriegsheilkunde** (5). Zunächst wird ausgeführt, dass die Diagnostik besondere Schwierigkeiten habe, welche sich indessen durch ein geübtes Auge und die Verwerthung der Physiologie überwinden liessen. Trotzdem sind Simulanten nicht allzuschwer zu erkennen. Wer beiderseitige Taubheit vorschützt, giebt — um sich nicht zu verrathen — an, auch das Schlagen der gegen die Fingerspitzen, Brust oder Schulter gedrückten Uhr nicht zu empfinden, während er es doch empfindet, wenn er nicht zufällig Anästhesie der Hautnerven hat. Einseitig simulirte Taubheit lässt sich daran erkennen, dass der Simulant beim Verschluss beider Ohren die vor das schlechte Ohr gehaltene Uhr gar nicht hören will, während doch die Schwingungen derselben durch die festen Kopftheile zum guten Ohr geleitet werden und zur Wahrnehmung kommen. — Bei der Recrutirung soll einseitige Taubheit nur dann vom Militairdienst befreien, wenn sie auf Caries beruht; doppelseitige Taubheit soll durch Zeugnisse als schon lange bestehend bewiesen, und dann durch Specialisten genau geprüft werden, ehe sie die Dienstuntauglichkeit bewirkt. — Von den während des Militairdienstes obwaltenden Ursachen zu Gehörkrankheiten wird Lufterschütterung oft beschuldigt. Dieselbe kann Schwerhörigkeit unzweifelhaft bewirken, wird jedoch öfter als Simulationsgrund benutzt (z. B. das Platzen von Granaten in der Nähe), als wirkliche Taubheit herbeigeführt wird. E. sah nur drei auf diese Art entstandene Fälle. Gegen starke Schallerschütterung wäre das Verstopfen des äussern Gehörganges mit Fettwolle das beste Mittel, alle anderen Vorschläge sind unsicher. Directe Erschütterungen des Kopfes führen oft zur Taubheit; da dieselben in der Regel mit Extravasaten verknüpft sind, so ist ihre Prognose günstiger als bei der durch Luftdruck herbeigeführten. Taubheit aus anderen Ursachen (ausschliesslich der Hirnkrankheiten) entsteht in der Regel nur in Folge von Krankheiten der Nasen- und Rachenschleimhaut. Es werden sodann die verschiedenen Arten der Taubheit, (mechanische, adhäsive Taubheit, Labyrinthtaubheit, Ohrenfluss etc.) besprochen. Diese Zustände sind im Anfang nicht allzuschwer zu erkennen und zu beseitigen. Verf. fordert daher ein sorgfältiges Untersuchen jeder beginnenden Schwerhörigkeit und ist überzeugt, dass bei einer richtig eingeleiteten Behandlung viele Fälle von Taubheit zu vermeiden sind.

6. Scorbut.

Dürcke beobachtete in den Kriegsjahren 1870—71 unter 9000 gefangenen Franzosen 150 Fälle von Scorbut (6). Die ersten Fälle wurden durch eine 7–15 Tage lang anhaltende Hemeralopie eingeleitet, die mit dem Auftreten der localen Symptome verschwand; in den meisten Fällen bestanden die Prodrome in allgemeinem Unwohlgefühl, Abgeschlagenheit der Glieder, verminderter Esslust, abendlichem Hitzegefühl. Leichte Fälle, in denen nur die Mundschleimhaut erkrankt war oder wo es höchstens zu leichten Petechien und noch leichteren Digestionsstörungen kam, waren 140 (und zwar mit vorausgegangener Hemeralopie 14; mit unbestimmtem Vorläuferstadium 60; ohne Stadium prodomorum 66). Schwere Fälle, bei denen ein tieferes Ergriffensein des Allgemeinbefindens stattfand, oder bei denen sich einige Localaffectionen – namentlich Blutungen mit Geschwürsbildung – hochgradig ausbildeten, waren 19. Der Tod trat in keinem Falle ein; die Heilungsdauer schwankte zwischen 8 Tagen und 6 Wochen. — Bei der Behandlung erwiesen sich neben der geeigneten Kost und herbem Rothwein ganz vorzüglich eine Lösung von Kali chloricum (12 : 360) und innerlich Bierhefe, zwei Mal täglich ein Esslöffel voll. – Die Ursache dieser Epidemie sieht Verfasser, – da Nahrung, Bekleidung, Beheizung und Lagerstätten musterhaft waren, - in dem Gefangenenleben mit seinem eigenthümlich deletären Einfluss auf das geistige und körperliche Leben, in der Anhäufung grosser Menschenmassen in engen nassen Räumen (fast sämmtliche Erkrankungen traten im Frühjahr auf und stammten aus den feuchten Kasematten, nur sehr wenige aus den trockenen Holzbaracken). Diese mit der allgemeinen Erfahrung in Einklang stehende Ansicht wird freilich durch das Factum sehr stark erschüttert, dass in der Strafcompagnie, die in einer schmalen und völlig dunklen Gallerie internirt war, und die nur eine Stunde täglich in die frische Luft kam, kein einziger Fall von Scorbut auftrat.

7. Syphilis.

Rothmund (7) bespricht das häufige Vorkommen der venerischen Krankheiten in der k. bayrischen Armee und die hohe Bedeutung, die dieselbe allgemein wie speciell für das Militair haben. Nach der beigegebenen Tabelle schwankte in der bayerischen Armee in den Jahren 1857 – 69 die Zahl der Venerischen zwischen 8,36 und 14,93 Procent des mittleren Effectivstandes. Verf. verlangt vor allen Dingen, dass — so lange der Staat die Sache nicht mit mehr Erfolg in die Hand nimmt — die Militairärzte genaue Untersuchung und Statistik führen, um Ursache, Verbreitungsweise u. s. w. der fraglichen Krankheit näher kennen zu lernen und geeignete Massregeln zu ihrer Ausrottung treffen zu können. Auf keinen Fall soll der venerische Soldat Strafe zu erwarten haben, da dies nur zur Verheimlichung führt; weiter soll derselbe nicht mit Entziehungscur behandelt werden, sondern ihm das entsprechende Quantum Nahrung, Bier und Taback wie jedem andern Kranken gereicht werden.

Fromont (8) hat sich in Folge der bedeutenden Zunahme der Syphilis in der belgischen Armee und besonders der Garnison Antwerpen seit der letzten Mobilmachung eingehend mit diesem Thema beschäftigt und unterbreitet dem General-Inspector des Sanitätsdienstes folgende Vorschläge zur Verminderung bezw. Ausrottung dieser Krankheit: Gegenüber der nicht polizeilich erlaubten Prostitution sollen zu den weiblichen Verrichtungen in den Kasernen nur Frauenzimmer herangezogen werden, die ein von der Ortspolizei ausgestelltes Sittenzeugniss haben; gleichzeitig soll die Polizei schärfere Aufsicht führen über die Frauenzimmer, die sich Abends in der Nähe der Kasernen und der von den Soldaten besuchten Kneipen umhertreiben. Gegenüber der von der Polizei geduldeten und unter ihrer Controle stehenden Prostitution sollen mindestens dreimal in der Woche und zwar mit Speculum und Loupe vorzunehmende Untersuchungen schützen; die Dirnen sollen sich nicht in der Nähe der Kasernen aufhalten dürfen und sollen bestraft werden, wenn sie wissentlich die Infection weiter verbreiten. In den hauptsächlich von Unterofficieren, Corporälen und Soldaten besuchten Häusern soll die von einem Civilarzte vorzunehmende Untersuchung mindestens ein Mal wöchentlich von einem Militairarzt controlirt werden. Weiter sollen die Tanzlocale, die Logirhäuser u. s. w. genau überwacht werden und ihr Besuch den Soldaten verboten werden, sowie es constatirt ist, dass ein Soldat dort inficirt wurde. — Nimmt in der Armee die Syphilis zu, so sollen die ärztlichen Untersuchungen mit verdoppelter Sorgfalt angestellt werden, und es sollen die Leute für Verheimlichung der Krankheit mit Entziehung der

Disposition über ihre freie Zeit, über ihr Geld, mit Arrest u. s. w. bestraft werden. — In gleicher Weise wie mit den Soldaten soll mit den Matrosen der Kriegsmarine verfahren werden. Wegen der Matrosen der Handelsmarine hätten die einzelnen Staaten durch internationale Verträge festzustellen, dass in keinem Hafen ein Schiff landen oder in See gehen dürfte, ehe nicht die Besatzung auf Syphilis untersucht wäre. Desgleichen sollen sich die Arbeiter der Staatswerkstätten, die Unterbeamten der Eisenbahn, der Post und des Telegraphen, die Douaniers, die Unterbeamten in den Ministerien, in den Gefängnissen u. s. w. einer regelmässigen Untersuchung auf Syphilis unterwerfen, natürlich mit Berücksichtigung bezw. Ausschliessung der schon Bejahrteren; die Verheiratheten sollen sich nur einmal untersuchen lassen und dann, wenn keine weiteren Verdachtgründe gegen sie vorliegen, befreit sein.

8. Parasitäre Krankheiten.

WEYLAND (9) empfiehlt zur Vertilgung der Kleiderläuse folgendes von ihm während des letzten Krieges im Barackenlazareth zu Worms mit Erfolg angewendete Verfahren: Die Mannschaften wurden gebadet und mit völlig reiner Wäsche und Kleidung versehen. In eine tannene Kiste, die — zum Zweck möglichst luftdichten Schliessens — auf ihrer Innenfläche mit Papier verklebt war, wurden die inficirten Kleider hineingethan und schichtenweise mit Benzin übergossen. Die Kiste wurde mit einem ebenfalls möglichst luftdicht schliessenden Deckel bedeckt und 2–3 Tage geschlossen erhalten. Durch die Benzindämpfe waren die Parasiten vollständig getödtet und die Kleidungsstücke mussten nur noch getrocknet und gelüftet werden, um wieder in Gebrauch genommen werden zu können. –

Der anonyme Verfasser des Artikels „Eine neue Behandlung der Scabiösen beim Militair" (10) begrüsst mit hoher Freude die Verordnung, wonach im österreichischen Heer hinfort die Scabiösen bei der Truppe zu behandeln sind. Die vorgeschriebenen Mittel sind die Pastau'sche Mischung (4 Theile Styrax liquid. und 1 Th. Ol. Oliv.) sowie die Dr. Weinberg'sche Salbe (Schweinefett und grüne Seife je 1 Th., Schwefelblumen, fein gepulverte Kreide und flüssiger Styrax je ½ Th.). Als besondere Vorzüge dieser Methode gegenüber der früheren Spitalsbehandlung rühmt Verf., dass die Behandlung der Kranken sofort in Angriff genommen und daher eine weitere Verschleppung verhindert wird, dass eine unnöthige Anfüllung der Spitäler vermieden wird, dass der Kranke unausgesetzt im Dienst bleibt, was namentlich in Kriegszeiten von höchster Bedeutung ist, und dass endlich die Kosten für den Transport ins Spital sowie für den Aufenthalt daselbst in Wegfall kommen.

9. Besondere durch den Dienst erzeugte Krankheiten.

TRUMM (11) glaubt die nach anstrengenden Märschen auftretenden Symptomencomplexe deshalb von den durch mechanische Arbeit überhaupt hervorgerufenen Krankheitserscheinungen trennen zu müssen, weil bei jenen der Mensch in grosser Zahl sich gewissen krankmachenden Potenzen aussetzt, ohne sich denselben nach seinem Gutdünken — und zumal bei den leichteren Anfängen — entziehen zu können. Er bespricht 1) Fluxionen und Hitzschlag. Mit jeder höhern Kraftleistung des Körpers ist auch eine höhere Thätigkeit des Herzens und der Respirationsorgane verbunden. So kommen denn bei anstrengenden Märschen Fluxionen hauptsächlich zu Hirn und Lungen zu Stande. Sie entwickeln sich langsam; die Leute klagen über Kopfschmerzen, Gefühl von Völle und Athemnoth in der Brust, starkes Herzklopfen; nur selten kommt es zu Bewusstlosigkeit. Die Temperatur steigt nur wenig, nie über 40° C., Puls und Respiration sind verstärkt und beschleunigt, können aber bei längerer Dauer in Folge von Reizung der Nn. vagi verlangsamt und geschwächt werden. Gleichzeitig treten auch Erscheinungen vermehrten Blutandranges zu andern Organen auf, z. B. Lungenblutungen, Nasenbluten, Blutharnen, Harnzwang und Harnverhaltung (durch Hyperämie oder Blutung der Blasenschleimhaut) Rückenschmerzen und Ameisenkriechen (durch Fluxion zum Rückenmark) u. s. w.

Man beobachtet die höheren Grade der Fluxion hauptsächlich an heissen Tagen, bei andauernden und forcirten Märschen nicht allzu selten, auch bei niedrigen und mittleren Thermometerständen. Bei Lufttemperaturen, die der Körperwärme nahe sind oder sie übersteigen, kommt noch der ungenügende Wärmeabfluss der gesteigerten Eigenwärme hinzu, welche bei 39 bis 40° Eigenwärme durch Einfluss auf das Nervensystem die Muskeln schwächt. Auf Märschen kommt bei 120 Schritt in der Minute höchstens eine Steigerung der Eigenwärme um 1° C. bei mittlerer Lufttemperatur zu Stande. Bei 112 Schritt in der Minute und 25° C. Luftwärme steigert sich die Eigenwärme um 0,5° und vermehrt sich die Pulsfrequenz um 20–40 Schläge in der Minute. Nach ¼ Stunde Pause ermässigt sich diese Zahl auf die Norm, sowie überhaupt die Krankheit bei der passenden Behandlung fast nie zum Tode führt. Wohl zu unterscheiden von diesen arteriellen Fluxionen ist die Stauungshyperämie, die in Folge von gehemmtem Blutabfluss bei schnürendem Halszeuge, allzufestem Anliegen des Waffenrocks u. s. w. entsteht und sich von Anfang an durch Herabsetzung der Herzthätigkeit, Ohnmacht und epileptiforme Anfälle kund giebt. – Der eigentliche Hitzschlag wird in unserm Klima nie ohne vorausgegangene körperliche Anstrengung beobachtet.

Bei gehörigen Vorsichtsmaassregeln, wie Oeffnen des oberen Theils des Rockes, rationell eingetheilten

Marsche und genügendem Wassergenuss, ist durch Ueberanstrengung hervorgerufene Ermüdung des Herzens und gefahrbringende Behinderung des Wärmeabflusses, i. e. ein jähes Steigen der Eigenwärme zu einem hohen Grade, selbst an sehr heissen Tagen, ein seltenes Ereigniss. Dass bei übermässigen Körperanstrengungen in dicker Kleidung und behinderter Respiration doch nicht mehr Fälle von Hitzschlag vorkommen, ist auf die geläuterten Ansichten über Wassertrinken und die Art und Weise des Marschirens zu beziehen. Die eigentliche Erkrankung an Hitzschlag geht immer mit einem bedeutenden Ansteigen der Eigenwärme (bis 42,0° C.) einher. Dadurch werden plötzlich Herz- und Respirationsthätigkeit gelähmt, es tritt Besinnungslosigkeit ein, die Herzthätigkeit ist rasch herabgesetzt, Puls beschleunigt und klein, flaches Athmen, Krämpfe, Erbrechen u. s. w. Die Kranken können sich langsam erholen unter Hebung der Herz- und Respirationsthätigkeit und es bleibt dann meistens noch eine länger dauernde Gemüthsverstimmung zurück, oder der Tod tritt sofort oder in einigen Stunden ein. — Grade zum Zustandekommen des Hitzschlages ist ein directes Einwirken der Sonnenstrahlen um so mehr von Einfluss, als der Schädel und die knöcherne Hülle des Rückenmarks schlechte Wärmeleiter sind und sie intensiv und nachhaltig 'erhitzen. Das schlagartige Auftreten der Anfälle rührt offenbar von der, bei einer gewissen Höhe der Eigenwärme plötzlich auftretenden Lähmung der Herz- und Respirationsthätigkeit her. Ausser der Temperatur und der Feuchtigkeit der Luft, dem Uebermaass körperlicher Anstrengungen kommt noch das dicht aufgeschlossene Marschiren der Truppe in Betracht. Die Luftwärme kann in den Gliedern um 1–2° C. steigen, auch enthält dann die Luft mehr Kohlensäure. Die Therapie besteht bei den Finalionen, in Ruhe, kühlen Umschlägen auf den Kopf, Ableitung nach den Extremitäten, Aderlass; ist schon Depression eingetreten, sind die Excitantien, künstliche Athmung, Acupunctur des Herzens angezeigt. Beim Hitzschlag suche man durch kräftige Hautreize Herz und Lungen anzureizen und durch kalte Einwicklungen die Temperatur herabzusetzen. Auch hier sind demnächst künstliche Respiration und Acupunctur des Herzens angezeigt. Der Aderlass schadet dagegen. 2) Ermüdung des Herzmuskels und die Entstehung von Herzfehlern. Die Herzthätigkeit wird unterhalten, vermehrt oder vermindert durch die Einwirkung von Reizen auf gewisse Nervencentren. Diese Centren sind bei manchen Menschen besonders reizempfänglich, ein Zustand, der primär sein kann oder in Folge von Schwächung des ganzen Körpers, durch fehlerhafte Blutbildung, durch psychische Affection etc. sich auszubilden vermag. Körperliche Anstrengungen bringen nun durch verstärkte Reize auf diese Nervencentren eine erhöhte Thätigkeit des Herzens zu Stande, die sich bei dem gesunden und muskelstarken Menschen, auch bei lang fortgesetzter und starker Arbeit, stets in den Grenzen des Physiologischen hält, d. h. dessen Herz wird trotz angestrengter Arbeit nicht derart ermüden (oder im Vergleich zur gegebenen Arbeit zu schwach sein), dass es nicht mehr im Stande sein würde, das gesetzte Hinderniss (das unter verstärktem Drucke einströmende Blut) zu überwinden, es wird im Gegentheil, ohne eine Dilatation zu erfahren, durch die vermehrte Arbeit erstarken. Sind aber dagegen anämische, schlecht genährte oder ohne bekannte Ursache nervöse Menschen längere Zeit hindurch unter deprimirenden Gemüthsaffecten und andern schwächenden Einflüssen genöthigt, angestrengt körperlich zu arbeiten, so tritt schliesslich ein Zeitpunkt ein, in dem relativ geringe Anstrengungen neben rascher Ermüdung des ganzen Körpers auch eine solche des Herzens zur Folge haben. Das Herz kann dann überhaupt nicht längere Zeit angestrengt arbeiten; es tritt also zunächst Stase in den Lungen und Athemnoth ein. Hat nun das Herz diesen Widerstand längere Zeit zu überwinden, so kann es schliesslich das unter verstärktem Drucke einströmende Blut nicht mehr in normaler Weise auswerfen: es wird dilatirt. Dieser Dilatation folgt beim Nachlass der schädlichen Momente sofort eine erhöhte Herzthätigkeit und compensatorische Hypertrophie; weiter können dann auch durch Dehnung der Herzwände Entzündungen des Endo- und Myocardiums und dauernde Herzfehler entstehen. — Die subjectiven Symptome der geschilderten Zustände sind schnelle Ermüdung nach geringen Anstrengungen, Athemnoth und Herzklopfen, Flimmern vor den Augen, Ohrensausen, Schwächegefühl, Zittern in den Beinen; sie können sich bei andauernder Anstrengung bis zu Erscheinungen steigern, die einer Angina pectoris täuschend ähnlich sind. — Die Behandlung hat vor Allem in der gehörigen Ruhe und Schonung zu bestehen. Daneben leisten kalte Abwaschungen sehr gute Dienste um die allgemeine Nervosität herabzusetzen. 3) Vasomotorische Neurosen. Nicht ganz selten sieht man Ohnmachten und epileptiforme Anfälle bei oder nach ermüdenden Märschen, namentlich wenn die Mannschaften noch längere Zeit stehen müssen. Thurn leitet diese Zustände von plötzlicher Gehirnanämie durch Gefässkrampf ab. Nach seiner Ansicht können allgemein prädisponirende Momente, wie z. B. Anämie, Reizbarkeit des Nervensystems, oder periphere Reize durch Reflexwirkung, wie z. B. schmerzhaftes Reiben von Geschwüren und Wunden, einen Gefässkrampf bedingen, der dann plötzliche Gehirnanämie mit Synkope und Krämpfen zur Folge hat; dieselbe Wirkung wird auch hervorgebracht, wenn beim längern Stehen nach angestrengtem Gehen das Blut der Schwere nach sich in den untern Extremitäten sammelt und dadurch im Kopf Blutmangel entsteht. — Es unterscheiden sich diese Zustände von der Herzlähmung durch das völlige Fehlen der dyspnoischen Beschwerden, und vom Hitzschlag durch die niedrige Temperatur. Diese Ohnmachten zeichnen sich weiter dadurch aus, dass nach sehr kurzer Zeit das Befinden wieder ganz gut ist. — Die Behandlung ist hauptsächlich gegen die Ursachen zu richten: Beseitigung von allgemeiner Schwäche, Reizbarkeit oder von lokalen Krankheitsursachen z. B. Geschwüren und dergl. Der Anfall erfordert nur Ruhe. Eine rationell durchgeführte Kaltwassercur dürfte sich in gewissen Fällen besonders empfehlen. Was eine tüchtige Trainirung der Mannschaft ausmacht, sehen wir daran, dass die besprochenen Symptomencomplexe beinah durchgängig nur bei junger Mannschaft beobachtet worden oder bei Solchen, welche mit lange den militairischen Exercitien entfremdet waren.

VII. Militairkrankenpflege.

A. Allgemeines.

1) Beck, Chirurgie der Schussverletzungen. Militairärztliche Erfahrungen auf dem Kriegsschauplatze des Werder'schen Corps. 2. Abthlg. S. 970 [illegible] 2) Legouest, La Chirurgie militaire et les sociétés de secours en France et l'étranger [illegible] 3) [illegible], Histoire médicale du blocus de Metz. [illegible] 4) von Holzhausen, Souvenir de la guerre franco-allemande. [illegible] 5) [illegible], Ueber den Militair-Sanitätsdienst während der beiden letzten Gesammtbesetzungen und der Internirung der französischen Ostarmee. Correspondenzblatt für schweizer Aerzte, No. 1 u. 2. 6) Historisches Referat über die Verwendung der Feldlazarethe während des Feldzuges 1870—71. Deutsche militairärztliche Zeitschrift, S. 17—86 und S. 148—162.

B. Specielles.

1. Die Hilfe in ihren verschiedenen Stadien.

7) Vogl, Vom Gefechts- und Verbandplatze. [illegible] 8) [illegible], Essai sur l'organisation des ambulances volantes sur le champ de bataille. Archives médicales belges, Janvier 1872. 9) Pétrequin, Du transport des blessés dans les ambulances de siége et [illegible] dans les ambulances provisoires. L'union médicale, No. 17—22.

2. Hospitäler, Zelte und Baracken.

10) Bühl, Ueber provisorische Feld-Spitalsanlagen. [illegible] mit einem Atlas von 27 Tafeln. 11) [illegible], Ueber Kriegslazareth-Baracken mit besonderer Berücksichtigung der Literatur des letzten (deutsch-französischen) Feldzuges. Deutsche militairärztliche Zeitschrift, [illegible] 12) Heyfelder, Baracke und Zelt im Krieg und Frieden. Deutsche Zeitschrift für Chirurgie, 1. Bd., 4. Heft, S. [illegible] 13) [illegible], Des hôpitaux, tentes et baraques. [illegible] — 14) [illegible], Die [illegible] im Barackenlazarethe des Garnisonlazarethes zu Köln. Correspondenzblatt des Niederrheinischen Vereins für öffentliche Gesundheitspflege, Bd. 1, S. [illegible] 15) Ullmer, Die neuen [illegible] Militairlazarethe. Militairarzt No. 14 und 16. 16) Adenow und A. von [illegible], Die Barackenlazarethe des Vereins für den Regierungsbezirk Aachen im Kriege 1870—71. Vgl. auch Lewson, Die Gesundheitsmaassregeln bei besonderen militairischen Unternehmungen, im Abschnitt Militairgesundheitspflege.

3. Sanitätszüge und Evacuation.

17) Peltzer, Ueber Evacuation, Krankenzerstreuung und Krankenzüge im Kriege gegen Frankreich. Deutsche militairärztliche Zeitschrift, S. [illegible] und S. [illegible] 18) Löwer, Der leichtärztliche Dienst bei der Landwehrtruppe. Deutsche militairärztliche Zeitschrift, S. [illegible] 19) [illegible], Transport Verwundeter mittelst Eisenbahnen, [illegible] 20) [illegible], Ein [illegible] im Militairarzt [illegible] der Leute nach dem Abzug der deutschen Truppen. [illegible] 21) Riegert, Des Wagons-Ambulances, Recueil de mém. de méd. et de pharm. mil., p. [illegible] 22) Rupp, Die Einrichtung des Verwundeten- und Kranken-Transportwesens auf Eisenbahnen in der Schweiz. Correspondenzblatt Schweizer Aerzte, No. [illegible] 23) Loeser, Ueber den Werth der Hamburger Sanitätszüge. Deutsche militairärztliche Zeitschrift, S. [illegible] bis 165. Vergl. die Instruction, betreffend das Etappen- und Eisenbahnwesen bei Organisation Deutschland, II. Abschnitt.

4. Berichte aus einzelnen Militairheilanstalten und über dieselben.

24) Graf, Die Königlichen Reservelazarethe zu Düsseldorf während des Krieges 1870—71. [illegible] — 25) Bericht über das französische Barackenlazareth für Verwundete im Parke von St. Cloud im Jahre 1871. [illegible] — 26) Stich, kurzer Bericht über die auf der [illegible] Klinik des k. Prof. Dr. Biermer während des Deutsch-französischen Krieges behandelten Soldaten. Aerztliches Intelligenzblatt No. 22. — 27) Maier, Mittheilungen von der Abtheilung der französischen Kriegsgefangenen im Kriegsspitale zu Ingolstadt aus den Jahren 1870—71. Feldarzt No. 1—6. — 28) Cousins, Chirurgisches aus dem deutsch-französischen Kriege. Feldarzt No. 5. — 29) Da[illegible], Rapport médical de l'infirmerie du camp de [illegible] pendant la période des manoeuvres de 1872. Arch. médic. belges, p. [illegible] — 30) Aus dem Sanitätsberichte des Garnisonspitales No. 1 in Baden. Allgem. militairärztl. Zeitung No. 14—19.

5. Freiwillige Krankenpflege.

31) Kriegerheil, Jahrgang 1872. — 32) Bericht über die Thätigkeit der vom Militair-Inspecteur geleiteten freiwilligen Krankenpflege während des Krieges 1870—71. S. 254 SS. — 33) Die freiwillige Hilfsthätigkeit im Grossherzogthum Baden im Kriege 1870—71. S. 247 SS. — 34) Nachrichten über die freiwillige Hilfsthätigkeit im Grossherzogthum Hessen, während des deutschen Krieges gegen Frankreich. S. 420 SS. — 35) Newberry, The Sanitary commission in the Valley of the Mississippi during the War of the Rebellion 1861—66. — 36) Friedleben, Aufgaben und Ziele für den Bund der deutschen Vereine zur Pflege im Felde verwundeter und erkrankter Krieger. S. 157 SS. — 37) Cervel, Die wichtigsten Aufgaben der Hilfsvereine. Allgem. militairärztl. Zeitung No. 6—11, 13, 16 u. 17. — 38) Porphe, Ueber freiwillige Krankenpflege im Kriege. Allgem. militairärztl. Zeitg. No. 16. — 39) Roid, Zur freiwilligen Krankenpflege im Kriege. Correspondenzbl. d. Niederrhein. Vereins f. öffentl. Gesundheitspflege. S. 57—62. Vergl. auch Beck, Chirurgie der Schussverletzungen und Le Fort, La Chirurgie militaire et les sociétés de secours bei Allgemeinen Arbeiten über Militairkrankenpflege.

6. Technische Ausrüstung.

40) Die Feldausrüstung am Krankenbetten. Militairarzt No. 5 und 6. — 41) Rothmund, Aphorismen über das bayerische Militairsanitätswesen. Aerztl. Intelligenzbl. No. 5. — 42) Mühlvenzl, Demonstration einer Feld-Tragbahre und eines Ambulanz-Wagens. Verhandlungen der deutschen Gesellsch. für Chirurgie. S. 57. — 43) Zegers, De transportmiddelen van zieken en gewonden bij een leger. Nederlandsch Tijdschr. voor Geneeskunde. p. 415—471. — 44) Lipowsky, Nouveau [illegible] de malades et blessés. [illegible] — 45) Pandsehn, Die Blessirten-Wagen und ihre Einrichtung. Deutsch. militairärztl. Zeitschr. S. 409—418. Hierzu Bemerkungen von Mühlvenzl. Ebendas. p. 514. — 46) Oesterreichische Militair-Pharmakopöe. S. 163 [illegible] — 47) Instruction f. d. k. k. Militairärzte und Militair-Medicamenten-Beamten zum Anlass der am 1. Januar 1873 in Wirksamkeit getretenen neuen Militair-Pharmakopöe. — 48) Auszug aus der österreichischen Militair-Pharmakopöe vom Jahre 1872 mit den Hilfsmitteln nach dem österreichischen Medicinal-Gewichte. — 49) Ulmer, Die Verband- und Medicamenten-Tornister. Militairärztl. Zeitung No. 5 und 6. — 50) Der neue ärztliche

[illegible] in der k. k. Armee. Militärarzt No. 8. Vergl. auch die [illegible] in ihren verschiedenen Stadien und die Organisation.

A. Allgemeines.

BECK giebt in der Einleitung seiner Chirurgie der Schussverletzungen ein Referat über die gesammte Thätigkeit des Sanitätsdienstes während des Feldzuges beim Werderschen Corps (1). Bezüglich des dirigirenden ärztlichen Personals will BECK, der selbst mit der Stelle des Feldlazareth-Directors die des consultirenden Chirurgen vereinigte, dass der Corps-Generalarzt auch der erste Chirurg sei. Das truppenärztliche Personal ist in der Zahl von sechs zu hoch gegriffen, keinesfalls sollte der Chefarzt eines Regiments einem Bataillon zugetheilt sein. Fünf Aerzte würden bei einem Regiment genügen: ein Chefarzt, drei Bataillonsärzte und ein Assistenzarzt. Bei der Kavallerie sind zwei Aerzte hinreichend. Der Chefarzt der Artillerie ist als solcher überflüssig und wird passender dem Corps-Generalarzt zugetheilt. Das niedere Personal liess sowohl an Qualität wie Quantität viel zu wünschen übrig und müssen die Lazarethgehilfen sowohl im Rang wie im Gehalt besser gestellt werden. Auch die beständige Ausbildung dieser Mannschaften macht eine unverhältnissmässige Mühe, ohne dass man ältere tüchtige Leute im Dienste behielte. Die Zahl der Hilfskrankenträger 4 per Compagnie ist zu gering, auch sollten der Artillerie und Kavallerie solche beigegeben werden. Auf alle Fälle wäre es gut, eine grosse Anzahl Soldaten in diesem Dienste zu unterrichten, damit sie nach Bedarf für den Hilfsdienst verwendet werden könnten. — Die Ausrüstung der Lazarethgehilfen, Verbandzeugträger und Hilfskrankenträger hat sich bewährt, die Taschen sind einem Verbandstornister vorzuziehen. Hilfskrankenträger sollten nur für den Sanitätsdienst ausgerüstet sein. Von den Tragbahren haben sich bei schonender Behandlung die zerlegbaren bewährt, während die nicht zerlegbaren zu schwer sind. Reservebahren sollten möglichst an Fahrzeugen angebracht werden. Zweirädrige Medicinkarren haben sich als zweckmässig erwiesen. Ein Theil der Medicamente könnte fehlen, dagegen sollten die anderen in reichlicherer Menge und ausserdem noch Labemittel vorhanden sein. Der Mangel an Krankenwagen wurde von den Aerzten allgemein hervorgehoben. B. schlägt für alle Waffen Wagen vor, welche die Instrumente des Arztes und ausserdem 3–4 Kranke sitzend aufnehmen sollen. — Zu Truppenärzten sollen möglichst diensterfahrene Militärärzte genommen werden. Die Leichtkranken werden möglichst bei der Truppe behandelt und nicht sofort an die Krankendepots abgegeben, welche übrigens an sich eine vortreffliche Einrichtung sind. Bezüglich des Verhaltens im Gefecht soll das Sanitätspersonal eines geschlossenen Truppenkörpers für sich einen Verbandplatz errichten, da eine Betheiligung am Hauptverbandplatz wegen möglichen Verlierens des Truppentheils zu riscant ist. Bei Beurtheilung der Sanitätsdetachements wird bemerkt, dass die Ausbildung der früheren badischen Sanitätscompagnieen, welche während 8 Wochen täglich 5–6 Stunden theoretisch und in jedem Herbst 4 Wochen praktisch unterrichtet wurden, der der Sanitäts-Detachements bedeutend vorzuziehen ist. Der letztere Modus ist sowohl in der Zeit zu kurz, als entbehrt der Gleichartigkeit des Lehrers, auch das Ressortverhältniss ist ungünstig, indem der Arzt bei Sanitäts-Truppen der alleinige Chef sein sollte. Vor Strassburg reichten die 1½ Sanitätsdetachements, da die preussischen Truppen bis zum Dezember keine besassen, nicht aus. Ein gelernter Koch wurde unter der Mannschaft vermisst. Bezüglich der Ausstattung der Krankenträger wird gewünscht, dass jeder Mann mit einer Verbandtasche, einem Brodbeutel, einer Laterne und einem Messer zum Aufschneiden der Kleider versehen sei, die Anbringung der Verbandtaschen an den Tragen ist unpraktisch, da sie die Leistungsfähigkeit der Krankenträger von dem Vorhandensein der Trage abhängig machen. Jeder Mann sollte einen kleinen Kochkessel haben. Die Sanitätsausrüstung der Wagen erwies sich als gut, wünschenswerth wären noch einige grössere Kaffeemaschinen, ein Kohlenfilter und ein grösserer Vorrath von Beleuchtungsmaterial. Von den Krankenwagen werden die einfachsten Constructionen empfohlen, namentlich die zweirädrigen. Jedes Sanitäts-Detachement sollte wenigstens über 12 Krankenwagen, von denen 8 vierrädrige und 4 zweirädrige sind, sowie über einen gutgearbeiteten soliden Leiterwagen, der sich auch zum Transport benutzen lässt, verfügen können. Räderwagen haben sich in schlechtem Terrain nicht bewährt. — An Lazarethen befanden sich bei dem Armee-Corps 5 badische, 5 preussische uniformirte No. 6–10 und das 10. Feldlazareth des 8. Armee-Corps. Es wird die Geschichte eines jeden derselben gegeben. No. 1 behandelte 1641, No. 2 3056, No. 3 4149, No. 4 2621, No. 5 3041, No. 6 824, No. 7 ca. 900, Nr. 8 2800, Nr. 9 1987, Nr. 10 915, Nr. 10 des 8. Armee-Corps 452 und das Lazareth-Reserve-Personal 2128 Kranke und Verwundete. Im Allgemeinen war die Etablirung der Lazarethe sehr schwierig wegen der beständigen Bewegung des Armee-Corps. Dijon war die einzige grössere Stadt, in welcher geeignete Vorkehrungen wenn auch mit den grössten Schwierigkeiten getroffen werden konnten. Die Benutzung der Eisenbahn war ganz ausgeschlossen, daher die Evacuation sehr erschwert. Da die Lazarethe fast immer einen höheren Bestand als die normalen 200 Kranken haben, so reicht das Personal nicht aus; es sollten mit dem Chefarzt 7 Aerzte, welche mit den Truppenärzten womöglich sich abwechselten bei jedem Lazareth sein. Auch die Zahl der Lazarethgehilfen und Wärter ist zu vermehren. Die neuen preussischen Sanitätswagen haben sich im Ganzen gut bewährt. Behufs Vervollständigung der Theilung des Lazareths in 2 Sectionen wäre ein vierter Oekonomie-Utensilienwagen nöthig. An Instrumenten ver-

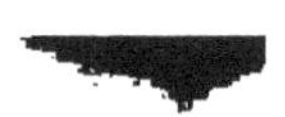

mischte BECK einen Transfusionsapparat und ein zweites Obductionsetui. Die Instruction für den Sanitätsdienst hat sich im Allgemeinen durchaus bewährt. Ein Officier wäre nur dann wünschenswerth, wenn er unter den Chefarzt gestellt würde. Der Wunsch, dass die Disciplinarstrafgewalt des Chefarztes weiter ausgedehnt werde, ist inzwischen schon erfüllt. Die Verpflegung konnte sich bei den aussergewöhnlichen Verhältnissen nicht genau nach dem Reglement richten. Die Masse des Schreibwesens war sehr gross, und fehlte es den Lazarethen an ausreichenden Kräften. Das Lazareth-Reserve-Personal sollte mit dem Lazareth-Reserve-Depot vereinigt sein.

Bezüglich der freiwilligen Krankenpflege wird die Grossartigkeit der Leistungen anerkannt, aber gleichzeitig verlangt, dass sie sich vollständig den militairischen Einrichtungen accomodire. Die jetzige Planlosigkeit, sowie auch die abnorme Stellung des Johanniter-Ordens haben nicht selten an Unzuträglichkeiten geführt. Die Organisation der freiwilligen Krankenpflege sollte ganz der des Militairsanitätswesens entsprechen. Es würde demnach eine Centralstelle, welche für Reserven jeder Art zu sorgen hätte, nöthig sein. Dieselbe sollte für ein Armee-Corps 3–4 reichlich ausgestattete Feldlazarethe aufstellen, deren ganzes Personal gehörig geschult sein müsste. Eigene Krankenträgerabtheilungen die sowohl zur Unterstützung der Sanitäts-Detachements als zur Begleitung der Sanitätszüge zu verwenden sein würden, werden ausser den Lazarethen vom Corps-Generalarzt verwendet, welchem ein Delegirter der genannten Centralstelle beigegeben ist. Die Ueberwachung der Reserve-Lazarethe in der Heimath ist womöglich älteren Militairärzten zu übergeben. — Die Genfer Convention war von B. schon früher als eine schwache Garantie humaner Bestrebungen bezeichnet worden. In diesem Kriege hat dieselbe ganz Schiffbruch gelitten, woran der Mangel nobler Gesinnungen französischerseits, sowie die Entfesselung der Leidenschaft wesentlich Schuld war. Die Differenzirung der verschiedenen Heilanstalten und des Personals bezüglich seiner Neutralität musste von vornherein beseitigt werden. Dies hat so wie so doch nur disciplinirten Truppen gegenüber Werth. Die badener Aerzte und Lazarethe sind trotz der Convention vom Volke schmählich behandelt worden, wozu die Behörden mit beitrugen; es werden hierzu bestimmte Fälle angeführt. Seitens der badischen Truppen ist die Genfer Convention streng beobachtet worden; dagegen haben die französischen Aerzte gar nicht nach ihr gehandelt, sowie dieselben überhaupt weder Noblesse noch Interesse für ihre Verwundeten zeigten und sehr zweifelhafte Persönlichkeiten in ihren Reihen hatten. Im Allgemeinen kannte man französischerseits die Convention viel zu wenig. Die Einwände, welche französischerseits gegen das Respectiren der Convention der Deutschen gemacht werden, bezeichnet B. als unbegründet.

Bezüglich der ärztlichen Stellung wird hervorgehoben, dass dieselbe noch nicht befriedigend sei, und dass es eines anderen Grades von äusserer Anerkennung als bisher bedürfe, das Sanitäts-Corps zu recrutiren. Alle Oberstabsärzte sollten im Range der Stabsofficiere stehen, und die Regimentsärzte nicht einzelnen Bataillonen, sondern nur dem Regimentsstabe zugetheilt sein. Das Wichtigste bleibt eine dem Officierstande ganz ebenbürtige Stellung.

LEON LE FORT (2) bespricht in seinem Werke La Chirurgie militaire, dessen erster organisatorischer Theil bereits im zweiten Abschnitt erwähnt wurde, die wünschenswerthen Veränderungen in der Einrichtung der Hospitäler, wobei Zelte und Baracken besprochen werden. Weiter folgt die Beurtheilung der freiwilligen Krankenpflege und der Genfer Convention, für welche eine andere Fassung vorgeschlagen wird. Für die freiwillige Krankenpflege überhaupt soll eine strengere Einführung in die militairischen Verhältnisse eintreten. Es werden weiter die einzelnen Hülfsgesellschaften besprochen und kritisch gewürdigt. Die Stellung, welche das deutsche Sanitäts-Reglement der freiwilligen Krankenpflege anweist, wird für die richtige erklärt. Endlich folgt ein Entwurf einer speciellen Organisation des Sanitätsdienstes, für welche auf das Buch selbst verwiesen werden muss. Von besonderem Interesse ist der Anhang, der die Geschichte der ersten freiwilligen Ambulance (die unter LE FORT stand) während der Belagerung von Metz enthält.

GRELLOIS giebt die ärztliche Geschichte der Einschliessung von Metz (3) bis zum Ausbruch des Krieges. Als Arzt an der école d'application de l'artillerie et du génie erhielt G. seine erste Verwendung am 14. August nach der bei Borny als Dirigent des Lazareths in der Infanterie-Caserne Coislin; als am 17. August in der école d'application ein Officierlazareth eingerichtet wurde, erbat und erhielt er auch hier die Dirigentenstelle. Beide Stellen verwaltete er bis zum 24. August, wo er seine neue Function als Chefarzt sämmtlicher Civil- und Militärspitäler von Metz „intra et extra muros“ antrat. Seine erste Aufgabe war, sich über die Zahl von Kranken, Aerzten und Instrumentarien im Polygon- und im Militairlazareth zu vergewissern. Von Seiten des Commandanten und der Intendanz kam man ihm bereitwilligst entgegen; aber was wäre ohne die Privathülfe geschehen? Alle Anerkennung zollt er seinen Aerzten. Auch nach der Capitulation von Metz musste er auf seinem Posten bleiben und stieg seine Arbeit, als aus Vallières, Montigny und Longeville alle Kranken und Verwundeten nach Metz evacuirt wurden, ferner durch die Unterbringung und Sorge für die zahlreichen Aerzte. Während des Bürgerkriegs in Paris war Verf. dann Chefarzt der Reserve-Armee unter Vinoy.

Die während der Belagerung herrschenden Krankheiten lassen sich alle auf eine bestimmte Reihe von Ursachen zurückführen, als: atmosphärische Verhältnisse, Anstrengungen, Nahrung, Zusammenhäufung, moralische Depression.

Im Monat August waren die atmosphärischen Verhältnisse den bivouakirenden Truppen günstig. Barometerstand schwankt zwischen 736,7–750,9, im Mittel 742,6 Mm. gegen 745,6 im normalen Mittel; Temperatur zwischen 7,2–28°, im Mittel 16,9° gegen 18° sonst; dabei sanfte Uebergänge. Nord- und Ostwinde vorherrschend. Regenhöhe 88,9 Mm., gegen sonst 60,2 Mm., 5 Mal Thau, 3 Gewitter. – Im September: Barometer 735,6–756,2, im Mittel 749,3, gegen sonst 745,8; Temperatur 5–23°, im Mittel 13,4 gegen 14,5 sonst, sanfte Uebergänge. Wind sehr wechselnd und unbeständig. Regenhöhe 119,1 gegen sonst 60,6. Die Truppen auf dem Mergelboden von Ban-Saint-Martin, Devant-les-Ponts und vom Polygon versanken förmlich im Koth; besser daran sind die Truppen auf dem sandigen Terrain von Montigny à Vallières und Saint Julien.

October: Barometerstand 741,4 im Mittel, gegen sonst 745,9, schwankt in schroffem Wechsel zwischen 722,9–757,5. Temperatur zwischen 1,7–18,3, Mittel 9,7° gegen 9,9 im Normalen; dabei starker Wechsel in der Tagestemperatur. Wind besonders Süd- und Ostwind. Regenhöhe 88,5 gegen 55,0 Mm. im Normalen. Das Elend der Truppen erreichte seinen Höhepunkt, als nach der Uebergabe sie moralisch niedergedrückt, drei Tage lang im Regen mit ungenügender Nahrung auf aufgepflügtem Acker campiren mussten. Nicht minder als die Soldaten hatten die Verwundeten und Kranken von dem Regen und der Kälte zu leiden; vergebens ersuchte Verf. am 11. October um Wärmeflaschen für sie; erst der preussische Commandant sorgte soviel als möglich für Oefen. Vom 31. October an fehlen die Aufzeichnungen; der Winter war reich an Regen und Schnee; die Temperatur sank bis zu 11°.

Schwierig musste die Nahrungsfrage werden, weil die Truppen mit Ausnahme des 3. Corps schlecht ausgestattet waren. Für die Stadt waren 30,000 quintaux métriques Getreide vorhanden, ausreichend für 2 Monate; aber nun kamen die Truppen, mit ihrem allerdings auch meist schlechten Schwarzbrot nicht zufrieden, in die Stadt, um dort feineres zu kaufen. Dies dauerte bis zum 4. October, wo an die Einwohner Bedarfscheine ausgegeben wurden; nur gegen diese wurde Brot verabfolgt. Am 13. October zeigte der commandirende General dem Stadtrath an, dass seine Militairmagazine leer seien; bis zum 28. konnte in immer abnehmendem Grade die aus 3 Mitgliedern des Stadtraths bestehende Gesundheits-Commission helfen; am 28. war nichts mehr vorhanden. Der Preis des Rindfleisches stieg von 2–3 Fr. auf 8–10 Fr.; man musste zu Pferdefleisch Zuflucht nehmen. Aber seit Anfang October waren keine Rationen mehr ausgetheilt und am 20. October war der grösste Theil der Pferde verhungert. Auch das Salz fing an auszugehen; es stieg bis zu 16 Fr. pro Kilo. Die Wasserleitung bei Gorze war von den Preussen abgeschnitten, nun musste die Mosel aushelfen. – Was nun die Krankheiten anlangt, so sind erwähnenswerth die Pocken, Typhen und Unterleibserkrankungen. Die Zahl der Pockenkranken überstieg nie 400, auch die Typhen erreichten keine grosse Zahl. Dominirend waren Diarrhoëa und Dysenterien; erstere war am Ende der Belagerung allgemeine Lagerkrankheit und datirt von der Nacht vom 31. August auf 1. September, wo zwischen den Ausfallsgefechten bei 7° bivouakirt wurde, die Truppen ausserdem ihren Hunger an unreifen Trauben stillten. Dazu kam dann die schlechte Verpflegung. In die Civilbevölkerung kamen die Unterleibserkrankungen erst Mitte September. Im October wurden die Typhoïdfieber und Pocken häufiger, am Ende des Monats erscheint der Typhus; so starben z. B. bis December im Waisenhaus, worin ein Lazareth etablirt war, und die kranken Kinder deshalb in dem gemeinsamen Schlafsaal liegen mussten, von 40 erkrankten Kindern 20, nach Evacuation des Lazareths und bei besserer Nahrung rascher Stillstand. Ebenso im Waisenhaus Sainte Constance, wo die Zahl von 60 Waisen durch Aufnahme der Kinder des von Franziskanern versorgten Waisenhauses, wo ebenfalls ein Lazareth etablirt war, auf 120 stieg, und wo ausserdem die ganze Wäsche aus dem grossen Lazareth in der manufacture de tabac gewaschen wurde — es starben hier vom 18. November bis Mitte December von circa 20 erkrankten Kindern 7.

Damals hatte der Typhus in der Armee schon aufgehört. Vom 23. November bis 25. März wurde auf Wunsch der deutschen Behörden jeder neue Erkrankungsfall an Pocken, Typhus, Dysenterie der Präfectur angezeigt; der letzte Typhoidfall wurde am 7., der letzte Dysenteriefall am 5. März gemeldet. Einzelne Cholerafälle im Anfange der Belagerung hatten den Verfasser bewogen, den commandirenden General um eine Zusammenberufung des Gesundheitsraths zu ersuchen; dieser schlug es ab, um die Einwohner nicht zu beunruhigen; zum Glück waren die Fälle auch nur sporadisch. – Im Capitel über Wunden bringt Verf. nichts Neues bei, ebensowenig in dem über Aufnahme und Transport der Verwundeten.

Der Gesammtverlust des 3. Armeecorps und der Garde betrug in den Gefechten vom 14. August bis 7. October Officiere: todt 320, verwundet 1331, vermisst 209, Unterofficiere und Gemeine: todt 3041, verwundet 22,082, vermisst 11,155.

Am 15. September befanden sich in den verschiedenen Spitälern in Summa 13,430, darunter 3015 Fieberkranke, 10,172 Verwundete, 217 Syphilitische, 26 Krätzkranke. — Bis zum 19. October überwiegen die Verwundeten 7,515 gegen 7,481 Fieberkranke, von da an die letztern. — Am 29. October betrug die Zahl der Verwundeten und Kranken 15,811 und stieg bis zum 7. November durch die Evacuation auswärtiger Lazarethe nach Metz auf 19,546; dazu kamen aber noch circa 2000, die unentgeldlich in Privatpflege behandelt wurden.

Während der ganzen Dauer des Krieges kamen 43,000 Mann nach Metz in Behandlung, davon starben 6322 (202 Officiere und 6120 Mann). — Die Beerdigung der grossen Zahl von Leichen bot grosse Schwierigkeiten dar. Die in den Lazarethen Verstorbenen

— nebst einer Anzahl Leichen direct vom Schlachtfelde an — (in Summa 7203 Franzosen und 1197 Deutsche) wurden in 3 Gräben von je 50 M. Länge, 5 M. Tiefe und 2 M. Breite am Friedhof Chambière begraben. Die Leichen lagen circa 3 Meter hoch übereinander, so dass 2 Meter Erde über den obersten Cadavern lag; später wurde noch Kalk darüber gebracht, ein Hügel darüber aufgeworfen und mit Rasen belegt. Die Schlachtfeldgräber wurden dann später durch den pr. Oberstabsarzt d'Arrest desinficirt. Die zahlreichen Pferdeleichen wurden, da notorisch Süd- und Westwinde vorherrschend sind, vom 21. September an auf Befehl Bazaine's, zum eigenen Besten und zugleich zum Nachtheil der Preussen auf der nordöstlichsten Grenze der Stellung beerdigt.

Im Gegensatz hierzu gestattete die Belagerungs-Armee die Einführung von Chloroform, an welchem wie an Medicamenten gleich Anfangs grosser Mangel war — dank der Intendanz, welche später ganze fourgons de pharmacie intact nach Frankreich führte; ebenso musste der Vorschlag eines Brauers, Malz zu günstigem Preise für die Lazarethe zu liefern, weil im Reglement nicht vorgesehen, abgewiesen werden. Auch nach der Capitulation blieb der Mangel an Medicamenten fühlbar, und konnte erst nach Erleichterung des Verkehrs preussischerseits ausgiebig für die Lazarethe gesorgt werden. Ebenso fehlten in den Ambulanzen die Instrumente; dieselben sollten aus den Metzer Lazarethen entliehen werden, was einfach nicht ging. Da auch Charpie knapp war, so wurde sie mit Erfolg durch Schwämme und Werg ersetzt. Nach der Capitulation sorgten luxemburgische, belgische, niederländische, englische und französische Hülfsvereine sowie die Johanniter reichlich für die Lazarethbedürfnisse. In Metz waren gleich Anfangs 87,809 Fr. 65 Cent. gesammelt; rühmlichst zeichneten sich die Frauen aus, mitunter allerdings zu eifrig. In ausgedehntem Maasse wurde die Privatpflege von Einzelnen, Schülern und religiösen Vereinen betrieben. An Militairärzten war in den Lazarethen grosser Mangel — es kamen auf den einzelnen 250-300 Verwundete, während sie bei den Truppen hinreichend vorhanden waren, aber theils nicht zur passenden Zeit verwendet werden konnten, theils Seitens der Truppencommandeure daran verhindert wurden; es machte sich eben das Bedürfniss eines Chefarztes mit alleiniger Verantwortlichkeit dem commandirenden General gegenüber sehr fühlbar, ebenso der Mangel an Reserveärzten. — Schon gegen den 20. Juli hatte der Generalintendant den Vorschlag gemacht, die Verwaltung der Civilspitäler in Metz solle auch die ganze Einrichtung und Leitung des Militair-Lazareths übernehmen. Auf deren Weigerung war derselbe Vorschlag dem Stadtrath gemacht; auch dieser hatte die schwere Verantwortung nicht übernehmen wollen, dafür aber wiederholt einen Credit von 100,000 Fr. zur Einrichtung eines Barackenlazareths von 2000 Betten und überhaupt jede mögliche Unterstützung angeboten. Endlich hatte die Intendanz angenommen und disponirte nun über 4000 Betten in der Stadt, ausserdem im Moseldepartement über 5000. In Folge der Einschliessung kamen letztere der deutschen Armee zu Gute, und mussten nun alle Kasernen (mit je 1000-2000 Betten) und alle öffentlichen Gebäude (mit Ausnahme der Kirchen) zu Lazarethen umgewandelt werden; dazu viele Vereins- und Privathäuser und Eisenbahnwaggons. Das Barackenlazareth wurde erbaut auf dem Polygon der Artillerie im Nordosten der Stadt auf der Insel Chambière, im Ganzen nach dem Plane des Lincoln General-Hospital. Die 30 Pavillons zu je 50 Betten, unter einander parallel mit 8 Meter Zwischenraum, waren nicht parallel dem Pavillon an der Spitze, sondern gingen fächerförmig aus einander, wodurch eine bessere Luftcirculation erreicht wurde. Da auf der Insel die ganze Gardekavallerie lagerte, ausserdem ein grosser Friedhof unmittelbar daran stiess, so war das Polygon bald eine grosse Cloake. Uebrigens hatte das Lazareth, als städtische Einrichtung, seitens der Bevölkerung sich der grössten Fürsorge zu erfreuen. Verfasser ist ein besonderer Freund massiver Lazarethe und will Baracken nur zur zeitweiligen Aushülfe benutzt wissen. Bei Besprechung der Genfer Convention mit besonderer Rücksicht auf die Capitulation von Metz führt er einige Inconvenienzen derselben an, kann aber gegen die Loyalität, mit der dieselbe seitens der Preussen innegehalten, nichts beibringen. In dem Auszuge der officiellen Correspondenz erhalten wir wieder ein Bild über die Gesundheitsverhältnisse und die grossen Nachtheile der vollständigen Unterordnung des Sanitätspersonals unter die Intendanz und des Mangels eines Generalarztes mit Executivgewalt. Die Rapporte der einzelnen Spitäler und die Sitzungsprotocolle des Gesundheitsraths enthalten nichts Neues.

VAN HOLSBEEK erzählt in der Schrift: Souvenir de la guerre franco-allemande (4) dass auch zu Brüssel von der société belge de la croix rouge auf der Plaine des manoeuvres nach amerikanischem Muster ein Barackenlazareth gebaut wurde. Es bestand aus 6 Pavillons aus Tannenholz — 5 für Verwundete bestimmt, einer für die Administration, (jeder kostete 5000 Frs.) Die Verwundetenpavillons waren 7 M. breit, 28 M. lang, 3 M. hoch — bis zum Dachfirst 4,75 M. Der Fussboden war 0,5 M. über der Erde; die 13 Mm. starke hölzerne Beschalung bedeckt mit getheertem Filz. Die Fenster waren 80 Cm. breit, 2 M. hoch — der mittlere Theil unbeweglich, der obere und untere leicht stellbar. Jedes Bett hatte wenigstens 28 Cubikm. Raum. Für frische Luft wurde gesorgt durch Dachfirstventilator, Fenster, Thüren und Ritzen im Fussboden. Aborte und Cloake liessen nichts zu wünschen übrig, Gas und gutes Trinkwasser reichlich vorhanden. Jeder Pavillon enthielt in 2 Reihen mit breitem Zwischenraum 30 Betten; die Bettstelle war von Eisen, jedes Bett enthielt 1 Matratze von Seegras, 1 Matratze, 1 Quer- und 1 Kopfkissen von Wolle, ausserdem 3 Decken; die leinenen Laken wurden 2 Mal und öfter wöchentlich gewechselt. In der Mitte jedes Pavillons standen 3 Oefen und 3 Tafeln zur Austheilung von Speisen etc. Ausserdem standen in jedem Pavillon Schränke mit den nöthigen Utensilien. Die Pflege und Reinlichkeit der Verwundeten war tadellos, ebenso Speisen und Getränke. Die Verwundeten wurden besorgt von Hospitalschwestern, ausserdem hatte jeder Pavillon 3 Krankenwärter. Grosse Sorge wurde auf die Reinigung, Desinfection und Aufbewahrung der Kleider der Verwundeten verwendet. — Verf. spricht dann weiter über die Vortheile der Baracken in gesundheitlicher und ökonomischer Beziehung, schlägt vor, dass jedes Dorf resp. jeder Canton sein Barackenlazareth haben sollte, das alle 5 Jahre verbrannt werden müsste. — Von über 300 Verwundeten, welche im Barackenlazareth Brüssel verpflegt wurden, starben 9, von denen drei bereits in der Agone ins Lazareth kamen, ein vierter starb plötzlich an Gefässzerreissung. Von 60 Schwerverwundeten, die Verf. behandelte, wählt er 15 Fälle zu ausführlicherer Besprechung aus und knüpft daran Bemerkungen über Schussverletzungen und deren Behandlung im Allgemeinen.

Es folgt ein geschichtlicher Abriss über die Vorläufer der Genfer Convention. Verf. schlägt dann vor, es solle der Sitz der belgischen société de la croix rouge in Brüssel sein, Zweigvereine im ganzen Lande zerstreut. Schon im Frieden solle das nöthige Material zur Verwundetenpflege angeschafft werden; im Frieden solle der Verein bei Epidemieen und anderen Unglücksfällen zu Hilfe kommen, den Localbehörden Rath in hygieinischen Fragen ertheilen, Krankenpfleger ausbilden, auf Verbesserung der Transportmittel und des ganzen kriegschirurgischen Apparats denken. Zum Schluss macht er Vorschläge zu Statuten, deren Annahme er allen das rothe Kreuz tragenden Vereinen der verschiedenen Völker anempfiehlt. Es handelt sich dabei besonders um die Benennungen der verschiedenen Arten Mitglieder und das ausgeschmückte Vereinsabzeichen.

A. Baader (5) beschreibt den Militär-Sanitätsdienst während der beiden letzten Grenzbesetzungen und der Internirung der französischen Ostarmee. Von Ausbruch des deutsch-franz. Krieges bis zum 18. August hatte die Schweiz zur Grenzbesetzung 5 Divisionen unter den Waffen — 37423 Mann mit 224 Aerzten und 15 Ambulancen à 30 Betten; dann wieder vom 14. Januar bis 27. März zur Aufnahme und Bewachung der franz. Ostarmee 19,548 Mann mit 107 Aerzten und 9 Ambulancen, also im Mittel auf 374 Mann 1 Arzt, auf 83 Mann 1 Bett; Letzteres entschieden zu wenig. Bei der ersten Grenzbesetzung ergaben sich 9577 Kranke, also 25,6 pCt. der Mannschaft. Davon machen die Affectionen des Verdauungsapparates und die „wunden Füsse“ allein über 50 pCt. aller Krankheiten aus; auf Syphilis fielen nur 0,8 pCt. der Erkrankten, besonders Genfer. Im Winter fiel besonders häufig der Bronchialkatarrh — Bourbaki im Volke genannt — mit 18,1 pCt. aller Krankheiten. Die Mehrzahl der Kranken wurde bei dem Corps behandelt. Im Sommer kamen nur 963 Mann = 10 pCt., im Winter 553 = 13 pCt. der Kranken in die Ambulancen und Spitäler. Von den Corpskranken wurden im Sommer 8 pCt., im Winter 83 pCt., von den Ambulancekranken im Sommer 50 pCt., im Winter 57 pCt. geheilt entlassen. Es starben während und in Folge des Dienstes bei der 1. Grenzbesetzung 35 Mann = 0,36 pCt. der Erkrankten und 0,093 pCt. der Mannschaft; bei der 2. Grenzbesetzung 45 Mann = 1,06 pCt. der Erkrankten und 0,23 pCt. der Mannschaft. Dass sich keine Epidemie entwickelte, trotzdem die Keime zu Typhus, Dysenterie, Variola und Scarlatina da waren, war theils Verdienst der getroffenen sanitätlichen Maassregeln, theils Wirkung der häufigen Dislocationen.

Aus der grossen Zahl von Fusskranken ergiebt sich das Bedürfniss, für besser construirtes Schuhwerk und Fussbäder zu sorgen, sowie Versuche über Präservativmittel (Streupulver etc.) anzustellen. Gegen die Affectionen des Verdauungsapparates empfiehlt sich: Belehrung von Seiten der Aerzte, Ueberwachung der Nahrung, besonders der Getränke, Warmhalten des Bauchs durch Leibbinden oder die franz. Tour-bandes (die langen Binden der afrikan. Truppen); im Winter gegen die Bronchialkatarrhe obligatorisches Flanellhemde, sowie Rockkragen zum Aufklappen.

: Bedeutend wuchs nun die Aufgabe der schweizer Aerzte durch die Pflege der Kranken und Verwundeten der internirten französischen Ostarmee, die in einem unbeschreiblichen Zustande physischer und moralischer Demoralisation in die Schweiz einrückte. Das Riesenwerk der Unterbringung der 84,000 Mann starken Armee gelang nur durch die Opferwilligkeit der Grenzbeamten; ganz Neuenburg war ein grosses Spital, am 11. Februar nach namhaften Evacuationen waren noch 894 Kranke im Canton. Leider trat auch hier flagrante Pflichtvergessenheit einzelner franz. Aerzte zu Tage, indem sie die Dienstleistung bei den Kranken ihrer eigenen Armee versagten. Trotz der bessern Pflege erkrankte noch eine Anzahl der Internirten nachträglich, besonders am Abdominaltyphus, aber auch an Pocken und Bronchitis capillaris. — Leider fehlen die meisten Zahlen. — Allein für Internirte wurden 100 Spitäler eingerichtet, und betrug die Zahl der Spitalkranken am 20. Februar noch 5116 — 6,07 pCt. der Mannschaft, am 20. März 3346; am 23. Juni war die Evacuation der Geheilten und Reconvalescenten bis auf 25 Kranke vollendet. Es war ein täglicher Evacuationsdienst über Genf angeordnet mit mehreren Bahnhofs- und Etappenlazarethen. Im Ganzen erreichte die Zahl der Spitalgänger 17737 = 21,02 pCt. der Mannschaft, von denen 1681 starben = 1,99 pCt. der Mannschaft und 0,47 pCt. der Spitalkranken, darunter 872 (51 pCt.) an Typhus, 303 (18 pCt.) durch Krankheiten der Respirationsorgane, 137 (8 pCt.) durch Variola. Das historische Referat über die Verwendung der Feldlazarethe (6) giebt in alphabetischer Reihenfolge die Orte an, in welchen Lazarethe stabilirt gewesen sind und veranschaulicht die Vertheilung derselben auf der Karte. Es sind auf diese Weise in zwei Abtheilungen die Lazarethe um Metz und um Sedan dargestellt.

B. Specielles.

1. Die Hilfe in ihren verschiedenen Stadien.

VOGL (7) bespricht, wie trotz aller dankenswerthen Reformen im Feld-Sanitätswesen sich im letzten Kriege so überaus zahlreiche und schwer wiegende Missstände herausgestellt haben. Als höchstes Ideal gilt es ihm, dem Verwundeten die Zeit zwischen der Verwundung und der Aufnahme in ruhige, geordnete Pflege nach Möglichkeit leicht zu machen und abzukürzen. Zu dem Zwecke will er den Hilfs- oder Sammelplatz ganz eliminirt wissen. Die Bataillons-Aerzte sollen in der Gefechtslinie die nicht aufzuschiebenden Operationen machen, verbinden, und für gute Lagerung der Verwundeten sorgen, die dann nicht mit Tragen, sondern auf leichten, für je 2 Mann eingerichteten, einspännigen Wagen zum Verbandplatz gefahren werden. Alle jetzt in Gebrauch befindlichen sind zu schwer, solche mit mehreren Etagen ganz zu verwerfen; von den vom Verf. vorgeschlagenen Wagen soll jedes Feldlazareth 50 nebst 2 Rüstwagen bekommen. Dieselben haben, eingerechnet den Kutschersitz, der zugleich als Behälter für Requisiten dient, eine Länge von 6½ F. rh. und eine Breite von 4,6 F. rh. Sie enthalten 2, mit einer Spiralfeder-Matratze und mit Kopfkissen und Decken versehene Tragen, die sich herausnehmen lassen. Das Aufladen soll in folgender Weise geschehen: die Hinterwand des Wagens (2 F. breit und 4 F. lang) wird abgenommen und dem Verwundeten, ohne ihn viel zu rühren, untergeschoben, und darauf, indem der Verwundete auf ihr sitzend das zerschmetterte Glied horizontal ausgestreckt hält, mit Tragriemen aufgehoben, und neben dem Wagen niedergesetzt. Die Tragen lassen sich herausrollen und, indem sie mit der Bodenoberfläche eine schräge Ebene bilden, kann der Verwundete, ohne allzu viel Erschütterung, auf sie gelagert, und dann aus der Gefechtslinie gefahren werden. — Auf diese Weise wird das mehrmalige Umladen — von der Erde auf die Trage, von der Trage auf den Sanitätswagen, und schliesslich das Abladen von diesem) vermieden, und zugleich wird eine plötzliche Ueberfüllung des Verbandplatzes verhindert, wie sie bei dem gleichzeitigen Anfahren aller mit Blessirten gefüllten Sanitäts-Wagen unausbleiblich war. Ausserdem hat der Verwundete gleich ein leidlich bequemes Lager, auf dem nöthigen Falls, in Ermangelung von Betten, die fernere Behandlung weiter geleitet werden kann. — Die vorgeschlagenen Wagen würden dem Mangel an Fuhrwerken, welcher zunächst nach den Schlachten am drückendsten ist, abhelfen. Der Einwand, dass durch solche Fahrzeuge der Train zu sehr vergrössert würde, wird damit zurückgewiesen, dass hierdurch nur eine Decentralisation des Trains stattfinde; übrigens sei man bei den meisten Truppen-Körpern von Hause aus auf eine Vergrösserung des Trains bedacht gewesen, und habe sie demselben auch beibehalten. Die Verwendung dieser Wagen zerfällt in die auf dem Gefechtsplatze und die auf dem Verbandplatze. — Je einem Jäger- und Infanterie-Bataillon oder Kavallerie-Regiment sollen fünf (1 für jede Compagnie und 1 für den Arzt der Abtheilung) gegeben werden, was eine viel höhere Leistung als die jetzigen 4 oder 6 Tragbahren ergebe, und bei jedem Truppentheil die Bildung eines Verbandplatzes ermöglichte. — Zu diesen Wagen sollen 15 Mann, die allein dem Arzt unterstellt sind, gehören. Den Verbandplatz stellt im ersten Augenblick ein Park von solchen Fuhrwerken vor, in denen die Verwundeten gelagert bleiben, so lange es die Verhältnisse gestatten. Sechs solcher Feldlazarethe können in ihren 300 Wagen 600 Schwerverwundete bis zu ihrer Heilung oder Evacuation aufnehmen, und entsprechen darin den weitgehendsten Forderungen, wenn selbst 20 pCt. als Schwerverwundete angenommen würden. Die Leichtverwundeten sollen in eigenen grossen Omnibus für 24 bis 30 Mann nach dem nächsten Etappen-Ort geschafft, schwerverwundete Feinde aber möglichst bald ihren Landsleuten wiedergegeben werden. Die Verwendbarkeit der beschriebenen Fahrzeuge würde eine mehrfache sein. — Dieselben sollen im Frieden zum Transport Schwerkranker in die Lazarethe, auf dem Marsche zum Fortschaffen von Schwerkranken, im Quartier zur Evacuation dienen. Für den Fall, dass es an einem geeigneten Orte zur Unterbringung fehlt, sollen Zelte zu Noth-Spitälern vorhanden sein, damit die Verwundeten — nachdem sie verbunden sind — sofort unter Dach und Fach kommen; vielleicht könnten die Sanitäts-Compagnieen zur Hälfte aus Handwerkern bestehen, die Baracken aufschlügen u. dergl. Als erste ärztliche Hülfe empfiehlt er — abgesehen von speciellen Indicationen, je nach Art der Verwundung — Morphium-Injectionen, Aderlass bei Brust-Wunden mit Dyspnoe, Chloroform-Inhalationen, kalte Compressen auf Brust und Unterleib, Katheterismus bei Bauchwunden. Als ersten Verband einer Weichtheils-Wunde räth er blos eine feuchte Compresse mit einem wasserdichten Stoff darüber; bei Fracturen empfiehlt er, sofortige Extraction von Splittern, und Gypsverband; bei Gelenkschüssen will er primäre Amputation bez. Resection, da diejenigen Erfordernisse, ohne welche die conservirende Chirurgie gar keine Aussichten auf Erfolg hat, nämlich sofortige Ruhestellung des Gelenks, Eis, und günstige äussere und individuelle Verhältnisse, auf dem Schlachtfelde stets nur ein Pium desiderium bleiben werden. Auf das Eindringlichste warnt er aber vor einer zu frühen und zu reichlichen Evacuation, die in den weitaus meisten Fällen durch den Transport nur schädlich auf die Wunden wirkt. Die verwundeten Feinde, so weit sie transportfähig sind, sollen nach der Schlacht an ihre Landsleute übergeben werden.

HERMANT (8) verlangt in Berücksichtigung der Kriegsgefahr, von der Belgien vor Kurzem bedroht war und jeden Augenblick wieder bedroht werden kann, energische Reformen im Sanitätsdienst. Speciell beschäftigt er sich mit der Umänderung bezw. Ausbildung der ambulances volantes, die den Zweck haben: 1) die Verwundeten aufzusuchen, 2) ihnen die unumgänglich nöthige Hülfe zu leisten und sie 3) in Sicherheit zu bringen. — Dieser Theil des Sanitätsdienstes, die in der deutschen Armee dem Sanitätsdetachement obliegt, soll nur von militärischem Personal besorgt werden. Zu den ambulances divisionnaires — etwa gleichbedeutend mit Feldlazareth — soll dagegen die freiwillige Hilfe herangezogen werden unter militärischer Oberleitung. H. will, dass die für Belgien vorgeschriebenen soldats panseurs — 9 Mann per Compagnie, per Regiment also 36 Mann, befehligt von einem Sergeanten — ihre Ausbildung erhalten in möglichst genauer Anlehnung an die preussischen Vorschriften. Sie sollen in ihren Regimentern eine Abtheilung für sich bilden, einen etwas höheren Sold bekommen, ein Dienstabzeichen tragen, von einem Theil des Dienstes entbunden sein; sie sollen für ihre ganze Dienstzeit nur dem Sanitätswerk dienen, Unterricht in den ihnen nöthigen Kenntnissen und Handleistungen erhalten und auf gewisse Zeit zur weitern Ausbildung in die Spitäler geschickt werden. Im Kriege sollen die so ausgebildeten Abtheilungen — jede mit ihrem Regiment — in's Gefecht gehen. Ihr Material sollen Tragen sein, die — 70 an der Zahl — sich zusammenklappen lassen und nebst Medicinkasten und andere Sanitätsutensilien auf einem kleinen einspännigen Karren dem Regiment nachgefahren werden. Dieser Karren würde etwa 500 Schritt hinter der Gefechtslinie auffahren und als Sammelplatz dienen, wo die Verwundeten durch den Regiments- und zwei Bataillons-Ärzte die erste unumgänglich nöthige Hilfe erfahren, ehe sie in die weiter rückwärts liegenden Ambulancen geschafft werden.

Verfasser beschreibt dann von ihm erfundene Modelle:

Sein Medicinkasten hat die grösste Aehnlichkeit mit den in der deutschen Armee eingeführten. Es ist ein einem Reisekoffer ähnlicher, hölzerner Kasten von 75 Ctm. Länge, 50 Ctm. Tiefe und 45 Ctm. Höhe; die Dicke der Wände beträgt 15 Mm. Der Deckel ist hohl zur Aufnahme von Schienen u. s. w. Der eigentliche Hohlraum des Kastens ist in zwei Abtheilungen getheilt, deren kleinere die nöthigen Papiere und Listen enthält. Die Basis der grösseren ist in 4 Fächer getheilt (für Charpie, Binden, Watte und Compressen) und darauf passt dann genau der eigentliche Medicinkasten, der sich herausnehmen lässt und nebst Pincetten, Scheeren, Spritzen die nöthigsten Arzneimittel enthält (Oel, Opium, Aether, Chloroform u. s. w.). — Das Modell eines fourgon d'ambulance régimentaire ist ein einspänniger, zweirädriger Karren. Der Kutschersitz kann 2—3 Leichtverwundete aufnehmen. Der eigentliche Wagen ist ein geschlossener, nahezu cubischer Hohlraum, dessen Seiten etwa 1,5 Meter lang sind. In seinem untern Theil werden der Medicinkasten, Zinngefässe mit reinem, alkoholisirtem und carbolisirtem Wasser, Eisentöpfchen, Becher u. s. w. aufbewahrt; und darüber liegen dann 20 zusammengeklappte Tragen. Unter dem Boden des Karrens lässt sich eine Platte horizontal etwa einen Meter weit ausziehen und befestigen und giebt so einen Operationstisch ab. — Für die Kavallerie schlägt er statt eines Medicinkastens zwei ganz ähnlich eingerichtete, aber kleinere vor, die von einem Lastthier zu beiden Seiten des Sattels getragen werden sollen. Ausserdem soll der Sattel zwei aufrechtstehende, eiserne Stangen haben, auf denen sich ein Tragegerüst zur Aufnahme einiger Tragen anbringen lässt.

PETRAGNUM (9) schildert die traurige Lage, in welcher sich während der ersten Schlachten des letzten Feldzuges die französischen Verwundeten wegen Mangel an ausreichendem militairischem Sanitätspersonal befanden. Zur schleunigen Abhilfe organisirte man aus Privatmitteln Ambulancen, die namentlich bei der Belagerung von Paris zur Geltung kamen. Ihre Thätigkeit concentrirte sich in 3 verschiedenen Richtungen: 1) durch Aufheben der Verwundeten unmittelbar hinter der Gefechtslinie. 2) durch die erste Hilfeleistung an etwas mehr rückwärts gelegenen und durch das rothe Kreuz geschützten Orten (ambulances provisoires). 3) durch Unterbringung der Verwundeten in dem stehenden Lazareth (ambulances définitives). — Zunächst marschiren die Krankenträger ab unter Leitung zweier berittener Aerzte; diese gehen mit in die Gefechtslinie, um Scheintodte und Ohnmächtige von den Todten zu unterscheiden, um bei Blutungen, Knochenbrüchen u. s. w. die nöthigen Verbände anzulegen. Ist das geschehen, wird der Verwundete mit der nöthigen Vorsicht aufgehoben: der erfahrenste infirmier hält allein das verletzte Organ, zwei andere kreuzen ihre Arme unter Kopf und Schultern und wieder zwei andere unter Becken und Hüften, und so trägt man den Mann auf die Trage. Zum Fortschaffen hält P. am geeignetsten die mit Leinwand überzogenen und in der Mitte zusammenklappbaren Tragen, dann Räderbahren und den von Masson angegebenen Wagen, einen bedeckten zweirädrigen, einspännigen Karren, auf dem zwei Tragen mit Verwundeten nebeneinander gestellt werden können. Von den in der französischen Armee eingeführten litières, d. h. Vorrichtungen, auf denen der Verwundete liegend auf dem Rücken eines Maulthieres transportirt wird, will er nichts wissen; dagegen soll jede Ambulance ein Paar Cacolets haben d. h. lehnstuhlartige Vorrichtungen, deren je eine zu beiden Seiten des Sattels eines Maulthieres befestigt ist, und in denen die Verwundeten sitzend fortgeschafft werden. — Sind die Leute dann auf dem provisorischen Hilfsplatz, so soll jeder Arzt seine bestimmte Thätigkeit entwickeln, der eine soll nur die kleinen Operationen vornehmen und Fremdkörper ausziehen, der zweite nur Knochenbrüche einrichten, ein dritter nur Wunden verbinden u. s. w. Der Chefarzt soll nur die wichtigen Operationen, als Unterbindungen, unumgänglich nothwendige Resectionen, Amputationen, Exarticulationen machen. —

An Instrumenten verlangt P. einen Kasten mit 8 verschiedenen Messern, 10 gewöhnliche und 2 geknöpfte Bistouri's, 1 Säge mit 8 Reserveblättern, 3 gerade Scheeren, 2 Unterbindungspincetten, 1 Kugelzieher, 1 Elevatorium, 1 Trephine mit 2 Reservekronen, silbernen Sonden, silbernen und elastischen Cathetern, geraden und gekrümmten Nadeln, Stecknadeln und endlich einen Schleifstein. — Der Artikel, der für den deutschen Leser nicht viel Neues bringt, soll fortgesetzt werden.

2. Hospitäler, Zelte und Baracken.

RÖHL, Hauptmann im k. k. Genie-Stabe, giebt vom technischen Gesichtspunkte aus eine Uebersicht über die Formen provisorischer Spitalsanlagen (10) wobei die Resultate der Steinberg'schen Schrift über Kriegslazarethe und Baracken (s. vorjährigen Jahresbericht S. 511) zu Grunde gelegt werden. — Den ersten Theil bildet die Beschreibung einzelner Spitalsanlagen: Barackenspital in Leipzig (nach STRUMPELL) Hamburg, Hannover, Frankfurt a. M. Darmstadt, Karlsruhe, Ulm, Ludwigsburg, Minden, Metz, Luxembourg zu Paris, St. Cloud (nach MUNDY). Der zweite Theil behandelt die Grundsätze für die Anlage provisorischer Feldspitäler nach den Gesichtspunkten der Einrichtung schon bestehender Gebäude und Barackenanlagen, für welche letztere alle Einzelheiten gegeben werden. Im Anhange finden sich die Erfordernisse an Nebenräumen für ein Barackenlazareth von 2000 Betten, Anhang II–IV behandelt die Desinfectionsmassregeln. Der dritte Theil beschäftigt sich mit der Darstellung der Sanitätszüge, von denen die von Preussen, Sachsen, Hamburg gestellten speciell besprochen werden. Der Atlas giebt Zeichnungen gesammelt, welche in vielen Werken zerstreut sind, und ist daher gewiss Vielen willkommen.

ELBERT (11) giebt eine sehr vollständige Uebersicht des heutigen Standes der Baracken-Frage (11). Der sehr vollständige Aufsatz bespricht zunächst die historische Entwickelung der Baracke, welche immer mit grossen kriegerischen Ereignissen Hand in Hand gegangen ist. Nach eigenen Anschauungen rühmt der Verf. die Baracken in Heidelberg (siehe vorigen Jahrgang Seite 153), behandelt sodann die Berliner Barackenanlagen und geht auf die von Virchow geübte Kritik ein. E. will den Vorschlag Virchow's, die Untermauerung wegzulassen, nur für wirkliche Hospitäler, nicht für nur provisorische Bauten annehmen, weil die Herstellung eines guten Fussbodens aus Cement oder Asphalt mit den grössten Schwierigkeiten verknüpft ist. Wo es sich demnach um Holzfussböden handelt, welche für provisorische Baracken wesentlich allein in Betracht kommen, ist es besser, einen Unterbau anzuwenden. – Die weitere Fortsetzung dieses Aufsatzes ist noch nicht vollständig erschienen, wir kommen in dem Bericht pro 1873 noch einmal auf denselben zurück.

HEYFELDER (12) führt in dem Aufsatz Baracke und Zelt in Krieg und Frieden zunächst historisch die Entstehung der jetzigen Barackenlazarethe aus. (12) Die erste Anwendung wird GÜNTHER in Leipzig 1840—1853 zugeschrieben, jedoch soll nach PIROGOFF schon früher die Anwendung von Holzbäusern in Russland während des Sommers Sitte gewesen sein. Von denselben kommt die Sommerabtheilung des Nicolai-Hospitals den heutigen Baracken, abgesehen vom Dachreiter und den grossen Cubikräumen, am nächsten, auch die Lazareth-Baracken im Lager von Krasnoe-Selo sind ziemlich alt, denselben fehlt bei gehörigem Cubikinhalt nur das Reiterdach. Die weitere Entwickelung des Barackenprincips rührt von den Franzosen her durch die Einführung besonderer Lazareth-Pavillons (Lariboisière). Eigentlich massgebend für die ganze Frage ist jedoch erst der amerikanische Krieg geworden, auf welchen durch den Feldzug 1870–71 die letzten wesentlichen Verbesserungen in dem Bau der Lazarethbaracken gefolgt sind. Nach H.'s Ansicht werden dieselben immer nur für gewisse Arten von Kranken während der guten Jahreszeit unbedingt in Frage kommen, während sie im Winter nur bei milden Klima und in Ausnahme-Zuständen sich empfehlen. Eine absolute Immunität gegen Infectionskrankheiten bieten sie auch nicht, wie das Vorkommen von Rose und Eiterfieber beweisen. Für Rheumatische eignen sie sich anerkanntermassen nicht, da sie leicht zu Erkältungskrankheiten Veranlassung geben; aus eben diesem Grunde ist auch die Anwendung bei Ruhr und Syphilis nicht zu empfehlen. Man kann daher nicht absolut in unserem Klima Baracken an Stelle der festen Hospitäler treten lassen, zumal der Dienst zwischen den getrennten Localitäten ein sehr schwerer ist. H. warnt überhaupt sich durch die medicinischen Erfolge des letzten Krieges nicht irreführen zu lassen und dieselben etwa ausschliesslich auf Rechnung der Baracken zu setzen, es seien hierzu viel günstige Momente, wie das Alter der Verwundeten und ihre Stimmung, die ausgedehnte Krankenzerstreuung, die Opferwilligkeit der ganzen Nation, das kühle Klima zusammen getroffen. — Zelte sind zuerst reglementsmässig vor mehreren Jahrzehnten in Russland als grosse viereckige Doppelzelte (Schatr) eingeführt worden, jetzt bestehen dieselben auch in der preussischen Armee. Die STROHMEYER'sche Zeltbaracke wird als glückliche Combination von Zelt und Baracke bezeichnet, 1870–71 wurde sie vielfach gebraucht. Für den Sommer empfehlen sich die leichten englischen Zelte am meisten, während für den Winter die russischen Zelte aus Leinwand und Soldatentuch vorzuziehen sind. Ihre Herrichtung für den Winter durch feste Holzböden mit Strohmatten Doppelvorhänge und überdachte Eingänge, eingesetzte Fenster und Ventilationsöffnungen, Ofen, aufgehängte Lampen, Corridore zwischen den Zelten heben den Charakter der Zeltlazarethe vollständig auf. Unzweifelhaft sind solche grosse Doppelzelte wärmer als Baracken, was sich namentlich bei Eintritt der warmen Jahreszeit fühlbar macht. In Lille haben sich solche Zelte im harten Winter sehr gut bewährt. Als transportable Lazarethzelte sind nach H. diese russischen besser als alle anderen, doch sollte zwischen der leinenen und der Tuchwand ein Abstand von einem Fuss sich befinden. – Für die gemässigten und nördlichen Klima bleibt immer das steinerne Lazareth unentbehrlich, doch muss für die Salubrität desselben durch Zelte und Baracken, welche eine gelegentliche

Erweiterung gestalten, sowie durch zweckmässige Anlagen überhaupt gesorgt werden. (Wir treten dieser Ansicht durchaus bei und sind überzeugt, dass für normale Verhältnisse, Baracken und Zelte künftig immer nur einen Anschluss an steinerne Lazarethe bilden werden W. R.)

Gori (13) schildert in seinem Werke in fünf Abschnitten 1) Hospitäler, 2) Zelte und Baracken, 3) Specialstationen und Lazarethdienst, 4) Transport der Kranken und Verwundeten, 5) die Organisation des Sanitätsdienstes. Der erste Abschnitt verbreitet sich über die Salubritätsfrage und Form der Lazarethe. In dem Abschnitte Zelte und Baracken werden die neueren Anlagen dieser Art gewürdigt. Von besonderem Interesse ist der dritte Abschnitt über Specialstationen; derselbe beschäftigt sich mit Entbindungsanstalten, Augenstationen und empfiehlt dringend die Hüttenhospitäler; ausserdem werden Beseitigung der Auswurfstoffe, die Art des Verbandes und die Diät der Kranken in ihrer Bedeutung hervorgehoben und gewürdigt. Bezüglich der Organisation werden die bekannten von Haurowitz aufgestellten Gesichtspunkte wiederholt, welche später von Chenu und Le Fort vertreten worden sind.

Lant (14) schildert die in dem Zeltlazarethe des Garnison-Lazarethes zu Köln während des Winters 1870/71 getroffene Heizeinrichtung.

Beim genannten Garnison-Lazareth befanden sich zahlreiche Typhuskranke unter Zelten, bei welchen unter Anwendung der Zeltbehandlung so gute Resultate erzielt wurden, dass die Benutzung der Zelte für den Winter nöthig erschien. Es waren bereits in Köln Versuche gemacht worden, um Zelte mit Gasöfen zu heizen, allein es erwies sich, dass hierzu das Gas unter einem sehr starken Druck ausströmen und vollständig verbrennen musste, was beides nicht erzielt wurde. Es wurden sodann Coaksöfen angewendet, doch zeigten dieselben folgende Schattenseiten: ungleichmässige Vertheilung der Wärme im Zelte; leicht stattfindende Ueberheizung des Ofens und deren nachtheilige Einflüsse; schnelle Abkühlung des Zeltes, sobald das Feuer verlöschte, resp. dasselbe zur Reinigung des Ofens entfernt werden musste; Raumbeengung in der Mitte des Zeltes und grosse Feuergefährlichkeit. Es wurde hierauf eine Niederdruck-Wasserheizung eingerichtet, zu welchem Zweck 12 Zelte vorschriftsmässiger Construction, jedes 28 Fuss lang, 20 Fuss breit, in den Seitenwänden 5 Fuss, im Dachfirst 13½ Fuss hoch zu 12 Betten bestimmt (die vorher als Einzelzelte benutzt worden waren) zu je drei durch Aneinanderreihen der Giebelwände zu vier Zeltsälen vereinigt wurden; immer zwei derselben (zusammen 6 Zelte) wurden mit einer Heizeinrichtung erwärmt. An jedem Ende der Zeltsäle befanden sich die doppelten Vorhänge des Zeltsaales. Die innige Verbindung zwischen dem ersten und zweiten, diesem und dem dritten Zelte wurde in der Weise hergestellt, dass ein etwa 1 Fuss breites Stück Segeltuch über den Spalt zwischen den beiden Zelten genäht wurde. Durch die in der Mitte des Saales verbleibenden Giebelwand-Vorhänge war es möglich, den Zeltsaal wieder in einzelne Räume zu zerlegen, wie solches wünschenswerth erschien, um erkrankten Officieren, Aerzten etc. einen besonderen Raum in den Zeltlazarethen geben zu können. Nach der Belegung eines Einzelzeltes von je 12 Betten hätten in einem Zeltsaale 36 Betten Platz finden können; es wurden jedoch nur 30 Betten gestellt, einmal um den Saal nicht zu stark zu belegen, sodann auch um etwas Raum für die Bedenaungen und für eine Spinde zu gewinnen. Auf dem First jedes Zeltes, und zwar in der Mitte jedes Einzelzeltes, wurden zwei Fenster — auf jeder Dachseite eines —, welche von innen durch eine Drahtstange geöffnet werden, angebracht. Das Segeltuch der Seitenwände, welches für gewöhnlich auf den Boden ohne Befestigung herabhängt, musste, damit es bei windigem Wetter nicht in die Höhe gehoben und dadurch das Eindringen stärkerer Luftströme vermieden wurde, auch, um das Segeltuch zu schonen, am Boden befestigt werden, was durch Einklemmen desselben durch zwei am Boden befestigte Bretter geschah. Der Boden des Zeltes wurde mit grobem Kies beschüttet und mit Holzdielen belegt. Zwischen je zwei Zeltsälen befand sich ein 6 Fuss breiter Zwischenraum, durch welchen auch der Verkehr von aussen stattfand. —

Die Beleuchtung geschah durch Gas, 3 Gasflammen in jedem Zeltsaal, auch wurde ein Gaskochapparat gebraucht. — Die Heizeinrichtung war folgende: an dem Kopfende von je zwei Zeltsälen befand sich ein Wasserkessel (7 Fuss hoch, 3½ Fuss im Durchmesser) von einem Kesselhause umgeben. Je zwei dieser Kessel hatten einen gemeinsamen zwischen den Zeltsälen stehenden Schornstein, zu welchem ein mit einem Schieber regulirbarer Luftschacht von dem Kamin aus führte. Wasserraum und Rohrsystem der Zelte stellten ein gemeinsames Wasserreservoir dar. Die Röhren waren von Eisen und hatten 4—6 Zoll im Durchmesser. Die beiden aus dem oberen Theil des Kessels abgehenden Röhren verliefen an den Wänden des ganzen Zeltsaales parallel nebeneinanderliegend zunächst an der einen Längsseite, bogen am Ende des zweiten Zeltsaales an der Stirnseite um und nahmen ihren Verlauf an der Längsseite, bis sie wieder in den Kessel einmündeten. Die Differenz von 4½ Fuss zwischen Ausfluss- und Rückfluss-Mündung war genau auf die Neigung der Röhre, während ihres Laufes durch die Zelte vertheilt, sodass, während die Ausflussöffnung 4 Fuss über dem Boden lag, die für den Rückfluss im Niveau desselben sich befand. Als Unterlage der Röhre dienten einfache Holzpfähle, bezüglich bei tiefer Lage Holz- und Steinunterlagen. Zur Vermeidung des Wärmeverlustes mussten die Röhren da, wo sie nicht innerhalb des Kesselhauses oder der Zelte lagen, mit Stroh umwickelt sein. Zum Uebergang über die Röhren bei dem Eingange in die Zeltsäle an der Längsseite, musste man auf der einen Seite eine kleine Treppe, auf der andern eine Rampe überschreiten. Innerhalb jedes Saales konnte warmes Wasser aus der Rohrleitung mittelst eines Wasserkrahns entnommen werden; dem Kessel wurde das Wasser durch ein besonderes Rohr wieder zugeführt. — Die Wasserheizung hat sich sehr bewährt. Die Erwärmung war durchaus gleichmässig und die Ventilation vortrefflich, indem die durch die Zeltwände eintretende Luft sich an den Wasserröhren erwärmte. Der Luftabzug geschah durch das Zeltdach, wo die Fenster immer geöffnet waren, auch Schwankungen der Temperatur fanden nicht statt, was sich durch die gleichmässige Wärmeabgabe des Wassers, von welchem 170 resp. 200 Cubikfuss in den Röhren circulirten, erklärt. Selbst in den kältesten Tagen bei — 10 und — 13 ° R. wurde in den Zelten eine Temperatur von + 12 resp. + 14 ° R. allerdings bei stärkster Heizung des Kessels erzielt. Die Vortheile der ganzen Anlage gegenüber der Ofenheizung, bei welcher, wenn die Oefen in der Mitte stehen, die kalte Luft erst zu denselben gelangen muss, liegt auf der Hand, dazu kommt die Raumersparniss und der Wegfall der Feuersgefahr. — Die Kosten stellen sich dadurch, dass Kessel und Röhre zu einem Miethspreise von 10 pCt. und ebenso die Gaseinrichtung geliehen wurden, auf in Summa 1111 Thlr., von denen 348 Thlr. auf die Arbeiten an den Zelten, 712 Thlr. auf die Heizungsanlagen selbst und 51 Thlr. auf die Gasanlagen kommen. Es ergiebt sich, dass bei 120 Betten die Einrichtung pro Bett 9¼ Thlr. kostete, pro Tag 1½ Sgr. Die Betriebskosten steigern diesen Satz noch um 1 Sgr., wovon dann 8 Pf. auf die Kohlen, 4 Pf. auf den Heizer zu rechnen sind. — Für den Fall, dass die ganze Anlage einen stationären Charakter bekommen sollte, schlägt L. vor, die Zelte dann mit Wegfall der Giebelwände und je eines Eisenständers anzufertigen, wodurch sich die Kosten erheblich vermindern würden; dieselben betragen jetzt pro Zelt 220 Thlr. für die Leinwand, und 90 Thlr. für das Eisenwerk. Bei Verbesserung der Eisenconstruction könnte man für dieselbe auf eine Dauer von 30 Jahren rechnen. Auch eine Reduction der Leinwand ist bei Erbauung eines Zeltsaales leicht herbeizuführen, indem bei Beibehalt eines Vorhanges zur Theilung des Saales durch Wegfall der Giebelwände eine Ersparung von Leinwand im Betrage von 20 Thlrn. erzielt wird. Die Haltbarkeit des Daches, dessen Theile am Besten durch Zusammenschnüren vereinigt werden, wird auf zwei Jahre berechnet, wobei viel darauf ankommt, dass dasselbe in sachgemässer Weise überwacht wird, namentlich dass bei Nässe die Spannseile nachgelassen werden und man womöglich vermeidet, dass nicht Flüssigkeit von Bäumen aus das Zeltdach trifft. Das Wasserdichtmachen der Zeltleinwand wird von L. nur für den Fall empfohlen, dass hierdurch nicht die Ventilation beeinträchtigt wird, es wird für die Seitenwände unter allen Umständen abgelehnt. Die Haltbarkeit des Daches soll sich hierdurch um 4 Jahre erhöhen. Das Mittel ist schwefelsaures Kupfer, die Kosten betragen pro Quadratfuss 6 Pf. und für das ganze Zelt 25 Thlr. — Die Befestigung der Sturm- und Holzpfähle im Winter ist mangelhaft. In Köln hat man es dadurch erreicht, dass die Pfähle hinter Eisenbahnschienen in den Boden getrieben wurden; L. schlägt für stationäre Anlagen das Einlegen von Steinplatten mit Eisenringen vor. (Die einfachste Einrichtung für diesen Zweck ist die Herstellung eines festen Zaunes entlang der Zeltwand um welche die Stricke geschlungen werden W. R.) Die Art in welcher der untere Rand des Zeltmantels am Boden festgemacht war, (Einlegen zwischen zwischen zwei senkrechtstehende Bretter und Erdaufwurf von aussen) wird sehr gerühmt. Der Fussboden soll mit einer losen Dielung für den Winter versehen werden, für den Sommer derselben nicht bedürfen. Für stabile Zeltlazarethe wird Asphaltirung resp. Cementirung oder Belag mit Mettlacher Fliesen vorgeschlagen, mit einem Fall nach aussen, woselbst Abflussrinnen angebracht würden. Für die Heizanlagen wären durchweg Sadlige Eisenröhren mit Muffeln, deren Unterlagen Steinpfähle bildeten, zu nehmen, der Schornstein könnte gleich auf dem Kessel aufsitzen. Die Kosten würden für ein stabiles Zeltlazareth von 120 Betten 6300 Thlr. betragen, wovon 3480 Thlr. für 12 Zelte und 2248 Thlr. für die Heizeinrichtung die Hauptposten sind. Es kostet somit das Bett 52½ Thlr. Bei Annahme von 25 Jahren Amortisationsdauer für die Kosten des Eisenzeuges und 2 Jahren für alles übrige, erhält man täglich pro Bett ungefähr 1 Sgr. Durch diese Anlage ist auch die Heizungsfrage für die Baracken erledigt, in Betreff deren Virchow bezüglich Feuersgefahr und Ventilation für den Winter ernste Bedenken erhoben hatte (s. vorjährigen Bericht S. 511). Hiernach würde der Winter kein Gegengrund mehr sein, Hospitalannexe in Form von Baracken und Zelten in beliebiger Ausdehnung im gegebenen Falle zu benutzen.

Die Einrichtung eines heizbaren Zeltes ist auch von Jolly (s. vorjährigen Bericht S. 502) beschrieben.

Ullmann (15) kritisirt die neuen Pest-Ofener Militairheilanstalten. Zu Pest wird ein Lazareth erbaut, dessen Baracken zweistöckig sind und in sieben Holzbauten 500 Kranke aufnehmen können. In vier Baracken sind Säle zu je 20 Kranke, während eine, die für contagiöse Kranke bestimmt ist, in demselben Raum nur 10 Kranke aufnimmt. Alle übrigen Krankenzimmer sind kleiner, und die Wärterzimmer zwischen den für die Kranken bestimmten vertheilt. An der Möglichkeit der Erwärmung mit zwei Oefen für die grösseren Zimmer wird bei der exponirten Lage des Gebäudes gezweifelt. Sämmtliche 7 Baracken sind durch eine sie in der Mitte durchschneidende gedeckte Wandelbahn mit einander in Verbindung. Die Auswurfstoffe werden durch Canalisation beseitigt. Es fehlt an Magazinen für die Spitalsrequisiten, 6 Badewannen sind für das Lazareth zu wenig. Das Bett kostet 760 Fl. Zu Ofen wird endlich ein neues Lazareth angelegt, für welches 450,000 Fl. angesetzt sind, das aber voraussichtlich 1,200,000 Fl. kosten wird. Die für dasselbe vorhandene Fläche von 8400 Quadratklaftern ist sehr bedeutend. Das Lazareth ebenfalls für 300 Kranke berechnet, besteht nach Osten und Westen aus zwei Etagen hohen eigentlichen Mannschafts-Spitälern in Kreuzform, zwischen beiden liegt ein Offiziers-Spital, vor demselben die Administration, dahinter die Badeanstalt und Leichenkammer. Die grössten Krankensäle sind wieder für 20 Betten berechnet mit Fenstern an beiden Längsseiten, ausser denselben giebt es eine Reihe kleinerer Zimmer. Oben liegen auf jedem der beiden Hauptbauten Thürmchen als Wasserreservoir. Als Mangel wird das Fehlen eines Isolirbaues bezeichnet.

Zu Aachen (11) wurden durch den Baracken-Lazarethverein vom Juli bis Mitte September 3 Baracken gebaut, in welchen 292 Mann mit 10 pCt. Mortalität behandelt wurden. Die Gesammtkosten der Baulichkeit betrugen ca. 14000 Thlr., die des Betriebes und der Verpflegung 14800 Thlr.

Die Baracken standen parallel auf einem gut abgewässerten freien Platz von Norden nach Süden orientirt, hatten Unterbau mit Pflasterung. Der Abstand betrug unter einander 31 Fuss. Die Anlagen von Küchen und Magazinen waren nicht nothwendig, da die Alexianer die in der Nähe gelegenen Oeconomie-Gebäude hierzu angeboten hatten. Die Wasserversorgung geschah in der Weise, dass aus einem Brunnen eine grössere Wassermenge in einen Wasserthurm gepumpt wurde und sich von dort durch die Gebäude vertheilte. Die Baracken waren aus Fachwerk, dessen Zwischenpfosten innen und aussen mit Brettern benagelt waren, letztere waren mit Theerpappe verkleidet. Zwischen beiden Wänden befand sich eine Luftschicht. Der doppelte Fussboden war ebenso hergerichtet. Alle behobelten Bretter der inneren Verkleidung waren mit hellbraunem Schellackfirniss überzogen. Zur grösseren Sicherheit waren Feilenstreifen angebracht. Die Dichtung der Wände erwies sich als ausreichend. Die Breite der Baracken betrug 22 Fuss rheinisch, die Höhe bis zur oberen Schwelle der Wand 12 Fuss, die Länge des Raumes für die Kranken im Lichten 84½ Fuss; auf jedes der 28 Betten kamen rund 600 Kubikfuss. Das Dach war von Steinpappe und trug einen Dachreiter.

Ausser dem eigentlichen Krankenraum enthält jede Baracke ein kleines Badezimmer mit einer beizbaren Badewanne, welche vom Wasserthurm gespeist wird. Die Construction der Aborte war so, dass in dem Blechkasten unter dem Trichter ein Wasserverschluss angebracht war. Die Excremente fielen in zwei Petroleumtonnen, je eine für jeden Sitz, welche ausserhalb des Gebäudes auf hölzernen Keillagern aufgestellt waren; das Rohr reichte eben durch den Deckel und wurde mit Lehm, ebenso wie der Deckel des Fasses verschmiert. Die Fässer wurden mit hölzernen Tragstangen, nach Lösen der Keile, wodurch das Rohr frei wurde, nach einer etwa 100 Schritt entfernten vorhandenen Sandgrube gebracht, in welcher Gruben ausgehoben waren, in die man den Inhalt entleerte, welcher dann sogleich mit Erde beschüttet wurde. Vor dem Unterstellen wurde zur Desinfection eine Quantität Manganchlorür in das Fass gegossen. Auf Petroleumtonnen, welche an den Ecken des Gebäudes zur Aufnahme der Aufschlagwässer aufgestellt waren, waren kleinere ein Sieb enthaltende Fässer gestellt, in welche die Spülwässer gegossen wurden. Aus ersteren Tonnen gingen die Flüssigkeiten durch einen Canal in den ausgemauerten Abflussgraben. Die Heizung geschah durch eiserne ventilirende Mantelöfen; zwei reichten bei gewöhnlichen Temperaturen aus. Nur bei der strengsten Kälte war ein dritter nöthig. Die Ventilation war die gewöhnliche. Von den Klappen in den Dachreitern öffnete sich die an der Wetterseite nach aussen, die anderen nach innen, unter jedem der sieben Fenster befanden sich kleine Ventilationsröhren, in den Eingangsthüren Schlitze. Die Beleuchtung geschah durch Moderateurlampen, welche an der Decke aufgehängt waren. Die Betten hatten elastische geflochtene Drahtböden, dreitheilige Pferdehaarmatratzen, 2–3 wollene Decken, wasserdichte Stoffe. Auf jedes Bett kommen 108 Thlr., davon 72 auf die innere Ausstattung.

3. Sanitätszüge und Evacuation.

Peltzer (17) charakterisirt in dem Aufsatz Evacuation, Krankentransport und Krankenzüge die Leistungen der Sanitätszüge durch die Zahlen, welche in seiner grösseren Arbeit (s. vorigen Jahresbericht S. 514) über den Krankentransport auf Eisenbahnen für den vorigen Krieg mitgetheilt sind. Schon auf dem Verbandplatze soll eine Vertheilung der Verwundeten — in der Nähe zu behalten oder weiter zu transportiren — beginnen unter Benutzung der Diagnosetäfelchen, die allerdings, wenigstens nach den Mannheimer Beobachtungen, ihren Dienst nicht erfüllt haben. Es empfiehlt sich Eintheilung der ganzen Evacuationslinie in ärztliche Haupt- und Zwischenetappen, das Ganze zu leiten durch einen Generalarzt als Evacuations-Inspecteur. Wesentlichen Nutzen leisteten im letzten Kriege die Evacuations-Commissionen und Etappen-Sammel-Lazarethe; den Hauptevacuationsorten sollte gleich von Anfang an ein Stamm von Landwehrleuten resp. Reservisten zum ausschliesslichen ständigen Dienst bei den Krankenzügen überwiesen werden; für das freiwillige Begleitungs- und Pflegepersonal wünscht Verfasser Uniformirung. Der Verbleib der Abrechnungsbücher und Journale muss geregelt werden. Bei der Unmöglichkeit, nach einer grossen Schlacht genügendes Krankentransportmaterial — speciell federnde Tragen — zur Hand zu haben, werden auch ferner, wie im letzten Kriege, Eisenbahngüterwagen und Stroh eine grosse Rolle bei der Bewältigung der Leichtkranken und -verwundeten zu spielen haben; im Uebrigen verweist Verfasser auf seine Broschüre „die deutschen Sanitätszüge und der Dienst als Etappenarzt im Kriege gegen Frankreich" (s. vorjähr. Jahresber. S. 514).

Loewer (18), während des Feldzuges 1870–71 erst Feldlazarethdirector, dann Etappen-Generalarzt bei der Maas-Armee, schildert die Schwierigkeiten, welche sich dem Dienst bei der Landetappe auf der grossen Strecke von Pont-à-Mousson bis Paris entgegenstellten. Die Aufgaben der General-Etappen-Inspection bestanden in der Errichtung der Etappen-Lazarethe nebst Sicherstellung des ärztlichen Dienstes in denselben, sowie der Ablösung der Feldlazarethe und ihrer Umwandlung in stehende Kriegslazarethe. Hierzu disponirt die General-Etappen-Inspection nur über das Lazareth-Reserve-Personal. Dasselbe ist ohne alles Material und Gespann, bei Ablösungen von Feldlazarethen erhält es von diesen den ersten Bedarf an Verbandmitteln, das Uebrige soll aus dem oft weit entfernten Lazareth-Reserve-Depot beschafft werden, welches jedoch nicht alles zur Ausrüstung eines Lazareths Erforderliche enthält, auch nur eine Dispensir-Anstalt und einen Apotheker hat. Man ist daher auf Requisitionen oder Liebesgaben angewiesen. Daraus ergaben sich von selbst die grossen Schwierigkeiten, die bei grosser Krankenbewegung für die Etablirung und Ausstattung von Etappenlazarethen eintreten müssen. Dazu kommt noch, dass von den General-Commandos und Divisionen der Ersatz für ihr ärztliches Personal aus dem Reserve-Personal genommen wurde. Zur Sicherstellung des Dienstes schlägt Verf. vor, es sollen bei Mobilmachungen von jedem Armee-Corps der betreffenden General-Etappen-Inspection je zwei Feldlazarethe zur Etablirung von Etappenlazarethen untergestellt werden. Ablösung der Feldlazarethe durch Etappenlazarethe fällt fort, und werden die etablirten Feldlazarethe, so lange die Armee marschirt, ebenfalls der General-Etappen-Inspection unterstellt. Verf. ist Anhänger der Zweitheilung der Feldlazarethe in Sectionen und wünscht deshalb für jedes Feldlazareth 4 Assistenzärzte und dass bei der Packung der Sanitätswagen darauf Rücksicht genommen werde. An Stelle des bisherigen Lazareth-Reserve-Personals schlägt er die Formation von Sanitäts-Ersatzabtheilungen vor, denen alle bei den mobilen Formationen nicht verwendeten dienstpflichtigen und zur Disposition stehenden Aerzte, Apotheker und das betreffende Unterpersonal, ebenso die vom Kriegsministerium gegen Diäten engagirten Aerzte, die freiwilligen Krankenpfleger sowie eine Anzahl von Beamten, letztere theils als Ersatz für offen werdende Stellen, theils als Begleiter von Transporten für die Sanitätspflege im Felde, zugetheilt werden sollen. Formirt am Sitz eines General-Commandos mit einem Oberstabsarzt als Chef und untergestellt dem Kriegsministerium liegt ihnen die Ausbildung der freiwilligen Krankenpflege ob, und liefern sie den Ersatz resp. Verstärkung für die grossen Kriegs-, die Etappen- und Reserve-Lazarethe.

Hausser (19) bespricht die Wichtigkeit des Krankenzerstreuungssystems, plaidirt für einheitliche und verantwortliche Leitung der Transporte und des gesammten Evacuationswesens durch Militärärzte, wobei er sich auf die Erfahrungen der letzten Kriege stützt, beklagt den schwerfälligen Instanzenzug, der sich aus der österr. Vorschrift für den Militairtransport auf Eisenbahnen vom Jahre 1870 ergiebt, indem der Armee-Intendanz allein die Einleitung und Regelung der Verwundetentransporte obliegt. Er wünscht Einführung von Chefärzten bei der Feldeisenbahn-Transportleitung und von Etappenärzten; ersteren wären auch die zum Verwundeten-Transport verwendbaren freiwilligen Krankenpfleger unterzustellen. Auf den Kranken-Haltestationen sollen Zelte und Baracken aufgestellt werden mit den nöthigen Utensilien; hier soll die freiwillige Krankenpflege in ausgedehnter Weise zur Verwendung kommen, unter allen Umständen aber seitens der Intendanz für gute Beköstigung der Verwundeten gesorgt werden — Abschaffung der stattbaften Entschädigungsgelder für nicht genossene Mahlzeiten. Verfasser empfiehlt die Einführung der Sanitätszüge nach preuss. Muster und der Gurtschleifen für sämmtliche gefüllt zu haltende Strohsäcke der Sanitätsanstalten, überhaupt Einheit der Utensilien als Krankenbahren etc., und angesichts der 1870 in Preussen zu Tage getretenen Calamität die Anschaffung der nöthigen Transportmittel schon während des Friedens. Die Hilfsvereine, als deren dringende Aufgabe er es bezeichnet, sich ebenfalls bereits im Frieden eines genügenden und leicht adaptirbaren Wagenparkes zu versichern, sollen centralisirt werden zu 10 Provinzialvereinen mit ihrem Sitz an Provinzialhauptstädten resp. Eisenbahnknotenpunkten unter der Leitung von Regimentsärzten; an denselben Orten sollen zusammen 16 Sanitätszüge vertheilt werden, jeder Zug bestehend aus 19 Waggons für etwa 200 Verwundete. Dienstbetrieb und Verwendung dieser Züge werden an einem Beispiele erläutert.

Bozanna (20) schildert seine Erfahrungen als Führer des preussischen Sanitätszuges Nr. 2, welcher auf seiner vierten Fahrt nach dem Friedensschluss noch einmal am 26. März an die Loire geschickt wurde. Nach einer anschaulichen Darlegung des Lebens und Treibens werden die Erfahrungen mit den französischen Behörden auf der Reise über Tours, Orleans und Vendôme geschildert. Die Rückreise ging über Corbeil nach München.

Rinzzay (21) beschreibt die Waggons, welche im letzten amerikanischen Bürgerkriege zur Verwendung kamen, um nach kurzem Rückblick auf die Entwicklung des preussischen Verwundetentransportwesens das im August 1868 angenommene System zu besprechen. Nach kurzer Erwähnung der Würtemberger verweilt er längere Zeit bei der Einrichtung und dem Dienstbetriebe auf den Berliner Sanitätszügen, wobei er sich streng an Virchow's Broschüre hält. Zum Schluss wird die Frage, ob die Einführung solcher Züge in Frankreich möglich sei, bejaht.

Ruepp (22) bespricht die Entwicklung des Verwundeten und Krankentransportwesens auf Eisenbahnen in der Schweiz. Es wurden dort die ersten Versuche, gedeckte Güterwagen zu benutzen, 1861 angestellt, anfangs mit Lagerung auf eine Strohschicht oder Matratze am Boden des Waggons, dann mit Nachahmungen des amerikanischen Hängesystems. 1869 wurden die Blattfedertragbahren mit Zweiwagensystem eingeführt, sodass in 1 Güterwagen acht Patienten untergebracht werden können. Um die Kranken vor dem übermässigen Schwanken der Güterwagen zu schützen und um Personal und Ausrüstungsmaterial zu schonen, wurden neue Versuche angestellt, die Personenwagen 2. und 3. Klasse für Spitalwagen umzugestalten, wobei die Thüröffnungen zu verbreitern waren; bei der Anbringung von Betten wurde im Allgemeinen das Würtenbergersystem acceptirt. Am geeignetsten erwiesen sich die Waggons 3. Klasse, in denen 16 Betten (in 2 Etagen) bequem placirt werden können, so dass noch Platz für Wärter, Spitalgeräth, Ofen und ein breiter Mittelgang frei bleibt. October 71 wurde auf einer Conferenz der eidgen. Divisionsärzte ein Nachtrag zum Eisenbahngesetz beschlossen, wonach die Eisenbahngesellschaften bei der Erbauung neuer Wagen 3. Kl. auf das Bedürfniss des Verwundetentransports Rücksicht zu nehmen und im Bedürfnissfalle die alten Wagen umzuändern haben. Verf. schlägt vor, dass schon jetzt die Eisenbahnen verpflichtet sein sollen, proportional ihrem Besitz an Wagen 3. Klasse an denselben die nöthigen Thüränderungen vorzunehmen, und würde dies, da drei vollständig ausgerüstete Sanitätszüge zu je 10 Wagen für die Schweizer Verhältnisse genügen, an 30 Wagen auszuführen sein.

Loewer (23) stellt über die Hamburger Sanitätszüge (die darin bestanden, dass gewöhnliche Eisenbahngüterwagen durch eine Aufhängevorrichtung der Tragen zu Krankenwagen eingerichtet wurden) zwei massgebende Gesichtspunkte auf. Der erste ist, dass dieselben bis zu der Zeit, wo die eigentlichen Lazarethzüge den Transport übernehmen können, einen Nothbehelf bilden; man kann das Material dazu in 3—4 Wagen verpackt sofort auf den Kriegsschauplatz senden. Der andere ganz massgebende Gesichtspunkt ist die Benutzung von Bahnen verschiedener Spurweite, bei welchen erst die eigenen Sanitätszüge von der Grenze an in Frage kommen.

4. Berichte aus einzelnen Militärheilanstalten und über dieselben.

Graf (24) übernahm am 16. August 1870 die Stellung als dirigender Arzt des Königlichen Reserve-Lazareths in Düsseldorf. Die dazu benutzten Gebäude waren die Infanterie- und Artillerie-Kaserne, aufgestellt wurden 700 Betten. Man hatte mit verschiedenen Uebelständen zu kämpfen, als unventilirbare Abtritte, schlechte Construction der Latrinen und andere mehr. Die Krankenzimmer waren zum Theil, da gut ventilirbar, ganz brauchbar, andere absolut schlecht. Die Krankenzahl von 700 musste verschiedentlich überschritten werden, indem das Reservelazareth auch als Etappen-Lazareth für leichtere Fälle dienen musste, welche gleich oder nach einigen Tagen evacuirt werden konnten. Hierdurch blieb selten Zeit, ein Zimmer gründlich zu reinigen und eine Zeit lang leer stehen zu lassen. — Auf die für das Lazareth reglementmässigen 21 Aerzte waren nur 4 Militärpflichtige vorhanden, in der Hauptsache handelte es sich um freiwillige Hülfe, welche namentlich ausser aus Düsseldorf selbst von holländischen Aerzten geleistet wurde. Das officielle Wartpersonal bestand aus einer kleinen Zahl Lazarethgehülfen, deren Dienste als vorzüglich bezeichnet werden, die Militärkrankenwärter kommen wie gewöhnlich nicht in Betracht, auch für diese Dienste musste die freiwillige Krankenpflege eintreten. Verf. nimmt hier Gelegenheit, seine Ansichten über die freiwillige Krankenpflege dahin zu präcisiren, dass dieselbe unter amtlicher Leitung stehen, innerhalb der gegebenen Grenzen aber eine gewisse Selbstständigkeit verlangen solle. Den Begriff der Freiwilligkeit will G. wie Hahn (s. Freiwillige Krankenpflege) nur auf den Entschluss des Beitritts bezogen haben, ist dieser einmal erfolgt, so soll der freiwillige Krankenpfleger ebenso unter der Disciplin stehen, wie der freiwillige Soldat. Dies gilt auch für die Heilanstalten, die ebenso wenig einer festen Leitung entbehren können, zumal im Rücken der Armee. Die Lazareth-Commissionen sind aber so überbürdet, dass ihnen die Controle der Vereinslazarethe unmöglich wird. In Düsseldorf halfen das dortige Vereins-Comité nebst geistlichen Orden dem Mangel ab und wurden alle Bedürfnisse so schnell als möglich gedeckt. Die sanitären Verhältnisse suchte man möglichst zu verbessern, namentlich wurde fleissig desinficirt, wozu eine eigene Person angestellt war, besondere Sorgfalt verwendete man auf die Beseitigung aller Verbandabgänge.

Als Hospitalbrand und Typhus auftraten, wurden, da von der Königl. Intendantur das Erbauen von Baracken ohne Motiv abgelehnt worden war, auf dem Exercierplatz 6 Zelte, jedes mit 8 Betten aufgestellt und darin günstige Resultate erzielt. Graf nimmt Gelegenheit, solche Schwierigkeiten, welche nur aus Mangel an richtiger Erkenntniss entstehen, scharf zu tadeln. Ueber den Chefärzten, die ebenfalls in den Reserve-Lazarethen einzuführen wären, sollten Inspectoren stehen, welche alle Lazarethe in kurzen Zwischenräumen zu bereisen hätten, was ein vortreffliches Arbeitsfeld für consultirende Chirurgen wäre. Nach dem Fehlschlagen des dienstlichen Antrages auf Barackenbau wurden vier derselben aus Privatmitteln gebaut, wozu namentlich das holländische Comité mit beitrug und mit Ausnahme der Bettstellen dieselbe auch vollständig ausstattete. Als die Zelte des Winters wegen geschlossen werden mussten, diente eine Baracke als Isolirlocal für schlechte unreine Wunden, eine andere für Typhuskranke. Der Werth der ganzen Einrichtung erwies sich vortrefflich. Jeder Operirte wurde von nun an in Zelt oder Baracke verlegt, die Resultate wurden zufriedenstellend. Trotz der grossen Zahl von Schwerverwundeten, die dort behandelt wurden, sind Fälle von Pyämie, Erysipelas und Wunddiphtheritis in den Baracken später nur sehr vereinzelt zu Tage getreten. Die Construction der Baracken, welche keinen Unterbau hatten, war sehr einfach, sie trugen Dachreiter mit stellbaren Klappen; zum Winter wurden sie mit Asphaltpappe bekleidet und mit eisernen Oefen geheizt. Der Preis jeder Baracke à 20 Betten stellte sich auf 900–1000 Thaler, bei Rückgabe des Materials nach 3–4 Monaten 525 Thlr. Bis zum 26. December währte die segensreiche Thätigkeit des Holländischen Comité's; auch dann noch liess es uns die Baracken miethfrei bis zum 20. Februar mit allen Utensilien stehen, und verfügte über die letzteren bei Auflösung des Lazareths zu Gunsten verschiedener Krankenhäuser in Düsseldorf und Elberfeld. Durch Hinzunahme von vier anderen Lazarethlocalitäten standen zu Beginn des Jahres 1871 1150 Betten zur Disposition. Eines derselben, entfernt gelegen, wurde speciell für Pockenkranke bestimmt. Am 30. April 1871 erfolgte die Auflösung des Lazareths. Verf. schliesst den allgemeinen Abschnitt mit einer besonderen Anerkennung für die Lazareth-Commission, bedauert aber, dass durch Schwierigkeit der Verwaltung die wichtigsten Postulate der Lazarethhygiene eine gewisse Zeit unerfüllt geblieben sind.

Aus dem speciellen Theil seien nur die statistischen Resultate erwähnt. In allen vier Lazarethen wurden 9331 Kranke verpflegt, von denen 2647 Verwundete waren. Die innern Krankheiten waren hauptsächlich Typhus, Ruhr und Pocken. Gestorben sind im Ganzen 125 Mann, davon 66 Verwundete und 59 an inneren Krankheiten. Pyämie und Septicaemie waren die Todesursache bei 47 Verwundeten. Von 47 grösseren Operationen waren 13 Unterbindungen (9 Todesfälle) 11 Resectionen (5 Todesfälle) 27 Amputationen (15 Todesfälle) 3 Exarticulationen (2 Todesfälle). Der übrige Theil der Schrift enthält die specielle Besprechung der chirurgischen Resultate nebst den Krankengeschichten.

Mundy (25) wurde Ende April 1871, nachdem er bereits die grosse Ambulance im Palais du Corps législatif und das Lazareth in der österreichischen Botschaft (s. vorigen Jahresbericht, S. 540) geleitet hatte, aufgefordert ein Barackenlazareth für Schwerverwundete zu errichten. Es handelte sich darum, die gedachte Ambulance möglichst schnell zu erbauen; denn einerseits forderte hierzu die täglich steigende Zahl von Verwundeten auf, andererseits der in überfüllten Militair-Hospitälern um sich greifende Hospitalbrand: es sollte aber nicht nur ein vorübergehender Nothbehelf gegen anderweitige Ueberfüllung (während der Dauer der Kämpfe um und in Paris) geschaffen werden, sondern man wollte auch nach der bald in Aussicht stehenden Einnahme von Paris eine Anzahl Schwerverwundeter den ganzen Sommer über in die möglichst günstigen Heilungsbedingungen versetzen. Als geeignetster Ort zur Errichtung des Spitales erwählte Mundy den Park von St. Cloud; am geeignetsten nicht nur wegen seiner grossen Ausdehnung und Waldpartieen, die dort mit weiten Wiesen abwechseln, seiner Bewässerung, der hohen Lage, dann auch am passendsten als Mittelpunkt zwischen Paris und Versailles, den beiden feindlichen Kriegslagern, überdies noch an der den Park durchschneidenden Eisenbahn gelegen. Den besten Punkt im Parke bildete eine grosse trockene, unregleichmässig fünfseitige Wiese des hochgelegenen (grösseren) Theiles vom jardin reservé, umgeben rings von Wald, mit Ausnahme der nach Osten offenen Seite, welche den Ueberblick über Paris gestattete, überall durchstrichen von Luft; beschattet von einzelnen Gruppen hoher, mächtiger Bäume, verbunden mit allen Theilen des Parkes und der Umgebung durch breite, schattige Alléen, leicht mit Wasser zu versehen durch das am erhöhten Südrande der Wiese gelegene, grosse Wasser-Bassin, von welchem aus das kleinere, am offenen Ostrande gelegene, die Grande-Gerbe genannt, der Ambulance ihren Namen lieh. Die knapp an der Wiese befindliche Haltstation der Eisenbahnstation bot die Möglichkeit, Verwundete sowohl aus den Spitälern um Paris, als auch von Paris oder Versailles direct in die Ambulance zu bringen; übrigens war dieser Ort auch allseitig mit guten Fahrstrassen in Verbindung. Die grosse Menge Bauholz, welche man zur Herstellung des Barackenspitals, welches nach dem Auftrage der Gesellschaft 200 Betten fassen sollte, benöthigte, war weder an Ort und Stelle, in St. Cloud, noch in Versailles, noch in der Umgebung des belagerten Paris aufzutreiben. Nur Mundy's grosser Energie und Landeskenntniss war es zu verdanken, dass dasselbe trotz der gestörten Communicationsmittel aus allen Theilen Frankreichs in kürzester Zeit (namentlich aus Cherbourg), herbeigeführt wurde. Ausser dem auf diese Weise theuer zu erstehenden Baumaterial war auch die nöthige Arbeitskraft um Paris nur schwer und zu hohen Preisen aufzubringen. Trotz dieser und noch vieler anderer hier übergangener Schwierigkeiten gelang es Mundy, das Barackenspital in dem kurzen Zeitraum von kaum 3 Wochen vollkommen aufzubauen, auf das Sorgfältigste einzurichten, das nöthige Dienst- und Wartepersonal zu gewinnen, den gesammten Dienst durch anfänglich genau präcisirte Instructionen zu regeln, und so die Ambulance schon Ende Mai, vorzüglich mit Allem ausgestattet, ihrer Bestimmung zu übergeben. Am 15. Mai traten die k. k. Militairärzte v. Fillenbaum, Netolitzky, Dabeke und Göttl, welche diesen Bericht erstatten, ihren Dienst als Chefchirurgen an und blieben dort bis zum Schluss der Ambulance am 15. October 1871. Das Barackenspital bestand aus 8 grossen Baracken à 25 Betten, mit den nöthigen Administrations- und Wohnungsbaracken. Die Stellung der Verwundeten-Baracken war keine regelmässige. Dieselben waren 25 bis 30 Meter von einander entfernt. — Einen Unterbau hatten dieselben nicht. Im Allgemeinen stellten die Baracken Zeltbaracken dar, indem die vordere Längswand offen gelassen war. Ueber die innere Einrichtung ist bereits im vorigen Jahrgange, S. 500, referirt. Ueber die Operationsbaracke ist speciell zu erwähnen, dass die dort gebrauchten Operationstische ganz die Dimension der Tragen für den Mundy'schen Wagen hatten, so dass dieselben in den Wagen eingeschoben werden konnten. Für die Latrinen war das Erdsystem angenommen. — Das Personal bestand aus 83, darunter 9 Aerzte, Mundy war Director, für die Pflege waren 21 Schwestern und 17 Krankenwärter thätig. — Besonders zu erwähnen sind 4 Veilleurs, d. h. Leute, welchen die Besorgung der Barackenvorhänge übertragen war. Eine Anzahl Reglements ordnete den allgemeinen Dienst, die Direction führte, in Vertretung Mundy's, Arendrup, und nach dessen, Ende Juli erfolgtem Tode Fillenbaum. Jeder Chefarzt hatte 2 der 8 Baracken, in jeder Baracke waren 2 Schwestern, unter welchen 2 Krankenwärter standen. Der Bau dieses Lazareths kostete 150,000 Francs, pro Bett 750 Frcs., d. h. gerade doppelt so viel, als im Berliner Barackenlazareth, wo 1 Bett 100 Thlr. kostete. Vermöge des schwerfälligen Geschäftsganges der Intendance kamen die Verwundeten erst nach 48 Stunden oder später aus den Militair-Spitälern von Paris an, später wurden zahlreiche Verwundete, aus aufgelösten Lazarethen, namentlich solche mit Hospitalbrand, hierher übergeführt. Im Ganzen hatte das Baracken-Lazareth, während seines fünfmonatlichen Bestandes, 232 Verletzte in Behandlung, darunter 20 Offiziere, 194 Soldaten, 18 Civilisten; unter den Verletzungen waren 211 Schusswunden, 21 andere Verletzungen. Von denselben datirten 30 aus der Zeit der ersten Belagerung. Es starben 31 Verwundete. Mitte October wurde die Ambulance den Militair-Behörden, auf Antrag Mundy's, zum Geschenk gemacht, und, nachdem die Vorderwand geschlossen war, mit eisernen Oefen heizbar hergestellt. — Die Ambulance functionirte dann als Lazareth für das nahe Lager Villeneuve l'Étang, wurde aber als solches aufgehoben (s. d. Aufsatz von Marvaud über die französischen Lager). Die Evacuation geschah in Mundy's Blessirten-Wagen und 5 gemietheten Omnibus. Bezüglich der ersteren, welche 4 Kranke liegend, oder 8 bis 12 sitzend aufnehmen können, wird ihre Vortrefflichkeit hervorgehoben, womit wir nach eigener Anschauung übereinstimmen können. Den übrigen Theil bilden specielle chirurgische Referate.

Stich (26). Auf der medicinischen Abtheilung des Universitäts-Krankenhauses zu Erlangen wurden vom 13. August 1870 bis letzten Juni 1871 im Ganzen verpflegt und behandelt 711 Soldaten mit 4549 Verpflegungstagen und zwar von:

a. bayerischen Truppen 632 Mann mit 3285,
b. norddeutschen „ 28 „ mit 611,
c. französischen „ 51 „ mit 653 Verpflegungstagen.

Darunter waren Verwundete von der bayrischen Armee 36 Mann, von der norddeutschen Armee 12 Mann und sämmtliche der französischen Armee Angehörende. — Von den Verwundungen erwähnt Verf. nur einen Fall von perforirender Brustschusswunde. Patient konnte nach 44tägigem Aufenthalt im Krankenhaus geheilt entlassen werden. — Von internen Erkrankungen sind besonders hervorgehoben ein Fall von Tabes dorsualis, sowie die Fälle von Dysenterie und Typhus. — Die Hälfte der Erkrankungen (304 Fälle) sind vom Verf. unter Defatigatio und Simulatio aufgeführt.

Mayr (27) giebt die Zahl der in der Festung Ingolstadt vom 7. August bis 1. Juli 1871 detenirten französischen Kriegsgefangenen auf 55 Offiziere und 9588 Mann an. Dieselben waren theils in den Kasematten der Festung, theils in einem Barackenlager im Hofe des Brückenkopfes untergebracht. Es wurden während der 11 Monate von den Gefangenen im Spital behandelt 5167 Mann, darunter waren von internen Krankheiten Befallene 3960 Mann. Die Zahl der Gestorbenen beträgt 380 (7,$\frac{1}{4}$ pCt., von den internirten allein 363 (9$\frac{1}{4}$ pCt.); 3 Mann wurden an die Irrenanstalt abgegeben. Die Ende Juni noch nicht als geheilt Entlassenen wurden mit einem Sanitätszug nach Frankreich gebracht. Von den vorgekommenen Krankheitsformen sind besonders häufig aufgetreten: Gastro-intestinal-Katarrhe, Bronchial-Katarrhe, Pneumonie, Pleuritis, Typhus, Variolen, Syphilis und Scabies. Die Todesfälle betrafen neben Phthisis, Pneumonie, Variolen etc. besonders Typhuskranke. Zwei von den Kriegsgefangenen wurden standrechtlich erschossen.

Coustan (28) berichtet, dass, als Paris besetzt werden sollte, die Salons und Gemächer des Ministeriums der Marine zur Unterbringung der Verwundeten des Marinepersonals hergerichtet wurden. Ausserdem wurden 60 Betten in einem Zelt und sieben supplementäre Ambulancen im Hofe des Ministerialgebäudes aufgestellt. — Verwundete wurden aufgenommen 102, davon starben 25 (24,47 pCt.) Die Sterblichkeit war während der Belagerung am stärksten und führt Verf. dafür folgende Gründe an: Die Schwere der durch Bomben erzeugten Wunden und der durch mit grosser Schnelligkeit anprallende Bombenfragmente verursachte heftige Stoss, bringt einen gewissen Schwächezustand der Lebenskraft hervor. Weitere Ursachen sind der durch Strapatzen und unzureichende Nahrung eingetretene Erschöpfungsgrad, die durch das ungünstige Wetter und den Mangel an Brennmaterial aufgetretenen inneren Krankheiten, endlich der grosse Andrang von Verwundeten gegen Ende der Belagerung und das Fehlen von Nahrungsmitteln für dieselben. — Da nach zwei vorgenommenen grösseren Operationen sehr bald der Tod eintrat, so befolgte man die Regel, sich der Operationen so viel als möglich zu enthalten, und wurden auch bei einigen sehr zweifelhaften Fällen mit der conservativen Chirurgie gute Erfolge erzielt.

Dethinne (29) giebt einen Bericht aus der Infirmerie des Lagers von Beverloo (29). In demselben befand sich die Hälfte der belgischen Armee vereinigt, 13000 Mann, welche auf eine Periode von 40 Tagen zusammen 202 Kranke gehabt haben. Unter denselben bildeten leichtere Erkältungskrankheiten die Hauptaffection; Infectionskrankheiten fehlten.

Der Sanitätsbericht des Garnisonspitals No. 3 in Baden bei Wien (30) bespricht klassenweise die einzelnen in diesem Lazareth zur Behandlung gekommenen Krankheitsformen; Rheumatismus kam 129 Mal vor, und zwar 70 Mal als Gelenkrheumatismus, 59 Mal als Muskelrheumatismus; geheilt wurden 38, einer starb. Arthritis nodosa kam 55 Mal zur Behandlung, es wurde nur Besserung, keine Heilung erzielt. Scorbut wurde in allen 11 Fällen geheilt. Wechselfieber kam 71 Mal vor, darunter perniciöse Fälle, aber kein Todesfall. — Trotzdem seitens der Spitalsleitung wiederholt auf die Erfolglosigkeit der Badener Quellen gegen Scrophulosis hingewiesen war, so waren doch wieder 45 Fälle nach Baden geschickt; sie wurden dort mit im Mittel 76 Tagen behandelt; 3 starben, 25 wurden ganz geheilt, 12 auf 3 Monate in die Heimath beurlaubt, 5 ad superarbitrium beantragt. — Von Tuberculose kamen 18 Fälle vor, — durchschnittlich 42 Behandlungstage — 16 Mal als chron. katarrh. Pneumonie, 2 Mal als Miliartuberculose der serösen Säcke. 1 Mann genas, 13 starben, 4 wurden superarbitrirt. — Von Neubildungen wurden 3 Carcinome beobachtet, 2 Atherome operirt. — Von Verletzungen kamen in Behandlung 12 Contusionen, 28 Wunden, 31 Fracturen, 4 Luxationen, 11 Distorsionen, letztere mit mittlerer Behandlungsdauer von 71 Tagen. Von den 31 Fracturen wurden 26 geheilt, 2 beurlaubt, 3 superarbitrirt. Ein Selbstmordversuch kam zur Beobachtung, bei dem das Projectil, anstatt in die Herzgegend in den linken Oberarm drang. Es wurde die Amputation mit Erfolg ausgeführt. Ebenso wurde geheilt eine Schussverletzung am Nagelgliede des linken Mittelfingers (Selbstverstümmelung). Ein Fall von Chloroformtod bei Gelegenheit einer Ellenbogengelenksresection kam zur Beobachtung. — Ein Fall von Morbus Brightii verlief tödtlich. — Psoriasis kam 11 Mal in Behandlung — mittlere Behandlungsdauer 71 Tage — doch mit zweifelhaftem Erfolg. Die 19 Fälle von Eksem (mittlere Dauer 31 Tage) und 22 Fälle von Abscessen (35 Tage im Mittel) wurden sämmtlich geheilt. Periostitis kam 27 Mal, Ostitis 7 Mal zur Beobachtung mit einer mittleren Behandlungsdauer von 97 Tagen, darunter 2 Todesfälle.

5. Freiwillige Krankenpflege.

Die Zeitschrift Kriegerheil (31) fährt fort, über die Thätigkeit auf dem Gebiet der freiwilligen Krankenpflege, speciell seitens der Vereine und Genossenschaften Bericht zu erstatten. Der Jahrgang 1872 enthält als wichtige Originalartikel: Si vis pacem, para bellum, ein Wort vom Dienste der Frauen im Frieden für den Krieg, welcher die Thätigkeit der Frau in der ihr eigenthümlichen Sphäre gehörig ausgenutzt wissen will — und von Mencke: Krankenpflegehäuser von 6–8 Betten in kleinen Orten und Districten von 6–8000 Seelen, eine Friedensarbeit der Vereine zur Pflege im Felde verwundeter Krieger.

Der Bericht über die Thätigkeit der vom Militair-Inspecteur geleiteten deutschen freiwilligen Krankenpflege (32) giebt eine eingehende Uebersicht der Leistungen der centralisirten Hülfe. Dieselbe zeigt die Organisation der freiwilligen Krankenpflege bei Ausbruch des deutsch-französischen Krieges nebst den sich daran knüpfenden Massregeln und Verordnungen. Nach Verfolgung der Thätigkeit der freiwilligen Krankenpflege auf den einzelnen Schlachtfeldern wird die Thätigkeit derselben vor Paris und bei Beendigung des Krieges betrachtet. In dem Rückblick wird der Schwierigkeiten gedacht, welche aus mannichfachen Gründen hervorgegangen sind, zu denen besonders die im Schoosse der freiwilligen Krankenpflege selbst entstandenen gehören; es stellten sich hier der reglementarischen Feststellung, wonach Transporte auf den Kriegsschauplatz seitens der Vereine nicht direct sondern nur durch Vermittelung des Militair-Inspecteurs und seiner Organe versendet werden konnten, ernstliche Schwierigkeiten entgegen.

Für die Vertheilung des Personals, welche die meiste Schwierigkeit hatte, ist durch energische Massregeln möglichst gesorgt worden. Zu der sonstigen Organisation trat noch das Central-Nachweise-Bureau hinzu. Im Ganzen sind 15286 Legitimationskarten verausgabt, mehr als 10,000 Betten in Vereinslazarethen aufgestellt worden. Die Anlagen sind besonders werthvoll. Dieselben enthalten alle über die Stellung der freiwilligen Krankenpflege gegebenen Instructionen, sowie die Vertheilung des Personals. Es geht ferner hieraus die Grösse der Leistung nach Zahlen hervor. Es haben sich in Deutschland 1703 Pflegevereine mit 225,700 Mitgliedern gebildet. Die Baareinnahmen haben zusammen in Deutschland 10,274,007 Thlr. betragen. Von den europäischen Ländern 498,119 Thlr. Aus den anderen Welttheilen gingen bei dem Central-Comité für die Vereinszwecke 1,098,513 Thlr., davon 1,108,059 Thlr. allein aus den Nordamerikanischen Freistaaten ein. Ausser den dem Central-Comité zugestellten Geldbeiträgen sind bei den einzelnen Vereinen 901,836 Thlr. aus dem Auslande, und zwar mehrentheils aus dem europäischen, eingegangen, so dass sich der Gesammtbetrag der baaren Spenden des Auslandes auf 2,498,468 Thlr. beziffert. — Mit Hinzurechnung von 206,978 Thlr., welche mit den Zinsen der Bestände und aus dem Verkaufe nach dem Frieden überflüssig gewordenen Lazareth-Utensilien etc. erzielt worden sind, steigt die Baareinnahme der Pflegevereinschaft auf die Summe von 12,978,688 Thlrn. Die Leistungen, mit denen die Directionen der deutschen Staats- und Privatbahnen dem Central-Comité und den Vereinen von dem Beginn des Krieges bis zu dessen Beendigung vermittelst Gewährung der vollständigen Frachtfreiheit für sämmtliche Vereinstransporte bereitwilligst entgegengekommen sind, stellt einen Geldwerth von 419,082 Thlrn. dar. Die Naturalien-Spenden an für die Heilpflege geeigneten Gegenständen, welche den Vereinszwecken aus dem Inlande und von den Hülfsvereinen des Auslandes zugewendet worden sind, besitzen einen veranschlagten Geldwerth von 5,258,492 Thlrn., von denen dem Central-Comité der Betrag von 922,230 Thlrn. zugegangen ist. Der Geldwerth der materiellen Opfer, welche in den Jahren 1870 bis 1871 für die Pflege der Kranken und Verwundeten der deutschen Heere, sowie zu Gunsten ihrer Invaliden und der Hinterbliebenen dargebracht worden sind, erreicht also in Summa summarum die kolossale Höhe von 18,686,273. Die Baarausgaben, welche die freiwillige Pflegevereinschaft bis Ende Juli v. J. geleistet, belaufen sich auf 11,650,995 Thlr., und zwar wurden nach den einzelnen Positionen verwendet: Verwaltungs- und Betriebskosten 183,342 Thlr., Unterstützungen derjenigen Vereine, welche ihrer Aufgabe zu genügen nicht im Stande waren 1,585,464, Depot-Bedürfnisse 4,047,694, entsendete Pflegekräfte 108,607, Lazarethe 2,078,970, Erfrischungsstationen 272,681, Sanitätszüge 35,281, baare Unterstützungen für Verwundete und Kranke, sowie zu Bade- und klimatische Kuren 601,599 Thlr. Dazu noch die Ausgaben für die Invaliden im Heere, für Hinterbliebene und zu Zwecken der Kaiser-Wilhelm-Stiftung im Gesammtbetrage von 2,417,294 Thlrn. Die Ausgaben für Beschaffung von Lagerungs-, Bekleidungs- und Verbandgegenständen, von chirurgischen Instrumenten und Apparaten, von Arzneien, Desinfections-, Nahrungs- und Genussmitteln, Lazarethbedürfnissen und Utensilien aller Art, darunter auch Särge, haben den Betrag von 9,306,168 Thlr. erreicht. Der grössere Theil derselben wurde indessen durch die Verwendung der eingegangenen, den Bedürfnissen entsprechenden Naturalgeschenke, gedeckt. Das Central-Nachweise-Bureau in Berlin hatte am Schlusse seiner Thätigkeit aus den ihm dazu von den Lazarethen in der Anzahl von nahezu 11,000 Stück eingesendeten Listen 509,837 Namen in seine Bücher eingetragen, darunter 60,000 von Franzosen.

Der Bericht über die freiwillige Hilfsthätigkeit im Grossherzogthum Baden für die Jahre 1870–71 (33) nimmt die Bedeutung eines wichtigen systematisch durchgearbeiteten Documents in Anspruch. Derselbe bearbeitet das Material in fünf Abschnitten, welche der centralen Thätigkeit, der Thätigkeit auf dem Kriegsschauplatze, der Ueberführung von Verwundeten und Kranken vom Kriegsschauplatz nach den Reservelazarethen, der Fürsorge innerhalb des Grossherzogthums, der Fürsorge für die Reconvalescenten und dem Abschluss der Thätigkeit gewidmet sind. Im Ganzen sind 1,523,966 Thlr. verausgabt worden, von denen 20 pCt. für die Thätigkeit auf dem Kriegsschauplatz, 5 für den Krankentransport, 40 für die Lazarethpflege, 3 für Reconvalescenten, 24 für den Invalidenfond, 8 für Verwaltungsunkosten verwendet worden sind, ferner detaillirte Beschreibungen der Barackenlazarethe zu Carlsruhe, Mannheim und Heidelberg, sodann graphische Darstellungen über das Verhältniss der vorhandenen Betten zur Krankenzahl. Die Beilagen geben die nöthigen statistischen Data und erhalten durch 7 Abbildungen, die das Detail der badischen Barackenanlagen, sowie Sanitätszüge zeigen, besonderen Werth.

Karten veranschaulichen die Fahrten der letzteren sowie den Umfang der Hilfsthätigkeit im Allgemeinen.

Die Nachrichten über die freiwillige Hilfsthätigkeit im Grossherzogthum Hessen 1870–71 (34) sind die Zusammenfassungen der sämmtlichen Nummern in zweiter Auflage, welche vom 13. August 1870 bis 30. August 1872 einzeln verausgabt worden sind und enthalten eine Chronik der für die freiwillige Hilfsthätigkeit wichtigen Bekanntmachungen.

Als ein später Nachzügler der Thätigkeit der Sanitary-Commission erscheint von NEWBERRY der Bericht über die Thätigkeit der Sanitary-Commission im Mississippithale von 1861 bis 1866 (35). Das umfangreiche Buch zerfällt in vier Hauptabschnitte, von denen der erste der geschichtlichen Darlegung nach Jahren, der zweite der Sammlung von Vorräthen, der dritte der speciellen Hilfeleistung und der vierte den Geldfragen gewidmet ist. Ein specielles Referat lässt sich über die im historischen Theil enthaltene Arbeiten des Western-Department der Sanitary-Commission nicht geben, indem sich dieselben genau an die Kriegführung anschliessen. Bezüglich der Organisation und der materiellen Hilfe wird der Mangel an Allem bei Ausbruch des Krieges zunächst hervorgehoben, der Werth der freiwilligen Hülfe betont und die strenge Organisation dieses ganzen Zweiges dargelegt. Der Zweig der Hilfleistung umfasste Unterkünfte, Erfrischungsstationen, Hospitalschiffe und -Züge; sowie die Vermittelung von Geldunterstützungen und Stellen für Invalide und entlassene Soldaten nebst einem Central-Nachweise-Bureau. Ueber die finanziellen Verhältnisse wird mitgetheilt, dass das Western-Department für seine Zwecke im Ganzen 807,335 Pfd. Sterl. verausgabt hat.

FRIEDLEBEN (36) giebt in 5 Abschnitten eine Darlegung seiner Ansichten über die Aufgaben und Ziele für den Bund der deutschen Vereine zur Pflege im Felde verwundeter und erkrankter Krieger (30). Zuerst wird eine Revision der Genfer Convention behufs Herbeiführung einer bestimmten Regelung für die Stellung der freiwilligen Hilfe verlangt. Bezüglich der Stellung der freiwilligen Hilfe innerhalb der staatlichen Einrichtungen sollen die Vereine dahin wirken, 1) mit allen ihnen zu Gebote stehenden Mitteln und unter Darlegung der gemachten Erfahrungen an entscheidender Stelle auf eine Revision der Instruction vom 29. April 1869 zu dringen, insonderheit die Stellung des Militär-Inspecteurs und seiner Delegirten, sowie die Wahl, Eintheilung und Befugnisse der letzteren betreffend und 2) für sich selbst die Mitwirkung in Leitung der gesammten freiwilligen Hilfe zu erwirken, die sie mit begründetem Rechte vermöge der ihnen innewohnenden Sachkenntniss und der sie belebenden Kraft beanspruchen dürfen. Bezüglich der Stellung der freiwilligen Hilfe aus neutralen Ländern wird ein Referat über die Betheiligung derselben gegeben, und die Aufstellung eines Reglements zur Feststellung der Beziehungen zu den Militärbehörden als nothwendig bezeichnet. Die Organisation der deutschen Vereine muss die Permanenz derselben zur Grundlage haben und besonders auf Selfgovernement gegründet sein. Für die praktische Thätigkeit der Vereine wird deren Friedensthätigkeit betont, zu denen aber die Ausbildung männlicher Krankenpflegercorps nicht gehört. Dagegen wird die Einrichtung von Lazarethen und der Unterricht in der Krankenpflege dringend betont; die Errichtung von Zelt- und Barackenlazarethen für den Krieg soll vorbereitet werden. Alle Aufgaben hätte ein durchdachter Plan zu umfassen, dessen Gegenstände wären 1) die Thätigkeit in der Heimath, 2) die Thätigkeit auf dem Kriegsschauplatze, beim Aufmarschiren der Armee, beim Vorgehen der Armee, beim Stehen der Armee (Belagerungen, Gefechte), beim Rückzug der Armee, 3) die Thätigkeit nach dem Friedensschlusse. Es müsste dieser Entwurf alle zwei Jahre revidirt werden, damit jede Vereinsgruppe für ihre Thätigkeit vorbereitet sei. Die Wirksamkeit der Damen in den heimathlichen Lazarethen bedarf einer genauen Feststellung. Die Vereinsdepots sollen bestimmte Rayons angewiesen erhalten, innerhalb deren sie Sendungen machen oder Requisitionen entsprechen dürfen. Ausser Lazareth- und Erfrischungsmitteln sind auch heizbare Krankenzelte, sowie Lazarethwagen vorräthig zu halten. Die Begleiter von Materialientransporten sollen nicht auf Verpflegung und Quartier Anspruch haben (die neue Etappen-Instruction lässt solche Begleiter überhaupt nur bis zur Sammelstation zu. W. R.) Die Mitglieder aller Pflegecolonnen und Sanitäts-Corps sollen sich auf Kriegsdauer verpflichten. Bei den Evacuationen, welche in Zukunft durch die vorbereiteten Sanitätszüge ausgeführt werden, haben die Vereine in der Sorge für Erfrischung und Transport der Verwundeten von den Bahnhöfen ein grosses Feld der Thätigkeit. Statt eines Central-Bureaus sollten künftig mehrere bestehen. F. wünscht, dass künftig die Hilfe mit „viribus regulariter unitis" vorgehen möge.

CONVAL (37) verlangt, dass zur schnelleren Hülfe nach den Schlachten der in die Operationen eingeweihte Generalarzt das Recht habe, selbstständig Bewegungen der Sanitätstruppen anzuordnen, da ihm die nöthigen Dispositionen des Stabes häufig zu spät zugingen. Da die Zahl des Sanitätspersonals aller Art nicht im Verhältniss zur Zahl der Kämpfenden steht, auch die Hilfskrankenträger noch nicht aus der Truppe ausgeschieden sind, was dringend zu wünschen wäre, so ist mindestens eine Vermehrung dieses Personals um ein Viertel zu verlangen (dieselbe ist bei den Krankenträgern um ein Drittel erfolgt.) Die Ausbildung der Krankenträger ist unzureichend, weil es an geübten Patrouillenführern fehlt. Die beste Abhilfe sei die Schöpfung eines eigenen Sanitätsbataillons. Am mangelhaftesten ist die Ausbildung der Krankenwärter, die eigentlich nur Hausknechte sind. Demgegenüber würden gut organisirte freiwillige

Hülfscorps von grossem Nutzen sein, indem sie auch nicht mit den abrückenden Truppen abzumarschiren hätten, sondern noch länger in Thätigkeit bleiben könnten. Ausserdem werden als Aufgaben der Hülfsvereine bezeichnet: Vorbereitung zur Organisation von Reserve-Lazarethen. Ausbildung von Krankenwärtern und Krankenwärterinnen, Vorbereitung der Sanitätszüge. In der Gründung freiwilliger Hülfscorps findet C. eine Annäherung an eine mehr militairische Organisation der freiwilligen Krankenpflege. Als Muster einer solchen theilt C. einen Auszug aus dem Statut des Carlsruher Männerhülfsvereins mit (s. vorigen Jahresbericht S. 524.) und empfiehlt die Nachahmung dieser Einrichtung.

Petyau (38) verlangt eine Vermehrung der Pflegekräfte im Kriege. Der Stand der Sanitäts-Mannschaft soll um das Dreifache erhöht werden, bei jedem Bataillon sollen zwei geübte nur zur Krankenpflege zu verwendende Leute sein, aber nicht alle drei Monate beliebige Mannschaften commandirt werden, welche ausserdem von ihren Cameraden verachtet werden. Die freiwillige Krankenpflege soll nun in der Weise ausgenutzt werden, dass die Verwundeten in Baracken gelegt, und soviel Pflegekräfte in Verwendung gezogen würden, dass sie sich bei den Leichtverwundeten wie 1 : 15, bei den Schwerverwundeten wie 1 : 7 verhielten. Die Oberleitung des Barackenspitals soll ein Militairarzt führen. Die Baracken-Lazarethe sollen mindestens 25 Meilen vom Kriegsschauplatz an der Eisenbahn liegen und etwa 5 Meilen seitwärts von dieser entfernt. Weitere 5 Meilen kommen neue und ebenso 25 Meilen rückwärts dasselbe. Die ersten Baracken werden für Schwer-, die zweiten für Leicht-Verwundete benutzt. Von der Endstation könnten an einem Tage die Verwundeten in Baracke Nr. 1. übertragen werden, von wo aus schon 2—3 Tage früher die Reconvalescenten in Baracke Nr. 2 und 3 übertragen wurden. (Wir verstehen diesen Vorschlag nicht. W. R.). Zum schonungsvollen Transport sollen Tragen mit Eisenconstruction und Kautschukkissen dienen.

Held (39) theilt folgende Resolutionen des Niederrheinischen Vereins für öffentliche Gesundheitspflege in Sachen der freiwilligen Krankenpflege mit: Es erscheint nothwendig, dass alle ganz oder theilweise mit der freiwilligen Krankenpflege sich beschäftigenden Vereine und Genossenschaften einer bereits in Friedenszeiten constituirten permanenten Centralstelle unterworfen werden. Diese Centralstelle müsste bestehen aus einem Staatsbeamten, dem ein Collegium zur Seite steht, in welchem die einschlägigen Vereine etc. ihre gewählten Vertreter haben. — Nur bei dieser Stelle angemeldete Vereine mit von ihr genehmigten Statuten dürfen überhaupt thätig werden. Denselben kann im nächsten Umkreise ihres Wohnsitzes eine grosse Freiheit der Bewegung eingeräumt werden, während alle Leistungen nach dem Kriegsschauplatze nur durch Vermittlung der Centralstelle geschehen dürfen, der namentlich die Bereitstellung von allem nach dem Kriegsschauplatze zu entsendenden Personal angemeldet werden muss. Schon in Friedenszeiten ist eine enge und genau geregelte Verbindung resp. Unterordnung der Centralstelle unter das Kriegs-Ministerium und ihrer Unter-Organe mit den provinciellen Armee-Commandos nothwendig. — Es ist als Grundsatz festzuhalten, dass alles für den Kriegsschauplatz bestimmte Personal lediglich von der Centralstelle den militairischen Behörden überwiesen und von diesen den Feldlazarethen und Sanitäts-Detachements zugetheilt wird, so dass dasselbe für eine bestimmte oder unbestimmte Zeit dem strengsten militairischen Commando unterworfen wird. Die den Sanitäts-Detachements überwiesenen Personen müssen uniformirt und als freiwillige Capitulanten für Kriegsdauer eingereiht werden, so dass sich die Freiwilligkeit nur auf den Entschluss zum Eintritt und die Thätigkeit der Vereine auf Bereitstellung, Einübung, Ausrüstung, Unterstützung der betreffenden Personen beschränkt, während das den Lazarethen zugewiesene Personal in seiner Civil- oder Ordenstracht verbleiben kann. — Ebenso sind Liebesgaben für Lazarethe lediglich an die Militairbehörden unter Mittheilung specieller Wünsche der Geber abzuliefern. Das Abgehenlassen und die Direction von Sanitätszügen, mögen dieselben vom Staate oder von Privaten eingerichtet sein, ist der Militairbehörde zu überlassen, während die Bemannung derselben bestimmten Vereinen übertragen werden kann. — Die heimische Thätigkeit der Vereine ist zwar im Allgemeinen nach Massgabe von Vereinbarungen mit der localen Militairbehörde frei zu geben, aber factisch schärfer durch die Militairbehörden zu controliren und in manchen Puncten (z. B. zulässige Minimalzahl der Kranken in einem Lazarethe) an Normativ-Bedingungen zu knüpfen. Die künftige Regelung der freiwilligen Krankenpflege in Deutschland ist als Reichssache ohne weitere Berücksichtigung internationaler Conferenzen zu behandeln, so dass dieselbe ein integrirender Bestandtheil der gesammten militairischen Krankenpflege wird, und dass freiwillige und verpflichtete Kräfte mit gleicher Bereitwilligkeit der gemeinsamen Ordnung sich fügen.

6. Technische Ausrüstung.

In dem Artikel die Feldsanität am Krankenbett (40) wünscht der Verfasser das allzugrosse Sparen in den Militair-Lazarethen beseitigt, es soll nicht Stroh, welches schon als Lagerstätten für syphilitische oder mit eitrigen Processen behaftete Kranke gedient hat, für andere verwendet werden. Die Lazarethe sollen mit Mikroskopen und Thermometern in hinreichender Zahl versehen werden, wie es in den Militair-Spitälern des deutschen Reichs der Fall ist. Es gibt in Oesterreich-Ungarn noch viel zu thun für die Feldsanität, doch hofft Verfasser, dass durch eine Reorganisation, wie sie das 1870er Gesetz anstrebt, viel erreicht werden wird und bereits bedeutende Fortschritte in dem Oesterreichischen Militair-Spitalwesen eingetreten sind. Die Diät soll besser und den Kranken entsprechender werden. Den Feldärzten müsse, sagt der Verfasser, die Executive über das Wartepersonal ertheilt werden.

v. Rothmund (41) tadelt an den, den bayerischen Sanitätscompagnien beigegebenen Transport-Wagen für Verwundete, welche er für solide, leicht lenkbar und hemmbar erklärt, die Schwerfälligkeit und dass sie nur für 2 Schwerverwundete eingerichtet sind. Er will die Wagen so construirt haben, dass durch Abtheilung in zwei Etagen für 4 Schwerverwundete Raum ist. Die Bahren, auf welche diese Verwundeten gelagert sind, sollen auf verschiebbare Schienen gebracht und mittelst derselben auf einer schiefen Ebene unschwer hineingeschoben werden. Vermittelst eines senkbaren Daches liessen sich auch auf diesen zwei Personen in liegender Stellung unterbringen. Wenn die Zwischendecke, auf welcher die zweite Etage der Verwundeten ruhen soll, gegen das Dach heraufgeschraubt werden kann, so lässt sich der ganze Wagenraum auch für 10–12 sitzende Kranke benutzen. Für die Evacuation der Verwundeten in die Spitäler und zu den Eisenbahnen will R. besondere Transportwagen haben, die einem etwas breiten Stadtomnibus oder einem Waggon ähnlich sind, sodass sechs Kranke oder Verwundete in liegender Stellung Aufnahme finden können. Von den Requisitionswagen der Feldspitäler wird verlangt, dass sie an ihrer Schwerfälligkeit verlieren und durch Zurückschlagen einer Seitenwand geöffnet werden können. Die Mitführung hölzerner Bettstellen wird als eine unnöthige Last bezeichnet; auch zu viel Matratzen werden mitgenommen, man sollte dafür die doppelte Zahl wollener Decken nehmen. In Zukunft wird man auch die Möglichkeit der Aufstellung von Feldlazarethen bei der Ausrüstung mit ins Auge fassen. – Der Arzneiverbandwagen soll ausschliesslich dem beabsichtigten Zweck dienen und nicht den Charakter eines Lastwagens haben, er soll in drei leicht zugänglichen Abtheilungen Medicamente, die nöthigsten pharmaceutischen Utensilien, Verbandgeräthe und Instrumente aufnehmen. Derselbe soll wie alle Wagen ein Cabriolet haben, hinter welchem sich seitwärts zwei Wasserreservoirs befinden. Die Instrumente sollen in zwei von den Seiten zugänglichen Behältnissen, die Medicamente in einem von hinten erreichbaren Raum untergebracht sein. Das Instrumentarium der Arzneiverbandwagen für die Truppen soll möglichst einfach sein, das für Lazarethe natürlich reichhaltiger; letzteren ist auch eine Maschine zu künstlicher Eisbereitung zu geben. Die Medicamente sind im Allgemeinen zu vereinfachen, dafür die wirksamen in ihrer Menge zu vermehren. Zur Ausstattung gehören auch eine Anzahl gegen das Zerbrechen geschützter Laternen. Die Tragbahren sollen ein ungetrenntes und untrennbares Ganze bilden, einen Kopftheil haben und sich in der Mitte zusammenklappen lassen. Für plötzliche Unglücksfälle liessen sich allen Truppentheilen zerlegte Tragbahren, deren Stäbe und Bezüge einzelne Leute bei sich hätten, beigeben. Die Bandagentornister müssen möglichst einfach und leicht sein und nur das Nöthigste, Charpie, Binden etc. enthalten, die Beigabe medicamentöser Stoffe hält R. nicht für unbedingt nothwendig. Die beste Form des Bandagensackes bei berittenen Truppen wären zwei lederne Taschen, welche hinter dem Sattel angeschnallt würden.

Mühlvenzl (42) spricht in seinem Vortrage über Transportmittel für Verwundete und demonstrirt eine von ihm selbst construirte Feldtrage, welche ihrem Zweck besser entsprechen soll als die bis jetzt in den verschiedenen Staaten benutzten. Dieselbe hat Füsse, Kopfpolster, Fussstütze, ist fast unzerbrechlich, 18 Pfund schwer, leicht herzustellen und zu repariren, sie kann auf gewöhnlichen Fuhrwerken und im Eisenbahn-Waggon stehend und hängend angewendet werden und kostet 9 Fl. ö. W. Die Stangen und der Bezug lassen sich von einander trennen und leicht einzeln verpacken.

Er erwähnt ferner ein zweites wichtiges Transportmittel, die Blessirtenwagen. In den bisher erbauten konnten 2 Schwerverwundete liegend und ausserdem 3—6 Leichtverwundete sitzend transportirt werden. Mühlvenzl liess 2 Mal gebrochene Bahren aus Eisen anfertigen und den vorderen Sitz des Wagen erhöhen; so ermöglichte er, dass 4 Schwerverwundete gleich gut fortgebracht werden können, indem er darauf rechnet, dass ein grosser Theil der Schwerverwundeten in gebrochener Stellung (d. h. mit gebeugten Knien und Oberschenkeln) transportabel sind. Er selbst ist jedoch mit den Bahren noch nicht vollständig einverstanden, da sie zu schwer sind (27 Pfund) und hofft er ein leichteres Material zu finden. Das Auf- oder Abladen von 4 Schwerverwundeten mit 3 Sanitäts-Soldaten erfordert 4–5 Minuten Zeit. Der ganze Wagen wiegt etwas über 12 Centner und kostet circa 600 Fl. ö. W.

Zeeman (43) bespricht die in der holländischen Armee eingeführten Kranken-Transportmittel. Ausser den plumpen, alten Wagen ist jetzt ein neues Modell in Gebrauch. Dasselbe hat einen Plan, welcher von vorn, oben und der Seite Schutz gewährt, in der Vorderwand ist eine viereckige Oeffnung, um den hintern Theil des Wagens übersehen zu können. Das eine Modell ist ein Omnibus, welcher bestimmt ist, 10 Kranke sitzend wegzuschaffen, angenommen 3 auf der vordern Bank. – Die Gewehre werden unter die Bank gelegt. Der andere Wagen kann 2 Kranke liegend aufnehmen, und zwar werden die Tragen in Riemen aufgehangen, das Gegeneinanderstossen der Tragen ist durch Klammern verhindert. Die Riemen sind an einer eisernen Stange, welche in der Mitte der Decke verläuft, befestigt. Unter die 24 Cm. über den Boden hängenden Tragen können die Gewehre gelegt werden. Ein sehr vollkommenes Federsystem soll die Stösse fast ausschliessen. Eine kleine Kiste mit Labemitteln ist im Innern untergebracht. Der Anstrich des Wagens ist grün. Gummi-Ringe werden für die Aufhängung nicht befürwortet, da dieselben bei den Versuchen im Haag leicht gerissen sind. – Weiter berichtet der Verf. über Versuche mit einer Trage, welche in 2 ausgehöhlten hölzernen Hälften besteht, zwischen denen ein Bezug sich ausspannen lässt, der für gewöhnlich in ersterem verpackt ist. Eiserne Stangen, welche das Ausspannen des Bezuges sichern, so wie eiserne Füsse stellen zusammen ein schweres und sehr complicirtes Transport-Mittel dar. Diesem gegenüber ist dagegen die Räderbahre von Mundy (s. Bericht 1870 und 1871, S. 524) sehr zu empfehlen. Dieselbe hat sich bei dem Transport eines schwerverwundeten Offiziers in ungünstigem Terrain durchaus bewährt.

Das gleiche System empfiehlt eine kleine Schrift: „Nouveau système de transport de malades et blessés, 1872", welche als Bezugsquelle die Behandlung von Lipowsky in Heidelberg angiebt (44). Es ist dringend zu wünschen, diese anscheinend sehr gelobte Räderbahre auch in der deutschen Armee versucht zu sehen.

Purtacuo (45) theilt die Resultate einer Commissions-Berathung mit, welche auf Veranlassung des k. k. Kriegs-Ministeriums die Principien für die Construction eines zweckmässigen Blessirtenwagens für den deutschen Ritter-Orden aufzustellen hatte. — Es fanden hierzu Fahrversuche mit officiellen Blessirtenwagen für 2 Schwerverwundete, mit dem Wagen nach Mühlwenzel (4 Schwerwundete auf dem Triclinum mobile), ferner mit den deutschen Ordens-Wagen, und mit den für 4 Schwerblessirte nach Mundy statt, bei welchen sich die Aufmerksamkeit auf die Wagen von Mühlwenzel und Mundy richtete. — Es folgt sodann eine Beschreibung des Mühlwenzel'schen Wagens, gegen deren Richtigkeit M. protestirt. (Die Beschreibung s. oben.) — Der Wagen des deutschen Ritterordens ist von Mundy so umgestaltet worden, dass im unteren Theile 2 sogenannte articulirte Bahren eingeschoben, im oberen Theil 2 einfache Bahren aufgehängt werden. Gegen die aus den Versuchen abgeleitete Beurtheilung, dass die Wagen nach dem System Mühlwenzel schwer zu behandeln wären, die Tragen umkippten, die Lagerung auf den Tragen unbequem sei, überhaupt der Mundy'sche Wagen sich viel besser bewährt habe, protestirt Mühlwenzel, weil der deutsche Ordenswagen 1575 Pfund wiege, gegen den nur 1385 Pfund schweren anderen Wagen, die Tragbahren des deutschen Wagens nicht für Feldzwecke verwendet werden könnten (die oberen wiegen je 27, die unteren je $41\frac{1}{2}$ Pfd.), dass ferner die Lagerung auf dem Triclinum sehr bequem sein könnte, wenn man sie nur verstände, und dass die nöthigen Vorrichtungen gegen das Herabfallen vorhanden seien; übrigens hätten sich die Aerzte bei diesen Versuchen gegen das Prinzip der Suspension ausgesprochen. Als Postulate werden folgende Punkte aufgestellt: 1) Das Maximal-Gewicht für einen zweispännigen Blessirten-Wagen darf 25 Centner nicht überschreiten; er darf daher höchstens 7 Personen aufnehmen (4 Schwerverwundete, 2 Leichtverwundete, 1 Trainsoldat). Wagen für Leichtverwundete sind wegen der hieraus hervorgehenden Vermehrung des Materials nicht einzuführen. 2) Die Bespannung mit 2 Pferden ist bei 25 Ctr. Gewicht nur zulässig, wenn der Wagen gut federt, und die Pferde sehr kräftig sind. 3) Postulate für den Bau des Wagens und die Aufnahme der Verwundeten sind. Das Maximalgewicht soll 13 Ctr. betragen, er muss auf Federn mit durchlaufenden Vorderrädern, und unter Berücksichtigung der grösstmöglichsten Resistenz leicht gebaut sein. — Der Wagen muss ein festes Dach mit einer Gallerie erhalten für die Waffen, das Gepäck, die Reservebahren etc. Im Wagen selbst dürfen keine Waffen untergebracht werden. Der Kutschbock ist mit einem Schutzdache und Spritzleder zu versehen; an den Seitentheilen des Wagens sind Tritte anzubringen. Der hintere Theil des Wagens ist so zu construiren, dass das Aufsitzen von Leichtverwundeten absolut unmöglich wird. Der Wagen muss ein Behältniss für Labemittel besitzen, und sowohl mit der Bremse, wie auch mit dem Radschuh versehen sein, ferner ist auch eine Stützgabel, um bei Bergfahrten das Rückwärts-Rollen zu verhindern, wünschenswerth. Für die innere Einrichtung wird als beste Lagerung jedes Verwundeten die horizontal gestreckte Lage angenommen. Die Verwundeten müssen auf jener Tragbahre in den Wagen eingelagert werden, auf welcher sie aus dem Gefecht zurückgebracht wurden. Das System der Suspension wird unbedingt empfohlen, obschon die Ansichten der einzelnen Aerzte hierüber weit auseinandergehen, ja, dieselben in der Mehrzahl dagegen sich aussprechen. Befürwortet wird die Suspension aus folgenden Gründen: 1) Haben die Versuche erwiesen, dass die Lagerung des Verwundeten eine bequeme, die Bewegung keine unangenehme ist. 2) Nur durch die Suspension ist die Uniformität der Tragbahren zu erzielen, und können diese Tragbahren eben so, und noch viel leichter, auf Fuhrwesen und andern landesüblichen Wagen suspendirt werden als das Triclinum. 3) Wird es möglich sein, bei der Construction neuer Fuhrwerke den Raum zwischen der untern und obern Bahre zu vergrössern. 4) Wird sich für den Neubau solcher Wagen eine Construction erfinden lassen, welche eine noch grössere Stabilität bieten wird, wenn man die Geleisenweite mit 58 Zoll annimmt. Es empfiehlt sich für die Sanitätsfuhrwerke überhaupt eine grosse Geleisenweite. 5) Das Durchsickern von Ausscheidungen, Blutgerinnsel etc. lässt sich durch Anwendung eines entsprechenden wasserdichten Stoffes für das Bahrtuch beheben; endlich ist eine grössere Versicherung der Suspensionsvorrichtung durch eine Aenderung der Construction zu erreichen. Es ist nöthig, die neugebauten Wagen in unangestrichenem Zustand zu übernehmen, um die Mängel des Materials besser übersehen zu können. Das officielle Material sollte nach den obigen Postulaten umgestaltet und das Triclinum mobile verworfen werden (vergl. den Protest von Mühlwenzel). Es handelt sich ferner noch um die Auffindung einer entsprechenden, zweckmässigen Holzart für die Tragstangen. Bezüglich der Zulänglichkeit des vorhandenen Sanitäts-Materials ist noch eine bedeutende Vermehrung desselben, und zwar um 500 Blessirtenwagen, 100 Küchenwagen, und 100 Fourgons als wünschenswerth zu bezeichnen.

Die im Jahre 1872 erschienene, in deutscher Sprache abgefasste, österreichische Militair-

Pharmakopöe (46) enthält: I. Allgemeine Bestimmungen. Die wichtigsten davon sind: Einführung des metrischen Gewichtes, des Kilogramms als Einheit. Flüssige Stoffe sind in der Regel nach dem Gewicht, nicht nach dem Maasse zu verschreiben. 25 Tropfen wässerige Flüssigkeiten, 30 Tropfen Tincturen, ätherische Oele und Chloroform, 50 Tropfen von Aether und Aether-Weingeist sind einem Gramm gleich zu setzen. Für Arzneipulver genügen im Allgemeinen auf jede Einzelgabe ein halber Gramm Zucker. Die Zahlen der in den Recepten ausgesprochenen quantitativen Bestimmungen sind stets mit lateinischen Buchstaben und deutlich auszuschreiben. Der II. Abschnitt enthält Heilkörper und deren Bereitung. III. Heilformeln, IV. Reagentien, V. Verzeichniss der Arzneikörper, welche die k. k. Militair-Aerzte aus den österreichischen Militair-Medicamenten-Anstalten abfassen können. VI. Verzeichniss solcher zu Arzneizwecken dienender Körper, welche in den Stationen beizuschaffen sind.

Gleichzeitig ist ein Auszug aus dieser Pharmakopöe erschienen, welcher ebenfalls die allgemeinen Bestimmungen, sowie die Abschnitte III., V. und VI. der Pharmakopoe enthält (48).

Die zu der Pharmakopöe erschienenen Instruction (47) ordnet an, dass die Pharmakopöe am 1. Januar 1873 in Wirksamkeit zu setzen ist, doch die Ordinationen von den Militairärzten noch bis zum Schlusse des Jahres 1875 nach dem österreichischen Medicinalgewicht zu geschehen habe. Sie enthält ausserdem noch die Aenderungen, welche die neue Pharmakopoe von der des Jahres 1859 unterscheiden.

Ulmer (49) constatirt die jetzige Noth mit dem grossen Verband- und Medicamententornister (vergl. vorigen Bericht, S. 507) bezüglich deren eine leichtere Construction nöthig ist. Durch die neuen Ausrüstungsbestimmungen ist eine grosse Menge von Instrumenten für alle Stellen vorhanden, worin U. zwar eine grosse Gefahr für die conservative Chirurgie sieht, aber andererseits die günstigen Erfolge der Primär-Operationen betont. Der Medicamententornister soll durch Reduction der Stoffe erleichtert werden. Als äusserer Stoff wird statt des Kalbfells Leder oder Leinwand verlangt. Bei der Kavallerie soll der Tornister die Form der Satteltaschen erhalten. Material für einen Gyps-Verband ist auf Kosten einiger anderer Stoffe nothwendig.

Den neuen ärztlichen Requisiten-Ausweis in der k. k. österreichischen Armee (50) nennt der Verfasser einen schauerlichen, büreaukratischen, babylonischen Rubrikenbau. Als Beweis für die Unverständlichkeit, wird der Umstand angeführt, dass nicht eine Eingabe der andern glich. Verfasser führt mehrere, sich als vollständig überflüssig erweisende Rubriken an.

VIII. Statistik.

Der statistische Sanitätsbericht über die königlich preussische Armee für 1868 und 1869 (1) zerfällt in eine kurze Einleitung mit einer graphischen Darstellung der Häufigkeit der verschiedenen Krankheiten und eine Anzahl Tabellen. Jedes der beiden Jahre ist in fünf Abschnitte getheilt: Bewegung im Krankenbestande, Dienstuntauglichkeit, Halbinvalidität, Ganzinvalidität und Todesfälle, woran sich als Anhang eine Uebersicht der Selbstmorde und der Verunglückungen schliesst. Im Jahre 1868 erkrankte jeder Mann ungefähr 1½mal. Von 1000 Soldaten waren täglich 44,3 krank und zwar 2,8 im Lazareth, 15,5 im Revier. Auf jeden Revierkranken kamen 5, auf jeden Lazarethkranken 19,9 Behandlungstage. Für die ganze Armee fielen 16,3 Diensttage durch Krankheit aus. — Im Jahre 1869 erkrankte jeder Mann ebenso oft wie 1868, dagegen waren täglich von 1000 Soldaten krank 41,3 und von diesen 15,5 im Revier, 25,8 im Lazareth. Auf jeden Revierkranken kamen 6,3, auf jeden Lazarethkranken 18,6 Behandlungstage. Für den Dienstbetrieb fielen 15,2 Tage aus. Infectionskrankheiten waren im Jahre 1868 die Krankheitsursache für 17,6, 1869 für 20,3 vom 1000. Von sämmtlichen Erkrankten starb ungefähr der 15. Mann. Im Sommer 1868 starben 38 Mann an Hitzschlag, davon 30 plötzlich. Im Jahre 1869 sind im Allgemeinen schwerere Epidemien beobachtet worden als 1868. Dieselben waren im 1. und 2. Armee-Corps wie gewöhnlich am höchsten, jedoch war die Zahl der Todten am geringsten, während sie im 5. und 6. Armee-Corps am höchsten war. Im Jahre 1868 sind von allen Behandelten 96,5 pCt., 1869 9 pCt. geheilt entlassen worden. Der Abgang an Dienstuntauglichen betrug 1868 20,4, 1869 24 von 1000. Die höchste Zahl kommt auf das 7. Armee-Corps, in welchem 32 vom 1000 entlassen wurden, darunter der dritte Theil an Brustkrankheiten. Invalide wurden 1868 10, 1869 8,7 pCt. vom 1000 entlassen. Die Todesfälle betrugen 1868 6,9, 1869 6,1 vom 1000 (einschliesslich der Selbstmörder). Die höchste Sterblichkeit hat wie immer das 1. Armee-Corps mit 12,1 vom 1000.

Das k. k. Militair-Statistische Jahrbuch für das Jahr 1870 (2) liegt erst in seinem ersten Theil vor. Dasselbe umfasst die Ergebnisse der Stellung 1870 nebst denen der ärztlichen Untersuchung der Wehrpflichtigen, ferner die einjährig Freiwilligen in den Jahren 1869 und 1870, die Alter-

1) Statistischer Sanitätsbericht über die Königlich preussische Armee vom Jahre 1868 u. 1869. 230 SS. 4. — 2) Militair-statistisches Jahrbuch für das Jahr 1870. I. Theil. Wien 1873. 73 SS. 4. 3) Army Medical Department Report for the Year 1870. Volume XII. [illegible] SS. gr. 8. 4) Statistical Report on the Health of the Navy for the Year 1870. [illegible] SS. gr. 8. 5) [illegible] Statistischer Sanitätsbericht Sr. Majestät Kriegsmarine für das Jahr 1870. [illegible] SS. gr. 8. 6) Statistisch Overzigt der bij het leger in het Jaar 1871 onder Behandeling geweest Zieken. Ned. Tijdschr. v. Geneesk. 1872. Afd. I. S. [illegible]. 7) Engel. Beiträge zur Statistik des Krieges von 1870–71. Beiheft des Königlich preussischen statistischen Bureau. 316 SS. 4. und 7 graphische Darstellungen. — 8) Reger. Die Krankenbewegung bei dem Königlich bayerischen I. Armeecorps während des deutsch-französischen Krieges 1870–71. Militairärztliche Zeitschrift. S. 24–56 und S. 72–88.

Schul-Fachbildung und Sprachkenntnisse, sowie die mitgemachten Feldzüge der Stabs- und Oberofficiere; endlich den Stand die Morbilität und Mortalität der Pferde. Der zweite Theil soll die sanitären Verhältnisse des k. k. Heeres zur Darstellung bringen nebst den Nachweisungen über die Strafrechtspflege, die Führung der Kirchenbücher, die Remontirung etc. Das Ganze wird als ein Versuch für den Umfang und die Methode militair-statistischer Arbeiten bezeichnet. – Die Ergebnisse der regelmässigen Stellung 1870 sind die ersten welche seit Einführung des allgemeinen Wehrgesetzes (5. December 1868) statistisch verwerthet werden. Die körperliche Brauchbarkeit erreichen durchschnittlich von 1000 Stellungspflichtigen 211. Für das General-Commando Insbruck beträgt diese Zahl 325, für Lemberg 160. Durchschnittlich stellt sich die Tauglichkeit von 1000 Stellungspflichtigen auf 237 der ersten Altersclasse, 179 der zweiten und 190 der dritten Altersclasse.

Es folgen eine Zahl der eingehenden Tabellen, welche die verschiedenen Altersclassen nach den Gründen der Befreiung von der Wehrpflicht betrachten. Die Ergebnisse der ärztlichen Untersuchung der Wehrpflichtigen gehen dahin, dass im Ganzen 491,213 Wehrpflichtige ärztlich untersucht worden sind, von denen 143,586 kriegsdiensttauglich befunden worden. Auf 1000 Mann waren im Durchschnitt 293 tauglich, 141 hatten nicht die Körpergrösse von 59 Zoll, 566 wurden wegen Gebrechen zurückgestellt. Für die Zahl der Dienstfähigen betrug das Maximum im General-Commando Zara 451 im G. C. Lemberg 220 vom 1000. Von den unter 59 Zoll Befindlichen kommen vom 1000 nur 41 auf Zara, dagegen 222 auf Lemberg. Bezüglich der wegen Gebrechen Zurückgestellten hatte das General-Commando Hermannstadt die geringste Zahl, Wien die höchste: 471 resp. 672 vom 1000. Bezüglich der Körpergrösse und des Brustumfanges werden in den speciellen Listen über die Diensttauglichkeit, Körpergrösse und Brustumfang genaue Angaben gemacht. Von den Wehrpflichtigen kleinen Schlages, und noch mehr von Jenen geringen Brustumfanges war eine verhältnissmässig sehr grosse Zahl mit körperlichen Gebrechen behaftet, es nimmt also mit grösserem Körper und besonders mit weiterem Brustumfange der Wehrpflichtigen die Wahrscheinlichkeit der Kriegsdiensttauglichkeit ganz ausserordentlich zu. Von denen wegen Gebrechen Zurückgestellten (658 vom 1000) waren die wichtigsten Gründe: zu schwach 278, Krankheiten der Circulationsorgane 81, Gelenkkrankheiten 101 vom 1000. Von den zeitig zu Schwachen kommt das Maximum auf Brünn mit 360, das Minimum auf Hermannstadt mit 174 vom 1000. Mehr als die Hälfte der zeitig zu Schwachen gehörte der 1. Altersklasse an. Nach der localen Vertheilung kommen auf die General-Commandos Linz und Gratz die meisten Untauglichen wegen Blähhals und Kropf, auf Triest und Zara wegen Tuberculose, auf Innsbruck und Hermannstadt wegen Cretinismus, auf Lemberg wegen Scrophulose, Tuberculose, chronischer Entzündung der Bindehaut, Kniebohrer, Blähhals und Kropf, auf Ofen wegen Wechselfieber-Cachexie, Verletzungen und als Kniebohrer. – Die übrigen Nachweisungen berühren den Sanitätsdienst zwar nicht direct, sind aber von grossem allgemeinen Interesse. So wird bezüglich der einjährig Freiwilligen constatirt, dass während in Preussen 95 pCt. derselben ihr Jahr mit der Waffe abdienen, dieses in Oesterreich nur bei 83 pCt. der Fall war, trotzdem in Preussen schärfere wissenschaftliche Ansprüche gestellt werden als in Oesterreich. Auch in Oesterreich erkennt man, dass die Zahl der Pharmaceuten durch die Berechtigung zum einjährigen Dienst als solche viel höher ist als der Bedarf und wünscht deshalb eine Aenderung des Gesetzes, die auch in Deutschland dringend nöthig wäre. Auf eigene Kosten haben nur 64 pCt. der Freiwilligen gedient; der Abgang an denselben hat sich doppelt so hoch gestellt als man ihn vorausgesetzt hatte. 87 pCt. aller Freiwilligen dienen bei der Infanterie. Hiernach sowohl wie gegenüber der Thatsache, dass 11 pCt. aller Freiwilligen nicht einmal mit der Qualification zum Unterofficier entlassen werden konnten, ergiebt sich, dass der aus den Freiwilligen erhoffte Ersatz an Officieren nicht gewonnen wird. Es werden Bestimmungen vermisst, welche gestatten, solchen Freiwilligen, die es an Eifer für den militärischen Dienst fehlen lassen, das Recht der einjährigen Dienstzeit während derselben zu entziehen. Es scheint mithin die neue Einrichtung keinen Boden zu finden. Während in Preussen auf 17 Rekruten ein einjährig Freiwilliger kommt, ist dies in Oesterreich erst bei 67 der Fall. – Von einjährigen Medicinern sind am 1. October 1869 180, am 1. October 1870 206 eingetreten, von welchen 37 bez. 50 pCt. auf eigene Kosten dienten. Unter den Medicinern, welche vom 1. October 1869 bis 1. October 1870 gedient haben waren 5 Oberärzte, 11 Assistenzärzte und 109 ärztliche Eleven. Als charakteristisch für die Auffassung der militärärztlichen Stellung sei erwähnt, dass dieselben als „dem Soldatenstande nicht angehörige Officiere" bezeichnet sind. Das ganze Werk bietet viel Interessantes.

Der Report des Army Medical-Departements (3) enthält wie immer eine Fülle des interessantesten Materials. Derselbe giebt zunächst die gewöhnliche statistische Zusammenstellung, welche unten folgt. An dieselbe schliessen sich eine Reihe interessanter Aufsätze an, von denen die wichtigsten bei den einzelnen Abschnitten besonders referirt sind.

Weisse Truppen	1870 Mittlere Durchschnittsstärke	1870 von 1000 Mann Kopfstärke: wurden ins Lazareth aufgenommen	starben	wurden invalidisirt	waren beständig ausser Dienst wegen Krankheit	1860—1869 von 1000 Mann Kopfstärke: wurden ins Lazareth aufgenommen	starben	wurden invalidisirt	waren beständig ausser Dienst wegen Krankheit
England	75,395	809	9,48	31,1	38,58	941	9,51	34,1	47,82
Gibraltar und Malta	9,196	666	8,70	24,7	32,08	796	11,27	16,9	41,63
Britisch Amerika	5,019	657	8,63	15,3	30,98	645	9,37	12,8	30,35
Bermudas	1,908	748	12,06	7,3	38,78	767	29,88	13,6	39,00
Westindien	1,432	784	9,06	9,1	32,96	1,082	16,40	16,3	44,57
Cap und St. Helena	2,341	1,106	13,94	21,8	46,24	971	10,78	21,1	50,24
Mauritius	665	1,132	16,54	21,0	39,10	1,061	20,74	16,4	45,37
Ceylon	900	1,365	16,87	29,0	62,03	1,411	22,69	20,8	61,84
Australien	609	772	8,21	—	39,41	614	15,63	16,9	34,56
China und Japan	1,170	1,764	16,24	18,8	82,90	2,973	37,58	14,1	48,67
Indien	55,380	1,623	22,86	23,3	58,30	1,591	27,99	16,8	62,73
Am Bord der Schiffe	2,845	490	13,37			704	13,12		
Total	157,976	1095	14,92	26,2	45,71	1,129	16,69	22,83	49,82
Colonialcorps									
Malta		834	3,59			841	8,48		
Westindien	13.37	915	23,36	13,9		1,032	23,73	18,9	
Westafrika	120	1002	20,50			1,298	38,63		52,57
Ceylon	985	929	42,64	47,7	36,64	1,011	15,07	16,7	47,56
China	846	1356	26,01			1,506	26,75		33,37
Total									

Der statistische Bericht über die englische Flotte für 1870 (4) giebt an, dass die ganze Mannschaft der Flotte 46,710 Mann betragen hat, von welchen 1,223 vom 1000 erkrankten, täglich waren 46,3 vom 1000 krank, 35,2 vom 1000 wurden invalidisirt, die Zahl der Todten war sehr hoch, 19,6 vom 1000, d. h. um 9,7 höher als 1869. Der Grund hierfür liegt in dem Untergang der Schiffe Captain und Slaney. Die Todtenzahl würde ohne diese Unglücksfälle nur 8,5 betragen haben und von Krankheiten allein nur 6,7. Die niedrigsten Krankenzahlen waren auf der Home-Station mit 39,7, die höchsten auf der chinesischen mit 72,6 vom 1000. Die geringste Sterblichkeit an Krankheiten kommt auf Australien mit 1,1. Die höchste auf die Südostküste von Amerika mit 14,9 vom 1000. Der Report bietet für jeden Marinearzt und Statistiker höchst interessante Detailarbeiten.

Kolaczek giebt in dem statistischen Sanitätsbericht der k. k. Marine (5) zuerst eine statistische Uebersicht der Morbilität, Mortalität und Invalidität der Marine und vergleicht hiermit die Factoren zu Lande. Der Effectivstand betrug 7,040, bei welchem die Erkrankungsfälle 87,69, die Todesfälle 1,36 und die Invalidisirungen 1,58 pCt. ausmachen, nach Abzug der Verletzungen betragen die Erkrankungsfälle 81,02, die Todesfälle 1,42, die Invalidisirungen 1,36. Auf jeden Erkrankten kommen im Durchschnitt 20,5 Behandlungstage. Von den in Abgang gekommenen Kranken wurden geheilt 92,66, starben 1,76, entwichen 0,07, blieben ungeheilt 5,51 pCt. Hiervon wurden als dienstuntauglich invalidisirt 1,77, beurlaubt 3,74 pCt. Von den einzelnen Chargen zeigen die Matrosen des ersten Dienstjahres die höchsten Erkrankungszahlen 120,44 pCt. Von den Sterblichkeitsursachen kommt der höchste Antheil auf Lungenleiden und Typhus bei derselben Mannschafts-Kategorie. Die Abnahme der Tuberculose mit den Dienstjahren spricht dafür, dass der Marinedienst die Entwicklung derselben nicht begünstigt; übrigens ist Tuberculose auch in den Aushebungsbezirken der Marine eine häufige Krankheit. In denselben wurden im Ganzen 45,16 pCt. tauglich und 54,84 pCt. als untauglich befunden. Für die Aushebungen wird ausser dem Verhältniss des Brustumfanges zur Körperlänge noch die Bedeutung des Körpergewichts betont, von welchem ein Durchschnittsgewicht für jede Körperlänge festgesetzt sein sollte. Die Fortsetzung der Körperwägung würde ein gutes Mittel sein, um die Einflüsse, welche ein Zu- und Abnahme des Gewichts bedingen, zu verfolgen. Die absolut meisten Erkrankungen wurden im Monat Februar, die geringste Zahl im Monat December beobachtet; die Differenz beträgt 4,75 pCt. Die absolut grösste Todeszahl kommt ebenfalls auf den Monat Februar, die geringste auf die Monate August und September, die Differenz beträgt 0,201 pCt. Werden die mittleren Morbilitäts- und Mortalitätsprocentziffern nach den jahreszeitlichen Perioden dargestellt, so ergiebt sich folgendes Verhältniss:

	Morbilität	Mortalität
	%	%
Winter	8,17	0,159
Frühling	8,68	0,168
Sommer	7,16	0,079
Herbst	5,29	0,077

Das grösste Morbilitätsprocent weist somit der Frühling, das kleinste der Herbst auf. Die Differenz beträgt 3,39 pCt. Der Frühling hat ebenfalls das grösste und der Sommer das kleinste Mortalitätsprocent. Die Differenz beträgt 0,091 pCt. Selbstmorde wurden nur im Frühling und im Beginne des Sommers beobachtet. Ein Vergleich mit den durchschnittlichen jahreszeitlichen Morbilitätsprocentziffern des Quinquenniums 1863–1867 ergiebt für Letzteres ein umgekehrtes Verhältniss, indem der Frühling, mit Ausnahme des Jahres 1864, ein geringeres und der Herbst ein grösseres Erkrankungsprocent aufweist. Der Grund davon dürfte in der Abnahme des Wechselfiebers in Pola liegen, welches in den früheren Jahren in den Sommer- und Herbstmonaten meist epidemisch auftrat und die meisten Erkrankungsfälle – im Durchschnitt über 40 pCt. – lieferte, während dasselbe im Jahre 1870 nur den dritten Theil der früheren Ziffer erreichte.

Es folgt sodann eine Statistik über das Verhältniss der Morbilität, Mortalität und Invalidität zu Lande und zur See. Aus derselben ergiebt sich, dass zur See alle diese Verhältnisse günstiger sind, dagegen mehr Verletzungen vorkommen. Im Jahre 1870 betrugen die Morbilität zu Lande 97,02, zur See 81,35, die Mortalität zu Lande 2,21, zur See 1,12, die Invalidisirungen zu Lande 2,49, zur See 0,60 pCt. Es wird darauf hingewiesen, dass nicht nur besondere Verhältnisse wie z. B. das Wechselfieber in Pola diesen Umstand beeinflussen. Am meisten tritt diese Verschiedenheit bei den Matrosen hervor, deren Morbilitätsprocent zu Lande 134,30, zur See 82,57, mithin 51,87 pCt. weniger beträgt als am Lande. Der Grund hierfür wird in der verschiedenen Nahrung zur See gegenüber dem Lande gesucht, und zwar erstere als unzureichend bezeichnet. Der Hauptunterschied liegt in der Fleischportion, welche am Lande 10 Loth und an Bord im Hafen 20 Loth Rindfleisch, wofür wöchentlich je einmal 16 Loth Pökelfleisch und einmal 14 Loth gesalzenes Schweinefleisch gegeben wird, beträgt. Zur See unter Segel wird täglich Salzfleisch gegeben, und zwar viermal 16 Loth Pökelfleisch und dreimal 14 Loth gesalzenes Schweinefleisch. Ferner reicht zu Lande der Geldbetrag, den ein Matrose für Frühstück und Abendbrod anlegen kann, nicht aus, während er auf See alles ohne Abzug erhält. Diese Ungleichmässigkeit kommt umsomehr in Betracht, als der Dienst am Lande keineswegs leicht ist. Die Morbilitätsprocente der Unterofficiere, Cadetten, Officiere und Beamten sind die entgegengesetzten wie bei den Matrosen, indem diese sich zur See hygienisch ungünstiger befinden als zu Lande. Um ein günstigeres Verhältniss für die Matrosen herbeizuführen scheint es nothwendig, die tägliche Fleischportion zu Lande auf ½ Pfund pro Kopf zu erhöhen und auch bei den Schiffen unter Segel ein Viertel des Fleischquantums hinzuzufügen, da Salzfleisch weniger nahrhaft ist.

Nach Monaten fällt das höchste Erkrankungsprocent zu Land auf den Monat März, zur See auf den Monat Februar; das niederste zu Land wie zur See auf den Monat December. Das höchste Mortalitätsprocent weist zu Land der Monat März, zur See der Monat Februar aus; das niederste zu Land der Monat August, zur See der Monat October (0 pCt.).

Die Uebersicht über die Morbilität, Mortalität und Invalidität der Schiffe nach den verschiedenen Stationen vertheilt dieselben in den Hafen von Pola, die Stationsschiffe in der Adria, die Escadreschiffe und endlich die Schiffe in Stationen ausserhalb der Adria und des Mittelmeeres. Das Morbilitätsprocent ist auf den Escadreschiffen am grössten, und auf den Schiffen in den Stationen ausserhalb der Adria und des Mittelmeeres am kleinsten; die Differenz beträgt 17,36. – Das Mortalitätsprocent ist auf den Schiffen in fremden Stationen am grössten und auf den Stationsschiffen im Hafen von Pola am kleinsten; die Differenz beträgt 0,87. Werden die durch Verunglückung und Selbstmord Gestorbenen in Abzug gebracht, welche für die Schiffe in fremden Stationen mit 5 oder 0,54 pCt. verzeichnet sind, so wird die Differenz des Morbilitätsprocentes auf 0,33 herabgemindert. – Das Invaliditätsprocent ist auf den Schiffen im Hafen von Pola am grössten, und auf den Schiffen in fremden Stationen am kleinsten; die Differenz beträgt 0,33. Es haben somit diejenigen Schiffe, welche das kleinste Invaliditätsprocent haben, das höchste Mortalitätsprocent und umgekehrt, welches Verhältniss leicht erklärbar ist, da schwächliche und mit Siechthum behaftete Leute, wenn sie nicht invalidisirt und aus dem Marinedienste entlassen werden, durch ihren Tod die Mortalitätsziffer erhöhen. Es folgen hierauf die Angaben über die Gesundheitsverhältnisse der einzelnen Schiffe, von denen die Fregatte „Donau“ auf einer Reise um die Erde, die Corvette Friedrich in ostasiatischen Gewässern, der Schooner Narenta im rothen Meer und die Corvette Dandolo in Süd-Amerika sich befanden. Die Fregatte Donau hatte mit Scorbut zu kämpfen, auf welches Leiden 23 Fälle oder 7,63 pCt. der Kopfstärke kamen. Im Ganzen kamen 8 Todesfälle vor, wovon 4 durch Dysenterie, 1 durch Skorbut, 2 durch Unglücksfälle und 1 durch Ertrinken herbeigeführt sind. Von den jahreszeitlichen Perioden hat das höchste durchschnittliche Erkrankungsprocent der Herbst mit 4,48 (Aufenthalt grosser Ocean, Magelanstrasse, Montevideo); das zweithöchste der Winter mit 4,03 (Aufenthalt Honolulu); das drittgrösste der Frühling mit 3,05 pCt. (Aufenthalt Honolulu, grosser Ocean, Calao) und das kleinste der Sommer mit 3,21 (Aufenthalt grosser Ocean, Calao, Valparaiso); die Differenzen sind sehr gering und das Morbilitätsprocent überhaupt ein ausserordentlich günstiges. Die Fregatte hatte im Ganzen 137 Segel- und 228 Hafentage. – Die Corvette Friedrich blieb von Scorbut frei, hatte aber sehr viel mit Syphilis zu kämpfen, deren durchschnittliche Behandlungsdauer 70–80 Tage betrug. 1 Mann starb an Tuberculose, 1 Arzt erschoss sich. Das höchste monatliche Erkrankungsprocent fällt auf die Monate Juli und August (21 Erkrankungen oder 8,68 pCt.), während des Aufenthaltes in Singapore; das niedrigste auf den Monat Jänner (6 Erkrankungen oder 2,48 pCt.) während des Aufenthalts in Hongkong und Manila. Von den jahreszeitlichen Perioden hatte im Durchschnitt das höchste Erkrankungsprocent der Sommer mit 7,00 pCt. (Aufenthalt Singapore, Hongkong), das zweithöchste der Herbst mit 6,07 pCt. (Aufenthalt Singapore) und das niedrigste der Winter mit 3,31 pCt. (Aufenthalt Hongkong, Manila, Batavia). Die Differenzen sind hier schon bedeutender als auf der Donau. Die Corvette hatte 205 Hafen-, 130 Segeltage. — Die Corvette Dandolo, welche von der Ostküste Süd-Amerikas über das Cap der guten Hoffnung und St. Helena zurückkehrte, hatte die meisten Erkrankungsfälle in Buenos-Ayres (27 oder 9,75 pCt.) im Monat März; die wenigsten während ihrer Rückreise von Capstadt über St. Helena im Monate Juni und Juli (6 oder 2,16 pCt.). Von den jahreszeitlichen Perioden hat das höchste Erkrankungsprocent der Frühling mit 8,37 und das niedrigste der Sommer mit 2,53. Die Differenz ist hier ebenfalls bedeutender als auf der Donau. Von den 2 verzeichneten Todesfällen kommen einer auf Typhus und einer auf Pleuro-Pneumonie. — Der Schooner Narenta hatte durch 11 Monate seinen Aufenthalt im rothen Meere. Sechs Monate davon auf der Rhede von Suez, die übrigen Monate theils in See, theils in den verschiedenen Küstenorten. Den 12. Monat verbrachte derselbe auf der Rückreise nach Pola. Die meisten Erkrankungen wurden beobachtet im Monat Februar in Suez (23 oder 24,47 pCt.), die wenigsten im August und September (6 oder 6,38 pCt.). Von den jahreszeitlichen Perioden hatte der Sommer im Durchschnitt die meisten Erkrankungsfälle mit 12,76 pCt.; der Herbst die wenigsten mit 8,51 pCt. — Das ungünstigste Morbilitätsverhältniss hat der Schooner Narenta (rothes Meer); das günstigste die Fregatte Donau (Station Honolulu und Rückreise durch den grossen und atlantischen Ocean). Kein anderes Schiff der Marine weist ein so niedriges Morbilitätsprocent wie die Donau und ein so hohes wie die Narenta aus. Der tägliche Krankenbestand betrug auf der Donau durchschnittlich 8 oder 2,63 pCt., dem Friedrich 16 oder 6,93 pCt., der Narenta 5 oder 5,32 pCt. der Kopfstärke. Die Schwankungen in den Morbilitätsprocentziffern zeigen sich im Allgemeinen abhängig von den topographischen Einflüssen; als eine Schädlichkeit tritt die ununterbrochene Verabreichung von Salzfleisch hervor. – Die speciellen Berichte über die Reisen der Fregatte Donau und des Schooners Narenta finden sich im Abschnitt Marinesanitätsdienst.

Der Krankenrapport der niederländischen Armee für das Jahr 1871 (6) weist 41,914 Kranke auf, von welchen 26,327 in den Lazarethen (Binnen-Dienst) und 15587 im Revier (Buitendienst) behandelt worden sind. Von den im Lazareth Behandelten sind 23,741 geheilt, 1472 evacuirt oder entlassen, 254 gestorben, der Rest ist in Behandlung verblieben. Im Verhältniss der einzelnen Krankheitsformen zur Gesammt-Krankenzahl betragen die innerlich Kranken 1 zu 1,59, die Augenkranken 1: 30,45, die äusserlichen 1: 3,82, die venerischen 1: 12,79, die krätzigen 1: 37,61. Bei den Venerischen macht sich eine steigende Zunahme seit 1844 bemerklich; dieselben betragen im Jahre 1864 nur 1, 7, 54. – Von den 254 Verstorbenen kommen 30 auf Typhus, 81 auf Lungenkrankheiten und 56 auf Pocken – Im Revier wurden 15,587 Kranke behandelt, von welchen 14,168 geheilt, 220 evacuirt und 54 gestorben sind, der Rest ist in Behandlung geblieben. Das Verhältniss der Krankheitsformen ist bei den innerlich Kranken 1: 20, den Augenkranken 1: 77,93, den äusserlich Kranken 1: 9,39, den venerischen 1: 84,71 und den krätzigen 1: 23,65. Verstorben sind 54, davon 3 an Typhus 18 an Lungenkrankheiten, 4 an Pocken. – Eine besondere Bedeutung kommt den Pocken zu, welche sich gegen 1870 noch mehr ausgebreitet haben und in 19 Garnisonen herrschten. Die Sterblichkeit betrug 1872 32,40, 1871 32,37 pCt. Die Impfung wird in immer ausgedehnterem Maassstabe vorgenommen. 30,2 pCt. der Officiere und Mannschaften, 34,2 der Frauen und 34,6 pCt. der Kinder sind mit Erfolg geimpft worden. Die Typhussterblichkeit wird als ziemlich hoch angegeben, in den Lazarethen starben 1 auf 4,58, im Revier 1 auf 1,9 pCt.

Die Beiträge zur Statistik des Krieges von 1870/71 von Engel. (7) geben in einem allgemeinen Theil einleitende Gedanken über das zu behandelnde Material, während der specielle Theil in 12 Tabellen und 7 graphischen Darstellungen die Resultate der Zusammenstellung enthält. Nach einer Aufzählung des Quellenmaterials wird das System der Zählkarten als das mit Vortheil Angewendete bezeichnet und weiter auf die Schwierigkeit, welche die Erreichung sicherer Data namentlich durch die Verschiedenartigkeit der einzelnen Verlustlisten in sich schloss, hingewiesen. – Folgende allgemeinen Angaben über die Stärke der Heere sind besonders wichtig. Deutscherseits wurde der Krieg mit 450,000 Mann eröffnet, welche vom 4.–6. August die französische Grenze überschritten haben, und denen bis zum 22. August noch 112000 Mann nachgerückt sind, während in Deutschland damals noch 400,000 Mann zurückgeblieben waren. Die Gesammtzahl der deutschen Armee bei Eröffnung des Feldzuges stellt sich demnach auf 962,000 Mann. Die Verluste allein auf offenem Schlachtfelde haben bis zu den Schlachten von Sedan und Noisseville 71,436 Mann betragen. Die Eröffnung der

Cernirung von Paris ist mit 122,661 Mann Infanterie, 24,325 Mann Cavallerie, zusammen also mit 140,986 Mann und 622 Geschützen erfolgt. Das Garde-Corps zählte zu diesem Zeitpunkte nur noch 14,219, das noch gar nicht im Gefecht gewesene 6. Corps 21,309 Mann (von mehr als 30,000 Mann). Durch Nachrücken neuer Abtheilungen und Eintreffen von Ersatz war am 21. October diese Cernirungsarmee wieder auf 202,030 Mann Infanterie und 33,794 Reiter, also auf 235,824 Mann angewachsen. Die I. deutsche Armee (1. und 8. Armee-Corps) zählte nach der Einnahme von Metz nur noch 36,244 Mann Infanterie, 4133 Reiter (von mehr als 60,000 Mann). Die II. Armee des Prinzen Friedrich Carl (3., 9. und 10. Armee-Corps, 1. und 3. Cavallerie-Division) trat in die Kämpfe und die Wiedereroberung von Orléans mit 49,607 Mann Infanterie, 10,766 Reitern und 270 Geschützen (von weit über 100,000 Mann). Zu dem gleichen Zeitpunkte bestand die Armee des Grossherzogs von Mecklenburg aus 36,312 Mann Infanterie, 9190 Reitern und 204 Geschützen. Schon Ende October wurden dazu für die rückwärtigen Verbindungen 85 Bataillone und 33 Escadrons in Anspruch genommen. Die gesammten deutschen Streitkräfte in der Schlacht bei le Mans betrugen 57,737 Mann Infanterie, 15,426 Reiter mit 318 Geschützen. Vor Belfort haben deutscherseits 33,278 M. Infanterie, 4020 Reiter mit 150 Geschützen mehr als 150,000 Feinden gegenüber gestanden. Die Armee des Generals von Manteuffel, bei dem Zuge derselben gegen Bourbaki, besass eine Gesammtstärke von 44,350 Mann Infanterie, 2806 Reitern mit 168 Geschützen. Dagegen war durch Nachsenden an Ersatzmannschaften die Gesammtstärke der deutschen Armee in Frankreich am 1. März 1871 bereits wieder auf 450,075 Mann Infanterie, 57,515 Reiter und 1662 Geschütze angewachsen, wozu ausserdem noch 119,840 Mann Infanterie und 5950 Reiter mit 60 Geschützen als Etappen- und Besatzungstruppen hinzutraten. Es befanden sich zu diesem Zeitpunkte demnach, ohne Artillerie, Genie, Train und Stäbe 633,340 Mann und mit diesem Zubehör mindestens 700,000 bis 720,000 Mann deutscher Truppen auf französischem Boden, wozu in Deutschland als Ersatz- und Besatzungstruppen noch 250,000 Mann hinzutraten. Der Schluss des Feldzugs ist somit deutscherseits wiederum mit 1,110,000 Mann erzielt worden. Französischerseits sind im Verlaufe des Feldzugs sogar 1,400,000 bis 1,600,000 Mann aufgeboten worden, wovon sich schliesslich, die gefangene Besatzung von Paris eingerechnet, 963,000 Mann in Kriegsgefangenschaft, oder auf fremden Boden, in der Schweiz und in Belgien, befunden haben.

Der Ueberblick der Gefechtsverluste des deutschen Heeres nach Contingenten, Corps, Truppentheilen, Waffengattungen und Chargen ergiebt, dass das gesammte deutsche Heer in dem siebenmonatlichen Feldzug gegen Frankreich 113,759 Verwundungsfälle erlitt, welche 112,336 Personen betreffen. Die um 1423 geringere Zahl der Personen als der Fälle erklärt sich daraus, dass nicht wenige Personen 2 und mehrmals verwundet wurden. Von den 112,336 Personen sind 4955 Officiere und 107,381 Mannschaften. Von den 112,336 Gebliebenen fielen auf dem Schlachtfeld oder starben innerhalb 24 Stunden nach der Schlacht 17,572, 10,707 starben bis Ende Mai an ihren Wunden, sodass der Gesammtverlust der deutschen Heere durch Waffen 28,879 Mann beträgt. Bezüglich der Gesammtverluste der einzelnen Regimenter steht obenan das 7. ostpreussische Infanterie-Regiment Nr. 44 mit 1694 und das 8. westphälische Infanterie-Regiment Nr. 16 mit 1601 Mann. Ihnen am nächsten steht das 6. brandenburgische Infanterie-Regiment Nr. 51 mit 1655 Mann. Lässt man die Vermissten aus dem Spiel und vergleicht nur die Summen der Todten und Verwundeten, dann gebührt die erste Stelle dem Infanterie-Regiment No. 52, ihm folgt das 5. brandenburgische Infanterie-Regiment No. 48; beide weisen mehr als die Hälfte ihrer Etatsstärke an Combattanten verwundet resp. gefallen auf. Von beiden jedoch rangirt in relativer Höhe der Verluste an Todten und Verwundeten das Garde-Schützen-Bataillon. Beim Vergleich der Zahl der Todten allein sieht man die des 16. Infanterie-Regiments die aller übrigen um ein Bedeutendes überragen. Vom Regiment blieben vor dem Feinde nach jener Tabelle an Officieren und Soldaten 378, es starben an Wunden 201; zusammen also 579 Mann, worunter 25 Officiere. Diesem Regiment am nächsten steht dann aber wieder das Garde-Schützen-Bataillon in relativer Höhe, es wird sogar, was Officiere allein anlangt, von letzterem noch übertroffen. Die Verlustzahlen gestalten sich indessen verschieden, je nachdem man sämmtliche Verluste durch Tod auf dem Schlachtfelde, späteren Tod in Folge der erlittenen Verwundung und Gefangennahme oder nur einzelne dieser Verlustarten betrachtet, und aus der Qualität der Verluste kann einigermassen auf die Art der Affaire zurückgeschlossen werden, welche sie veranlassten. Von den einzelnen Armee-Corps haben das dritte preussische und erste bayerische am meisten gelitten, ihre Verluste überragen 33 pCt. der Etatsstärke; die Verluste anderer Armee-Corps schwanken um 20 bis 25 pCt. dieser Stärke. Der allgemeine Durchschnitt ist 14,4 pCt. und zwar stellt sich derselbe nur deshalb so tief, weil die Etappen- und Besatzungstruppen mit eingerechnet worden sind.

Nach den Procent-Verhältnissen der Stärke kommen auf Preussen 78,2, Sachsen 4.7, Hessen 1,6, Bayern 10,0, Württemberg 2,5 und Baden 3 pCt. Die Gefechtsverluste derselben betragen nach den Durchschnittszahlen des Monats Januar für Preussen 14, für Sachsen 16,4, für Hessen 14,4, für Württemberg 9,1 und für Baden 13,1 pCt. Nach den Truppengattungen kommen bei den Gefechtsverlusten auf Infanterie 17,6, auf Kavallerie 6,3, auf Artillerie 6,5, auf Pioniere 2,8, auf Train 0,3 pCt.

Die Gefechtsverluste der Chargen weist folgende Tabelle nach:

	Etats-stärke	Todte.	Verwundete.	Vermisste.	Gesammtverlust.
Generale	193	5	17	—	22
Stabsofficiere	1350	117	246	1	364
Hauptleute, Rittmeister	4279	301	649	1	951
Lieutenants	15052	1099	2649	64	3812
				17 Officiere ohne Angabe der Charge.	
Aerzte	3263	12	53	23	88
Höhere Beamte	922				
Unterofficiere und Mannschaften	862815	22475	86106	14032	122613
Insgesammt	887876	24009	89720	14138	127867

Diese absoluten Zahlen entsprechen folgenden Procenten.

	Gefechtsverluste			
	überhaupt.	durch Tod.	durch Verwundete.	durch Vermisste.
Generale	11,28	2,56	8,72	—
Stabsofficiere	26,86	8,67	18,22	0,07
Hauptleute, Rittmeister	22,22	7,03	15,17	0,02
Lieutenants	25,32	7,30	17,60	0,43
Aerzte, Höhere Beamte	1,10	0,29	1,27	0,54
Unterofficiere und Mannschaften	14,21	2,60	9,98	1,63
Insgesammt	14,11	2,70	10,11	1,60

Hieraus ergiebt sich, dass die Verluste der Officiere zugleich höher sind als die der Mannschaften, namentlich die der Stabsofficiere.

Nimmt man zu den im Gefechte Gefallenen die an Wunden Gestorbenen hinzu, so bekommt man folgende Zahlen:

	Auf dem Schlachtfeld resp. innerhalb 24 Stunden nach der Affaire.	An Wunden bis Ende Mai 1871.	Zusammen.
Generale	3	2	5
Stabsofficiere	70	60	130
Hauptleute, Rittmeister	181	154	335
Lieutenants	770	435	1205
Aerzte	6	5	11
Höhere Beamte und Zahlmeister	1	1	2
Unterofficiere und Mannschaften	16539	10050	26589
	17570	10707	28277

Eine Zusammenstellung der Verluste der einzelnen Truppengattungen und Chargen nach den Procentsätzen der Verluste ergiebt folgendes Resultat:

	Grosses Hauptquartier. Armeecommanden.	Infanterie.	Cavallerie.	Artillerie.	Pioniere.	Train.	Ueberhaupt.
	pCt.	pCt.	pCt.	pCt.	pCt.	pCt.	pCt.
Bei den Generalen	2,56	—	—	—	—	—	2,56
„ „ Stabsofficieren	1,52	13,26	6,61	4,04	5,10	1,38	9,63
„ „ Hauptleuten und Rittmeistern	1,45	10,19	3,29	4,84	1,39	—	7,90
„ „ Lieutenants	3,63	9,86	3,24	4,52	—	—	8,05
„ „ Aerzten	—	0,72	0,62	0,23	—	—	0,40
„ „ höheren Beamten und Zahlmeistern	—	0,32	—	—	—	—	0,11
„ „ Unterofficieren und Mannschaften	0,11	8,82	1,41	1,27	0,49	0,13	8,19
Insgesammt	0,11	8,95	1,49	1,38	0,54	0,13	8,22

Weiter findet sich ein genauer Ueberblick über die Verluste nach Zeit und Ort, woran sich ein Ueberblick der Todesursachen anschliesst.

Die Gesammtzahl der Todten beträgt 40,881, fast 1 vom Tausend der Bevölkerung Deutschlands 1871 oder 2,03 vom Tausend der männlichen Bevölkerung. Die speciellen Todesursachen waren folgende:

1. Aeussere Gewalt: im Gefecht gefallen 17572, an Wunden gestorben 10.710, sonst verunglückt 316, Selbstmord 30. Summa 28.628. 2. Krankheiten: Ruhr 2000, Typhus 6965, Gastrisches Fieber 159, Pocken 261, Entzündung der Luftwege und Lungen 590, sonstige innere acute Krankheiten 521, Lungenschwindsucht 528, sonstige innere chron. Krankheiten 249, plötzliche Krankheitsanfälle 94. Summa 11278. 3. Ohne Angabe der Krankheit 556, der Todesursache 419. Summa 975.

Mithin macht die Zahl der vor dem Feinde Gebliebenen einschliesslich der ihren Wunden Erlegenen und sonst Verunglückten einschliesslich der Todesfälle durch äussere Gewalt überhaupt 70,03 der Gesammtzahl der Todten aus, während in Folge von Krankheiten 28,95 pCt. starben, und von 1,02 pCt. die Todesursache nicht festzustellen war. An inneren acuten Krankheiten starben 26 pCt. Diese Verhältnisse sind im Vergleich mit früheren Kriegen sehr günstige. 1866 verloren Preussen und seine Verbündeten 10,877 Mann, von denen in der Schlacht und durch Wunden 40,9 pCt., dagegen durch Krankheiten 59,1 pCt. starben. Während diesmal auf 10 Monate 11,732 Todesfälle auf Krankheiten kommen, starben davon 1866 in bedeutend kürzerer Zeit und geringerer Truppenstärke 6472.

Von inneren acuten Krankheiten waren Ruhr und Typhus die gefährlichsten und haben besonders die Armee vor Metz heimgesucht. Dieselbe verlor vom 19. August bis 27. October an Ruhr 829, an Typhus 1328 Mann, während die im Gefecht und an Wunden Gestorbenen nur etwas über 1000 Mann ausmachen. Die höchste Anzahl der Todesfälle überhaupt kommt auf den August, welcher fast ⅓ (30,5 pCt.) sämmtlicher Todesfälle in Anspruch nimmt. Dann fallen dieselben bis zum Januar auf 10,2. Für die Todesfälle durch äussere Gewalt steht ebenfalls der August am höchsten mit 42,58, October und November am niedrigsten mit 6,93 und 6,35 pCt. Für innere acute Krankheiten sind die Zahlen: August 1,70, September 15,43, October 27,04, November 17,50, December 10,60, Januar 8,78. Der Vergleich von Ruhr und Typhus speciell ergiebt folgende Zahlen:

Todesfälle im	August.	September.	October.	November.	December.	Januar.
an Ruhr . . .	4,57	34,09	34,04	15,39	4,97	2,74
an Typhus . .	0,86	11,93	27,88	19,50	13,44	8,58.

Typhus ist daher die überwiegende Form der inneren acuten Krankheiten gewesen. Die Pocken, welche ihre höchste Ausdehnung vom Januar ab erreichen, ergeben nur 2,08 pCt. Todesfälle. Innere chronische Krankheiten treten bis zu Januar sehr zurück, steigern sich aber dann auf 14,73 pCt. und geben für die folgenden Monate ein Mittel von 12,81, jedenfalls durch Verschlimmerung vorhandener Leiden durch die Kriegsstrapazen.

Bezüglich des Einflusses der Todesarten auf die einzelnen Waffengattungen ist folgende Tabelle von Wichtigkeit.

Waffengattungen.	Auf je 1000 der Etatsstärke kommen					
	I.	II. Todesfälle durch				
	Todesfälle überhaupt.	äussere Gewalt.	innere acute Krankheiten	innere chronische Krankheiten	plötzliche Krankheitszufälle.	nicht angegebene Krankheiten oder Todesursachen
1. Grosses Hauptquartier	16,03	4,07	10,47	0,27	0,54	0,68
2. Infanterie	52,79	39,50	11,25	0,84	0,11	1,12
3. Cavallerie	27,06	14,64	10,59	0,78	0,09	0,98
4. Artillerie	27,22	[illegible]	11,84	1,01	0,09	0,94
5. Pioniere	17,63	5,39	11,07	0,41	—	0,73
6. Train	26,39	1,32	21,26	2,19	0,21	1,41
7. Das gesammte Heer .	45,80	32,20	11,60	0,86	0,14	1,09

Aus derselben ergiebt sich, dass die acuten innern Krankheiten fast in allen Waffengattungen die gleiche Zahl tödten mit Ausnahme des Trains, welcher fast die doppelte Zahl daran verloren hat. Nach unserer Ansicht hat letzteres seinen Grund in dem Umstande, dass im Train das Personal der Lazarethe mit enthalten ist, welches immer einen sehr hohen Verlustsatz an acuten Krankheiten hat. Aeussere Gewalt und innere acute Krankheiten zusammen haben 43,80 der Etatsstärke gekostet, während sämmtliche übrige Todesursachen nur 2,00 von Tausend ausmachen. Das Heilungsverhältniss stellt sich ohne Unterschied der Chargen nach Abzug der Getödteten auf 889 von Tausend. (Infanterie 888, Cavallerie 878, Artillerie 902, Pioniere 897) Dasselbe ist in diesem Feldzuge geringer als 1866, wo dasselbe im Durchschnitt 914 von Tausend betrug (Infanterie 912, Cavallerie 951, Artillerie 906, Pioniere 947). Der Unterschied gegenüber dem jetzigen Feldzuge wird auf die Länge der Dauer desselben bezogen. — Bezüglich des Einflusses der Chargen ergiebt sich, dass die Verluste durch äussere Gewalt bei Officieren relativ mehr als das Doppelte von denen der Mannschaften ausmacht; während sie bei den ersteren 67,84 betragen, kommen bei den letzteren nur 31,17 auf Tausend der Etatsstärke. Bei den Todesfällen durch Krankheiten ist das Verhältniss umgekehrt, von 1000 Officieren starben an Krankheiten 8,25, dagegen von Mannschaften 13,84. Ueberhaupt beträgt die Summe der Todesfälle bei Officieren 76,09, bei Mannschaften 45,60 auf Tausend. Im Jahre 1866 waren die Verhältnisse ähnlich, nur im Ganzen etwas günstiger.

Bezüglich der Lebensgefährdungen der einzelnen

Chargen im Vergleich mit der allgemeinen Absterbe-Ordnung ergiebt sich, dass die Generale eine Lebensgefährdung von 1,19, die Stabsofficiere 7,43, die Hauptleute 7,62, die Lieutenants 9,62, Unterofficiere und Soldaten 4,68 haben. Nach Abzug der äusseren Gewalt stellt sich die Sterblichkeit als die normale heraus, sie ist sogar bei den Officierchargen noch etwas niedriger, bei den Mannschaften aber etwas höher als gewöhnlich.

Die vorliegende Arbeit, welche in ihren graphischen Darstellungen die Verluste, sowie den Verlauf des Krieges auf das übersichtlichste zur Anschauung bringt, muss als eine der ausgezeichnetsten Leistungen auf dem Gebiet der Statistik überhaupt bezeichnet werden.

Seggel referirt über die Krankenbewegung bei dem königl. baierischen 1. Armee-Corps während des vorigen vorigen Krieges (8). Das 1. k. baierische Armee-Corps concentrirte sich am 1. August bei Mauss und Meggesheim, der erste Marsch gab gleich sehr viele Marode. Ueberhaupt waren die Tage bis zum 11. August sehr anstrengend, zumal es an Brod und Wein fehlte. Bei den sehr starken Märschen bis Sedan sind ebenfalls sehr viel Marode entstanden, zu deren Sammelpunkt sich die Stadt Varennes gestaltete. Vom 1. September ab traten die Krankenrapporte in's Leben. Es wurden in dieser Zeit nur wenige Kranke den Feldspitälern übergeben. Die einen derselben folgten in der Entfernung eines Tagemarsches, während 4 à 300 Kranke dem Corps zur Disposition standen, es mussten daher die Kranken den Ortsbehörden zur Pflege übergeben werden. Nach der Capitulation verblieb das 1. baierische Corps bei Sedan behufs Abführung der Gefangenen. Wahrscheinlich in Folge der Miasmen des Schlachtfeldes stieg die Krankenzahl im Monat September bedeutend, so dass sie 9,7 pCt. des Effectivbestandes betrug. Vom 22. September rückte das Corps in die Cernirungslinie von Paris ein. Sehr bald nahm der Typhus zu, während Dysenterien abnahmen. Am 6. October rückte das Corps nach Orleans ab, welches am 11. November wieder geräumt werden musste. Es standen nur damals dem Corps 2 Lazarethe zur Disposition, welche nach Wegnahme des Materials zweier und Gefangennahme dreier noch übrig geblieben waren. Nach der Einnahme von Chartres mussten fast sämmtliche Kranke und Marschunfähige an preussische Lazarethe abgegeben werden. Für die grossen Zahlen von Fusskranken war der Umstand wichtig, dass die altbaierischen Soldaten vielfach einen geringen Grad von Pes valgus haben, daher sehr viele Fusskranke vorkommen. Im November betrug der Krankenstand 7,7, hatte also trotz der Strapazen merklich abgenommen; am höchsten war derselbe am 11. December, wo derselbe einschliesslich der in den früheren Kriegsmonaten Eingegangenen 52 pCt. betrug und das Corps auf die Hälfte reducirt war. Am 24. December rückte dasselbe wieder in die Cernirungslinie von Paris ein, wo durch die Feldlazarethe für eine normale Krankenbehandlung gesorgt werden konnte. Im Januar betrug die Zahl der Erkrankungen 7, im Februar 7½ pCt. des Effectivstandes, unter welchen Typhen noch häufig vorkamen.

Tabellen zeigen den Stand der Krankenbewegung vom 1. September bis 1. Mai und ausserdem die Vertheilung der einzelnen Krankheitsformen vom Januar ab. Als die Hauptkrankheitsformen treten Dysenterie, Typhus, katarrhalischer Icterus und die Syphilis auf. Bezüglich der Dysenterie werden als Hauptursachen Nahrungsschädlichkeiten beschuldigt. Für den Typhus lassen sich mehrere Serien unterscheiden. Die erste derselben fällt in die erste Hälfte des Septembers und hatte ein Mortalitätsverhältniss von etwa 15 pCt., die zweite in der zweiten Hälfte des Septembers und der ersten Dekade des Octobers liessen sich die Sterblichkeitsverhältnisse nicht genau feststellen, doch betrug dasselbe annähernd wie auch für die dritte Serie (zweite Hälfte des Octobers) etwa 10 pCt.; für die Monate November und December ist die Typhus-Sterblichkeit nicht festzustellen. Die Procentverhältnisse für die einzelnen Monate ergeben, dass die Zu- und Abnahme des Typhus betragen 24,15 pCt.; die Kaltwasser-Behandlung ist nicht angewendet worden. Die Krankheit wird als Infectionskrankheit aufgefasst, welche durch die Athmosphäre des Schlachtfeldes von Sedan entstanden sein soll; all' die übrigen Momente sollen nur die Sterblichkeit gesteigert haben. – Der katarrhalische Icterus kam bei 2,4 pCt. des ganzen Corpsbestandes vor, als Grund desselben wird der Mangel frischer Pflanzenkost angegeben. – Syphilis kam während der eigentlichen Kriegsmonate sehr selten vor, stieg jedoch später mit der Cernirung von Paris. Krätze wurde wie in der preussischen Armee mit Perubalsam behandelt

II. Marinesanitätswesen.

1) Reglement über den Sanitätsdienst an Bord Sr. Majestät Schiffe und Fahrzeuge, erlassen von der Kaiserlichen Admiralität. 8. 270 SS. 2) Kalsenak, Statistischer Sanitätsbericht Sr. Majestät Kriegsmarine für das Jahr 1876. gr. 8. 95 SS. 3) Die Sanitätstruppe (Krankenwärter) in der Marine. Allgemeine militärärztliche Zeitung, No. 5 und 7, 10 und 16. 4) Thiers Patent Automatic Ship Ventilator. Lancet vom 5. October 1878.

Durch das Reglement über den Sanitätsdienst am Bord Sr. Majestät Schiffe und Fahrzeuge (1) wird es den deutschen Marineärzten ermöglicht, sich über alle den Sanitätsdienst betreffenden Verhältnisse instruiren zu können, und wird so eine wesentliche Lücke des militairärztlichen Dienstbetriebes wenigstens theilweise ausgefüllt, da ein den ganzen Sanitätsdienst umfassendes Reglement noch in Aussicht steht. Das erste Capitel handelt von dem Personal und der dienstlichen Stellung sowie den Dienstpflichten desselben. Danach stehen die Aerzte in Bezug auf den Sanitätsdienst und persönliche Angelegenheiten unter dem Oberarzte und mit diesem direct unter dem Commandanten, bezüglich des Schiffsdienstes auch unter dem ersten Officier. Die Lazarethgehilfen sind nur soweit es den Sanitätsdienst betrifft, den Aerzten unterstellt, letztere treten zu dem Hülfspersonal (Krankenwärter) für die Dauer der Ueberweisung desselben und zu den Kranken in das Vorgesetzten-Verhältniss, besitzen aber keine Disciplinar-Strafgewalt. Es liegt ihnen die Pflicht ob, dem Commandanten mittelst ihrer Erfahrungen und ihres Wissens geeignete Vorschläge zur Erhaltung eines guten Gesundheitszustandes, wie zur Verhütung von Krankheiten zu machen. Bei Verschiedenheit der Ansichten hat der Arzt seine Vorschläge in Form eines Gutachtens dem Commandanten einzureichen. Es folgen die Dienstpflichten und Functionen der einzelnen Chargen des Geschwader- resp. Flotillen-Arztes, der Ober- resp. Einzelärzte, der Assistenzärzte und der Lazarethgehilfen. Das 2. Capitel handelt vom Dienst und zwar a) auf Schiffen und Fahrzeugen, b) bei Landungen. In Abtheilung a. ist der Revierdienst, die Morgen- und Abendvisite etc. geregelt. Auf Fahrzeugen ohne Arzt versieht ein Lazarethgehilfe den Krankendienst, Urlaub ist vom Commandanten direct zu erbitten; sodann folgen Instructionen über den Dienst bei Klar-Schiff und im Gefecht. Abtheilung b. umfasst die Vertheilung des ärztlichen Personals und Ausrüstung desselben bei Landungen, die Ambulanzen für grössere Expeditionen an's Land mit ihrem Personal und Ausstattung u. s. w. Capitel 3 enthält die Krankenpflege an Bord, wozu wir nur bemerken, dass Schwerkranke, wenn irgend möglich, auszuschiffen sind. Für die Lazarethgehilfen auf Fahrzeugen, wo kein Arzt an Bord, ist eine genaue Instruction vorhanden. Capitel 4 handelt von der Krankenpflege von Schiffsmannschaften an Bord und Rücksendung Kranker vom Ausland in die Heimath; Capitel 5 von der Krankenbeköstigung an Bord. Der Bedarfsnachweisung ist im Allgemeinen die Annahme zu Grunde gelegt, dass

1) in der Ost- und Nordsee auf 1 pCt.
2) im Mittelmeere auf 2 pCt.
3) in Westindien auf 3 pCt.
4) in Ostasien und auf der Rückkehr von längeren Reisen auf 4–7 pCt.

der Besatzungsstärke solcher Kranken zu rechnen ist, welche Krankenkost erhalten. In Capitel 6 sind die Vorschriften für die An- und Abrüstung der Schiffslazarethe u. s. w. bei In- und Ausserdienststellung enthalten, im 7. Abschnitt die Einrichtung der Lazarethe und Apotheken an Bord, wobei zu erwähnen, dass für circa 2 pCt. der Schiffsbesatzung Belegraum vorhanden ist, auf Glattdecks-Corvetten befinden sich die Lazarethe meist im Zwischendeck, auf gedeckten Corvetten und Fregatten im Zwischendeck oder in der Batterie, auf Panzerschiffen in der Batterie oder unter der Back. Capitel 8 behandelt die Berichterstattung, Rechnungslegung, Rapporte, Gutachten, Atteste, Gesundheitspass. Jeder Schiffsarzt hat nach Beendigung einer Expedition dem Marine-Stations-Arzt einen wissenschaftlichen Bericht einzureichen. Die Berichte der Ober- resp. Einzelärzte müssen umfassen:

1) Eine statistische Gesammt-Uebersicht auf Grund der Krankenrapporte.

2) Klimatische Verhältnisse der besuchten Häfen, vorherrschende Krankheiten, Heilverfahren und Erfolg.

3) Einrichtungen fremder Lazarethe, der Lazarethe fremder Schiffe, Quarantainevorschriften fremder Länder, die besucht wurden.

4) Stattgehabte Epidemien, ihre Ursache, Verlauf und Behandlung, Prophylaxis dagegen.

5) Casuistik interessanter innerer und äusserer Krankheiten.

6) Beiträge zur Naturgeschichte.

Die Berichte der Assistenzärzte haben medicinische Geographie und nautische Heilpflege auf Grund selbstgemachter Beobachtungen zum Gegenstand.

Es folgen 30 Beilagen, darunter die Genfer-Convention mit den Additionalartikeln und Bestimmungen für die Marine, die halbjährigen Krankenrapporte u. s. w. Den Schluss bildet die Instruction für die Aerzte an Bord S. M. Schiffe über die Gesundheitspflege an Bord. Sie enthält eine Zusammenstellung der wichtigsten Krankheitsursachen, die aus ihnen entspringenden Epidemieen, sowie die zur Beseitigung geeigneten Maassregeln. §. 1. handelt von der Luftverderbniss, bedingt an Bord durch das bei Sturmwetter nothwendige Schliessen der Luken, durch das Missverhältniss des Schlafraums zur Menschenzahl u. s. w., besonders auch durch die Fäulniss verschiedener Stoffe sowie des Kielwassers. Daher Reinigung (Auspumpen), Ventilation mit Windsäcken, Desinfection. Das übermässige Scheuern, als die schon der Gesundheit schädliche grosse Feuchtigkeit in Schiffen noch vermehrend, ist zu unterlassen, das Trinkwasser ist vor Uebernahme an Bord ärztlich zu untersuchen, besonders in den Tropen, dasselbe eventuell nur abgekocht zu geniessen, oder statt dessen kalter Thee zu verabreichen, in hohen Breitengraden ist der Genuss von Spirituosen zu beschränken, bei Ankauf von Proviant hat der Arzt als Mitglied der Menage-Commission denselben zu untersuchen. Während des Aufenthalts in den Tropen ist ferner ein tägliches Baden oder Waschen des ganzen Körpers wünschenswerth, auch ist das Schlafen auf Deck bei nasser Witterung zu widerrathen. Wenn in heissen Klimaten ein anämischer Zustand unter der Mannschaft Platz greift, so ist Schonung derselben zu empfehlen, für den Bootsdienst sind diätetische Vorsichtsmaassregeln von Nöthen. Die Hauptkrankheiten in den Tropen und auf langen Seereisen sind 1) Anämie, 2) gastrische Störungen, beide Zustände verursacht theils durch das Klima, theils durch den geringen Wechsel in der Verpflegung, weshalb sich die möglichst häufige Verabreichung von frischem Fleisch, Gemüse und Obst empfiehlt, ferner in den ersten Wochen nach dem Einlaufen in Häfen von frischem Proviant. 3) Scorbut. Zur Verhütung ist nach 2 wöchentlicher Seekost täglich Citronensaft zu geben, ist das Schiff länger als 6 Wochen in See, so ist die Besatzung häufig zu untersuchen, vorzüglich anämische Reconvalescenten. Bei Besorgniss des Einbrechens des Scorbuts ist, wenn möglich, den Betreffenden das Salzfleisch ganz zu entziehen, es sind dieselben zu schonen und ihnen doppelte Citronensaftportionen zu verabreichen. Steigert sich die Krankheit zur Epidemie, so ist das Anlaufen in einen nahen Hafen anzurathen. Gegen die in den chinesischen Gewässern epidemische Dysenterie wird vorzüglich Reinlichkeit der Aborte, warme Kleidung und leicht verdauliche Kost empfohlen, wider Malaria-Krankheiten Chinarinde und Chinin prophylactisch. Gegen das gelbe Fieber Westindiens ist Absperrung der Mannschaft von der Landbevölkerung, den Kohlenschiffen, Bambooten anzuwenden. Die von der Krankheit Befallenen sind zu isoliren, und ist das Schiff so schnell als möglich in kühle Regionen zu führen, indem das gelbe Fieber bei einer Lufttemperatur, welche constant weniger als 13–14° C. beträgt, zu erlöschen pflegt. Wider Pocken und Syphilis werden schliesslich die bekannten Massregeln angeordnet.

Der erste Theil des Sanitätsberichtes für die k. k. Marine ist bereits bei dem Abschnitt Statistik besprochen. Derselbe enthält ferner den Sanitätsbericht über die Weltumsegelungsreise S. M. Fregatte „Donau" (2). Genanntes Schiff ging am 16. September 1868 zu Pola in Ausrüstung nach monatlicher Vorbereitung, lichtete am 28. September die Anker und steuerte, nachdem zu Triest die Einbarkirung stattgefunden nach Gibraltar. Während dieser Epoche war der Gesundheitszustand ungünstig, indem in Folge rauher Witterung Bronchitiden, Pneumonien und Rheumatismen sich häuften. Von Gibraltar wurde die Reise über Sta. Cruz auf Teneriffa nach der Capstadt fortgesetzt; die sanitären Verhältnisse gestalteten sich während dessen recht befriedigend, vorzugsweise vor letztgenanntem Orte, woselbst nur einige syphilitische Infectionen vorkamen. Auch die Fahrt bis zur Sundastrasse verlief günstig, für den Aufenthalt in den chinesischen Gewässern wurde beim k. k. Schiffscommando eine Reihe von Sanitätsmassregeln beantragt, welche meist allgemeine hygienische und diätetische Vorschriften betreffen, besonders hervorzuheben sind 1) die ausschliessliche Verwendung von destillirtem Trinkwasser, 2) conservirende Getränke, vor allem Rothwein, 3) frische Lebensmittel, 4) Ueberwachung der Bumboote, d. h. von Lebensmitteln (Obst) befrachteten Fahrzeugen, indem die an sich der Gesundheit zuträglichen Früchte durch den ihnen anhaftenden Schmutz oft Träger von Krankheitsstoffen sind. Nach kurzem Aufenthalt in Singapore ging die Fahrt nach der Rhede von Pagnam, der Verkehr mit diesem ungesunden Orte war für die Mannschaft vollkommen aufgehoben, doch ging ein Commando den Menam bis Bangkok hinauf. Obwohl wegen der drückenden Hitze tägliches Duschen stattfand, traten dennoch Hautkrankheiten (Lichen tropicus, Eczem, Furunculosis) auf, zu denen sich bald Fieber, Magenkatarrhe, hartnäckige Diarrhöen, ja selbst Dysenterie gesellten. Noch mehr häuften sich die Erkrankungen in Hongkong, und wenn auch durch den Aufenthalt auf hoher See eine vorübergehende Besserung eintrat, so zogen sich doch die schweren Fälle in die Länge, besonders fieberhafte Gastroduodenalkatarrhe mit Icterus und dysenterische Diarrhöen. Auf der Reise nach Shangai, sowie durch die Petschilibai und auf der Rhede von Tientsin gestaltete sich der Gesundheitszustand am ungünstigsten, so dass die Fregatte am 12. Juli 1869 den Hafen von Cheefoo mit einem sehr hohen Krankenstand erreichte. Der heilsame Einfluss dieses Ortes, sowie die japanischen Häfen wurde durch die sehr stürmische über den grossen Ocean wieder aufgehoben und erst mit dem Eintreffen in Honolulu hatte die ungünstige Periode ein Ende. Der ein und ein halb Monat dauernde Aufenthalt daselbst, sowie die 57tägige Fahrt nach Callao liess in Betreff des Gesundheitszustandes nichts zu wünschen übrig, erst gegen Ende kamen vereinzelte Fälle von Scorbut und Intermittens vor; auch der letzte Theil der Reise war in gesundheitlicher Beziehung günstig, und kam die Fregatte am 27. Februar 1870 im heimathlichen Hafen von Castelnuovo mit einem gesunden und kräftigen Bemannungsstand an. Für die ungünstige Periode vom Eintreffen in den siamesisch-chinesischen Gewässern bis Honolulu ergiebt sich eine mittlere Jahrestemperatur von 22,7° C. und 239 Erkrankungen, für die zweite günstige Periode eine mittlere Temperatur von 18,6° C. und 121 Erkrankungen. Am zahlreichsten erkrankten von der Mannschaft die Dalmatier des Binnenlandes. Die Summe aller Erkrankungen beträgt 323 und 71 Verletzungen. Davon kommt auf die südchinesischen Stationen die grösste Krankenzahl pro Monat 48, pro die 19, sodann auf die europäischen Stationen, der günstigsten Salubrität erfreuten sich Honolulu, die südamerikanischen Häfen und die Passatregion. Gesammtzahl der Todesfälle 14, davon 5 durch Unglücksfälle, worunter 3 Selbstmorde, die andern meist durch Fieber und Dysenterie. Erkrankungen an Malariafieber kamen 43 zur Behandlung, Hauptinfectionsorte waren die siamesischen und chinesischen Küsten, von Gattungen liessen sich leichte Quotidiana, dann Tertiana oder von unregelmässigem Typus verbunden mit Diarrhoe, welche sich später zur tödtlichen Dysenterie ausbildete, ferner schwere, meist unregelmässige Fieber mit starken gastrischen Erscheinungen, Cerebralaffectionen, Icterus und Leververgrösserung aber schliesslich, mit gutem Ausgange, unterscheiden. Gastro-Enteritis kam ziemlich häufig vor, 45, Dysenterie ergab 11 schwere Fälle, davon verliefen 7 lethal. Syphilis 110, am häufigsten in Capstadt, indurirte Geschwüre waren selten, darunter indess 2 hartnäckige Formen. Lungenkrankheiten, die der Luftwege, rheumatische, Gicht und Augenleiden waren spärlich, Scorbut zwar häufiger aber nicht epidemisch. Hautkrankheiten kamen in den Tropen zahlreich zur Behandlung, vorzüglich Furunculosis und Erythem. Die gefährlichsten Krankheiten waren also Fieber und Ruhr, beide in Siam, Annam und China endemisch, indess tritt die Dysenterie nur im Sommer bei Süd-West Monsuns auf. Es ist daher rathsam, in einem Hafen Nord-Chinas oder Japans am besten in Tchifuh die bessere Jahreszeit abzuwarten.

An den Sanitätsbericht der „Donau" schliesst

sich der des Schooners „Narenta" an, welcher vom 1. December 1869 bis Ende November 1870 im rothen Meere stationirt war. Die wichtigsten Punkte, welche berührt wurden, und deren sanitäre Einrichtungen, endemische Krankheiten u. s. w. uns sehr ausführlich geschildert werden, sind Aden mit Steamer point, Massowah auf einer kleinen Insel nahe der afrikanischen Küste, Dschiddah, die Hafenstadt von Mekka, Tor auf der Westküste der Sinaihalbinsel und Suez. Aden steht unter dem Einfluss der beiden Monsone, der Boden ist Alluvium; es giebt daselbst 6 Spitäler, darunter 1 für die Einwohner mit 200 Betträumen, 1 für die europäischen, 1 für die indischen Besatzungstruppen, 1 für Blatternkranke, ausserdem in Steamer point, ein Lazareth für die Kranken der anlangenden Schiffe mit Raum für 70 Betten. Chef der Spitäler in Aden ist Dr. James. Die Gebäude der Militärlazarethe sind insgesammt einstöckig, in ihrer Bauart den klimatischen Verhältnissen Rechnung tragend, sie haben ein doppeltes Dach, das obere überragt das Haus um 5–6 Fuss und wird von Pfeilern getragen, zwischen welchen Rohrgitter so angebracht sind, dass rings um das Haus schattige Gänge gebildet werden. Massiv sind nur die Hospitäler für Eingeborene und für Blatternkranke; zur erwähnten Zeit betrug der Krankenstand im ersten über 60, meist Neger und mit wenigen Ausnahmen an dem scheusslichen dort endemischen Geschwüre von Aden (Plaie de l'Jemen, Helcoma gamenense) dahinsiechend. Höchst wahrscheinlich ist das Leiden als eine dem Scorbut verwandte Constitutionskrankheit anzusehen; demgemäss wendet der oben erwähnte Arzt nicht nur eine locale Therapie an, wobei er sich der Carbolsäure anstatt des viel empfohlenen Jodoforms bedient, sondern zugleich eine allgemeine. Er reicht Pflanzensäuren, Leberthran, Chinin neben roborirender Diät. Freilich sind seine Erfolge selten befriedigend, in Folge der fanatisch religiösen Ansichten der Muhamedaner, welche jedem therapeutischen Verfahren passiven Widerstand entgegensetzen. Das Geschwür, meist einzig, findet sich stets an einer der unteren Gliedmassen, ist anfangs linsengross, vergrössert sich aber rapid, hat einen missfarbigen, mit Jauche bedeckten indurirten Grund und ergreift bald die Knochen, welche mortificiren. Dabei leidet die Ernährung ungemein, allmählig greift Collaps Platz, es kommt zu Blutungen aus den Schleimhäuten, profusen Diarrhöen und hydropischen Ansammlungen, bis der Tod den oft sehr langen Leiden ein Ende macht. Demnächst sind Blasensteine in Aden nicht selten.

Massowah hat ein gänzlich von dem der arabischen Küste verschiedenes Klima; im Winter herrscht hier der SW. Monsun, im Sommer wechseln lange Windstillen mit einem über die Sahara streichenden Westwinde, welcher die Luft mit Staub erfüllt und die Temperatur excessiv steigert. Es ist der Ort Sanitätsstationen und zur Zeit der Pilgerfahrten nach Mekka von Schiffen überfüllt, weshalb der Gesundheitszustand wenig erfreulich ist, namentlich findet sich Caries verbreitet, dagegen kommt Helcoma gemonense und Syphilis hier nicht vor.

Dschiddah an der arabischen Küste und der bedeutendste Ort am rothen Meere ist der Sitz eines permanenten Sanitäts-Comités, die Zahl der hier landenden Mekkapilger beläuft sich auf jährlich 32,000 Köpfe. Das Garnisonshospital für die türkischen Truppen, ein massives Gebäude, starrte vor Schmutz und Unordnung; dennoch mussten einige Blatternkranke der „Narenta" daselbst untergebracht werden. Im Sommer herrscht in Dschiddah Malariafieber, wahrscheinlich wegen der Ueberschwemmungen der Küste. Blattern und Trichiasis sind gewöhnliche Leiden. Zu Tor auf der Halbinsel Sinai ist unter den Einwohnern eine Pannus ähnliche chronische Augenentzündung verbreitet. Zu Suez endlich finden sich mehrere Hospitäler, darunter das sehr gut eingerichtete englische Marine-Lazareth mit der Einrichtung, dass für den Fall eines Ausbruchs epidemischer Krankheiten drei völlig getrennte Abtheilungen gebildet werden können.

Als Schluss des Werkes wird eine Uebersicht der einzelnen Krankheitsformen S. M. Marine für das Jahr 1870 gegeben in Tabellenform mit erläuternden Bemerkungen. Es sind 31 Gruppen zusammengestellt, aus denen die in Abgang gekommenen Krankheiten sowie deren Ausgang und die durchschnittliche Behandlungsdauer der Genesenen erhellt. Von 6259 im Verlaufe des Jahres in Abgang gebrachten Erkrankungsfällen liegen für 5628 bestimmte Diagnosen vor, in den Erläuterungen sind die wichtigsten Krankheitsgruppen in der Reihenfolge ihrer Frequenz besprochen, und das Verhältniss derselben zur Kopfstärke und zum Gesammtkrankenstande in Procentziffern ersichtlich gemacht. Am häufigsten waren Krankheiten der Digestions- und adnexen Organe, 1088=15,45 pCt. Fälle der Marine und 17,38 pCt. der Kranken. Mortalitätsprocent 0,09, Invaliditätsprocent 0,19 der Kopfstärke. Dann folgen die Haut- und Bindegewebsleiden excl. Syphilis mit 993=14,10 pCt. der Marine, 15,86 pCt. der Kranken, das Mortalitätsprocent betrug 0,4. Am häufigsten war darunter Scabies, demnächst Ulcera, Morbilli etc. Sämmtliche acute Exantheme ergaben 3,82 pCt. der Mannschaft. Es folgen dann allgemeine und mehrzeitige Krankheiten (Blutkrankheiten), als Wechselfieber, Rheumatismen, Scorbut, Typhus, welcher nur selten beobachtet wurde, viertens venerische und syphilitische Affectionen, sodann Krankheiten der Athmungsorgane und ihrer Adnexe, Verletzungen, Augenkrankheiten, unter denen Bindehautkatarrhe und Hemeralopie am häufigsten waren, während Trachom fast ganz erloschen ist. Hieran reihen sich die Krankheiten der Circulationsorgane, der Knochen, Sexualorgane, Tuberkulose und Scrophulose mit der grössten Mortalität, Ohrenkrankheiten u. s. w. Den Schluss bilden Selbstmorde in 3 Fällen sämmtlich auf der Fregatte „Donau".

In dem Artikel: Die Sanitätstruppe (Krankenwärter) in der Marine (3) tadelt der als österreichische Corvettenarzt unterzeichnete anonyme Verfasser in erster Linie das Material für die Sanitätstruppe, indem häufig statt intelligenter und mit der deutschen Sprache wenigstens etwas vertrauter Mannschaften, solche zum Sanitätsdienst herangezogen würden, welche zu jeder anderen Verwendung sich wegen geistiger Beschränktheit unbrauchbar erwiesen. Ein derartiges Verfahren habe zur Folge, dass die commandirten Leute ihren Obliegenheiten höchst mangelhaft und verdrossen nachkommen, die Befehle der nicht mit südslavischen Idiomen vertrauten ärztlichen Vorgesetzten häufig nicht verstehen und eigentlich erfahrungsgemäss nur in der Anlegung kunstreicher aber meist überflüssiger Verbände Ehre einzulegen wissen. Fernerhin bedauert der Autor den Mangel eines Reglements, welches zerstreute Vorschriften zumal veraltete wie die vom Jahre 1838 nicht zu ersetzen vermögen. In dem in Aussicht zu nehmenden Reglement seien deutsche Benennungen für die ärztlichen und andere Bedürfnisse zu gebrauchen, und möge ein grösserer Nachdruck auf die niederen Hülfeleistungen bei plötzlichen Unglücksfällen, Fracturen, Blutungen etc. gelegt werden. Gegenüber einer Entgegnung auf diese Kritik von Seiten eines anderen Militairarztes, in welcher behauptet wird, es sei abgesehen davon, dass auf die Auswahl tüchtiger Mannschaften möglichst Gewicht gelegt werde, vor allem mit dem vorhandenen Material zu rechnen, auch wären die jetzigen Krankenträger zweifelsohne mit den früheren verglichen geschulter und durchgebildeter, ferner sei die Instruction für das Wartepersonal vom Jahre 1838 noch heute recht brauchbar und würden schliesslich die ersten Hülfeleistungen bei obigen Fällen jetzt genügend eingeübt, sucht unser Autor seine Behauptungen aufrecht zu erhalten, indem er namentlich nochmals besagte Instruction als durchaus veraltet hinstellt.

Thiers Patent Automatic Ship Ventilator (4) besteht in 2 Cylindern, welche auf jeder Seite des Schiffes sich gegenüber stehen; jedes Paar ist durch eine Querröhre verbunden. Einer derselben enthält Wasser, die andern Quecksilber. Von dem mit Wasser gefüllten Cylinder geht ein Rohr in den Kielraum, ein anderes nach oben in die frische Luft und hat Klappen, die sich nur nach oben öffnen. Wenn sich das Schiff nun bewegt, so entsteht ein luftleerer Raum auf der einen Seite, die Luft strömt aus dem Kielraum herauf und wird durch das Rohr abgeführt. Bei dem mit Quecksilber gefüllten Querrohr wird das Kielwasser in die Höhe gezogen. In der V. St.-Flotte hat sich dies bewährt, in der englischen Marine ist das Schiff Vigilant so eingerichtet.

X. Verschiedenes.

1) Mundy, Vorlesungen über Militairhygiene. Allgemeine militairärztliche Zeitung. No. 12 und 14. 2) Die Nahrungsmittel während der Pariser Belagerung. Allgemeine militairärztliche Zeitung No. 58 (siehe vorigen Jahresbericht). 3) Longmore, On the Preservation of Attitude and Facial Expression which is occasionally met with in soldiers who have been killed by gunshot on fields of battle. (Army Medical Report 1870. p. 293.)

Die Vorlesungen (1), welche Mundy im Winter 1871—72 in Wien gehalten hat, umfassen das ganze Gebiet der Militairsanitätspflege und Hygiene. Dieselben sind nicht vollständig erschienen und sollen besonders herausgegeben werden.

Longmore (3) stellt mit Bezug auf die Arbeit von Rossbach (Ueber eine unmittelbar mit dem Lebensende beginnende Todesstarre) folgende drei Sätze auf. 1. Die Annahme, dass Todesstarre plötzlich eintreten kann, hat keine positive Basis und widerspricht den genauen Beobachtungen über ihre Natur und ihre Symptome. 2. Viele Beobachtungen sprechen dafür, dass ein Contractionszustand der Muskeln, welcher durch Reize während des Lebens eingeleitet ist, auch nach dem Aufhören desselben und dem wirklichen Eintritt des Todes noch fortbestehen kann. 3) Muskeln, welche in dieser Weise nach dem wirklichen Tode contrahirt bleiben, unterliegen der Todesstarre in derselben Weise wie andere Muskeln.

Thierkrankheiten

bearbeitet von

Prof. Dr. BOLLINGER in Zürich.

Allgemeine Schriften und thierärztliche Journale.

1) Gerlach, A. C., Handbuch der gerichtlichen Thierheilkunde. 2. Auflage. Berlin. — 2) Haubner, G. C., Landwirthschaftliche Thierheilkunde. Die inneren und äusseren Krankheiten der landwirthschaftlichen Haussäugethiere. 6. Aufl. Berlin. — 3) Derselbe, Die Gesundheitspflege der landwirthschaftlichen Haussäugethiere, mit besonderer Berücksichtigung ihrer Krankheiten [illegible]. 2. Aufl. Dresden. — 4) Hertwig, C. H., Handbuch der praktischen Arzneimittellehre für Thierärzte. 5. Aufl. Leipzig. — 5) Leisering, A. G. T., und Müller, C. Gurlt's Handbuch der vergleichenden Anatomie der Haussäugethiere. Neu bearbeitet. Berlin. — 6) Colin, G., Traité de physiologie comparée. 2. Aufl. Zweite Hälfte. Paris. — 7)

De Silvestri, A., Compendio di Patologia e Terapia speciale degli animali domestici. Volume II. Torino. — 8) Oreste, Cav., Lezioni di Patologia sperimentale. Vol. II. [illegible]. Milano. — 9) [illegible], Trattato di Patologia e Terapia chirurgica generale e speciale. Due Volumi. Milano. — 10) Longo, T., Compendio di Anatomia ad uso degli Studenti di Medicina veterinaria. Part I. [illegible]. Torino. — 11) [illegible], Traité complet de l'élevage et des maladies de la [illegible]. Paris. — 12) Idem, Traité d'élevage et des maladies du porc. Paris 1871. — 13) Paulicki, Aug., Beiträge zur vergleichenden pathologischen Anatomie. Berlin 176 SS. (Separatabdruck aus dem Magazin für die gesammte Thierheilkunde). — 14) Schmidt, Maximilian, Zoologische Klinik. Handbuch der vergleichenden Pathologie und pathol. Anatomie der Säugethiere und Vögel. I. Band 2. Abth.: Die Krankheiten der Raubthiere. S. 167 bis 449. — 15) [illegible], [illegible] und [illegible] Untersuchungen. [illegible] zu Jena in den Jahren 1866–71 ausgeführt. Stuttgart. 160 SS. — 16) [illegible], G. B., Osservazioni di Anatomia patologica comparata sulla [illegible]. Bologna. 40 SS. — 17) [illegible], Die Lehre von der [illegible] vom cellularpathologischen Standpunkte. Berlin. 48 SS. — 18) Magazin für die gesammte Thierheilkunde. Herausgegeben von Gurlt und Hertwig. 38. Jahrgang. 4. 5 Hefte. Berlin (Mag.*) — 19) Oesterreichische Vierteljahresschrift für Veterinärkunde. Herausgegeben von den Mitgliedern des Wiener k. k. Thierarzneiinstitutes. Redacteure Müller und Röll. Band XXXVII. und XXXVIII. 8. Wien. (Oesterr.) — 20) Repertorium der Thierheilkunde. Herausgegeben von Hering. 32. Jahrgang. 8. 4 Hefte. Stuttgart (Rep.) — 21) Wochenschrift für Thierheilkunde und Viehzucht. Herausgegeben von Adam. 16. Jahrgang. 8. Augsburg. Wöchentlich 1½ Bogen (Woch.) — 22) Der Thierarzt. Herausgegeben von Anacker. 11. Jahrgang. 8. Wetzlar. 1½ Bogen monatlich (Thierarzt) — 23) Mittheilungen aus der thierärztlichen Praxis. Zusammengestellt von Müller und Roloff. 19. Jahrgang. Berichtsjahr 1870–71. Berlin (Preuss. M.) — 24) Bericht über das Veterinärwesen im Königreich Sachsen für das Jahr 1871. Herausgegeben von der k. Commission für das Veterinärwesen durch Haubner. 16. Jahrgang. 8. Dresden. (Sächs. Ber.) — 25) Jahresbericht der k. Central-Thierarzneischule zu München pro 1871–72 (München J. B.) — 26) Jahresbericht der k. Thierarzneischule zu Hannover. Herausgegeben von dem Lehrer-Collegium durch Günther. 4. Bericht. 1871. (Hann. J. B.) — 27) Recueil de médecine vétérinaire. Publié sous la direction de H. Bouley. Vol. XLIX. 8. 12 Hefte. Paris. (Rec.) Als Beilage die Berichte der thierärztlichen Gesellschaft von Paris unter dem Titel: Bulletin de la société impériale et centrale de médecine vétérinaire. Rédigé et publié par H. Bouley, E. C. Leblanc. Vol. XXVI. (Bull.) — 28) Annales de médecine vétérinaire. Publiés à Bruxelles sous la direction de Thiernesse, 21. année. 8. 12 Hefte. Bruxelles (Ann.) — 29) The Veterinarian, a monthly Journal of veterinary science. Edited by Simonds. Vol. XLV. 8. 12 Hefte. London (Vet.). — 30) Il medico veterinario, giornale teorico pratico della R. Scuola di Medicina veterinaria di Torino: Redattori: Rossi e Brusasco. Vol. III. (Med. vet.) — 31) Gazetta medico-veterinaria. Red. Oreste, Milano. (Gaz. med.) — 32) Giornale di Anatomia, Fisiologia e Patologia degli animali. Red. Boralli, Lombardini, Rivolta, Sibbastrin, Vacchetta. Pisa. 4 Hefte. (Giorn. Pis.) — 33) Giornale delle Razze degli animali utili e di Medicina veterinaria. Red. Falconio. Napoli (Giorn. Nap.). — 34) Tidsskrift for Veterinairer. Red. af Bagge, H., og Krabbe, H., Kjöbenhavn (Tids.) — 35) Badische thierärztliche Mittheilungen.

In der vorliegenden 2. Abtheilung des verdienstvollen Werkes von SCHMIDT (14) werden entsprechend dem Plane und der Ausführung der 1. Abtheilung (cfr. dies. Jahresbericht für 1870 I. S. 493) die Krankheiten der Raubthiere abgehandelt. Nach einer sehr instructiven Einleitung über die Lebensweise und Haltung der Raubthiere in der Gefangenschaft werden in systematischer Reihenfolge die Krankheiten der einzelnen Organe besprochen und daran die acuten Infectionskrankheiten angereiht. Besonders inhaltsreich ist das Capitel über die den Fleischfressern eigenthümliche Krankheit, die Wuthkrankheit hauptsächlich der Wölfe und Füchse. Im Anhange sind eine Reihe der wichtigsten Originalkrankengeschichten mitgetheilt.

Die werthvollen Beobachtungen von PAULICKI (13), welche er zum Theil gemeinschaftlich mit HILGENDORF, Director des zoologischen Gartens zu Hamburg, gemacht hat, verdienen um so mehr Anerkennung, als sie in den spärlichen Mussestunden des practischen Arztes entstanden sind.

Der reiche Inhalt des Buches zerfällt in folgende Kapitel: 1) über verkäsende Pneumonie, Tuberkulose und Perlsucht bei Säugethieren, 2) grüne Psorospermienheerde in der Affenlunge, 3) Beiträge zur Pathologie der Vögel, 4) Ergebnisse der in dem Zeitraume vom November 1868 bis Mai 1870 im Hamburger zoologischen Garten vorgenommenen Sectionen. In der Einleitung erörtert Verfasser in Kürze die Gründe, warum die vergleichende Pathologie bis jetzt so wenig Bearbeiter gefunden, macht auf die Wichtigkeit dieser Disciplin sowie der vergleichenden pathologischen Anatomie aufmerksam, und können wir seinen Bemerkungen nur beistimmen. Mit Ausnahme von Hamburg, Frankfurt (und Dresden Ref.) wird das bedeutende pathologische Material der zoologischen Gärten so gut wie gar nicht verwerthet.

I. Thierseuchen und ansteckende Krankheiten.

1. Rinderpest.

1) Verhandlungen der internationalen Conferenz zur Erzielung eines gleichförmigen Verfahrens gegen die Rinderpest. Gehalten vom 16. März bis 5. April in Wien. Wien. 4. [illegible] — 2) Zundel, Aug., [illegible] — 3) [illegible] — 4) Gerlach, A. C., Die Rinderpest, nach eigenen Untersuchungen und unter kritischer Benutzung der [illegible] Erfahrungen und [illegible] bearbeitet. 2. Ausgabe. Hannover. — 5) [illegible], Die Rinderpest, ihr Wesen, die Symptome, [illegible] Verhütung und Tilgung [illegible]. — 6) Adam, Th., Erfahrungen über die Rinderpest. Woch. S. 11. — 7) Göring, Die Rinderpest-Invasion im Jahre 1870–71. Woch. S. 18. — 8) Derselbe, Die [illegible] der Rinderpest nach England und Deutschland im Jahre 1872. Woch. S. 201. — 9) Werner, Jos., Mittheilungen aus der amtlichen Praxis: Der Transport von rinderpestkranken Ochsen [illegible] der Eisenbahn als Vermittler der Rinderpestansteckung [illegible] — 10) Derselbe, Mittheilungen aus der amtlichen Praxis: Constatirung der Rinderpest unter [illegible]. Oesterr. B. 37, S. 63 — 11) Jessen, P., Zur Frage über die Orte der Entstehung der Rinderpest. Woch. S. 91. (Folgende gegen [illegible]) — 12) Nachrichten über das Auftreten der Rinderpest in verschiedenen europäischen Ländern im Jahre 1872. (Nach Mittheilungen aus dem k. preuss. Ministerium für landwirthschaftliche Angelegen-

*) Referent bedient sich im Folgenden bei Anführung der Originalquellen dieser Abkürzungen.

helten.) Ebend. S. 471. (Vom Anfange angezeigt.) — 13) Denkschrift über die bei dem Hauptzweige zur Bekämpfung der Rinderpest gesammelten Erfahrungen. Dem Reichstage vorgelegt. Wien. S. 167. — 14) Bouley, H., La peste bovine en France. (Chronique) Rec. p. 481. — 15) Leblanc, Pest bei Schafen. Ebendaselbst. p. 443. — 16) Bouley, H., De la peste bovine. Exposé des circonstances, qui ont favorisé l'introduction et la propagation de cette maladie en France pendant les Années 1870 et 1871. Ibid. p. 5. — 17) Bouley, Police sanitaire applicable à la peste bovine. Compt. rend. LXXIV. No. 15. p. 1156. — 18) Vicent, M., La peste bovine dans le Pas-de-Calais. Annal. p. 483. — 19) Decroix. Expériences faites pour reconnaître, si les émanations des foyers d'enfouissement des cadavres pestiférés sont susceptibles de transmettre la peste aux animaux qui les respirent. Rec. p. 893. — 20) Hole, E. Considérations sur l'épizootie bovine (typhus contagieux épizootique), qui a sévi en Europe de [illegible] à 1756. Annal. p. 81. (Historischen Inhalts, anknüpfend an eine Rinderpestverordnung des Churfürsten Max Emanuel von Bayern.) — 21) Hale, M., Du traitement homoeopathique de la peste bovine et de ses résultats en Angleterre en 1865—1866. Ibid. p. 546. — 22) Gandy, M., Communication relative à la peste bovine. Bull. de l'Acad. de Méd. de Belgique. No. 4. p. 329. — 23) Féry, M., Considérations pratiques sur le typhus bovin et charbonneux. Ibid. No. 6. p. 597. (Nichts Neues.) — 24) Hole, Peste bovine en Chine. Annal. p. 416. (Nach einer Mittheilung des belgischen Consuls in Japan herrschte die Rinderpest im Jahre 1871 in den südlichen Provinzen von China. Die Regierung von Japan erliess auf den Rath der Vertreter der europäischen Mächte ein Einfuhrverbot und verhinderte dadurch die Einschleppung nach Japan.) — 25) Lemaître, M., Observations et expériences sur la peste bovine dans l'arrondissement d'Étampes. Rec. p. 164. 279 u. 355. — Bollinger, O., Zur Kenntniss der Rinderpest. Schweiz. Archiv für Thierheilk. B. 24. S. 962.

Das wichtigste Ereigniss in Betreff der Rinderpestfrage im Jahre 1872 ist unstreitig die internationale Conferenz (1), welche sich auf Einladung der österreichisch-ungarischen Regierung zu Wien versammelte. Dabei war die Mehrzahl der europäischen Staaten durch 26 Delegirte vertreten, die zum Theil aus Lehrern der Thierheilkunde, zum Theil aus Administrativbeamten bestanden. Als Resultat der eingehenden Beobachtungen und Discussionen ist zu registriren, dass man sich über eine Anzahl von Grundsätzen für ein internationales Regulativ zur Tilgung der Rinderpest einigte. Ohne in das Detail der vereinbarten Präventiv- und Repressiv-Massregeln gegen diese Seuche einzugehen, seien hier nur einige für die Pathogenese der Rinderpest wichtige Punkte berührt, über welche man sich im Laufe der Discussion einigte: Die Rinderpest entwickelt sich in Mittel- und Westeuropa niemals spontan, sondern wird immer aus Russland eingeschleppt. Ferner ist nach den Belegen, die von den Delegirten Russlands beigebracht wurden, anzunehmen, dass die Rinderpest in den westlichen Provinzen dieses Staates ebenfalls als Contagium anzusehen ist und nur in den asiatischen Ländereien sich spontan entwickelt. Die von verschiedenen Seiten vorgeschlagene Impfung der Rinderpest als Mittel zur Tilgung ist bei dem Steppenvieh nicht durchführbar, ferner wegen der bedeutenden Verluste zu kostspielig und wurde daher von der russischen Regierung nach zahlreichen und grossartigen Versuchen aufgegeben. Eine solche Präventivmassregel wurde von der Conferenz auch bei Seuchenausbrüchen in Mittel- und Westeuropa verworfen, da die Verluste mindestens 18—19 pCt. betragen.

Bei der Versammlung bayerischer Thierärzte für München am 19. August 1871 beantwortet Adam (6) die Frage, ob im Jahre 1870 die Einschleppung oder wenigstens die Ausbreitung der Rinderpest in Deutschland zu verhüten gewesen wäre, dahin, dass die Uebertragung der Rinderpest von den eingeführten podolischen Schlachtviehheerden auf das inländische Vieh durch entsprechende veterinärpolizeiliche Vorkehrungen wo nicht ganz, doch auf ein Minimum hätte beschränkt werden können. Während beim Beginn des deutsch-französischen Krieges für alle Branchen der Verwaltung die umfassendsten Vorkehrungen getroffen waren, bestand in Betreff der Veterinärpolizei eine Lücke. Die entsprechenden Sicherungsmassregeln hätten durch Civilärzte ins Werk gesetzt werden können und einer sachkundigen obersten Leitung der Veterinär-Angelegenheiten wäre die Ausführung dieser Aufgabe sicher nicht entgangen. Die nothwendigen Massregeln wurden überhaupt anfänglich gar nicht getroffen und zwar weil eine technische Direction der Veterinärangelegenheiten überhaupt sowie namentlich die Veterinärpolizei mangelte. Ferner ist nach den Erfahrungen aus dieser Zeit zu constatiren, dass die Vergrabung ganzer Schlachtviehheerden, in welchen die Rinderpest zum Ausbruch gekommen ist, nicht unbedingt nothwendig ist — weder im Frieden, wie das Beispiel der Schweiz im Jahre 1866 und im Frühjahre 1871 beweist, und noch viel weniger im Kriege, wenn die Rinderpest in den für Verpflegung kriegführender Heere bestimmten Schlachtviehheerden zum Ausbruche kommt. Das Fleisch der als gesund, wenn auch inficirt geschlachteten Viehstücke kann ohne jeden Nachtheil für die Seuchetilgung dem Consum überlassen werden. Indem Adam schliesslich noch die Schwierigkeit der Feststellung der Rinderpest in vielen Fällen bespricht, glaubt er die Impfung behufs Sicherstellung der Diagnose in zweifelhaften Fällen nach dem Rathe Jessen's als berechtigt anerkennen zu müssen.

Bei derselben Gelegenheit referirt Göring (7) über seine Erfahrungen und Beobachtungen, welche er in der Pfalz und im Elsass zu machen Gelegenheit hatte. Nach Erwähnung der Fiebererscheinungen, unter welchen die lebhafte Herzaction eine Rolle spielte, sowie der nervösen Anfälle, unter denen Zittern und Muskelhüpfen nicht besonders charakteristisch waren, geht er zu den Erkrankungen der Schleimhäute über. Eine gleichmässig hohe Röthung der sichtbaren Schleimhäute ging den specifischen Erscheinungen voraus. Der theilweise Zerfall des Epithels und die Excoriationen traten erst am 2. oder 3. Tage der sichtbaren Erkrankung auf, besonders constant am harten Gaumen, auf welche für die Diagnose ein besonderes Gewicht gelegt wird. Im Ganzen sah G. diese Excoriationen in Holland und England grossartiger und gleichmässiger. Der Anfangs wässrige, später schleimige Nasenausfluss fehlte selten; Excorationen an den Nasenwänden waren bei vorgeschrittener Krankheit in der Regel zugegen. Die Räthung und Erosionenbildung der Schleimhaut der Schamlippen fehlte nicht selten und gab im entgegengesetzten Fall häufig Anlass zu ungegründetem Verdacht. Husten wurde nur hie und da bemerkt. Der charakteristische Durchfall erschien selten vor dem 3. Tage. Das Exanthem am Euter, an der inneren Schenkelfläche, am Mittelfleisch und in der Nähe der Schamlippen fehlte häufig; im Ganzen waren diese Eruptionen eine charakteristische Erscheinung. Unter Betonung der Mannigfaltigkeit des klinischen Bildes hält Göring die Unterscheidung in eine nervöse, pneumonische und gastrische Form für den Praktiker ohne Bedeutung; namentlich die erstere Form hat G. unter vielen hundert Fällen niemals gesehen. Soweit zu constatiren war die Mortalität eine grosse und höher als in der holländischen Pest 1865-1866. Die Todesfälle im Beginne traten meist mit dem 3–5. Tage ein. – Aus den Sectionsergebnissen ist hervorzuheben, dass die Solitairfollikel sowie die Peyer'schen Plaques selten geschwellt und verändert waren; dagegen fehlten oberflächliche Verschorfungen auf den Falten des Labes und im Pylorustheile selten; ebenso vermisste G. das Lungenemphysem nur in einzelnen Fällen. — Für die Diagnose waren entscheidend die Veränderungen im Labmagen und Dünndarm, ferner in der Maul- und Rachenhöhle, ferner der Ausschluss anderer Krankheiten. In zweifelhaften Fällen beseitigt die Section den Zweifel nicht (? Ref.), sie kann nur bestätigen. – Endlich theilt G. Erfahrungen mit, wonach bei frühzeitiger Trennung keine Infection erfolgte. Das Contagium ist nicht so flüchtig als bei der Maul- und Klauenseuche. Uebertragung der Krankheit auf Ziegen und Schafe und von diesen wieder auf Rinder wurde vielfach beobachtet. Mittelbare Ansteckung durch Zwischenträger kam selten vor und geschieht jedenfalls nur ausnahmsweise durch Menschen. Dagegen gaben Häute von pestkranken Thieren in einem Falle Gelegenheit zur Ansteckung.

Die Incubationsdauer betrug 5–7 Tage und nur selten länger. Die gesetzlichen Vorschriften (Verordnung vom 3. Juli 1867) haben sich bewährt. Schliesslich plaidirt G. für Milderung der Ortssperre, verlegt lieber den Schwerpunkt der Sperre und die Desinfection in die Seuchengehöfte und stellt den Werth der Desinfectionshütten in Abrede. Ein Desinfectionsraum für den Thierarzt und die im Seuchengehöfte befindlichen Personen sei hinreichend.

Vom 18. bis 29. Juli 1872 wurde nach dem Bericht von Adam (8) die Rinderpest acht Mal nach England eingeschleppt, und zwar in 3 Seehäfen je 2 Mal, und in 2 Häfen je 1 Mal. Die inficirten Heerden kamen 4 Mal direct aus Kronstadt, und ebenso oft von Hamburg. Im Ganzen wurden 434 Rinder sogleich nach der Ankunft in England getödtet. Die noch gesund befundenen Thiere durften zum Consum verwendet werden. Die Cadaver der pestkranken und verdächtigen Thiere wurden in verschiedener Weise behandelt; zum Theil, wie in Deptford, durch heisse Wasserdämpfe vollständig in Brei verwandelt, oder, wie in Hull und Leith, zu Schiffe gebracht, und in grösserer Entfernung vom Lande in's Meer geworfen. Die letztere Art der Beseitigung der Cadaver gab auch wahrscheinlich Anlass zum Ausbruche der Rinderpest in Yorkshire, indem mehrere Cadaver und Cadavertheile mit der Fluth an der Küste der Grafschaft Haddington geschwemmt wurden. Alle diese Einschleppungen der Rinderpest wurden stets prompt constatirt. Gleichzeitig mit der Constatirung der Rinderpest in England kam auf der Lockstedter Weide bei Hamburg am 22. Juli ein Todesfall unter einer Ochsen-Heerde vor, die von einem Transport aus Kronstadt stammte, und die, zum Theil nach England übergeschifft, dort mit deutschem Vieh die Rinderpest einschleppte. — Erst nachdem ein weiterer Todesfall, der ebenfalls nicht zur Anzeige kam, und 2 Erkrankungen vorgekommen, wurde 8 Tage später die Rinderpest an letzteren constatirt. – Im August und September kamen dann noch mehrere Pest-Ausbrüche in der Umgebung vor. Der Gesammt-Verlust betrug 118 St. Die rechtzeitig angeordnete Stallsperre für alle Wiederkäuer erwies sich von bestem Erfolge, und machte die Sperre ganzer Ortschaften überflüssig.

Wehrmann (9) bespricht einen Rinderpest-Ausbruch in Galizien durch einen Transport von 100 Mastochsen, die aus einem verseuchten Viehstande stammten. Da während des Transports durch die Bewegung der Waggons, so wie durch das Herumtreten der Thiere Excremente herausgeschleudert worden, so erklärt W. in einem Falle die Infection des einheimischen Viehes an einer Eisenbahnstation dadurch, dass letzteres über solche inficirte Stellen hinweggeschritt, und die Excremente gewiss auch beroch. Durch Verheimlichung der auf diese Weise entstandenen ersten Rinderpestfälle erlangte die Seuche in der betreffenden Ortschaft eine bedeutende Ausbreitung, und wurde von hier aus weiter verschleppt. In einem 2. Fall entstand die Rinderpest auf ganz ähnliche Weise. W. fügt noch eine Zusammenstellung der Rinderpest-Invasionen in Galizien, in der Zeit vom Jahre 1861 bis 1871 (incl.) bei. Während dieses 11jährigen Zeitraumes war Galizien nur 8 Mal kurze Zeit hindurch seuchenfrei. Bei einem Hornviehstande von 680,000 Stück betrug die Zahl der

verseuchten Ortschaften	1,532
„ Höfe	11,067
erkrankten Thiere	31,784
genesenen „	6,859
gefallenen „	32,840
erschlagenen, krankenverdächtigen	13,263
Der Gesammtverlust	56,188

Aus dem Staatsschatz wurden vergütet von 1865 bis 1871, also in 7 Jahren, 516,000 Gulden. Nachdem W. noch betont, dass die günstigen Resultate der letzten Jahre auf Rechnung des Seuchen-Gesetzes (vom 29. Juni 1868) zu setzen sind, spricht er sich für eine liberalere Entschädigung aus, und empfiehlt eventuell Impfung in solchen Fällen, wo die Absperrung des

Seuchenheerdes leicht möglich ist, da das bessarabische Vieh bekanntlich günstige Genesungs-Procente darbietet.

Die pathologisch-anatomischen Veränderungen im Labmagen in einem vorgerückten Stadium der Rinderpest, in der Reconvalescenz fand Werner (10) bei 8 Ochsen. Er schildert dieselben als verschieden grosse Geschwüre mit angenagten Rändern, oberflächlich mit einer weiss-gelblichen Haut bedeckt, die sich leicht ablösen lässt, ausserdem zahlreiche Blutpunkte in der Umgebung und runde kleine Substanzverluste in ungewöhnlicher Zahl. In einem anderweitig beobachteten Falle von länger dauernder Rinderpest wurden glatte Narben und Pigmentablagerungen im Labe gefunden.

Die Rinderpest-Invasionen im Gebiet des Norddeutschen Bundes bilden den Gegenstand einer vom Reichskanzler dem Reichstage vorgelegten Denkschrift (13). Durch wiederholte Einschleppung der Seuche aus Russland oder Oesterreich wurde fünf Mal das Auftreten der Rinderpest in verschiedenen Theilen Deutschlands im Jahre 1870 u. 71 beobachtet. In erster Linie steht der Ausbruch der Rinderpest in Berlin, in den preussischen Provinzen Brandenburg, Pommern, Rheinprovinz und Westphalen, im Königreich Sachsen, ferner in Mecklenburg-Schwerin, in Hessen und Oldenburg. Diese Invasion dauerte vom August bis December 1870; der Centralpunkt dieser umfangreichsten aller Rinderpest-Invasionen dieses Jahrhunderts in Deutschland war der Berliner Schlacht-Viehmarkt, welcher grosse Mengen von Vieh aus russischen und österreichischen Provinzen bezog. — Es konnte jedoch nicht festgestellt werden, ob die Einschleppung in diesem Falle aus Russland oder Oesterreich geschah. Ferner wurden noch 4 kleinere Epizootien im Herzogthum Anhalt, in den Regierungsbezirken Bromberg, Oppeln und Koblenz beobachtet. Der Gesammt-Verlust aus 230 Seuche-Orten beträgt 6122 Rindviehstücke, von denen 921 gefallen, 2610 im pestkranken, 4484 im gesunden Zustand getödtet wurden, dazu kommen noch 2104 Stück vom Militair, im Ganzen sonach 10,224 Stück. Die Einschleppung erfolgte nicht ausschliesslich durch graues Steppenvieh, sondern auch durch Vieh der östlichen Grenzländer. Die Verbreitung der Seuche in Deutschland selbst erfolgte meist durch directe Uebertragung des Contagiums von kranken auf gesunde Thiere, dann durch Berührung des gesunden Viehes mit Theilen oder Auswurfstoffen — Haut, Fleisch, Mist — von kranken Thieren. — Am häufigsten hat der Ankauf von inficirten, jedoch noch im Incubations-Stadium befindlichen Thieren oder die vorübergehende Einstellung kranker Thiere in den Rindviehställen Gelegenheit zur Seuchenverbreitung gegeben. Die Uebertragung des Pest-Contagiums durch Zwischenträger wurde mehrfach beobachtet, einmal scheint die Vermittlung durch die Luft erfolgt zu sein. Die Uebertragung der Rinderpest auf Schafe wurde nicht häufig beobachtet. Die Hauptfactoren der Weiterverbreitung waren die Schlachtviehmärkte der grossen Städte, ferner der Transport auf gar nicht oder ungenügend desinficirten Eisenbahnwagen, ferner die Unsicherheit in der Diagnose, indem die ersten Fälle in der Regel nicht erkannt, sondern erst nach weiteren Uebertragungen festgestellt wurden. Endlich begünstigten die kriegerischen Verhältnisse die Verbreitung der Rinderpest im westlichen Theile Deutschlands besonders, und erschwerten die Ausführung der Tilgungs-Maassregeln. Die gesetzlichen Vorschriften bewährten sich im Allgemeinen vorzüglich, und die dabei gemachten Erfahrungen haben bewiesen, dass die möglichst vollständige Vernichtung des Contagiums durch Beseitigung der Thiere, auf welche das Contagium hat einwirken können, in Verbindung mit einem gründlichen Desinfectionsverfahren das schnellste und sicherste und dadurch auch das billigste Mittel zur Tilgung der Rinderpest ist.

Im preussischen Staate herrschte die Rinderpest im Berichtsjahre 1870/71 in folgenden Regierungsbezirken: Potsdam, Frankfurt, Stralsund (Verlust 723 Rinder), Bromberg (Verlust 283 Haupt), Münster, Düsseldorf, Wiesbaden, Cöln und Trier (Preuss. M. S. 67).

In Elsass-Lothringen betrugen die Verluste durch die Rinderpest nach der Schätzung von Zundel im Jahre 1870/71 während und nach dem Kriege circa 13000 Rinder 4000 Schafe. (Rec. p. 783.)

Die Rinderpestinvasion in Frankreich, welche während und nach dem Kriege herrschte, erreichte mit dem 13. Juni 1872 ihr Ende. Der Gesammtverlust betrug 57000 Rinder im Werthe von über 15 Millionen Franken. Die am schwersten heimgesuchten Departements waren: Nord, Meuse, Marne, Mayenne, Doubs und Pas-de-Calais; die Seuche herrschte in 40 Departements. England verlor 1865—1867 dagegen 345000 Rinder an der Rinderpest. (Rec. p. 482.)

Nach Belgien wurde die Rinderpest in den Jahren 1870—1872 wiederholt von Frankreich aus eingeschleppt. Vom 12. November 1870 bis März 1872 waren 4 Invasionen der Rinderpest zu constatiren, ferner 2 vereinzelte Ausbrüche, welche nur wenige Ställe betrafen und endlich 2 isolirte Fälle. Innerhalb des oben angeführten Zeitraumes herrschte die Rinderpest in Belgien in 35 Gemeinden und 88 Ställen. Der Gesammtverlust betrug 529 Rinder und 12 Ziegen; die Entschädigungen beliefen sich auf 122000 Franken. (Annal. p. 521).

Bouley (17) berichtet über die Resultate der internationalen Conferenz zu Wien und erwähnt die Impfresultate in Russland und die Chancen einer Impfung, deren Verluste 18—19 pCt. betragen. Die Schwierigkeit der Rinderpesttilgung in Frankreich liege darin, dass man keinen gehörig organisirten Sanitätsdienst besitze, um rechtzeitig die entsprechenden Maassregeln ausführen zu können. Während in Frankreich den Gemeindebehörden die Aufgabe der Seuchetilgung zufalle, rühmt er die Einrichtungen in Deutschland, welche den Kampf gegen die Seuche erleichtern und immer von sicheren Erfolge begleitet seien. Bouley knüpft daran Vorschläge, um in

Frankreich ähnliche Resultate zu erhalten: vor allem sei eine Organisation des Sanitätswesens ähnlich wie in Deutschland nothwendig.

Die Einschleppung der Rinderpest in das Departement Pas-de-Calais wird von Vernon (18) geschildert und unter anderem behauptet, dass die Rinderpest auch auf Schweine, Hühner und Tauben übergehe — ohne jede sachliche Begründung.

Um die Schädlichkeit oder Unschädlichkeit der Gase zu prüfen, welche aus den Bodenspalten der Stätten entweichen, wo rinderpestkranke Thiere eingescharrt sind, stellte Vernon (19) folgende Experimente an: Eine Kuh wurde einen ganzen Tag hindurch auf eine Grube gestellt, wo 10 Monate vorher ein an Rinderpest erkranktes Thier begraben wurde. Das Thier blieb gesund. An einer anderen Stelle, wo 11 Monate früher ein rinderpestkrankes Stück verscharrt wurde, entblösste V. einige stark in Verwesung begriffene Theile des verscharrten Thieres und liess 4 Stunden lang ein junges Rind derart in der Nähe befestigen, dass seine Nase 1 Decimeter davon entfernt war. Der Versuch wurde am nächsten Tage wiederholt, das Thier blieb jedoch gesund. Vernon zieht daraus den Schluss, dass die virulenten Stoffe in Folge der fauligen Zersetzung Veränderungen ihrer Eigenschaften wie ihrer Form eingehen.

In der belgischen medicinischen Akademie berichtet Gaudy (22) über die Heilungsversuche, die er im Jahre 1865 bei rinderpestkranken Thieren in Holland gemeinschaftlich mit dem Apotheker Seutin angestellt hat. Er will mit seiner nicht näher erwähnten Methode angeblich bei 73 pCt. der kranken Thiere Heilung erzielt haben. In der darauf folgenden ebenso langen als unerquicklichen Discussion wird von verschiedenen Seiten constatirt: einmal, dass nicht bewiesen sei, ob die betreffenden Fälle wirklich Rinderpest waren und ferner, dass Gaudy seine Methode und seine Heilmittel, die homöopathischer Natur sind, hartnäckig mitzutheilen sich weigert. Hierauf wird eine Note von Dele verlesen über die homöopathische Behandlung der Rinderpest und ihre Resultate in England in den Jahren 1865 und 1866: Die unter der Controle der officiellen Rinderpestcommission angestellten Versuche haben die absolute Unwirksamkeit der homöopathischen Heilmethode bewiesen.

Bollinger (26) beschreibt die Veränderungen der parenchymatösen Organe: Leber, Nieren, Herz bei der Rinderpest. Während die Mehrzahl der früheren Beobachter gar keine Veränderungen in diesen Organen zugeben will, werden sie von anderen namentlich bei vorgeschrittener Krankheit als mürbe, blutreich, schlaff und welk bezeichnet. Die aus theoretischen Gründen gehegte Ueberzeugung, dass bei dieser bösartigen und acut verlaufenden Seuche die trübe Schwellung, die parenchymatöse Entzündung der oben genannten Organe besonders ausgeprägt sich finden müsse, fand B. bei Sectionen rinderpestkranker Thiere vollkommen bestätigt. Bei 5 pestkranken Kühen, welche sämmtliche Stadien der Krankheit in reiner Abstufung repräsentirten, waren die Erscheinungen der trüben Schwellung, der körnigen und fettigen Entartung der parenchymatösen Organe in hohem Grade vorhanden. Sogar bei 1—2 tägiger Dauer der Rinderpest fand sich eine exquisite körnige und fettige Entartung der Leber und Nieren. Dieser Befund steht vollkommen im Einklang mit der bedeutenden Temperaturerhöhung während des Incubationsstadiums sowie mit dem constanten Auftreten des Eiweisses im Urin (Murchison und Gamgee). Die betreffenden Organe zeigen makroskopisch und mikroskopisch die bekannten Veränderungen der parenchymatösen Entzündung; am meisten vorgeschritten fand B. die körnige und fettige Entartung der Nieren mit Zerfall der Epithelien, Bildung von Körnercylindern, Hyperaemie der Malpighi'schen Körperchen und Blutergüsse in die Harnkanälchen. Da diese Veränderungen sich schon sehr frühzeitig finden, so können sie für die Diagnose verwerthet werden und zwar hauptsächlich für die Feststellung der Differentialdiagnose. Nachdem B. noch auf die Aehnlichkeit der Rinderpest mit der putriden Infection aufmerksam gemacht, fasst er die Resultate seiner Beobachtungen in folgenden Sätzen zusammen: Die parenchymatöse Entzündung — trübe Schwellung, körnige und fettige Entartung — der Nieren und Leber ist neben der Enteritis das constanteste und prägnanteste pathologisch-anatomische Symptom der Rinderpest. Der Krankheitsprocess im Darmkanal kommt bei der Rinderpest als katarrhalische, hämorrhagische, croupöse und diphtheritische Entzündung zur Beobachtung und hat daher als solcher nichts Specifisches. Darin, in der erwähnten parenchymatösen Entzündung der Organe, in der Beschaffenheit des Blutes, den Blutaustritten in verschiedenen Organen, sowie in den Erscheinungen am lebenden Thiere stimmt die Rinderpest überein mit der sogenannten putriden Infection.

2. Milzbrand.

1) Nicolai, Alphons, jun., Erfahrungen und Notizen über Milzbranderkrankungen bei Mensch und Thier. [illegible] Darmstadt und Leipzig. [illegible] — 2) Sommer, R., Zur Pathologie des Milzbrandes. Virchow's Arch. B. [illegible] S. [illegible]. — 3) Ders., Zur Pathologie des Milzbrandes. [illegible] — 4) Bollinger, O., Ueber Milzbrand. Vortrag in der Gesellschaft jüngerer Aerzte zu Zürich. Correspondenzbl. für Schweiz. Aerzte. No. 12. S. [illegible] — 5) Ders., Zur Pathologie des Milzbrandes. Vorläufige Mittheilungen. Centralblatt für die med. Wissensch. Nr. [illegible]. S. [illegible]. — 6) Derselbe, Beiträge zur vergleichenden Pathologie und pathologischen Anatomie der Hausthiere. 1. Hft. Zur Pathologie des Milzbrandes. München. [illegible] — 7) Eberth, C. J., Die Bacterien des Milzbrandes. Zur Kenntniss der bacteritischen Mykosen. Leipzig [illegible] — 8) Déclat, De la curation du charbon, de la [illegible] [illegible] Paris. [illegible] — 9) [illegible] la fièvre charbonneuse [illegible] — 10) Tombari, Ueber die Impfung bei der Geflügelkrankheit. [illegible] — 11) [illegible] — 12) Derselbe, Ueber den [illegible] des Milzbrands. [illegible] — 13) Adam, Th., [illegible]

eines Hautabscesses bei einem typhuskranken Pferde. Woch. S. 271. (Beschreibt die [illegible] Abtheilung einer Muskel-[illegible] an der Vorderbrust eines typhuskranken Pferdes mit Ausgang in Heilung.)

In Preussen kam der Milzbrand im Berichtsjahre 1870/71 nicht sehr häufig vor und trat nur in wenigen Kreisen allgemein verbreitet auf. Die als Ursachen angeführten verschiedenartigsten Einflüsse wie die Art der Ernährung, der Mangel an Trinkwasser etc. können nach den Berichterstattern die Disposition erhöhen oder verringern, aber niemals den Milzbrand hervorrufen. Roloff beobachtete das Auftreten des Milzbrandes in ungewöhnlicher Heftigkeit nach starken Regengüssen übereinstimmend mit seinen früheren Beobachtungen, wonach der Milzbrand selten auftritt, wenn der Erdboden bis in die Tiefe ausgetrocknet ist, häufiger dagegen, wenn der Erdboden in der Tiefe wasserhaltig ist, so dass bei eintretender trockener und warmer Witterung mit der nach aufwärts strömenden Feuchtigkeit das in dem Boden entstandene Miasma an die Oberfläche befördert wird. Nach Roloff sind die Rüben vorzugsweise geeignet, den milzbranderzeugenden Stoff aus dem Erdboden aufzunehmen, da in der Regel der Ausbruch der Krankheit auf die Verfütterung von nicht gereinigten Rüben zurückgeführt werden konnte. (Preuss. Mod. p. 53.)

In Sachsen kam der Milzbrand im Jahre 1871 ebenfalls nicht besonders häufig vor. Das Fleisch kranker Thiere wurde wiederholt ohne Nachtheil von Menschen genossen. (Sächs. B. p. 108).

Die Mittheilungen von Nicolai (1) beziehen sich wesentlich auf Milzbranderkrankungen beim Menschen. Er beobachtete in der Umgebung von Greussen, einem Landstädtchen in Thüringen zwischen Nordhausen und Erfurt, von 1859 bis 1871 in 13 Jahren 209 Fälle von Milzbrandblattern beim Menschen, darunter 11 = 5 pCt. mit tödtlichem Ausgange. Die Erkrankungen entstanden alle durch directe Infection von milzbrandkranken Thieren; dagegen konnte N. die spontane Entstehung des Milzbrandes beim Menschen niemals constatiren. Als Beweis für die Häufigkeit des Milzbrandes in jener Gegend wird angeführt, dass auf einem Rittergute bei einem durchschnittlichen Bestande von 1000 Schafen in 10 Jahren jährlich 111 Stück durchschnittlich zu Grunde gingen. Importirtes Vieh hat eine grössere Disposition zum Milzbrand. Intermittens kommt im Milzbranddistrict Greussen nicht vor. In grösseren Rayons lassen sich kleinere Kreise abgrenzen, die wieder eine Immunität oder aber eine bedeutende Schädlichkeit zeigen; nur da, wo der Boden einmal mit Milzbrandgift inficirt ist und sonst für die Entwickelung und das Fortleben der Milzbrand erzeugenden Organismen günstige Verhältnisse bietet, tritt der Anthrax auf, und niemals kann er spontan da entstehen, wo von aussen diese Krankheitsträger dem Boden nicht zugeführt werden. Durch Futter von Ausplätzen milzbrandiger Thiere kann Milzbrand bei Thieren entstehen. N. ist von der grossen Tenacität des Anthraxgiftes überzeugt, dessen parasitäre Natur er anzunehmen geneigt ist. Die meisten Milzbrandfälle kommen im August und September vor, wo die Bodenwärme ihr Maximum erreicht.

Semmer (2 und 3) bestätigt das Vorkommen von Bacterien im Blute milzbrandkranker Thiere und giebt eine gebührende Abfertigung der Behauptungen von Oet. Glimm (vergl. vorjährigen Bericht). Letzterer hatte bei milzbrandkranken Thieren während des Lebens keine Bacterien im Blute gefunden und sich darum berechtigt gefühlt, anderen Forschern (Brauell und Davaine), welche Bacterien nachgewiesen hatten, ungenügende Sorgfalt vorzuwerfen.

Bollinger gibt in einem Vortrage (4) sowie später in einer vorläufigen Notiz (5) eine gedrängte Mittheilung der Resultate, welche er auf Grund einer grösseren Reihe von experimentellen klinischen und pathologisch-anatomischen Untersuchungen über Milzbrand erhalten hatte, und welche im 2. Heft seiner Beiträge zur vergleichenden Pathologie (6) ausführlich dargestellt werden. Wir begnügen uns eine Inhaltsübersicht der letzteren Arbeit zu geben und einige der wichtigsten Ergebnisse an dieser Stelle hervorzuheben. Die Arbeit umfasst folgende Capitel: I. Historisches über den Milzbrand und die stäbchenförmigen Körper. II. Eine Milzbrand-Enzootie. III. Experimentelles über die stäbchenförmigen Körper und ihre Beziehungen zum Milzbrande. IV. Zur Morphologie der Milzbrandbacterien. V. Entstehung und Contagiosität des Milzbrandes. Tenacität des Contagiums, Zerstörung desselben. — Impfungen auf Thiere anderer Klassen. — Der Genuss milzbrandigen Fleisches. VI. Zur Symptomologie, pathologischen Anatomie, Therapie und Prophylaxis des Milzbrandes der Thiere. VII. Ueber Milzbrand beim Menschen und Mycosis intestinalis. — Der Rothlauf der Schweine. — Der Typhus der Pferde. VIII. Zur Theorie des Milzbrandes. — Schlussresultate. Von letzteren lassen einige:

Im Blute milzbrandiger Thiere finden sich nahezu constant eigenthümliche, stäbchenförmige Körper, die Milzbrandbacterien, welche als Cylinderbacterien unter Anwendung verschiedener Methoden einen gegliederten Bau zeigen und aus rundlichen oder kurz cylindrischen Zellen (Kugelbacterien) bestehen. Daneben finden sich isolirt punktförmige Kugelbacterien, welche auch allein im Anthraxblute vorkommen können und die Bacterienkeime darstellen. Die Milzbrandbacterien bilden eine besondere Art der Schizomyceten, unterscheiden sich von anderen Bacterien (Fäulnissbacterien oder Bacterien der sauren Milch) wesentlich durch eine gewisse Gleichmässigkeit der Form und des Aussehens und durch ihre Unbeweglichkeit; in letzterer Beziehung nähern sie sich mehr der pflanzlichen als der thierischen Natur. Durch Eintrocknen lassen sich diese Stäbchen conserviren, durch Fäulniss werden sie zerstört. Faules Milzbrandblut, in welchem die Anthraxbacterien zu Grunde gegangen sind, erzeugt bei der Impfung niemals Milzbrand. Die positiven Erfolge nach Impfung mit Anthraxblut ohne solche Bacterien finden ihre Erklärung darin, dass das Impfblut in solchen Fällen schon kleinste Organismen, die Bacterienkeime, enthält, welche in den Impfthieren die Entwickelung der Bacterien bedingen. — Die negativen Befunde in Bezug auf das Vorkommen der Bacterien im Blute milzbrandiger Thiere beruhen zum Theil auf Beobachtungsfehlern, zum Theil auf dem localen Vorkommen dieser Gebilde im thierischen Organismus. Der enzootische Milzbrand befällt die Thiere ohne Unterschied der Jahreszeit, der Thiergattung, des Alters und Geschlechts. Die Entstehung und Entwicklung einer genau beschriebenen, über 4 Jahre dauernden Anthraxenzootie, welche den Viehstand desselben Besitzers in 2 Ställen decimirte, während die angrenzenden Ställe verschont blieben, ist wahrscheinlich bedingt durch verschleppte Ansteckung. — Der Genuss milzbrandigen Fleisches ist für Fleischfresser und Menschen ziemlich ungefährlich, da der Magensaft das Gift zerstört; dagegen ist wegen anderweitiger Gefahr der Ansteckung und Verschleppung des Contagiums der Genuss milzbrandigen Fleisches vollständig zu verwerfen. — Die parasitäre Natur des Milzbrandes wird, abgesehen von experimentellen und pathologisch-anatomischen Thatsachen hauptsächlich dadurch bewiesen, dass die klinischen und anatomischen Erscheinungen beim Anthrax der Hausthiere namentlich bei den apoplectiformen und acuten Formen sich aus den physiologischen Eigenschaften und Wirkungen der Anthraxbacterien erklären lassen. — Die chemische Wirkung der Anthraxbacterien im lebenden Thierkörper beruht darauf, dass sie vermöge ihrer enormen chemischen Affinität zum Sauerstoff denselben mit grosser Begierde und in grosser Menge absorbiren, indem sie ihn den rothen Blutkörperchen entziehen. Entsprechend dieser Wirkung, welche bei der ungeheuren Zahl der Bacterien bald Sauerstoffmangel und Kohlensäureüberladung zur Folge hat, lassen sich am lebenden milzbrandkranken Thiere alle Erscheinungen des O-Mangels und der CO_2-Ueberladung (Dyspnoë, Cyanose, klonische Krämpfe, Convulsionen, Pupillenerweiterung, Sinken der Temperatur und endlich Asphyxie) beobachten. Ebenso findet man im Cadaver der an acutem Anthrax gestorbenen Thiere alle Veränderungen, wie bei der CO_2-Vergiftung. Die fulminanten Anthraxfälle sind demnach mit den Todesfällen durch Blausäurevergiftung auf eine Linie zu stellen. Bei den langsamer verlaufenden Fällen von Anthrax und bei jenen seltenen Formen, in denen das Blut nur die Bacterienkeime enthält, werden wahrscheinlich secundär, im Blute andere chemische Gifte erzeugt, welche die Ursache des Fiebers und der übrigen Erscheinungen darstellen. — Die bisher beschriebenen Fälle von Mycosis intestinalis beim Menschen sind als seltene Milzbrandformen zu betrachten. Der sogenannte bösartige Rothlauf der Schweine, welcher meist zum Milzbrande gerechnet wird, gehört nicht zur Gruppe der Milzbrandkrankheiten, da weder im Blute die charakteristischen Bacterien vorkommen, noch die Krankheit durch Impfung übertragbar ist.

Eberth (7) suchte durch eine möglichst grosse Reincultur der Milzbrandbacterien die Frage zu lösen: ob das Milzbrandcontagium an diese Organismen oder irgend einen andern Körper gebunden sei. Zu diesem Zwecke punktirte er mit einer sehr feinen Nadel oberflächlich die Hornhaut des Kaninchens und brachte hierauf in den Conjunctivalsack einen kleinen Tropfen frischen Milzbrandblutes, welches zahlreiche Bacterien enthielt. Am zweiten Tage machten sich unregelmässige, bald mehr centrale, bald mehr periphere bläulich-weisse Trübungen bemerkbar, die sich bald über die ganze Hornhaut ausbreiteten. Am vierten Tage wurden die Thiere getödtet. Es fanden sich die Saftkanälchen in der Umgebung der Impfstiche erweitert und dicht mit grossen Stabbacterien gefüllt, die denen des verimpften Blutes vollkommen ähnlich waren. Die dilatirten Kanäle bildeten entweder grosse und zierliche sternförmige Figuren, deren Centrum die kleine Impfwunde war oder lange schmale Schläuche. Wo die Bacterien sich mehr diffus verbreitet hatten, sah man lange, feine, gegliederte Fäden nach den verschiedensten Richtungen das Hornhautgewebe durchziehen. Die Umgebung des Bulbus, das Blut und die inneren Organe waren frei von Bacterien. Zum Unterschiede von den Diphtheriebacterien ist die entzündliche Neubildung in der Umgebung der Milzbrandbacterien überhaupt eine sehr geringe. Neben diesen Stabbacterien fanden sich auch zuweilen kleine Punktbacterien, theils als diffuse Infiltration, theils als spindel- und sternförmige Haufen. Dieser Milzbrandmikrococcus (der den oben erwähnten Kugelbacterien oder Bacterienkeimen von Bollinger entsprechen dürfte, Ref.), wie Eberth diese kleinen Punktbacterien nennt, ist von bläulichem Schimmer wie auch die stabförmigen Milzbrandbacterien. Während bei Verimpfung frischen Milzbrandblutes fast nur die grossen Stabbacterien sich reproducirten, wurden mit dem mehrere Tage alten Milzbrandblut die kleinen Mikrococcen gewonnen, in welchen E. eine verkümmerte Varietät der Stabbacterien vermuthet. Die Fortsetzung der Versuche wurde durch Fäulniss des Milzbrandblutes unterbrochen. (In einer Anmerkung [ib. p. 5] bei Beschreibung seiner Diphtherieversuche schliesst sich Eberth bestätigend der Ansicht Hoffmann's an, wonach die Milzbrandbacterien in keiner Beziehung von den Bacterien der sauren Milch oder fauler Fleischflüssigkeit verschieden seien. Auf Grund zahlreicher Untersuchungen von Anthraxblut [vergl. Zur Pathologie des Milzbrandes, S. 73] muss Referent diese schon früher von Sanson gegen Davaine aufgestellte Ansicht entschieden verneinen.)

Déclat (8) behandelt die meisten ansteckenden Krankheiten der Hausthiere mit Carbolsäure, welche sowohl innerlich als auch subcutan angewendet wird. Er verbindet damit noch ein weiteres bis jetzt geheim gehaltenes Mittel. Die Heilversuche beim Anthrax der Hausthiere hat Déclat mit Baillet und Mabert besonders in den Bergen der Auvergne vorgenommen. Den Rindern gibt Déclat innerlich bis 10 Grm. in 1000 Grm. Wasser gelöst und wiederholt die Dosis, bis Besserung eintritt. Ausserdem werden subcutane Injectionen wie beim Menschen gemacht. Von 103 anthraxkranken Rindern wurden 94 geheilt und starben 9. Letztere befanden sich schon im letzten Stadium der Krankheit. Viel weniger günstig waren die Versuche an Schafen ausgefallen. Die subcutanen Injectionen veranlassten fast immer grosse Abscesse, woran die Thiere rasch zu Grunde gingen. Dagegen soll die Carbolsäure prophylactisch gegen den Anthrax der Schafe von Nutzen sein. Ausserdem wendete Déclat die Carbolsäure in ähnlicher Weise an gegen den Anthrax des Menschen, gegen die Maul- und Klauenseuche, Lungenseuche, Rinderpest (angeblich 64 pCt. Heilungen), gegen den Typhus der Pferde und zwar immer mit Erfolg. Er empfiehlt ferner dieses Mittel gegen den Rotz, die Wuth und die Fäule der Schafe.

Garreau (9) theilte in der Agriculturgesellschaft zu Paris mehrere Beobachtungen mit, welche Milzbrandansteckung durch ein flüchtiges Contagium von cadaverösen Resten milzbrandiger Thiere beweisen. Für die Contagiosität des Milzbrandes führt er namentlich einen Fall an, wo in einem Stalle ein Pferd inficirt wurde, nachdem in demselben zwei mit Anthraxgift vom Menschen geimpfte Thiere – ein Schaf und ein Kaninchen – gestorben waren, und ihre Cadaver einige Zeit daselbst gelegen hatten.

Eine Milzbrandseuche unter den aus Amerika eingeführten Hirschen im königl. Parke bei Turin wird von Bassi (11) beschrieben. Die Krankheit, an welcher gleichzeitig an demselben Orte auch andere

Hirscharten und Wiederkäuer überhaupt (Schafe, Ziegen und Rinder) starben, wurde anfänglich für Vergiftung durch Euphorbia gehalten.

Als beweisend für die Entstehung des Milzbrandes durch ein Stallmiasma erzählt Baum (12) eine Milzbrandenzootie.

Auf einem königlichen Gute, wo sich 300 Ziegen und 80 Schafe befanden, starben innerhalb 12 Tagen 27 ältere Ziegen und Schafe sehr rasch, ohne dass man Krankheitserscheinungen beobachtete. B. fand bei der Section die Zeichen des höchst acuten Milzbrandes, nämlich Blutextravasate im Dünndarm, etwas vergrösserte, innen schwarz breiige Milz, ziegelrothes, nicht geronnenes Blut im Herzen und in den grossen Gefässen. — Unter den verschiedenen Stallabtheilungen für die betreffenden Thiere war eine Abtheilung ohne Asphaltboden und ausserdem der Boden mit monatelang angehäufter Streu bedeckt. Der Stall für die Schafe war ähnlich beschaffen und hatte als Untergrund Lehm mit Ziegelsteinen und einigen Kieseln. Unmittelbar vor Ausbruch der Krankheit war in beiden Stallabtheilungen, wo die Erkrankungen stattfanden, die dicke Streuschicht entfernt worden, die monatelang den Boden bedeckt hatte. — Als man die Ziegen und Hammel in andere, einige Kilometer entfernte Ställe verbrachte, liess die Krankheit nach. Die inficirten Stallungen blieben nun über ein halbes Jahr unbenutzt, wurden desinficirt, allein ein Theil der Bodenschicht blieb zurück. Als die Ziegen im Herbst wieder in diesen Stall zurückgebracht wurden, brach der Milzbrand wieder unter ihnen aus und zwar wiederum nur bei denen, welche den nicht mit Asphalt gepflasterten Stall bezogen hatten. Schnelle Entfernung der Thiere aus diesem Stalle machte der Seuche wieder ein Ende, nachdem 5 Thiere gefallen waren. Impfversuche, sowie die Bacterien im Blute bewiesen, dass man es hier wirklich mit Milzbrand zu thun habe. Da alle übrigen Thiere des Gutes von Milzbrand verschont blieben, so ist die lokale Entstehung aus dem Stallmiasma, welches durch die dicke Streuschicht zurückgehalten wurde, bis dieselbe entfernt wurde, keinem Zweifel unterworfen. B. erwähnt schliesslich ähnliche Beobachtungen bei Rindern.

3. Rothlauf der Schweine.
(Schweineseuche.)

1) Fürstenberg, Die Schweineseuche. Preuss. M. S. 147. — 2) Wälsch, Der Rothlauf bei Schweinen. Tids. u. Rep. S. 143. — 3) Courtine, Maladie du porc. Rec. S. 818. — 4) Domeester, H., Observations sur la maladie porcine dite: feu de Saint-Antoine, érysipèle gangréneux etc. Annal. S. 83. — 5) Bollinger, O., Der Rothlauf der Schweine. Zur Pathologie des Milzbrandes. p. 119–138. München.

Der Rothlauf der Schweine ist in Preussen in den letzten Jahren fast überall und wiederholt in allgemeiner Verbreitung auch in solchen Gegenden vorgekommen, in denen der Milzbrand eine ganz unbekannte Krankheit ist. In manchen Ortschaften crepirten mehrere Jahre hintereinander fast sämmtliche Schweine am Rothlauf und wurden mitunter in grosser Zahl auf Aeckern oder Wiesen vergraben, ohne dass auch nur ein Rind oder ein Schaf am Milzbrand erkrankt wäre. Die Referenten halten diese Seuche der Schweine, die in den meisten Berichten der Thierärzte als Milzbrandform aufgeführt wird, für nicht identisch mit dem Milzbrand, wenn auch eine Verwandschaft zwischen beiden Krankheiten besteht. Roloff beobachtete die Schweineseuche ziemlich häufig und führt einen Fall an, wo die Möglichkeit einer Einschleppung der Krankheit zum mindesten sehr nahe lag. (Preuss. M., S. 59 und S. 150.)

In Sachsen wird die Seuche als Schweinetyphus bezeichnet und trat im Frühjahre 1871 mehr vereinzelt, in den Sommermonaten fast seuchenartig im ganzen Lande auf; einzelne Fälle wurden bis in den October und November hinein beobachtet. In den meisten Bezirken kam die Seuche so häufig und so rapid verlaufend vor, wie seit vielen Jahren nicht. In einem Bezirke erkrankte fast die Hälfte aller Schweine und von den Erkrankten starben 75 pCt.; in einem anderen Bezirke mussten oft alle Schweine eines Dorfes geschlachtet werden oder starben. Fast immer erkrankten nur die feineren Racen. Nach einigen Berichten ist ein Contagium thätig, welches noch nach 4 Wochen wirksam war. Mit Ausnahme der protrahirten Fälle im Herbst verlief die Krankheit schnell, binnen 24 Stunden bis 3 Tagen trat der Tod ein. Das Fleisch der erkrankten und geschlachteten Schweine wurde fast immer verzehrt ohne irgend welchen Nachtheil. (Sächs. B., S. 111).

In Neuvorpommern forderte die Schweineseuche (auch Rothlauf, Typhus, feuerbrandiger Rothlauf genannt) nach Fürstenberg (1) zahlreiche Opfer. Die Krankheit herrscht nicht allgemein, sondern in einzelnen Districten und in diesen nicht ständig, sondern abwechselnd. Gestützt auf ein reiches Material gelangt F. zu folgenden Resultaten: Vibrionen oder sonstige Pilzbildungen wurden weder bei der Untersuchung des Blutes noch bei der Obduction sofort nach dem Ableben gefunden. Die Gerinnung des Blutes ist eine langsame, das Coagulum nicht sehr fest, jedoch ziemlich cohärent. 6 Stunden nach dem Tode zeigten sich die ersten Spuren von Monaden im Blute — wie in dem Blute gesunder Individuen, so dass darin nichts Besonderes gefunden werden kann. Bei den Obductionen ergaben sich folgende Veränderungen: Röthlich gefärbte Flüssigkeit in der Bauchhöhle, verschieden grosse Mengen von Gerinnseln, sogenannte plastische Lymphe fadenartig zwischen den Baucheingeweiden. Die Wandungen des Dünn- zuweilen auch des Dickdarms sind geröthet, ebenso das Bauchfell. Diese Veränderungen fehlen niemals. Ausserdem findet sich meist Blutüberfüllung und Oedem der Lungen, zuweilen röthliches Serum in den Pleurasäcken und Röthung der Costalpleura. Die constant vorkommenden pathologischen Veränderungen lassen das Leiden als eine Peritonitis und Enteritis erkennen. Milz, Leber, Pankreas, Nieren sind von normaler Beschaffenheit, ebenso die Gekrös- und übrigen Lymphdrüsen des Körpers. Der Drüsenapparat der Darmschleimhaut ist von normaler Beschaffenheit, so dass kein Symptom des Typhus aufzufinden war. Ein Contagium hat F. nicht beobachtet. In ungereinigten verseuchten Ställen blieben neuangekaufte Thiere gesund; dagegen erlagen Schweine in gereinigte Ställe oder Koben gebracht der Krankheit (ähnlich wie beim Milzbrand und doch ist der Milzbrand contagiös. Ref.).

Ausserdem erkrankten öfters einzelne Stücke und starben, ohne dass die übrigen in das Leiden verfielen. Fürstenberg betrachtet die Krankheit weder als Erysipelas noch als Typhus, vielmehr nur als eine seuchenartig herrschende Bauchfell- und Darmentzündung und findet die Ursache unter Betonung des schwierigen Nachweises des Contagiums bei einer enzootisch herrschenden Krankheit in der unzweckmässigen Haltung, Fütterung und Pflege begründet, wodurch die Thiere so geschwächt werden, dass sie den Einflüssen nicht den gehörigen Widerstand entgegenzusetzen im Stande sind. (Ref. kann auf Grund eigener Untersuchungen diesen Schlussfolgerungen nicht beipflichten, so sehr er in anderen Punkten mit F. übereinstimmt. Diese wichtige und interessante Krankheit ist allerdings weder ein Erysipel, noch ein Milzbrand noch ein Typhus — wie überhaupt ein dem Typhus des Menschen analoger Process bei keinem unserer Hausthiere vorkömmt, wohl aber eine specifische Infections- und Blutkrankheit der Schweine, welche dem Anthrax der übrigen Hausthiere in vieler Beziehung nahe steht.)

In Dänemark wird der Rothlauf der Schweine nach Walley (2) als milzbrandartige Rose zu den ansteckenden Krankheiten gerechnet und dem entsprechend polizeilich behandelt. Als Beweis der Contagiosität werden folgende Beispiele angeführt: In einem Stall, in dem 4 Schweine an Rothlauf starben und der gereinigt, gekalkt und einige Zeit leer stehen gelassen wurde, brachte man nach circa ¾ Jahren ein Mutterschwein, welches nach 4 Tagen erkrankte und an Rothlauf starb. W. selbst verschleppte einmal das Contagium; nach der Untersuchung eines an Rothlauf gestorbenen Schweines castrirte er in einem anderen Dorfe Schweine, die alle an Rothlauf zu Grunde gingen.

Bouley theilt in seiner Chronik einen Brief aus dem schweizerischen Kanton Waadt mit, wonach daselbst unter den Schweinen eine epizootische Krankheit im Juli und August 1872 herrschte. Nach dem Schreiben von Cocarde (3), welcher die Krankheit als Scarlatina complicirt mit bösartiger Angina ansieht, handelte es sich offenbar um den bösartigen Rothlauf. In einzelnen Ortschaften waren im Verlaufe eines Monats 40–50 Schweine zu Grunde gegangen. Einige Beobachtungen sprechen für die Contagiosität der Krankheit. Im Anschlusse daran berichtet Bouley über die Beobachtungen von Richard, welcher immer die Phenylsäure mit ausgezeichnetem Erfolge gegen ähnliche Erkrankungen anwandte.

Nach den Mittheilungen von Demeester (4) kommt der brandige Rothlauf oder Milzbrandrothlauf seit 25 Jahren in grosser Ausbreitung unter den Schweinen in Holland und Ostflandern vor. Die Krankheit pflanzt sich fort durch Contagion und Infection und gehört zur Klasse der Milzbrandkrankheiten (Milzbrandtyphus). Die Nothwendigkeit besonders strenger veterinär-polizeilicher Maassregeln wird verneint, dagegen soll der Fleischgenuss der hochgradig erkrankten Thiere nicht gestattet werden; die Beobachtungen über die Symptome und den Sectionsbefund bieten nichts Neues. In einer Anmerkung empfiehlt Thiernesse die prophylaktische Anwendung der Carbolsäure.

Bollinger (5) kommt, gestützt auf pathologisch-anatomische und experimentelle Erfahrungen zu dem Schlusse, dass der bösartige Rothlauf der Schweine nicht zur Gruppe der Milzbrandkrankheiten gehöre, da weder im Blute die charakteristischen Anthraxbacterien vorkommen, noch die Krankheit durch Impfung auf andere Thiere übertragbar ist. Er betrachtet demnach den Rothlauf der Schweine als eine specifische dem Schweine eigenthümliche Krankheit, die durch den Genuss der Theile rothlaufkranker Thiere auf andere Schweine übertragbar ist.

4. Lungenseuche.

1) Strauh, Lungenseuche in Württemberg. Rep. S. 143. — 2) Ulrich, Die Lungenseuche des Rindviehes und deren Impfung. Rep. S. 168. — 3) Hoffmann, Die Lungenseuche des Rindviehes und ihre Impfung mit Berücksichtigung der Veterinärpolizei. Rep. S. 263. — 4) Hertwig, Amtlicher Bericht über die auf dem Charité-Ambulat. Thierarzn. angestellten Lungenseuche-Impfung. Rep. S. 273. — 5) Versuche über die Ansteckbarkeit der Lungenseuche. Oesterr. V. M. S. 87. — 6) Bessart, Pleuro-pneumonie épizootique. Traitement par l'acide phénique. — Répertoire. Annal. 509. — 7) Bulo, La pleuropneumonie contagieuse en Néerlande par l'étranger. Annal. p. 344. — 8) Gamgee, J., Rapport sur les maladies du bétail aux États-Unis. Rapport du professeur Gamgee sur la pleuropneumonie contagieuse. Annal. p. 416 u. 486.

In Preussen kam die Lungenseuche im Berichtjahre 1870–71 in allen Regierungsbezirken mit Ausnahme von Gumbinnen, Cöslin, Stralsund, Arnsberg, Aachen und Königsberg vor. Die Verbreitung war eine sehr verschiedene; Magdeburg ist der Hauptsitz der Krankheit, in zweiter Linie Oppeln. Die Berichterstatter heben hervor, dass die gegenwärtigen gesetzlichen Bestimmungen so ungenügend seien, dass sie meist einfach ignorirt werden. Für eine erfolgreiche Tilgung sei ein neues Gesetz mit nur generellen Bestimmungen nothwendig, welchem je nach Bedürfniss und mit Rücksicht auf die wirthschaftlichen und Verkehrsverhältnisse in jedem Regierungsbezirke specielle Verordnungen hinzuzufügen seien. Für die Frage von der Impfung werden wesentliche Gesichtspunkte zur Lösung nicht beigebracht. (Pr. M., S. 42.)

In den Jahren 1859–1870 also in 12 Jahren kam in Württemberg nach der Zusammenstellung von Strauh (1) die Lungenseuche vor in 795 Ortschaften, in 1,820 Ställe mit 11,179 Thieren. Davon blieben gesund 6,734 Stück, erkrankten 4,445 Rinder. Von letzteren genasen 2,583 und wurden geschlachtet 2,763. In den letztverflossenen Jahren kam die Lungenseuche weniger vor, weil die Besitzer frühzeitiger schlachteten; dadurch findet eine Abnahme der Zahl der durchgeseuchten Thiere statt, welche noch geraume Zeit nach der Genesung anstecken können. Ferner wurde vielfach constatirt, dass Thiere, welche die Impfkrankheit überstanden haben, die Krankheit verschleppen können.

ULRICH (2) spricht sich unter Anführung der Kögliner Versuche für die ausschliessliche Entstehung der Lungenseuche durch ein Contagium aus und recapitulirt die günstigen Erfahrungen über die Impfung. Auf andere Thiere ist die Krankheit nicht übertragbar, ebenso wenig auf den Menschen. Kälber haben eine geringere Disposition.

In ähnlichem Sinne verwirft KAUMANN (3) nach seinen Erfahrungen die Selbstentwicklung der Lungenseuche, erzählt Fälle von spontaner Entwicklung der Lungenentzündung bei Rindern und plaidirt für allgemeine obligatorische Präcautionsimpfung.

Die von ROHRSTOCK auf dem Charité-Gute Trieborn angestellten Versuche über Lungenseuche-Impfung werden von HARTWIG (4) referirt. Die Krankheit herrschte daselbst seit länger als 4 Jahren stationär, die Mortalität betrug 33 bis über 50 pCt. Die Resultate der Impfung waren: Von 35 geimpften Rindern ist keines gestorben. Bei 12 Stücken trat nach der Impfung eine bemerkbare Reaction (Impfkrankheit) auf; letztere verlief bei 9 Stücken gelinde, bei 3 Thieren mit grosser Heftigkeit; Verlust des Schwanzes fand in einem Falle statt. Bei den übrigen Rindern bewirkte eine 3 Mal wiederholte Impfung keine Reaction. Die Lungenseuche wurde auf diese Weise vollständig zum Verschwinden gebracht, während die erste Impfung mit Lymphe von einem im ersten Stadium der Lungenseuche befindlichen Ochsen misslang, waren Impfungen mit Lymphe von marmorirten Lungen von bestem Erfolge begleitet. Auf Grund seiner Erfahrungen bejaht ROHRSTOCK die schützende Kraft der Impfung

Im Thierarzneiinstitute in Wien wurden folgende Versuche über die Ansteckbarkeit der Lungenseuche angestellt, die von ZAHN (5) mitgetheilt werden:

Ein Kalb wurde zu lungenseuchekranken Kühen eingestellt. Dasselbe zeigte nach ungefähr einem Monat vorübergehend Fieber und hierauf einen kurzen, schmerzhaften, jedoch seltenen Husten, ohne anderweitige Krankheitserscheinungen. Ungefähr 6 Wochen nach Beginn des Versuches wurde ein Stück kranker Lunge zum Beschnuppern vorgelegt und endlich 3 Wochen später wurde das Thier mit Lymphe aus einer kranken Lunge am Schweifende geimpft. 18 Tage darauf beobachtete man heftige Fiebererscheinungen und eine rechtseitige Pleuropneumonie. Der Tod erfolgte 32 Tage nach der Impfung. Die Section ergab Hepatisation der rechten Lunge, schwartenähnliche Verdickung des Brustfells, theilweise Verwachsung der rechten Lunge mit der Rippenwand nebst reichlichem flüssigem und geronnenem Exsudate und starker Compression der linken Lunge. — Ein zweites Kalb wurde zu einer an Lungenseuche schnell erkrankten Kuh eingestellt: nach 7 Tagen bemerkte man zeitweilig Husten, jedoch kein Fieber oder anderweitige Veränderungen. Die Schlachtung erfolgte nach 28 Tagen; alle Organe erwiesen sich als gesund.

An der Thierarzneischule zu Brüssel wurden Versuche über die Heilwirkung der Phenylsäure bei der Lungenseuche angestellt, über welche DESSART (6) berichtet. 3 Kühe erhielten 8–28 Tage lang grössere Quantitäten Carbolsäure (124, 225 und 420 Grm.). Bei sämmtlichen Versuchsthieren endigte die Krankheit tödtlich, und es wurden deshalb die Versuche nicht weiter fortgesetzt. (DÉCLAT hat ebenfalls versucht, die Lungenseuche mit Carbolsäure zu heilen; das mit Carbolsäure behandelte Thier wurde jedoch vor der Wirkung des Mittels geschlachtet. Ref.)

In den Niederlanden (7) hat man den Versuch gemacht, die Lungenseuche durch die Tödtung der erkrankten Thiere zu bekämpfen. Nach einem dahin zielenden Gesetz vom 4. December 1870 wurden vom Juli bis October 1871 in 157 Gemeinden 1087 Thiere, die als lungenseuchekrank declarirt waren, getödtet. Vom 5. November bis 2. December kamen nur noch 155 Fälle von Lungenseuche in 72 Gemeinden vor, und endlich in der folgenden Woche nur noch 29 Erkrankungen, welche sich nach Einstellung des Weideganges wieder auf 65 hoben. Im Winter bei gehemmtem Verkehr und Stallfütterung hoffte die Regierung in einigen Wochen die Seuche vollkommen tilgen zu können; später würde dann ein Verbot des Weideganges für die verdächtigen Thiere und eine verschärfte Aufmerksamkeit auf die importirten Thiere genügen. Das betreffende Gesetz wurde von der holländischen Regierung, gestützt auf den Ausspruch des Züricher Congresses 1867, dass die Lungenseuche eine Contagion sei und nur durch Ansteckung sich fortpflanze, trotz grossen Widerstandes ins Leben gerufen.

Nach Amerika wurde die Lungenseuche bekanntlich im Jahre 1843 eingeschleppt. Auf Veranlassung der amerikanischen Regierung wurde GAMGEE aus London zum Studium der Krankheit nach Amerika berufen, dessen Bericht von DEMARBAIX (8) in den belgischen Annalen in einer Uebersetzung reproducirt wird. Derselbe ist besonders in geschichtlicher Hinsicht sehr belehrend, zum Auszuge jedoch zu umfangreich und zerfällt in folgende Capitel: I. Benennung. II. Geschichte der Lungenseuche. III. Symptomatologie. IV. Sectionsbefund. V. Entstehung der Krankheit in Rücksicht auf prädisponirende Ursachen und die Natur des Contagiums. VI. Pathologie oder Natur der Lungenseuche. VII. Therapie. VIII. Prophylaxis.

5. Pocken.

1) Cohn, F., Organismen in der Pockenlymphe. Virchow's Archiv B. 55. S. [illegible]. — 2) Senfft, Ad., Mittheilung von Versuchen über den gegenwärtigen Ausschluss von Kuh- und Menschenpocken, sowie von Injectionen von Lymphe in das subcutane Zellgewebe und die Venen beim Kalbe. Berl. klin. Wochenschr. No. [illegible]. — 3) Roch, Impfungen von Schafen mit cultivirter Vaccine. Preuss. M. S. 37. — 4) Fürstenberg, Impfungen auf Schafe mit cultivirter Vaccine. Ebendas. S. [illegible]. — 5) Gips, Impfungen auf Schafe mit cultivirter Vaccine. Ebendas. S. 30. — 6) [illegible], Pferde- und Kuhpocken. Med. vet. und Report. S. 216. — 7) Schulz, Pocken bei Schweinen. Preuss. M. S. [illegible].

In der Lymphe der Vaccinebläschen bei Kindern fand COHN (1) sehr kleine farblose Kugelbacterien, welche zu der Klasse der Schizomyceten gehören und als die kleinsten und einfachsten aller Wesen ohne Mycelbildung sich nur durch Zelltheilung vermehren. COHN nennt diese lebendigen und selbständigen Organismen Mikrosphären; sie sind nach seiner Ansicht allerdings die Vermittler des Contagiums, aber nicht sowohl die Träger als die Erzeuger des Pockengifts.

SENFFT (2) erhielt von ungefähr 100 Impfungen auf Kälber und umgekehrt folgende Resultate: Impfungen der Kuhpocken von Kalb auf Kalb waren fast immer von Erfolg. Wenn dagegen die Lymphe einige Stunden alt war, so traten viele Misserfolge (circa 27 pCt.) ein. Impfungen von Menschenpockenlymphe auf Kälber haften; es entwickelt sich Pustelbildung, aber keine allgemeine Eruption. Reine oder verdünnte Kuhlymphe wurde 6 mal in das Unterhautzellgewebe am Bauch der Kälber injicirt, ebenso Menschenpockenlymphe einmal in das Unterhautzellgewebe, alles mit negativem Erfolg. Ebenso erfolglos waren Einspritzungen von Kuhlymphe in die Bauchvenen und Lymphgefässe.

Die Vaccination der Schafe als Schutzmittel gegen die Schafpocken an Stelle der Ovination (Impfung der Schafe mit Schafpockenlymphe) wurde unseres Wissens zuerst von PISSIN empfohlen. Wir verzeichnen nachstehend die Resultate von zahlreichen in dieser Richtung angestellten Versuchen:

Koch (3) machte Impfungen auf Schafe mit ovinisirter Vaccine, die er von Pissin in Berlin bezogen hatte. Nur bei alten fetten Schafen beobachtete er einen Pockenausschlag am ganzen Körper, in Folge dessen heftige Erkrankungen und Eingehen der Thiere. 2 Jährlinge mit 12 Tage alten Impfpocken wurden dann einmal in eine Schafheerde versetzt, die mit echten Schafpocken 10 Tage früher durchgeimpft war, ohne dass sie an den Schafpocken erkrankten. Um zu erforschen, ob die Pocken auch ohne Impfung übertragbar seien, wurden 2 ungeimpfte Jährlinge stets zwischen 9 Versuchsthieren gehalten, die zu verschiedenen Zeiten mit ovinisirter Vaccine geimpft waren. Nach etwa 3 Wochen zeigte eines dieser Schafe eine grosse Pocke am Kinn, welche nach der Annahme Kochs durch Selbstimpfung entstanden war. Von dieser Pocke wurden wiederum Schafe mit Erfolg geimpft.

K. zieht aus seinen Versuchen den Schluss, dass die Pockenform durch ovinisirte Vaccine von den Schafen mit Leichtigkeit überstanden werde; sie erzeugt entweder keine oder sehr geringe Ansteckungsstoffe und verdient somit alle Beachtung.

Ebenfalls mit ovinisirter Vaccine impfte Fürstenberg (4) im Frühjahre und Sommer 1870 etwa 2000 Schafe. Die Impfungen hafteten fast ausnahmslos. Die grössere Mehrzahl, beinahe 752, reagirte so bedeutend auf die Einführung des Contagiums, dass eine allgemeine Eruption verbunden mit Fieber und sehr zahlreichen Sterbefällen und dadurch ein nicht unbedeutender Verlust erfolgte. Sehr junge Lämmer, Mutterschafe und ältere Böcke litten bedeutend durch die Krankheit. Durch Zusammensein mit den geimpften Thieren erfolgten Ansteckungen und zwar sehr heftige mit theils lethalem Ausgange. — Die Schutzkraft dieser Impfpocke wurde dadurch erprobt, dass mehrere mit ovinisirter Lymphe geimpfte Schafe, bei denen die Abheilung der Pocken eben erfolgt war, in eine Heerde gebracht wurden, in welcher die natürlichen Pocken herrschten. Die betreffenden Thiere erkrankten nicht an den Schafpocken.

Nach seinen Erfahrungen glaubt FÜRSTENBERG der Impfung mit ovinisirter Vaccine keinen Vorzug vor derjenigen mit Schafpockenlymphe zugestehen zu können, um so weniger, als auch die Vaccine-Pusteln ein ebenso kräftiges Contagium besitzen wie die Schafpocken. Die Empfänglichkeit der Schafe für diese Pocke ist ebenso gross, ja sogar noch grösser als die der Rinder. Die Versuche, die durch Impfung bei den Rindern hervorgerufenen Pocken auf Schafe zu übertragen, und zwar direct von der Pustel, blieben vergeblich. F. empfiehlt daher die Vaccinirung der Schafe als Schutz vor den Schafpocken nicht, da die durch die Impfung aufgetretenen Verluste zu gross sind im Verhältniss zum dadurch erreichten Vortheil. Dagegen glaubt FÜRSTENBERG, dass die Impfung der Schafe mit Vaccine für den Menschen dann von Wichtigkeit sein dürfte, wenn festgestellt wird, dass die von den Schafen entnommene Vaccine auf den Menschen übertragen eine Pockenpustel hervorruft, welche in Schutzkraft der von den Kühen entnommenen Vaccine nicht nachsteht, da das Schaf weniger häufig als das Rind mit constitutionellen Krankheiten, wozu namentlich die Sarcomatose gehört, behaftet ist.

Auf Veranlassung von Erdt machte Gips (5) in Cöslin Impfungen mit Kuhpockenlymphe auf Schafe, indem er 160 Schafe mit ovinisirter Vaccine impfte. Von den an verschiedenen Stellen geimpften Thieren entstanden bei 58 Pocken und zwar bei 44 Stück natürliche Pocken. Von den letzteren, die abgesondert wurden, starben 22 = 50 %; die übrigen verkrüppelten grösstentheils und wurden deshalb fast alle getödtet. — Bald darauf wurden die Thiere, bei denen die Impfung mit Schafpockenlymphe geimpft. Die Impfung hatte bei allen Thieren Erfolg; natürliche Pocken an anderen Körperstellen als am Kopfe fehlten. Die Thiere wurden kaum sichtbar krank, und kein Stück ging zu Grunde.

Die Berichterstatter der preuss. Mittheilungen fügen diesen Beobachtungen bei, dass man die Impfung der Schafe mit Kuhpockenlymphe als verurtheilt ansehen könne, da sie bei der Nothimpfung den Zweck, möglichst schnell Impfpocken zu erzeugen und dadurch die allgemeine Eruption fern zu halten, verfehlt und ausserdem bei der Schutzimpfung die Verluste weit bedeutender sind als bei der Impfung mit Schafpockenlymphe. ROLOFF (Preuss. M. S. 33) bemerkt noch, dass seine Versuche, die Kuhpocke durch Impfung auf Schafe und Ziegen zu übertragen, stets erfolglos blieben. Wenn auch nach der wirksamen Uebertragung eine starke Erkrankung eintritt, so besitzen Schafe doch keine grosse Empfänglichkeit für das Kuhpockencontagium.

Durch Uebertragung des Contagiums von vaccinirten Menschen auf Kühe beobachtete KOCH (Preuss. M. S. 34) den Ausbruch der Kuhpocken in einer Rinderheerde. ROLOFF bestätigt die Erfahrung, dass Rinder für die humanisirte Kuhpockenlymphe eine grosse Empfänglichkeit besitzen und wünscht, dass bei den vermeintlich genuinen Kuhpocken jedesmal festgestellt werde, ob dieselben nicht etwa von einem vaccinirten Menschen übertragen sind. Die Kuhpockenkrankheit geht nach ROLOFF nur aus Ansteckung hervor, entweder von Rind zu Rind oder durch Rückübertragung des Contagiums von einem vaccinirten

Menschen. Personen, welche die reife Impfpocke eines Rindes mit der Hand berührt haben, können beim Melken mit der vorher nicht gehörig gereinigten Hand das Contagium auf das Euter der Kuh wirksam übertragen. Wenn man mit einer Glasplatte, auf welcher eine geringe Quantität Lymphe aus der Impfpocke eines Menschen eingetrocknet war, über die leicht verletzte Oberfläche des Hodensackes des Ochsen streicht, so entwickelt sich an der verletzten Hautstelle eine Pocke.

Basai (6) beobachtete einen Fall von angeblich spontaner Entwickelung der Kuhpocken. Die Pferdepocken (Herpes phlyctän. nach Bouley oder Horsepox) fand B. bei Pferden, Maulthieren und Eseln. Meist befindet sich der Ausschlag am Maul und an der Nase, selten (2 mal unter 30 Fällen) an den Fesseln. Ausser den kleinen Bläschen mit lymphähnlichem Inhalt war zugleich Röthe der Riechhaut, Anschwellung der Kehlgangsdrüsen und starker Nasenausfluss vorhanden. Impfung der klaren Lymphe auf Kinder erzeugte Pusteln, die den gewöhnlichen Vaccinepusteln ganz ähnlich, nur etwas mehr entzündet und härter waren und sich langsamer ausbildeten. Impfung auf 2 Kühe blieb erfolglos; die Kühe waren allerdings 2 Jahre vorher retrovaccinirt worden. Die Pferdelymphe scheint sehr bald ihre Ansteckungsfähigkeit zu verlieren.

6. Influenza.

(Pferdeseuche.)

1) The American Horse Distemper. The Lancet. Nov. 30. p. 788. 2) Woodberry, F., Morbid Anatomy of the Epizootic. Philad. Med. Times Dec. 14. S. 149. — 3) Die amerikanische Pferdeseuche. Woch. S. 393 u. 109. — 4) L'épizootie chevaline de l'Amérique. Rec. p. 411. — 5) Steckfleth, Die bösartige Lungenseuche der Pferde (Influenza) und ihre Behandlung. Tidsskr. f. Vet. B. 24 S. 81. — Berge, Die [illegible] Lungenseuche der Pferde und ihre Behandlung. Ebendas. B. 24. S. 96.

Unter den Thierseuchen, welche im Jahre 1872 herrschten, hat wohl keine die Aufmerksamkeit der Fachleute und Laien mehr auf sich gezogen, als die sogenannte amerikanische Pferdeseuche, welche in kurzer Zeit fast den ganzen Pferdestand Nordamerika's heimsuchte. Während aus den ersten Berichten, welche der Telegraph und die politische Presse nach Europa brachten, ein sicheres Urtheil über die Natur dieser Krankheit kaum möglich war, ergab sich bald, dass die Epizootie nichts anderes als Influenza sei.

Ein mehr referirender Artikel (1) des medicinischen Fachjournals leitet seine Mittheilungen über das Katarrhalfieber oder die Influenza mit allgemeinen Bemerkungen über das Katarrhalfieber oder die Influenza mit allgemeinen Bemerkungen über das Auftreten dieser Krankheit ein. Dieselbe herrscht manchmal enzootisch oder auch über grössere Landstrecken verbreitet epizootisch; besonders an ungesunden Orten verdient sie den Namen einer zymotischen Krankheit. Die Pferdeseuche in Amerika — von Einigen auch Epihippie genannt — unterscheidet sich in keinen wesentlichen Eigenthümlichkeiten von dem Katarrhalfieber oder der Influenza der europäischen Länder. Man bemerkt zuerst die Symptome einer gewöhnlichen Erkältung, einen trockenen heiseren Husten. Der Appetit ist gering, ein grünlicher Ausfluss aus der Nase zeigt sich, die Augen thränen, die Thiere lassen eine grosse Depression beobachten. Die thierärztlichen Autoritäten theilen die Krankheit ein in die katarrhalische Form, welche dem gewöhnlichen Charakter der Krankheit in diesem Lande entspricht, ferner in die gastrische Form, welche alle Arten der Verdauungsstörung einschliesst und endlich in die erysipelatöse Form, welche wahrscheinlich mit der ödematösen identisch ist. Unter gewöhnlichen Verhältnissen verläuft die Krankheit in 10—12 Tagen und ist in ihrem Verlaufe entschieden gutartig, wenn derselbe nicht durch falsche Behandlung gestört wird. — Die Krankheit trat am 10. October 1872 zuerst auf in Toronto, welches an der canadischen Grenze auf dem Wege von Buffalo und Rochester nach New-York liegt. In New-York wurde die Krankheit zuerst beobachtet am 21. October. Von diesem Zeitpunkte an hatte die Seuche in einer Woche in New-York allein 16,000 Pferde befallen und verbreitete sich von hier aus auf andere Staaten der Reihe nach. Die angebliche Uebertragbarkeit auf Menschen entbehrte jeder Begründung. Die Behandlung wurde nach verschiedenen Methoden gehandhabt, deren Resultat vollkommen den Erfahrungen entsprach, die man in England mit der Influenza gemacht hat. Die entziehende und herabstimmende Methode (Aderlass, Purgantien) wirkte schädlich, dagegen erwies sich das entgegengesetzte Regimen: gute Pflege, flüssige und leicht verdauliche Nahrung, Stimulantien — als sehr nützlich; manchmal auch Gegenreize an der Kehle und wenn nothwendig an den Seiten und Vorderbrust. Im Allgemeinen wirkte nach der öffentlichen Meinung die Behandlung schädlicher als die Krankheit selbst. Von den erwähnten 16,000 Pferden starben in New-York 250 Stück = 1,5 pCt.

Woodberry (2) giebt nach den Beobachtungen von Gause einen Bericht über die pathologisch-anatomischen Veränderungen, welche derselbe bei einem an der herrschenden Seuche gestorbenen Pferde gefunden hatte. Der Tod erfolgte in der Reconvalescenz.

Die Section ergab eine grosse Quantität von seröser Flüssigkeit in der Brusthöhle, die Lungen waren zum Theil adhärent, luftleer und im Zustande der Infiltration oder Hepatisation. In der Trachea und den grossen Bronchien zahlreiche Ekchymosen, welche die Intensität der Krankheit anzeigten. Die Schleimhaut der Nase war entfärbt und mit einer schleimig-purulenten Masse bedeckt. Einige der Bronchialdrüsen waren vergrössert. Der Tod war offenbar durch die Pleuropneumonie bedingt.

Bei gewöhnlicher Berührung ist die Krankheit nicht übertragbar; dagegen gehen die Krankheitskeime in die Atmosphäre über und machen die Seuche in hohem Grade contagiös.

Nach einer Darstellung (3), welche wesentlich auf die Berichte verschiedener politischer Zeitungen basirt ist, trat die Seuche der Pferde zuerst in Canada auf und wurde deshalb auch als canadische Pferdeseuche bezeichnet. Von da verbreitete sie sich nach Buffalo, Rochester, Albany nach New-York, dem Laufe des Hudson folgend. In New-York selbst trat die Krankheit so heftig auf, dass beispielsweise in einem grossen Stalle innerhalb 24 Stunden schon 1000 Pferde erkrankt waren. Die Ansichten über die Natur der Krankheit waren getheilt: sie wurde jedoch von der Mehrzahl der Beobachter für ein katarrhalisches Fieber gehalten und als „epizootic catarrh" bezeichnet. Im Jahre 1854 oder 1855 soll eine ähnliche Krankheit geherrscht haben, welche man damals als typhöse Pneumonie benannte. Die Krankheit ergreift Pferde jeder Art ohne Unterschied, sowohl solche in den schlimmsten Aussenverhältnissen wie die sorgfältigst gepflegten Thiere; ja letztere erkrankten meist in höherem Grade. Die ersten Symptome waren Appetitlosigkeit, trockener heiserer Husten, verschwollene thränende Augen, allgemeine Schwäche und Mattigkeit, kalte Füsse und Ohren und ein wässeriger Ausfluss aus der Nase. Die Schleimhaut der Nase ist anfangs normal, später röthet sie sich mit Zunahme der Krankheit, der Puls wird frequenter, beim Husten kommt manchmal Blut zum Vorschein, in manchen Fällen wird der schleimige Ausfluss aus der Nase mehr gelblich oder grünlich. Am 21. October brach die Krankheit mit Heftigkeit aus; am 23. October waren schon 7000 Pferde krank und am 25. Morgens waren nach einer ungefähren Schätzung in New-York und Umgebung von 42,500 Pferden 27,780 erkrankt = 65 pCt. — In ähnlicher Weise wüthete die Krankheit in Rochester, Philadelphia, Indianopolis, Boston etc. Tödtliche Ausgänge kamen nicht häufig vor. — Um die Einschleppung dieser Seuche in England zu verhindern, wurden von der englischen Regierung Massregeln angeordnet, welche wesentlich in einer Quarantäne für die aus Nordamerika importirten Pferde in den Hafenplätzen bestand. Nach einem Berichte von Law findet man bei der Section capillare Bronchitis, in vielen Fällen mit Pneumonie. Im Larynx, der Trachea und den Bronchien fand sich schleimig-eiterige Flüssigkeit. Die Ohren waren mit einem zähen eiterigen Secret angefüllt.

In einem Referate über die amerikanische Pferdeseuche spricht sich BOULEY (4) dahin aus, dass die Krankheit diejenige Affection zu sein scheine, welche man in Frankreich als typhoides Fieber bezeichne und zwar in einer mehr gutartigen Form. Er berichtet ferner über die grossartigen Verkehrsstörungen, welche die Seuche in Amerika verursachte.

Von 187 Pferden, welche STOCKFLETH (5) in der ambulatorischen Klinik zu Kopenhagen im Jahre 1871 an bösartiger Lungenseuche (Influenza) behandelte, starben 13, 3 wurden getödtet wegen ungünstiger Prognose und 7 blieben am Schlusse des Jahres in Behandlung; die Mortalität betrug 9 pCt. Die Dauer der Krankheit war durchschnittlich 18 Tage, schwankte zwischen 10—35 Tagen. Der tödtliche Ausgang erfolgte in 3—19 Tagen, bei Lungenaffectionen schneller, bei Brustfellentzündung später.

Ueber die in Deutschland als Influenza benannte, in Dänemark als bösartige Lungenseuche der Pferde bezeichnete Krankheit sind die Ansichten sehr verschieden. BANG (6) giebt anknüpfend an die Seuche, welche vom December 1870 bis Frühjahr 1872 herrschte und in grossen Stallungen nahezu die Hälfte der Pferde ergriff, eine Zusammenstellung der verschiedenen Formen, wie sie in der Thierarzneischule zu Kopenhagen zur Beobachtung kamen. Im Ganzen waren an Influenza erkrankt 215 Pferde, davon wurden geheilt 178, gestorben sind 34, getödtet wurden 2, ungeheilt blieb 1; der Gesammtverlust betrug demnach 17 pCt. Unter der Gesammtzahl befanden sich Bronchialkatarrhe 33 (alle geheilt), einseitige Pneumonien 135 (8 todt, 2 getödtet), doppelseitige Pneumonien 19 (todt 10), einseitige Pleuritis 3 (geheilt), doppelseitige Pleuritis 8 (todt 1), doppelseitige Pleuropneumonie 5 (alle todt), doppelseitige Pleuritis mit einseitiger Lungenentzündung 8 (todt 7, ungeheilt 1), typhöses Fieber ohne oder mit geringen Veränderungen der Lunge 7 (todt 6). — Die Krankheit trat besonders bei jungen, wohlgenährten Pferden auf, bei welchen sie einen typhösen Charakter annahm und den Tod oft schon nach 1—2 Tagen herbeiführte. Die Contagiosität der Krankheit schien nicht gross zu sein, obgleich manchmal viele Pferde in einem Stalle befallen wurden. Dafür spricht, dass neben jenen 215 seuchekranken Pferden in 1½ Jahren mehr als 700 sonstige kranke Pferde in den Stallungen der Schule aus Mangel an Raum durcheinander gestellt wurden und nur 3 der letzteren von der Seuche ergriffen wurden und zwar in einer Stallabtheilung, in welcher keine Seuchekranken eingestellt waren. Die Affectionen der Brustorgane traten nach einem 2—3 tägigen Prodromalstadium auf. Am 6—7 Tage erreichte die Krankheit ihren Höhepunkt, die Besserung trat oft plötzlich zugleich mit vermehrter Harnabsonderung ein, mit 14—21 Tagen konnten die Thiere entlassen werden. Die beiden Hälften der Brust wurden beinahe gleich oft ergriffen: es litten nämlich 71 Pferde an rechtseitiger Pneumonie 64 an linkseitiger, 2 an rechtsseitiger, 4 an linkseitiger Pleuritis Manche Pferde bekamen Beulen an verschiedenen Hautstellen. Bei allen Sectionen fand sich das Blut schwarzflüssig, mit wenigen oder weichen Gerinnungen, bei vielen war die Leber hell und erweicht und in beginnender Fettdegeneration. In Betreff der Behandlung ist hervorzuheben, dass die versuchten Blutentziehungen meistens die Krankheit verschlimmerten und deshalb bald aufgegeben wurden. Ferner wurden verschiedene Medicamente innerlich angewendet, unter welchen Terpentinöl als Diureticum am meisten leistete. Eiterbänder und scharfe Einreibungen waren ebenfalls ohne günstigen Erfolg. Gute Diät, leicht verdauliches Futter, reichliche Streu und frische Luft unterstützten die Therapie wesentlich.

7. Rotz.

1) Strenb, Mittheilungen aus den Jahresberichten der Oberamtsthierärzte. Rep. S. 185. — 2) Bassi, Uebertragung der Rotzkrankheit auf Löwen. med. vet. u. Rep. S. 34. S. 176

In Folge des Krieges kam die Rotzkrankheit in grösserer Verbreitung vor, namentlich in den westlichen Theilen des preussischen Staates eingeschleppt durch Pferde, die vom Kriegsschauplatze zurückkehrten. Im Berichtsjahre 1870–71 wurden in Preussen 979 Fälle von Rotz und Wurm beobachtet. Ein Thierarzt starb mit Nasengeschwüren behaftet in Folge einer Rotzinfection, die er sich bei der Section eines rotzigen Pferdes angezogen hatte. (Preuss. M. S. 8.)

In Sachsen (Sächs. B. S. 113) kamen im Jahre 1871 134 Fälle von Rotz und 9 Fälle von Wurm vor; von den ersteren litten 32 zugleich an Wurm. Ein wurmkrankes Pferd wurde geheilt.

In Württemberg (1) wurde die Selbstentwicklung des Rotzes in keinem Falle mit Sicherheit nachgewiesen. Die Vererbung wurde nur in wenigen Fällen constatirt. Dagegen kam Ansteckung der Saugfohlen durch rotzige Stuten in 10 Fällen vor. In 6 Fällen wurden wurmkranke Pferde geheilt. Die Verspeisung eines rotzkranken Pferdes hatte keine nachtheiligen Folgen für die Gesundheit der Betreffenden. In einem Falle von Rotzinfection einer Dienstmagd, welche Nasenkatarrh und eine geschwürige Stelle auf der unteren Nasenmuschel zeigte, trat nach 8 Tagen Genesung ohne weitere Folgen ein.

Bassi (2) beobachtete 4 Fälle von acutem und chronischem Rotz bei Löwen, von welchen zwei sicher auf den Genuss des Fleisches rotzkranker Pferde zurückgeführt werden konnten, während die übrigen 2 Fälle wahrscheinlich durch Ansteckung von den ersteren zu Stande kamen. Die Section ergab Geschwüre der Nasenschleimhaut, Anschwellung der Lymphdrüsen, Lungenknoten, welche ebenso wie die Nasengeschwüre in ihrem feineren Bau mit dem Pferderotz übereinstimmten. Durch Impfungen des Nasenausflusses auf ein Pferd und einen Esel, die von positivem Erfolge begleitet waren, wurde die Diagnose auf Rotz vollkommen bestätigt.

8. Wuthkrankheit.

1) Fleming, George, Rabies and Hydrophobia. Their history, nature, causes, symptoms and prevention. With eight illustrations. 8. London. 406 pp. — 2) Marx, K. F. H., Ueber das Vorkommen und die Beurtheilung der Hundswuth in alter Zeit. Aus dem 17. B. der Abh. der K. Gesellschaft der Wissensch. in Göttingen. Göttingen. 4. 48 pp. — 3) Bollinger, O., Zur pathologischen Anatomie der Hundswuth. Virchow's Arch. B. 55. S. 305. — 4) Oertl, F. J., Eine Wuthepizootie unter den Füchsen in Kärnten. Oesterr. B. 38. S. 1. — 5) Rothhauer, Ein eigenthümlicher Fall von Wuth. Ebendas. Anm. S. 64. — 6) Pavlik, H., Ein Fall von Wuthkrankheit bei einer Kuh. Ibid. B. 37, S. 74. (Das Thier war 8 Wochen vor dem Ausbruch der Krankheit von einem Hunde mit wuthverdächtigen Symptomen gebissen worden.) — 7) Dele, Wuthkrankheit bei einem Schwein. Preuss. M. S. 153. (Die Dauer der Incubation betrug 40 Tage.) — 8) Aprault, Eug., [illegible] Thiesmier de la rage. Rec. p. 166. — 9) Semmer, Die Wuthkrankheit und der Typhus bei Hunden. [illegible] p. 1. u. Oesterr. B. 38. Anmal. S. 164. — 10) [illegible] über die Wuthkrankheit bei Thieren. Württemb. Correspondenzbl. XLII. No. 34.

In Preussen kam die Wuthkrankheit im Jahre 1870–71 in sehr grosser Verbreitung in allen Regierungsbezirken mit Ausnahme von Stettin, Stralsund und Sigmaringen vor. Die Incubationszeit schwankte bei Pferden (3 Fälle) zwischen 1—11 Monaten, beim Rindvieh (31 Fälle) zwischen 3 Wochen bis 4 Monaten, bei Schafen (21 Fälle) zwischen 9 Tagen bis 7 Wochen, bei Schweinen (1 Fall) betrug sie 20 Tage, bei Hunden (15 Fälle) 14 Tage bis 2 Monate, bei Katzen (1 Fall) 3 Wochen. — Wuthkrankheit bei einem Dachse wurde in einem Falle beobachtet. Nach den amtlichen thierärztlichen Berichten allein starben 12 Menschen an der Wasserscheu. (Preuss. M. S. 61).

In Sachsen wurde die Wuth im Jahre 1871 bei 107 Hunden, 1 Ziege und 4 Katzen beobachtet, welche sich ziemlich gleichmässig auf die verschiedenen Monate vertheilten. (Sächs. B. S. 117).

Im Thierarzneiinstitute zu Wien (Oesterr. B. 38. S. 101) wurde von Bruckmüller die Hundswuth bei 59 Hunden, 3 Katzen und einem Pferde constatirt. Bei dem letzteren fand sich bei der Section: Blutreichthum der Hirnhäute, vermehrte Durchfeuchtung des Gehirns, Hyperämie der Lungen, dunkelschwarzes flüssiges Blut, die Muskeln weich und wie gekocht. Bei den Katzen fanden sich unverdauliche Substanzen — Federn, Haare und Strohhalme — im Magen. Bei den Hunden waren die wichtigsten pathologisch-anatomischen Erscheinungen folgende: Unverdauliche Substanzen im Magen fanden sich 30mal, Haarzöpfe bei 7 Hunden, hämorrhagische Erosionen 22mal. Die Darmschleimhaut war immer katarrhalisch afficirt, mit dickem Schleim bedeckt, besonders wenn im Darm gleichzeitig Fremdkörper oder Bandwürmer vorhanden waren. Hirnoedem fand sich 13mal, Hydrocephalus internus bei 13 Hunden. Eine leichte Injectionsröthe der Schleimhaut der Rachenhöhle und des Kehlkopfes fehlte selten, eine ausgesprochene Röthe fand sich nur bei jenen Thieren, bei welchen Haare und Strohreste am Eingange des Kehlkopfes gelegen waren, grössere Milzknoten — röthliche oder gelbliche meist erbsengrosse und aus Lymphzellen bestehend — fanden sich 9mal. Typhus mit allen seinen Merkmalen fand sich 6mal bei wüthenden Hunden.

Die Monographie von Fleming (1) über die Hundswuth beginnt mit einer Einleitung über die verschiedenen Benennungen der Hundswuth seit alten Zeiten. Nach einer ausführlichen geschichtlichen Darstellung der Wuth wird ferner die geographische Verbreitung besprochen: Die Wuth ist in Europa am häufigsten in Frankreich, Deutschland, Holland, im nördlichen Italien und in Grossbritannien am verbreitetsten in England. Was die Aetiologie der Rabies betrifft, so bezweifelt Fleming die spontane Entstehung nicht, er stellt die Wuth in dieser Richtung in eine Linie mit Rotz, Wurm, Druse, Milzbrand des Rindes, Typhus der Schweine. Weiter werden die verschiedenartigen angeblichen Ursachen abgehandelt, die Symptomatologie und die pathologisch-anatomischen Veränderungen. In der Behandlung gibt F. der Cauterisation den Vorzug vor den übrigen Methoden. Das Buch schliesst mit der Erörterung der Vorbeugungsmassregeln, wobei besonders das Tragen der Maulkörbe empfohlen wird, und der sanitätspolizeilichen Behandlung der Wuthkrankheit.

Die Abhandlung von Mann (2) über das Vorkommen und die Beurtheilung der Hundswuth in alter Zeit darf als eine in historischer Beziehung sehr reichhaltige und in hohem Grade lehrreiche Arbeit bezeichnet werden. Da das Ganze vermöge seines ausschliesslich historischen Inhalts zum Auszuge nicht geeignet ist, so möge nur bemerkt werden, dass die gründlichen geschichtlichen Studien des Verfassers unter Anderem auch zu dem Resultate geführt haben, dass schon in früher Zeit die Wuthkrankheit mit anderen Dingen verwechselt wurde. Den Bemerkungen des Verfassers über die herrschende Vernachlässigung historischer Studien bei einem grossen Theile der Vertreter der neueren Medicin stimmen wir vollkommen bei.

Bollinger (3) fand bei einem Hunde, der während einer 3tägigen klinischen Beobachtung die Erscheinungen der Wuth gezeigt hatte, bei der Section neben unverdaulichen Substanzen im Magen grosse pneumonische Heerde in beiden Vorderlappen, als deren Ursache sich mikroskopisch zahlreiche Fremdkörper in Gestalt von Pflanzenpartikeln, Pflasterepithelien und Gallenpigment nachweisen liessen.

Nachdem B. auf die Analogie dieses Befundes mit der Fremdkörperpneumonie der Geisteskranken aufmerksam gemacht, gibt er der Vermuthung Ausdruck, dass diese Veränderung vielleicht häufiger vorkommen dürfte und leicht übersehen würde. Für die Differentialdiagnose ist sie jedoch ohne Werth, da solche Fremdkörperpneumonien auch secundär bei anderen Hirnaffectionen der Hunde vorkommen. Im Weiteren bespricht B. die Analogie zwischen der Wuth und gewissen psychischen Störungen und sucht den Satz zu begründen, dass manche Formen von angeblicher Hundswuth einfache psychische Störungen sind. Nur auf diese Weise erklären sich zahlreiche sogenannte Nebenbefunde bei der Wuth (Meningitis, Pyämie, Hydrocephalus etc.), die zu diagnostischen Irrthümern Anlass geben. Indem sich so die Zahl der wirklich wuthkranken Thiere um ein Bedeutendes vermindert, erhöht sich andererseits die Procentzahl der zur Aufnahme des Wuthgiftes disponirten Menschen um ein Entsprechendes. Dafür, dass der Wuthkrankheit ähnliche Erscheinungen auch spontan durch verschiedene Ursachen (z. B. Salzhunger, Fütterung mit Benzoësäure, Bandwürmer) sich entwickeln können, werden Thatsachen angeführt, ohne dass daraus die Berechtigung für Ableugnung der Existenz der Hundswuth überhaupt abgeleitet werden könne. Zum Schlusse wendet sich B. gegen die Hypothese von Renner (vergl. diesen Bericht f. 1871 B. I. p. 542), welcher das Wesen der Hundswuth in einer fettigen Entartung der Epithelien der Harnkanälchen gefunden haben und daraus die angeblichen Symptome der Wuthkrankheit als urämische erklären will. B. weist nach, dass sich diese fettige Entartung des Harnkanälchenepithels bei ganz gesunden Hunden findet, wie schon Frerichs, Vulpian u. A. ähnliche Beobachtungen gemacht haben. Ausserdem konnten derartige Veränderungen, wenn sie bei wuthkranken Hunden als parenchymatöse Entzündung sich finden sollten, einfach als secundäre Erscheinungen in Folge des mehrtägigen Hungerns der Thiere betrachtet werden.

Eine 7 Jahre (von 1866—72) dauernde Wuthepidemie unter den Füchsen in Kärnten wird von Oertl (4) beschrieben. Die erkrankten Thiere zeigten Mattigkeit, Hinfälligkeit, wuthartige Erscheinungen, eine geringe Scheu vor Menschen, so dass sie mit Leichtigkeit erlegt werden konnten. Die Thiere benehmen sich ungewöhnlich, irren wie sinnlos umher, sind bissig, fallen Menschen und Thiere und mit Vorliebe Hunde an; meistens magern sie in hohem Grade ab. Im Laufe der genannten Zeit wurde von derart erkrankten Füchsen eine grosse Zahl von Hausthieren sowie von Menschen gebissen. Die gebissenen Thiere, besonders Hunde, Rinder, Schweine, Ziegen und Katzen starben zum grössten Theile unter den Erscheinungen der Wuth. Von den angefallenen und verletzten Menschen starben 2 Personen. Mehrere Sectionen ergaben bei den erkrankten Füchsen ähnliche Resultate wie bei der Wuth der Hunde. Bemerkenswerth war die auffallende Verminderung der Füchse in den betreffenden Bezirken. Gebratenes Fleisch derartig wüthender Füchse wurde ohne Nachtheil verspeist. — Ueber die Entstehung dieser Wuthseuche, welche wegen ihrer langen Dauer merkwürdig ist, liessen sich keine Anhaltspunkte auffinden. Oertl nimmt eine ununterbrochene Infection von Fuchs zu Fuchs an. Die Existenz äusserer Einflüsse, welche mit dem Auftreten der Seuche in Zusammenhang gebracht werden können, wird durch diese Seuche sehr unwahrscheinlich gemacht, da nicht einzusehen ist, warum nicht auch gleichzeitig bei den Hunden eine ähnliche Wuthseuche aufgetreten war. Im Uebrigen will der Verfasser die Selbstentwicklung der Wuth durchaus nicht leugnen. Als das zweckmässigste aber sehr schwierig durchzuführende Mittel gegen die Seuche bezeichnet O. die Vertilgung der Füchse.

Kaubäuser (5) berichtet über einen jungen Hund, welcher im Leben als wuthverdächtig behandelt wurde, obwohl er keine Beisssucht zeigte und nach kaum 24-stündlichem Aufenthalt in der Klinik starb. Bei der Section fand sich Milzvergrösserung, hämorrhagische Darmentzündung, Schwellung und Hyperämie der Gekrösdrüsen. Gestützt auf diesen Sectionsbefund bezeichnet K. die Krankheit als diejenige Form der Wuth, bei welcher sich die dem Typhus zukommenden pathologisch-anatomischen Veränderungen vorfinden.

Von einem Hunde (6), welcher wuthverdächtige Erscheinungen zeigte, wurden im Verlaufe von 3 Tagen zahlreiche Stücke einer Heerde gebissen. Nach 24 Tagen wurden die ersten Thiere (Stiere und Stuten) wüthend und im Verlaufe von 3 Wochen starben unter 30 Thieren derselben Herde 6 Stuten, 8 Kühe, 2 Stiere, 2 Milchkälber und 1 Maulesel unter den Erscheinungen der Wuth.

— Die Milch von derartig inficirten Kühen wurde genossen und von den inficirten Thieren waren mehrere Kühe besprungen worden, ohne dass auf diesem Wege eine Ansteckung erfolgt wäre. (Ayrault.)

Demetrio (9) beschreibt 2 Fälle von Wuth, welche im Leben charakteristische Erscheinungen, bei der Section dagegen die Veränderungen des Typhus darboten. Entweder sind gleichzeitig beide Krankheitsformen bei einem Individuum vorhanden, oder es localisirt sich das Wuthgift wie das Typhusgift. (?)

9. Maul- und Klauenseuche.

1) Straub, Die Maul- und Klauenseuche in den Jahren 1869 u. 70 in Württemberg. Rep. 6, 1. — 2) Bouley, H., Sur l'épizootie de fièvre aphtheuse, qui règne actuellement en France et dans toute l'Europe. Bull. de l'Acad. de Méd. de Paris. No. 23 p. 586. — 3) Viseur, Notes sur la fièvre aphtheuse. Rec. p. 641. — 4) Maul- und Klauenseuche in Australien. Rep. B. 34. p 107. (Notiz aus einer austral. Zeitung, wonach die Maul- und Klauenseuche in Australien beinahe ausgerottet ist; über die Entstehung und Einschleppung wird nichts Näheres angegeben). — 5) Jonot, M., Note sur la fièvre aphtheuse. Rec. p. 578. — 6) H. Aus der Praxis. Woch. p. 151. — 7) Adam, F., Uebertragung der Aphthenseuche auf Hunde. Woch. S. 461.

Die Maul- und Klauenseuche kam im preussischen Staate im Jahre 1870–71 in allen Regierungsbezirken mit Ausnahme von Breslau, Liegnitz, Erfurt, Sigmaringen, Hannover und Stade vor. Mit einigen Ausnahmen blieb die Krankheit jedoch auf einzelne Ortschaften oder auf einzelne Ställe beschränkt. In einzelnen Fällen erkrankten nur wenige Thiere von grösseren Viehbeständen in einem Stalle. Das Contagium schien weniger verbreitungsfähig zu sein, als im vorhergehenden Berichtsjahre. Einige Fälle werden näher referirt, wonach die Entwicklung des Contagiums auch dann noch vor sich geht, wenn die Absonderung an den kranken Füssen eitrig geworden ist, ferner ein Fall, welcher die Tenacität des Contagiums bei mangelhafter Lüftung und Desinfection beweist. (Preuss. M. S. 35).

In Sachsen herrschte die Maul- und Klauenseuche im Jahre 1871 in 10 Amtshauptmannschaften. (Sächs. Be. S. 104.)

Die Zahl der jährlich in Frankreich an Maul- und Klauenseuche erkrankten Thiere wird von Viseur (3) auf $\frac{1}{4}$ des Gesammtviehstandes veranschlagt = $2\frac{1}{2}$ Millionen Thiere. Der wirthschaftliche Schaden kommt durchschnittlich auf 40 Franken pro Kopf, der Gesammtschaden beträgt demnach jährlich 100 Millionen Franken. (Diese Zahlen sind offenbar zu hoch gegriffen; vergl. unten die Angaben von Bouley. Ref.)

In England (Rec. p. 649) betrug nach dem Report of the veterinary departement for the year 1871, red. von Williams die Zahl der von Maul- und Klauenseuche ergriffenen Thiere 691.565, von welchen 2.051 getödtet und 5.853 gestorben sind, während die übrigen wieder gesund wurden. Die Verluste durch Tod wurden hauptsächlich durch die Sterblichkeit der Kälber bedingt.

Eine Zusammenstellung der Maul- und Klauenseuche-Ausbrüche in Würtemberg in den Jahren 1869 und 1870 giebt Straub (1). Vorausgeschickt wird eine historische Uebersicht über das Herrschen der Maul- und Klauenseuche in Würtemberg.

Tödtlicher Ausgang kam zuweilen schon im Anfang der Krankheit vor. Die Sectionen ergaben: heftige Magen- und Darmentzündung, Abstossung des Epithels, wunde Stellen (Erosionen) in den Magen und Därmen, Ecchymosen am Herzbeutel, Lungenemphysem neben veränderter Blutbeschaffenheit, manchmal Peritonitis mit serös-plastischem Erguss. Abortus wurde in allen Stadien der Krankheit beobachtet. Rechtzeitig geborene Ferkel und Kälber kommen entweder todt zur Welt oder sterben bald nach der Geburt. Ansteckungen von Menschen durch den Genuss ungekochter Milch von kranken Kühen und namentlich von solchen, die mit einem Blasenausschlage am Euter behaftet waren, ferner durch den Blaseninhalt, wurden mehrfach beobachtet. Nachtheile vom Genusse des Fleisches oder vom Genusse gekochter und saurer Milch oder endlich der aus der Milch seuchekranker Thiere bereiteten Butter und Käse wurden nicht beobachtet.

In einem Vortrage über die Maul- und Klauenseuche, den Bouley (2) in der Akademie zu Paris hielt, betont er als wichtige Eigenthümlichkeiten, welche die Maul- und Klauenseuche im Jahre 1872 in ganz Europa zeigte, die ungewohnte Bösartigkeit und Schwere des Verlaufs. Die hochgradige Virulenz; die Ausbreitung der Seuche über grosse Strecken erinnere an eine Beschreibung des mährischen Arztes Sagar aus dem vorigen Jahrhundert, die an gewisse Milzbrandformen denken lässt. In Holland beobachtete man Anschwellung und schwarze Färbung der Zunge, zahlreiche Todesfälle und schädliche Eigenschaften der Milch, so dass man an Complicationen mit Anthrax dachte und den Genuss solcher Milch verbot; — ähnlich in Belgien, Flandern und anderen Ländern. B. erwähnt ferner die schädliche Wirkung der Milch solcher kranken Thiere auf die Kälber. Als Beleg wird angeführt, dass in Nièvre in einem Zeitraum von 6 Wochen die Zahl der auf diese Weise gestorbenen und officiell constatirten Kälber sich auf 700 belief. Die Kälber starben sehr rasch und die Schnelligkeit des Verlaufes, der mörderische Charakter liessen vermuthen, dass man es mit einer Milzbrandcomplication zu thun habe. Letztere Annahme wurde jedoch durch die Untersuchung des Blutes und Impfungen, die von Bouley vorgenommen wurden, direct widerlegt. Dagegen ist vielfach erwiesen, dass diese Kälberkrankheit dem Genusse der Milch zuzuschreiben ist. Nach den von B. gesammelten Erfahrungen kam die tödtliche Krankheit der Kälber überall da vor, wo die Kälber an ihren Müttern saugten oder wo man die Kälber künstlich mit der natürlichen Milch ihrer Mütter ernährte. Dagegen wurde die Sterblichkeit der Kälber durch das Entwöhnen oder durch Ernährung mit Milch von nicht kranken Kühen oder durch Fütterung mit gekochter Milch theils aufgehoben oder wenigstens bedeutend vermindert.

B. erinnert weiter an die Experimente von Hertwie und analoge Erfahrungen in Holland, wonach die beim Menschen durch die Milch erzeugte Krankheit gutartig ist, ob aber auch für Säuglinge, ist fraglich. Während bei der gutartigen Form der Seuche die virulenten Eigenschaften der Milch sehr gering oder weniger hervortreten, muss man bei der bösartigen Form gegen den Gebrauch der Milch von derartig kranken Kühen besonders für Säuglinge und selbst für Erwachsene misstrauisch sein. Schliesslich erwähnt BOULEY die Thatsache, dass Thiere in der Reconvalescenz manchmal todt auf der Weide gefunden werden. Da man bei solchen Thieren Bissen im Kehlkopf fand, welche Erstickungstod herbeiführen, so bezieht B. dies auf eine Lähmung des Pharynx und bringt letztere in Analogie mit den Lähmungen dieses Organs nach schweren fieberhaften Krankheiten bei Menschen. Die Sterblichkeit unter den erwachsenen Rindern beträgt trotzdem nur 1-2 pCt. Abgesehen davon schlägt B. den durch die Krankheit hervorgebrachten Schaden auf 40-50 Franken pro Kopf an. Nach der officiellen Statistik wurden im Jahre 1871 700,000 Thiere von der Maul- und Klauenseuche ergriffen, der Verlust durch Tod oder Schlachtung betrug 7000. Der durch den Tod verursachte Schaden (40-50 mal 700,000) betrug demnach für Frankreich in einem Jahre 30-35 Millionen Franken. Was die Vorbeugung und Tilgung der Krankheit betrifft, so ist BOULEY nicht für strenge Maassregeln, wie bei der Rinderpest, jedoch könnte man beim Beginn der Krankheit ihre Verbreitung über grössere Strecken verhindern — und zwar durch strenge Absonderung und Ueberwachung der erkrankten Thiere.

Nach JOBST (5) ist die Gefahr für die Kälber der an Maul- und Klauenseuche erkrankten Kühe weniger gross, wenn dieselben getränkt werden, anstatt dass sie saugen. Das Kochen der Milch ist ebenfalls immer von sehr gutem Erfolg.

Während des Herrschens der Maul- und Klauenseuche (6) kommen bei abgesetzten Kälbern selbst bis zum Alter von ½ Jahr öfters plötzliche Todesfälle vor; solche anscheinend kaum erkrankte Thiere verenden in Zeit von wenigen Stunden. Man könnte hier an Anthrax denken; allein die Section weist in den Mägen und im Darmkanal zahlreiche von Epithel entblösste Plaques und selbst Aphthen nach, so dass über das Wesen der Krankheit kein Zweifel obwalten kann.

Die Maul- und Klauenseuche wird hauptsächlich bei den Wiederkäuern und dem Schweine, seltener bei Pferden und Geflügel beobachtet und ist auch auf den Menschen übertragbar. Uebertragung auf den Hund wurde bisher nur in einem Falle beobachtet. P. ADAM (7) beschreibt nun 3 Erkrankungen von Hunden an der Aphthenseuche, bei welchen zwar die Ansteckung nicht direct nachweisbar, jedoch während einer ausgebreiteten Episootie der Maul- und Klauenseuche sehr wahrscheinlich war. Sämmtliche 3 Hunde zeigten Schmerzen an den Füssen und Entzündung der Haut zwischen den Ballen. Im ersten Falle war die Speichelsecretion vermehrt, man bemerkte geschwürige Stellen mit röthlich gelbem Exsudate zwischen den Zehen, bedeutende Schmerzhaftigkeit der Hinterpfoten und tödtlichen Ausgang am 7. Tage. Die Section ergab Abstossung der Epidermis und Geschwürbildung zwischen den Zehen und Ballen der beiden Hinterpfoten, an den Vorderpfoten beginnende Heilung, ferner eine auffällige Röthung der Maulschleimhaut, Erosionen an den Lippen, an der Zunge und den Backen. Die übrigen Organe ohne besondere Veränderung. Ein zweiter Hund zeigte ähnliche Erscheinungen, besonders bedeutende Schmerzen an den Füssen, Mattigkeit, Fieber, Röthe des Zahnfleisches und der Lippen, Abstossung des Epithels an mehreren Stellen; Blasenbildung fehlte, der Tod erfolgte nach 5 Tagen. Im 3. Falle liess der Hund ebenfalls Schmerzen an den Füssen beobachten, ferner Abstossung der Oberhaut zwischen Zehen und Ballen der Vorderfüsse. Am 5. Tage wurde das Thier getödtet, die Section konnte nur unvollständig gemacht werden.

10. Septicämie.

Davaine, Cas de mort d'une vache par septicémie. Bull. de l'Acad. de Méd. de Paris. No. 37. p. 1054.

DAVAINE (1) erhielt von Magne das der Milz entnommene eingetrocknete Blut einer angeblich an Anthrax zu Grunde gegangenen Kuh mit der Notiz, dass der Milzbrand gegenwärtig nicht in der Gegend herrsche, wo die Kuh zu Grunde ging; derselbe komme dort überhaupt selten vor. Die Milz zeigte bei der Section keinen besonderen Umfang. MAGNE sah das Thier nur nach dem Tode.

11 Tage nach dem Tode der Kuh löste Davaine ungefähr 10 Centigramm eingetrockneten Blut in 20 Tropfen Wasser und impfte 10 Tropfen dieser Lösung auf ein Meerschweinchen. Das Thier starb 96 Stunden nach der Impfung. Im Leben bemerkte man keine Erscheinungen wie beim Milzbrand, und ebensowenig ergab die Section ähnliche Veränderungen. Die Milz war nicht vergrössert, im Blute fehlten die Bacteridien, die Blutkörperchen waren nicht aneinandergeklebt, dagegen verloren sie sehr leicht ihren Farbstoff, wie dies von Davaine für die Septicämie beschrieben wurde. Ferner wurde mit 10 Tropfen derselben Flüssigkeit ein Kaninchen geimpft. Tod nach 40 Stunden. Die Autopsie ergab die Milz nicht vergrössert und im Uebrigen denselben Befund wie bei dem Meerschweinchen.

Nach dem Resultate beider Impfungen konnte man nicht zweifeln, dass die Kuh nicht an einer contagiösen Krankheit gestorben war. Auszuschliessen war, dass das zur Impfung verwendete Blut nach dem Tode in Fäulniss übergegangen war; die Temperatur war an dem betreffenden Tage nicht sehr hoch und das Blut war von MAGNE, der es gesammelt hatte, rasch am folgenden Morgen eingetrocknet worden. Ausserdem erhält das Blut durch Fäulniss nach dem Tode bei wenig hoher Temperatur keine grosse Virulenz und die Eintrocknung nimmt ihm diese Eigenschaften beinahe vollständig. Man muss sehr grosse Quantitäten einführen, um Vergiftungserscheinungen zu erzeugen. Wenn man also die postmortale Fäulniss in diesem Falle ausschliessen kann, so lassen sich die Impfresultate nur aus der septicämischen Affection der Kuh erklären. Mit Rücksicht auf die ausserordentliche Empfänglichkeit der Kaninchen für das septicämische Gift und des Meerschweinchens für das Milzbrandgift machte DAVAINE folgende Experimente:

Er impfte ein Meerschweinchen und ein Kaninchen mit einem Millionstel eines Bluttropfens von dem Meerschweinchen, welches durch Impfung mit dem eingetrockneten Blute der septicämischen Kuh gestorben war. Das Kaninchen starb nach 23 Stunden, das Meerschweinchen blieb am Leben. — Ferner impfte Davaine ein Meerschweinchen und einen Lapin mit dem Millionstel eines Bluttropfens aus dem Herzblut des Kaninchens, welches in Folge der Impfung mit dem eingetrockneten Blute der septicämischen Kuh gestorben war. Das Kaninchen starb nach 10 Stunden, während das Meerschweinchen am Leben blieb. Ebenso blieb ein Huhn, welches mit einem Tropfen Blut von dem ersten Kaninchen geimpft wurde, am Leben.

Wenn die Krankheit, an der die Kuh starb, Milzbrand gewesen wäre, so wären die 2 Meerschweinchen gestorben und die 2 Kaninchen noch am Leben. Da das Gegentheil der Fall war, so starb die Kuh an Septicämie. Diese Thatsachen beweisen, dass das Rind auch der Septicämie unterworfen ist und dass man nach dem vorliegenden Fall ohne Zweifel diese Krankheit häufig mit dem Milzbrand zusammenwirft. In der darauf folgenden Discussion wünscht BOUILLAUD eine Wiederholung dieser Experimente besonders bei Thieren verschiedener Gattung, die sich allmälig dem Menschen nähern. Mit Schlüssen vom Thier auf den Menschen solle man sich nicht beeilen, da es nicht wahrscheinlich sei, dass diese überaus kleinen Dosen, welche jeder Vorstellung Trotz bieten, denselben Effect haben wie bei Meerschweinchen und Kaninchen. VULPIAN fragt, ob, wenn man die trillionstel Potenz eines Tropfens — was 50,000 Kubikmetern Wasser entsprechen würde — direct mit dieser enormen Menge von Wasser vermischen würde, ob man diesem Wasser auf diese Weise septicämische Eigenschaften geben könnte. DAVAINE beschreibt schliesslich seine Methode: Er nehme 1 Bluttropfen, mische ihn mit 1000 Tropfen Wasser und sofort bis zu einem Billionstel, Trillionstel etc.; es sei dies ganz dasselbe, wie wenn er direct mischen würde.

II. Chronische constitutionelle Krankheiten.

1. Tuberculose und Perlsucht.

SCHÜPPEL (1) sucht den Nachweis der anatomischen und histologischen Identität der Perlsucht des Rindes mit der Tuberculose des Menschen zu führen. Nachdem er zuerst die Unterschiede beider Processe in Bezug auf den Sitz der Krankheit, auf die Reihenfolge der Organerkrankungen, auf die Extensität und Intensität der Erkrankung der einzelnen Organe hervorgehoben, (welche jedoch zum Theil auf nicht allgemein gültigen Prämissen beruhen, Ref.), schildert er den feineren Bau des Perlknotens. In einem gewissen Entwicklungsstadium findet S. in jedem Perlknoten 2 Bestandtheile scharf von einander geschieden: eine bindegewebige meist zellenreiche und daher dem Sarkom oder Lymphosarkom sich annähernde Gewebsmasse, die gewissermassen das Stroma des Knotens bildet und überaus zahlreiche rundliche Gebilde, feinste follikelähnliche Knötchen, die sich von dem folliculären Tuberkel der Menschen in nichts unterscheiden. Die Perlknoten der serösen Häute lassen bei schwacher Vergrösserung zahlreiche dicht gedrängte Knötchen von durchschnittlich 0,25 Mm. Durchmesser erkennen, die von einer dunkleren Linie eingefasst sind und durch ihre stärkere Transparenz sich scharf und deutlich von der trüberen Gewebsmasse abheben, in welche sie eingebettet sind. Die Knötchen, die theils gleichmässig, theils gruppenweise angeordnet sind, sind zunächst immer discret, confluiren aber bald und bilden eine unregelmässige rosettenartige Figur; die grösseren Knötchengruppen sind aber immer durch faserige Bindegewebszüge von einander getrennt. Die jüngsten Partien eines Perlknotens zeigen ein Grundgewebe, in dem die Knötchen liegen und welches als Granulationsgewebe aus lymphoiden Rundzellen und einer fast homogenen Zwischensubstanz besteht. Die Knötchen selbst zeigen als erste Anfänge Riesenzellen von 0,12–0,15 Mm. Durchmesser; die grössten dieser Riesenzellen besitzen 20–50 und mehr Kerne, und diese bilden den Ausgangspunkt für die Bildung der einzelnen Knötchen.

Wie in den verschiedenen menschlichen Organen beginnt der Tuberkel in den Perlknoten des Rindes mit dem Auftreten einer Riesenzelle. Um dieselbe entsteht eine Zone anderer Zellen mit 1–3 Kernen von unregelmässig polyedrischer Gestalt und 0,02–0,03 Mm. Durchmesser, welche gewissen Epithelzellen nicht unähnlich und sehr hinfällig sind.

1) Schüppel, Ueber die Identität der Tuberculose mit der Perlsucht. Virchow's Archiv für pathol. Anat. Bd. 56. S. [illegible]. — 2) Siedamgrotzky, Einige Gelenkentzündung mit [illegible] Miliartuberculose beim Schwein. Sächs. B. S. 33. — 3) Harms, C., a) Tuberculöse Darmgeschwüre und Serosatuberkel beim Schwein. b) Lungen- und Milztuberculose bei einem Schwein. c) Lungen-, Leber- und Magentuberculose beim Schwein. d) Leber- und Lungentuberculose bei einem Schwein. Hann. J. B. S. 104 (In den 2 letzten Fällen [illegible] Knötchen in den Lungen, in einem Falle [illegible] in der Milz, in einem 4 Falle gleichzeitig Knötchen in Lungen und Leber, endlich im 5. Falle gleichzeitig in der Leber, Vergrösserung und [illegible] mässige Ernährung d. [illegible]). — 4) Siedamgrotzky, Tuberculose (?) beim Hund und bei der Katze. Sächs. B. S. 51. — 5) Bollinger, O., Miliartuberculose bei der Katze. Virchow's Archiv f. pathol. Anat. B. [illegible]. — 6) Leisering, Tuberculose bei einem Wasserhirsch. Sächs. B. S. 16. — 7) Versuche über die Uebertragungsfähigkeit der Tuberculose. Sächs. B. S. 145. — 8) Günther und Harms, C., Versuche über die Tuberculose. Hann. J. B. S. 78. — 9) Bärn, F. A. Beiträge zur Lehre von der Uebertragbarkeit der Tuberculose der Rinder auf andere Säugethiere. Exp. Unters. [illegible] — 10) Chauveau, A., Lettre à M. [illegible] Villemin sur la transmissibilité de la tuberculose. Rec. S. 337. — 11) Crisp Edwards, On tubercle in the common fowl after vaccination. Transact. of the pathol. Soc. XXIII. p. 312.

Zwischen diesen Zellen findet sich ein aus feinen Bälkchen bestehendes Reticulum, deren Knotenpunkte ebenfalls nicht selten einen ovalen Kern enthalten. Die Bälkchen des Reticulums hängen im Centrum mit den Ausläufern und Fortsätzen der Riesenzellen zusammen, letztere bilden gleichsam den Centralknotenpunkt des ganzen Netzwerkes. Die Knötchen enthalten ausserdem niemals Blutgefässe, welche sich dagegen in dem verbindenden Grundgewebe der Perlknoten finden. — Aus diesem Baue ergiebt sich, dass die Perlknoten resp. die in ihnen enthaltenen Perlknötchen nicht den Lymphfollikeln analog gebaut sind, sondern durch ihre eigenartige Structur wie der menschliche Tuberkel, eine scharf charakteristische Geschwulst darstellen. Der Tuberkel im Perlknoten des Rindes, wie ihn SCHÜPPEL rundweg bezeichnen will, ist identisch mit dem Tuberkel des Menschen sowohl in der Grösse beider Bildungen, als in Gestalt und Form der Zellen, in der gegenseitigen Anordnung derselben und endlich in der Art ihrer Entstehung und ersten Entwickelung.

Die weiteren Veränderungen der Tuberkel in den Perlknoten sind etwas abweichend von dem menschlichen Tuberkel. Grössere Gruppen der Tuberkeln fliessen in einer gleichartigen Masse zusammen und diese confluirten Gruppen entsprechen dann den einzelnen Läppchen der Perlknoten (Knötchen der Autoren). Das Reticulum wird viel mächtiger, die Maschen länglich oval oder rundlich. — In den Lungenknoten perlsüchtiger Rinder finden sich dieselben Knötchen oder Tuberkeln wie in den Perlknoten der serösen Häute. Die Tuberkeln entwickeln sich in dem intraalveolären Gewebe, welches zuvor durch Einlagerung lymphkörperartiger Elemente die Beschaffenheit von Granulationsgewebe angenommen hat. Die Riesenzellen sind hier viel schwieriger zu verfolgen, da das umgebende Lungengewebe in der Regel käsig und katarrhalisch afficirt. In der Mucosa und Submucosa der feineren Bronchien fand SCHÜPPEL ebenfalls wohlcharakterisirte Tuberkel. — Die Knötchen in den Lymphdrüsen bei der Perlsucht haben wie in den menschlichen Lymphdrüsen ihren ursprünglichen Sitz ausschliesslich im Innern der Follikel; im Uebrigen besitzen sie alle Eigenthümlichkeiten wie die Tuberkel der Perlknoten. — Die Schlussbetrachtungen, zu denen SCHÜPPEL auf Grund seiner Untersuchungen gelangt, lauten: die Perlsucht ist diejenige anatomische Form, in welcher beim Rinde der Tuberkel auftritt. In den wesentlichen anatomischen und namentlich in den histologischen Verhältnissen ist der Tuberkel des Menschen und die Perlsucht des Rindes identisch; für die Frage von der Specificität der Tuberculose und von dem ätiologischen Connex der menschlichen Tuberculose mit der Perlsucht ist das Resultat der histologischen Untersuchung nicht präjudicirlich.

Siedamgrotzky (2) beobachtete bei einem einjährigen Schwein, welches im Alter von 6 Monaten eine Anschwellung des rechten Hinterschenkels gezeigt hatte, eine hochgradige käsige Entzündung des rechten Sprunggelenkes mit theilweiser Zerstörung der betreffenden Knochen und zahlreichen periarticulären käsigen Heerden. Ausserdem fanden sich in der Milz zahlreiche Knötchen von miliarer Grösse bis zu ½ Ctm. Durchmesser; die kleinsten rundlich grau, mässig derb, die grösseren höckerig, oft mit kleinen Knötchen besetzt und über der Oberfläche prominirend. In der Leber ebenfalls im Ganzen kleinere weissliche und graue Knötchen, die in Gruppen angeordnet sind, die kleineren grauröthlich mit weisslich punktförmigem Centrum, die grösseren wie diejenigen in der Milz. Die jüngsten Knötchen finden sich in der Lunge, meist miliar, oft kaum mit blossem Auge zu erkennen, manche zu grösseren Conglomeratknoten gehäuft, von grauer Farbe, zuweilen mit einem weisslichen Centrum und von festweicher Consistenz. Mikroskopisch bestehen die Lungen- und Leberknoten ebenso wie die kleinsten der Milz aus kleinen glänzenden Kernen, selten mit geringem Protoplasma.

In der Epikrise betrachtet S. die käsige Gelenkentzündung als die wahrscheinliche Ursache der Tuberculose, ein bei den Hausthieren bis jetzt noch nicht beobachteter Fall. Die käsige Gelenkentzündung der Schweine giebt nach der Vermuthung des Verfassers, ebenso wie vielleicht beim Rind die durch Schlempefütterung so häufig auftretenden intramusculären kalten Abscesse, den Anstoss zur Tuberculose. —

Siedamgrotzky (4) fand bei einem Hunde, der an Husten und Schlingbeschwerden gelitten, neben einem hochgradigen Lungenödem als nächste Todesursache allgemeine Tuberculose und zwar in Form kleinster oder bis erbsengrosser Knötchen. Dieselben sind grau oder weisslich, ziemlich fest, auf der Schnittfläche gleichförmig und finden sich hauptsächlich auf den serösen Häuten ungemein zahlreich am Gekröse, weniger im Netz, an der Pleura, an beiden Blättern des Herzbeutels, wo sie die Form kleiner prominirender Wucherungen annehmen. Ferner finden sich Knötchen in der Leber, in den Lungen und in den fast durchgängig vergrösserten derben Lymphdrüsen. Magen, Darm und Nieren sind frei. — Die kleineren und anscheinend jüngeren Knötchen sind durchgängig grau, weiss und mässig derb, die grösseren Knoten dagegen weiss und von bedeutender Derbheit, im Centrum meistens ein gelblicher Punkt. Mikroskopisch bestehen die kleineren Knötchen aus einer Anhäufung von kleinen runden Zellen mit deutlichem Kern und geringem Protoplasma. Wie sich am Netz nachweisen lässt, entstehen die Knötchen nur in der Umgebung der Capillaren und mit stärkerer Entwickelung findet in ihnen stets Gefässentwickelung statt. Die grossen und derben Knoten zeigen neben zahlreichen freien Fetttröpfchen nur spärliche in fettiger Degeneration begriffene Rundzellen, während Spindelzellen und Fibrillen die Hauptmasse der gefässarmen Neubildung ausmachen. Eine eigentliche käsige Metamorphose fand sich nirgends.

S. möchte die Neubildung vielleicht zum fibrösen Tuberkel rechnen, da eine Verwandtschaft mit den bei Hunden nicht seltenen Sarkomen nicht vorliege. (Nach der Schilderung dieses interessanten Falles lässt sich der gefässhaltige Bau eines Theiles der Neubildungen gegen die tuberculöse Natur derselben geltend machen. *Ref.*).

Einen sehr ähnlichen Befund bei einer 10jährigen Katze reiht SIEDAMGROTZKY (4) dem vorigen Falle unmittelbar an.

Bei dem Thiere fand sich Hydrops ascites, beide Blätter des Bauchfelles waren über und über mit Knoten bedeckt. Die Knötchen bildeten stecknadelkopfgrosse graue, manchmal auch grössere, flachere, weisse Erhebungen, die in allen Grössen bis zur Linsenform vorkommen, oder durch

Confluiren noch viel grössere unregelmässige Figuren bilden. Von den Rändern der derberen Knoten gehen strahlige Narben in das gesunde Bauchfell über, und auf der Höhe der Knoten findet sich häufig eine grubenförmige Vertiefung, eine Delle. Das grosse und kleine Netz ist derart mit Knoten besetzt, dass der grösste Theil eine bis 8 Mm. dicke schwielige höckerige Masse bildet, die aus weissen Knoten zusammengesetzt ist. In der fibrösen saftigen Masse finden sich punktförmige weisse und weissgelbliche Stellen, die etwas brüchig und mürbe erscheinen und einen trüben Milchsaft entleeren. In der dunkelpigmentirten Rindenschicht der geschwellten Gekrösdrüsen finden sich ebenfalls grauweisse Knoten. In der ganzen Leber kleinste bis hanfkorngrosse, graue, mässig derbe Knoten, die meist in und unter dem Peritonealüberzuge sitzen; an einer Stelle eine über wallnussgrosse Geschwulst, die aus einer fibrösen weissen Masse, mit weissgelblichen confluirenden Punkten besteht — nicht scharf abgegrenzt gegen das Lebergewebe, indem kleinere graue Knoten in dasselbe vorspringen. Nieren, Lungen und die übrigen Lymphdrüsen sind frei. Mikroskopisch bestehen die jüngeren Knoten aus Zellen, deren Protoplasma gegen den bläschenartigen Kern sehr zurücktritt oder fehlt. Je älter die Knötchen, um so mehr Züge feiner Fibrillen, zwischen denen die Zellen grösser und protoplasmareicher werden. In den weissen Knoten findet sich eine bedeutende fettige Entartung.

S. betrachtet das Ganze als eine Art fibröse Form der Tuberculose.

Das Vorkommen der ächten Miliartuberculose wurde bisher von den namhaften Autoren nur dem Affen unter den Thieren zugestanden. Bollinger **(5) beschreibt nun 2 Fälle von allgemeiner Miliartuberculose bei der Katze.**

In einem Falle, welcher eine neunjährige Katze mit einem alten käsigen Heerd im Unterhautzellgewebe des Halses betraf, fand sich acute Miliartuberculose der Lungen, die mit zahlreichen miliaren und submiliaren grauen Knötchen durchsäet waren, und gleichzeitig eine lobuläre bronchopneumonische Infiltration des rechten Hinterlappens. In der linken Niere 15—20 hirsekorn- bis hanfkorngrosse halbrundliche Tuberkel von theils weissgelblicher, theils grau durchscheinender Farbe, welche einen grossen conglomerirten Knoten bilden; ausserdem im übrigen Nierengewebe mehrere solitäre miliare, grau durchscheinende Knötchen. Mikroskopisch verhalten sich die Knötchen der Lunge wie der menschliche Miliartuberkel: zahlreiche glänzende Kerne und kernhaltige grössere Zellen in einer reticulären Grundsubstanz setzen die Knötchen zusammen, und von ähnlichem Baue sind die Knötchen der Niere. — In einem zweiten Falle beobachtete B. bei einer weiblichen älteren Katze eine acute Miliartuberculose der Lungen, der Leber, der Nieren und des Pankreas. Auch hier ergab die mikroskopische Untersuchung die vollkommene Identität der Katzentuberculose mit der des Menschen.

Was die übrigen Hausthiere betrifft, so stellt B. die Perlsucht des Rindes auf gleiche Linie mit der Tuberculose des Menschen. Ebenso kommt Miliartuberculose vor beim Pferd und Schwein, während bei Ziegen, Schafen und Hunden sichere Beobachtungen fehlen, jedenfalls ist die Tuberculose bei den 3 letztgenannten Thieren eine seltene Krankheit.

Tuberculose bei einem Wasserhirsch (Cervus equinus) wurde von Lemaire **(6) beobachtet.**

Beide Lungen waren mit zahlreichen meist erbsengrossen Knoten durchsetzt, die sich vielfach in einem verkästen Zustande befanden. Die Pleura war ganz wie bei der Perlsucht des Rindes mit unzähligen erbsen- bis bohnengrossen Knoten besetzt; ähnliche schon in Verkäsung begriffene grössere oder kleinere Knoten fanden sich an vielen Eingeweiden und Körperstellen, namentlich auch zwischen den Muskeln. Eine im Leben schon bemerkbare Geschwulst an der linken Brustwand war ebenfalls aus Tuberkeln entstanden und hatte durch Theilnahme des Periosts an der verletzten Rippe Veranlassung zur Bildung einer Knochengeschwulst gegeben. Die ganze Geschwulst war von verkästen Knoten durchsetzt und prominirte sowohl nach aussen wie nach innen beträchtlich über die Brustwandung.

In der Dresdener Thierarzneischule (7) wurden die Fütterungsversuche über die Uebertragungsfähigkeit der Tuberculose fortgesetzt und ergaben folgende Resultate:

1. **Fütterung mit Tuberkelmasse vom Menschen:** Fütterung von menschlicher Lunge, die mit frischer Miliartuberculose behaftet war, an 2 Kaninchen, die nach circa 4 Monaten getödtet wurden, war von negativem Erfolg. — Ein junges Schwein erhielt mehrere Tage hindurch je 20 Grm. tuberculösen Lungengewebes vom Menschen. Das Thier starb 48 Tage nach der Fütterung am Typhus. Bei der Section keine Tuberculose. — Ein vollständig gleiches Schwein erhielt in derselben Zeit dieselbe Menge von tuberculöser Menschenlunge als Futter. Die Tödtung erfolgte 147 Tage nach der Fütterung. Magen und Dünndarm erscheinen normal, im Dickdarm Schwellung der solitären Follikel, welche linsengrosse, grau durchscheinende Knötchen von mässig fester Consistenz bilden. Ausserdem finden sich sämmtliche Lymphdrüsen des Darms geschwellt und von stecknadelkopfgrossen käsigen Heerden und Kalkeinlagerungen durchsetzt. — 2. **Fütterung mit Fleisch tuberculöser Schafe:** 2 Schweine wurden mit Fleisch gefüttert, welches von tuberculösen Schafen stammte. Letztere waren durch Fütterung mit tuberculösen Lymphdrüsen und Lunge von einer perlsüchtigen Kuh künstlich mit Tuberculose inficirt. Die Tödtung erfolgte bei einem der genannten Schweine nach 140 Tagen. Es fanden sich im Hüftdarm kleine graubige Verschwärungen mit bröcklichen Massen als Inhalt. Die Gekrösdrüsen vergrössert mit prominirenden grauen Follikeln versehen, in welchen sich vielfach sparsame, stecknadelkopfgrosse käsige Heerde finden. In den Lungen zahlreiche miliare bis kleinerbsengrosse graue oder grauröthliche Knoten, die stellenweise conglomerirt sind; nur einzelne sind weisslich und mit kleinem weissgelblich käsigem Centrum versehen. Die Bronchialdrüsen sind normal. Die Lymphdrüsen im Kehlgang leicht geschwellt und mit einigen kleinen käsigen Heerden versehen. Die übrigen Organe sind normal. Das zweite Schwein, 4 Tage lang mit demselben Material gefüttert, wurde nach 184 Tagen getödtet. Die Section ergab: Schwellung der mesenterischen Drüsen ohne käsige Einlagerung. Miliare bis erbsengrosse Knoten in den Lungen, die theilweise ein käsig-unregelmässiges Centrum besitzen. Gleichzeitig fanden sich in den Bronchien circa 20 Exemplare von Strongylus paradoxus. — Die Bronchial- und Pharyngealdrüsen sind geschwellt und theilweise in Verkäsung. Ebenso miliare bis erbsengrosse prominirende graue Knötchen in 2 mediastinalen Lymphdrüsen neben der Aorta. — In den kleinen Knoten der Lunge finden sich nirgends Spuren von Würmern oder deren Eiern. Die Lungenknoten bestehen wie in dem vorhergehenden Fall aus Rundzellen und freien Kernen. (Die beiden zuletzt referirten Versuche sind nach ihren Resultaten deshalb von besonderer Wichtigkeit, weil sie einerseits die Schädlichkeit des rohen Fleisches tuberculöser Thiere zu beweisen scheinen, und andererseits wahrscheinlich machen, dass die artificielle Tuberculose des Schafes bei Schweinen durch Fütterung wiederum eine ähnliche Affection hervorrufen kann. Ref.)

Aus den früheren Versuchen (cfr. diesen Bericht für 1871. I. p. 564) der Thierarzneischule zu

Hannover ist nachzutragen, dass Kaninchen, die durch Fütterung und Impfung mit Tuberkeln vom Schwein und perlsüchtigen Rindern in höchstem Grade tuberculös waren, nicht nur gesunde Jungen erzeugten, sondern auch die Krankheit durch das Aufsäugen nicht übertragen.

Um die Gefahr bemessen zu können, die speciell in der Stadt Hannover durch die Tuberculosis des Rindes droht, haben GÜNTHER und HARMS (8) Ermittlungen über das Vorkommen derselben in den Milchwirthschaften der Umgebung der Stadt Hannover angestellt. Im Ganzen wurde nur ½ pCt. der Kühe tuberculös gefunden — im Gegensatz zu den Angaben GERLACH's, welcher in allen Stallungen perlsüchtige Kühe fand, ja zuweilen mehr als die Hälfte der Stallungen der Perlsucht verdächtig erklärte. (Aus diesen sehr differenten Angaben geht hervor, wie schwierig die Diagnose der Perlsucht und die Feststellung des wahren Morbilitätsverhältnisses ist. Ref.) — Die Versuche von GÜNTHER und HARMS zerfallen in 3 Reihen:

Die erste Versuchsreihe — das Impf- und Fütterungsmaterial stammte von einer tuberculösen Kuh —, bei welcher 16 Kaninchen mit rohem und gekochtem Fleisch, ferner mit gekochten Perlknoten und gekochtem Tuberkelsaft gefüttert wurden, während 3 Kaninchen und 1 Hund mit rohem und gekochtem Tuberkelsaft, ferner mit rohem und filtrirtem Muskelsaft geimpft wurden, — ergab nur ein positives Resultat bei einem Kaninchen, welchem roher Tuberkelsaft in die Bauchhöhle injicirt wurde. — Bei einer zweiten Versuchsreihe — als Impf- und Fütterungsmaterial diente eine tuberculöse Kuh mit vorwiegender Erkrankung der Lunge und Luftröhre und mässiger Affection der serösen Häute — ergab die längere Zeit hindurch fortgesetzte Fütterung mit gekochter und roher Milch bei je 6 Kaninchen ein negatives Resultat, ebenso die Fütterung von roher Milch an 2 Katzen. Dagegen zeigten von 2 mit roher Milch gefütterten Ziegenlämmern das eine nach 6 Monaten lymphoide Knoten im Darm, das andere nach 5½ Monaten Tuberculose der Lungen und des Bauchfells, ferner lymphoide Knoten im Dickdarm. In ganz ähnlicher Weise hatte eine Fütterung mit roher Milch bei einem Kalbe positiven Erfolg. Fütterung mit rohem Fleische und frischen rohen Knoten an 3 Kaninchen war ebenfalls von positivem Erfolg, dieselben wurden tuberculös und scrophulös. Von negativem Resultate waren endlich Fütterung an 8 Kaninchen mit rohem Fleische, an 9 Kaninchen mit Bronchialschleim und an 3 Kaninchen mit rohen Knoten. — Ein Versuch, die Tuberculose durch die Luft zu übertragen, war ebenfalls von negativem Erfolge: 5 Kaninchen wurden in einem Käfig derart vor einer tuberculösen Kuh angebracht, dass die ausgeathmete Luft der Kuh in den Käfig eindringen musste; die Thiere blieben gesund. — In einer dritten Versuchsreihe, wobei mit Knoten und Fleisch der beiden obigen Kühe ein Hund und 2 Schweine gefüttert wurden, zeigten sämmtliche Thiere Scrofulose und Tuberculose und gleichzeitig Leukämie. (? wahrscheinlich Leukocytose Ref.)

Nach den Angaben von ZÜRN (9) sind in der Umgegend von Jena $\frac{1}{5}$–$\frac{1}{4}$ aller Rinder mit Perlsucht behaftet. Bei seinen Versuchen über die Uebertragbarkeit der Tuberculose des Rindes auf andere Hausäugethiere bediente sich ZÜRN einer tuberculösen Kuh mit nur vereinzelten Knoten auf den serösen Häuten, mit hochgradiger Tuberculose der Lunge und Leber (letztere war 30½ Pfund schwer), der Lymphdrüsen der Bauch- und Brusthöhle. Die betreffenden Organe wurden zur Untersuchung an LEISERING geschickt und auch von demselben als perlsüchtig erklärt.

Längere Zeit fortgesetzte Fütterung mit Milch dieser Kuh an 2 Ferkeln ergab bei einem derselben nach 27 Tagen Schwellung und Vergrösserung der mesenterialen Drüsen sowie der Lymphdrüsen der Bauchhöhle, bei dem anderen, welches ausserdem noch 17 Tage mit rohem Fleische der perlsüchtigen Kuh genährt und 99 Tage nach der ersten Milchfütterung getödtet wurde: allgemeine Schwellung der Lymphdrüsen der Bauch- und Brusthöhle mit Erweichung und theilweiser Einlagerung dicker eiteriger Massen, enorme Vergrösserung der Kehlgangsdrüsen bis zur Grösse eines Borsdorfer Apfels mit theilweiser fettig-käsiger Umwandlung. Lunge und Leber sind frei von Tuberkeln. — Impfungen mit tuberculöser Substanz (Lymphdrüsen, Lebertuberkel, Bronchialschleim) auf 3 Kaninchen hatten sämmtlich positiven Erfolg. — Fütterung von Lebertuberkeln an ein Kaninchen erzeugte linsengrosse Geschwüre auf der Darmschleimhaut mit gelbem Grund und höckerig infiltrirten Rändern, einzelne Tuberkel an der Serosa des Dünn- und Dickdarms. — Fütterung mit roher Tuberkelmasse an ein junges Schwein erzeugte nach 9 Wochen Miliartuberculose der Lunge, einzelne Darmgeschwüre, Schwellung der Peyer'schen Drüsen, enorme Vergrösserung der Mesenterial- und Kehlgangsdrüsen, die eingedickte eiterige Massen enthielten. — Fütterung mit roher Tuberkelmasse (3 Kaffeelöffel voll) an ein Lamm erzeugte nach 6 Wochen Schwellung der Peyer'schen Drüsen, starke Vergrösserung der Lymphdrüsen der Bauchhöhle, mit theilweiser Verkäsung, vereinzelte Knötchenbildung auf der Serosa des Dünndarms mit käsigem Inhalt. Die übrigen Organe normal. — Ein mit gekochter Tuberkelmasse gefüttertes Ferkel, das übrigens an einem Scrotalbruch litt, ging sehr bald an Peritonitis zu Grunde.

Unter anderen Schlussfolgerungen, die ZÜRN aus den mitgetheilten sowie aus den Versuchen Anderer zieht, spricht er die Ansicht aus, dass Fleischer beim Ausschlachten perlsüchtiger Rinder und besonders bei dem meist mühe- und sorgsamen Auslösen der Perlknoten sich leicht schneiden und inficiren können; ferner zieht er den Schluss, dass Verfütterung gekochter Tuberkelmassen an gesunde Versuchsthiere ebenfalls Tuberculose erzeugen kann, — wofür Ref. in den von ZÜRN mitgetheilten Versuchen vergeblich einen beweisenden Fall suchte. Allerdings wurde in den Dresdener Versuchen (Sächs. Bericht für 1870, Versuch 6.) einmal mit Tuberkelmasse, die 5 Minuten gekocht war, Tuberculose auf dem Wege der Fütterung hervorgebracht.

In einem Briefe an VILLEMIN giebt CHAUVEAU (10) die Umrisse einer demnächst zu veröffentlichenden Publication über die Uebertragbarkeit der Tuberculose. Die allgemeinen Bemerkungen, welche CHAUVEAU der Mittheilung seiner experimentellen Resultate vorausschickt, betreffen die Methode der Uebertragungsversuche und zwar das Impfmaterial, die Impfthiere und endlich den Vorgang der Impfung selbst. Indem wir in Betreff dieser interessanten Erörterungen auf das Original verweisen müssen, wollen wir hier nur auf die Mittheilung seiner wichtigsten Resultate beschränken. Die Experimente, deren Zahl CHAUVEAU auf 500 angiebt, zerfallen in folgende Gruppen:

1) Fütterungsversuche: Die Versuche wurden angestellt an 11 Thieren des Rindergeschlechtes in einem Alter, wo die natürliche Tuberculose in voller Entwicklung sehr selten ist. Das älteste der Versuchsthiere war 14 Monate alt, die jüngsten waren Milchkälber. Die Thiere, die sich während der Versuche unter den günstigsten hygienischen Bedingungen befanden, erhielten zum Theil tuberculöse Substanz von phthisischen Kühen, zum Theil solche von Menschen. Bei sämmtlichen Thieren waren diese Fütterungen von positivem Erfolge, indem theils leichte, theils schwere Infectionen zu Stande kamen. Die schwersten und häufigsten Veränderungen betrafen die Organe, die aus adenoidem Gewebe bestehen: die Follikel- und Peyer'schen Follikel des Dünndarmes und die Drüsen, und zwar vorzugsweise die Mesenterial-, Bronchial-, Retropharyngeal- und Submaxillardrüsen, welche enorme Vergrösserung, verbunden mit käsiger Entzündung, zeigten. Dann kommen in der Reihe der Frequenz die miliaren Eruptionen mit Geschwürsbildungen auf der Schleimhaut des Kehlkopfes bis zu den Enden der Bronchien. Nach Frequenz und Wichtigkeit kommen darnach die Veränderungen der Lungen: Es fanden sich peribronchitische und perivasculäre oder selbst alveoläre Granulationen, ferner Knötchen, conglomerirte Knoten und die verschiedenen Formen der Pneumonie. In einigen Fällen fand sich ausserdem tuberkulöse Pleuritis, Tuberkeln der Leber, der Milz und des Peritoneums. Zur Controle wurden als Vergleichsobjecte zwei junge Thiere, welche keine tuberculösen Substanzen erhielten, mehrere Wochen hindurch in demselben Stalle unter denselben Bedingungen gehalten; sie zeigten bei der Autopsie keine Veränderungen. Unter den Erscheinungen im Leben, welche die betreffenden Thiere darboten, sind hervorzuheben die Diarrhoë, ferner die Abmagerung und der Husten. — 2) Gefässeinjectionen: Die Injectionsflüssigkeit bereitet sich Chauveau so, dass er tuberculöse Massen aus den Lungen oder Lymphdrüsen mit grossen Mengen von Wasser zusammenbringt und nach 36—48 Stunden dieselben verwendet, nachdem sie vorher filtrirt wurde. Die Injectionen wurden theils in die Venen, theils in die Arterien gemacht und zwar an Kälbern, Pferden und Eseln. Ausnahmslos wurden auf diese Weise Veränderungen der Lunge erzeugt mit oder ohne Tuberculisation der Bronchialdrüsen; Rinder sind natürlich empfänglicher. Bei den Einhufern waren die erzeugten Veränderungen dadurch interessant, dass mit sehr kleinen Quantitäten tuberculöser Substanz in der Lunge graue und durchsichtige miliare Eruptionen in unglaublicher Zahl, ähnlich den feinen und zahlreichen Eruptionen der acuten Miliartuberculose bei Menschen, hervorgebracht wurden. Bei sehr reichlichen Injectionen erhielt man sehr verbreitete katarrhalische Pneumonien mit Husten, Fieber und anderen Störungen. — 3) Impfungen ins Zellgewebe: Als Versuchsthiere dienten Kälber, Pferde, Esel und Maulesel. Dasselbe Impfmaterial wurde benutzt wie bei den Gefässinjectionen, zum Theil stammte dasselbe von künstlich inficirten Thieren. Alle Versuche ergaben ein positives Resultat: an der Impfstelle bildete sich ein tuberculöser Tumor, dessen physiologische Entwicklung besonders wichtig ist, da sie keine Aehnlichkeit mit einem eitrigen Processe besitzt. In den ersten 8—15 Tagen, selbst bis zu 29 Tagen bemerkte man keinen Effect; in den nächsten 2—4—6 Wochen findet ein langsames Wachsthum des Tumors statt, dann folgt eine Periode der Abnahme und schliesslich bleibt er stationär. Hat das Impfmaterial noch phlogogene Eigenschaften, so ist die Wirkung eine plötzliche und flüchtige und erst nach dem Aufhören der Entzündung beginnt die Entwicklung des tuberculösen Processes, wobei der Unterschied beider deutlich hervortritt. Beim Rinde findet sich immer eine secundäre Affection der benachbarten Drüsen. (Eine allgemeine Infection scheint demnach hier auszubleiben. Ref.) — 4) Hautimpfungen machte Chauveau nur in geringer Zahl. Zweimal erfolgten Ulcerationen; die Resultate bewiesen, dass die Oberfläche der Haut nicht leicht absorbirt, und der Entwicklung des tuberculösen Materials keinen günstigen Boden bietet. — Indem Chauveau endlich noch das active Princip der eingeimpften Substanzen und die specifische Action der tuberculösen Substanz bespricht, kommt er zu folgenden Sätzen: Nach dem Principe, dass jede virulente Substanz einen flüssigen inactiven und einen festen allein activen Theil enthält, sind Impfungen mit filtrirter Flüssigkeit immer misslungen. Die tuberculöse Substanz verhält sich wie eine virulente Substanz. Die mehr oder weniger analogen phlogogenen Substanzen, wie käsiger Eiter haben bei Versuchen an Rind und Pferd immer negativen Erfolg.

Um die bisher veröffentlichten entgegengesetzten Resultate zu erklären, greift CHAUVEAU seiner ausführlichen Veröffentlichung vor und theilt mit: Das einfach entzündliche Virus oder besser die phlogogenen nicht virulenten Stoffe können unter gewissen Bedingungen und bei manchen Thieren disseminirte und allgemein entzündliche Processe erzeugen, welche anatomisch mit den multiplen Processen der Tuberculose die grösste Analogie besitzen. Dass diese Processe nicht specifisch sind, beweist Ch. durch folgendes Experiment:

Von 2 Kaninchen wird das eine mit sehr reizendem Eiter geimpft und bekommt dadurch eine käsige Pneumonie der Lungen; ein anderes wird durch Impfung mit ächter Tuberculose tuberculös gemacht und zeigt analoge Knoten. Von diesen beiden impfte Ch. in das Zellgewebe eines Kalbes und eines Pferdes. Das erstere zeigte eine entzündliche Anschwellung, die nach einigen Tagen verschwand, das letztere bekam einen bleibenden tuberculösen Tumor. Trotz ihrer anatomischen Aehnlichkeit hatten die beiden Substanzen doch physiologisch sehr verschiedene Eigenschaften. Impfung mit dem Inhalt kalter Abscesse, die an Kälbern, Hunden, Pferden, Eseln und Mauleseln gemacht wurden, waren immer von negativem Erfolge; es folgten nur sehr flüchtige entzündliche Processe.

Die Tuberculose steht für CHAUVEAU in Bezug auf ihre experimentelle Erzeugung ganz unter denselben Bedingungen wie die übrigen virulenten Krankheiten.

CRISP (11) hatte früher ein Schwein mit gesundem Eiter von seinem eigenen Finger geimpft. Das Thier starb ungefähr einen Monat nach der Impfung an Tuberculose der Leber, der Milz und des Mesenteriums. Dieses Resultat sowie die Ergebnisse der Versuche anderer Experimentatoren, welche durch Quecksilber und andere Fremdkörper Tuberculose erzeugten, veranlassten CRISP, sich folgende Frage vorzulegen: Wenn Eiter und andere Fremdkörper bei niederen Thieren Tuberculose verursachen, kann auch das Vaccinegift eingeführt in das Blut zarter Kinder, die eine Praedisposition oder eine hereditäre Anlage zur Phthisis besitzen, besonders wenn die Flüssigkeit in eitriger Form zur Impfung verwendet wird, Anlass für Tuberculose werden? Zur Beantwortung dieser Frage stellte CRISP an Katzen, Hunden, Mäusen, Kaninchen und Affen eine Reihe von Experimenten an, indem er zuerst Vaccine durch kleine Stiche an verschiedenen Theilen einführte und dann nach mehreren Tagen oder Wochen die Thiere mit Blatterngift impfte. Alle diese Versuche blieben erfolglos. — Ferner impfte C. Vögel zuerst mit Vaccine und nach einem gewissen Zeitraum, wenn es sich zeigte, dass die Vaccinalimpfung ohne Erfolg war mit Blatterngift. Auf diese Weise konnten 5 Hennen tuberculös gemacht werden. Die Tiere starben 12–18 Monate nach der Impfung. – Schon früher hatte C. 4 Tauben mit tuberculöser Substanz von einer Henne ohne Erfolg geimpft. Ueber die Entstehung der Tuberculose bei dem Geflügel spricht sich C. dahin aus, dass im ersten Stadium immer Hyperämie und ein entzündlicher Zustand vorhanden sei. Leber und Milz sind die am häufigsten afficirten Organe; dieselben sind anfangs vergrössert und blutreich, dann erscheinen kleine Knötchen an der Adventitia der Arterien sitzend, nach kurzer Zeit kalkige Umwandlung derselben. In einem dritten Stadium bestehen die runden Einlagerungen aus amorphen und kalkigen Substanzen, die geschichtet und zwiebelartig angeordnet sind. Die Lungen, die Nieren und das Gehirn sind nur ausnahmsweise der Sitz der Tuberkeln. Schliesslich bespricht C. noch die bedeutenden Unterschiede zwischen der Tuberculose des Menschen und der Vögel

2. Leukämie.

1) Siedamgrotzky, Leukämie beim Hund und bei der Katze. Sächs. B. S. 54 u. 62. — 2) Bollinger, O., Ein Fall von Leukämie beim Schwein. Schweiz. Archiv für Thierheilkunde. Bd. XXIV. S. 275.

SIEDAMGROTZKY (1) beobachtete einen ausgezeichneten Fall von lienal-lymphatischer Leukämie bei einem 4-jährigen Hühnerhund.

Das Thier litt längere Zeit an Appetitlosigkeit und Durchfall und starb nach 4tägiger Beobachtung, nachdem durch die Palpation in der Bauchhöhle ein grösserer fester Tumor constatirt war. Die Section ergab eine enorm vergrösserte Milz von 1175 Gramm Gewicht, 50 Ctm. Länge, 15,5 grösster Breite und 3–4 Ctm. Dicke; an der Oberfläche der Milz flache Erhebungen. Sämmtliche Lymphdrüsen, besonders die Gekrösdrüsen bedeutend vergrössert, ebenso die Tonsillen. Im Blute ist das Verhältniss der weissen zu den rothen Blutkörperchen = 1 : 15. Ausserdem fanden sich einzelne Blutaustretungen in der Milz, am Herzbeutel, in dem Schleimhautüberzug der Tonsillen und am Zahnfleisch.

Gleichzeitig erwähnt SIEDAMGROTZKY eine geringgradige lienal-lymphatische Leukämie bei einer an innerer Verblutung gestorbenen Katze, welche anatomisch durch eine bedeutende Hyperplasie der Lymphdrüsen und der Milz, die bis zum Doppelten vergrössert waren, gekennzeichnet ist.

BOLLINGER (2) beschreibt einen Fall von lienaler Leukämie beim Schweine.

Das halbjährige Thier war nach angeblich viertägiger Krankheit (Mangel an Fresslust) von dem Besitzer geschlachtet worden. Die Untersuchung der inneren Organe ergab eine enorme Vergrösserung der Milz, welche ein Gewicht von 1750 Gramm, eine Länge von 79 Ctm., eine Breite von 15 und eine Dicke von 5 Ctm. besass. Das Gewebe ist derb, fleischfarben und verhält sich mikroskopisch ganz wie die leukämische Milz des Menschen. Die Nieren sind beiderseits bedeutend vergrössert, jede hat ein Gewicht von 825 Gramm; das Gewebe blass, weich und von zahlreichen unregelmässigen Blutungen durchsetzt. In der lufthaltigen Lunge finden sich zahlreiche leukämische Knötchen; die Leber, um zwei Drittel vergrössert, zeigt in dem stark entwickelten interacinösen Gewebe eine Einlagerung von zahlreichen Lymphzellen, ähnlich wie in dem bindegewebigen Gerüste der Nieren. Im Blute der Nierenvene war das Verhältniss der weissen zu den rothen Blutkörperchen = 1 : 5. Uebrigens war dem Bauer schon beim Schlachten des Schweines aufgefallen, dass das Blut ganz hellroth und wässerig war und nicht einmal ein rothes Messer gegeben habe. Da die übrigen Brust- und Bauchеingeweide als normal angegeben wurden, so ist anzunehmen, dass die Lymphdrüsen an der Erkrankung nicht betheiligt waren.

III. Thierische und pflanzliche Parasiten und durch diese hervorgebrachte Thierkrankheiten.

1) Zürn, F. A., Die Schmarotzer auf und in dem Körper unserer Haussäugethiere, sowie die durch erstere veranlassten Krankheiten, deren Behandlung und Verhütung. I. Theil: Die thierischen Parasiten. Weimar. 8. [illegible] — 2) Siedamgrotzky, O., [illegible] in den [illegible] der Pferde. [illegible] — 3) [illegible], A., [illegible] in der [illegible]. [illegible] — 4) Stirling, W. R., Note on the presence of Trichina spiralis in the muscles of the rat. Journ. of Anat. and Physiol. May p. 443. — 5) Zürn, F. A., Trichinen in [illegible]. Zoopath. Untersuchungen [illegible] — 6) [illegible], Trichinen in Hühnern. Zeitschrift für wissenschaftliche Zoologie. Bd. [illegible] — 7) [illegible], [illegible] beim [illegible]. [illegible] — 8) [illegible], C., [illegible] in der Leber des [illegible]. [illegible] — 9) [illegible], [illegible] der Schweineleber. [illegible] (Bei einem Schwein, welches [illegible] war und im Leben [illegible], war die Leber vollständig mit [illegible] durchsetzt, so dass kaum noch Reste des Lebergewebes zu erkennen waren; die Vergrösserung der Leber war so bedeutend, dass ihr Gewicht [illegible] Pfund betrug, während der übrige Cadaver nur [illegible] Pfund wog.) — 10) [illegible], [illegible] im kleinen Gehirn einer [illegible] Ziege. [illegible] (Eine Ziege, welche im Leben die Erscheinungen der Drehkrankheit mit Hyperästhesie der Haut gezeigt hatte, ergab bei der Section eine [illegible] Coenurusblase im linken Lappen des Kleinhirns). — 11) Zürn, F. A., Zur Drehkrankheit der [illegible] und Versuche über die Wirkung des [illegible] gegen Bandwürmer der Hunde. Zoopath. Unters. S. 43. — 12) Siedamgrotzky, Cysticercus cellulosae im Gehirn des Hundes. Sächs. B. S. [illegible] — 13) Zürn, F. A., Folgen der Verfütterung von Eiern der Taenia mediocanellata an ein Kalb. (Ueber acute Cysticercen — Tuberculose). Zoopath. Unt. S. 1[illegible]. — 14) Derselbe, Verfütterung von Proglottiden der Taenia mediocanellata an Ziege und Schaf. Ibid. S. [illegible]. — 15) [illegible], Spiroptera [illegible] in Wurmcysten des Magens beim Hunde. Oberm. Rep. u. Rep. B. [illegible] p. [illegible]. — 16) [illegible], J. P., Note sur le développement des [illegible] [illegible] domestiques. Journ. d'anat. et de la physiol. No. [illegible] — 17) Idem, [illegible] du cheval, [illegible] [illegible] qui le produisent. Ibid. p. [illegible] (Sehr [illegible]). — 18) Zürn, F. A., [illegible] bei Vögeln. Zoopath. Unt. S. 42. — 19) André, Aug., [illegible]. Annal. p. 97. (Beschreibt beim Kaninchen 2 Fälle von [illegible], welche nur die innere Seite der Ohrmuschel und die Basis des äusseren Gehörganges betraf.) — 20) Siedamgrotzky, [illegible] bei Hunden. Sächs. B. S. [illegible]. (8 beobachtete [illegible] bei Hunden in [illegible] Verbreitung; in 9 Fällen konnte eine Uebertragung der [illegible] auf Menschen constatirt werden). — 21) Blumberg, C., Ueber den Bau des [illegible]. Inaug. Diss. Dorpat. 1875 — 22) Albrecht, C., [illegible]

[illegible] im [illegible] Gehirn eines Pferdes. [illegible] S. 317. — 93) [illegible], [illegible] in der Niere eines [illegible]. [illegible] Rep. [illegible] p. [illegible]. — 94) [illegible], Strongylus [illegible] in der Lunge des [illegible]. [illegible], 22, 166. — 95) Fleming, Die Uebertragbarkeit der [illegible] Flechte (Tinea tonsurans) von den Thieren auf den Menschen. Vet. u. Oesterr. B. 33. [illegible] S. 92. — 96) Simon, [illegible]. Archiv f. Dermat. und Syph. IV. J. S. 401.

Ueber das Vorkommen der Räude in Württemberg giebt Straub (Rep. p. 147) aus den thierärztlichen Berichten einige Mittheilungen. Von sämmtlichen Schafen werden durchschnittlich 27—28 pCt. räudig. Im Verlaufe von 12 Jahren (1859—1870) erkrankten in Württemberg an Räude in

1,020 Gemarkungen und
1,165 Heerden
190,771 Schafe;

Davon wurden geschlachtet 2,792 Stück. — Bei Pferden kam die Räude weit seltener vor; Uebertragung der Räude von Katzen auf Pferde wurde öfters dadurch beobachtet, dass erstere auf dem Rücken der letzteren der Ruhe pflegen.

Uebertragung der Räude vom Pferd auf 7 Personen kam dadurch zu Stande, dass ein räudiges Pferd von dem Besitzer und dessen Angehörigen fleissig geputzt und gewaschen wurde (Sächs. B. S. 115).

Siedamgrotzky (2) fand bei einem zu Secirübungen verwendeten Pferde in allen Körpermuskeln die bekannten Psorospermienschläuche.

Die betreffenden Muskeln waren blass, an Umfang etwas verringert und enthielten in den oberflächlichen Schichten 2—10 Mm. lange und circa 1 Mm. dicke weissliche Streifen in der Richtung der Muskelfasern. Dieselben prominiren etwas über die Oberfläche, lassen sich leicht ausschälen und ohne Mühe zerbröckeln. In den tieferen Schichten sind sie mehr bräunlich, sehr trocken und isoliren sich auf dem Durchschnitt fast von selbst. Nach aussen sind sie umgeben von einer weisslichen bindegewebigen Kapsel. — Die meisten Schläuche sind 3 bis 4 Mm. lang, manche bis zu 12 Mm. Die Breite wechselt von 0,05—0,175 ausnahmsweise bis 0,3 Mm.; beide Enden sind stumpf zugespitzt. — Der Inhalt ist dunkelgekörnt und besteht aus bohnen- oder schwach nierenförmigen Körperchen von 8—16 μ Länge und 4 μ Breite mit einem hellen Kern von 2,5—3,3 μ Durchmesser. In dem afficirten Muskelbündel wie in den benachbarten sind die Kerne vermehrt. Wo die Schläuche in grosser Zahl vorhanden sind, dort findet sich neben der intramusculären Kernwucherung eine Hyperplasie des interstitiellen Bindegewebes mit secundärer Atrophie der Muskelfasern. — Bei einem der 13 untersuchten Pferde wurden die Sporospermien vermisst.

Am constantesten, zahlreichsten und grössten sind die Schläuche in der quergestreiften Musculatur des Schlundes, darnach in den Schlundmuskeln, unteren Halsmuskeln und im Zwerchfell; ausserdem in den verschiedensten Muskeln, niemals im Herzen in der glatten Musculatur des Schlundes oder in der Schleimhaut desselben oder in der Schleimhaut des Zwölffingerdarms. Die Schläuche liegen stets in einer Muskelfaser, besitzen eine homogene, widerstandsfähige Membran mit schräg gestellten 12 μ langen Cilien; von dieser Membran gehen nach innen homogene zarte Scheidewände, welche Hohlräume bilden, und in diesen liegen die Psorospermien. In Bezug auf die Natur dieser Gebilde neigt sich G. zu der Annahme, dass es sich hier um Parasiten oder deren Entwicklungsstufen handelt, die mit der Nahrung oder dem Getränk einwandern.

Paulicki (3) beschreibt 2 Fälle von Psorospermienerkrankung der Lunge bei Affen.

In einem Falle fanden sich bei einem Kapuzineraffen, der an verkäsender Pneumonie zu Grunde ging, zahlreiche disseminirte punktförmige wie hirsekorngrosse grün gefärbte Heerde gleichmässig über die ganze Lunge vertheilt. Diese Heerde liegen in den Lungenalveolen und bestehen mikroskopisch aus sehr zahlreichen gedrängt liegenden, rundlichen Gebilden, die aus einem grünen körnigen Inhalt, einem hellen bläschenartigen Kern mit Kernkörperchen bestehen und eine besondere Modification der von der Kaninchenleber der bekannten Psorospermien darstellen (?). Der zweite Fall betraf einen Macacus cynomolgus, dessen Lungen zahlreiche isolirte Psorospermien enthielten, ohne dass es zur Bildung grösserer makroskopisch sichtbarer Heerde gekommen war.

Die durch eine grüne Färbung sowie durch ihre mehr runden Formen gekennzeichneten Psorospermien will P. als besondere Species aufgefasst wissen und schlägt dafür die Benennung Psorospermium viride vor. Für den zweiten Fall nimmt P. eine intrauterine Wanderung der Psorospermien aus dem mütterlichen Organismus an.

Stieling (4) fand eine grosse Menge eingekapselter Trichinen in den Muskeln einer 4 Monate alten Ratte, die aus den Kellern des anatomischen Museums stammte. Besonders reichlich waren die Parasiten in der Lunge. Da in dem betreffenden Keller die Reste der zu anatomischen Uebungen verwendeten Leichen aufbewahrt wurden, so liegt die Möglichkeit nahe, dass die Ratte von solchem Fleische gefressen hatte, wenn auch seit mehreren Jahren kein Leichnam mit Trichinen constatirt wurde.

Zürn (5) versuchte Fliegenlarven mit Trichinen zu inficiren, indem er den Kadaver eines trichinösen Kaninchens in einem vergitterten Kästchen an die Luft legte. Ungefähr 150 solcher Larven wurden zu verschiedenen Zeiten mikroskopisch untersucht, ohne dass eine einzige Trichine aufgefunden werden konnte.

Bakody (6) fand Trichinen in den Wandungen des Drüsenmagens und der Gedärme des Haushahnes, während im Muskelfleische solche fehlten. Die Parasiten bildeten an der Aussenfläche des Darmes helle Bläschen, die dem blossen Auge als weisse Pünktchen erschienen; in den tieferen Schichten fanden sich ebenfalls eingekapselte Trichinen.

Harms (8) beobachtete zweimal Knoten in der Leber von Rindern, die er für Echinococcus multilocularis hält.

Die Knoten waren Haselnuss- bis Hühnereigross, von einer bindegewebigen Kapsel umgeben und mit einem bindegewebigen Gerüste versehen, welches sich baumartig von einem Punkte aus verzweigte. In den auf diese Weise gebildeten rundlichen Räumen lag eine häutige Masse, welche Harms für Heerde abgestorbener Echinococcen ansieht, da er Rudimente eines Kopfes nachweisen konnte. (Aus der kurzen Beschreibung lässt sich nicht mit Sicherheit entnehmen, ob hier wirklich Echinococcus multilocularis vorlag. Die einzig bis jetzt bekannten Fälle vom Vorkommen dieses Parasiten beim Rind und bei den Hausthieren überhaupt sind von Huber (vergl. Virchow's Archiv B. 54. P. 269) beschrieben worden, während Harms die angeführten Fälle als die ersten beim Thiere ansieht. Ref.

Gleichzeitig erwähnt Harms einen seltenen Fall, an Echinococcus der von Eulers beobachtet wurde.

Bei einer crepirten Kuh fand letzterer eine mit Echinococcen durchsetzte Leber von 30 Kilogr. Gewicht, 1 Meter Länge und 60 Ctm. Breite. Beim Einschneiden entleerte sich ungefähr ein halber Stalleimer klarer Flüssigkeit, auf der Schnittfläche sass Höhle an Höhle, so dass das ganze Bild einem Wespenneste sehr ähnlich war.

Zürn (11) fütterte 3 Hunde mit einer sehr grossen Quese (Coenurus cerebralis) vom Schaf, alle mit positivem Erfolge. Als Anthelminthicum verabreichte Z. an diese mit Taenien inficirten Hunde getrocknete Kürbiskerne, deren Wirkung eine wenigstens theilweise zufriedenstellende war. — Mit den geschlechtsreifen Proglottiden wurden 3 Lämmer gefüttert, ungefähr ½—1 Glied an ein Lamm, alle mit negativem Resultat. Leuckart, darüber um Auskunft angegangen, theilte mit, dass ihm solche Versuche sehr häufig misslungen seien. Man müsse ausserdem viele Proglottiden verfüttern, da die Embryonen sich gleichmässig im Körper vertheilen, und nur verhältnissmässig wenige in's Gehirn gelangen; endlich müsse eine gewisse Zahl von Coenurusblasen im Gehirne vorhanden sein, um die entzündliche Reizung bis zur Drehkrankheit zu steigern.

Siedamgrotzky (12) beschreibt Finnen im Gehirne des Hundes.

Ein grosser Zughund, der vorher ganz gesund gewesen war und namentlich keine Verminderung der Intelligenz zeigte, wurde plötzlich von heftigen allgemeinen Krämpfen befallen. Weitere Erscheinungen waren Unfähigkeit zum Stehen, Kauen fortgesetztes Bellen, Kaukrämpfe und zunehmende Bewusstlosigkeit. Der Tod erfolgte 24 Stunden nach dem Auftreten der ersten Krankheitserscheinungen. Die Section ergab bedeutende Hyperämie des Gehirns und der Hirnhäute; in den letzteren in der Decke der beiden Grosshirnhemisphären 23 erbsengrosse Exemplare von Cysticercus cellulosae. Dieselben sind von einer weisslichen dünnen Bindegewebsmembran umschlossen, in deren Umgebung die Hirnsubstanz meist röthlich und etwas erweicht erschien. (Diese Beobachtung betrifft offenbar denselben Fall, den Leisering im Jahresbericht für 1871, I. S. 544, erwähnt. Ref.)

Zürn (13) fütterte ein 3monatliches Kalb mit 57 Proglottiden der Tänia mediocanellata. Sehr bald stellten sich Fieber, verminderte Fresslust, steifer Gang und Schmerzen bei der Bewegung ein. Unter Zunahme des Fiebers wurde das Thier sehr matt und hinfällig, unter den Erscheinungen der Dyspnoë und der Herzlähmung erfolgte der Tod nach 23 Tagen. Bei der Section fanden sich zahlreiche Finnen der Tänia mediocanellata im Herzen und in allen willkührlichen Muskeln besonders des Kopfes, des Halses und im Zwerchfell.

Weitere Fütterungen mit Proglottiden dieses Bandwurmes an eine Ziege und ein Schaf, die ebenfalls von Zürn (14) angestellt wurden, waren ohne Erfolg.

Bei einem Hunde fand Francesco (15) an der Einpflanzung des Schlundes 2 Geschwülste, deren grössere haselnussgross und mit 2 oberflächlichen Schleimhautgeschwüren versehen war. In beiden Geschwülsten befanden sich zahlreiche Exemplare von Spiroptera sanguinolenta. An der entsprechenden Berührungsstelle des Magens mit dem Zwerchfell hatte sich ein halbrundes Geschwür entwickelt, welches sich in die Brusthöhle geöffnet und ein eiteriges Exsudat in derselben veranlasst hatte.

Bei einem Pferde, welches sehr rasch unter den Erscheinungen der Perforativperitonitis gestorben war, fand Mégnin (16) unmittelbar in der Nähe eines Dünndarmrisses 2 mit dem Darmlumen in Verbindung stehende Cysten von ungefähr 2 Ctm. Durchmesser. Im Innern dieser mit Schleimhaut ausgekleideten Cysten finden sich ungefähr je 10 unbewaffnete Plattwürmer und ausserdem eine grössere Zahl (53) solcher Würmer von 3 Decim. Länge in dem angrenzenden Darmabschnitte. An der Rupturstelle fanden sich noch die Reste und Fetzen einer ähnlichen Wurmcyste, welche ursprünglich mit Futterstoffen ausgefüllt und dann zerrissen war. Die erwähnten Plattwürmer waren gebändert, mit viereckigem Kopf mit 4 Saugnäpfen versehen, ohne Rüssel und Haken.

Nach M. ist dieser Wurm verwandt mit Tän. perfoliata, Tän. plicata und mammillaria und stimmt mit einer von Baillet beschriebenen Form überein, die jedoch noch nicht ausgewachsen sei, ebenso als die Form eines reifen Bandwurmgliedes (Strobila) besitze. Zum Schlusse stellt M. die Hypothese auf, dass die erwähnten Cysten, die aus der Umwandlung einer polycephalen Blase hervorgehen sollen (!) den Ort darstellen, wo sich der Scolex dieses unbewaffneten Bandwurmes entwickele. Die Communication dieser Cysten mit dem Darm wird als das Resultat einer oft wiederholten Wanderung einer grossen Zahl von Würmern auf demselben Wege angesehen (?).

Zürn (18) fand bei einem Kreuzschnabel (Loxia curvirostra) unter den Flügeln und an der Unterbrust mehrere erbsen- bis bohnengrosse gelbliche Cysten, die im Innern eine feinkörnig gelbweisse Masse — zahllose Krätzmilben und deren Eier enthielten. Die Milben erwiesen sich als Sarcoptes nidulans (Nitzsch); Uebertragungsversuche auf Hund, Schaf und Kaninchen blieben ohne Erfolg.

Das Amphistoma conicum, welches den Pansen des Rindes und anderer Wiederkäuer bewohnt, saugt sich nach Blumberg (21) so innig an die zwischen den langen lanzettförmigen Zotten des Pansens befindliche Schleimhaut an, dass es nur mit einer gewissen Kraftanwendung abgelöst werden kann. Die betreffende Stelle, wo der Saugnapf befestigt ist, zeigt nach Entfernung des Thieres eine halbkugelige Hervorragung als genauen Abdruck des Hohlraumes vom Saugnapfe. Es sind also diese Hervorragungen keine im Pansen praeexistirenden Papillen, wie vielfach angenommen wird, sondern werden lediglich durch das Ansaugen des Wurmes erzeugt.

Bei einem Pferde, welches plötzlich die Erscheinungen der Gehirnapoplexie gezeigt hatte und als unheilbar nach 2 Tagen getödtet wurde, fand Albrecht (22) in dem hyperämischen Gehirne an verschiedenen Stellen apoplektische Herde besonders im Gehirnknoten und im Wurme des Kleinhirns. Das Blutcoagulum des Kleinhirns enthielt einen Wurm, der von Gurlt als Strongylus armatus bestimmt wurde und zwar als ein ausgebildetes Weibchen, das in der Häutung begriffen war. Derselbe war als Embryo wahrscheinlich mit dem Blutstrome ins Gehirn gelangt und hatte dort in einem Blutgefässe seine Entwickelung durchgemacht, ohne dass zu ermitteln war, in welcher Arterie dies geschehen war.

Fleming (25) beobachtete Uebertragung der Tinea tonsurans von einem Pony auf 6 Menschen. Bei allen entwickelte sich ein ringförmiger Flechtenausschlag (Tinea circinata), welche ihren Sitz hauptsächlich am Rücken der Finger, an der Hand, an der Vorder- und Aussenseite des Vorderarms hatte. Bei einem dieser Individuen entstand ausserdem eine Sykosis der linken Oberlippe. Nach Fox sind der Grind auf dem Kopfe (Tinea tonsurans) und der Grind auf der unbehaarten Haut (Tinea circinata) dieselben Krankheiten und unterscheiden sich nur durch ihren Sitz. Bei den behaarten Thieren muss daher dieser Ausschlag die Form der haarzerstörenden Flechte (Tinea tonsurans) annehmen, welche auf die unbehaarte Haut des Menschen übertragen die ringförmige Flechte hervorrufen muss. Bemerkenswerth ist die Sykosis, welche die Gleichartigkeit dieser Flechtenkrankheit beweist.

IV. Sporadische innere und äussere Thierkrankheiten

1. Krankheiten des Nervensystems

1) Roloff, F., Ueber die Ursachen der Traberkrankheit. Sep.-Abdr. — 2) Derselbe, Traberkrankheit bei Schafen. Preuss. M. S. 143. — 3) Fürstenberg, Epidemische Entzündung der Spinal-Arachnoidea bei Schafen. Preuss. M. p. 159 — 4) Zürn, F. A., Einfluss der Oestruslarven auf Entstehung der Traberkrankheit bei Schafen. Zoopath. Cat. S. 43. — 5) Hering, Ueber den Traberkrampf. Rep. S. 19 — 6) Kolb, Meningitis cerebro-spinalis beim Rindvieh. Mag. S. 463. — 7) Roloff, Gehirnabscess bei einem Schaflamm. Preuss. M. S. 161 — 8) Lauder Lindsay, W., Mental Epidemics among the Lower Animals. Journal of Mental Science. Jan. p. 575. —

In einem grösseren Aufsatze über die Ursachen der Traberkrankheit giebt Roloff (1) als Einleitung einen historischen Ueberblick, und führt den Nachweis, dass die Traberkrankheit schon vor Einführung der spanischen Race in Deutschland geherrscht habe, dass diese Krankheit eben so wenig eine nothwendige Folge der hohen Verfeinerung der Schafe sei, als sie ausschliesslich daraus hervorgehe, ferner, dass die Krankheit nicht ansteckend sei. Die Disposition zur Krankheit ist dagegen erblich, und bei sehr grosser Disposition genügen gewöhnliche Lebensreize, um die Krankheit zum Ausbruch zu bringen. Auf die Entwicklung der Krankheit übt weder die Bodenbeschaffenheit noch die Art der Nahrung einen nennenswerthen Einfluss aus. Als eine der häufigsten Ursachen galt lange Zeit die zu frühe und zu lange fortgesetzte Zucht-Verwendung, so wie die übermässige Verwendung der Böcke, ferner eine hochgradige und häufig wiederholte geschlechtliche Aufregung, oder die häufige Ausübung der Begattung. In Betreff dieser Ursachen kann man sagen, dass unzweifelhaft die zu frühe, so wie die zu häufige Zuchtverwendung einen Schwächezustand im Nervensystem als Disposition zur Traberkrankheit hervorzubringen vermag, und dass der so entstandene Schwächezustand vererbt werden kann. Mit Bezugnahme auf Beobachtungen von Fürstenberg (die weiter unten referirt werden), nach denen Erkältung die Ursache der Krankheit gewesen, kommt Roloff auf einen früher aufgestellten Satz zurück, dass eine durch Oestruslarven in den Nasenhöhlen, sowie in den Stirn- und Oberkieferhöhlen hervorgerufene entzündliche Reizung die Traberkrankheit verursachen könne. Nach Mittheilung mehrerer Sectionsbefunde spricht sich R. dahin aus, dass er bis jetzt in keinem Falle krankhafte Veränderungen im Gehirn, bald da, bald dort deutlicher entwickelt, vermisst, und niemals eine graue Degeneration oder einen Schwund des Rückenmarks beobachtet habe. Dagegen zeigte die mikroskopische Untersuchung des Gehirns und Rückenmarks immer, dass die krankhaften Veränderungen entzündlicher Natur sind, und dass namentlich ausser den frischen, capillaren Apoplexieen in der Substanz des Gehirns und Rückenmarks Anhäufungen von Pigment als Reste von älteren Blutaustretungen niemals fehlen. In dem einen Falle hatte sich die Entzündung in der Knochentafel, unter der entzündeten Schleimhaut, in der Stirnhöhle, sogar bis zur Eiterung gesteigert, und zur Perforation des Knochens und Eiterbildung im Gehirn geführt. Gegenüber den Einwendungen von Dammann, nach welchen die Traberkrankheit auch bei solchen Schafen vorkomme, bei denen Oestrus-Larven fehlen, und andererseits Oestruslarven bei vielen gesunden Schafen sich finden, behauptet Roloff, dass ihm dies nicht neu, und dass er niemals die Meinung gehabt habe, dass die Entzündung in den Stirnhöhlen die einzige Gelegenheits-Ursache der Traberkrankheit sei. Auch die Oestrus-Larven-Krankheit oder die anderen, von ihm beschriebenen Krankheitszustände finden sich ja nicht bei allen Schafen, die Oestruslarven beherbergen, sondern nur in verhältnissmässig seltenen Fällen. Als Hülfsmomente kommt das Alter in Betracht. Zur Zeit des Zahnwechsels, im Alter von $1\frac{1}{2}$—$2\frac{1}{2}$ Jahren, zeigen die Schafe die grösste Disposition zu entzündlichen Erkrankungen des Gehirns, — ferner die ererbte Disposition, und endlich unbekannte individuelle Einflüsse.

In mehreren Fällen von Traber-Krankheit fand Roloff (2) bei der Obduction Oestruslarven in den Stirn- und Oberkieferhöhlen. In einem Falle waren die Larven in den Oberkieferhöhlen mit Kalksalzen vollständig incrustirt; immer waren in den Höhlen, und gewöhnlich auch in der Scheide des Oberkiefer-Astes vom 5. Nerven, hochgradige, entzündliche Veränderungen vorhanden. Bei Schafen, die von gesunden Eltern abstammen, und nichts weniger als überfeinert sind, bildet sich nicht selten Traberkrankheit aus, wenn sie viele Oestruslarven beherbergen. Eine Heilung tritt öfters unter solchen Umständen ein, nachdem sich eine Zeit lang das charakteristische Hautjucken gezeigt hat. Gegenüber der Behauptung, dass die Traberkrankheit nur aus Vererbung entstehe, so wie, dass auch Schafe ohne Oestruslarven traberkrank werden, hebt ROLOFF hervor, dass er niemals die Traberkrankheit nur aus einer Ursache habe entstehen lassen wollen, dass er auch nicht behauptet habe, die Krankheit könne nicht in Folge von Vererbung entstehen, und dass überfeinerte Schafe nicht vorzugsweise dazu disponiren. Die Ansicht ROLOFF's, dass die Krankheit aus einem chronischen, entzündlichen Zustande im Gehirn hervorgehe, welcher in Folge einer Entzündung in der Stirn- resp. Oberkieferhöhle entstehen kann, ist nur dadurch zu widerlegen, dass bei Ausschluss der Vererbung und Ueberfeinerung eine andere Ursache der Traberkrankheit, als die Stirn- und Kiefer-Höhlen-Entzündung, festgestellt werden kann.

FÜRSTENBERG (3) beobachtete eine seuchenartig auftretende Entzündung der Spinal-Arachnoidea. In einer etwa 500 Haupt zählenden Schafheerde erkrankten die Thiere unter Erscheinungen, welche eine grosse Aehnlichkeit mit denen der Traberkrankheit hatten und sich besonders als Schreckhaftigkeit, Bewegungsstörungen, Benagen der Kruppe und der Extremitäten, Bescheuern dieser Theile präsentirten. Unter zunehmender Abmagerung und Entkräftung trat Lähmung des Hintertheils und nach 3 wöchentlicher bis 3 monatlicher Dauer der Krankheit der Tod ein.

Ungefähr ein Drittheil genas. Allmälig verloren sich bei diesen die krankhaften Erscheinungen, die Schreckhaftigkeit sowie der tastende Gang mit den hinteren Extremitäten. Die Section ergab nur pathologische Veränderungen der im Wirbelkanal gelegenen Organe. Die Dura mater besonders an Lenden- und Kreuztheile ist von schwach gelblicher und etwas gelatinöser Flüssigkeit erfüllt und ausgedehnt. Die Blutgefässe der Arachnoidea stark injicirt. Das Rückenmark ist an Umfang vermindert, zeigt jedoch keine besonders in die Augen fallende Aenderung der Consistenz. Eine Vermehrung der grauen Substanz ist nicht zu constatiren. Die Annahme, dass hier die Traberkrankheit vorliege, war schon mit Rücksicht auf die Abstammung der Thiere und auf das Verhalten der übrigen Thiere der mehr als 2000 Stück zählenden Gesammtheerde zurückzuweisen; ausserdem ergab die Section das Leiden als eine Rückenmarkswassersucht (Hydrorrhachitis der Engländer) hervorgerufen durch eine schleichende Entzündung der Spinnwebenhaut des Rückenmarks. In Folge des Druckes der in die Rückenmarkshöhle ergossenen Flüssigkeit auf das Rückenmark wurde die Function desselben beeinträchtigt, die Fortleitung des Willens behindert und nervöse Zufälle hervorgerufen, während bei der Traberkrankheit oder Tabes dorsalis nahezu ähnliche Symptome durch Neubildung der grauen Substanz des Rückenmarks herbeigeführt werden. Entsprechend der grossen Ausdehnung der Krankheit mussten die Ursachen allgemein wirkende gewesen sein, und als solche stellten sich die Wäsche und die Schur der Thiere heraus. Letztere wurde während einer bedeutenden Temperaturerniedrigung vorgenommen und die vollständig nackten Thiere erlitten bei fortgesetztem Weidegang tief einwirkende Erkältungen. (Von ROLOFF (1) wird diese Krankheit für echte Traberkrankheit gehalten und weiter ausgeführt, dass durch diese Beobachtung FÜRSTENBERG's die Annahme von der Entstehung der Traberkrankheit bei Schafen ohne ererbte Disposition bis zur Evidenz bewiesen werde.)

ZÜRN (4) machte bei einem traberkranken Hammel die Trepanation der Stirnhöhlen und fand weder Bremsenlarven noch irgend eine krankhafte Veränderung der diese Höhlen auskleidenden Schleimhaut. Bei der später erfolgten Tödtung und Section wurde dieser Befund bestätigt. Das Rückenmark war in seinem hinteren Theile etwas weich, die Pia mater daselbst vermehrt injicirt, ausserdem im Rückenmarkskanal die seröse Flüssigkeit etwas vermehrt.

, , Das seltene Auftreten des Starrkrampfes bei Pferden geht nach den Mittheilungen HERING's (5) daraus hervor, dass in der Klinik der Stuttgarter Thierarzneischule im Verlaufe von 50 Jahren von 1821 bis 1871 im Ganzen 79 Fälle vorkamen. Davon verliefen 56 Fälle 70 pCt. tödtlich. Während in der Klinik durchschnittlich auf 3–400 kranke Pferde jährlich 1–2 Fälle von Starrkrampf beobachtet werden, kamen unter den Dienstpferden des württembergischen Truppencorps, deren Gesammtzahl in 13 Jahren 31–32000 Pferde betrug, während dieser Zeit nur 11 Todesfälle an Starrkrampf vor, demnach auf circa 3000 Pferde ein Todesfall. – Unter 64 Fällen von Tetanus konnte über die Ursache 33 mal nichts Sicheres angegeben werden, 6 mal wurde jede Verletzung bestimmt in Abrede gestellt und keine gefunden, bei 6 Pferden wurde bestimmt Erkältung als Ursache beschuldigt und in 27 Fällen konnte eine Verletzung als Ursache nachgewiesen werden. Bei Erörterung des Sectionsbefundes macht HERING besonders darauf aufmerksam, dass er bei 50 secirten Fällen 15 mal Cavernen mit übelriechendem Inhalt gefunden habe, welche in den tiefen Theilen der Lunge ihren Sitz haben. Die Ursache dieses Lungenbrandes sucht HERING in dem Eindringen von Futter- oder Arzneitheilen in die Bronchien, welches durch die Schwierigkeit des Schlingens veranlasst wird und warnt daher vor Einschütten von Arzneien und Aufdringen von Futterstoffen bei starrkrampfkranken Pferden.

KOLB (6) erwähnt Erkrankungen bei 17 Rindern einer Heerde, die alle lethal verliefen, und die er als Genickkrampf bezeichnet. Die wichtigsten Erscheinungen im Leben waren Opisthotonus und klonische Krämpfe der Extremitäten. Bei einigen Thieren wurden periodische Wuthanfälle wahrgenommen, die sich als Brüllen, Aufsteigen, Stossen und Einbeissen in vorgehaltene Gegenstände zeigten. Der Tod erfolgte unter den Erscheinungen der Entkräftung. Die Section ergab Ansammlung von wässerigem klarem Serum in der Arachnoidea ohne irgend eine Eiterbildung im Gehirn oder den serösen Häuten. Im Anfange hatte man Verdacht auf Wuthinfection, da ein wuthverdächtiger Hund in der betreffenden Heerde viele Thiere gebissen hatte. (Diese Annahme scheint mehr Wahrscheinlichkeit für sich zu haben und spricht ausser den Erscheinungen im Leben auch der ausnahmslose tödtliche Ausgang eher für Wuth, als für Meningitis cerebro-spinalis, die wenigstens aus dem mitgetheilten Sectionsbefunde nicht bewiesen ist. Ref.)

LAUDER LINDSAY (8) beschreibt verschiedene Fälle von epidemischer Geistesstörung bei Pferden und speciell die Form, welche populär als Panik und technisch als Timorie oder Panphobie bezeichnet wird. Die mitgetheilten Beobachtungen beziehen sich auf Vorfälle — sogenannte Stampedes (ein aus dem Mexicanischen oder Spanischen stammendes Wort von Stampede, allgemeine Flucht der Thiere) —, welche bei den englischen Herbstmanövern 1871 zu Aldershot und bei Manövern in der Umgebung von Petersburg vorkamen. Ebenso werden ähnliche allgemeine Paniken erwähnt und geschildert, die bei dem Brande in Chicago, bei den Prairie- und Waldbränden in Michigan und Wisconsin in Nordamerika beobachtet wurden, und dieselben mit ähnlichen Krankheiten der Menschen in Parallele gestellt.

2. Krankheiten der Respirationsorgane.

1) Loyer, M. P., Deux faits de coryza gangréneux ayant les symptômes généraux qui ont été confondus avec ceux du typhus. Rec. p. 922. — 2) Bollinger, O., Bösartiges Katarrhalfieber (Kopfkrankheit) beim Rind. Schweiz. Archiv für Thierheilk. Bd. 24. S. 252. — 3) Zundel, A., Le mal de tête de contagion de l'espèce bovine. Rec. p. 555. — 4) Siedamgrotzky, Knorpelcysten in der Nasenscheidewand eines Pferdes. Sächs. B. S. 16. — 5) Derselbe, Schleimdrüsenadenom des Kehlkopfes einer Kuh. Ibid. S. 11. — 6) Günther, Füllendämpfe. Hann. J. B. S. 103. — 7) Giovanoli, Praktische Beobachtungen über den Laryngostenose. Giorn. Nap. p. 44. und Oesterr. Anal. Bd. 16. S. 154.

LOYER (1) beobachtete 2 Fälle von gangränöser Coryza beim Rinde, welche im Leben einige Aehnlichkeit mit Rinderpest zeigten.

In einem Falle bemerkte man am lebenden Thiere neben ziemlich erheblichen fieberhaften Allgemeinerscheinungen einen weissgelblichen Nasenausfluss, Anschwellung des Flotzmaules und der Nasenöffnungen, trockne und rissige Beschaffenheit der Epidermis des Flotzmaules. Das Zahnfleisch war geschwellt, roth und theilweise von Epithelium entblösst; der Kothabsatz selten. Nachdem das kranke Thier 3 Tage neben anderen Rindern gestanden hatte, wurde es isolirt. Im weiteren Verlaufe steigerten sich die Erscheinungen, die Bindehaut des Auges sondert ein schleimig-eiteriges Secret ab. Die Schwellung und Entzündung der Nasenschleimhaut nehmen zu, eine röthliche, später zähflüssige Masse entleert sich aus der Nase, verstopft die Oeffnungen und fliesst über das Flotzmaul herab, die Athmung wird mühsam, die Zunge schwillt an, Diarrhöen fehlen. Der Tod erfolgt nach 8—9 Tagen. Bei der Autopsie finden sich am Ausgang der Nasenöffnungen weisslich zähe Fleischmassen, die Schleimhaut der Nase ist um das Doppelte verdickt, roth violett gefärbt, in den unteren Theilen mit Erosionen versehen, in den übrigen Theilen bedeutend entzündet. In den übrigen Organen finden sich keine erheblichen Veränderungen.

Mit Recht schliesst daher L. aus dem Sectionsbefunde wie aus dem Umstande, dass die übrigen Thiere gesund blieben, dass hier keine Rinderpest, sondern eine gangränöse Coryza vorliege.

In einem zweiten milder verlaufenden Falle, welcher in Genesung ausging, fehlte ebenfalls der Durchfall, das Flotzmaul, die Nasenöffnungen und Lippen waren angeschwollen und die übrigen Erscheinungen sehr ähnlich.

Den pathologisch-anatomischen Befund eines Falles von bösartigem Katarrhalfieber (Kopfkrankheit) beim Rinde schildert BOLLINGER (2) folgendermassen:

Am Zahnfleische und Flotzmaule Lockerung und Abstossung des Epithels, Erosionen und flache Geschwüre. Die Ränder beider Nasenöffnungen mit einem weissfarbigen, schmutzig gelblichen, theilweise eingetrockneten Belage versehen. Am Uebergang der äusseren Haut in die Schleimhaut der Nase eine derbe weissgelbliche Auflagerung, die sich nach innen auf die Schleimhaut fortpflanzt und innig haftend in dieselbe übergeht. Die Nasenschleimhaut im untersten Theile bedeutend verdickt, die Nasengänge beinahe vollkommen geschlossen; die obersten Schichten der Schleimhaut grau gelblich gefärbt und zu einer trübgelben, weissfarbigen, übelriechenden Masse umgewandelt; die untersten Lagen der Schleimhaut sehr stark injicirt und von einer gelblich rothen Flüssigkeit durchtränkt. In der Umgebung der Maul- und Nasenöffnung finden sich mehrere linsen- bis erbsengrosse harte, derbe Knötchen, welche in Krustenform auf der dunkelgefärbten und verdickten Oberhaut sitzen. Im Schlundkopf und Kehlkopf leichte croupöse Auflagerungen, auf der Schleimhaut der Luftröhre ein schleimig-eiteriger Belag. In den Lungen interstitielles Emphysem. Die übrigen inneren Organe ohne besondere Veränderungen. Am Euter finden sich zahlreiche braungelbliche, glänzende Knötchen von Linsen- bis Erbsengrösse. An der Klauenkrone besonders der Vorderfüsse starke Anschwellung, theilweise Entblössung des Chorions und Absonderung einer gelblich-serösen Flüssigkeit.

Während der 14tägigen Krankheit zeigte das Thier, abgesehen von dem Fehlen der Diarrhöen fast sämmtliche Erscheinungen wie bei der Rinderpest; in demselben Stalle war ein Ochse unter ähnlichen Erscheinungen erkrankt und musste geschlachtet werden. Die mikroskopische Untersuchung ergab an dem Infiltrate der Nasenschleimhaut alle Merkmale der Diphtherie, während die parenchymatösen inneren Organe mikroskopisch keine bemerkenswerthe Veränderung zeigten.

ZUNDEL (3) giebt eine vorläufige Mittheilung von 2 Fällen von Kopfkrankheit des Rindes, welche ihn veranlassen, dieselbe für eine tuberculöse Meningitis zu erklären. Er fand tuberculöse Granulationen an der Basis des Gehirns, in der Sylvischen Grube, in der Umgebung der Sehnerven bei Thieren, welche im Leben die Erscheinungen der sogenannten Kopfkrankheit gezeigt hatten.

Siedamgrotzky (4) fand bei einem Pferde im unteren Drittel der Nasenscheidewand 7 Cysten, welche zum Theil haselnussgross, zum Theil kleiner waren und als ovale, flache, unregelmässige Erhebungen nach beiden Seiten über die Knorpeloberfläche hervorragten. Die bedeckende Schleimhaut war ohne Zusammenhang mit diesen Neubildungen. Die Cysten enthielten eine klare, farblose, klebrige Flüssigkeit, die sich chemisch als eine concentrirte Mucinlösung zu erkennen gab, während mikroskopisch kleine Fetttröpfchen und

Reste von Knorpelzellen oder deren Kernen sich finden liessen.

Wie sich in der Wandung nachweisen lässt, erweichen zuerst die Intercellularsubstanz und schliesslich die Knorpelzellen schleimig und es sind demnach die Cysten als Producte einer regressiven Metamorphose des Knorpels aufzufassen.

Derselbe Beobachter (5) beschreibt ein Schleimdrüsenadenom im Kehlkopf einer Kuh, welches in Form einer nahezu hühnereigrossen Geschwulst auf der rechten Seite sitzend das Lumen fast vollständig verschloss.

Die Geschwulst und eine ähnliche kleinere und flachere unterhalb der Stimmbänder ist weissgelblich gefärbt, theilweise glatt, theils grubig und an der Oberfläche höckerig. Aus den Grübchen lassen sich schleimig-eiterige Pfröpfe ausdrücken, welche mikroskopisch aus Eiterkörperchen und grösseren drüsenzellenähnlichen Elementen mit grossem Kerne bestehen, ausserdem grössere und kleinere Tropfen enthalten. Auf dem Durchschnitt besteht die Geschwulst aus einem bindegewebigen Gerüste mit mässiger Zelleneinlagerung, in welchem festere, unregelmässig runde, knötchenartige Einlagerungen und kleine Abscesse sich befinden. Erstere bestehen aus Bindegewebe mit mässiger Zelleninfiltration. In der Tiefe und an der Grenze gegen die normale Schleimhaut finden sich traubenförmige Drüsenläppchen (Schleimdrüsen), welche sich theilweise nach unten pyramidal zugespitzt in die Tiefe senken.

S. betrachtet demnach die Geschwulst als ein Adenom der Schleimdrüsen, welches dem Schleimpolyphen am nächsten steht. In Folge der bedeutenden Zellenwucherung um die Drüse wird dieselbe selbst gefährdet und verfällt durch die eiterige Umwandlung der Umgebung gleichfalls dem Untergang. —

Die häufigste Ursache des sogenannten Pfeiferdampfes ist bekanntlich nach den Untersuchungen von GÜNTHER sen. und jun. die Lähmung des Nervus recurrens mit nachfolgender Atrophie der Giesskannenmuskeln. Nach den genannten Autoren bedingt dieses Nervenleiden 90 pCt. aller Fälle von Pfeiferdampf und ist mit sehr seltenen Ausnahmen immer linkerseits vorhanden. GÜNTHER (6) widerlegt nun eingehend die von einer Seite gemachten Einwendungen, welche die nervöse Natur dieser Lähmungen in Abrede stellten und dahin gingen, dass die Muskelatrophie beim Pfeiferdampf Folge von Muskelentzündung und nicht von Lähmung der Innervation sei und zwar unter Berufung auf einen bezüglichen Fall, welcher von anderer Seite ungenau beobachtet und zu irrigen Folgerungen verwerthet wurde.

Unter 21 Fällen von Kehlkopfcroup, welche GIOVANNINI (7) während einer Reihe von Jahren beobachtete, befanden sich 14 Rinder, 5 Pferde und 2 Hunde. Die Affection war immer primär, niemals secundär. Die Dauer der Krankheit schwankte zwischen 12 Tagen und einem Monat. Vollständige Genesung trat oft sehr spät ein. Ausbreitung des Croups in die Bronchien beobachtete G. nur einmal. Die Erkrankungen kamen in jeder Jahreszeit vor, am häufigsten im Frühjahr und Herbst. Beim Rinde ist der Kehlkopfcroup am leichtesten heilbar, als Complication kommen bei demselben öfters Affectionen der Augen vor.

In den Lungen eines Schafes, welches an brandiger Mastitis gestorben war, fand ROLOFF (Preuss. M., S. 165) unzählige Concremente.

Die Lungen collabirten sehr wenig, waren sehr schwer und fühlten sich äusserlich rauh an. Die Schnittflächen waren von stachelliger Beschaffenheit, indem längliche Concremente über die Oberfläche hervorragten. Letztere waren von verschiedener Form: länglich, knotig, manche rundlich und glatt oder drusig und mit Fortsätzen versehen, alle von einer derben Membran umgeben, die erweiterten feinen Bronchien entsprach. Die Concremente bestanden aus einer zellig-eiterigen Masse und aus kohlensaurem Kalke. Das Lungengewebe in der nächsten Umgebung ist durch Bindegewebsneubildung indurirt, ebenso die Pleura an den betreffenden Stellen.

ROLOFF betrachtet die geschilderten Concremente als die Folgen einer chronischen katarrhalischen Pneumonie mit Eintrocknung und Verkalkung des Secretes in den erweiterten Bronchien.

3. Krankheiten der Circulationsorgane und Blutdrüsen.

1) Roth, M., Endocarditis rheumatica beim Schweine. Virchow's Archiv f. path. Anat. Bd 56. S. [illegible] — 2) Bruckmüller, Aneurysmen beim Pferde. Oesterr. V. 34. S. 136 (Anmerkung). — 3) Obliteration der linken Arteria axillaris. Preuss. M. S. 156. 4) Jochimn, Tödtliche Blutung aus der Schenkelarterie. Ver. S. [illegible] — 5) Strebel, Innere Verblutung aus einer Coronararterie des Herzens durch eine kleine Stecknadel. Preuss. M. S. 153. — 6) Bollinger, O., Endophlebitis verrucosa der Pfortader beim Pferde. Virchow's Archiv f. path. Anat. B. 55. S. [illegible] — 1) Leisering, Hypertrophie der Malpighi'schen Körperchen der Milz bei der Kuh. Sächs. B. S. 15. — 2) Eberth, C. J., Zur Kenntniss des Epithelioms der Schilddrüse. Virchow's Arch. f. pathol. Anat. B. 55. S. 254. — 3) Siedamgrotzky, Osteoidchondrom der Schilddrüse beim Hund. Sächs. B. S. 52.

Bei einem halbjährigen Schweine, welches im Leben Appetitlosigkeit und eine diffuse Röthe wie bei bösartigem Rothlaufe gezeigt hatte, beobachtete Roth (1) eine ausgezeichnete valvuläre recurrirende Endocarditis mit zahlreichen umfangreichen Excrescenzen und Auflagerungen auf den Semilunarklappen der Pulmonalarterie und der Aorta sowie auf der Mitralklappe. In beiden Hüftgelenken, im rechten Knie- und linken Schultergelenk fand sich die Synovia vermehrt, trüb röthlich, die Gelenkauskleidung hyperämisch und gallertig gelockert. Neben dieser frischen Arthritis fanden sich embolische hämorrhagische Herde in den Nieren, Hämorrhagien der Haut, der Lungen, Verschorfungen im Magen und Dickdarm. (Derartige entzündliche Klappenaffectionen sind bei Schweinen ebenso wie bei Hunden durchaus nicht selten. Ref.)

BRUCKMÜLLER fand bei 151 unter 183 Pferden Veränderungen in der Wand der vorderen Gekrösarterie oder deren unmittelbaren Zweigen (Aneurysmen). Unter diesen zeigten 87 im Leben Erscheinungen der Kolik und bei 23 der letzteren konnten Embolieen in den Verzweigungen der Gekrösarterie nachgewiesen werden. Bei 32 Pferden fanden sich gar keine Veränderungen in den Gekrösarterien oder deren Verzweigungen. 12 Pferde derselben hatten im Leben Kolikerscheinungen gezeigt und waren an verschiedenen Magen- und Darmaffectionen (Lageveränderungen, Zerreissungen) gestorben.

Bei einem 20jährigen Pferde, welches am linken Vorderfusse die Erscheinungen des intermittirenden Hinkens gezeigt hatte, fand sich bei der Section eine Obliteration der linken Achselarterie (3). Die Wandung der Arterie war um das 4fache verdickt, die Weite um das Zehnfache vermehrt, das Lumen durch einen festen, der Wandung innig adhärenten und etwas canalisirten Pfropf eingenommen. (Es handelte sich in diesem Falle offenbar um ein Aneurysma der linken Achselarterie. Ref.) In der rechten Achselarterie fand sich ebenfalls ein messerrückendicker Thrombus ringsherum auf der verdickten Wandung.

Jackson (4) beobachtete bei einem Pferde, welches mit einem Leistenabscess behaftet war, eine plötzlich auftretende sehr starke Blutung aus der Abscesshöhle und in Folge dessen nach 25 Stunden das lethale Ende. Die Section ergab als Ursache in der Umgebung der entzündeten und vereiterten Inguinaldrüsen eine geschwürige Zerstörung der Wandungen der Schenkelarterie.

Bei der Section einer wohlgenährten Kuh, welche eines Morgens todt im Stalle gefunden wurde, fand Strerath (5) die grösseren Gefässe blutleer, den Herzbeutel strotzend mit Blut gefüllt. Der Herzbeutel war von einer kleinen Stecknadel durchbohrt, welche die Kranzarterie des Herzens an verschiedenen Stellen angestochen hatte, so dass wahrscheinlich auf diese Weise eine langsame Verblutung stattgefunden hatte.

Bollinger (6) giebt die Beschreibung einer bisher noch nicht bekannten Form von Endophlebitis beim Pferde, welche er nach Analogie der verrucösen Endocarditis als Endophlebitis verrucosa bezeichnet. Diese eigenthümliche chronische Entzündung hatte ihren Sitz am Stamme der Pfortader eines Pferdes, welches an acuter traumatischer Peritonitis zu Grunde gegangen war. Die Intima zeigte in dem betreffenden Gefässe im Umfang von mehreren Quadrat-Centimetern ein sammetartiges Aussehen, hervorgebracht durch zahlreiche, mit blossem Auge zum Theil gerade noch sichtbare Erhabenheiten, warzige Wucherungen und Zotten. Dieselben erwiesen sich mikroskopisch als gefässlose sprossen- oder knospenförmige, manchmal dichotomische Wucherungen der Intima, welche aus einem homogenen, hie und da leicht fasrigen Grundgewebe und verschieden geformten Bindegewebszellen bestehen und zahlreiche Rundzellen enthalten, die den weissen Blutkörperchen nicht unähnlich sind. Als Ursache dieser Veränderung ergaben sich ältere thrombotische Verstopfungen der kleinen Arterien und Venen in dem adnexen mesenterialen Bindegewebe der vorderen Gekröswurzel mit consecutiver Sklerose und Pigmentirung des perivasculären Bindegewebs, der Adventitia und Media des Pfortaderstammes an dieser Stelle. Das Ganze bildete demnach den Ausgang eines zellig hämorrhagischen Infarctes der Gekröswurzel, wie er durch Embolien und Thrombosen bei Pferden häufig vorkommt, ausgehend von dem wandständigen Thrombus des Wurmaneurysma der vorderen Gekrösarterie.

Bei einer Kuh, die man beim Schlachten als milzbrandverdächtig erklärt hatte, fanden sich Milz und Leber bedeutend vergrössert, erstere hatte ein Gewicht von 12, letztere von 20 Pfd. Die Leber war blassgelb, von Lehmfarbe, etwas fester als im Normalzustande, im Uebrigen in ihrem Gewebe nicht verändert. Ein an Leisering (7) eingesandtes Milzstück war allenthalben von fast dicht aneinander liegenden, gelblich weissen, rundlichen Knötchen durchsetzt, die nicht ineinander flossen. Dieselben sind ziemlich weich, leicht zerdrückbar, bestehen aus lymphoiden Zellen und verhalten sich im Wesentlichen wie die Malpighi'schen Körperchen der Milz, nur dass sie dieselben an Grösse bedeutend übertreffen. Ob der vorliegende hyperplastische Process der lymphoiden Elemente gleichzeitig mit Leukämie verbunden war, muss Leisering unentschieden lassen, da ausser dem Milzabschnitt nichts untersucht werden konnte, und die Mittheilungen über die Section keine Anhaltspunkte in dieser Richtung boten.

Eberth (8) beschreibt einen beim Hunde beobachteten Fall von primärem Epitheliom der Schilddrüse mit secundären Knoten in der Lunge.

Die rechte Thyreoidea war hühnereigross, die linke über gänseeigross. Auf dem Durchschnitte fanden sich bohnen- bis kirschengrosse weissliche Knoten von markiger Consistenz, normales Schilddrüsengewebe war nirgends vorhanden. In den benachbarten erweiterten Venen auf grössere Strecken weissliche und markige Thromben von dem Aussehen der Geschwulstmasse. In den Lungen finden sich zahlreiche, meist ganz oberflächlich gelegene hirsekorn- bis bohnengrosse weissliche Knoten, und ausserdem enthalten kleinere und einige grössere Arterien in diesen Tumoren weissliche, zum Theil adhärente Thromben. Mikroskopisch zeigt die Schilddrüsengeschwulst in einem spärlichen Stroma hohle Zellenstränge und rundliche Follikel, welche theils hohle, theils solide Sprossen tragen, ausserdem vollkommen isolirte kleine Follikel und kleine runde Zellenhaufen. Als Auskleidung allenthalben ein einschichtiges Epithel von kurz cylindrischen Zellen; Colloidmasse ist nur spärlich vorhanden. Derselbe Befund wiederholt sich in den Pfröpfen der oberflächlichen Schilddrüsenvenen und der Lungenarterien. Die Lungenknoten enthalten eine grosse Zahl runder kleiner Follikel von ziemlich gleichem Durchmesser neben kleinen, soliden, runden Gruppen leicht abgeplatteter Zellen. Das Gerüste ist zart und spärlich, kleine Colloidconcretionen fehlen nicht. Die Entstehung der Lungenknoten erklärt sich demnach aus einer Verschleppung von Bestandtheilen des Schilddrüsenepithelioms durch die Venen und Pulmonalarterien.

4. Krankheiten der Digestionsorgane.

1) Pochhonne, M., Stomatite aphtheuse catharrhale et peste bovine. Annal p. 511. (Beschreibung eines Falles von katarrhalischer aphthöser Stomatitis, welcher in seinen äusseren Symptomen grosse Aehnlichkeit mit Rinderpest hatte). — 2) Siedamgrotzky, Soorpilze der Zunge. Sächs. B. S. [illegible]. — 3) Derselbe, Epulis (Fibrosarkom) vom Pferde. Sächs. B. S. [illegible]. — 4) Hermo, C., Die Zerbeissymptome beim Rinde. [illegible] J. B. S. [illegible]. — 5) Pooth, M. J., Arrêt d'un os dans l'oesophage d'un chien. — Oesophagotomie. Emploi d'un tube en caoutchouc comme oesophage artificiel. Ondérie. Rec. p. 31. — 6) Siedamgrotzky, Spindelzellensarkom am Magen eines Pferdes. Sächs. B. S. 71. — 7) Zürn, F. A., Ueber Kolik. Zoopath. Unters. S. 78. — 8) Logonin, J. B., Recherches cliniques sur les coliques chez le cheval. Ann. p. [illegible] — 9) Grossmüller, Pathologisch-anatomische Befunde bei Koliken. Oest. Vierteljahrsschr. B. 36. S. [illegible] — 10) Wehenkel, Déchirure des fibres circulaires de plan charnu de l'intestin; procidence de la muqueuse. Bull. de l'acad. de méd. de Belgique No 6. p. 525. (Annal. p. 544). — 11) Siedamgrotzky, Cylinderepithelialkrebs im Dickdarm eines Pferdes. Sächs. B. S. 25. — 12) Schell, Geschwülste im Magen eines [illegible] Kalbes. Berliner klin. Wochenschrift No. [illegible] — 13) Zürn, F. A., Darmbegrie bei Schafen. Zoopath. Unters. S. 88. — 14) Large, V., Hernie diaphragmatico-hépatique congénitale et atrophie d'une portion du ventricule gauche du coeur chez un âne. Journ. de Méd. de Bruxelles Août p. 136. (Annal p. 450). — 15) Pieschke, H., Beweh-

[illegible] bei einem [illegible]. Verhandl. der phys. med. Gesellschaft zu Würzburg. N. F. III. 2. S. 160. (Die Arbeit war dem Ref. nicht zugänglich). — 16) Siedamgrotzky, Sarcom der Hunde [illegible]. S. 6. [illegible] — 17) Rueff, [illegible] bei einem Schwein. [illegible] S. 161.

SIEDAMGROTZKY (2) giebt die Beschreibung eines Falles von Sarkom der Zunge bei einer Kuh.

Die knotig verdickte vordere Zungenhälfte zeigte an der Oberfläche verschieden grosse oft confluirende Flecken, an denen die Papillen fehlen und die glatte Schleimhaut röthlich gelb gefärbt ist. 2 grössere Knoten sind oben durch die Schleimhaut durchgebrochen und erscheinen als flache gelbrothe Erhabenheiten, ringsum scharf abgesetzt von der weisslichen Schleimhaut. Aehnliche linsen- bis erbsengrosse Knötchen finden sich an der unteren Fläche der Zunge. In dem submucösen Bindegewebe und zwischen der Zungenmusculatur finden sich ausserdem zahlreiche rundliche Knoten von Linsen- bis Wallnussgrösse von gelbröthlicher, weicher und saftiger Beschaffenheit. Die Lymphgefässe des hintern Zungenkörpers sind stark geschwollen, verdickt und in ihrem Verlaufe finden sich gleiche Knoten von Wallnuss- bis Haselnussgrösse eingelagert. In der Schleimhaut des hinteren Schlundkopfes findet sich eine ovale, nahezu gänseeigrosse Geschwulst von gleichem Gefüge, die ganze hintere Schlundwand destruirt und von einer dicken unregelmässig knotigen Geschwulst mit einigen käsigen Heerden eingenommen. Zu ähnlichen Geschwülsten sind die umgebenden Lymphdrüsen umgewandelt. Mikroskopisch bestehen die Geschwülste fast nur aus Zellen verschiedener Grösse und Form, meist in fettiger Degeneration mit 1—3 Kernen, ausserdem aus zahlreichen Fettkügelchen.

In einem grösseren Aufsatze bespricht HARMS (4) die als Lymphome bezeichneten Geschwülste beim Rinde, die vor und über dem Kehlkopfe liegen. Als Symptome werden hervorgehoben: Respirations- und Schlingbeschwerden, Husten und eine grössere Fülle in der Rachengegend. Im Weiteren werden der Verlauf und die Bedeutung in ökonomischer Hinsicht erörtert. Bei Besprechung der Ursachen dieser Geschwülste, welche nach HARMS in tellurischen Einflüssen zu suchen sein dürften, wird erwähnt, dass ein ihm bekannter Thierarzt (A. Meyer) in den letzten 12 Jahren circa 300 Rinder mit solchen Rachengeschwülsten operirt habe. In den an der Nordsee und der Elbe gelegenen Marschen kommen diese Geschwülste in Verbindung mit solchen, die an anderen Stellen des Kopfes sitzen, mitunter in solcher Zahl vor, dass ungefähr 5 pCt. aller grösseren Rinder damit behaftet sind. Was die Natur dieser Geschwülste anbetrifft, so hält sie HARMS nach dem Resultate seiner Untersuchungen für Lymphome, die aus den Rachendrüsen hervorgehen. Dieselben sind entweder nach vorn verwachsen, oder sie liegen im lockeren Bindegewebe und sind mit keinem der begrenzenden Theile innig verbunden. Die genauere Beschreibung von 7 Rachenlymphomen, welche bis kindskopfgross waren, ist im Original nachzusehen. Die Geschwülste enthalten häufig in kleinen oder grösseren Höhlen käsige Substanzen oder eine röthlichgelbe flockige Flüssigkeit; oder letztere ist klar und mit gelben Flocken gemischt. Die Entstehung und Entwicklung erklärt sich H. durch eine Wucherung der Elemente der Lymphdrüsen. Nach einiger Zeit tritt neben der Wucherung der nekrobiotische Process ein, so dass schliesslich bei längerer Dauer nur noch Spuren des folliculären Gewebes vorhanden sind. In letzteren Falle sind die vorher reichlich vorhandenen Blutgefässe kaum mehr nachzuweisen. Die Behandlung besteht in operativer Entfernung. (Aus der Beschreibung hat Ref. ein sicheres Urtheil über die Natur dieser ohne Zweifel häufigen Neubildungen nicht gewinnen können. Nach den Erfahrungen des Ref. handelt es sich wahrscheinlich um verschiedene Geschwulstformen gutartiger Natur, die theils als Polypen (Fibrome), theils als Cysto-Fibrome und Cysto-Adenome, vielleicht auch zum Theil als Lymphome zu bezeichnen sind.)

Ein wallnussgrosses Knochenstück war nach der Mittheilung Peuch's (5) einem Hunde in der Speiseröhre stecken geblieben und wurde durch den Schlundschnitt entfernt. In die Speiseröhre wurde eine 7 Centim. lange Kautschoukröhre von 1 Centim. Durchmesser eingebracht und befestigt. Die Heilung erfolgte rasch und schliesslich ging die Röhre mit dem Kothe ab.

Unter 236 innerlich kranken Pferden, welche innerhalb zweier Jahre von 1868—1870 in der Veterinärklinik zu Jena von ZÜRN (7) behandelt wurden, fanden sich 111 Kolikfälle = 47 pCt., von welchen 10 = 9 pCt. mit Tod abgingen. Nach einer Uebersicht über die Sectionsbefunde in den 10 lethalen Fällen wird bemerkt, dass niemals Aneurysmen (der vorderen Gekrösarterie) gefunden wurden. Dieses negative Resultat wird vollkommen verständlich und in befriedigender Weise erläutert durch einen unmittelbar darauf folgenden Passus, dass namentlich 1868—1869 auf das Vorkommen kleinerer Aneurysmen der Gekrösarterien leider nicht besonders geachtet worden sei. Da die grosse Mehrzahl der in Rede stehenden Aneurysmen der Pferde zu den „kleineren" gehört, so wäre es immerhin nicht unmöglich, dass sich dieselben bei sämmtlichen 10 Pferden gefunden hätten — wenn man darauf untersucht hätte. Die Behauptung von BOLLINGER (die Kolik der Pferde etc. 1870), dass mit dem höheren Alter das Morbilitäts- und Mortalitätsverhältniss der Kolik steige, weil alte Pferde häufiger an Aneurysmen litten als junge, wird von ZÜRN bestritten und zwar einmal die Thatsache selbst; dann aber, wenn dem so sei, so lasse sich annehmen, dass die schlechten Verdauungswerkzeuge älterer Thiere, namentlich schlechte Zähne das Kaugeschäft erschweren, und dadurch Unverdaulichkeitskoliken entstehen. Ueberhaupt sei der Umstand, dass ältere Pferde mehr an Koliken sterben, darin begründet, dass bei den meisten Krankheiten ältere und schwächere Thiere leichter erliegen als junge und kräftige. Die geringe Sterblichkeit in der Veterinärklinik zu Jena schreibt ZÜRN der Behandlung zu, welche meist in der Verabreichung von Bilsenkrautextract bestand.

Die Monographie der Kolik der Pferde von LEBLANC (8), welche nichts wesentlich Neues enthält, ist zum Auszuge zu umfangreich. In einem am Schlusse angefügten Nachtrage werden die vom Referenten zusammengestellten statistischen Zahlen über die Morbilität und Mortalität der Pferde an Kolik beigefügt, und eigenthümlicher Weise deren Autorschaft

Zundel zugeschrieben. Dann wird die Statistik der Aneurysmen bei Besprechung der durch embolische und thrombotische Darmlähmung bedingten Kolik citirt, jedoch unter Angabe vollständig irriger Zahlen. Weiter wird eine Zusammenstellung von Reynal über 69 an Kolik gestorbene Pferde angeführt, wonach der Sitz der Blutüberfüllung nur in der Minderzahl der Fälle im Dickdarme ist, was mit der Meinung von Bollinger, dass Coecum und Colon meistens der Sitz der Hyperämie seien, nicht übereinstimme. Offenbar hat Lemnain bei seinen Citationen und kritischen Betrachtungen nicht die Originalquelle benützt, da er schliesslich dem Ref. allerlei veraltete Ansichten in die Schuhe schiebt, die derselbe niemals gehabt und nirgends ausgesprochen hat, so z. B. dass Ref. keine Koliken in Folge von Darmentzündung gelten lassen wolle und ebenso wenig solche durch Vergiftungen und Miasmen. Es handelt sich hier offenbar um ein Missverständniss: Ref. hat aus seinen Untersuchungen die Ueberzeugung gewonnen und zu begründen versucht, dass viele sogenannte Darmentzündungen und angebliche Vergiftungen nichts anderes sind als serös-hämorrhagische Darm- und Gekröseinfarcte in Folge embolischer oder thrombotischer Verstopfung der Gekrösarterien. Im Uebrigen erkennt Lemnain die embolische Kolik an und hat nur Bedenken gegen die Häufigkeit dieser Art von Koliken.

Bruckmüller (9) fand in den meisten Fällen bei Verschorfungen der Darmschleimhaut der Pferde Pfröpfe in den aneurysmatischen Zweigen der vorderen Gekrösarterie. Unter 19 Fällen von Verschorfung der Darmschleimhaut fehlte einmal jede Veränderung der Gekrösarterien sowie jede Pfropfbildung. Bei 4 Pferden fanden sich zwar Aneurysmen der vorderen Gekrösarterie sowie auch mehr oder weniger verstopfende Gerinnungen, welche jedoch immer noch dem Blute einen Durchgang gestatteten, wobei Pfröpfe in den Mesenterialverzweigungen fehlten. Bei 14 dieser Pferde ergaben sich nicht nur Pfropfbildungen in den Gekrösarterien oder in einem ihrer Zweige, sondern es konnten auch einzelne Pfröpfe theils in den Verzweigungen des Dünndarmgekröses besonders solche in eiterigem Zustande, theils in den Arterien des Mesocolon und Mesocoecum nachgewiesen werden. Die entsprechenden Darmpartieen zeigten starke Ausdehnung und Anfüllung mit flüssigen und blutigen Fäcalmassen, Hyperämie und Blutung der Schleimhaut und umschriebene Verschorfungen, die sich 8 mal im Dünndarm, 3 mal im Blinddarm und 3 mal im Blind- und Grimmdarm befanden. Als Complicationen fanden sich je einmal Magenzerreissung, Einschnürung des Grimmdarmes und chronische Peritonitis. — Lageveränderungen im Darme wurden bei 59 Pferden beobachtet und zwar in folgender Vertheilung:

a) Axendrehungen des Grimmdarmes bei 32 Pferden: bei zweien fehlte jede Veränderung der Gekrösarterie und deren Verzweigung, in 30 Fällen fanden sich Auflagerungen und zum Theil Aneurysmen in der Gekrösarterie und deren Verzweigungen in den verschiedenen Formen bald mit bald ohne Pfropf an der erkrankten Stelle. Bei keinem dieser Pferde fanden sich Pfropfen in den Zweigen des Gekröses am Dünndarm oder in den Arterien des Blind- und Grimmdarmes. Einmal fand keine Untersuchung statt. — b) Drehung des Dünndarmgekröses kam bei 13 Pferden vor. 3 mal fand keine Untersuchung der Gekrösarterien statt, einmal fehlte jede Veränderung, 9 mal waren Auflagerungen und zum Theil Pfropfbildungen in den Zweigen der vorderen Gekrösarterie vorhanden, in den Arterien des Dünndarmgekröses fanden sich niemals Pfröpfe. — c) Umschlingungen waren 4 mal zu beobachten, 2 mal durch einen Theil des Dünndarmes, 1 mal durch ein Lipom, 1 mal durch das breite Mutterband. In allen 4 Fällen war die Gekrösarterie in der gewöhnlichen Weise verändert; in den Darmarterien keine Embolien. — d) Darmeinschiebung war 2 mal Todesursache. Bei einer Einschiebung des Krummdarmes in den Blinddarm fand sich die obere und untere Blinddarmarterie mit derben etwas erbleichten Pfröpfen an mehreren Stellen erfüllt, die sich wahrscheinlich von einem Pfropfe der Krummdünndarmarterie abgerissen hatten. — e) Einklemmungen waren 2 mal vorhanden, einmal in einem alten Zwerchfellriss, einmal in dem Leistenkanal. Beidemal waren Verdickungen und Auflagerungen in den Gekrösarterien, aber keine Pfröpfe in den Verzweigungen vorhanden. — Bei Verstopfungen einzelner Darmtheile durch angehäufte Fäcalmassen (6 mal), bei Zerreissungen und Berstungen (21 mal) und endlich bei Aufblähungen (3 mal) lauten die Befunde in Bezug auf das Verhalten der vorderen Gekrösarterie und ihrer Aeste ganz ähnlich. —

Wehenkel (10) erzählt die Krankengeschichte und den Sectionsbefund eines Pferdes, welches durch Zerreissung der Kreismuskelfaserschichte des Darmes zu Grunde ging.

Das Thier hatte längere Zeit hindurch an recidivirender Kolik gelitten und zeigte bei der Autopsie die Veränderungen einer acuten diffusen Perforativ-Peritonitis. Dünndarm war in grosser Ausdehnung blutig infiltrirt, an einer Stelle bedeutend ausgedehnt und mit Beulen versehen, so dass er einige Aehnlichkeit mit dem Dickdarme bekam. Der normale Durchmesser von 3—4 Centim. war in einer Länge von 2 Meter bis auf 24 Centim. vergrössert. Die Längsmuskelfaserschichte ist am Gekrösansatz defect und verdünnt, während an der gegenüberliegenden Hälfte alle Häute vollständig erhalten sind. An einer Stelle, entsprechend einer blutigen Beule, wie solche in grösserer Zahl sich finden, ist eine kleine Perforation vorhanden, durch welche der Darminhalt nach aussen gedrungen war und die Peritonitis veranlasst hatte.

Siedamgrotzky (11) beobachtete einen Cylinderepithelialkrebs im Dickdarm eines Pferdes.

Beide Grimmdarmlagen waren mit dem mittleren Theile der rechten Zwerchfellhälfte durch einen bindegewebigen Strang, sowie untereinander durch eine dicke, geschwulstartige Masse verbunden. An dieser Stelle sitzt eine grosse zum Theil knochenharte Geschwulst in der oberen Lage des Grimmdarmes. Dieselbe misst 16 Centim. im Durchmesser, ist zerklüftet und nur theilweise noch von Schleimhaut überzogen; ferner durch zahlreiche Gänge und Klüfte durchbohrt, die mit Futterstoffen angefüllt sind. Auf dem Durchschnitt finden sich einzelne knöcherne Abschnitte ähnlich wie feste spongiöse Knochenmasse, während die übrigen gelappten Theile von verschiedener Consistenz, röthlich und weissgefleckt sind und einen trüben Saft austreten lassen. Die nächsten Lymphdrüsen sind bedeutend geschwellt. In der Umgebung finden sich 3 kleinere Geschwülste, von denen die grössere ungefähr taubeneigross, blumenkohlartig und mässig consistent ist. Mikroskopisch finden sich in dem zellenreichen Stroma allenthalben Nester von Cylinderepithelialzellen, während in der festen Abtheilung Stränge von osteoidem

Gewebe sich finden. — Die Geschwulst stellt demnach einen Cylinderepithelialkrebs mit allmählig verknöchertem Stroma dar, während die kleineren Geschwülste Adenome ausgehend von den Lieberkühn'schen Drüsen sind. Daraus ergiebt sich die Verwandtschaft zwischen Epithelkrebs und Adenom, die sich nur graduell und in Bezug auf Homogenität und Heterogenität unterscheiden.

SCHELL (12) demonstrirte in der Sitzung der medicinischen Section der niederrheinischen Gesellschaft zu Bonn mehrere Haarballen, die im Magen eines todtgeborenen Kalbes gefunden wurden.

Dieselben bildeten Abschnitte einer grösseren Kugel, die aber nur lose aneinander gelegen waren und bestehen ausschliesslich aus Haaren, welche unzweifelhaft Deckhaare des Fötus darstellen. Auf dem Durchschnitt sind die Haare dicht verfilzt, an der äusseren Oberfläche dagegen ragen sie fast zu zwei Dritteln ihrer natürlichen Länge frei hervor. Innerhalb der Schafhaut fanden sich kuchenförmige Gebilde aus gleichen Haaren wie die Ballen bestehend, aber nur locker verfilzt.

SCHELL glaubt einen eigenthümlichen Krankheitszustand der Haarwurzeln voraussetzen zu müssen, die Untersuchung der Haut war jedoch nicht möglich. Da die Haare von dem Fötus verschluckt wurden, so musste in der letzten Zeit der Entwicklung Amniosflüssigkeit von dem Fötus aufgenommen worden sein, und letztere dürfte daher ausser ihren sonstigen Functionen auch zur Ernährung der Frucht in näheren Beziehungen stehen.

ZÜRN (13) untersuchte Kirschen- bis Wallnussgrosse Kugeln, welche sich in einer Anzahl von 6—14 Stück in dem ersten Magen, seltener im Uebergang zwischen erstem und zweitem und noch seltener im zweiten Magen von Schafen fanden. Die Kugeln waren rundlich, theilweise etwas abgeplattet, hart, gelbbraun und bestanden im Innern aus einem dichten Filzwerk, welches aus Pflanzenfasern gebildet war, während der Ueberzug aus phosphorsaurer Bittererde mit Ammoniak und phosphorsaurem Kalke zusammengesetzt war. Im Leben zeigten die Schafe, die Flachsfelder beweidet hatten und von denen ungefähr 40 Stück der Krankheit erlagen, hauptsächlich Aufblähen, Geifern und eine bedeutende Unruhe.

LORGE (14) giebt die Beschreibung eines Falles einer angeborenen Zwerchfell-Leberhernie, die er bei einem sehr alten Esel beobachtete.

Durch eine Oeffnung des Zwerchfelles, welche eine Erweiterung des Loches für die hintere Hohlvene darstellte, war ein Abschnitt des mittleren Leberlappens in die Brusthöhle vorgelagert. Die Ränder der Oeffnung im Zwerchfell sind vollkommen regelmässig, glatt und mit Peritoneum überkleidet; der hintere obere Rand des Pericards ist ringsum mit der Oeffnung verwachsen, die freie Spitze des vorgelagerten Leberlappens erstreckt sich in den Herzbeutel hinein und ist von dem parietalen Blatt desselben vollkommen überkleidet. Entsprechend der Stelle, wo der Leberlappen einen Druck ausübte, findet sich am linken Ventrikel des Herzens eine umschriebene Atrophie der Musculatur, ohne zu einer Difformität der Herzhöhlen Anlass zu geben.

SIEDAMGROTZKY (15) fand bei einer grösseren Zahl von Icterusfällen der Hunde bei der Section immer einen acuten Magendarmkatarrh mit Schwellung der Dünndarmschleimhaut, welche die Mündung des Gallenganges verschloss. Nur in einem Falle bildete ein Schleimpfropf das Hinderniss. Gallenblase und Gallengänge sind prall gefüllt und nur durch Anwendung starken Druckes auszupressen. Eine katarrhalische Affection der Schleimhaut des Gallenganges konnte nie nachgewiesen werden; die Schwellung beschränkte sich stets auf die Mündung. Die Leber war manchmal etwas vergrössert, meist von normaler Consistenz, nur selten brüchig und weich. Der Blutgehalt war wechselnd, das Gewebe meist anämisch, die Schnittfläche trocken; die acinöse Zeichnung deutlich, das Centrum der Acini röthlich, der grösste Theil stark gelb oder bräunlich, die peripherische blutarme Zone mehr braungrau oder matt. Die feinsten Gallencapillaren sind mikroskopisch mit Galle angefüllt. Die Leberzellen in verschiedenem Grade mit Fetttröpfchen gefüllt, daneben diffus gelb oder braun pigmentirt. Constant fand sich eine fettige Degeneration der Herzmusculatur, die für das blosse Auge ein blasses welkes Aussehen bewirkte.

Die Markschicht und Marksstrahlen der Nieren in fettiger Entartung; im Harne ausser Gallenfarbstoff ausnahmslos Eiweiss. S. folgert aus seinen Beobachtungen, dass der Icterus der Hunde in den meisten Fällen ein Resorptionsicterus sei. Die Therapie war meist erfolglos. Im Leben beobachtet man mit der zunehmenden Gelbfärbung der Organe eine Temperaturerniedrigung; der Tod tritt meist bei 34–35°C. ein, einmal sank die Temperatur auf 32°C. und in einem Falle auf 23,1°C. herab. Die Ursache besteht meistens in Diätfehlern.

5. Krankheiten der Harn- und Geschlechtsorgane.

a. Harnorgane.

1) Franck, L., Ueber Blutharnen beim Pferde. Woch. S. 81. — 2) Jondet, A., Du diabète chez les animaux domestiques. Rec. p. 176. — 3) Kitchener, Th., Congenital cystic tumours of the kidney from a calf. Transact. of the path. Soc. XXIII. p. 312. — 4) Siedamgrotzki, Carcinom des Harnleiters beim Hunde. Sächs. B. S. 78. — 5) Adams, Steine in der Harnröhre eines Pferdes. Vet. S. 621. — 6) Grimm, Abgang eines grossen Blasensteines bei einer Stute. Mag. S. 343.

b. Männliche Geschlechtsorgane.

7) Hering, Ueber das Zurückbleiben des Hodens in der Bauchhöhle (Cryptorchis). Rep. S. 78. — 8) Siedamgrotzky, Medullarcarcinom des Hodens beim Hunde. Sächs. B. S. 14.

c. Weibliche Geschlechtsorgane und Geburtshilfliches.

9) Wehenkel, Fibrome mou (fibrome aréolaire à [illegible]) de l'ovaire chez la vache. Annal. p. 126. — 10) Prämere, Ad., [illegible] des Uterus bei Kühen. Mag. p. 162. (Fund bei Kühen, die an anc. Milch- oder Kalbefieber litten, [illegible] im Uterus). — 11) Moschewerowa-Rudnewa, W. (Frau), Beitrag zur pathol. Anatomie der weiblichen Scheide bei Menschen und Thieren II. [illegible] einer Hündin. Virchow's Archiv für pathol. Anatomie. B. 54 S. 72. — 12) Hering. Untersuchungen über die Dauer der Tragzeit der Stuten. Rep. S. 118. — 13) Duncan, J. Mathews, a) Ueber die [illegible] des Uterus bei nicht-

gebärenden Thieren. 9) Mumificirter unreifer Kalbsfötus, lange Zeit nach dem Abortiren desselben ausgetrieben. Edinb. med. Journ. XVIII p. 98. July. — 14) Harms, Ueber Abortus. Oesterr. B. 37. p. 1. — 15) Avril, Wassersüchtiger Fötus in der Vagina einer Kuh. Woch. S. 190. — 16) Müller, F., Ovarialschwangerschaft bei einer Kuh. Oesterr. B. 37. Annal. p. 160. — 17) Brüller, W., Unfruchtbarkeit bei Zwillingen verschied. Geschlechts vom Rind. Woch. p. 158.

In der Versammlung bayerischer Thierärzte im August 1871 sprach Franck (1) über das Blutharnen der Pferde, welches er in 4 Formen trennt: 1) Das Blutharnen bedingt durch Nieren- und Blasenblutungen. 2) Das Blutharnen durch Nierenentzündung in Folge des Genusses von Acris (eine in den Alpen häufig vorkommende Form, wo es als „Trüben" bezeichnet wird). 3) Die schwarze Harnwinde oder Windrehe. Dieselbe beruht auf einer diffusen Nierenentzündung und gehört zur Gruppe der Bright'schen Nierenentzündungen. Der Harn enthält schon mit blossem Auge erkennbare Faserstoffcylinder, die dadurch charakterisirt sind, dass sie als Epithelcylinder mit reichlichem Epithele der Harnkanälchen versehen sind, also Epithelcylinder, die bei der desquamativen Nephritis entstehen. Mit dem Abgange der Epithelien finden sich auch grössere Mengen von Eiweiss im Harne. Blutkörperchen sind selten zu sehen; die geröthete Farbe des Harns rührt von gelöstem Hämoglobin her. Die Ursache dieser Form sind Erkältungen. 4) Das Blutharnen in Folge von Blutstauung (Stauungsniere) in den Nieren unterscheidet sich wesentlich von der schwarzen Harnwinde. Bei Stauung im venösen Gebiet ist der Harn nicht blutig, sieht fast aus wie normaler Harn, bildet kein Sediment und enthält eine Menge von theilweise zerfallenen, feinkörnigen Faserstoffcylindern, jedoch ohne Epithel. Eiweiss ist meist, jedoch nicht immer zugegen. Diese Form ist häufig Folgekrankheit bei Krankheiten der Lunge (Influenza), Herzentzündungen. Bei der Section ist die Nierenrinde blass, das Mark dunkel. Eine zweite Form entsteht durch vermehrten arteriellen Druck bei rascher Obliteration der Bauchaorta hinter dem Abgang der Nierenarterien. Der Harn wird blutig, eiweissfarbig, enthält Faserstoffcylinder, jedoch ohne die zahlreichen Epithelien wie bei der schwarzen Harnwinde, mit der übrigens die klinischen Erscheinungen grosse Aehnlichkeit haben, indem die Lähmung des Hintertheils mit herabgesetzter Temperatur ausgesprochen sich findet.

Zündel (2) glaubt bei den Hausthieren den Unterschied zwischen dem Diabetes mellitus und Diabetes insipidus nicht festhalten zu müssen, da die Symptome beider Krankheiten bei denselben beinahe identisch seien. Der Diabetes ist bei den Hausthieren nicht so selten, als man gewöhnlich annimmt. Die Erscheinungen entwickeln sich langsam, der Beginn wird häufig übersehen; erst in einem vorgeschritteneren Stadium bemerkt man Schwäche und Mattigkeit. Am meisten in die Augen fallend sind die häufigen und reichlichen Urinentleerungen, die manchmal unfreiwillig geschehen. Die Quantität des Urins übersteigt die normale Menge um das 5–6fache und beträgt häufig 20–40 Liter in 24 Stunden, manchmal sogar 80 Liter. Aus Untersuchungen, die Zündel mit Oemler angestellt hat, ergab sich, dass der diabetische Urin der Pflanzenfresser häufiger Inosit als Glykose und sehr häufig Eiweiss enthält. Nachdem die weiteren Erscheinungen des Diabetes erwähnt sind, werden schliesslich der Verlauf, Dauer, Ausgänge, die pathologische Anatomie und Therapie besprochen.

Bei dem Abortus einer Kuh (3), welcher im sechsten Monate stattfand, lagen die hinteren Füsse vor, jedoch verhinderte eine weiche, grosse Geschwulst die Herausbeförderung. Letztere war weder mit dem Mutterthier, noch mit dem Fötus in Zusammenhang. Das Kalb, welches dann extrahirt wurde, enthielt einen zweiten grossen Tumor von 16 Pfd. Schwere, der im Hinterleibe sass und in Verbindung mit dem Ureter und der Blase die rechte Niere darstellte. Obwohl in der weichen schwammigen Geschwulst keine Harnkanälchen gefunden wurden, konnte dieselbe als Cystenniere bezeichnet werden. Die andere, frei im Uterus liegende Geschwulst war 15 Pfd. schwer und bildete das Gegenstück zu der in der Bauchhöhle liegenden Cystengeschwulst. Im Innern des Kalbes fand sich keine Spur der linken Niere. Wie die letztere Geschwulst aus dem Kalbe herausgekommen und wie sie sich ohne Zusammenhang mit dem Kalbe oder dem Mutterthiere entwickelte, war nicht mehr zu eruiren (Kitchener).

Grimm (6) sah bei einer Stute nach Injection eines Decocts von Secale cornutum einen Harnstein von 8 Ctm. Länge, 5 Ctm. Breite und 4,5 Ctm. Höhe abgehen. Derselbe war an der Oberfläche uneben und mit zahlreichen Krystallen von oxalsaurem Kalke besetzt.

Unter 13 Fällen von Kryptorchismus, die Hennes (7) im Verlaufe von 34 Jahren unter einer Zahl von mehr als 2000 Pferdesectionen beobachtete, war derselbe 4 Mal doppelseitig, 9 Mal einseitig und zwar war 5 Mal der rechte, 4 Mal der linke Hoden zurückgeblieben. Der zurückgebliebene Hoden blieb entweder ganz oben bei den Nieren liegen oder am Beckeneingang oder am hinteren Darmbeinast, oder er war theilweise in den Bauchring eingedrungen und hatte denselben passirt, war aber nicht in den Hodensack herabgestiegen. Der in der Bauchhöhle zurückgebliebene Hoden ist kleiner als normal, häufig so gross wie der Eierstock einer Stute, im Uebrigen welk und weich. An Stelle der Drüsensubstanz findet sich eine gelbliche fettähnliche Masse oder die Samenkanälchen sind geschwunden, die fibrösen Balken im Drüsengewebe verstärkt; im Ganzen ist der zurückgebliebene Hoden dem fötalen in Farbe und Consistenz sehr ähnlich. Der Nebenhoden ist meist auffallend in die Länge gezogen und mehr vom Hoden entfernt. Samenleiter und Samenbläschen sind meistens klein geblieben, manchmal aber dem anderen ähnlich. In allen 5 Fällen, in denen H. den Inhalt untersuchte, war die Abwesenheit der Spermatozoen zu constatiren. Hodensack und Cremaster sind bei doppelseitigem Kryptorchismus ganz unentwickelt, bei einseitigem bleibt die betreffende Hälfte ebenfalls kleiner. Die Entstehung des Kryptorchismus erklärt Bruno durch eine Entwicklungshemmung der fötalen Hoden, die zwischen dem 8. und 11. Monat ohne nachweisbare Ursache beginnt, in Folge deren die Ortsveränderung aufhört. Die Ursachen dürften vielfach in einer angeerbten Disposition liegen. Bei anderen Hausthiergattungen sind Fälle von Kryptorchismus weit seltener beobachtet worden als bei Pferden. Beim Hunde wurde von Hering 1 Fall constatirt.

Wehenkel (9) beschreibt ein weiches Fibrom des rechten Eierstockes einer Kuh von enormen Dimensionen, welches von Devleeshouwer der Thierarzneischule zu Brüssel zugesandt wurde und in solcher Grösse bis jetzt kaum beobachtet sein dürfte. Die Neubildung wog 178 Kilogramm, war 132 Ctm. lang und 1 Meter breit. Das betreffende Thier zeigte im Leben eine sehr bedeutende Ausdehnung des Hinterleibs und wurde für trächtig gehalten. Am Uterushalse fanden sich fibröse Indurationen, die Wandungen des normal grossen Uterus, der eiterigen Schleim enthielt, waren an mehreren Stellen geröthet und mit Ecchymosen besetzt; der linke Eileiter und Eierstock normal. Die Oberfläche der Geschwulst ist lappig, mit beulenartigen und fluctuirenden Hervorragungen versehen. Die Neubildung ist von mittlerer Consistenz und Elasticität, von glänzend weisser, stellenweise rosenrother Farbe und besteht zum grössten Theile aus sehr weichem, saftigem Bindegewebe, aus welchem allenthalben eine citronengelbe Flüssigkeit hervorsickert. In den durch dicke, derbe Faserzüge von einander getrennten Lappen finden sich zahlreiche geschlossene Höhlen von verschiedenem Umfang und mit einer ähnlichen Flüssigkeit gefüllt. Auf dem Durchschnitt bemerkte man ausserdem erweiterte und thrombosirte Venen.

Kaschewarowa (11) fand bei einer Hündin ein Myxom der Scheide, welches die ganze Länge derselben einnahm, während die übrigen Genitalien sich normal verhielten. Die Geschwulst war aus mehreren confluirenden Knoten zusammengesetzt, die taubenei- bis doppeltaubeneigross waren, von röthlicher Farbe und weicher Consistenz. Die Geschwulst sass unter dem geschichteten Pflasterepithel, und es war die Scheidenwandung vollständig in ihr aufgegangen. Mikroskopisch bestand dieselbe aus runden kernhaltigen und einzelnen spindelförmigen Zellen, einer mässig gefässhaltigen Intercellularsubstanz und war sehr reich an Mucin.

Durch seine Untersuchungen über die Dauer der Tragzeit bei Stuten, welche an 856 beobachteten Fällen geschahen, kommt Hering (12) zu folgenden Resultaten: Die durchschnittliche Trächtigkeitsdauer der Stuten beträgt 334–335 Tage oder genau 11 Monate (die meisten Autoren geben die Tragzeit höher an). Die kürzeste Tragzeit bei Fohlen, die am Leben geblieben, betrug 307 Tage; den längsten Termin bezeichnen 2 Fälle von 381 und 382 Tagen, so dass der Unterschied 75 Tage betragen kann. Im Allgemeinen ist der Einfluss der Stuten auf die Dauer der Tragzeit ein weit bedeutenderer als der des Hengstes.

Als Ursachen des Abortus unterscheidet Hartmann (14) solche, die im mütterlichen Organismus, und solche, die in der Frucht liegen. Zu ersteren gehören allgemeine Leiden des Mutterthieres, die Kachexieen, fieberhafte und chronische Krankheiten, z. B. pleuritische Exsudate. Die veranlassenden Anomalieen der Frucht und ihrer Häute sind schwierig nachzuweisen. In einem Falle beobachtete H. eine krankhafte Veränderung der Placenta als Ursache: die Fruchtwärzchen waren klein, blass, hart und von beinahe knorpelharter Consistenz. Die traumatischen Einwirkungen, die Abortus herbeiführen, sind meist Erschütterungen durch Sprünge, Niederstürzen, Stösse, grosse Anstrengungen, heftiges Jagen, plötzliches Anhalten u. s. w. Hieher rechnet H. auch den Einfluss des Belegactes während der Trächtigkeit, der nach 2–3 Tagen oder früher den Abortus herbeiführt. Den enzootischen Abortus, dessen Contagiosität er überhaupt leugnet, beobachtete Hartmann 1866–1867 im Gestüte zu Mezöhegyes und in der umliegenden Gegend, ohne dass sich eine bestimmte Ursache nachweisen liess. Bessere Fütterung, Abänderung der früheren Lebensweise der tragenden Stuten konnte den Lauf der Epizootie nicht im Mindesten hemmen. Den meisten Einfluss möchte H. den atmosphärischen Verhältnissen zuschreiben, da nachweisbar bei niederen und hohen Temperaturgraden die Epizootie am heftigsten war. Bei schnellem Witterungswechsel kamen Fehlgeburten am häufigsten vor. Die Cadaver der abortirten Früchte zeigten alle fast den gleichen Befund: hydropische Ergüsse in die Brusthöhle, in den Herzbeutel, gallertartige Exsudate am Brustfell, der Gekröswurzel, Blutungen in die Schleimhaut der Gedärme. Der Disposition zum Abortus nach einmaliger Fehlgeburt liegen Krankheiten des Uterus zu Grunde.

Bei einer Kuh mit schwachen Wehen, die für trächtig gehalten wurde, fand Avril (15) einen mumificirten Fötus in der Vagina und zwar vor dem äusseren Muttermund in einer sackartigen Erweiterung. Das Orificium war vollkommen geschlossen, der Uterus mit Flüssigkeit stark gefüllt. Der Fötus wurde wahrscheinlich vom Uterus ausgestossen und blieb aus Mangel an Wehen oder wegen eines mechanischen Hindernisses in der Scheide liegen. Der mumificirte Fötus zeigte ebenso wenig wie die umhüllenden Eihäute eine Spur von Zersetzung; seine Grösse (32 Ctm.) entsprach ungefähr einem Alter von 20—24 Wochen.

Eine Kalbin, Zwillingskalb, wurde mehrmals vergebens besprungen, dann gemästet und im Alter von 2½ Jahren geschlachtet. Bräller (17) fand bei der Untersuchung der Genitalien, dass die nach aussen ganz normale Vagina innen blindsackförmig endigte, und der Uterus nur bandartige Elemente bildete. Von Ovarien (oder Hoden) war keine Spur zu finden. Ausserdem hatte das Thier ausgesprochen männliche Formen in der Kopf-, Horn- und Halsbildung. Auch das männliche Zwillingskalb zeigte sich impotent, obwohl es äusserlich keine Abnormität der Genitalien zeigte.

6. Krankheiten des Bewegungsapparates.

1) Wehenkel, J. M., Hyperdactylie chez le porc. Annal. de la Soc. de Méd. d'Anvers. [illegible] p. [illegible]. — 2) Derselbe, La polydactylie chez les [illegible]. Journal de Méd. de Bruxelles. [illegible] p. 27 u. [illegible] S. 172. — 3) Greve, Ueber die angeborene [illegible]. Gaz. méd. und Rep. B. 34. p. 74. — 4) Goubaux, A. De la fracture de la rotule chez le cheval. Rec. p. [illegible]. — 5) Bollinger, O., Ueber Knorpel und Knochen im [illegible] des Pferdes. Virch. Arch. f. path. Anat. B. [illegible] S. [illegible]. — 6) Wichler, Ueber die [illegible] des vorderen Kreuzsitzbeinwinkels des Grimmdarms (Mesoc. [illegible]) des Rindes. Woch. S. 193. — 7) Leisering, [illegible] am Oberkiefer eines Pferdes. Ebenda, B. [illegible]. S. [illegible]. — 8) Siedamgrotzky, [illegible] am Unterkiefer eines Rindes. Ebenda S. [illegible]. — 9) Wolley, Angeborene [illegible] bei einem Kalbe. Zeitschr. [illegible] Jagd. XVIII. S. 183. Aug.

Wehenkel (1 und 2) beschäftigt sich in 2 Abhandlungen mit der Polydaktylie beim Schwein und bei den Wiederkäuern. Beim Schweine werden 5 Fälle von überzähligen Zehenbildungen beschrieben, darunter 3 eigene Beobachtungen. Die Zehenvermehrung betrug meist 6 statt 4 und kam ausnahmslos an den Vorderfüssen vor. Bei Pferde werden 2 Fälle von Polydaktylie nach eigenen Beobachtungen ausführlicher geschildert, und ausserdem 19 ähnliche Beobachtungen meistens aus der französischen Literatur referirt.

Oemler (5) giebt eine Uebersicht der Ansichten deutscher und französischer Autoren über die Fohlenlähme, um deren Verschiedenheit zu zeigen. Weder in Betreff der Ursachen noch in der Behandlung ergiebt sich eine Uebereinstimmung oder Entscheidung. Die Mehrzahl scheine für die therapeutische Anwendung von Knochenmehl zu sein, in der bis jetzt nicht bewiesenen Voraussetzung, dass der Mangel an phosphorsaurer Kalkerde die Ursache des Knochenleidens sei. Wahrscheinlicher aber ist, dass die nicht in allen Fällen vorhandene Auflockerung der Knochenenden ein secundäres Uebel sei.

Bollinger (5) beschreibt eine 2,5 Ctm. lange und 1,5 Ctm. breite, 3 Mm. dicke Knorpelplatte in den Sehnenzacken des rechten Zwerchfellpfeilers beim Pferde. Dieselbe besteht in der Hauptsache aus hyalinem Knorpel mit secundärer centraler Verknöcherung und Bildung spongiöser Knochensubstanz mit Knochenkörperchen. Da unter 6 weiter untersuchten Fällen ganz dieselbe Knorpel- und Knocheneinlagerung an derselben Stelle einmal nachgewiesen werden konnte, so bringt B. diese Knorpeleinlagerung in Analogie mit den Knorpelzellen in der Achillessehne des Frosches, welche eine eigene Knorpelart, den Parenchymknorpel oder Knorpel ohne Zwischensubstanz repräsentiren. Die centrale Verknöcherung wird nur als ein nebensächliches und secundäres Ereigniss betrachtet.

Die Dislocation des vorderen Kreuzsitzbeinmuskels des Schenkels (Biceps femoris) des Rindes, welche ziemlich häufig vorkommt, entsteht nach Winkler (6) plötzlich durch Fehltritt, Ausschlagen, kurze Wendung oder Steckenbleiben im weichen Boden. Eine besondere Disposition besitzen magere Thiere mit abhängiger Kruppe und stark entwickeltem Trochanter. Die Dislocation findet hinter dem Trochanter in die Oberschenkelfurche statt, zuweilen beobachtet man entzündliche Anschwellung in der Umgebung des Trochanters. Nach Versuchen von Winkler zerreisst dabei die Verbindung mit dem Spanner der breiten Schenkelbinde und dem lateralen Kopfe des äusseren Kruppenmuskels. Diejenigen Thiere, bei welchen der vordere Rand des Biceps nur bis zum Trochanter und nur wenig über denselben nach vorn geht, besitzen eine besondere Anlage zu dieser Dislocation.

Leisering (7) beobachtete an Stelle des fehlenden oberen Backzahnes bei einem sehr alten Pferde eine Neubildung, die den Raum zwischen dem dritten und fünften locker befestigten Backenzahn ausfüllte. Das linke Oberkieferbein war nach aussen vorgewölbt und weich anzufühlen, die Lufthöhlen dieser Seite fast vollkommen von der Geschwulst ausgefüllt. Ebenso war dieselbe, nur von einer dünnen, porösen Knochenschicht bedeckt, in die linke Nasenhöhle hineingewuchert und hatte dieselbe vollständig unwegsam gemacht. Mikroskopisch erwies sich die Neubildung als Epithelialkrebs, der, wahrscheinlich vom Oberkieferbein ausgehend, das Gaumenbein und die obere Nasenmuschel in Mitleidenschaft gezogen hatte.

Sarkome am unteren Rande beider Unterkieferäste in der Gegend des dritten Backenzahns wurden beim Rinde von Siedamgrotzky (8) beobachtet. Die rundlichen Geschwülste, deren eine rechts 7,5, links 13 Ctm. Durchmesser hat, sitzen mit runder Basis auf, sind am Grunde mit Haut überkleidet, der sich ein schmaler haarloser Saum anschliesst, während in dem oberen grössten Theile die Geschwulstmasse frei zu Tage liegt. (Dieselbe war am lebenden Thiere geätzt worden.) Beide Unterkiefer sind hier aufgetrieben und die äussere Knochenschale derart durchbrochen, dass Stränge jener Geschwulstmasse ins Innere eindringen. Ebenso hat die Geschwulst nach der Maulhöhle zu die Knochenschale des Unterkiefers durchbrochen und zwar rechts nur an der medialen, links zu beiden Seiten der Zähne. Auf dem Durchschnitt ist die Neubildung von mässig weicher Consistenz, das röthlich gelbe Gewebe ist mit unregelmässig gelblichen eingesprengten Pünktchen versehen. Mikroskopisch erweisen sich beide Geschwülste als sarkomatöse Wucherungen, deren gelbliche Einlagerungen aus amorphen Concretionen von kohlensaurem Kalke bestehen.

7. Krankheiten der Haut.

1) Siedamgrotzky, Talgdrüsenadenom vom Hunde. Sächs. B. S. 66. — Derselbe, Zottiges Schweissdrüsenadenom beim Hunde. Ebendas. S. 62. — 3) Derselbe, [illegible] mit [illegible] Entwickelung der Haut. Ebendas. S. 183. — 4) [illegible] eines Hundes u. [illegible] eines Kalbes. The [illegible]

Siedamgrotzky (1) beschreibt ein Talgdrüsenadenom vom Hunde.

An der vorderen Fläche des Vordermittelfusses dicht unter der Fusswurzel fand sich bei einem Jagdhunde eine über taubeneigrosse harte Geschwulst, auf der sich nach längerer und starker Bewegung klare Tropfen einer schwach gelblichen Flüssigkeit bildeten. Die Geschwulst besteht wesentlich aus einer festen, fibrösen Bindegewebsmasse, welche Hohlräume verschiedener Grösse, bis zu 1,5 Ctm. Durchmesser, einschliesst; in letzteren findet sich als Inhalt eine weissliche, schmierige Masse. Die mikroskopische Untersuchung ergab in dem wenig zellenreichen Bindegewebe allenthalben Talgdrüsen, die bald zu grösseren, bald zu kleineren Gruppen vereinigt sind. Von dem Hauptgange einer solchen Gruppe strahlen nach allen Seiten weitere Theilgänge ab, die im Anfange sehr eng, im weiteren Verlaufe kugelförmige Auftreibungen bilden, deren Endglieder bald birnförmig aufgetrieben, bald nur wenig verdickt sind. In den Endbläschen finden sich meist verschieden grosse, polygonale, leicht granulirte Zellen, in dem Centrum der Ausführungsgänge eine dunkle, mit Fetttröpfchen gemischte Masse. Der Zusammenhang der Talgdrüsen des Tumors mit denen der überkleidenden Haut konnte vielfach nachgewiesen werden.

Derselbe Beobachter (2) schildert ein zottiges Schweissdrüsenadenom beim Hund.

Das Thier war mit einer Fistelöffnung am unteren Ende der Ohrspeicheldrüse behaftet, welche in eine hinter dem Unterkieferwinkel befindliche, unregelmässig rundliche Höhle führte. Letztere stand durch einen feinen Kanal in Verbindung mit dem äusseren Gehörgang. Der äussere Gehörgang ist bedeutend erweitert und sammt der Paukenhöhle ausgefüllt durch eine Geschwulstmasse von unregelmässiger Form und 4,5 Ctm. Höhe und 2,2 Ctm. Durchmesser. Die Geschwulst ist zum grössten Theile röthlich braun, ziemlich weich, mit intensiv braunen Punkten und hellen Bindegewebszügen und von lappigem Bau. Ein Theil, welcher dem Perichondrium des Ringknorpels aufsitzt, besitzt eine höckerig röthliche Oberfläche und besteht aus porösem Knochengewebe mit Knorpelinseln. In der ersterwähnten Hauptmasse der Geschwulst fanden sich Schweiss- resp. Ohrenschmalzdrüsen in grosser Zahl und Ausdehnung, und das Ganze, wenn man den als Osteoidchondrom erkannten Theil als nebensächlich betrachtet, bildet ein zottiges Schweissdrüsenadenom, welches in Folge allzustarker Gewebsproduction den Durchbruch in das lose Zellgewebe, Fistelbildung erzeugt und eine fortwährende Secretion unterhalten hatte. Die nächstgelegenen Lymphdrüsen waren etwas vergrössert.

Anacker (4) entfernte einem älteren Hunde eine apfelgrosse Neubildung mit einem kleinen Knoten in der Nähe, die auf der Haut der linken Kruppe sass, und ebenso eine kleinere Neubildung in der Haut der linken Schulter. In der Hautwunde der ersteren Geschwulst trat nach mehreren Wochen ein Recidiv in Form eines neuen kleinen Kreisknotens auf. Die entfernte Geschwulst war höckerig, von der verdünnten Haut überzogen, derb, theilweise mit kalkigen Einlagerungen versehen und ergab sich bei der mikroskopischen Untersuchung als ein Epithelialkrebs.

Bei einer Katze fand sich an der Oberlippe eine Neubildung von gelb-bräunlicher Farbe mit schwielig aufgeworfenen und etwas ausgezackten Rändern. Die Oberlippe war dadurch nach oben gezogen und umgestülpt, die Nasenlöcher comprimirt, das Zahnfleisch mit den Schneidezähnen frei zu Tage liegend. Auf der Schnittfläche ist die derbe Geschwulst rein weiss, mattglänzend, von trübem Saft durchfeuchtet. Mikroskopisch fand sich ein feinstreifiges bindegewebiges Stroma mit zahlreichen kleinen Rundzellen und freien Kernen, ausserdem grössere Zellen von epithelialem Charakter. In ähnlicher Weise fand sich ein Theil der linken Parotis entartet, und zwei nahezu bohnengrosse Submaxillardrüsen linkerseits.

Anacker bezeichnet diese Neubildung als Haut- oder Gesichtskrebs (Ulcus exedens).

V. Anhang.

1) Ognsso, Ueber die Melanome bei dem Pferde. [illegible] Oesterr. B. 36 Anal. S. 164. — 2) Steffen, Enzootie beim Geflügel. Preuss. M. S. 133. — 3) [illegible], Ueber das Verhältniss der Hirnmasse zu der Körpermasse bei Hunden. Rep. S. 270. — 4) [illegible], Die Ovariotomie bei Hündinnen. Hann. J. B. S. 183 (Beschreibung eines neuen Hakens der Castration bei weiblichen Hunden.) — 5) Friedberger, Ueber Gefässunterbindung. Münch. J. B. S. 81. — 6) Werner, Jos., Arsenikvergiftung einer [illegible]. Oester. B. 37. S. 98. — 7) Siedamgrotzky, Arsenikvergiftung bei Hirschen. Sächs. B. S. 83. — 8) Kopolts, W., Folgen der Arsenikfütterung bei Pferden. Oesterr. B. 37. S. 76. — 9) Bollinger, O., Bleivergiftung beim Pferde durch [illegible]. Schweiz. Landw. Zeitung. No 31 10) [illegible], Bleivergiftung beim Rindvieh. Preuss. M. S. 173. 11) Pütz, Quecksilber- und Kupfervergiftung der Hirsche im Stadtgraben zu Bern. Corresp.-Bl. für schweiz. Aerzte. S. 439 — 12) Olver, H., Zufällige Vergiftung von Schweinen durch Fingerhutkrautabkochung. Vet. S. 178. — 13) Harms, C., Vergiftung eines Elephanten durch [illegible]. Hann. J. B. S. 62. — 14) Sandel, A., De l'emploi [illegible] vétérinaire des [illegible]. Rec. p. 37. — 15) Dele, Ed., [illegible] appliquée aux cadavres des animaux atteints de maladies contagieuses. Annal. p. 666. ([illegible] an Stelle des Einscharrens für Verbrennung der Cadaver von Thieren, die mit ansteckenden Krankheiten behaftet sind.) — 16) Pauli, Ueber Desinfection der Eisenbahn-Viehtransportwagen. Eulenburg's Vierteljahrsschr. für gerichtl. Med. u. öff. Sanitätswesen. Juli S. 103.

Ognsso (1) sucht zu beweisen, dass der schwarze Farbstoff in den melanotischen Geschwülsten der Pferde nicht von dem Blutfarbstoff abstamme. Das Pigment ist immer in histologischen Elementen abgelagert und wird nur in Folge von Zerstörung derselben frei. Bei den Pferden und wahrscheinlich auch bei anderen Hausthieren ist das epidermoidale Gewebe der Sitz der primitiven Erzeugung der farbigen Elemente, die sich dann durch Diffusion verbreiten. Histologisch verhalten sich die Melanosen wie Sarkome, in geringer Menge sind auch Elemente des Epithelialkrebses beigemengt.

Eine längere Zeit hindurch unter den Enten und Hühnern eines Gutes herrschende Enzootie wird von Steffen (2) näher beschrieben. Die eigenthümliche Seuche trat in einem grösseren aus 200–300 Hühnern und Enten bestehenden Hühnerhofe seit einigen Jahren gelinder, allmälig stärker auf. Während die jungen ausgebrüteten Thiere 8 bis 10 Wochen lang vollkommen gesund sind, bleiben sie nach diesem Termin im Wachsthum zurück, nur die hornigen Gebilde Schnabel und Zehen wachsen fort. Das Fortwachsen des Schnabels bildet mit dem im Wachsthum zurückbleibenden Kopf und Rumpf einen solchen Contrast, dass man halbjährige Hühner- und Entengreise vor sich zu sehen glaubt. Gleichzeitig fängt ein Auge an sich zu trüben, die Augenlider und mitunter die ganze ergriffene Kopfhälfte schwellen an; erstere verkleben und sondern ein schmieriges eitriges Secret ab. Die Federn stehen gesträubt, die Thierchen sitzen traurig umher und zeigen dabei doch regen Appetit. Unter allmähliger Steigerung des ganzen Processes und zunehmendem Verluste der Federn tritt der tödtliche Ausgang nach mehreren Monaten ein. Der Ausgang ist immer lethal und mehr als 50 pCt. sämmtlicher Thiere fielen der Krankheit zum Opfer. Die Krankheit selbst betrachtet Steffen als eine hochgradige Scrophulose in Folge ungeeigneter Ernährung der Thiere, die einen Ueberfluss von Kohlenhydraten, dagegen nur sehr geringe Mengen von Stickstoff in der Nahrung erhielten.

Friedberger (5) unterband bei 3 alten Pferden gleichzeitig beide Carotiden und beobachtete folgende Veränderungen:

Unmittelbar nach der Operation zeigten die Thiere Muskelzuckungen, Hyperästhesie der Kopfhaut, verminderte Temperatur am Kopfe, Blässe der Schleimhäute, frequenten und pochenden Herzschlag, nach einiger Zeit blaurothe Färbung und Katarrh der Schleimhäute, Trockenheit der Maulhöhle, Unbeweglichkeit der Zunge, Störungen in der Futteraufnahme, Erweiterung der Pupille, Niederstürzen und einen zeitweiligen schlafsüchtigen Zustand. Im Uebrigen waren Eintritt, Grad und Dauer dieser Symptome verschieden bei den einzelnen Thieren. Im weiteren Verlaufe traten hochgradige und dauernde Ernährungsstörungen an den verschiedenen Muskelpartien und Drüsen des Kopfes ein, eine auffallende Verlangsamung der Athmung, doppelseitige vollständige Erblindung (in 1 Falle), halbseitige Kopflähmung (in 1 Falle) in Folge von Erweichungsprocessen im Gehirne auf.

Während die einseitige Carotidenunterbindung vom Pferd leicht und ohne Nachtheil ertragen wird, ist nach Friedberger die doppelseitige gleichzeitige

Unterbindung der Carotiden unter günstigen Verhältnissen — zunächst bei jüngeren Thieren nicht lebensgefährlich, dagegen unter ungünstigen Verhältnissen (hohes Alter) von hochgradigen Störungen begleitet und selbst lebensgefährlich.

Die Mittheilung von Werner (6), welcher die Arsenikvergiftung einer Mastheerde schildert, bildet einen interessanten Beitrag zur Kenntniss der Arsenikvergiftung, da dieselbe mit Rinderpest verwechselt wurde. Von einer Heerde von 76 Mastochsen starben theils während des Fiebers 10 Stück, theils musste die Nothschlachtung vorgenommen werden, nachdem schon vorher 1 Stück umgestanden war. Vor der Verladung auf die Eisenbahn wurde an den umgestandenen und geschlachteten Thieren von dem amtlichen Arzt Rinderpest constatirt, und auf Grund dessen die Tödtung der Heerde angeordnet. Darauf hin untersuchte Werner die Heerde im lebenden Zustand und liess 3 der meist erkrankten Thiere, welche trauriger und theilnahmsloser als die übrigen waren und jedes Futter verschmähten, tödten.

In einem Falle fand sich bei der Section leichte Röthung und Schwellung der Schleimhaut des Labes und des Zwölffingerdarmes, stellenweise auch Blutpunkte; die übrigen Darmtheile und Organe waren normal. In einem 2. Falle fanden sich zahlreiche rothe Flecke im Netz, auf der äusseren Oberfläche des Labes am Pförtnertheile und am Zwölffingerdarm eine gallertige Sulze. Auf der Schleimhaut des Labes vom Pförtner bis gegen die Falten mehrere kreuzergrosse mit gezackten Rändern und speckigem Grunde versehene Substanzverluste der Schleimhaut und Muscularis, die Umgebung stark geschwellt und geröthet, ebenso im Zwölffingerdarm. Die Peyer'schen Drüsen geschwellt, die Schleimhaut des Dickdarms stark geröthet. Im 3. Falle war die Schleimhaut des Labes in der Nähe des Pförtners stellenweise geröthet, leicht geschwellt, mit kleinen oberflächlichen Erosionen versehen, der Zwölffingerdarm normal, die Schleimhaut des Dünndarms leicht geröthet, die Peyer'schen Drüsen geschwellt; die übrigen Organe normal. In sämmtlichen Fällen fanden sich im Pansen geringe Mengen grobstängeliger Futterstoffe, die innere Oberfläche ebenso wie in der Haube und im Psalter unverändert. In beiden letzteren namentlich in der Haube und am Boden des Labmagens befanden sich zwischen den Futterstoffen weisse, theils brüchige, theils abgerundete kleine hirsekorn- bis linsengrosse Körperchen, am meisten im zweiten Falle. Die chemische Untersuchung ergab, dass diese Körperchen aus arseniger Säure bestanden, und in der Haube fand sich eine aussergewöhnliche Menge von Arsenik.

Auf Grund des Gutachtens von Werner, dass hier Arsenikvergiftung und keine Rinderpest vorliege, wurde die Heerde wieder freigelassen. Eine weitere Erkrankung oder Ansteckung fand denn auch in keiner Weise weder in der Heerde noch in der Gegend überhaupt statt und bestätigte die Diagnose vollkommen. Auf gerichtlichem Wege wurde ausserdem noch die böswillige Vergiftung von 15 Ochsen constatirt.

Eine Arsenikvergiftung bei Hirschen berichtet Siedamgrotzky (7). Im zoologischen Garten zu Dresden erkrankten plötzlich gleichzeitig verschiedene Hirsche. Die Thiere litten an heftigem, theilweise blutigem Durchfall, die sichtbaren Schleimhäute waren injicirt, die Thiere waren abgestumpft.

Ein Hirsch starb sehr bald und zeigte bei der Section eine grössere Menge blutrother aber klarer Schmiere in der Bauchhöhle, die verschiedenen Magenabtheilungen enthielten normalen Futterbrei, die Wandungen normal. Die Schleimhaut des Dünndarmes war hyperämisch, weiter nach hinten schwarzroth gefärbt, und gleichzeitig fand sich hier ein dunkelrothbrauner Brei als Inhalt. Im Uebrigen war die Schleimhaut hier stark geschwellt, mürbe, im submucösen Zellgewebe fanden sich kleinere und grössere Blutungen. Die Milz ist normal, die Leber blass und mürb. Die Section ergab demnach den Befund einer hämorrhagischen acuten Enteritis. Die chemische Untersuchung ergab im Darminhalt und in der Leber eine bedeutende Menge von Arsenik.

Bemerkenswerth war die vollständig normale Beschaffenheit der Mägen. Die überlebenden Thiere genasen nach einigen Tagen ohne weiteres Zuthun.

Fütterung mit Arsenik an Pferde wird bekanntlich nicht selten angewandt, um auf das Aeussere der Thiere vortheilhaft einzuwirken. Koppitz (8) bespricht nun die schädlichen Folgen, welche eintreten, wenn die Arsenikfütterung ausgesetzt wird. Die Thiere kommen herunter, fressen langsam, verdauen schlecht, werden dünnleibig, das Haar wird glanzlos, struppig, die Bewegungen werden matt und nicht ausdauernd. Sind die Pferde längere Zeit hindurch an grössere Gaben von Arsenik gewöhnt, so entstehen nach Aussetzung chronische Darmleiden und heftige oft wiederholte Kolikanfälle. Zum Schlusse wird ein bezüglicher Fall beschrieben, in dem Verdacht auf frühere Arsenikvergiftung bestand, und wobei die erwähnten krankhaften Erscheinungen beobachtet wurden, die auf regelmässige Gaben von Arsenik vollkommen schwanden.

Bollinger (9) beobachtete einen Fall von Bleivergiftung beim Pferde durch Krippenanstrich.

Das Thier zeigte im Leben bedeutende Diarrhöe und starb 9 Tage, nachdem es aus einer neuen mit bleihaltiger Oelfarbe angestrichenen Krippe eine warme Gerstenabkochung genossen hatte. Die Section ergab eine katarrhalisch-croupöse Enteritis, hochgradige fettige Entartung der Leber mit Vergrösserung derselben; die chemische Untersuchung wies in verschieden inneren Organen Blei nach.

In Folge des Genusses von Schlempe aus Bottichen, die dick mit Mennige (rothem Bleisuperoxyd) angestrichen waren, zeigte eine grössere Zahl von Kühen und Rindern die Erscheinungen der Bleivergiftung, welche von Haenci (10) beschrieben wird. Die Thiere litten an starkem Speichelfluss, einige an Krämpfen und Muskelzuckungen, an 4—5 Tage an hartnäckiger Verstopfung. Die wallnussgrossen Entleerungen waren mit blutigem Schleime und schwarzem Blute überzogen. Der Puls war klein und unregelmässig; grosse Schwäche und vollkommene Appetitlosigkeit waren vorhanden. Bei 2 Kälbern beobachtete man Trommelsucht und übelriechende Diarrhoe; ein Kalb crepirte in diesem Zustande.

Pütz (11) berichtet über den Sectionsbefund bei mehreren Hirschen, welche an Quecksilber- und Kupfervergiftung gestorben waren.

Die Schleimhaut des Labes war im ersten Falle intensiv geröthet, an einzelnen Stellen flache linsengrosse und grössere Geschwürchen, ausserdem wulstig gefaltet, theilweise mit Extravasaten versehen. Während der vordere Abschnitt der Dünndarmschleimhaut hellroth gefärbt war, war im übrigen Dünndarm, sowie im Dickdarm, die Schleimhaut von dunkelrother Farbe, stark injicirt und an verschiedenen Stellen mit blutigem Schleime beschlagen. Die Darmwandungen sehr mürbe und leicht zerreissbar. Die übrigen Organe ohne besondere Veränderung. In 4 weiteren Fällen fanden sich ähnliche Anomalien, ausserdem noch bei einigen Ecchymosen unter dem Endocardium. In einem sechsten Falle war der Magen vollkommen normal und ebenso der Darmkanal. Im Leben hatten die Thiere Appetitlosigkeit, Traurigkeit, Mattigkeit, periodische Anfälle von Raserei und Muskelzuckungen gezeigt. Die Dauer der Erkrankung betrug 24 Stunden bis zu 8 Tagen.

Eine Abkochung von Fingerhutkraut wurde 5 Schweinen aus Versehen unter das Futter gemischt. Sehr bald zeigten die Thiere Trägheit, Mattigkeit, Betäubung, Mangel an Fresslust und Durst, Brechneigung, ohne dass es zum Erbrechen kam. Noch vor Ablauf von 12 Stunden starb eines der Thiere; bei der Section fand OLVER (12) eine sehr heftige Gastro-enteritis und eine mässige Hyperämie der Nieren. Im Dünndarm ein dünner gelblicher Inhalt; die Harnblase leer, die übrigen Organe normal. Die übrigen Thiere erholten sich im Laufe einer Woche allmälig.

Die Vergiftung eines Elephanten mit Blausäure wurde von HARMS (13) ausgeführt.

Das Thier, welches von der Grösse eines Pferdes war, erhielt 75 Grm. Blausäure (7½ % stark) in den Schlundkopf eingegossen. In den ersten 3 Minuten verhielt sich der Elephant vollkommen ruhig, zeigte dann die bekannten Vergiftungserscheinungen und starb nach 17 Minuten ganz ruhig ohne alle Convulsionen.

www.ingramcontent.com/pod-product-compliance
Lightning Source LLC
Chambersburg PA
CBHW020852210326
41598CB00018B/1642